足踝矫形外科：并发症的处理

Reconstructive Foot and Ankle Surgery: Management of Complications

第 3 版

人民卫生出版社
·北 京·

图书在版编目（CIP）数据

足踝矫形外科：并发症的处理 /（美）马克·S. 迈尔森（Mark S. Myerson）原著；张明珠，李淑媛主译. —北京：人民卫生出版社，2021.9
ISBN 978-7-117-31940-9

Ⅰ. ①足⋯ Ⅱ. ①马⋯ ②张⋯ ③李⋯ Ⅲ. ①足-矫形外科手术-并发症②踝关节-矫形外科手术-并发症 Ⅳ. ①R658.306

中国版本图书馆 CIP 数据核字（2021）第 162288 号

图字：01-2019-5296 号

足踝矫形外科：并发症的处理
Zuhuai Jiaoxing Waike：Bingfazheng de Chuli

主　　译：张明珠　李淑媛
出版发行：人民卫生出版社（中继线 010-59780011）
地　　址：北京市朝阳区潘家园南里 19 号
邮　　编：100021
E - mail：pmph @ pmph.com
购书热线：010-59787592　010-59787584　010-65264830
印　　刷：北京盛通印刷股份有限公司
经　　销：新华书店
开　　本：889 × 1194　1/16　　印张：38
字　　数：1150 千字
版　　次：2021 年 9 月第 1 版
印　　次：2021 年 10 月第 1 次印刷
标准书号：ISBN 978-7-117-31940-9
定　　价：360.00 元
打击盗版举报电话：010-59787491　E-mail：WQ @ pmph.com
质量问题联系电话：010-59787234　E-mail：zhiliang @ pmph.com

足踝矫形外科：并发症的处理

Reconstructive Foot and Ankle Surgery: Management of Complications

第3版

原 著 Mark S. Myerson
Anish R. Kadakia

主 审 张建中 俞光荣

主 译 张明珠 李淑媛

副主译 赵宏谋 朱 磊 徐海林

译 者（按姓氏笔画排序）

王 智 首都医科大学附属北京同仁医院
王碧菠 上海交通大学医学院附属瑞金医院
申成春 宁波市第六医院
朱 渊 上海交通大学医学院附属瑞金医院
朱 磊 山东大学齐鲁医院
刘 奔 山东大学齐鲁医院
李 莹 北京积水潭医院
李淑媛 科罗拉多大学附属医院、Steps2Walk
张明珠 首都医科大学附属北京同仁医院
周 朝 舟山定海广华医院
赵宏谋 西安交通大学医学院附属红会医院
姚陆丰 宁波市第六医院
徐海林 北京大学人民医院

人民卫生出版社
·北 京·

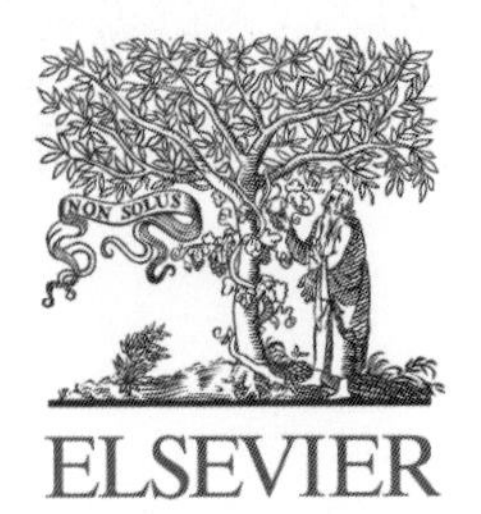

Elsevier (Singapore) Pte Ltd.
3 Killiney Road, #08-01 Winsland House I, Singapore 239519
Tel: (65) 6349-0200; Fax: (65) 6733-1817

Reconstructive Foot and Ankle Surgery: Management of Complications, 3E

ISBN: 9780323496933

This Translation of Reconstructive Foot and Ankle Surgery: Management of Complications, 3E by Mark S. Myerson and Anish R. Kadakia was undertaken by People's Medical Publishing House and is published by arrangement with Elsevier (Singapore) Pte Ltd.

Reconstructive Foot and Ankle Surgery: Management of Complications, 3E by Mark S. Myerson and Anish R. Kadakia 由人民卫生出版社进行翻译，并根据人民卫生出版社与爱思唯尔（新加坡）私人有限公司的协议约定出版。

足踝矫形外科：并发症的处理（第 3 版）（张明珠　李淑媛　译）

ISBN：978-7-117-31940-9

注　意

本译本由 Elsevier (Singapore) Pte Ltd. 和人民卫生出版社完成。相关从业及研究人员必须凭借其自身经验和知识对文中描述的信息数据、方法策略、搭配组合、实验操作进行评估和使用。由于医学科学发展迅速，临床诊断和给药剂量尤其需要经过独立验证。在法律允许的最大范围内，爱思唯尔、译文的原文作者、原文编辑及原文内容提供者均不对译文或因产品责任、疏忽或其他操作造成的人身及（或）财产伤害及（或）损失承担责任，亦不对由于使用文中提到的方法、产品、说明或思想而导致的人身及（或）财产伤害及（或）损失承担责任。

序

Myerson 教授是我的老师。在 20 余年的足踝外科生涯中，我一直不断向他学习。虽然现在我已成为一名高年资医生，也已经有了很多足踝疾病的诊疗经验，但在他面前，仍有一种高山仰止的感觉。

Myerson 教授是一位享誉足踝外科领域的全球领军人物。他治学严谨、医术高超，还富有创新精神。他不但具有丰富的临床经验，对足踝外科理论和实践做出了很多贡献，同时还是一名优秀的教育家。他创立了 Steps2Walk 国际足踝继续教育和帮扶组织，利用基金会的支持在世界各地组织教育培训活动，其中在中国的多场培训已经帮助了很多中国基层医生提高他们的诊疗水平。他还带领医疗队深入世界各地的贫困地区，救治足踝疾病患者和伤残者。这些行动无一不展现了他的博大胸怀和医者仁心。

从 2005 年本书的第 1 版问世，到 2010 年第 2 版、2019 年第 3 版依次修订出版，书中的内容一直保持与时俱进，不断更新。在第 3 版中 Myerson 教授的学生 Kadakia 教授也加入一同编写，更加丰富了本书的内容。比如在 chevron 截骨术中增加了用 chevron 截骨纠正更为严重的䠖外翻，获得向外移位更大、更好的固定。在改良 Lapidus 融合术中更加详细地描述了复位的方法，强调了第一跖骨旋转畸形的纠正。介绍了新型接骨板的应用。在䠖内翻的矫正手术中使用线带技术。在䠖僵硬成形手术中应用异体移植物。在交叉趾畸形矫正中增加了跖板修复技术。在转移性跖痛症治疗中增加了腓肠肌腱膜切断术对于跖痛症治疗的内容。在神经性疾病的足踝外科手术治疗中增加了经皮手术处理中足部 Charcot 关节病的方法。在儿童平足畸形的矫正中增加了儿童足部关节融合术的使用。在成人平足症的纠正中增加了腓骨短肌腱转位腓骨长肌腱和使用同种异体肌腱重建胫后肌腱的手术理论和技术。在距骨骨软骨损伤的处理中增加了不截骨的情况下行异体软骨移植技术内容。在三关节融合术中增加了对摇椅畸形和马蹄内翻畸形过度矫正后的畸形的处理方法的介绍。在踝关节融合术中，增加了关节镜下融合的方法。在胫距跟融合和距骨周围融合术中增加了新型的胫距跟融合专用锁定接骨板的应用经验。他依据多年的临床经验，还提出了很多更加明确的指导意见。比如对于距下关节融合术后不愈合的处理，使用三关节融合翻修的愈合率基本上可以达到 100%，而采用单纯距下融合进行翻修愈合率仅为 77%。

我们非常高兴地看到《足踝矫形外科：并发症的处理》第 3 版的中文版得以出版，可以让更多的中国医生阅读学习。我已将译稿通读了三遍，每一次都有收获。本书的突出特点是强调临床解决问题，它不仅仅教我们如何去做好手术，还告诉我们如何避免并发症的发生，以及如何处理并发症，是一本实战性极强的临床参考书。

非常感谢张明珠教授组织翻译了这样一本优秀的足踝外科参考书。我相信对于每一位中国的足踝外科医生来说，如果您阅读了本书，一定会大有收益。

首都医科大学附属北京同仁医院
足踝外科中心
张建中
2021 年 5 月

译者前言

英文原版的 *Reconstructive Foot and Ankle Surgery* 于 2005 年发行第 1 版，后经历 2010 年修订再版，到 2019 年已出版至第 3 版。近十年来，足踝外科尤其是足踝矫形领域发展迅猛，这与影像学及内固定技术的发展有关，但更源于我们对足踝部结构与功能认知的深入和相应的矫形理念与技术的提升，这也是原著再版的主要原因。与第 2 版比较，第 3 版有约 70% 的内容做了更新，并配有更高质量的图片与手术视频。Myerson 教授治学极为严谨。在过去的几年里我们耳闻目睹了他为第 3 版所做的大量工作，包括门诊照片采集、手术室内翔实视频的录制、典型病例随访，以及与其学生也是本书共同作者 Kadakia 教授对书稿的反复推敲修订。这本书是 Myerson 教授个人近四十年执业经验的总结，作为足踝外科界的领军人物，他不仅把自己对专业的透彻理解和多年的宝贵经验倾囊相授，更对自己的失败教训毫无保留和遮掩地分享。近十几年来在全球各地开展公益手术的经历，使得他在处理成人及儿童复杂足踝畸形方面有着他人无法比肩的经验优势。正因为如此，才有了我们面前这本与众不同、弥足珍贵的专注于足踝重建与并发症处理的著作。

作为 Myerson 教授的学生，我们为有机会承担这本专著最新版的翻译工作而倍感荣幸，同时也深谙肩头所负的责任之重。近代翻译家严复提出“译事三难：信、达、雅”，为保证译文最大地忠于原文，本书翻译团队的组建非常严格：译者或曾访问 Myerson 教授，有与之一起从事临床工作的经历；或参加过 Myerson 教授公益基金组织 Steps2Walk 在中国的培训班，并因理论知识和英语能力卓越而后续作为翻译多次参与 Steps2Walk 的教育活动。在本书的翻译及后续的多次校对过程中，我们与 Myerson 教授做了无数次沟通，以保证译文的准确性。

在此，我们由衷地感谢本书主审张建中教授在繁忙的临床工作和学术活动之余，抽出大量时间逐字逐句阅读审核并润色每一章节。我们经常在清晨或深夜收到他有关书稿审校的邮件，这种精益求精做学问的态度让我们晚辈们自叹不如，也激励我们不断继续努力。本书译文的通达、优雅离不开张建中教授的辛勤付出。

翻译专著是一项繁重而又回馈性极强的工作。期间有通读原文的酣畅，有接受新知识茅塞顿开的欣喜，有触发临床与科研新思路的兴奋，有在两种语言间相互转换遣词造句的纠结，更有对 Myerson 教授、张建中教授这些前辈们高山仰止的憧憬。学然后知不足，教然后知困，翻译这本书对我们翻译团队中的每个人都是又一次学术的提升。希望对每位读者来说，在门诊和手术前后翻开本书，也能获得一次充电储备、答疑解惑的愉悦经历。

张明珠　李淑媛

谨以此书献给世界各地启发我的同行们和学生们。

Mark S. Myerson, MD

本领域的进步离不开前辈和同行们的付出、奉献和辛勤工作。我很荣幸能够和我的导师Mark S. Myerson博士一起参与这个过程，他在我的整个职业生涯中一直支持我，并在我困难的时候帮助我。Mark，感谢您在生活和医学实践中为我做的一切，包括在生活和医学实践中。我现在才明白我在医学事业上取得成绩的同时，也牺牲了家庭。如果没有妻子Sakina的爱和付出，我可能一事无成。我欠她很多，这些是无法偿还的。对于我的孩子们——Kamraan、Rohail、Razak和Saira，愿此书能够激发他们追求希望和梦想，是他们的理解和爱激发着我追求教育和教学的热情。对于我的哥哥Nimish Kadakia，如果不是他，我将永远不会成为一名骨科医生，他给了我极大的支持，谢谢你。我还要感谢我的岳父和岳母的爱和持续支持。最后，感谢我的父母Raj Kadakia和Jashvanti Kadakia，如果没有他们，我不可能有机会写下这些话——是他们在各方面对我的支持，使得这变为现实。我希望这本书能让我的同行们在我们的经验基础上，改进他们的技术，改善他们患者的生活。

Anish R. Kadakia, MD

前言

新的理念源自何处？最初的想法是什么？哪些观念来自他人？本书中所提及的技术，虽然并不全都是原创的，也不全是创新的，但都是理论和实践的完美结合。几十年来，虽然内固定方法有所改进，但我的一些手术技术没有改变，因为手术重建的原则仍然没有改变。诚然，手术方法在不断更新，但这与日常医疗实践技术进步的推动是分不开的。

我受益于周围的一切。老师的身份对于我来说既是一份礼物，也是一个好的机会，促使我持续不断地向别人学习。在本书中，我所提及的理念和技术是受到我的老师、同事以及优秀学生们的影响而产生的。在此，我要对我的学生们表达由衷的感谢，是他们不断挑战我，从而建立了足踝外科一些诊疗规范，进而促进我们共同进步。

Mark S. Myerson，MD

目录

视频目录

第一部分　踇趾和籽骨

第 1 章　chevron 截骨

适应证

chevron 截骨主要是用来矫正跖间角轻中度增大的踇外翻。如果术中认为 chevron 截骨矫形能力不够，建议行远端软组织松解，踇收肌松解对获得良好疗效至关重要。对于踇外翻程度比较严重而跖间角不是很大的病例，此松解手术更加重要和有效。近年来随着手术技术的发展，chevron 截骨逐渐被用于矫正更严重的踇外翻，它可用于矫正跖间角高达 20° 的严重畸形。矫正这种严重踇外翻畸形需要将跖骨头向外侧推移至少 50%，由于截骨面接触面积少容易发生畸形愈合。使用新型内固定器械可以实现推移 80%~90%，同时能保证截骨部位固定坚强稳定（图 1.1A–B）。

截骨同时进行软组织松解并不会增加跖骨头缺血性坏死概率，跖骨颈背外侧血供对于跖骨头很重要，如果在背外侧进行广泛的骨膜剥离，将会造成跖骨头缺血性坏死，但 chevron 截骨不需要显露跖骨颈背外侧。对于趾间关节角度较大的踇外翻，可以联合使用 chevron 截骨和踇趾近节趾骨基底部闭合楔形截骨（Akin 截骨）（图 1.2A–B）。如果不能矫正跖骨远端关节面角（distal metatarsal articular angle，DMAA），将导致畸形残留，需要行更为复杂的翻修手术，包括同时行远端闭合楔形截骨和近端矫形。对于 DMAA 较大的病例，需要使用双平面 chevron 截骨矫正（图 1.3 和图 1.4A–C）。从几何学来说，远端第一、二跖骨间角度的改善与第一跖骨向外侧推移的尺寸有关。一般来说，跖骨头向外侧推移 1mm 能缩小跖间角 1°。虽然按照这个理论推算，跖间角大于 14° 的踇外翻不能应用 chevron 截骨，但临床经验证实并不存在这样的角度限制，即跖间角大于 14° 的踇外翻也可以使用 chevron 截骨矫正。

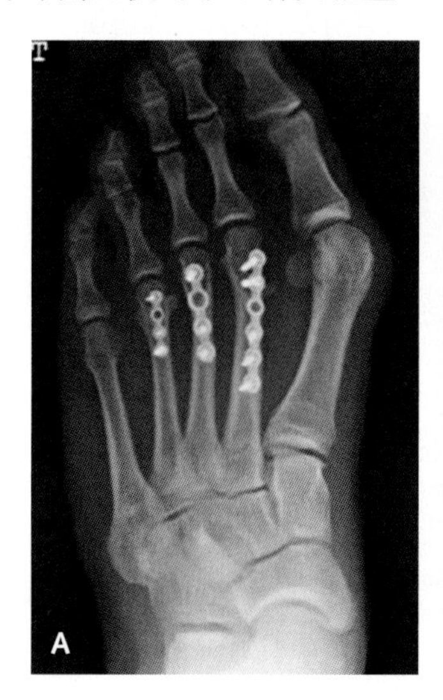

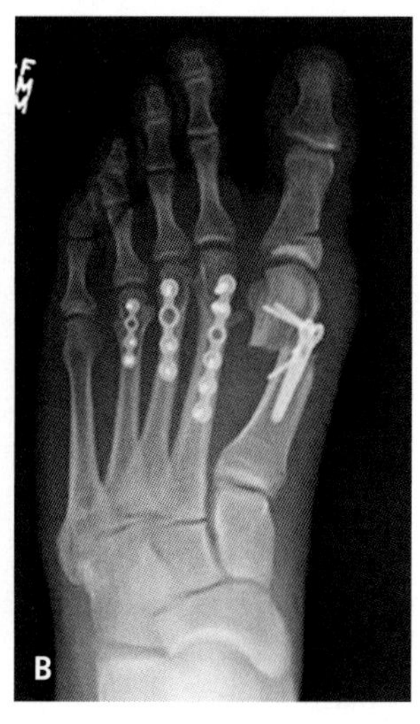

图 1.1　A. 这例跖间角较大的踇外翻，根据传统思路需要进行基底部截骨。B. 这里采用 chevron 截骨将跖骨头向外侧推移 80%，同时联合使用 Akin 截骨，最终获得非常理想的矫正效果

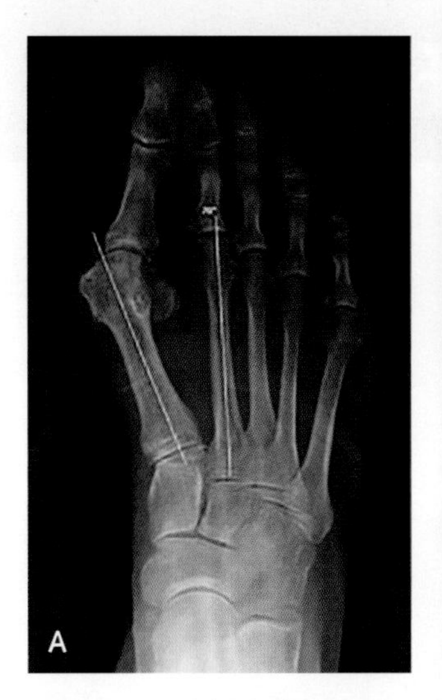

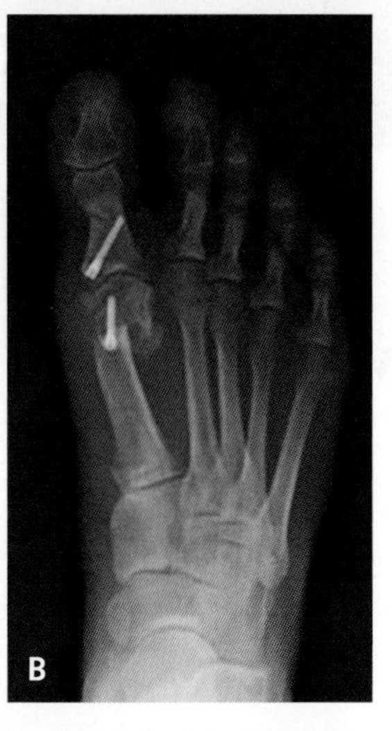

图 1.2 A. 这例中度的踇外翻畸形其近节趾骨伴有明显旋前，这使得精确评价踇外翻角变得困难。B. 通过远端 chevron 截骨和 Akin 截骨，纠正旋转力线，恢复近端趾骨的近端和远端关节面平行匹配

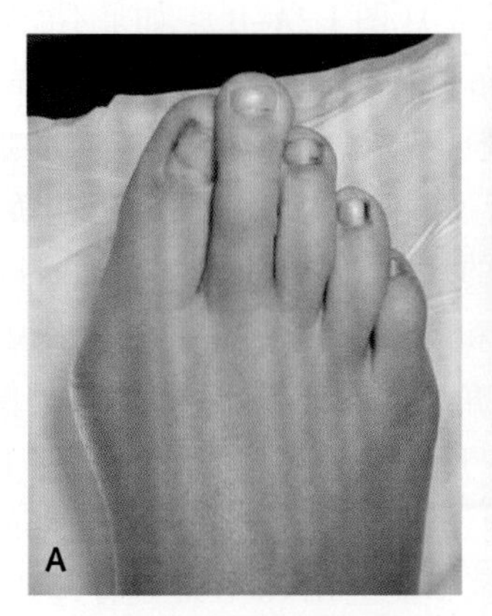

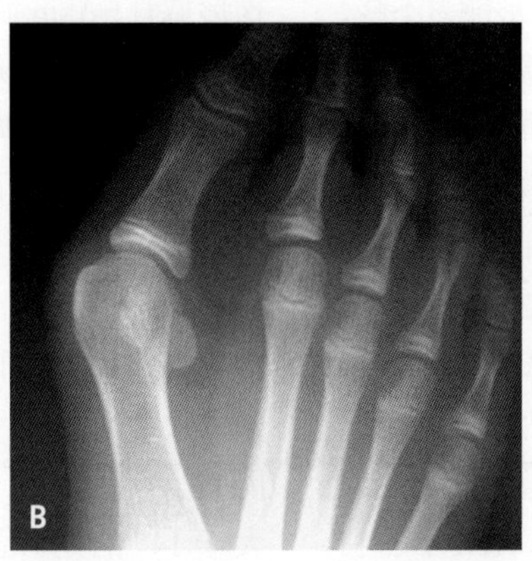

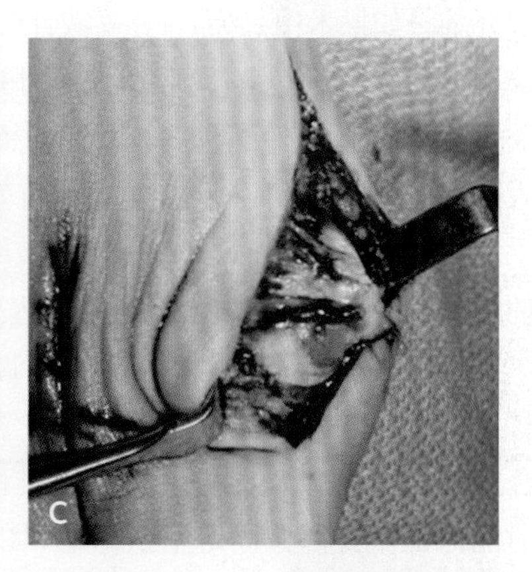

图 1.3 A. 此病例是 14 岁女孩，踇外翻症状明显。B. 术前踇外翻角 30°，跖间角 16°。C. 做了双平面 chevron 截骨和远端软组织松解。术前可见远端 DMAA 明显增大，看上去更可能由于第一跖骨旋前造成，而不是真正的 DMAA 增大。术中拍片显示 DMAA 确有增大，并伴有跖骨头内侧面磨损

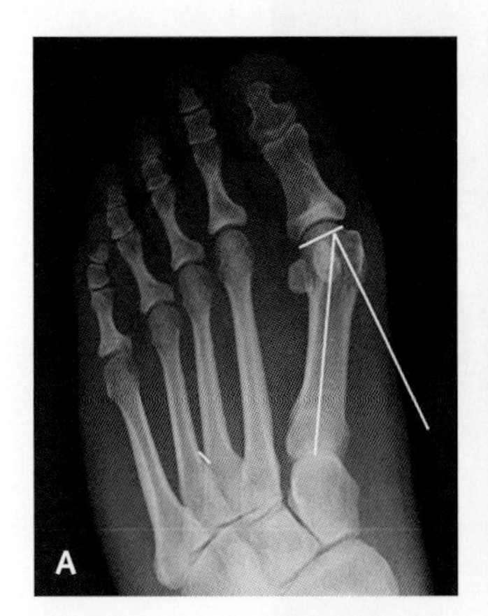

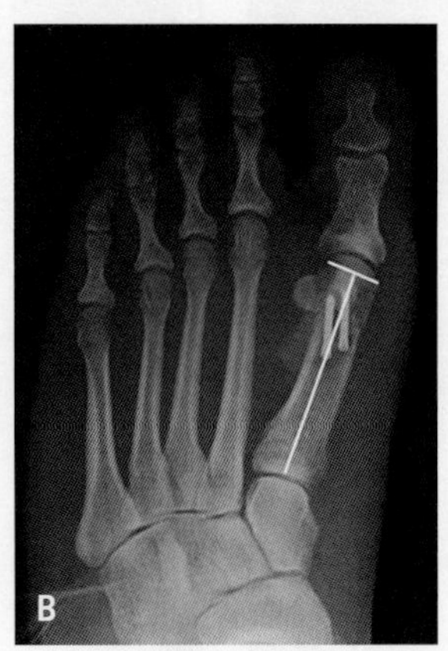

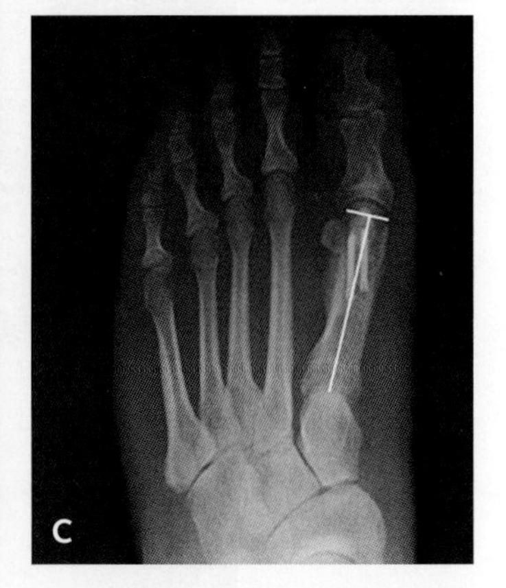

图 1.4 A. 此病例 DMAA 不正常。B. 采用改良的 chevron 截骨，延长跖侧截骨线以便于纠正 DMAA，将跖侧截骨面做得更趋水平，这样跖侧截骨面就不需要再做楔形截骨，背侧截骨面需要去除一个楔形骨片来矫正 DMAA。跖侧截骨面较长，不需要再加一个楔形截骨，只进行旋转矫正即可。C. 截骨面大更易愈合，螺钉从背侧固定到跖侧

标准 chevron 截骨的手术入路

在跖趾关节内侧，背侧和跖侧皮肤交界处行手术切口，自跖趾关节稍远端开始向近端延长约 3cm。这个手术入路比背侧入路更安全，效果更可靠。背侧入路可能造成神经损伤和伸肌腱挛缩。切开皮下组织，仔细解剖软组织，找到腓浅神经内侧皮支，将其向背侧牵开保护（图 1.5A–K）。建议使用血管钳游离神经，而不要使用手术刀和剪刀。

作者更喜欢使用直切口跟地面平行地切开关节囊，并且切口稍偏跖骨头跖侧。虽然存在多种关节囊切开方式，但跗外翻畸形的矫正应该是通过骨性和软组织平衡实现，关节囊紧缩不能取代骨性手术，因为通过关节囊紧缩永远不可能充分矫正跗外翻畸形。关节囊缝合应该只是将踇趾拉回到中立位。将内侧踇囊从跖骨头内侧骨赘上及跖骨头内侧面剥离后，即可以看见胫侧籽骨，同时一定要检查跖骨头关节面的软骨缺损和退变情况。

第一跖骨的力线评估应参照跖骨头内侧突起和

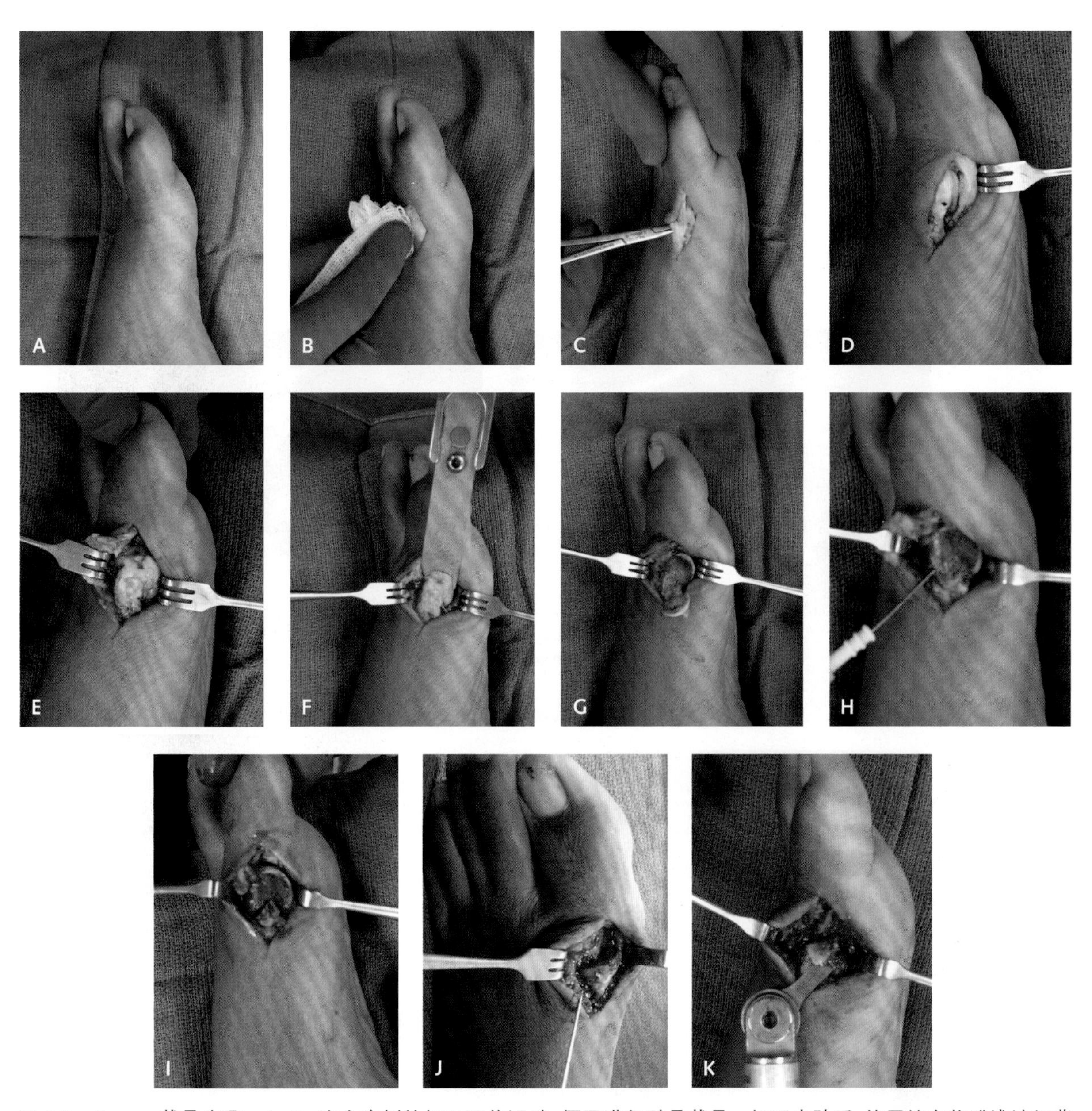

图 1.5 chevron 截骨步骤。A–C. 这个病例的切口更偏远端，便于进行趾骨截骨。切开皮肤后，使用纱布将腓浅神经背内侧分支游离、牵开并保护好。D. 纵向切开关节囊。E. 只在截骨平面跖骨颈的背侧和内侧进行骨膜下剥离。F–G. 切除内侧骨突。H. 使用电刀标记截骨线。I. 使用小的摆锯进行 60° 截骨。J. 使用小巾钳固定跖骨颈，将跖骨头推向外侧，用导针定位，无头空心螺钉固定。K. 将内侧多余的骨突切除

整个跗趾,使用骨刀或小摆锯切除内侧骨赘,应该从远端向近端切除骨赘从而在跖骨头和跖骨干间造一个平滑过渡的表面。不要切到矢状沟及内侧,否则将太靠外侧会导致跖骨头覆盖减少和胫侧籽骨内移。这样就会导致籽骨在移动时受到刺激,还会引起关节炎。

大约在关节面近端约 8mm 的地方,使用电刀标记截骨顶点。虽然有多种 chevron 截骨角度,一般常用标准的 60° 角,使得跖侧和背侧截骨长度等距。上文也提到过改进的截骨方式,采用垂直背侧截骨线和更长的跖侧截骨线较有利于矫正 DMAA。尽量避免背侧截骨线过长,因为做太长的背侧截骨线需要进行跖骨头背侧及外侧的剥离和显露,进而可能会影响跖骨头血运。常规跖骨头背侧的显露,主要是进行背侧软组织分离和少许骨膜下剥离,便于进行螺钉固定。此术式只需显露跖骨颈内侧和背侧,没必要显露跖骨背外侧,注意不要剥离截骨线近段跖侧和背侧的骨膜。使用锯片进行截骨,锯片要与预先设计的截骨线对齐且垂直于骨面。截骨前使用 0.045 英寸(1.2mm)克氏针定位截骨顶点,便于透视下参照整个跖骨头来决定截骨方向。锯片一定不要穿透外侧软组织,只需切断外侧皮质即可。

使用巾钳夹持跖骨颈时要操作轻柔,否则会造成跖骨颈骨折。夹持住跖骨干,将跖骨头向远端牵拉并向外侧推移。如果先做了远端软组织松解,造成跗趾与跖趾关节脱位,则可能使得向外侧推移跖骨头变得困难。在做牵拉和推移时,不要旋转或倾斜跖骨头。一般将跖骨头向外侧推移 5mm,需要进行透视确认。如果存在 DMAA 异常,则需要进行双平面截骨(图 1.6A–C)。虽然目测下切除一个双平面的楔形骨块是可能的,但在模块引导下进行截骨更可靠。做完第一个截骨后,将双平面导向模块插进截骨端,锯片紧贴模块侧面,沿模块表面行第二个截骨。此方法会在第一跖骨内侧的背侧和跖侧截骨面都去除一个 1mm 厚的骨片,形成一个内侧闭合楔形,达到双平面矫正的目的。

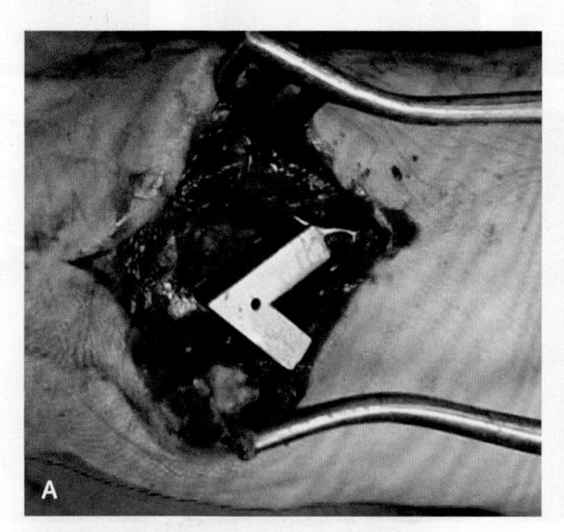

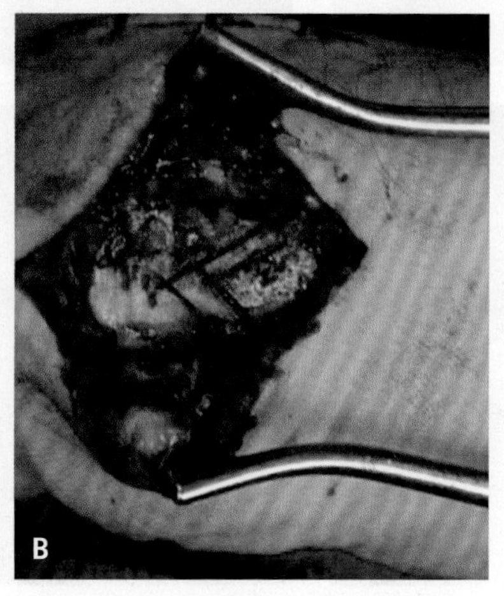

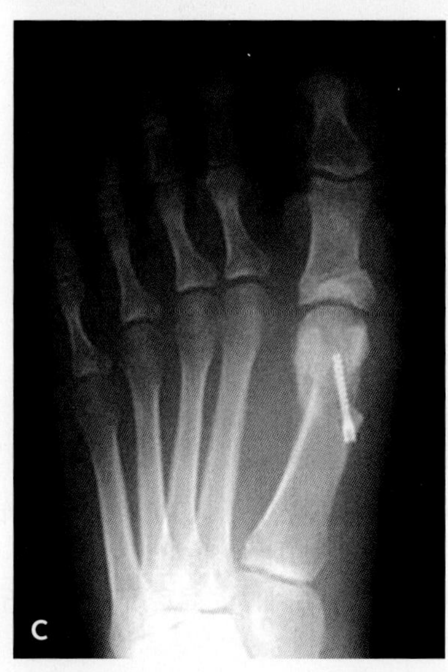

图 1.6　Toomey 截骨模块的使用。A. 在跖骨头打入一枚克氏针,以其为中心参照在跖骨上标出截骨模块的位置。根据标记的截骨线,进行 chevron 截骨,将模块插入截骨面。B. 在模块引导下做第二个截骨,去掉楔形骨块,从而调整跖骨远端关节面角。C. 应用 X 线可以看到最终矫形情况

虽然截骨后跖骨头本身往往很稳定，但还是需要进行有效内固定。在跖骨截骨线近段第一跖骨背内侧打入空心钉导针，C 臂透视检查导针的位置。很重要的一点是，螺钉尽可能靠近背侧，远离内侧面。由于切口是内侧的，螺钉可能太靠近内侧，这样在做完截骨固定后会限制内侧骨突的修整，造成修整不彻底。实际上，最早的固定方法是经皮从背侧向跖侧打入导针，这样内侧骨面修整完全不受影响。使用埋头技术防止跖骨颈内侧骨折。透视确定导针位置和长度，通常螺钉长度为 20~22mm，在导针引导下拧入螺钉加压截骨端。使用摆锯将内侧多余的骨突打光滑。螺钉置入后，一定要检查确认螺钉末端没有穿透关节。经常出现透视下看上去位置很好，但通过检查关节面才发现螺钉实际进入关节约 1mm 的情况。由于外侧四个跖骨头遮挡，需要旋转跗趾进行透视，以便于仔细确认螺钉位置。

使用 2-0 薇乔缝线从背侧近端到跖侧远端进行斜向重叠缝合关节囊，将跗趾拉到略旋后和轻微内翻位置。关节囊缝合完毕后一定要检查跖趾关节活动度，如果跗趾拉到太偏内侧或者关节活动度受限，需要剪断缝线重新缝合。建议使用 3-0 或 4-0 可吸收缝线缝合皮下组织，使用 3-0 尼龙线间断缝合皮肤（视频 1.1）。术后常规按照不同时间点进行随访拍片，直到确认截骨端愈合。如果还有趾间关节跗外翻角度或者畸形矫正不满意之处，不建议使用关节囊紧缩术，而建议联合使用 Akin 截骨，后者更有效，而且可以通过同一个切口完成，只需向远端延长一点切口即可（视频 1.1）。

大范围推移的 chevron 截骨

切口与标准 chevron 截骨相同，截骨推移范围依赖于截骨的方法。建议使用横行截骨，位置在跖骨头与骨干交界膨大处近端。横行截骨可以做大范围推移，还可以进行短缩（截骨面向近端倾斜）、压低、旋转（旋后）和成角。完成截骨后，牵拉跖骨头并向外侧推移。使用 0.062 英寸（1.5mm）克氏针将跖骨头临时固定到第二跖骨上，将跖骨头向外侧推移达满意位置后，将一个弧形骨刀沿截骨面放置，用来帮助判断截骨推移的方向，并为放置接骨板做参考。需要纠正 DMAA 时，弧形骨刀指向近端和外侧，这样可以引导跖骨头旋向内侧。将接骨板固定到跖骨头后，确定其紧贴内侧皮质骨，再在跖骨干打入一枚拉力螺钉。由于推移太大并且缺少骨端接触，可能使人担心骨愈合，但由于软组织剥离少并且有坚强固定，截骨端愈合一般没有问题（图 1.7A–B）。与标准 chevron 截骨不同，在这种大角度推移的手术中，都是在截骨固定后再经皮进行软组织松解，以尽可能避免推移过程中的跖骨头不稳定情况出现。如果采用标准 chevron 截骨行大幅度推移，则截骨位置同前文所述，打开内侧关节囊，外侧软组织松解需要在截骨推移前进行。在进行如此大的推移后，chevron 截骨本身的榫槽稳定机制已被破坏而不再存在，因此需要进行坚强内固定（图 1.8A–E）。这种情况下建议使用两枚螺钉固定跖骨头（图 1.9A–B）。在跖骨干进行截骨会妨碍使用相对更稳定的髓内固定装

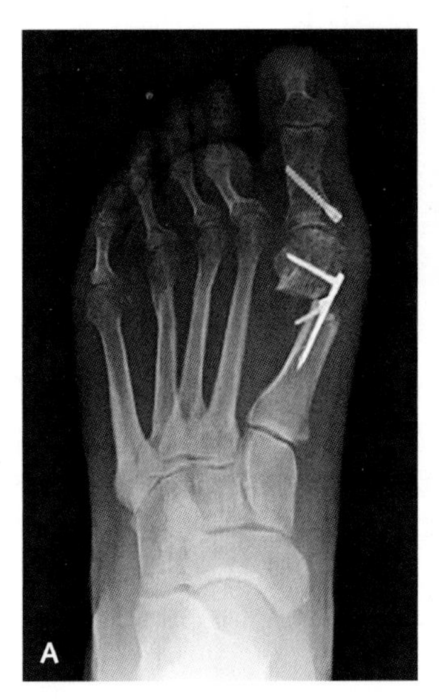

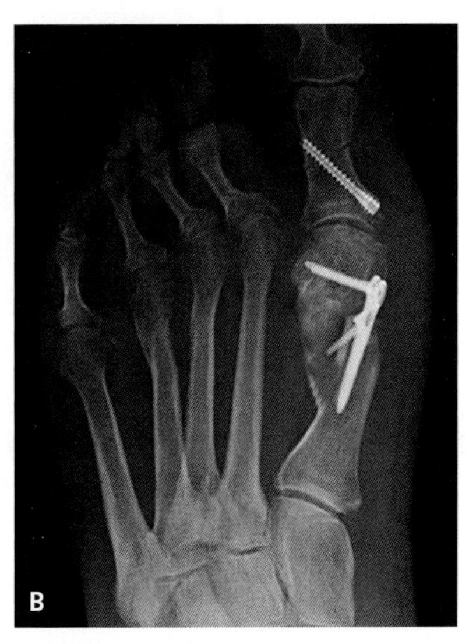

图 1.7 A. 跖骨远端截骨进行大范围推移（90%）术后的 X 线片。B. 即使骨端接触很小，使用坚强内固定后，其骨愈合也会很好，有大量的新生骨

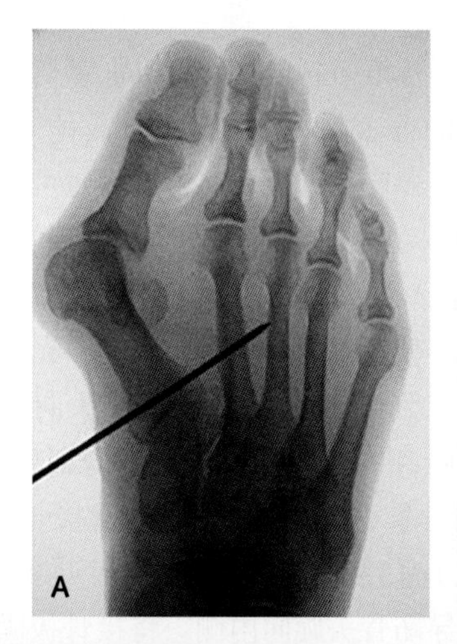

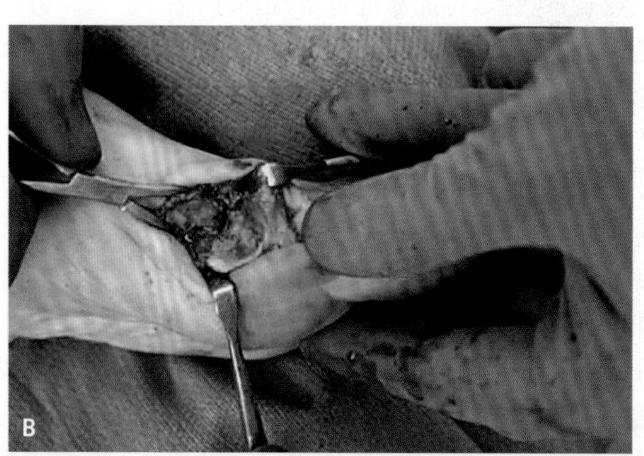

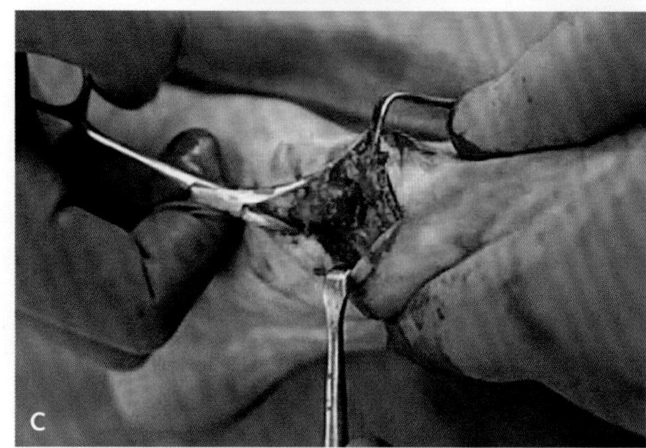

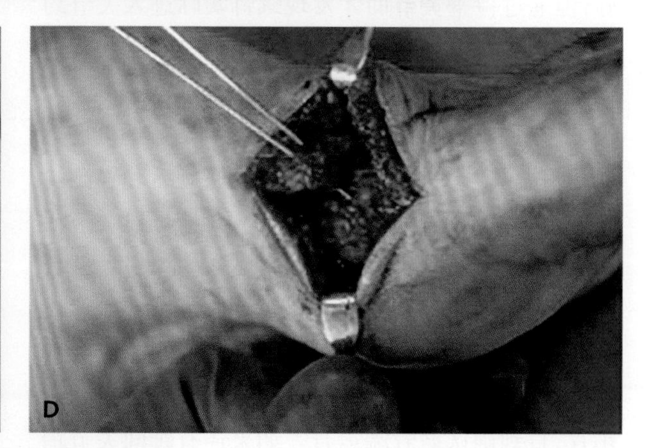

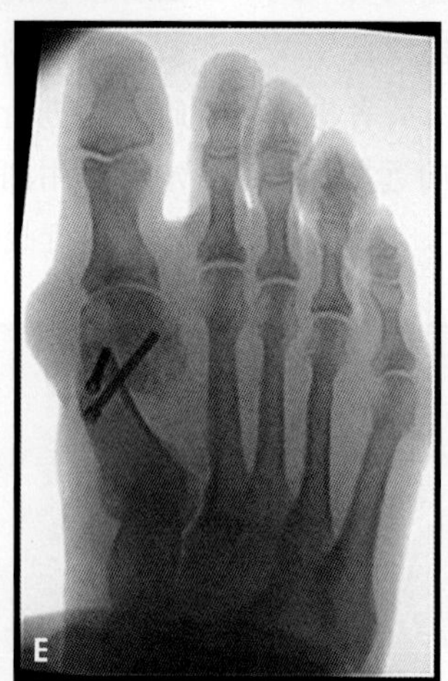

图 1.8 A. 一般地，严重踇外翻畸形需要进行近端截骨，但这种畸形也可以通过远端截骨实现。手术时将第一跖骨尽可能向内拉达到最大畸形位置，用克氏针临时固定，这样在最大畸形程度下矫正可以获得最大矫正效果。B. 可采用跖侧截骨面较长的 chevron 截骨。C. 跖骨头尽可能向外侧推移，可以实现对这类严重畸形的矫正。D. 这种较大的推移需要坚强内固定，采用两枚导针及螺钉固定跖骨头。E. 最后术中透视情况，由于骨端稳定性较差，使用两枚螺钉进行坚强固定（感谢 Anthony Perera 提供图 1.8A 和图 1.8E）

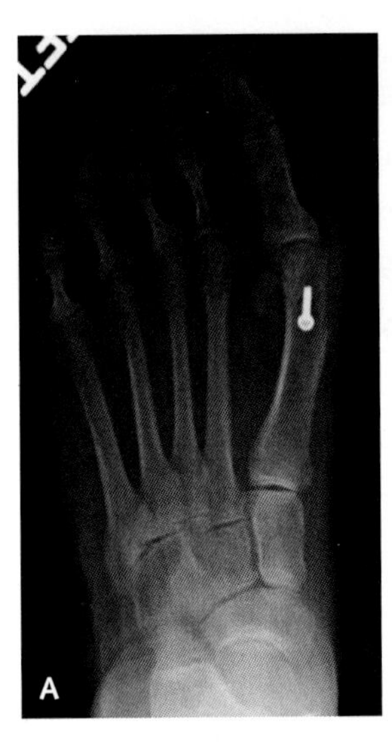

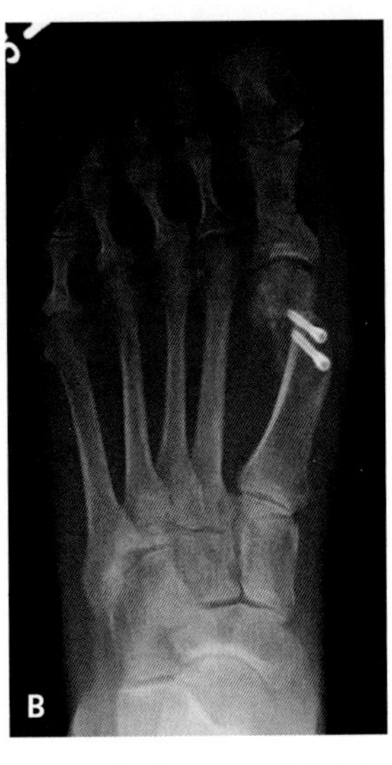

图 1.9 A. 既往远端截骨术后踇外翻复发。B. 采用大范围推移截骨，两枚螺钉固定，联合 Akin 截骨达到矫形目的

置。一般来说，严重的畸形需要行近端截骨，但近端截骨的并发症相对多，采用大幅度推移的远端截骨也可以矫正严重踇外翻畸形，且比较容易操作，并可避免发生近端截骨的并发症（视频 1.2）。远端截骨不适用于踇外翻并第一跖骨不稳定的病例，在处理这些病例时，如果没有评估第一跖跗关节稳定性而采用远端截骨，将导致踇外翻复发。

术后管理

采用纱布包扎踇趾，并折叠一块纱布垫，放在踇趾外侧以降低踇趾内侧关节囊缝合处的应力。如果使用坚强内固定，可以穿常规平底术后鞋。2 周拆线后，建议使用 10 周硅胶间隔垫，使内侧关节囊在无应力下愈合。如果 6 周 X 线显示骨端愈合，可以不再使用术后鞋而改为运动鞋。但由于足部肿胀明显，病人于术后 12 周内穿运动鞋时都可能会感觉有点困难。一般在术后 4~6 个月时，肿胀消退同时确认截骨愈合良好后才能穿更时尚的鞋子。

技术、技巧和注意事项

- 即使 chevron 截骨本身设计上具有稳定性，也需要内固定以防止畸形愈合。使用无头螺钉技术是可靠的，这样稳定性好，患者可以早期负重和进行关节活动度练习，且不宜引起皮肤激惹等症状。
- 术中透视检查跖骨头相对于跖骨干的位置很重要，加压过程中跖骨头容易向内或向外发生倾斜，出现上述任一情况都会导致踇外翻复发。当然，如果给跖骨头施加外翻压力，造成的偏斜会更严重。
- 有些情况下，期望给跖骨头施加轻度内翻应力，以矫正增大的 DMAA，如果术中故意这样操作，一定要注意避免发生跖骨短缩。通过附加另一个方向的截骨如闭合楔形截骨来纠正 DMAA，效果更理想。
- 导致明显跖骨短缩的因素包括缺血性坏死，截骨的近端发生成角畸形和跖骨头嵌压。考虑到锯片本身厚度可以造成一定截骨短缩，因此除非在第一跖骨过长的病例，一般情况下尽可能不要故意短缩跖骨。由于第一跖骨短缩，第二跖骨头压力会增加造成跖痛症，需要在踇外翻翻修时，进行外侧跖骨截骨手术（图 1.10）。
- 不要剥离外侧骨膜，第一跖骨头血供从跖骨颈部背外侧进入跖骨头。如果跖骨颈外侧骨膜不剥离，跖骨头就不易发生缺血性坏死（图 1.11）。
- 在显露跖骨背侧面时，使用软组织拉钩牵开软组织，只需剥离到截骨位置，尽可能保护血供。
- 术中拧入螺钉时如果发生跖骨远端皮质内侧缘骨折，可以使用克氏针或缝线固定骨折端。使用缝线环扎跖骨固定更好，它不需进一步剥离骨膜。如果固定丢失，可以使用 0.062 英寸（1.5mm）克氏针从背侧固定到跖侧。
- 笔者的经验是长背侧截骨线并不比标准的 60° 截骨更好。虽然理论上，长的背侧截骨面利于从背侧到跖侧螺钉的固定，但其需要更多的骨膜剥离，尤其是切口在内侧的情况。
- 很少情况下，chevron 截骨后第一跖骨不稳定会引起踇外翻畸形复发，这种情况可以在第一、二跖骨基底部固定一枚拉力螺钉进行稳定（图 1.12A–C）。在这里使用螺钉固定比在第一、二跖骨远端使用缝线固定更好。在 8~10 周时，有明显的瘢痕形成后，可以取出这枚螺钉。另外一个办法是在第一、二跖骨基底部使用小的线带固定。笔者经验是这种弹性固定效果不是很理想，成功率不是很高。
- 螺钉的固定需要仔细设计，如果螺钉位置太靠

技术、技巧和注意事项(续)

内侧,将影响内侧骨突的去除,从而引起激惹(图 1.13A–C)。

- chevron 截骨不应用于矫正跖内收,这样做术后很容易复发,患者满意率很低,近年的文献认为这种情况,进行中足手术会得到长期成功疗效(图 1.14A–C)。
- chevron 截骨联合其他手术可以矫正一系列前足畸形,包括跖痛症和外侧足趾畸形(如跖骨短小症)。踇外翻常合并跖骨短小症,在恢复前足力线时,必须矫正踇外翻畸形(图 1.15)。
- 在拧入螺钉时如果发生骨折,可以使用克氏针进行固定。这种固定方法不影响内侧骨突的去除,甚至可以去除更多内侧骨质(图 1.16A–B 和图 1.17A–B)。
- 尽管有文献报道可通过背侧切口行 chevron 截骨和其它第一跖骨截骨,笔者不建议使用背侧切口,因其往往会引起背侧软组织挛缩,进而限制踇趾跖趾关节跖屈。另外,背侧切口容易损伤腓浅神经背内侧分支,易形成神经瘤(图 1.18A–C)。
- 除了 60° 截骨外,还有可以做其它角度的 chevron 截骨。可以把跖侧截骨面做得更水平,从而增加截骨的稳定性,并利于矫正 DMAA,此改良截骨方法会增加螺钉固定的面积(图 1.19A–B)。
- 如果病人术后出现踇趾疼痛,要拍各角度的 X 线片,包括跖趾关节的斜位,确定螺钉的位置是否在关节内。其重要性在图 1.20A–C 里有描述,此病例,截骨背侧塌陷,螺钉轻度穿入关节,引起疼痛症状。
- 对于痉挛性原因造成的踇外翻,需要进行跖趾关节融合术,即使该关节软骨很好,没有退变,也不适合用截骨法治疗。使用截骨法治疗肌肉痉挛性踇外翻时,其术后复发率非常高。
- 远端软组织松解可以改善踇趾以及籽骨相对于跖骨头的解剖关系,更利于治疗踇外翻角角度大但跖间角相对不是太大的病例。跖骨头缺血性坏死一般由背外侧骨膜的剥离引起,而常规的远端软组织松解一般不会增加跖骨头缺血性坏死的发生率。

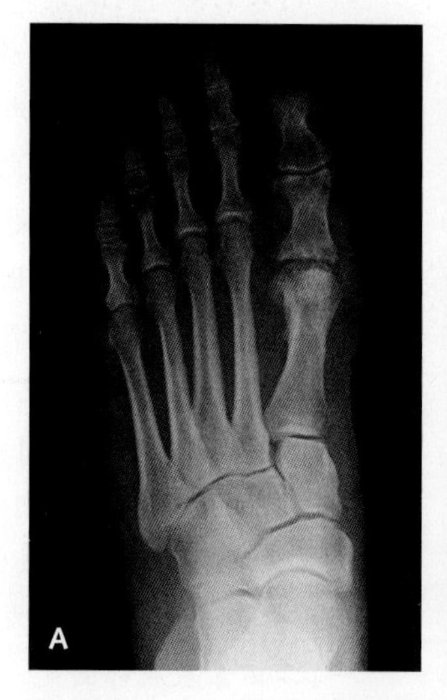

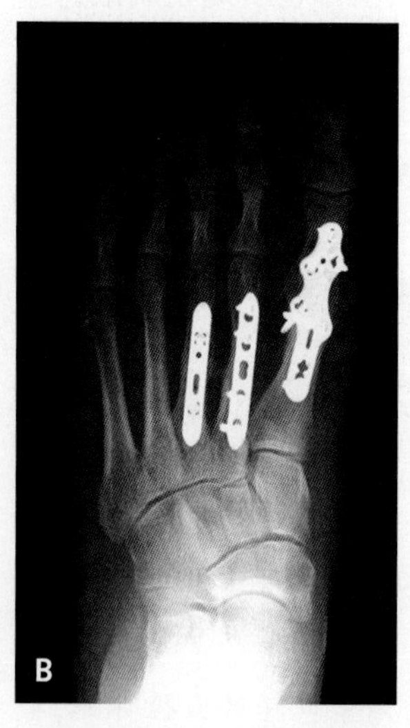

图 1.10 A. 这个病例曾做过 chevron 截骨,跖骨明显短缩,同时出现了跖骨头缺血性坏死。B. 采用跖趾关节融合,减轻踇趾疼痛,同时进行第二、三跖骨干截骨,恢复前足各跖骨抛物线的跖列关系,尽管术后的影像学结果较好,但患者感到外侧足趾僵硬,这一定程度上影响了手术效果

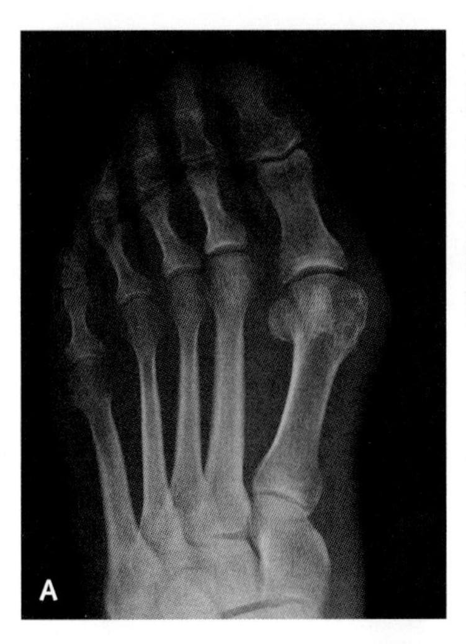

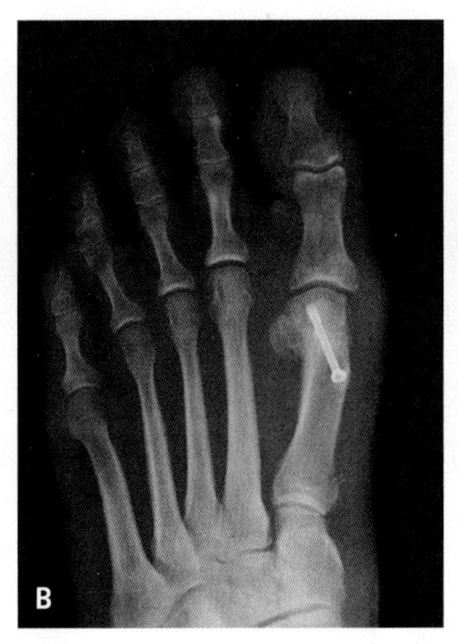

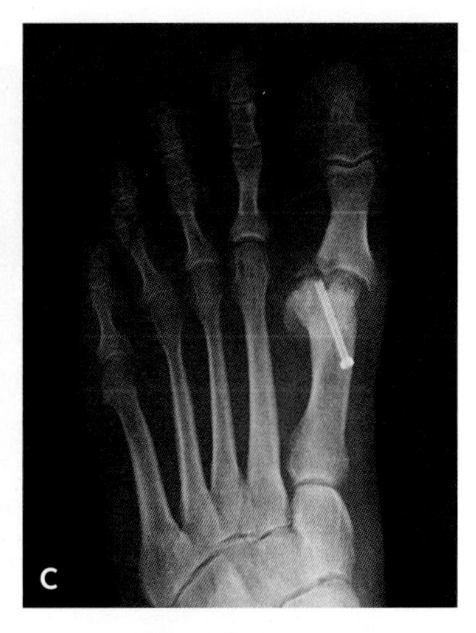

图 1.11　A. 术前 X 线片显示中度踇外翻。B. 采用远端 chevron 截骨，术后三个月显示疗效满意。C. 由于过度剥离骨膜，患者在术后 2 年时发生跖骨头缺血性坏死和严重的关节炎

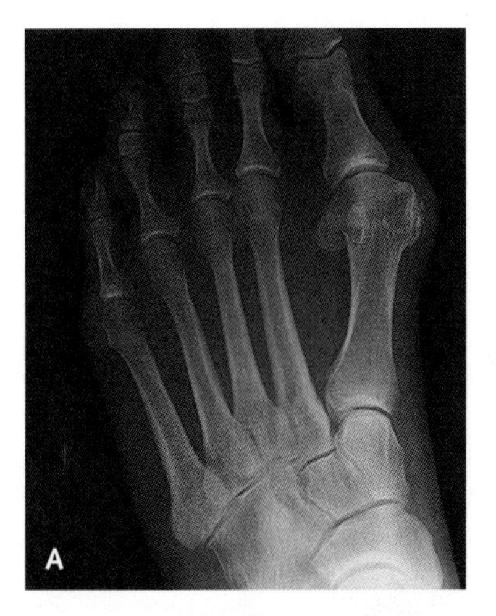

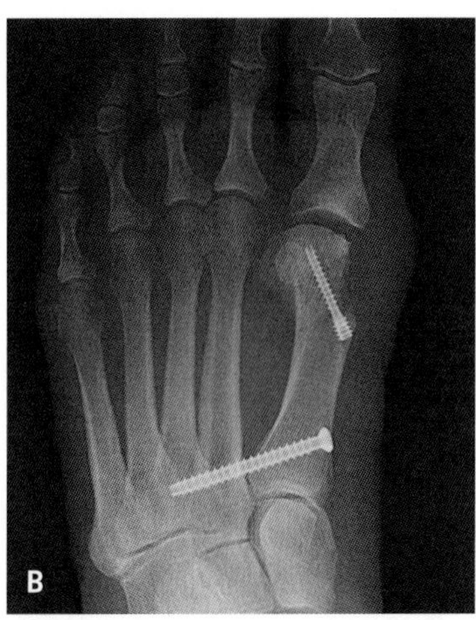

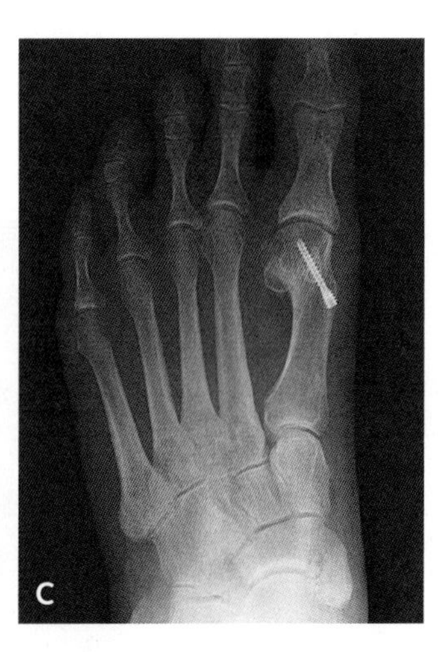

图 1.12　A. 中度踇外翻（跖间角 16°），采用 chevron 截骨与远端软组织松解进行矫正。手术结束后发现存在第一跖骨水平面不稳定。B. 在第一、二跖骨基底部打入一枚稳定螺钉，术后 8 周取出。C. 术后一年影像学表现

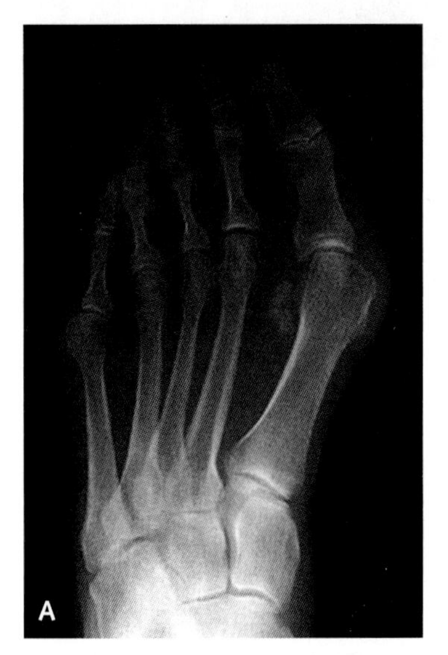

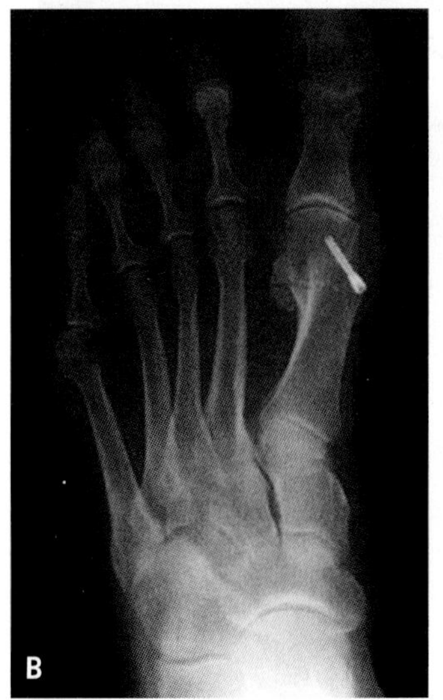

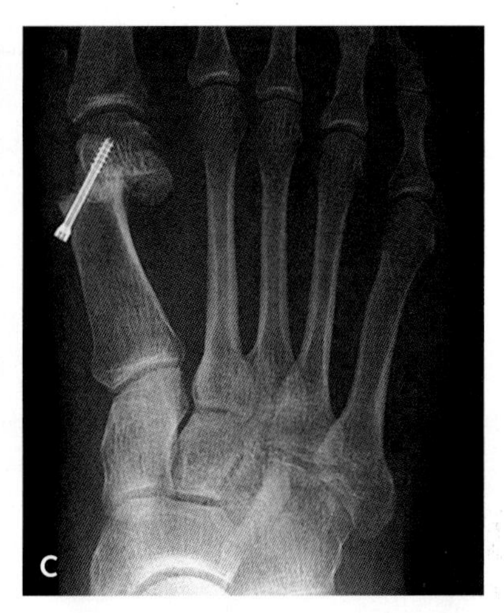

图 1.13　A-B. 虽然这例踇外翻行 chevron 截骨术后的整体力线是好的，但内侧骨突去除的还是不足够多，因为背内侧螺钉位置限制了内侧骨质的去除。C. 尽管这例踇外翻畸形矫正相对满意，但术后内侧骨突还是引起疼痛，还需要再次进行截骨手术

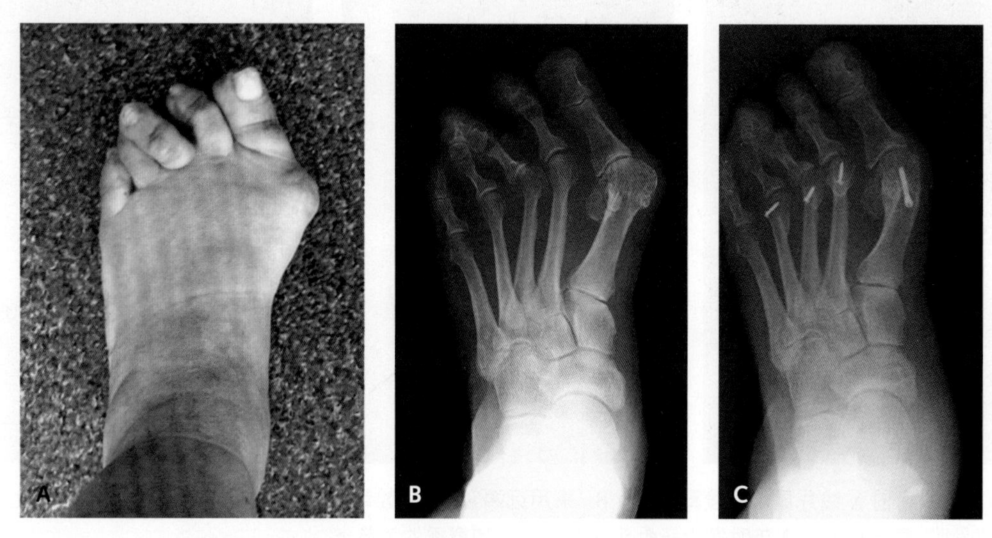

图 1.14 A–B. 此例踇外翻病例虽然影像学检查显示存在轻度关节炎，但跖趾关节活动度良好。B. 计划行 chevron 截骨术，尽管行 scarf 截骨并进行外侧跖骨短缩可能会获得更好的力线。C. 术后 8 个月影像学表现

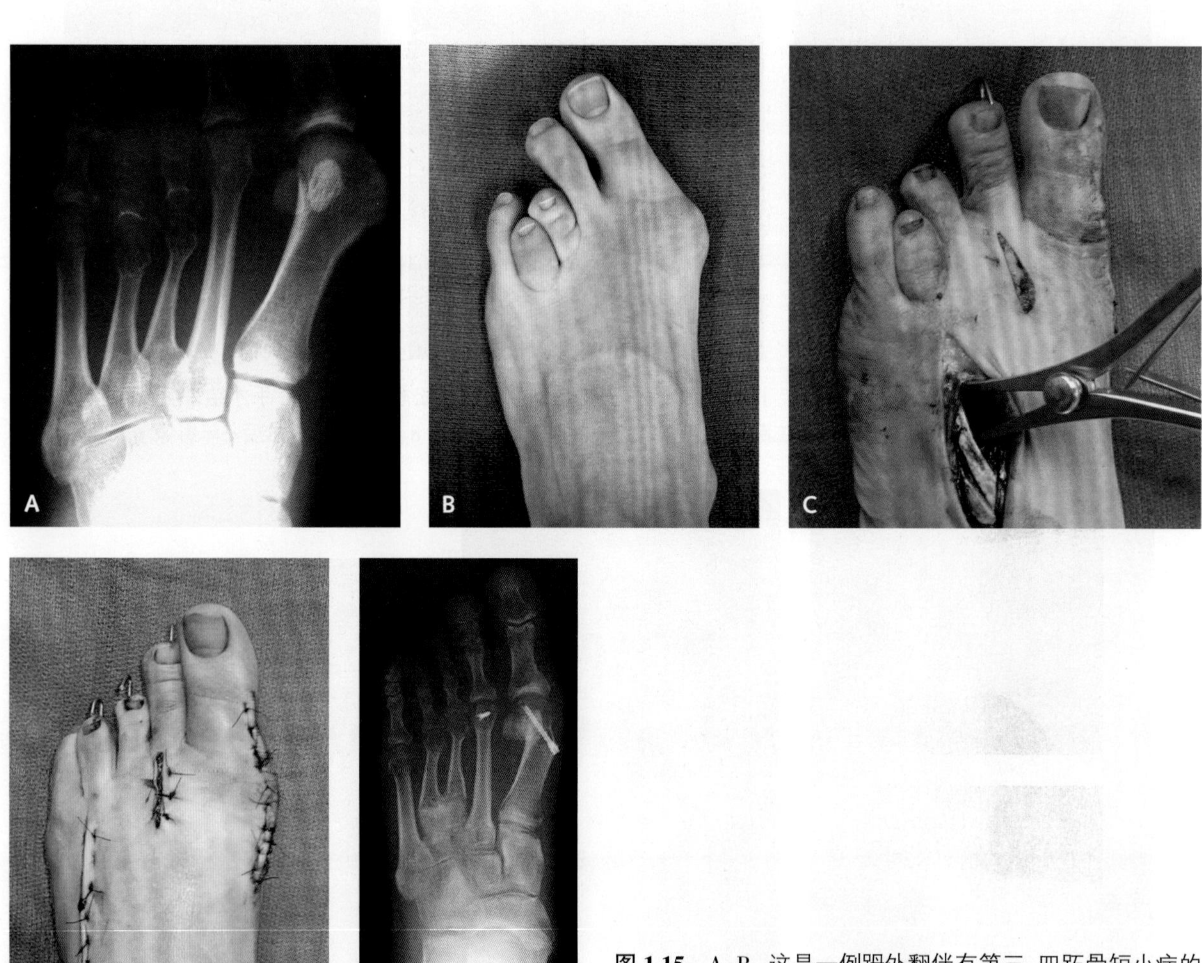

图 1.15 A–B. 这是一例踇外翻伴有第三、四跖骨短小症的病例。C–D. 一期行第三、四跖骨结构性植骨延长，以克氏针进行固定，同时行第一跖骨双平面 chevron 截骨与第二跖骨 Weil 截骨术。E. 术后 4 年影像学表现

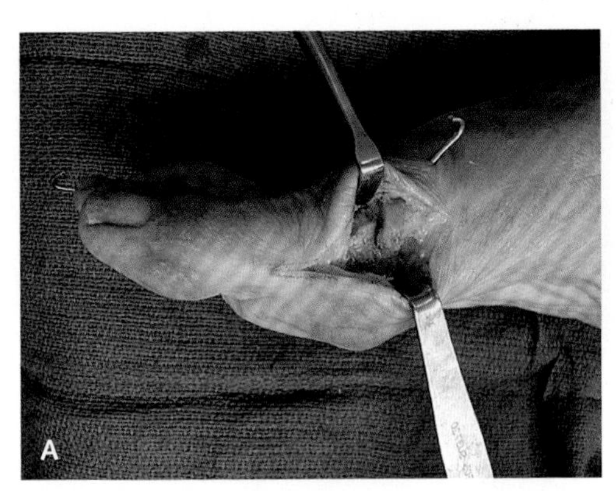

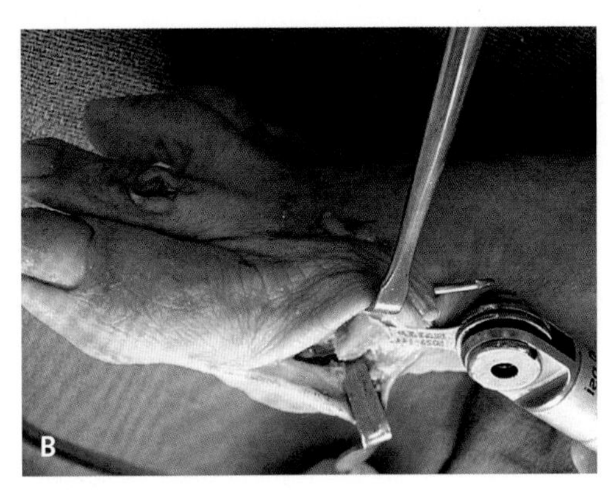

图 1.16　A. 此病例在以螺钉固定截骨的过程中出现背侧皮质骨折，改以克氏针进行固定。B. 该固定还可以允许在内侧去除更多的突出骨赘

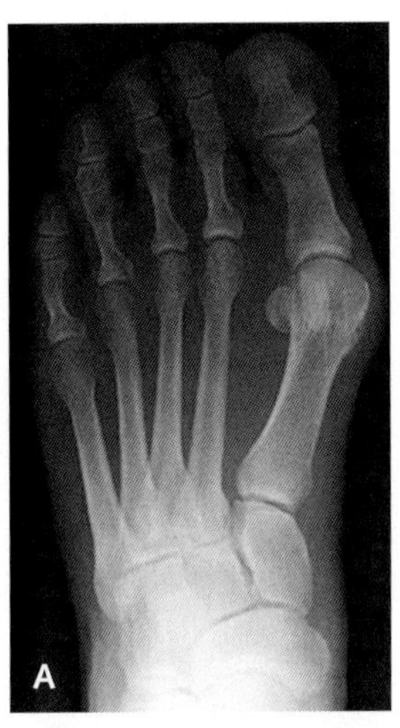

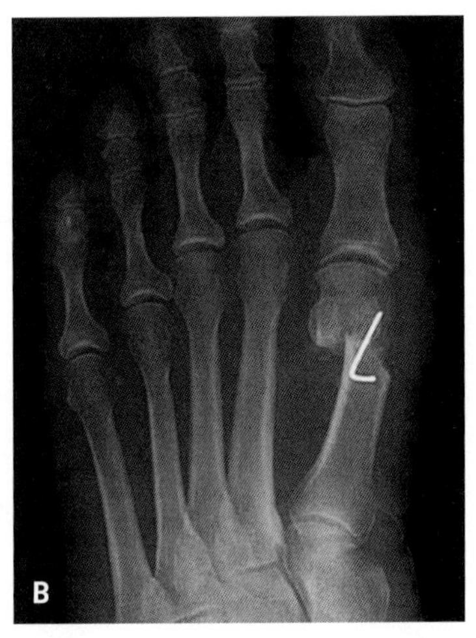

图 1.17　A. 中度踇外翻（跖间角 16°），行 chevron 截骨结合远端软组织松解进行矫正。B. 以克氏针进行固定

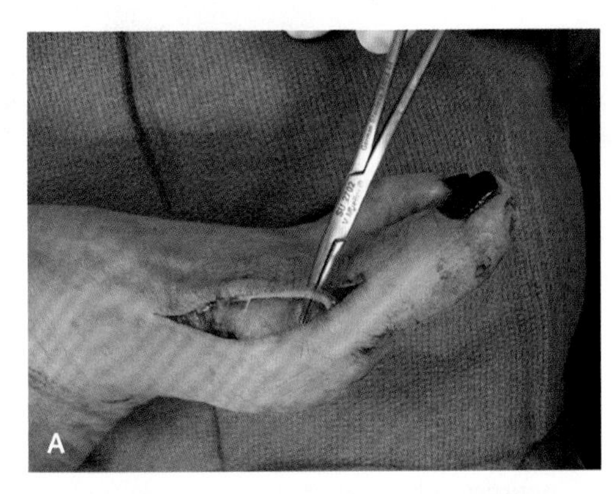

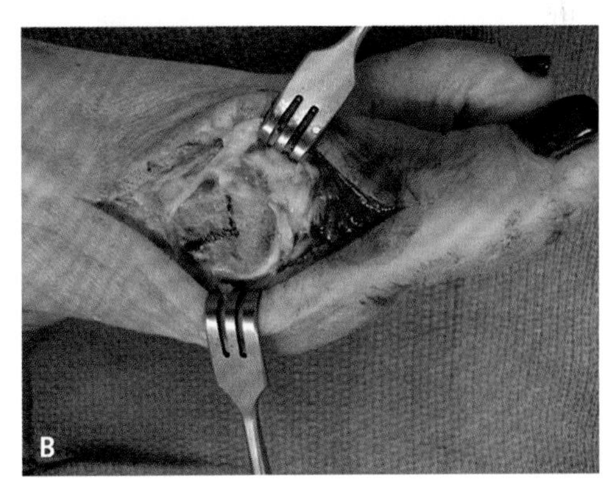

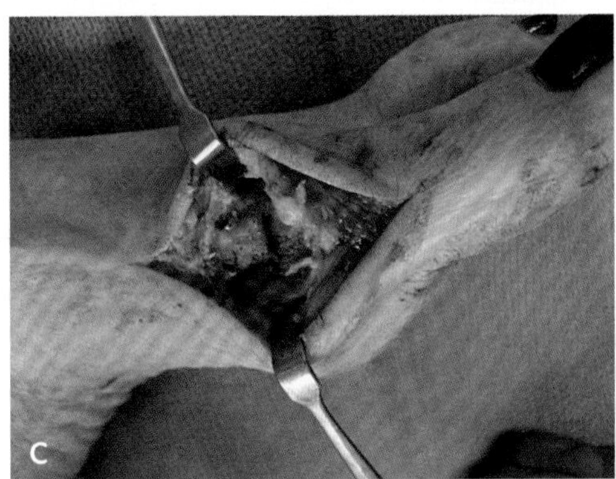

图 1.18　A. 切开皮下组织时辨别内侧皮神经并加以保护非常重要。B. 此病例中，患者有严重的骨质疏松，因而需要注意截骨及固定的稳定性。C. 术中将跖侧截骨面做得更水平些，以增强稳定性。注意背侧截骨线要更垂直些，这样可以给背侧固定留有更多余地

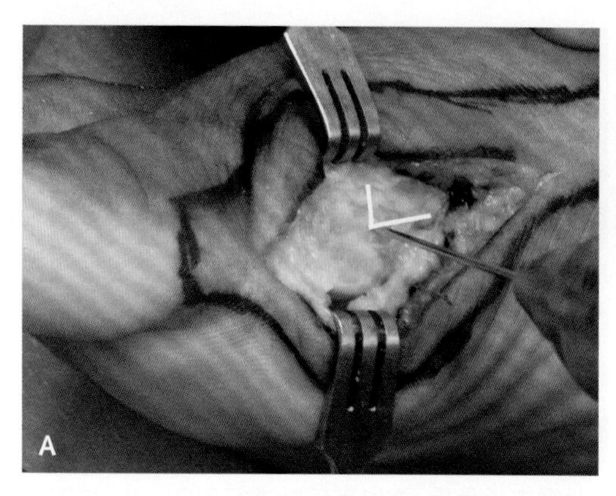

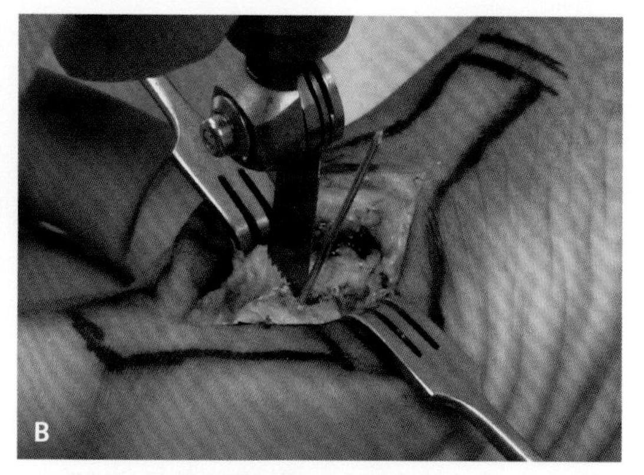

图 1.19 A. 以一枚克氏针标记截骨定点，线条代表截骨设计，跖侧截骨线较长而背侧截骨线更为垂直。术中以电刀标记截骨线以帮助提高操作的准确性。B. 跖侧较长的截骨线有助于骨愈合和螺钉把持，而背侧更垂直的截骨线有助于矫正 DMAA

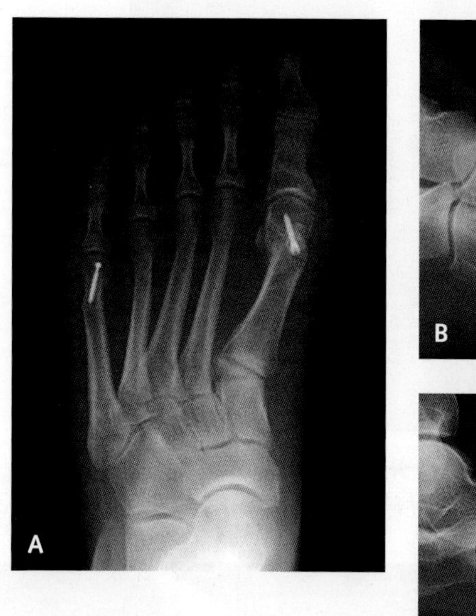

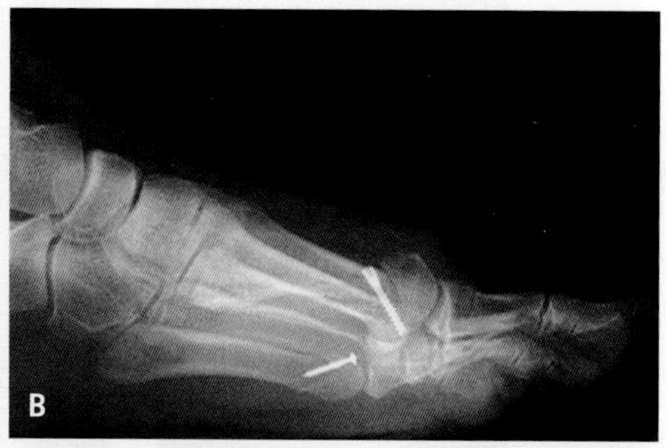

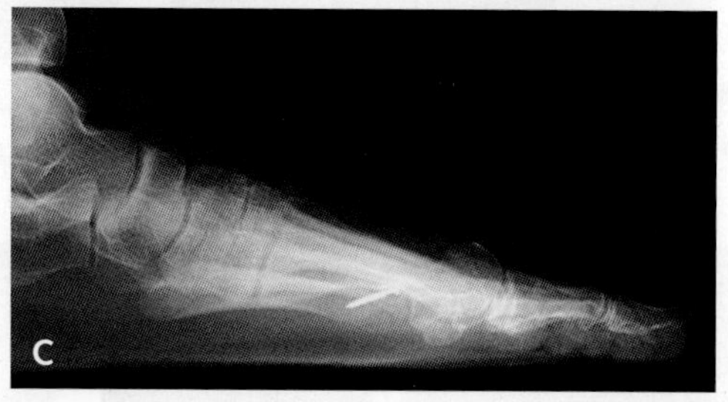

图 1.20 A. 患者既往接受 chevron 截骨治疗踇外翻，术后影像学结果显示初期矫正效果好。之后截骨畸形愈合，术后数月出现疼痛。B. 背侧骨压缩，螺钉穿透跖侧皮质进入关节，所以需要手术取出。C. 截骨畸形愈合造成持续疼痛和背侧撞击，因而需要行翻修手术

（张明珠 译　李淑媛 校　张建中 审）

推荐阅读

Aiyer A, Shub J, Shariff R, et al. Radiographic recurrence of deformity after hallux valgus surgery in patients with metatarsus adductus. *Foot Ankle Int*. 2016;37(2):165–171.

Biz C, Corradin M, Petretta I, Aldegheri R. Endolog technique for correction of hallux valgus: a prospective study of 30 patients with 4-year follow-up. *J Orthop Surg Res*. 2015;10:102.

Coughlin MJ, Jones CP. Hallux valgus: demographics, etiology, and radiographic assessment. *Foot Ankle Int*. 2007;28:759.

Myerson MS, Palmanovich E. Correction of moderate and severe hallux valgus deformity with a distal metatarsal osteotomy using an intramedullary plate. *Foot Ankle Clin*. 2014;19(2):191–202.

Trnka HJ, Zembsch A, Easley ME. The Chevron osteotomy for correction of hallux valgus. *J Bone Joint Surg*. 2000;82-A:1373–1378.

第 2 章　Lapidus 手术

概要

在了解 Lapidus 手术之前，我们需要将其与改良 Lapidus 手术区分。Lapidus 手术最早由 Paul Lapidus 描述，还包括把第一跖骨和第二跖骨基底部进行融合。而改良 Lapidus 手术，只稳定第一跖楔关节。Lapidus 手术指征，主要是存在严重的水平面不稳定。不稳定有可能是来源于跖楔关节，或是来源于内侧柱与中间柱之间，延伸到内侧楔骨与中间楔骨之间。一般情况下，我们使用改良的 Lapidus 手术，即只融合第一跖楔，如果还存在明显不稳定，再稳定第一、二跖骨。采用 Lapidus 手术治疗踇外翻的手术指征，包括第一跖骨活动度过大，存在明显不稳定，不稳定有可能在矢状面，也有可能在水平面。

检查矢状面不稳定或活动度过大，最好的方法是用一只手稳定住足的外侧，另一只手握住内侧柱进行背伸和跖屈方向的活动（图 2.1），然而这样的检查只是凭着一种感觉。尽管在手术者之间，并不能达到一个客观的有效的标准，但是每一个医生都应该建立一种自己的感觉，以区别正常和不正常的活动度。这一检查最重要的部分，就是要发现不稳定存在于第一跖骨，而不是整个内侧柱。可以把外侧柱推到最大的背伸位，然后检查第一跖列的稳定性。这样可以获得一个更为准确的结果。影像学的参数也有助于判断不稳定，但不一定有利于手术方案的制定，其中水平面的不稳定容易通过影像学检查发现（图 2.2）。

如果患者第一、二跖楔关节有关节炎，且伴有踇外翻畸形，那么最适合采用扩大 Lapidus 手术，即融合第一、二跖楔关节。第二跖楔关节的关节炎往往是由于第一跖楔关节不稳造成的。这种不稳定造成第二跖楔关节应力过大，最终产生关节炎。通常第二跖楔关节炎的患者伴有第一跖楔关节炎，即使没有关节炎，也可以行 Lapidus 手术，因为 Lapidus 术适应证不只是跖楔关节炎。

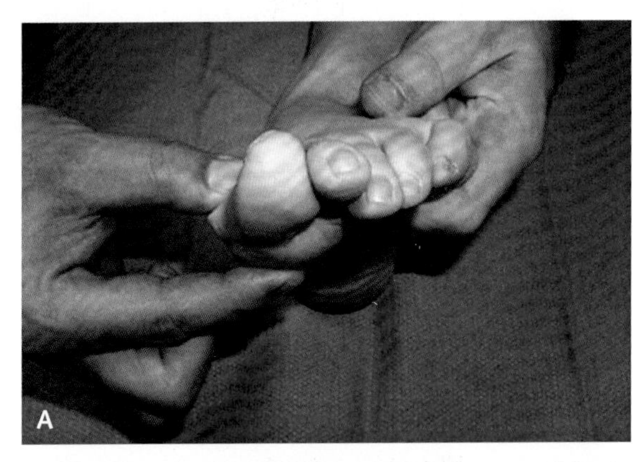

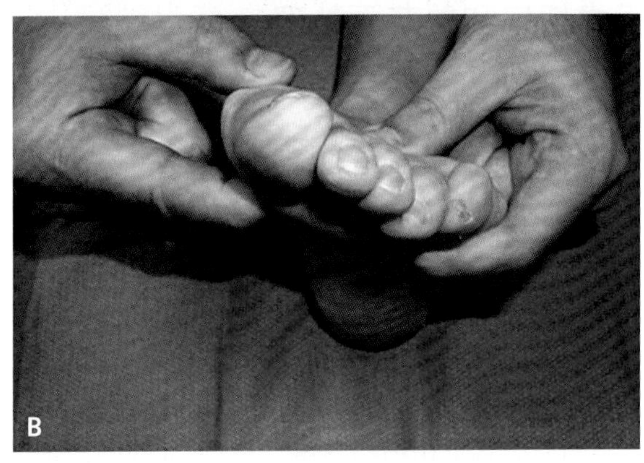

图 2.1　踇外翻相关的跖楔不稳定可以通过检查第一跖骨活动度确定。A. 第一跖骨向跖侧活动。B. 第一跖骨向背侧活动。检查时另一只手要紧紧抓住外侧柱。检查是凭着一种“感觉”，踇外翻患者这一不稳定通常是位于矢状面，水平面的不稳定（第一与第二跖骨间的不稳定）也要检查

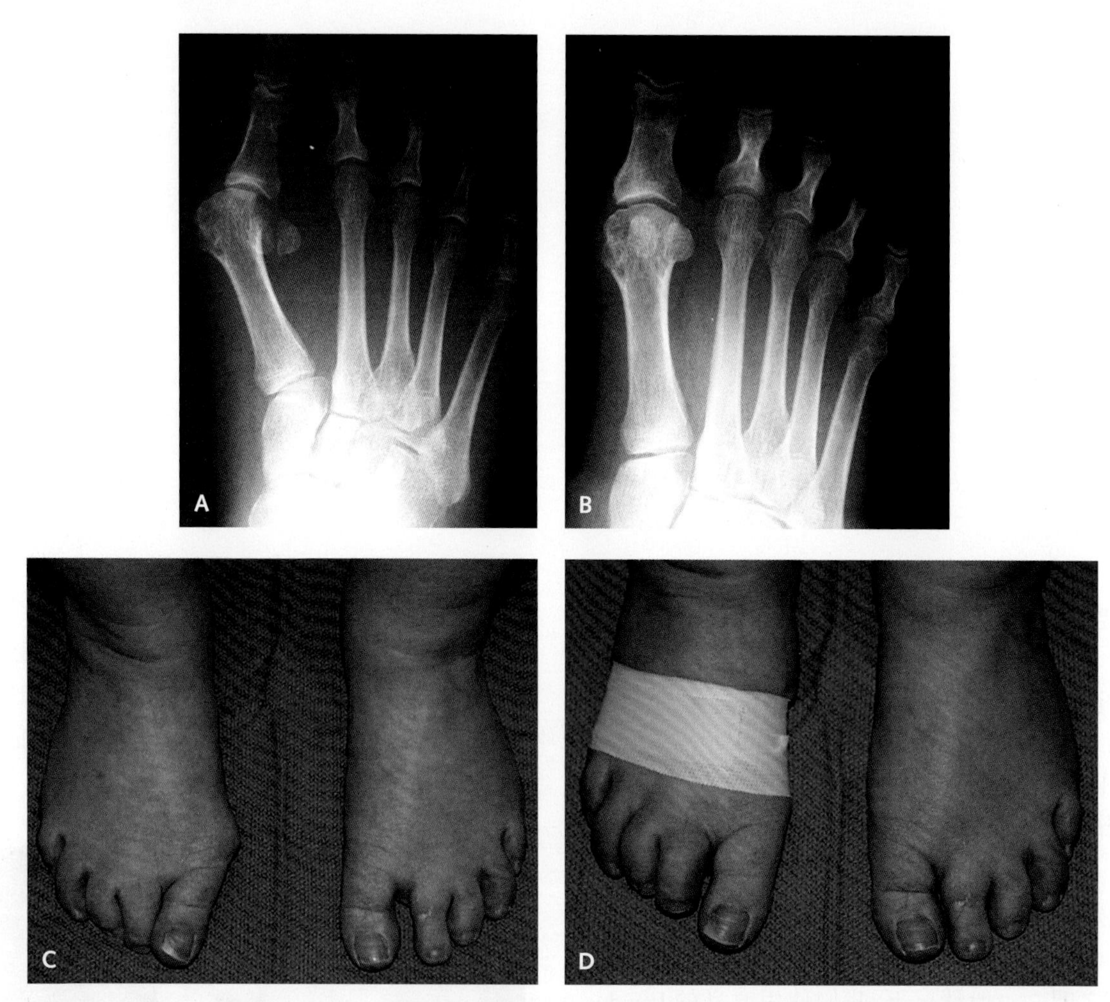

图 2.2 A–B. 水平面不稳定。C–D. 使用胶带固定前足。然后对比胶带固定前后的 X 线片，可以发现存在明显不稳定。这一类患者是改良 Lapidus 手术的理想治疗对象

Lapidus 手术还适用于对伴有第一跖楔关节不稳定的平足畸形的矫正。

手术切口和关节面处理

主要有两个切口可以显露第一跖楔关节和第一跖趾关节的内侧面。切口可以在背侧或背内侧，或是内侧。这要根据固定的方式以及术者的习惯来决定。

背侧入路还可以作为第一趾蹼间隙软组织和踇收肌松解切口的延伸。向近端延伸之后，到达踇长伸肌腱的外侧，注意避免损伤腓深神经（视频 2.1）。我们的经验是采用中间的单一切口，外观容易被病人接受，还有利于显露关节的近端。此时我们不做内侧骨赘的切除，因为通过旋后跖骨，可以纠正踇外翻常常伴有的旋前。旋转的改变会导致骨赘方向的改变，如果融合的位置正确，并不需要做骨赘的切除。踇长伸肌腱向内侧牵开，进行骨膜下的分离。在背侧找到关节面，然后打开关节，清理关节的关键是适度，只需切除关节软骨和少量的软骨下骨。去掉过多的骨质，会导致短缩，造成转移性跖骨痛。通过跖屈第一跖骨，可以补偿短缩带来的影响，不过效果有限（图 2.3）。

通过内侧的切口进行 Lapidus 手术也是不错的选择。其缺点是，如果需要软组织的松解，那么还要再做另一个外侧切口。不过因为此术式矫正能力很强，并不是所有患者都需要进行松解，还可以通过跖趾关节间隙进行松解。这一入路的优点是可以避免损伤踇囊背内侧的腓浅神经。通过背侧入路，则很容易损伤此神经。通过此入路显露关节面非常方便，特别是关节面的跖侧，另外其很适合放置内侧和跖侧接骨板。在背侧入路时，并没有损伤胫前肌腱的风险，但是通过内侧入路，损伤的风险就会高一些。在处理近端时，如果软组织暴露很多，一定要找到胫前肌腱，避免切断，并保留其跖侧的止点（图 2.4 和图 2.5；视频 2.2）。

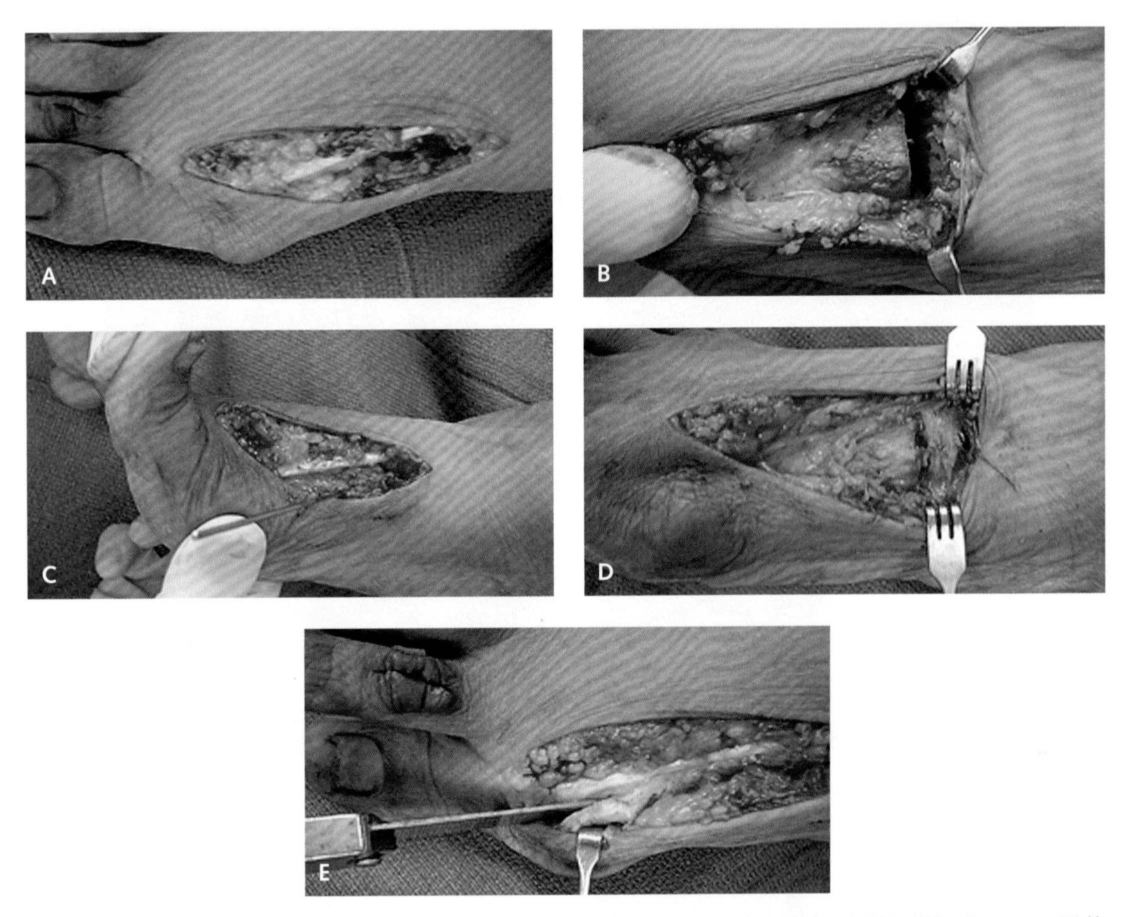

图 2.3　改良 Lapidus 手术的步骤。A. 通过一个切口行䠴收肌松解，跖楔融合和内侧骨赘切除。B. 显露整个关节面，特别是跖侧面，并清理软骨。C. 背伸䠴趾，从而推挤第一跖骨使其恢复力线，然后穿入一枚导针固定复位后的关节。D. 第一枚螺钉从背侧近端向跖侧远端固定。E. 关节融合完成后，再行内侧骨赘切除

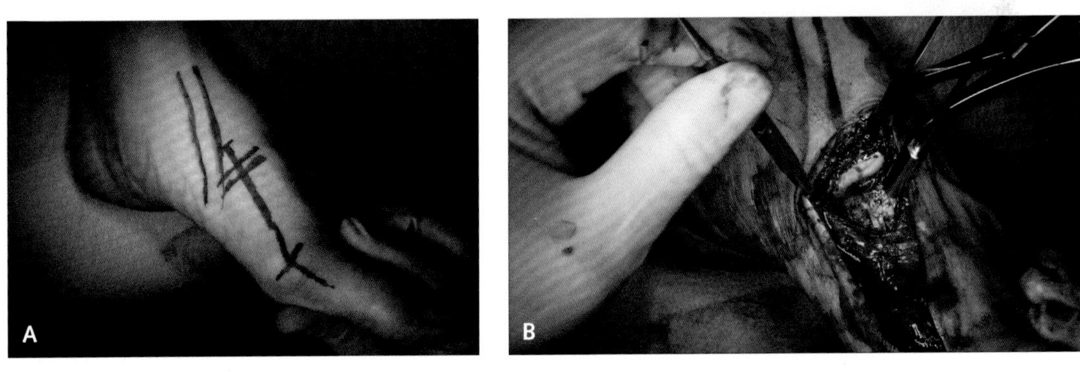

图 2.4　内侧入路行 Lapidus 手术。A. 图中标记了近端存在损伤风险的胫前肌腱。B. 使用克氏针撑开器辅助显露，注意术中不能完整显露整个楔骨，因为广泛的显露会造成胫前肌腱止点损伤

在手术中，需要向外侧推移第一跖骨，最好同时在基底部向外侧推移和旋转，推移困难程度和关节面的形态有关，典型的马鞍状关节面并不太容易进行平移。当术中不太容易做到旋转时，可以考虑在近端楔骨截出一个薄楔形，可以实现强有力的矫形效果。截骨可以直接用摆锯进行，也可以用克氏针打入内侧楔骨来定位截骨面，后者会更加准确。在手术中常常需要透视，在内侧楔骨的最远端打入导针，向近端和外侧的方向打入，使导针和第二跖骨平行。使用克氏针撑开器和乳突拉钩，把远端、跖侧的软组织撑开，防止损伤足背血管神经束以及䠴长伸肌腱和䠴长屈肌腱。在第一跖骨上截成扁平的切面，注意只去掉软骨下骨。操作时采用 9mm × 30mm 的锯片最为理想，避免热损伤。手术中不使用止血带，如果术野不清晰，可以多冲洗。

用一个光滑的椎板撑开器插入跖楔关节内，撑开后可以看到第一跖骨的跖侧面。关节面的深度常

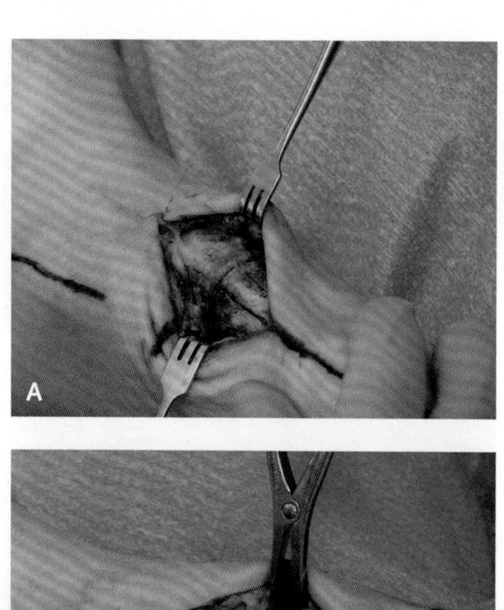

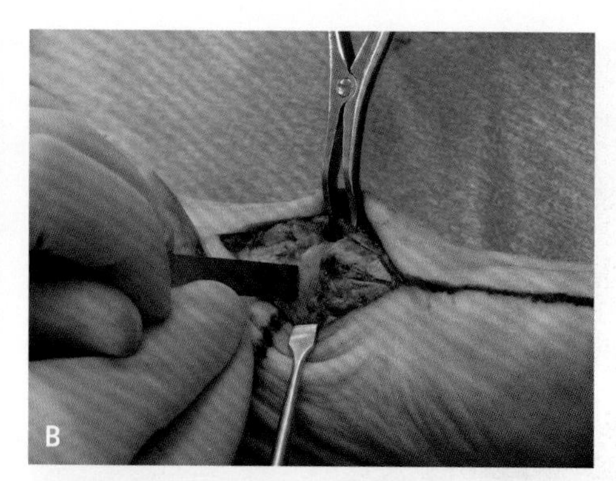

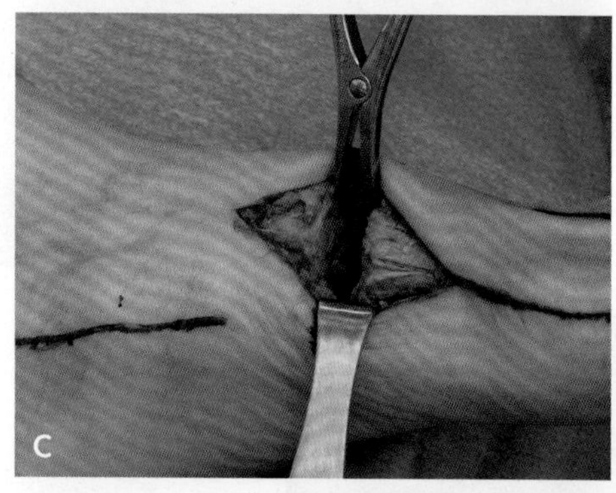

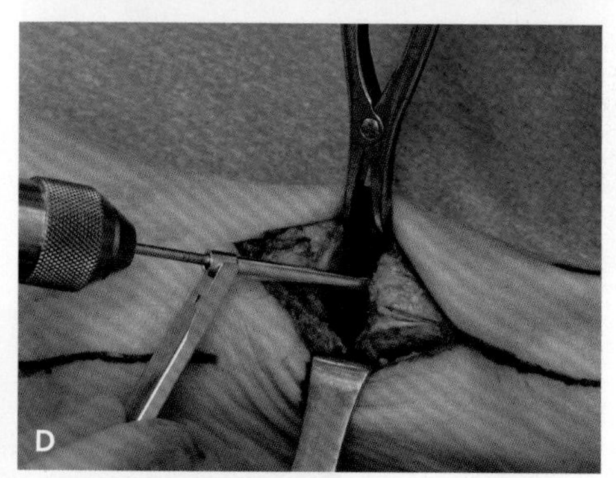

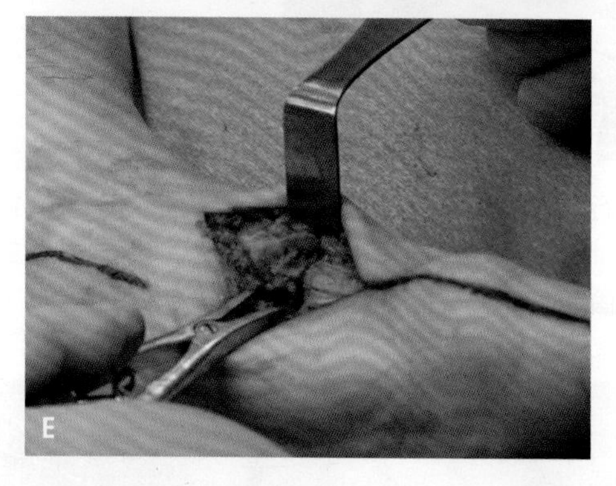

图 2.5 通过内侧入路显露第一跖楔关节。A. 在切口近端可以看到胫前肌，此入路可以很容易看到跖楔关节的跖侧部分。B. 使用骨刀去除关节软骨，保留内侧柱的长度。C. 椎板撑开器可以更好地显露软骨并将其彻底去除。D. 使用 2.0mm 直径钻头在软骨下骨打孔，制备融合面。E. 打出的骨泥留在原位，作为原位植骨

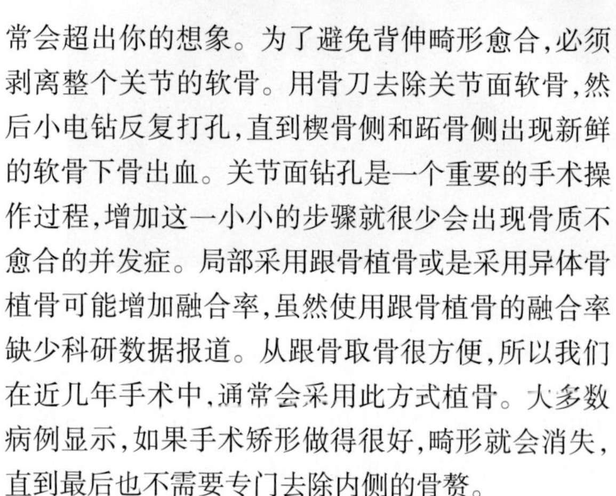

常会超出你的想象。为了避免背伸畸形愈合，必须剥离整个关节的软骨。用骨刀去除关节面软骨，然后小电钻反复打孔，直到楔骨侧和跖骨侧出现新鲜的软骨下骨出血。关节面钻孔是一个重要的手术操作过程，增加这一小小的步骤就很少会出现骨质不愈合的并发症。局部采用跟骨植骨或是采用异体骨植骨可能增加融合率，虽然使用跟骨植骨的融合率缺少科研数据报道。从跟骨取骨很方便，所以我们在近几年手术中，通常会采用此方式植骨。大多数病例显示，如果手术矫形做得很好，畸形就会消失，直到最后也不需要专门去除内侧的骨赘。

畸形矫正

Lapidus 手术最困难的是纠正第一、二跖骨间角。融合率是关键，然而残留第一跖骨的内收会影响术后效果和患者满意度，通过切除更多的内侧骨赘，并不能够恰当改善畸形。

第一跖骨的畸形纠正过程中，需要在外展的同时旋后。通过旋后纠正踇外翻畸形在近几年成为被广泛采用的方法。踇外翻畸形并不存在于单一的平面，在手术过程中，当我们打开第一跖楔关节的时候，并不会看到明显的旋转畸形，但旋后的操作能明显纠正籽骨复合体的位置。

可以尝试手法复位第一跖骨，不过我们更喜欢在背伸踇趾时复位，此时第一跖骨有轻度跖屈。第一跖骨被挤压到第二跖骨，加上踇趾背伸、内收跖骨，一并纠正畸形。此时第一跖骨基底和内侧楔骨的关节面应该很好地贴合。如果畸形纠正满意，没有不稳定存在，只固定第一跖骨和内侧楔骨。可以用两根克氏针临时固定并透视检查跖骨间角与籽骨位置。多年来我们采用此手术方式治疗踇外翻，获得了成功。但是在有的情况下，也发现很难通过手法达到第一、二跖骨复位（图 2.6）。

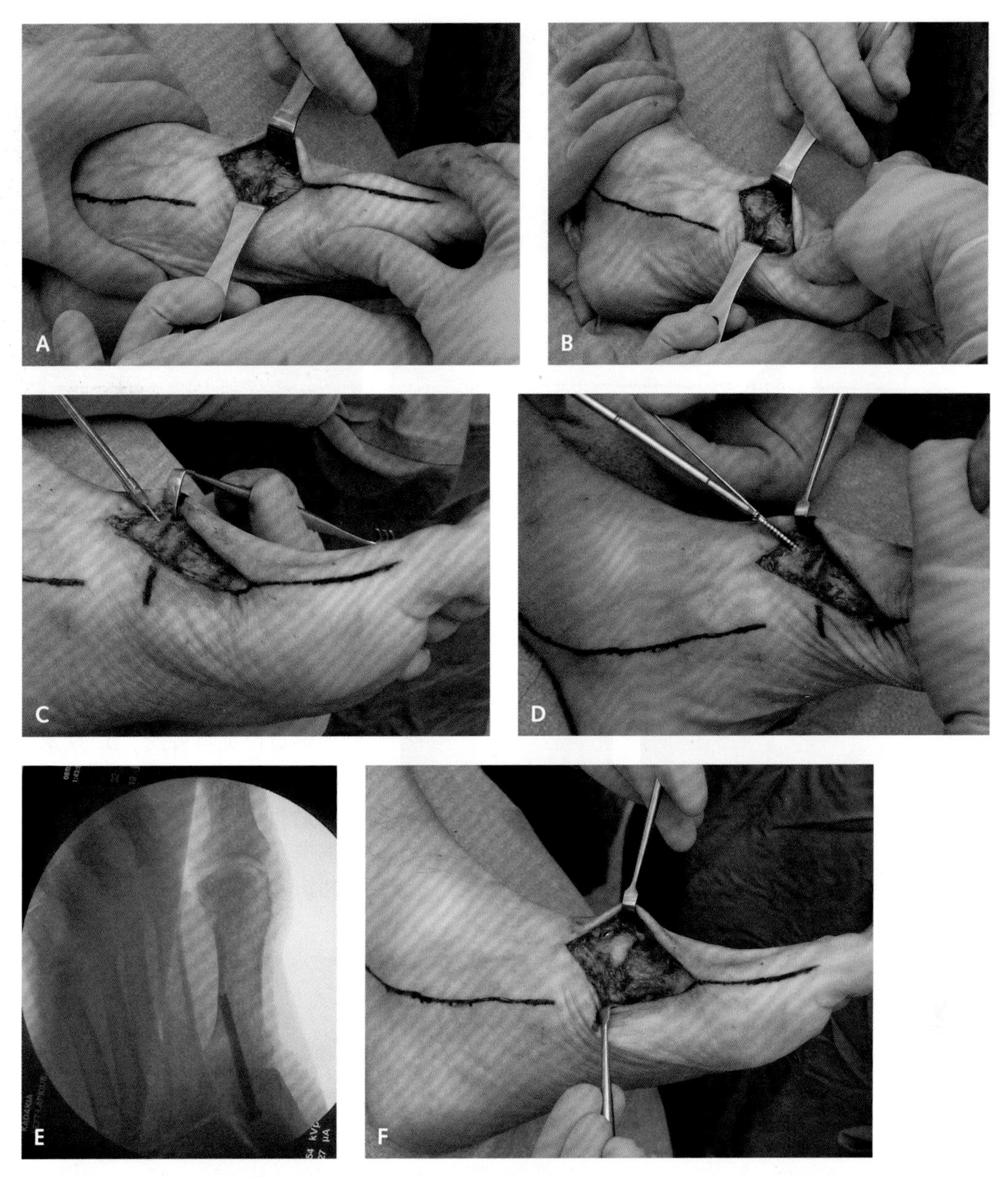

图 2.6 A. 术前没有纠正畸形时，第一跖骨位置有轻微抬高，踇趾存在畸形。B. 背伸跖趾关节可以复位第一跖骨，并内收第一跖骨，从而使其恢复到正常负重的位置。C. 用克氏针固定关节，并透视检查位置，根据患者情况，使用埋头处理，以减少螺帽突起情况发生。D. 使用一枚全螺纹钉维持关节间的加压力量，尽可能维持固定的稳定性。E. 术中透视见畸形纠正满意，螺钉位置合适。F. 术毕可见第一跖楔关节的骨质对合良好，并有跖骨轻度跖屈以代偿其短缩

使用大号复位钳纠正第一、二跖骨间角是效果很好的操作技术，这样在纠正第一、二跖骨间角后，不会造成第一跖骨过于僵硬。有的术者还会使用一枚螺钉固定并复位第一、二跖骨。这种方式能够很确切地复位，但是影响进行旋转和挤压的操作。复位钳的尖放在内侧骨赘和第二跖骨颈部，保留内侧骨赘完整非常重要，有利于复位钳操作，否则复位钳会陷入松质骨中。复位第一、二跖骨间角后，要通过透视进行检查（图 2.7）。为了实现旋转复位，用两枚克氏针平行打入，一个在内侧楔骨，另一个在第一跖骨，通过把持克氏针做第一跖骨旋后的操作，使用克氏针来控制旋转的量。透视检查籽骨复位，以保证充分旋转复位（图 2.8）。一枚克氏针穿过关节固定，或是经第一跖骨基底打入中间楔骨来进行临时稳定。打入时要同时跖屈第一跖骨以避免出现第一跖骨抬高、背伸的畸形愈合。有的时候术中出现第一跖楔关节内侧骨质张口。当骨间隙较大时，可以在楔骨外侧去除楔形骨片，如果间隙较小，可以在内侧间隙进行植骨。

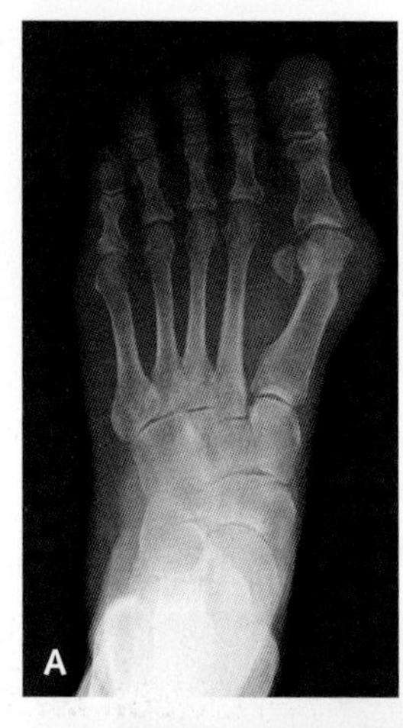
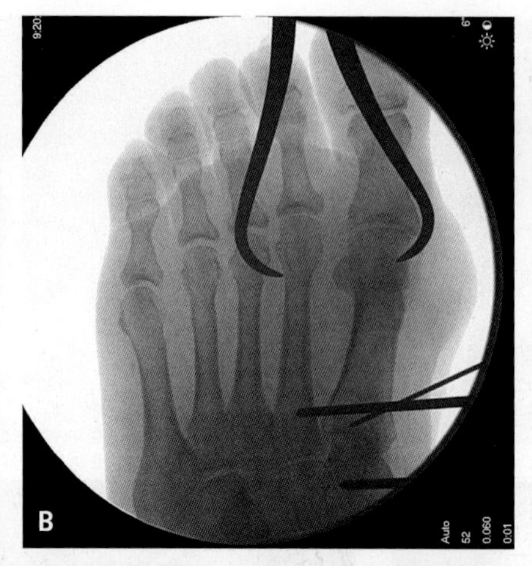
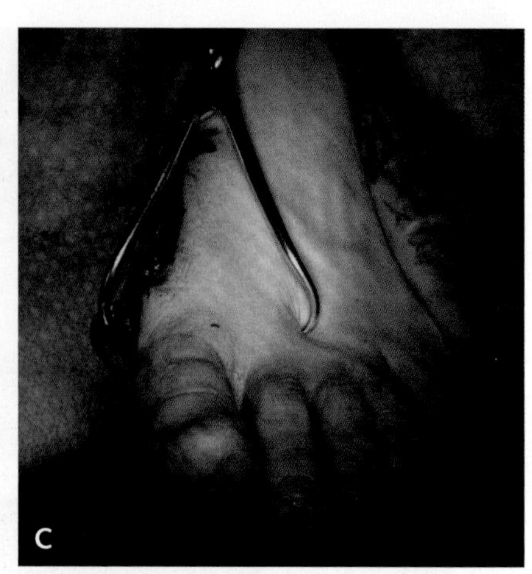
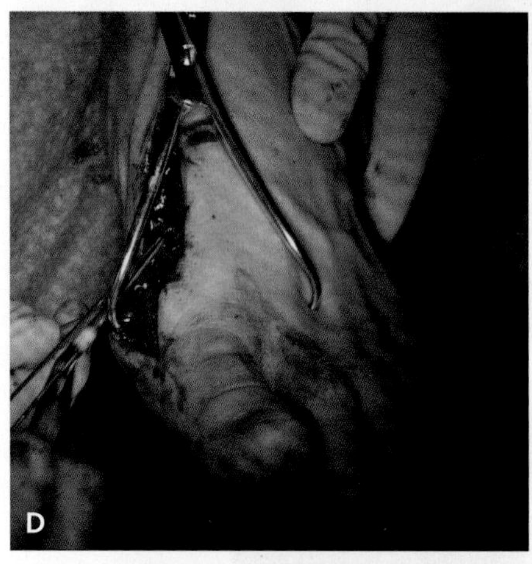
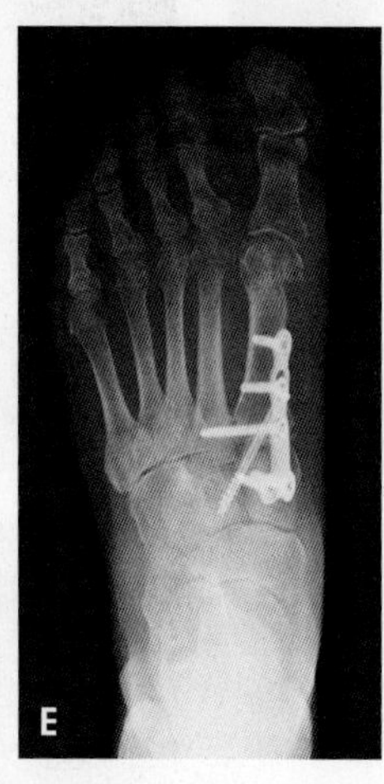

图 2.7 A. 术前 X 线可见患者前次手术行骨赘切除，并出现伤口并发症，内侧关节囊完全消失。B. 使用大复位钳复位跖骨间角，从而维持畸形纠正后的位置。C. 复位钳经皮在第二跖骨颈外侧和内侧的伤口内夹持骨质。D. 从第一跖骨跖内侧打入导针，向中间楔骨走行，固定骨质后打入螺钉。E. 术后 6 个月可见畸形有一些过度纠正，但是患者对于外观和功能很满意

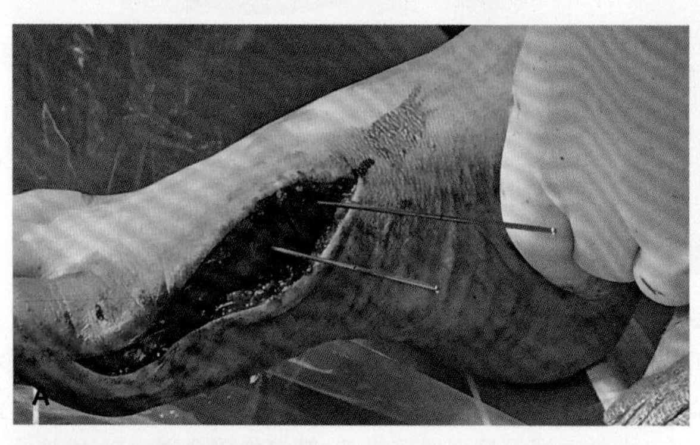
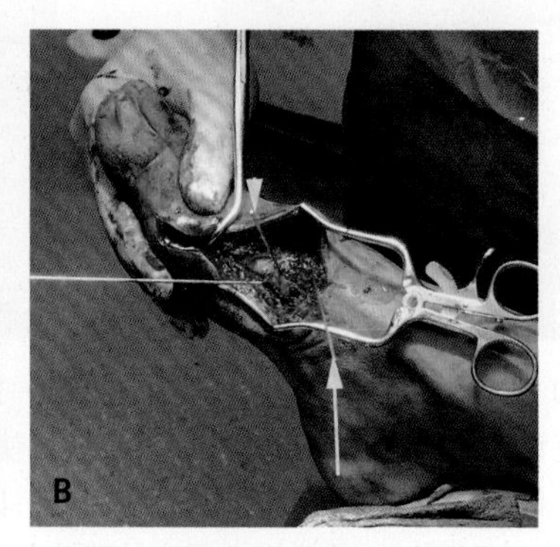
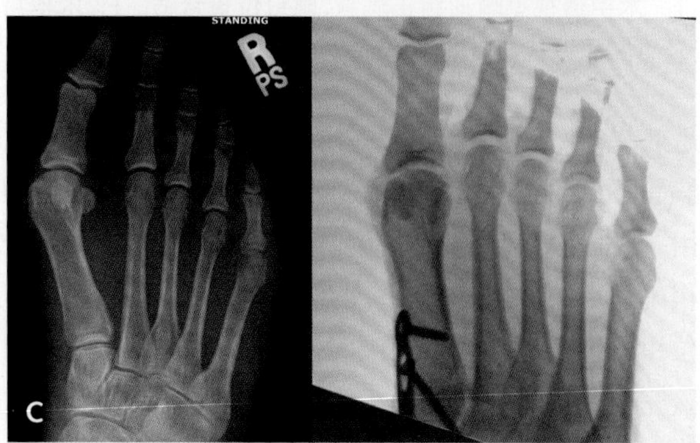

图 2.8 A. 通过两枚平行的克氏针分别打入跖骨和楔骨来标记旋转前的位置。B. 通过复位钳夹持，楔骨导针不变时，远端的导针旋转向背侧，这意味着旋后复位。然后从第一跖骨的跖侧打入一枚导针，穿入中间楔骨，固定矫形后的位置。C. 可见到 DMAA 在旋转复位后得到了纠正，从而不再需要行跖骨远端的截骨术

固定方法

在过去的几年，用于 Lapidus 手术的内固定物越来越多，目前已经出现 Lapidus 专用解剖型接骨板。经关节螺钉固定是非常有效的固定方式，并且在过去临床经验中有很好的结果。我们研究发现，为了达到更强的固定结构，螺钉的位置要尽量与足部平行。如果螺钉倾斜的角度过大，固定的强度会不足，从而出现背伸畸形或骨不愈合现象（图 2.9）。打入两枚导针，第一枚从内侧楔骨背侧近端打入，向第一跖骨远端、跖侧走行，然后打入螺钉。打入第二枚导针之前，在第一跖骨背侧开口埋头。第二枚导针从第一跖骨背侧打入，相对于第一根针，稍稍偏近端、跖侧并偏外。之后要进行透视，检查第一跖骨头相对于籽骨的位置是否合适，以保证没有过度纠正。根据医生的习惯，可以使用 3.5mm 或 4.0mm 的螺钉固定。在内侧楔骨上并不需要埋头处理，在第一跖骨上要仔细地进行埋头，避免第一跖骨近端背侧表面出现骨折或劈裂。如果患者有第一、二跖骨间的不稳定，甚至出现内侧和中间跖楔序列（第一、二跖骨之间，内侧楔骨和中间楔骨之间）的不稳定，那就需要一枚第一跖骨到中间楔骨的螺钉。从第一跖骨基底打入，斜穿到第二跖骨或中间楔骨。具体打入哪里要看跖骨位置平面，另外要避开之前的两枚螺钉。没有必要像最原始的 Lapidus 文献记录的那样，做到第一和第二跖骨间的融合。除非术中固定了两枚螺钉之后仍然存在水平面上的不稳定。融合第一和第二跖骨基底的手术操作属于内侧与外侧跖楔关节扩大融合术的一部分（图 2.10 和图 2.11）。

采用内侧基底接骨板固定的 Lapidus 手术，可重复性更强，能够达到稳定固定目的，而且适用于骨质不好的患者。采用接骨板固定的时候，还是要加一颗穿关节的螺钉，增加固定的稳定性。背侧打入的螺钉在水平面上最稳定，内侧接骨板在垂直方向有更好的加压力量，从而避免出现应力失效。现在美国有一种精准导向固定的 Lapidus 钢板固定系统（Paragon，Englewood，United States）（图 2.12）。精准导向固定系统的优势在于通过一个背内侧的切口，显露并清理关节，然后使用接骨板的外置导向系统，精准打入矢状面加压螺钉。导向系统可以保证接骨板的固定螺钉都精确地避开这一枚加压螺钉，然后进行加压固定或锁定固定（图 2.13）。另一种固定的方法是在纠正了第一、二跖骨间角后，打入一枚螺钉，方向从第一跖骨跖内侧穿入中间楔骨。这位螺钉与钢板交叉，当采用内侧切口的时候，打入螺钉非常简单。我们使用空心钻开孔后，打入一枚 3.5~4.5mm 的实心钉。螺钉的角度可以稳定第一、二跖骨间角并保证第一跖楔关节位于跖屈位置。螺钉固定完成之后，把锁定钢板从内侧基底部固定。接骨板可以为内侧楔骨提供额外的坚强支撑，同时螺钉帽非常低切迹，最大程度地减少了胫前肌腱的刺激（图 2.14）。胫前肌腱必须向近端下方牵开，以保证钢板放入。交叉镙钉加钢板的固定结构，保证了患者在术后 6 周内可以穿前足减压鞋下地活动，减少足非负重的时间。

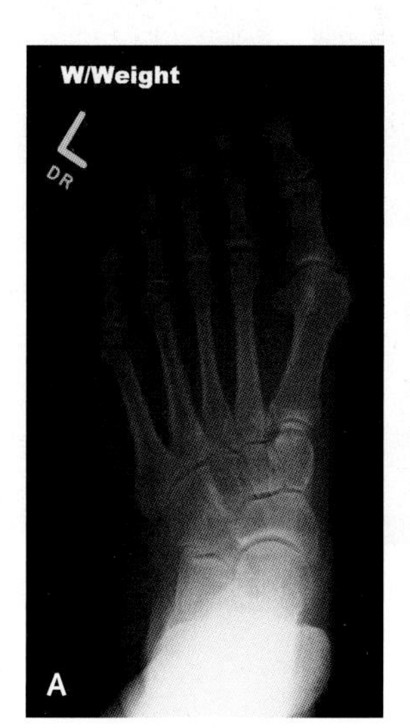

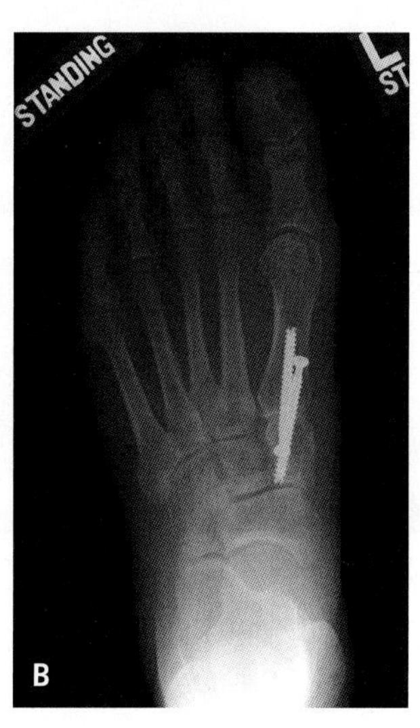

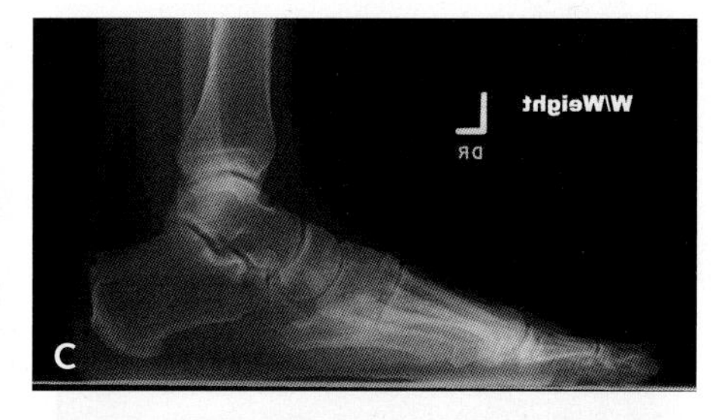

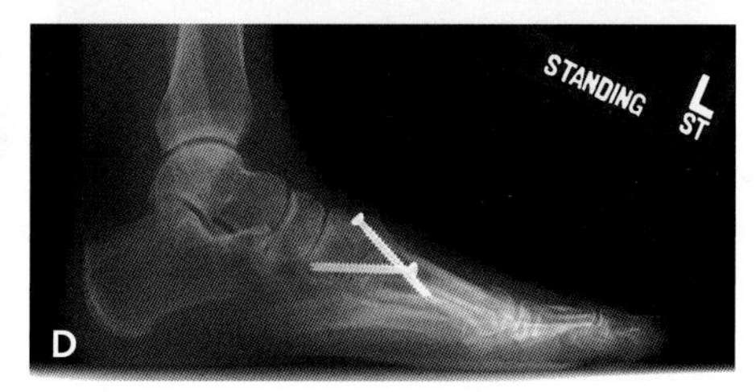

图 2.9 A. 术前影像发现患者存在第一跖楔关节不稳定伴有有症状的踇外翻。B. 术后通过 Lapidus 手术纠正畸形，并以两枚螺钉固定。C. 侧位片可见跖侧第一跖楔关节有轻度开口。D. 通过螺钉固定稳定了跖楔关节，注意螺钉打入的位置尽量与足的方向平行

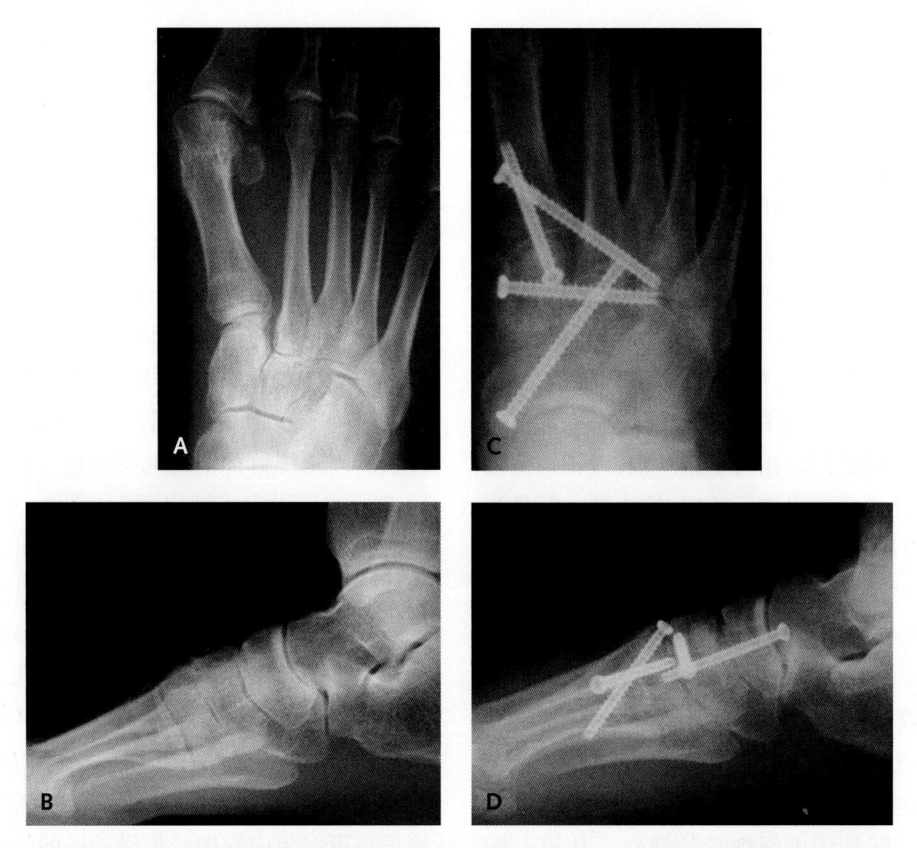

图 2.10 A–B. 患者因踇外翻复发伴有疼痛性的跖楔和舟楔关节炎接受手术治疗。C–D. 图片显示患者进行了扩大融合手术。注意斜行打入的一枚螺钉，它从第一跖骨打入第二跖骨并固定

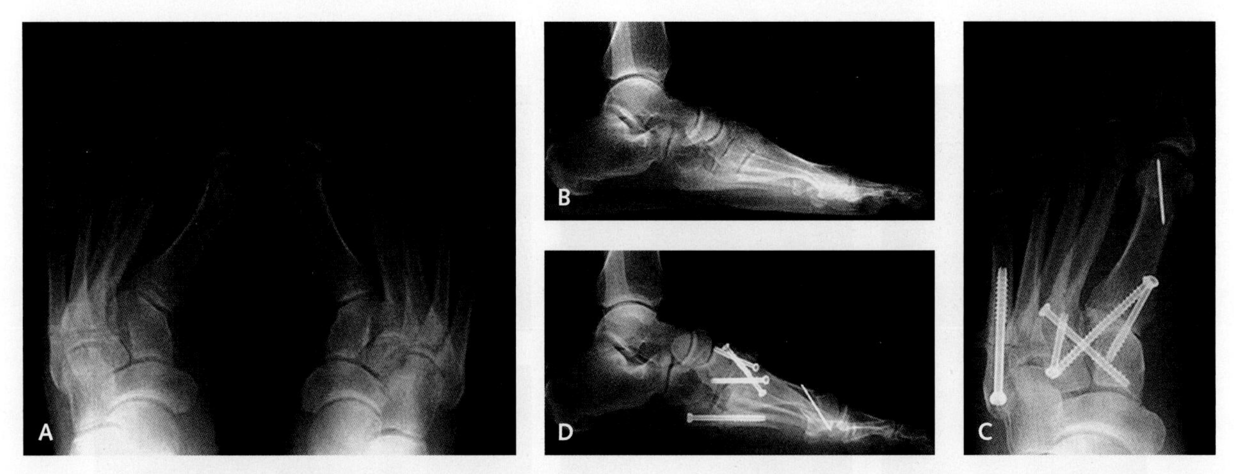

图 2.11 A–B. 患者有严重的多平面畸形并伴有明显的跖内收以及第二跖楔关节炎。C–D. 通过扩大的跖楔关节融合手术纠正了畸形，并在远端加了双平面 chevron 截骨术。同时处理了第 5 跖骨的疲劳骨折

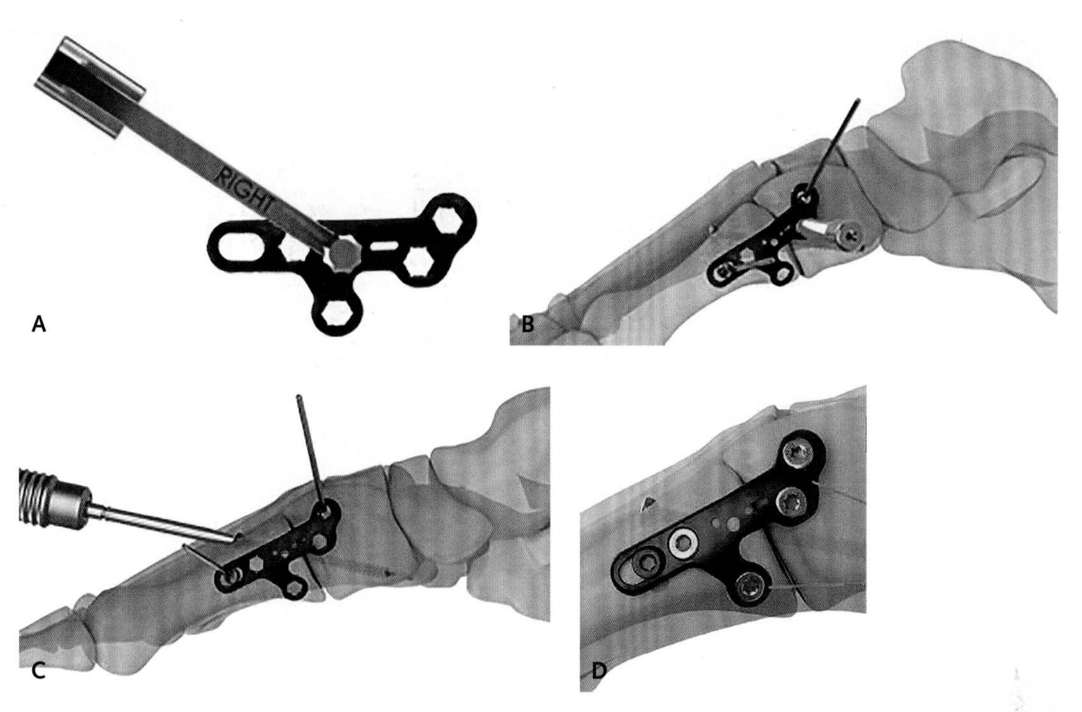

图 2.12 A. 使用 Lapidus 精准固定系统的步骤(Paragon, Englewood, United States)。B. 在背侧打入导针。C. 钻孔打入螺钉。D. 根据需要,在接骨板上使用加压和锁定螺钉

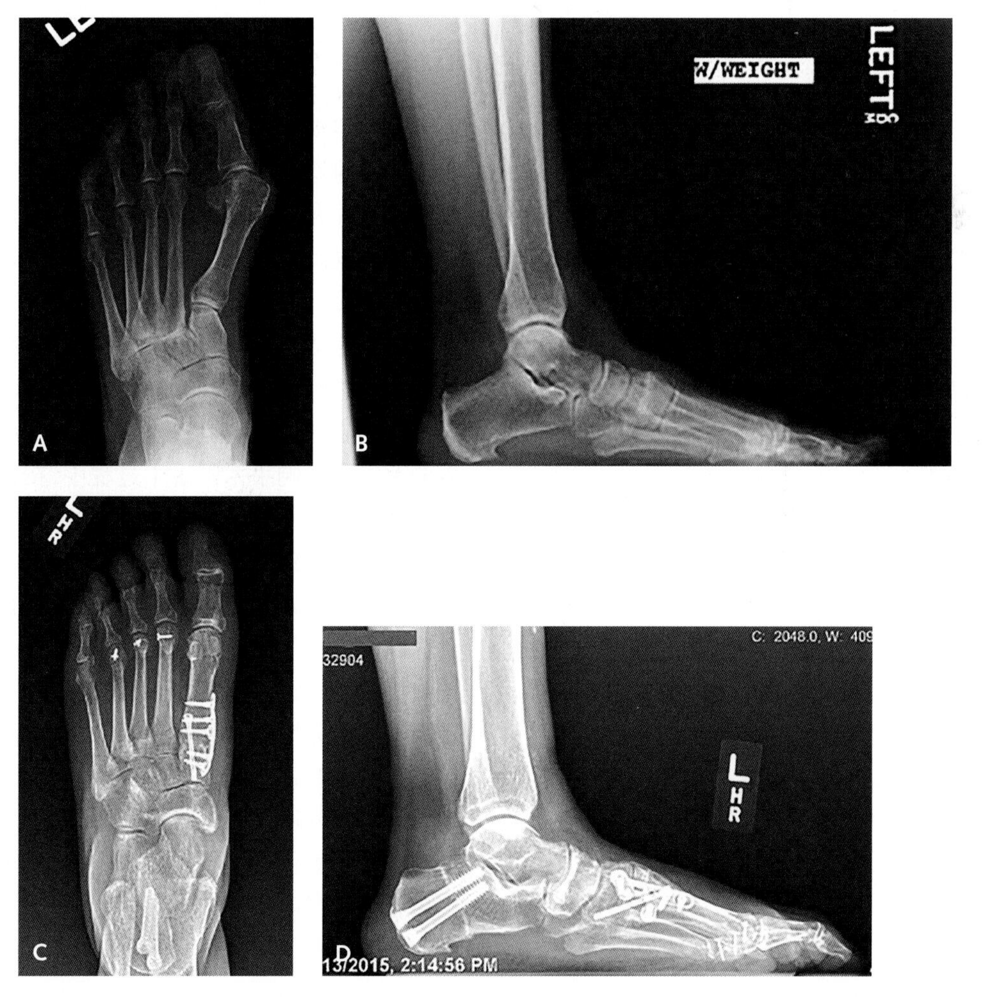

图 2.13 A–B. 患者有多处明显的畸形,符合 Lapidus 手术治疗的指征。C–D. 这些畸形需要对外侧跖骨进行短缩截骨,还需进行跟骨内移截骨,纠正平足。注意术前与术后足部的力线改变

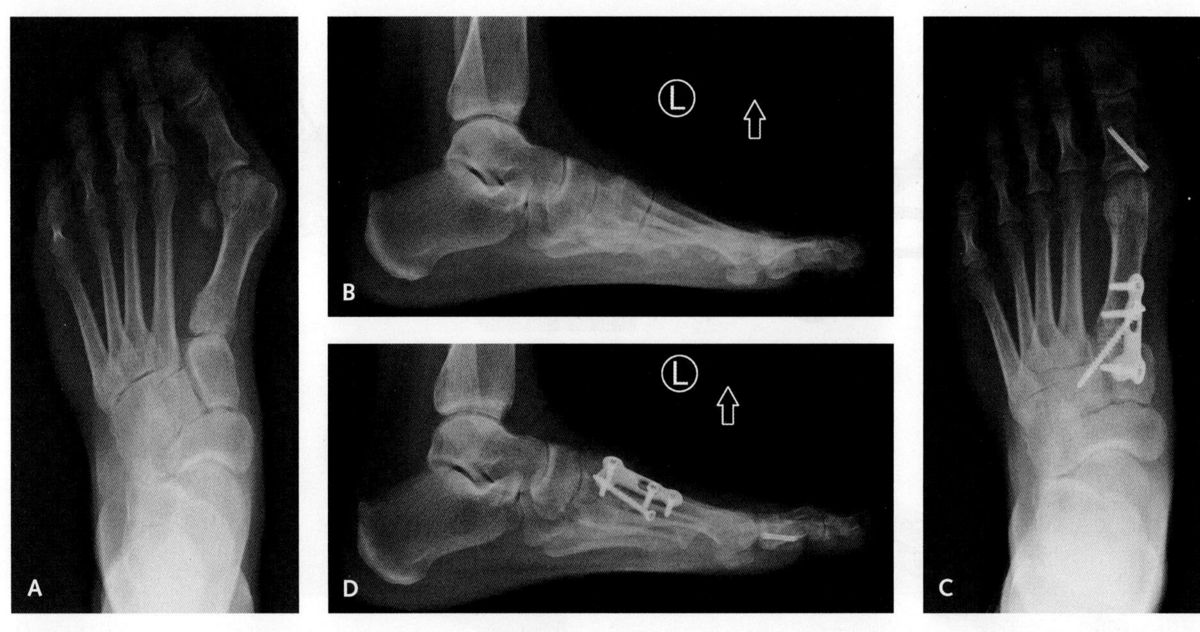

图 2.14 A–B. 术前患者的正位片与侧位片可见严重的踇外翻畸形，以及第一跖楔关节的明显不稳定。C–D. 术后 1 年影像学可见关节融合处稳定愈合，畸形得到纠正。注意斜拉螺钉的固定方向，从跖内侧穿入中间楔骨。这一螺钉可以辅助纠正第一、二跖骨间角，并减少楔骨间不稳定情况的出现

骨赘切除术以及关节囊修复

第一跖骨力线恢复要参考内侧骨赘凸起和踇趾的位置。Lapidus 术后很少需要内侧膨隆的切除，因为力线恢复好后，内侧骨赘就不再凸起。如果做了不必要的骨赘切除，会导致踇趾不稳定，那么会出现踇内翻。手术切口从趾骨的膨大开始，经过跖趾关节，延伸到近端。关节囊的切除术，可以纵行切开，或是使用标准的倒 L 型，即尖端朝向近端背侧的方法来切开，使关节囊瓣游离，以利于软组织的缝合。

使用锯片切除时，内侧骨赘从背侧向跖侧切，从而使近端的骨赘切除位置与干骺端的膨大处吻合。最重要的是相对于第一跖骨轴线不要切除太多的骨质，截骨线切除过多会影响胫侧籽骨相对于踇趾的复位。当踇趾和第一跖骨对线很好时，行关节囊缝合术。使用 2–0 可吸收线，从背侧的近端向跖侧远端缝合，从而牵拉踇趾至轻度的旋后位。

并发症的处理

如果出现了不愈合和畸形愈合情况，翻修手术中最关键的是纠正残余的或复发的畸形。具体的原则我们会在跖跗关节融合术的章节中讲到，因为相关策略相同。正如前面讲到的，第一跖骨的跖屈固定非常重要。这一操作可以结合踇趾的背伸制造的应力来完成。出现第一跖骨的背侧畸形愈合时，可以考虑进行楔形撑开植骨的翻修手术（图 2.15）。不愈合的临床处理会比较困难，因为有硬化骨和缺血的关节面影响手术。手术过程中，在关节内清理无血运组织后，会遗留很大的缺损，往往需要植骨（图 2.16）。造成骨不愈合的因素包括关节面对合不良、不恰当的固定、过早的负重以及关节面清理不充分。前面讲过使用电钻在跖骨和楔骨表面打孔，制备出血的关节面，并使其相接触，是增加愈合率的关键因素。在翻修手术中，会出现跖骨短缩。然而，我们认为不值得采用植入骨块的方法翻修。因为植骨存在一定的风险。通常我们采用原位骨质融合并短缩外侧趾的方法，减少转移性跖骨痛的出现。只有当患者存在严重的短缩时，才考虑进行植骨，然而这样的情况不多。

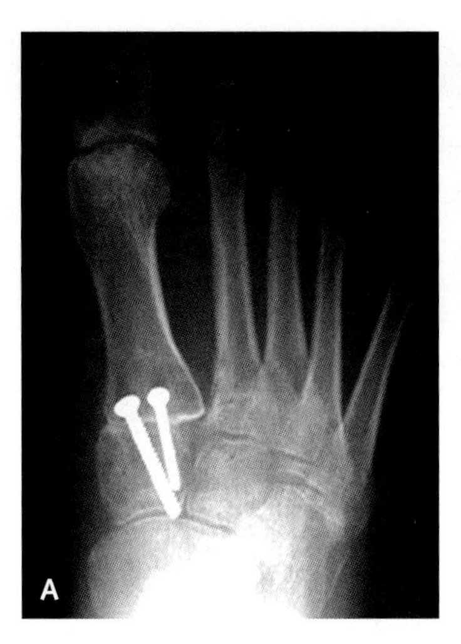
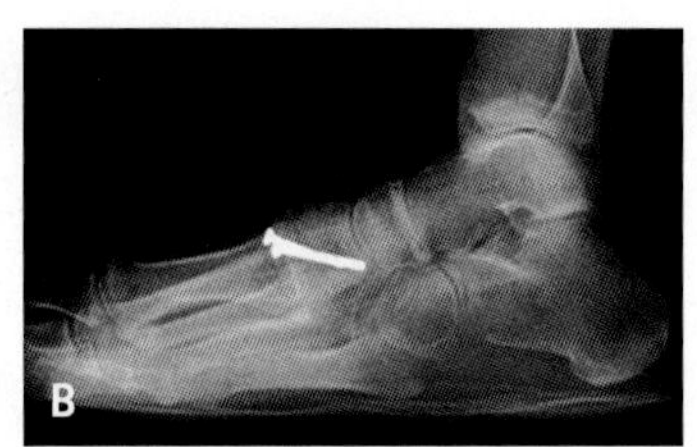
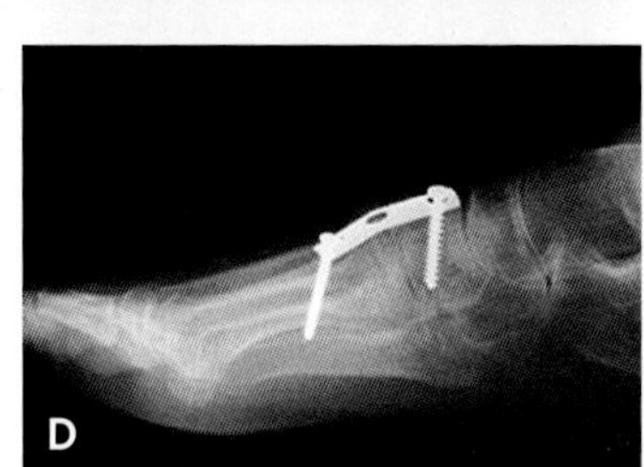
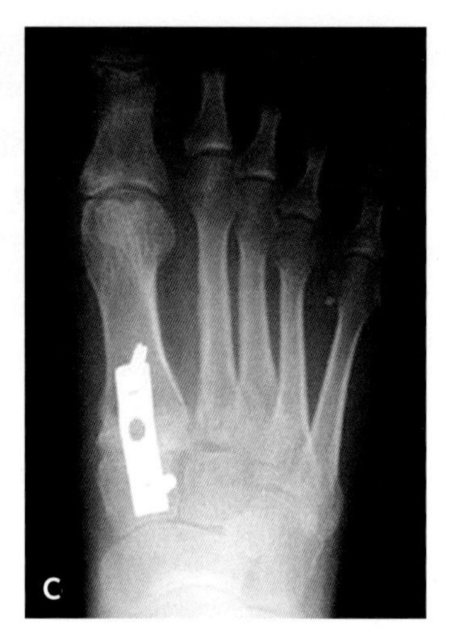

图 2.15 A–B. 跖楔融合不愈合，这很可能与关节面清理不充分有关。这里第一跖骨出现了抬高。C–D. 翻修手术使用了一块三皮质骨块植骨，并纠正了第一跖骨不正常的倾斜角度

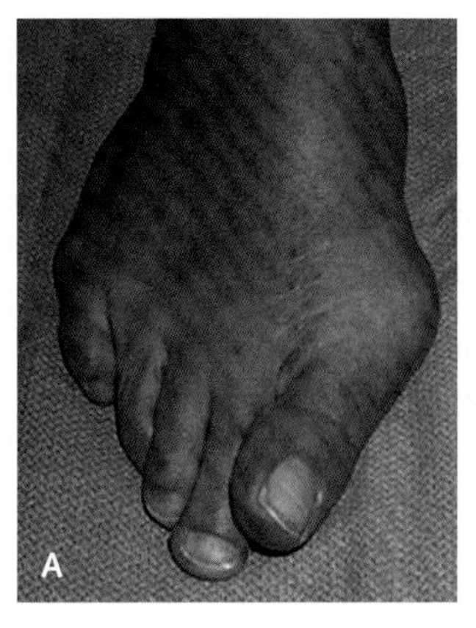
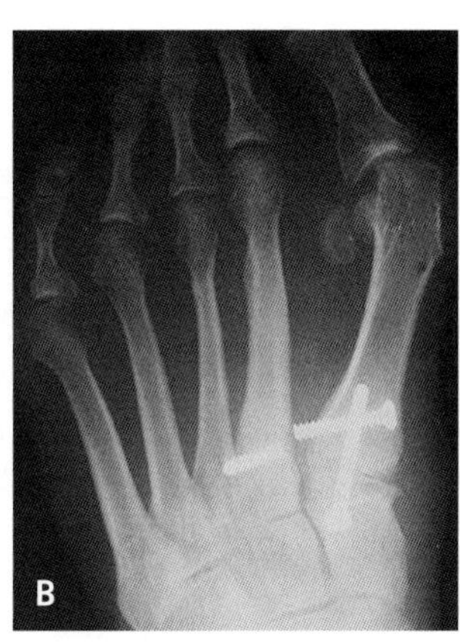
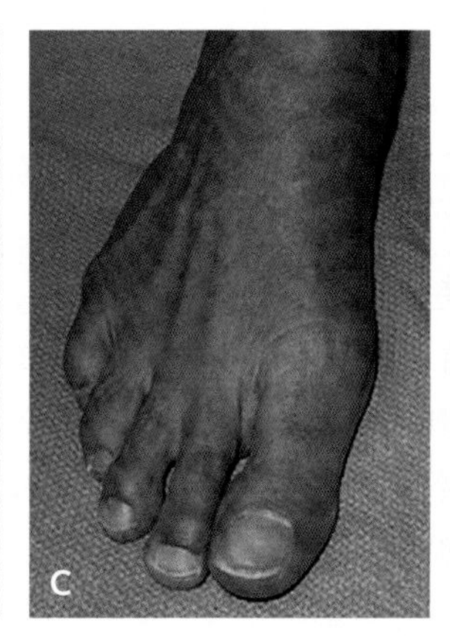
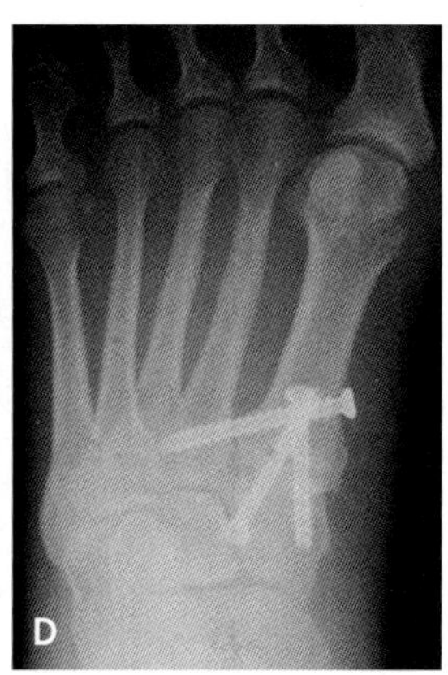

图 2.16 A–B. 患者因 Lapidus 术后骨不愈合转诊到我们这里。注意此患者踇外翻伴有明显的旋前畸形。C–D. 通过翻修手术纠正，在不愈合处植骨，并融合了第一跖骨与第二跖骨间隙。注意我们只是纠正旋转，没有在踇趾的趾骨进行截骨

技术、技巧和注意事项

- 做 Lapidus 手术时要注意软组织及踇收肌的松解。关节融合术纠正骨性畸形的能力非常强，如果过度松解踇收肌，将会导致踇内翻。可以考虑采用改良或尽量少的踇收肌松解方法。外侧松解过度加之第一、二跖间角纠正过度，会引发踇内翻（图 2.17）。
- 很可能并不需要踇囊骨赘切除。如果要做，也是在融合纠正力线之后再考虑。
- 使第一跖骨矢状面处于正确的位置，是此手术最重要的一步。采用背侧切口显露第一跖楔关节的跖侧会较为困难。此外，关节面清理时，背侧软骨可能清理过度，而且比跖侧要多。这样不对称地去除软骨，会导致关节面向下成角。跖侧残留软骨过多会造成第一跖骨的背伸，从而出现背伸畸形愈合。因此在术中使用椎板撑开器有助于彻底显露关节面，减少此问题的发生。
- 第一跖骨头的旋前畸形，一定要在固定时纠正。理想状态下，临时固定后或是关节融合术后，跖骨头应当有轻度旋后。因为第一跖骨有倾斜的角度，当把其推向第二跖骨的时候会出现轻度旋前，而不是旋后，这种情况要在术中注意避免。在移位中采用双导针标定跖骨和楔骨间的旋转程度，进行定位，可以更准确判断跖骨的旋转。
- 第一跖楔关节的固定，可以从一个平面（从第一跖骨到楔骨，反之亦然），或是两个平面（控制水平面的不稳定）来固定。一般来说，矢状面的不稳定必须首先纠正。之后如果发现在水平面存在不稳定，可以再打入一枚螺钉，从第一跖骨斜向打入第二跖骨，或是打入中间楔骨。

技术、技巧和注意事项(续)

- 如果患者存在第二跖骨的疲劳骨折,并有骨折不愈合情况,那么 Lapidus 手术是一个非常理想的解决方案(图 2.18)。
- 应当注意避免第一跖骨的过度跖屈,这会导致籽骨应力过大。虽然术后可以使用籽骨垫减轻疼痛,但在大多数病例还是需要进行背伸截骨来纠正。在手术中要用一个大的平板,确保足部处于跖行状态,避免过度纠正,才能减少并发症出现的可能。
- 也许并没有必要融合第一和第二跖骨间隙,或是楔骨间隙。然而,当 Lapidus 融合术中同时要处理第二跖楔关节的关节炎和畸形时,建议同时做内侧和中间柱之间的融合(图 2.19)。
- Lapidus 手术还可以用于治疗第二跖骨的基底部骨折不愈合。手术中第一与第二跖骨之间需要植骨(图 2.20)。
- 如果手术中在跖楔关节切除了一个楔形骨块,会导致第一跖骨短缩。纠正畸形应该参考关节形态的特点,通过平移来纠正,而不是依赖切除楔形骨块。如果一个骨性的楔形块已经被切掉,那么需要通过跖骨跖屈来代偿造成的短缩。
- 并不是所有的不愈合患者都有症状,如果需要翻修,翻修的目的是打造一个牢固的融合,而不是纠正融合的位置。翻修后可能融合成功,但也可能会丧失骨的长度,这样的畸形愈合,也不会比之前更好。
- 如果第一跖骨短缩、畸形愈合,或是出现疼痛性的不愈合,那么就需要进行翻修手术。翻修手术可以采用螺钉固定,或是联合接骨板和斜拉钉坚强固定。固定时要穿过之前的螺钉留下的空隙。如果上一次手术使用接骨板,那么翻修手术为了达到有效的固定需要用较多的螺钉固定在第一跖骨基底和内侧楔骨上。在所有的翻修病例中都要植骨。在少数情况下还需要用骨块插入来重新调整力线,或是延长第一跖骨。
- 当远端关节面角(distal metatarsal articular angle. DMAA)较大的时候,手术往往不能对 DMAA 进行完全纠正,甚至在一些患者中,术后可能还伴随有旋转畸形。Lapidus 手术非常适合用于失败的踻外翻手术,即使患者 DMAA 明显较大(图 2.21)。
- Lapidus 手术还适用于治疗严重跖内收伴多处跖楔关节炎的患者(图 2.22)。

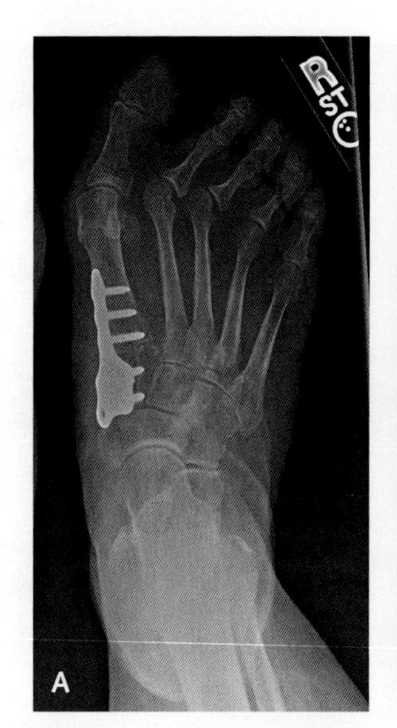

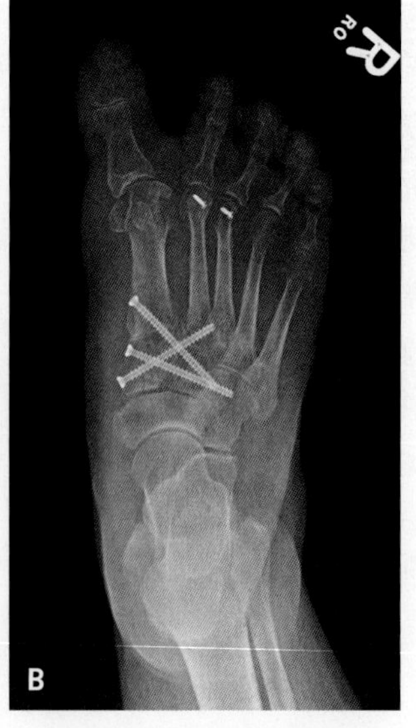

图 2.17 A. 患者因踻外翻进行了手术治疗,但是出现楔骨间的移位,畸形复发严重。B. 翻修手术后,第一、二跖骨间角纠正过度至负角度,并进行了过度的外侧松解,术后出现了踻内翻畸形

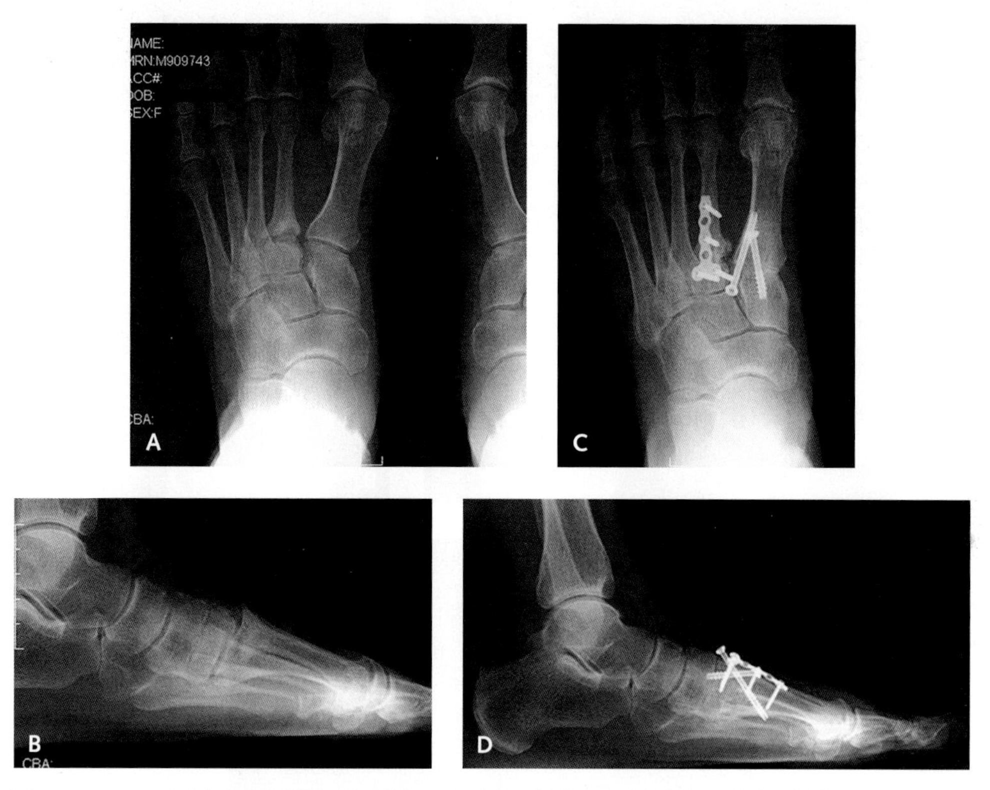

图 2.18 A–B. 尽管患者踇外翻畸形并不重，但是有第二跖骨的陈旧骨折，伴有骨折不愈合。C–D. Lapidus 手术可以解决这个问题

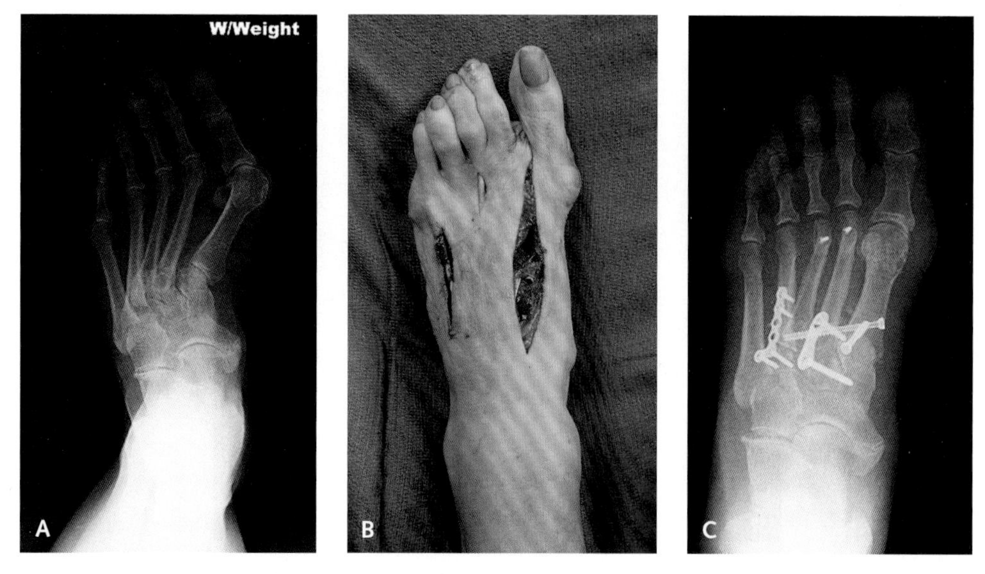

图 2.19 A. 患者 52 岁，有明显的跖内收畸形伴有关节炎。B. 采用 Lapidus 手术联合第二和第三跖楔关节融合术纠正畸形，同时行第二、三跖骨短缩，以复位足趾。C. 术后影像

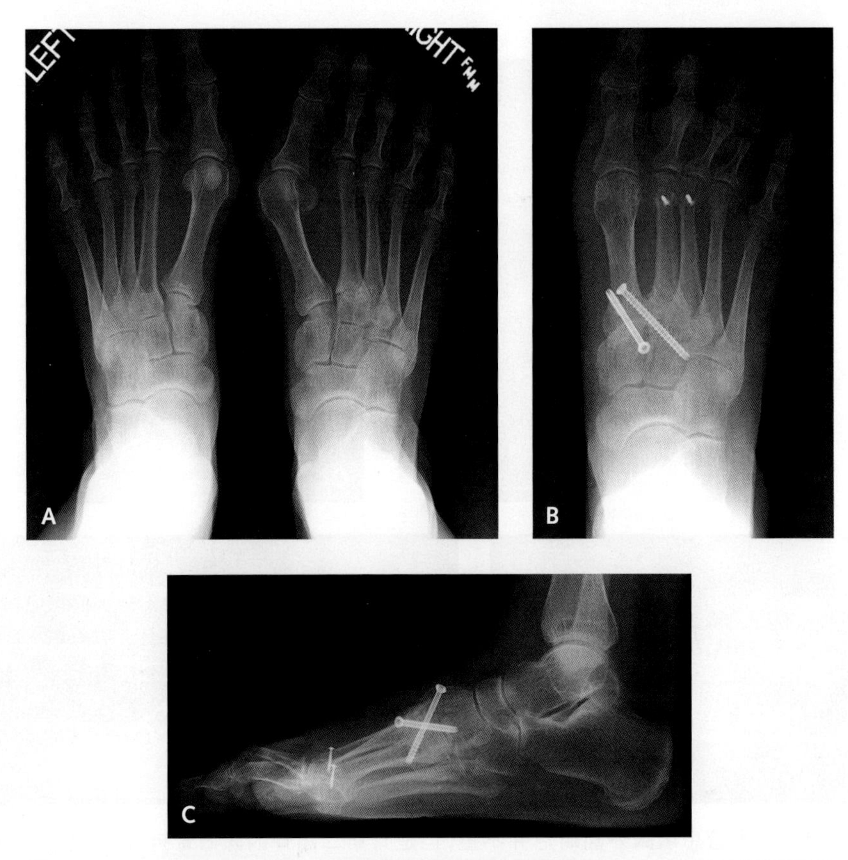

图 2.20 A. Lapidus 术后第二跖骨基底部陈旧性不愈合。B–C. 对第二跖骨进行植骨,但没有固定

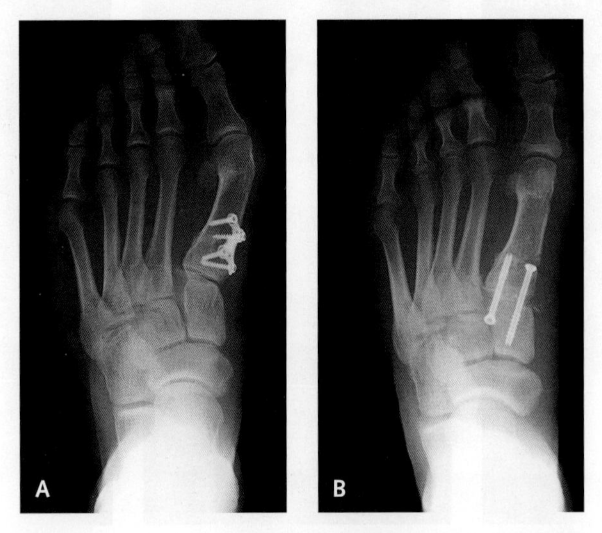

图 2.21 A–B. 患者行跖骨撑开截骨术后失败,伴有明显的 DMAA 增大,通过 Lapidus 手术翻修时,远端不需要增加手术处理

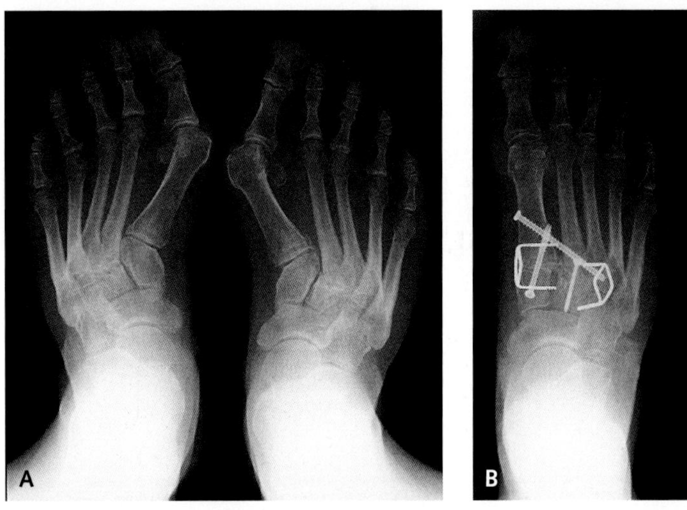

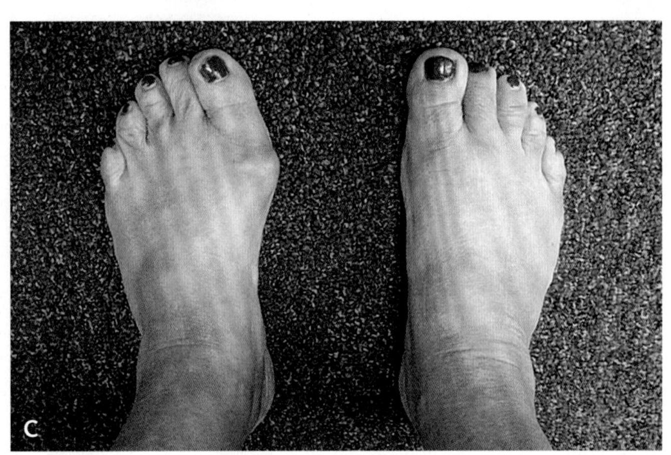

图 2.22 A–C. Lapidus 手术治疗伴有跖内收的严重前足畸形。此患者同时还存在第二、三跖楔关节炎

（王智 译 张明珠 校 张建中 审）

推荐阅读

Ellington JK, Myerson MS, Coetzee JC, Stone RM. The use of the Lapidus procedure for recurrent hallux valgus. *Foot Ankle Int*. 2011;32(7):674–680.

Faber FW, Kleinrensink GJ, Mulder PG, Verhaar JA. Mobility of the first tarsometatarsal joint in hallux valgus: a radiographic analysis. *Foot Ankle Int*. 2001;22:965–969.

Klos K, Gueorguiev B, Mückley T, et al. Stability of medial locking plate and compression screw versus two crossed screws for Lapidus arthrodesis. *Foot Ankle Int*. 2010;31(2):158–163.

MacMahon A, Karbassi J, Burket JC, et al. Return to sports and physical activities after the modified Lapidus procedure for hallux valgus in young patients. *Foot Ankle Int*. 2016;37(4):378–385.

Myerson M, Allon S, McGarvey W. Metatarsocuneiform arthrodesis for management of hallux valgus and metatarsus primus varus. *Foot Ankle*. 1992;13:107–115.

Myerson MS. Metatarsocuneiform arthrodesis for treatment of hallux valgus and metatarsus primus varus. *Orthopedics*. 1990;13:1025–1031.

Myerson MS, Badekas A. Hypermobility of the first ray. *Foot Ankle Clin*. 2000;5:469–484.

Sangeorzan BJ, Hansen ST Jr. Modified Lapidus procedure for hallux valgus. *Foot Ankle*. 1989;9:262–266.

Schmid T, Krause F. The modified Lapidus fusion. *Foot Ankle Clin*. 2014;19(2):223–233.

第3章　近端趾骨截骨术（Akin 手术）

姆外翻手术中最常用的辅助手术就是蹋趾近端趾骨截骨术——Akin 手术。此手术自身手术指征很窄，可以与很多术式联合使用。单纯采用 Akin 截骨术，不能纠正跖趾关节处的畸形，也不能改变生物力学不平衡的情况，因此单独进行该手术来纠正蹋外翻畸形，并不能够达到目的，且相应复发率很高。然而这种趾骨闭合楔形截骨术与其他手术联合应用来纠正蹋外翻，效果非常可靠。

Akin 截骨术主要用于有症状的蹋外翻的矫形，最适合联合其他手术用于伴有第二趾交叉趾畸形的矫形手术。此类患者可能没有蹋趾症状，但是蹋趾的力线如果不纠正，第二趾纠正力线的手术会很困难。这是因为蹋趾在内侧挤压、骑跨，没有空间可以放置第二趾，容易引起畸形复发。老年患者因蹋外翻引发的第二趾爪状趾畸形，治疗时联合 Akin 截骨处理第二趾畸形即可，不需要完全重建蹋趾力线。尽管长远看有复发的风险，但这类患者只想穿鞋舒服，因此只需要以最少的手术去除第二趾疼痛即可，而不用做复杂的前足重建手术（图 3.1）。

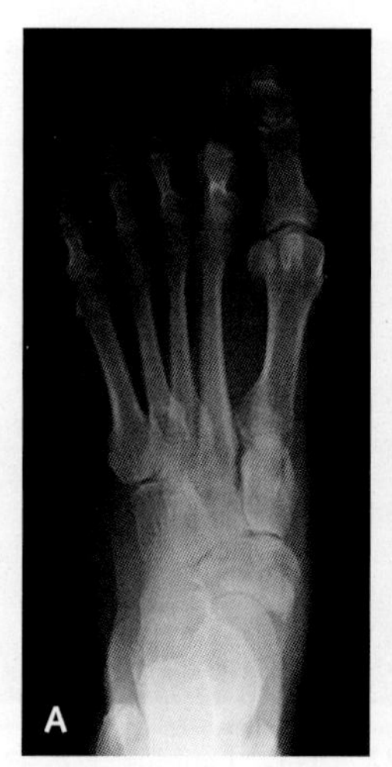

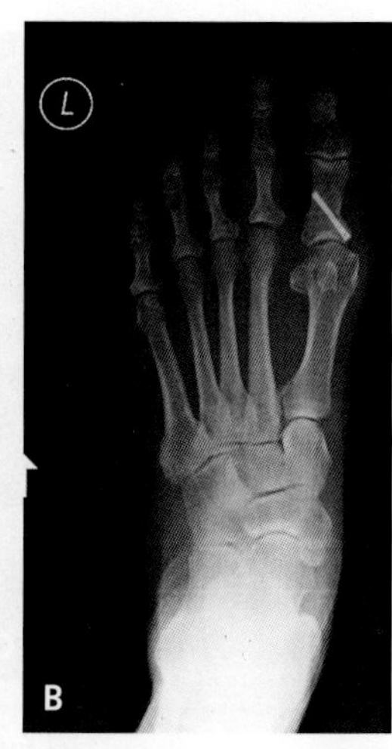

图 3.1　A. 75 岁女性患者，主诉第二趾爪状趾穿鞋困难，不伴有内侧蹋囊疼痛。影像学上可见蹋外翻的蹋趾会影响第二趾。B. 患者独自生活，要求低，通过软组织手术纠正第二趾畸形并以克氏针固定，另外再行 Akin 截骨

第一跖趾关节力线是矫形的关键，特别是对于存在跖骨远端关节面角（distal metatarsal articular angle.DMAA）异常的患者。此类患者第一跖趾关节最好通过远端的双平面截骨完成矫形，如果同时联合趾骨截骨，会使蹋趾略短缩。这使得外在肌腱的张力下降，更容易纠正旋前畸形。趾骨的闭合楔形截骨作用相对次要，但是它可以明显改善外观。此截骨非常有利于纠正固定性的蹋趾旋前畸形。当蹋趾的旋前畸形不能通过其他截骨方法纠正时，如果采用关节囊牵拉纠正畸形，只会增加关节的压力，降低关节活动度，因此不建议使用此方法（图 3.2）。

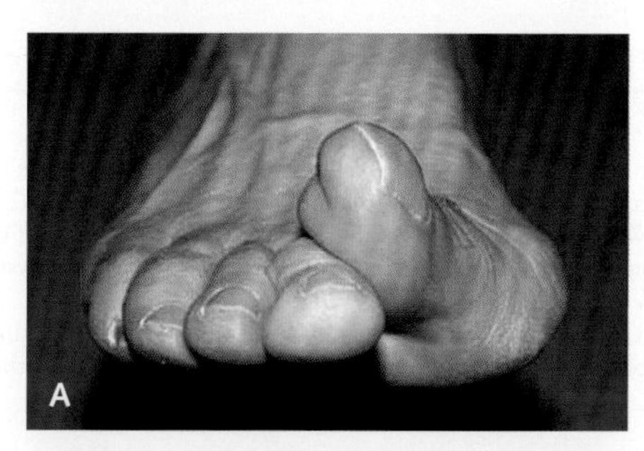

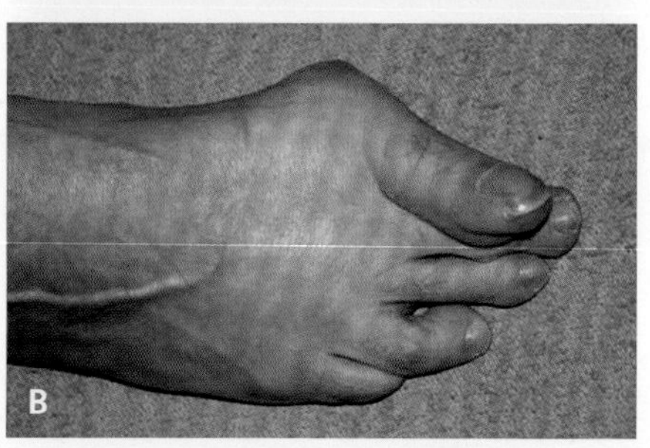

图 3.2　A–B. 对于此类严重旋前畸形的蹋趾，趾骨截骨术很有效，可与任何一种跖骨的截骨术联合进行

趾骨截骨术传统上被用来当做一个纠正踇外翻的辅助手术。截骨位于趾骨基底部的干骺端。手术最主要的作用是纠正踇外翻畸形的趾间外翻（hallux valgus interphalangeus，HVI）（图 3.3 和图 3.4）。趾间关节外翻在手术前很容易发现，但是在一些病人中，只有完成跖骨截骨或行 Lapidus 手术以后才会显现出来。因为纠正籽骨位置和跖趾关节的旋转后，趾骨的影像学外观会有所改变，所以术者在准备手术时都要准备 Akin 截骨，截骨矫形完成前，有可能发现不了踇趾畸形。除了进行趾间关节融合，或近节趾骨远端截骨，这样的畸形用其他方法没法纠正。

在近节趾骨的内侧行纵行切口，从关节囊远端延长至趾间关节，然后掀开骨膜。要保留趾骨近侧关节囊的附着，以用于关节囊成形。骨膜下分离后，使用小拉钩牵开显露骨质。曾有极少的文献报道，术中因摆锯损伤踇长屈肌腱或是踇长伸肌腱的情况。这类损伤继发于软组织损伤，很难一期缝合，因此手术的关键是使用 Hohmann 钩这类器械保护软组织。大多数情况下需要踇趾旋后，通常需要做一个双平面截骨，通过双平面闭合截骨纠正趾骨畸形。如果采用缝线固定，可以用克氏针在骨质两端各打两个孔。两个单皮质的孔要相对趾骨面 45° 打入。顶端的两个孔和骨干平面平行，远端两个孔要偏向跖侧。这样在闭合缝合时，两对孔在对合的同时能够达到旋后移动的效果。通常远端两个孔比近端要略低两毫米（图 3.5）。

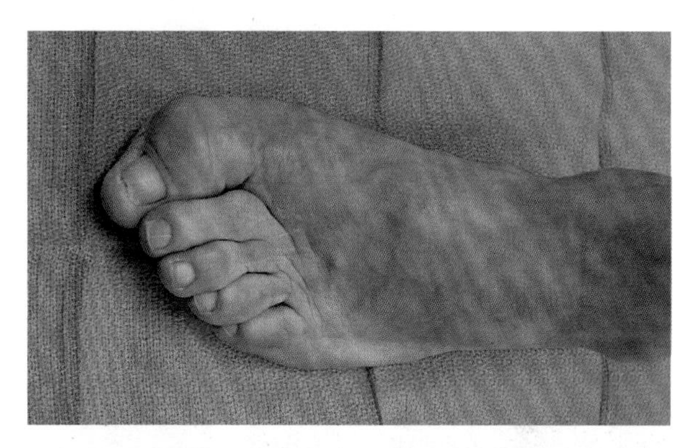

图 3.3 趾骨截骨可以有效纠正趾间关节畸形，尽管已经有关节炎存在，轻度的短缩截骨可以纠正趾间关节僵硬性的挛缩

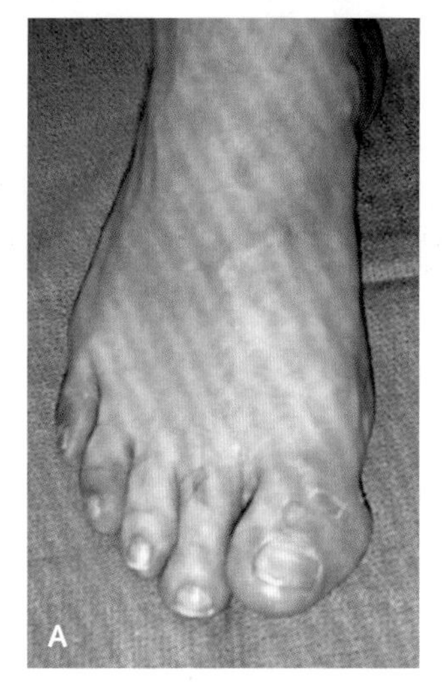

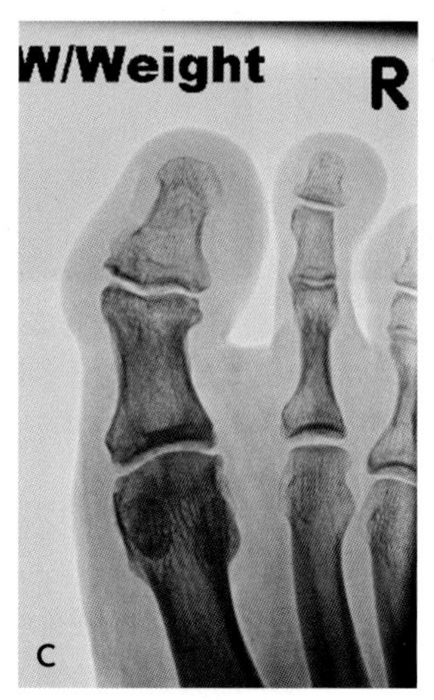

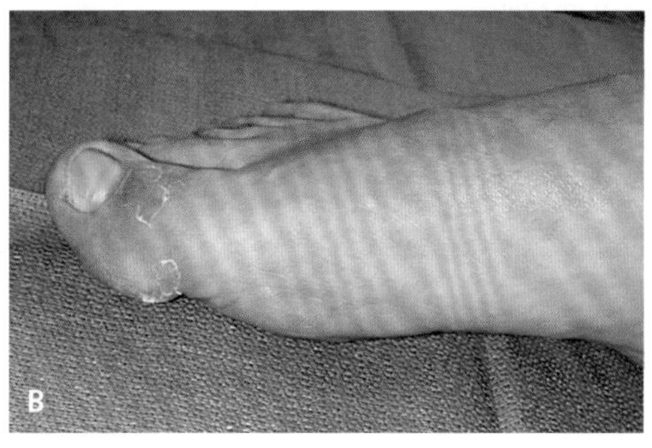

图 3.4 A–C. 患者因踇趾外伤出现症状，之后出现踇趾的趾间关节炎。可见突出的趾间关节，并有临床可见的僵硬畸形，影像学可见外翻。这一问题可以通过趾骨近节远端的截骨治疗进行纠正，当然也可以考虑行趾间关节融合手术进行纠正

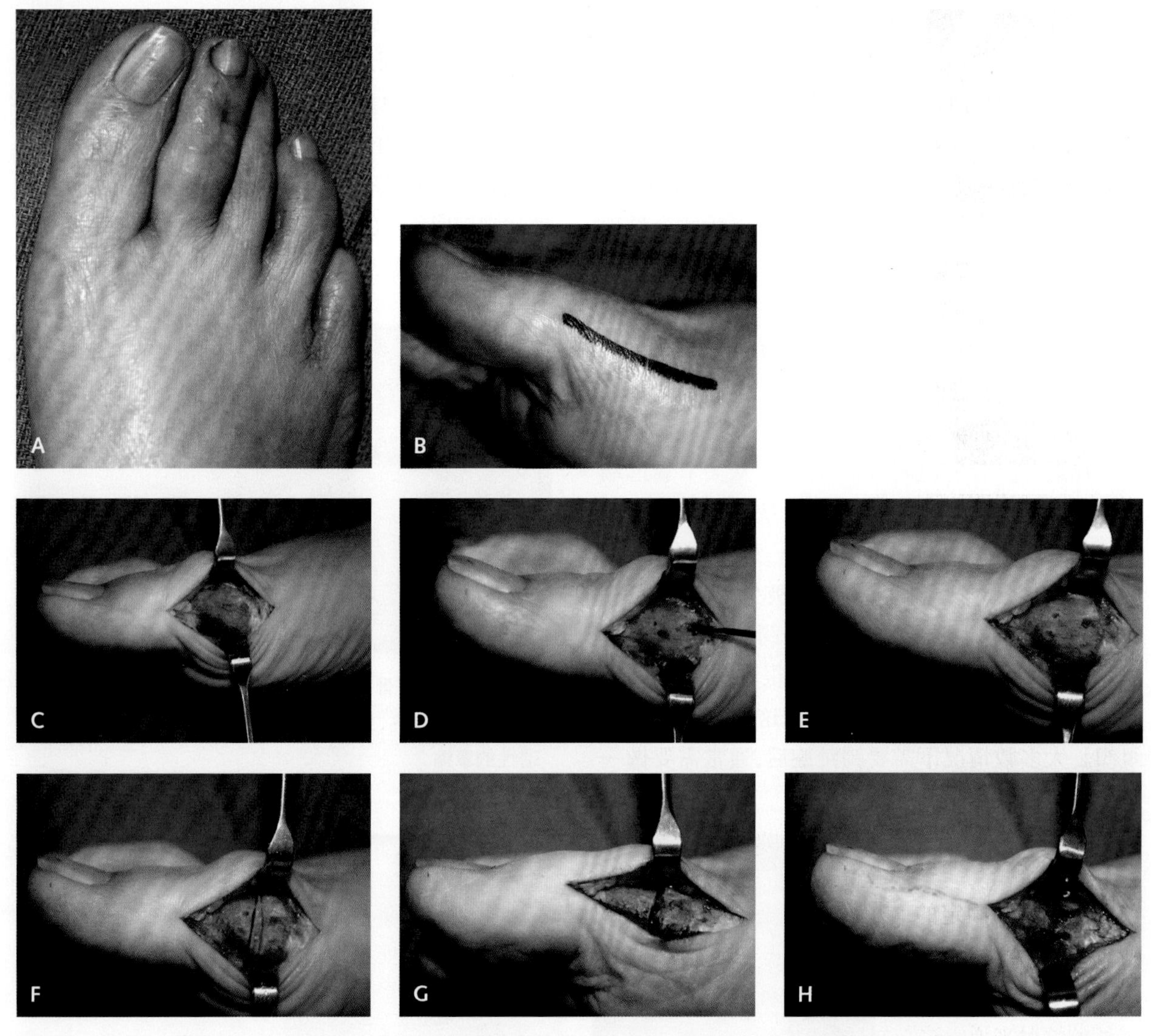

图 3.5 A. Akin 截骨术治疗无症状的踇外翻，此患者有第二趾畸形，如果不纠正踇趾问题，无法处理第二趾。B. 切口在趾间关节处。C. 显露趾骨内缘。D–E. 使用 1.5mm 克氏针打 4 个导引孔，倾斜 45°，两两成对。F–G. 去除一个楔截骨块，约 1~2mm 厚。H. 截骨后以 2–0 不可吸收线固定截骨面

干骺端的截骨，应当在干骺端增宽部的远端一点。近端截骨，一定要严格平行近端趾骨的基底。由于足趾朝向特殊，同时伴有踇外翻情况，术者在截骨时，总是向外侧瞄准，这个方向靠关节面太近。在透视下打入一枚克氏针，标定截骨的水平（图 3.6）。在标记的针孔之间截骨，去除一个 2mm 宽的楔形。一定要保留趾骨的外侧皮质。截骨不要直接跨过皮质骨，应当用小骨刀打开骨面，然后折断外侧皮质。外侧皮质可作为一个闭合的铰链。完成之后踇趾会出现旋后。两根缝线穿过预先钻好的孔洞固定。用锥形针和可吸收的 2–0 缝线固定（视频 3.1）。这个手术既不需要螺钉，也不需要骑缝钉，简单的缝线就可以达到可靠的固定效果。踇趾相对于第一跖骨的轴线应当恢复到中立位。截骨完成后，踇趾会有一点点旋后。如果踇趾旋前非常严重，那么截骨后要特意进行旋后纠正。此时缝线打孔要向离心方向打，在闭合楔形的时候，踇趾可以旋后，并使用缝线固定（图 3.7）。

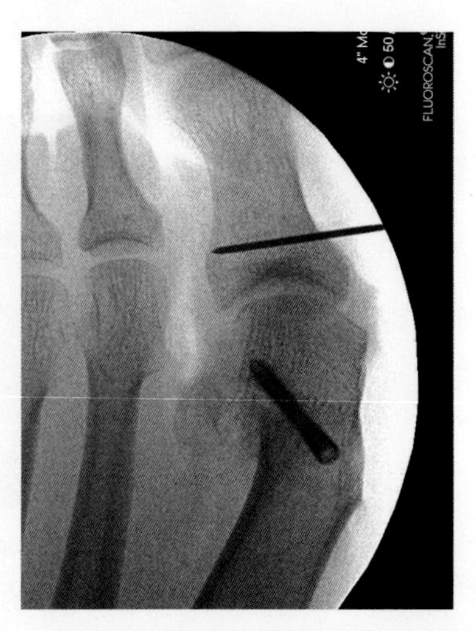

图 3.6 使用克氏针标记截骨的平面以及角度

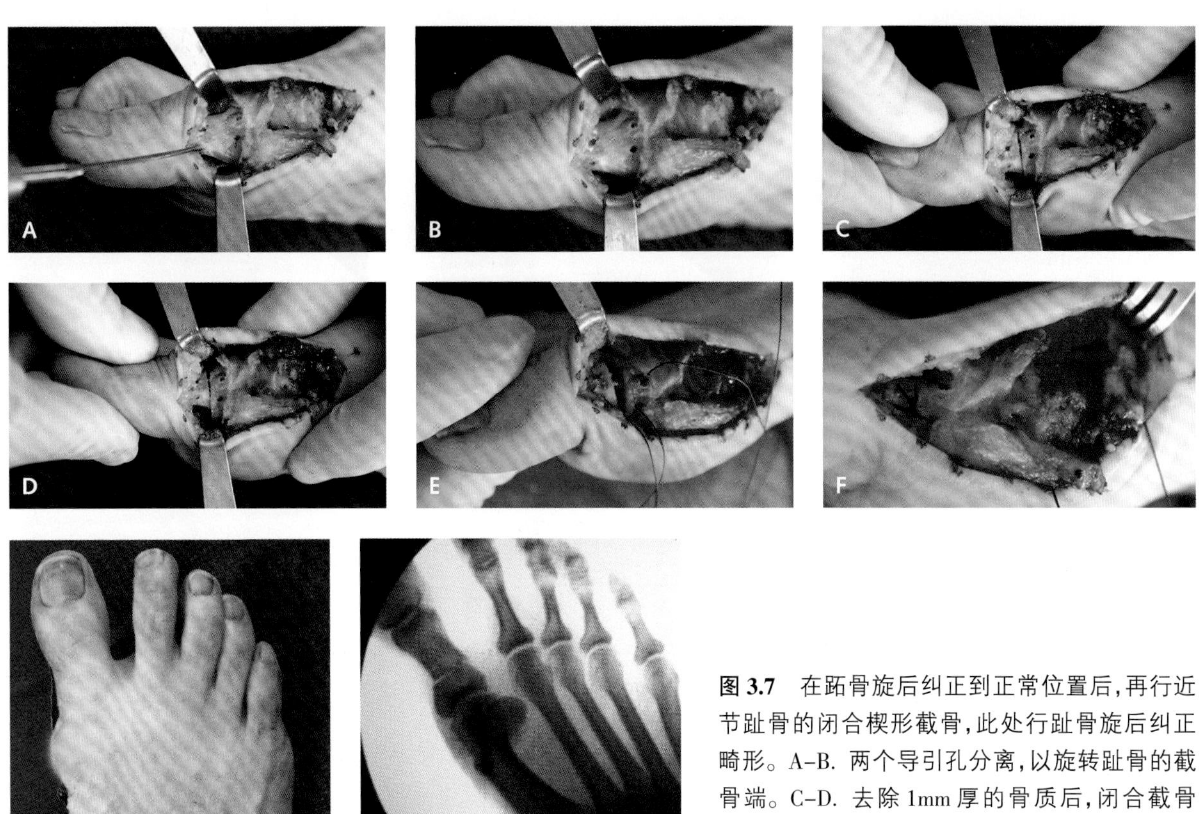

图 3.7　在跖骨旋后纠正到正常位置后，再行近节趾骨的闭合楔形截骨，此处行趾骨旋后纠正畸形。A–B. 两个导引孔分离，以旋转趾骨的截骨端。C–D. 去除 1mm 厚的骨质后，闭合截骨面。踇趾旋后，与导引孔对齐。E. 缝线固定。F. 关节囊通过克氏针打出的孔缝合至跖骨上。G–H. 最终的外观和透视影像

另一种内固定的方式是采用一颗斜拉的螺钉，从趾骨近端的内侧，朝向远端的外侧固定。螺钉是比较可靠的固定方式，特别是对于外侧皮质已经有损坏的情况来说。这种损坏有时候是由螺钉本身所引发，有的时候是由过度纠正旋转所引发（图 3.8）。我们使用无头螺钉，经过准确的测深，斜向打入，以避免软组织的刺激。术中要透视，有的时候导针在正位透视的时候看上去在骨的内部。实际上，有可能朝向背侧或跖侧突出，位于软组织内（图 3.9 和图 3.10）。螺钉应该穿过双层皮质，这样最稳定，特别是在外侧皮质已经断开时。

如前文所描述的情况，Akin 截骨是一个传统的手术。如果踇趾已经很短，就不太适合做 Akin 截骨，不然踇趾就更短了。这种情况下，我们通常在踇趾上做一个弧形截骨，可以在近端或远端的基底部进行。手术的切口需要在背侧，如果为了切除踇囊已经有了一个内侧切口，那么此切口要向远端弯向背侧，至踇长伸肌腱的内侧。向外侧牵开肌腱，用弧形摆锯从背侧向跖侧完成截骨。然后趾骨在轴线上进行旋转，直至达到满意的矫正效果为止（图 3.11）。趾骨截骨可以和任何一种跖骨截骨相结合改善踇趾力线，包括 Lapidus 手术（图 3.12）。为了避免趾间关节融合，趾骨 Akin 截骨，还可以联合用于跖趾关节融合术（图 3.13）。

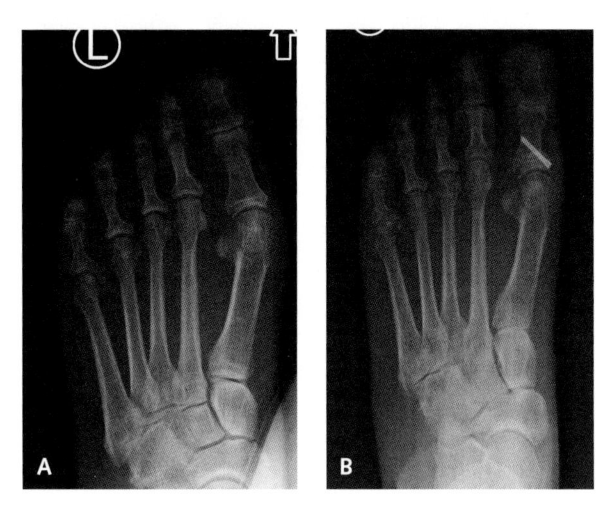

图 3.8　A. 术前有残留的踇外翻畸形，伴轻度爪状趾畸形。B. 第二趾软组织手术和 Akin 手术，螺钉固定适合于骨质疏松患者，或者外侧皮质受损者。这里可以看到 Akin 截骨后的籽骨位置和跖间角没有变化

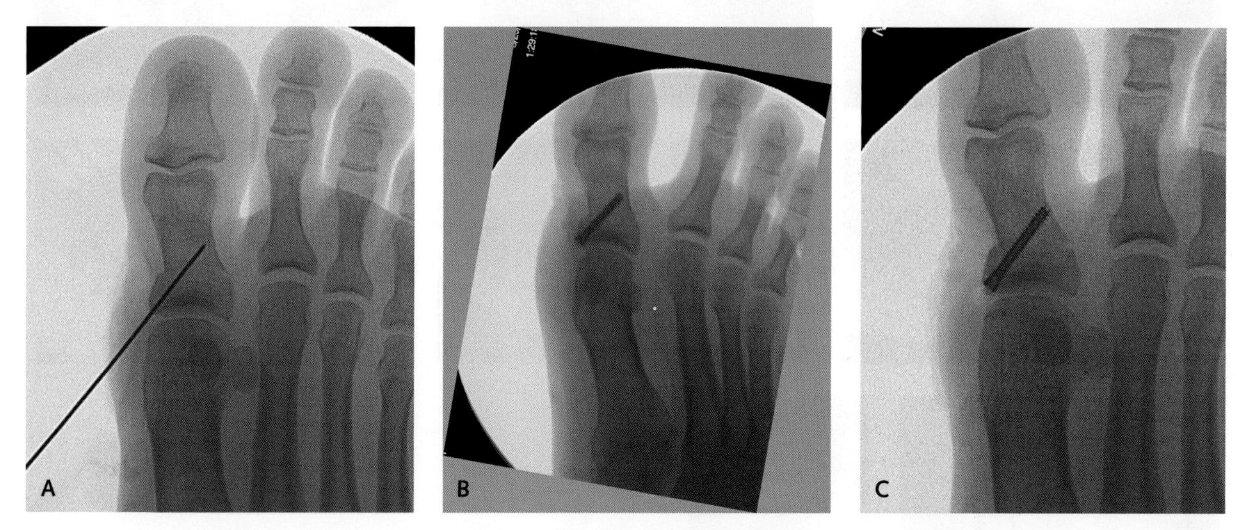

图 3.9 A. 此例外侧皮质断裂，打入导针临时固定。B. 正位上的螺钉似乎没有固定到外侧皮质。C. 斜位上可以看到螺钉固定到跖外侧皮质

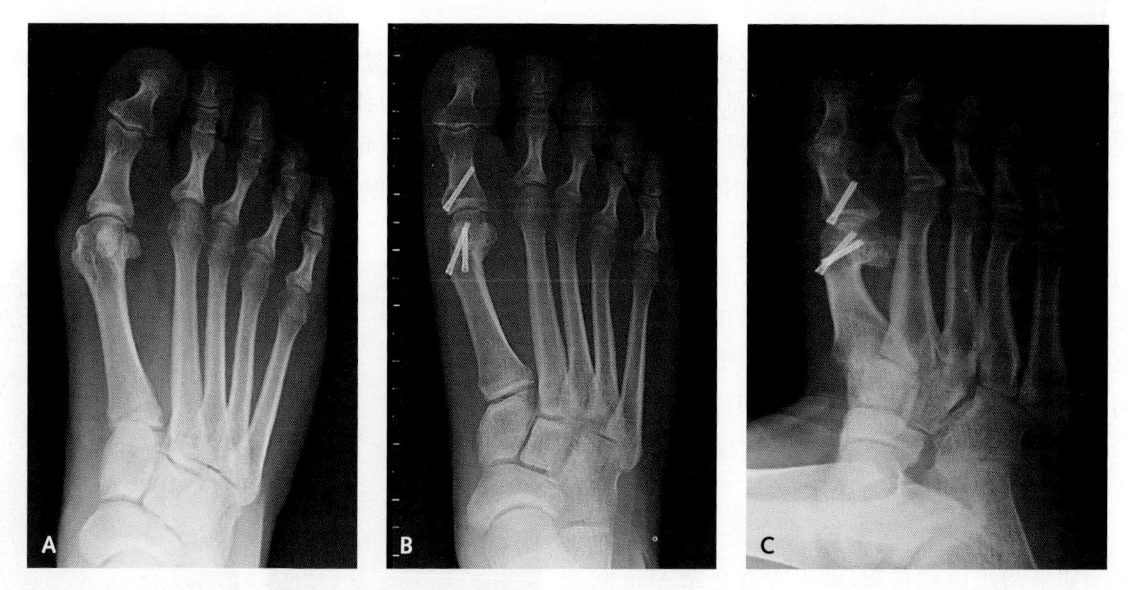

图 3.10 A. 此病人轻度踇外翻，趾间关节外翻明显。B. 无头加压钉固定，chevron 截骨结合 Akin 截骨。C. 斜位看螺钉长度略长了，在打入螺钉前，要透视斜位，确定螺钉长度

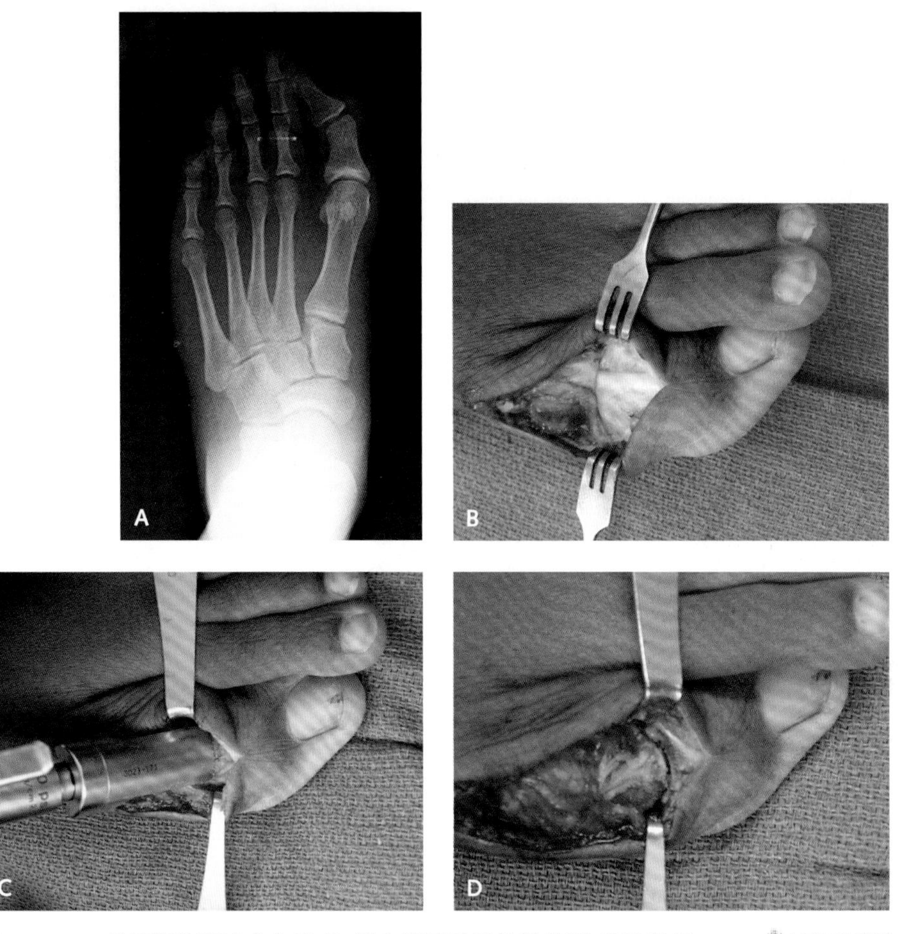

图 3.11　A. 轻度踇外翻青少年患者，伴有明显趾间关节外翻，踇趾很短。B–D. 使用弧形趾骨截骨矫正畸形，避免短缩踇趾

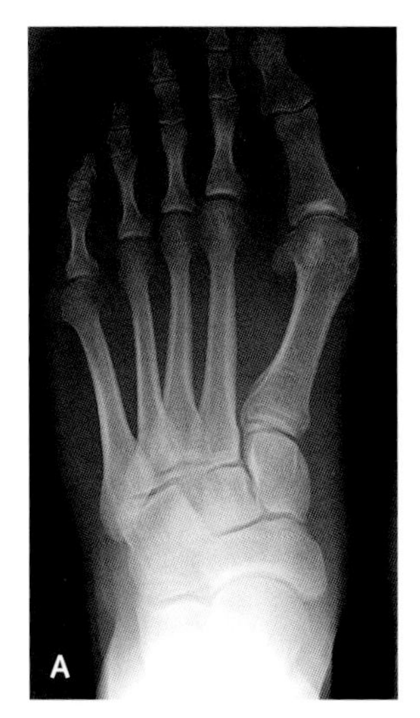

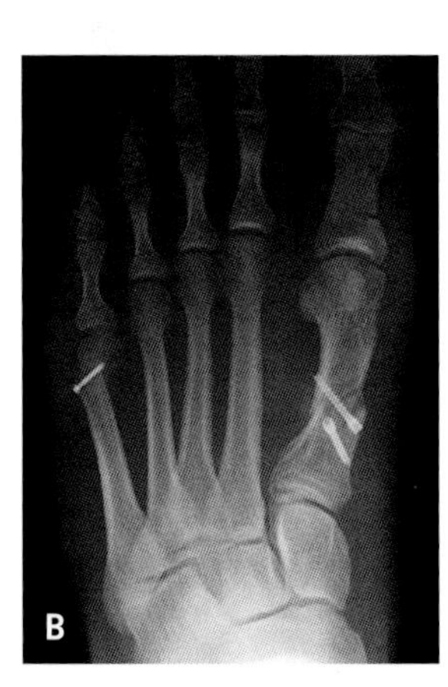

图 3.12　A–B. Ludloff 截骨结合趾骨闭合截骨矫正踇外翻，尽管松解了踇收肌，但踇趾太僵硬了，仍然处于外翻状态，这可能是由于跖趾关节匹配不好所致

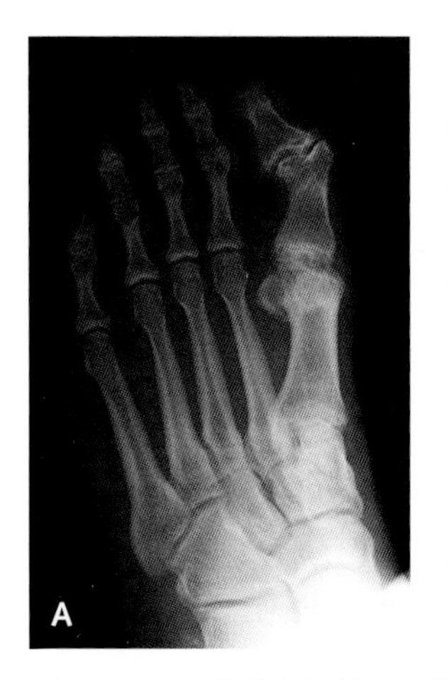

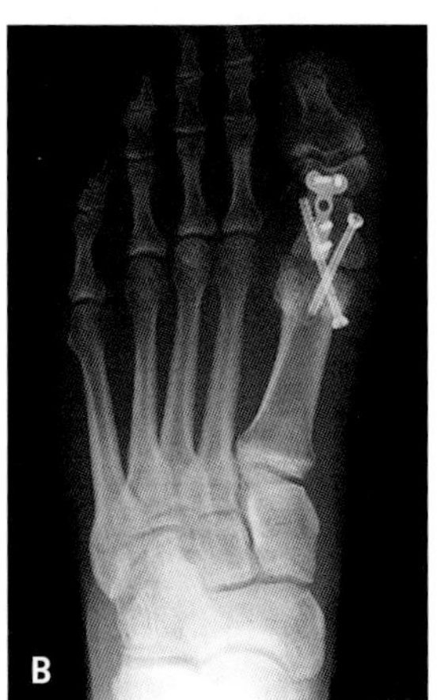

图 3.13　A. 此病例是踇僵硬伴趾间关节外翻。此畸形较复杂，因为同时融合跖趾关节和趾间关节不合适。B. 最终采用了跖趾关节融合和近节趾骨闭合楔形截骨的方法进行矫正

（王智 译　张明珠 校　张建中 审）

推荐阅读

Al-Nammari SS, Christofi T, Clark C. Double first metatarsal and Akin osteotomy for severe hallux valgus. *Foot Ankle Int.* 2015;36(10): 1215–1222.
Dixon AE, Lee LC, Charlton TP, Thordarson DB. Increased incidence and severity of postoperative radiographic hallux valgus interphalangeus with surgical correction of hallux valgus. *Foot Ankle Int.* 2015; 36(8):961–968.
Sinnett T, Fang Y, Nattfogel E, et al. Suture fixation of an Akin osteotomy: a cost effective and clinically reliable technique. *Foot Ankle Surg.* 2017;23(1):40–43.
Strydom A, Saragas NP, Ferrao PN. A radiographic analysis of the contribution of hallux valgus interphalangeus to the total valgus deformity of the hallux. *Foot Ankle Surg.* 2017;23(1):27–31.

第 4 章　踇外翻矫形术后的并发症处理

并发症处理的一般原则

古语云，上医治未病。治疗并发症最有效的方式是在初次手术时避免其出现，这一原则也适用于踇外翻手术。任何手术方式都存在失败的风险，因此手术中需要遵守一些基本的原则。软组织的问题，比如瘢痕挛缩，神经痛，需要在前足翻修手术中慎重考虑。此外，翻修手术可以造成进一步的瘢痕化和跖趾关节的僵硬。除了骨的矫形结果以及最终的力线，单是跖趾关节僵硬这一问题，就会导致手术的失败，这都需要术前考虑好。跖趾关节僵硬通常是比较广泛的，不仅包括关节和关节囊，还包括籽骨的滑动、短屈肌腱以及韧带附着于趾骨近节处僵硬。尽管翻修手术可以改善外观并达到更好的骨质愈合效果，值得尝试，但也要考虑术后瘢痕、神经痛和关节僵硬的风险。

因为以上原因，关节的融合手术成为翻修手术中的一种更好的方案，而不只是一种“穷途末路”后的手术选择。它特别适用于存在累及跖趾关节的畸形或病变的患者（图 4.1）。但是当踇趾趾间关节有挛缩或畸形时，并不适合行跖趾关节融合术。

对于大多数病例，手术计划制定要遵守以下基本原则：

- 不要过度扩大手术指征。
- 要注意跖骨在多个平面的畸形，特别是旋前畸形，这一问题在复发的踇外翻患者中很常见。
- 要注意判断踇趾对外侧足趾的影响，反之亦然（图 4.2）。
- 要熟悉过度活动的特点，了解第一跖骨在矢状面、水平面和冠状面活动增加的相关概念。
- 注意籽骨复合体的功能，以及内在肌的功能，要注意踇长伸肌腱的挛缩。
- 要避开在会引发神经瘤出现的部位进行切口。
- 避开背侧切口，特别是在会增加踇趾术后僵硬程度的位置，这会不可避免地降低跖屈活动度。
- 要重视勿损伤第一跖骨的血运。
- 要注意后足相对于前足的影响，当平足畸形存在时，由于踇趾存在过度的旋前，单纯行踇外翻手术有可能失败（图 4.3）。
- 骨膜过度剥离会导致缺血性坏死（avascular necrosis，AVN），这是造成坏死的唯一原因。缺血性坏死的出现和术者过度剥离暴露整个跖骨有关。如果缺血性坏死在某一位术者的病例中已经出现了不止一次，说明此术者操作上存在错误，那么就要改变手术操作的方式（图 4.4）。
- 僵硬性的踇趾旋前畸形，通常是由第一跖骨的旋前导致的，纠正畸形的重点是进行趾骨截骨。

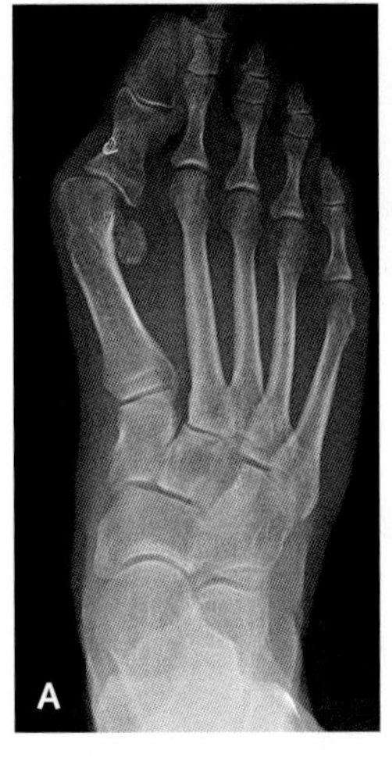

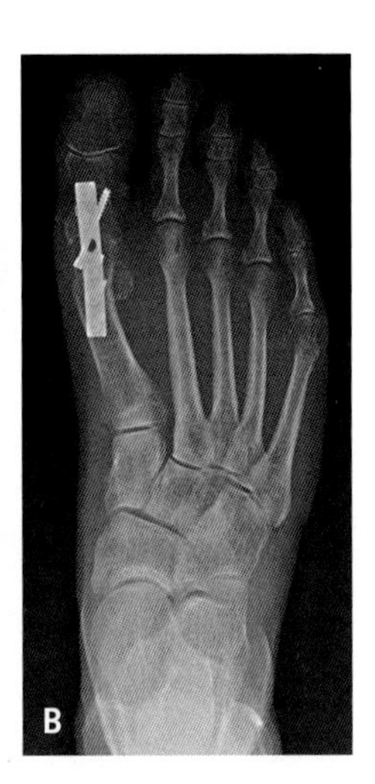

图 4.1　A. 术前影像见严重的踇外翻复发伴有第一跖趾关节退变和疼痛。B. 采用第一跖趾关节融合手术翻修融合术可以纠正踇外翻角和跖骨间角，不需再做其他的跖骨近端截骨

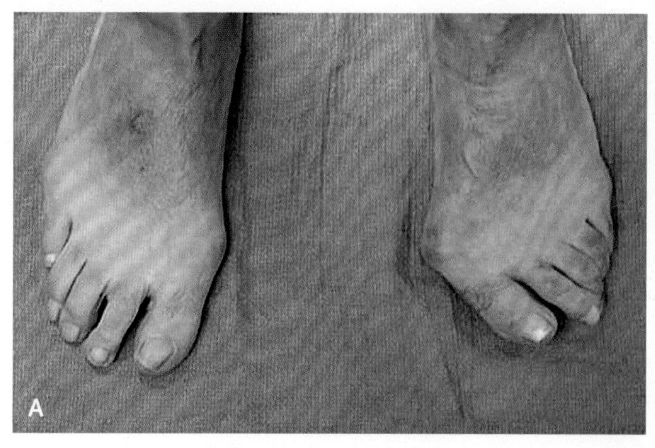

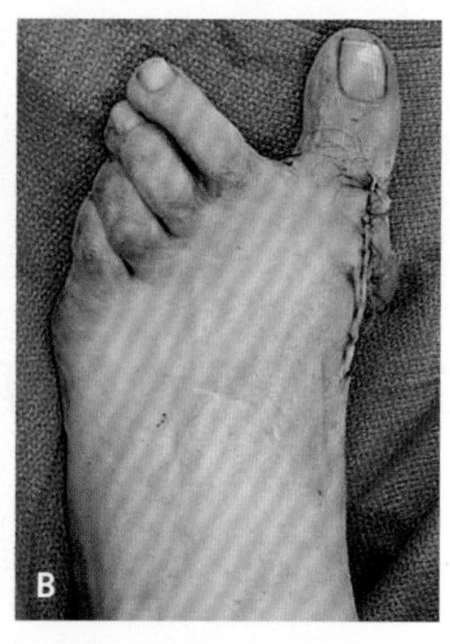

图 4.2 A–B. 尽管踇外翻畸形纠正得很好，但如果外侧足趾没有恢复力线，踇外翻还会复发。足趾的外展无法通过软组织松解彻底纠正，因此需要短缩外侧跖骨

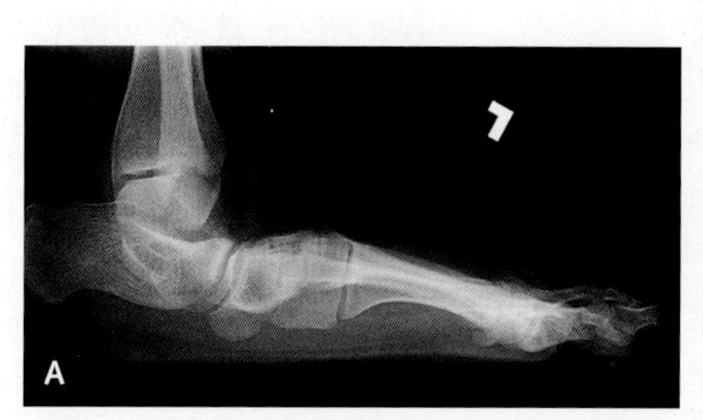

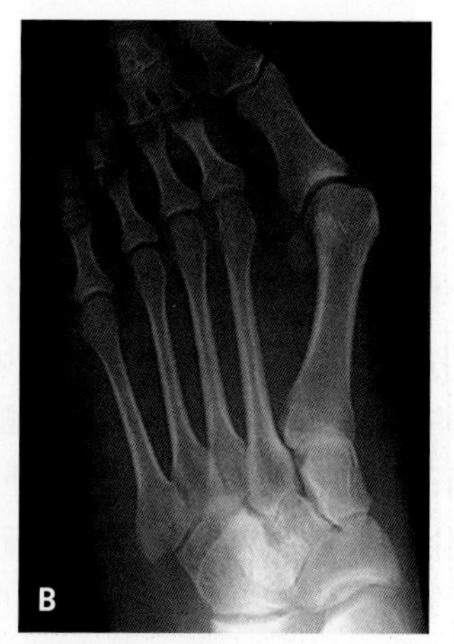

图 4.3 A–B. 此患者踇外翻伴有柔性的平足畸形，手术方案必须包括纠正后足力线，否则术后踇外翻复发的可能性很大

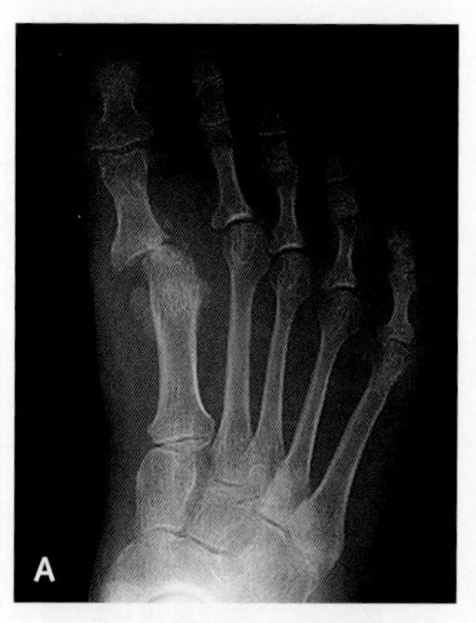

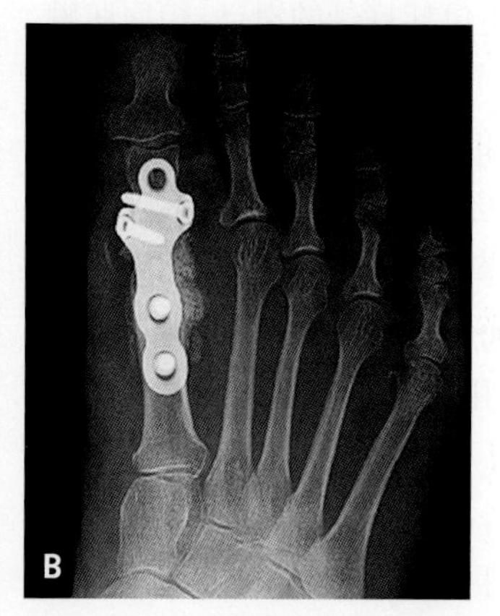

图 4.4 A. 跖骨远端截骨术后因跖骨头出现缺血性坏死，引发踇内翻。B. 通过关节融合术，使用结构性骨块延长了因坏死短缩的跖骨

- 要能够认识到伴随踇外翻存在的跖趾关节僵硬以及关节炎。此类患者使用跖趾关节融合术来纠正畸形会更加满意。不要留下有可能复发的踇外翻（图 4.5）。
- 一期行跖趾关节融合术治疗踇外翻是很好的方案。要注意患者的需求，选择适合的病人。
- 跖趾关节融合术对于类风湿关节炎畸形的治疗效果非常好，有诸多优点。对于伴有第一跖趾关节脱位的情况，只有通过关节融合术才能达到理想的复位（图 4.6）。
- 伴随踇外翻的外侧足趾畸形都需要纠正。如果外展或内收的足趾没有放直（通常是截骨短缩跖骨），就会造成踇外翻畸形的复发（图 4.7）。

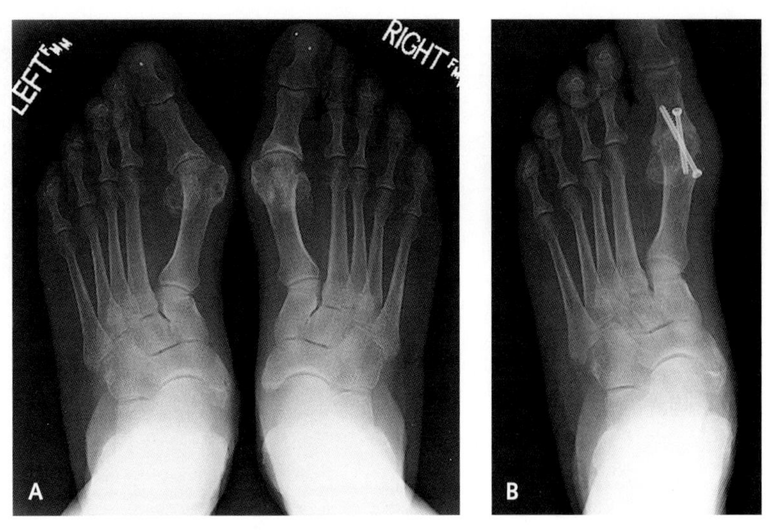

图 4.5　关节融合手术适合纠正严重踇外翻畸形，不论合并或不合并关节炎。A–B. 在影像学上可看到此例踇外翻畸形伴有明显的关节炎

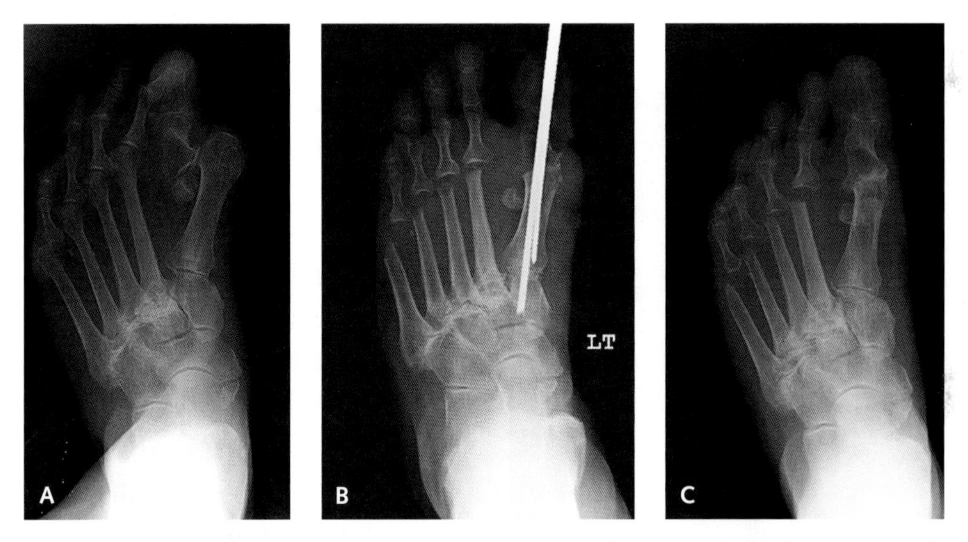

图 4.6　A. X 线可见跖趾关节脱位，患者没有类风湿关节炎。B–C. 由于存在严重的骨质疏松，不可能通过螺钉或是接骨板固定，因此使用螺纹针固定融合

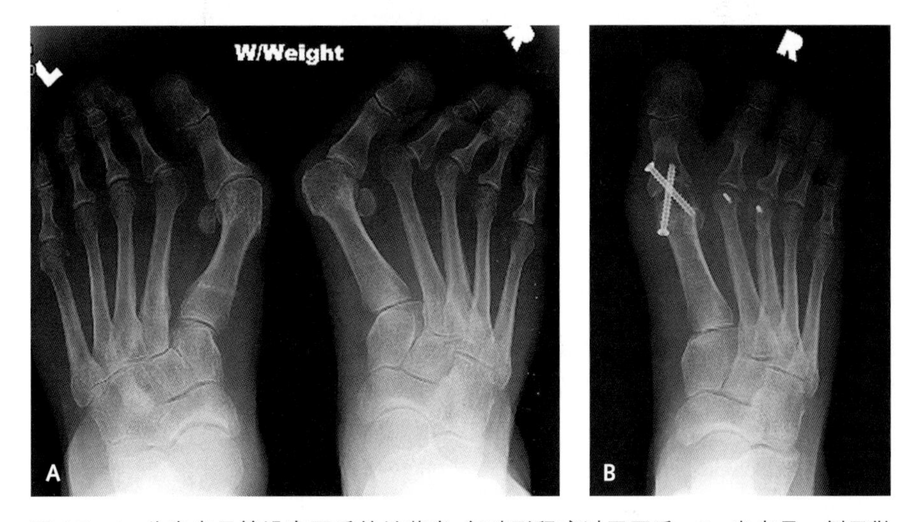

图 4.7　A. 此患者尽管没有严重的关节炎，但畸形程度过于严重。B. 患者另一侧足做过弧形截骨手术，但是没有成功纠正畸形，出现踇外翻复发，因此我们选择了关节融合手术治疗伴有严重跖骨内收的踇外翻

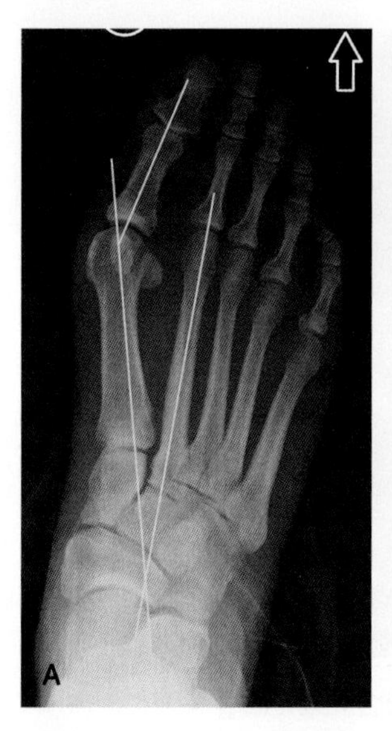
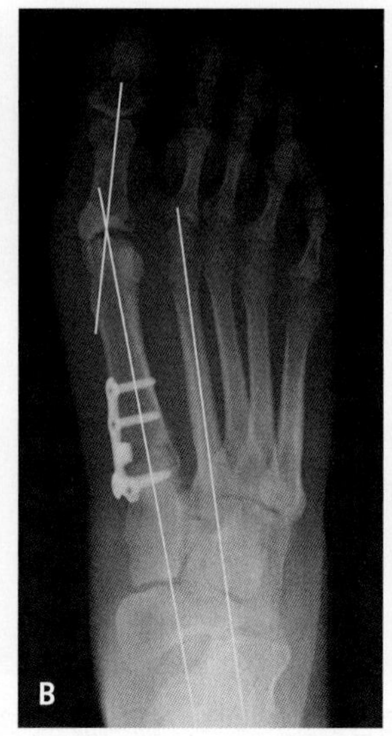
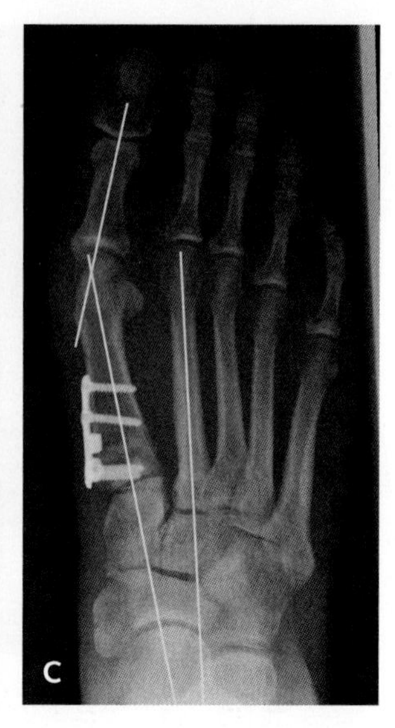

图 4.8 A. 患者为中度踇外翻。B. 患者行近端楔形截骨。术后 3 个月，跖骨间角纠正可，籽骨复位。C. 术后 5 个月，患者畸形复发伴有疼痛和踇趾僵硬

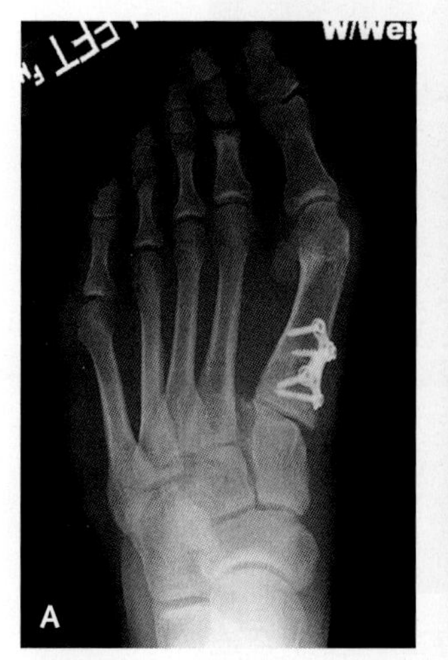
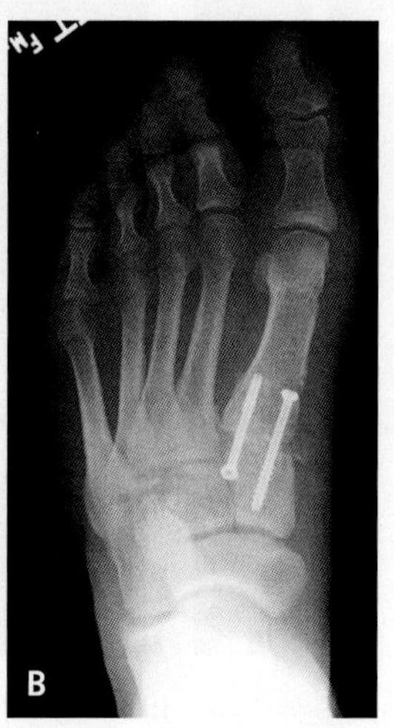

图 4.9 A. 术前没有发现患者的第一跖楔关节不稳定，行近端开放楔形截骨术治疗，畸形复发不可避免。B. 患者明显增大的 DMAA 是由跖骨旋前引发的假象，纠正此畸形只是需要行改良 Lapidus 手术，术中同时旋后跖骨就可以达到复位效果。单纯行近端开放楔形截骨可引发第一跖楔关节不正常的特有的脱位现象，此处可见到术后第一与第二跖骨基底部增宽的间隙

- 大多数的踇外翻畸形都需要做软组织松解，然而在远端跖骨截骨术中，并不一定需要松解。不过远端 chevron 截骨结合软组织松解的效果会更好，可以通过经皮进行软组织松解。

延长第一跖骨并不能够带来解剖或生物力学方面的好处，反而会增加内在肌的张力，增加畸形复发的可能性和关节僵硬的可能性。这也是近端开放截骨，复发率较高的潜在原因（图 4.8 和图 4.9）。更为适合的方式是采用近端撑开截骨术结合远端的闭合截骨用于治疗青少年踇外翻或是伴有 DMAA 增大的踇外翻。

- 为了达到最好的效果，有时在手术中需要松解一下踇趾周围的内在肌。
- 内固定必须坚强。骨膜处一旦形成新骨，即说明截骨面有松动，固定不牢，增加骨延迟愈合和不愈合的可能性。
- 有痉挛的患者，如伴有脑瘫的患者，本身并不适合截骨术治疗，因此第一跖趾关节的融合手术效果更为确切。

不愈合

固定不够牢固、过度剥离软组织，截骨后不恰当地放置位置都有可能引发不愈合。无论出现哪一类骨不愈合，在截骨面都有可能存在一块无血运的骨，去除后会短缩第一跖骨。如果还需要清创，会进一步缩短骨的长度。为了骨质血运的恢复和愈合，必须清理坏死组织，这势必造成骨质的短缩，增加外侧转移性跖骨痛的风险。因此手术治疗的方案要考虑：目前是否存在跖骨痛？第一跖骨已经短缩的程度如何？第一跖趾关节是否有关节炎存在？是否合并软组织问题？

因此，治疗不愈合，需要考虑是否植骨，如何恢复骨的长度，还需要考虑骨质愈合是否能通过植入松质骨一期达成。手术中骨干植骨易于固定，干骺

端植骨易于愈合。跖骨远端截骨不愈合很少见，一旦有此处的不愈合，在术中同时得到跖骨头部稳定固定并恢复良好的力线就很困难。

手术中，术者一定要保证跖骨长度，清理骨不愈合区后，可以用一个椎板撑开器维持截骨处的间隙（图 4.10）。维持跖骨的长度的同时，还要注意不要对跖趾关节过度加压，这会导致踇趾活动度下降。当我们牵拉跖骨达到合适的长度后，用多枚克氏针水平打入，固定第一、二、三跖骨以稳定第一跖骨的位置，然后再进行固定。同样的方法还可以用于处理跖骨头处的不愈合，但是这样处理会使关节僵硬的风险明显升高。跖骨头远端的不愈合都要考虑进行跖趾关节融合术。关节融合术中，大多数的跖骨头都需要切除，因此需要很大块的植骨来维持长度。为此，我们治疗过程中会考虑尽量保留不愈合的跖骨头的手术，同时保留跖骨长度，但是如果患者已经出现疼痛，并有关节炎，仍需要进行关节融合术（图 4.11）。近端的骨不愈合通常是因为内固定不牢固或是患者术后活动过度，制动不充分引起的。治疗的重点是维持跖骨的长度。像之前讲到的，常常在截骨两端都有可能存在无血运的骨质，并需要植骨（图 4.12 和图 4.13）。根据骨不愈合的方向，需要使用结构性植骨延长跖骨的长度。此类并发症在术后早期要警惕，发现骨膜周围有新骨形成，那就意味着这种情况可能出现（图 4.13）。图中这样的影像学表现是截骨面存在过度活动的标志，发现后应当及时严格制动，骨质此时常常会不愈合。即使愈合，也伴有一定程度背伸畸形，不过这样的情况比不愈合要容易治疗。

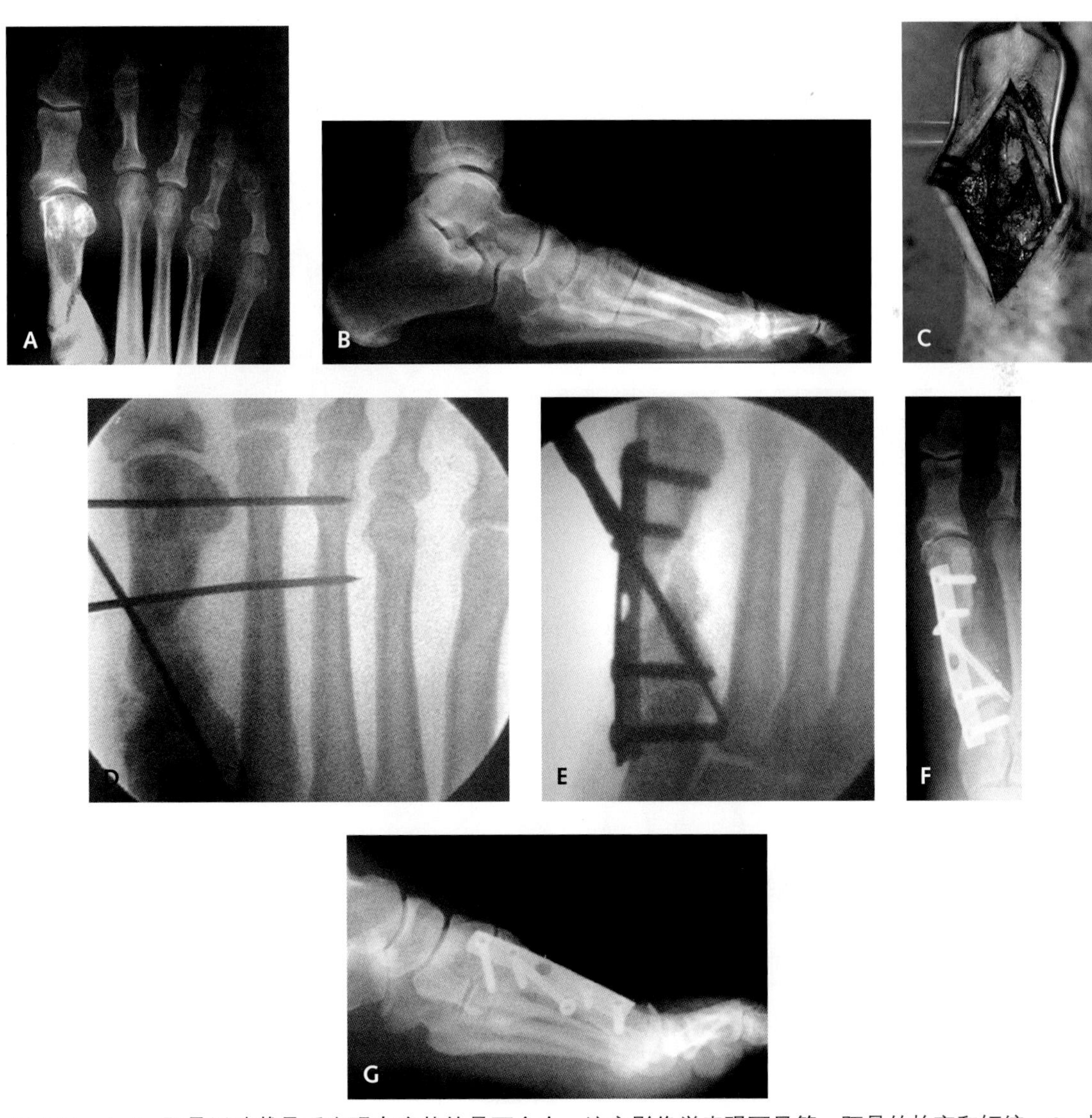

图 4.10　A–B. 跖骨近端截骨后出现有症状的骨不愈合。注意影像学表现可见第一跖骨的抬高和短缩。C. 术中证实存在骨不愈合，骨性结构松弛。D. 术中牵开并向远端延长跖骨恢复长度。E. 松质骨植骨，然后用空心钉和接骨板固定。F–G. 术后最终的影像表现

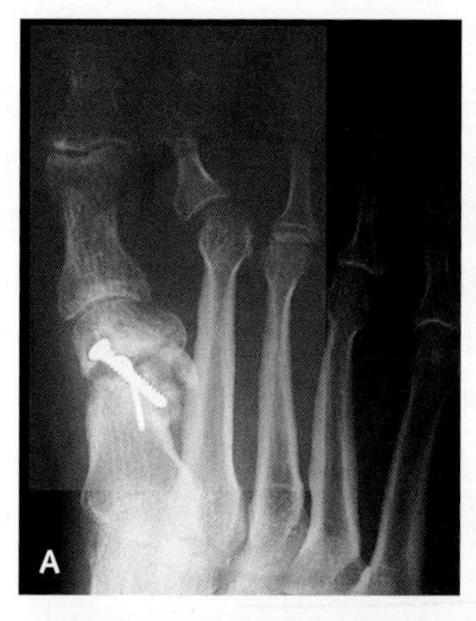

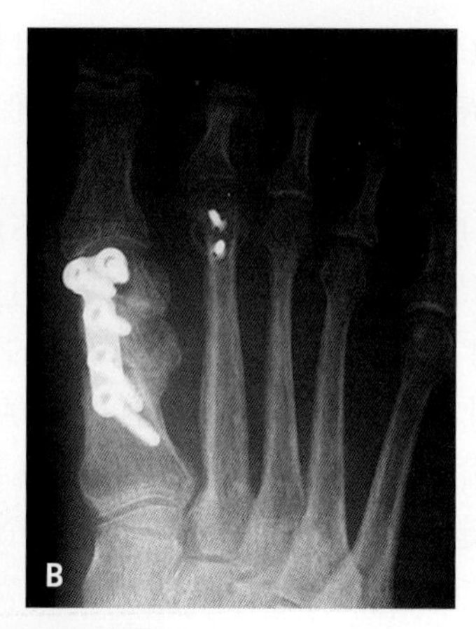

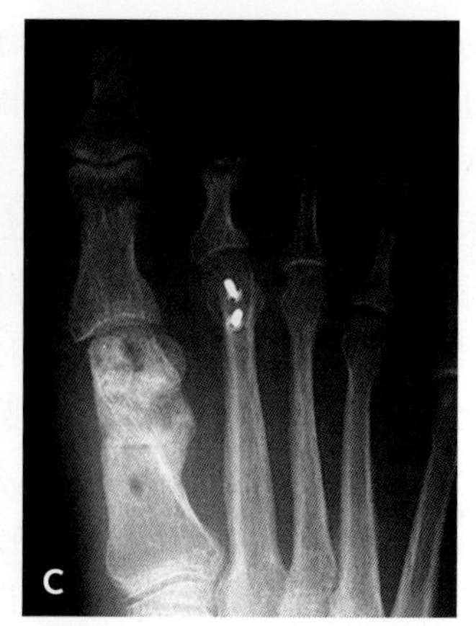

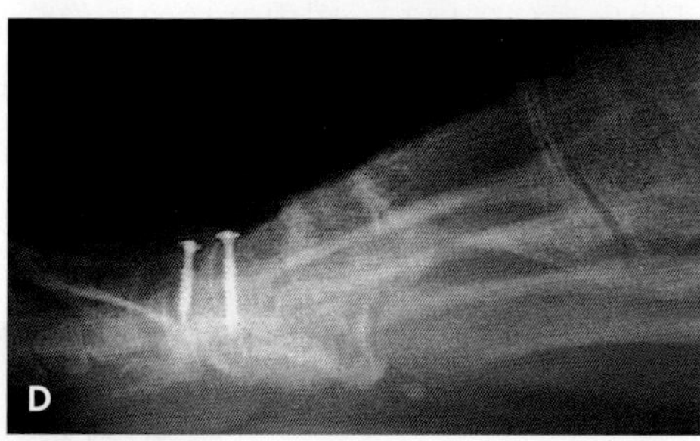

图 4.11 A. 跖骨远端截骨不愈合，可见明显的骨量丢失和第一跖骨短缩，然而跖骨头内还存在血运。B. 第一跖骨延长采用了结构性异体骨植骨，然后采用 T 板固定并复位，然后手术轻度短缩了第二跖骨。C–D. 截骨处骨质充分愈合，尽管影像学表现不理想，存在无症状的关节炎，但是去除接骨板后，患者跖趾关节还有 45° 的关节活动度

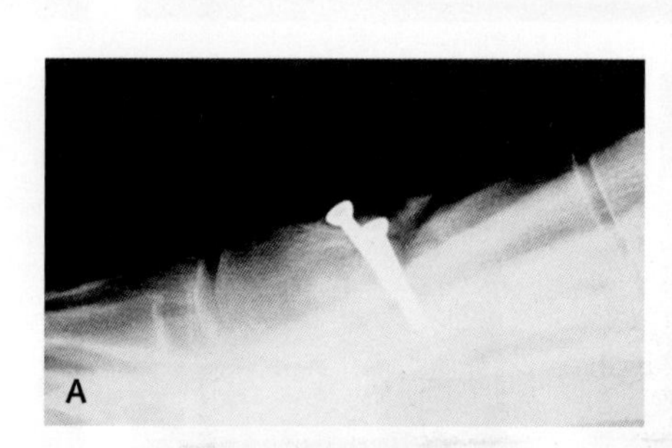

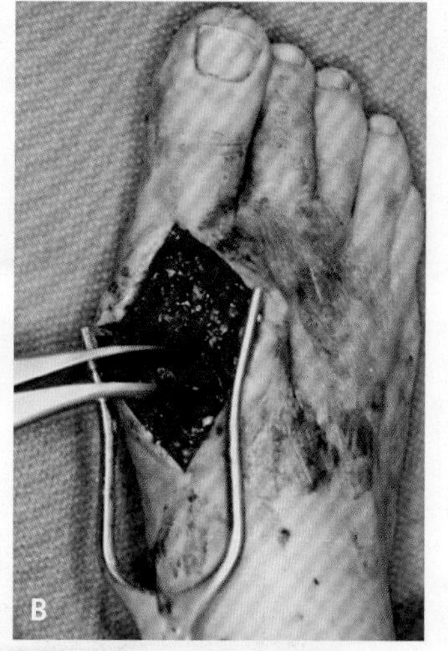

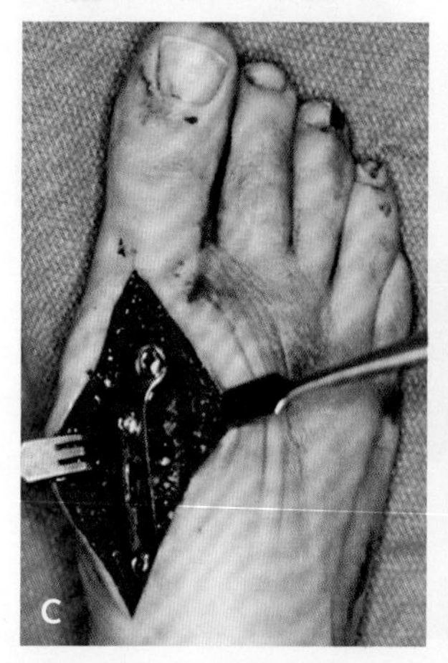

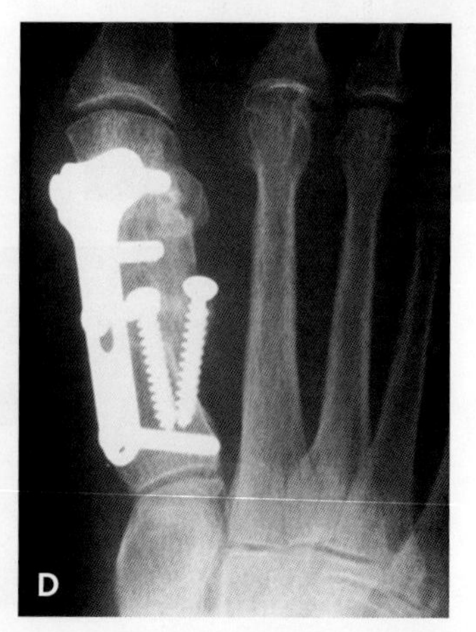

图 4.12 A. 此患者之前的截骨方式不详，之后出现骨不愈合，伴有第一跖骨的抬高和短缩。B. 使用椎板撑开器恢复第一跖骨的长度，然后清理骨不愈合区。C–D. 放入一块三皮质植骨块，并用接骨板固定以维持长度

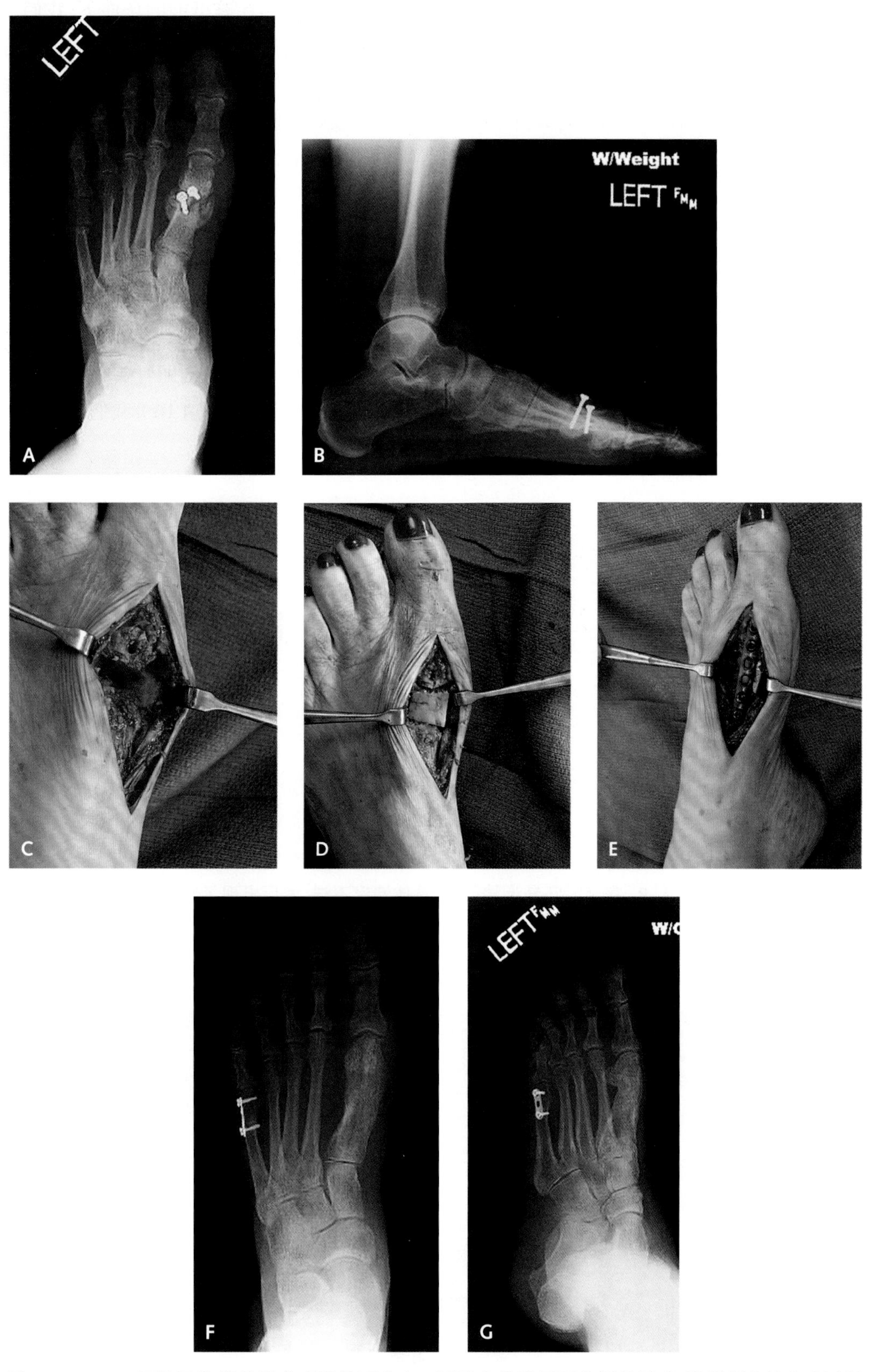

图 4.13 A–B. 跖骨干处截骨手术出现骨不愈合。要注意骨膜周围有新骨形成，这说明在骨愈合过程中截骨区存在过度活动。C–E. 切除所有坏死骨组织后，跖骨明显短缩，通过结构骨块植骨后，用接骨板固定。F–G. 取板后的 X 线片

缺血性坏死

前面讲过缺血性坏死是由软组织剥离过度引发的并发症。如果患者术后有踇趾或是跖趾关节疼痛，那首先要考虑存在缺血性坏死。缺血性坏死可能逐渐加重，出现跖骨头塌陷，可能伴或不伴有关节炎（图 4.14）。缺血性坏死的治疗取决于跖趾关节炎的程度以及跖骨短缩的程度。缺血性坏死的患者是否行跖趾关节融合术，取决于缺血性坏死的范围。大多数情况下，此类患者都需要手术处理。重点在于为了维持踇趾的正常负重能力，是否需要延长第一跖骨的长度，如果需要，那么要准备植入结构性骨块（图 4.15）。手术的另一重点是确定需要切除多少骨质才能达到骨质面出血的效果，这个过程会进一步短缩跖骨。在有可能的条件下，我们更倾向于采用不植骨的跖趾关节融合手术，因为植骨的融合手术愈合率较低一些。当然手术中还要考虑跖骨短缩的程度和外侧跖骨痛的情况。为了处理跖骨痛可能还需要联合其他手术，如跖骨短缩截骨或是切除外侧跖骨头的关节成形术。后者是一种翻修手术，要联合第一跖趾关节融合术（同类风湿前足手术）进行。只用于矫正伴有外侧跖骨头和第一跖趾关节病变的严重前足畸形。我个人喜欢短缩跖骨，这一过程需要从跖骨干进行短缩。尽管这种手术有骨不愈合的风险，但是考虑到跖骨头处的截骨术伴有足趾出现畸形的风险（图 4.16），我们还是倾向于采用这种手术。

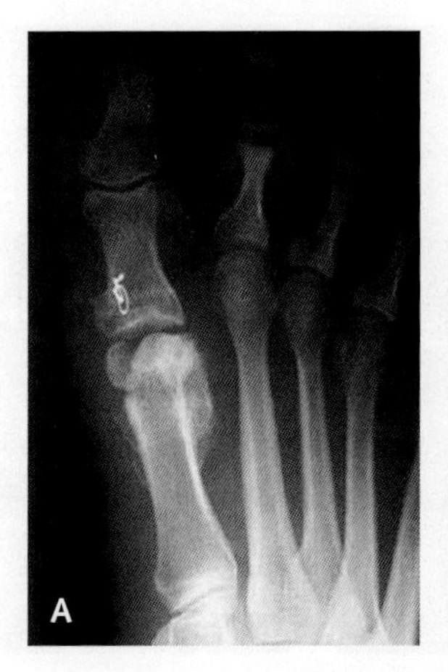

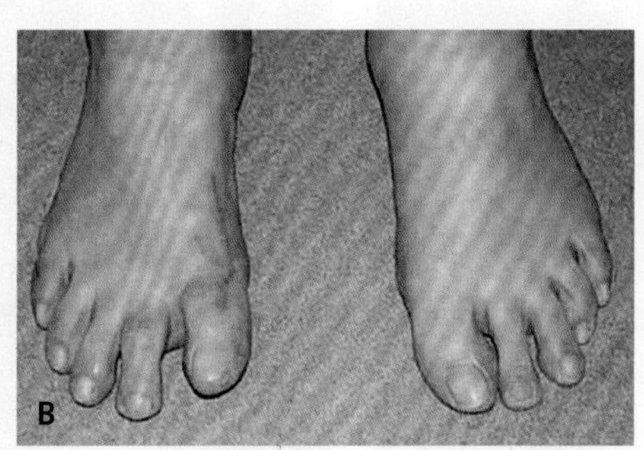

图 4.14 A–B. 患者行跖骨远端截骨，具体情况不详，术后出现了缺血性坏死。跖骨严重短缩并疼痛，踇趾出现仰趾畸形。通过异体骨结构性植骨行第一跖趾关节融合术翻修处理

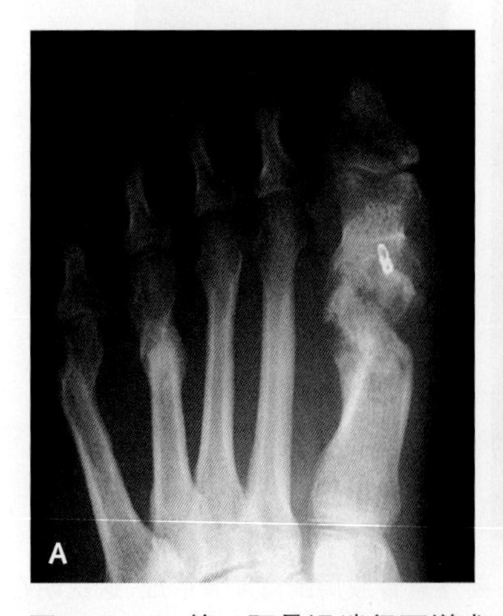

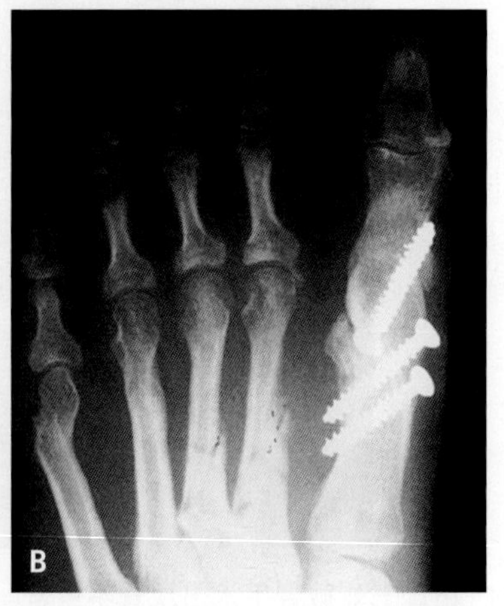

图 4.15 A. 第一跖骨远端行不详术式截骨术后，第一跖骨缺血性坏死后短缩。第二、三跖骨头下出现严重跖骨痛（注意患者第四、五跖骨曾行截骨术）。B. 结构性植骨后第一跖趾关节融合术治疗，以螺钉固定，同时在第二、三跖骨行斜行截骨短缩跖骨

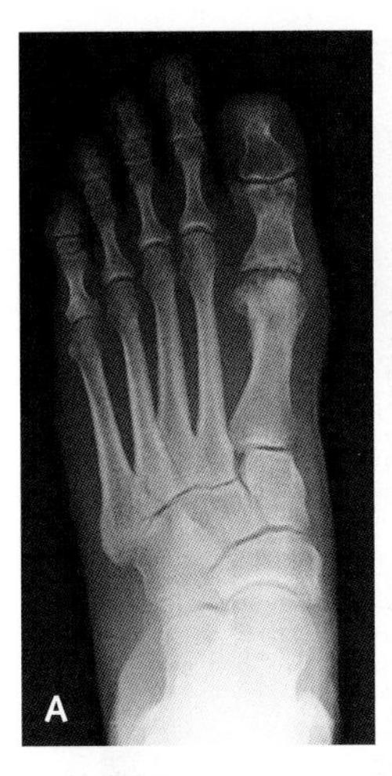

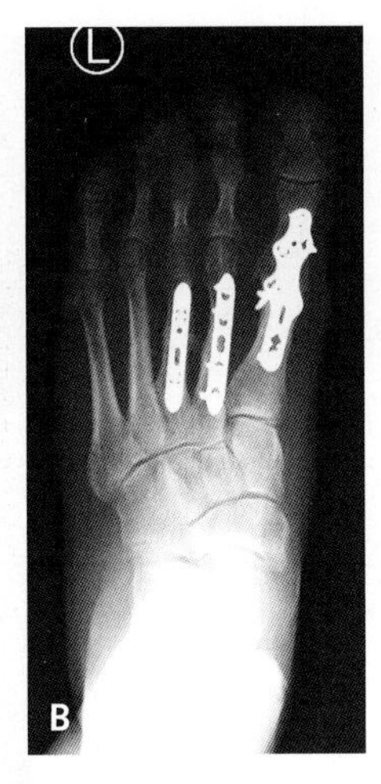

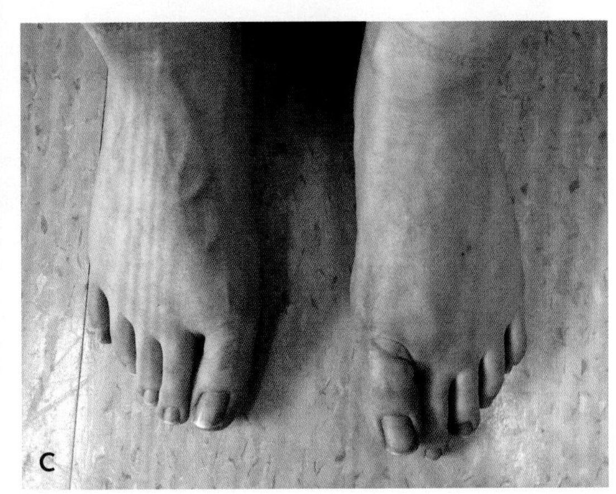

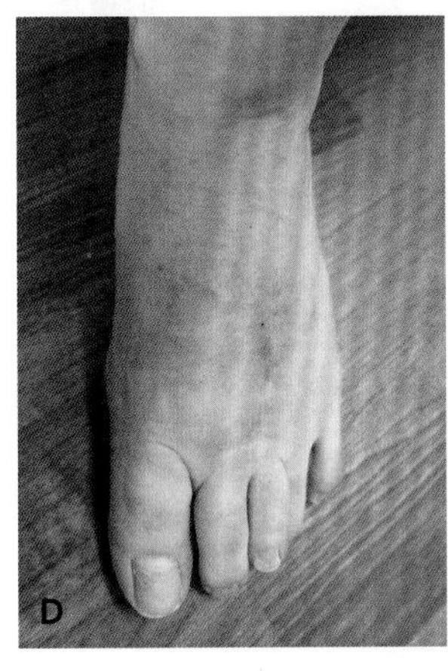

图 4.16　A. 远端截骨术同时行关节唇切除，伴有严重短缩的缺血性坏死。术中行过度软组织剥离很有可能是缺血性坏死的原因。B. 患者第一跖趾关节存在疼痛，同时伴有二、三跖骨下转移性跖骨痛。为了避免行植骨的第一跖趾融合，采用一期融合术，联合外侧跖骨干截骨短缩。C. 患者术后跖趾关节疼痛和跖骨痛明显缓解。术前 X 线片可见踻趾有短缩。D. 术后 1 年外观可见足部达到跖行，第二、三足趾可见短缩。术后存在足背侧的瘢痕，且第三跖趾关节有一些过伸

感染

感染治疗的方案取决于骨感染的范围。如果感染累及跖趾关节，最终都需要关节成形手术或是关节融合手术。问题在于关节成形或融合之前，单次手术能否完全清除感染。我们用抗生素骨水泥填充，逐步处理，6 周后进行最终固定，如融合或关节成形（图 4.17）。和治疗其他关节感染一样，进行最终固定时，要进行滑膜活检，或检查冰冻切片中高倍视野的白细胞计数。如果计数小于 5，那可以行融合术，否则需进行骨水泥填充，然后等待下一次手术。如果做关节成形术，去除骨水泥后，需要做关节间置，并恢复力线。这一治疗方法见图 4.18。此患者伴有神经疾病，因溃疡和感染需要切除跖骨头。考虑到第一跖骨相对于外侧跖骨的长度，应当进行跖骨的短缩手术。患者有神经病变，手术失败的可能性高，需要尝试采用融合手术进行治疗。此患者之前行切除成形术后，关节出现感染。治疗感染采用了抗生素骨水泥填充的方法，切除所有可能感染的骨质，其中包括跖骨头。然后穿一枚施氏针控制力线，骨质稳定后，拔除固定针。

有的患者有严重的感染，并有骨缺损，不可能在一到两次手术后达到功能恢复。这样的情况可见图 4.19，患者的影像学表现可判定手术的困难程度。患者整个跖骨头部感染，清理跖骨的感染灶后，跖骨有明显的短缩，即使大块植骨也不可能恢复长度。所以我们采用一个小外固定架进行延长，延长约 17mm 长度，之后进行植骨的关节融合手术（图 4.19）。除此以外，还可以选择新鲜异体骨移植（此时存在跖骨头的缺血性坏死）。感染完全得到控制后，放置一块抗生素骨水泥填充。如果趾骨基底部关节面没有感染，可以行保关节手术。植骨区边缘区骨质愈合很好，然而跖趾关节的活动度会有一些受限。此类手术特别适用于趾骨侧关节面仍健康的骨缺损患者（图 4.20）。

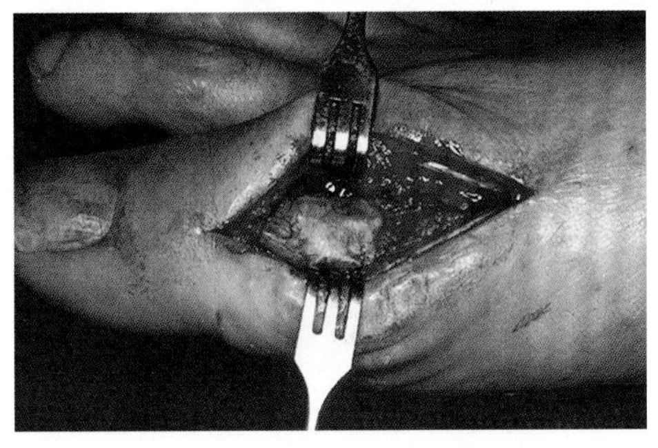

图 4.17　关节成形术后感染，患者有骨髓炎，通过分期手术进行治疗，此图中为抗生素骨水泥间置

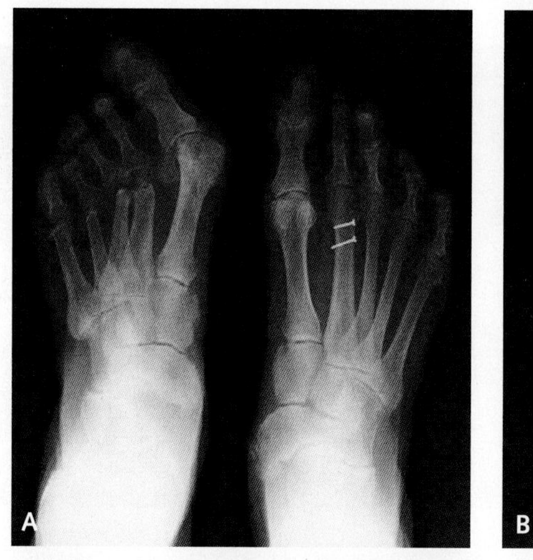
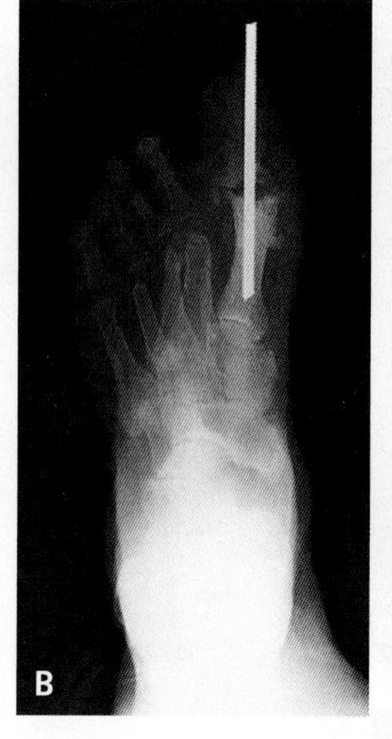
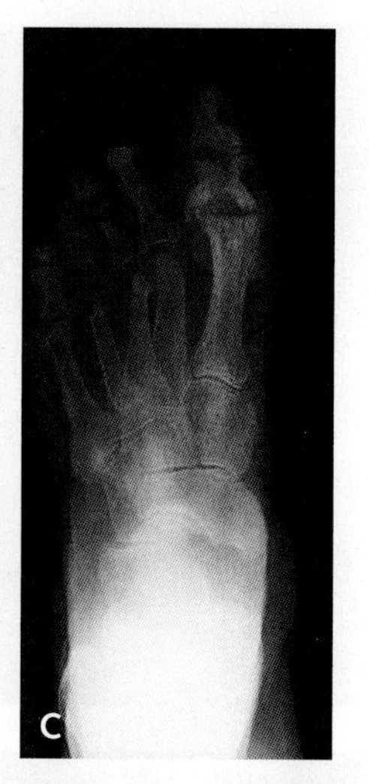
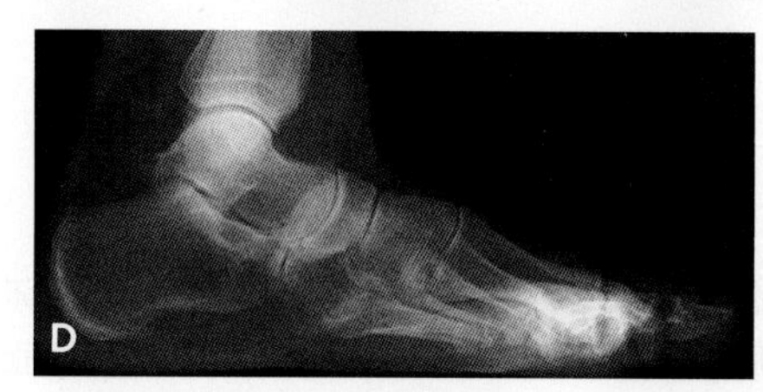

图 4.18 A. 伴有神经性疾病的患者，因穿鞋踇趾不适来诊。外侧跖骨下溃疡曾行跖骨头切除术。B–D. 由于神经性疾病的存在，选择切除成形手术而非融合手术。此外患者还有跖骨头的感染，导致治疗困难。感染治疗成功后，控制力线，之后切除骨质，用施氏针固定

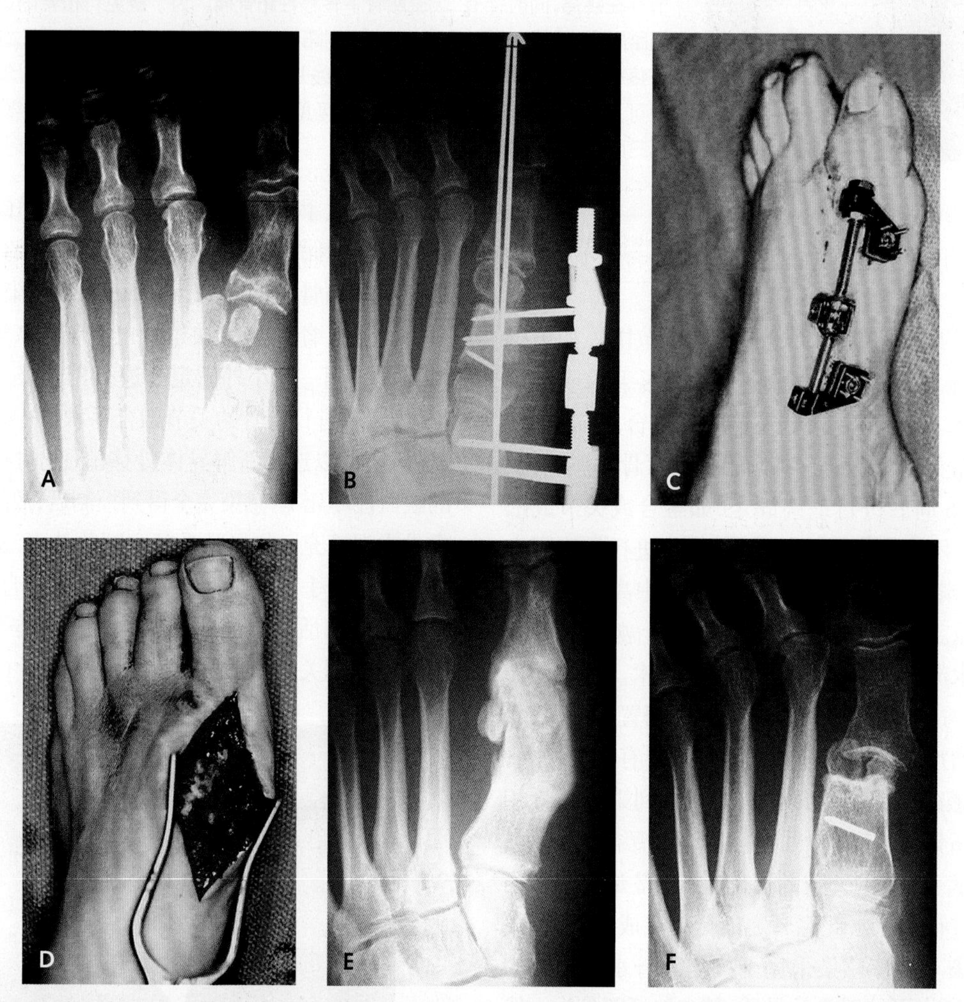

图 4.19 患者跖骨严重短缩，因跖骨远端截骨术后感染，切除了大量骨质。A. 跖骨太短，即使放置了结构性骨块，还是不足以恢复长度和功能。B–C. 我们分次手术，先通过外架延长骨质。D. 通过外架延长 17mm 骨质。E–F. 植入一个异体骨结构骨块完成翻修手术

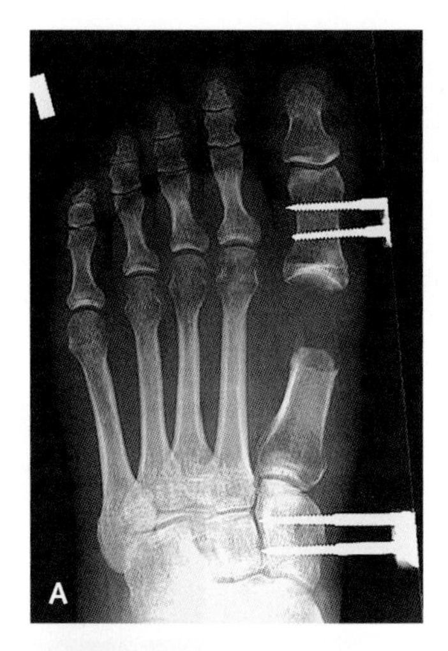
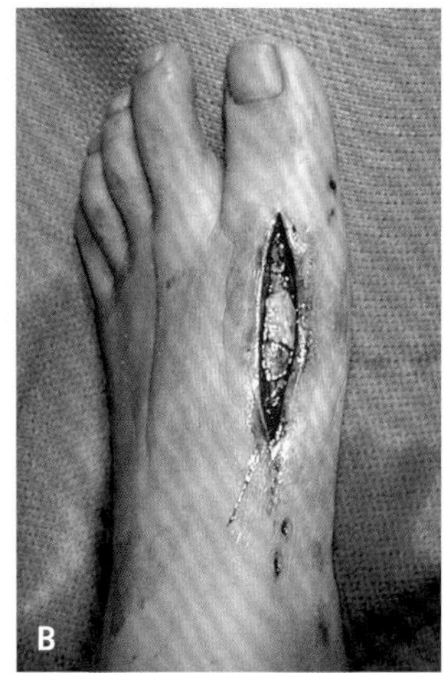
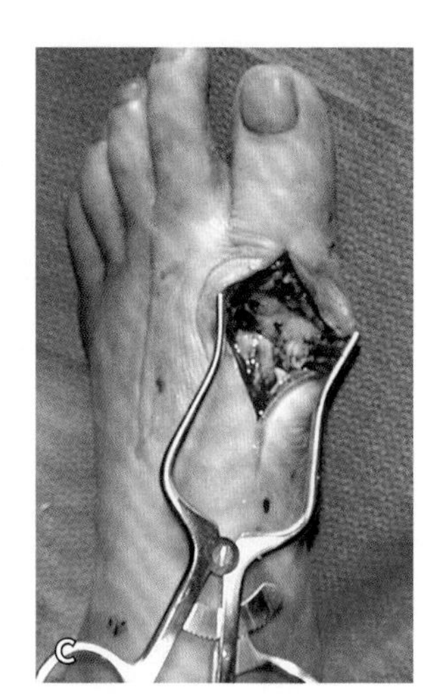
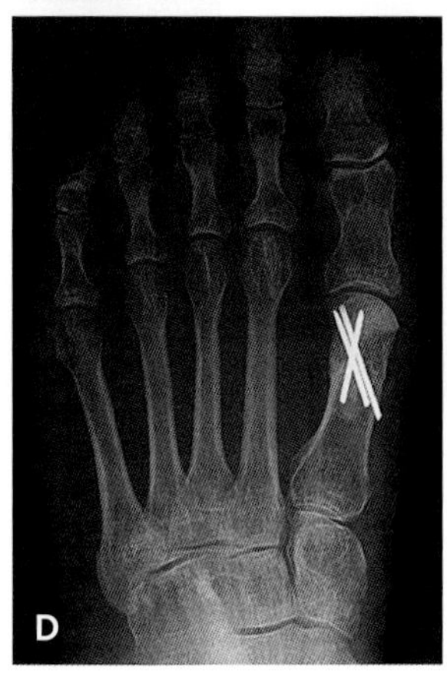

图 4.20　A. 患者因远端跖骨截骨术后怀疑出现感染，切除了跖骨头。使用外固定架临时固定，伤口内持续有渗出物。B–C. 经过反复的骨与关节内清创，间置一块抗生素骨水泥，以保留跖骨的长度。4 个月后，又植入一个带有新鲜软骨面的异体骨。D. 术后 6 年的影像学表现

背伸畸形愈合以及畸形复发

近端截骨的背伸畸形愈合治疗比较困难。从理论上讲可以行第一跖骨的跖屈截骨，但是这一截骨术在背侧软组织挛缩的情况下很难完成。通常背伸畸形愈合还伴有踇伸肌的短缩（图 4.21）。第一跖骨的跖屈截骨会进一步增大软组织张力，从而存在畸形复发或是出现仰趾畸形的风险。

治疗背伸畸形的另一种方案是行开放截骨植骨手术、跖侧闭合楔形截骨手术或是弧形截骨手术（图 4.22）。弧形截骨手术可以从跖骨的内侧入路，用一个弧形锯垂直跖骨干截骨，此手术因为不会造成跖骨的短缩而具有明显的优势。然而弧形锯片的半径不够大，不足以在跖骨上做出很好的弧线截骨面，因此我们在跖骨跖侧的 3/4 处进行弧形截骨，然后背侧行垂直截骨截断跖骨干，通过截骨面打入一枚螺钉固定。其他手术方法，如开放楔形截骨、植骨，见病例图 4.23，此患者行 Lapidus 手术后不愈合，使用了此手术方法。

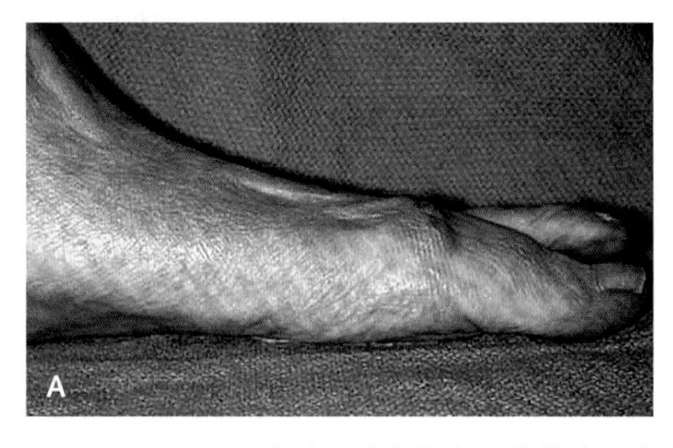
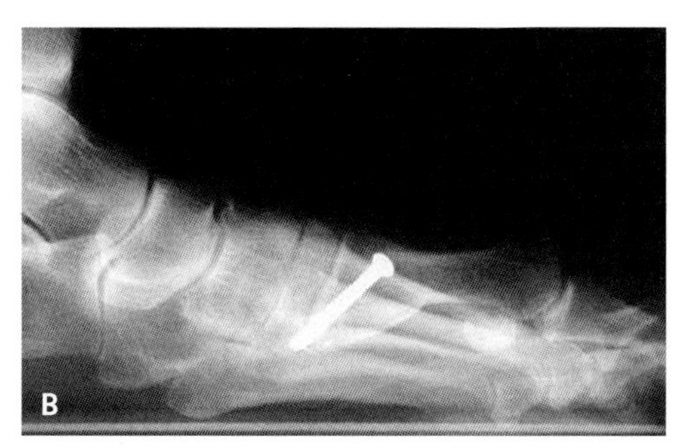

图 4.21　A–B. 近端新月型截骨术后背伸畸形愈合。此患者出现了踇趾活动受限和疼痛，并伴有第二跖骨痛的情况

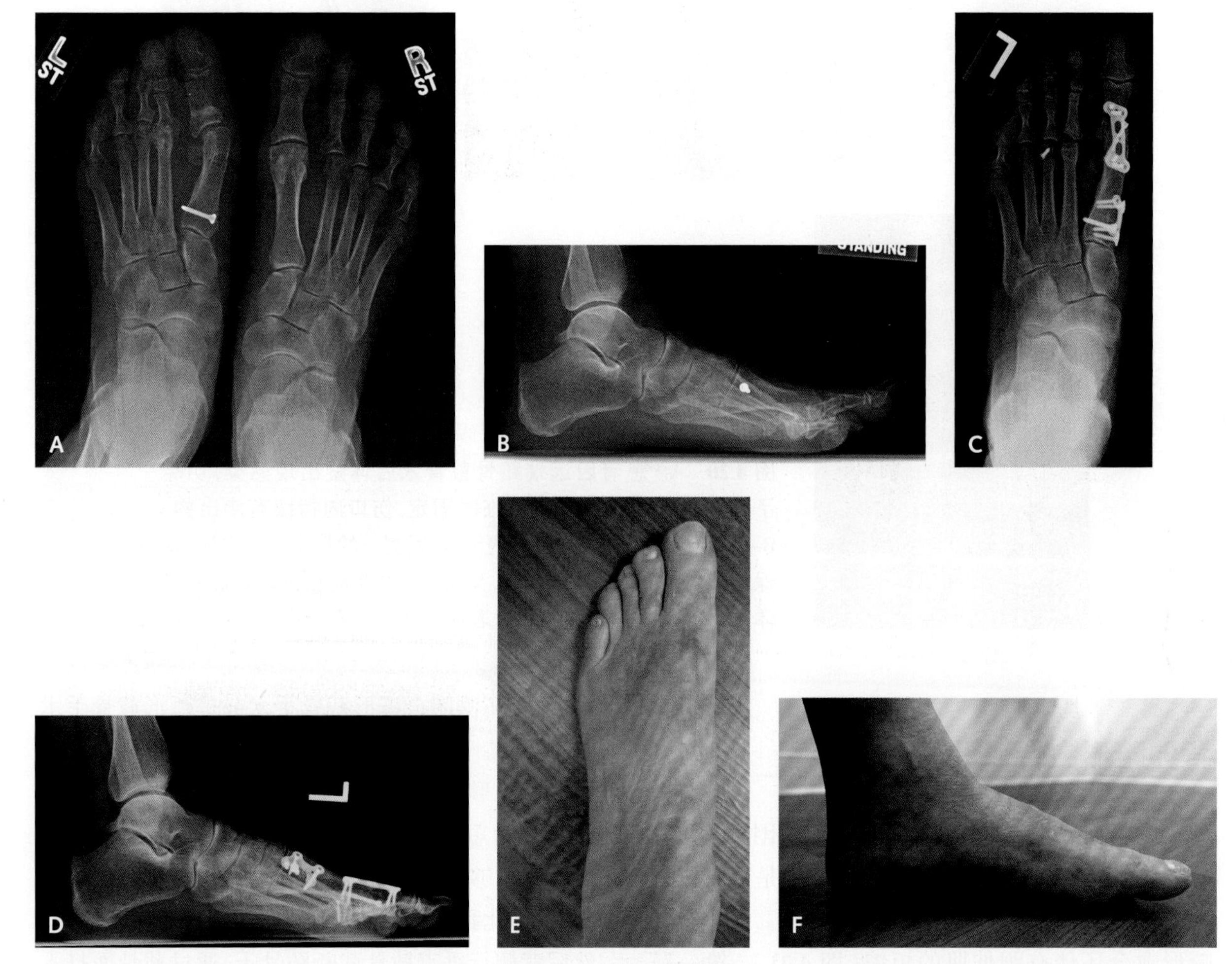

图 4.22 A. 左足的术前正位片可见畸形复发，患者还有跗趾僵硬和疼痛。B. 由于异常应力，第二跖趾关节存在关节炎，并有半脱位。X 线片可见近端截骨背伸畸形愈合。C–D. 第一跖骨背伸抬高是第二跖趾关节应力过大的原因。由于跗趾僵硬，行第一跖骨开放楔形截骨，联合第一跖趾关节融合。E–F. 如果只做跖趾关节融合，不行近端的截骨，那么内侧会过度抬高，造成穿鞋困难，更为重要的是不能重建跗趾的负重功能。此患者术后 1 年外观可见跗趾负重恢复，力线恢复到中立位

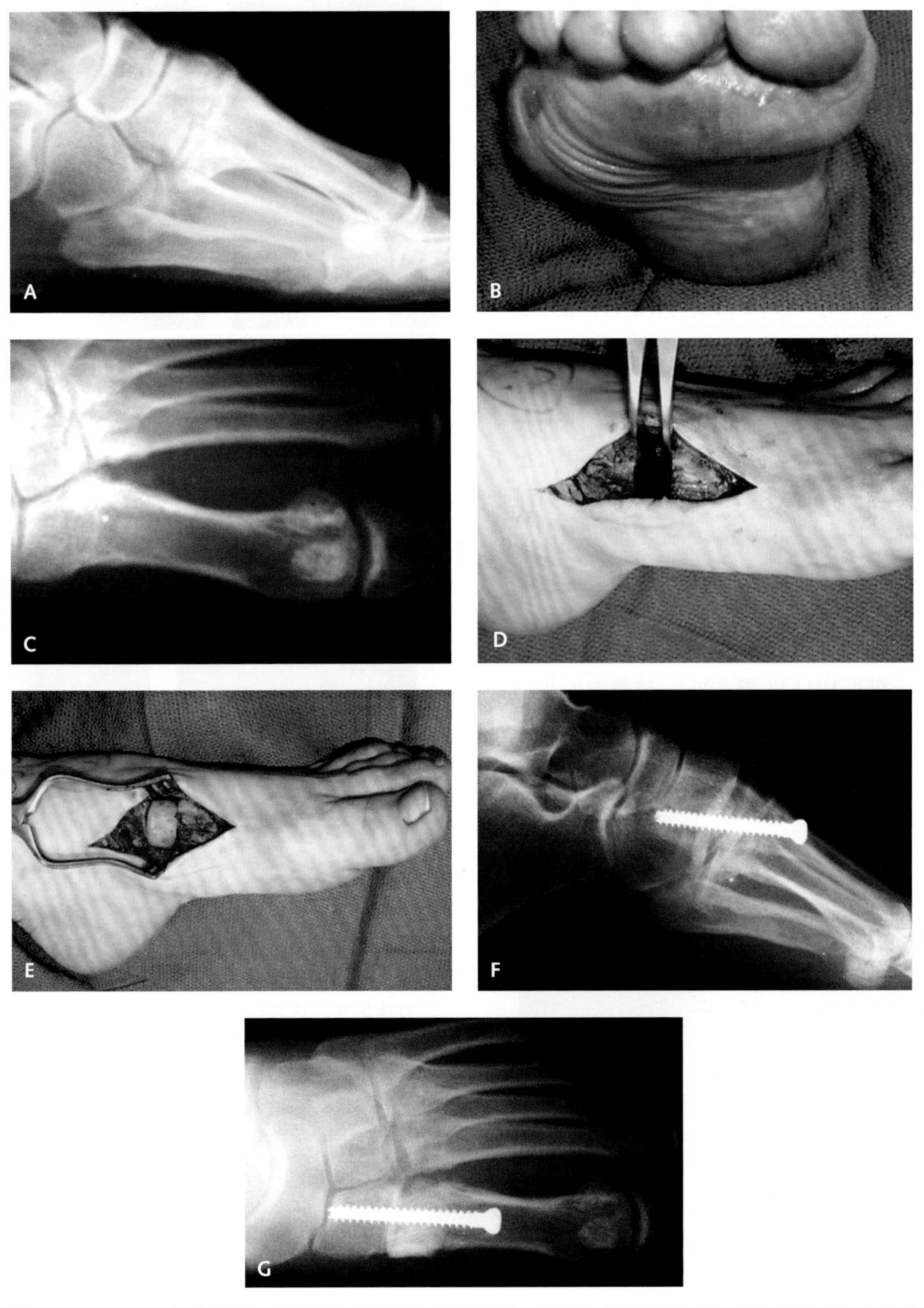

图4.23　A–C. 患者术后第一跖骨短缩并抬高，背侧骨赘，引发踇趾跖趾关节疼痛伴有活动受限，并伴有第二趾跖痛，最初手术采用的固定类型未知。D–E. 翻修手术通过骨不愈合区进行截骨处理，截骨面位于第一跖楔关节原先的水平，植入一块三皮质的结构性骨块，并保留了截骨的跖侧的皮质做为绞链。F–G. 影像学可见最终固定的结果，第一跖骨的长度恢复得很好，下沉充分，解除了跖骨痛

如果畸形复发后没有症状，则建议患者先观察，通过早期的干预和纠正，可能不再需要翻修手术。如果症状已经出现，那么就要考虑手术翻修。手术之前，一定要找到上次手术失败的原因，避免再次失败的可能。需要特别考虑的情况包括内侧软组织切除了多少，内侧骨赘切除了多少，跖趾关节的条件如何。从影像学上看，跖骨间角、踇外翻角和 DMAA 在术前一定要复查，以判断需要多大程度的矫形。畸形愈合出现的原因较为多样，包括不恰当的跖骨截骨方式、纠正不足、不恰当的内固定方式、截骨本身存在不稳定的特点以及跖楔关节是否存在不稳定（图 4.24）。

单纯内侧骨赘切除术后，如果出现畸形复发，那么翻修手术可以采用之前讲过的手术，如 chevron 截骨或 Akin 截骨以及远端软组织松解（图 4.25）。Akin 手术并不能改变第一跖趾关节周围的肌腱走行，也不能纠正内在的病因，因此不能单独用于处理复发的畸形。如果合并外侧足趾的跖趾关节半脱位和锤状趾，那么当它们存在症状时也应当一并处理。如果复发和 DMAA 有关，那需要行跖骨的双截骨来纠正 DMAA（图 4.26）。虽然前面我们讲过近端撑开楔形截骨术具有较高的复发率，并不建议使用，但是如果结合跖骨远端的闭合楔形截骨，维持第一跖骨的长度，那么这一术式也有不错的效果。

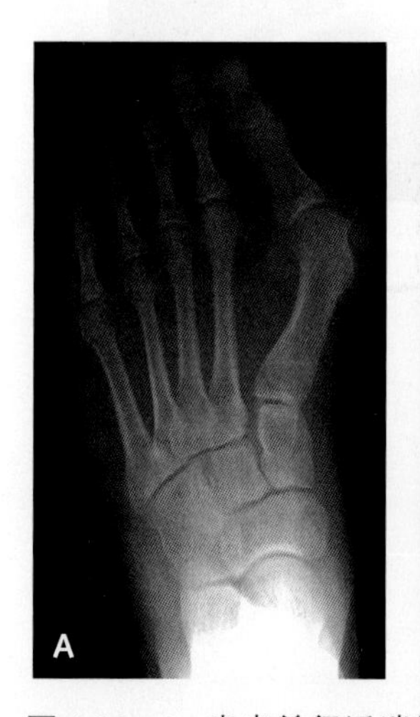

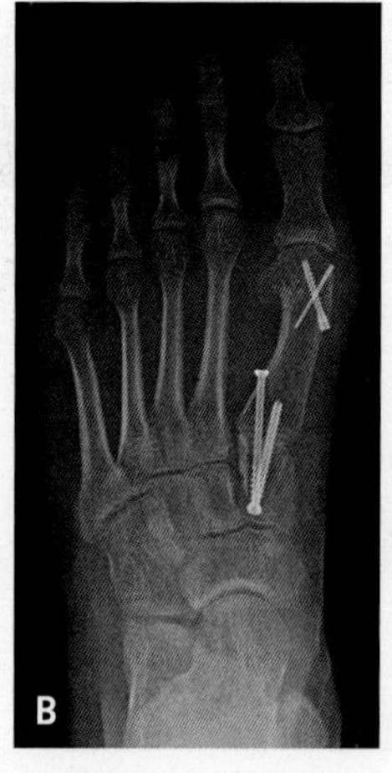

图 4.24 A. 患者曾行近端新月型截骨。因没有发现患者存在跖楔关节松弛，踇外翻畸形复发，并且手术也没有处理远端增大的关节面外翻角。B. 通过 Lapidus 手术成功纠正畸形，同时联合远端的闭合楔形截骨术处理 DMAA

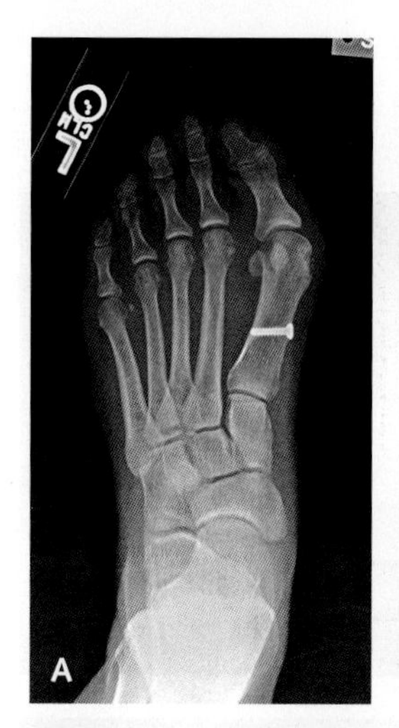

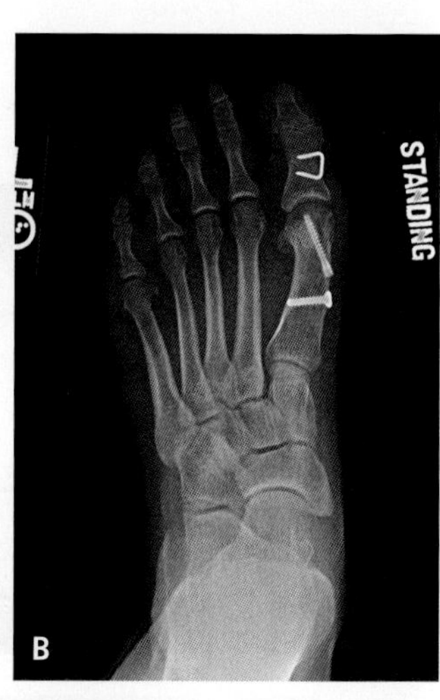

图 4.25 A. 术前患者曾有跖骨截骨手术史，但是跖骨间角纠正的太少，踇外翻复发。B. 由于畸形程度不严重，跖间角并不太大，我们采用了 chevron 截骨和 Akin 截骨恢复了足的外观

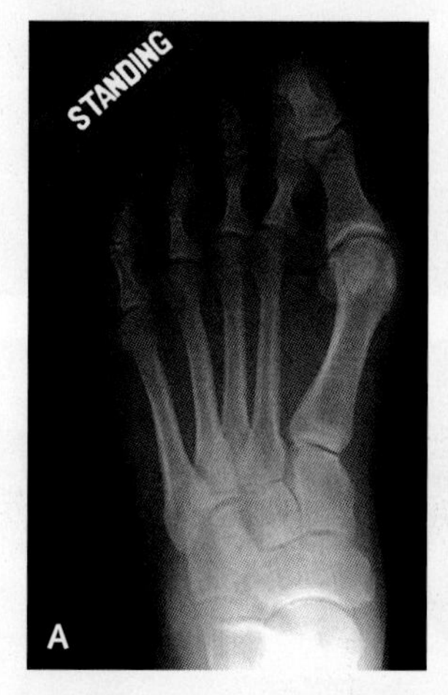

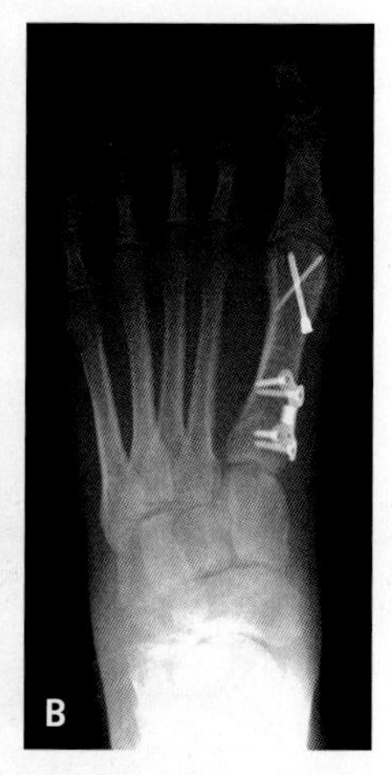

图 4.26 A. 术前影像学检查可见之前曾行踇囊骨赘切除术，患者有 DMAA 增大。注意跖骨头形态在正位片上改变，第一跖骨旋前过大，因此跖侧的髁部显露出来。这表明患者可能并没有 DMAA 增大的情况。考虑用近端的楔形截骨联合远端的闭合楔形截骨纠正畸形。B. 为纠正第二跖趾关节的畸形，采用了软组织松解术，并用克氏针固定（4 周），以保持前足的平衡。注意第一跖骨的旋后截骨纠正了异常的旋转，第一跖骨头的旋前消失

图 4.27 是一例由少见的未诊断的神经性疾病引发延迟愈合，最终形成畸形愈合的病例。因为软组织挛缩严重，局部有瘢痕、神经炎、骨缺损以及多平面畸形，同时存在畸形愈合与不愈合，因此纠正这样的畸形难度很大（图 4.28）。由于患者的跖趾关节还存在关节炎，处理相当棘手。在病例中可见，第一跖骨明显存在纠正过度，出现了跖骨间角为负角的情况。翻修手术首先要处理跖骨间角，但是由于存在关节炎，要考虑行融合手术。

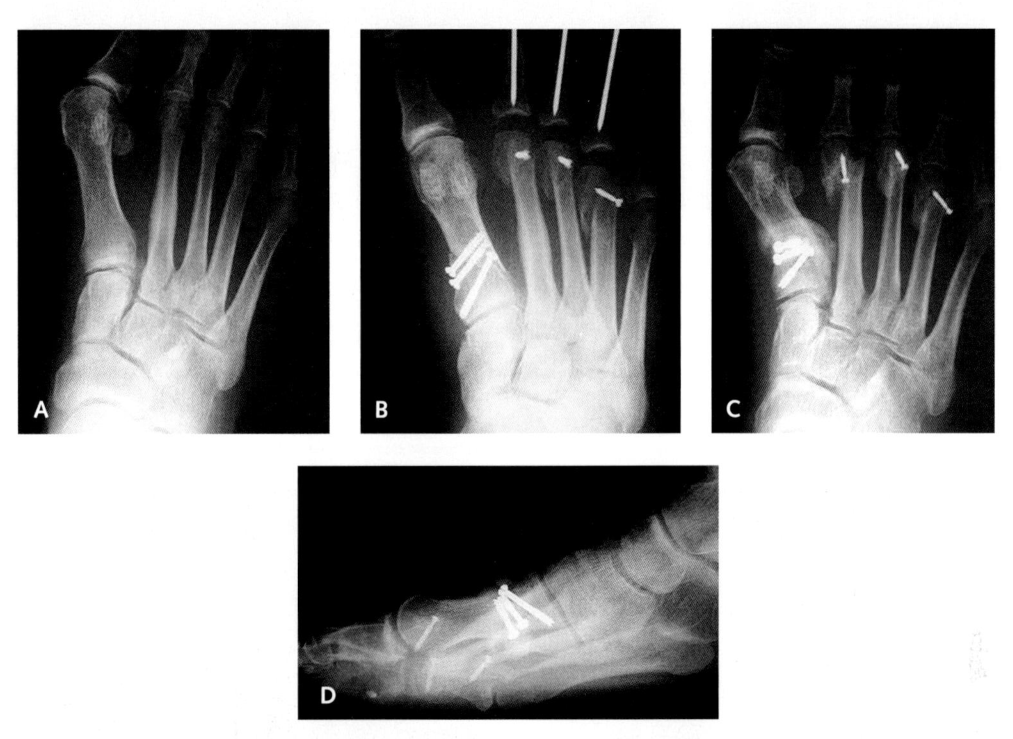

图 4.27　A–B. 患者行跖骨近端截骨，联合跖骨 Weil 截骨术治疗踇外翻畸形。C–D. 患者存在神经性疾病，但是术前未诊断。尽管术后充分制动，依然出现延迟愈合，最终出现严重的骨不愈合情况

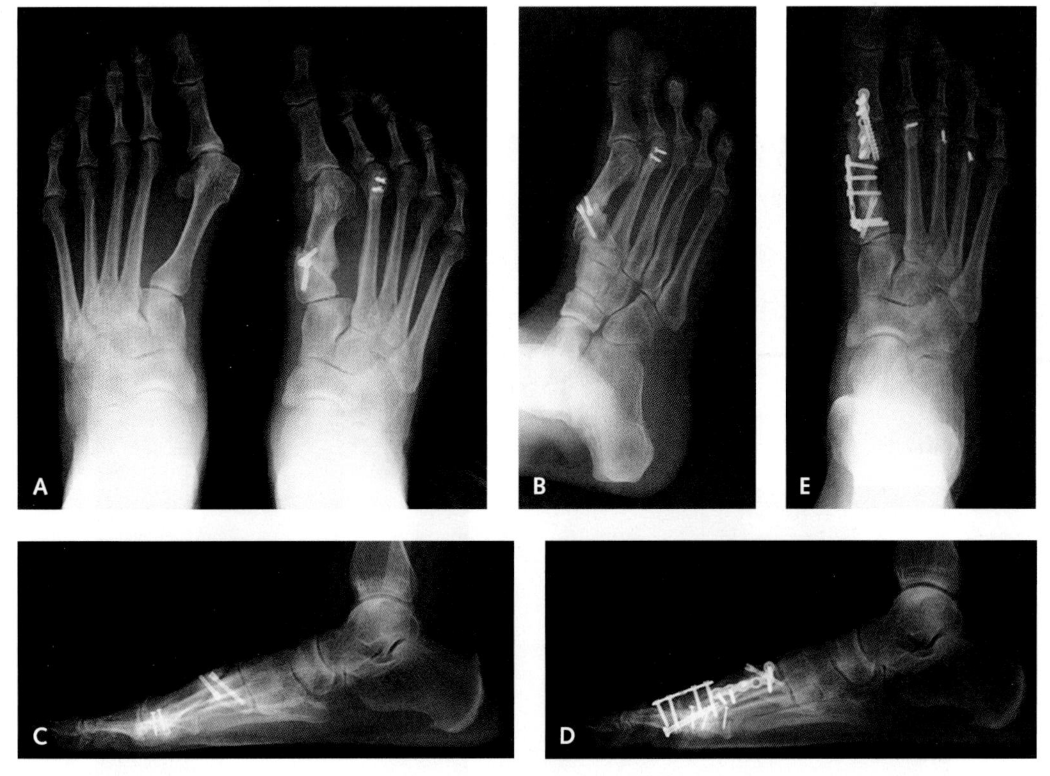

图 4.28　A–B. 严重骨畸形愈合和不愈合，合并踇内翻畸形，以及跖骨间角负值。C–E. 跖趾关节通过跖骨的截骨恢复力线，但是患者出现了关节炎，所以又同时行跖趾关节融合术

技术、技巧和注意事项

- 使用背侧切口进行踇外翻手术，会有很高的概率出现背侧关节囊挛缩、瘢痕形成以及跖屈受限等情况（图 4.29）。
- 关节置换失败后保关节手术需要采用软组织间置成形，或是关节融合术。如果关节活动度很好，但是关节存在疼痛，那么最好采用关节软组织间置成形术。图 4.30 中，患者存在双侧关节疼痛，这种疼痛为关节置换失败的并发症，需要取出双侧的假体，并植入球形的软组织肌腱填充物。
- 目前有多种经皮治疗踇外翻的手术技术在这几年开始流行，但是手术的并发症较多。报道的并发症包括骨不愈合、关节僵硬、关节炎、畸形愈合。此类手术一定要严格按近年来经皮手术技术的原则操作，以减少并发症出现（图 4.31）。

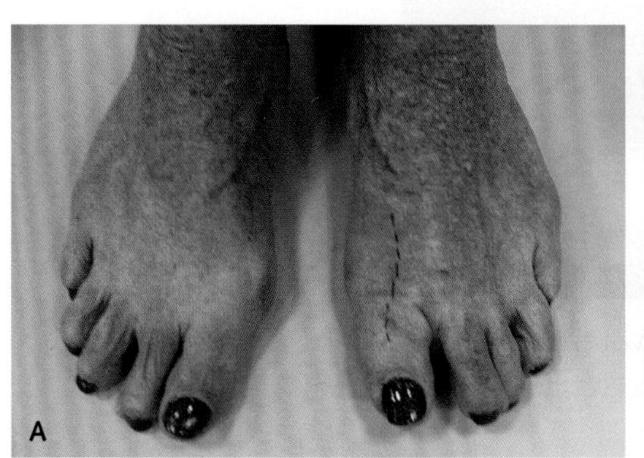

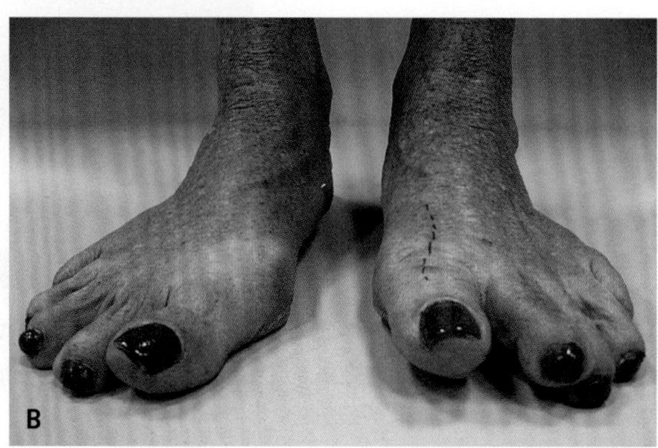

图 4.29 A–B. 患者行跖骨远端截骨术后，出现踇趾仰趾，踇趾的背伸活动受限。这可能是由于手术采用了背侧入路方法，形成的瘢痕限制了活动所致

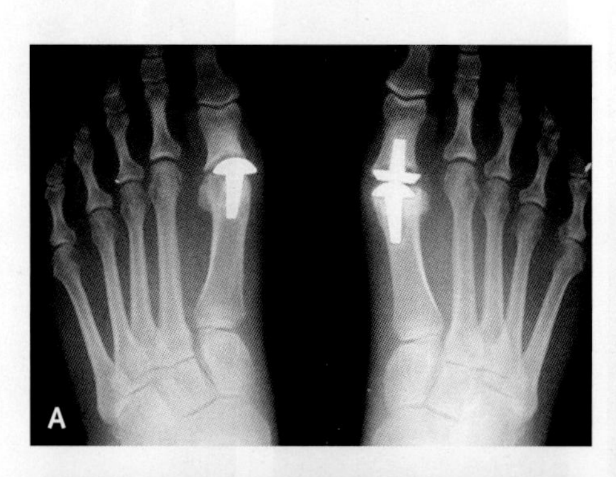

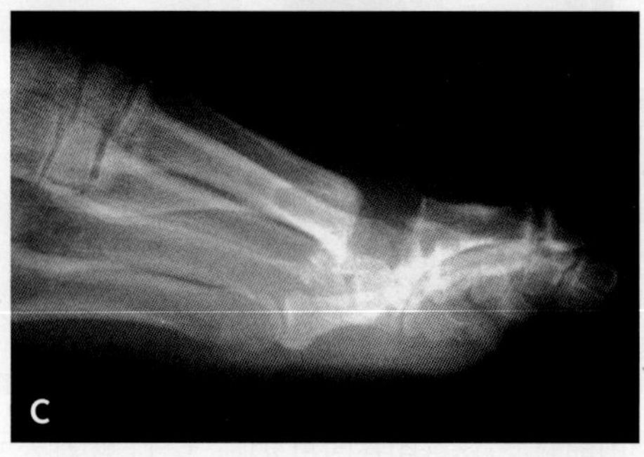

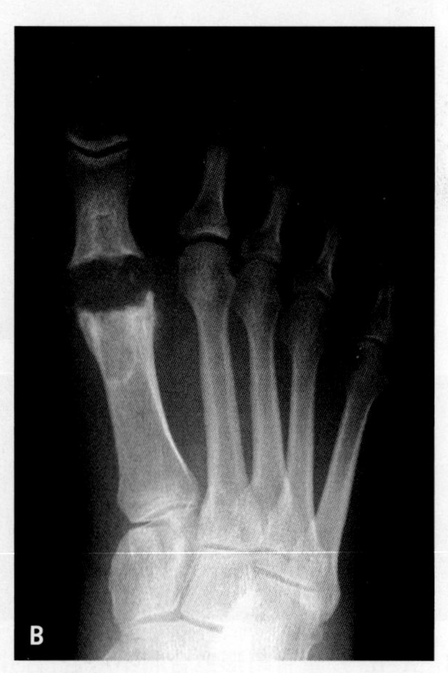

图 4.30 患者行双侧关节置换后，因双侧跖趾关节严重疼痛，活动受限来就诊。A. 只有右足存在感染。B–C. 右足首先取出了内植物，分期手术，使用肌腱球间置成形术进行治疗

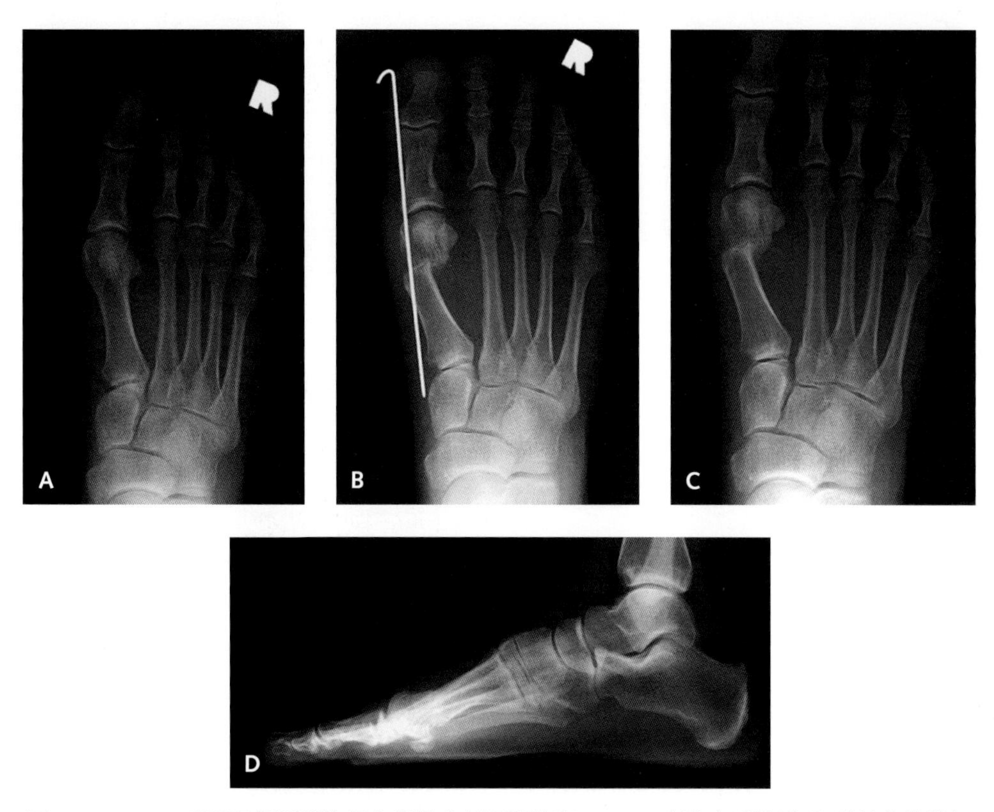

图 4.31　A–B. 采用跖骨远端的经皮截骨术纠正踇外翻。C–D. 去除克氏针后，跖趾关节非常僵硬，可见骨质出现背伸位畸形愈合，这可能与截骨面的内固定不充分有关

（王智 译　张明珠 校　张建中 审）

推荐阅读

Duan X, Kadakia AR. Salvage of recurrence after failed surgical treatment of hallux valgus. *Arch Orthop Trauma Surg*. 2012;132(4):477–485.

Ellington JK, Myerson MS, Coetzee JC, Stone RM. The use of the Lapidus procedure for recurrent hallux valgus. *Foot Ankle Int*. 2011;32(7):674–680.

Easley ME, Kelly IP. Avascular necrosis of the hallux metatarsal head. *Foot Ankle Clin*. 2000;5:591–608.

Edwards WH. Avascular necrosis of the first metatarsal head. *Foot Ankle Clin*. 2005;10:117–127.

Li SY, Zhang JZ, Zhang YT. Managing complications of percutaneous surgery of the first metatarsal. *Foot Ankle Clin*. 2016;21(3):495–526.

Myerson MS, Miller S, Henderson MR, Saxby T. Staged arthrodesis for salvage of the septic hallux metatarsophalangeal joint. *Clin Orthop*. 1994;307:174–181.

Myerson MS, Schon LC, McGuigan FX. Oznur A. Result of arthrodesis of the hallux metatarsophalangeal joint using bone graft for restoration of length. *Foot Ankle Int*. 2000;21:297–306.

Raikin SM, Miller AG, Daniel J. Recurrence of hallux valgus: a review. *Foot Ankle Clin*. 2014;19(2):259–274.

Richardson EG. Complications after hallux valgus surgery. *Instr Course Lect*. 1999;48:331–342.

Sammarco GJ, Idusuyi OB. Complications after surgery of the hallux. *Clin Orthop*. 2001;391:59–71.

Vianna VF, Myerson MS. Complications of hallux valgus surgery. Management of the short first metatarsal and the failed resection arthroplasty. *Foot Ankle Clin*. 1998;3:33–49.

第5章　踇内翻

治疗方案制定

踇内翻治疗方法的选择，主要取决于第一跖趾关节以及趾间关节的活动度。踇短伸肌与踇短屈肌常存在肌力不平衡，踇收肌与踇展肌之间也存在不平衡。与其他肌肉不平衡情况一样，畸形会逐渐加重，形成一系列程度不同的跖趾关节与趾间关节的柔性与僵硬性畸形，伴有或不伴有关节炎存在。值得庆幸的是，通常踇内翻的趾间关节可能是柔性的。随时间推移，踇短屈肌和踇短伸肌之间的不平衡会加重，形成趾间关节的挛缩。如果挛缩是僵硬性的，并有趾间关节炎存在，那么就需要行此关节的融合手术（图 5.1）。如果趾间关节存在畸形，但是还有柔性，那么我们常常保留关节，进行肌腱转位手术，而不是融合手术。单纯松解手术并不能达到理想效果，因为踇长屈肌腱存在挛缩，而且还伴有跖侧关节囊的紧张。如果手术融合了趾间关节，

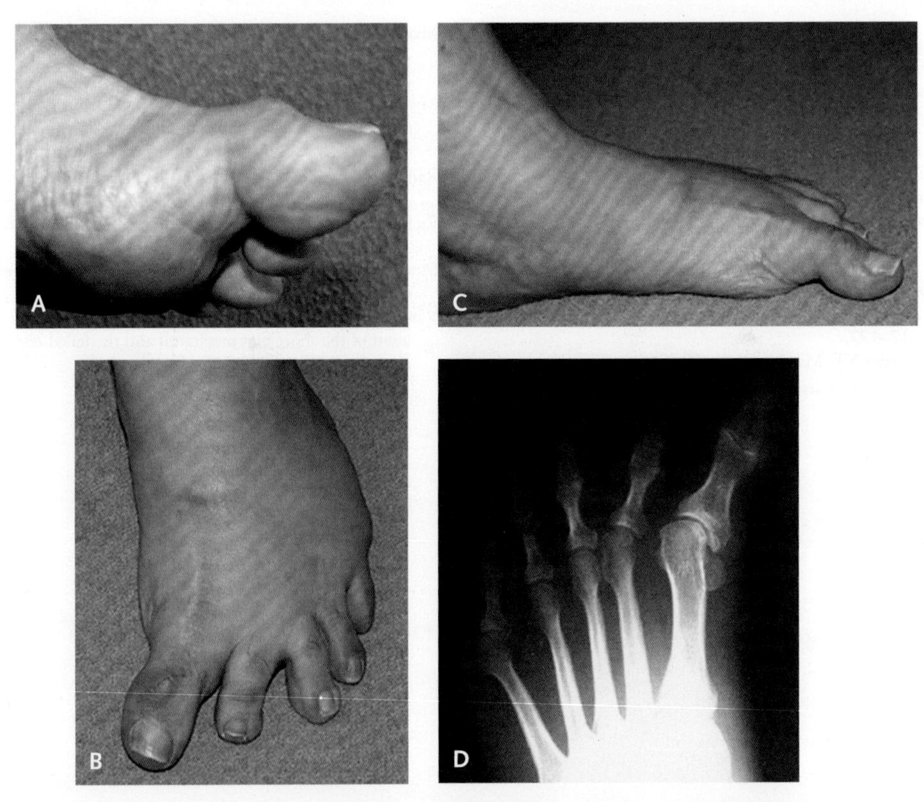

图 5.1　A–C. 患者踇内翻的外观像。D. 患者踇内翻的 X 线片。此患者跖趾关节为柔性畸形，但是趾间关节僵硬。因为畸形是可复的，因此患者很适合进行趾间关节融合手术，并且使用踇长伸肌腱的一束或是踇短伸肌腱进行肌腱转位

跖趾关节的畸形中的动态不平衡一定要纠正，可通过肌腱转位或是肌腱固定重建韧带的手术恢复稳定性。

保留跖趾关节的活动度是最理想的治疗结果，但是这常常不容易实现，因为患者常有关节挛缩和关节炎存在。如果使用肌腱转位和肌腱缝合恢复平衡性，那么首先跖趾关节要有活动度并且存在的畸形为柔性畸形。有时，跖趾关节的活动度并不能明确，被动纠正跖趾关节并不能确定关节的状态。图5.2所示病例展示中可见踇内翻存在，挤压踇趾可到外翻位，说明关节存在柔性。但是这样的柔性需要通过影像学检查和临床检查来进行验证。患者坐位时，单纯可以复位踇趾到中立位或是外翻位并不能确定关节可复。同样的操作还要在患者站立时进行。站立时负重作用于踇趾，医生可以更清楚挛缩的范围与影响程度。

如果有跖趾关节的挛缩并存在僵硬性畸形，关节位于内翻位，同时伴有背伸，那么就不可能通过软组织或肌腱转位来达到平衡，此类患者需要进行关节融合术处理（图5.3）。有的患者还可以考虑行关节间置成形手术，因为不建议把跖趾关节和趾间关节都行融合固定。当两关节都存在问题时，比如跖趾关节有关节炎，趾间关节有僵硬性的挛缩，那么手术选择会很困难。此时考虑采用趾间关节融合手术联合跖趾关节的间置成形手术进行治疗。

当条件允许时，尽量采用肌腱转位术来治疗踇内翻。跖趾关节的僵硬性关节炎病变，是肌腱转位手术的禁忌证。临床有时可见到跖趾关节尽管还有活动度，但软组织和肌腱的平衡无法达到的情况。这样的病例见图5.4，此患者有很长的第一跖骨，并存在踇展肌和踇收肌不平衡。此时可以考虑进行关节融合或是关节间置手术，不过我们更倾向于通过短缩第一跖骨（此处可选择scarf截骨）放松原有的关节周围肌肉挛缩状态，然后再通过肌腱转位术达到软组织平衡。

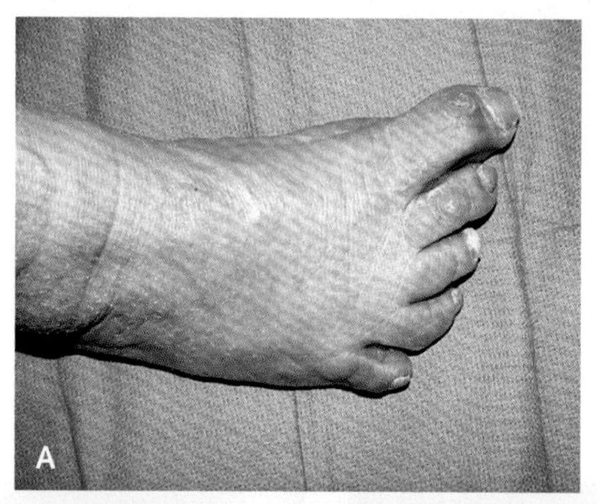

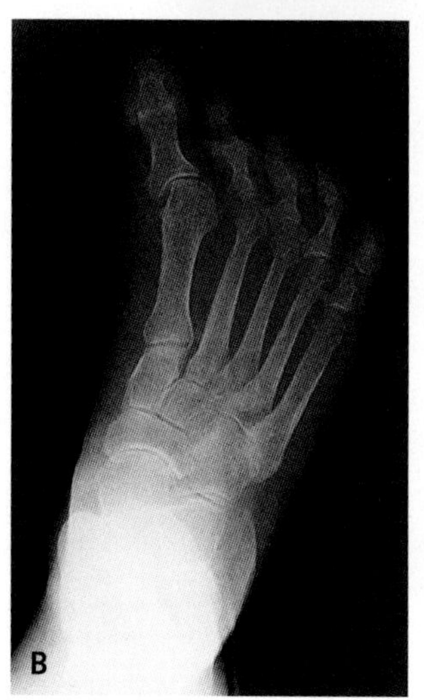

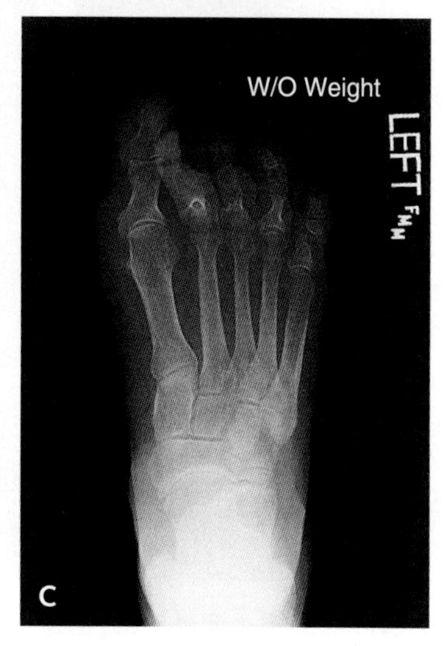

图5.2 A–B. 患者表现为柔性踇内翻畸形，伴有外侧趾内翻。C. 为了进一步检查跖趾关节的柔性，把踇趾用胶带固定于外翻位。固定后可以恢复跖趾关节的力线

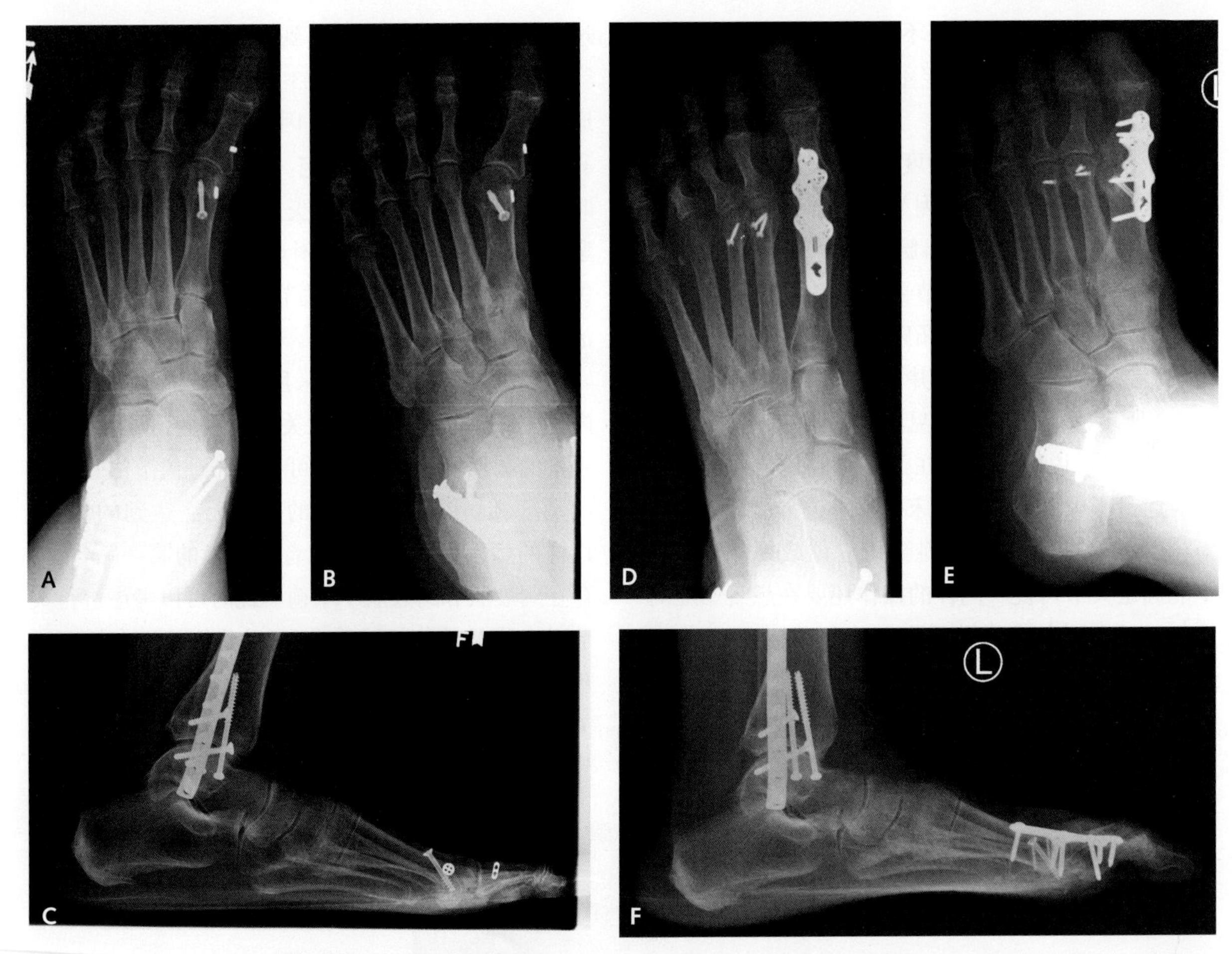

图 5.3 A-B. 通过线扣技术修复踇内翻畸形失败，踇内翻畸形仍然存在，并有关节内的疼痛。B 图可见患者第二、三跖骨较长，已经出现第二、三趾严重的跖痛症。C-F. 由于畸形复发，并有关节持续疼痛和跖骨痛，尽管跖趾关节仍为可复畸形，我们还是采用跖趾关节融合手术治疗，并短缩了第二、三跖骨。虽然我们认为这样的治疗很合适，可是患者并不满意，术后足趾僵硬。此病例提示尽管医生可以改善术后片子的外观以及改善足的生物力学状态，但是患者认为的效果并不一定与之一致

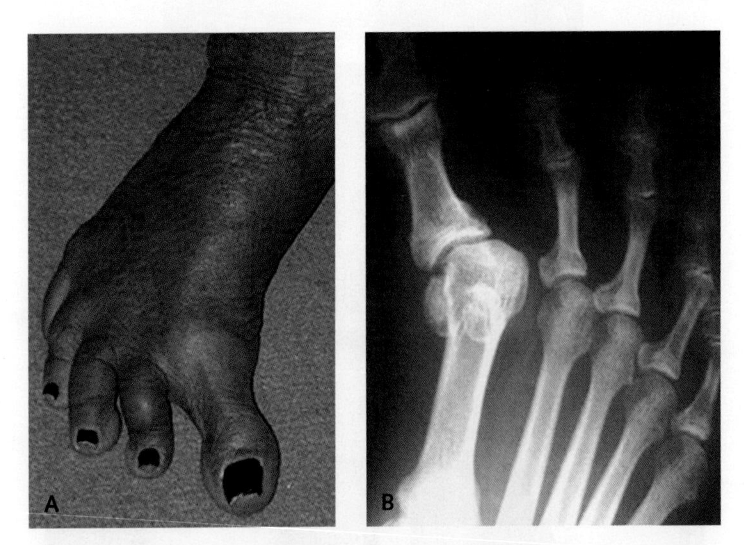

图 5.4 A. 这是个柔性畸形，但是跖趾关节存在外观上不可见的异常改变，考虑行肌腱转位手术。可以短缩第一跖骨，也可以行关节融合手术，或关节成形手术，同时还需要处理外侧足趾的畸形。B. 尽管踇趾是可复的，可以通过关节融合恢复力线，但是外侧足趾没有必要一定恢复到中立位，也有可能将来要再次进行手术处理

软组织纠正

我们把纠正踇内翻畸形的手术方式分为以下几大类：软组织手术（线扣固定、踇长伸肌或短伸肌转位或肌腱固定、踇展肌转位）；骨性手术（第一跖骨截骨、踇趾近节趾骨截骨）；关节手术（趾间关节融合术、第一跖趾关节的间置手术或融合手术）。行软组织手术时，术后一定要平衡跖趾关节的力量。因此踇展肌腱需要延长、切断或是转位，内侧的关节囊切开同时还要结合外侧软组织的稳定。这些软组织操作不需要在第一跖趾关节融合术中进行。如果术后立即出现踇内翻畸形，通常是内侧关节囊重叠缝合过度，跖骨力线不良引起，此时可以通过外翻绷带固定踇趾于外翻位，拉伸内侧关节囊，以减少畸形出现的可能。如果踇内翻还存在，而没有跖骨间角的过度纠正，那么松解踇展肌或是内侧关节囊足以纠正内翻。当患者存在 IMA 纠正过度时，需要再次行跖骨截骨术或是跖楔关节融合术。这样的骨性纠正应当尽早进行，以减少软组织挛缩引发的问题。

肌腱转位术

有多种肌腱转位手术可以用于纠正动力性畸形。文献中已经报道过使用整条踇长伸肌腱联合趾间关节融合的治疗方法，但是这一术式不是我们使用的术式。即使患者有趾间关节炎，需要在手术中融合趾间关节，我们还是更喜欢使用一半踇长伸肌腱的转位手术，保持一部分踇趾背伸的能力（视频 5.1）。如果趾间关节为可复畸形，那么不需要行融合术，可以采用取部分踇长伸肌腱的术式（劈开使用部分肌腱），或是整条踇短伸肌腱的术式（图 5.5 和图 5.6）。肌腱固定术（tenodesis）与肌腱转位术（tendon transfer）有明显的差别，肌腱转位术可以纠正部分畸形，但是肌腱固定术是利用静态结构进行稳定，可见图 5.6。两种术式都可以使用踇长伸肌（extensor hallucis longus，EHL）肌腱或踇短伸肌（extensor hallucis brevis，EHB）肌腱，两种术式（肌腱固定或是转位）都可达到治疗的目的。

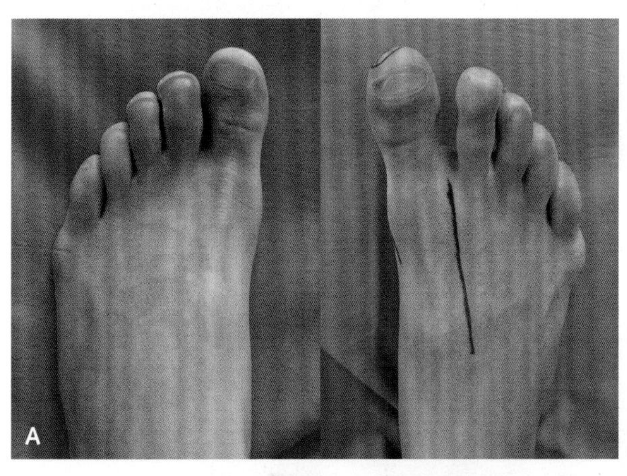

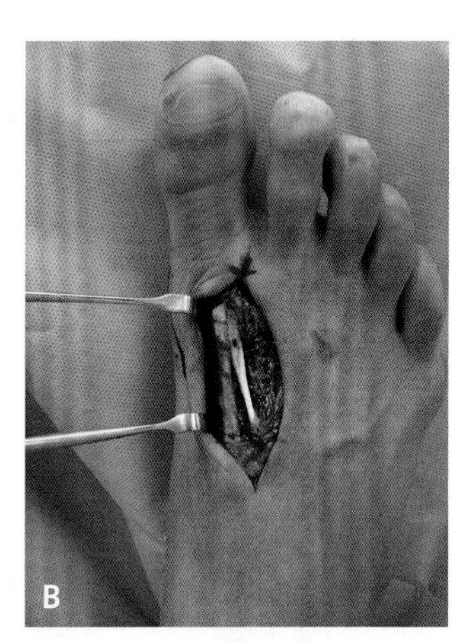

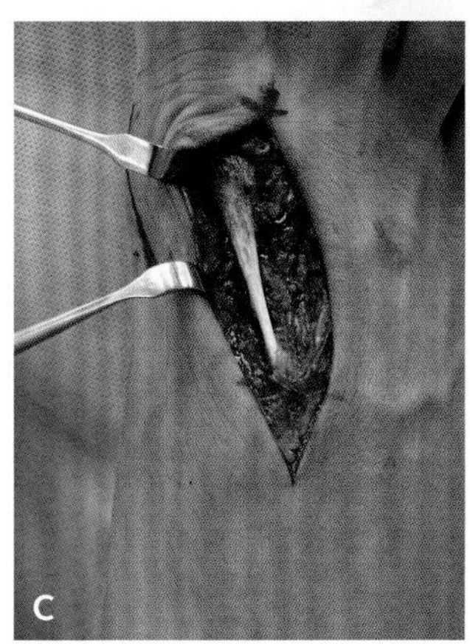

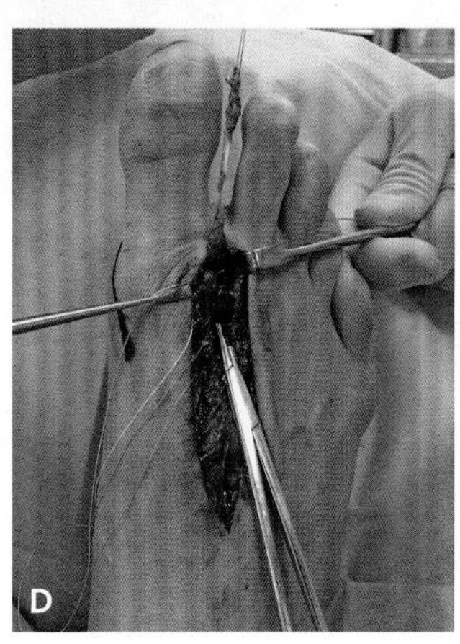

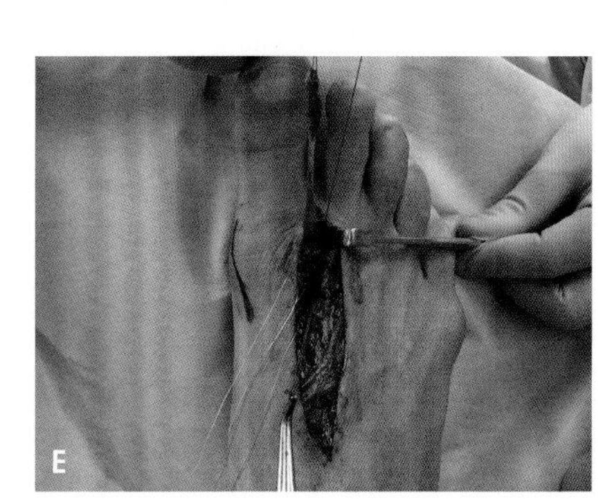

图 5.5　肌腱转位术。A. 患者因创伤后踇内翻就诊，可以清楚发现右踇趾存在不对称的畸形。B. 在第一、二趾蹼间隙切开，找到踇短伸肌（EHB）肌腱和踇长伸肌（EHL）肌腱。C. 这一切口可以有利于我们术中取 EHL 腱体，因为有些患者 EHB 很细小，或是因创伤已经断裂，无法用于转位手术。在内侧找到 EHL，分离 EHB。D. 将肌腱在腱腹移行区切断，用 2–0 缝线交叉锁边缝合标记，用一个直角钳从近向远，穿过跖骨间横韧带的深部。E. 找到标记线，牵引到近端。

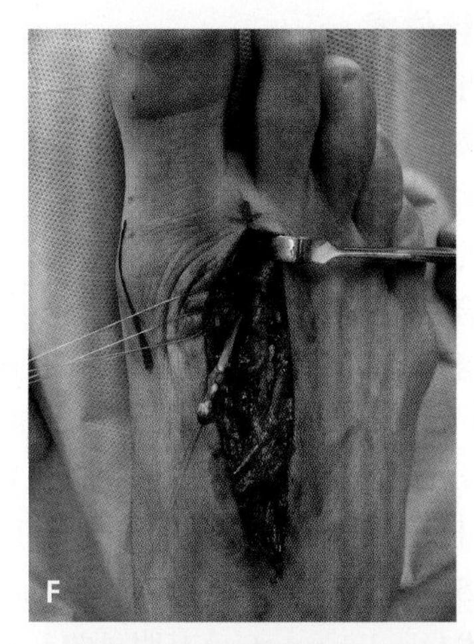

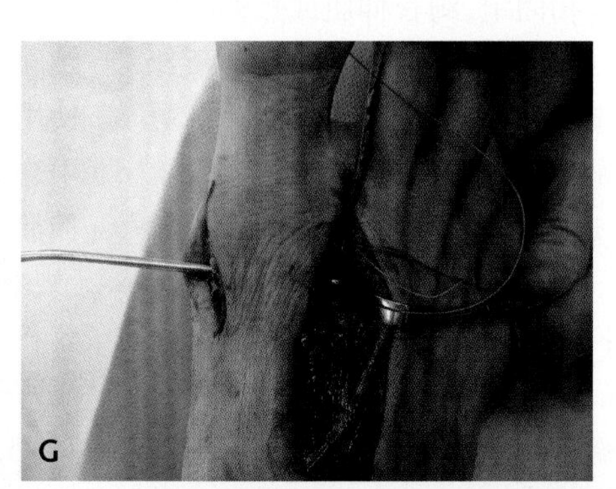

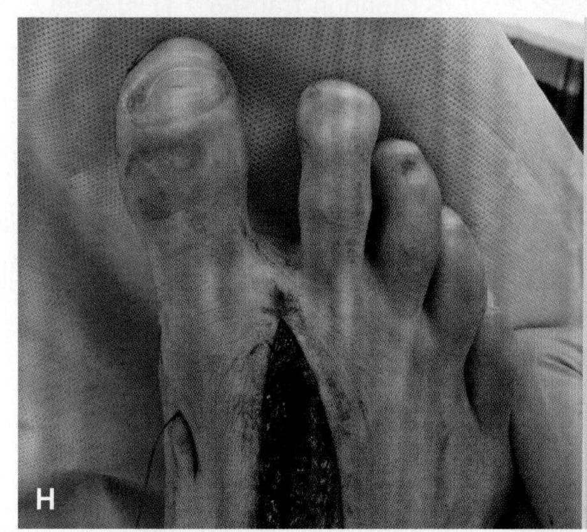

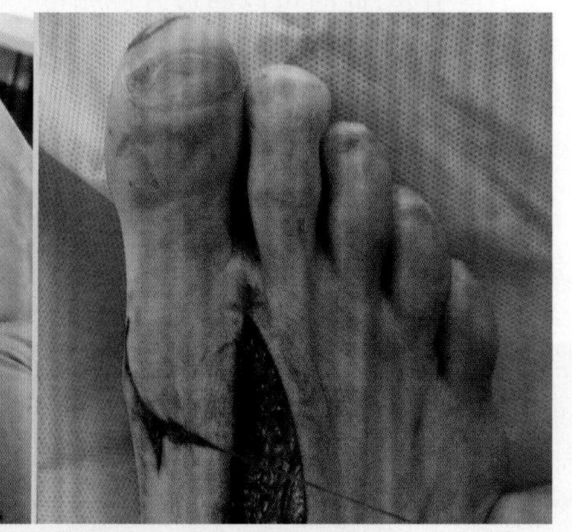

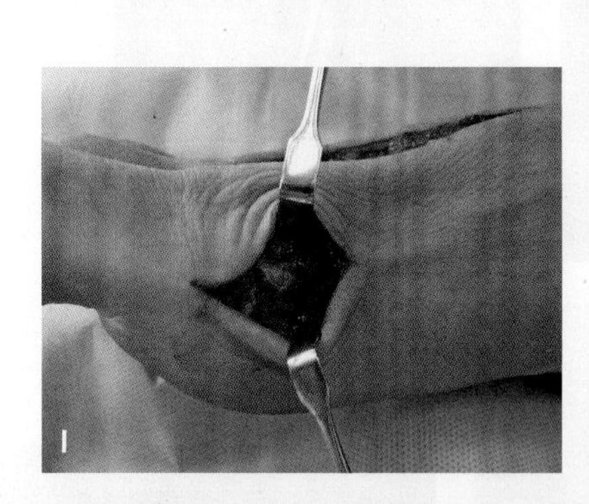

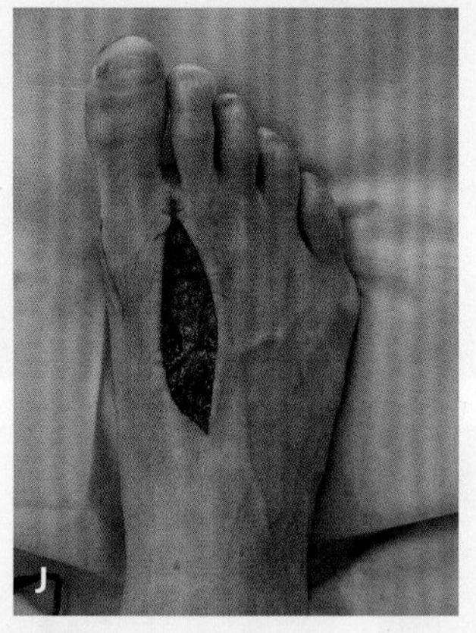

图 5.5（续） F. 肌腱牵引到切口近端，如果需要，可以和外侧关节囊编织缝合。G. 使用 3.5 或 4.0 钻头从内向外打孔，直径根据取出腱体的粗细来决定。利用吸引器头把标记线从外侧向内侧吸出，此操作可省去过线器。注意内侧切口必须做，以延长踇展肌腱或是行跖趾关节的关节囊切开，以提供关节囊周围充分的韧带张力平衡。H. EHB 穿骨道后，维持适合的张力，此时畸形会纠正。I. 踇趾内侧行踇展肌松解后的外观，把转位的肌腱缝合到了背侧骨膜。J. 术后最终的外观，踇趾畸形纠正，在此病例中我们没有使用线扣，仍然达到了牢靠的固定效果

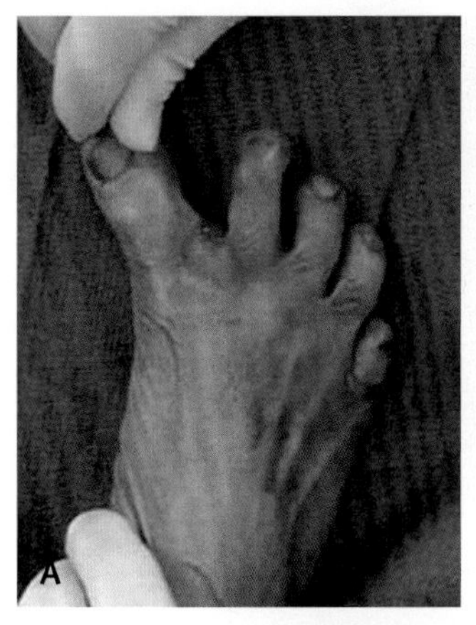

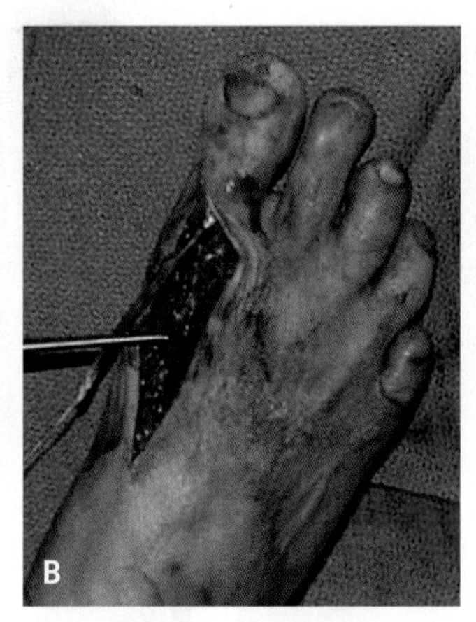

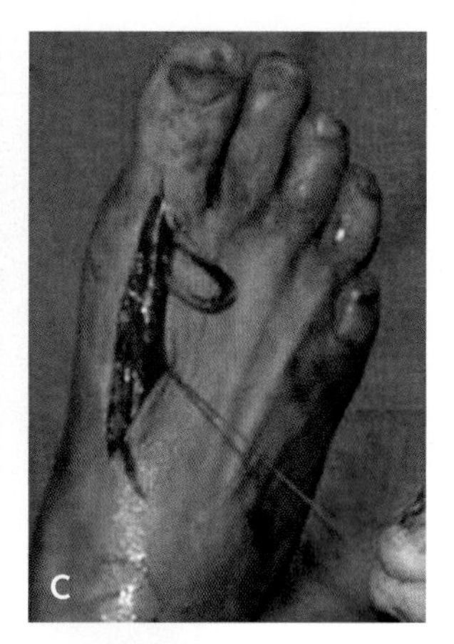

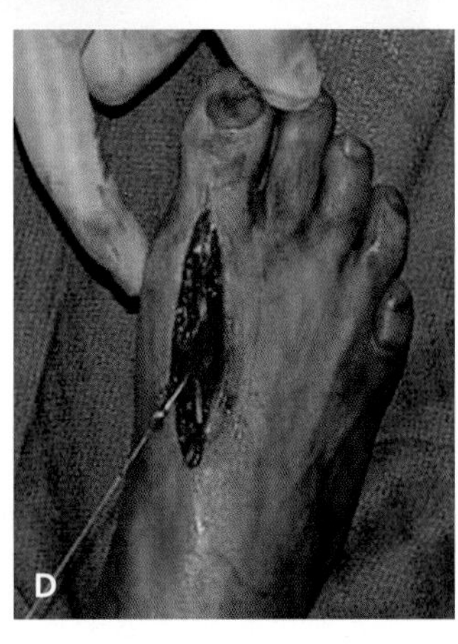

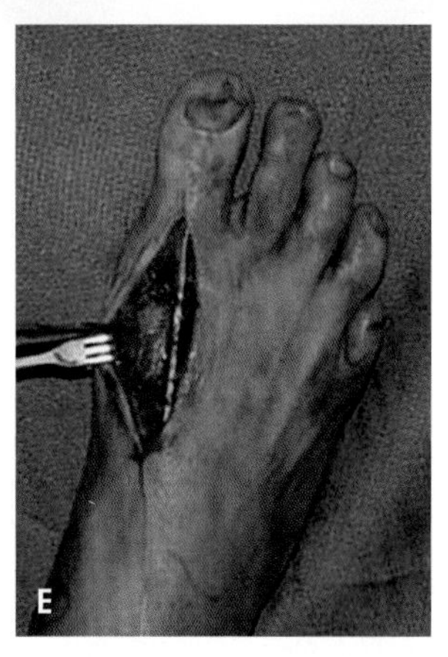

图 5.6　这一柔性畸形利用了踇长伸肌腱的一束进行了修复，患者的踇短伸肌腱缺如。A. 检查见踇趾为柔性。B–C. 从近端向远端取出一束肌腱后，将其用硬膜外穿刺针穿回。D. 肌腱牵拉到合适张力，手推踇趾到内翻位，检查腱固定后力量如何。E. 肌腱穿过一个跖骨上的 3mm 直径骨道后固定

我们使用踇长伸肌腱一部分转位时遇到的问题是肌腱从近端向远端劈开时，使用外侧半进行转位后，内侧半总是不能保持理想的张力。无法避免剩余的半根肌腱张力不平衡或是失去张力。这一转位术会明显延长内侧半肌腱，造成踇趾背伸无力。另一种手术方式就是使用踇长伸肌腱的一半进行肌腱固定手术，这与踇短伸肌腱从远向近端固定的方式一样。总之，当患者的跖趾关节和趾间关节存在活动度时，我们更喜欢保持踇长伸肌腱的完整，采用踇短伸肌腱移位或是行肌腱固定。

通过背侧纵行切口，在踇长伸肌腱的外侧找到踇短伸肌腱，仔细地把它从踇长伸肌腱边上以及伸肌腱支持边上分离出来。在近端，腱腹移行处靠近第一跖骨基底处切断踇短伸肌腱。向远端仔细分离至跖趾关节，并松解伸肌腱帽。如果操作不当，最坏的结果是在远端不小心切断了肌腱止点。如果肌腱远端的止点太细，可以使用缝线固定以加强其与腱帽的连接。之后采用细针和 2–0 缝线在切断的近端挂线，然后把肌腱从远向近穿过跖骨深横韧带。穿过时，可以用一个钝尖锥形弯针（动脉瘤针）导引（这样会更简便），或是使用直角钳辅助操作。肌腱并不是一定要穿过跖骨深横韧带，任何位于第一跖间隙有强度的瘢痕或是条索样结构都可以利用（视频 5.2）。

术中采用踇短伸肌转位术时，肌腱要使用 2–0 不可吸收线重新缝回切断处，缝合时要保持适当的张力。动态重建总是优先于肌腱固定术，因为肌腱固定只是用于踇短伸肌断裂，或是长度不足的情况，不能重新缝回自身。行肌腱固定术时，从内侧向外侧在第一跖骨颈部远端钻孔。然后肌腱穿过此孔，维持张力在合适的强度。在固定肌腱之前，要注意关节充分平衡。我们通常会在松解内侧关节囊以及踇展肌后，使踇趾位于中立位。此时踇短伸肌腱的长度足以能够缝回背侧骨膜，缝合时采用不可吸收线。当踇短伸肌腱瘢痕化、断裂或是缺如时，我们采用踇长伸肌腱的肌腱进行固定手术。此肌腱固定的

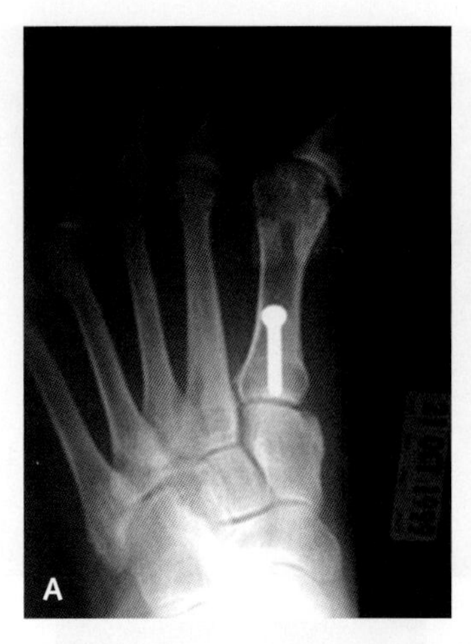

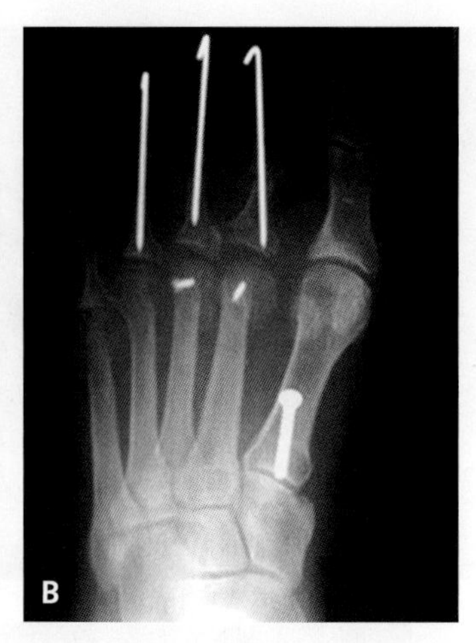

图 5.7 这是一个柔性畸形。在用手法活动踇趾的跖趾关节的过程中既没有异常，也不存在疼痛。A. 存在第二跖趾关节脱位和严重的第三、四跖趾关节半脱位。B. 通过踇短伸肌腱固定术纠正畸形，第二、三、四趾间关节行融合术，第二、三跖骨行截骨短缩，克氏针固定至术后 4 周

方式同踇短伸肌腱的手术。不过此肌腱有更长的行程，通过劈开一条肌腱，穿过钻孔，它可以再绕回自身位于跖骨背侧的断端。

完成肌腱固定手术后，踇趾应当休息于中立位，而不是通过外力推挤到中立位。因此不必在手术中采用克氏针固定跖趾关节。我们更喜欢让踇趾位于纠正过度的位置，即轻度外翻位保持 2 个月（图 5.7）。术后患者可以穿术后前足减压鞋立即负重活动。4 周后穿硬底鞋。8 周内禁止患者进行足趾推进活动以及跖趾关节屈伸活动。

如果患者的踇长伸肌肌腱和踇短伸肌肌腱已经损伤，那么踇展肌转位术是合理的手术。当患者跖趾关节具有活动度，而前一次纠正踇内翻的手术已经使用踇短伸肌肌腱和踇长伸肌肌腱时，那么此术式也是一个很好的选择。当患者的踇长伸肌和踇短伸肌已经丧失功能，踇趾力量弱，那么患者的主要问题还是主动背伸无力（图 5.8）。此时都会考虑到使用踇展肌，因为内侧关节囊结构挛缩。有时关节也可能还有活动度，但是通常也都需要做内侧的松解，以及踇展肌的松解。既然要松解踇展肌，为什么不利用它进行肌腱转位手术呢？从踇展肌近节趾骨的止点处松解肌腱，取尽可能长的肌腱。要仔细分离短屈肌腱，保留籽骨复合体的完整性。肌腱穿过跖骨头的下方，可以在籽骨的上方或下方，牵向外侧，然后再固定到近节趾骨的基底部。我们通常使用一个小锚钉固定在趾骨外侧，同时建立合适的张力。

线扣技术

在这几年间，踇展肌松解以及线扣固定牵拉的联合手术被广泛运用，取代了肌腱固定和肌腱转位的手术。这一手术不会影响踇长伸肌和踇短伸肌的功能，可以通过线扣结构收紧锁定至需要纠正的位置，因此对医生具有很大的吸引力。我们也采用了这一手术技术，不进行肌腱移位，这对于轻度的患者很有效。但是这种方案缺少软组织的重建，单独应用可能有复发的风险（图 5.9）。我们最早采用的线扣是 Arthrex 的 mini-tightrope，利用它制作一个静态的稳定结构，辅助我们的动态稳定技术（肌腱固定术或肌腱移位术）。和韧带修复相比较，我们感觉这一手术更有优势。这一联合手术如果运用于其他韧带结构的修复也比较合理，因为单独一个骨科内植物很难控制畸形，一定需要结合软组织的重叠缝合来进行。这一技术中最先考虑的是施加张力的顺序。我们喜欢首先运用踇短伸肌的张力使踇趾复位，然后调整软组织张力。之后把线扣从第一跖骨颈部的内侧穿到外侧。在趾骨上再钻一个 2.7mm 的孔。有时踇短伸肌太粗，不能穿过跖骨颈部，那么就需要 3.5mm 的钻开孔，注意不要损伤线扣结构。固定踇短伸肌到内侧关节囊和踇展肌后（在松解的近端），再调整线扣的张力，稳定保护手术的修复结构（图 5.10）。康复过程与单纯的肌腱转位术和肌腱固定术相同。

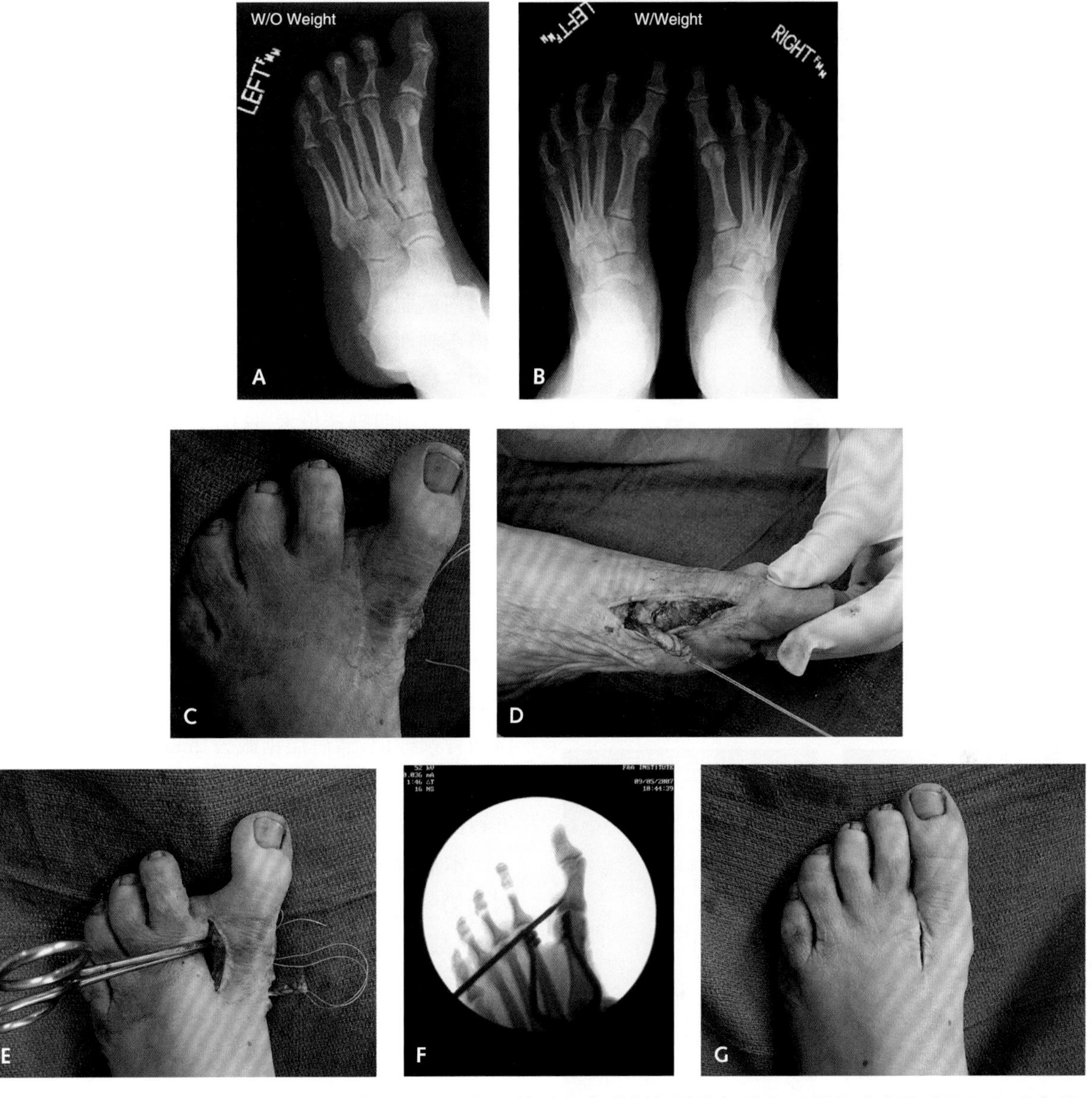

图 5.8　患者的跗内翻需要治疗。该患者的跗内翻与之前手术中腓侧籽骨的切除和因脊柱手术导致的足下垂有关。A–C. 注意跗趾的内翻和整个足部的姿势异常。D. 切断跗展肌。E. 在跖骨头下方穿过并用钳子在外侧引出肌腱。F. 术中透视检查，使用锚钉把肌腱缝合到近节趾骨基底部。G. 术后外观

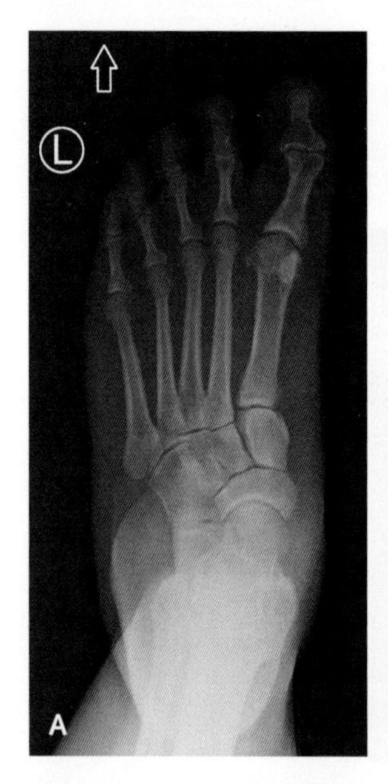

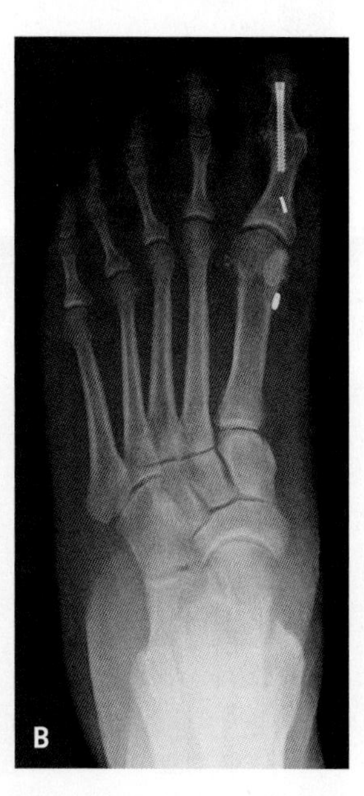

图 5.9 A. 患者长期存在踇内翻以及趾间关节炎，跖骨不存在严重畸形。B. 用线扣技术纠正内翻的同时行趾间关节融合术以处理趾间关节炎，但是没能纠正内翻。趾间关节融合术创造了一个长力臂，会影响修复。如果不行软组织重建，单纯的线扣固定不能维持稳定性。我们仅对创伤性的患者单独使用线扣技术。对于长期的类风湿畸形的纠正，我们更喜欢使用软组织重建联合线扣技术固定的方法来进行

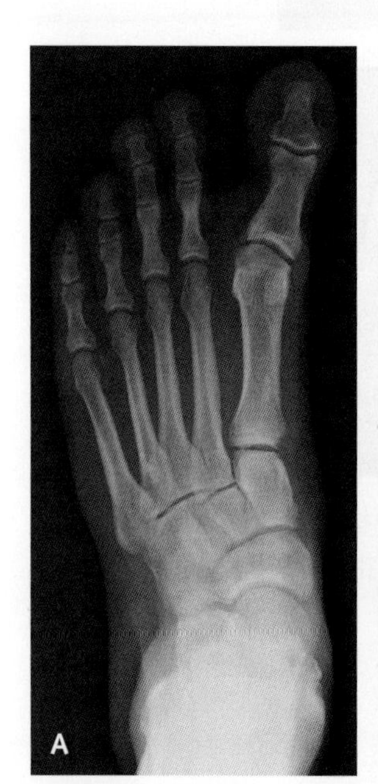

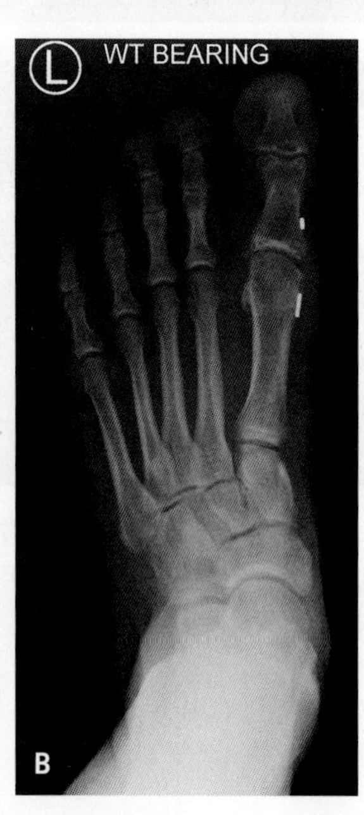

图 5.10 A. 患者 1 年前因创伤出现踇内翻畸形。B. 联合踇短伸肌腱固定以及微型线扣修复技术，纠正了畸形。术后 6 个月，患者可以完全恢复体育活动

跖骨翻修截骨

由第一跖骨的畸形引发的踇内翻是单纯肌腱手术纠正踇内翻的禁忌证（图 5.11）。踇内翻在远端跖骨截骨后出现，通常伴有跖骨头的内翻或外翻畸形愈合，这一点值得注意。当存在外翻畸形时，踇趾会因为踇展肌的挛缩向内侧脱出关节面（图 5.11A）。踇内翻可能出现于远端（图 5.11A）或是近端（图 5.11C）截骨术后，畸形可能是可复的，也可能是僵硬的。畸形的产生是跖骨纠正过度的结果。跖骨纠正过度，形成了跖骨间负角，引起跖趾关节向内侧脱位，踇趾内翻。如果第一跖骨的畸形愈合得不到纠正，那么单纯肌腱转位手术不能恢复软组织平稳。纠正跖骨的力线异常需要截骨，并一定要联合应用肌腱转位术，这两类手术要同时完成。

不论畸形的程度如何，手术中一定要纠正跖骨的力线。跖骨力线的纠正可以改善踇趾的力线，即使关节的活动度可能因此而受到影响，手术整体来看还是有利的。比如在图 5.12 中，患者为柔性跖趾关节畸形，僵硬性趾间关节畸形，远端跖骨截骨术后外翻畸形愈合。通过内侧切口显露至跖趾关节，踇展肌在趾骨止点处切断。关节囊切开后，在透视下做跖骨颈标记，然后摆锯截去 2mm 的小楔形。使用一个微型 L 形接骨板固定，然后踇展肌在跖骨颈下方转位至关节外侧，缝线固定至近节趾骨。

术后即刻出现的踇内翻畸形处理相对简单，因为第一跖骨不存在畸形愈合。对于多数此类畸形，内翻是由于过度松解踇收肌复合体，或是过度紧缩内侧关节囊引发的。在这两种情况下，关节都还存在柔性，把踇趾向外翻位置包扎，就可以解决此类问题，应当在外翻位紧固包扎 3 个月。由于第一跖骨的力线，这样的操作不会引发踇外翻的复发（图 5.13）。如果内翻畸形是由关节囊过紧引发，则不太容易复位，此时需要考虑进行内侧关节囊的松解以及踇展肌的松解。这样的手术需要关节存在柔性，并有活动度，此外跖骨不能有畸形愈合（图 5.14）。关节囊松解术后，踇趾在外翻位固定 2 个月。如果跖骨间角存在纠正过度，那么需要行跖骨截骨，或是第一跖楔关节融合，这一手术应当在术后发现问题后尽早进行，以避免继发的软组织挛缩出现。

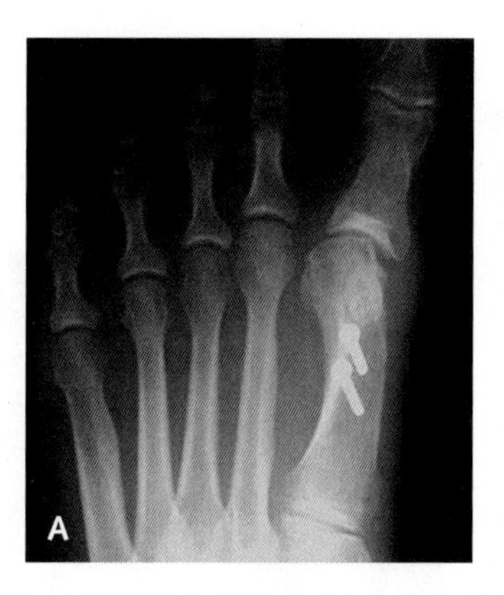

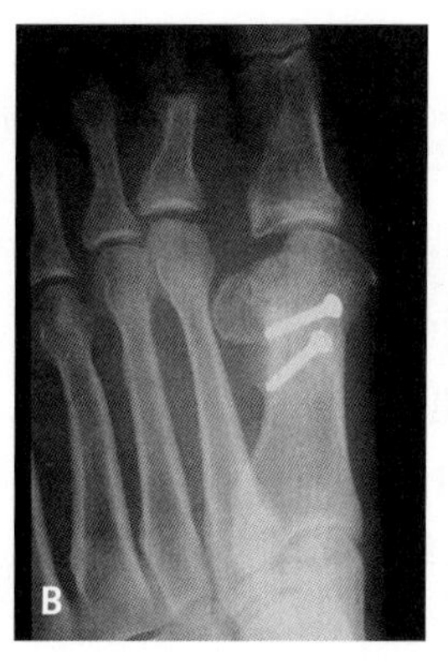

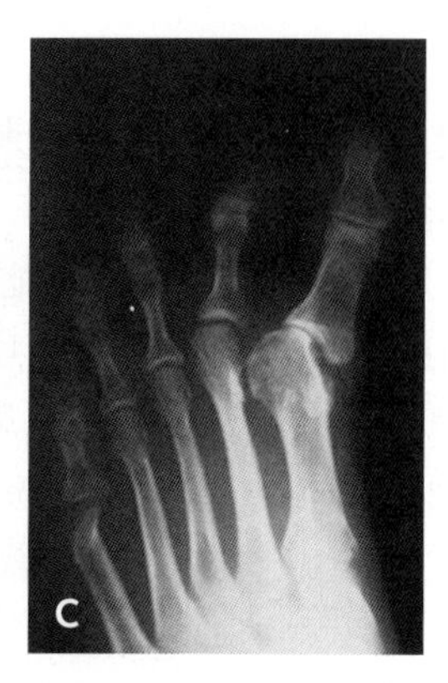

图 5.11　在这一类病例中，跖骨截骨畸形愈合是造成踇内翻的原因。A–B. 纠正畸形的骨愈合后，还要行肌腱转位手术。C. 病例中我们采用第一跖趾关节融合术

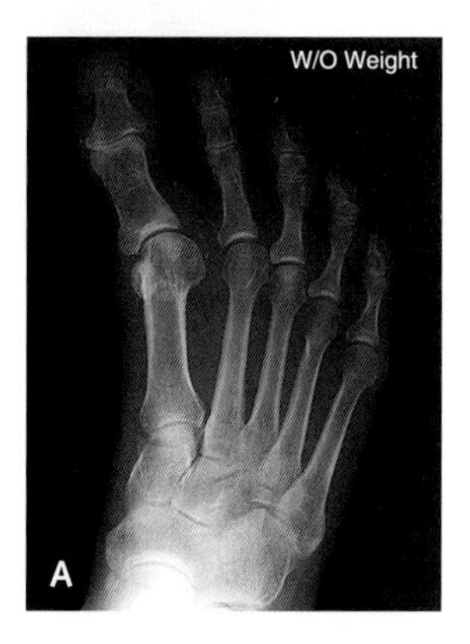

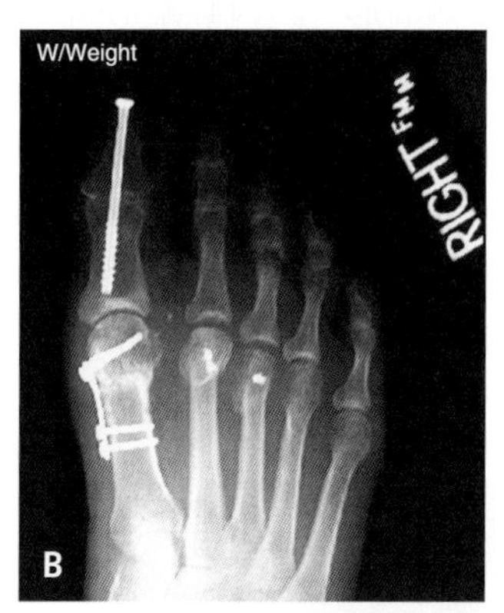

图 5.12　A. 远端跖骨截骨术后外翻畸形愈合，此外腓侧籽骨切除，导致踇趾畸形，患者有僵硬性的踇趾趾间关节畸形，跖趾关节为柔性畸形。B. 通过内侧楔形闭合截骨矫正畸形，同时行趾间关节融合，踇展肌转位术和第二、三跖骨截骨术

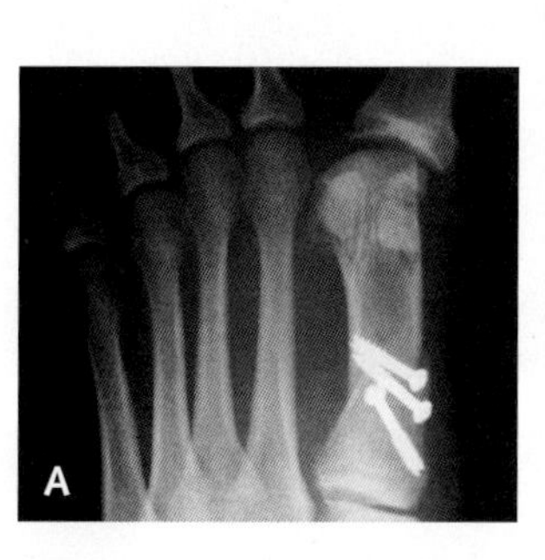

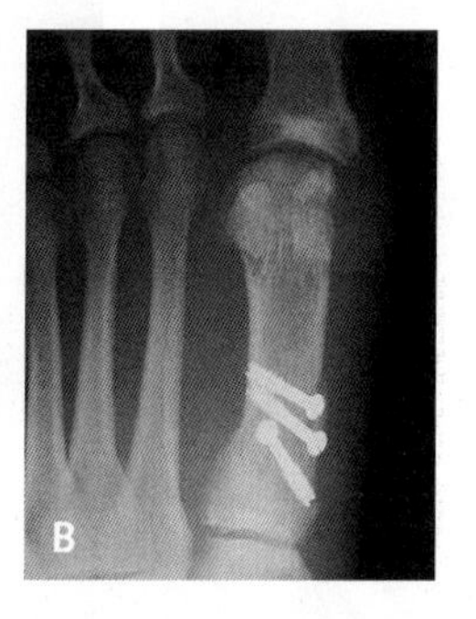

图 5.13　A. 患者为纠正踇外翻畸形，进行了 Ludloff 跖骨截骨术。在术后第一次 X 线复查时，出现了踇内翻。B. 通过胶带捆绑踇趾到外翻位 8 周后，踇趾外侧关节处的瘢痕粘连，使踇趾力线恢复到了理想的位置

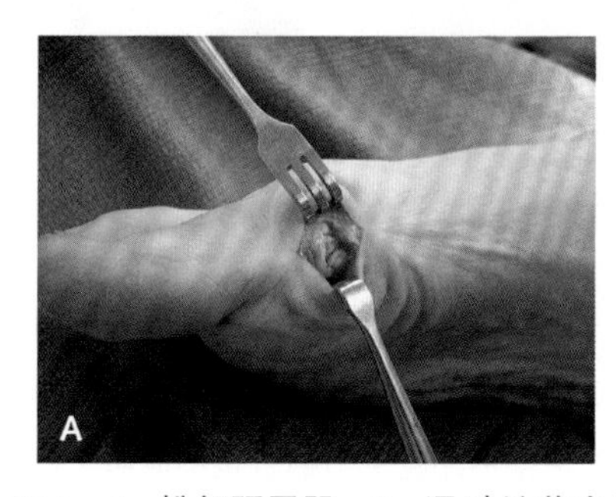

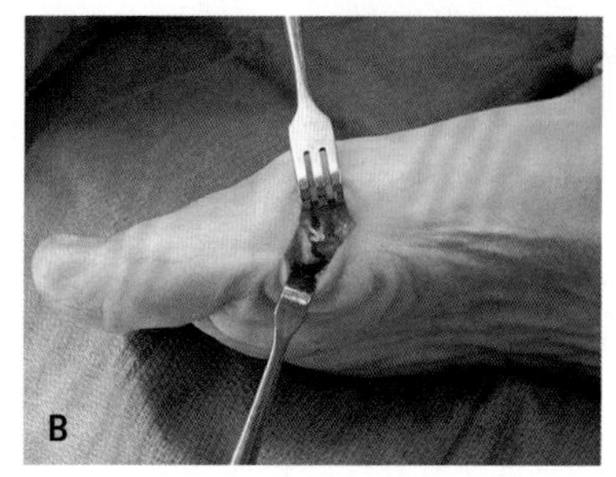

图 5.14　A. 松解踇展肌。B. 通过关节内侧的切口切开关节囊。由于术中关节囊缝合过紧，患者术后有轻度的踇内翻

关节融合术和关节间置成形术

对于存在关节炎或僵硬性的跖趾关节畸形，我们喜欢采用跖趾关节融合术进行治疗。偶尔因为趾间关节存在僵硬和挛缩，或是考虑患者的个人意愿，我们会使用关节间置成形术（图 5.15~ 图 5.17）。这两种手术通常不需要联合关节软组织的平衡手术。

关节间置成形手术，切除趾骨基底部的截骨线一定要垂直。术者应当仔细确认切除平面，以避免后期因疏忽出现跖趾关节背侧畸形。跗内翻畸形纠正可以通过垂直于趾骨轴线的截骨，或是略向外翻的截骨。这一关节成形术需要联合内侧关节软组织的充分松解。背侧关节囊或是异体组织可以用于关节间置填充。如果要采用跖趾关节融合术，跖骨头的异常愈合位置、前次内侧骨赘过度切除、第一跖骨的畸形愈合，都会为手术带来挑战。我们发现，第一跖趾关节周围存在畸形时，很难准确复位跗趾。跗趾和第一跖骨相对位置缺少标记点，根据临床体格检查的位置来判定最终融合的位置反而相对容易。

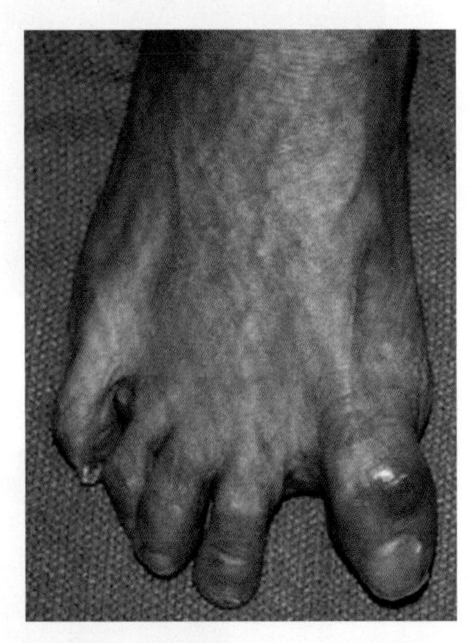

图 5.15 趾间关节僵硬性的挛缩。此患者通过趾间关节融合治疗，并同时进行切除骨质的跖趾关节成形手术

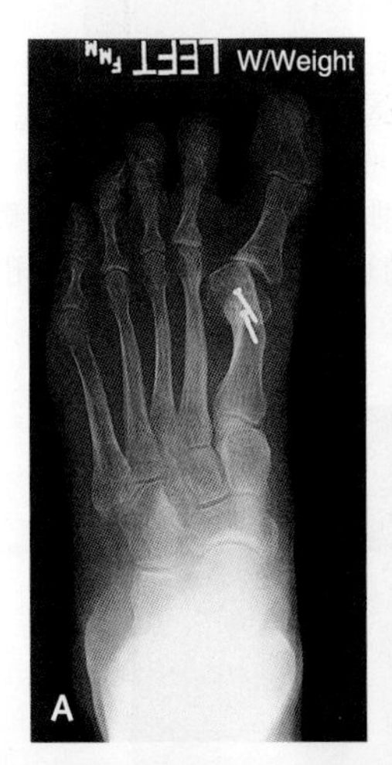

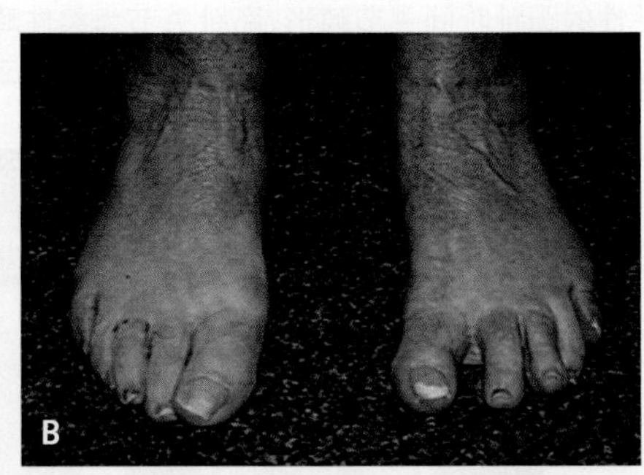

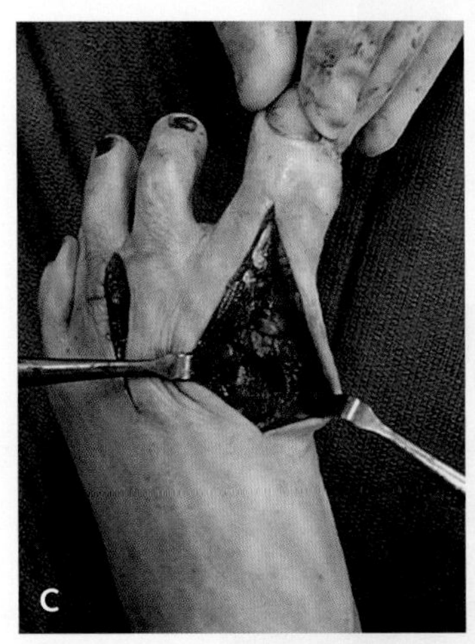

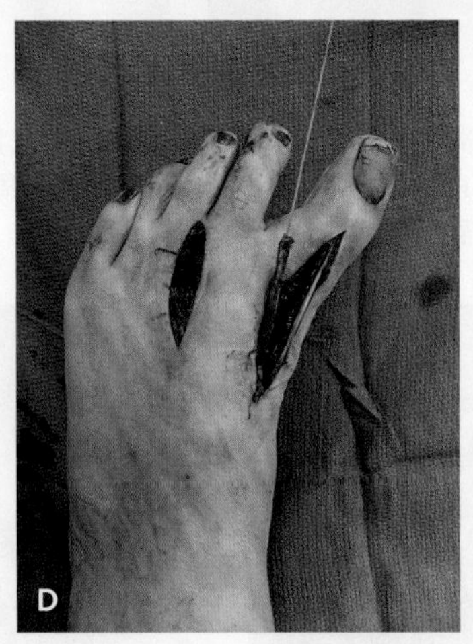

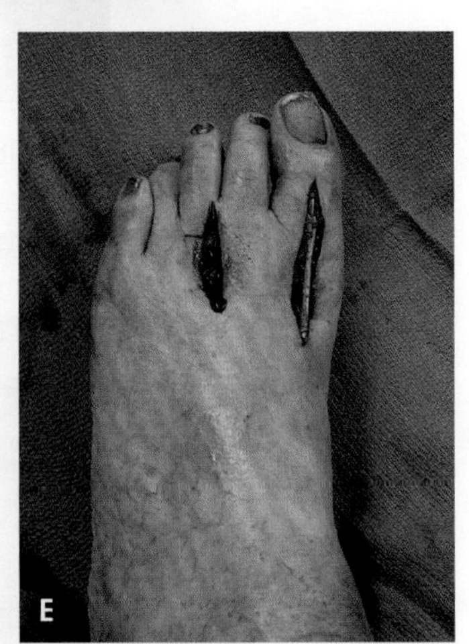

图 5.16 A–B. 跖骨远端截骨畸形愈合，畸形太严重，即使采用跖趾关节融合也不能纠正畸形。C. 在跖骨远端行弧形截骨，从背侧入路标记出截骨线。D. 行跗长伸肌腱转位术。E. 行第二、三跖骨截骨术，本图可见术中完成肌腱转位后的外观

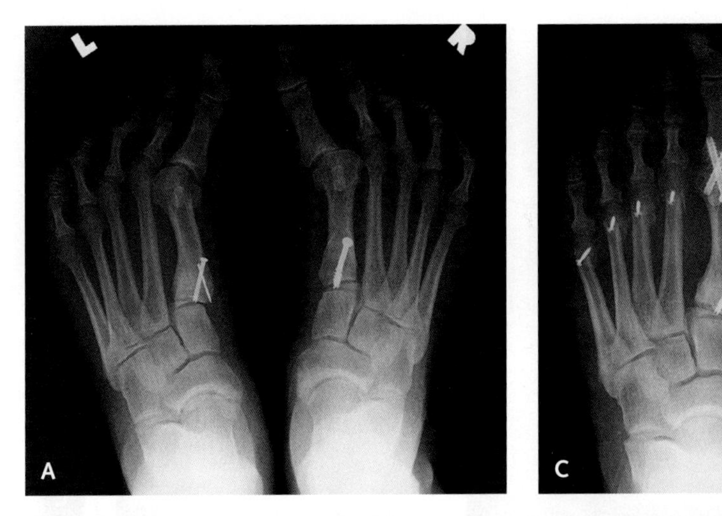

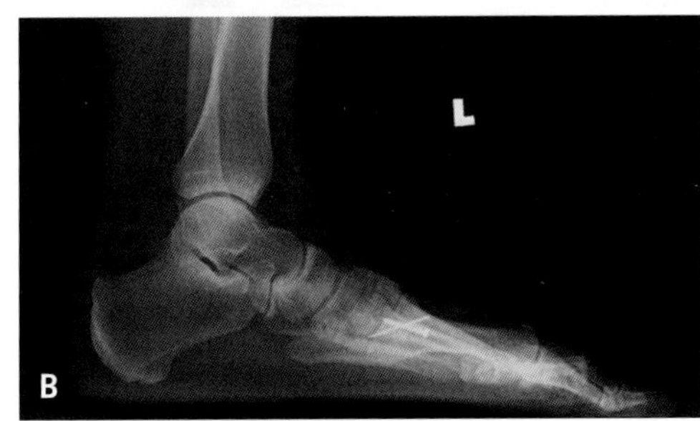

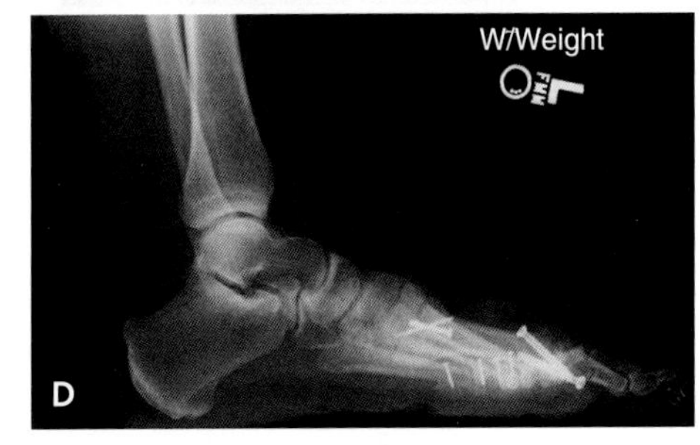

图 5.17 患者行近端新月型截骨后双侧都存在并发症。A. 双侧第一跖骨矫形过度。B. 此图可见明显的背伸畸形愈合。C–D. 行跖趾关节融合术，并行外侧跖骨的截骨术

值得注意的是踇内翻对于前足其他部分的影响，特别是对外侧足趾的影响。如果踇趾明显内翻，时间长了，会牵拉外侧足趾也向内翻。踇趾畸形完全纠正后，这些足趾的畸形并不能恢复正常。处理外侧足趾的标准手术包括关节囊切开和松解内侧副韧带，但是这一手术不足以纠正畸形。即使通过克氏针长期固定，也不能纠正畸形。我们发现短缩跖骨才能达到理想效果（这相当于间接延长了内在肌，从而松解了挛缩的软组织）。

图 5.16 是一例典型的纠正第一跖骨畸形愈合的病例。因为畸形严重，想把踇趾固定在跖骨上融合过于困难。手术入路尽管具有一定的灵活度，但是永远不可能使踇趾的位置达到正常。因此更好的方式是通过截骨纠正畸形，平衡软组织。大多数像这样的远端跖骨畸形，可以通过弧形截骨来纠正，正如此例的手术，从背侧截骨。此手术将跖骨短缩最小化，比楔形截骨更有优势，并可以进行双平面的调整。

技术、技巧和注意事项

- 如果踇内翻存在截骨术后跖骨畸形愈合，那么没有手术可以完全纠正畸形，即使行跖趾关节融合也不能纠正。一定要首先通过截骨纠正畸形愈合。
- 术后即出现踇内翻通常是关节囊处过度紧缩或是外侧过度松解的结果，可采用向外翻位加强包扎 8 周的方法进行纠正。
- 如果趾间关节是僵硬的，并位于屈曲位，那必须先行趾间关节融合术，然后再行跖趾关节间置术和肌腱转位术。同时融合趾间关节和跖趾关节并不是理想的手术方案。
- 软组织手术治疗医源性踇内翻合并平足畸形时，不要低估平足造成的影响。内在肌的挛缩严重，除了采取踇展肌转位手术以外，还必须考虑进行跖趾关节融合（图 5.18）。
- 第一跖骨截骨畸形愈合后，为了纠正踇趾力线，再次进行截骨翻修很有意义。关节融合术或关节切除成形术可以作为疼痛性关节炎的挽救性手术。
- 手术处理之前最关键的一点就是检查跖趾关节的活动度，因为治疗僵硬的跖趾关节采取肌腱转位术和肌腱固定术不能达到有效的功能。

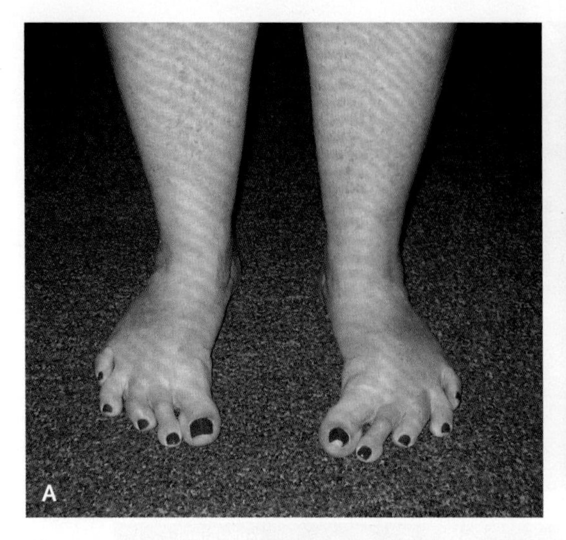

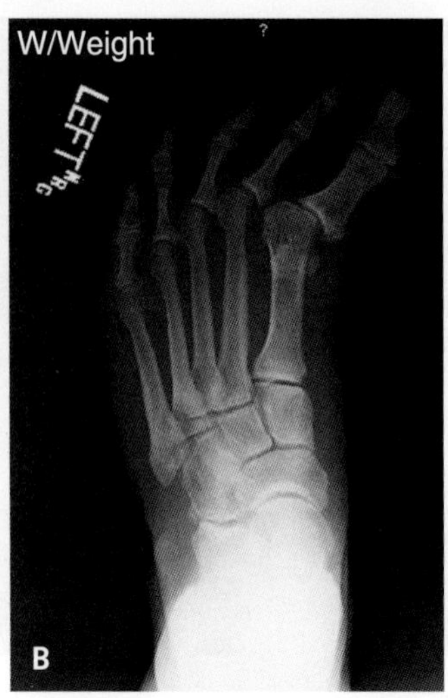

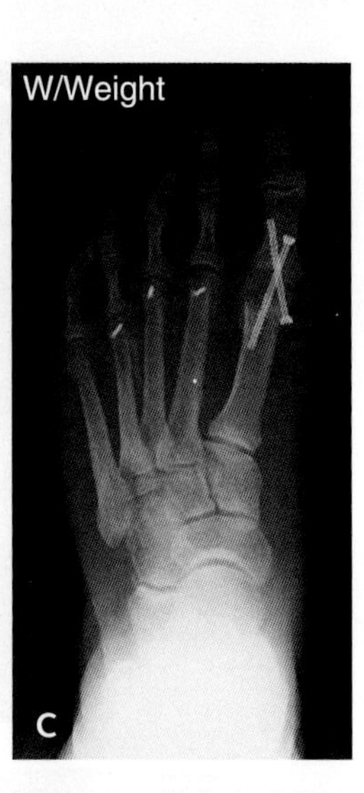

图 5.18 A. 双侧踇内翻畸形，合并柔性的平足畸形。B. 内在肌挛缩后对所有跖趾关节的影响。C. 此患者采用跖趾关节融合治疗，同时行外侧跖骨的截骨。

（王智 译 张明珠 校 张建中 审）

推荐阅读

Davies MB, Blundell CM. The treatment of iatrogenic hallux varus. *Foot Ankle Clin*. 2014;19(2):275–284.

Donley BG. Acquired hallux varus. *Foot Ankle Int*. 1997;18:586–592.

Juliano PJ, Myerson MS, Cunningham BW. Biomechanical assessment of a new tenodesis for correction of hallux varus. *Foot Ankle Int*. 1996;17:17–20.

Lau JT, Myerson MS. Modified split extensor hallucis longus tendon transfer for correction of hallux varus. *Foot Ankle Int*. 2002;23:1138–1140.

Myerson M. Hallux varus. In: Myerson MS, ed. *Current Therapy in Foot and Ankle Surgery*. St. Louis, MO: Mosby–Year Book; 1993:70–73.

Myerson MS. Hallux valgus. In: Myerson MS, ed. *Foot and Ankle Disorders*. Philadelphia, PA: WB Saunders; 2000.

Myerson MS, Komenda GA. Results of hallux varus correction using an extensor hallucis brevis tenodesis. *Foot Ankle Int*. 1996;17:21–27.

Skalley TC, Myerson MS. The operative treatment of acquired hallux varus. *Clin Orthop*. 1994;306:183–191.

Trnka HJ, Zettl R, Hungerford M, et al. Acquired hallux varus and clinical tolerability. *Foot Ankle Int*. 1997;18:593–597.

第6章 踇僵症——关节旷置手术技术

手术方法总结与手术方案制定

手术治疗踇僵症具有非常好的效果，患者接受度好，外观和功能的结果也不错。但是患者的要求较高，在Ⅲ度踇僵症出现时，关节融合成为了一种不被接受的手术方式。此时医生进退两难，单纯的关节唇切除术（cheilectomy）不能缓解疼痛，反而可能使得具有关节炎的关节过度活动，并发疼痛明显加重。尽管有很多可以选择的其他手术方式，但是手术都是针对解剖特点、病理过程以及关节炎的程度来设计的。患者的活动特点以及穿鞋习惯也影响手术的方案。在我们的临床工作中，关节唇切除术联合或不联合近节趾骨基底的截骨（Moberg手术）最具有临床效果。如果治疗更严重的关节炎，我们通常会选择跖趾关节融合术，关节间置成形术也具有优良的治疗效果。此外，保留Ⅲ度踇僵症患者关节活动度的另一类手术是第一跖骨的短缩合并跖屈截骨的手术。截骨手术并不在关节中置入滑块间置关节。尽管有很多种金属的内植物研发用于趾骨面或跖骨面置换，或是双关节面的置换，但是我们在临床应用中发现这些材料都不能达到理想的治疗效果。关节融合术仍然是严重关节炎合并畸形的主流治疗方式，融合术还同时适用于需要同时行其他前足的补救性手术的情况。

制定手术计划时，检查跖趾关节的关节活动度，以及趾间关节的活动度非常重要。我们在体格检查时要求患者坐位和站位都进行检查，以更好地判断是否有其他结构的挛缩，特别是踇短屈肌的挛缩。踇短屈肌的挛缩只有在站立时才显现。被动背伸踇趾的活动度一定要量化检查，关节活动受限可能是因为跖腱膜紧张或是腓肠肌紧张。当趾间关节活动受限或是趾间关节存在关节炎时，我们会考虑尽量保留跖趾关节的活动度。

在有些情况下，第一跖骨截骨具有明显优势。第一跖骨抬高可能在踇僵症的病理过程中并不重要（图6.1）。不过，跖骨抬高的程度和关节炎严重的程度之间存在确切的相关性。在这样的病例中，第一跖骨的抬高可能是继发于内在肌的挛缩，以及跖板的牵拉，而不是初始起病原因。截骨术能纠正原发的和先天的跖骨抬高，不过应当注意不要把跖骨截骨术作为处理背侧撞击的常规手术。截骨术显然会纠正某些畸形，例如第一跖骨过长或是反常抬高的第一跖骨。其他的畸形还需要经过更为谨慎的检查，才能决定最终手术方案。如果不考虑畸形的严重程度，第一跖骨抬高伴有踇趾趾间关节过伸时，第一跖趾关节融合术并不会取得理想的疗效。融合手术会造成趾间关节负荷过大，最终引起趾间关节疼痛、半脱位、过伸畸形。为了减少跖趾关节融合后跖侧负重面过度的负荷，踇趾会出现明显仰趾畸形。这样的仰趾还会导致踇趾背侧尖在鞋子里面撞击。注意图6.2患者已经经历一次不成功的关节唇切除术。在站立位踇趾在地面上固定、僵硬，趾间关节过伸。试图被动背伸跖趾关节会加重趾间关节的过伸。

那么籽骨的情况如何？是否在跖骨与籽骨间也存在关节炎？此时可以行加压试验或是“研磨”试验来确认，在按压籽骨时背伸跖趾关节。如果此时引发疼痛，即使影像学检查中显示关节炎很轻，也意味着关节唇切除术不会有效。第一跖骨长，踇趾僵硬于轻度的屈曲位，通常与瘢痕或是籽骨复合体紧张有关，此时行关节唇切除术也不会有效。此类情况下，我们喜欢采用略短缩跖骨的手术，以减轻籽骨装置的压力并增加背伸活动度。

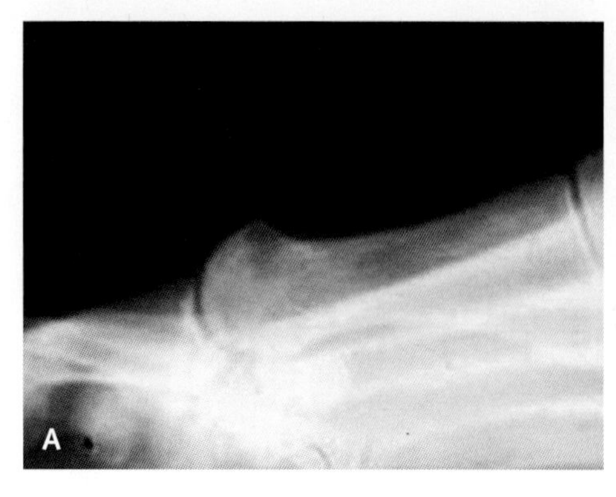

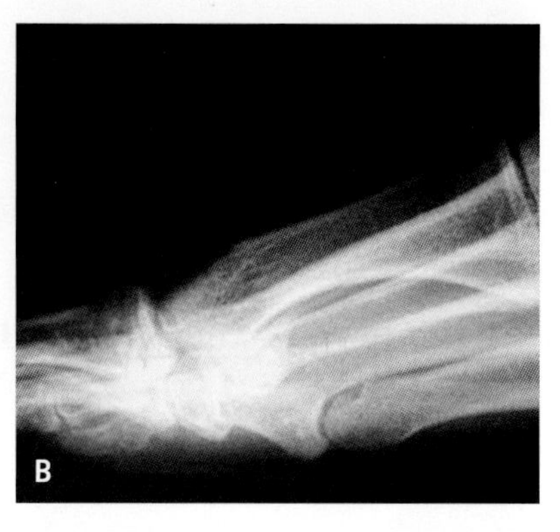

图 6.1 A. 虽然第一跖骨抬高了，跖骨截骨术并不能为患者带来任何益处。跖趾关节的活动度很大，第一跖骨同样具有活动度。B. 此患者行标准的关节唇切除术，手术效果好，术后跖趾关节活动度也得到改善

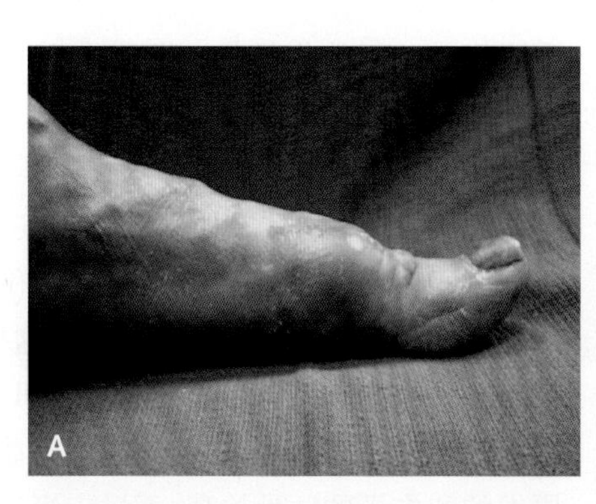

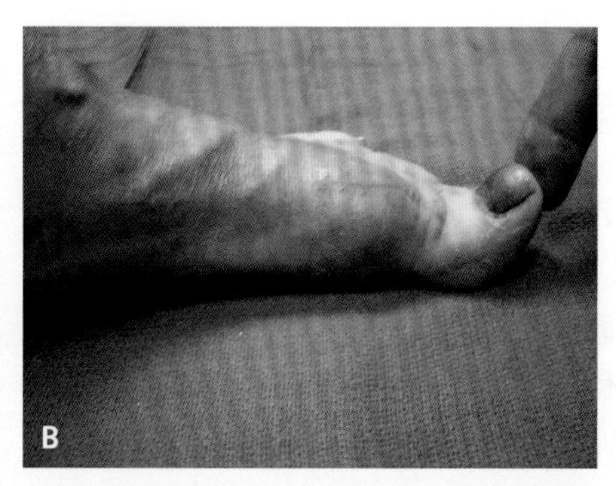

图 6.2 患者经历一次失败的关节唇切除术，第一跖骨抬高。A. 当患者站立时，注意踇趾尖部存在明显过伸。B. 当向上进一步抬起踇趾时，并不能背伸跖趾关节，只是进一步加重了趾间关节的过伸

关节唇切除术

历史上，关节唇切除常用于治疗早期或是中期关节炎的患者。在过去几年中，此术式更多地用于较为严重的关节炎患者。从临床效果看，我们的很多关节唇切除成功的患者在几年后因另一只脚出现踇僵症，来门诊要求做同样的术式。双足的影像学检查通常显示，术后没有症状的一侧足的影像学表现要比有症状的一侧更差。这一发现说明疼痛好转可能与关节的去神经化有关，可确定的是，关节唇切除术可以用于更为严重的跖趾关节炎的治疗。

在踇长伸肌腱背内侧行切口，距跖趾关节处延长 3cm（图 6.3）。注意避免损伤腓浅神经的背内侧皮支，并向外侧牵开。然后切开关节囊，注意要保留 5mm 的内侧软组织边缘，用于缝合。关节囊和骨膜从跖骨颈上牵开，显露跖骨背侧的过度增生骨赘。有时因为骨赘过大可能不容易显露关节，但是一定要显露出背侧的跖骨头部。当足背内侧骨赘过大时，充分显露有些困难，此时还要切除骨赘并尽量多地保留内侧的关节囊结构用于缝合。或可以都从内侧切口，行内侧关节囊切开术，这适用于伴有踇外翻的踇僵症手术。

我们喜欢使用锐利的骨刀或是摆锯去除背侧顶点处的跖骨头表面骨质，这些工具有更好的控制性。

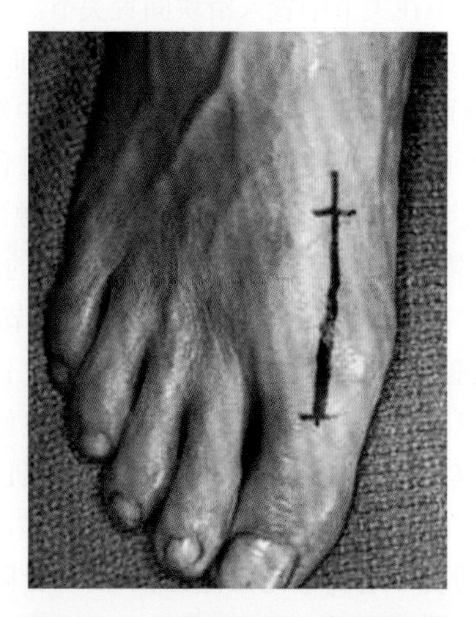

图 6.3 行关节唇切除的背内侧入路

骨刀放在跖骨头的中心点，切除跖骨头背侧面的 1/3（图 6.4）。骨刀或摆锯应当向背侧轻度成角，以避免在跖骨颈处留下切迹。在手术中，常会感觉切除的跖骨头部过大，事实上应当切除的骨量总会被低估，切除的量往往少于所需。从上方看跖骨头，1/3 似乎是很大一部分骨质，要在术中行透视以确定，此时会发现切除的骨量其实很少。如果术者担心切除量的问题，可以使用克氏针标记需要切到的水平，并通过透视检查进行确认，不过我们发现术中这样的操作并不必要。截骨时要从远端向近端进行，去除背侧的骨赘，然后在跖骨头边缘从内向外打磨。如果在跖骨头处发现有囊变，那可以在侵蚀部的骨质背侧切开，或是在跖骨头处钻孔，以改善纤维软骨面的骨质（图 6.5）。用咬骨钳或是骨凿把跖骨头磨圆，注意不要把近端切除过多。如果需要去除边缘的骨质，也可以用骨凿切除，要注意不要向近端过度切除跖骨头外侧，以避免出现缺血坏死。注意术中保留第一跖骨内侧的关节囊附着处。第一跖趾关节的背伸活动度应当在术后至少达到 65°。还要在术中切除趾骨背侧骨赘，然后在松质骨区涂骨蜡。之后在皮肤外检查有无进一步去除骨质的必要，再缝合切口。如果术中不能达到理想的背伸活动度，应当用一个骨膜起或是 Chandler 式撑开器钝性分离跖骨籽骨复合体。关节囊缝合要使用可吸收缝线，注意远端的位于趾骨基底处关节囊，可能因为太薄而不能直接闭合。术后穿平底术后鞋负重活动，在 1 周后可以开始积极的关节活动度训练，从而使患者的关节活动度最大化。尽管手术操作简单，患者可能认为康复会更快，但是实际上预计在术后 3 个月内患者都会有肿胀与不适，这一点要告知患者。

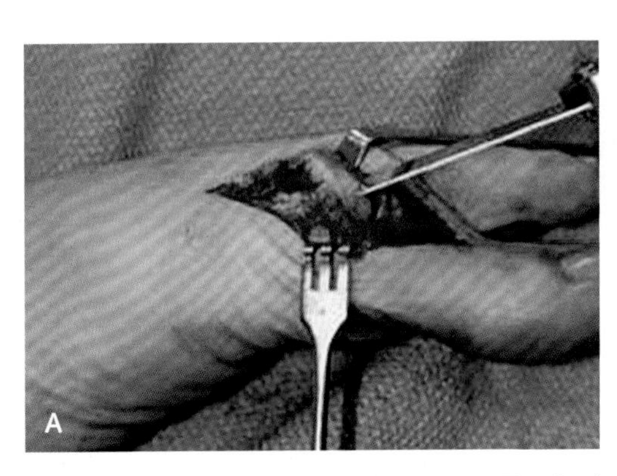

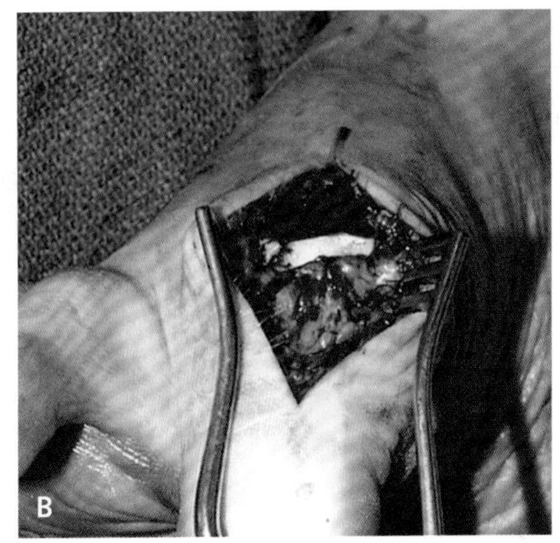

图 6.4 A. 跖骨头背侧 1/3 用骨刀切除。B. 术中完成关节唇切除后的外观

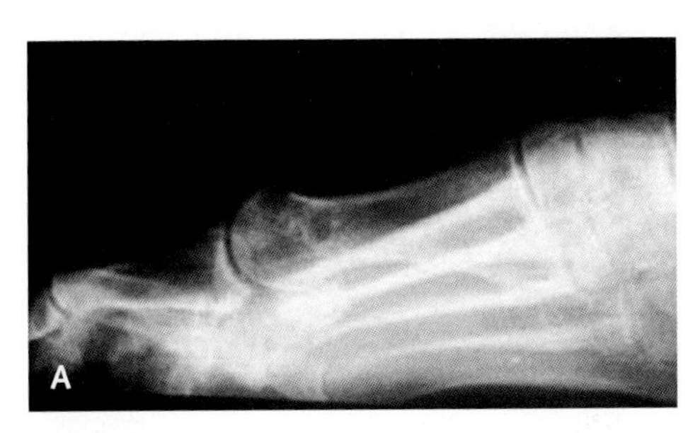

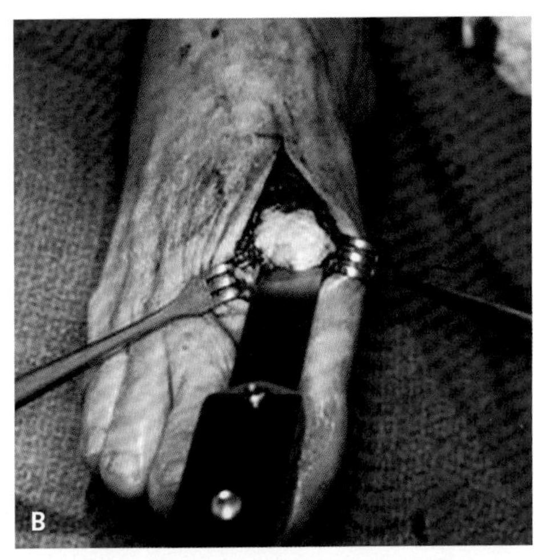

图 6.5 A. 注意此患者跖骨头内有囊性变，说明关节炎的病变程度较重。B. 手术中，可见到跖骨头的中央部有骨缺损，行关节唇切除。注意此患者骨刀切除的位置就在中央软骨损伤区下方，注意第一跖骨有明显的抬高。关节唇切除并不是理想的手术，因为远期关节背伸时还会存在撞击。对此，患者行跖屈截骨手术联合关节唇切除可能更为合适

近节趾骨截骨术（Moberg 截骨术）

近节趾骨截骨术（Moberg 截骨术）是一种操作简单的手术，术后效果好。踇趾通常相对于地面有大约 10° 的背伸。这一手术并不能增加踇趾的关节活动度，但是可以改变踇趾活动时的起点，从而使跖趾关节可以有更大的背伸活动度。我们经常采用此术式，治疗Ⅱ期的关节炎。对于踇趾有抬高，不能接触地面的患者可以达到理想的效果（图 6.6）。当患者伴有踇僵症以及轻度的踇外翻时，可以采用双平面的近节趾骨截骨，联合 Akin 和 Moberg 手术内收并背伸踇趾。手术通常用于治疗踇僵症的患者，同时往往还要行关节唇切除术。切口通常需向远端延长至近节趾骨。要将踇长伸肌腱向外侧牵开，并在截骨时注意保护。

术中一定要显露背侧的皮质，在趾骨背侧处钻两对导向孔，两者间成角倾斜 45°。第一对孔位于靠近关节面略远处，第二对孔位于第一对孔再向远端 1.5cm 处。钻孔为单皮质孔，以用于后期缝线固定，然后在两对孔之间进行截骨。用摆锯截除约 1.5mm 厚的骨片。去除楔形后，因为摆锯本身的宽度，截除区基底会比 1.5mm 多一点。为了避免出现仰趾畸形，楔形的大小要进行严格控制。截骨两边距钻孔的距离要至少 2mm 宽，避免出现经钻孔缝合时不能固定的情况。跖侧的皮质应当在截骨时保留，然后在截骨处先跖屈再背伸制作一个青枝骨折，闭合截骨面。我们通常会用骨刀打一下截骨面，以松动跖侧的皮质而不打断骨膜的连接。截骨用两根缝线穿过预先钻开的两对孔固定。这两根线可达到稳定的固定效果，不需要采用螺钉、钢针或是接骨板固定（图 6.7）。

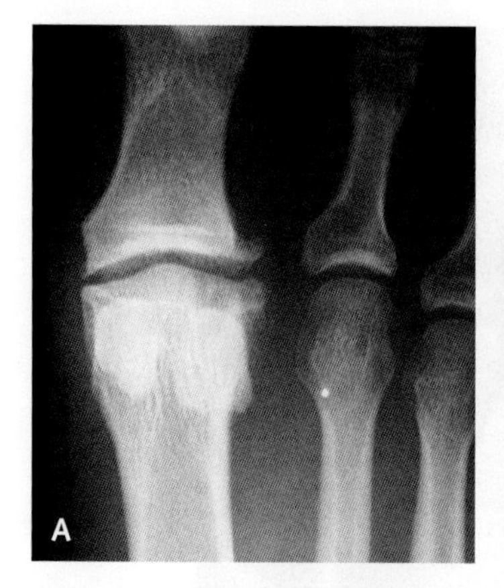
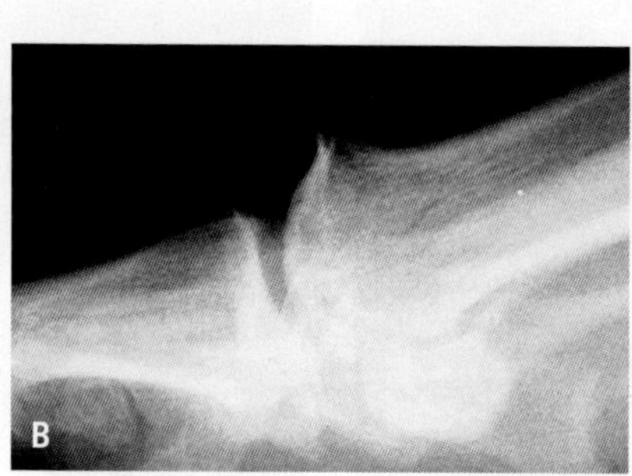
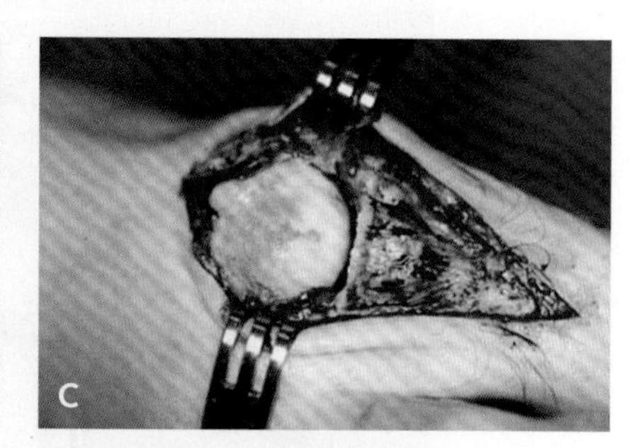

图 6.6 A. 跖骨头和近节趾骨部变得扁平，是踇僵症典型的病理改变。B. 合理保留关节间隙，行关节唇切除术。C. 患者是一名跑步者，需要较大的背伸角度，因此在行关节唇切除术的同时，还要行 Moberg 手术

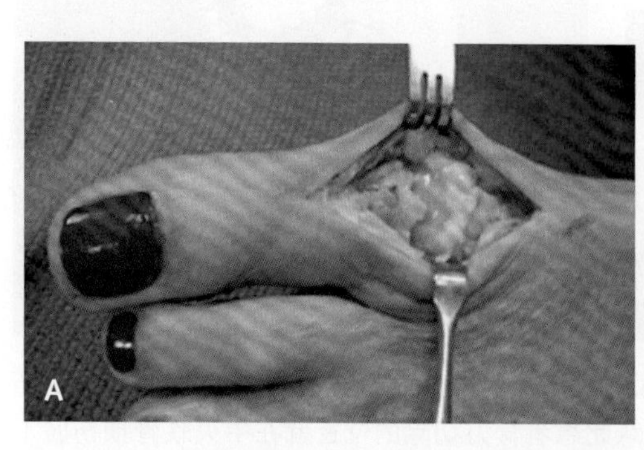
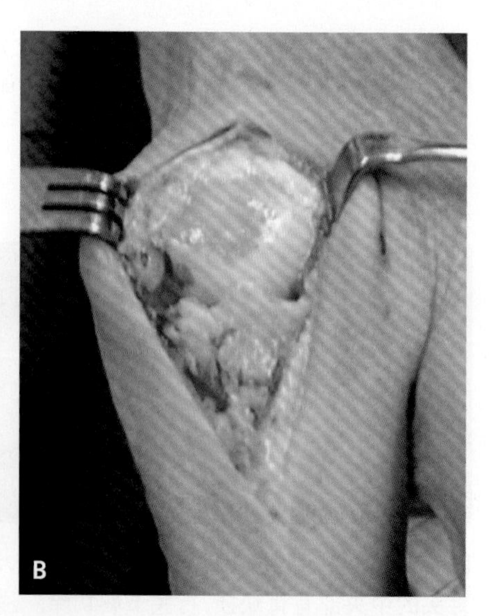

图 6.7 Moberg 截骨术用于跖骨头背侧 1/3 关节病变的 41 岁女性运动员患者。患者存在背伸活动受限。A–B. 注意跖骨头背侧 1/3 软骨磨损，深层的软骨还残留。

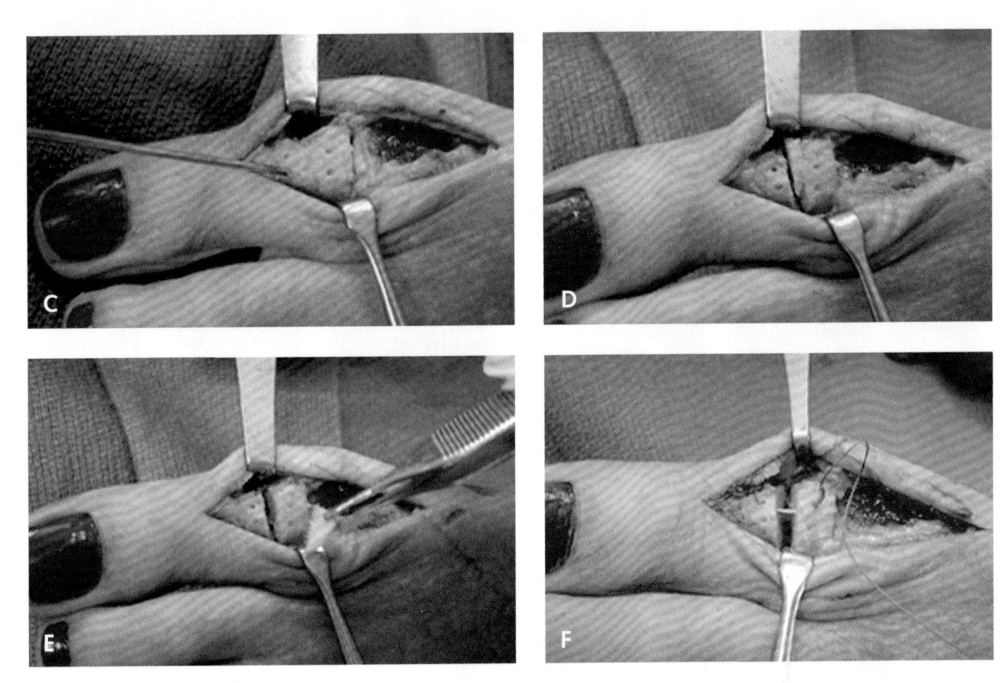

图 6.7（续图） C. 行关节唇切除术后，在近节趾骨上用 2mm 克氏针斜 45° 打两对孔。D–E. 用锯去除 2mm 的三角形骨块，注意骨块略偏向背侧、内侧，从而利于踇趾背伸，以纠正轻度的踇外翻。F. 使用 2–0 不可吸收线固定截骨端

关节间置成形术

指征

关节间置成形术是一个效果好而可靠的手术，可以增加跖趾关节的活动度。如果不考虑技术因素，关节间置使用软组织效果更好。这一手术在报道中还可以采用自体或异体的组织，组织可以从跖趾关节背侧取得，也可以从旁边的其他自体结构取得。通常我们会使用跖骨颈背侧的软组织瓣翻转填充，不过我们也会把填充物做成扁长的小鱼形状，再团成一个小球，然后缝合在关节内。自体或是异体肌腱都可以用于此术式。异体肌腱通常用于填充并包裹跖骨头，替代关节软骨表面。

我们采用间置手术的目的是保留关节活动度，关节面通常在前次手术后已经出现侵蚀、破坏、缺血坏死或是囊性变。此外患者往往有趾间关节疾病（关节炎或关节融合），或是已经行第一跖楔关节融合术，保留跖趾关节的活动度可以最大程度保留足的功能，对于此类患者，建议行关节间置术。一般来说，关节间置成形术的手术禁忌包括踇趾短缩、第一跖骨短缩或是邻近的跖骨痛。此手术后会有明显踇趾短缩，从而引发踇趾无力。不管手术如何操作，都会伴有跖屈力量减弱。

手术技术

自体移植物

从踇长伸肌腱背内侧切开，延长切口至跖趾关节处约 3cm。注意找到并牵开腓浅神经的背内侧皮支。完成皮下组织处理后，向近端切开伸肌支持带约 5mm，以保留足够的组织用于缝合。踇长伸肌腱向一边牵开，显露踇短伸肌以及跖骨颈背侧的软组织和关节囊。此处软组织的显露需要水平切开，向近端至跖骨颈部，切开的软组织层面要厚。整个软组织瓣游离后，应包含骨膜，踇短伸肌腱以及关节囊背内侧和背外侧。皮瓣应当从骨质背侧锐性分离，朝向近节趾骨（图 6.8）。

将踇趾跖屈，完整切下骨膜片，然后行跖骨头部关节唇切除术。背侧切除跖骨头的 1/3 非常关键，我们用骨凿而不是使用锯片行切除手术。除了背侧骨赘，还要切除跖骨头内、外侧的骨面（图 6.8E）。术中要用咬骨钳把跖骨修圆。切除内侧的骨赘后，比较难以重新固定关节囊内侧，如果关节囊有损伤，需要修复踇展肌和关节囊。通常，踇僵症与踇外翻并不会同时出现，所以这样的问题不多见。

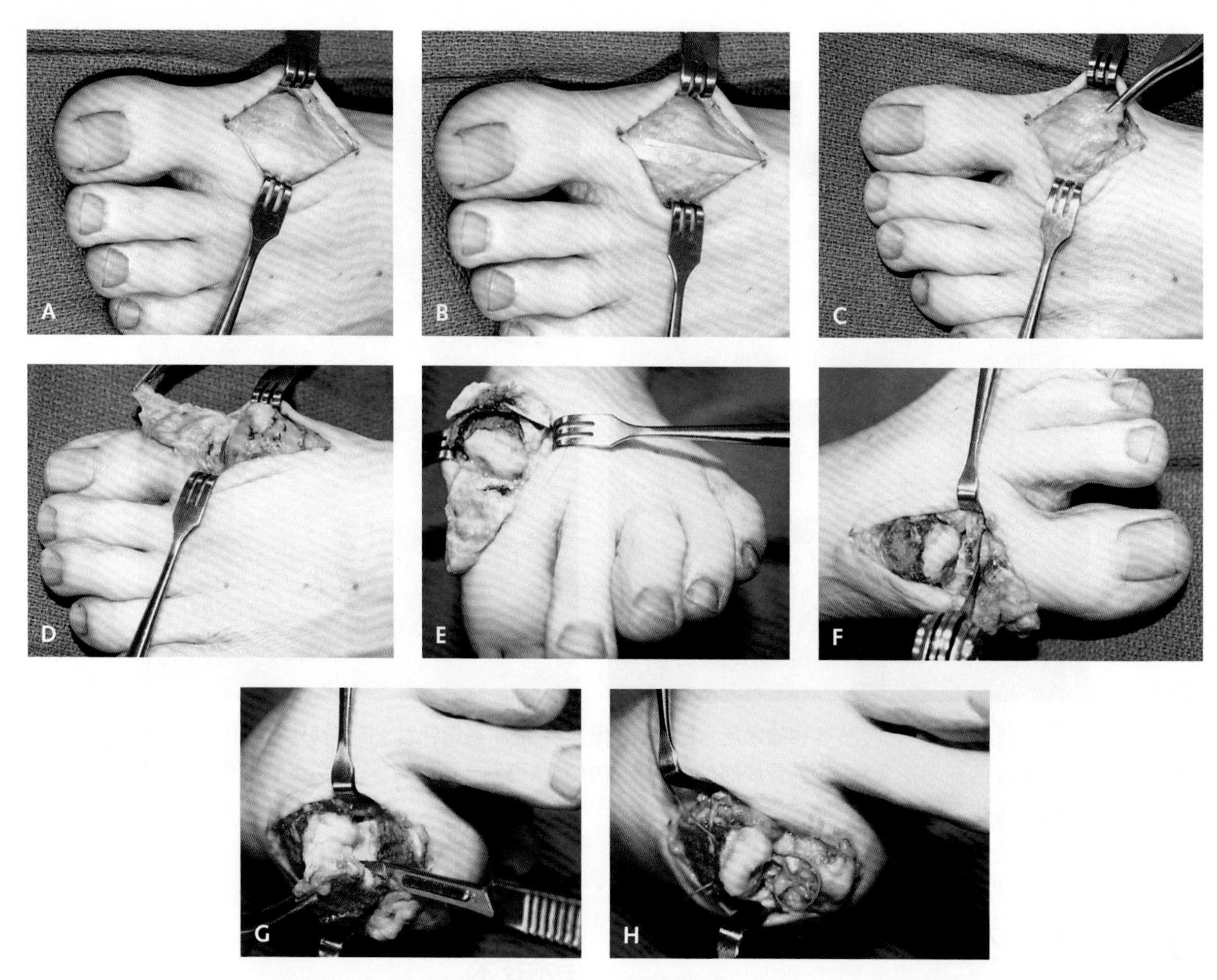

图 6.8 A. 患者行关节间置成形术，切口入路如图，软组织向两边牵开。B. 踇长伸肌腱显露后，向外侧牵开。C–D. 关节囊瓣和踇短伸肌切断并向远端提起。E. 完全掀开软组织，在跖骨头处行关节唇切除术，同时打磨跖骨头部。F–G. 近节趾骨基底部截骨，小心地保留跖板在趾骨处的连接。H. 软组织瓣在跖骨头下方用缝线牵引，穿过跖骨头上方的钻孔

完成关节唇切除后，关节囊瓣需要仔细地分离并在背侧用皮肤拉钩固定，然后用手术刀分离趾骨近节。用摆锯从背侧向跖侧截骨，截骨处位于关节面 8mm，靠近干骺端的增宽处。要注意关节所处的位置，并准确地截骨。有时截骨可以倾斜一些，以保留跖侧的跖板完整附着。保留此处的附着可能会使术后踇趾休息位时轻度抬离地面，但是通常行垂直截骨后踇趾的触地会更好。小心地锐性分离踇趾近节趾骨的截骨的软组织，避免跖板从近节趾骨的基底部断开。

制备关节囊瓣一定要间置于跖骨头表面。可以通过克氏针打孔后，用缝线固定，或是用锚钉打入跖骨头固定，锚钉一定要打入骨质内部，用锚钉带线在背侧软组织固定，并与跖趾关节轴线一致。关节囊瓣一定要维持一定的张力，术后的跖趾关节活动度要至少达到 60°。

同种异体植入物

手术的切口与自体植入物手术切口一样，但是不需要切除踇短伸肌。关节囊纵向切开，然后行关节唇切除。跖骨使用咬骨钳处理后，去除多余的骨赘，然后再用一个曲面锉进一步修整，并轻度短缩，如同跖趾关节融合术中的操作一样。趾骨行改良的 Keller 手术也可以改善跖趾关节的活动度。此截骨可以使用摆锯，斜行切开趾骨近端，注意保留跖板的附着点（行一个背侧略宽跖侧略窄的切口）。此外，曲面锉也可以制备成斜面，以去除背侧的趾骨骨面，并保留关节的形态。在跖骨颈部打两个平行的钻孔，位置在关节面靠近端 2cm 处。植入物一端用 0 号线固定，然后制备成与两钻孔宽度一致的大小。植入物从跖侧向背侧牵拉，在跖骨头跖侧与籽骨的背侧间放置，此技术可以缓解跖籽关节骨关节炎的症状。然后把间置物牵向背侧，用针穿过间置

物组织背侧。此时要注意组织的张力，然后穿线固定。如果张力不合适，那可能植入物会与骨头粘连，并在跖趾关节处撕开。当间置物维持好合适的张力后，背侧的缝线缝合打结固定间置物于合适的位置，然后内侧与外侧都需要缝线固定并修整，背侧与跖侧的间置物进一步缝合固定（图 6.9）。放置好间置物后，手术完成，检查关节活动度要达到 60°。无论使用自体移植物还是异体移植物，术后都应该在 1~2 周后进行关节活动度训练，以达到最好的效果。术后最终的关节活动度不会像术中那么理想，但是患者仍会对结果满意。功能性的活动度通常在 20° ~30° 就能够满足患者术后穿时装鞋的需求。

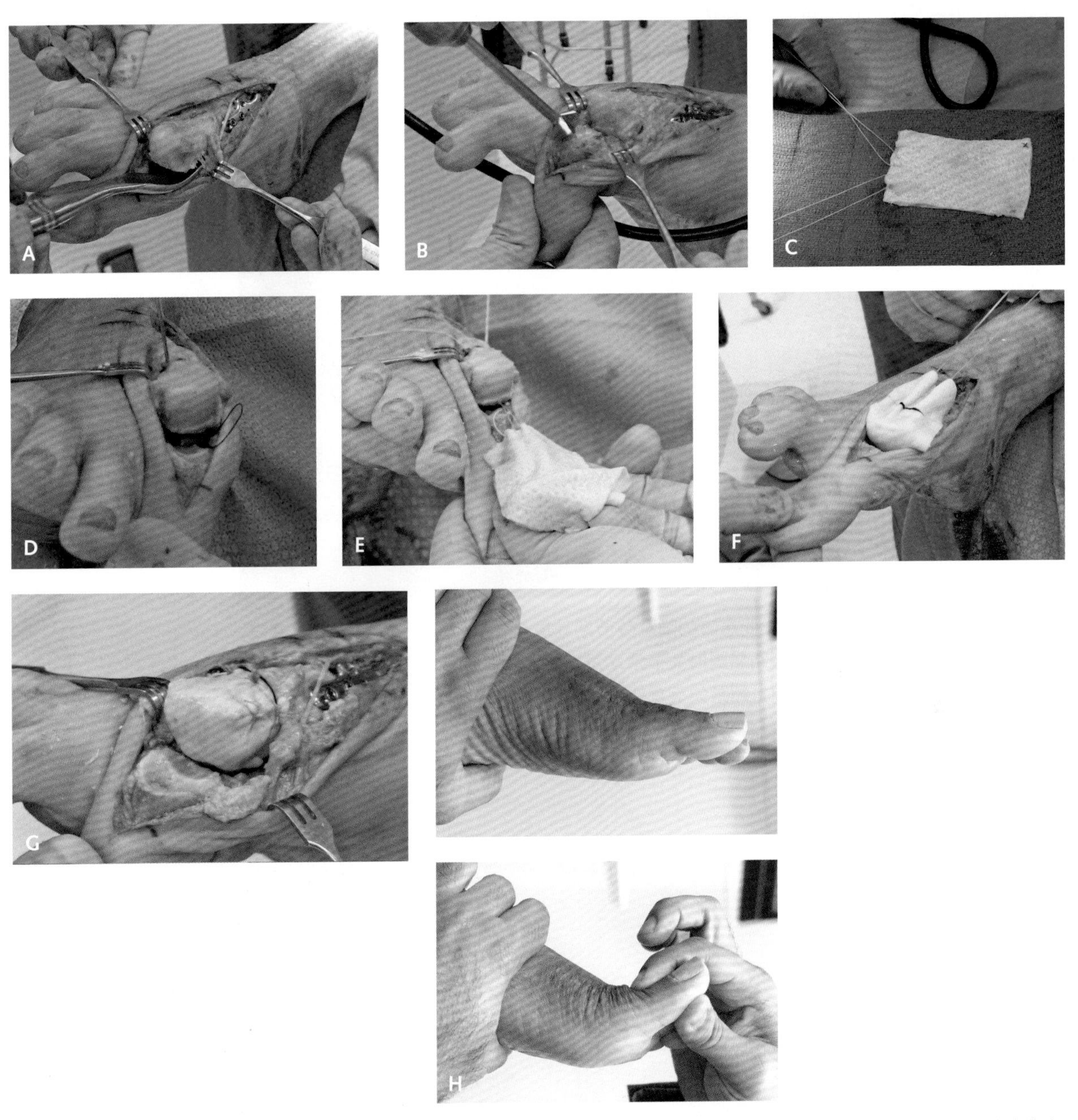

图 6.9　A. 显露第一跖骨，并松解籽骨，准备行第一跖楔融合手术。B. 尽管可以针对跖趾关节和跖楔关节的关节炎都行关节融合手术，但是我们更喜欢保留跖趾关节的活动度，行跖趾关节的间置成形术。此处行改良的 Keller 手术，用球形钻去除趾骨背侧的骨质，以增加跖趾关节活动度。C. 使用异体间置物，用两根 0 号线，间隔 1cm 固定。D. 使用过线器辅助缝线从背侧穿向跖侧，两侧钻孔都需要此操作。E. 背侧调整好缝线的张力后，植入物穿过跖骨的跖侧。F. 把间置物拉向背侧，完全覆盖跖骨头。G. 完成改良 Keller 手术后的外观。H. 另一名患者单纯行关节间置手术后，术后 6 个月时的手术效果

跖骨截骨或其他手术

踇僵症的生物力学起因以及跖骨截骨的临床应用

踇僵症的生物力学起因是腓肠肌-比目鱼肌的挛缩和跖腱膜挛缩，这常会引发第一跖骨的抬高和过长。踇趾触地时，在步态中第二与第三摇摆期，踇趾应当有足够的被动活动。如果第一跖骨在此时不能跖屈，会增加跖腱膜的张力，这也会限制跖趾关节的背伸。当非负重时可以做到被动背伸，应当考虑手术改善负重状态时的背伸活动度，这些患者可以通过保关节手术获益（如截骨术）（图 6.10）。如果患者在非负重状态下第一跖趾关节没有被动活动度，无论 X 线表现如何，我们都倾向于行关节融合术。

功能性踇僵症指非负重状态下第一跖趾关节被动活动尚可，但是患者负重后被动活动受限的情况（图 6.11）。第一跖骨抬高或是跖腱膜张力增加，会增加第一跖趾关节卡压的症状，引发活动受限和疼痛，最终引发关节炎（图 6.12 和图 6.13）。生物力学源性踇僵症从来不会出现在高弓足的患者中，功能性与生物力学源性踇僵症在伸膝位踝关节背伸时检查更为明确。

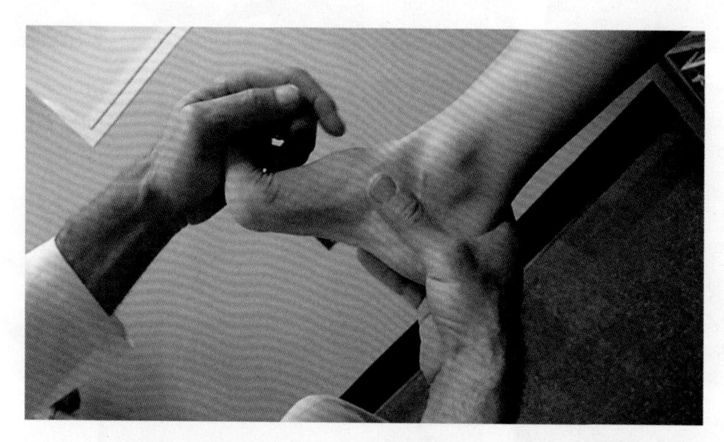

图 6.10 此患者的踇趾关节活动度检查显示，患者伴有关节内疼痛，在屈膝、跖屈踝时关节活动度良好。但是当踝关节位于中立位，膝关节伸直时，跖趾关节背伸活动完全消失

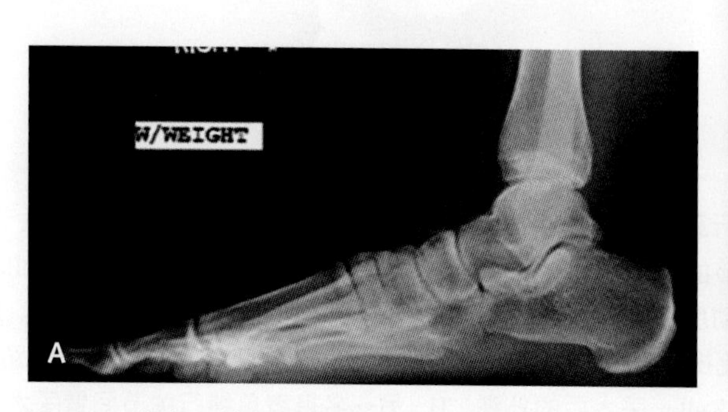

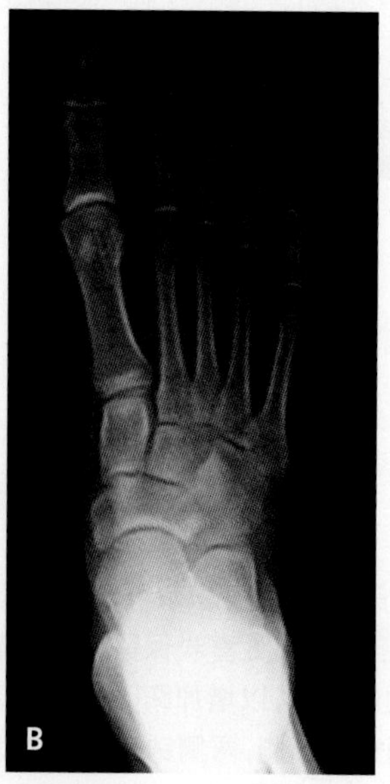

图 6.11 患者之前行关节唇切除术，但手术失败。从 X 线检查结果看，关节仍有较好的间隙，当足部不负重时，患者的关节活动度尚可。当足负重后，跖趾关节没有背伸活动。A–B. 可见上次行关节唇切除术，第一跖骨长而且抬高。我们采用了跖骨远端截骨术治疗的方法，短缩了第一跖骨（Youngswick 手术）

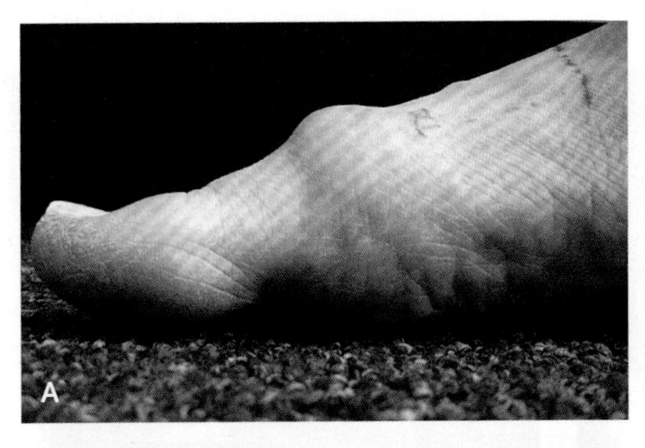

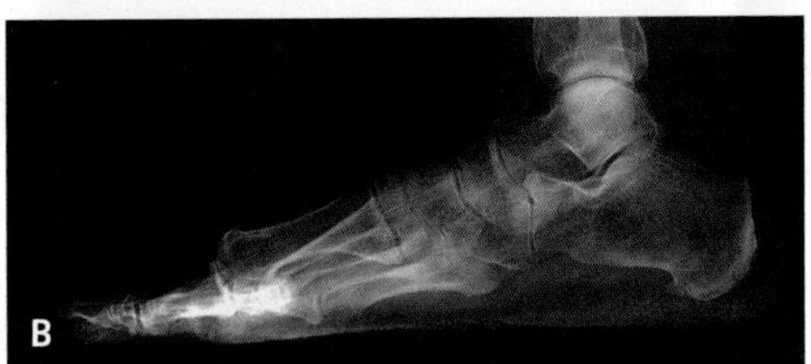

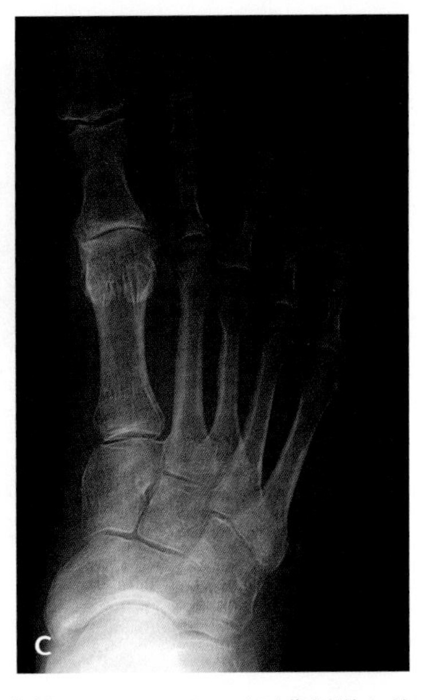

图 6.12 患者为 48 岁女性，有严重的踇趾跖趾关节背伸受限。A. 明显看到背侧增大的踇囊。B. 患者的第一跖骨明显抬高。C. 患者第一跖骨过长。这样的足结构不适合选择关节间置成形术，也不是理想的第一跖趾关节融合术的患者。可以采用近端基底部的跖屈截骨术或是第一跖楔关节融合术，将第一跖骨短缩，跖屈下沉

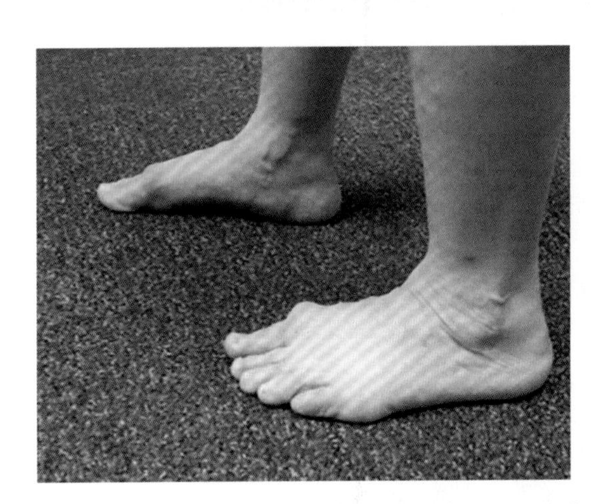

图 6.13 这是功能性踇僵症的典型临床外观。可看到明显抬高的第一跖骨、背侧骨赘以及跖屈的近节趾骨

功能性踇僵症患者，第一跖骨背侧的突起不一定和关节炎有关，而是与撞击产生的疼痛有关。随病程持续，背侧骨赘不行处理会造成关节炎发展，在功能性僵硬的起步时期，关节面通常是正常的。第一跖骨头的突起在不负重时也可能有症状，在负重期更为明显，这也和近节趾骨屈曲、趾间关节的伸直或过伸有关。在正常情况下，踇趾跖趾关节可以完全背伸，绞盘机制并不会引发背伸受限，或引起负面影响。

手术计划与第一跖骨抬高的程度、跖骨的疼痛程度和位置、跖趾关节炎的程度以及是否伴有腓肠肌挛缩有关。如果患者可以行关节唇切除术，此手术应当联合其他的手术一同进行，如果踇僵症患者伴有第一跖骨短于第二跖骨情况，那么可以确定患者有第一跖骨的抬高。此时术者要注意不要再短缩第一跖骨，而是要考虑行跖屈截骨或是第一跖骨背侧的开放截骨。还可以考虑第一跖楔关节的融合手术，或是行 Cotton 截骨术，具体选择与病变程度有关。

改良的斜行截骨

跖骨截骨的技术近年来已经变革。最初，基于 Weil 截骨术的经验，在第一跖骨头区可行类似的手术。采用截骨手术联合一个小的关节唇切除术的方法，需要切的骨量要比常规的关节唇切除术小得多。截骨角度需要考虑到跖骨的短缩和向跖侧的移位。这一角度还要参考第一跖骨向背侧移位的程度，有可能需要做一个很斜的截骨，以纠正抬高的量。此时，第一跖骨头向跖侧跖屈、短缩（图 6.14）。这和外侧跖骨的 Weil 截骨比较类似，这一截骨术后会在背侧残留一个骨缘，并有松质骨暴露于跖趾关节的背侧缘。这可能造成趾骨在背伸时撞击疼痛，特别是当趾骨的背侧关节面也不正常时。

随着手术经验的增加，我们改变了截骨的方式，截骨与最初 Ernesto Maceira 报道的外侧跖骨截骨术相近似。行一个小的关节唇切除术后，在第一跖骨上与之成 30° 角行第一个截骨，注意不要截到关节面处，而是略往上一些。理想的短缩量应当在术前

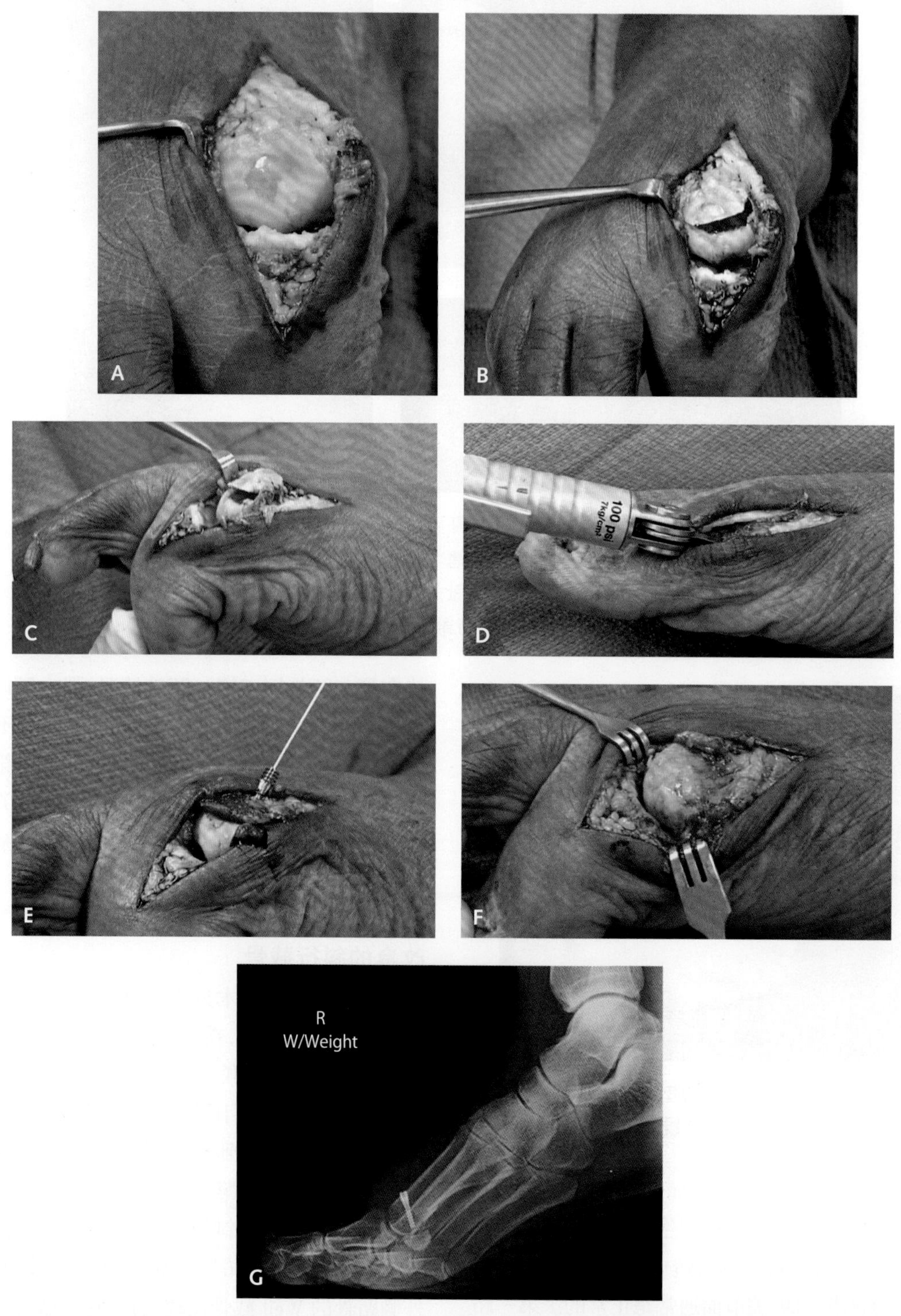

图 6.14 通过跖骨远端截骨术治疗踇僵症。A. 在术中发现跖骨头的背侧有明显损伤。B–C. 行关节唇切除术。D. 以约 30° 角行跖骨截骨手术。E–F. 截骨使用一枚无头空心加压螺钉固定。G. 术后 5 周时的关节活动度

进行测量,这样在术中要以准确的调整。第二个截骨垂直于骨面,从背侧向跖侧截开,通常在第一个截骨的背侧 4~5mm 处。然后向近端跖侧移位骨块,截骨完成后远端会去除一个小骨块,跖骨头区略有短缩,关节软骨向背侧成角,这样在关节面的背侧有软骨而不是松质骨显露。这一操作的优点是准确,并保证了关节活动度范围内都是软骨覆盖,去除了关节背侧不正常的骨质。而这一截骨的缺点是跖侧面的关节面有轻度的旋转,因此籽骨可能与跖骨头嵴部不能很好地匹配。这一截骨不适用于跖骨已经抬

高的患者。

Youngswick 截骨

这一截骨适用于第一跖骨抬高并过长的功能性踇僵症。截骨应当联合关节唇切除术进行，注意要短缩和下沉第一跖骨头，使第一跖趾关节减压。随着第一跖趾关节减压，可以轻度松解跖腱膜，继而可以增加踇趾的背伸活动。这一截骨也不是不存在并发症，因此手术要仔细。跖骨头注意不要下沉过度，这会引发籽骨疼痛，如果下沉过度，还会引发踇趾的仰趾畸形，这会造成籽骨疼痛不可缓解，并造成踇趾摩擦鞋子。畸形愈合，特别是背伸畸形可引发第一跖骨头倾斜，并与关节撞击，限制活动度。去除一个楔形骨片的过度的短缩也存在问题，会引发外侧跖骨的跖痛症，这也是踇僵症患者最早就诊时出现的问题。截骨应当从内侧面入路，分开关节囊后，显露第一跖骨头。截骨线用电刀标记后，行一个类似 chevron 截骨样的 60° 截骨。然后在背侧的近端行截骨，通常是 2mm 宽，然后根据需要短缩的量截骨。背侧的骨片移去后，跖骨头的截骨面加压复位并以一枚螺钉固定（图 6.15）。

第一跖楔关节融合术

我们认为第一跖骨的松弛过度活动及第一跖骨的抬高也会引发踇僵症。踇僵症患者极少出现第一跖骨松弛，但是在有的患者身上会出现。他们失去了正常的绞盘机制，继而出现跖趾关节在足趾离地期撞击。如果患者有跖趾关节疼痛，影像学检查正常，那么我们会为了鉴别疼痛来源向跖趾关节内注射 1ml 利多卡因。必要时，磁共振检查或 CT 检查也有助于确认疼痛是在关节内，还是来源于籽骨。图 6.16 中，患者行关节唇切除术，但是手术没有成功解除患者的疼痛症状，他在足趾离地期仍有跖趾关节处的疼痛，行走时有疼痛，跑步时疼痛会进一步加重。第一跖骨有明显的抬高。我们采用了第一跖楔关节融合术，并使跖骨固定于轻度的跖屈位。

行第一跖楔融合手术处理踇僵症与踇外翻的手术指征没有太多区别。尽管踇外翻时第一跖骨不稳定可能存在于矢状面，也有可能存在于水平面，踇僵症时我们更注意跖骨在矢状面的不稳定。对于踇外翻患者是否行 Lapidus 手术治疗具有很多的争议，同样对于踇僵症的患者行此手术也有很多争论。除非在第一跖楔关节的跖侧存在开口，否则你不能确认此关节是否存在不稳定。临床经验告诉我们，行关节融合术时在跖侧去除一个骨片有利于解除功能性踇僵症患者的症状，并有助于去除第一跖骨抬高。当然术者也可以考虑行第一跖骨近端的闭合截骨手术，不过我们的经验认为此类患者具有第一跖楔关节融合手术的指征（图 6.17）。

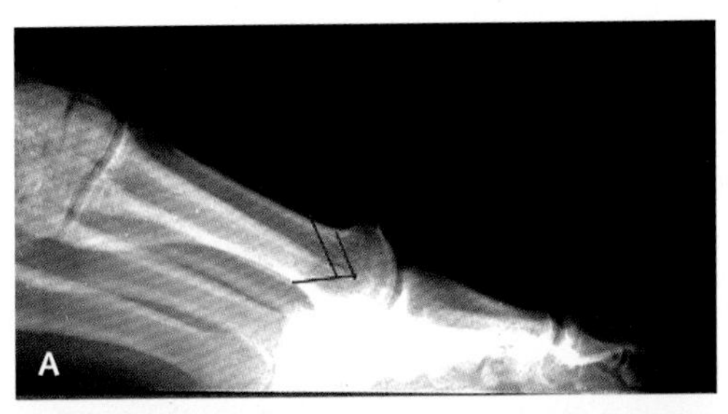

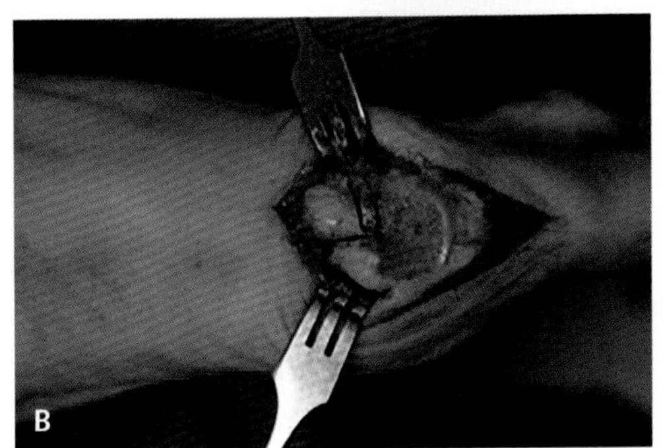

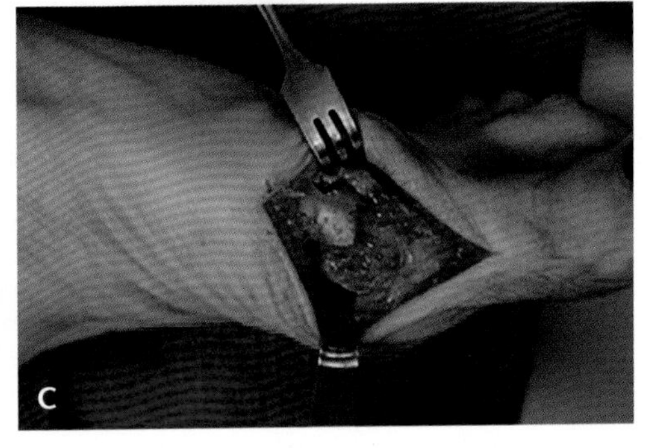

图 6.15　Youngswick 截骨术。A. 图中可见第一跖骨抬高，跖骨头有早期的关节炎且跖骨头突出。截骨的方式在 X 线片中标出。B–C. 截骨线用电烧划线之后按此截骨，并从背侧打入一枚螺钉固定

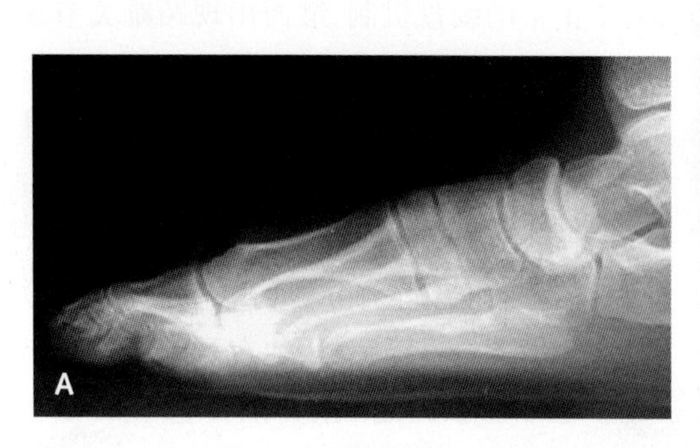

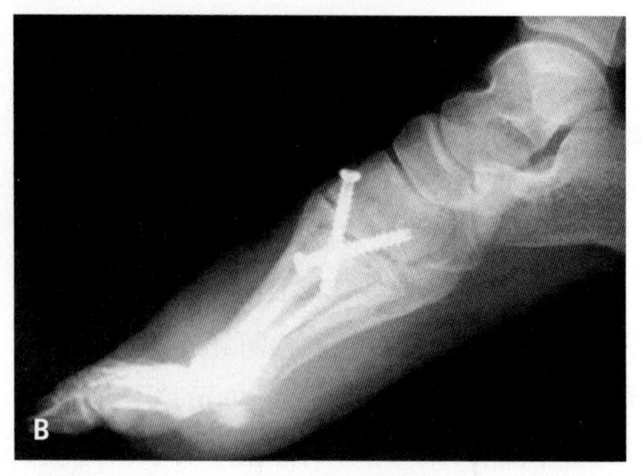

图 6.16　27 岁患者，女性运动员，之前为减轻跖趾关节背伸时的疼痛，曾行关节唇切除术，手术无效，疼痛仍持续。行走时，特别是跑步时疼痛加重。她的关节被动活动度很好，最大背伸位时伴有关节疼痛。A. 患者存在跖趾关节病，背伸明显受限。B. 我们采用了第一跖楔关节融合手术，跖屈第一跖骨，从而使踇趾可以背伸

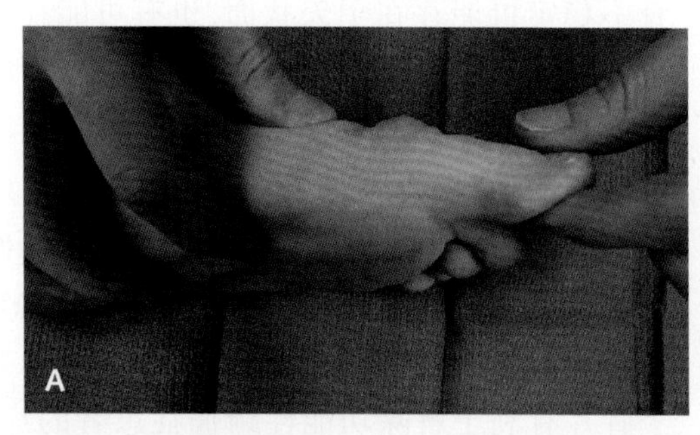

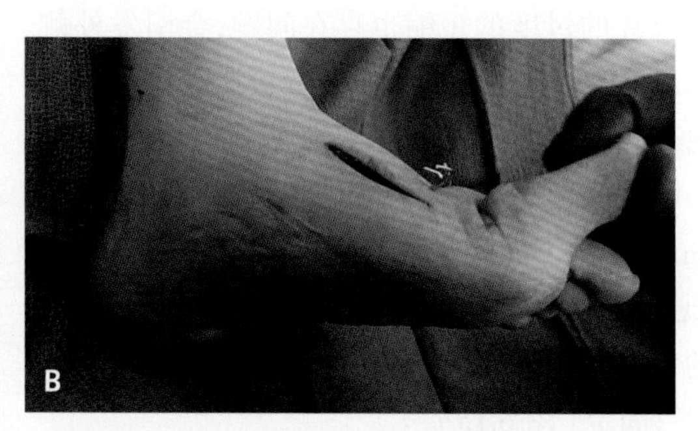

图 6.17　此处可见当稳定第一跖骨时，患者踇趾背侧活动受限。患者有明显的第一跖骨抬高情况，当伸膝和背伸踝关节后，踇趾没有任何活动度。A–B. 术前与术后背伸活动度的对比。我们在关节处去除了一个跖侧的楔形骨块，跖屈第一跖骨，采用克氏针固定，这比传统的固定方式要简单得多。可见融合术后，踇趾的背伸活动明显改善

去除关节融合的手术

最终，关节融合术可以很好地纠正踇僵症畸形，但是患者可能存在关节僵硬后引发的趾间关节不适。图 6.18 可见此患者因存在严重的关节炎和畸形而行跖趾关节融合，但是术后 5 年，又想恢复此关节的活动度。从背侧切口显露已经融合的关节，然后在跖趾关节处截骨。踇趾完全跖屈，把跖骨下的骨膜剥离出来，使用锥形钻在跖趾关节两边去除骨质，得到一个间隙约 1.5cm 的缺口。关节使用一个椎板撑开器撑开，当关节彻底松开后，把球形的肌腱间置物放入（此病例中我们使用了胭绳肌腱），然后松松地缝在间隙中。术后 3 年，患者有 40° 的关节活动度，其中背伸 30°，这已经完全达到了功能要求。这一手术的问题是在关节两边会渐渐出现骨质增生，最终会造成关节活动受限以及疼痛。

骨软骨移植

在跖趾关节损伤中，最难处理的就是跖骨头中心处的骨软骨损伤。此类损伤出现的病因大多数是原发性踇僵症的患者，这类缺损可能因为创伤，或是关节挤压形成。由于患者不一定有背侧撞击，理想的治疗方案应当尽可能保留关节。保留关节非常关键，因为患者关节的生物力学机制还是正常的，而且没有跖骨与籽骨间的纤维化和关节炎，关节活动度通常也还好，背侧没有明显的撞击，跖骨的倾斜角度与长度也基本正常。清理骨软骨的损伤区，进行打孔处理，但是无法保留正常的软骨面，这类手术只用于一些没有移植物可用的时候。如果在术前考虑到患者在跖骨头中心区有骨软骨损伤，那么可以考虑使用新鲜的异体骨软骨移植（图 6.19）。这类手术可以从同侧的跖骨头背侧取出，也可以使用人工合成的双面骨软骨塞填充（图 6.20）。

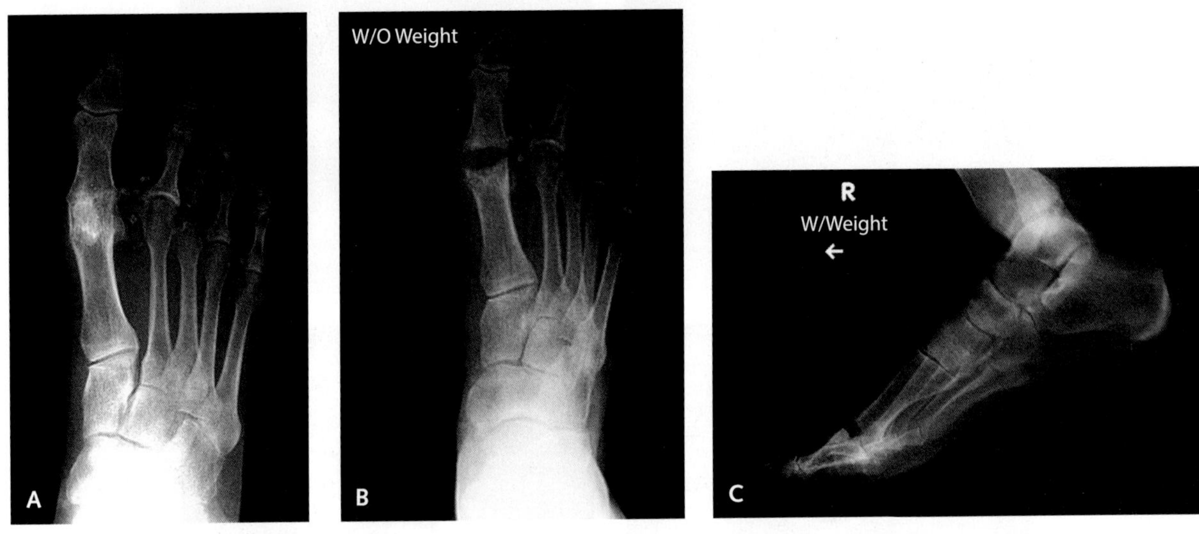

图 6.18　A. 患者因严重的踇外翻复发，跖骨头缺血坏死，外侧足趾畸形，而行跖趾关节融合手术。从技术上讲融合手术很成功，但是 8 年以来，在踇趾趾间关节下方持续出现加重的疼痛。B–C. 踇趾的趾尖部、趾甲下方也很疼痛，不可能再行趾间关节的背伸融合，因此我们行切除关节的跖趾关节成形术，填充了肌腱做为间置物

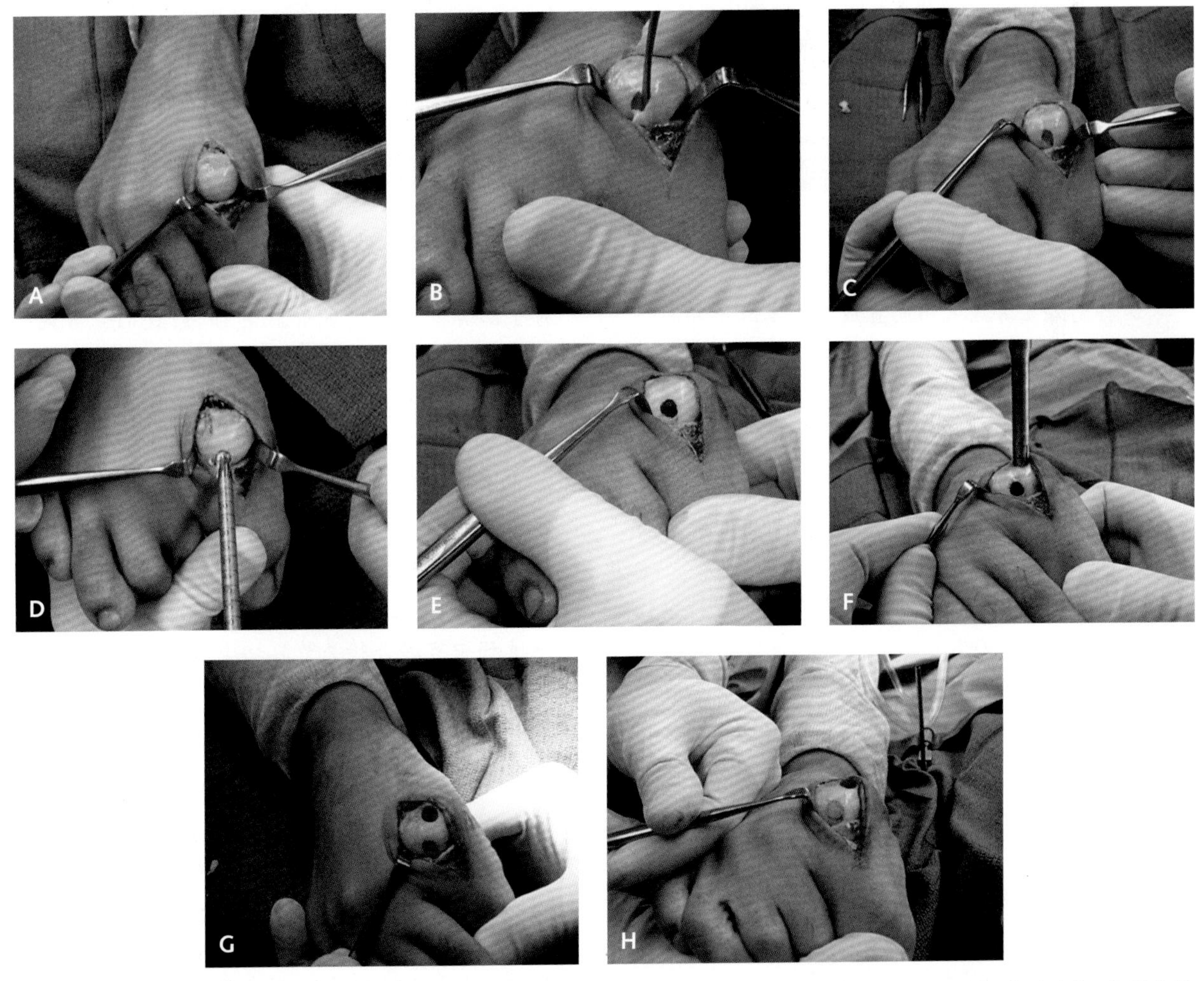

图 6.19　患者为 34 岁女性，关节疼痛，活动受限。A. 术中可见跖骨头中心部软骨损伤。B–C. 进行清理手术，在损伤处打孔。D–E. 中心部的软骨损伤较为局限。F–G. 骨软骨自体移植，从跖骨头的背侧取骨。H. 把自体骨软骨打入缺损处

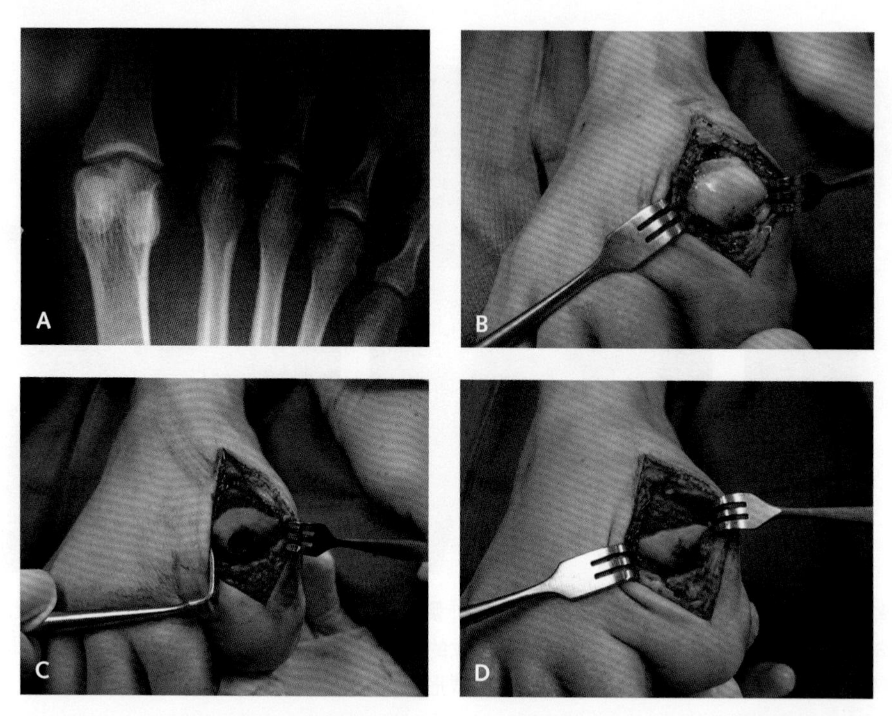

图 6.20 39 岁女性，因踇趾活动度下降，跖趾关节深部疼痛就诊。关节活动中段挤压关节时疼痛尤其明显。A. 图中可见在中央部存在骨软骨损伤。B. 术中在跖骨头中央部找到了损伤区。C–D. 行关节唇切除术后，在跖骨头中央部打孔使用人工骨软骨塞植入（OsteoCure，Tornier，Edina，United States）

技术、技巧和注意事项

- 一定要注意到跖籽关节区的疼痛，跖趾关节炎会减弱跖趾关节的功能，增加术后疼痛。对于这些患者要考虑采用间置成形手术或是跖趾关节融合术并切除籽骨。
- 关节唇切除的目标是减少疼痛，去除背侧的骨赘。仅仅是关节活动度增加到理想的角度，并非手术的目标。文献报道并不支持术前无法穿时尚鞋子的患者在术后就能穿这样的鞋。患者的期望值不能太高。
- 关节唇切除后关节的活动度并不能一直持续保留，会减少约 30%。
- 在关节唇切除术中很难会去除过多的骨质。术中行侧位透视可以有助于确认是否切除了足够的骨质。
- 关节唇切除术是一个可翻修的手术。在关节炎出现后，还可以考虑行其他的手术处理，因此对于Ⅱ度的踇僵症以及部分Ⅲ度的踇僵症都比较适合。术后患者的效果会比预想的好，并会维持多年，但是影像学表现可能并不理想。
- 术后使用非甾体抗炎药物可以减少关节的炎症以及纤维增生。
- 对于跖骨头中心处的骨软骨损伤，我们会考虑去除损伤区，必要时进行钻孔或微骨折处理。
- 如果患者在术前的关节活动度小，那么术后任何活动度的改善都会让患者感到很满足。所以对于术前关节活动得很好的患者，不适于行融合手术。
- 处理伴有踇外翻的踇僵症是比较困难的，外翻畸形通常很轻，内侧骨赘需要在术中去除，这一过程中可联合行关节唇切除术。一定要告知患者术后可能出现畸形加重的情况。同时，Akin 截骨术或 Moberg–Akin 截骨术可以改善术后的畸形外观。如果畸形过于严重，要考虑行融合手术。
- 我们希望采用一个背内侧的切口而不是内侧的切口处理踇僵症。内侧切口可以很好地显露籽骨，但主要的缺点是易形成瘢痕，且在关节囊愈合过程中需要保护踇趾，防止发生外翻。

（王智 译　张明珠 校　张建中 审）

推荐阅读

Berlet GC, Hyer CF, Lee TH, et al. Interpositional arthroplasty of the first MTP joint using a regenerative tissue matrix for the treatment of advanced hallux rigidus. *Foot Ankle Int.* 2008;29(1):10–21.

Coughlin MJ, Shurnas PS. Hallux rigidus: demographics, etiology, and radiographic assessment. *Foot Ankle Int.* 2003;24:731–743.

Coughlin MJ, Shurnas PS. Hallux rigidus. Grading and long-term results of operative treatment. *J Bone Joint Surg Am.* 2003;85-A:2072–2088.

Horton GA, Park YW, Myerson MS. Role of metatarsus primus elevatus in the pathogenesis of hallux rigidus. *Foot Ankle Int.* 1999;20:777–780.

Johnson JE, McCormick JJ. Modified oblique Keller capsular interposition arthroplasty (MOKCIA) for treatment of late-stage hallux rigidus. *Foot Ankle Int.* 2014;35(4):415–422.

Lau JT, Daniels TR. Outcomes following cheilectomy and interpositional arthroplasty in hallux rigidus. *Foot Ankle Int.* 2001;22:462–470.

Malerba F, Milani R, Sartorelli E, Haddo O. Distal oblique first metatarsal osteotomy in grade 3 hallux rigidus: a long-term follow up. *Foot Ankle Int.* 2008;29:677–682.

Shariff R, Myerson MS. The use of osteotomy in the management of hallux rigidus. *Foot Ankle Clin.* 2015;20(3):493–502.

第二部分 小趾的矫正

第 7 章 小趾畸形的矫正

爪状趾与锤状趾的矫正

针对爪状趾与锤状趾的矫正，我们首先要明确几个问题：

畸形是僵硬性的还是柔性的？

畸形累及的是近端趾间关节，跖趾关节，还是都有所累及？

跖趾关节是否有脱位？

患者存在爪状趾或锤状趾时，近侧趾间关节可以选择切除成形术或融合术。切除成形术的好处在于足趾还可以保留一定的柔性，而且绝大多数患者可以避免出现槌状趾的风险。然而，这样做畸形复发的风险较高，需要克氏针临时固定 4 周。趾间关节融合可以确保足趾的力线良好，然而，畸形复发后处理比较麻烦。另外，趾间关节融合术后发生槌状趾的风险较高，且患者大多不希望足趾过于僵硬。融合术的髓内固定可以降低感染的风险，并避免克氏针的使用所带来的烦恼。倾向于选择融合术的指征包括：

1. 畸形复发；
2. 近侧趾间关节存在水平面畸形；
3. 畸形为神经肌肉源性的；
4. 患者跖趾关节的跖屈力量较弱，且可以接受较僵硬的足趾；
5. 患者对手术疗效的期望值较高，且不排斥足趾有一定的僵硬性。

对于功能预后，成功的趾间关节成形术与融合术并无明显差异。融合后足趾的力量会有改善，因为趾长屈肌的力量会通过融合的趾间关节直接作用于跖趾关节，来增加跖趾关节的跖屈力量。然而，这种力量的增加有时也有相应的弊端，趾长屈肌的力量会更多地作用于仅剩的可以活动的远侧趾间关节，这也是容易发生槌状趾畸形的原因。趾间关节成形术患者，由于近侧趾间关节在术后仍有一定的活动度，因此，可以分散趾长屈肌的力量。但是进行成形术之后，关节的柔性也会有部分丧失。在进行手术决策时，两种术式潜在的并发症均需考虑。尽管融合术会导致足趾比较僵硬，但术后足趾的力线保持良好。另外，虽然和手术操作有一定关系，融合术可以避免很多成形术后足趾短缩的问题。近侧趾间关节融合术后，因为趾长屈肌在远趾间关节过度牵拉或挛缩，会有约 10% 的患者出现槌状趾畸形。为了避免此问题，笔者在近侧趾间关节融合时，一般会切断趾长屈肌。如此尽管会减弱小趾跖屈的力量，但可以有效避免槌状趾畸形的发生。在近侧趾间关节融合时，完成截骨之后，可以从背侧入路很好地显露、辨识与切断趾长屈肌腱。

在选择术式与入路时，非常重要的一点是需要辨识爪状趾或锤状趾畸形位于垂直面还是水平面，如交叉趾畸形（视频 7.1）。如果为交叉趾畸形，无论是趾间关节成形术还是融合术，均不能对其进行矫正，因为畸形平面并不在趾间关节，而是在跖趾关节（图 7.1）。

一些足趾畸形是由足内在肌挛缩或功能障碍所致，此类畸形处理起来非常困难。比如前足挤压伤或骨筋膜室综合征所致的足趾畸形。肌肉纤维化导致趾短屈肌挛缩，单纯的肌腱切断是不够的。矫正此类僵硬性趾间关节畸形可以使足趾变直，但无法明显改善跖趾关节的活动度。如果足趾确能矫正，且跖趾关节仍然僵硬，则足趾的疼痛会加剧，因为变直后足尖的应力会增加。此类足趾畸形患者在跖趾关节屈曲状态下，趾间关节尚能有一些柔性。然而，在跖趾关节伸直后，跖列变长，则趾间关节的活动度会相对减小，足趾更僵硬，畸形也更明显（图 7.2）。因此，在矫正僵硬性跖趾关节畸形时，应当适当短缩跖骨并延长足内在肌，以松解跖趾关节。如果这些操作仍不能充分松解跖趾关节，则可能需要行跖骨头切除术，尤其对于存在前足挤压伤的患者。

对于老年足趾畸形合并无症状踇外翻的患者，如何处理才是最佳选择呢？需要清楚的是，如果踇外翻不同时处理的话，足趾畸形术后复发的概率会明显增加。此类足趾畸形常为第二、三趾的近侧趾间关节僵硬性畸形或脱位。如果行单纯的足趾手术，能否获得理想效果？如果踇外翻的踇趾骑跨于第二趾，且踇趾无症状，则可以不矫正踇趾畸形。如图 7.3 所示，此患者为双侧痛性第二、三趾畸形，但患

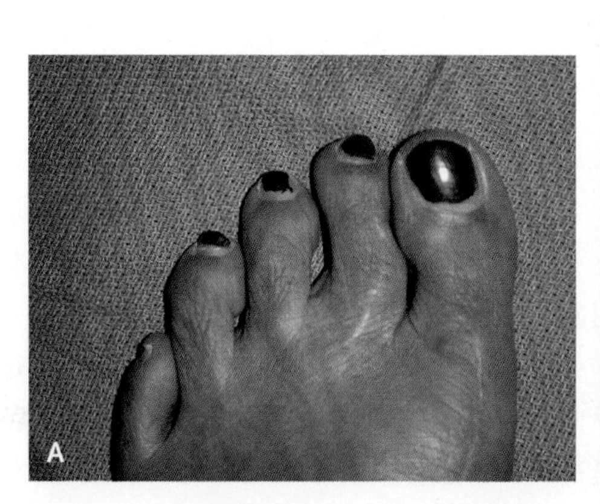
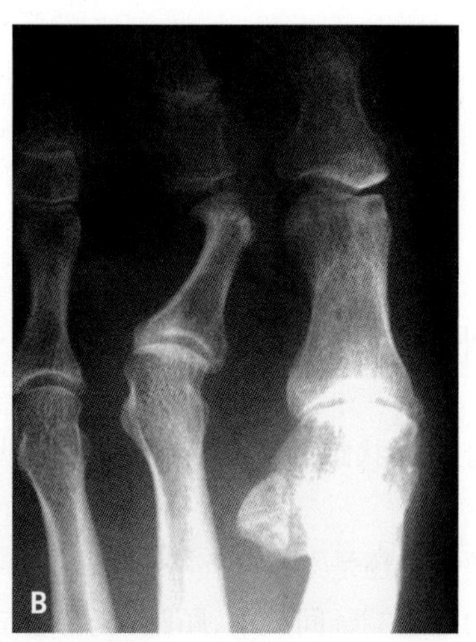

图 7.1 A–B. 踇囊切除联合跖骨远端截骨矫正踇外翻，行近侧趾间关节切除成形术矫正误判的爪状趾术后复发。此患者之前应该属于交叉趾畸形，因此，手术方案有别于传统的爪状趾手术

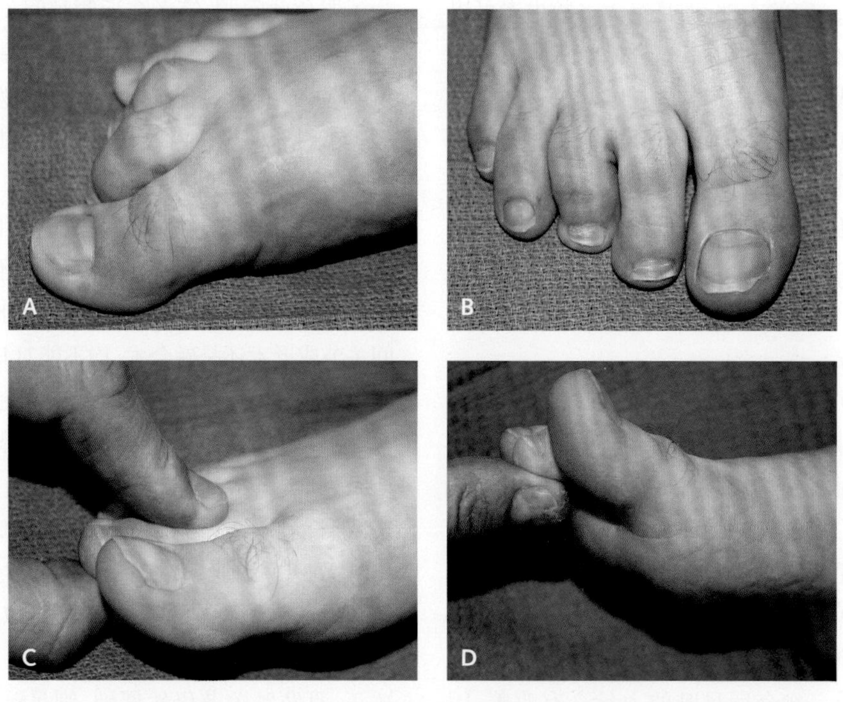

图 7.2 A–B. 骨筋膜室综合征继发的典型前足畸形。近侧趾间关节与跖趾关节轻度挛缩，跖趾关节无明显背伸畸形。C–D. 将跖趾关节最大限度伸直后，由于趾短屈肌纤维化而使近侧趾间关节的挛缩更加明显。此患者的治疗方案包括从近侧趾间关节经皮行屈肌腱切断手术，同时结合跖骨的截骨短缩手术

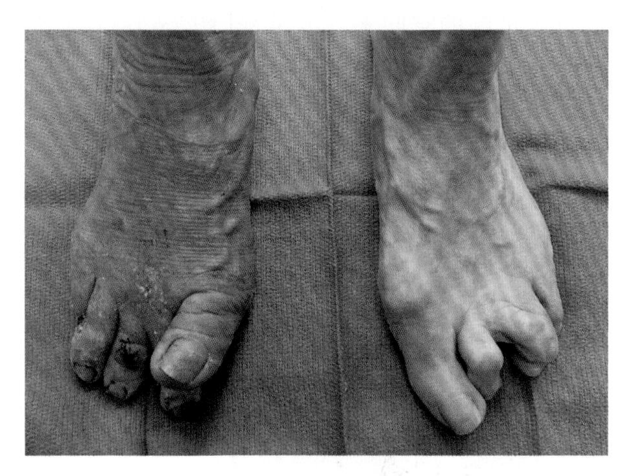

图 7.3　一般来说，在矫正外侧足趾畸形的同时，很少留下踇趾畸形不处理。然而，此患者踇趾无症状，且骑跨于外侧足趾，因此，外侧足趾矫形术后复发的概率较低

者的踇趾在初次进行切除成形术之后并不僵硬。外侧足趾矫形术后，足趾变直，踇趾骑跨于第二趾背。在一些患者中，无症状的踇外翻会推挤第二趾，而非骑跨于第二趾背，这种情况不能单纯地行外侧足趾手术。对于老年患者，可以在第二趾矫形的同时，合并使用 Akin 截骨术，以最小的损伤来矫正畸形。

对于痛性第二趾畸形的另一术式选择是截趾术（图 7.4）。截趾术在以下几种情况中是很好的选择，包括孤立痛性外侧足趾畸形，僵硬性无症状踇外翻，或踇趾外翻已达到不能再外翻的程度，即与第三趾或第四趾接触（图 7.4B）。截趾术对于踇趾跖趾关节融合的患者，也是很好的选择（图 7.4C）。另外，截趾术也是第二趾Ⅳ度交叉趾畸形的术式选择。在选择截趾术时，一定要评估清楚全部的疼痛原因。截趾术能消除全部疼痛来源，包括跖骨头下方的疼痛。理论上讲，截趾术术后跖骨头下压力应该消除，跖骨痛也应该会消失。但是，笔者在临床上的确遇到过截趾术后依然存在跖骨头下疼痛的患者。可能的原因也许是跖骨头下脂肪垫的半脱位，因此，即使在截趾术后，依然可能存在持续性疼痛。对于此类患者，笔者在截趾的同时，常会像跖骨头切除术般切除跖侧骨突。

跖趾关节畸形的矫正

必须评估患者的这种畸形属于先天性还是继发性。将患足抬起，检查者轻推跖骨头下方，如果跖趾关节依然过伸（背伸），则挛缩为先天性的（图 7.5）。趾间关节的屈曲畸形合并跖趾关节先天性背伸多数符合爪状趾的特征。这种情况下，趾长伸肌腱延长结合背侧关节囊切开，可手法复位跖趾关节。屈肌腱转位至伸肌腱可以有效避免复发，然而此术式会导致跖趾关节僵硬和增厚，患者常对此不满意。如果跖趾关节畸形为僵硬性且不可复位，在伸肌腱延长和关节囊切开的同时，可结合跖骨短缩截骨术。由于地面为固定平面，在站立位，任何趾间关节屈曲都会导致跖趾关节的过伸。对于继发性畸形患者，轻微跖屈近节趾骨可以矫正畸形。因此，

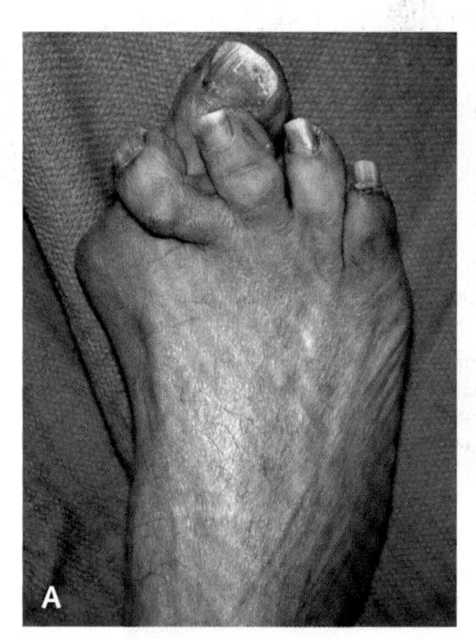

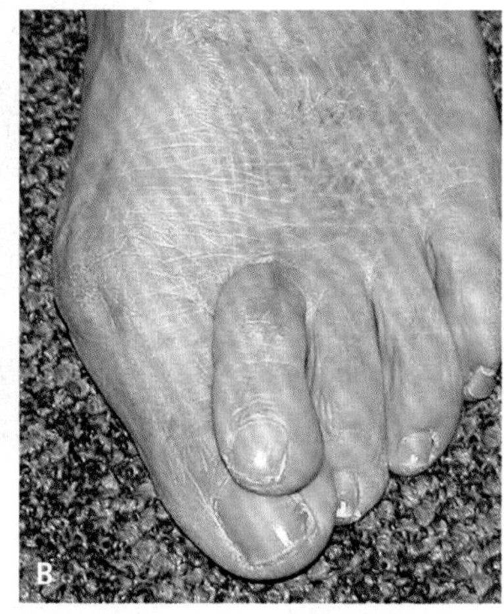

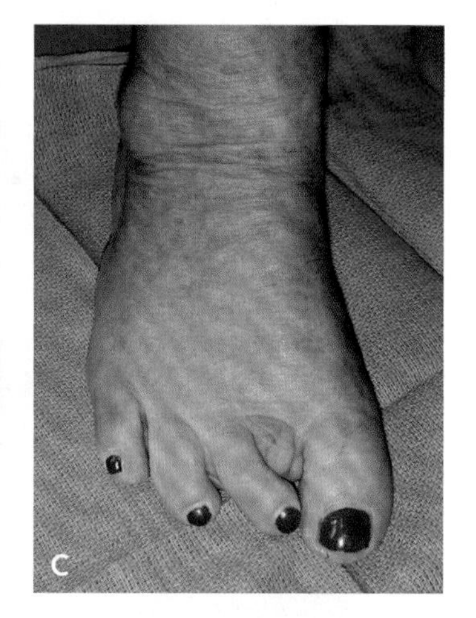

图 7.4　截趾术是严重外侧足趾畸形合并疼痛患者的治疗选择。A. 此老年患者为严重的痛性外侧足趾畸形合并僵硬性踇外翻畸形及踇趾跖趾关节炎。治疗选择为第二趾截趾术。B. 这是另一个患者，其踇外翻畸形没有有些患者那么严重，因为此畸形为僵硬性，且不会进展。此患者之前行踇外翻和第二趾矫形手术，术后畸形复发。尽管踇外翻畸形严重，但无症状，因此选择第二趾截趾术。C. 第三例患者存在严重的踇趾痛性跖趾关节炎，以及无法再重建的复发性第二趾畸形。因此，治疗选择为第二趾截趾合并踇趾跖趾关节融合术

矫正近侧趾间关节的畸形即可使患者的足趾恢复到正常位置。检查时还需要注意合并畸形情况，包括是否存在跖骨头下方胼胝体（提示跖骨头过度负重）以及是否需要合并跖骨的短缩截骨或腓肠肌松解术。对于有踇趾手术史的患者，需要评估踇趾是否存在不稳、短缩、或背伸畸形愈合等情况。因为第一跖列的病理改变常为转移性跖痛症或外侧足趾畸形的原发因素。继发性锤状趾可继发于踇外翻或踇趾的趾外翻。需要明确的是，在足趾被动伸直之后，是否有足够的空间来容纳足趾（图 7.6）。如果空间不足，则需要告知患者行踇趾的矫正手术。通过 Silfverskiöld 试验来检查腓肠肌和腓肠肌 - 比目鱼肌复合体的挛缩情况（图 7.7）。分别在膝关节伸直位和屈曲 90° 位背伸踝关节，保持足处于内翻位以避免中跗关节的背伸活动。如果在膝关节屈曲位，踝关节的背伸活动度增加，则提示存在腓肠肌挛缩。对于这些患者，可选择腓肠肌松解术来预防复发并降低前足疼痛。

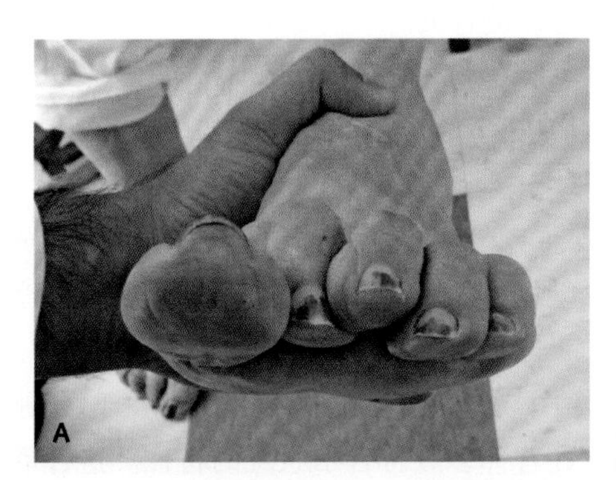

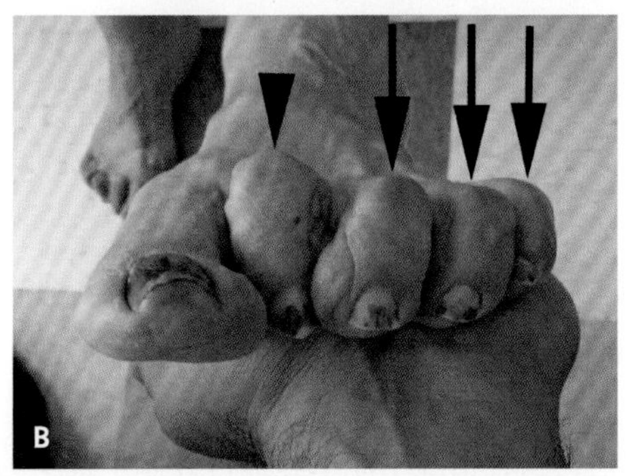

图 7.5 A. 注意患足抬起时，所有的外侧足趾都处于过伸畸形状态。B. 在跖骨头下轻推来模拟负重，但排除地板的外在应力，可以看到第二趾持续抬高（三角箭头处），但其余足趾畸形则被动矫正（箭头处）。这提示，第二趾需要矫正跖趾关节，而三、四、五趾则只需简单地矫正近侧趾间关节

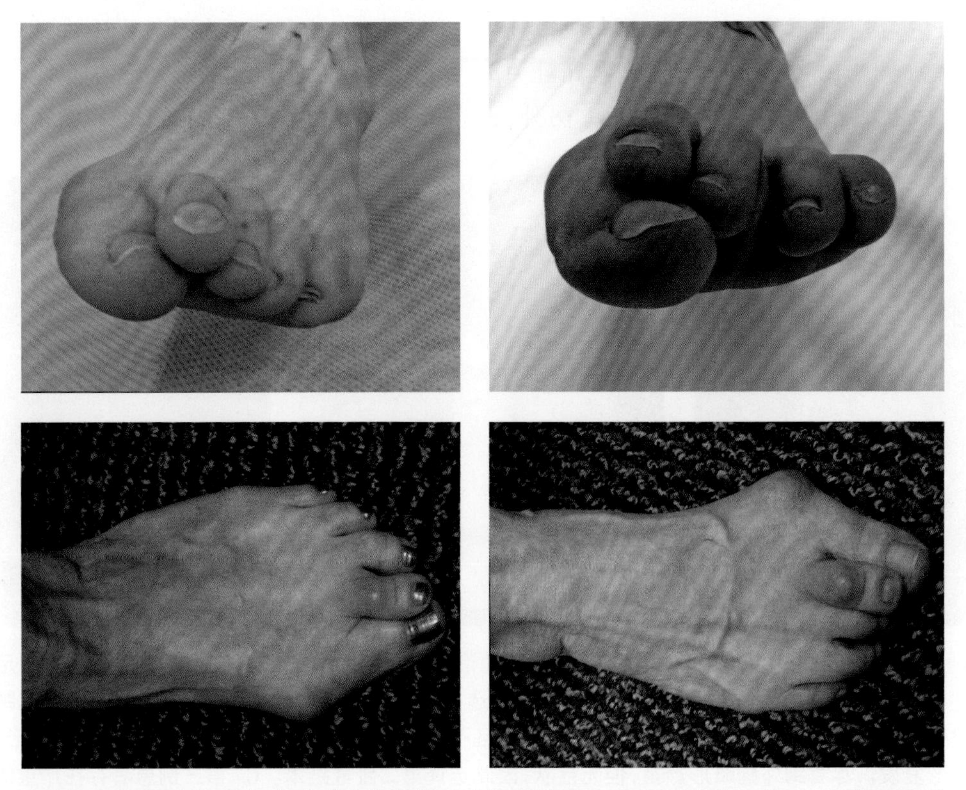

图 7.6 四位不同的患者，每位患者都有第二趾的痛性畸形，且不能被独立矫正。尽管患者的踇趾无症状，然而只有在矫正踇趾后，才能有足够的空间来矫正第二趾畸形

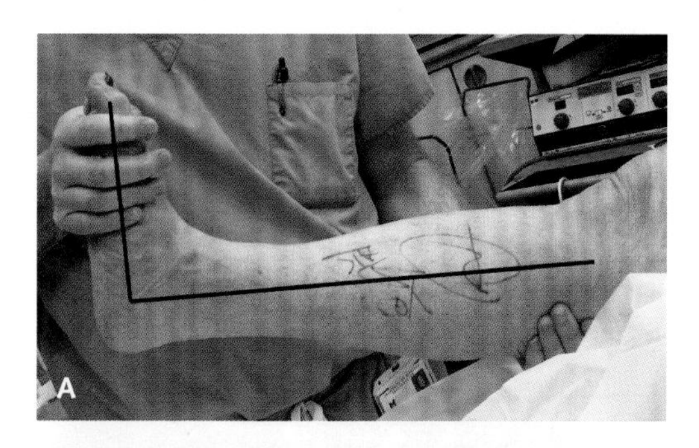

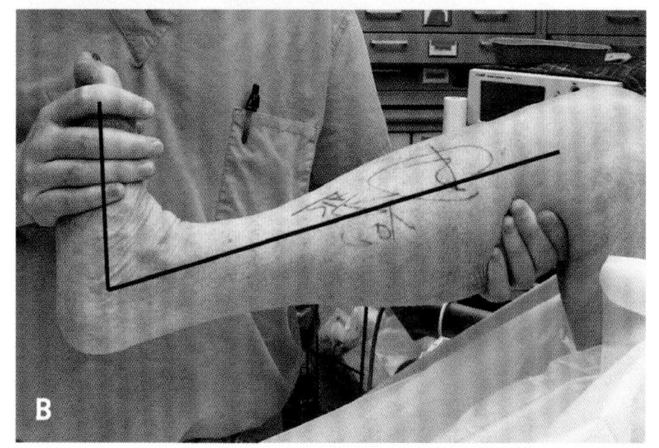

图 7.7　A. 患者膝关节伸直，被动背伸踝关节，不能过中立位。B. 在膝关节屈曲时，消除腓肠肌对踝关节的牵拉，可以增加背伸活动度。这提示患者存在单纯的腓肠肌紧张。如果踝关节的背伸活动度无改善，则提示腓肠肌和比目鱼肌同时存在挛缩，需要延长跟腱

笔者逐步完成跖趾关节的松解（图 7.8）。在第二趾蹼做纵切口，显露第二、三跖趾关节，在第四趾蹼做纵切口，显露第四、五跖趾关节。切口深及趾伸肌腱，首先松解趾长、短伸肌腱，再横行切开关节囊。如果仍存在紧张，笔者会从背侧松解跖趾关节侧副韧带，最后松解紧张的跖板。如果足趾此时可被复位且稳定，将趾长伸肌腱无张力缝合以重建跖趾关节的平衡。如果仅需要完成跖趾关节的手术，而不需要矫正趾间关节，则要决定是否需要穿克氏针临时跨关节固定跖趾关节。此操作需谨慎使用，因为经常会出现克氏针断裂的情况，而且针道感染继发的慢性肿胀也是个问题（图 7.9）。这种肿胀需要很长的时间才能逐渐消退，足趾肿胀可持续数月之久。如果在使用克氏针固定后，发现任何异常肿胀或足趾的炎症表现，则需要拔除克氏针，必要时进行跖趾关节的清创。克氏针不应该用于矫正不稳定的跖趾关节，因为在拔针后，畸形还会复发。换句话讲，克氏针临时固定，可以增加跖趾关节周围的瘢痕愈合，但不能依赖其矫正畸形。

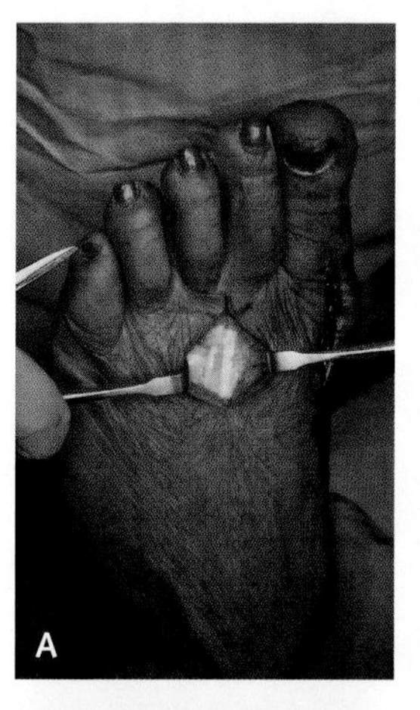

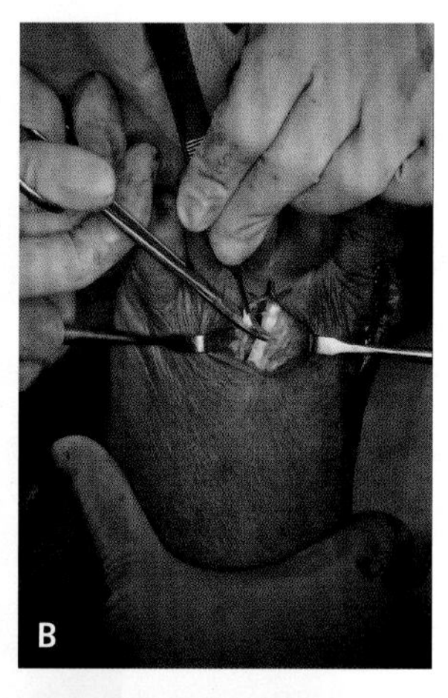

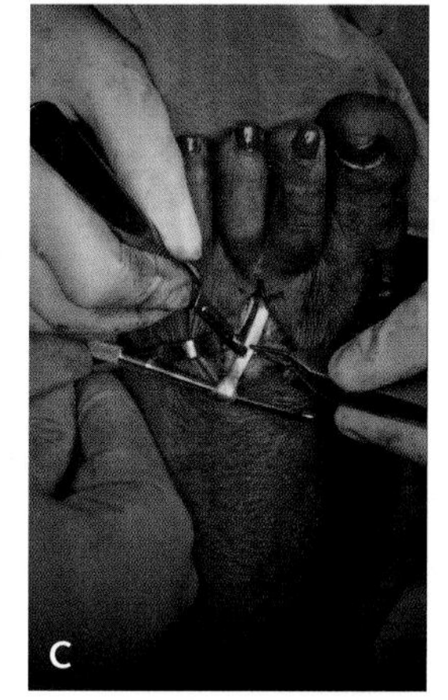

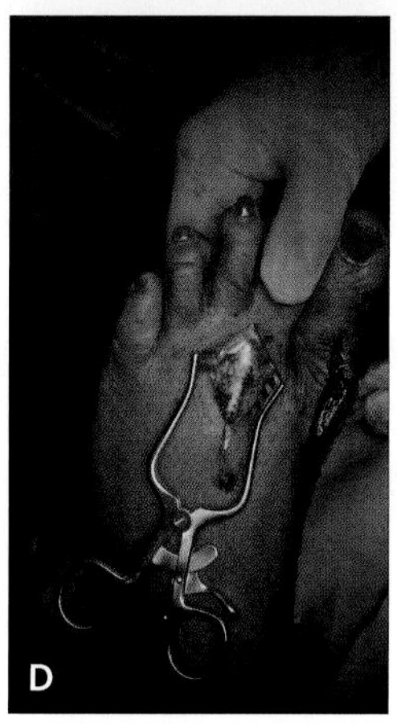

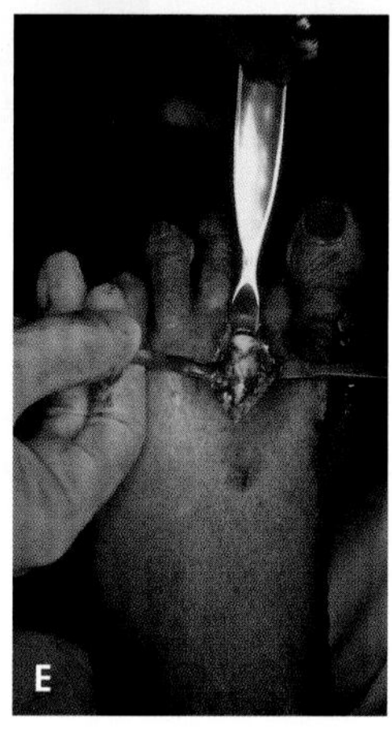

图 7.8　通过标准的趾蹼间入路显露第二、三跖趾关节。A. 确定趾短伸肌腱（外侧）和趾长伸肌腱（内侧）。B. 切断趾短伸肌腱。C. 为了避免跖趾关节的松弛和过度跖屈，对趾长伸肌腱行 Z 字延长。D. 切开背侧关节囊，评估足趾位置。E. 如果仍存在挛缩与脱位，则需要通过弧形骨膜剥离子或骨凿来松解跖侧

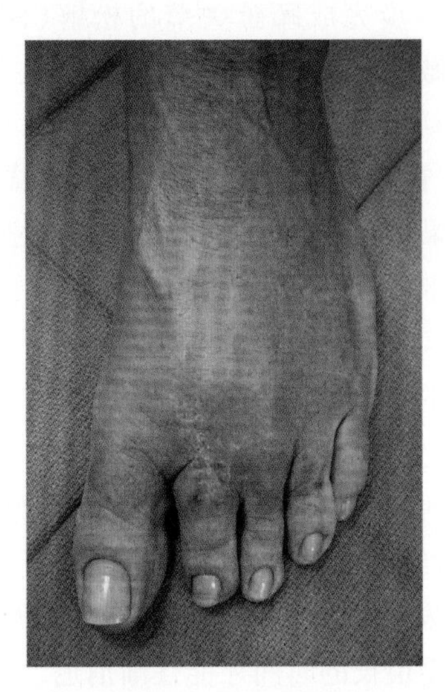

图 7.9 第二趾术后 5 周出现感染。克氏针已经在术后 2 周时拔除。足趾尖的炎症状态持续到拔除克氏针后的 2 周。此时，患者需要进行跖趾关节扩创并静脉使用抗生素进行治疗

如果跖趾关节不稳定或存在脱位，单纯通过上述的软组织松解是不够的，还需要行跖骨头的短缩截骨（视频 7.2）。跖骨头截骨术的切口及显露与之前跖趾关节松解术的入路相同，只需进一步向近端剥离跖骨干的骨膜即可。通过摆锯完成第一刀截骨，截骨起始于跖骨背侧，跖骨头颈交界处稍近端，即关节面结束的部位。截骨线在冠状面与足的负重面平行，在矢状面则为倾斜方向。截骨线的终点需要超过关节囊在跖骨跖侧面的止点。对于一些患者，需要抬高跖骨头，以消除其在足底的突出进而减轻跖痛，笔者将此称为“改良的 Weil 截骨”。此操作也可降低“漂浮趾”的风险，因为跖骨头的旋转中心会抬高。根据需要抬高的程度，截除 2~4mm 的跖骨头。术中需要切除跖骨头背侧部分关节面来判断需要楔形截骨的范围，通过摆锯完成第二刀截骨，并去除楔形骨块。通过 Kocher 钳夹持跖骨头向近侧背侧推移，确保近端与远端截骨面的良好对合。用 1.2mm 的克氏针临时固定，透视确定短缩的程度是否足够。这时候使用 2.0mm 或 2.4mm 螺钉或可折断钉来固定截骨端。螺钉的固定方向从近端背侧斜向远端跖侧，长度一般在 12~15mm。一般选择 12~13mm 的长度，以避免螺钉穿出跖骨头。透视确定跖骨头无旋转，螺钉长度未穿出跖骨头。用咬骨钳咬除背侧多出的骨质以避免其与趾骨的撞击（图 7.10~ 图 7.14）。

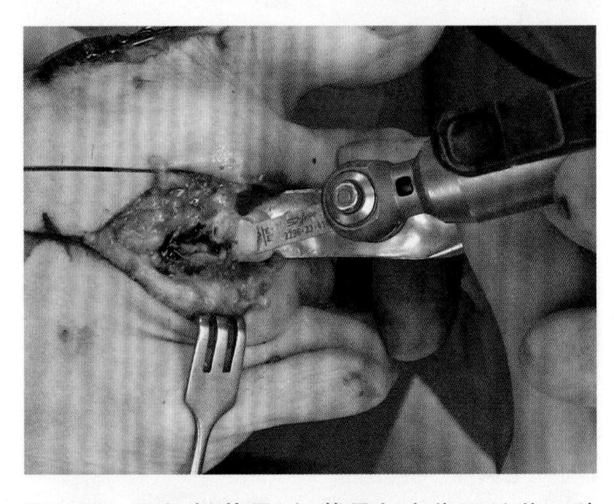

图 7.10 用摆锯截骨时，截骨起点位于关节面稍下方，截骨时注意与足底负重平面平行

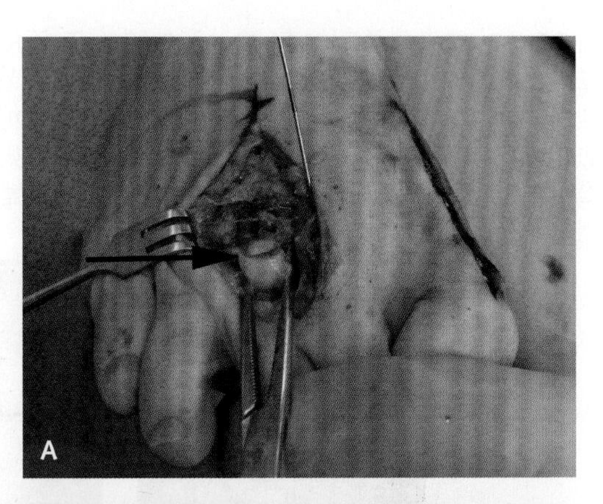

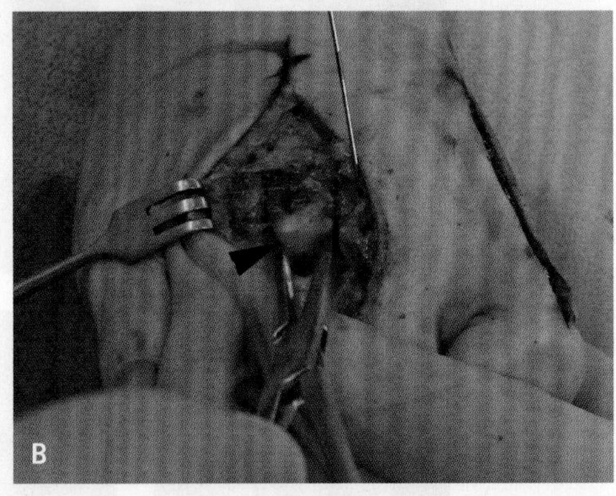

图 7.11 A. 在短缩之前，用 Kocher 钳夹持住跖骨头。B. 跖骨头向近端推移，重塑正常的跖骨弧度。将跖骨头向背侧加压，以确保骨与骨之间具有良好的骨性接触位置（箭头）

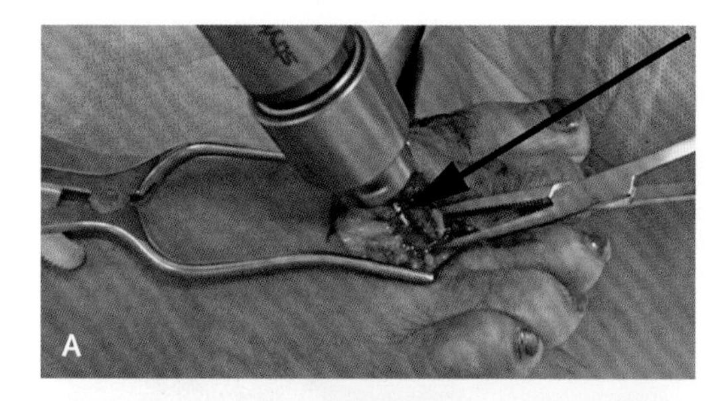

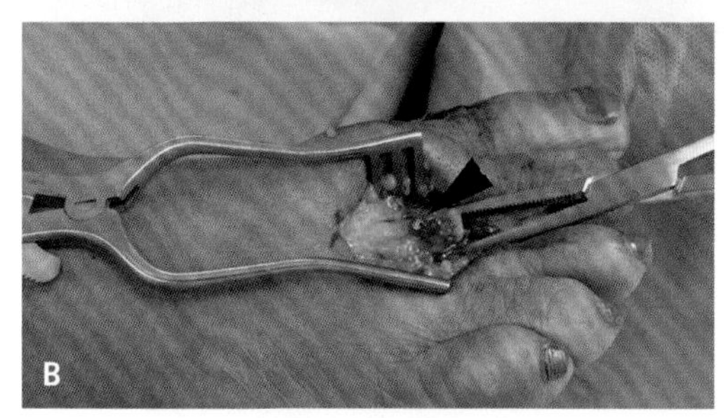

图 7.12 A. 用可折断钉(长箭头)从近端斜向远端固定跖骨头。B. 折断后确保钉尾与骨面相平。需要注意的是,螺钉拧入不要过深,以免穿过背侧皮质(三角箭头)。螺钉长度一般在 12~14mm

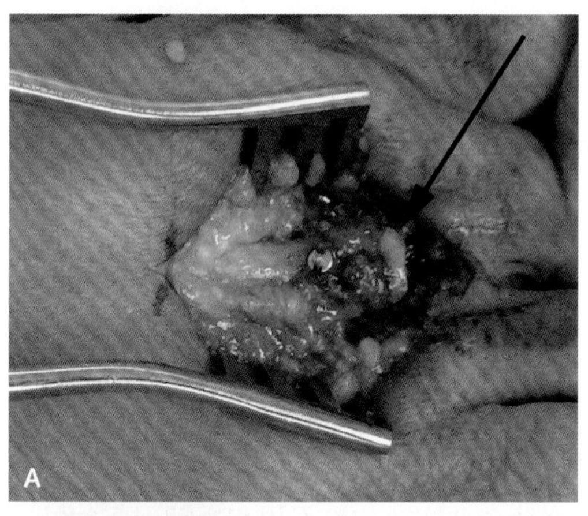

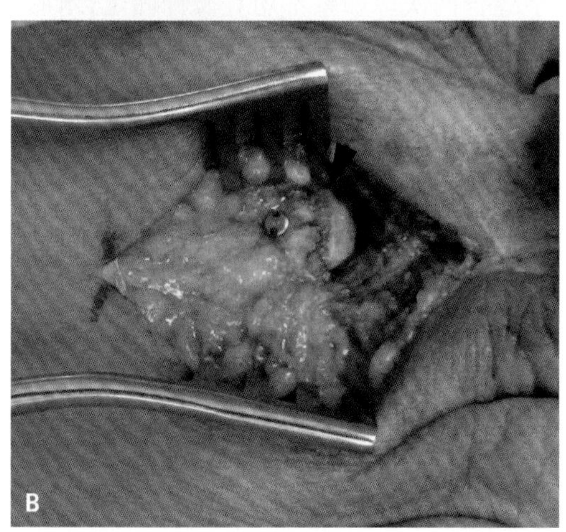

图 7.13 A. 在跖骨头向近端移位后,跖骨背侧会出现相对前突(长箭头)。B. 用小的咬骨钳去除多余的背侧骨质,露出跖骨头(三角箭头)

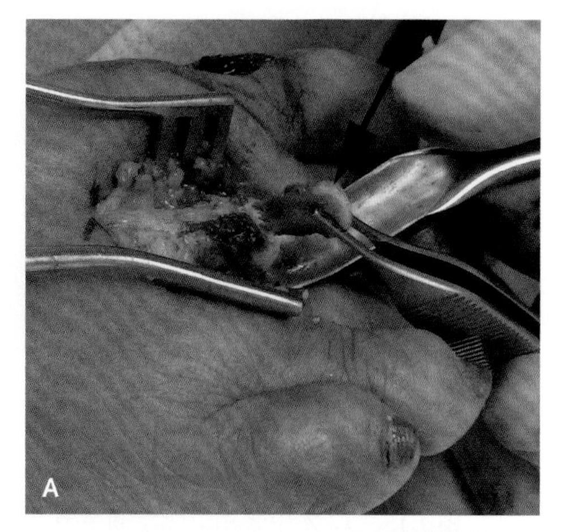

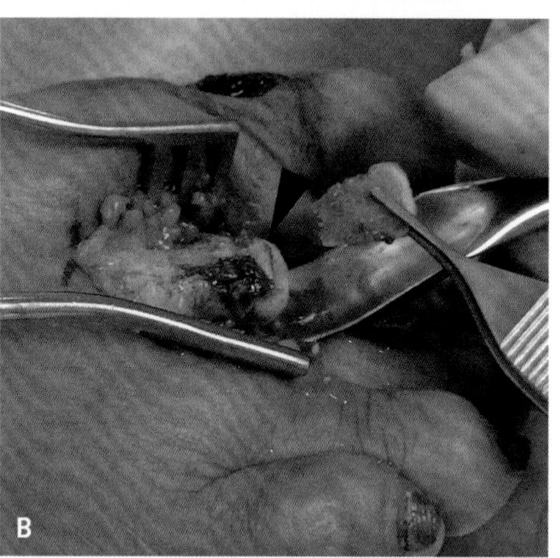

图 7.14 A. 在完全截断之前,去除楔形骨块。B. 之后再完全截断跖骨,小心地将近端和远端的骨面对合(箭头)。如果骨面之间对合不佳,可以进一步修整接骨面。用摆锯小心地修整背侧与跖侧截骨面,去除可能凸起或不平整的区域,如此便可实现完美的骨面对合

近侧趾间关节切除成形与融合术

可选择纵切口,或椭圆形横切口来显露趾间关节,切口长度约 1cm(视频 7.3)。用小的拉钩牵开皮肤,再纵行或横行切开伸肌支持带(图 7.15)。手术切口的选择取决于是做关节成形还是关节融合手术,另外,也要看是否要使用克氏针固定。对于老年患者,如果选择关节成形术,笔者更倾向于使用绷带包扎固定。对于此类患者,一般会选择椭圆形横切口来显露趾间关节,在关闭切口时,还有助于矫正足趾的力线。然而,这种横切口会导致趾间关节永久性肥厚。在确定趾间关节远端关节面之后,切断两侧的侧副韧带。在切断侧副韧带时,刀刃朝向关节侧,避免损伤两边的神经血管束。用弧形骨膜剥离子在趾间关节内剥离趾骨颈部的内外侧及跖侧软组织(图 7.16)。

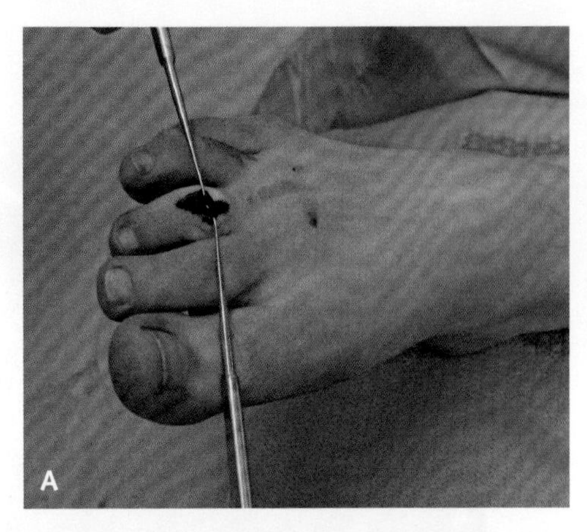

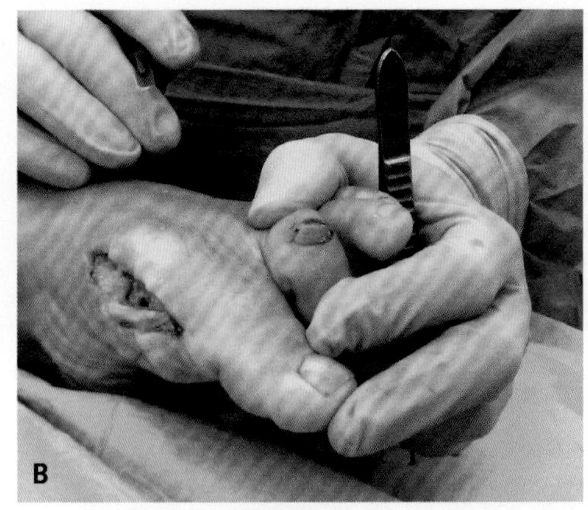

图 7.15 A. 术中采用近侧趾间关节背侧正中纵切口。用皮拉钩显露趾伸肌腱。B. 椭圆形横切口在近侧趾间关节成形术中非常实用，因为可以切除过多的背侧皮肤。如果在趾间关节背侧有明显的胼胝体形成，可以在纵切口的基础上，弧形切除异常的皮肤组织

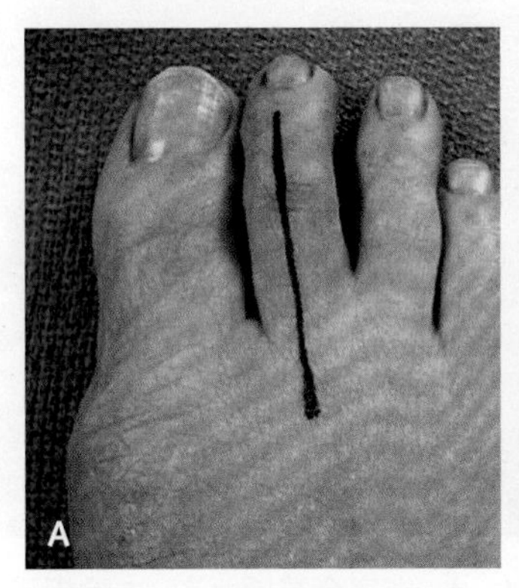

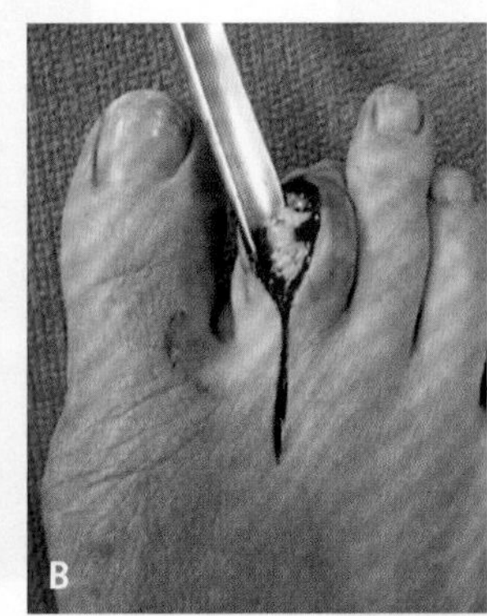

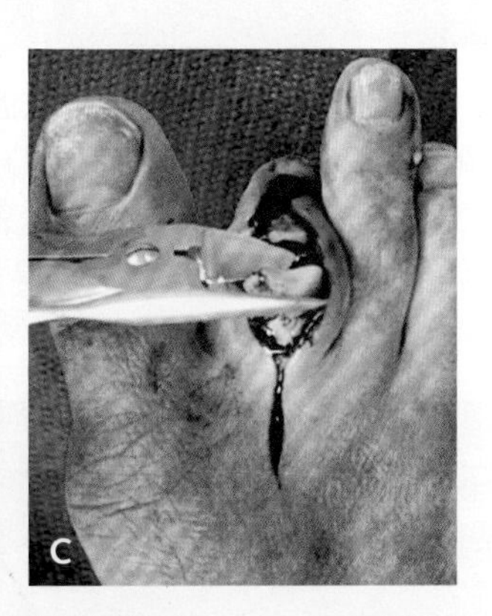

图 7.16 A. 采用图中所示的切口进行近侧趾间关节成形及跖趾关节松解术。B. 用弧形的骨膜剥离子剥离关节两边的侧副韧带。C. 用骨钳切除 4mm 厚的关节及骨质

用小的骨钳或小摆锯切除不多于趾骨长度 1/4 的远端骨骼。使用骨钳的不足之处在于剪断之后可能导致趾骨髁两端压缩，形成突出的嵴而导致术后疼痛。在术中对两边的压缩进行修整可以避免上述情况出现。笔者更喜欢使用摆锯来完成截骨，截骨时最好能在趾骨远端留下平整的截骨面。对于成形术，必须确保术后趾间关节有足够的稳定性，可以通过缝合伸肌支持带或跨关节穿针来帮助维持关节稳定（图 7.17）。对于趾间关节融合，可选择永久性髓内固定或克氏针固定。如果术中已经显露了跖趾关节，可以通过近侧趾骨的近端关节面向远端穿克氏针，再通过趾间关节由足趾穿出，之后再从远端将克氏针传入相应跖骨，来稳定成形术后的趾间关节。术中根据是否需要稳定跖趾关节来选择是否将克氏针穿至近节趾骨或相应跖骨。在使用克氏针或永久性髓内固定趾间关节时，术中用手在皮肤外面触摸趾间关节上方髁突，确保趾间关节没有侧方移位，这种小的移位会导致术后慢性疼痛（图 7.18）。如果术中触及存在骨性凸起，则必须重置克氏针，或切除凸起。当然，足趾的力线也非常重要，如果存在矢状面的移位，则必须重置克氏针。如果术中不用克氏针来稳定成形后的趾间关节，则必须缝合关节囊与伸肌支持带以增加稳定性。一般选择 4–0 可吸收线“8”字缝合两次。如果不用克氏针固定，术后需要使用绷带或支具固定 3 周。

笔者觉得关节融合较成形术治疗继发于筋膜室综合征和神经肌肉性疾病的僵硬性趾间关节畸形、活动度良好的趾间关节屈曲不稳定以及复发畸形的疗效更好。治疗的目的在于重建足趾的力线，以及通过趾长屈肌腱来增加跖趾关节的屈曲功能。如果选择趾间关节融合术，最好选择 3mm 的磨钻将双侧关节处理为球窝状，而非使用摆锯来完成截骨。使用磨钻可以降低骨量丢失的可能，且不会导致近侧趾间关节增宽（图 7.19）。取出关节软骨及趾骨髁，但保留内外侧骨皮质，之后用磨钻在中间趾骨磨出窝状凹陷。然而，我们在临床上也用摆锯处理了很多患者，无并发症发生。因此，对于应用哪种截骨器械，还是留给手术医师自己选择。

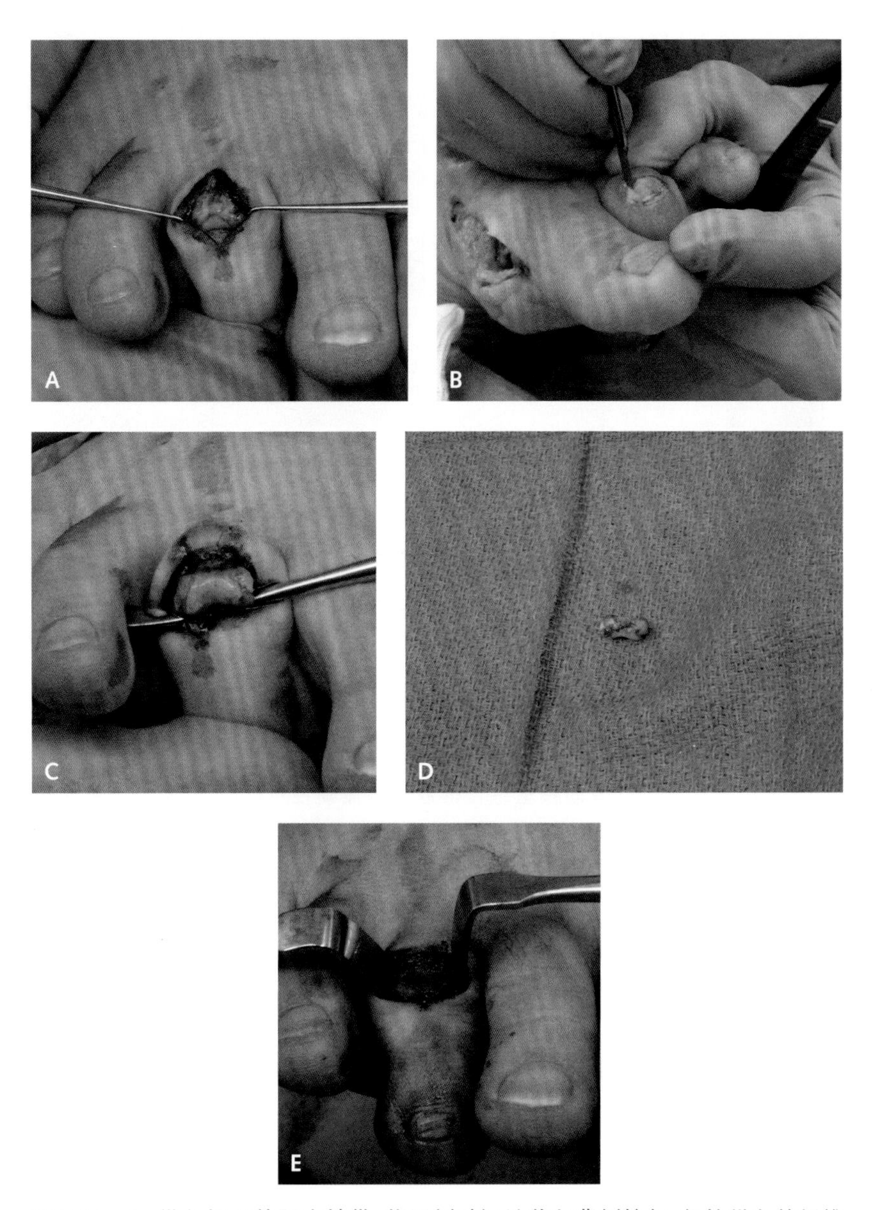

图 7.17　A. 纵向切开伸肌支持带，将近侧趾间关节向背侧抬起，保护纵向的纤维组织。B. 锐性分离伸肌支持带与侧副韧带，用 15 号刀片沿着骨膜剥离。C. 在切口内充分分离显露近节趾骨后再进行骨切除可避免损伤侧方神经血管束。D. 在切除近侧趾骨时，避免切除过多而导致漂浮趾。一般切除 3~4mm 即可。E. 截骨时，应垂直于趾骨干的轴线，以确保术后足趾处于正常的位置

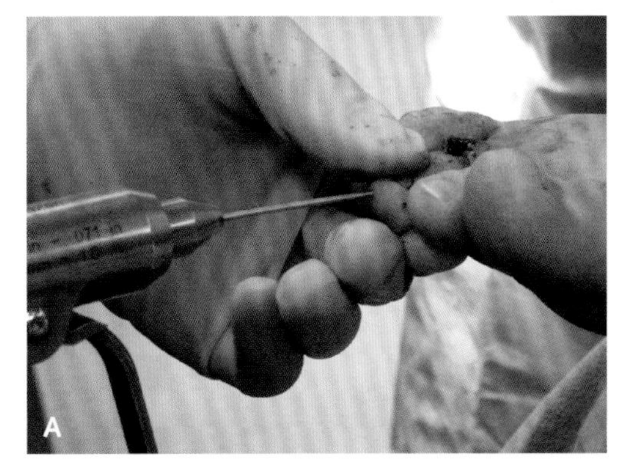

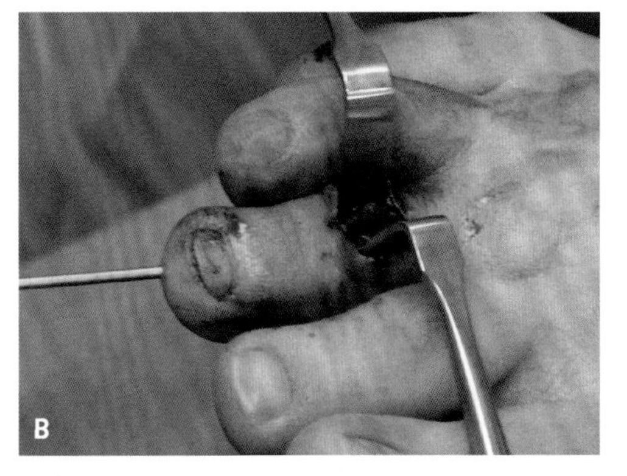

图 7.18　A. 可以逆向穿入克氏针，进针点位于甲床下 2mm 处。B. 将克氏针穿至近侧趾骨以稳定足趾

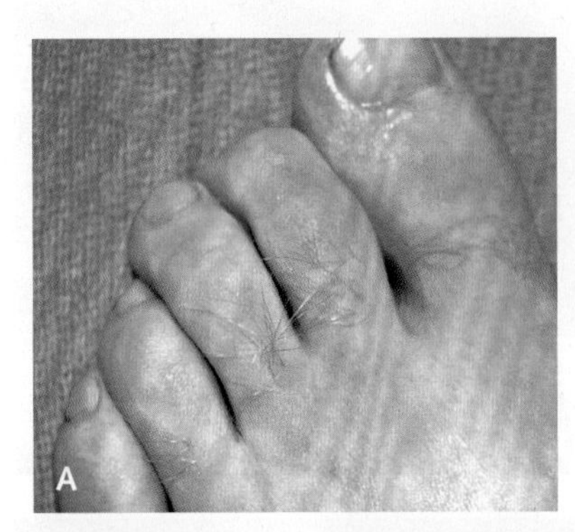

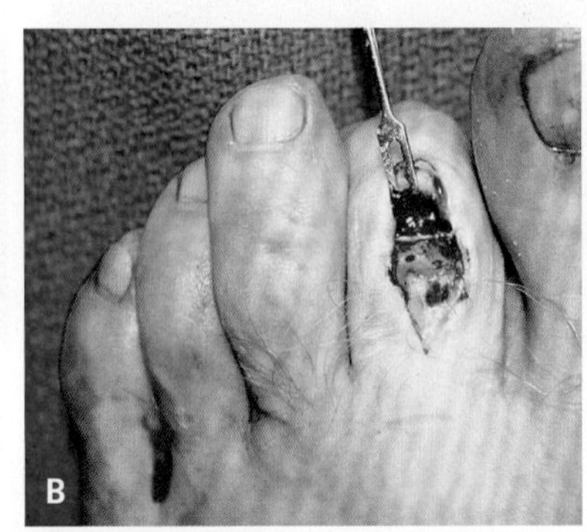

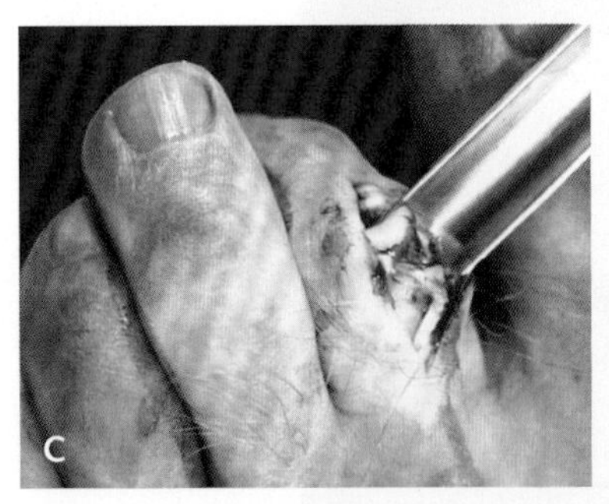

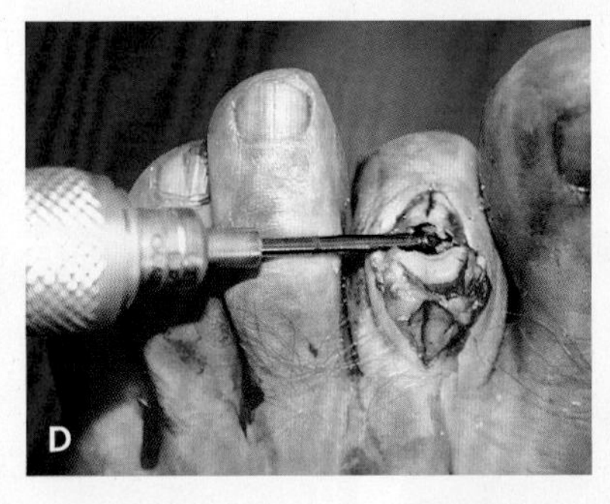

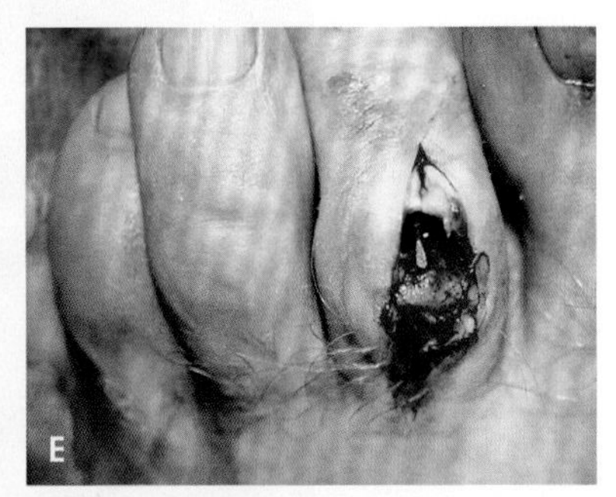

图 7.19 A. 近侧趾间关节融合用于治疗骨筋膜室综合征继发的僵硬性爪状趾畸形。B. 通过背侧纵切口显露趾间关节，用弧形骨膜剥离子沿关节剥离侧副韧带。C. 用 4mm 的磨钻来处理近侧趾骨远端，之后在中间趾骨磨出窝状凹陷。D. 之后在近侧趾骨中间用克氏针钻孔。E. 将克氏针从中间趾骨向远端钻出足趾，再逆向钻入近节趾骨的预置孔

趾间关节的固定方式有很多种，如果跖趾关节不稳定，则可以用克氏针固定。克氏针从跖趾关节沿趾骨向远端穿出足趾，再逆向穿过跖骨来固定趾间关节和跖趾关节。如果只需要固定趾间关节，可以先在近侧趾骨钻孔，将克氏针由中间趾骨向远端穿出，再逆向穿入近侧趾骨预置孔。在近侧趾骨预先钻孔的原因在于这样可以更准确地穿针固定。如果固定针不位于趾骨中心，则可能会出现畸形愈合伴有内侧或外侧疼痛。近侧趾间关节融合会导致足趾变直，有些患者可能在生理或心理上难以接受。趾间关节稍微屈曲会效果更好，但通过标准的方法难以固定。

过去几年，笔者也尝试避免使用长克氏针纵向固定融合趾间关节。这种替代固定是非常具有优势的，因为很多患者不喜欢克氏针固定，而且克氏针固定还存在较高的术后感染风险。因此，如果可能，笔者会选择髓内固定（图 7.20 和图 7.21）。可选择的髓内固定材料很多，包括目前比较新的具有成骨诱导功能的生物固定材料。从治疗理念来讲，所有的固定材料都是为了通过坚强的固定来实现趾间关节的融合。一些新的固定材料可以使融合的趾间关节具有部分跖屈弧度，使融合后的足趾更加美观，而且会降低锤状趾的发生风险。理想的螺钉可以从足趾逆向穿过远节趾骨至中节趾骨，并固定近侧趾间关节。无头空心螺钉便可以实现此目的。在完成趾间关节软骨面处理之后，先在近侧足趾钻好导针孔，再将导针由中间趾骨近端向远端穿出足趾，之后再逆向钻入近节趾骨。用钻头沿导针从远端向近端钻孔，用 22~26mm 直径的螺钉固定（图 7.22）。实心的髓内固定装置需要从处理完的关节间隙置入，这样可以维持足趾的力线并稳定关节。但问题在于如果术后有问题，无法方便取出，需要切除近侧趾间关节或足趾来取出此内固定。因此，在选择内固定方法时，需要衡量是避免破坏远侧趾间关节还是遗留翻修问题。此类患者可见于图 7.23，患者足趾手术失败后再行趾间关节融合手术。尽管融合成功，且足趾力线良好，但患者仍存在趾间关节疼痛，因此需要取出内固定。这便需要经过非常困难的截骨手术。

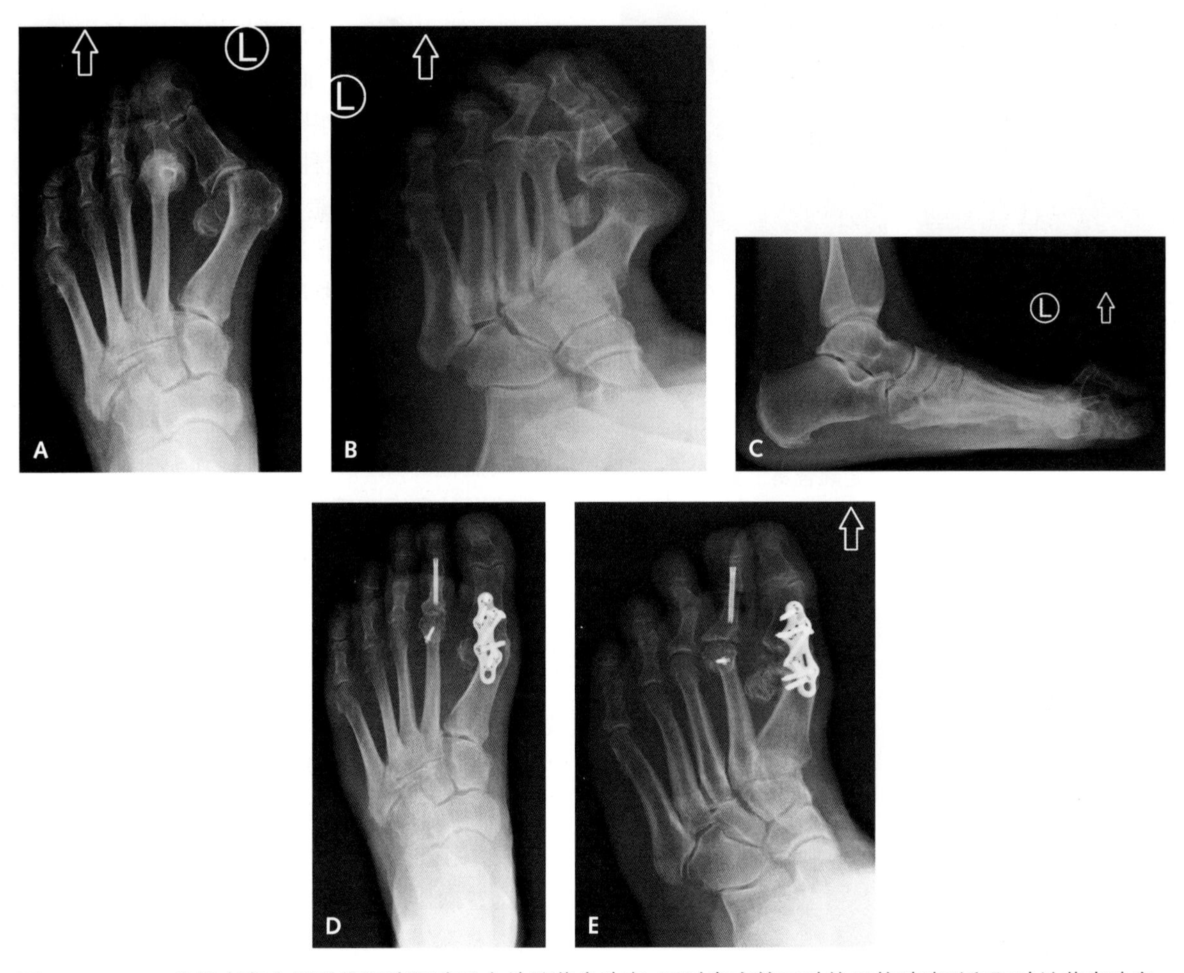

图 7.20　A–C. 此患者存在严重的踇外翻畸形合并关节炎改变，同时存在第二趾的爪状趾畸形和跖趾关节炎改变。D–E. 矫形手术包括第一跖趾关节融合、第二跖骨截骨以及近侧趾间关节融合，以实现长期的第二趾稳定。通过背侧切口切断趾长屈肌以减小槌状趾的发生风险。通过 2.5mm 小无头螺钉实现理想固定

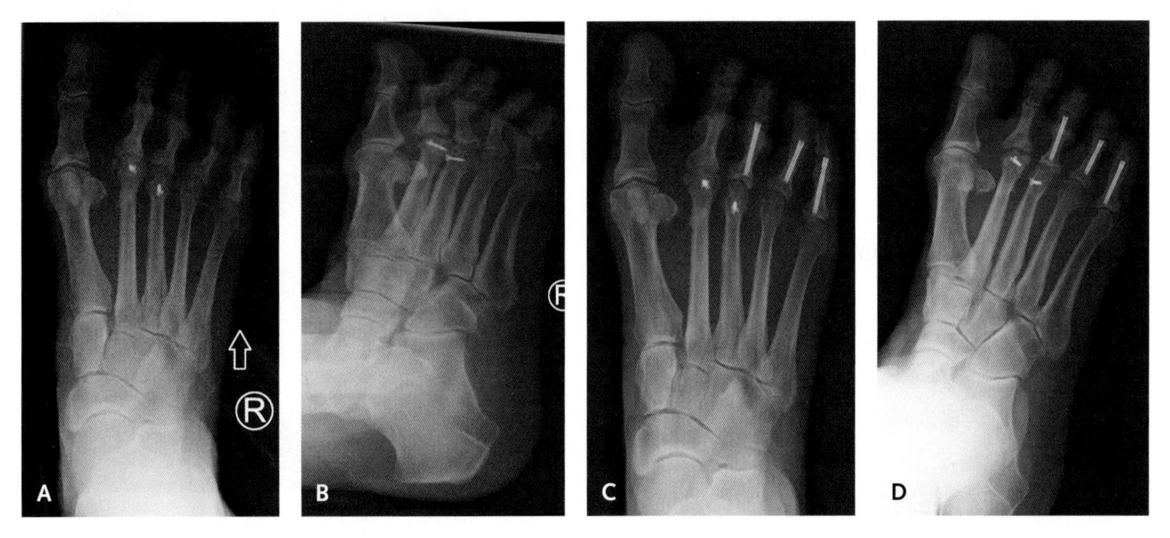

图 7.21　A–D. 患者存在僵硬性第二 ~ 第五趾畸形合并第二趾爪状趾畸形。矫形手术主要为第二 ~ 第五趾的近侧趾间关节融合，其中第三 ~ 第五趾用髓内螺钉固定，用克氏针维持第二跖趾关节的位置，最终形成无痛性假关节。图中可以看到跖骨头的位置出现退变，这便是尽量避免使用跨关节固定跖趾关节的原因

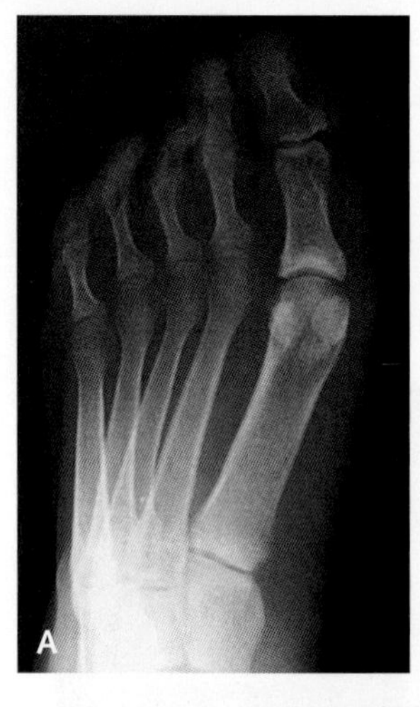

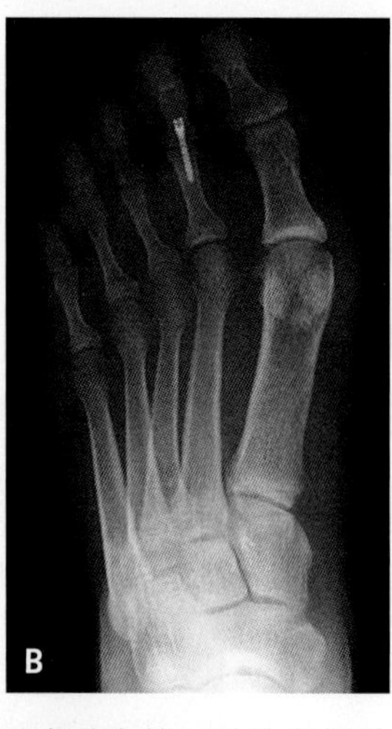

图 7.22 A–B. 通过髓内螺钉固定融合第二趾的近侧趾间关节僵硬性畸形合并无症状的轻度踇外翻畸形

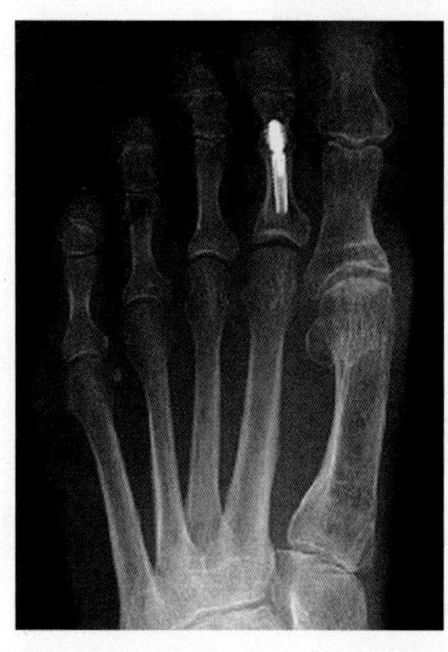

图 7.23 X 线片提示第二趾的近侧趾间关节通过加压螺钉融合。尽管足趾的力线良好，患者仍存在持续性趾间关节疼痛。要行翻修手术则需要取出内固定，操作非常麻烦，需要行足趾的截骨术

外侧足趾手术的并发症

如果不是必须行外侧足趾手术，则尽量不要进行相应尝试。外侧足趾手术后并发症的发生率和患者的不满意率是非常高的。即使是常规的融合或成形手术，结果也很难预测。同一患者的相邻足趾因为相同的问题做了相同的手术操作，其结果的差异都可能很大。因此，对于手术医生，尤其是对于患者，术前不可抱有太高的期望。对于足趾畸形，任何手术都无法将足趾恢复正常。无论是选择融合术还是成形术，固定或不固定，克氏针固定还是螺钉固定，横切口还是纵切口，都存在术后出现各种问题的可能性。患者可能对术后感染或反应性纤维增生引起的肿胀感到不满意，而这种肿胀可能需要数月才能逐渐恢复。需要意识到的是截骨越多，则足趾会越短，也越粗，而且这种变粗永远都不会恢复正常（图 7.24）。过度短缩是可以避免的，截骨时截去的量尽量不要超过 4mm（这个量大约相当于远端髁突的长度加上近节趾骨基底部长度总和）。

如果在去除近节趾骨远端之后，趾间关节仍然僵硬，则需要进一步短缩截骨。僵硬性畸形不应该手动强行复位。如果强行掰直畸形，则可能出现缺血性坏死（图 7.25）。缺血尤其容易发生于严重畸形过度矫正后使用粗克氏针固定的患者，以及之前便存在末梢循环障碍的患者。这种缺血的情况在术前常很难预测，即使在术前足趾血运正常且末梢脉搏可触及的患者中，这种情况也可发生。如果术中使用克氏针固定后发现缺血，笔者做的第一件事就是先折弯克氏针（图 7.26）。这时出现缺血主要是由于足趾太直了，稍微屈曲趾间关节可以避免对血管造成牵拉。同时，笔者会在局部使用硝酸甘油凝胶来改善局部血运。如果进行完这些操作之后的 5 分钟内依然不能改善症状，则需要拔除克氏针。如果必要，一般更倾向于在术中拔除克氏针，因为如果在病房拔针，还需要进一步调整拔针之后的切口张力以维持足趾的矫形位置。

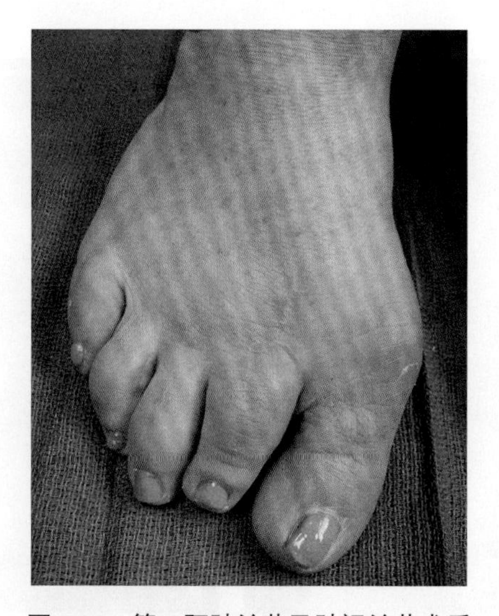

图 7.24 第二跖趾关节及趾间关节术后 5 个月的外观表现。该患者未见感染，尽管术后轻度感染是足趾肿胀的最常见原因。肿胀常需要绷带固定及局部按摩才能在 4 个月以后逐渐恢复

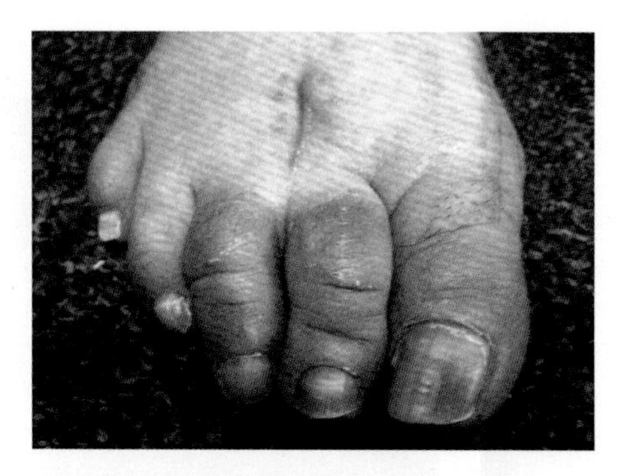

图 7.25　患者为僵硬性第二趾畸形，行趾间关节融合髓内螺钉内固定术后 2 周出现感染和严重肿胀。取出内固定后进一步清理感染骨质，并用绷带固定在中立位 6 周之后感染和肿胀才得以解决

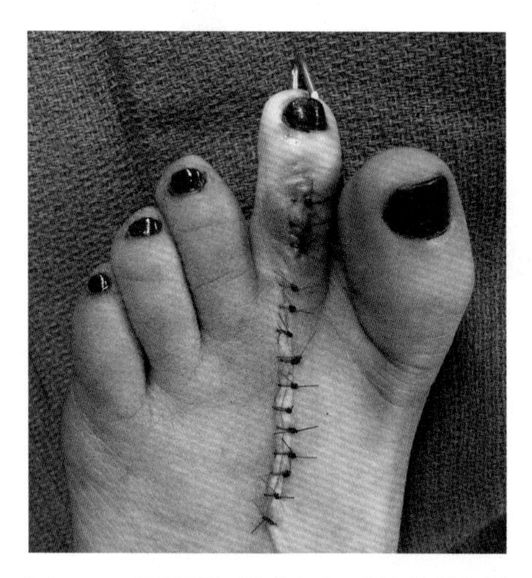

图 7.26　近侧趾间关节与跖趾关节脱位矫形术后，通过克氏针维持矫正位置，术中发现足趾缺血性表现，于是将克氏针折弯来改善足趾的血供

需要注意的是克氏针临时固定的时间。使用克氏针临时固定可以很好地维持趾间关节和跖趾关节的稳定性，但是如果保留时间过长，则会造成不可逆的跖趾关节僵硬。如图 7.27 所示，患者术后 7 周再次行跖趾关节矫正手术来处理术后僵硬问题，并局部注射激素。其他一些可以埋入趾骨内的固定材料在使用时需要慎重考虑，尤其是生物可吸收钉。这种材料非常粗，且吸收效果并没有预期的那么好。图 7.28 所示的患者，因为足趾术后（具体术式不详）慢性疼痛而寻求治疗。足趾非常肿胀，并有炎症表现，跖趾关节存在炎症表现且被动活动时存在捻发音。X 线检查提示趾骨内存在较大的可吸收钉，此可吸收钉导致跖骨头侵蚀和趾骨反应性骨吸收（图 7.28A）。通过手术去除可吸收螺钉，清理跖趾关节周围的滑膜，并通过绷带固定足趾（图 7.28B）。患者术后整体疗效满意，尽管仍存在一些跖趾关节炎的表现（图 7.28C 和图 7.28D）。作为备选方案，可选择外侧足趾原位跖趾关节成形术来处理关节炎（视频 7.4）。

足趾短缩是关节成形术后都会存在的并发症。需要注意的是，只有在截除足够的骨质之后，足趾才能被放直，而这个长度一般在 4mm 左右。足趾过度短缩会出现漂浮趾畸形、足趾不稳定、疼痛以及不美观等情况，这些情况会让患者难以接受。翻修补救性手术非常有限，有些情况可选择植骨延长内固定的方法来进行补救。螺钉固定技术不是很难，但常需要考虑的是，如果此术式再次失败，则会导致骨质进一步减少，后续的翻修手术更加难以实现。植骨延长内固定手术可以选择背侧入路，显露关节并暴露骨质边缘，如果不需要行融合手术，则不需要对骨质边缘进行过多清理（图 7.29）。牵引足趾，在充分牵开之后评估足趾的血供情况。用一枚无头全螺纹螺钉从远端向近端穿过趾骨，维持牵开的长度。另一种可以维持足趾牵开长度，但不会进一步导致融合的内固定材料见图 7.23。笔者更喜欢用双皮质骨块植骨延长融合来处理此类情况。通过背侧切口显露趾间关节，用小的磨钻清理骨质边缘。要尽可能多地保留自体骨质的长度，尤其是要尽可能多地保留中间趾骨的长度。可以通过磨钻来处理中间趾骨的边缘及残端形态，但尽量避免其短缩。

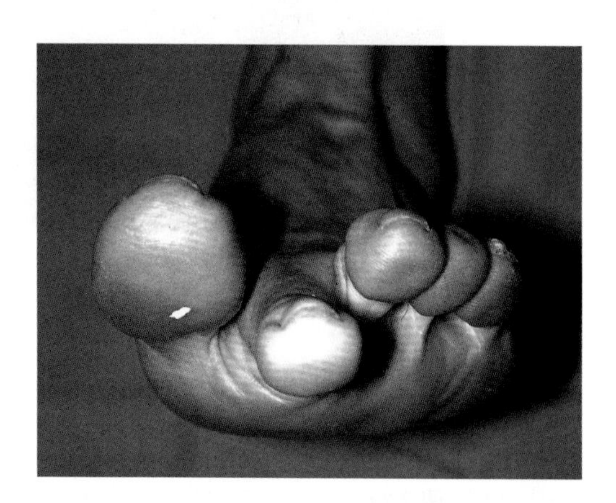

图 7.27　此僵硬性畸形为术后 6 周的外观表现，主要是由克氏针留存的时间太长所致。患者在 1 周后（术后 7 周）再次行跖趾关节矫正手术，并局部注射激素

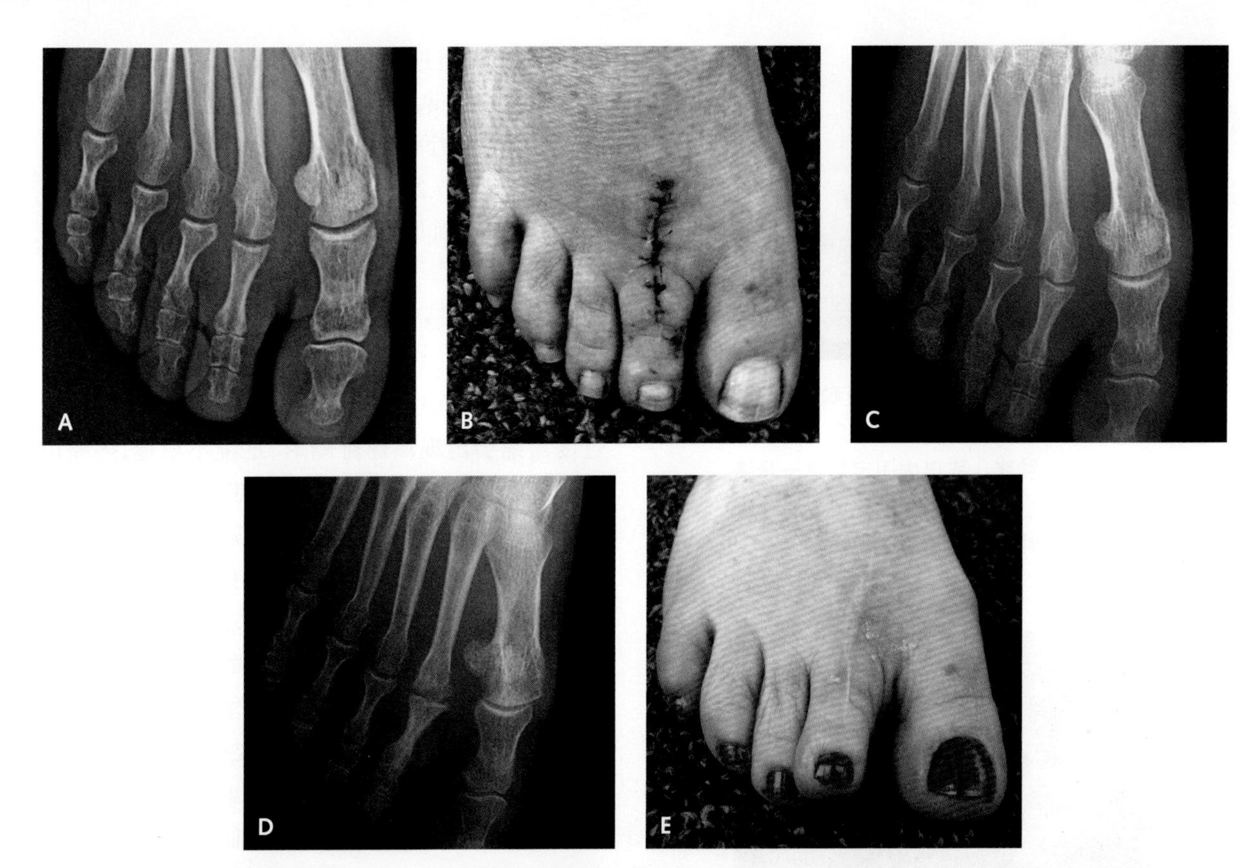

图 7.28 因前足术后慢性疼痛(具体术式不清楚)而寻求治疗的 52 岁患者。足趾及跖趾关节红肿非常明显,被动活动跖趾关节时出现捻发音。A. 发现有非常粗的可吸收螺钉位于趾骨内,且跖骨头受到侵蚀,足趾也存在反应性骨吸收。B. 手术去除可吸收螺钉,清理了跖趾关节周围的滑膜,通过绷带固定足趾。C–D. 翻修术后 1 年及 4 年的 X 线片。E. 临床检查存在跖趾关节炎的表现

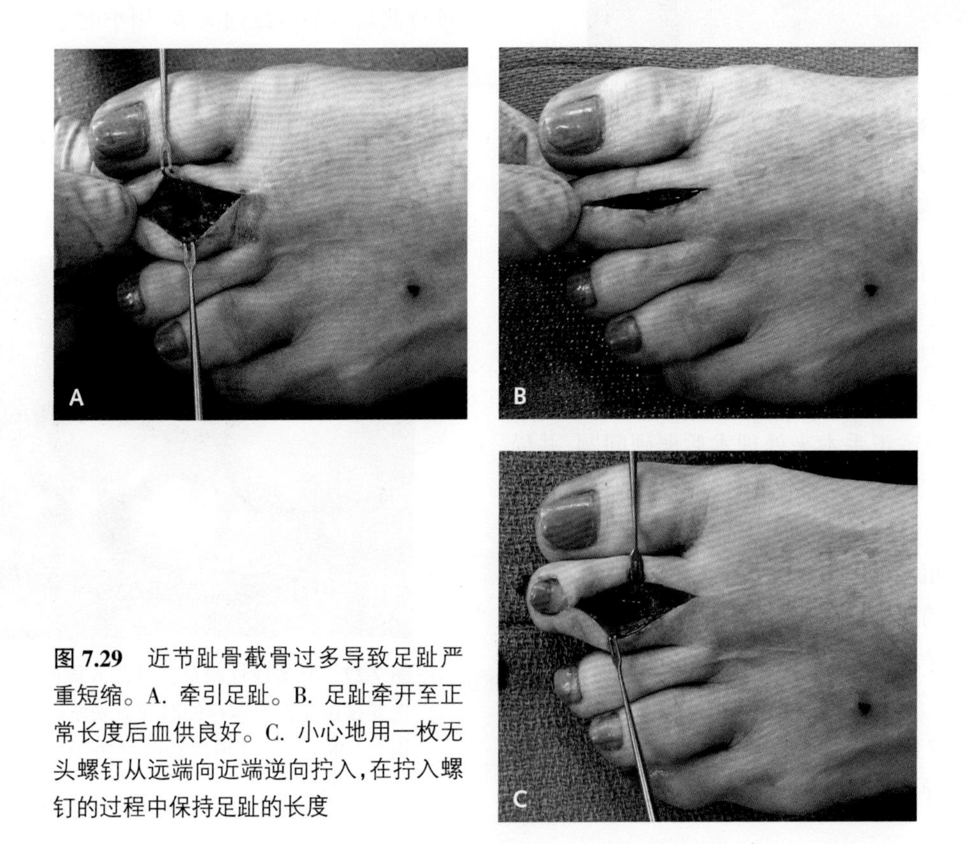

图 7.29 近节趾骨截骨过多导致足趾严重短缩。A. 牵引足趾。B. 足趾牵开至正常长度后血供良好。C. 小心地用一枚无头螺钉从远端向近端逆向拧入,在拧入螺钉的过程中保持足趾的长度

对于植骨块的选择,笔者会选择髂骨(自体或同种异体)或同侧跟骨的双皮质小骨块。对取出的植骨块进行塑形,使其长度略大于宽度,之后用血管钳夹持骨块至骨延长区域,比对植骨块的匹配性。此术式的关键步骤在于,给植骨块中间钻一骨隧道,以便随后固定。如果不预先钻孔,术中很难用克氏针准确地穿过植骨块的中央,并穿过趾骨。先用比较细的无螺纹克氏针在植骨块上预钻孔,再将克氏针退出植骨块。用相同的克氏针从趾骨近端向远端穿出足趾钻孔,再用稍粗的带螺纹克氏针从足趾尖逆向穿过预先钻好的骨隧道,并穿过植骨块的骨隧道(图 7.30)。之后将足趾复位,将植骨块置入相应位置后,在透视下将带螺纹的克氏针钻入近端趾骨基底部位。此处使用带螺纹的克氏针固定是非常重要的,如果使用光滑的克氏针,则固定会随着时间的延长而逐渐松弛。克氏针需要保留 8 周,对于不带螺纹的克氏针,很难有效保留这么长时间。

患者对此术式的疗效非常满意。即使残留趾骨较少,足趾较短的患者也可采用这种术式(图 7.31 和图 7.32)。如图 7.32 所示,患者的足趾非常短,且存在水平面方向的偏移,任何术式都无法同时矫正这种合并畸形。因此,治疗时首先对患者的足趾进行延长,在 6 个月后通过跖骨的短缩截骨再来矫正跖趾关节的力线,并处理同时存在的关节炎问题(图 7.32)。

当然,一些畸形已经超过可以保肢的范畴,在这种情况下可以选择截趾手术(图 7.33 和图 7.34)。对于这些足趾畸形,要想获得功能性重建,似乎已经不可能。在某种程度上,如果能保留邻趾,则可以在美观程度上有所提升,因此,可以考虑通过并趾手术来将不稳定的足趾与稳定的邻趾固定。当然,这种手术远达不到令人满意的程度,尽管手术可以在足趾稳定性上进行一些改善,但足趾外观却依然非常丑,一些患者可能难以接受。漂浮趾在穿袜后可以相对稳定,但裸足行走会比较困难。

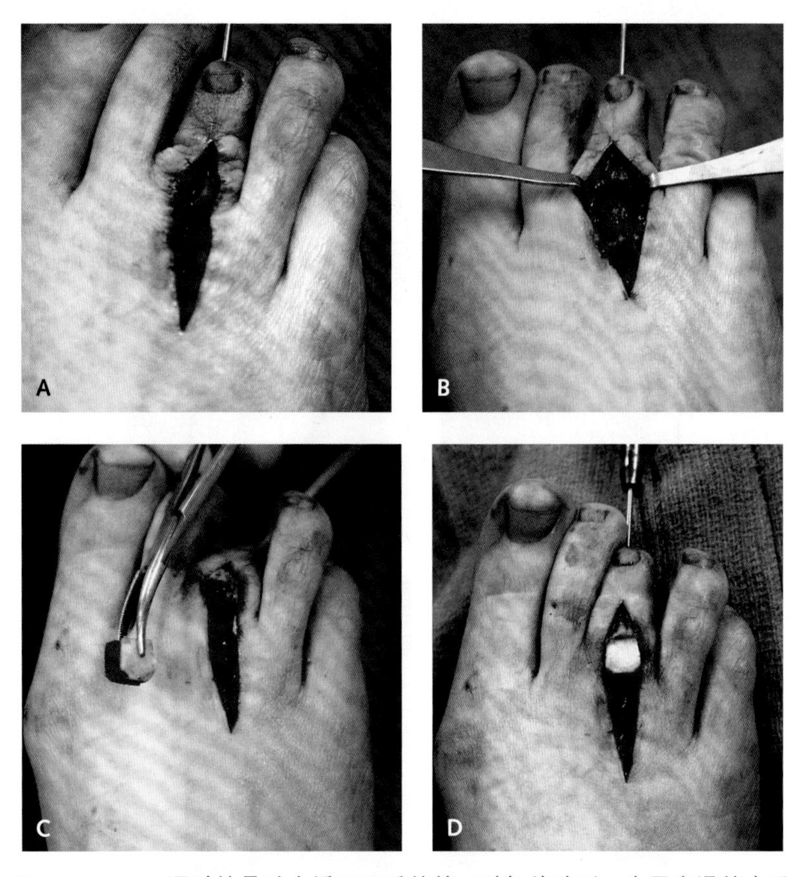

图 7.30　A–B. 通过植骨融合矫正严重的第三趾短缩畸形。先用光滑的克氏针在植骨块上钻孔,再将一枚带螺纹的克氏针逆向穿过足趾行植骨融合固定。C–D. 带螺纹的克氏针从足趾逆向穿入,再穿过植骨块

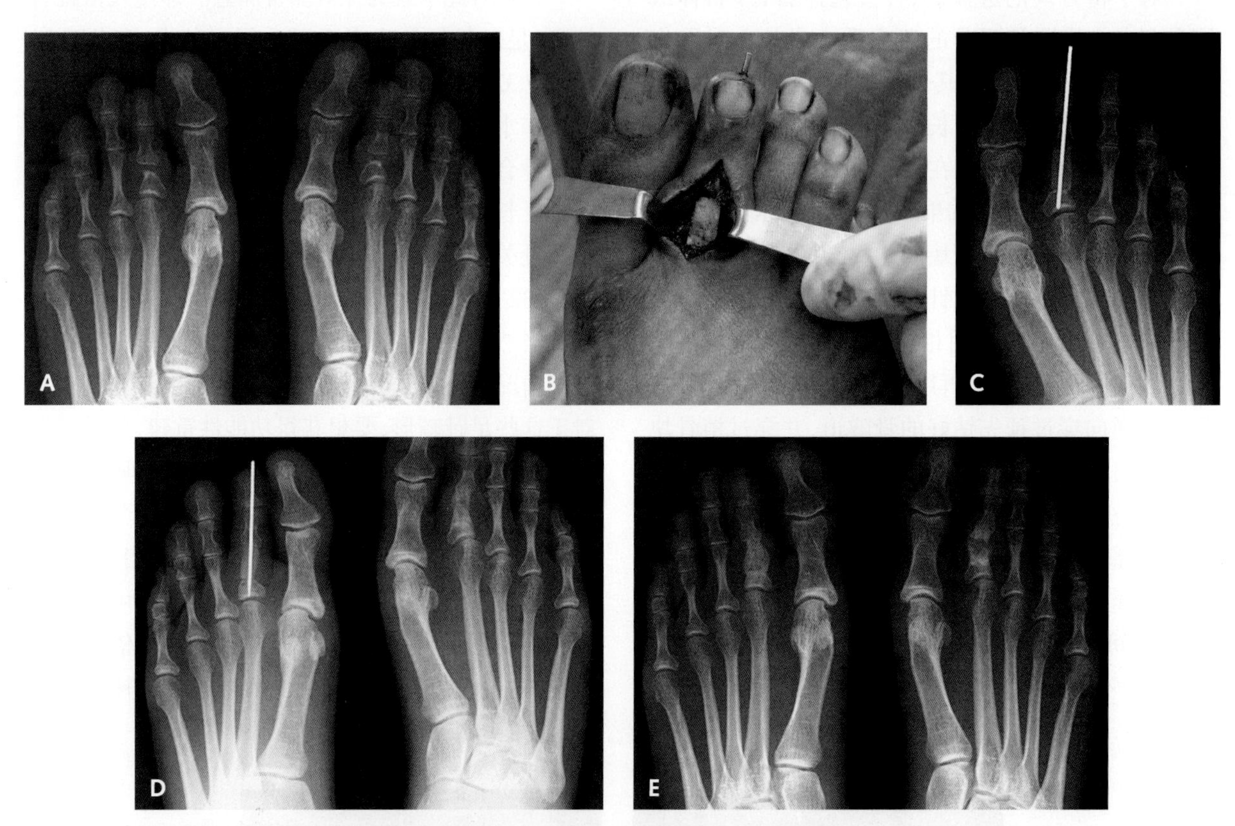

图 7.31 A. 过度切除近节趾骨后导致的双侧漂浮趾畸形，影响美观。B. 右足第二趾先行原位植骨融合手术。C–D. 右足术后 6 个月，左侧行植骨融合术。E. 双侧术后 3 年的 X 线片表现

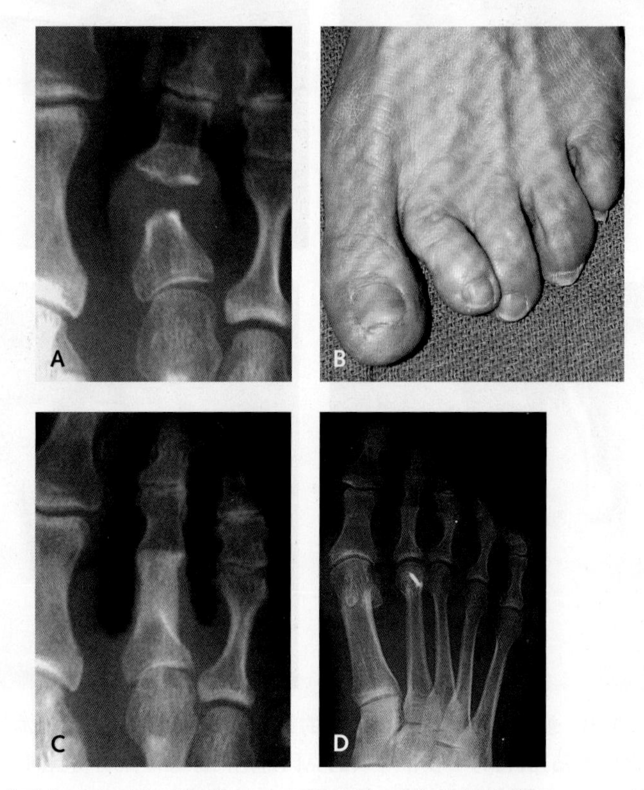

图 7.32 第二趾关节切除成形术后出现畸形复发。A. 足趾短缩、成角并伴有疼痛。B. X 线上可见趾骨切除过多，跖趾关节向内侧偏移成角以及轻度的跖趾关节半脱位现象。通过同侧跟骨取骨，行原位植骨融合来延长足趾，并用一枚带螺纹的克氏针固定。C. 最终的结果显示足趾力线和长度均恢复良好。D. 术后 6 个月行第二跖骨的短缩截骨

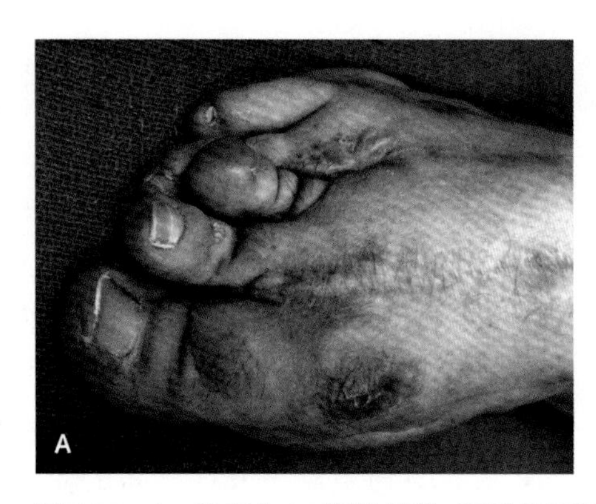

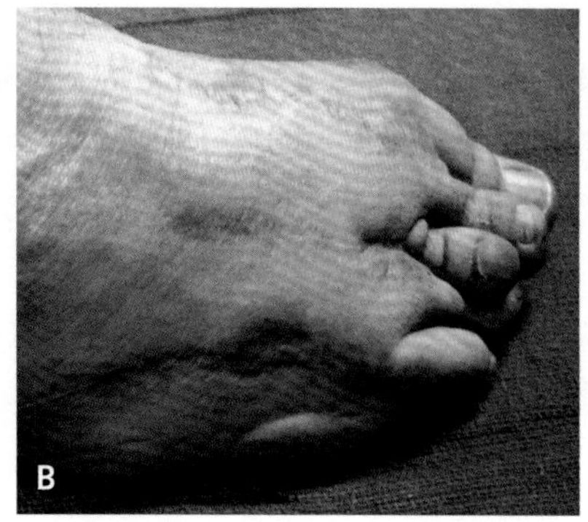

图 7.33　A. 患者为 37 岁的男性，高弓足畸形进行多次手术失败后残留的严重足趾畸形。B. 漂浮趾畸形，不稳定，穿鞋或赤足时均存在足趾疼痛，未进行进一步治疗

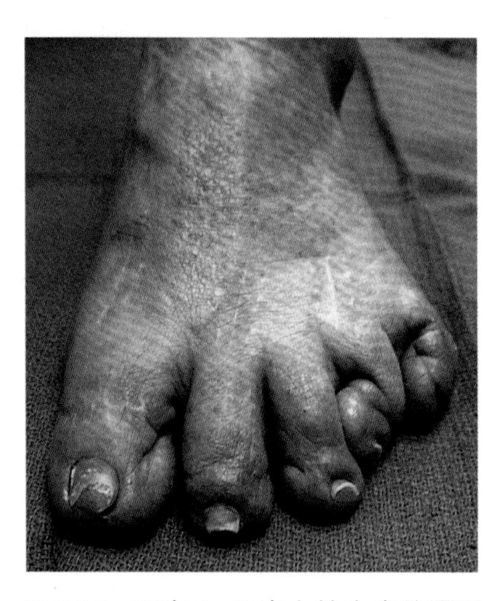

图 7.34　图中为 46 岁女性患者的漂浮趾畸形。患者无法忍受畸形带来的痛苦，但由于残留骨质不足，只能选择近侧趾间关节截趾手术

技术、技巧和注意事项

- 因为近侧趾间关节成形术而过多切除骨质时，可以通过趾间关节融合来补救。趾间关节成形术会进一步短缩足趾，可以通过结构性植骨融合来保持足趾的长度。
- 趾间关节背侧的纵行切口可以缩窄足趾，并且可以行椭圆形多余皮肤切除来进一步紧缩切口。然而，如果选择纵行切口，则需要用相应方法对术后的趾间关节进行固定。固定方式可以选择克氏针，也可以选择缝合伸肌支持带。另外，还可以使用横行椭圆切口，逐层切开皮肤、皮下组织和伸肌支持带，在术后关闭切口时，横切口更便于固定和维持足趾的位置。然而，横切口会导致缝合后足趾些许变宽，而这种变宽常让患者不是很满意。
- 近侧趾间关节融合之后会导致足趾变直，这种结果有时会让人无法忍受。所以，如果可能，在融合时尽量保持些许跖屈。如果选择逆向穿出再穿入的方式进行克氏针固定，很难实现融合在轻度跖屈位。因此，在固定时可能需要考虑其他的方式。可以选择小的带螺纹克氏针斜着穿过近侧趾间关节来完成固定，固定后可以将克氏针的尾端留在皮下或皮外。
- 如果跖趾关节手术后出现感染，则会导致足趾的肿胀和炎症反应发生，造成残留足部软组织增厚及患者不适。如果发生纤维增生，即使感染得到控制，仍会使足趾增宽，这可能需要通过手术来切除瘢痕并矫正力线。

技术、技巧和注意事项（续）

- 有些患者存在需要矫正的锤状趾，但要矫正锤状趾则需要同时矫正无症状的踇外翻畸形。此时，手术的决策就会变得比较困难，比如，对于老年无症状踇外翻合并有症状的僵硬性第二趾畸形的患者。对于此类患者，笔者建议行第二趾的截趾手术，因为手术操作快，且恢复容易，患者非常容易接受，尤其是老年患者。一般来讲，此类患者的踇趾已经外翻到了无法再外翻的程度，常与第三趾相邻，而第二趾已经没有功能。第二趾截趾后可以改善穿鞋的舒适度，缓解局部疼痛，且不影响前足的功能。
- 如果存在全部外侧足趾的僵硬性畸形合并或不合并跖趾关节脱位，手术决策时需要当心。因为此类畸形不只是出现在老年患者中，也会出现在经历过足部挤压伤的患者中。如果患者存在严重的挛缩，但无脱位时，可选择肌腱切断及软组织松解来矫正近侧趾间关节的畸形。此术式的疗效可靠，但因为存在皮肤牵拉，术后存在较高的切口相关并发症发生率。另一种选择是跖骨的短缩截骨，可以选择跖骨头切除成形术或是Weil截骨术。即使选择跖骨短缩手术，也存在较高的切口愈合问题的发生率。
- 第二趾的截趾手术对于老年僵硬性第二趾畸形伴无症状踇外翻的患者来说，是非常好的选择。
- 有些外侧足趾畸形严重但无症状，也需要手术矫正。这并非出于美容角度考虑，而是为了预防术后踇外翻的复发。
- 对于僵硬性跖趾关节合并趾间关节畸形，需要短缩足趾或跖骨来矫正畸形。此类畸形纠正起来常比较困难，很多患者难以行跖骨的短缩手术，跖骨头切除对他们来说则是更佳选择。

（赵宏谋 译　张明珠 校　俞光荣 审）

推荐阅读

Cohen I, Myerson MS, Weil LS Sr. Flexor to extensor tendon transfer: a new method of tensioning and securing the tendon. *Foot Ankle Int.* 2001;22:62–63.

Gallentine JW. Removal of the second toe for severe hammertoe deformity in elderly patients. *Foot Ankle Int.* 2005;26:353–358.

Jones S, Hussainy HA, Flowers MJ. Re: arthrodesis of the toe joints with an intramedullary cannulated screw for correction of hammertoe deformity. *Foot Ankle Int.* 2005;26:1101.

Kaz AJ, Coughlin MJ. Crossover second toe: demographics, etiology, and radiographic assessment. *Foot Ankle Int.* 2007;28:1223–1237.

Myerson MS, Shereff MJ. The pathological anatomy of claw and hammer toes. *J Bone Joint Surg Am.* 1989;71:45–49.

O'Kane C, Kilmartin T. Review of proximal interphalangeal joint excisional arthroplasty for the correction of second hammer toe deformity in 100 cases. *Foot Ankle Int.* 2005;26:320–325.

Richman SH, Siqueira MB, McCullough KA, Berkowitz MJ. Correction of hammertoe deformity with novel intramedullary PIP fusion device versus K-wire fixation. *Foot Ankle Int.* 2017;38(2):174–180.

Schrier JC, Keijsers NL, Matricali GA, et al. Lesser toe PIP joint resection versus PIP joint fusion: a randomized clinical trial. *Foot Ankle Int.* 2016;37(6):569–575.

Trnka HJ, Nyska M, Parks BG, Myerson MS. Dorsiflexion contracture after the Weil osteotomy: results of cadaver study and three-dimensional analysis. *Foot Ankle Int.* 2001;22:47–50.

第 8 章 交叉趾畸形的矫正

术式选择

交叉趾畸形不能像爪状趾畸形或锤状趾畸形那样进行手术矫治。由于交叉趾畸形相关的软组织挛缩存在于水平面，若采用标准的跖趾关节松解、趾间关节成形术来进行手术治疗，术后畸形会频繁复发。在理想情况下，应增强水平面的稳定性，但同时也应保持跖趾关节的灵活性，控制矢状面的失稳。在某种程度上，交叉趾畸形手术治疗成功与否取决于导致畸形的原因。关于交叉趾畸形发病机制的假说认为，首先发生跖板的部分或完全撕裂，随后跖趾关节外侧副韧带出现一定程度的损伤，然后跖趾关节逐渐向背内侧脱位。应使用垂直 Lachman 试验来评估跖趾关节的失稳情况。如果近节趾骨的垂直位移超过 2mm，则表明 95% 的患者有跖板损伤。如果还需要额外的影像学检查，可以进行 MRI，并且 MRI 对于跖板损伤的诊断的灵敏度为 95%，特异度为 100%。

如果交叉趾畸形与第二跖骨过长有关，那么需要通过手术来短缩第二跖骨。短缩跖骨后能降低内在肌腱的张力，减轻内侧关节挛缩状态（图 8.1）。图中是一名双足踇外翻畸形术后 1 年的患者，有趣的是尽管踇趾缺少解剖上的外翻阻挡，然而复发的踇外翻畸形并没有继续发展（见图 8.1A 和图 8.1B）。其余第二 ~ 第四趾的畸形则采用第二 ~ 第四跖骨短缩截骨的方式进行治疗。起初力线并不理想，但在术后 3 个月足趾将逐渐内翻（图 8.1C）。

如果像治疗爪状趾那样来治疗交叉趾畸形，将会导致畸形复发（图 8.2）。但需要注意的是对于长期畸形的患者，治疗并发的近侧趾间关节（proximal interphalangeal，PIP）畸形，依然需要进行趾间关节成形或融合术。在过去几年里，交叉趾畸形的治疗已经发生了变化，治疗方法强调早期进行跖板修复而非肌腱转移。跖骨截骨联合跖板修复术后 1 年的随访结果显示患者疼痛显著缓解。然而并非所有患趾都能恢复到正常的功能，许多患趾术后活动度减少约 25%。临床上跖侧入路治疗交叉趾畸形也取得了一定的成功，并且减少了对特殊设备的依赖。但是跖侧入路治疗交叉趾畸形也会增加术后产生痛性足底瘢痕以及神经损伤的风险，同时该入路也不利于实施跖骨短缩截骨。因此，手术中更推荐背侧入路。随着跖板修复术的出现，肌腱转移的使用已经减少。但笔者仍然提出这种选择，因为它确实稳定了足趾并且不需要任何专门的设备，在关节脱位的情况下更加合适。每个患者都应接受个性化的评估，对于轻微的病例，单纯的截骨术、内侧副韧带松解以及相关的趾伸肌腱延长术可能就足够了，特别对于需求较低的患者。在老年患者中，如果跖趾关节脱位严重，且交叉趾跨于正常踇趾以及无症状的踇外翻畸形之上，则截趾术可能是一个非常合理的选择。术后踇趾不会进一步外移，因为它通常已经紧靠第三趾。能够去除疼痛的第二趾，对于患者而言通常代表手术非常成功（图 8.3）。

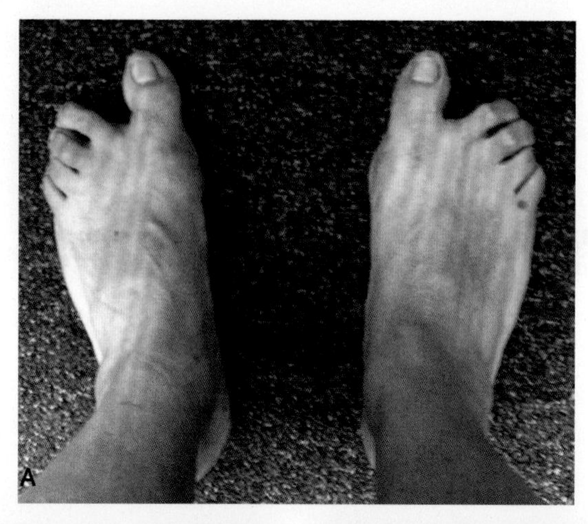

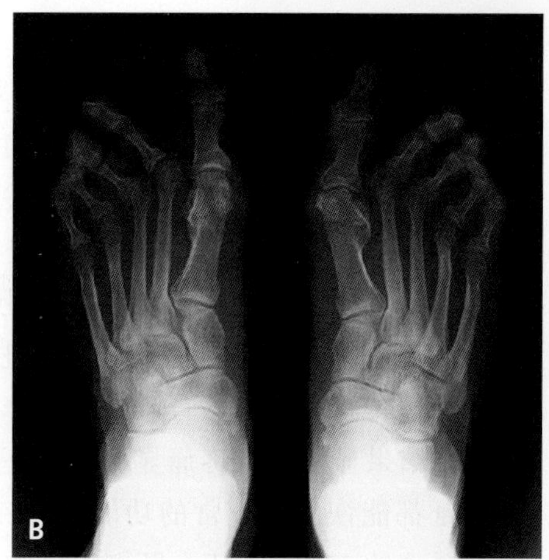

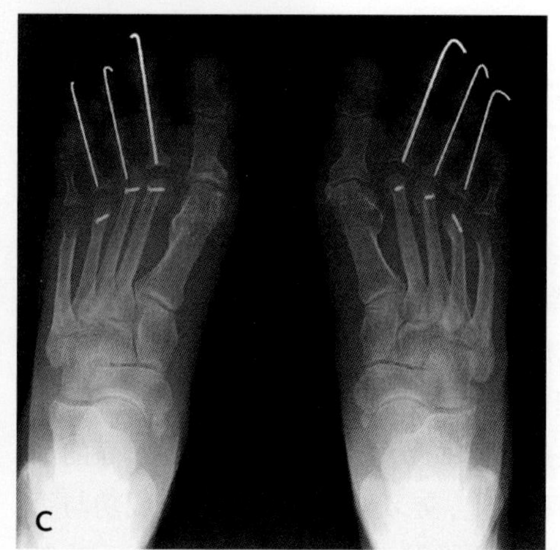

图 8.1 A–B. 双足踇外翻术后 1 年的趾外翻畸形。值得注意的是尽管没有结构可以阻止踇趾的外翻漂移，但复发的踇外翻畸形在这段时间内并没有发展。其余第二 ~ 第五趾的畸形则用跖骨短缩截骨进行治疗。C. 力线并不理想，但术后 3 个月足趾会逐渐内翻，疗效会进一步改善

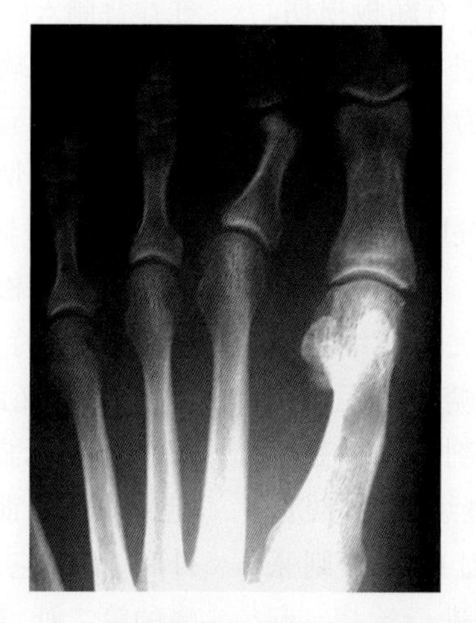

图 8.2 这是一名行踇囊骨赘切除联合跖骨远端截骨术矫正踇外翻畸形，第二趾近端趾间关节切除成形术矫正假性爪状趾畸形的患者。术后第二趾畸形复发。这是由于第二趾畸形属于交叉趾畸形，因此不能像治疗爪状趾畸形那样来进行治疗

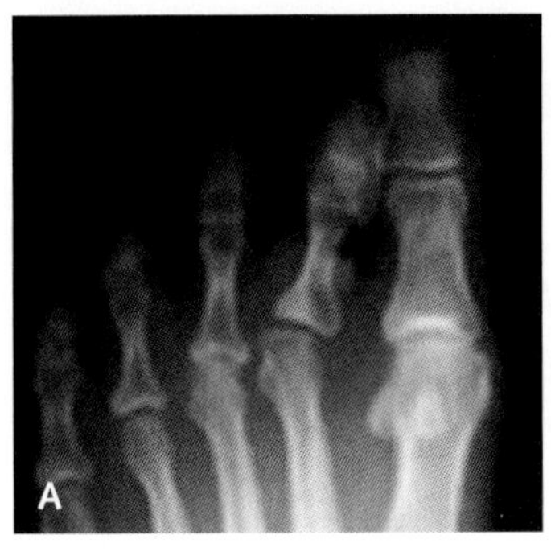
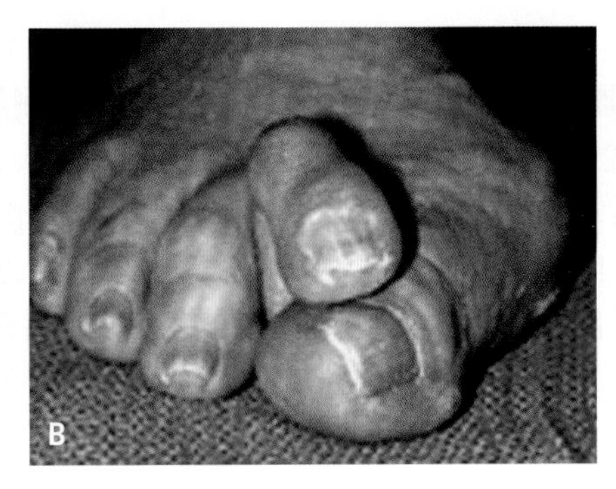
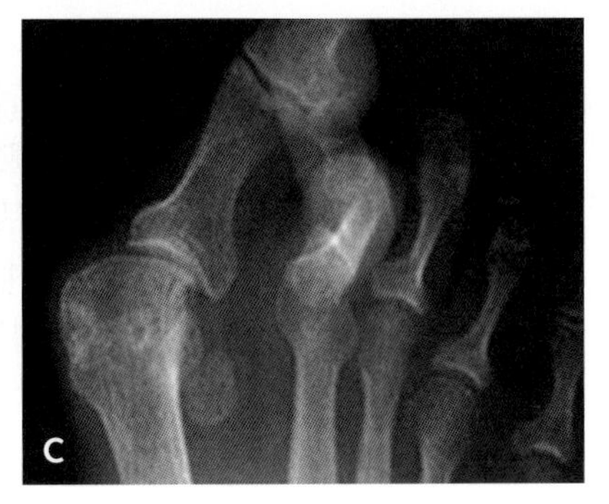

图 8.3　A–B. 患者女，77 岁，Ⅳ级交叉趾畸形合并无痛性䠂外翻畸形。C. 第二趾截趾术后䠂外翻畸形并未加重

手术矫正的内容

入路与显露

切口起于跖趾关节，须充分松解软组织以显露背侧和内侧结构。找到伸肌支持带并于趾长伸肌腱内侧纵向切开，将趾长伸肌向外侧拉开。须保留伸肌支持带与近节趾骨基部的连接部分，并横向切开背侧关节囊。在跖趾关节的背内侧松解侧副韧带。可以在侧副韧带与近节趾骨或跖骨头的附着处切断，但应保留跖侧韧带。

跖骨头斜形截骨术（Maceira 截骨术）

跖骨头斜形截骨术（Maceira 截骨术）的适应证为跖趾关节在矢状面或水平面不稳且伴有跖骨相对较长的情况。在本节中，笔者描述的是通过截骨术来矫正水平面畸形，例如交叉趾畸形。对于治疗第二～第五趾相对跖骨头向内或外侧偏斜的畸形，如有严重的趾外翻或外展畸形，或与䠂内收相关的足趾整体性内翻或内收畸形，也需要 Weil 截骨术或 Maceira 截骨术来进行矫治。手术治疗的目标是略微短缩跖骨头，松解跖趾关节两侧的固有挛缩结构。当除了交叉趾或趾内翻畸形之外还存在关节不稳时，在处理跖趾关节的半脱位或全脱位及某些情况下的跖痛时也需要联合实施这些截骨术（图 8.4）。

尽管 Weil 截骨术已经在临床上得到普及，笔者对该手术也有着丰富经验，但患趾术后轴向力线的不可预测性是公认的难题。它也具有一定的优点，即关节减压性能优异并且容易实现跖骨缩短截骨。

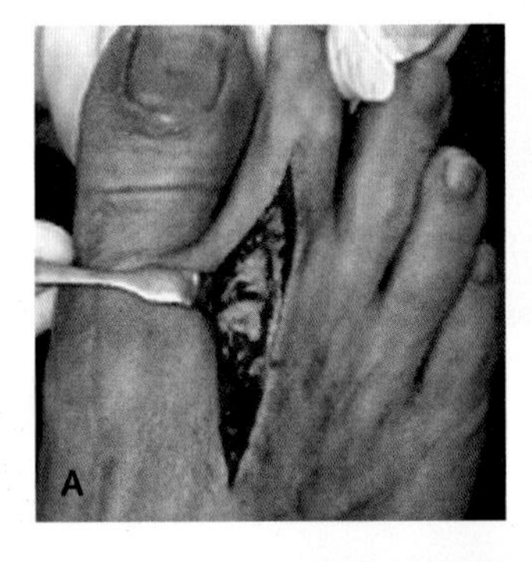
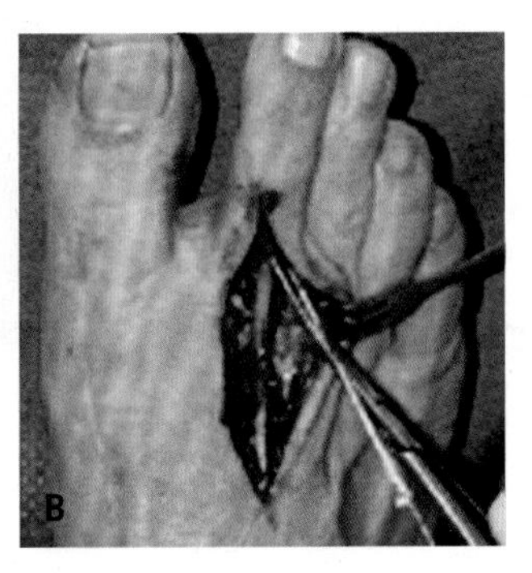
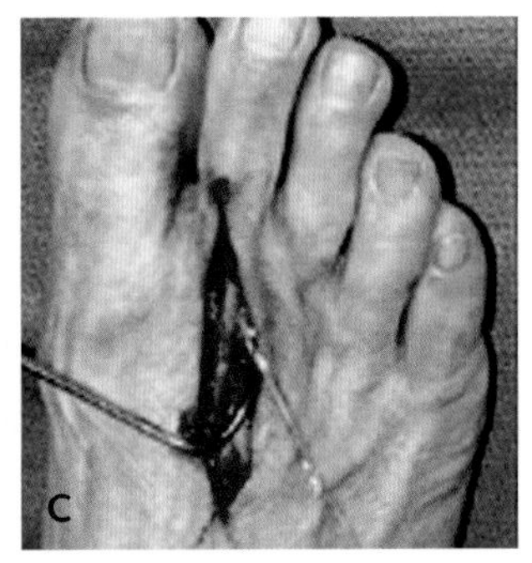
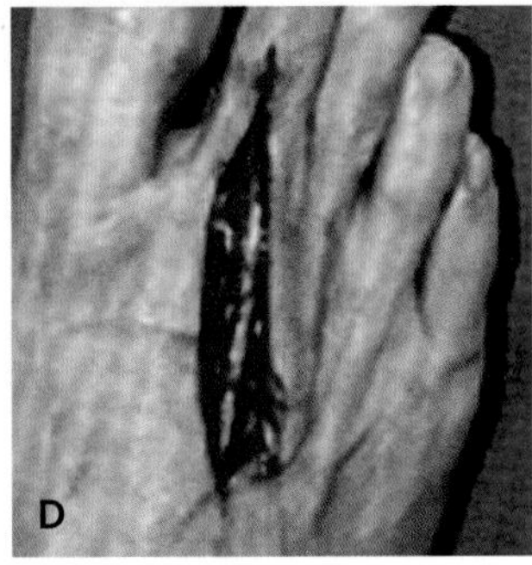
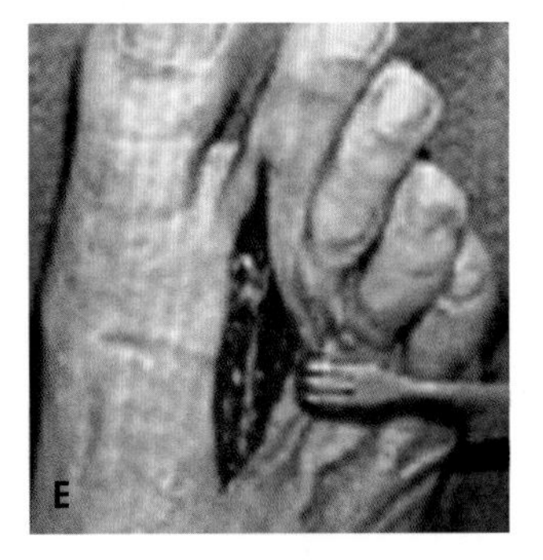

图 8.4　中度交叉趾畸形矫形术。A. 背内侧关节囊和内侧副韧带松解。B. 分离趾短伸肌腱。C. 用动脉瘤针穿过跖深横韧带。D–E. 肌腱不够长，不能与其自身缝合，从而形成动态机制，因此将肌腱尾端缝合于跖骨止点处的骨膜之上

尽管如此，临床和实验室研究发现此类截骨术会导致趾内在肌的肌腱运动轴相对于跖骨头轻度抬高。这样伸肌腱施加的力会因为内在肌腱运动轴的轻度抬高而增强，导致跖趾关节的跖屈活动受到一定限制。因此，患趾术后会略微缩短，并且稍微抬离地面，导致所谓的“漂浮趾畸形”。延长趾伸肌腱将会降低出现“漂浮趾”的风险，但手术操作务必谨慎，因为过度延长趾伸肌腱将会丢失伸趾功能而导致“软趾”，影响患者赤足行走时的步态。

在术后不久便需要进行主动的跖趾关节跖屈活动锻炼，这种抬高的程度会受到限制，但不会完全逆转。屈肌腱至伸肌腱转位并不是治疗跖趾关节不稳的最终手术，因为它也可能出现并发症，如趾僵硬和患者对足趾使用的不满意。尽管如此，在跖趾关节脱位的情况下跖骨的缩短截骨仍是必要的，且 Weil 截骨也是降低这种脱位风险的有效方法。然而，如果存在单纯跖骨痛，这种截骨手术则不是理想的矫正手术，可以采用其他不会导致足趾抬高的截骨术。令人惊讶的是，从截骨平面来看，跖骨头的缺血性坏死极为罕见，尽管可能发生跖趾关节炎，但这种情况也并不常见。

屈肌腱至伸肌腱转位在治疗交叉趾畸形中的作用尚不明确。这种手术在十年前使用得相当频繁，但是也出现过严重并发症，包括畸形复发。笔者通常不会用这种肌腱转位治疗交叉趾畸形，而是使用截骨术以及跖板修复或者趾短伸肌腱转位术来进行治疗。如果趾短伸肌腱在术中转位失败，笔者则采用屈肌腱至伸肌腱转位。若有跖趾关节脱位，跖板修复是理论上最理想的恢复跖趾关节稳定性的术式。然而跖侧残余软组织的质量通常都很差，修复难度很大。此外，还需进行关节囊松解和伸肌腱的延长用以平衡力量。如果无法修复跖板且一直存在足趾的不稳，则应进行屈肌腱至伸肌腱转位。肌腱转位的作用是在复位后提供稳定性，不应使用肌腱转位来强行复位脱位或半脱位的跖趾关节，否则关节脱位一定还会复发。

跖骨截骨术的切口是根据需截骨的跖骨数目来选择和定位的。如为单个跖骨截骨，则只需直接在对应的跖趾关节背侧做手术切口。如果有相邻的两个跖骨需要截骨，则切口应位于二者之间(例如在第二、三跖骨间隙)。尽管通过位于第三跖趾关节背侧切口来实施第二～第四跖骨的截骨术是可能的，但这需要将皮肤过度拉伸，可能导致伤口破裂，故而倾向于采用双切口入路。一个位于第二跖趾关节内侧，另一个位于第四跖趾关节稍外侧，或者做单一横行切口(图 8.5)。切口深度应超过皮下组织层，以便进行伸肌腱延长手术，尤其在患者伴有跖趾关节半脱位、脱位或背侧屈曲挛缩的情况下。切开背侧关节囊，显露跖骨头，若跖趾关节有脱位，则将弧形骨膜剥离子插入关节。将弧形骨膜剥离子向下撬动以便显露出跖骨头，需注意不要损伤关节面。如果存在关节脱位，须将跖板从跖骨头下方剥离，以促进跖骨颈部下方跖板的瘢痕愈合。

显露出跖骨头，截骨处位于跖骨头顶点。截骨须避开关节面，且位于跖骨背侧颈部至关节面之间的水平。通常截骨角度为 30°，但角度也会根据跖骨的下倾程度而变化。截骨长度约 2cm，一般选择对应长度的锯片。首次截骨完成，第二次截骨是垂直于跖骨轴线的。根据 Maceira 的描述，第二次截骨要依据精确测量后得出的所需短缩长度来进行。然后做第三次截骨，可以去除一个骨片或小的楔形骨块。这样，跖骨头就直接短缩到跖骨远端，且与 Weil 截骨不同，关节面上没有任何残留的跖骨背侧的突出部分(图 8.6)。

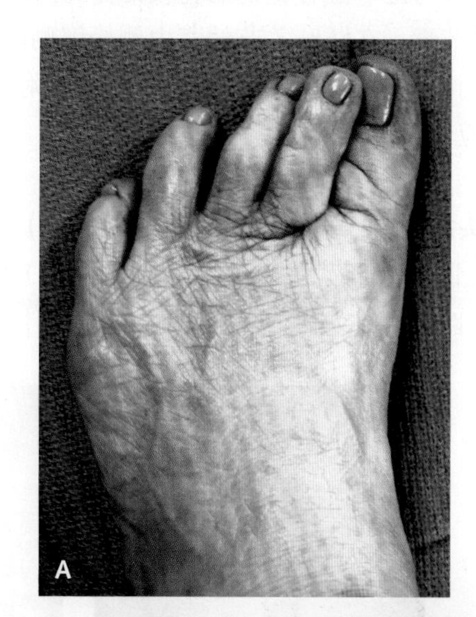

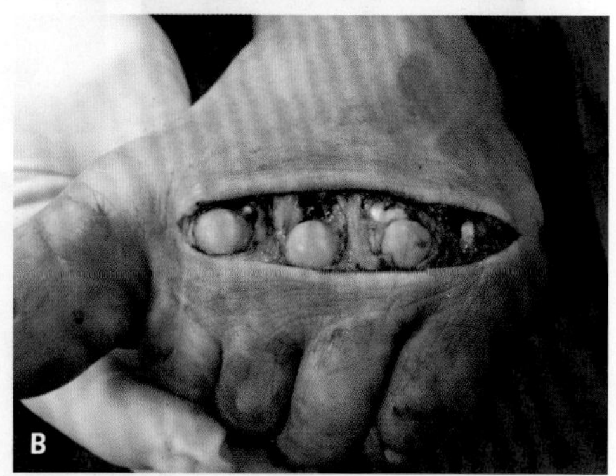

图 8.5 A. 第二至第四跖骨截骨治疗趾内翻畸形。B. 横切口暴露内收跖骨。使用这个切口需要保护好静脉、腓浅神经的分支以及趾伸肌腱，否则在术中容易将肌腱切断

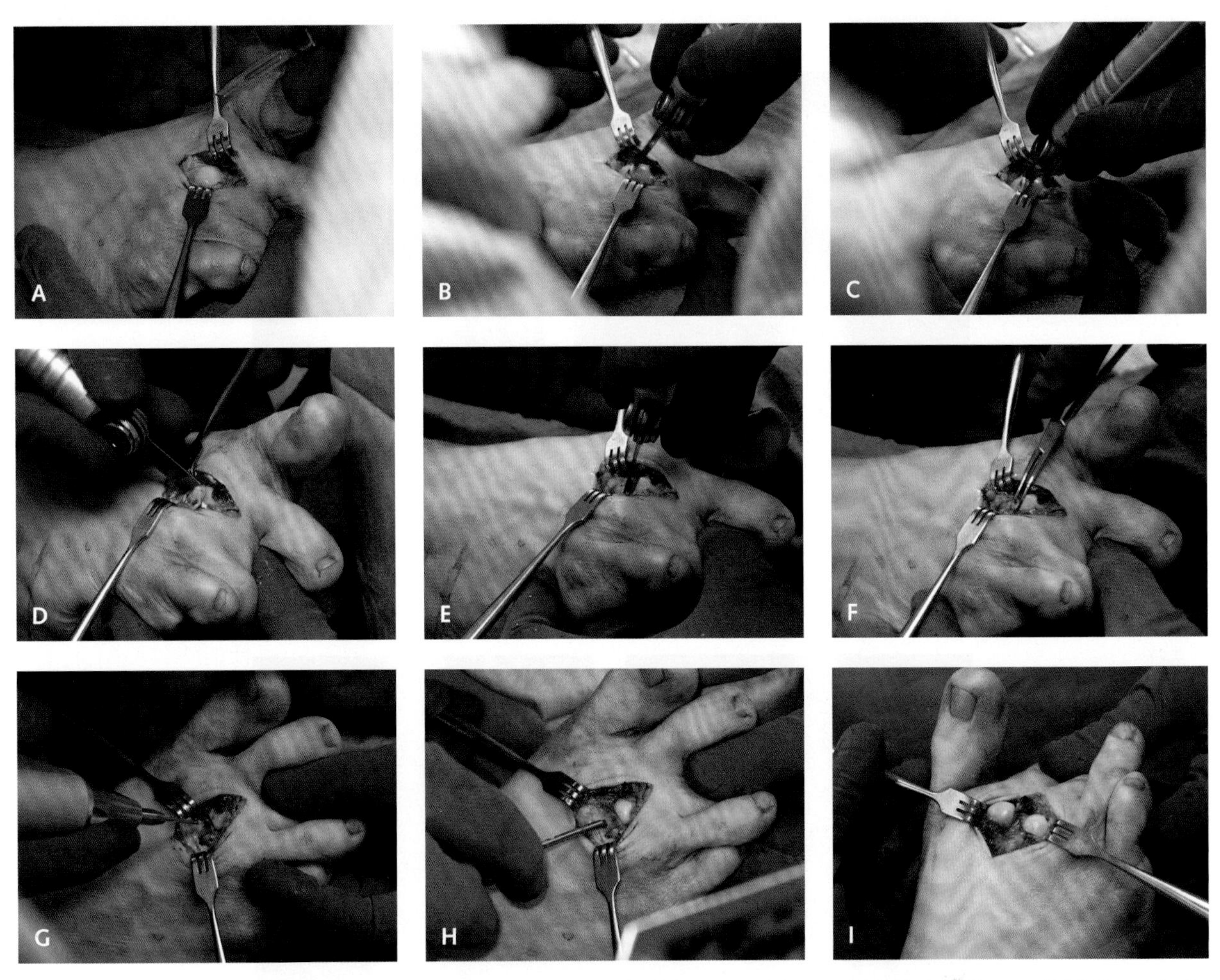

图 8.6 Maceira 跖骨头截骨的步骤。A. 显露跖骨头。B. 截骨起始于跖骨颈部与跖骨头的交界处。C. 截骨以 30° 完成。D. 测量第二次截骨的所需短缩的长度并做标记，然后沿垂直于跖骨的方向截骨，只移除与第一次截骨后形成的楔形骨块。E–F. 第三次截骨位于跖骨远端的尖端下，切除多余骨片。G–H. 头部向近侧移动。G. 精确地与跖骨长轴对齐。H. 进行常规固定。I. 取同一背侧纵行切口以相同方式矫正第三跖骨

用钳子将跖骨牢牢夹住，在跖骨内预钻克氏针孔，从跖骨远端背侧拧入小螺纹松质骨螺钉进行固定，很少使用两枚螺钉。螺钉拧入方向应对准跖骨头，而不是直接对准足底，这样螺钉螺纹就可以埋入而不突出。因为任何突出物都会引起跖痛或激惹跖板，导致跖趾关节背伸活动受限。

根据残留的关节稳定性的高低，可以选择进行进一步的手术，包括跖板修复或趾短伸肌腱转位。对于功能需求较低的患者，如果只存在轻度畸形，那么简单的趾伸肌腱延长可能就足以达到平衡，而不需要额外的手术干预。虽然可以使用克氏针固定，但在克氏针钻入截骨平面的过程中可能会造成跖骨头移位，因此如果可能的话，不希望在截骨后使用克氏针固定。如果截骨术后，足趾没有正确对齐，理想情况下应进行跖板修复或肌腱转位以恢复平衡。如果确需恢复稳定性，使用克氏针技术被认为是很重要的手段，要将足趾屈曲与跖骨对位呈直线，然后将鞋子的远端部分切开或剪掉，以免足趾受到鞋子本身的激惹。克氏针留置大约 3 周，以使跖板稳定，防止失稳复发。保留克氏针也有助于跖板和固有肌腱的瘢痕化，这样背侧半脱位就不太可能发生。值得注意的是，缩短截骨术适用于矫治任何水平面的畸形，如图 8.7 和图 8.8 中的畸形。截骨术可以采用纵向切口或横向切口，这取决于畸形程度和涉及的跖骨数量。横切口的唯一问题是需要对跖趾关节进行良好而有效的康复治疗，以防止瘢痕形成。使用横切口，能够使神经和静脉以及趾伸肌腱得以保留。通常情况下，缩短截骨术后趾伸肌腱能够足够松弛，不需要再做延长，但功能方面还应根据需要进行跟踪随访（图 8.9）。

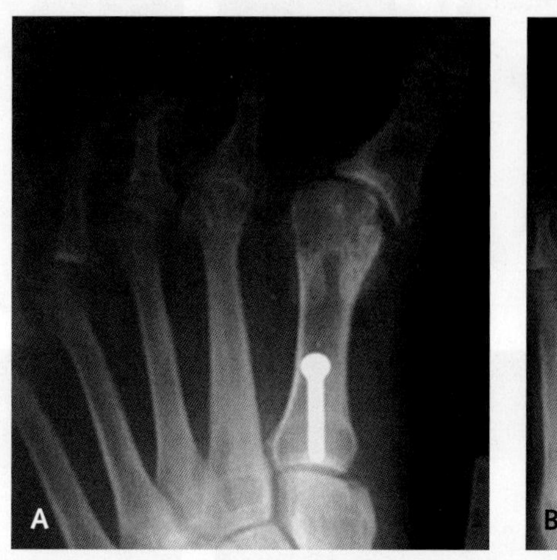
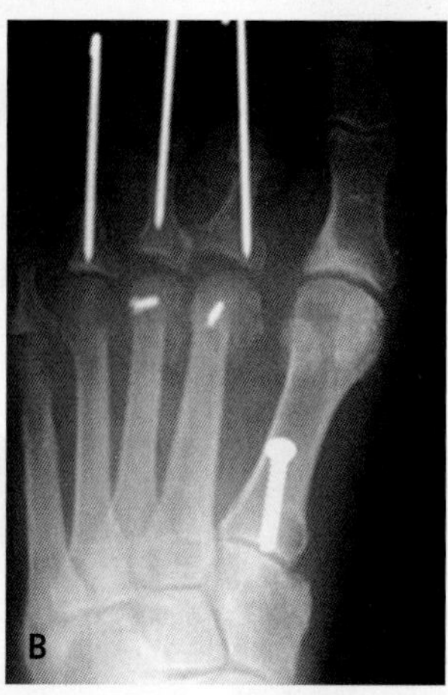

图 8.7 A–B. 采用跖骨短缩截骨、踇短伸肌腱转位以及趾间关节成形术治疗踇内翻并发趾内收和近侧趾间关节畸形

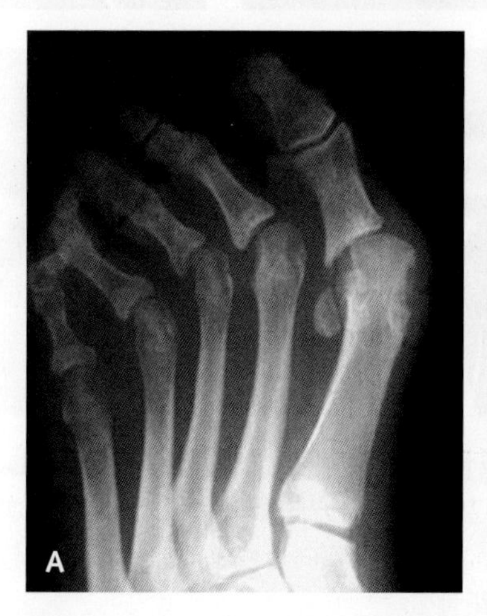
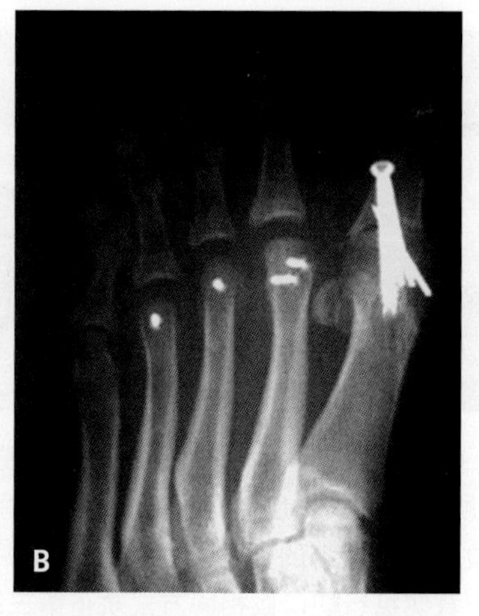

图 8.8 A–B. 采用短缩截骨能治疗趾外展外翻畸形，图中采用标准 Weil 截骨术

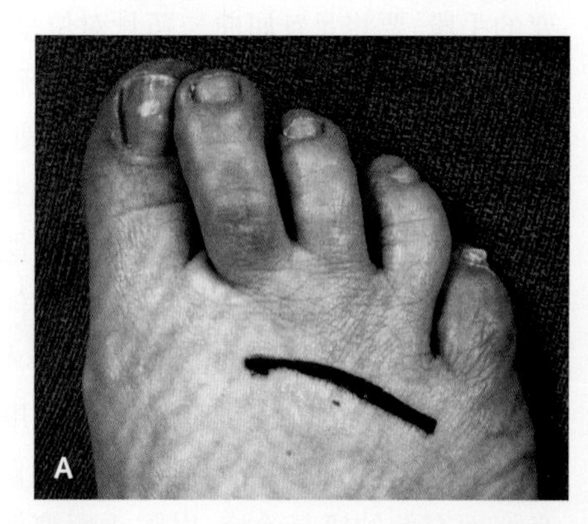
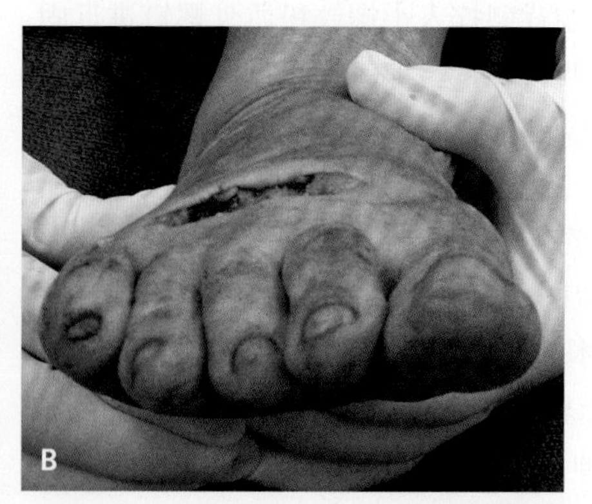

图 8.9 A–B. 对于 2 个以上的跖骨截骨，横切口有助于准确地纠正脱位和精确控制所需缩短长度

跖板修复

手术入路的方法与前面描述的方法类似，即在单个跖骨上使用跖骨背侧中心入路，或者在处理两个跖趾关节时使用跖骨间入路。首选截骨术（Weil截骨或Maceira截骨），将跖骨头平移5~10mm后即可暴露跖板。在截骨后用1枚1.6mm克氏针做临时固定以稳定截骨面，并作为撑开器的固定针点。将第二枚克氏针置于近节趾骨，距离跖趾关节远侧关节面约5mm。然后使用一个小的点式撑开器撑开后即可显露跖板（图8.10）。先检查跖板的撕裂状况，可以观察到很多患者的跖板都有不全性撕裂。为了达到折叠的目的，撕裂处要用刀锐性完全切断，注意不要损伤屈肌腱。为了矫正水平面畸形，可以从侧面切除多余的跖板，将足趾拉到中立位。缝合线需穿过跖板，这一过程可以使用0号带针纤维线，或者使用弯曲缝合套索沿着跖板远端边缘从一侧穿至另一侧。使用单线缝合，缝合线要从背侧穿出（图8.11）。为了增加缝线对趾骨的把持力，需采用骨隧道技术。用1.6mm克氏针在近节趾骨从跖侧向背侧钻两个孔。钻孔可平行也可交叉，但必须避开关节面。笔者更喜欢钻两个平行的孔，此技术并没有任何难度。然后跖屈足趾，暴露出趾骨跖侧面，再用小的缝合器抓取跖侧的缝合线，从跖侧穿至背侧。最后，拔出克氏针后将跖骨头复位至满意的位置，以标准方式固定。将足趾置于轻度跖屈位，缝合线拉紧后固定在背侧以稳定足趾。理想情况下足趾在水平面上也应复位，如果没有，则应检查是否将内侧副韧带进行松解。外侧副韧带可以尝试重叠紧缩缝合，但操作较为困难。如果足趾有轻微背伸或内翻畸形，也应考虑延长趾长伸肌腱。一旦对足趾的位置感到满意，就可以扎紧缝合线完成修复。所有的手术都有并发症，如跖痛、内固定痛、趾僵硬、漂浮趾、持续疼痛、畸形复发和较少出现的跖趾关节炎。术后患者可以穿着平底康复鞋负重，并在6周后转为运动鞋。患者可在术后10~12周开始正常活动和穿鞋。

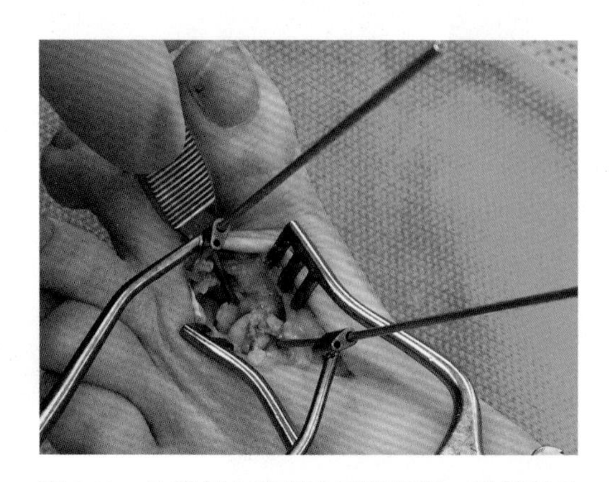

图8.10　从背侧入路很难看到跖板。采用跖骨截骨术并使用点式撑开器有助于暴露跖板。如图，在被组织镊提起的跖板部分可以看到有一个完全的撕裂

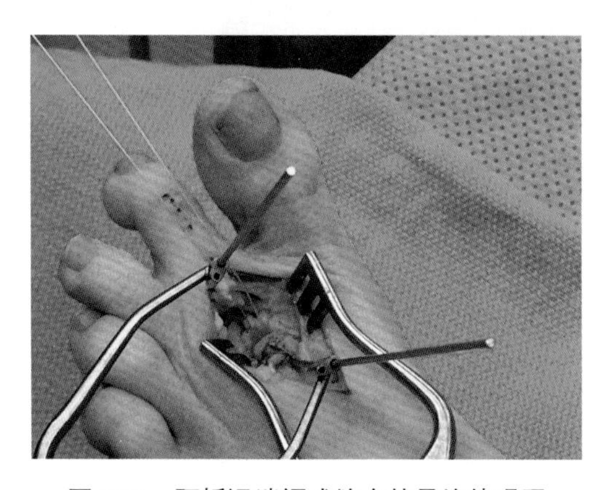

图8.11　跖板远端褥式缝合的最终外观照

趾短伸肌腱转位

如果足趾的不稳定主要在水平面，那么应首选趾短伸肌腱转位作为替代跖板修复的手术，而非将趾屈肌腱转位至伸肌腱的手术。于足趾近端识别趾短伸肌腱和趾长伸肌腱，并用组织剪将伸趾肌腱的腱鞘纵向切开，将二者分离，如图8.12所示。这个病例中，在趾间关节成形术后，可以看到足趾向上翘起并跨过了踇趾——这是为什么需要对跖趾关节进行减压的一个经典病例。通过屈－伸肌腱转位或趾短伸肌腱转位来增加足趾跖屈的力量是必要的。选择长度为6cm的趾短伸肌腱，切断肌腱之前，在肌腱两侧分别缝上不可吸收的4–0缝线，用以牵引切断后的肌腱。然后在这两个缝合线之间切断肌腱，从腱鞘以远处切断趾短伸肌腱，将肌腱远端部分逐渐游离，注意保护好肌腱与近节趾骨基底部伸肌支持带的连接部（见图8.12）。

此时，有两种方法可用来稳定足趾：一种是趾短伸肌腱动态转位，一种是使用转移的肌腱进行肌腱固定术。总的来说，笔者更倾向于采用趾短伸肌腱的动态转位，这样可以使肌腱近端所保留的缝线被用来牵引肌腱再转回缝合于自身上。如果肌腱缝合不牢固，则可以将趾短伸肌腱通过跖骨颈上的钻孔缝于背外侧骨膜。一旦脚趾对齐，使用1枚克氏针纵向穿过跖趾关节以稳定足趾。

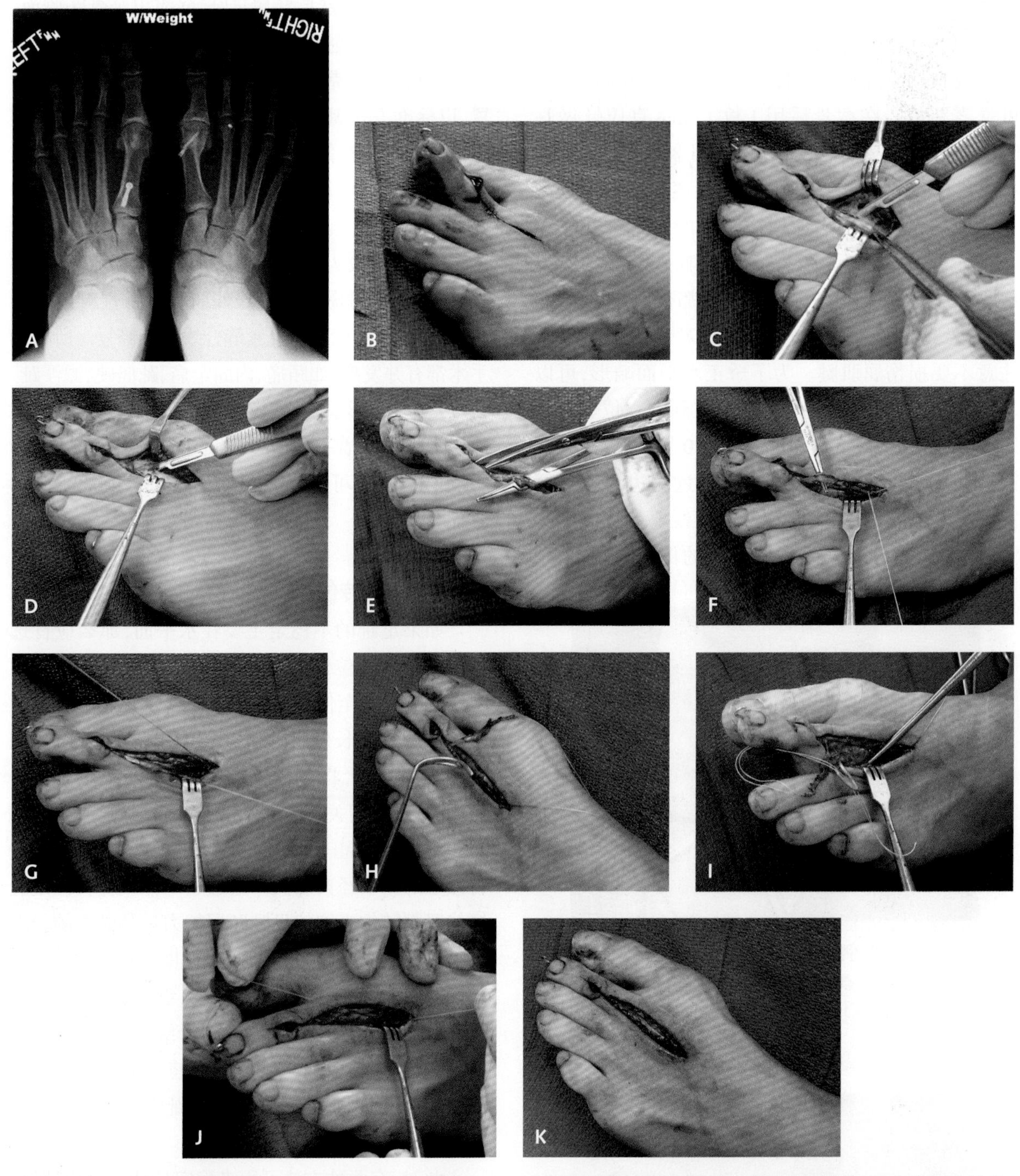

图 8.12 采用趾短伸肌腱移位术矫治Ⅱ级交叉趾畸形。A–B. 近侧趾间关节融合术，克氏针穿过趾间关节而非跖趾关节。C–E. 解剖近端结构，显露趾短伸肌腱。F–G. 缝上两条 4–0 的缝合线，肌腱在缝合线之间切开。H–I. 弯曲的锥形针穿过第一、二跖骨间隙中的深部软组织。J. 当牵引趾短伸肌腱时，足趾在张力下处于更正常的位置。K. 术后的最终外观照

屈肌腱至伸肌腱转位

如前所述，在完成软组织松解后评估跖趾关节的稳定性。如果跖趾关节在矢状面和水平面都存在不稳定，则可以进行趾屈肌腱至伸肌腱转位。屈肌腱至伸肌腱转位也可用于其他适应证，但都应存在跖趾关节不稳定、跖趾关节半脱位或脱位的情况（图 8.13）。有两种方法用于趾屈肌腱至伸肌腱转位：一种是将肌腱劈开再缝合到背侧，另一种是将肌腱穿过趾骨上的钻孔后再缝合到背侧。后一种方法更能满足生物力学要求，因为这样转位后产生的力距离跖趾关节更近，且定位更精确。肌腱在趾骨的两侧分离后再转位至背侧，这样在力的传递上出现的问题是，力的传导轴线距离跖趾关节稍远，可能导致近节趾骨基底部的进一步半脱位。

沿近侧趾节跖侧皮肤屈曲折纹表面做短横切口，并烧灼切口中心的小静脉。将小软组织牵开器沿切口内两侧插入，剔除皮下脂肪组织后即可显露趾屈肌腱鞘。将腱鞘由近至远切开后显露肌腱。将弯止血钳插入并置于趾屈肌腱下，当拉伸肌腱时，远节趾骨呈屈曲状。经皮切断趾长屈肌腱是在远侧趾间关节水平进行的（图 8.14）。

切断远侧趾长屈肌腱后用止血钳在近端腱下滑动，肌腱被拉入切口内。用两个止血钳夹住肌腱远侧残端的两侧，沿肌腱中线劈半。劈分肌腱可以用刀或通过向两侧牵拉钳夹肌腱两侧的血管钳来实现（图 8.15）。用小的血管钳从趾骨基底背侧穿向跖侧，夹住劈开的肌腱后再从跖侧返回到背侧，并从背侧切口牵出。夹钳必须紧贴趾骨边缘，以防止血管损伤。将劈分后的肌腱残端嵌入止血钳顶端夹住后，从跖侧转至背侧（图 8.16）。然后将肌腱末端绕到趾伸肌腱帽表面，将两端的肌腱环绕打结后缝合（图 8.17 和图 8.18）。通过牵拉线结（拉紧劈分肌腱的内侧瓣，使得足趾外移）可以矫正水平面力线异常。在拉紧缝线前，使用一枚克氏针顺行穿过跖趾关节远端关节面并从趾尖穿出，一旦缝线拉紧，屈肌腱转移处的张力便得到纠正，然后将克氏针逆行穿过跖趾关节来进一步稳定足趾。为了建立适当的转位张力和防止跖趾关节僵硬，转位肌腱在足趾处于背伸约 30° 的情况下缝合，而踝关节保持中立位。分别使用 1 枚不可吸收的 4–0 缝线将肌腱缝合于伸肌腱帽上。

在利用骨隧道方式来进行肌腱转位的方法中，肌腱的暴露是在跖侧面进行的，肌腱没有被劈分。在近节趾骨基底部背侧，由近端背侧向远端跖侧斜形钻孔。因为跖侧切口位于趾骨基底远端，所以钻孔并不完全在肌腱暴露的位置。从趾骨的背侧向跖侧，插入一根空心导针或一根大锥形针，将屈肌腱上的缝线穿入针内并向后牵拉，将肌腱转位至背侧。然后如前所述缝合固定肌腱。

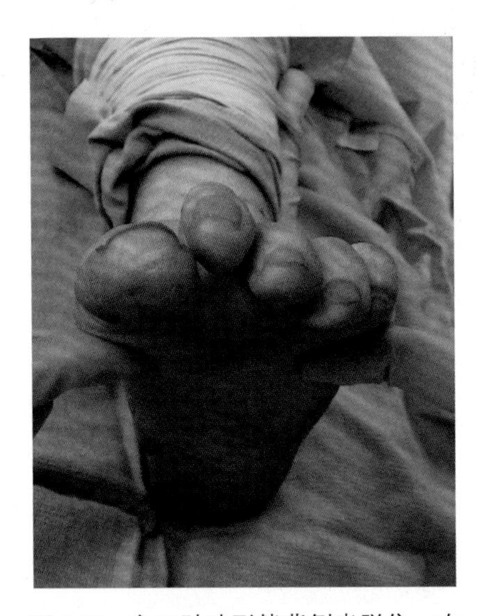

图 8.13　交叉趾畸形伴背侧半脱位。在这些病例中，除了纠正水平面畸形外，还可以考虑用屈肌腱至伸肌腱转位来治疗矢状面的不稳

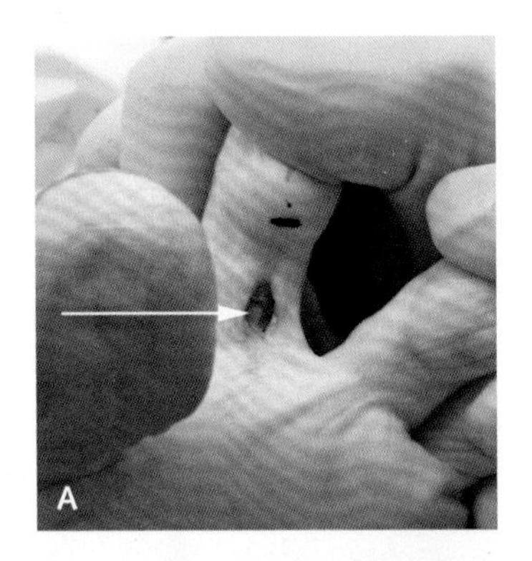

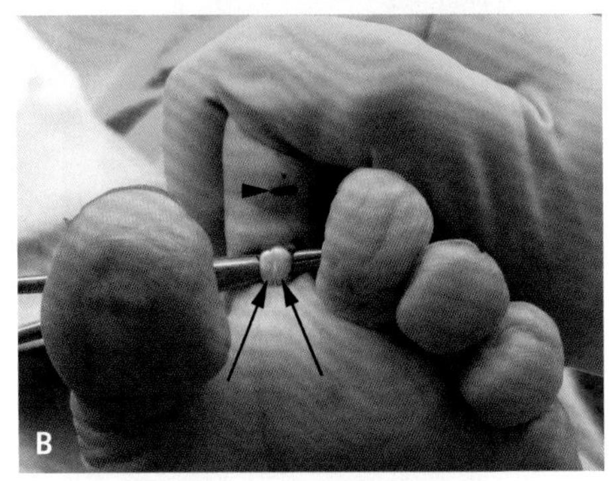

图 8.14　在足趾近端的屈褶纹处做纵形切口显露趾长屈肌腱，血管钳置于趾长屈肌腱下方（长箭头）使得肌腱紧张，然后在远侧趾间关节（三角箭头）以远处立即做一个小切口以切断肌腱

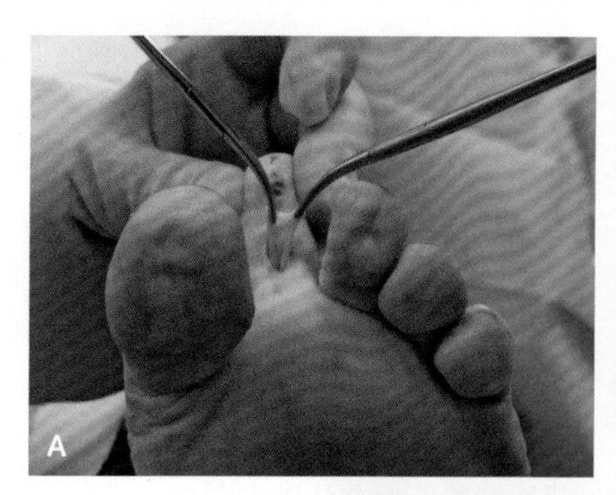

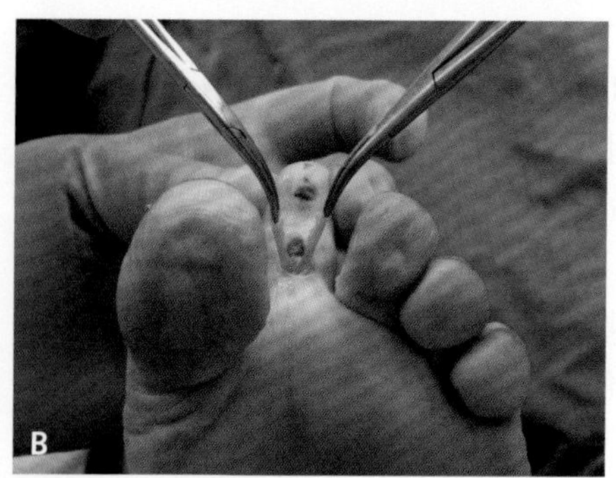

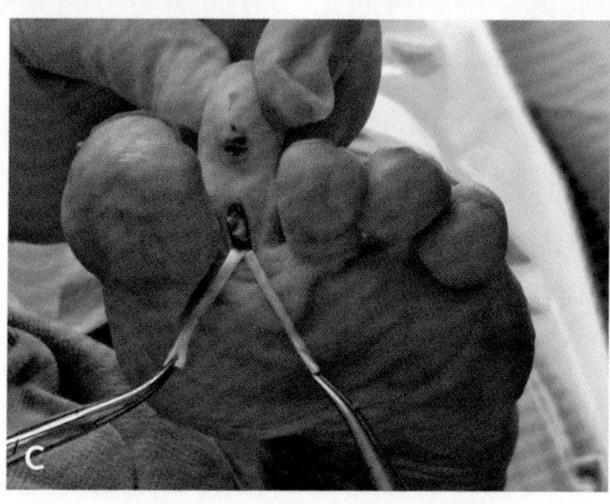

图 8.15 A. 用两枚止血钳分别夹住趾短屈肌腱内外两侧。B. 在止血钳上施加劈分张力将肌腱沿中线分开。C. 在向不同方向施力劈分肌腱的同时,要向远端牵拉使得劈裂向近端延伸

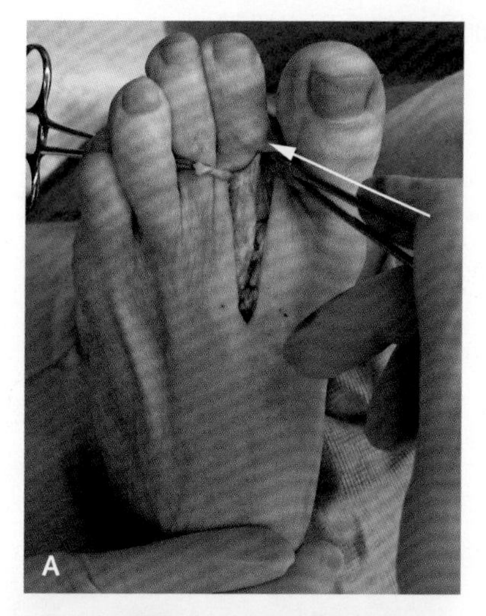

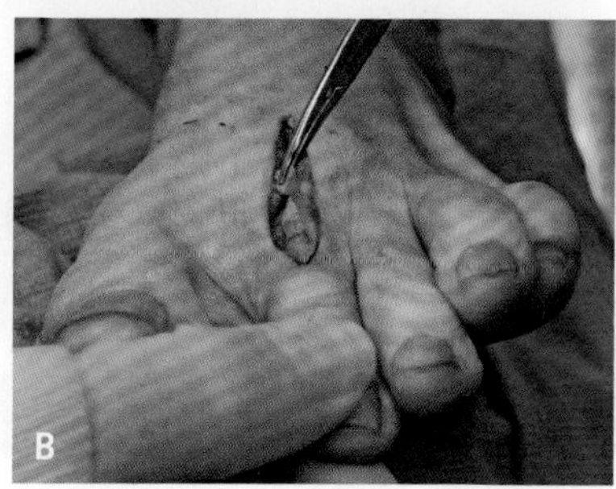

图 8.16 止血钳立即从趾骨表面(箭头)从背侧伸向足底。A. 肌腱从足底止血钳传递至背侧止血钳,然后从背侧将肌腱牵出。B. 从对侧将肌腱的另一半牵出至背侧

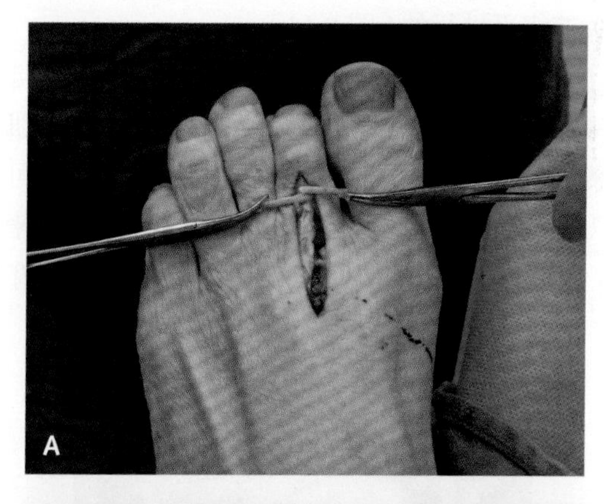

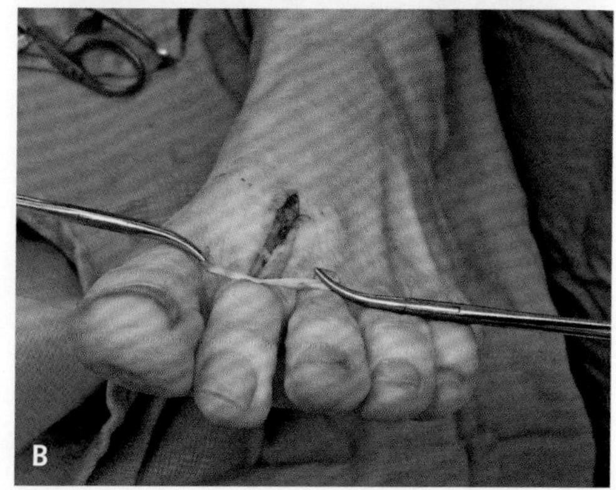

图 8.17 A. 将劈分后的两条肌腱瓣跨过近节趾骨的中线以矫正畸形。B. 施加足够的张力,以确保趾骨处于中立位置并与未受影响的其他足趾对齐。从前方正面看效果最佳

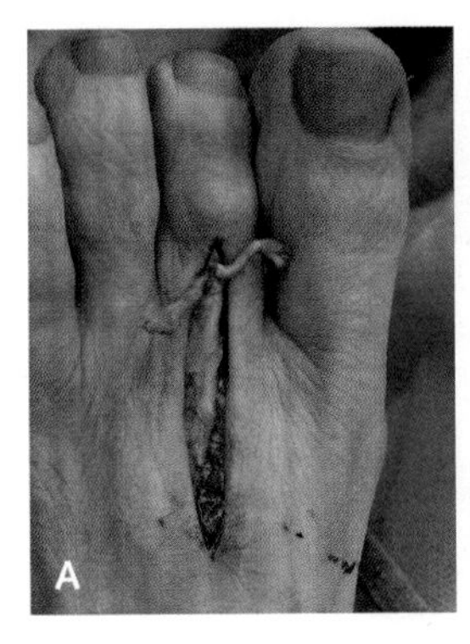
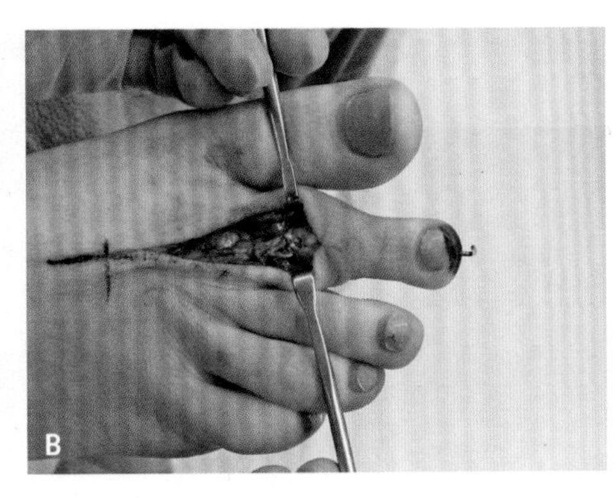
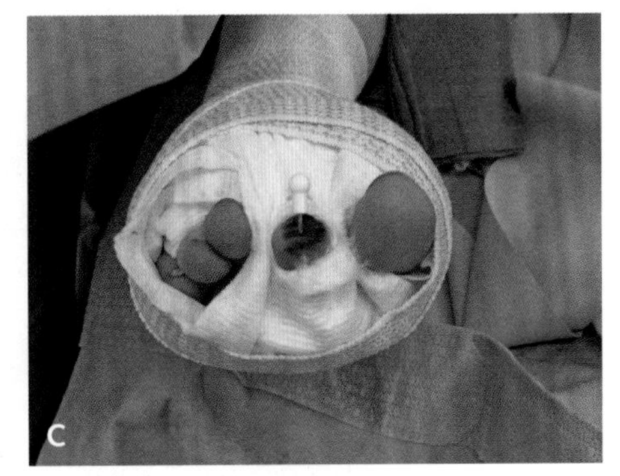

图 8.18 A. 确定踇趾轻度跖屈,从而保护肌腱修复。B. 切除多余肌腱并用克氏针穿过跖趾关节后的足趾外观像。C. 尽量包扎好足趾,减少肿胀,保护足趾

技术、技巧和注意事项

- 跖板修复需要在近节趾骨钻多个孔,如果钻孔位置互相太靠近可能导致骨折和固定失效。用于点式牵开器的克氏针应放置在远离关节的地方,并确保近端钻孔在离关节面远端 2mm 处,并且彼此分离。
- 虽然纤维线可以用来缝合固定,但这种缝线确实会形成更大的线结。另外,还可将标准不可吸收缝线用于跖板修复。
- 屈肌腱至伸肌腱转位术在内在肌无力或萎缩时,能有效地增强足趾的屈曲力。在图 8.19 中,第二趾在静息位时是轻度抬高的,所有足趾呈背伸状态,但在屈肌腱至伸肌腱转位术后,第二趾屈曲力量得以恢复(见图 8.19C)。
- 如果不进行跖骨截骨,就不能治疗水平面畸形。截骨可以在跖骨头的远端进行,如 Weil 截骨术或 Maceira 截骨术,也可以在跖骨干处使用接骨板进行固定(图 8.20)。
- 关节面 Weil 截骨的问题如图 8.21 和图 8.22 所示。根据切口的位置,截骨后会在跖骨头的背侧留下一块松质骨的突出部分。如图 8.21B 和图 8.21C 所示,该骨脊与近节趾骨基底部可能会产生撞击,必须去除。如图 8.22 所示,所有跖骨头的背部均可见松质骨脊。

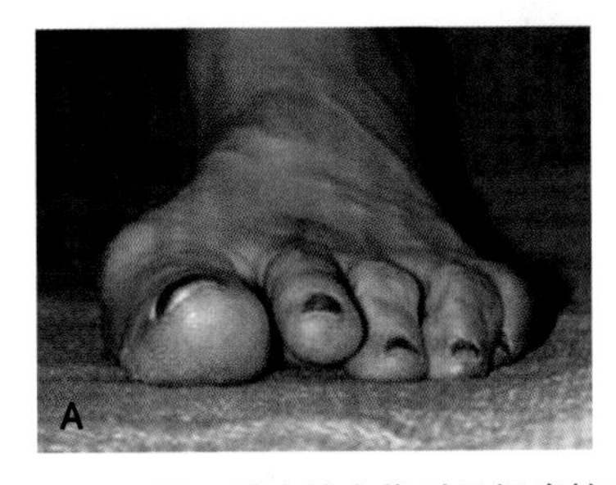
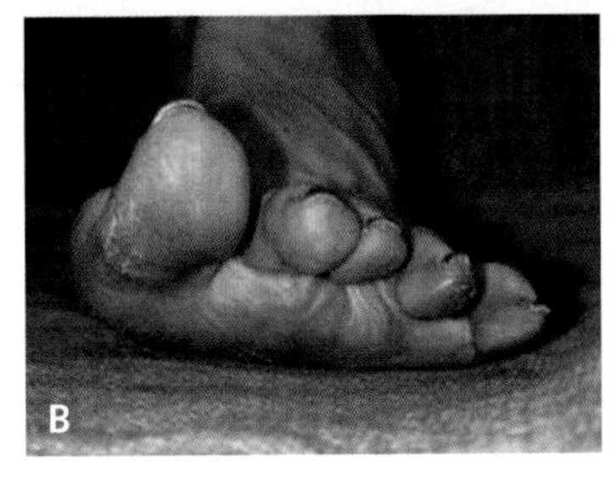
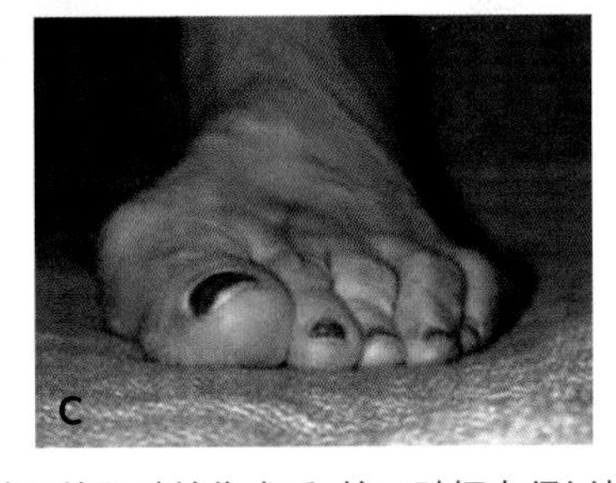

图 8.19 A. 第二趾在静息位时是轻度抬高的。B. 所有足趾背伸。C. 在屈肌腱至伸肌腱转位术后,第二趾握力得以恢复

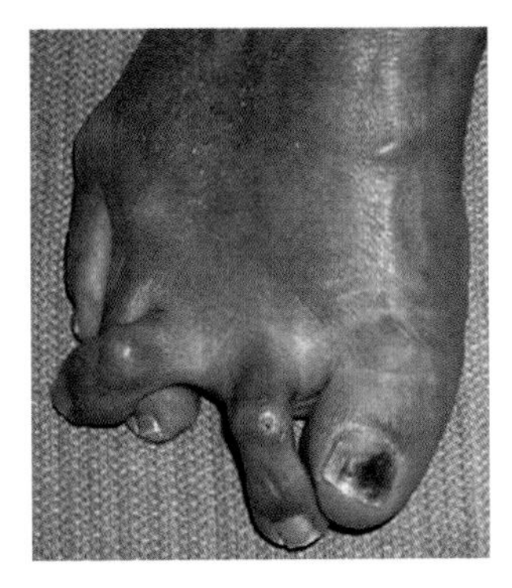

图 8.20 对于这种畸形,无论是远端跖骨头缩短截骨或骨干部短缩截骨都是必要的

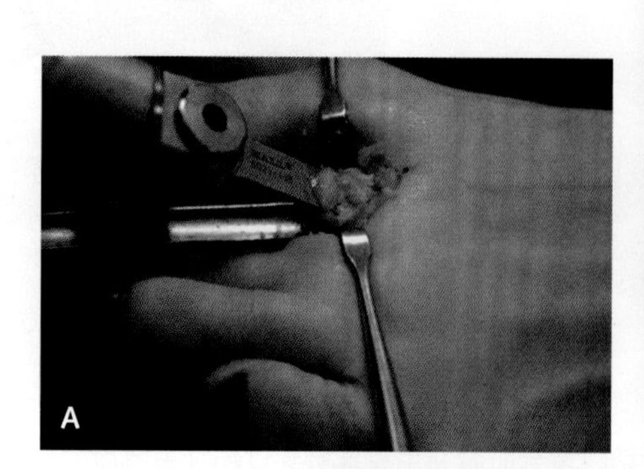

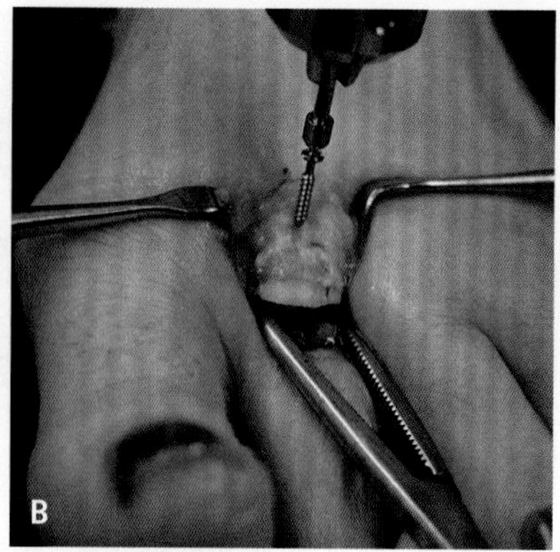

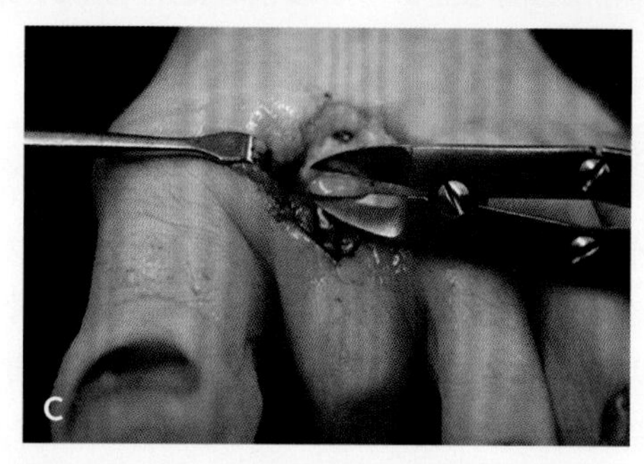

图 8.21 Weil 截骨步骤。A. 第一条截骨线在跖骨头背侧近端 1mm 处。B. 将跖骨头按所需短缩的距离向近端移动，并用可折断螺钉固定。C. 去除背侧多余骨质

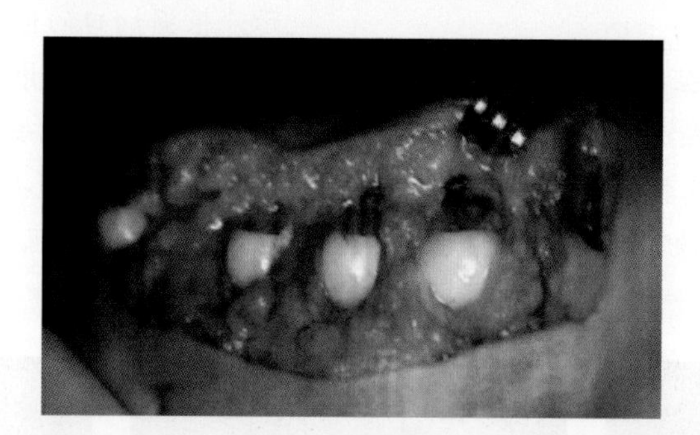

图 8.22 第二～第四跖骨截骨后，可见背侧松质骨嵴妨碍跖趾关节的关节功能

（赵宏谋 译 张明珠 校 张建中 审）

推荐阅读

Chalayon O, Chertman C, Guss AD, et al. Role of plantar plate and surgical reconstruction techniques on static stability of lesser metatarsophalangeal joints: a biomechanical study. *Foot Ankle Int.* 2013;34(10):1436–1442.

Deland JT, Lee KT, Sobel M, et al. Anatomy of the plantar plate and its attachments in the lesser metatarsal phalangeal joint. *Foot Ankle Int.* 1995;16(8):480–486.

Kaz AJ, Coughlin MJ. Crossover second toe: demographics, etiology, and radiographic assessment. *Foot Ankle Int.* 2007;28(12):1223–1237.

Klein EE, Weil L Jr, Weil LS Sr, et al. Magnetic resonance imaging versus musculoskeletal ultrasound for identification and localization of plantar plate tears. *Foot Ankle Spec.* 2012;5(6):359–365.

Nery C, Coughlin MJ, Baumfeld D, et al. Lesser metatarsophalangeal joint instability: prospective evaluation and repair of plantar plate and capsular insufficiency. *Foot Ankle Int.* 2012;33(4):301–311.

第9章　转移性跖痛症的治疗

跖骨截骨治疗跖痛症

临床上通常将“metatarsalgia”一词译作“跖痛症”来笼统地描述涉及前足的疼痛，但这个词的最恰当的语境应当是用来描述疼痛的部位而非对疾病的诊断。前足疼痛的病因包括Freiberg病、顽固性足底角化病、轻微跖趾关节滑膜炎、应力性骨折、Morton神经瘤（趾间神经型）、籽骨病变、转移性跖痛（第一跖列负重减少）和马蹄足跖侧软组织挛缩。这些诊断并不是相互排斥的，医生须仔细考虑全足以及踝关节可能出现的病变，以便更加恰当地诊断和治疗。某些患者的跖骨头可能相对突出，导致跖骨头下的脂肪垫萎缩，这就可能需要通过截骨来抬高跖骨头以减轻脂肪垫压力。对于没有发现其他可识别病因的单纯的跖痛等特殊情况，可以采用小的跖骨背侧楔形截骨术进行治疗。虽然跖痛症的骨性矫治方法有很多，如Weil截骨或Maceira截骨、跖骨干短缩截骨以及跖骨近端截骨等，但每种术式都有可能发生潜在的并发症。笔者发现Weil截骨术可以用于单纯跖痛的矫治，但由于截骨术后跖骨在矢状面上存在位置变化，术后疗效不能确定。背侧楔形截骨术治疗某一特定的跖骨痛疗效非常确切，但必须考虑到随后产生“转移跖痛”的可能。尽管还没有哪种截骨术能够精确地做到避免跖骨负重转移，但跖骨颈背侧楔形截骨术仍然可以作为骨折后跖痛、应力骨折性跖痛或者相邻跖骨截骨术后跖痛的矫治手术的选择。在跖骨近端截骨术中，截骨部位越靠近基底部就越不能精确控制跖骨的矫形状态，疗效也就越不明确。

腓肠肌松解术

患有潜在腓肠肌挛缩症的患者，穿鞋跟2.5~5cm的鞋子会缓解疼痛。Silfverskiöld试验可用于评估所有患者的单纯腓肠肌挛缩。在这个测试中，用膝关节完全伸展和膝关节90°屈曲来评估踝关节背伸活动度（图9.1）。足必须锁定在距下关节中立位。踝关节背伸不能达到中立位则说明患者存在马蹄挛

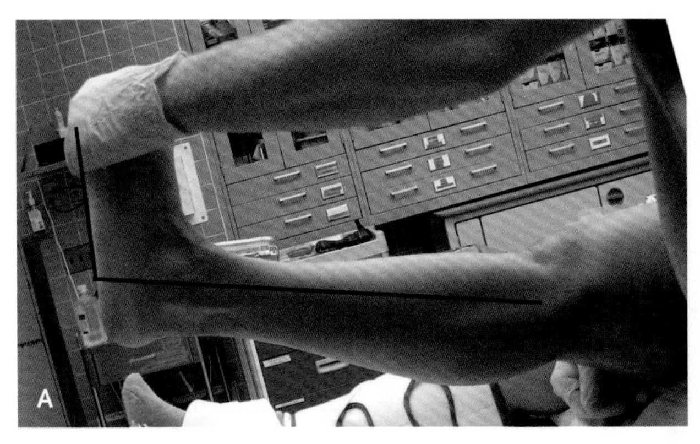

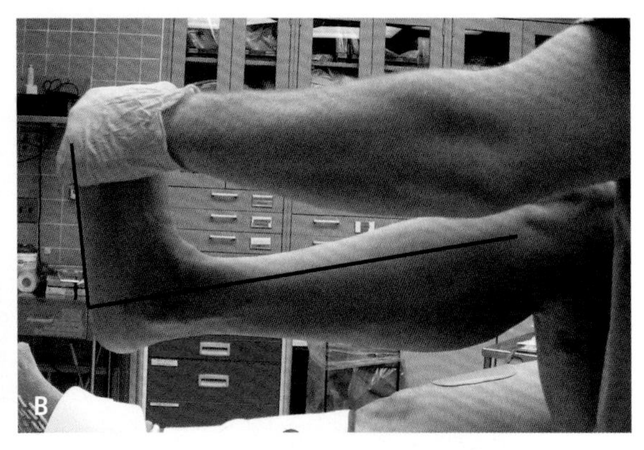

图9.1　A.患者在膝关节伸直位被动背伸踝关节，存在足相对于胫骨的马蹄挛缩（黑线）。B.在膝关节90°屈曲位时，踝关节被动背伸可以过中立位，提示患者存在单纯的腓肠肌紧张

缩。膝关节屈曲时踝关节背伸的增加是单纯腓肠肌挛缩的表现。在这些患者中,虽然可以通过截骨术来抬高跖骨头,但发生转移跖骨痛的风险更高,一个很大的因素是腓肠肌挛缩。笔者认为在没有骨性异常的跖骨痛的情况下,腓肠肌松解是首选的治疗方法,因为这纠正了潜在病因,而不会造成继发性前足畸形。这种治疗的成功率很高,有 90% 的前足疼痛被缓解。必须注意,要将这项手术限制在真正的马蹄畸形患者,因为过度拉伸可能会导致肌力的慢性衰弱和足跟疼痛。这一手术并发症的治疗非常困难,笔者已经注意到,一些跟腱缩短和长屈肌转移手术明明很成功,然而病人的满意度差异依然较大,就是因为其功能无法恢复到术前状态。

患者仰卧位,患肢轻微外旋。在腓肠肌腱连接处作后内侧切口。患肢背伸,腓肠肌的轮廓在视觉上和触诊上都可见。切口应在腓肠肌凸出的远端处进行,也可以定位于髌骨下极和内踝连线的中点位置(图 9.2)。在肥胖患者中,触诊腓肠肌是相当困难的,有报道利用超声识别筋膜。笔者并不认为这是必要的,因为通过解剖标志可以很好地进行判断。切口约 4cm,必要时可延长。腓肠肌表面为小腿筋膜,术中必须切开。切开的小腿筋膜不需要缝合,也没有发现筋膜缝合有助于小腿术后的美观改善。

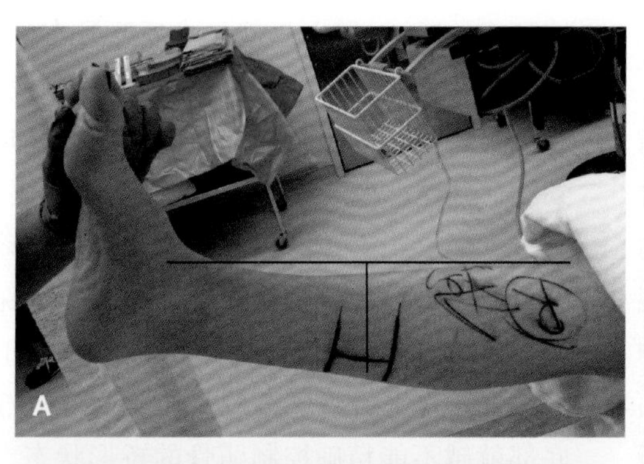

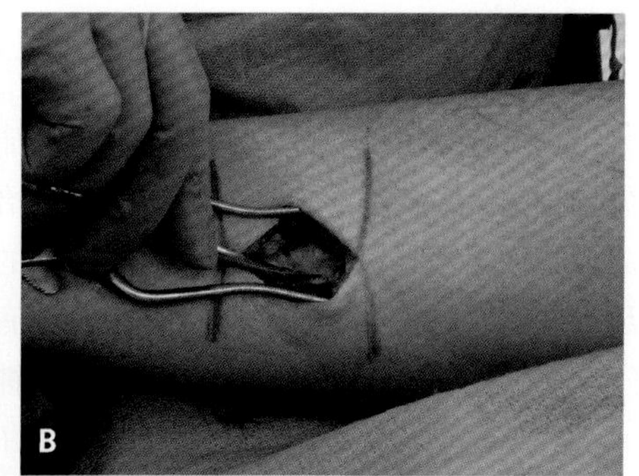

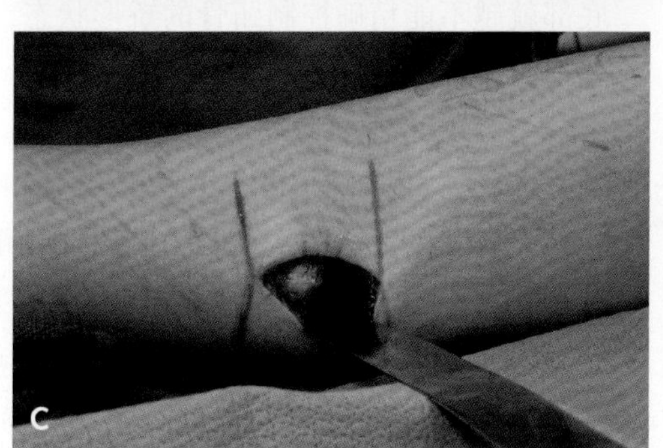

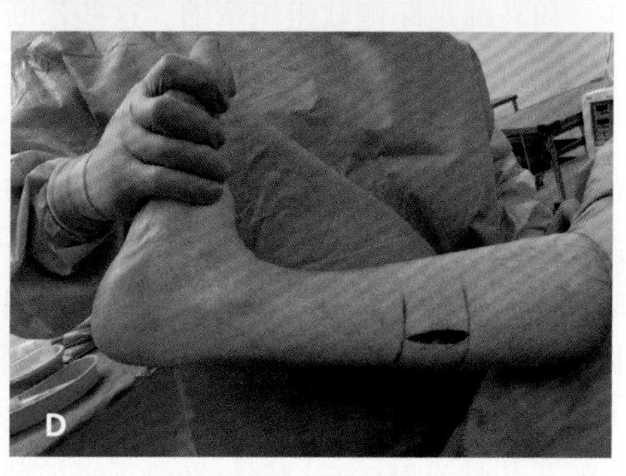

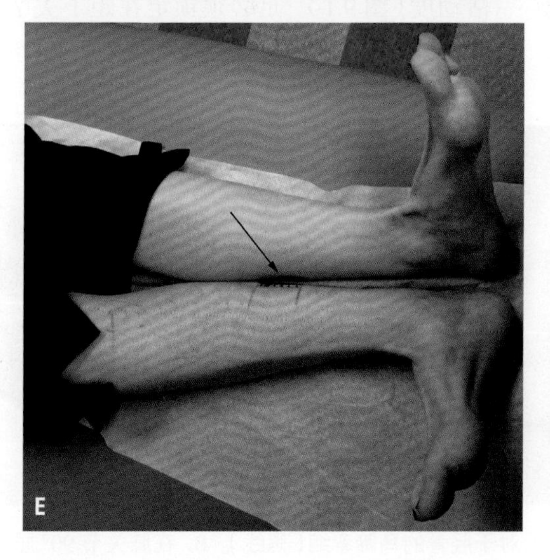

图 9.2 A. 标记腓肠肌松解的后内侧入路,注意切口的中点约位于髌骨下极与内踝连线的中点位置(黑线)。B. 位于小腿后侧筋膜室表面的小腿筋膜需要切开以显露腓肠肌。C. 将腓肠肌从小腿筋膜和腓肠神经分离后,放置一个可延展的牵开器,在筋膜松解时保护神经。D. 松解完成后,踝关节屈伸活动度应在膝关节屈伸时基本对称。E. 术后 2 周即开始对称性活动锻炼,在术后 6 个月踝关节的背伸活动度会持续性改善。注意切口皮肤的瘢痕化(黑色箭头),这种常见的问题需要在术前和患者沟通清楚

这种手术最关键的方面是保护腓肠神经，腓肠神经就直接位于腓肠肌的后方。脂肪和神经必须小心地从腓肠肌筋膜的后部分离，虽然很难看到，但应在后侧触诊筋膜，以确保筋膜切断时不会损伤神经。笔者发现神经偶尔会直接附着在筋膜上，使用剥离子将神经从筋膜上剥离松解出来是非常好用的。然后在腓肠神经前筋膜的正后方放置一个可延展的牵开器。在许多情况下，腓肠肌可以从比目鱼肌筋膜中分离出来，用剪刀切断。足部被动背伸，使筋膜保持张力。在切断腓肠肌筋膜后可以发现畸形会立刻得到矫正，如果没有，触诊将有助于识别任何需要进一步松解的剩余筋膜。术后最好使用支具固定 1 周，使疼痛最小化并最大限度地促进伤口愈合。然后根据患者的舒适程度，佩戴可控制踝关节运动的固定靴 3~4 周。术后 4 周开始进行物理治疗，可在 3 个月内解除足部疼痛，并穿常规鞋。

背侧楔形截骨术

在跖骨颈部做一个纵切口，可以看到跖骨头的背侧。牵开骨膜和伸肌腱等软组织，在跖骨上用克氏针预钻两个孔。这些孔是单皮质的，用 1mm 的克氏针钻孔即可，并以 45° 角彼此相交，相距约 1cm。在两个导孔之间进行截骨，取出不超过 1mm 的楔形骨块。因此，截骨术的实际基底，包括锯片的厚度，大约为 0.5mm 厚度。进行一次青枝骨折样截骨，跖侧皮质必须保持完整。笔者更喜欢用手法骨折的方式完成截骨，在跖骨头部用手向背侧加压完成截骨部位闭合。这个动作在跖骨的跖侧面保留了一个很好的骨膜桥，从而防止跖骨头的过度背侧移位。截骨后的固定是用 2-0 可吸收的坚固缝合线完成，针头很容易穿过钻孔。不需要更坚固的固定（图 9.3）。有时可能需要同时做不止一个跖骨，多个背侧楔形截骨术实施时需要进行仔细计划，因为转移跖骨痛的风险会随着这些截骨次数的增加而增加。进行多个跖骨截骨时，Weil 截骨术或 Maceira 截骨术更可取。对于 Freiberg 病的患者，背侧闭合楔形截骨术是理想的方法。然而，在这些情况下，需要一个大的背侧闭合楔块来去除没有活性的缺血性坏死骨质。如前所述，可使用缝合线或斜置 2.0mm 或 2.4mm 螺钉进行固定（图 9.4）。

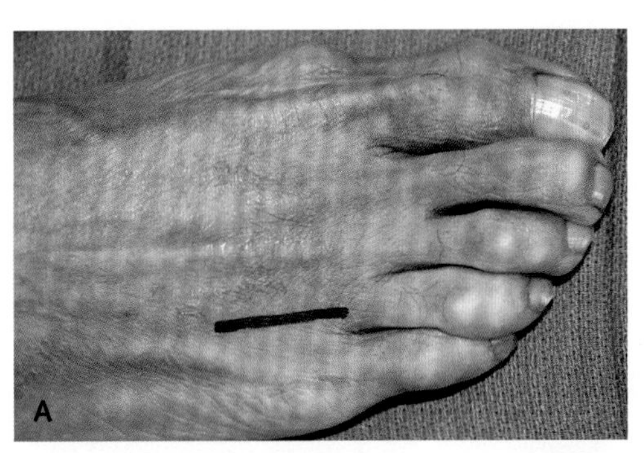

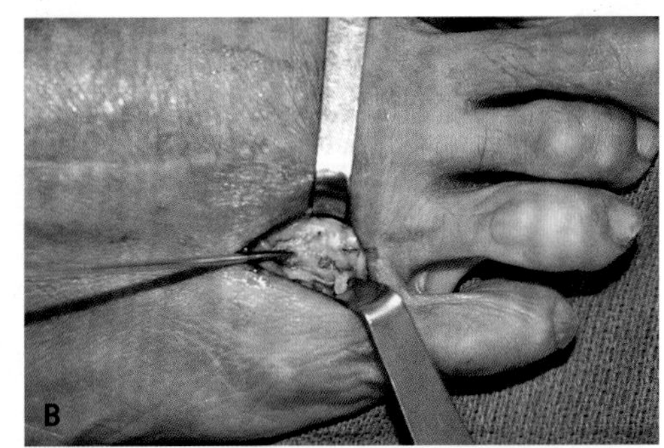

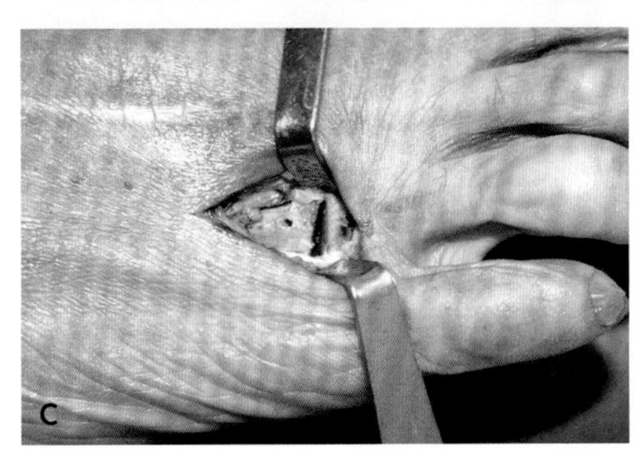

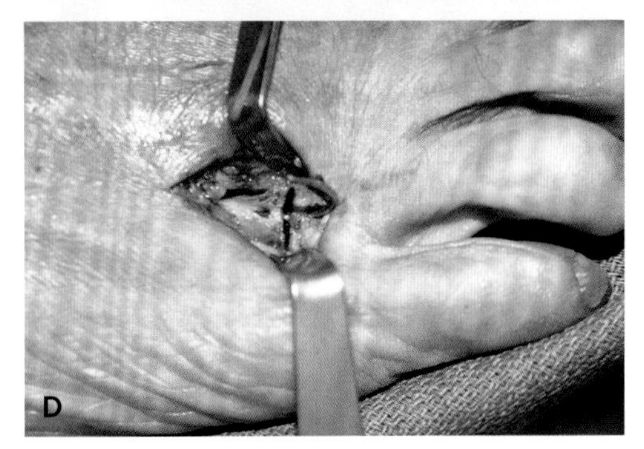

图 9.3　采用第四跖骨背侧闭合楔形截骨术治疗第三跖骨应力性骨折继发单独的第四跖骨痛。A. 沿跖骨远端标记切口。B. 在与跖骨成 45° 角的跖骨颈部打两个单皮质导引孔，用摆锯截除 1mm 厚的楔形骨块。C–D. 将跖骨颈部向上推，保留完整的跖侧骨皮质，并通过将缝合线穿过钻孔进行固定

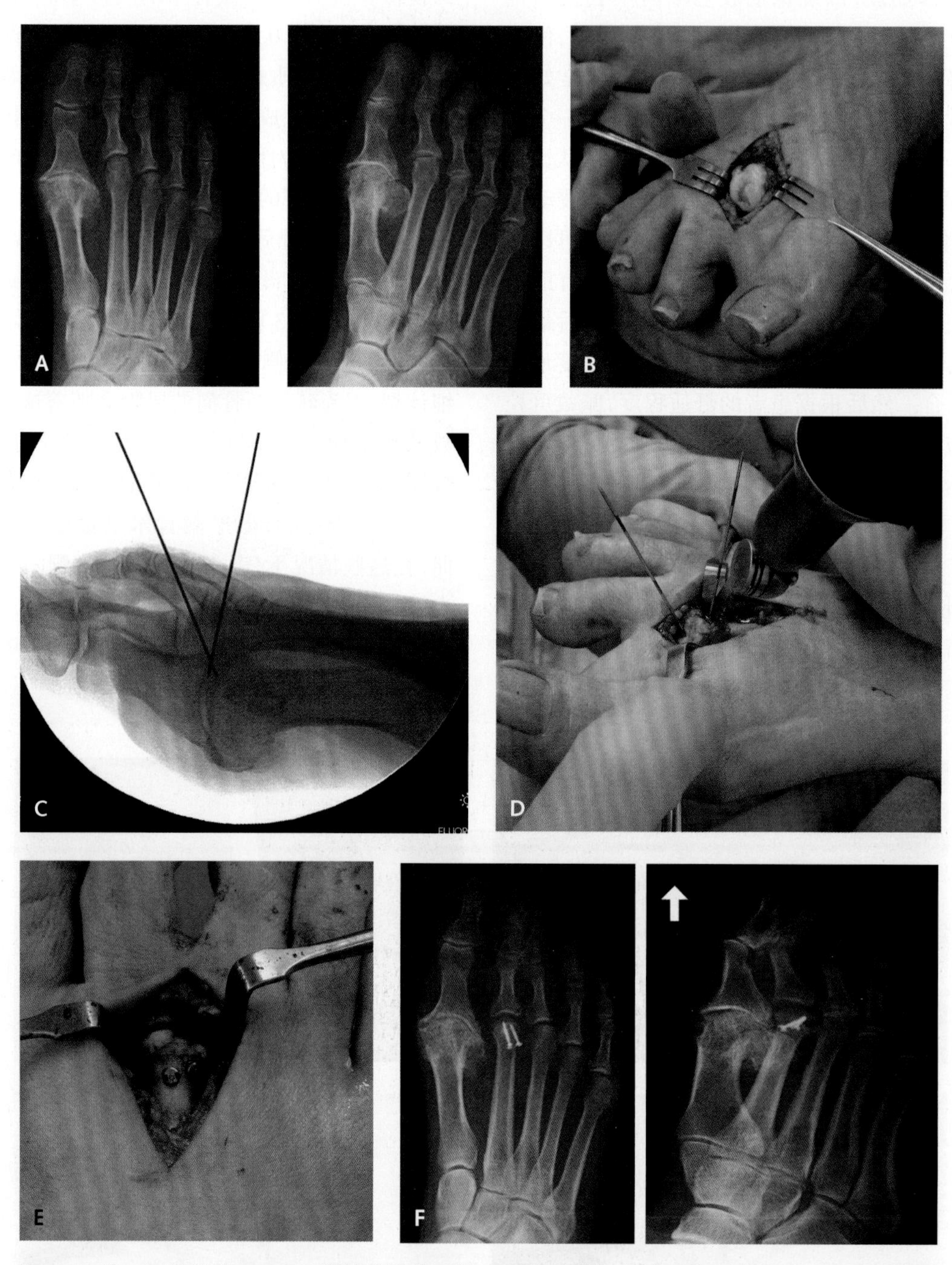

图 9.4 第二跖骨头的 Freiberg 病最常继发于第一跖趾关节退变性疾病导致的第二跖骨应力增加。A. 在斜位片上注意跖骨头的扁平。其关节间隙相对保持。B. 术中观察显示，由于缺血性骨塌陷导致跖骨头背头变平，关节软骨明显缺失。C–D. 术中进行背侧闭合楔形截骨，并用克氏针标记，以确保准确截骨和跖侧骨皮质的保留。E. 图中为两枚螺钉固定矫正后的跖骨头的术中表现。F. 术后 6 个月，跖骨头外形正常

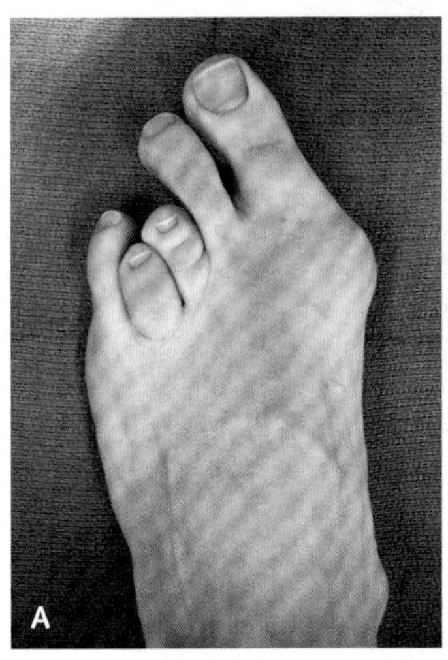

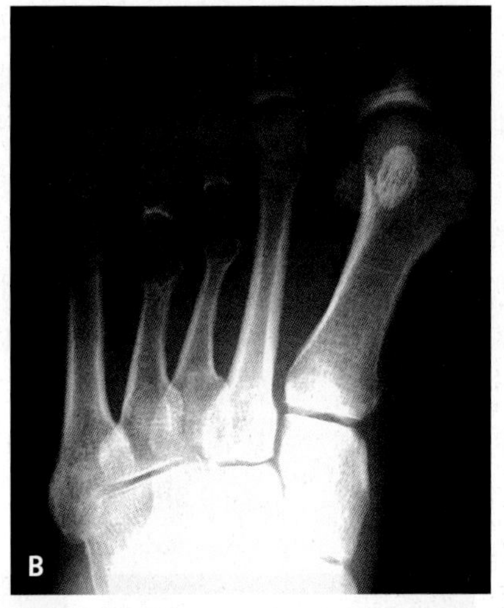

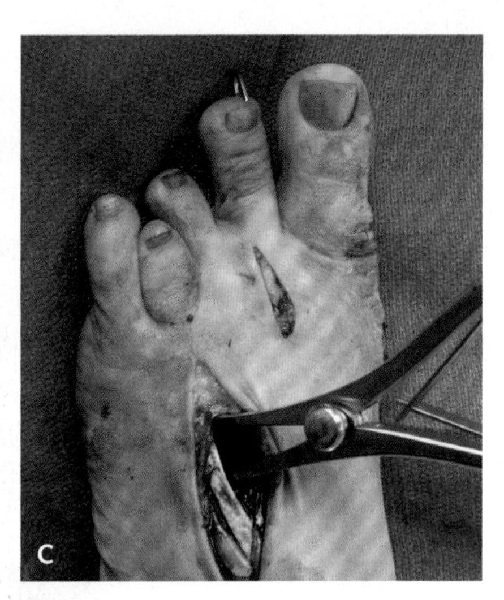

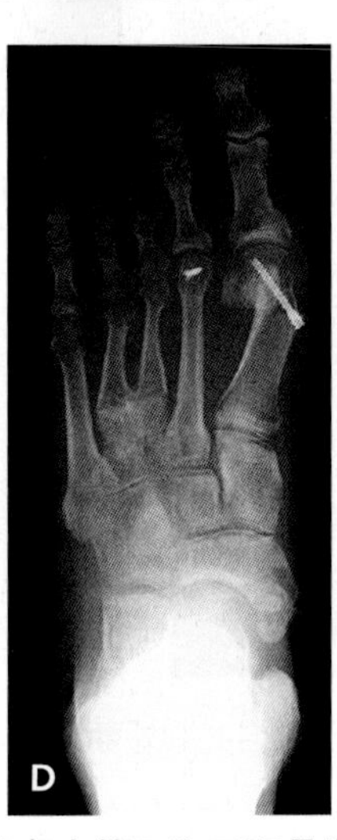

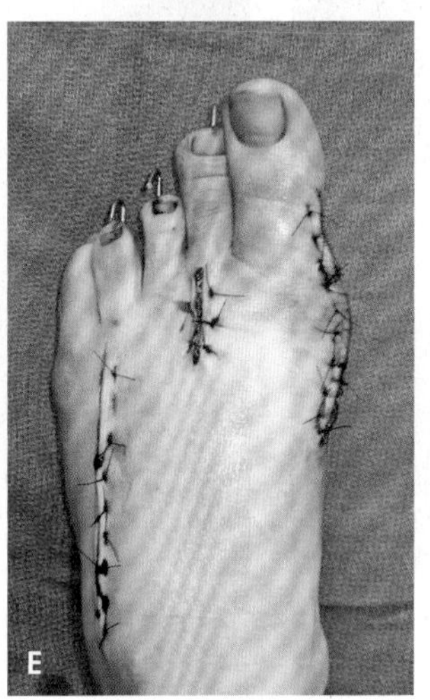

图9.5 A–B. 此30岁踇外翻患者存在第三和四跖骨发育不良导致的第二和第五跖痛。C–E. 采用chevron截骨术结合一期三、四跖骨结构性延长及第二跖骨的Maceira短缩截骨术来矫正畸形

一个跖骨的延长可能需要与另一个跖骨的缩短相结合。这是跖骨短缩畸形的常见问题。其中一个或多个小跖骨短后，跖痛出现在邻近的跖骨头下方(图9.5)。对于这些跖骨短缩畸形的患者，笔者更倾向于使用一期延长受累的跖骨，并使用Maceira截骨术缩短邻近的跖骨。会根据患者的年龄和所涉及的跖骨数目来纠正跖骨短缩畸形。尽管可以通过逐渐延长的方法来矫正跖骨短缩畸形，但如果可能的话，笔者更喜欢通过单次一期延长的方法进行矫正。当涉及多个跖骨时，一期延长当然是更可取的，因为同时对两个相邻跖骨进行延长是不现实的。尽管如此，在病人能忍受的前提下，逐渐延长仍然是一种可靠的技术。

如果存在单纯的跖骨短缩症，必须同时矫正背伸和过伸的外侧足趾。这种手术通常是通过延长伸肌腱和松解跖趾关节来完成的，用克氏针从足趾经皮穿过跖趾关节可达到牢固固定效果。如果足趾在跖趾关节处不稳定，在延长过程中，跖趾关节可能会逐渐过度伸展，并使足趾畸形进一步加重。延长作为一期矫正手术，插入结构性骨移植具有一个优势，即足趾的确切长度可以很好地进行设计和实现。唯一的限制因素是在不出现缺血的情况下可获得的实际长度。通常我们能够获得约18mm长度的单个跖骨，而不危及足趾的血液灌注。当板式撑开器插入后逐渐撑开时，检查足趾的血供。一旦达到所需的长度，将临时克氏针插入跨跖骨的多个平面中进行临时固定，以使其与移植骨植入时的长度保持一致。移植物可以用一个背侧微型接骨板固定，也可以用从趾尖插入的克氏针固定。足趾的功能往往可以得到很好的恢复，很少会出现屈曲挛缩。

一般来说，外侧足趾的跖骨缩短截骨对矫正广泛性跖骨痛非常有用，尤其是与足趾水平面畸形相关的跖骨截骨(图9.6)。在第二跖骨应力增加的情况下，确定前足压力增加的来源很重要，而跖骨摇杆的概念非常有用。例如,如果问题的根源是第一跖骨抬高,特别是如果抬高是由于骨折或先前手术后的畸形愈合,那么缩短第二跖骨将是一个严重的错误。对于这些情况,与其试图纠正第二跖骨的过载,纠正第一跖列的力线则更为重要。这可能涉及跖屈截骨术或跖屈第一跖跗关节的关节融合术(图 9.7)。第一跖骨的跖屈截骨可以做一个开放楔形截骨,在背部插入一个小的移植骨块,或者,用锯子从跖骨内侧方向进行弧形截骨术,将跖骨旋转到正确的位置。笔者不赞成从跖骨的跖侧进行闭合楔形截骨术,因为这样不太稳定。相反的情况是第一跖骨僵硬性屈曲畸形伴籽骨下疼痛。图 9.8 显示了一个案例,在这个案例中,在过度屈曲的位置融合了内侧柱。患者是一位 70 岁的女性,20 年前曾接受过三次关节融合术,继发跖跗关节炎和关节畸形,以及中足外展畸形。虽然进行了关节融合术,在外展得到矫正后,前足出现跖屈过度,需要行背部楔形截骨术来矫正第一跖骨。这个患者通过从跖骨背侧基底部进行长斜楔状截骨来矫正畸形(图 9.8E–G)。

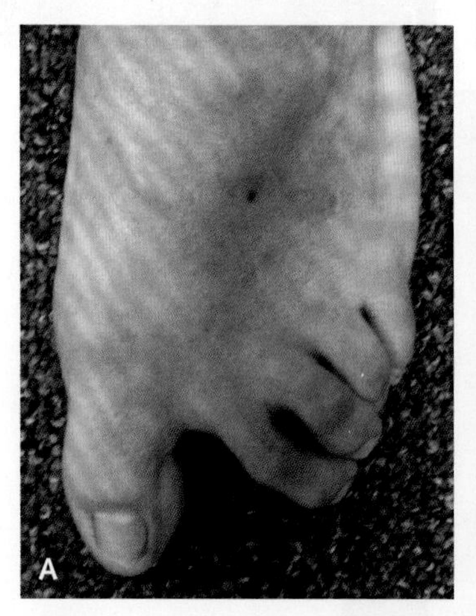

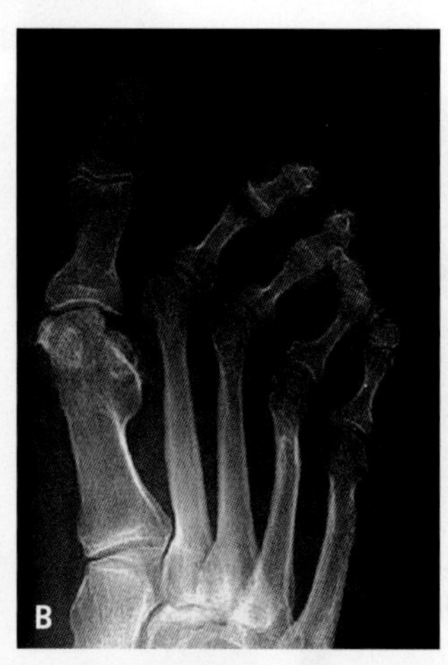

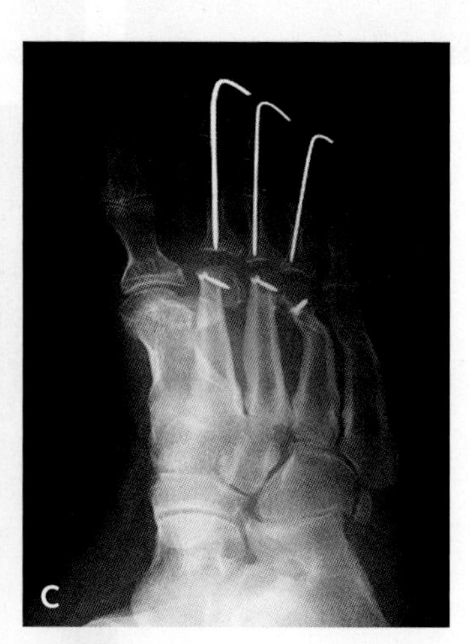

图 9.6 A–B. 不清楚为什么如此严重的外侧足趾外展畸形未合并踇外翻复发。C. 采用 Weil 截骨术缩短矫正水平面畸形

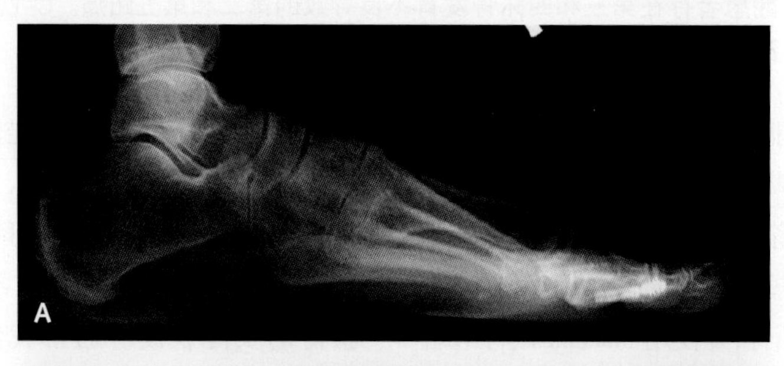

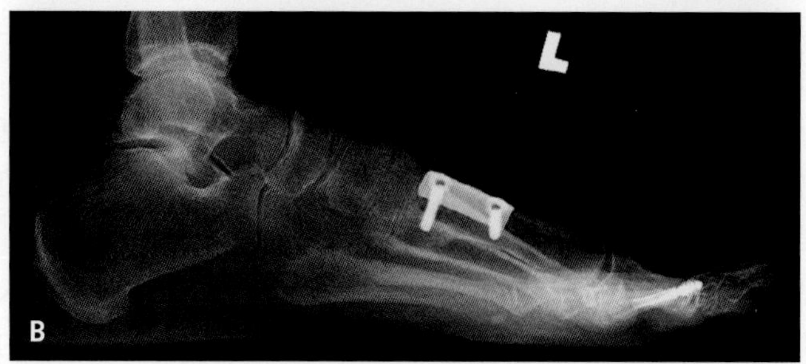

图 9.7 A. 在近端新月形截骨术后注意到第一跖骨抬高,在第二跖骨下转移负重增加并出现疼痛。B. 通过三角形结构性植骨行第一跖骨延长和跖屈矫正,并采用接骨板进行内固定

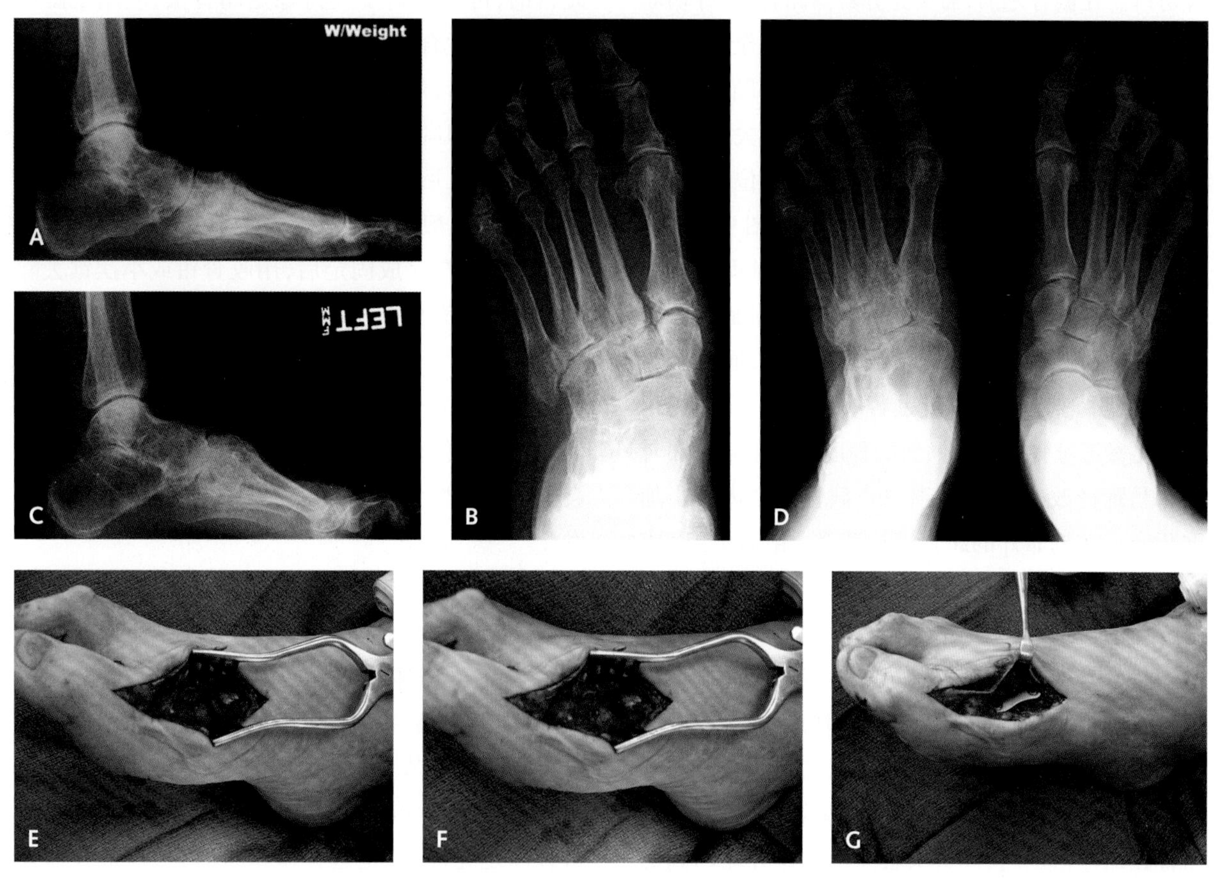

图 9.8 A–B. 患者是一名70岁女性，20年前进行三关节融合术，随后出现跖跗关节炎和畸形，并伴有中足外展畸形。C–D. 虽然行第一跖跗关节融合术，并且内收得到矫正，然而前足出现跖屈过度，这是不能接受的。E–G. 进行第一跖骨的背侧楔形截骨术，即从跖骨背侧基部切除一个长斜楔形骨块，并用锁定加压板固定

对于第一次行跖趾关节融合的患者，跖骨头切除术是理想的选择，但在某些情况下，踇趾是完全稳定的，不太可能发生外翻，此时跖骨头切除术也可以在没有第一跖趾关节融合的情况下进行。虽然跖骨头部切除术似乎是一种去除突出的跖骨和减轻疼痛的有效的方法，但随着时间推移，静态失稳，应力转移至邻近跖骨头下方可能导致一定的功能障碍。此手术对老年患者、类风湿患者、继发于神经病变的严重爪状趾或慢性室间隔综合征的患者更为有效。

经典的三角形和 Weil/Maceira 截骨术

Weil 截骨和 Maceira 截骨是从跖骨头的三角形截骨术演变而成，截骨线从原来的跖骨头部更加倾斜并延伸至跖骨干。笔者发现这两种术式对于治疗跖痛症非常有效，但是在手术决策时需要非常小心，因为前足的平衡非常困难，因此术后疼痛很容易转移至相邻跖骨。

Weil 截骨和 Maceira 截骨可用于多种情况，包括跖趾关节半脱位或脱位、交叉趾畸形、类风湿性关节炎的跖趾关节畸形以及转移性跖痛症等。对于转移性跖痛症的治疗，在选择 Weil 截骨时，会去除2mm 的骨块，如果选择 Maceira 截骨，笔者会对跖骨进一步短缩。很多尸体标本的研究评估了跖骨头下方的压力情况。截骨之后，手术与相邻跖骨头下的压力均会发生变化。目前存在争议的问题是，对于转移性跖痛症，是否可以实施单独的第二跖骨截骨，还是需要同时合并第三甚至第四跖骨的截骨。治疗方案当然需要根据疾病的实际情况来决定。如果只是单纯的第二跖骨截骨，入路可以选择在第二跖趾关节背侧正中。如果是第二和第三跖骨需要截骨，则手术入路需要选择在第二趾蹼。如果第二、三、四

跖骨均需要截骨，一般会选择在跖趾关节背侧做横行切口。在截骨之前，需要充分暴露跖骨头，并切断侧副韧带。当然，周围软组织并不需要完全剥离，需要在分离背侧软组织后，牵拉跖趾关节并跖屈，将跖趾关节半脱位出来。如果术前存在跖趾关节脱位，则需要通过弧形骨膜剥离子在术中先复位跖骨头，之后牵拉近侧趾骨并跖屈显露跖骨头（图 9.9）。如果术前不存在跖趾关节半脱位，跖屈足趾即可显露跖骨头。截骨面位于跖骨头背侧紧贴关节面下方的位置。截骨线大约与跖骨干成 25° 夹角，通过摆锯来完成截骨。截骨的角度是各不不同的，合适的角度需要参考趾骨与地面倾斜的程度。如果第二跖骨存在马蹄样改变，那么选择 25° 截骨则会进一步加重跖痛。在越靠外的跖骨进行截骨，相应的角度应该越大，因为外侧的跖骨较之第二跖骨倾斜程度会逐渐减小。

截骨时不要完全截断，第二次截骨应选择在低于第一次的位置，去掉一个楔形骨块或骨片，厚度一般在 1~2mm。去除骨片，在第一次的位置完成充分截骨。判断截骨是否已经完成是很容易的，因为当跖骨在跖侧截断时，跖骨头会突然移位并缩回到更近端的位置。

跖骨头必须固定到理想的位置。为了实现此目的，可以用钳子夹持稳定跖骨头，或用足趾跖屈轻推来对合跖骨头的位置。跖骨头短缩一般在 5mm 左右，然而实际短缩程度需要根据患者的具体疾病和畸形程度来确定。在跖骨头维持于合适位置之后，用 2.0mm 或 2.4mm 的螺钉穿跖骨颈固定。一般来说，螺钉长度在 12mm 比较合适（图 9.10）。在完成固定后，用咬骨钳或小摆锯去除截骨后跖骨背侧多出的部分，直至与短缩的跖骨头光滑匹配。

此截骨术的愈合相关并发症不常见，或者说非常罕见。值得注意的是，穿过跖骨头的截骨并不会导致缺血性骨坏死，在临床上也很少见到此类并发症。

不愈合也非常少见，可一旦发生，处理起来非常棘手，如图 9.11 所示病例。此患者曾行手术治疗踇僵症及转移性跖痛而失败，出现截骨部位不愈合，之后患者因疼痛而来就诊，疼痛部位主要位于第二跖趾关节下方。手术方案为跖骨头延长，将第二趾矫正至跖屈位置。这两个操作均需要通过植骨固定完成，固定选择微型接骨板，但最终需要取出。

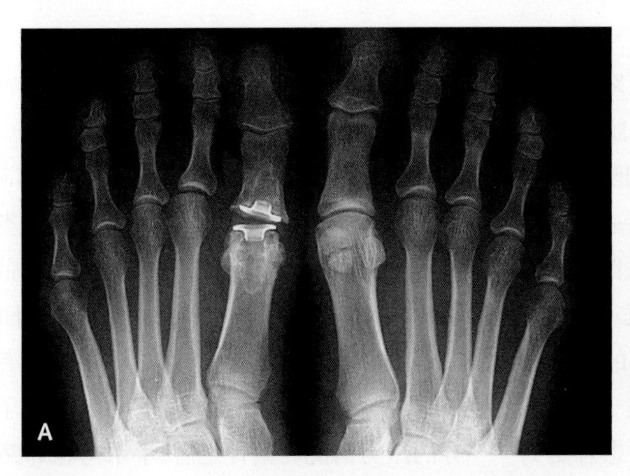

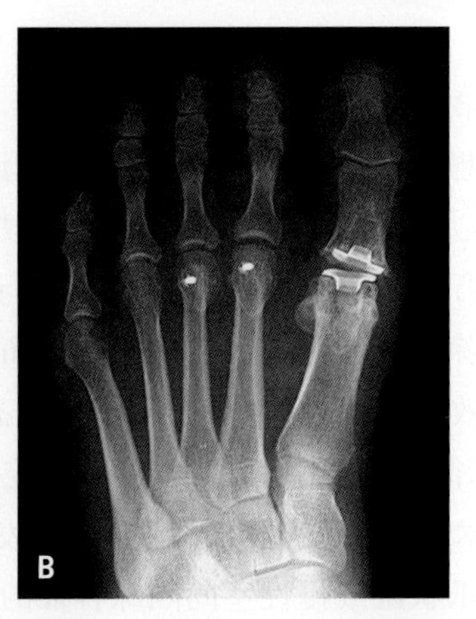

图 9.9 此患者 3 年前因踇僵症行第一跖趾关节成形术。A. 尽管患者存在第一跖列的短缩和踇趾的功能受限，但之前部位的疼痛得到显著缓解。B. 术后疼痛出现在第二和第三跖骨头下方，通过短缩的 Maceira 截骨来矫正缓解

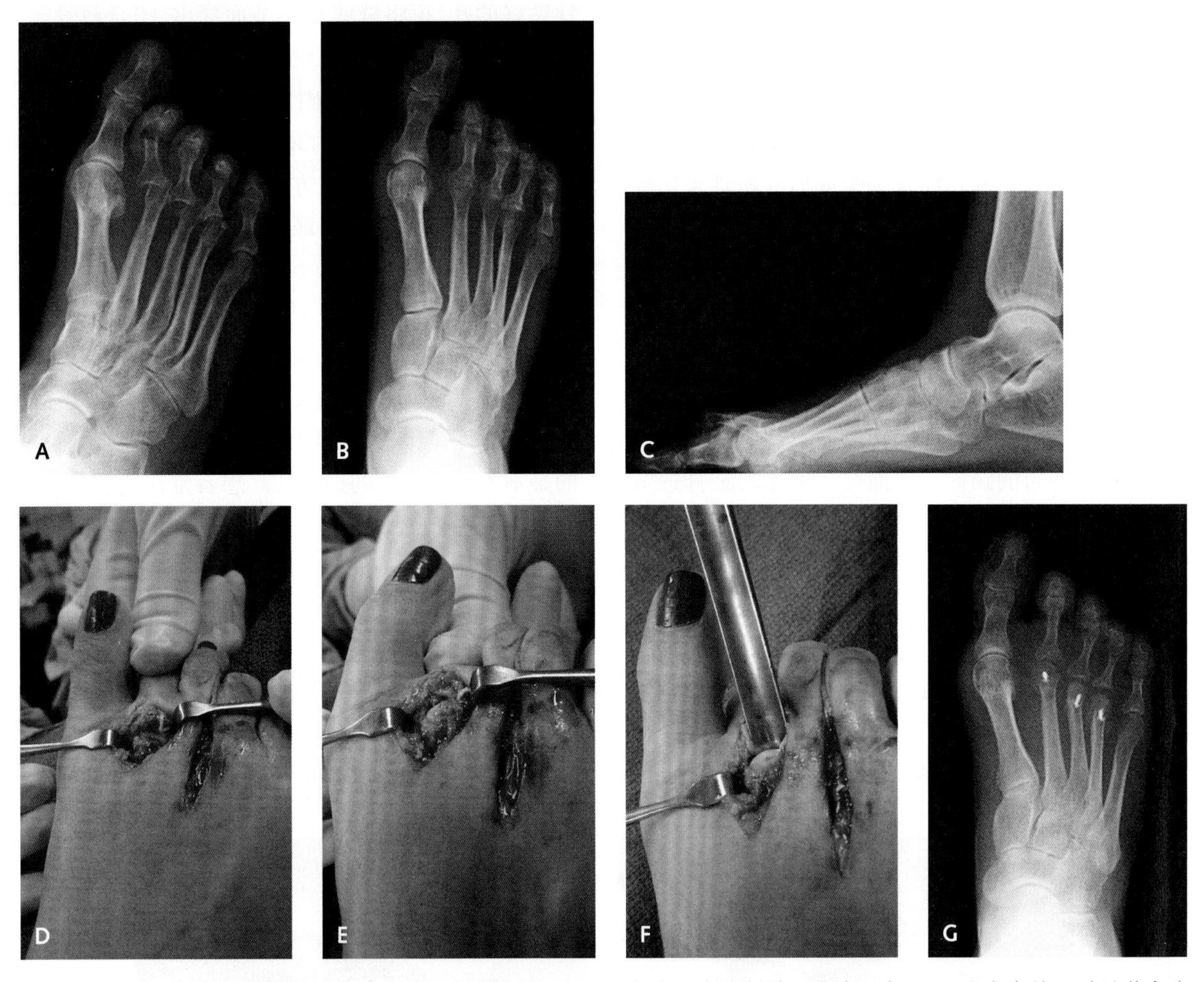

图 9.10　A–C. 此患者曾行第三趾蹼跖间神经瘤切除术，但患者的初次诊断并不准确。实际上，此患者的跖趾关节存在脱位。D–E. 翻修手术从两个纵切口进入，逐次复位每个跖趾关节。F–G. 通过弧形骨剥复位跖骨头，再通过 Maceira 截骨短缩跖骨

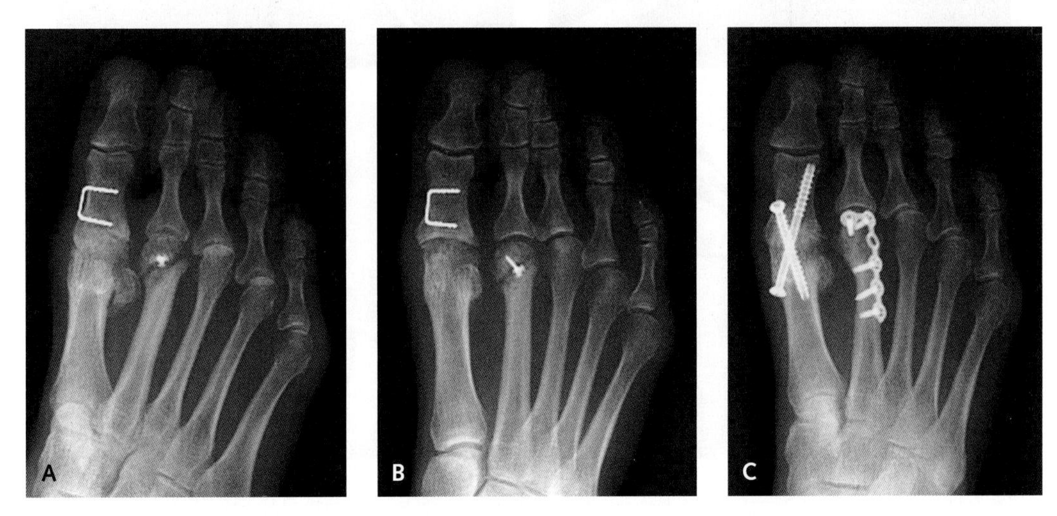

图 9.11　A–B. 此为手术治疗踇僵症及转移性跖痛失败的患者。患者的 X 线片提示第二跖骨不愈合，且患者有第一跖趾关节炎的表现。患者主诉存在第二跖趾关节与第三跖骨头下方疼痛。C. 在第二跖骨头延长的同时，还需要一定程度的跖屈来压低跖骨头，这需要通过植骨和微型接骨板固定来完成，此接骨板在愈合后需要取出

截骨术处理关节炎

在处理外侧足趾跖骨头相关关节炎及骨软骨病损时，不要求必须行跖趾关节成形或跖骨头切除术（图 9.12）。即使对于严重的跖趾关节炎，跖骨头的截骨术也总是可行的（图 9.13 和图 9.14）。通过三角形的截骨，从跖骨头去掉一个楔形骨块，缺血性坏死的区域也同时会被去除，正常的跖侧软骨面被翻转抬起。此类患者的跖骨头跖侧关节软骨多是正常的，将正常的软骨面翻转至原本关节匹配的位置，此时翻转后的跖侧关节面会和远端的趾骨近节关节面相匹配。截骨块的大小取决于缺血性坏死的位置。一般来说，骨软骨病损与缺血性坏死的区域都位于跖骨头前背侧。截骨时，摆锯的锯片指向跖骨的跖侧与近端，保留跖骨头至少 5mm 的关节面。随后在靠近背侧区域的位置做楔形截骨，去除背侧约 4~6mm 的楔形骨块。通过可吸收缝线固定截骨部位。先将可吸收缝线穿过跖骨背侧预先用细克氏针钻好的孔，再将缝线从关节面穿出，闭合截骨端，并固定跖骨头。对于跖骨头的固定，此种方法就足够，不建议使用克氏针固定，因为用克氏针固定可能会导致已经比较小的跖骨头断裂移位。截骨区域基本都会愈合。血供方面来看，无论是跖骨远端关节面自身的血供还是跖骨远端的滋养，都总是充足的。

手术治疗外侧足趾，尤其是第二趾的跖趾关节炎应该属于翻修手术或挽救性手术，因为可以术后保留健康且活动良好的关节。因此，手术的目标应该是缓解疼痛，最大限度地保留活动度，并且最重要的是不要破坏关节的稳定性。患者常在前期手术后出现跖趾关节炎的表现（图 9.15）。手术选择包括跖骨头完全切除、跖骨头部分切除和跖骨头或跖骨干短缩。在跖骨头无法保留时，选择跖骨头部分切除联合软组织填充成形术。此术式疗效良好，且满足之前提及的治疗要求，即保留活动度和稳定性。此术式在跖趾关节炎合并关节脱位时要谨慎使用，因为术后还会存在持续性半脱位。

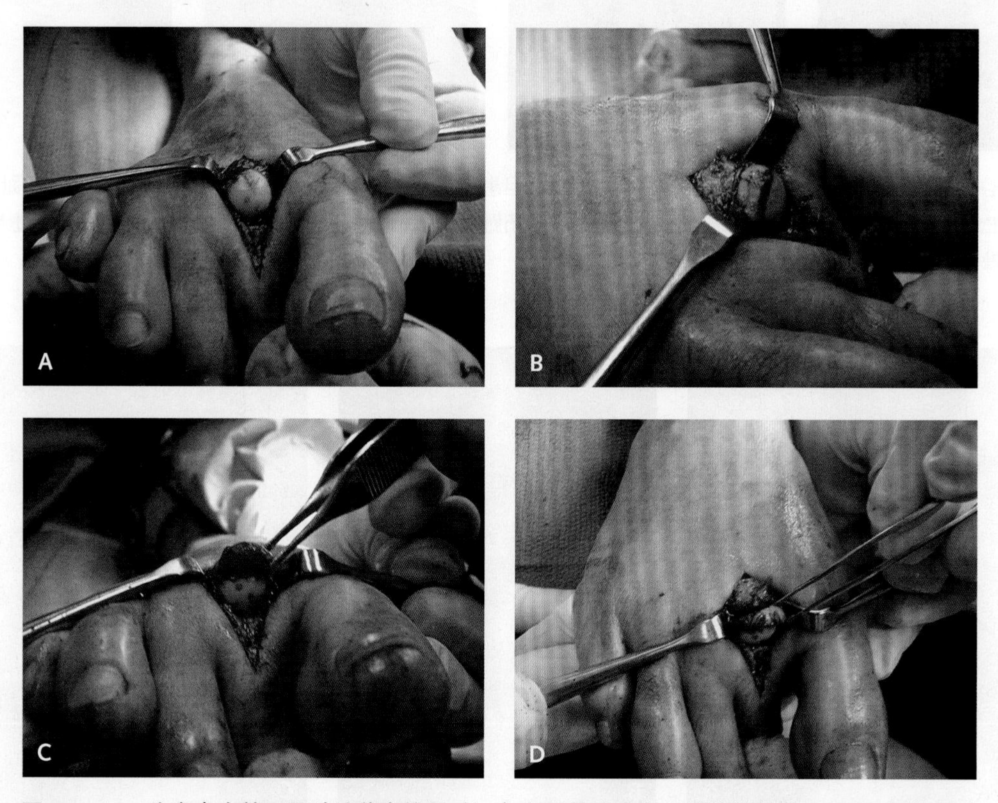

图 9.12 A. 此患者在第二跖趾关节炎的同时还存在跖骨头中心区域软骨侵蚀。B–C. 骨软骨缺损通过跖骨头的楔形闭合截骨来处理。截骨线不完全穿过跖骨的跖侧面，而是通过青枝骨折的形式来翻转，以保持跖骨头的跖侧面的完整性。D. 去除楔形骨块之后，通过两根可吸收缝线固定截骨部位

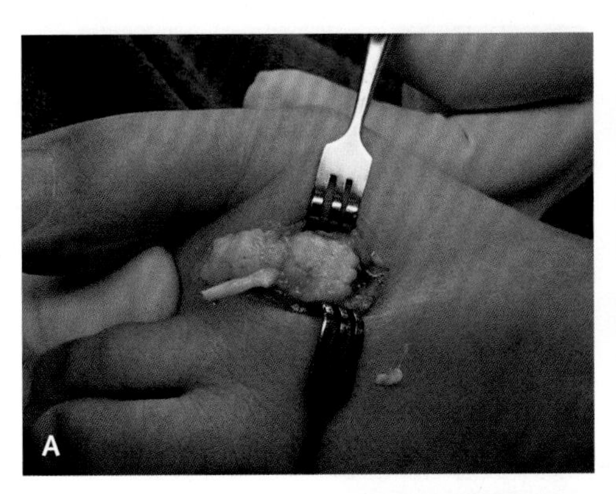

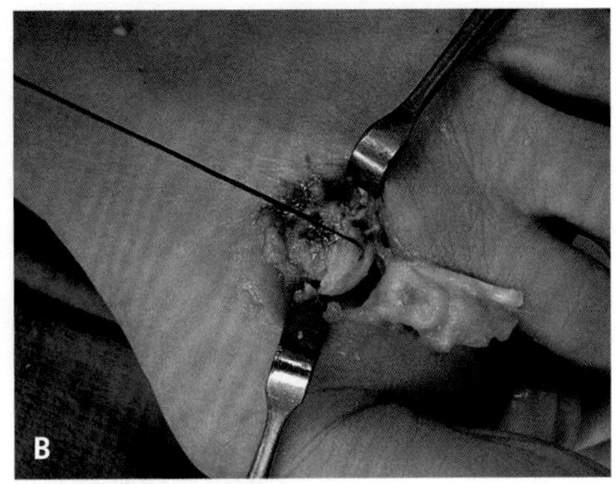

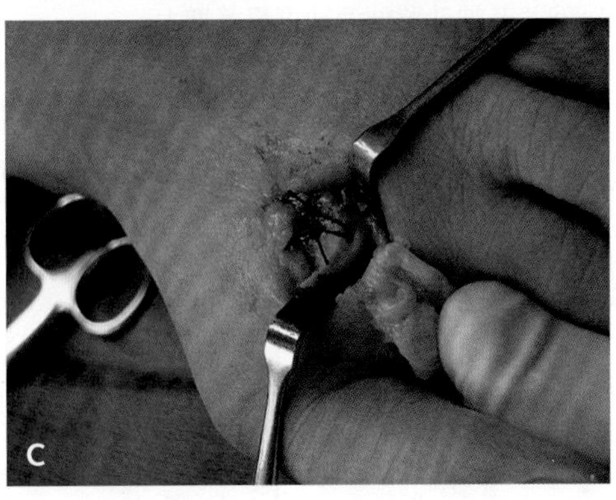

图 9.13　A. 患者 29 岁，第二跖趾关节严重关节炎合并跖骨头骨软骨病损。最初，无法判断是否可以行截骨手术，因此考虑行部分跖骨头切除成形术，并结合关节囊软组织瓣填充进行治疗。B–C. 术中发现跖趾关节可以保留，因此，行跖骨截骨术，去除较大的楔形骨块，并用可吸收线缝合固定截骨远端

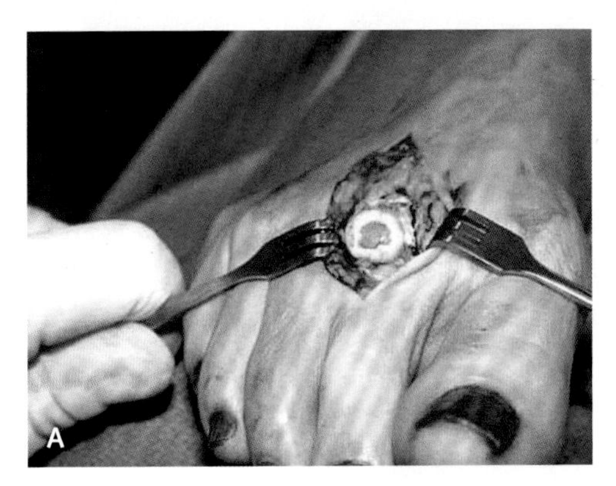

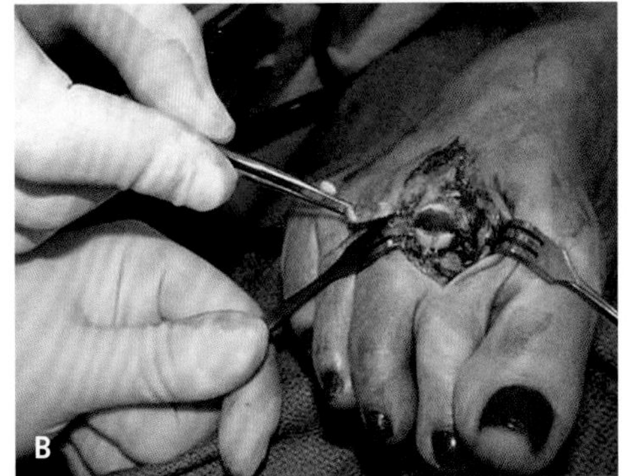

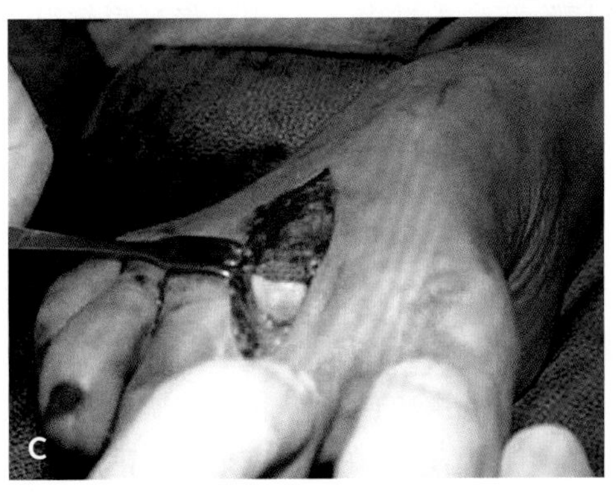

图 9.14　A. 患者 42 岁，第二跖骨头骨软骨病变导致严重的关节炎和跖骨头中心区域大面积的软骨缺损。B–C. 通过背侧闭合楔形截骨，去除病变的跖骨头区域，并将跖骨头正常的跖侧面向背侧翻转

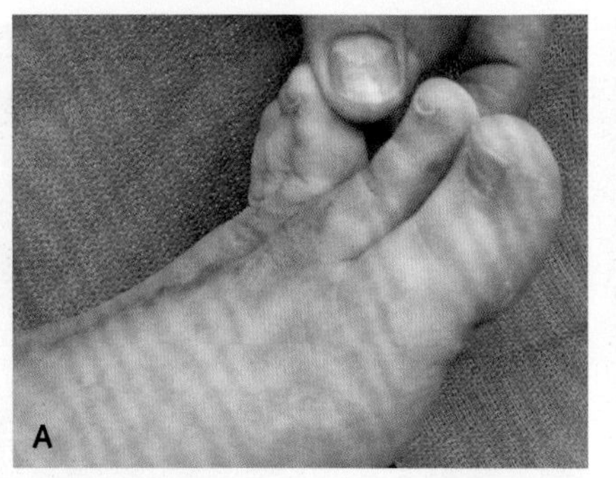

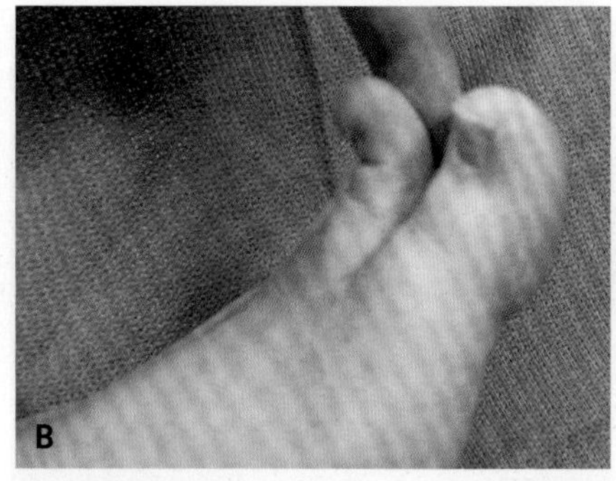

图 9.15 图示为 24 岁的第二跖趾关节创伤性关节炎患者。A–B. 患者跖趾关节背伸活动受限，以及远侧趾间关节被动背伸活动度显著增大

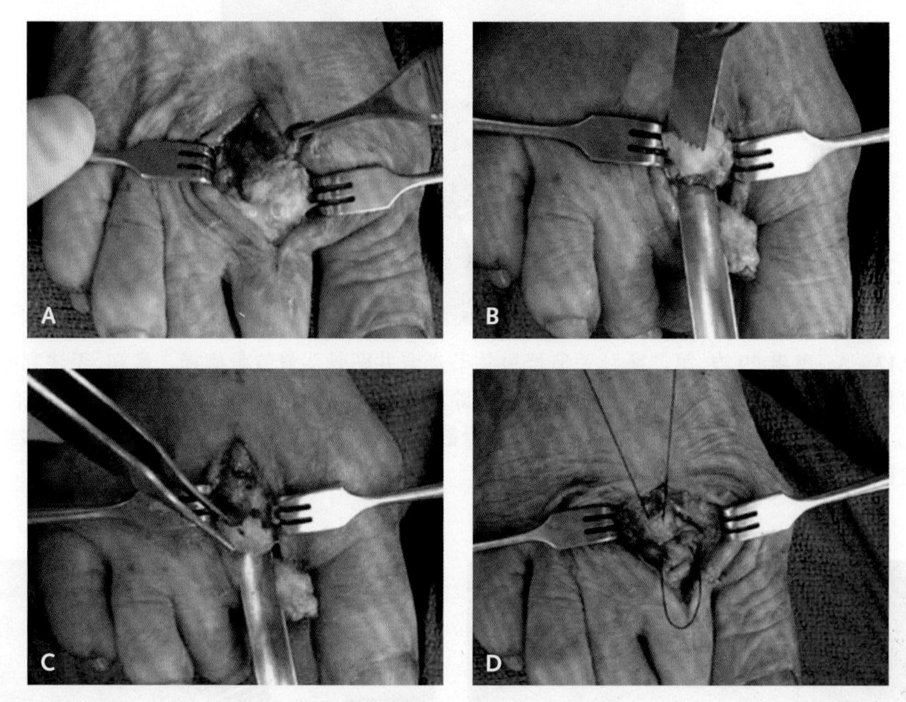

图 9.16 患者 42 岁，行关节切除成形及关节囊软组织填充术，此患者术前曾因第二跖趾关节滑膜炎行多次手术治疗。A. 背侧关节囊以及骨膜连同趾短伸肌的部分肌腹被全部切成一个组织瓣，牵向远端。B–C. 用摆锯完成跖骨头截骨，去除远端 5mm 的长度，但需要保留跖骨头的形态。D. 用缝合线将软组织瓣穿过预先在跖骨头钻好的孔，并缝合固定

软组织填充跖趾关节成形术的要点在于切除适量的跖骨头，保留跖骨头跖侧面的髁部，以维持负重面（图 9.16）。清晰地来讲，如果切除跖骨头过多，会导致发生邻近足趾转移性跖痛。术中切断趾长伸肌腱并牵开，从跖骨颈的近端横行切断骨膜、关节囊以及趾短伸肌腱。整体掀起此软组织瓣，并修整为 U 形，远端连接于近节趾骨基底部。在软组织瓣被充分掀开后，可以通过弧形骨剥复位跖骨头。显露跖趾关节，用摆锯去除适量的跖骨头，并保持跖骨头的形状，一般去除 4mm 的跖骨头。但是，切除的量需要能够满足跖趾关节的充足活动范围的需求。在保留跖骨头下方髁部完整时，实际上往往可以切除更多的跖骨头。原本掀起的软组织瓣此时可用于填充跖趾关节间隙，用带线锚钉在跖骨头下方固定软组织瓣，或者用克氏针在跖骨头上钻两个孔进行固定。将 U 形软组织瓣的缝线从克氏针钻孔中穿出，可以将组织瓣拉向跖骨头底并保持合适的张力。术中需要确保一定量的软组织瓣固定于跖骨头的下方，这样有助于维持跖趾关节的复位。在软组织瓣填充之外，也可以使用胶原蛋白复合物来作为跖趾关节间隙的填充物，且效果良好（图 9.17）。尽管此种材料的价格比较贵，但这种材料的优点是可以保留趾伸肌腱，且厚度可调整。这种手术无法使患者完全恢复正常，但可以缓解疼痛，使患者穿较为时尚的鞋子，而且这种手术的效果明显优于单纯的跖骨头切除术。

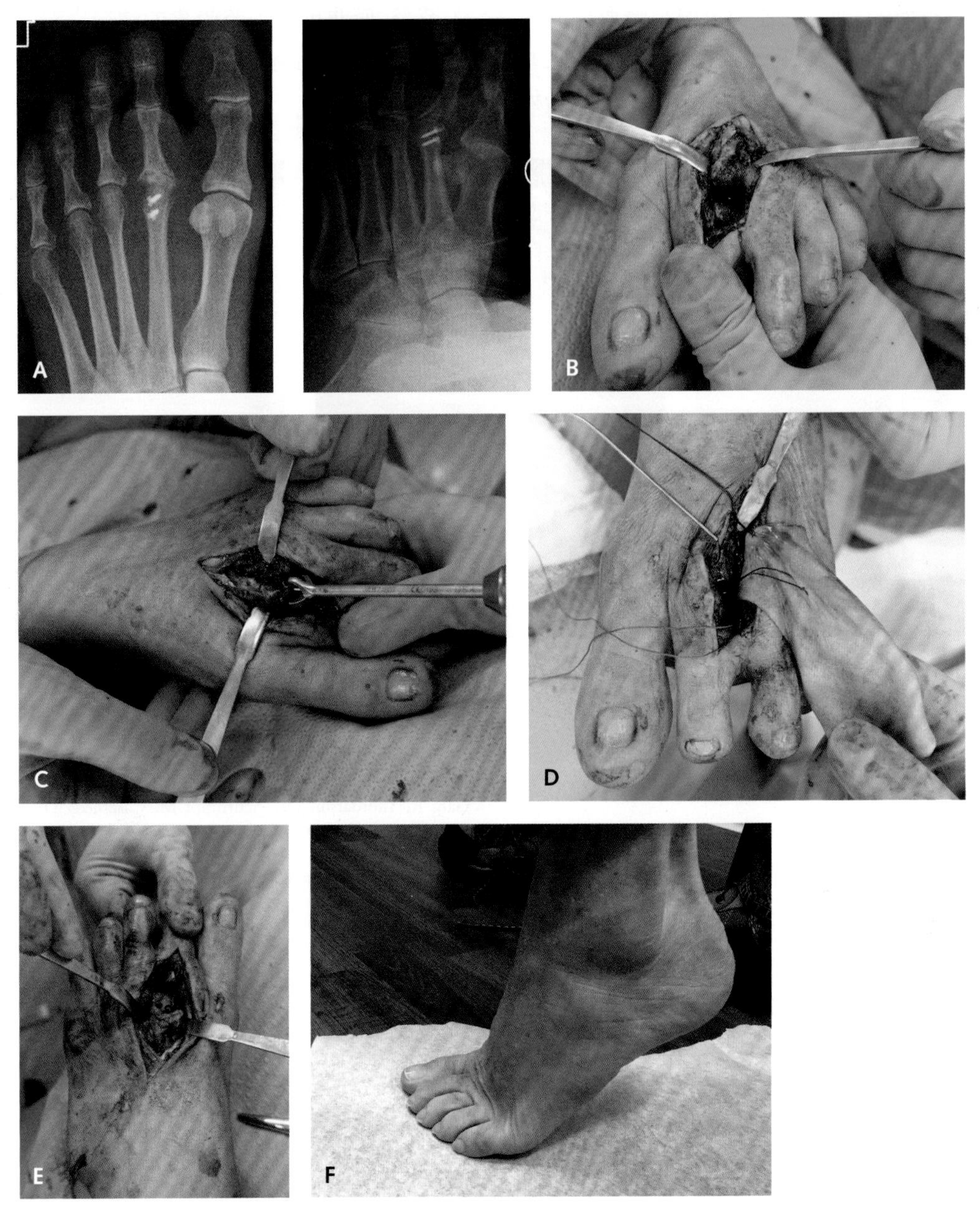

图 9.17　A. 此为 Weil 截骨行第二跖趾关节减压手术失败的患者，表现为第二跖趾关节终末期关节炎，即使穿硬底运动鞋仍然存在慢性疼痛和功能受限。B. 术中显露第二跖骨头，可见显著的关节退变。C. 轻微短缩跖骨头，并用凹形磨钻处理边缘。如果近节趾骨关节面也存在退变，处理方法类似。D. 在跖骨上钻两个相距约 1cm 的孔来固定移植物，在同种异体移植物上纵向预置两根相距 1cm 的缝线，将移植物的缝线从跖骨的跖侧穿预置孔，从背侧拉出，将移植物牵拉固定至跖骨头的跖侧。E. 然后将移植物的远端背向包裹，在轻微的张力下将缝合线穿针固定到移植物的背侧。F. 剪除多余的移植物以减少局部臃肿。术后大多数患者可以缓解疼痛且保留活动度，并且可以参加运动及穿着比较时尚的鞋子

Weil截骨对关节炎有效的原因始终是个谜团，但可以明确的是，跖骨短缩可以缓解肌腱紧张而导致的关节压力增加。Weil截骨在上述跖趾关节炎的治疗中是有效的，而且对于类风湿足畸形也同样有作用。对于单关节的跖趾关节炎，跖骨头切除并不是一种很好的治疗选择。如果病变累及多个外侧足趾的跖趾关节，在踇趾跖趾关节融合的同时，行全部外侧足趾跖骨头切除是可取的。这种手术往往是挽救性操作，一般用于治疗广泛性跖骨痛或关节炎，而非单个关节受累的情况。对于难治性跖痛症，截趾术也是一种选择，尤其是对于老年患者（图9.18）。

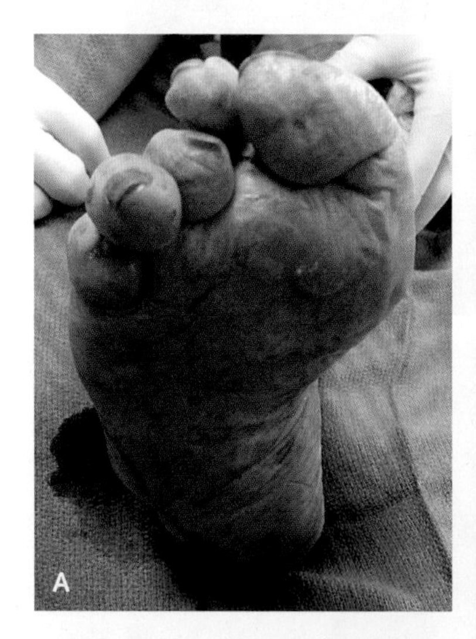
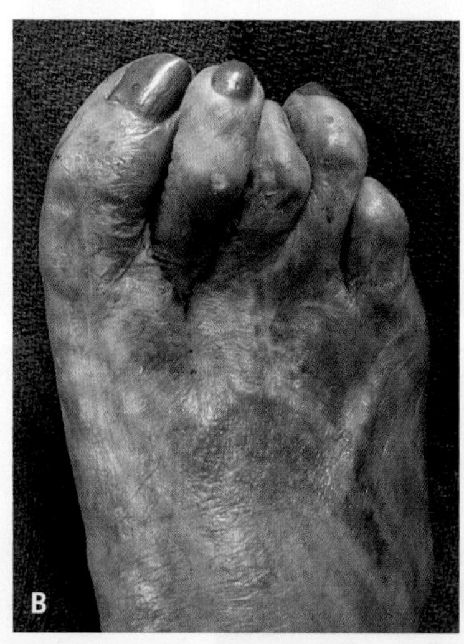
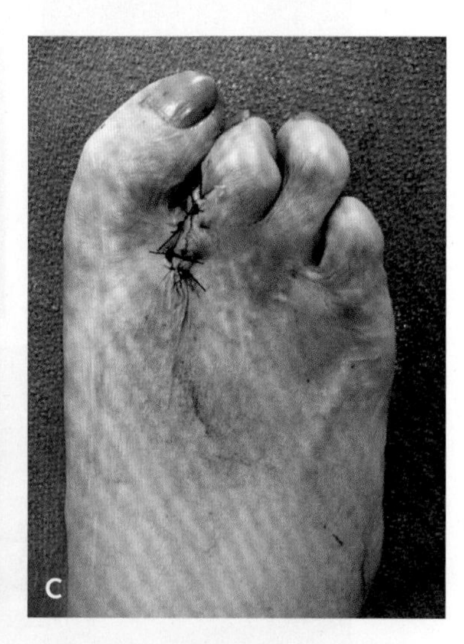

图9.18 A. 此为76岁无症状踇外翻合并严重转移性跖痛的患者。B–C. 通过椭圆形切口行第二趾的截趾术

（赵宏谋 译 张明珠 校 张建中 审）

推荐阅读

Barouk LS, Barouk P. The joint preserving surgery. *Foot Ankle Int.* 2009;30:284.

Dalal R, Mahajan RH. Single transverse, dorsal incision for lesser metatarsophalangeal exposure. *Foot Ankle Int.* 2009;30:226–228.

Davies M, Saxby TS. Metatarsal neck osteotomy with rigid internal fixation for the treatment of lesser toe metatarsophalangeal joint pathology. *Foot Ankle Int.* 1999;20:630–636.

Espinosa N, Maceira E, Myerson MS. Current concept review: metatarsalgia. *Foot Ankle Int.* 2008;29:871–879.

Feibel JB, Tisdel CL, Donley BG. Lesser metatarsal osteotomies. A biomechanical approach to metatarsalgia. *Foot Ankle Clin.* 2001;6:473–489.

Garg R, Thordarson DB, Schrumpf M, Castaneda D. Sliding oblique versus segmental resection osteotomies for lesser metatarsophalangeal joint pathology. *Foot Ankle Int.* 2008;29:1009–1014.

Lee HJ, Kim JW, Min WK. Operative treatment of Freiberg disease using extra-articular dorsal closing-wedge osteotomy: technical tip and clinical outcomes in 13 patients. *Foot Ankle Int.* 2013;34(1):111–116.

Maskill JD, Bohay DR, Anderson JG. Gastrocnemius recession to treat isolated foot pain. *Foot Ankle Int.* 2010;31(1):19–23.

Melamed EA, Schon LC, Myerson MS, Parks BG. Two modifications of the Weil osteotomy. Analysis on sawbone models. *Foot Ankle Int.* 2002;23:400–405.

O'Kane C, Kilmartin TE. The surgical management of central metatarsalgia. *Foot Ankle Int.* 2002;23:415–419.

Pérez-Muñoz I, Escobar-Antón D, Sanz-Gómez TA. The role of Weil and triple Weil osteotomies in the treatment of propulsive metatarsalgia. *Foot Ankle Int.* 2012;33(6):501–506.

第三部分　足踝部神经性关节病的手术治疗

第 10 章　足踝部神经性关节病的手术治疗

Charcot 关节病的分期包括急性期、亚急性期和慢性期，这一分期尽管有助于临床处置，但是分期的含义并没有任何价值。因为治疗需要参考临床畸形的严重程度、骨质的破坏程度以及骨质周围新骨形成的情况。新骨形成一般在一个月时或是急性起病后出现，通常伴有明显的骨质减少和骨质碎裂。该时期即使骨质条件允许行切开复位内固定术（open reduction and internal fi xation，ORIF），手术也会较为复杂。

一旦疾病到慢性期，中足通常是稳定的，畸形不会再进一步加重。但是骨突会出现在中足的跖侧，这会造成软组织的溃疡以及出现感染。在这一章节中，“慢性”意味着临床稳定期，此时没有肿胀和炎性反应（图 10.1）。在慢性的关节病患者中，畸形的顶点通常位于足底。慢性的意义并不总是等于解剖性稳定，因为中足有一种关节病变的亚型，虽然皮温并不太高但是会很不稳定。此类畸形很难治疗，因为会有很不稳定的摇椅中足畸形（图 10.2）。

有时，如果第一跖骨、楔骨或是舟骨向内侧脱位，则会出现前足外展，中足内侧出现明显的骨赘等情况。这类畸形通过内侧的骨切除进行治疗更为简单，相比之下骨突位于外侧和跖侧时会难以处理。骨赘切除只有在中足绝对稳定或是非常僵硬时才可进行，否则，去除骨赘会加重畸形。外侧的摇椅畸形会出现在舟骨和楔骨向背侧脱位后（舟楔关节或距舟关节脱位，同时第四和第五跖楔关节脱位），引发内侧柱短缩，外侧突出，形成一个顶点位于骰骨的摇椅畸形中。

手术的基本原则是减少畸形，并尽可能减少并发症，包括感染以及截肢。上述并发症常伴随畸形出现。手术复位急性脱位的关节也是合理的，特别是患者只是有中足的急性脱位时，通过急诊复位可以受益。相反，对于慢性但是不稳定的病理性中足畸形患者，通常采用合适的鞋、支具及护具便可以恢复足够的功能，因此手术的选择会更加有针对性。手术治疗一般针对那些畸形过于严重，不能通过非手术方式治疗的患者，或是伴有溃疡和感染的患者。患者持续存在的畸形要注意权衡手术风险和溃疡形成风险之间的关系（图 10.3）。

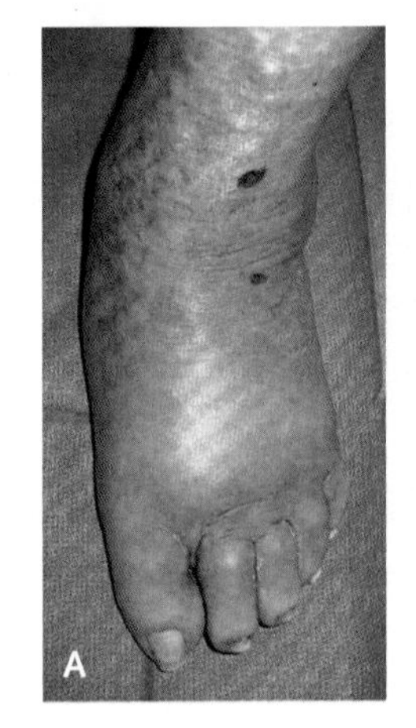

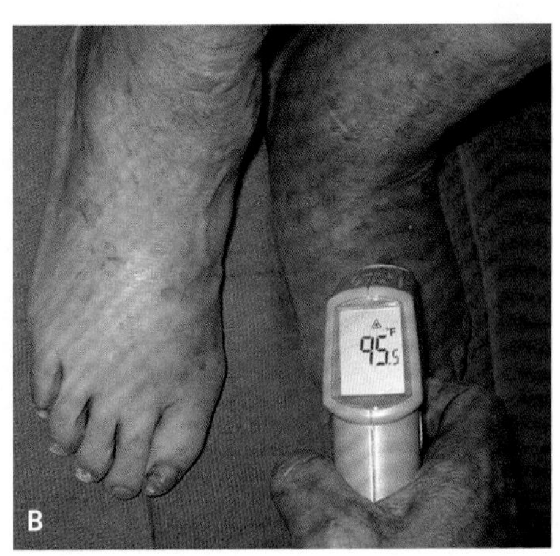

图 10.1　急性发作的右足神经性关节病。A. 可见明显的发红肿胀。B. 测量皮温为 95.5°F（35.3℃），可确定中足部有严重的炎症反应

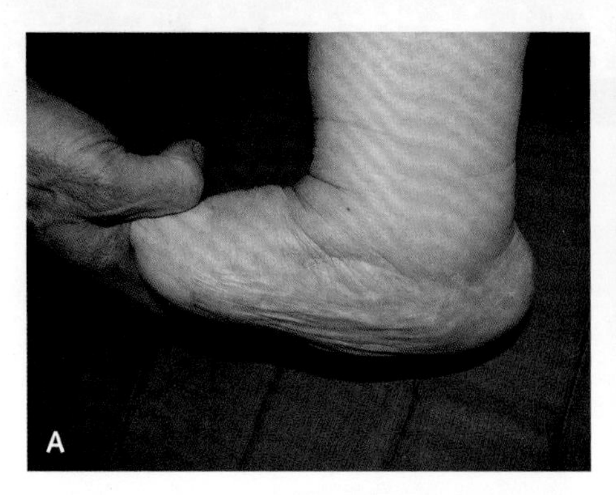

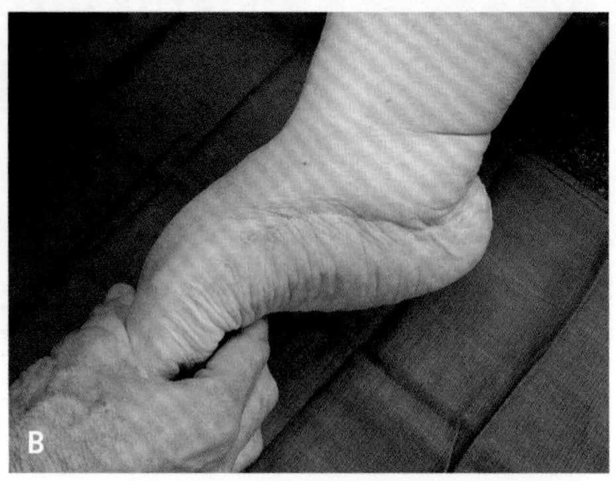

图 10.2 A-B. 该中足部半脱位患者有神经性关节病变 5 年病史。足部在背伸和跖屈位存在严重的不稳定，但是根据笔者对 Charcot 关节“慢性”定义的了解，考虑这是一种不稳定的中足畸形，而不是慢性的 Charcot 关节病

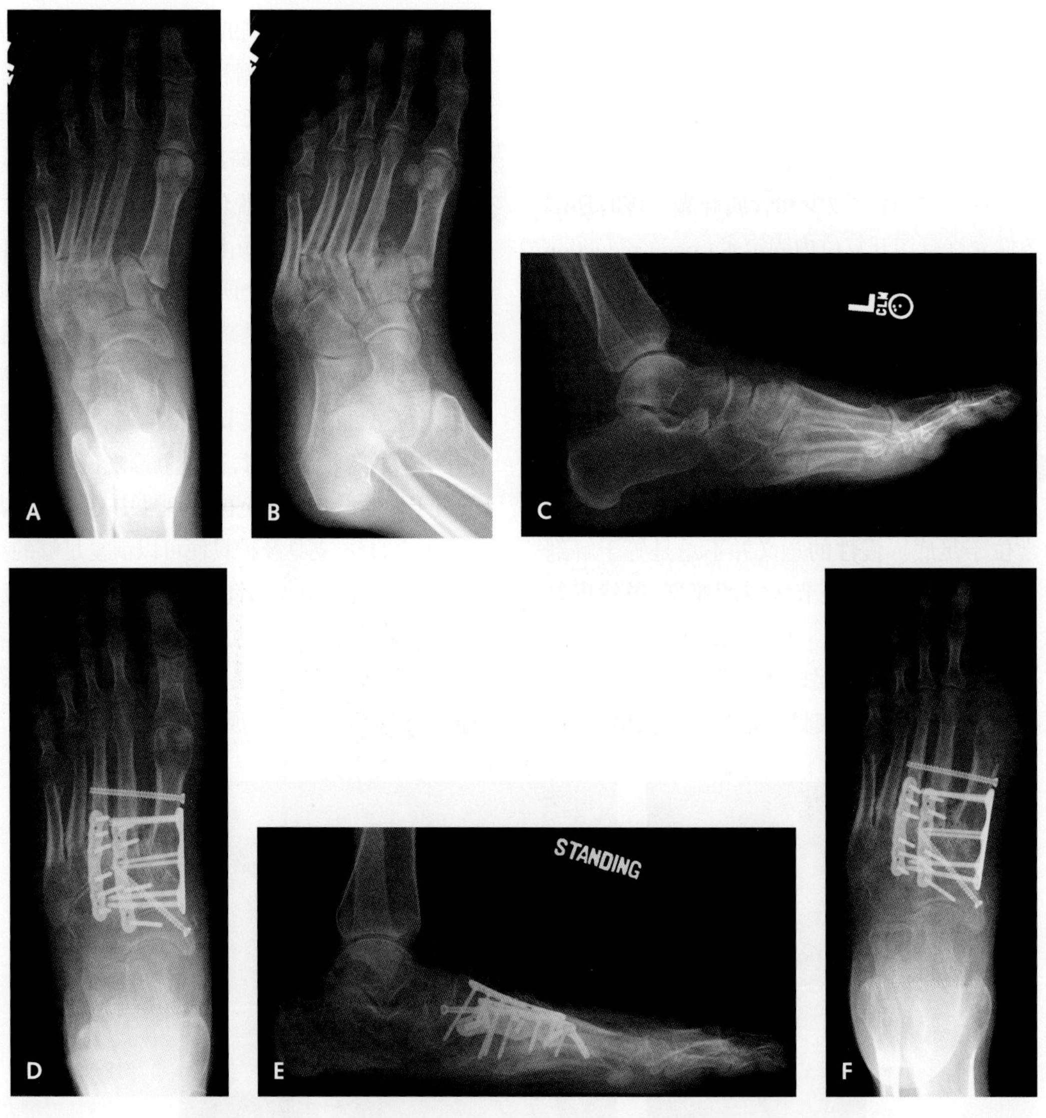

图 10.3 A-C. 患者表现为急性的中足 Charcot 关节病，累及了跗横关节。D-E. 由于畸形给内侧皮肤造成了过度压力，纠正力线以及关节融合手术可以解决患者的问题。在经过全接触石膏固定以及抬高患肢后进行手术重建，笔者认为达到了满意的对线。F. 由于手术范围较大，患者出现伤口并发症，在足的背侧远端出现感染，最终行远端的截肢。患者对手术结果满意，可以使用鞋垫行走，不过通过这一病例，提示这类病人手术始终存在风险

患者因为畸形而存在疼痛，尽管神经病变通常被认为是稳定的，肢体没有任何感觉，然而有的患者会感受到深在的疼痛发痒等不适。因此，这也是手术重建治疗此类病人的指征。慢性畸形、反复发作的溃疡、出现疼痛和存在不可使用支具的畸形，也是合理的手术指征。然而上述情况都要先通过治疗性的支具和假肢进行处理，在初步治疗失败或是不再能使用支具时，才考虑进行手术（图 10.4 和图 10.5）。决定是否手术重建的手术决策过程存在一个灰色地带，具有争议。有经验的医生，可以凭“感觉”来决定哪一类型的治疗更为合适。无论是急性的还是慢性的神经性关节病变，与手术决策相关的患者因素都包括患者的依从性、体重、神经病变的范围、组织灌注条件、皮肤条件、家庭条件、对侧肢体功能、踝关节活动度以及可获得足部护理的时空距离等等。这些因素的重要性都不可低估。无论医生是否有丰富的手术经验，手术对于不依从负重制动医嘱，以及不依从康复期个人护理需求的病人没有任何意义。

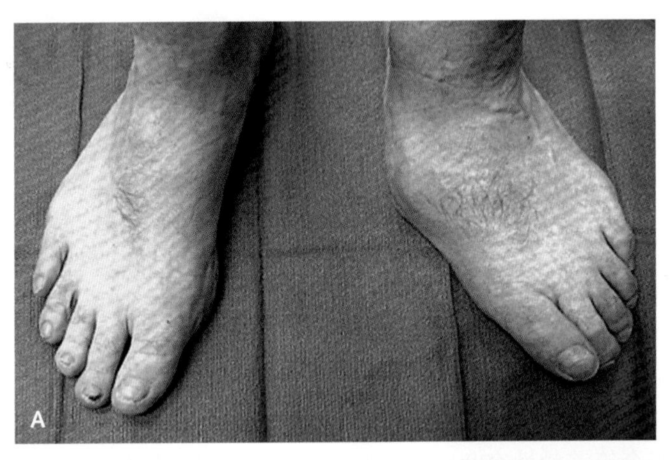

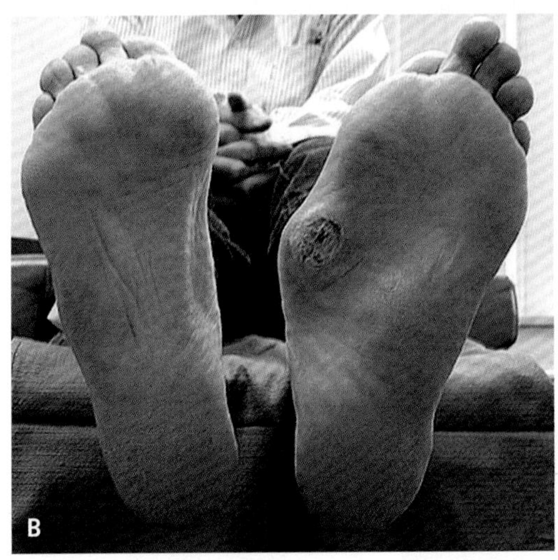

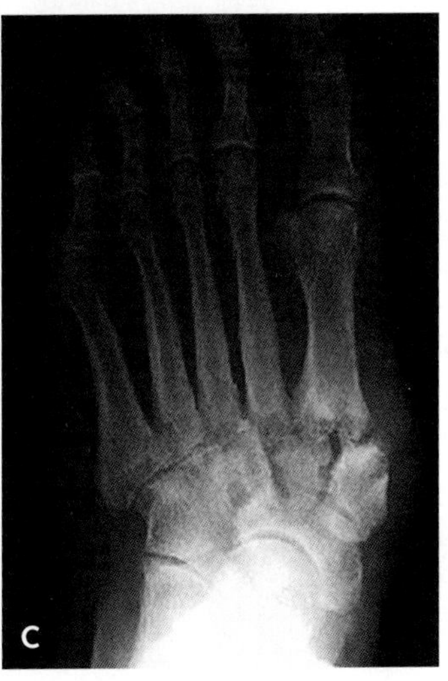

图 10.4 A–C. 患者为 69 岁，左足慢性畸形，有 7 年病史。慢性胼胝位于足底，但是从未破溃，不需要手术治疗

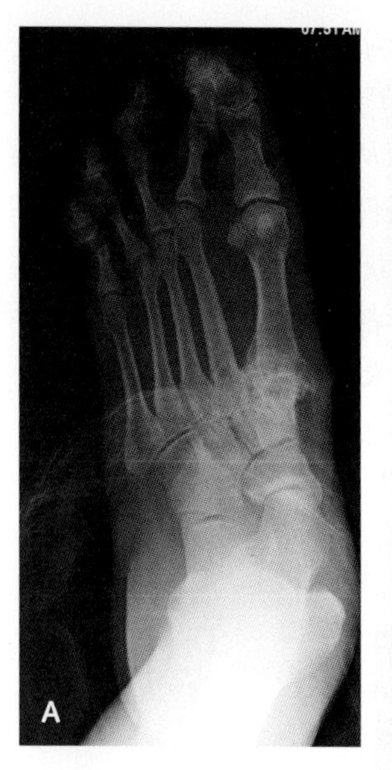

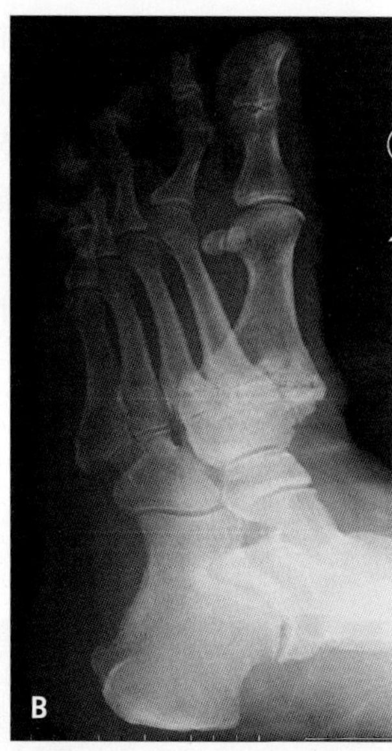

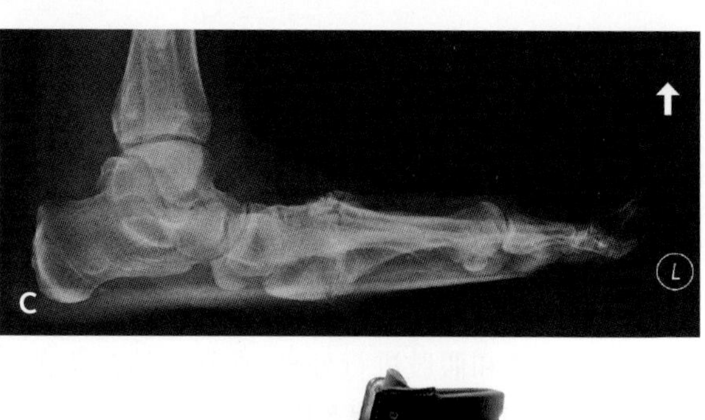

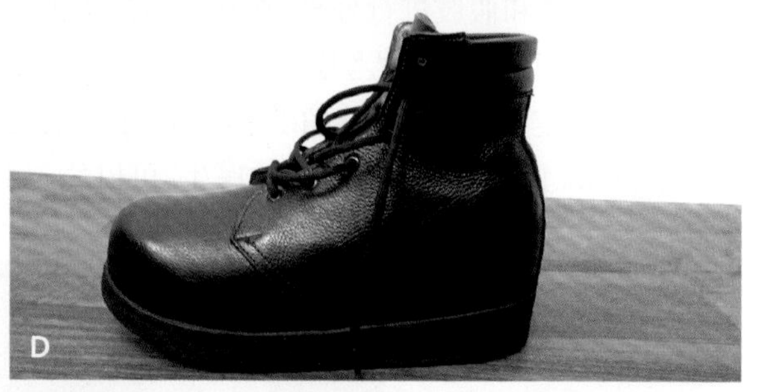

图 10.5 A–C. 稳定性中足跖楔关节 Charcot 关节病。虽然患者有内侧的突起，矢状面的影像可见骨的塌陷与地面平行，引发溃疡的风险很小。D. 由于体格检查发现患者足部稳定，不存在严重的跖侧突起，患者可穿定制化糖尿病鞋进行治疗

神经性关节病中足畸形的矫正

在急性期，一些情况下也存在手术指征，如楔骨或舟骨向内侧脱位，造成皮肤坏死等情况（图 10.6）。最初，局部的肿胀会掩盖骨性突起，但是随着肿胀消失，压迫性全厚皮肤坏死随之出现（图 10.7）。根据笔者的经验，如果脱位可以在关节病变的早期得到诊断，通过手术可以使畸形发展最小化。患者无论采用什么方式进行治疗，都一定要避免负重，因为此时足部不缺血，手术处理更佳。当骨质完全脱出后，手术去除以及稳定骨结构可以避免继发的畸形，因此存在必要性。如果患者有急性的骨折脱位，此时要先权衡手术的获益情况，以及后期并发症的严重性，再决定治疗方案（图 10.8）。

手术治疗的关键，是要注意骨骼质量的变化。从实际可操作性来看，很难确定损伤开始于何时，因为很多患者并不会注意到疾病起病。通过观察骨质的改变，可以判断神经性关节病变损伤的起始，以及进行手术的可能性。进行中足手术时，如果因为骨质疏松导致骨质破碎，那么手术的难度会过大，通常不是无法完成，就是困难重重。因此笔者更倾向于纠正半脱位和脱位，而不是处理多发的骨折。传统的切开复位内固定在此类损伤中效果不好，并且会出现畸形的复发。在 Charcot 关节病出现时，应在骨折复位后，即进行关节融合术。如果只做切开复位内固定，那么术后注定会失败。

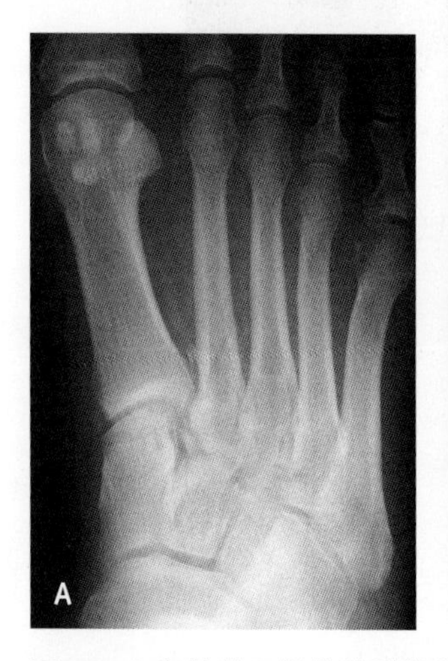

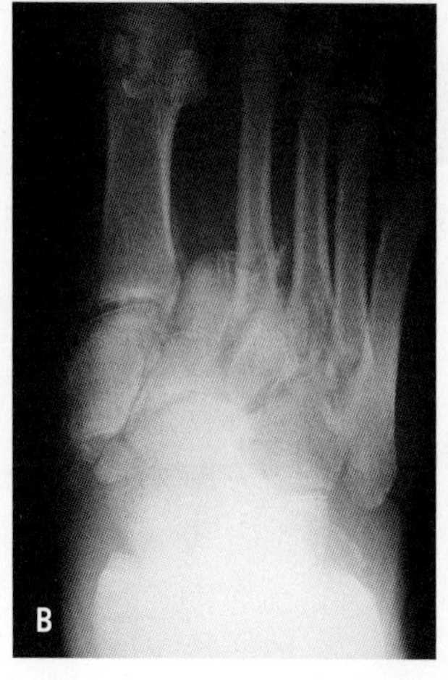

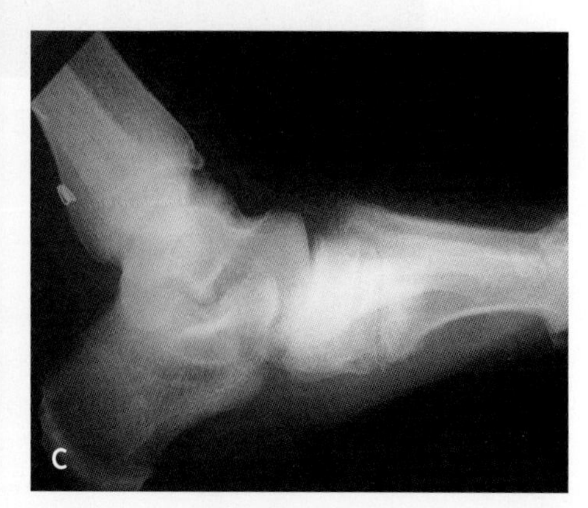

图 10.6 急性前足损伤的影像学表现。A. 检查患者是否有神经性病变，发现其足部虽然有急性肿胀，但是没有骨折的表现。B–C. 一周后可见脱位出现

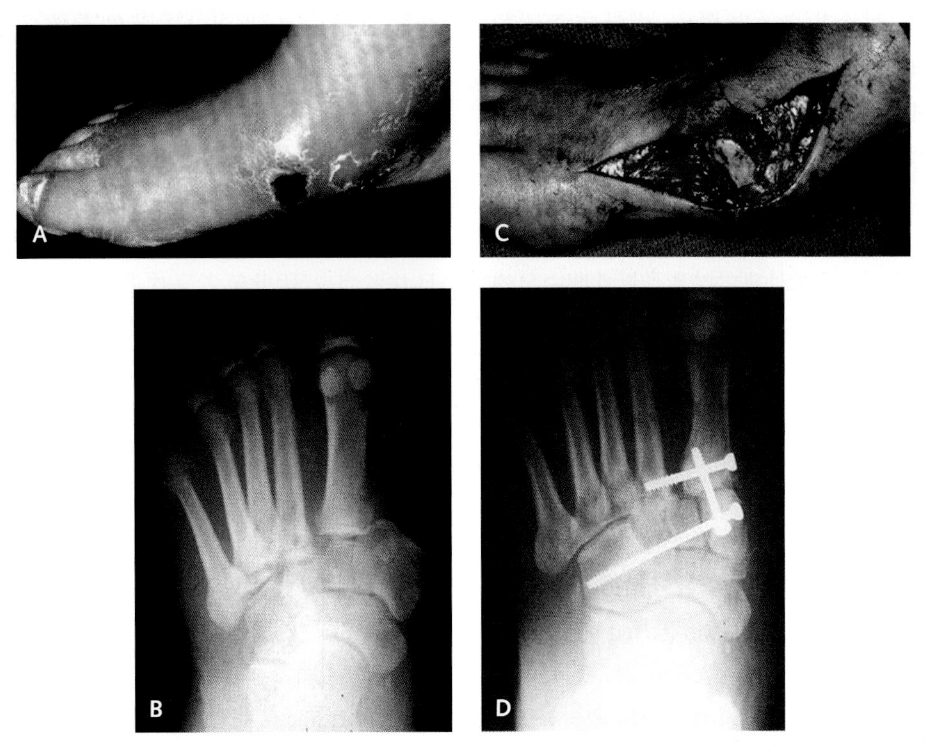

图 10.7　A–B. 图示为急性内侧楔骨脱位和跖楔关节外侧脱位的患者。患者有神经性疾病以及糖尿病。足部出现血肿区，这是楔骨脱位压迫，挤压皮肤的结果。C. 手术中，楔骨旋转 90°，保留胫前肌止点。D. 内侧柱行一期融合

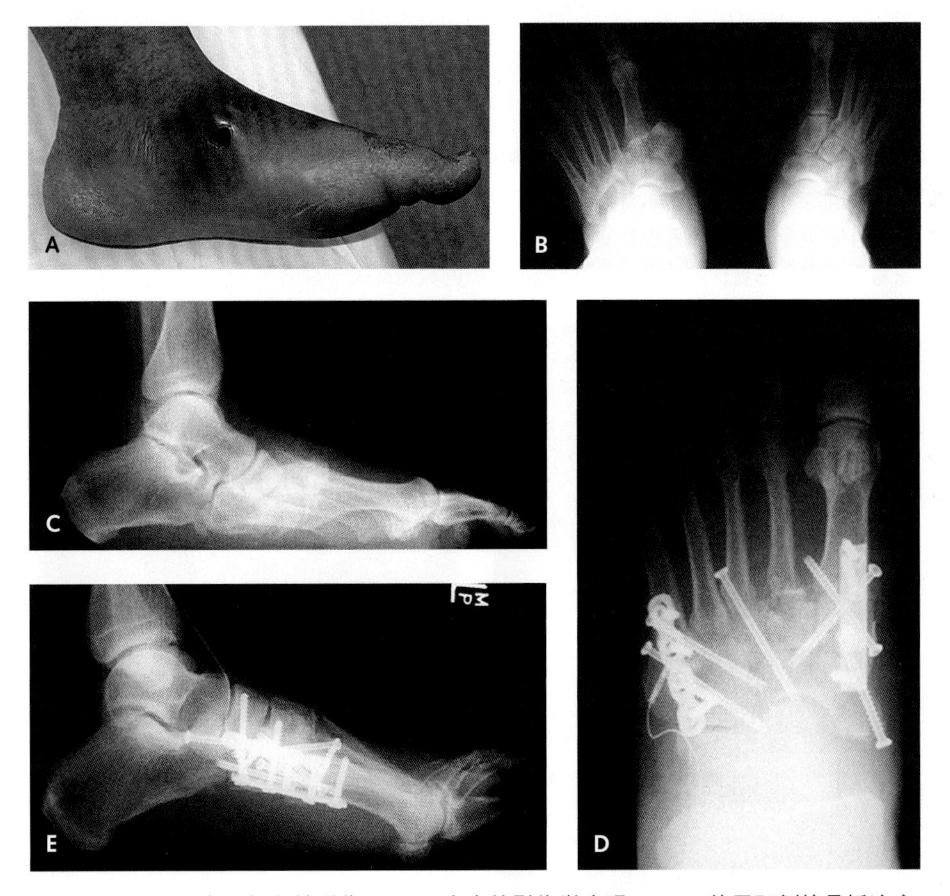

图 10.8　A. 左足中足部急性脱位。B–C. 患者的影像学表现。D–E. 使用跖侧接骨板治疗，并行中足部一期融合

在慢性期，整个跗横关节脱位，楔骨向背侧脱出，常常造成前足失去支撑，极度不稳。这一畸形会引发前足背伸畸形，这是胫前肌牵拉的结果，同时跟腱牵拉后足形成马蹄样畸形。这两个畸形联合的结果，是足部在跟骨着地期与足趾离地期失去了功能，中足随时有出现溃疡的风险。

第二种通常需要手术处理的畸形是慢性期中足的摇椅畸形，同时合并前足旋后。此畸形产生的原因是跟腱牵拉足形成马蹄畸形，继而使用足外侧负重而致。

骨切除术

溃疡出现可能是由骨质突起摩擦所致，也可能是由不稳定关节的负重区软组织被鞋挤压所致。如果溃疡难以治愈，那么就需要考虑采用手术切除突起的骨质。这一手术在有的病人中很有效，此类患者通常不存在邻近不稳定的关节。一般来讲，骨质切除对于中足 Charcot 关节病有效，但是不可以用于后足的 Charcot 关节病，因为后足的 Charcot 关节一定是不稳定的（图 10.9）。如果骨突切除后，中足出现了不稳定，那么溃疡一定会复发。骨切除术应当只用于矫治稳定（僵硬）的中足畸形。在条件允许时，这一手术和关节融合相比，简单、快捷、恢复时间短且并发症少，因此笔者喜欢采用这一手术。通过全接触石膏治疗溃疡失败，并非骨切除术手术禁忌。要设计好切口的选择，需要避免溃疡扩大，和可能的感染。

从技术上讲，骨切除术操作并不困难，主要是注意减少术后软组织并发症的出现。笔者通常不会通过溃疡区做手术入路，一般在全接触石膏控制下皮肤可以愈合，切口通常在足内侧或外侧的不负重区。术中要保留大的皮瓣，用一个宽大的骨膜起进行全厚分离到达突起处。通常要去除骨突时，可以联合使用摆锯、骨刀和咬骨钳，以保证骨面处理后负重面跖侧部分适合行走活动（图 10.10）。一定注意不要

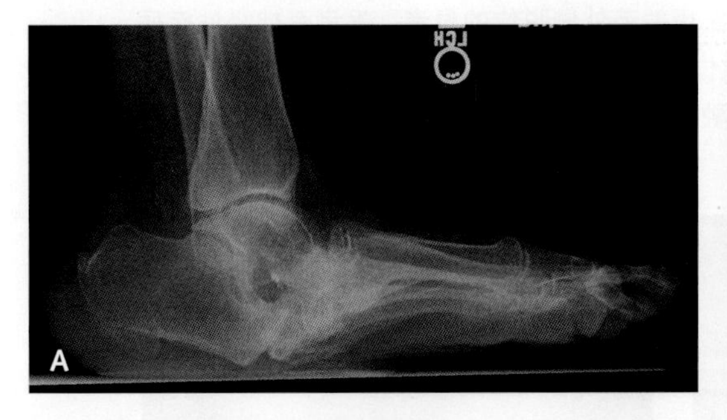

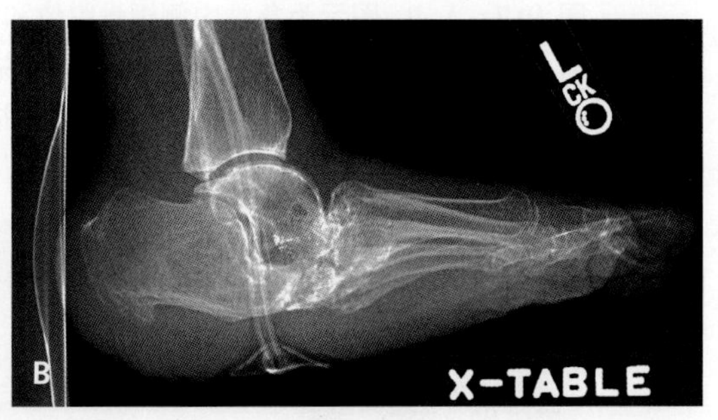

图 10.9 A. 慢性稳定性的中足 Charcot 关节，可见跖侧骨突下有巨大的溃疡。B. 和图 10.5 的病例不同，此患者的骨突位于跖侧平面，患者面临着溃疡的风险。清理创面后，跖侧行骨切除术，并采用伤口负压治疗，最终软组织愈合。这个患者保肢成功，并没有行大范围的截骨或关节融合手术

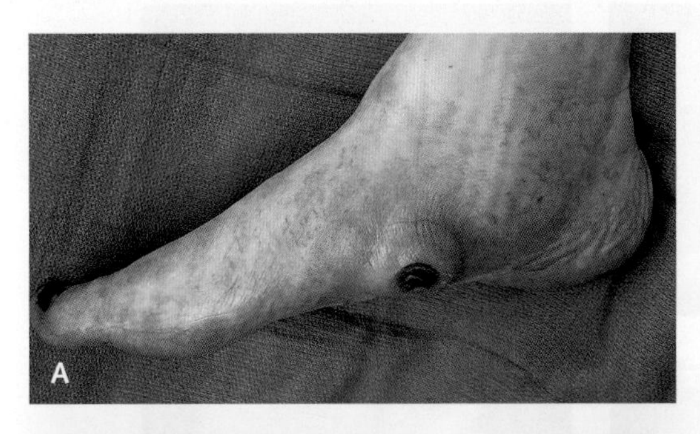

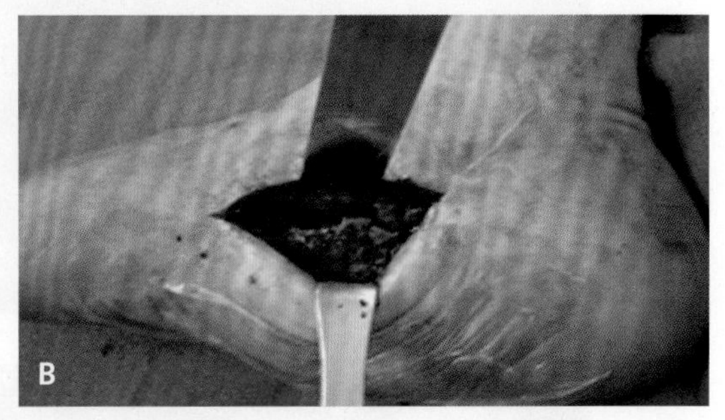

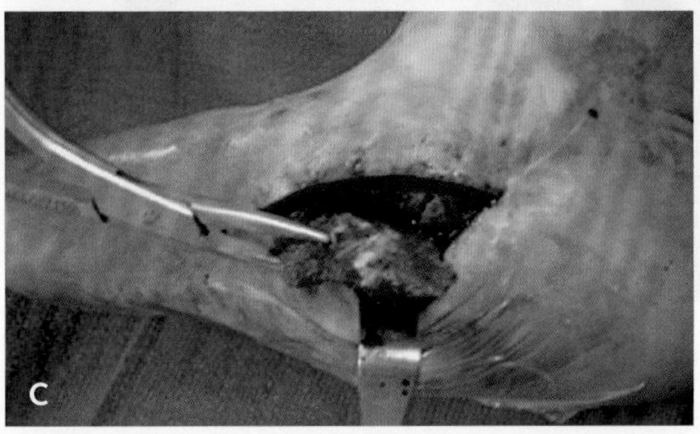

图 10.10 A. 通过足部负重区内侧切口，截骨切除跖侧突出的骨块。B. 皮瓣要尽量厚，通过骨膜下剥离，显露骨块。C. 用一个 2cm 宽的弧形骨刀进行一次截骨，完整去除骨质

切除太多的骨，否侧会造成关节不稳定，特别是处理中足跖侧结构时会出现这样的问题。一般不会见到巨大的、硬化的神经病变关节的骨质，但这种情况有时也会存在。切除未融合的中足关节底部的骨质会加重畸形，继而加速畸形的进展。

技术、技巧和注意事项

- 笔者喜欢保留中足骨质的完整性，保留较大的软骨下骨。
- 如果骨质较好，需要恢复内侧柱的长度，可以通过桥接板固定，从距骨固定至楔骨或第一跖骨（图 10.11）。
- Charcot 足的中足骨折、脱位或骨折 – 脱位出现中间骨质的粉碎，继而会造成内侧柱长度丢失。此时要谨慎，因为进一步短缩内侧柱会造成外侧的“摇椅样”改变，或是足内收畸形，形成顶点位于跟骰关节的畸形。
- 通常笔者使用磨钻选择性地处理关节软骨面，而不用骨凿或是骨刀。因为韧带结构比较脆弱，因此需要轻柔操作避免损伤，否则骨质也会出现丢失（图 10.12）。
- 急性中足脱位要行一期关节融合术，关节面需要用磨钻处理至软骨下骨。
- 距舟楔融合术时，不要短缩内侧柱。如果术中也融合跟骰关节会更容易操作，也可以避免内侧短缩后，出现向外侧突出的摇椅畸形。
- 后足的外翻与前足的外展通常是中足的 Charcot 关节病急性发作的结果，需要行三关节融合，并以大的拉力螺钉固定，然而因为骨缺损多，还会需要接骨板固定。
- 如果舟骨碎裂，不能作为融合关节时的骨填充，需要行舟骨的切除和距楔骨的融合，那么以上讲到的原则也要注意遵守。
- 为了尽可能避免马蹄足挛缩，笔者往往会延长跟腱。

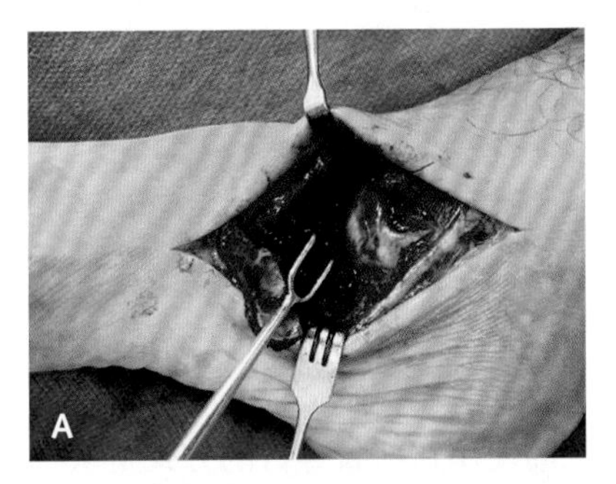
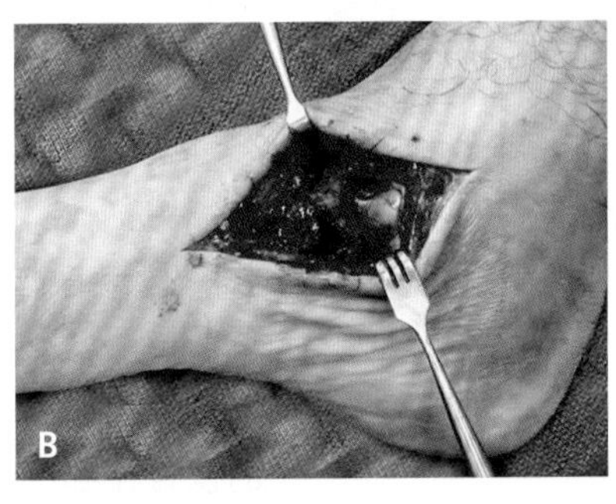
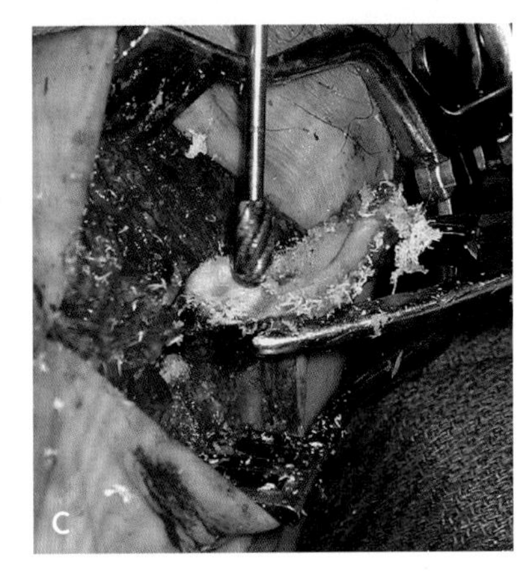
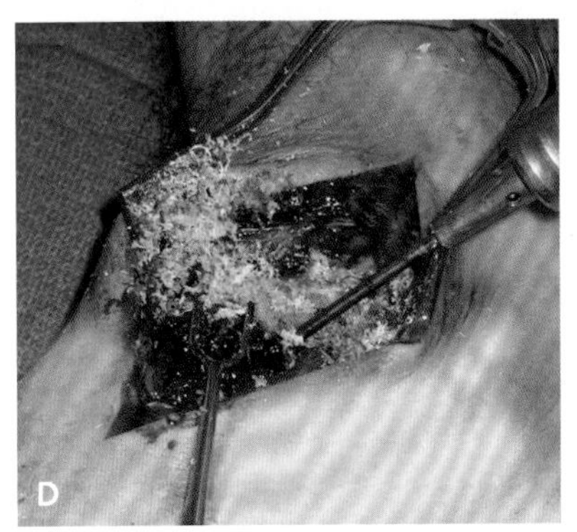
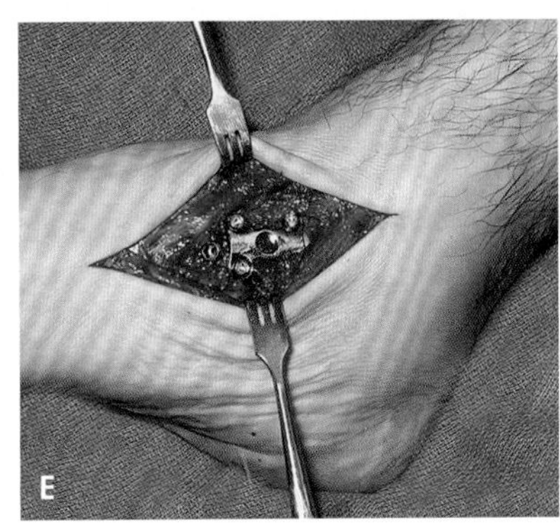

图 10.11　A–B. 这是一例严重的神经病变急性舟骨骨折的患者。行切开复位和一期距舟融合治疗，距舟关节区有大段的骨缺损。C–D. 没有用骨凿或骨刀，而用磨钻去除软骨面，以避免骨质进一步碎裂丢失。E. 通过联合使用空心螺钉和内侧接骨板进行固定

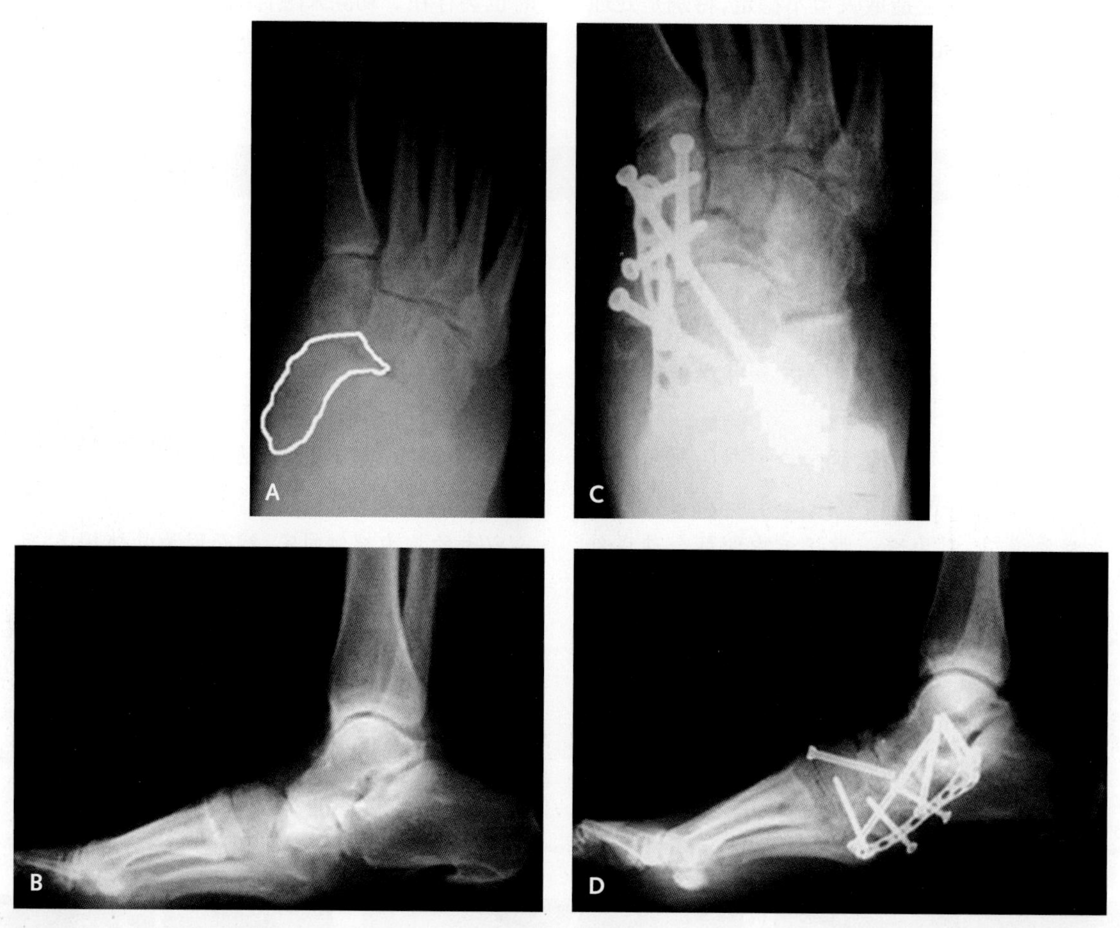

图 10.12 A–B. 中足部陈旧性脱位，可见舟骨向内侧、跖侧半脱位(白色描边)，这引发了足内侧的溃疡，经非手术治疗，各种方式都没有成功。舟骨的脱位引发了平足，还出现了摇椅畸形。C–D. 通过切开复位，联合内侧柱关节融合术，使用跖侧接骨板固定

中足的固定方式选择

只有当溃疡不能愈合，又需要进行融合手术时，才需要外固定架保留和维持骨质的位置。如果软组织愈合，没有溃疡，那笔者往往不采用外固定架。如果有时可以选择的内固定很少，患者依从性不好，那么为了保持手术效果，也会考虑进行外固定。对于此类患者，会采用半环形的中足外固定(图 10.13)。也可以使用同样的半环形外固定治疗有开放感染或是溃疡的骨髓炎患者。无痛性骨髓炎的患者，首先需要切除感染的骨质，以建立清洁的愈合创面，这对于溃疡愈合非常关键。使用外固定架进行关节融合时，难点在于去除太多骨质会造成足内侧柱的稳定性丢失，但是手术中又需要切除较多的骨质。

其他的固定方式包括使用大的空心钉，进行跖骨髓内固定。此螺钉(通常被称为梁式螺钉)可以从前足的近端或是后足远端打入。这取决于手术需要固定足的哪一处不稳定，以及经皮可以打入螺钉的位置在哪。常见的使用这些长螺钉的方式是从距骨后方向前打入中足或跖骨。想把螺钉打入第一跖骨内需要一些空间手感，通常并不困难，但有时的确并不容易。一旦复位完成，中足的位置放好，先从前方跖楔关节处从把导针近端向远端打出跖骨。中足复位后，导针再向近端打回来穿过中足，然后从跖骨头处打入螺钉，并埋入跖骨内部(图 10.14)。

顺行螺钉可用于处理联合中足与后足畸形的患者，螺钉从后足、中足打入前足，这样中足的融合可以与后足的矫形同时完成。如果中足存在脱位，那么脱位需要通过螺钉从距骨后打入，一直固定至前足。在图 10.15 中，一名神经关节性疾病患者出现中足的慢性脱位，通过内侧与外侧的切口同时入路处理。注意笔者使用了椎板撑开器，从足外侧可以穿透看到手术单。通过手法复位足部把前足放回中

足的正常力线，检查是否可以复位。确定可复位后，再用大直径螺钉的导针从距骨前方向踝关节后外侧打入。之后，导针再打入第一跖骨，第二枚导针打入中足的外侧，然后用大直径的空心螺钉从后向前打入骨质（图 10.15）。

图 10.16 可见同样的病例，患者有多次不成功的手术史。尽管她有糖尿病性神经病变，但她依然存在足深部疼痛。这两个临床表现提示患者的治疗存在困难，中足和后足部有明显的骨质丢失，伴有畸形。去除所有的内固定后，需要考虑究竟是进行结构性植骨，还是轻度短缩足部。笔者更倾向于轻度短缩足部，因为伴有神经病变性关节病的患者中足部植骨的失败率太高。即使植骨成功愈合，这些大块植骨也不能很好地保持足的长度。因此我们短缩了患者的后足，稳定了其距下关节，之后在去除了伴有坏死的舟骨后，固定内侧柱。内侧柱短缩后，就会出现外侧的摇椅畸形。通过逆行或顺行打入的导针与螺钉固定距骨至第一跖骨（图 10.16）。

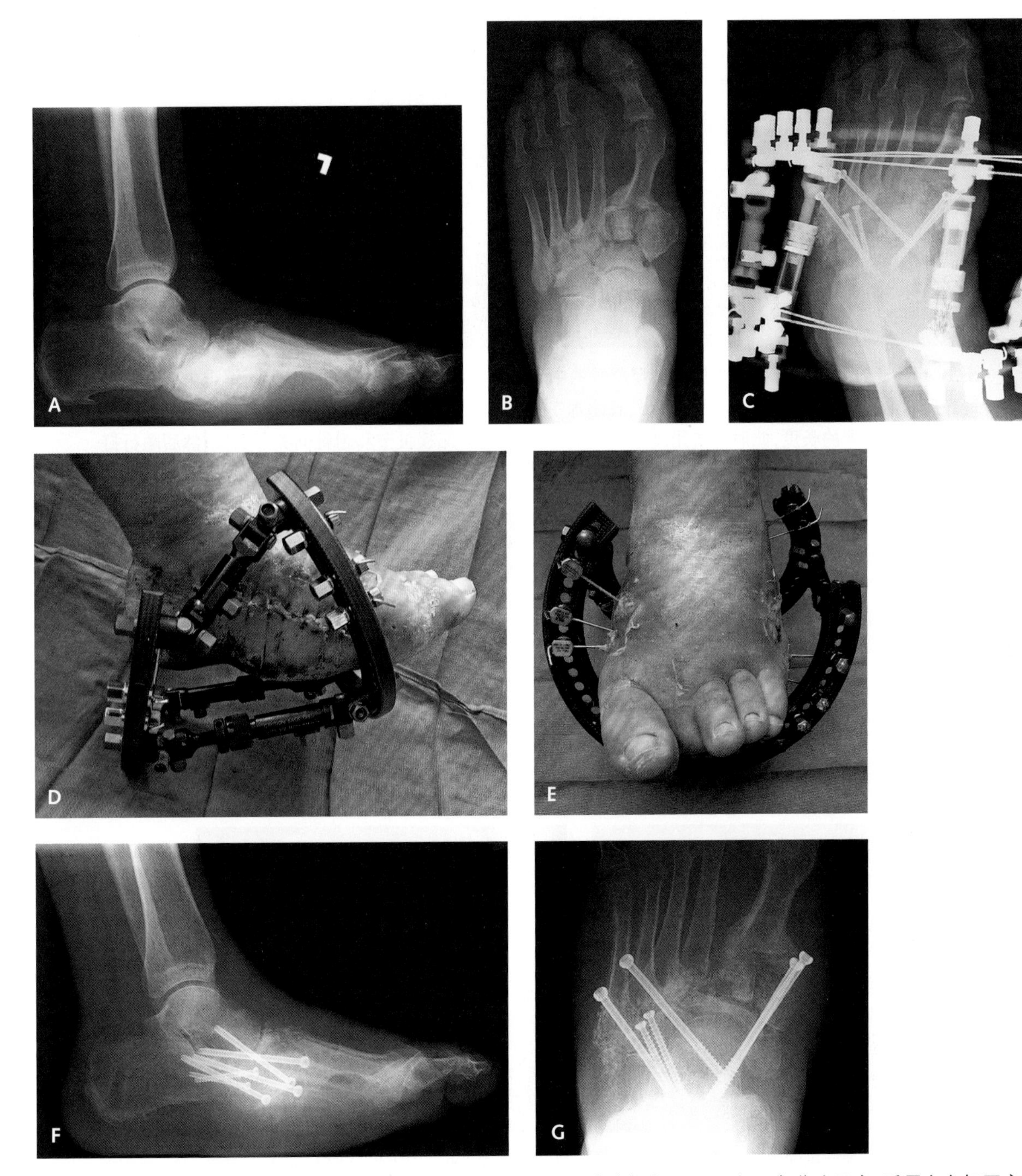

图 10.13　A–B. 急性期向慢性期转归的中足部脱位，合并有跖侧溃疡复发。C–E. 切开复位内固定，采用空心钉固定，但是这一处理并不充分，患者体重很大，因此又在足部使用两个半环进行固定。F–G. 术后 3 年时的影像学表现

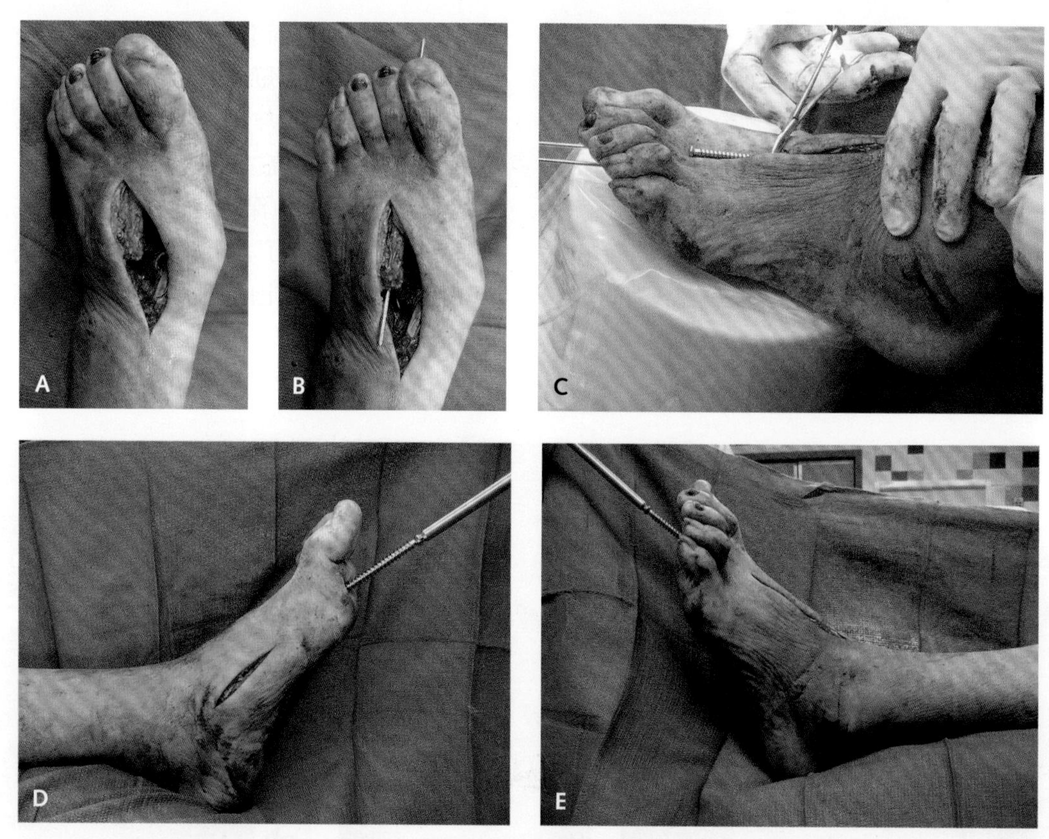

图 10.14　通过顺向螺钉固定的技术治疗急性的中足部骨折脱位。A–B. 打开中足后，清理关节。把导针直接从中足打入跖骨，从跖骨远端打出，在手术中要尽量多用克氏针固定。C. 在跖骨上方放一枚螺钉，并透视判断需要的长度，此时无法用测深尺测量长度。D–E. 跖楔关节和跗骨间关节复位，然后顺行打入导针。全螺纹空心钉进行固定，还可以在需要时使用半螺纹钉固定

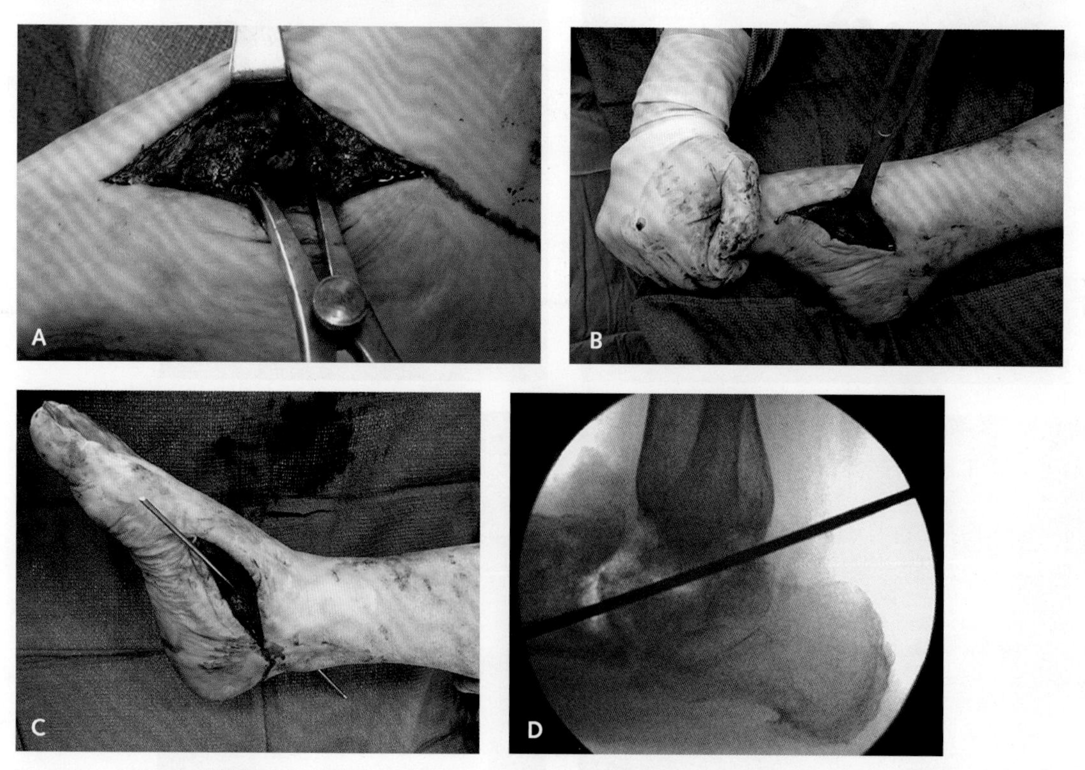

图 10.15　图中为一名慢性中足脱位的患者，伴有神经性病变，通过内外侧同时开放入路治疗。A. 在中足使用椎板撑开器时，可以通过此处看到外侧的手术巾。B. 手法复位足部。将前足拉下来，复位到中足上，确认是否能完成解剖复位。C–D. 当确定可以复位后，用一枚粗导针从距骨前方向踝的后外侧打入。

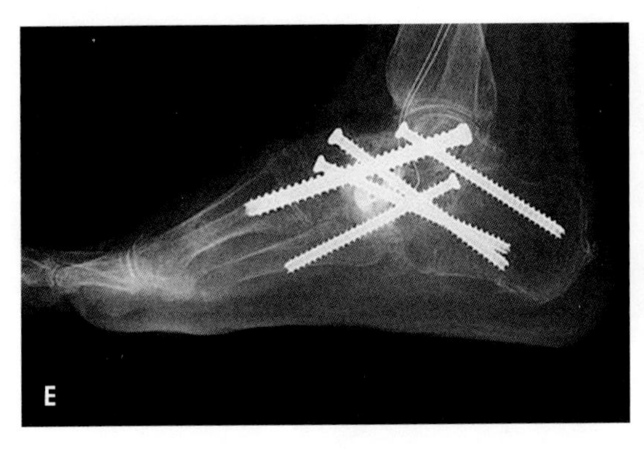

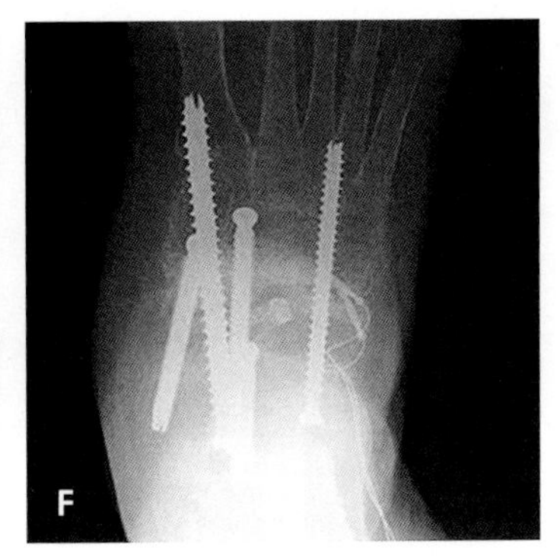

图 10.15（续图） E-F. 导针回抽后向前打入第一跖骨，第二枚针打入中足外侧，然后从后向前固定一枚大直径的空心螺钉

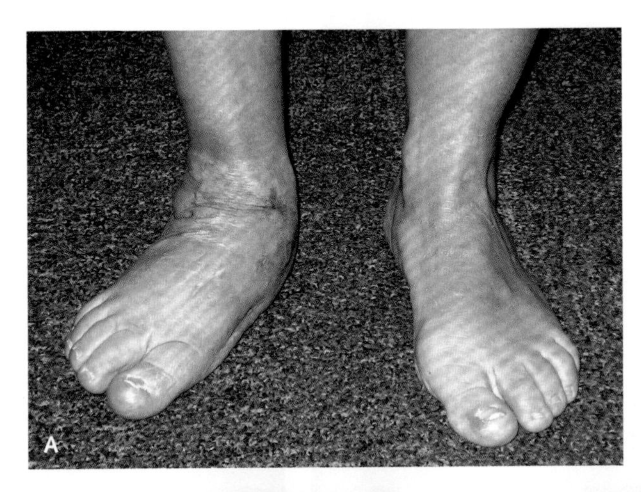

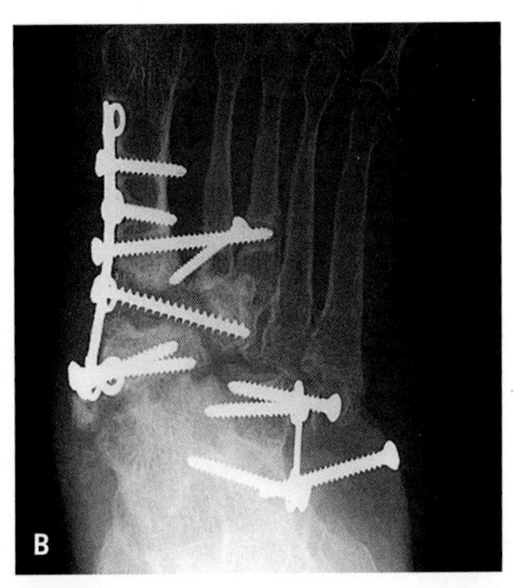

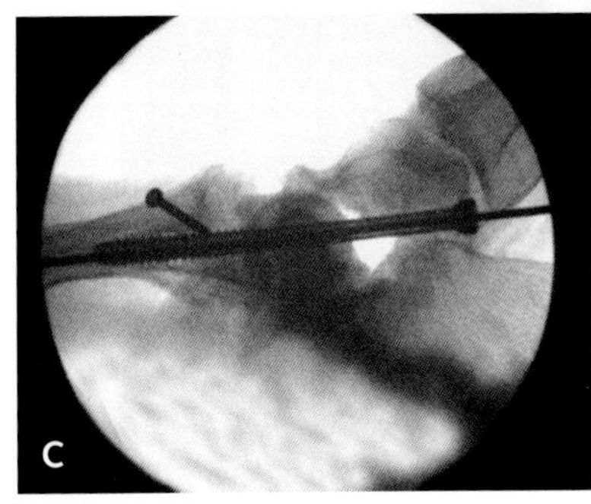

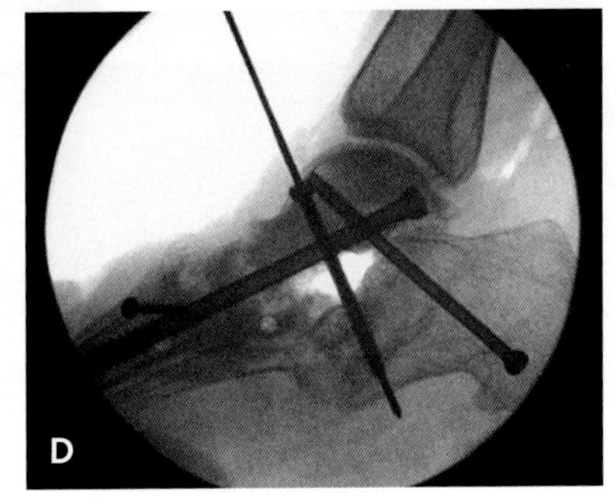

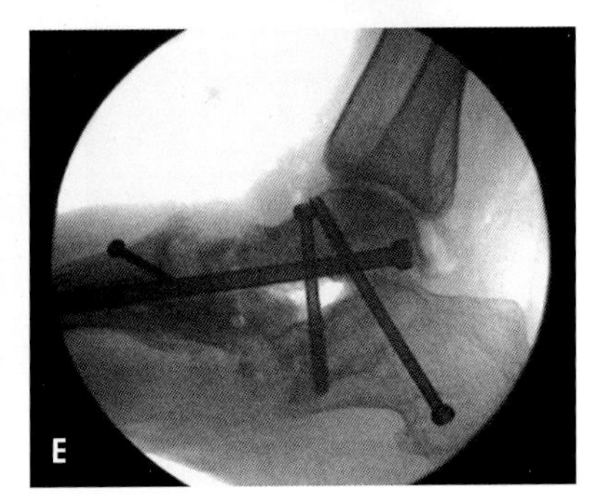

图 10.16 A-B. 患者因多次不成功的手术来就诊，有感染等复杂的并发症。C-E. 去除所有内固定，去除残留无血供的舟骨，短缩中足，稳定距下关节，然后重建内侧柱。当内侧柱短缩后，外侧柱也要相应短缩，不然会出现向外侧弯曲的摇椅畸形。将顺行或逆行的导针以及空心钉打入距骨和第一跖骨

如果没有用梁式螺钉进行内固定，那么还有两种选择，即内侧基底部接骨板或跖侧接骨板。多数术者都很熟悉内侧柱的固定，但是如果用比较坚强的厚接骨板，可能会并发伤口问题，或者使得软组织下方过于突起。更好的选择是使用跖侧板，但是操作技术上具有挑战性。Charcot 关节的跖侧接骨板目前已经有商业化产品。此外，还可以用 3.5mm 动态加压板（dynamic compression plate，DCP）固定，不过这类接骨板可选的螺钉比较少，因为此类接骨板是直线性设计的。手术剥离时，需要完全松解踇展肌，并在胫前肌的表面放置接骨板。理论上加压板有可能损伤胫前肌，但是这种情况在临床上并不多见。使用跖侧板的利大于弊，因为用跖侧板软组织覆盖更好，接骨板放于张力侧更符合力学要求，这一手术技术特别适合从内侧稳定中足（图 10.17 和图 10.18）。

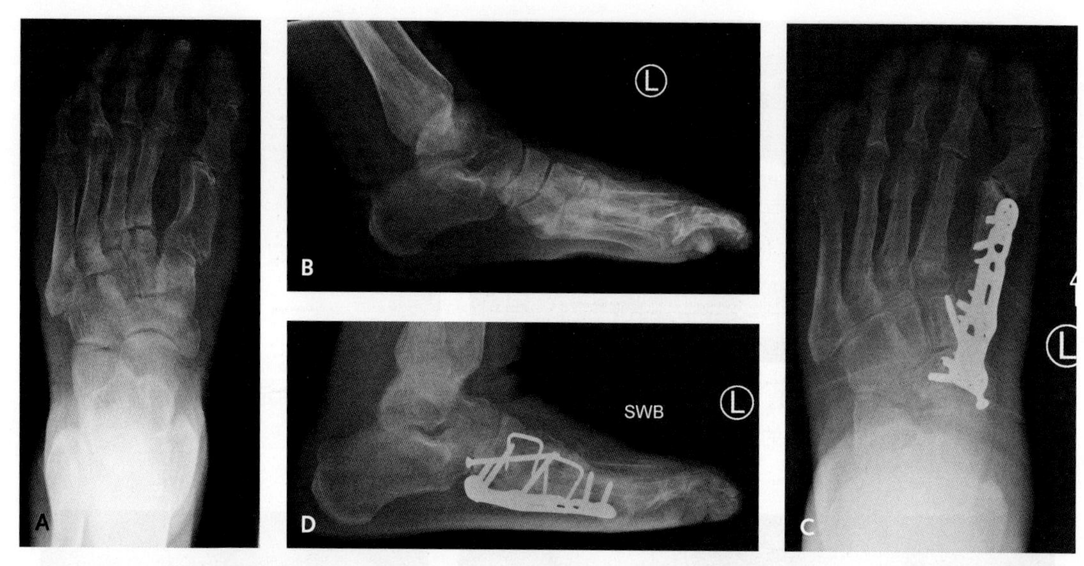

图 10.17 A–B. 不稳定的中足 Charcot 关节病，A 和 B 分别为其正位片和侧位片。C–D. 尽管使用了定制糖尿病足鞋以及鞋垫，患者仍病情进展出现溃疡，因此采用了中足融合手术，使用跖侧接骨板固定，最终获得稳定的跖行足

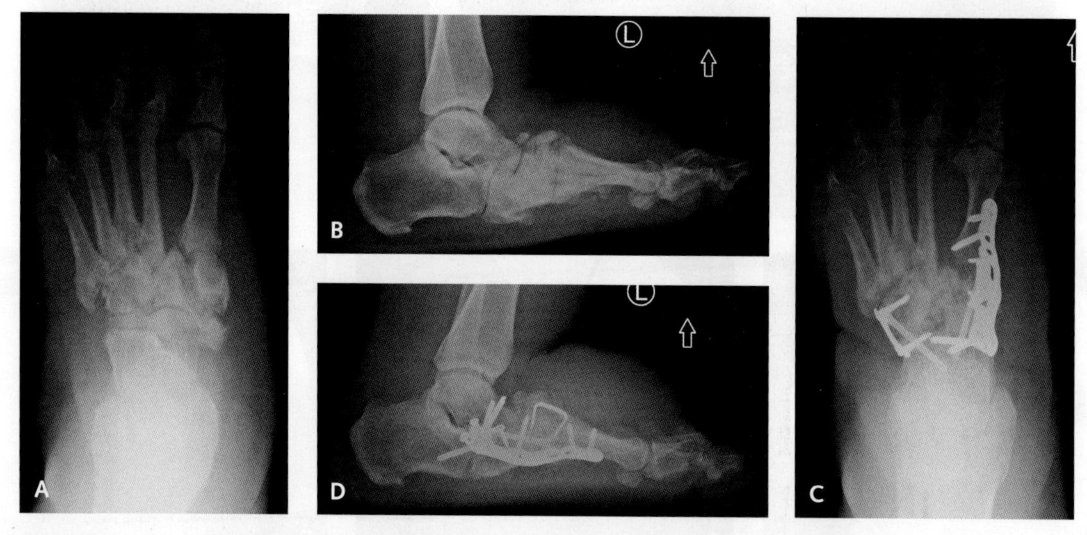

图 10.18 A–B. 不稳定的 Charcot 关节正位和侧位的影像，畸形位于舟楔关节以及第四、五跖楔关节。此类畸形是不稳定的，采用跖侧骨赘切除的方法并不能解决问题。C–D. 重建力线的关节融合手术，通过跖侧接骨板固定，融合了整个内侧柱，使用距骨作为近端的固定支点

术后 2 到 4 周时拆线换药。伤口如果愈合好，可以用非负重短腿膝下石膏或玻璃纤维石膏固定。石膏要持续固定 2~4 个月，通常要 4 个月，并要经常更换。之后再换成负重石膏维持固定，直到在影像学检查中可以看到手术区桥接的骨小梁出现。中足关节融合石膏固定的时间平均在 6~12 个月。确认骨愈合后，建议采用聚丙烯踝足支具继续固定 1 年，从而减少负重对中足的直接应力与剪切力。

经皮手术处理中足部 Charcot 关节病

某些情况下，医生很不愿意给某些糖尿病神经病变伴有足畸形的患者进行手术治疗。这些患者包括依从性极差的患者或者说术后不能遵守康复流程的患者，以及手术风险极高的患者。手术风险极高指糖化血红蛋白（HbA_1C）高于正常值，以及外周血运很差不可重建（图 10.19）。此处是一例糖化血红蛋白很高的患者，尽管糖尿病控制尚可，但是血糖不

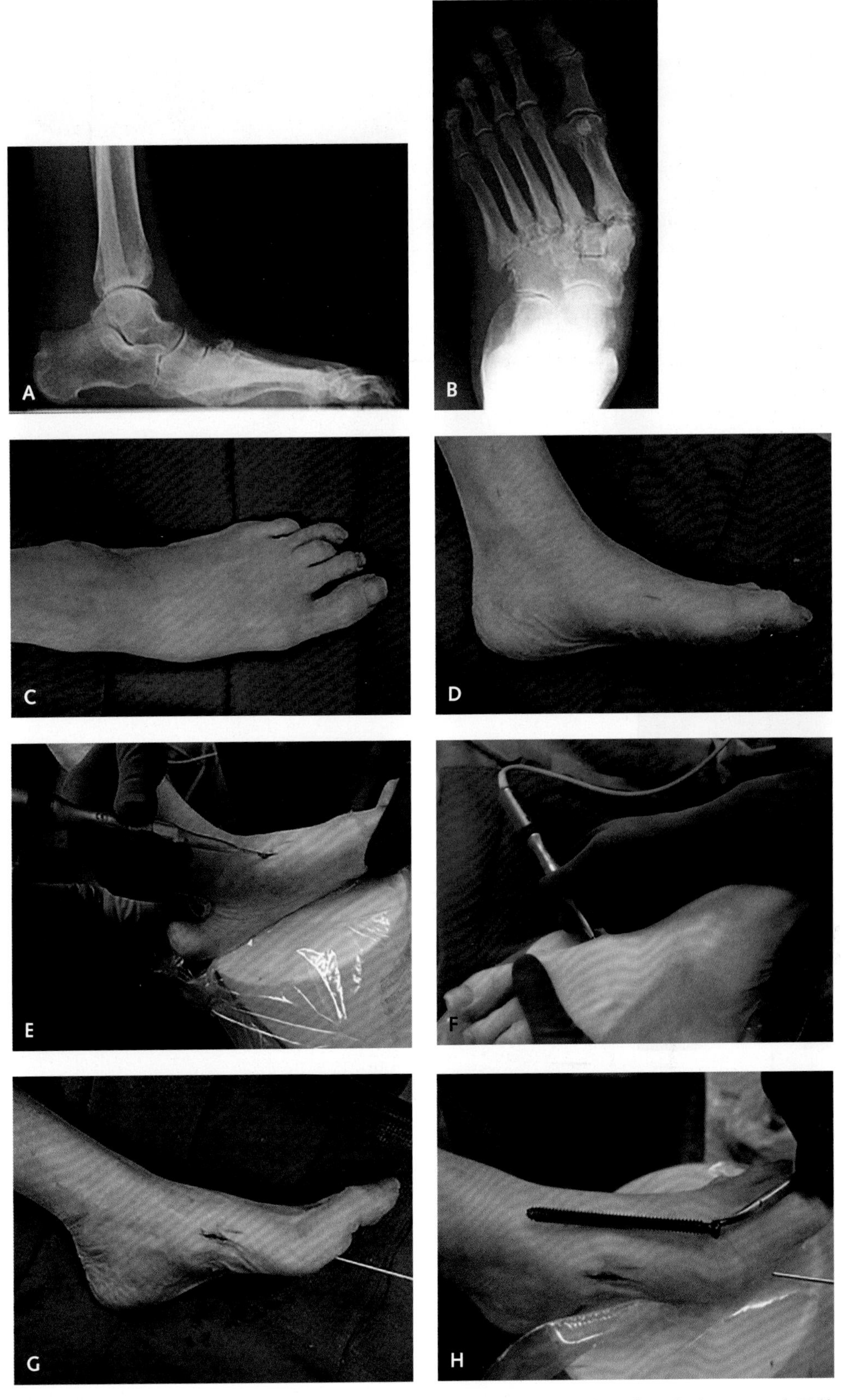

图 10.19　A–B. 患者有明显的摇椅足部畸形和长期跖楔关节处的中足外展畸形。C–D. 患足的临床外观像。E–F. 在透视下找到第一跖楔关节后，切一小口，放入一个小磨钻。通过透视监测完成所有操作。深入清理第二跖楔关节和第三跖楔关节的操作也经内侧切口实现。通过磨钻去除一个双平面的楔形，这要根据畸形的程度决定。前足内收、跖屈，直到复位满意。操作时可以用手闭合截骨面，然后在内侧或跖侧去除多一点点骨质，直到满意。G–I. 第一跖趾关节螺钉从跖骨头部打入，此时踇趾要处于极度背伸位。在透视下可以判断测量螺钉长度。

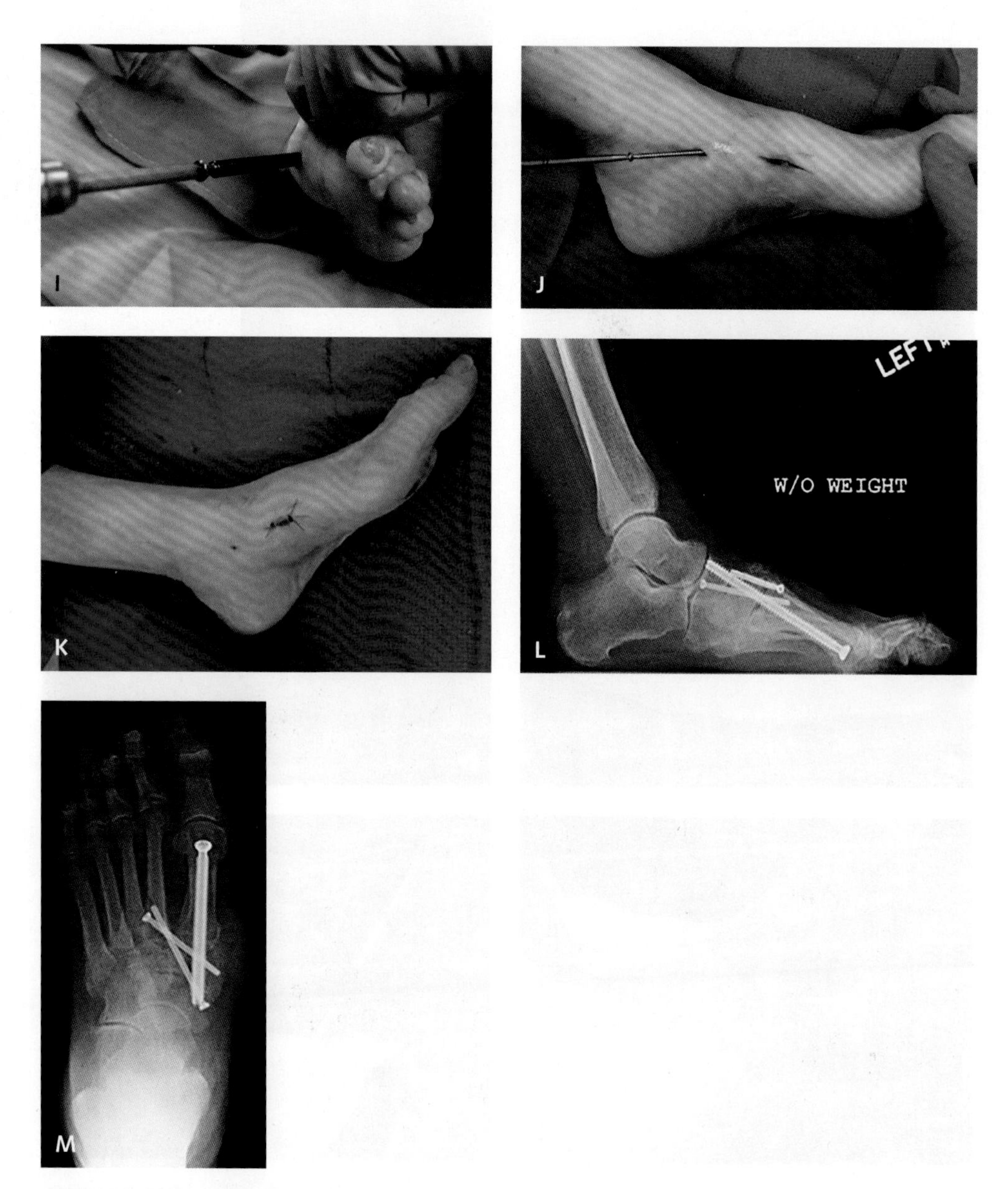

图 10.19（续图） J–K. 打入其他螺钉，直至内侧柱足够稳定。L–M. 术后 3 个月的影像学表现，可见畸形纠正良好

能完全达到正常。不幸的是，因为神经性关节病变，患者的中足部结构持续出现崩解与畸形，两次出现感染，需要进行清创以及局部抗生素治疗。当足部愈合后，用全接触石膏固定，决定进一步进行手术干预，避免皮肤再次破溃。手术入路是经皮操作，使用穿刺切口和标准磨钻进行手术操作。从笔者的经验来看，纠正第一与第二或是第一到第三跖楔关节的畸形就可以了。

笔者发现一旦在第一跖骨内打入螺钉复位中足后，其他的螺钉打入就较为容易了，可以经皮通过不同的方向打入。图 10.20 中虽然患者还有明显的畸形，还是可以进行经皮清理，通过磨钻从内侧背伸进入中足和后足，切除大量骨质，延长跟腱。然后，考虑到畸形无法复位，可能需要延长或转位胫前肌腱，但在术中并没有行肌腱手术。复位通过背侧的 1cm 切口进行，用骨刀插入脱位的中足，从而达到复位目的。

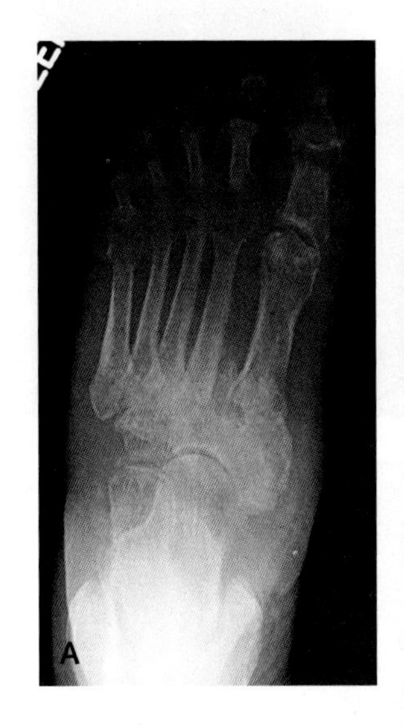

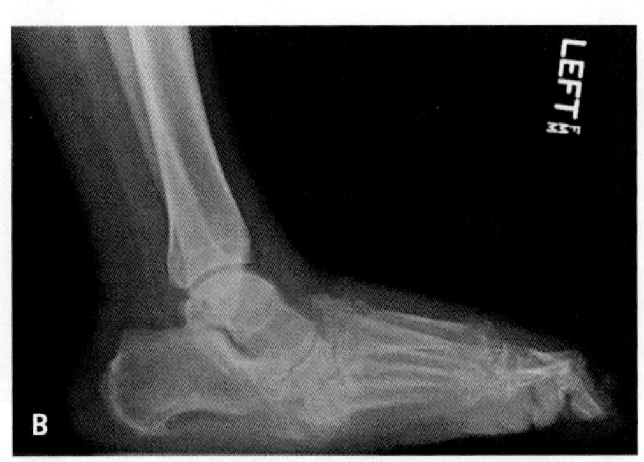

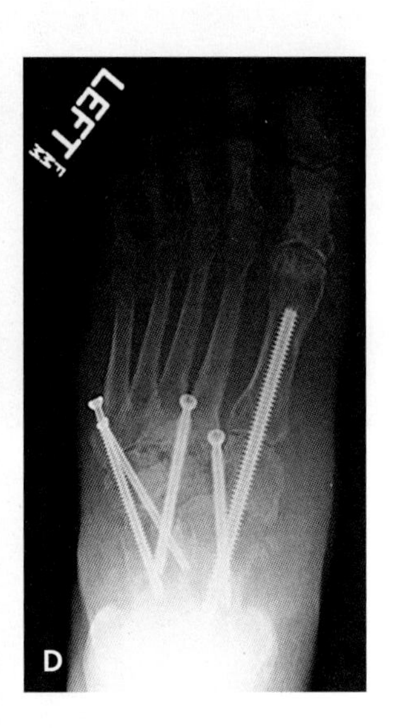

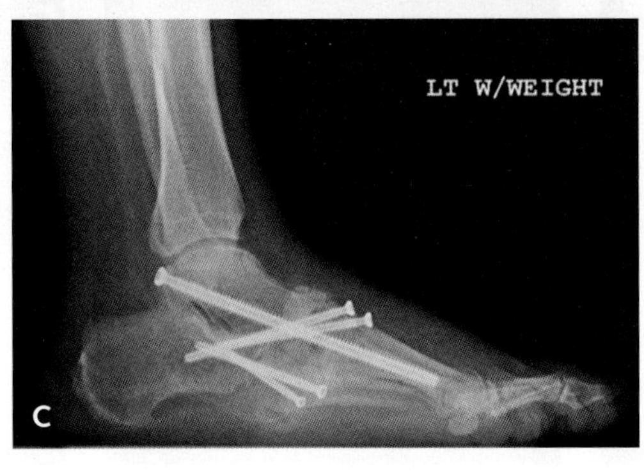

图 10.20　此患者有 2 年不成功的治疗史，Charcot 关节病中足部畸形。溃疡反复出现，尽管溃疡可通过全接触石膏和行走靴治愈，平时行走靴中还会放很厚的鞋垫，然而其仍会复发。A–B. 注意患者中足部脱位伴有后足的马蹄样畸形。C–D. 经皮行关节软骨清理，从中足内侧去除大块的楔形骨块。外侧关节没有清理时，前足部不能用力掰到复位状态。通过一个小的骨刀，从背侧切口伸入中足，在胫后肌腱止点的外侧辅助复位。缝合切口前，所有的切口内打入间充质干细胞提取液

矫正神经性关节病的后足与踝部畸形

与中足的 Charcot 关节病不同，后足与踝关节的塌陷通常都需要手术处理。内固定的方式有多种，手术的具体决策需要考虑处理的范围、畸形的程度以及术者自身的习惯。当然，如果存在化脓，那么外固定是理想的方式。笔者发现，即使存在腓骨溃疡，矫治严重的踝关节内翻也可以行内固定的关节融合手术。当存在严重的踝关节内翻时，如果腓骨已经外露、感染，或是两种情况都存在时，术中要完全切除骨质，然后进行内固定。此类患者应常规使用混合抗生素粉的松质骨植骨处理创面。在处理患者感染和矫正其畸形时，影响使用外固定架的因素，包括感染的程度以及是否有骨髓炎。

如果不考虑畸形的类型，以及外固定的类型，笔者喜欢在放置外固定前闭合所有的切口。在外架牵引前关闭切口更为容易，闭合后可以更好地判断穿针的位置，要避免在切口区穿针。当患者存在感染时，这一类切口不能闭合。比如，如果患者存在严重的踝内翻畸形伴有腓骨的外露，则应该在腓骨远端切开行骨切除术，然后做胫跟融合术。切口向近端延长，在远端缝合，但是最初已经开放的伤口区要保持开放。

有伤口化脓的患者需要考虑进行外固定。相对而言，如果没有严重的畸形，那么空心螺钉固定更为灵活。要注意到 Charcot 后足畸形的治疗目标是恢复稳定性，以及使患者在没有溃疡形成风险的情况下可穿鞋。关节融合也是治疗的目标，但是关节融合失败并不意味着治疗失败，只要达到足部的稳定就达到了治疗的目的。空心螺钉固定简单并可以明显解决畸形，笔者过去常常使用角钢板处理踝部以及合并后足畸形的患者（图 10.21）。在图 10.22 所示的病例中，患者为 63 岁女性，距骨头处神经病变溃疡复发。之后行三关节融合术治疗，通过空心螺钉固定。注意图中患者踝关节在术前有严重的畸形，尽管存在关节炎表现，并存在外翻和关节破坏，但踝关节为稳定的关节。

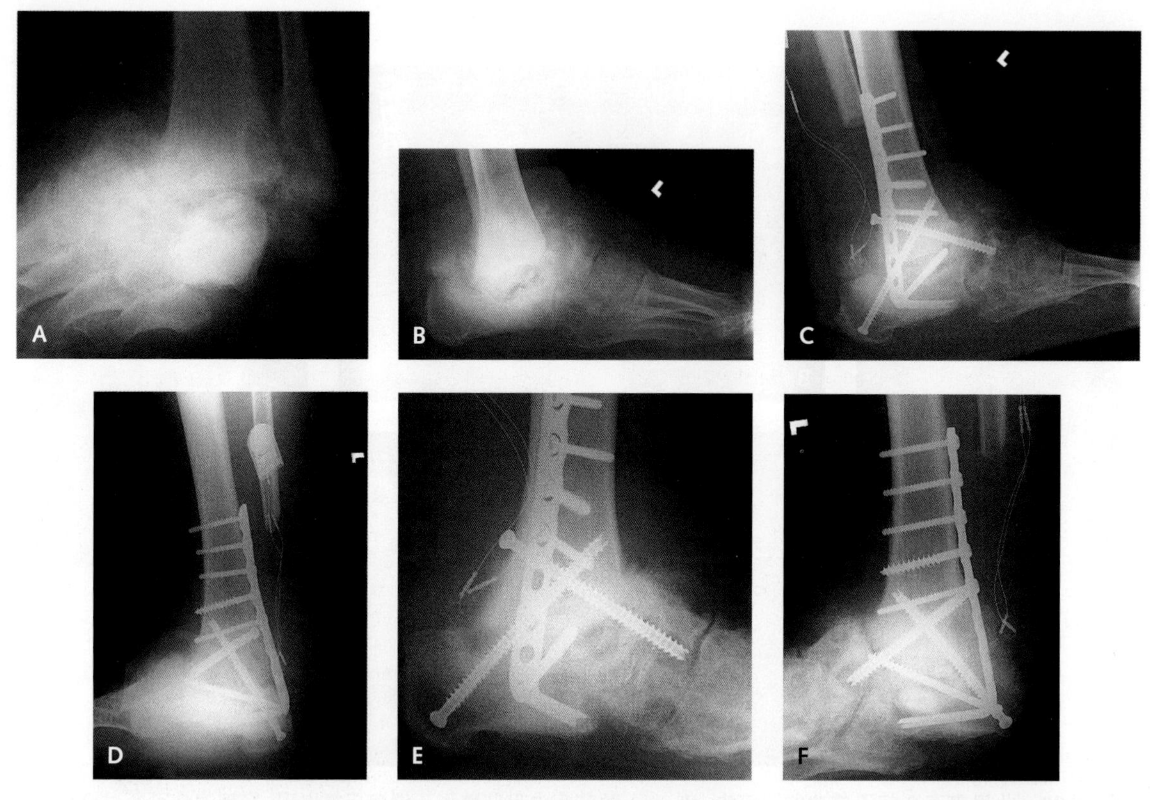

图 10.21 A–B. 患者存在严重的足与踝部不稳定，并且腓骨反复出现溃疡。C–D. 通过胫跟融合术以及使用角钢板固定，同时植入骨诱导材料进行治疗。E–F. 术后第 4 年的骨愈合表现

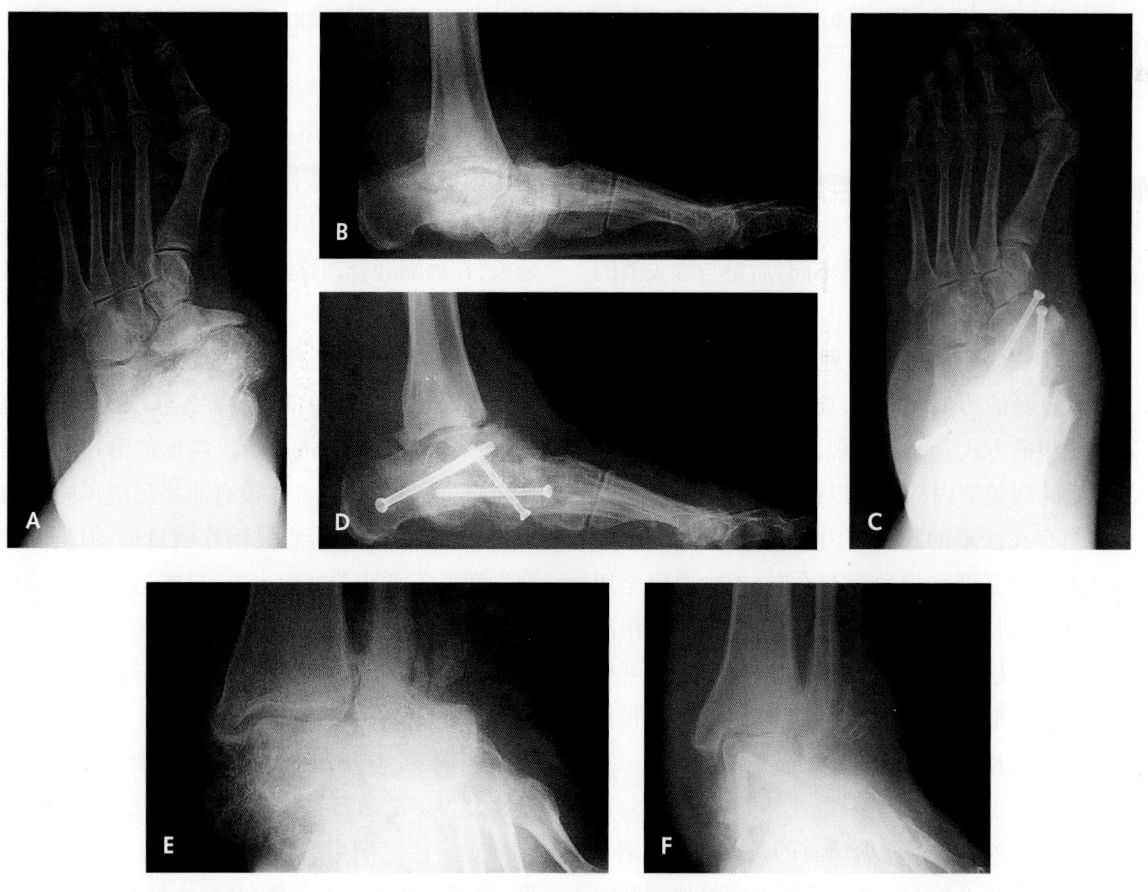

图 10.22 A. 患者 63 岁，女性，距骨头部神经性溃疡复发，本图为其足部影像学表现。B–D. 通过空心钉行三关节融合固定。E–F. 注意踝关节术前严重畸形，虽然有关节炎表现并有轻度的外翻性骨破坏，但是踝关节稳定性良好

如果存在严重的踝与距下的不稳定，那么使用角钢板、坚强的锁定板或髓内钉固定都比较理想。在 1990 年，笔者的大多数病例都采用角钢板固定，因为它可以很好地控制旋转，这是髓内钉不可能达到的效果（图 10.23）。外固定对于神经性关节病变伴有溃疡或是不可控制的不稳定很有效。图 10.24 中病例显示，该患者存在神经性关节病伴有极不稳定的疲劳骨折及溃疡和腓骨的浅表感染。该患者的远端胫骨与腓骨骨折已经通过外固定控制稳定性。处理时，将患者畸形闭合复位后，用外固定架制动，直至溃疡愈合、骨质愈合。图 10.25 所示胫骨远端骨折的神经性关节病患者采用外固定作为内固定的补充治疗方法。此患者的血运和皮肤条件非常差，因此没有采用大切口处理骨质，而是经皮固定骨折，再另加外固定。10 周后去除外固定，此时患者虽然被告知不能负重，但是其没有依从，很快畸形再度复发。最终采用双平面闭合楔形截骨，联合髓内钉固定的方式进行处理。可以注意到髓内针的长度并不理想，因为患者有神经性病变，应当采用更长一些的髓内针来避免髓内针尖端的骨折。

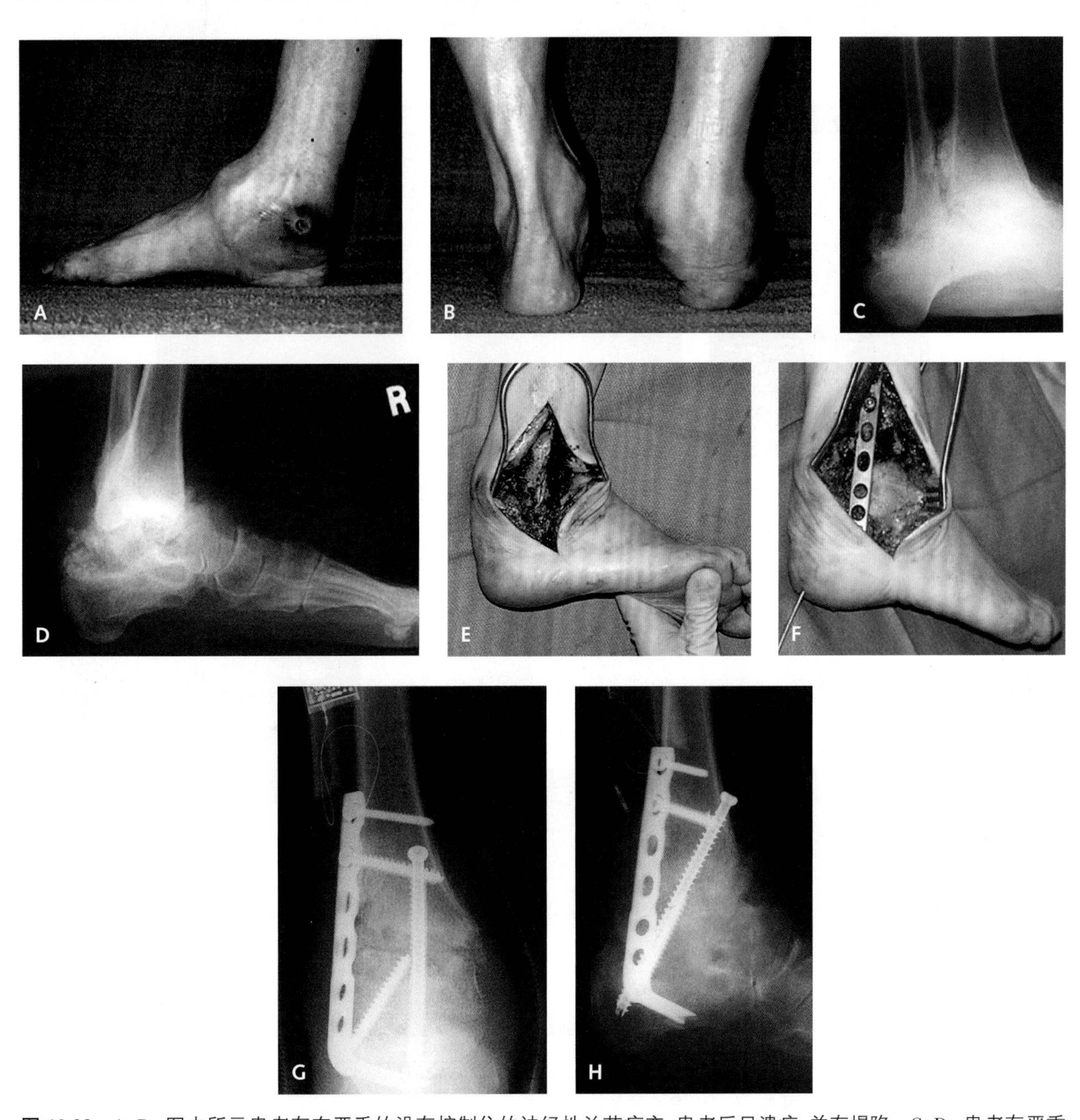

图 10.23　A–B. 图中所示患者存在严重的没有控制住的神经性关节病变，患者后足溃疡，并有塌陷。C–D. 患者有严重的后足外翻以及距骨坏死。E. 计划行胫距跟融合术，发现当把足部挤压时，跟骨和胫骨贴合，但是褶皱和皮肤张力造成皮肤不能闭合。因此植入结构性骨块以增加后足的高度，从而有助于延长肢体，利于皮肤闭合。F–H. 使用角钢板固定，尽量不在糖尿病足患者体内植骨，糖尿病足患者的植骨一定要小心，因为植骨后骨成功愈合实现关节融合的可能性很小

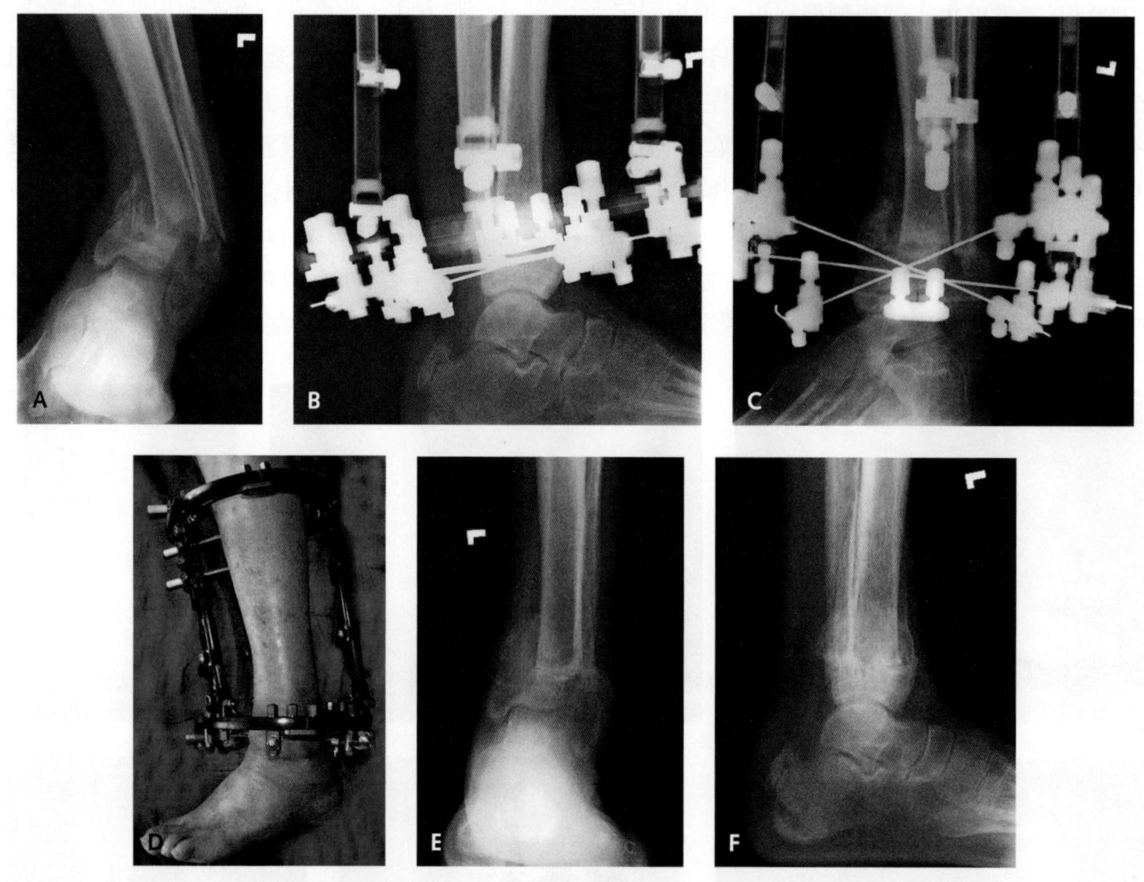

图 10.24 A. 患者为不稳定的神经疾病性疲劳骨折，远端胫骨和腓骨和溃疡形成有关，在腓骨处存在浅表感染。B–D. 闭合复位纠正畸形，通过外固定架固定，直至伤口愈合。E–F. 去除外架后骨折处愈合

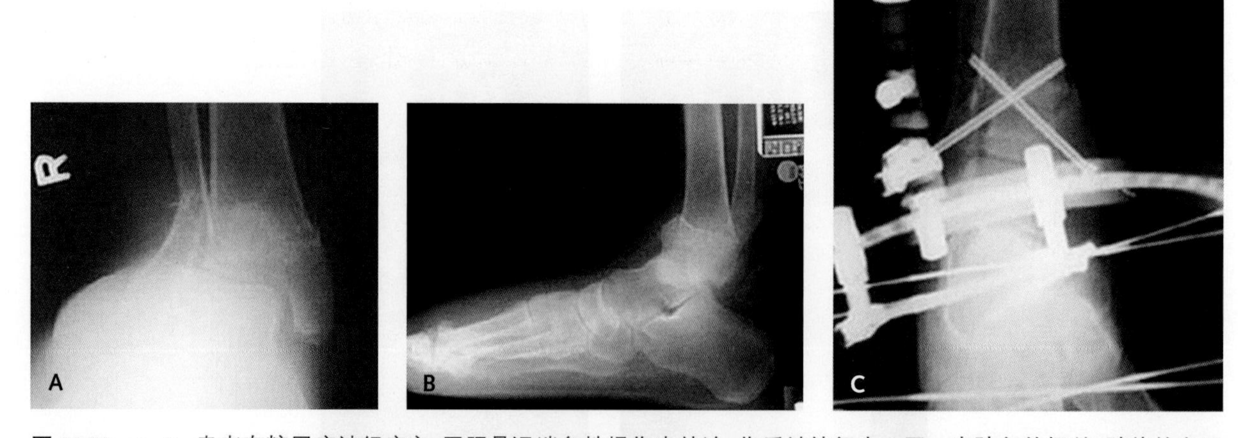

图 10.25 A–B. 患者有糖尿病神经病变，因胫骨远端急性损伤来就诊，伤后继续行走 1 周。皮肤条件极差，肢体的血运也不正常。因此不能行切开复位术。C–D. 通过交叉螺钉固定，之后使用外架进一步固定，当时固定看似稳定，但后来发现根本不够。

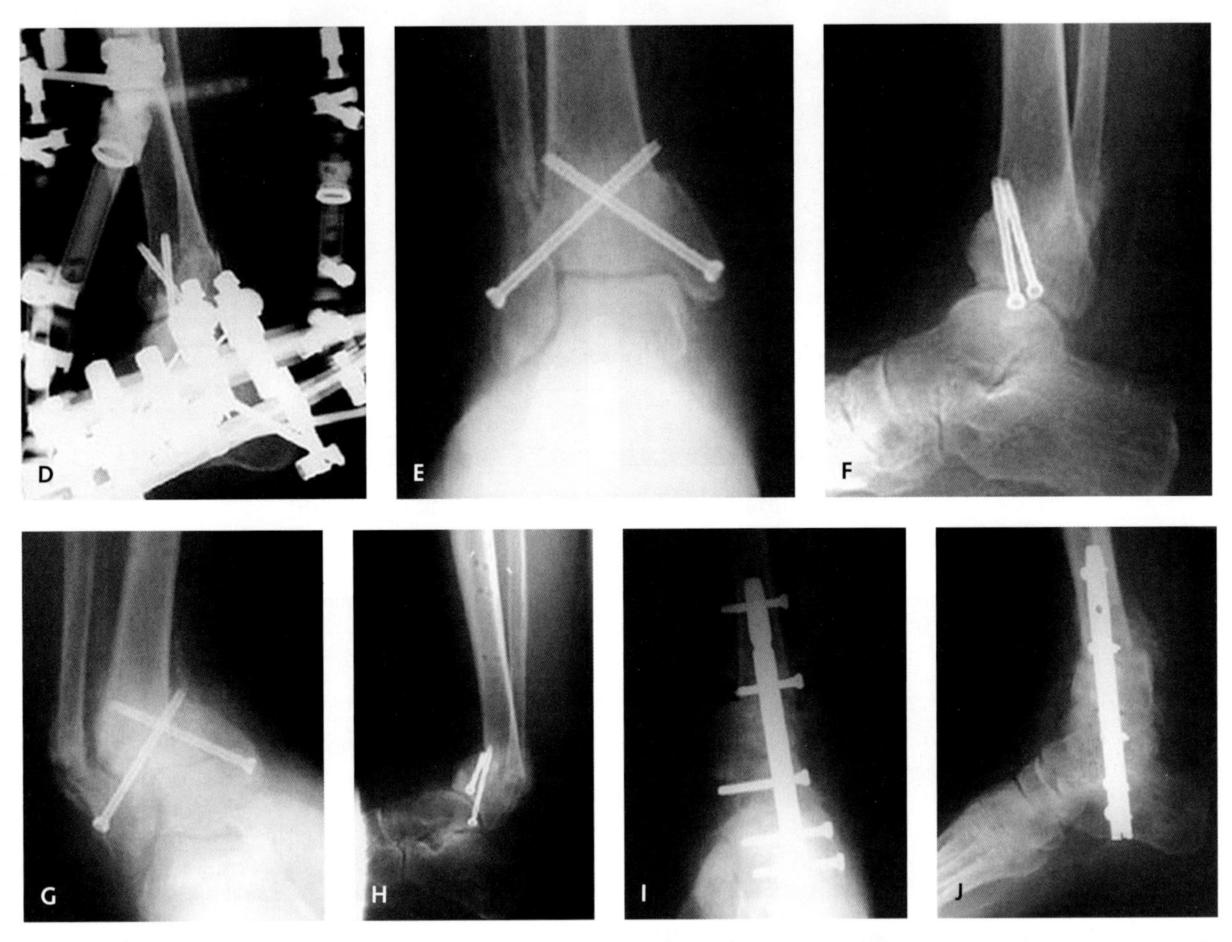

图 10.25（续图） E–F. 10 周时去除外架。力线可以接受，但不是很理想。G–H. 随后畸形快速进展。I–J. 最终行胫骨截骨术和胫距跟融合术

老式的髓内针固定系统不足以控制肢体的旋转，总是需要通过附加螺钉固定。严重的跟骨骨质缺损在神经性关节病中很常见，如果存在这种情况，那么髓内针固定有相当的难度，即使实在不行，也要注意控制旋转（图 10.26）。改进后的髓内针系统不再存在此类问题，新型髓内针可以在踝关节与距下关节起到很好的内加压和外加压效果（Phoenix nail，Biomet，Parsippany，United States）。当然，采用髓内固定也需要考虑到其他的因素，比如畸形的类型与位置，患者能否配合不负重的医嘱，以及骨质情况。值得强调的是神经性关节疾病矫形的主要目的是恢复稳定性。关节融合是最好的结果，但是如果没有融合并不等于手术失败，也不会造成治疗的失败。因此，髓内固定治疗更有优势，适用于畸形严重又不能严格制动的患者（图 10.27）。对于此类极不稳定的畸形，还有一种治疗方式就是采用锁钉接骨板固定。近来上市的内固定有专门针对胫距跟（tibiotalocalcaneal，TTC）融合术设计的接骨板。如果术者没有这些产品可选用，也可考虑使用 Synthes 的肱骨锁定接骨板（Synthes，Westchester，United States）。图 10.28 所示病例中，术中必须决定是否需要进行结构性植骨，以增加后足的高度。使用椎板撑开器插入后足，撑开后通过外观和透视检查，然后手法加压检查皮肤的血运。如果骨缺损严重，像此病例这样距骨已经破碎，后足会在加压后因为跟骨与胫骨直接接触，明显变宽。保留足够的软组织可以闭合伤口，跟骨力线放置在相对于胫骨合适的位置，然后打入导针维持对线，再通过锁定板完成固定。

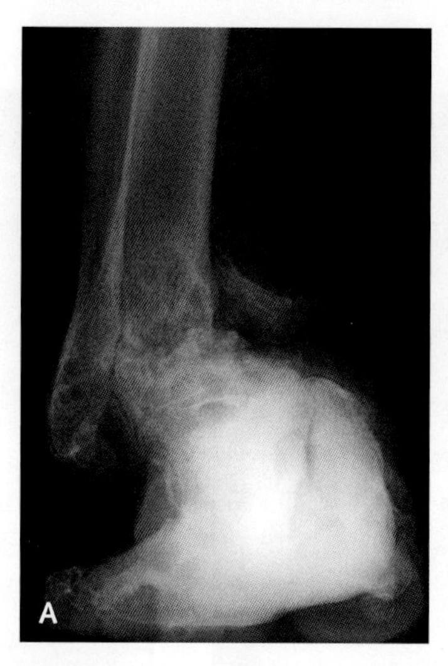

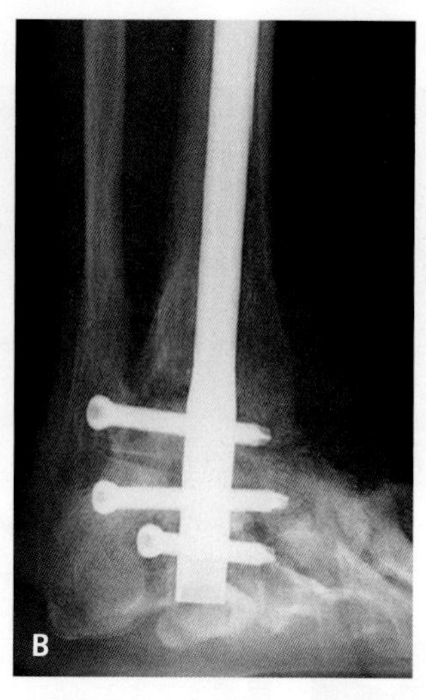

图 10.26 A. 使用髓内针纠正严重的神经性病变脱位。B. 从图中看，这种髓内针根本没有控制旋转畸形

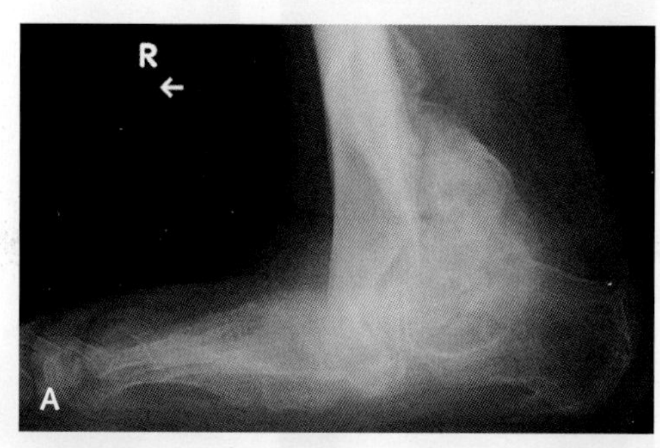

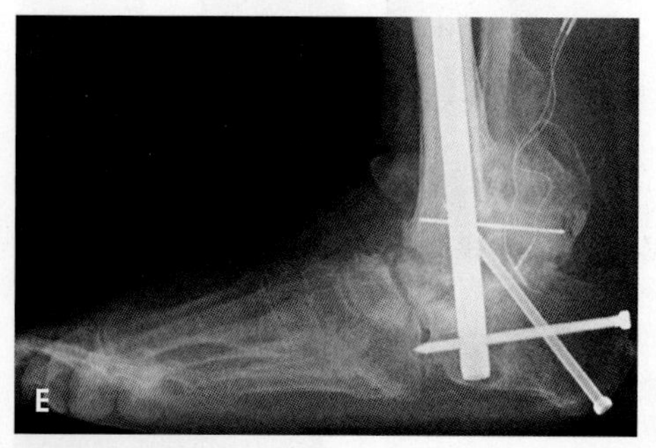

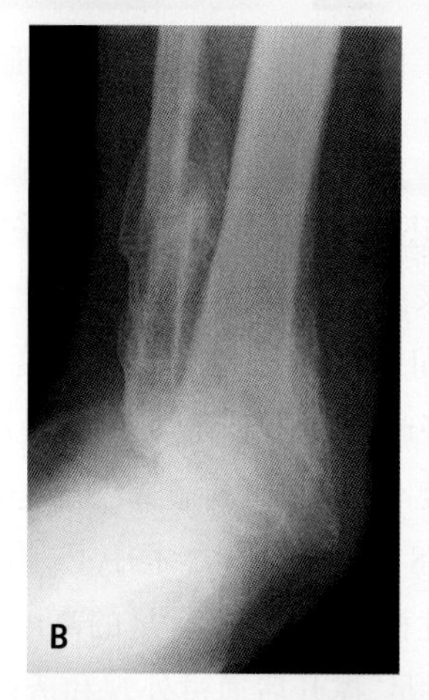

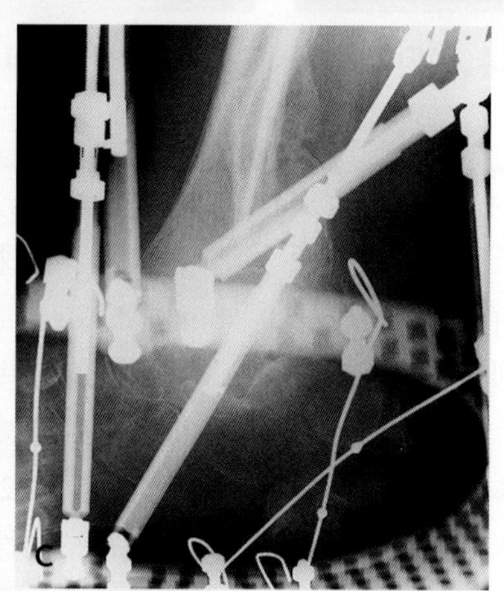

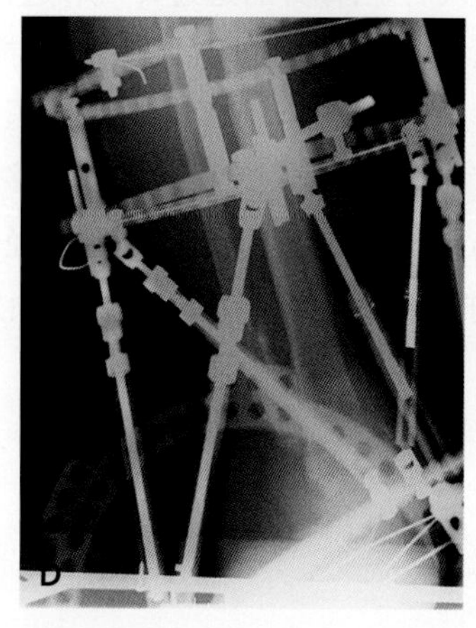

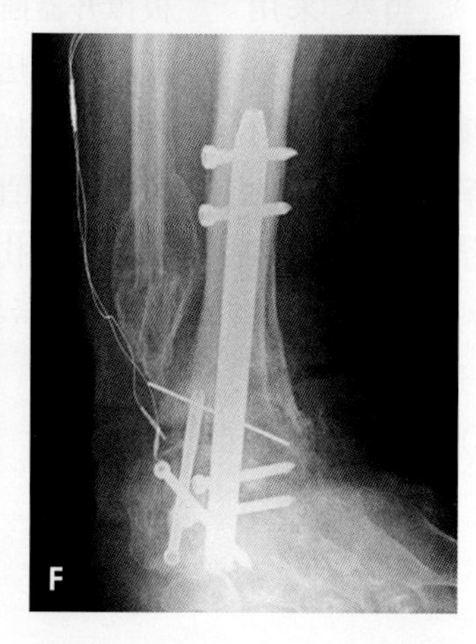

图 10.27 A–B. 患者有严重的神经病变引发的畸形，并有内侧溃疡。C–D. 初步治疗方式使用了 Taylor 空间支架，以助于溃疡愈合，恢复力线。E–F. 恢复力线，溃疡愈合后，去除外架，打入髓内针固定，完成胫距跟融合术

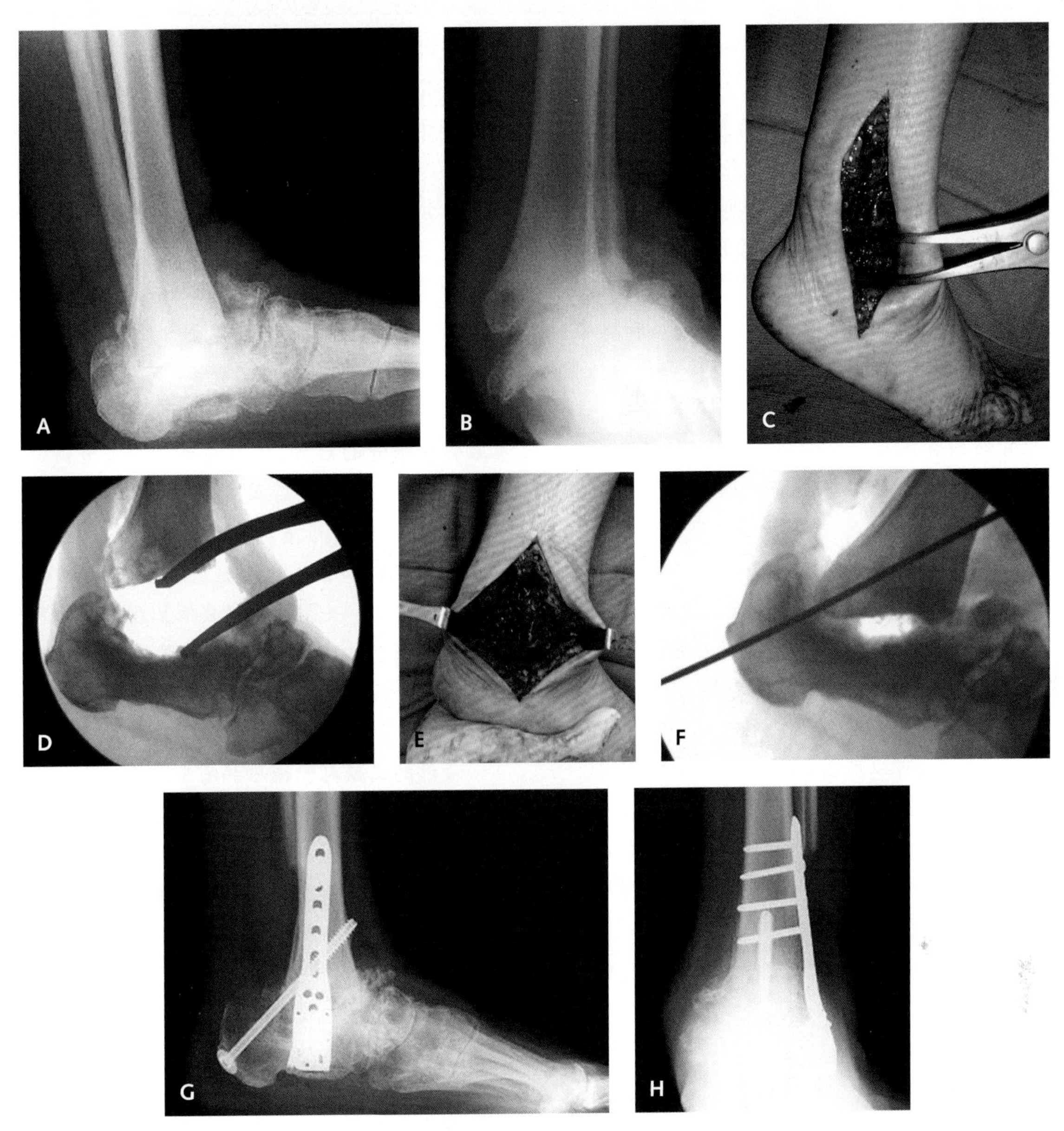

图 10.28　A–B. 神经病变脱位的患者，通过胫距跟融合术进行治疗。C–D. 用椎板撑开器插入后足，把后足牵开，检查外观，并透视。E–F. 足部被挤压，发现后足增宽，皮肤可以闭合。G–H. 用手法挤压跟骨，与胫骨的力线对齐，然后用导针打入，以控制力线，使用锁定板固定胫跟融合

此类型患者的手术指征很容易确定。几乎所有的患者在最初都采用了支具来维持胫骨的力线，但是最终几乎所有的畸形都需要重新矫正，并行关节融合，这与此畸形特有的不稳定性有关。当软组织存在过大压力，或是在支具的维持下仍出现溃疡时，患者便具有手术的指征。此类患者需要用全接触石膏一直固定到肿胀消失、溃疡愈合，然后再做手术计划。手术前一定确认患足没有临床活动性感染，且肿胀已经消退。患者的糖尿病应当控制在最佳水平，并检查维生素 D 水平，适当予以补充。如果肢体肿胀，可以使用利尿剂（在内科医生的监测下服用），并卧床休息，抬高患肢。如果患者病史中明确有骨髓炎，首先应当行清创术，然后进行细菌培养，并使用敏感抗生素静脉注射，局部伤口行伤口护理。这类患者的感染可能不能彻底去除，但是在手术前，周围组织渗出和水肿应当减少到最小程度。如果有严重的软组织缺如，还需要在重建手术过程中使用皮瓣。

技术、技巧和注意事项

- 手术切口一般在腓骨远端，行一弧形的长切口约10cm，然后向跗骨窦区延长。
- 如果可能，要尽量采用以前的手术切口。全厚皮瓣掀开，如果患者已经有神经病变，则不用考虑腓肠神经和腓浅神经的损伤问题。
- 神经以及腓骨肌腱都可以切除以避免过度的皮肤回缩。腓骨远端的10cm骨质通过斜行的截骨用摆锯切除。如果畸形不伴有溃疡和感染，可以利用这部分骨质用髋臼锉打碎后作为植骨的来源。
- 距骨的残骨以及碎裂骨质都要去除，特别是距骨体的碎块一定要去除，而距骨的头部可以留下，前提是具有血运，并且没有出现距舟关节向内侧的脱位或感染等情况。
- 胫骨远端的关节面需要摆锯直接切除以制备融合面，可以用一个骨凿清理跟骨背侧的关节软骨。
- 特别注意足部相对于小腿的力线，力线重建一定要精确，注意足部不要有内旋。
- 畸形复位后，可以用2mm直径导针临时固定。
- 尽量不要把距舟融合手术混合到胫距跟融合或是胫跟融合手术中。在任何时候，对神经性病变的患者都应当限制活动，包括距舟关节的制动以及胫距关节融合术制动。
- 使用外侧接骨板时，要将接骨板放置于外侧跟骨软骨下骨表面。注意后足要维持中立位，因为接骨板近端加压后，跟骨总是会有向外翻的趋势。
- 异体骨或自体骨，或是二者联合应用，都可用于植骨，这取决于从腓骨取骨的量，以及需要填充的骨缺损量。植骨块混入400mg妥布霉素与500mg万古霉素粉末，以及抽吸的髂骨的松质骨髓。
- 抗生素植骨混合物填紧放置于骨面前方，以及胫骨和跟骨的后方，作为关节外和关节内融合的植骨材料。胫骨后面需要从骨膜游离一大块骨膜瓣，向跟骨后方的背侧延伸。植骨也需要包裹。伤口以2-0缝线逐层缝合，以3-0尼龙线缝合皮肤。关闭切口时皮缘出现的张力可能由后足形态的变化引起，也可能是皮下有厚的接骨板造成。此时可能需要切除腓骨肌腱。

最近的文献对于糖尿病足患者手术中使用万古霉素粉末可以减少深部感染的报道，已经使笔者改变了手术方案。所有存在Charcot关节病的患者，无论是否存在开放的创面，都要在伤口关闭前放置万古霉素粉末。

（王智 译 张明珠 校 张建中 审）

推荐阅读

Ahmad J, Pour AE, Raikin SM. The modified use of a proximal humeral locking plate for tibiotalocalcaneal arthrodesis. *Foot Ankle Int.* 2007;28:977–983.

Assal M, Stern R. Realignment and extended fusion with use of a medial column screw for midfoot deformities secondary to diabetic neuropathy. *J Bone Joint Surg Am.* 2009;91:812–820.

Chaudhary SB, Liporace FA, Gandhi A, Donley BG. Complications of ankle fracture in patients with diabetes. *J Am Acad Orthop Surg.* 2008;16:159–170.

Jani MM, Ricci WM, Borrelli J Jr, et al. A protocol for treatment of unstable ankle fractures using transarticular fixation in patients with diabetes mellitus and loss of protective sensibility. *Foot Ankle Int.* 2003;24:838–844.

Jones CP. Beaming for Charcot foot reconstruction. *Foot Ankle Int.* 2015;36(7):853–859.

Miller RJ. Neuropathic minimally invasive surgeries (NEMESIS): percutaneous diabetic foot surgery and reconstruction. *Foot Ankle Clin.* 2016;21(3):595–627.

Myerson MS, Alvarez RG, Lam PW. Tibiocalcaneal arthrodesis for the management of severe ankle and hindfoot deformities. *Foot Ankle Int.* 2000;21:643–650.

Myerson MS, Henderson MR, Saxby T, Short KW. Management of midfoot diabetic neuroarthropathy. *Foot Ankle Int.* 1994;15:233–241.

Papa J, Myerson M, Girard P. Salvage, with arthrodesis, in intractable diabetic neuropathic arthropathy of the foot and ankle. *J Bone Joint Surg.* 1993;75:1056–1066.

Pinzur MS. Current concepts review: Charcot arthropathy of the foot and ankle. *Foot Ankle Int.* 2007;28:952–959.

Schon LC, Easley ME, Weinfeld SB. Charcot neuroarthropathy of the foot and ankle. *Clin Orthop Relat Res.* 1998;349:116–131.

Strotman PK, Reif TJ, Pinzur MS. Charcot arthropathy of the foot and ankle. *Foot Ankle Int.* 2016;37(11):1255–1263.

Richman J, Cota A, Weinfeld S. Intramedullary nailing and external ring fixation for tibiotalocalcaneal arthrodesis in Charcot arthropathy. *Foot Ankle Int.* 2017;38(2):149–152.

第四部分　高弓足的矫正

第 11 章　高弓足的矫正

概述

高弓足的矫正手术比较复杂，但是，如果能遵循基本的原则，就可以较好地矫正高弓足畸形，同时恢复足的肌力平衡并保留尽可能多的活动度。术前评估需要确定以下几个问题：

1. 畸形顶点的位置。
2. 前足高弓还是中足高弓？
3. 前足是否存在马蹄畸形？
4. 马蹄畸形是累及全足，还是仅仅累及第一或中间跖骨？
5. 第一跖骨的活动度如何？
6. 畸形是僵硬的还是柔软的？
7. 哪些肌腱（或肌肉）可用于转位？
8. 腓骨长肌/胫前肌，胫骨后肌/腓骨短肌这两组拮抗肌的肌力失衡程度如何？

很多医生依赖于 Coleman 木块实验（图 11.1）

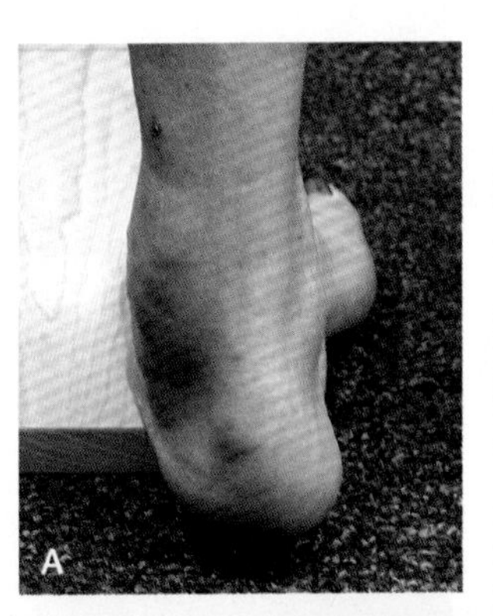

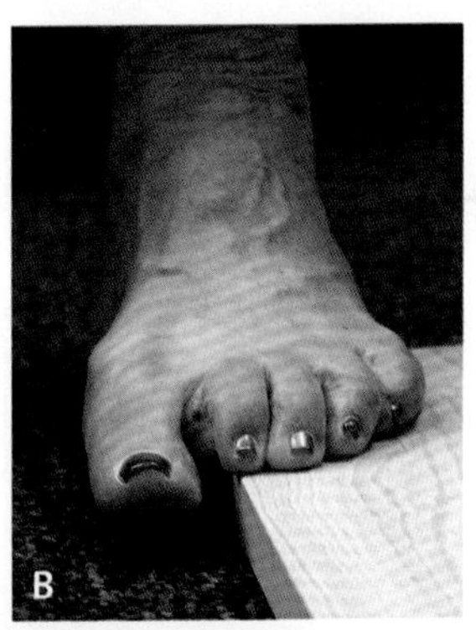

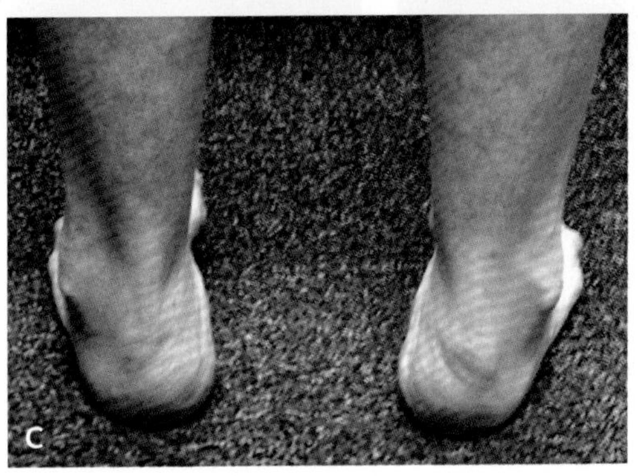

图 11.1　木块实验，即在患者足外侧下方放置木块，使患者第一跖骨能够接触地面，观察此时后足内翻畸形是否可以自动恢复。A–B. 图中所示患足十分僵硬，木块实验未见后足内翻有所矫正。C. 患者为青少年，木块实验见后足矫正至中立位，提示内翻畸形可能主要继发于前足畸形

来确定后足及前足的僵硬程度。这么做无可厚非，但笔者也推荐大家通过手法掰动足跟来观察后足对于前足的影响（视频 11.1）。在选择矫形术式时，尤其是决定截骨还是关节融合时，不能仅仅依赖木块实验。在最近一项包含了超过 400 例内翻足手术患者的研究中，笔者从中选取了 172 例仅接受了截骨手术而未融合中足或后足的患者，通过 X 线进行评估，发现其中只有 40% 的患者的足畸形得到了完全矫正。对于其他患者，虽然足的外形及患者满意度有所改善，但影像上距下关节仍然处于内翻位置，同时中足或前足仍存在内收。另外，术后第五跖骨负重位置较术前并没有明显改善。通过比较术前及术后第一跖骨到第五跖骨的位置或他们与地面的相对位置，可以评估矫形效果。理想情况下，矫形手术后第一跖骨的倾斜度以及内侧楔骨到地面的高度应该减小，而第五跖骨的位置及其到地面的高度应该增加（图 11.2）。因为该研究中所有患者术前都常规进行了木块实验检查，所以不存在术前计划不足或误诊的情况。因此笔者认为，应该在追求患者症状改善与 X 线表现改善之间达到平衡。外形矫正后功能一定会相应改善吗？比如，足 X 线表现改善可以代表功能会更好吗？大家直觉上当然会这么认为，但笔者发现很多影像学上存在后足轻度内翻或外翻的患者并没有症状。

术前评估时最重要的一点是确定有没有额外的致畸力量作用在患足。通常在高弓内翻畸形中，腓骨长肌力量强于胫前肌，而胫后肌的力量强于腓骨短肌，且同时存在不同程度的腓肠肌及比目鱼肌挛缩。

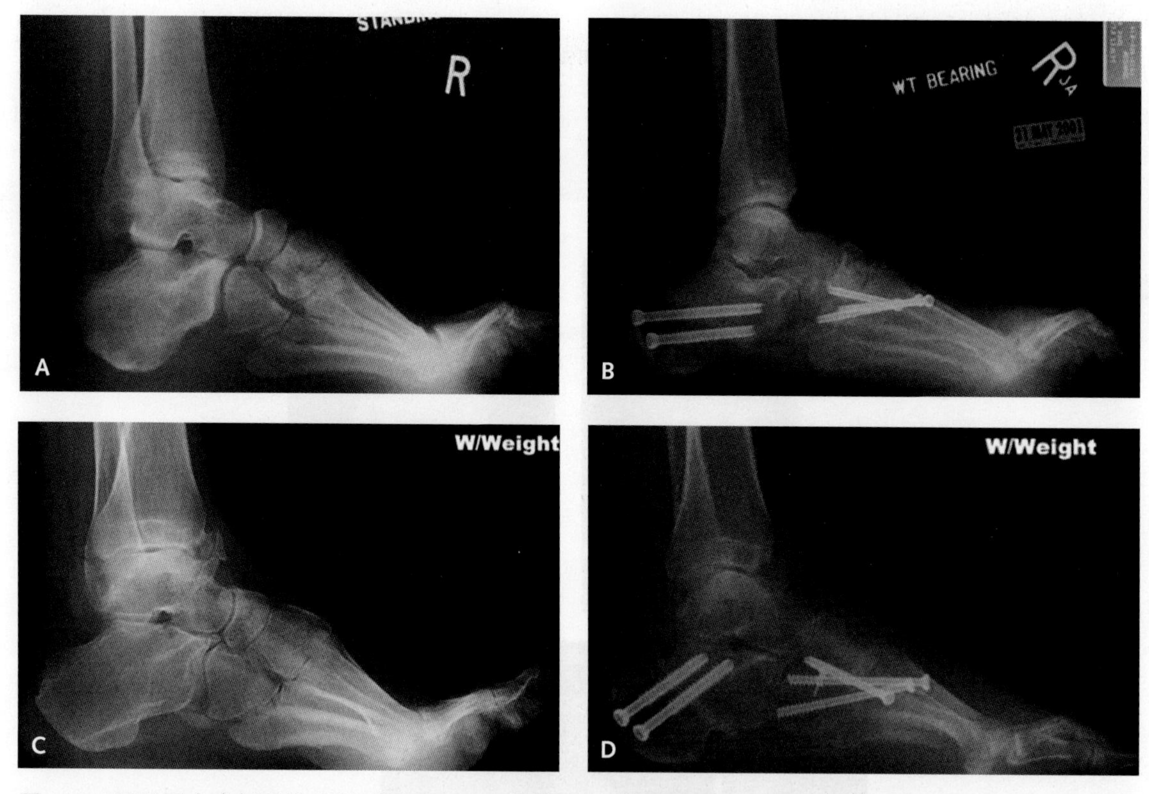

图 11.2 图示两个病例是为了说明对于高弓足的矫正中，临床体格检查与影像学检查同样重要。两例患者接受同样的术式来处理中足，虽然两者症状都获得了明显改善，但是术后都表示第五跖骨下方持续受压。A–D. 图中所示为术前和术后的影像学检查结果。需要注意的是在两个病例中，第五跖骨基底相对于地面的高度虽然都得到了一定的改善，但相对于内侧楔骨的位置还是偏低。该表现提示第五跖骨基底仍旧在过度负重

手术决策

哪些是关节融合的手术指征？有的时候关节融合的指征很明显——比如，若患者有严重的踝关节炎，那么进行关节融合就是必要的。如果患者存在内翻畸形合并踝关节炎及全足高弓畸形，那么最理想的治疗方式应该是胫距跟融合术或距骨周围关节融合术（图11.3）。20世纪80年代曾有文献报道，三关节融合术治疗高弓足疗效欠佳且不确切。与之相反，笔者认为，在截骨及肌腱转位手术平衡患足的基础上，三关节融合术是矫正高弓足的好方法。以前，在高弓足患者，尤其是合并CMT疾病的高弓足患者的足矫形手术中，单独使用三关节融合术，正如所料，患者出现了畸形复发。这也使得该术式备受诟病。但手术失败的真正原因是在行关节融合的同时没有做平衡肌力的手术。胫后肌腱止于距舟关节远端，即便三关节融合后，除非将胫后肌腱转位，否则足内侧畸形会从内收内翻开始复发。因此，如果术者考虑行三关节融合术，则应该同时将胫后肌腱进行妥善转位，另外还要根据需要进行其他肌腱转位。确定畸形顶点位置对于选择手术方式非常重要，尤其是决定进行关节融合时，这一点尤为重要。高弓内翻足病例，通常畸形顶点不止一个，这就要求术者能够在后足融合的基础上同时纠正旋转畸形，或者进行另一次关节融合手术，比如在图11.4所示的病例中施行的第一跖楔关节融合术。很多患者的后足基本没有活动度，如果畸形顶点位于Chopart关节，那么三关节融合是既能纠正畸形，同时能保留功能的最有效的术式。根据畸形的僵硬程度，有时需要进行楔形截骨以便将畸形充分矫正（视频11.2）。

总的来说，对于柔软性足畸形，可以采用跟骨截骨、第一跖骨截骨、跖腱膜松解以及马蹄畸形矫正（例如腓肠肌腱膜松解术或跟腱延长术）的组合术式进行治疗。在此基础上，必要时可增加其他术式，比如踝关节韧带重建、中足关节融合或截骨，来完成矫形（图11.5）。跟骨截骨是矫正高弓足的非常实用的一种手术方式，根据畸形程度不同，经常会加以适当调整。

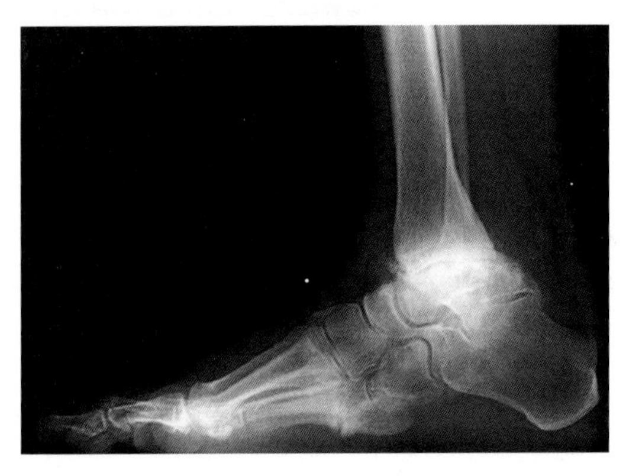

图11.3　注意该患者后足内翻伴有严重的踝关节炎及第五跖骨应力性骨折不愈合。手术采用踝关节融合、跟骨截骨及第五跖骨基底切除进行治疗

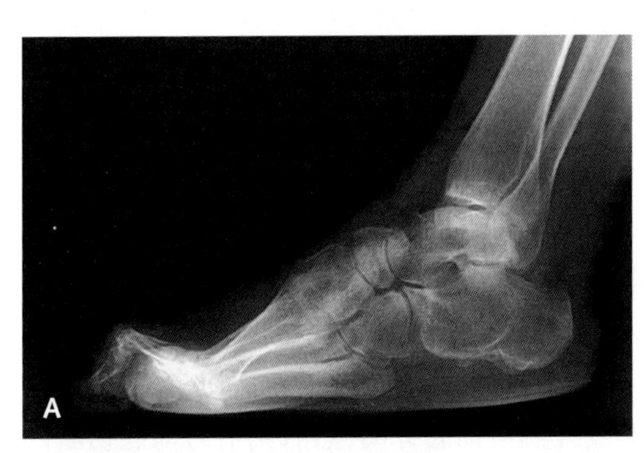

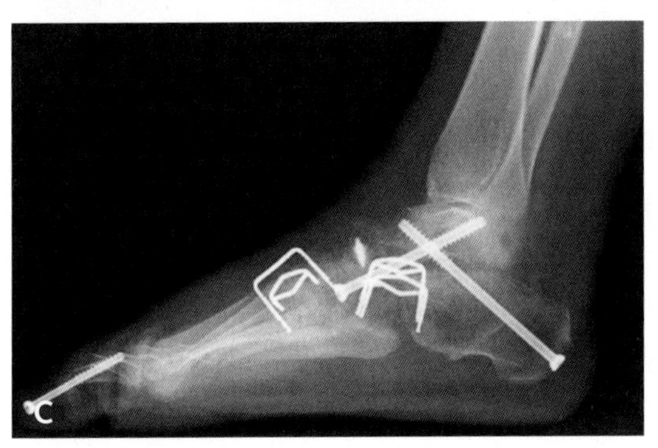

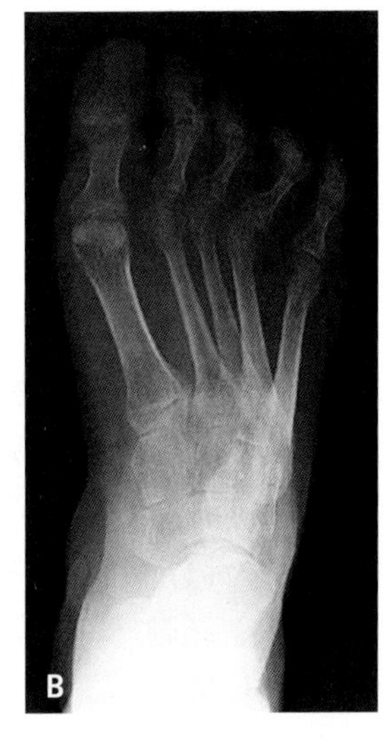

图11.4　这名33岁CMT患者表现为十分僵硬的高弓足畸形。后足及前足非常僵硬，足外侧疼痛。A–B. 注意畸形的顶点很明显地位于距下关节以及中足，提示存在两处畸形顶点。C. 矫形手术选择三关节融合术、第一跖楔关节背侧闭合截骨融合、跗趾及其余各趾趾间关节融合以及将胫后肌腱转位至足背

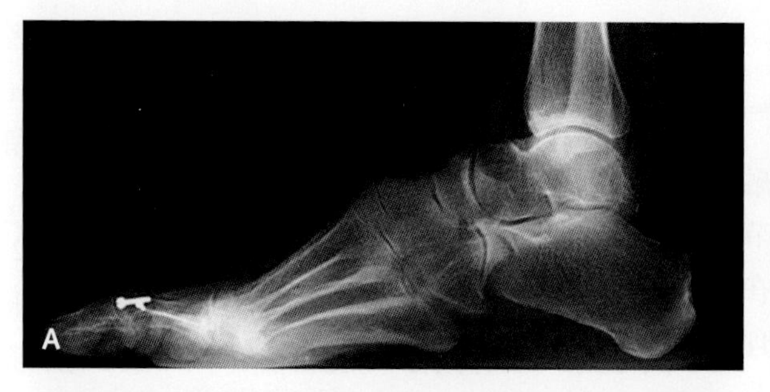

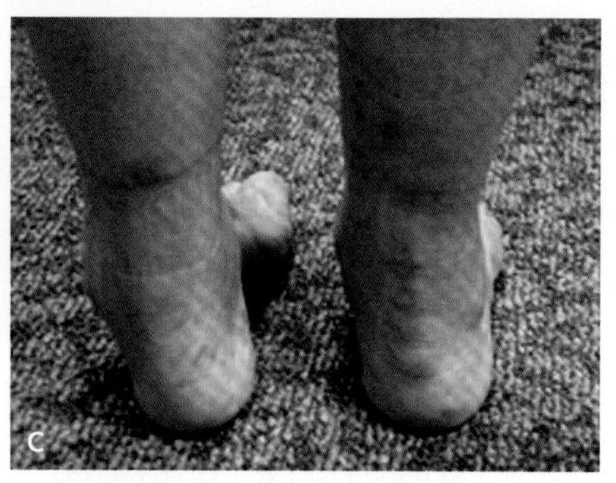

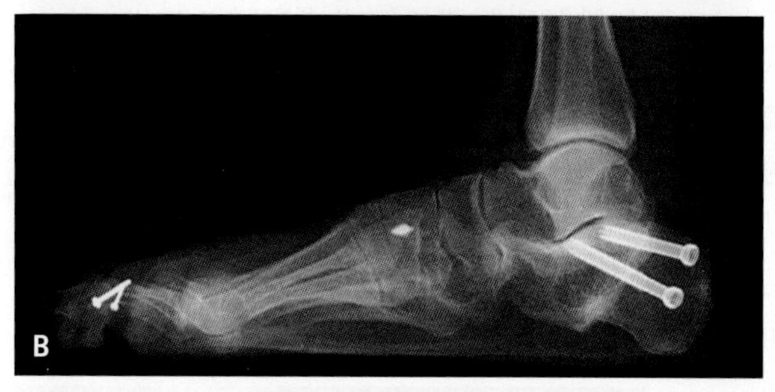

图 11.5 A. 31 岁 CMT 患者，双侧柔软性畸形伴踝关节不稳。B–C. 先行右足矫形，手术采用“标准重建术式”，包括三平面跟骨截骨、第一跖骨截骨、跖腱膜松解、腓骨长至腓骨短肌腱转位以及改良 Chrisman–Snook 手术

对于柔性高弓足，一般很少采用三关节融合术，虽然僵硬性高弓足畸形并不是三关节融合术的手术禁忌，但要认识到该术式可能引起长期并发症，特别是踝关节炎。如果可能的话，后足的活动度应尽量予以保留。

在处理僵硬性高弓足畸形时，可以先采用三关节融合术从而将足矫正至恢复解剖外形。但是如果不纠正肌力平衡，则长期来看效果不够，畸形还会复发。矫形手术成功的要点包括恢复足的外形、后足相对于前足恢复跖行以及重建肌力平衡。即使手术完成得很完美，如果胫后肌的肌力强于后足外翻的肌力，那么矫形最终还是会以足恢复内收内翻畸形而宣告失败。高弓足畸形经常存在胫前肌轻度无力，造成踝关节背伸无力，矫正时可以将胫后肌腱转位至足背外侧起到一定改善踝关节背伸无力的作用。这种情况下，通常将胫后肌腱经骨间膜转移至足背侧。如果胫前肌力较强且畸形主要表现为内翻内收，可以将腓骨长肌转移至腓骨短肌腱，也可将胫后肌腱转移至腓骨短肌腱，但根据笔者的经验，后一术式效果不甚理想。

跖腱膜松解

跖腱膜松解是高弓足畸形矫正手术的一部分，也常常是进行矫形手术的第一步。因为不松解跖腱膜的话，很难将跟骨矫正至正常位置。之前标准手术方式为，在跖腱膜内侧足弓下方做手术切口，这个切口虽然简单，但后续问题比较大，常常会残留类似于纤维瘤病的增生结节状瘢痕，即使术后积极进行康复治疗，该瘢痕也很难软化。

最简单的松解跖腱膜的术式是，在足跟附近、足背及足底皮肤交界处稍远端取纵行切口进行松解（图 11.6）。但弊端在于，该切口可能引起部分患者足跟内侧小片区域麻木，术前应向患者告知出现存在该并发症的风险。切口一般长约 2cm，且与足纵轴平行，所以在行足内侧柱延长及降低足弓时也不会影响该切口愈合。但如果沿着跗管取纵行切口的话则可能遇到切口不愈合问题。

术中，足底外侧神经一般不可见，也没必要特意寻找。由于切口下脂肪组织较为丰富，需要使用大号软组织牵开器进行牵开，以显露跖腱膜。然后使用剪刀由内侧向外侧直接将跖腱膜自跟骨处分离。将剪刀探入切口后只做分离不做剪切，直到将跖腱膜内侧及外侧束彻底分离，然后用剪刀彻底切断内外侧束。

对于存在高弓 – 内翻内收的严重畸形患者，除了松解跖腱膜之外，必须同时彻底松解踇展肌肌腱腱膜。可使用剪刀或宽的骨膜剥离器经松解跖腱膜的同一手术切口剥离踇展肌。术前设计软组织松解的切口时一定要仔细斟酌，因为在足内侧需进行胫后肌腱转位、踇展肌腱膜松解及跖腱膜松解，要避免采用多个切口（图 11.7）。

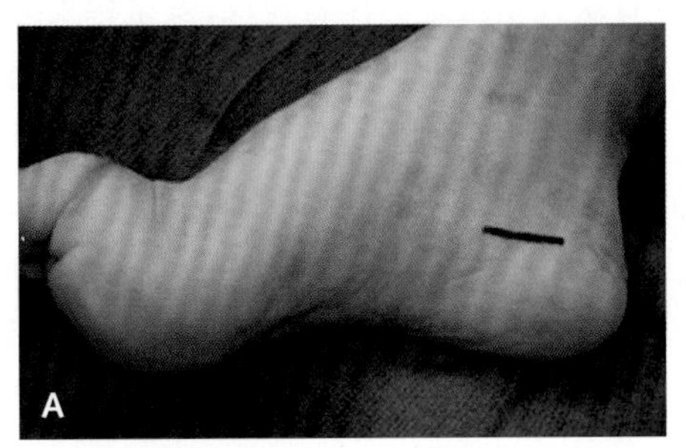
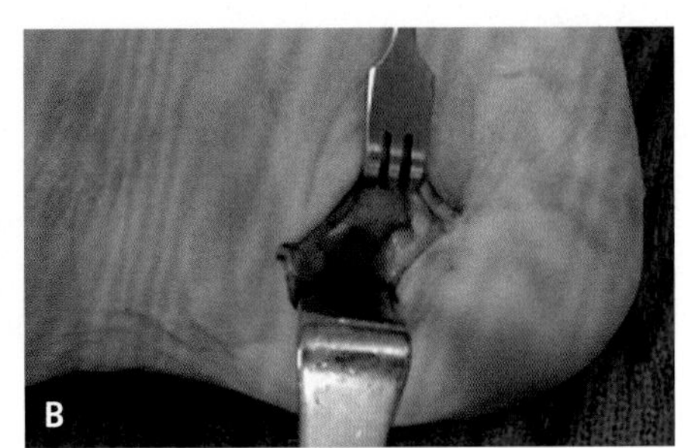
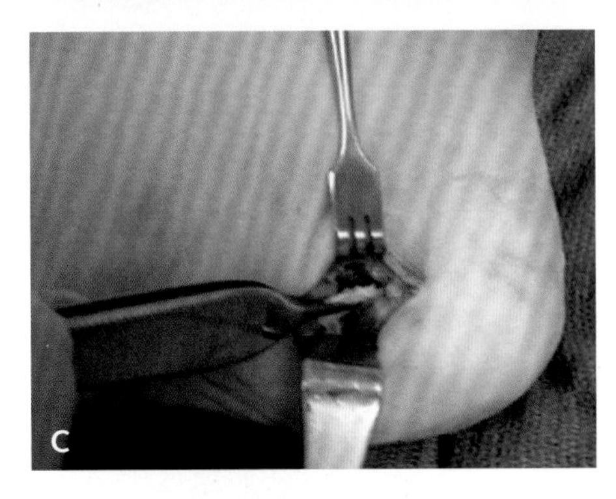

图 11.6 A. 在足背及足底皮肤交界处，取横行短切口行跖腱膜松解术。B. 使用牵开器将脂肪组织拉向跖侧，显露跖腱膜。C. 使用剪刀切断跖腱膜，并将其切除一段，以避免瘢痕连接导致复发

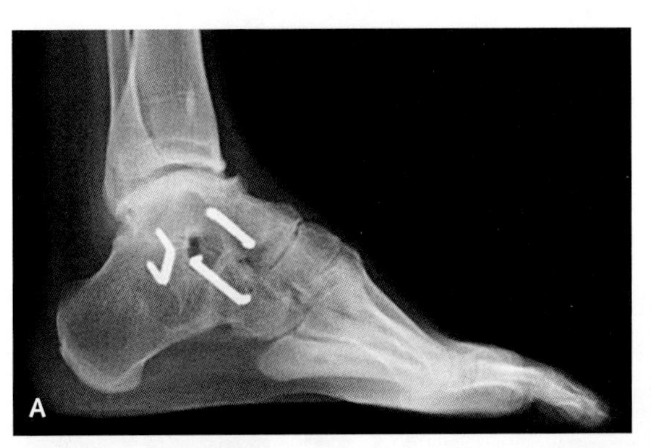
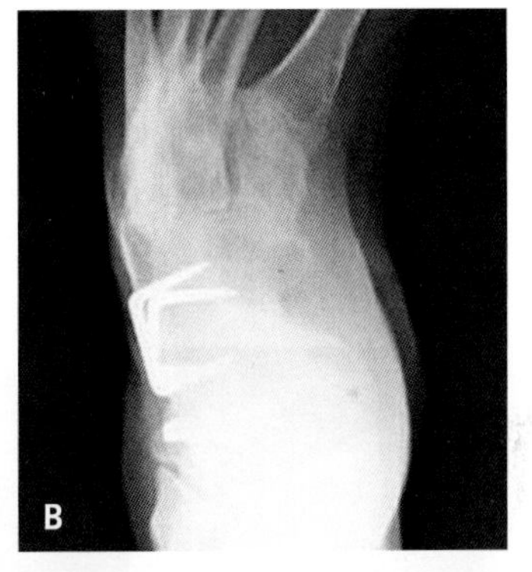
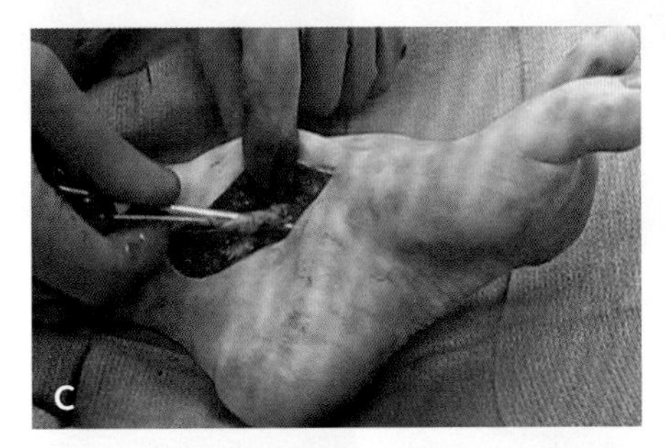
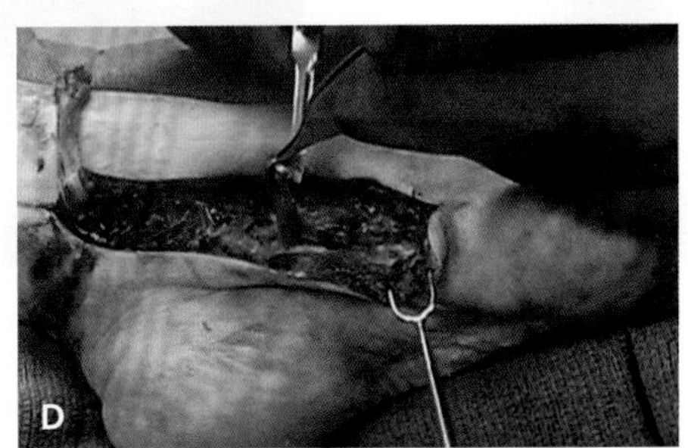
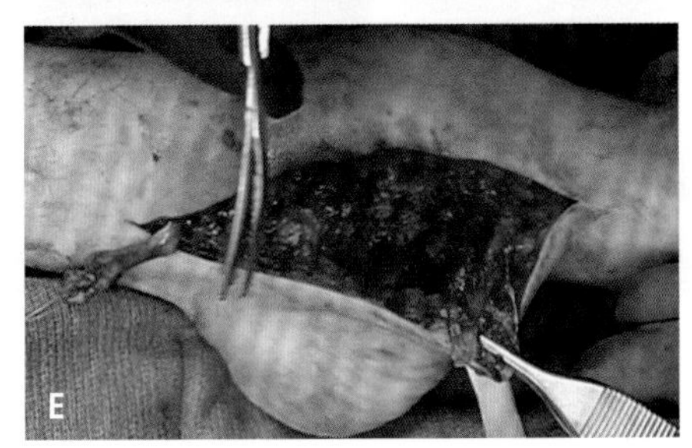

图 11.7 A–B. 影像学表现为三关节融合术失败后非常严重的复发性畸形。C–E. 除了行三关节融合翻修术之外，其他治疗包括胫后肌腱转位、跖腱膜松解、踇展腱肌膜切断等，所有手术都通过单个内侧扩大切口完成

跟骨截骨

根据术式不同，跟骨截骨的切口选择也不尽相同。如果只需要做截骨，那么可以在腓骨肌腱下方做一个较短的切口。但是很多病例中，除了跟骨截骨之外，常常需要进行其他外侧术式，例如腓骨肌腱修复，外踝不稳重建或者腓骨长肌转位至腓骨短肌。在进行这些术式时，只需要于腓骨后方沿着腓骨肌腱轴线将跟骨截骨的切口向后单纯延长即可。

在腓骨肌腱及腓肠神经平面之间做切口深入皮下组织。根据神经的位置，可将其向上方或者下方牵拉。需要广泛剥离骨膜以便进行楔形截骨。用拉钩将软组织牵开，然后在跟骨两侧用小型弧形拉钩撑开显暴露跟骨外侧结节。使用摆锯，而不是骨刀，进行截骨，此时应选择宽大扇叶形的锯片。第一刀截骨应垂直于跟骨轴线，与跟骨结节成45°夹角，第二刀与第一刀成角以去除楔形骨块。可使用两枚克氏针帮助标记截骨方向，术中透视跟骨轴位，以确定两枚克氏针在跟骨内侧皮质汇集于楔形截骨顶点（图 11.8）。在使用摆锯时可在手上轻度地加一定的推进力量，以感受内侧骨皮质的穿透感，第二刀截骨应与第一刀截骨成约20°夹角，但是具体应由楔形骨块大小决定。作者建议，安全稳妥起见，可以先去除一个较小的楔形骨块，如果矫正不充分，可以再逐步去除多余骨质（图 11.9）。去除楔形骨块后，将足跟牵拉至外翻位，此时截骨平面一般很少会完美对合，因此需要用锯片伸入截骨面打磨修整以使截骨端对合整齐。修整时可以在没有完全闭合截骨面时将锯片重新插入（木工术语称为“锯路），通过几次

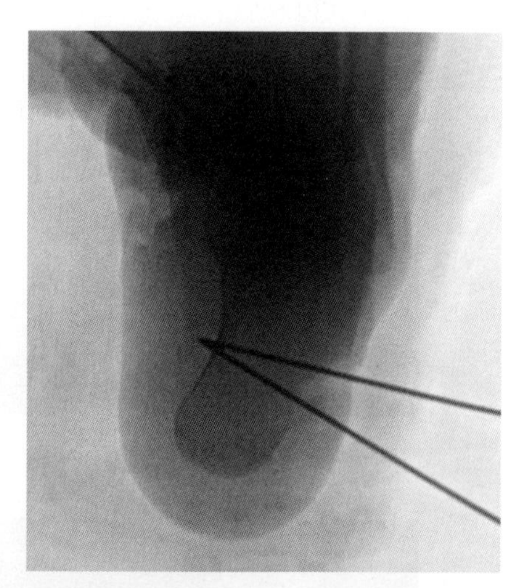

图 11.8 术中轴位片观察克氏针位置，以辅助判断跟骨外侧闭合楔形截骨的角度以及应该去除的骨量

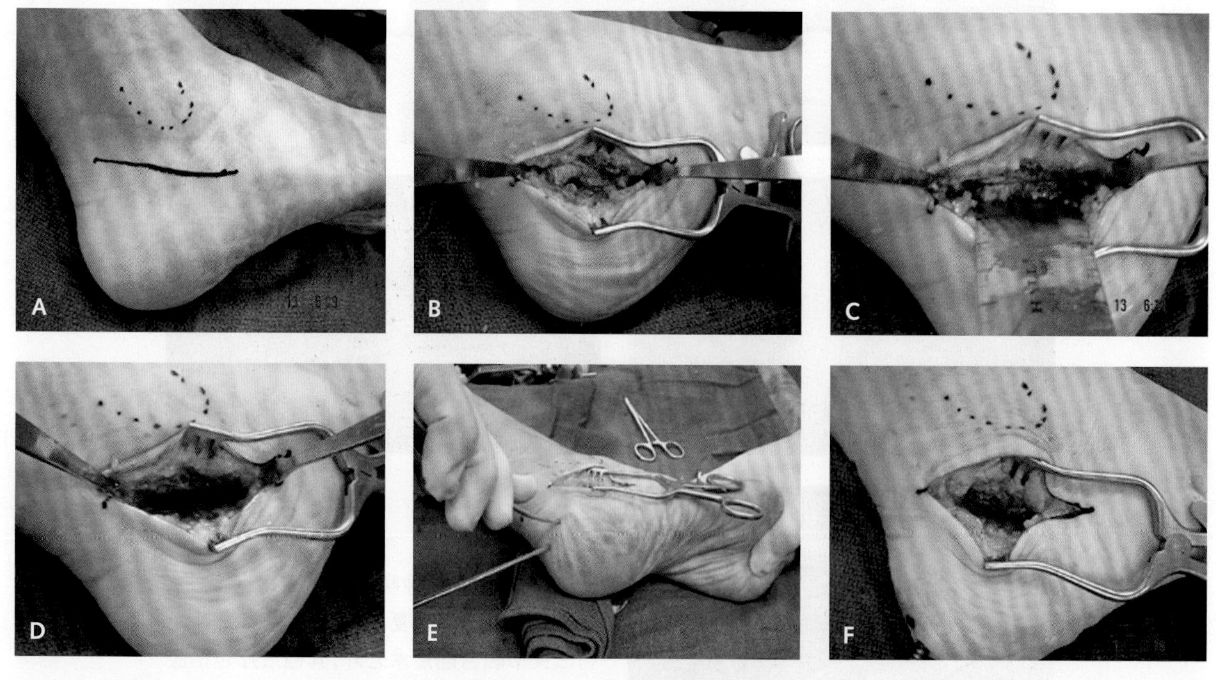

图 11.9 跟骨截骨术。A. 切口位于腓骨肌腱及腓肠神经平面之上。B. 剥离骨膜后将牵开器置于跟骨结节两侧。C–D. 使用宽锯片采用不断冲击的方式切除楔形骨质，楔形骨块底面宽度约为5mm，但具体尺寸需根据畸形严重情况决定。E–F. 将跟骨结节远端向外侧移动约5mm，然后打入两枚导针，一枚直接通过截骨面少许以备矫形后临时固定的作用，另外一枚用于在把持下将跟骨结节手法矫正至外翻位，然后拧入空心螺钉完成内固定

小型锯片穿插磨削来完成截骨面的闭合。根据畸形情况，需要在两或三个平面上调整跟骨截骨，做到三维矫形。其中闭合外翻楔形截骨是双平面矫形，将跟骨结节移位到其原本位于距下关节下方的轴线外侧，从而改善后足力线矫正内翻畸形。第三个平面则是必要时将跟骨结节远端向近端头侧的移动，以调整跟骨倾斜角，减小跟骨距骨角，尤其是跟骨第一跖骨角。使用两枚导针将截骨移位后的跟骨进行临时固定。第一枚导针由跟骨结节穿入，将跟骨固定在合适位置，然后打入第二枚导针并进行螺钉固定。螺钉位置最好由轻度后外侧向轻度前内侧拧入，以达到最大加压效果。螺钉固定后，没有必要将跟骨截骨外移后外侧下方突出的骨质完全修平。

在处理严重畸形的病例时，一定要注意所取楔形骨块大小以及截骨后跟骨结节外移程度，避免过度牵拉胫神经而导致急性跗管综合征。尸体标本研究证实，当跟骨结节外移超过 1cm 时对内侧胫神经的牵拉较为显著。合并胫神经功能不良的 CMT 患者跟骨矫形术后出现急性跗管综合征尤为常见，因此，对于严重的高弓足畸形患者，在截骨的同时，需要常规进行跗管松解。术前很难判断哪些患者应该接受跗管松解，但如前所述，对于原本足跟内翻明显且行跟骨截骨后得以明显矫正的病例，会预防性进行跗管松解。采用三关节融合术处理严重畸形时，也同样会有导致胫神经功能丧失的风险，此时会预防性地进行跗管松解。可通过去除尽可能大的楔形骨块矫正畸形并降低张力，同时将跟骨外移限制在 5mm 以内，来尽量避免该并发症的发生。

腓骨长肌腱至腓骨短肌腱转位

无论是柔软性高弓足还是僵硬性高弓足，腓骨长肌的肌力及滑动度一般是正常的，因此腓骨长肌腱至腓骨短肌腱转位术相当有效。无论腓骨短肌腱力量如何，进行转位后一般都能加强腓骨短肌的力量。理想情况下，对于年轻患者甚至儿童患者，或者高弓畸形柔软柔性更强的患者来说，采用该术式可以获得最大收益。当同时进行胫后肌腱转位而未融合后足时，采用该术式加强外翻肌力时一定要再三斟酌，因为有矫枉过正导致平足畸形的风险，从而后续需要包括关节融合在内的进一步手术翻修治疗。当腓骨短肌腱存在瘢痕化、撕裂或缺失时，依然可以将腓骨长肌腱转位至位于第五跖骨基底的腓骨短肌腱残端处。腓骨长肌腱走行于骰骨下方，可以在直视下予以切断，然后用缝线编织固定肌腱后向远端牵拉以达到合适的张力。建议首先牵拉肌腱至张力最大，然后稍稍放松一点儿，维持此时的张力然后固定肌腱。也可以先把腓骨长短肌腱缝合在一起，然后再切断腓骨长肌以便达到合适的张力。腓骨肌腱的转位和修复可以通过延长跟骨截骨的手术切口来进行（图 11.10）。缝合肌腱时可以使用单纯间断缝合或者连续锁边缝合以包埋线结。

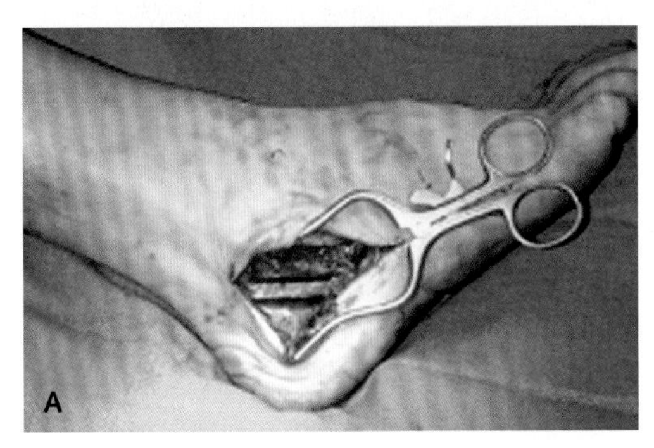

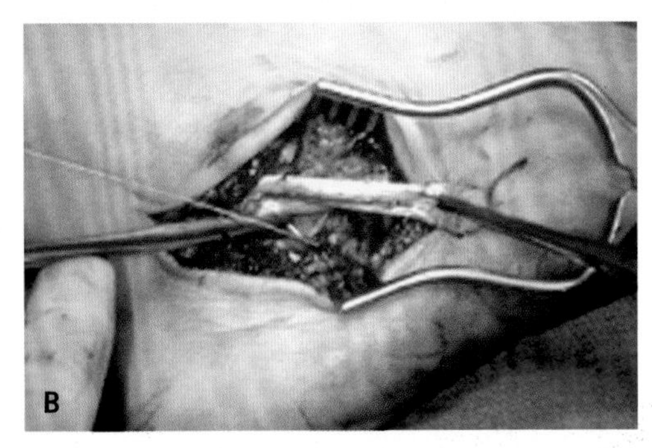

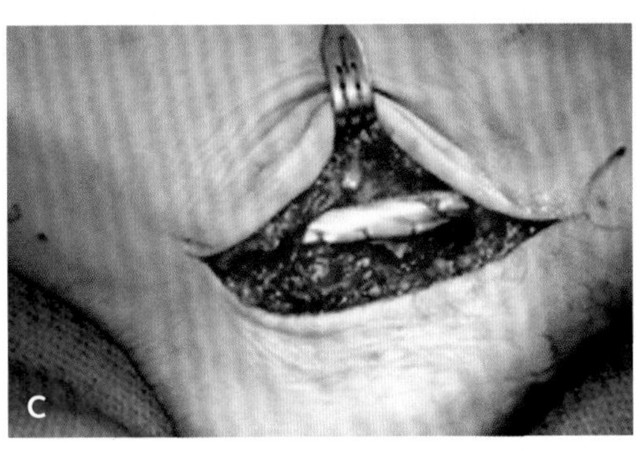

图 11.10　A. 跟骨截骨也可以通过腓骨肌腱修复、转位或者踝关节韧带重建的同一切口进行。B–C. 跟骨截骨完成后，再进行腓骨长肌腱至腓骨短肌腱转位

第一跖骨截骨

将足跟矫正至外翻位后，前足的旋前及第一跖骨跖屈会进一步加重，需要做第一跖骨基底闭合抬高截骨予以矫正。笔者偶尔也会只做跟骨外翻截骨而不做第一跖骨截骨，但能否省略第一跖骨截骨手术取决于畸形的具体情况，一般省略第一跖骨截骨手术的矫治方案只适用于治疗只有非常轻微的畸形，即所谓的“轻微高弓足”的患者。无论何时，一定要牢记重要的是通过跟骨截骨、腓骨长肌腱至腓骨短肌腱转位以及第一跖骨截骨获得足的结构和肌力平衡。腓骨长肌转位后，第一跖列的跖屈力量会明显减弱，再行第一跖骨基底闭合截骨抬高第一跖骨并将负重转移至第二跖骨时，一定要将该因素考虑在内，以避免过度矫正。另外需要考虑的是，前足的高弓畸形是整体的还是仅限于一或两个跖骨。通常只有第一跖骨处于马蹄状态，所以通常只做第一跖骨截骨抬高。但是单纯第一跖骨截骨并不能矫正僵硬性中足马蹄畸形，因此术前同时要评估外侧跖骨的倾斜程度。

于第一跖骨背内侧向跖楔关节延伸做手术切口，剥离骨膜后将踇长伸肌牵向外侧。截骨线位于第一跖骨关节面远端1cm的干骺端。截骨方式有两种，一种是直接做闭合楔形截骨，优点是可以保留跖侧骨皮质以保持稳定（图11.11），另一种则是在跖骨上由背侧远端向跖侧近端进行斜行截骨，其目的也是为了保留跖侧骨皮质。首先用摆锯切除宽约3mm的楔形骨块，将楔形逐渐扩大时不断观察矫形效果，以避免过度矫正使得负重转移至第二跖骨。切除楔形骨块后，将第一跖骨向背侧推起，将患足极度背伸时触摸前足跖侧面来检查跖骨抬高程度。如果发现楔形去除不够，可以将摆锯插入截骨面逐渐打磨去除更多骨质，直至达到理想的效果（图11.12）。成功完成该截骨术后，最简单的固定方法是垂直于截骨面拧入螺钉，这也是选择进行长斜形截骨的原因。如果拧入螺钉时发生骨质断裂，那么可以改用双孔接骨板进行固定。上述固定效果十分牢固。同时在其他附加手术也允许的情况下，患者术后2周即可开始负重活动。一般用第一跖骨截骨联合踇长伸肌腱转位处理踇趾爪状趾。此时需要先切断踇长伸肌腱，松解第一跖趾关节背侧关节囊，然后方可进行截骨。截骨完成后，可以在第一跖骨颈部做骨道完成踇长伸肌腱转位（图11.13）。

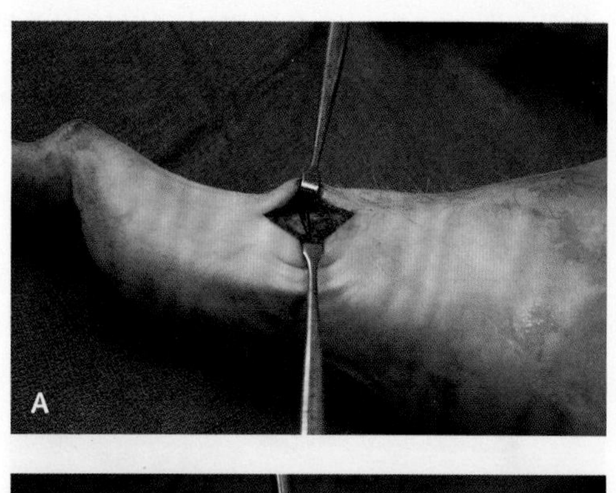

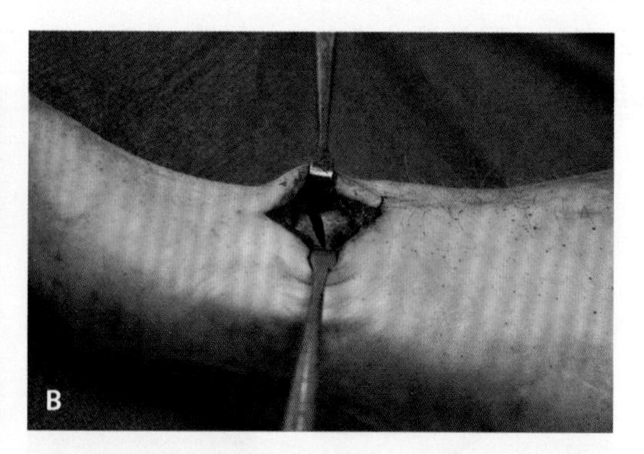

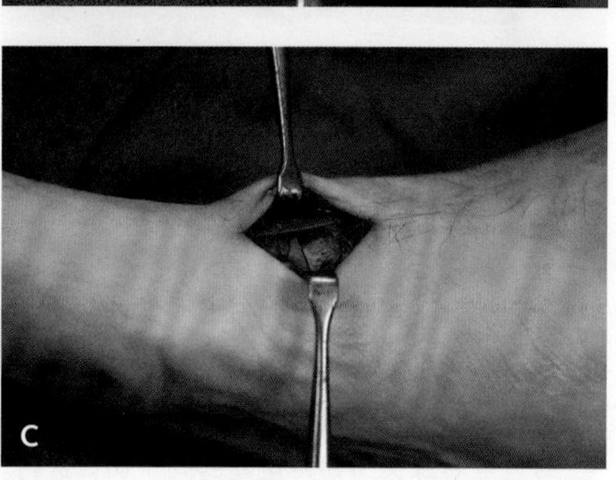

图11.11 A–C. 第一跖骨截骨时由背侧截除小的楔形骨块后使用一枚双孔接骨板固定。注意接骨板与截骨处骨表面贴合欠佳

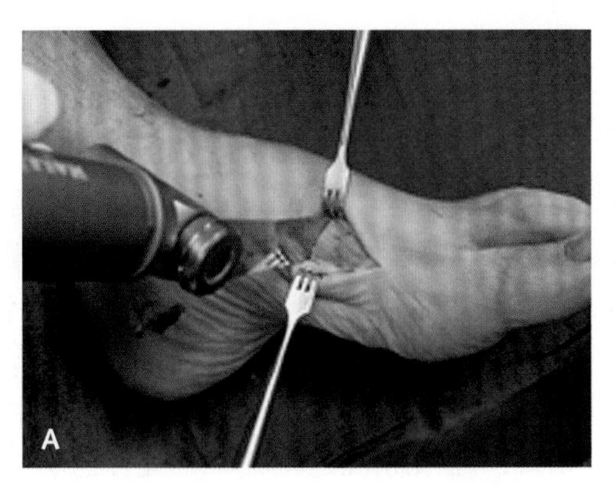

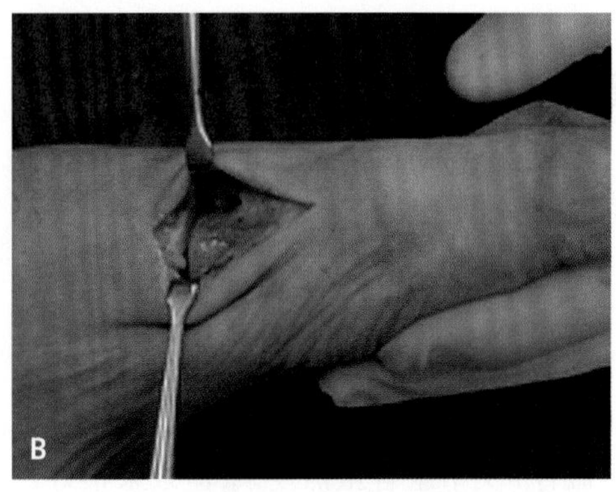

图 11.12　A–B. 将锯片垂直于骨面进行第一跖骨截骨，然后将截骨面向干骺端做背伸闭合以矫正跖骨倾斜角

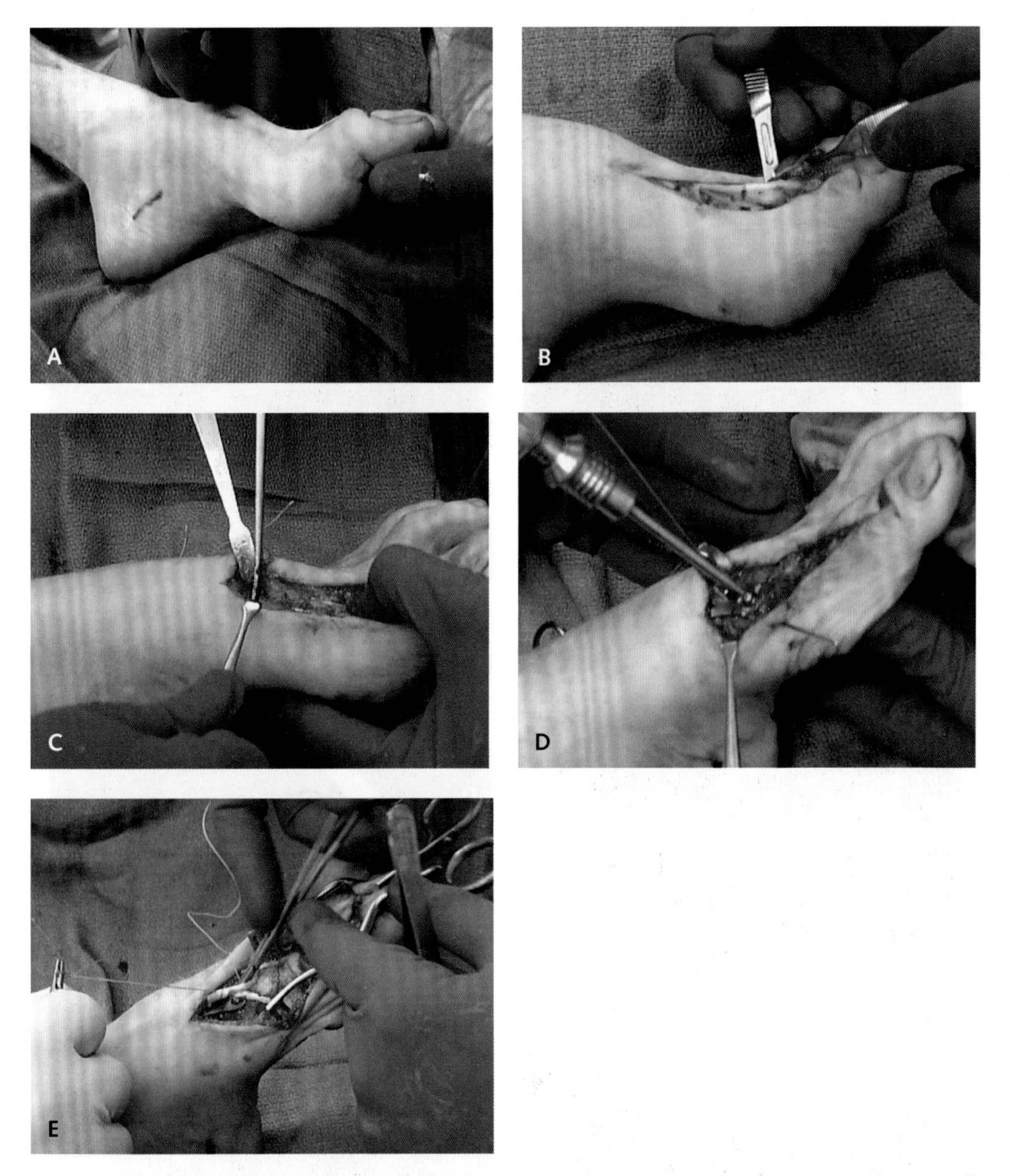

图 11.13　A. 该前足高弓畸形矫正是通过踇趾趾间关节融合、踇长伸肌腱转位以及第一跖骨背侧楔形闭合截骨完成的。B. 趾间关节融合术后，将踇长伸肌腱自远端切断显露跖骨。C. 由第一跖骨背侧做楔形截骨后，使用骨刀将截骨面撬开帮助取出楔形骨块，注意保留跖侧骨皮质完整。D–E. 使用双孔接骨板固定，首先锁定跖骨，然后将其向远侧加压。将踇长伸肌腱经由跖骨骨隧道拉出然后返折后与自身缝合

中足截骨/关节融合

关节融合及截骨的位置完全是由畸形顶点决定的，对于严重畸形的病例，采用三关节融合矫正后足后，术后经常会在远端又出现另一个畸形顶点，即由于第一跖楔关节固定性跖屈畸形造成，由于该畸形不能通过截骨获得矫正，因此需要在此处进行关节融合。中足截骨/关节融合虽然复杂，但效果很好，需要术者在手术前仔细计划手术方案（视频 11.3）。截骨最好位于畸形顶点，如舟骨或楔骨处，可采用开口向背侧及外侧的双平面楔形截骨方法。单纯一刀截骨很难达到楔形矫正目的，且楔形骨块需要按照 Jappas 介绍的方法进行去除。由于第一跖骨跖屈程度较第五跖骨更大，因此楔形截骨应为背侧开口大于外侧开口的双平面截骨（图 11.14）。一定不要在足内侧去除骨质，否则可能导致足内收畸形或原有的足内收畸形加重。因此楔形截骨应背侧及外侧开口于中间及内侧楔骨，而外侧开口止于骰骨，在骰骨上只做线性截骨但不做楔形骨质去除。

由踝关节向远端沿着足正中线经过中足取手术切口，可根据情况延伸切口，一定注意不要为了追求小切口而影响手术操作效果，且过短的切口可能导致皮肤回缩及伤口裂开。将腓浅神经及腓深神经分别牵向内侧及外侧，在血管神经束下方进行骨膜下剥离，然后将血管神经束向内侧牵开。为了充分显

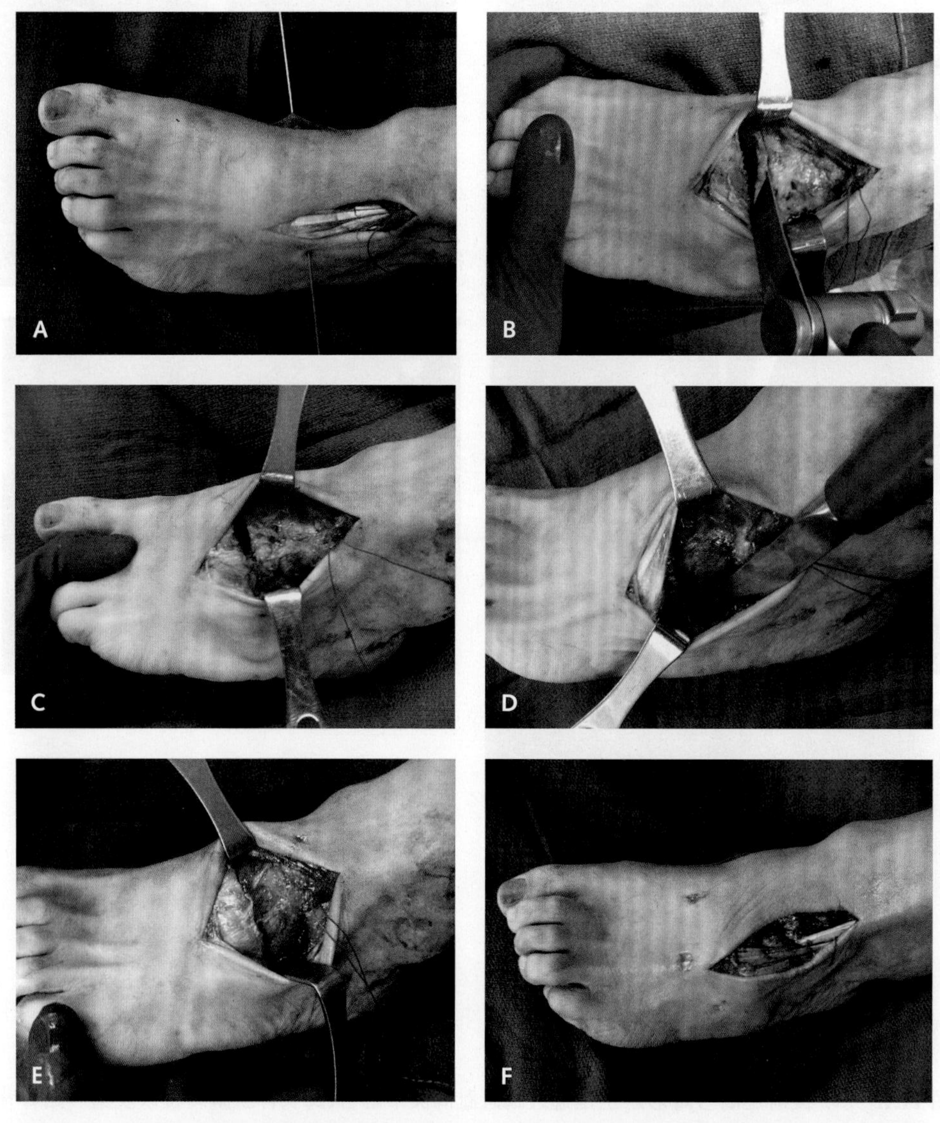

图 11.14 该患者患有复杂的高弓足畸形以及继发于小儿麻痹症的足下垂，对其进行了中足截骨。A. 使用导针标记截骨水平，并在透视下确认。B–C. 沿着导针方向在中足背侧做闭合楔形截骨。D. 足外侧通过截骨抬高足外侧。E. 截骨后将足内侧向背侧闭合。F. 将胫后肌腱转位至中足背侧以矫正足下垂，将肌腱末端置于截骨面内，闭合截骨面后使用接骨板固定

露中足，通常需要将踇短伸肌腱予以切断。对于很多严重的高弓足畸形，足内在肌已经失去功能，因此切断踇短伸肌腱对足的功能影响不大。使用大号宽骨膜剥离器对中足背侧中心区域进行剥离。透视下标记中足，以确定截骨起始点。

矫形的平面完全取决于足部畸形的的外观，作者通常设计将截骨线向外侧经过骰骨向内后经过内侧楔骨向内进行截骨，但具体截骨的方向应取决于需要进行多大程度旋转及成角。如果进行楔形截骨，那么截骨线的内外侧臂应相交于楔形顶点，该顶点通常位于中间楔骨上方。通常需要去除大部分的内侧楔骨背侧，楔形截骨的开口朝向足背，根据畸形情况对截骨线进行调整。随着截骨线向外侧延伸，背侧去除的骨质逐渐减少，中足外侧矫形主要是通过足外侧旋转而向足背侧抬高，而不是通过楔形矫正（图 11.15 和图 11.16）。

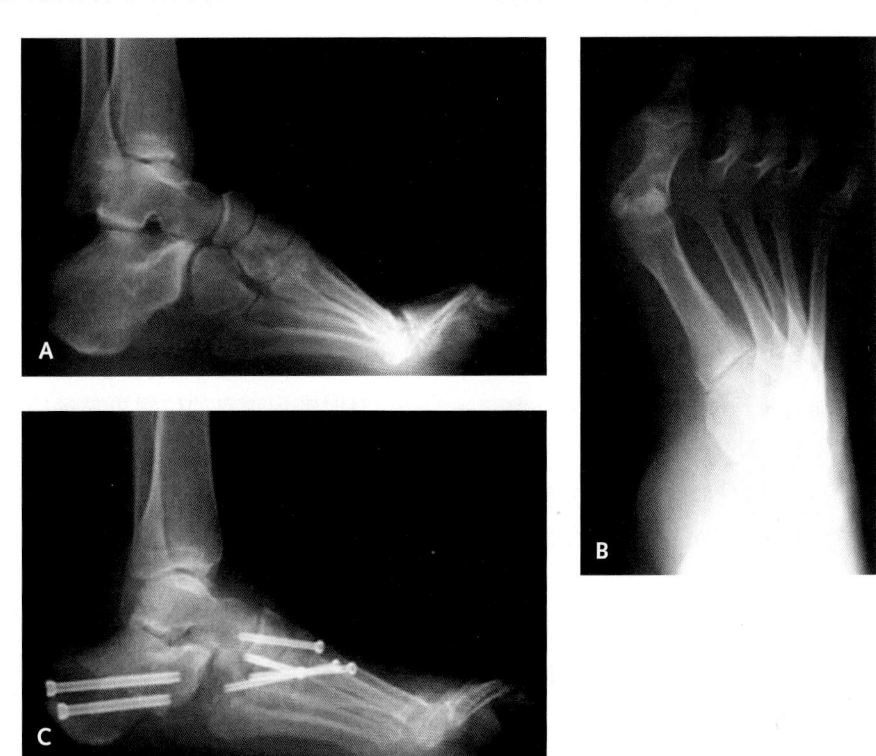

图 11.15　A–B. 此高弓足的畸形顶点位于中足，伴有很严重的足跟内翻以及前足高弓内收。C. 通过中足去旋转截骨矫形，以螺钉固定，但该矫形效果并不理想，影像学示第五跖骨太靠近地面，且中足的去旋转也不充分

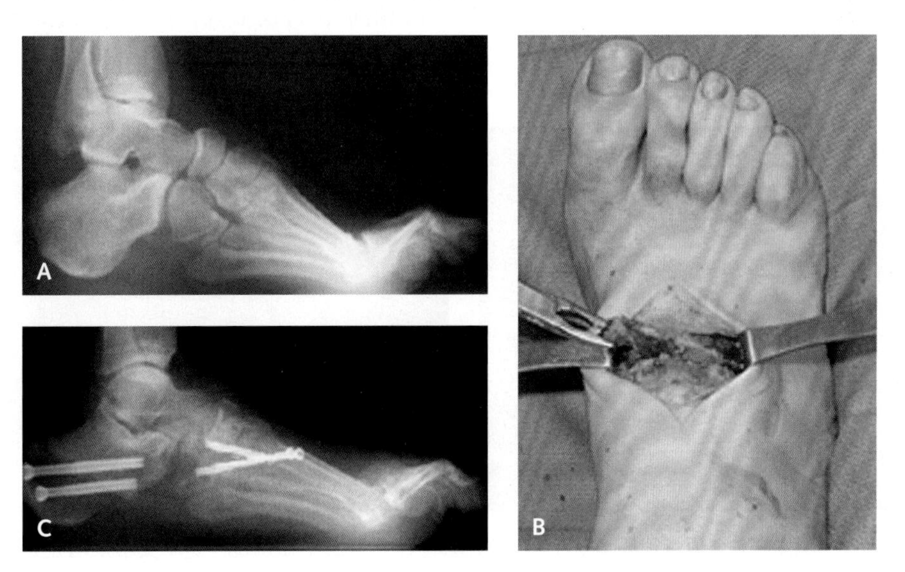

图 11.16　A–C. 此患足为典型的前足高弓内收，注意在中足背内侧做闭合楔形截骨用来矫正中足畸形。前足足趾畸形留待之后二期手术中矫正

截骨后需要进行的旋转程度以及可获得的矫形效果很难预测，但术前仔细评估有助于更好地了解背侧或背内侧楔形截骨的范围。这一点对于在术前可以确定畸形顶点及 Coleman 木块实验提示后足柔软可复的患者，预先计划中足截骨的范围尤为重要（图 11.17）。

截骨时建议使用摆据。如果中足背侧畸形顶点位于中间与外侧楔骨关节部位，那么截骨线在足内侧的出口应位于内侧楔骨基底部。截骨时，保护胫前肌腱止点并将肌腱向内侧牵开。楔形截骨的内侧臂与中足背侧成 15° ~20° 夹角，去除背侧宽约 8mm 的一个楔形。去除骨质只能从背侧进行，不能在足内侧去除骨质。若中足存在广泛的高弓畸形，则楔形截骨背侧基底可以由足背中心向内侧延伸，做到足中心与内侧及背侧楔形的截骨间距同宽。足外侧截骨的第一刀经由骰骨向中间或外侧楔骨延伸，然后第二刀截骨需明显减少角度，以便使两刀外侧交汇顶点位于骰骨且减少在骰骨去除的骨量。建议做足外侧矫形时，截骨后将骰骨向背侧推移并轻度旋转，以抬高第五跖骨基底，这样可以明显降低手术难度。

去除楔形骨块后，背伸前足直到足背侧截骨面对合良好。与其他楔形截骨一样，该截骨的优点是可以在截骨面内用“打磨”的方法很方便地进行进一步修正，直到去除足够骨质从而使前足位置相对于后足得到矫正。截骨端可以使用克氏针或者施氏针进行固定。笔者发现虽然也可以使用接骨板或骑缝钉，但这样很难达到内固定与骨面贴附良好的效果。也可以使用螺钉，但是建议一般只在进行中足关节融合时使用（图 11.17），且截骨时并不触及大部分横向关节。由于截骨面的位置及中足各骨骼体积较小，在此处使用克氏针固定更为容易。如果截骨面两侧骨质充足的话，也可以使用骑缝钉固定。通常会从足的内侧向外侧打入大号克氏针，方向由远端向近端，术后 6 周将克氏针去除开始活动足部，届时截骨面一般都能达到良好愈合。即使对于青少年患者，有时也很难确定畸形是否真的柔软可复。接下来要展示的病例是一位 16 岁双侧高弓足畸形的青少年，Coleman 木块实验提示畸形可复，其中一只脚按常规进行了跟骨截骨、第一跖骨截骨、跖腱膜松解以及腓骨长肌腱转位至腓骨短肌腱。虽然足的外形有了一定改善，但 X 线检查显示矫正并不充分。因此在进行另一只脚的矫正手术时，需要选择进行更为激进的手术方式，例如中足去旋转截骨（图 11.18）。

有时畸形顶点的位置更靠远端一些，例如跖楔关节水平。Jahss 曾报道使用梯形截骨融合的方式处理这类畸形。这个术式虽然比较简单，但要注意截骨融合时保持骨量去除的平衡，即在第一跖楔关节去除的骨质相对第二、三跖楔关节背侧更多一些。除非存在非常严重的中足高弓畸形，否则很少会去除第四、五跖楔关节背侧的骨质。在之前介绍的背侧楔形截骨方式中，足内侧背侧骨质去除相对外侧更多一些。事实上很少会去除足外侧跖骰关节处背侧的骨质。内侧及中间柱的背侧楔形截骨可采用骑缝钉、克氏针或者螺钉进行固定。与其他楔形截骨术式道理相同，保持楔形截骨顶点侧（此处为足跖侧）骨皮质的完整有助于向背侧进行一定的轴向加压作用。

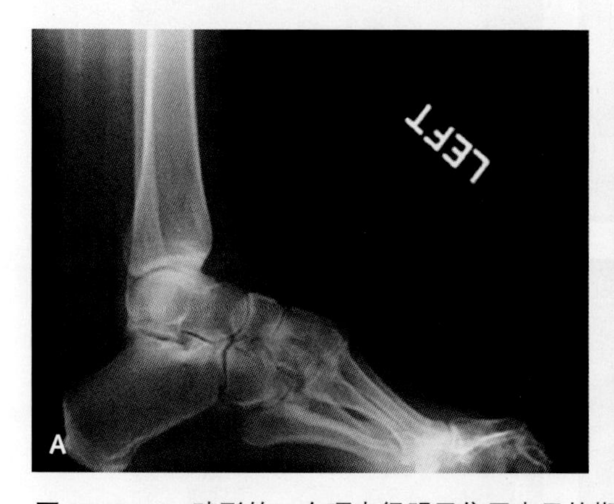

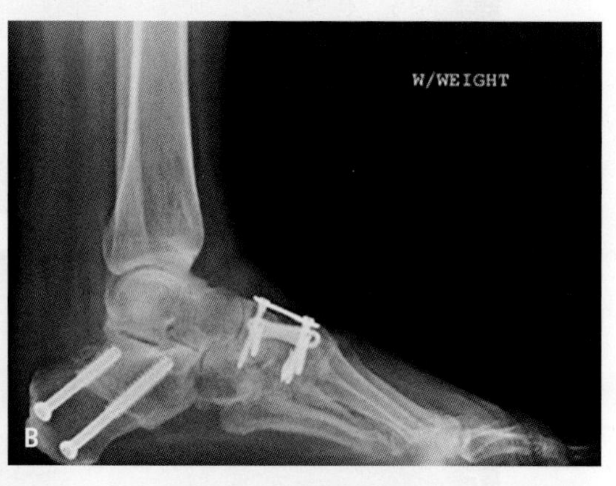

图 11.17 A. 畸形的一个顶点很明显位于中足的楔骨区域，第二个顶点位于距下关节。后足是柔软的，故采用了跟骨截骨而非距下关节融合术。术后表现如图。B. 可见距下关节内翻矫正良好，且中足得以去旋转以及第五跖骨被抬高离开地面，提示矫形效果良好

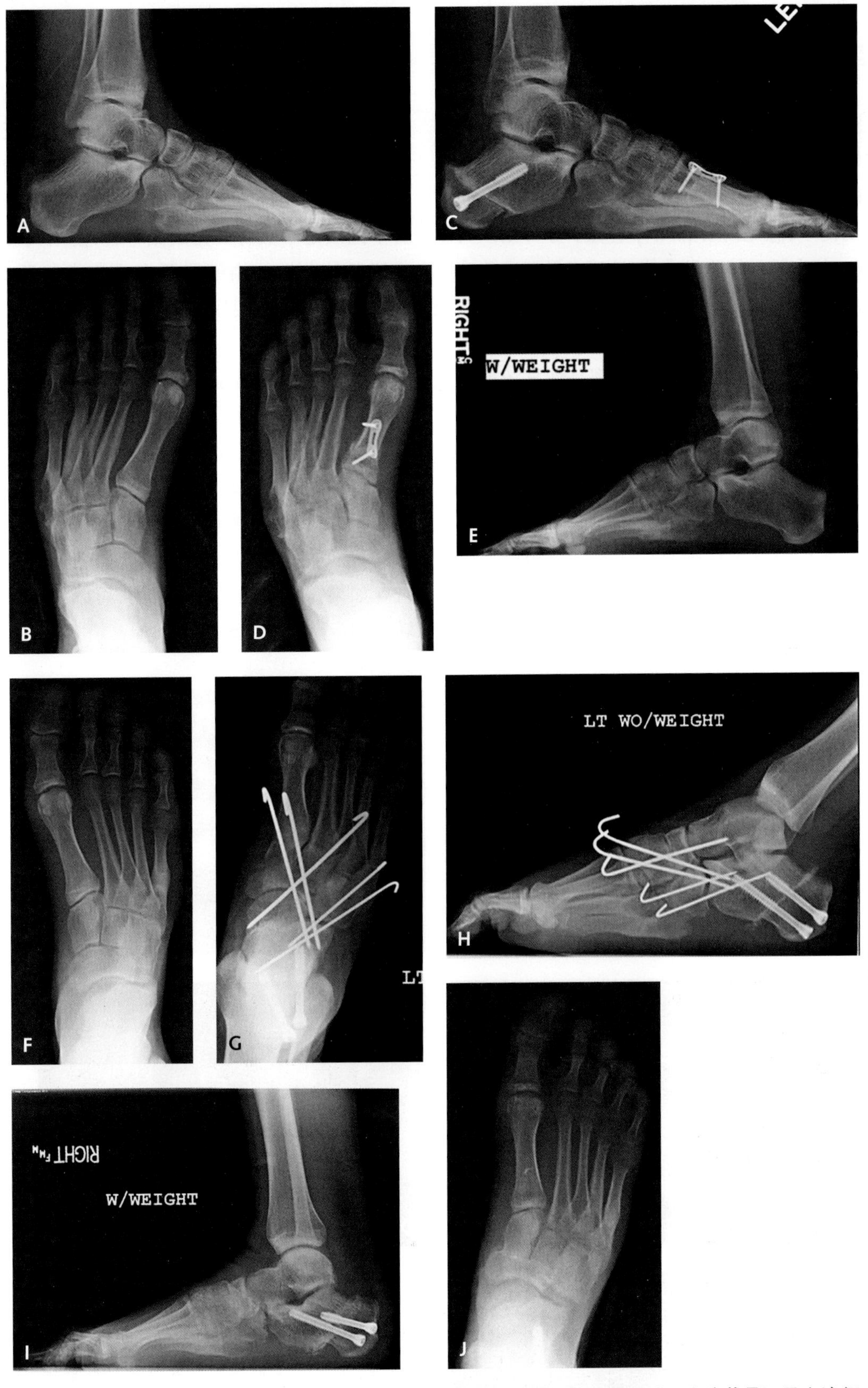

图 11.18　A–D. 图示为 16 岁双侧特发性高弓足患者，该病例很好地展示了关于应该截骨还是应该行关节融合的手术决策问题。双足行木块实验提示为柔软性畸形。左足首先行跟骨截骨、第一跖骨截骨以及腓骨长肌腱至腓骨短肌腱转位术。要特别注意中足矫形不彻底，距下关节依然处于内翻位置。E–J. 吸取左足的教训，后期右足矫形采用了中足融合 / 经楔骨和骰骨的截骨，使用克氏针进行固定，术后影像学检查显示中足去旋转良好，且跟骨内翻得以矫正，矫形效果较左足要好得多

第五跖骨畸形矫正

第五跖骨过度负重提示后足存在内翻畸形，需要予以矫正。对于某些后足内翻畸形，需要进行第五跖骨的切除，以彻底解决中足外侧过度负重问题。在这类病例中，患足的第五跖骨基底下方可见巨大胼胝，同时伴有腓骨短肌失功能，这通常见于遗传性感觉运动神经疾病。有些患者的感觉有所保留，这时第五跖骨畸形除了引起胼胝之外，还会导致疼痛。在上述各种情况下，第五跖骨截骨都是恢复跖行足的一个良好的办法，也可以与其他必要的术式联合使用（图 11.19）。

手术可以取用于跟骨截骨、腓骨肌腱转位或者三关节融合的同一切口，将其延长，或者也可以由第五跖骨基底沿跖骨干背侧向远端做另一切口。使用骨锯在第五跖骨干进行双平面斜行截骨，这样截骨楔形基底位于背侧且稍偏外侧。沿此方向进行截骨不会在跖侧偏外的负重区残留任何骨性凸起。用钳子固定跖骨基底，旋转跖底短韧带及腓骨短肌腱在第五跖骨基底的止点蒂部并将其切断。在严重畸形的患者中，腓骨短肌腱通常已经丧失了功能，因此可以毫无顾忌地将其远端切断。如果需要进行腓骨长肌腱转位，则要用带线铆钉将腓骨长肌腱牢固固定于骰骨。完成截骨后，使用大刀片将增生胼胝体削除。由于胼胝多为非常坚硬的组织，在切除之前可以使用湿的纱布浸湿软化胼胝以便操作。

如果侧位片显示第五跖骨相对于骰骨位置更低，那么无论进行中足截骨或是关节融合，都不能改变第五跖列位于骰骨平面之下的畸形位置，从而不能将足外侧充分旋转或者向背侧移位以减轻跖侧压力（图 11.20）。此时可以采用切除第五跖骨基底的方式，也不用顾忌切断早已经失去功能的腓骨短肌腱。如果需要增强足外翻肌力，可以将腓骨长肌腱转位固定至骰骨（图 11.21）。

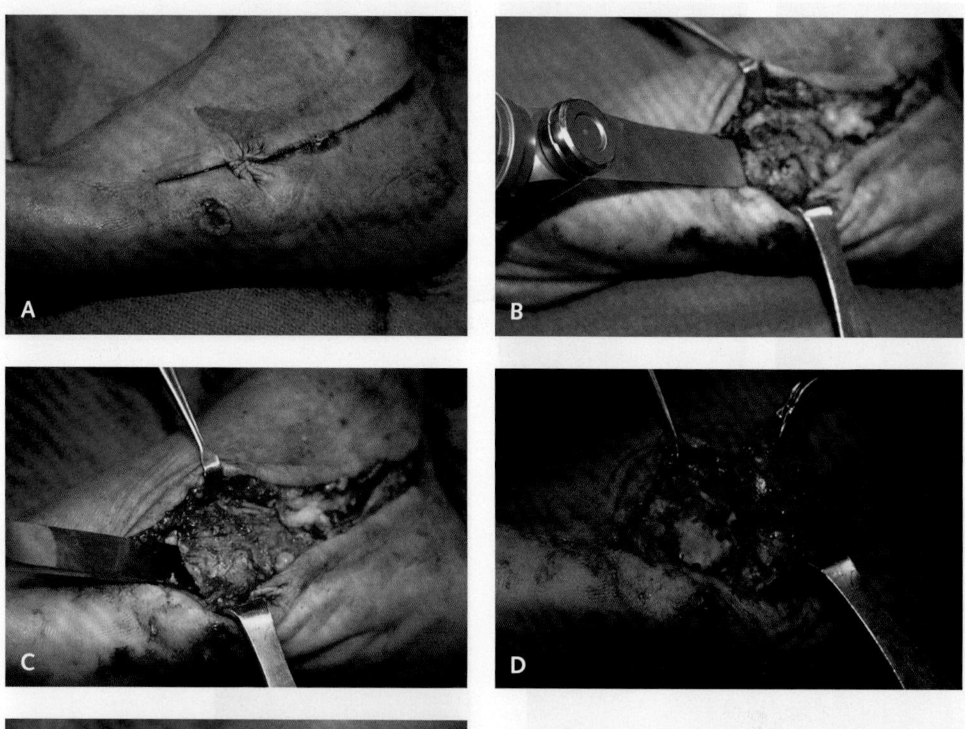

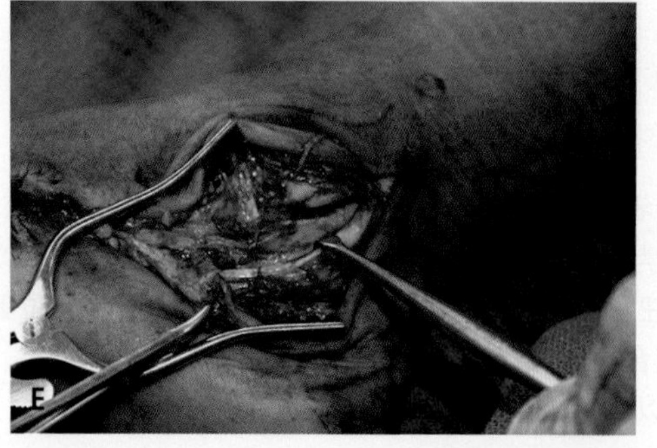

图 11.19 患有 CMT 疾病及神经病变的患者，既往因第五跖骨骨髓炎接受了两次手术。这次来诊，术者决定行第五跖骨基底切除联合后足融合术。A. 沿着腓骨肌腱做手术切口。B–D. 显露第五跖骨基底后，用宽锯片切断跖骨，切除跖骨基底。E. 残留的腓骨短肌腱仍然与外侧的软组织相连，经过清理修整后，将该肌腱用于 Chriman-Snook 术式重建外踝韧带

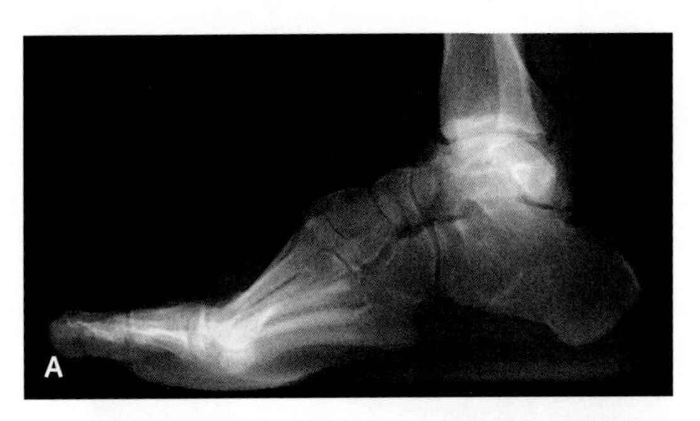

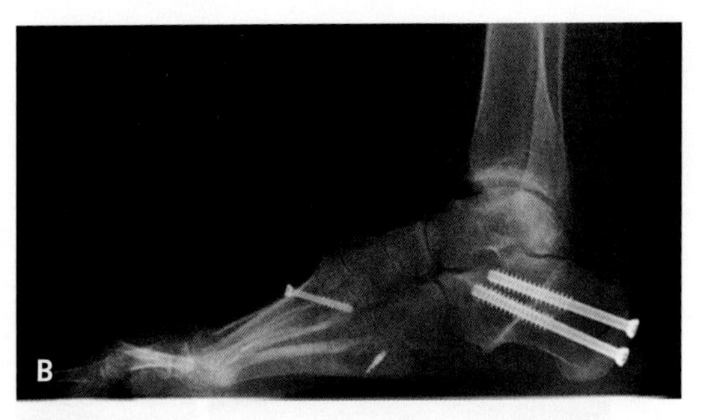

图 11.20 A. 患者为严重但柔软柔性高弓足畸形，采用跟骨及第一跖骨截骨、胫后肌腱由足后方转位至第五跖骨治疗，未行关节融合术。B. 要注意的是，虽然整体力线已经得到改善，但第五跖骨相对中足仍处于轻微下垂的畸形位

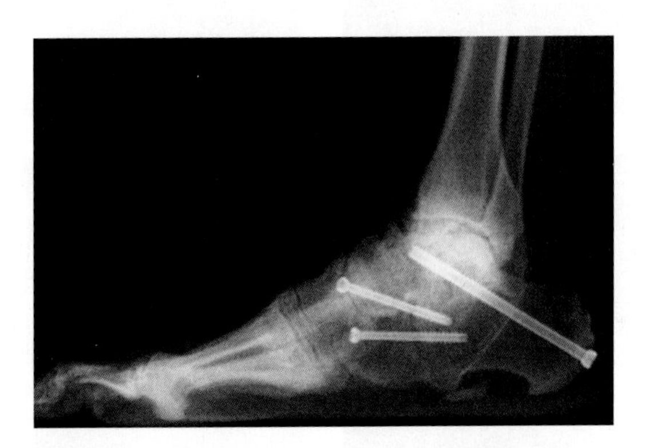

图 11.21 切除第五跖骨后的术后影像学表现。虽然仍存在踝关节炎，但踝关节并无疼痛，且足处于跖行位置

纠正踇趾爪形趾畸形

患有严重高弓足畸形或者有 CMT 病史的患者可表现为爪形踇趾畸形。对于这种情况，最有效的手术治疗方式是改良 Jones 术式，该术式不仅能够矫正踇趾力线，同时可以增强其背伸力量并改善整个踇趾的负重。由于矫正爪形踇趾时通常需要融合趾间关节，如果同时融合跖趾关节及趾间关节会导致前足过度僵硬，因此，除非跖趾关节存在严重的关节炎，否则此时一般不应该融合跖趾关节。趾间关节融合可按照第 33 章介绍的标准方式进行。与特发性高弓足病例相反，CMT 患者的跖趾关节相对柔软可复，且也需要增强足背伸的力量，此时可将踇长伸肌转位至第一跖骨（图 11.22）。行踇长伸肌腱转位时，将肌腱远端于趾间关节水平切断，向近端进行松解。于跖骨颈处钻一个直径 4mm 的骨道，并将肌腱由跖骨内侧向外侧穿出。对于肌腱转位的合适固定张力并没有严格规定，对于这类患者，笔者倾向于将足放在中立位时把肌腱张力调节至最大。一般肌腱的长度足够将其断端穿过骨隧道后返折与自身近端进行缝合固定。

神经功能正常的患者其畸形一般相对柔软，因此可以不必做趾间关节融合。对于这种情况，作者习惯行踇长屈肌腱转位，将肌腱绕过或穿过近节趾骨基底部以增强跖趾关节跖屈力量。术后患者踇趾跖屈运动的轴线会向近端移动，这样就减弱了导致踇趾远端屈曲畸形的力量。常规还会联合使用踇长伸肌延长术以及跖趾关节囊切除松解手术（图 11.23）。完成踇长屈肌腱转位后，才可以将踇长伸肌腱延长以获得肌力平衡。可以将踇长伸肌腱进行 Z 字延长而不必全部转位至跖骨。过度延长踇长伸肌腱可能导致趾间关节背伸无力而处于持续屈曲畸形状态。

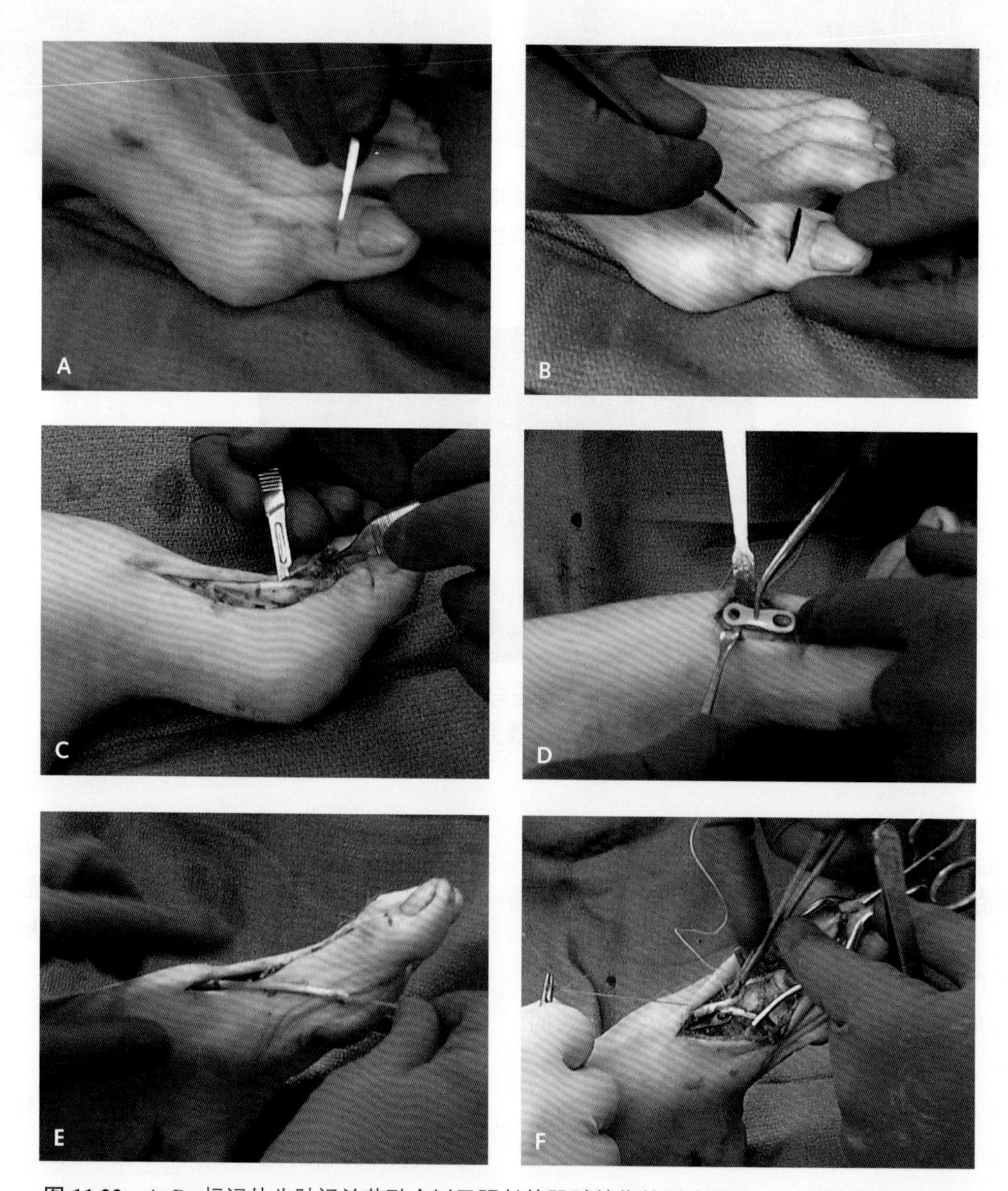

图 11.22　A–B. 标记处为趾间关节融合以及踇长伸肌腱转位的手术切口。C. 踇长伸肌腱自远端切断，尽可能保留肌腱长度。D. 行第一跖骨背侧闭合楔形截骨，使用双孔接骨板进行固定。E–F. 踇长伸肌腱经由跖骨颈部骨隧道由外侧向内侧穿出

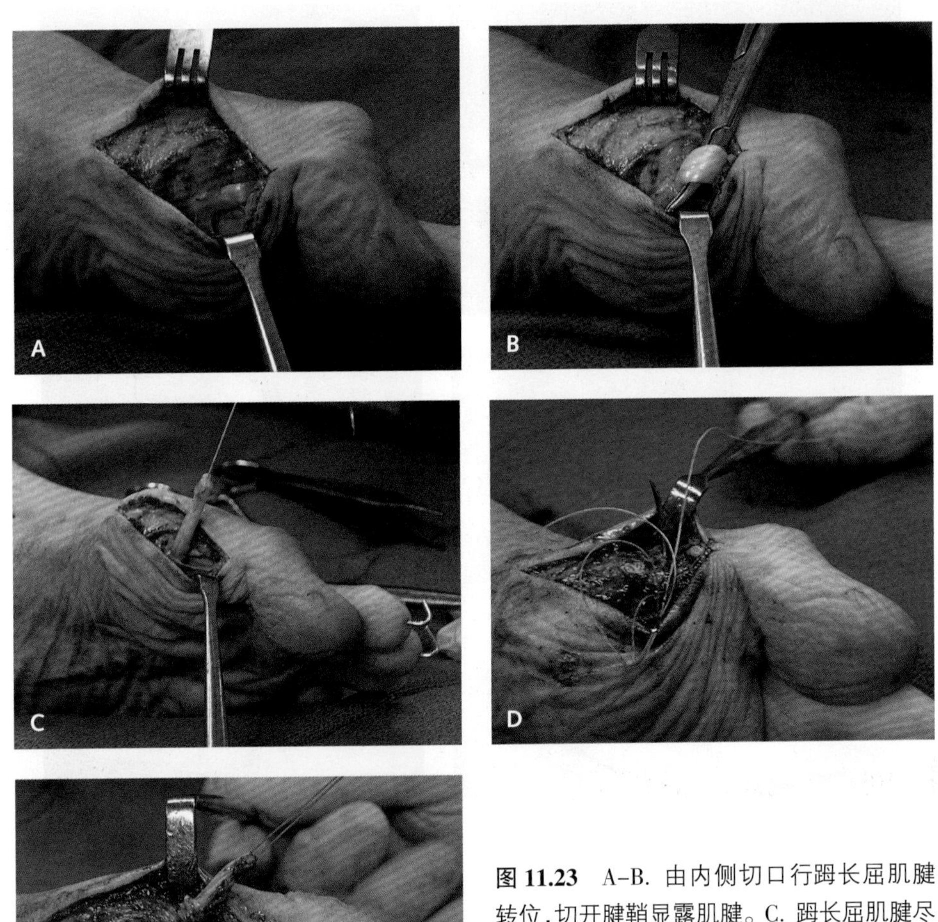

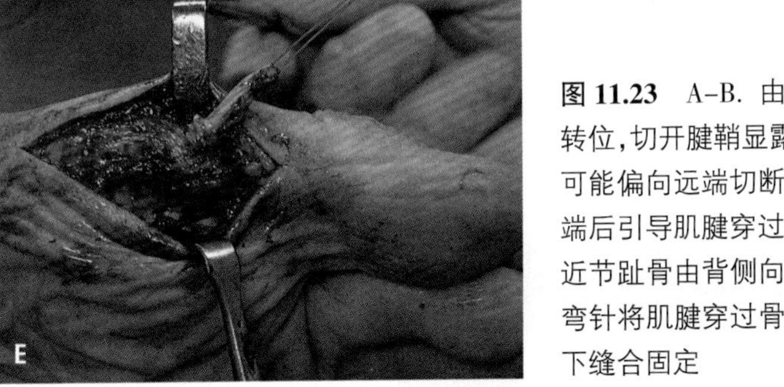

图 11.23　A–B. 由内侧切口行踇长屈肌腱转位，切开腱鞘显露肌腱。C. 踇长屈肌腱尽可能偏向远端切断，用缝线编织缝合肌腱末端后引导肌腱穿过趾骨处骨隧道。D–E. 于近节趾骨由背侧向跖侧做骨隧道，使用大号弯针将肌腱穿过骨隧道，然后在合适的张力下缝合固定

胫后肌腱转位

进行胫后肌腱转位时，一定要牢记高弓足畸形的矫形原则，即恢复肌力平衡。对于某些存在瘫痪性畸形的病例，如高弓足合并足下垂患者，更应遵循此原则。尽量使用可用的，尤其是导致足踝畸形的肌腱，比如踇长伸肌腱，趾长伸肌腱，胫后肌腱，腓骨长肌腱或者其他可以用来矫正畸形的肌腱（图 11.24）。胫后肌腱转位的手术要点在第 19 章肌腱转位部分有详细介绍。胫后肌腱转位的原则与处理瘫痪性足畸形的肌腱转位原则并无不同，但在同时行跟骨或中足截骨时，一定要仔细设计切口（图 11.25）。有些畸形，虽然有某些高弓或者内翻足的表现，但并不具备其典型病变特点，例如骨筋膜室综合征后足畸形的患者，其内翻畸形是由于胫后肌腱瘢痕化后挛缩导致的，对瘢痕化的胫后肌腱只能做切除并不能用于肌腱转位。而且这种筋膜室综合征造成的足内翻畸形，其第一跖骨并不呈马蹄跖屈状而是表现为背伸，这是由腓骨长肌及胫前肌肌力不平衡引起的。在这种情况下需要采用三关节融合矫正后足畸形，同时将致畸的胫前肌腱向外侧转位至中间楔骨以及做跖腱膜松解（图 11.26）。

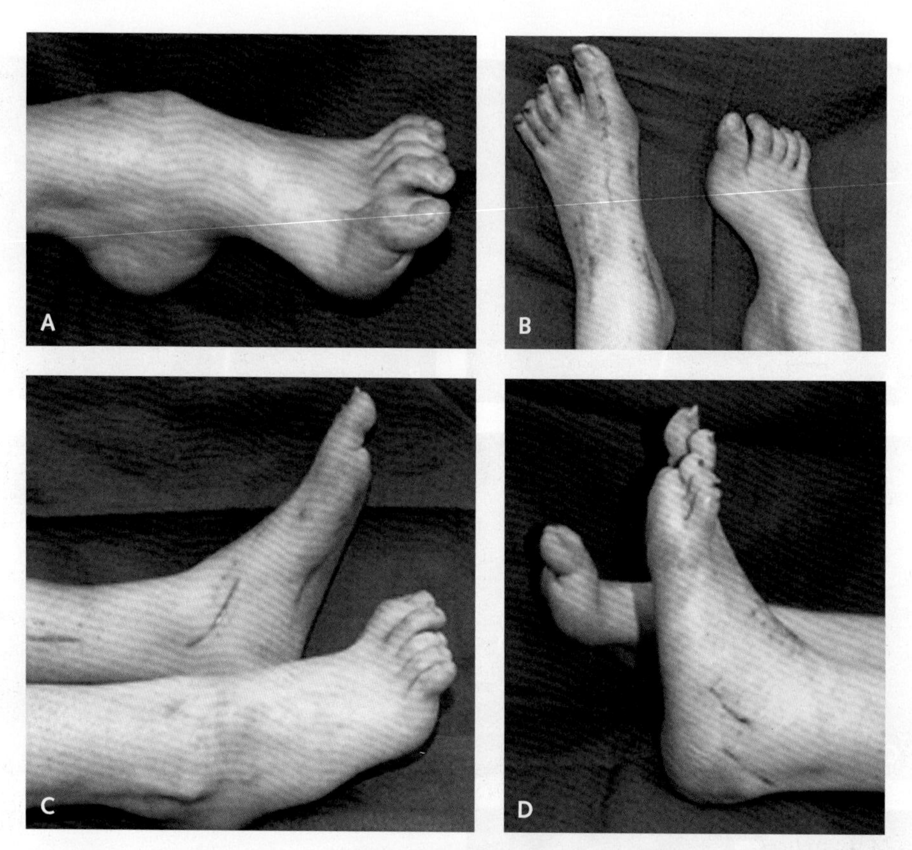

图 11.24 A. 54 岁 CMT 患者，双侧严重的高弓内收畸形，伴有左侧足下垂。B–D. 将胫后肌腱经骨间膜转位至骰骨以矫正足内翻和足下垂，并行跟骨及第一跖骨截骨和跖腱膜松解。患者最后完全摆脱支具且能够自由行走

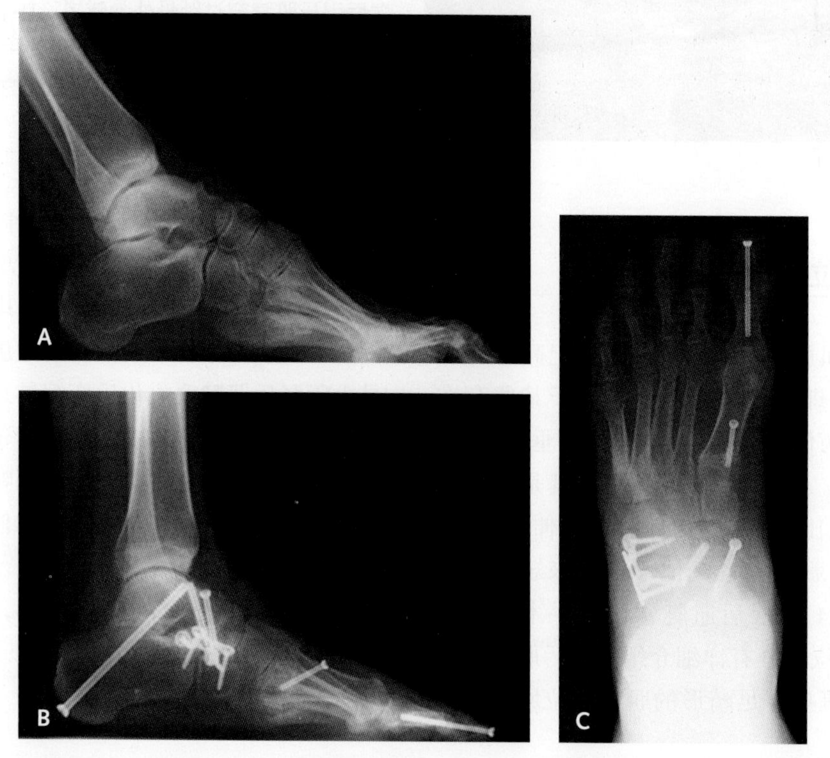

图 11.25 A. CMT 患者后足僵硬性畸形。B–C. 治疗包括三关节融合、胫后肌腱转位、第一跖骨截骨以及外侧足趾趾间关节融合

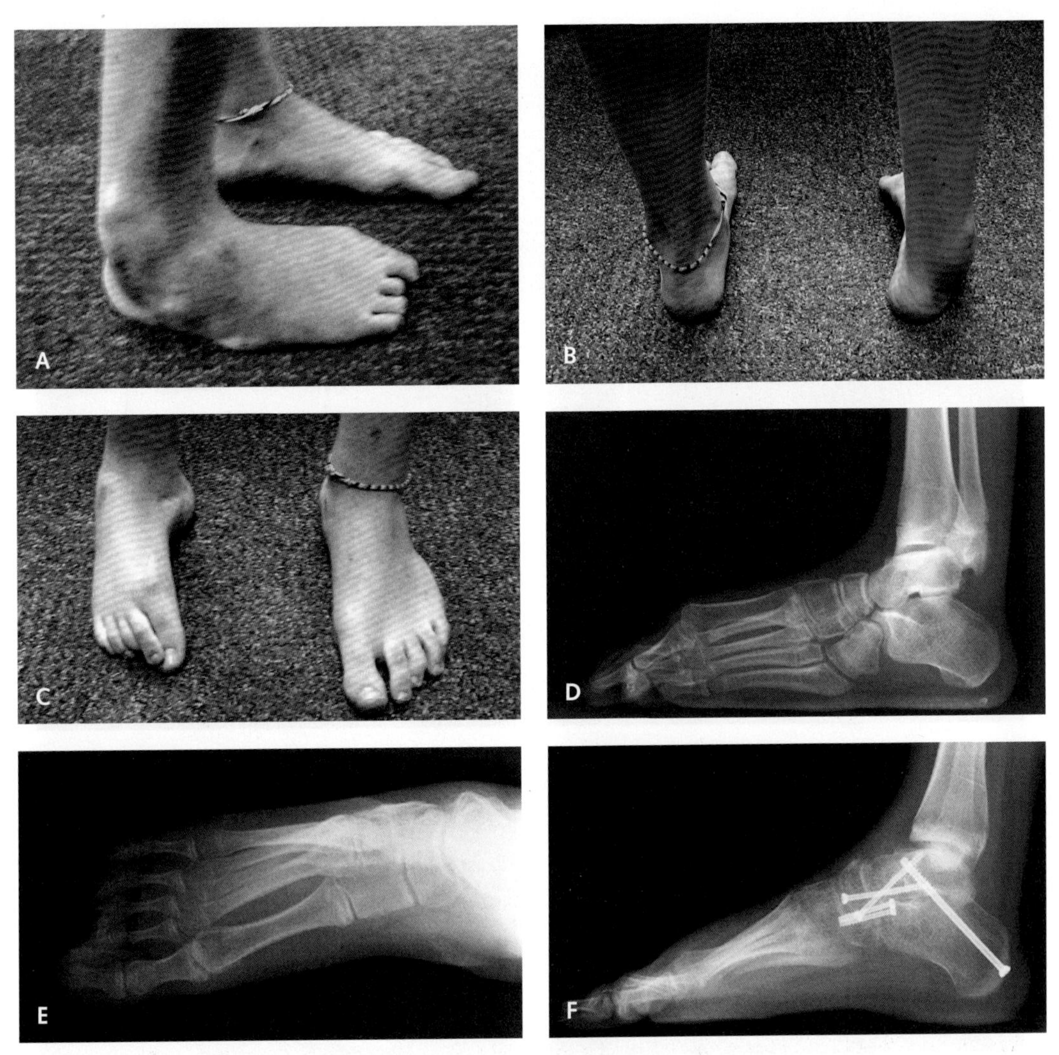

图 11.26 A–E. 患者为青春期少女，因小腿及足部骨筋膜室综合征导致严重的马蹄高弓内翻足畸形。注意患者存在胫后肌腱挛缩，包括踇短屈肌在内的内在肌挛缩，后足畸形以及第一跖骨抬高。F. 治疗包括胫后肌腱及肌腹切除、三关节融合、胫前肌腱转位至外侧楔骨以及踇长屈肌腱转位至第一跖骨（反 Jones 手术）

僵硬性多平面复发性畸形的矫正

多平面足畸形矫正是难度较大的一种足踝外科手术，除了多平面的骨性畸形之外，关节挛缩及肌力不平衡也是需要重视的因素。如前所述，处理该类型的畸形不仅需要进行骨性矫正，也需要平衡肌力和软组织。通常该类患者就诊之前已接受过多次手术治疗，例如青少年时接受过三关节融合。除了畸形之外，还可能同时存在踝关节不稳及踝关节炎。如图 11.27 所示，患者青少年时接受了三关节融合手术，目前来诊时表现为严重的复发畸形。并不能说之前的关节融合术是不正确的，但是，现在患者畸形复发，存在严重的后足内翻、踝关节炎，以及因胫后肌腱持续牵拉作用而产生的中足内收。即使胫后肌腱肌力只有Ⅳ级，但其持续牵拉造成的致畸作用也不能被忽视，否则会导致畸形复发，这多见于年轻时接受骨性手术治疗但未完全平衡肌力的患者。

处理合并踝关节炎的高弓足畸形时，有多种方式可供选择。首先需要考虑是否有矫正畸形的可能性，然后同时可加做外踝韧带重建，恢复力线之后，踝关节的关节炎症状可以有明显改善。对于患有 CMT 及轻度神经病变的患者更是如此，一旦足踝的力线得以改善，踝关节炎的症状就会明显减轻。图 11.28 所示为既往行三关节融合术后出现踝关节炎及踝关节内翻畸形的患者，行三关节融合翻修手

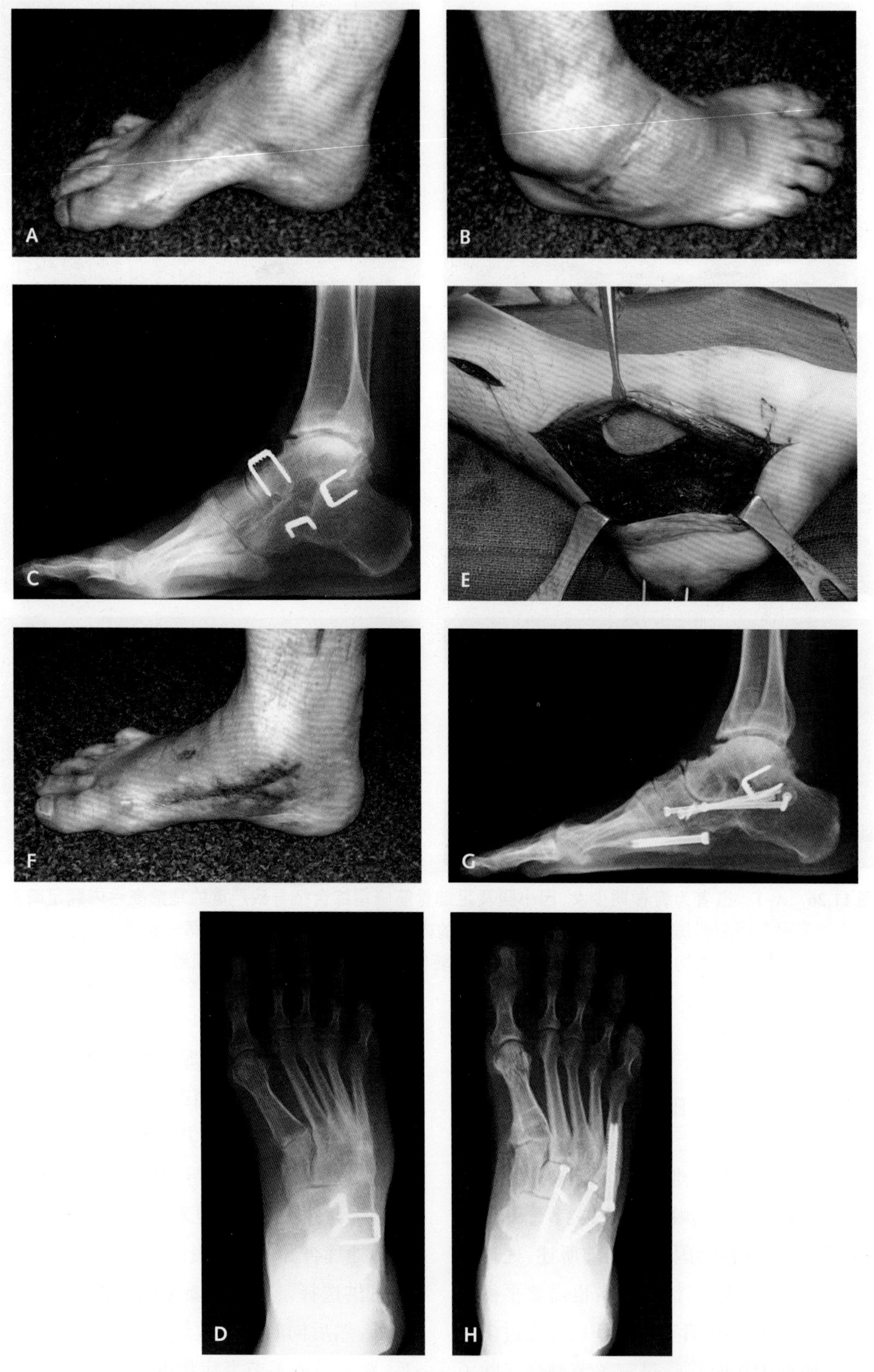

图 11.27 A–D. 伴有僵硬性畸形的 CMT 患者，既往曾行三关节融合术。注意后足畸形仍然存在、足高弓表现以及第五跖骨应力性骨折。E–H. 翻修手术包括胫后肌腱转位、三关节融合翻修、改良 Chirsman–Snook 手术、第五跖骨基底切开复位内固定以及第一跖骨背伸截骨。最终临床表现及影像学表现提示力线恢复良好

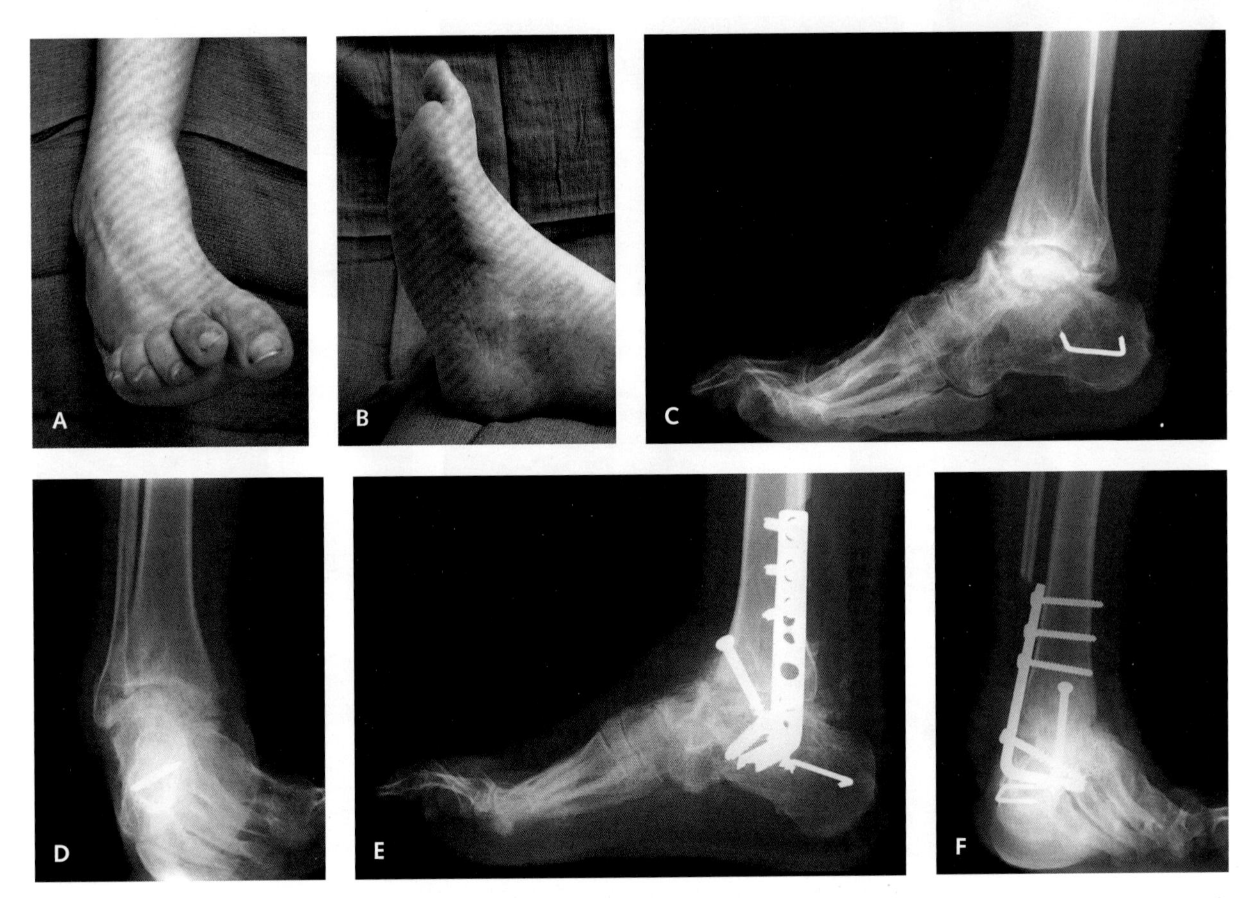

图 11.28　A–D. 小儿麻痹患者三关节融合术后并发距骨缺血性坏死，图示为患者足踝临床表现及影像学表现。E–F. 治疗包括胫后肌腱转位、胫距跟融合以及第五跖骨切除，这些可见于侧位片

术矫正力线后获得了如前所述的症状改善。如果踝关节畸形严重且合并后足畸形，那么仅仅矫正后足的力线可能不足以解决踝关节的问题。此时矫形手术可以分两期进行，首先通过矫形获得正常的跖行足及踝关节力线，然后考虑二期行踝关节融合或置换解决踝关节炎的问题，但要注意，如果患者患有神经肌肉性病变，则不能选择踝关节置换手术。如果踝关节炎是由后足畸形引起的，那么在通过肌腱转位、中足或前足截骨以及第一跖楔关节融合术恢复足部平衡后，进行胫距跟融合术治疗就可以解决踝关节炎的问题。胫距跟关节融合术成功与否取决于胫后肌腱转位及胫距跟关节融合恢复力线后跗横关节是否有足够的活动度（图 11.29）。图 11.30 展示的是另一种类型的畸形，患者既往行三关节融合术，但融合力线不佳，后期在力线不良的后足上又加做了踝关节融合，最终导致踝融合发生骨不愈合。在计划翻修踝关节融合时，需要明确是否需要同时进行三关节融合翻修以改善后足力线，换句话说就是要考虑在对于病例单纯行踝关节融合翻修能否使后足力线得以矫正。在此病例这种踝关节内翻明显的情况下，单纯矫正踝内翻畸形有可能同时矫正后足力线，因此翻修时将踝关节融合变成了距骨周围融合手术。术后影像学显示矫正尚可但并不完美，因为第五跖骨位置还是太低太靠近地面，这提示手术时应该同时对中足或跗横关节进行去旋转矫形。

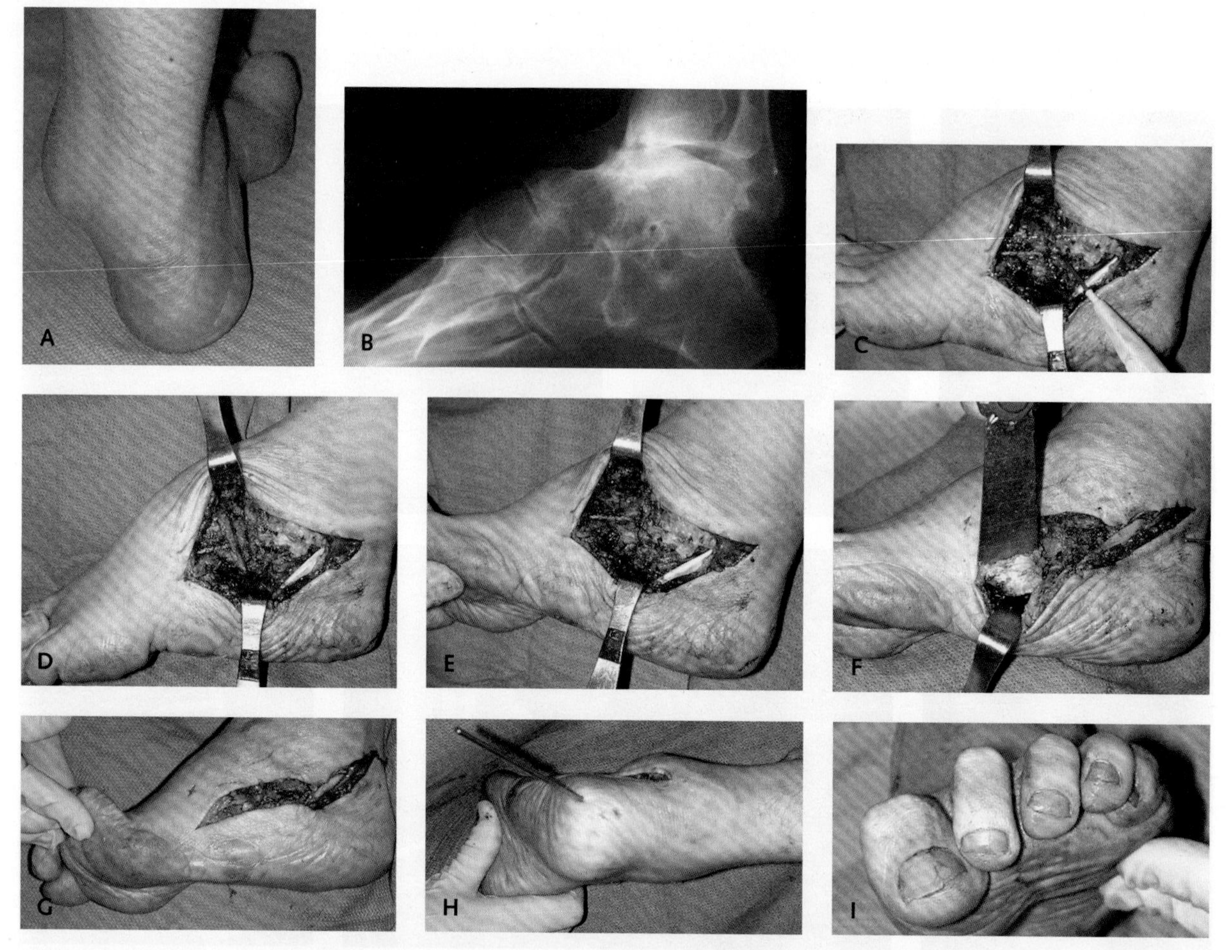

图 11.29 A–B. 图示为三关节融合术失败后导致的严重的复杂多平面畸形。在胫后肌腱转位之外，行三关节融合翻修以及第五跖骨基底切除术和第一跖骨截骨术。C. 行外侧切口进行显露后，使用电刀标记畸形顶点。D. 于中足做双平面楔形截骨。E. 截骨完成后，通过去旋转矫正中后足畸形，此时注意观察去旋转后截骨面两端电刀标记线的位置变化。F. 第五跖骨基底仍然突出，予以切除。G–I. 固定前，在各个平面评估足部力线。H. 由于后足矫正后第一跖骨跖屈增加，遂行第一跖骨基底背伸截骨，然后完成最终固定

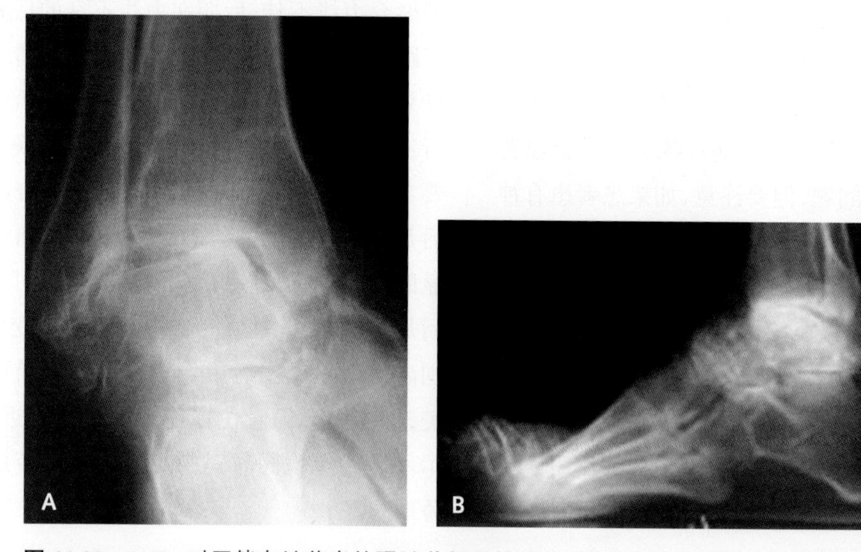

图 11.30 A–B. 对于伴有关节炎的踝关节僵硬性畸形，踝关节融合术是一个很好的选择。此例患者还伴有既往踝关节融合失败骨不愈合，以及三关节融合术后位置不良。将踝关节融合进行翻修，术中矫正力线，主要是将其转为距骨周围融合。矫形效果尚可接受，但因为第五跖骨仍太低太靠近地面，所以认为矫正效果并不完美

技术、技巧和注意事项

1. 如果可能，尽量避免行关节融合。
2. 通过稍微削弱内翻力量同时增强外翻力量可恢复后足肌力平衡，可采用经骨间膜转位胫后肌腱以矫正马蹄内翻高弓足畸形，或经踝关节后方胫后肌腱转位以加强肌力减弱或缺失的腓骨短肌。
3. 高弓内翻足矫形中，通常都需要进行跖腱膜松解手术，且该手术应在跟骨截骨之前完成，因为跖腱膜紧张时无法将跟骨矫正到外翻位置。
4. 根据跟骨的倾斜角决定是采用双平面截骨还是三平面截骨。手术包括外侧闭合截骨、跟骨结节外移，并根据需要决定是否将跟骨结节向头端轻微滑移以降低跟骨倾斜角。跟骨外移不要超过5mm，否则会引起医源性跗管综合征。
5. 在处理高弓足畸形时，一定要注意观察有无踝关节不稳。后足内翻畸形可导致踝关节及第五跖骨外侧负重增加。术前及术中应进行应力位拍片检查以明确矫形效果。
6. 注意有无跟骨内翻、踝关节不稳及第五跖骨应力骨折三联征。
7. 对于合并有第五跖骨基底增生及增厚胼胝的僵硬性足内翻畸形患者，即使后足矫正良好，第五跖骨基底下的突起仍然存在，这是由第五跖骨相对第四跖骨向下半脱位引起的，只能通过整个中足的去旋转截骨来进行矫正。即使进行截骨，第五跖骨基底有时还是有突起，因此，在矫正合并第五跖骨突起的僵硬性高弓足畸形时，笔者倾向于将第五跖骨基底完全切除。将跖骨近端三分之一切除后可获得一个平整的足外侧负重区。通常这类畸形患者腓骨短肌功能缺失，且这类严重僵硬的畸形需接受关节融合手术。因此，不必考虑切除第五跖骨基底是否会损伤腓骨短肌的功能。
8. 一般首先恢复后足形态及稳定性，再分期矫正前足畸形。尤其是对于严重畸形的病例，需要进行多次手术治疗。

（刘奔 译　申成春 校　张建中 审）

推荐阅读

Aminian A, Sangeorzan BJ. The anatomy of cavus foot deformity. *Foot Ankle Clin.* 2008;13:191–198, v.

Deben SE, Pomeroy GC. Subtle cavus foot: diagnosis and management. *J Am Acad Orthop Surg.* 2014;22(8):512–520.

Huber M. What is the role of tendon transfer in the cavus foot? *Foot Ankle Clin.* 2013;4:689–695.

Krause FG, Wing KJ, Younger AS. Neuromuscular issues in cavovarus foot. *Foot Ankle Clin.* 2008;13:243–258, vi.

Olney B. Treatment of the cavus foot. Deformity in the pediatric patient with Charcot-Marie-Tooth. *Foot Ankle Clin.* 2000;5:305–315.

Sammarco GJ, Taylor R. Combined calcaneal and metatarsal osteotomies for the treatment of cavus foot. *Foot Ankle Clin.* 2001;6:533–543, vii.

VanValkenburg S, Hsu RY, Palmer DS, et al. Neurologic deficit associated with lateralizing calcaneal osteotomy for cavovarus foot correction. *Foot Ankle Int.* 2016;37(10):1106–1112.

Ward CM, Dolan LA, Bennett DL, et al. Long-term results of reconstruction for treatment of a flexible cavovarus foot in Charcot-Marie-Tooth disease. *J Bone Joint Surg Am.* 2008;90:2631–2642.

Wulker N, Hurschler C. Cavus foot correction in adults by dorsal closing wedge osteotomy. *Foot Ankle Int.* 2002;23:344–347.

Zide JR, Myerson MS. Arthrodesis for the cavus foot: when, where, and how? *Foot Ankle Clin.* 2013;18(4):755–767.

第五部分　瘫痪性畸形的矫正

第12章　肌腱转位治疗瘫痪性畸形

肌腱转位概述

通过合适的肌腱转位手术矫正足踝畸形可以收到令医生及患者都感到满意的效果。所有肌腱转位手术的目的都是为了构建稳定且具备功能的跖行足。使用肌腱转位治疗瘫痪性足畸形也是为了达到这个目的,即矫正畸形、改善功能及建立跖行足。肌腱转位有双重目的,首先是用有功能的肌肉代替缺失力量的肌肉,更为重要的是去除将对足产生致畸形作用的肌力。不要低估肌腱转位在矫正非神经源性畸形手术中的作用。对存在内翻畸形的足部进行踝关节置换时将胫前肌腱转位至外侧楔骨以矫正内翻畸形,以及将腓骨短肌转位至腓骨长肌治疗平足畸形是两个最为典型的例子。

解剖及相关注意事项

概括来说,走行于踝关节矢状位轴线前方的所有肌肉或肌腱使踝关节背伸,相反,走行于其后方的肌肉或肌腱则使踝关节跖屈。明白这一点很重要,因为虽然人们常常认为腓骨肌腱及胫后肌腱主要是分别使踝关节内翻和外翻,但是两者还是踝关节的跖屈肌。如果肌腱位于关节轴线附近,则其对关节活动影响不大。相反,肌腱与关节轴线距离越远,由于力臂更长,其作用于关节的力量就越大。这也是我们主张经由骨间膜进行胫后肌腱转位的原因。如果胫后肌腱转位经由皮下,且肌腱并不是经由伸肌支持带下方走行,这样会大大削弱转位后的肌腱力量。同样的原理,有些情况下转位后胫后肌腱长度不够,无法固定到外侧楔骨上,而是更靠近足的中轴线固定到舟骨外侧,这样转位达到的效果会下降。当经皮下行胫后肌腱转位时,将肌腱经过内踝前方"跨越"过小腿前方固定到足背,也会发生与上述类似的肌力削弱情况。因此主张尽量经骨间膜转位,但是,经由骨间膜行胫后肌腱转位也有它的不足,即肌肉到转位后的止点并非直线,而需要转折,这会造成肌腱有效长度损失大约8~10mm。当小腿前外侧存在瘢痕因而不能保证经由骨间膜转位后肌腱有充分的滑动度时,经皮下直接行肌腱转位就十分实用(图12.1;视频12.1)。

胫前肌几乎直接位于距下关节轴线上方,但由于其止于内侧楔骨,所以有令足内翻的附加功能。有些病例中胫前肌可能是使足内翻的主要肌肉,尤其在胫后肌功能缺失的时候。胫前肌与腓骨长肌互相拮抗以达到第一跖骨位置的平衡。如果腓骨长肌功能不全,尤其是在儿童患者,胫前肌除了使足背伸之外,还可能造成第一跖骨抬高(图12.2A;视频12.2)。

跟腱位于踝关节轴线后方,是跖屈踝关节的主要力量。同时,跟腱也位于距下关节轴线的稍内侧,因此在正常足有微弱的内翻距下关节的力量。当胫后肌力量缺失时,相对强的腓骨肌腱将足跟牵拉至外翻状态,这时跟腱止点转移至距下关节外侧,从而有一定加强后足外翻的作用。对于此类畸形的患者,必须通过跟骨内移截骨及其他肌腱转位手术来调整跟腱以及腓肠肌相对于后足的位置,以恢复其正常力线。

胫后肌腱及腓骨肌腱构成了围绕踝关节控制后足内翻及外翻的一组拮抗肌群。胫后肌腱位于踝关节轴线后方以及距下关节轴线内侧,因此其作用为使踝关节跖屈以及使后足内翻。与之相反,腓骨肌腱会引起踝关节跖屈以及后足外翻。两个肌腱之中

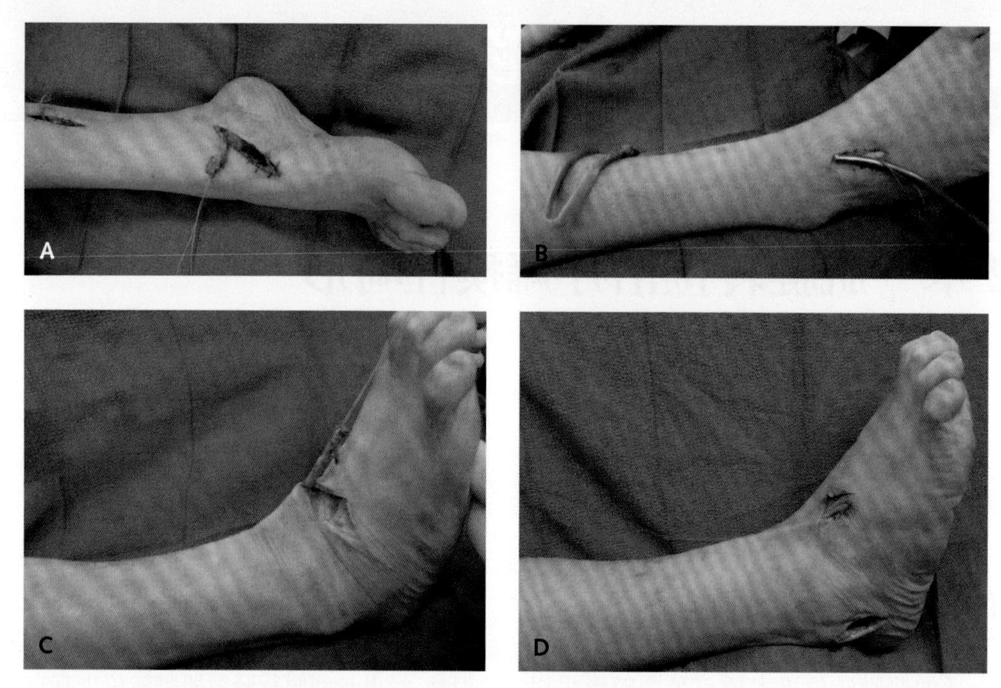

图 12.1 前骨筋膜室或外侧骨筋膜室存在瘢痕化或者外侧有可能存在损伤导致胫后肌腱经骨间膜转位产生瘢痕化时，应采取皮下跨越转位而非经骨间膜转位。A. 采用常规方式切取胫后肌腱，尽可能保留长度。B. 将肌腱拉至入近侧切口，然后用大号血管钳创造直达足背的皮下通道。C. 注意在背伸踝关节时，需要有足够的空间将肌腱固定到任何一个楔骨上。D. 确保将踝关节置于被动背伸达到 10°的位置，然后用带线铆钉和 / 或挤压钉固定肌腱

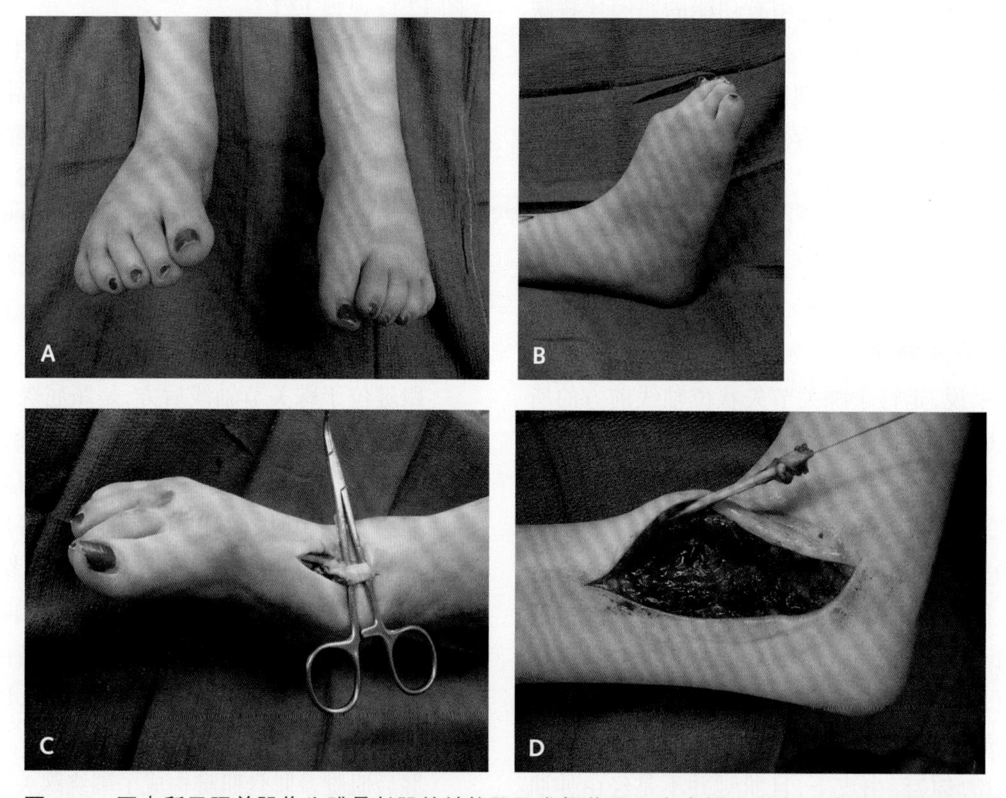

图 12.2 图中所示胫前肌作为腓骨长肌的拮抗肌而发挥作用。本病例中患者儿时为治疗马蹄内翻足，行手术切断腓骨长肌。当腓骨长肌没有功能时，第一跖骨会抬高。A–B. 注意第一跖骨抬高以及踇趾背伸。C. 为了矫正畸形，如果不进行胫前肌腱转位，做多少骨性手术都是不够的。此处，在肌腱转位之外，附加第一跖楔关节闭合截骨融合术。D. 胫前肌腱向外侧转移其固定的位置取决于前足旋后的程度。一般来说，转位至中间楔骨或外侧楔骨就够了

任何一方的瘫痪都会引起其拮抗肌的过度牵拉，导致后足内翻或外翻力线异常。虽然后足内翻和外翻平衡主要取决于腓骨短肌及胫后肌，但是也需要将胫前肌的内翻作用、腓骨长肌以及上文提到的腓肠肌比目鱼肌被牵拉到距下关节外侧后产生的外翻作用考虑在内。设计肌腱转位位置时需要考虑上述综合因素，所以在严重的内翻畸形病例需要将胫后肌腱转位至足部更外侧的地方（图 12.3 和图 12.4）。

在准备进行肌腱转位手术之前，需要考虑如下因素：无论力量强弱，所有可收缩的肌肉的肌力以及其肌腱的滑动度；拟行转位的肌腱相对于足的位置；转位后肌腱的张力以及肌腱转位后的把持力。理想情况下，转位后的肌腱其力量及滑动度应该接近其替代肌腱，但是单根肌腱很难达到这种效果。因此，期望使用踇长伸肌完全替代胫前肌或者使用趾长屈肌完全替代胫后肌都是不现实的。使用单根肌腱代偿胫前肌或者腓肠肌 – 比目鱼肌这些力量最强的肌肉几乎是不可能的，此时需要进行多根肌腱转位。

应理解，当肌腱异相转位（即屈肌腱转位成伸肌腱功能）时，转位后的肌腱肌力要减弱一级，这一点非常重要。例如，胫后肌转位至足背侧用来增强足背伸力量即为异相转位，所以转位后肌力会有所损失。另一个问题是，在处理后足内翻畸形中很多医生发现胫后肌力量有所减弱时，他们就会放弃将胫后肌腱转位至足外侧加强外翻力量的念头，而选择通过后足融合（通常是三关节融合）来矫正畸形。但是，由于胫后肌腱止于距舟关节远端，即融合后的三关节远端，所以即便术前胫后肌腱肌力只有Ⅳ级，但如果不将其转移走，也足以逐渐将后足再次牵拉至内翻从而导致畸形复发。如果将胫后肌腱经过踝

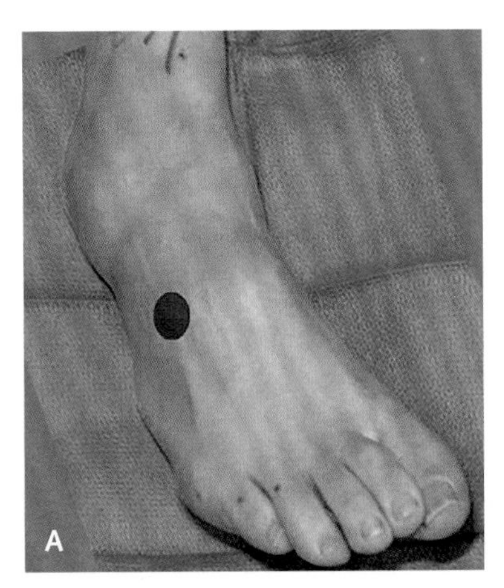

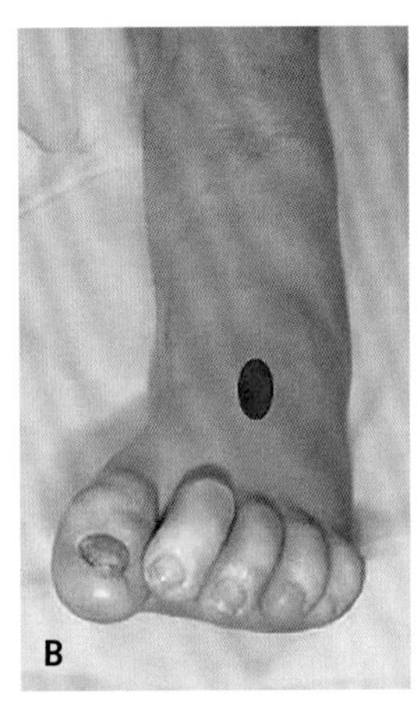

图 12.3　在计划胫后肌腱转位后止点的固定位置时，足的位置是很重要的一个因素。A. 图中所示主要是内翻畸形，由于腓骨短肌没有功能，术者可能考虑将胫后肌腱进行更偏外侧的转位。B. 图中所示内翻较轻，因此将胫后肌腱转位至足中心，与外侧楔骨相对应

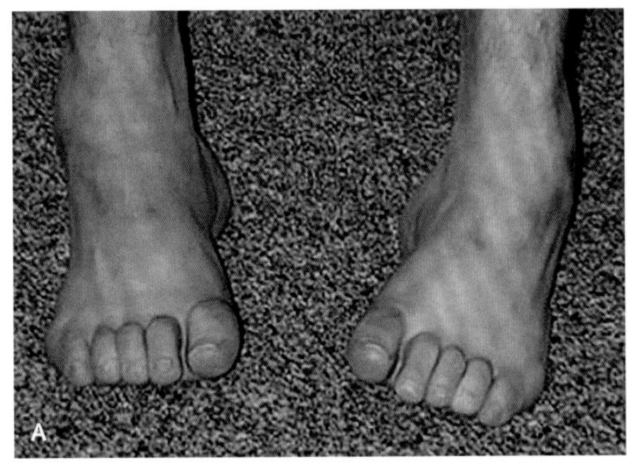

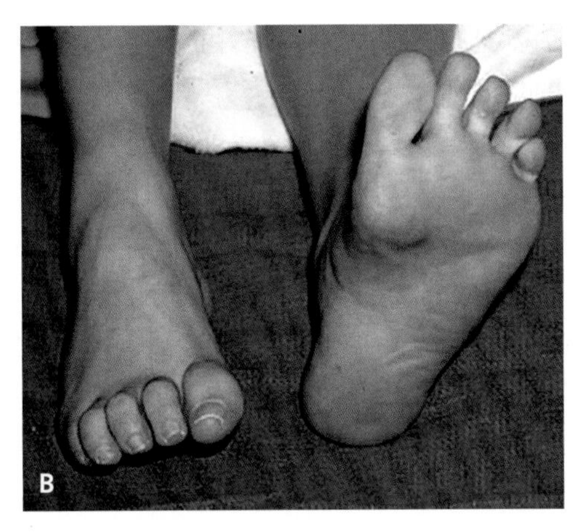

图 12.4　A. 马蹄内翻足。B. 单纯马蹄足。相对于矫正马蹄内翻足，矫正单纯马蹄足要简单得多，后者并不需要考虑肌腱转位的位置。例如，一般将胫后肌腱转位至足中央的外侧楔骨上

关节后方转位至腓骨肌腱来增强外翻，由于其走行始终位于踝关节轴线后方，因此不会发生转位后肌力降级的现象。基于上述，作者倾向于使用同相肌肉行转位替代，这样肌肉“再适应”的时间会缩短，有利于康复，且转位时肌力损失也会减少。因此，通常来说，在麻痹性瘫痪畸形矫正时，将胫后肌腱经由骨间膜转位至足背侧的过程中，至少会有一级肌力的损失。其他异相肌腱转位，例如使用腓骨肌腱重建踝关节背伸功能时也是如此。但腓骨肌腱转位至踝前方时不需穿过骨间膜，可以更为直接地越过腓骨转位至踝关节前方。虽然此时也是异相转位，但与胫后肌腱转位不同，此处腓骨肌腱走行的改变不大，因此肌力损失也相对较少。

肌腱转位固定至骨骼上需要保持多大的张力？如果肌腱被牵拉到最大程度时进行固定，虽然理论上其还有一定的继续伸展能力，但这种肌腱转位的效果更接近肌腱固定术。如果肌腱转位时将其固定于松弛状态，那么肌腱将不足以产生有效的牵拉张力。因此一般来说，笔者倾向于将肌腱固定在处于一定的张力而非松弛的状态，这是由于肌肉常常会有一定的进一步伸展能力。最重要的一个原则是，要在足中立位时将肌腱固定在最大张力的位置。反之则不然，如果转位的肌腱过于松弛，则无法获得理想的肌力。如果肌腱是穿过支持带下方转位，则支持带会起到一定滑轮效应，这会帮助增加肌腱的滑动度。但缺点是，转位后的肌腱更接近踝关节或距下关节轴线，导致力臂缩短进而削弱转位后肌腱的力量。经皮下进行转位时，肌腱滑动度减少，但是由于肌腱与关节轴线距离增加，力臂相对增加，进而导致肌腱的力量达到最大。总体来说，通常经皮下进行肌腱转位，除了之前提到的生物力学优点之外，经皮下转位时肌腱被卡住的可能性相对经支持带转位明显更低。

固定转位后肌腱时，应尽可能在骨质上钻孔，以构建骨质－肌腱－骨质界面结构的肌腱固定方式，单纯将肌腱固定在骨膜上是不牢固的。为了使肌腱能够在合适的张力下固定在骨隧道上，转位时一定要保证肌腱有足够的长度。将肌腱固定于骨隧道的方法包括使用金属或者生物材料的挤压钉进行接触面贴合，或者使用带线铆钉进行缝合。有的时候可以将两者联合使用从而将肌腱固定在隧道内不易被拔出。肌腱固定越牢固，拆除缝线后患者开始负重、被动关节活动练习以及肌肉的强化和锻炼可能开始得越早。无论哪种形式的肌腱转位，功能恢复锻炼都是极为重要的，虽然采用同相肌腱转位其功能康复锻炼的难度比异相转位要低得多。

手术时机及术前评估

神经损伤后肌肉功能恢复可能需要 1 年左右，虽然肌电图有助于肌肉功能恢复的诊断，但在该时期反复进行临床检查对于判断更有帮助。虽然有些肌肉的功能在神经损伤 2 年内仍会持续恢复，但对于瘫痪性畸形，我们一般在功能丧失 1 年后进行肌腱转位。当踝关节周围肌肉力量失衡导致足部畸形进行性发展时，手术时机的选择尤为重要。肌力失衡的时间越长，僵硬性畸形出现的可能性就越大，此时除了肌腱转位外，还需要进行骨性手术。当畸形变得僵硬时，仅仅通过截骨获得矫形的可能性较小，一般需要在肌腱转位外加做关节融合。在瘫痪性损伤的恢复期，一定要注意使用辅具保护肢体力线以避免畸形进行性发展。如果不进行保护，后期重建手术的难度将大大增加，甚至变得不可能完成。柔性的马蹄足畸形要比僵硬性的马蹄内翻足畸形容易矫正得多，后者可能需要肌腱转位、后足及前足截骨或者关节融合以获得跖行足。在腓神经损伤时，可以在神经松解或移植修复之外进行胫后肌腱转位来获得最大的功能恢复。通过多种术式的结合，患者可获得良好的效果，其中包括恢复跑步的能力，甚至能够参加棒球、冰球等激烈运动。虽然并非所有患者都能恢复得如此理想，但重要的是要理解，对于神经损伤的患者，积极进行重建手术可以大大改善患者预后，因此不应该采取消极的态度。

在评估患者是否能够行肌腱转位手术时，要确定畸形是处于静息状态还是进展状态。如果存在肌力不平衡，那么最终都会导致足畸形。如果用于转位的肌腱出现瘫痪，则会进一步加重畸形的恶化。即使对于畸形处于进展期的患者，如 CMT 患者，也可以将足矫正至跖行位置。但是，儿童患者进行肌腱转位的效果不确切，原本没有功能的肌肉得到加强后，随着患者生长发育，手术建立的肌力平衡可能会丢失。为了获得持续的矫形效果，关键在于将足重建至肌力平衡的跖行位置，这样即使肌肉肌力减弱，患足一般也还会维持跖行。但对于进展性肌力丧失的疾病，如 CMT，通过肌腱转位，可以将足矫正至肌力平衡的跖行位置，但随着肌力逐渐减弱，可能发生患足背伸功能丧失需要再次手术的问题。

对于僵硬性的足踝畸形，虽然肌腱转位有助于最终的成功矫正，但单纯进行肌腱转位术并不够，需要同时进行骨性手术。比如，对于僵硬性马蹄内翻足患者，需在肌腱转位同时采用三关节融合术进行矫正。胫后肌力存在而腓骨肌力丧失（反之，对于马蹄外翻足患者亦然），即使进行了三关节融合，如果不把致畸的肌力转走或者去除，最终畸形还会复发，因此在融合关节的同时还要进行肌腱转位（图 12.5）。为了恢复肌腱转位术所作用的关节被动活动度，固定转位肌腱时必须将该关节置于中立位且足位于跖行位置。再次强调，最好使用同相的肌肉进行转位替代失功能的肌肉。

各种肌腱的转位

胫后肌腱转位

采用四切口技术进行胫后肌腱转位以恢复踝关节背伸功能（视频 12.3）。手术时患者取仰卧位，行全麻或局部麻醉。第一个切口位于足内侧，由距舟关节走向内侧楔骨，以显露胫后肌腱。纵行切开腱鞘，显露肌腱止点。使用骨刀将胫后肌腱位于楔骨上的止点连同周围骨膜进行剥离（图 12.6A）。如果可能的话，将舟骨远端的肌腱连同骨膜一起剥离。肌腱末端使用 2-0 缝线进行编织以利于转位（图 12.6B），纵行分离胫后肌腱腱鞘至内踝后方，以利于肌腱穿过（图 12.6C）。

第二个切口位于小腿内侧踝关节上方大约 15cm 处，切口具体位置视腱腹结合处的位置而定。分离皮下组织显露下方筋膜，纵行切开筋膜后，向远端牵拉肌腱末端，同时触诊确定胫后肌肌腹位置（图 12.6D）。然后用手指或弯钳从近端切口将肌腱拉出，在接下来的手术操作中，使用生理盐水浸泡过的纱布包裹肌腱以保持湿润。腱腹结合处应保持完整，牵拉时避免撕裂肌肉，可降低将肌腱向外侧转位后形成瘢痕的可能性。

第三个切口位于小腿外侧腓骨前方且相对第二个切口略偏远端。外侧切口一定要位于内侧切口的远端，原因是将肌腱（如胫后肌腱）转移到外侧切口时，走行路线中不得存在锐角转折，保证胫后肌腱由后内侧向远端外侧走行时沿直线顺畅进行。切口向深层穿过皮下组织，显露腓浅神经并予以保护。将肌腱向内侧牵拉，显露骨间膜，并于骨间膜处切开约 2cm 的窗口，此时原本位于胫后肌肌腹下方的血管神经束失去了保护，一定要注意避免损伤。可以使用钝头骨膜剥离器将骨间膜深处的软组织轻轻向侧

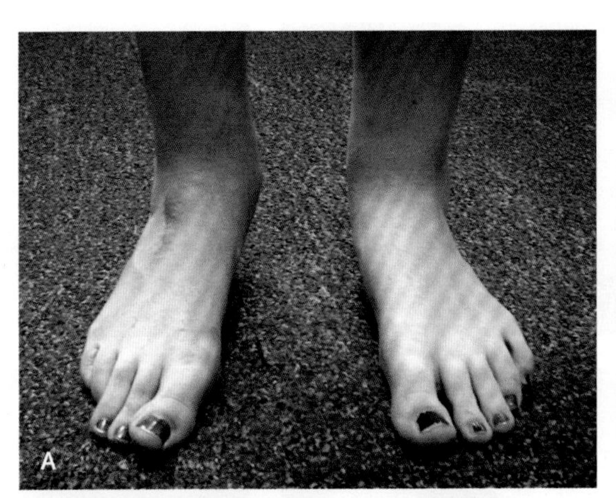

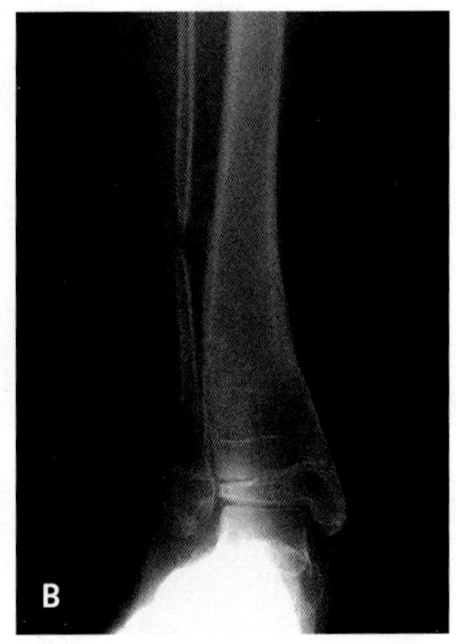

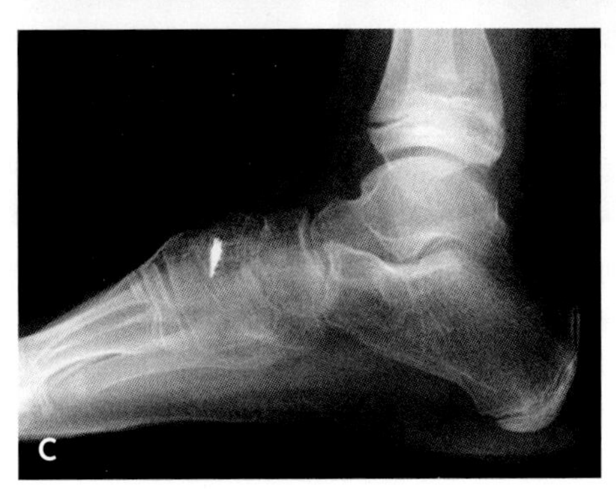

图 12.5　A-B. 该青少年患者为神经肌肉疾病导致的足下垂，之前的手术矫枉过正，造成严重的胫骨远端及踝关节外翻。C. 行踝上闭合截骨联合胫后肌腱转位至足背。虽然恢复了主动背伸功能，但胫骨截骨后踝关节仍然存在外翻畸形

方推开。骨膜剥离器一定要紧贴胫骨以避免损伤血管神经。或者也可以使用粗壮血管钳由外侧向内侧紧贴胫骨穿过窗口。在做骨间膜切口之前，将准备好的胫后肌腱置于小腿外侧体表观察其走行，以便确定穿过骨间膜的最佳角度（图 12.6F）。

接下来将大号弯钳由外侧穿过骨间膜间隙夹住肌腱或编织的缝线，将其拉向外侧。弯钳必须紧贴着胫骨后表面以避免损伤血管神经。夹住缝线后将胫后肌腱由后筋膜间隙拉向前筋膜间隙。理想情况应该是胫后肌肌腹，而非肌腱部分，穿过骨间膜间隙，以避免后期肌腱粘连。

第四个切口位于中足背侧。通常将转位后胫后肌腱的解剖旋转中心置于外侧楔骨，应该视畸形情况以及存留肌肉力量而确定具体固定肌腱的位置。如果担心转位后造成足过度外翻，则应考虑将肌腱固定于中间甚至内侧楔骨。在内翻严重的患者中，可以选择将肌腱固定于更偏外侧的骰骨。在足背外侧做切口时，分离腓浅神经分支后予以保护。将伸肌腱牵向一侧后，切开外侧楔骨表面骨膜。由此切口向近端经皮下隧道伸入长弯钳到达小腿前外侧切口，夹住肌腱上编织的缝线后将胫后肌腱经足背切口拉出。根据固定方式处理外侧楔骨，如果使用挤压固定方法，则需使用凿子或者环锯根据肌腱直径制作骨道（图 12.7）。此时需测量肌腱直径，然后选用能够允许肌腱通过的最小直径的磨钻处理外侧楔骨。对于多数患者，肌腱末端都有所增厚，需要进行修剪以通过直径稍小的骨隧道。术中透视确定磨钻导针位置位于楔骨中央，然后使用直径合适的电钻进行钻孔。使用长的直针牵引缝线将肌腱由足背侧经骨道向跖侧拉出。如果发现肌腱过长，则应于跖侧做切口拉出切除剩余肌腱，避免冗余肌腱末端堆积于足底软组织之下导致张力不佳。如果使用带线

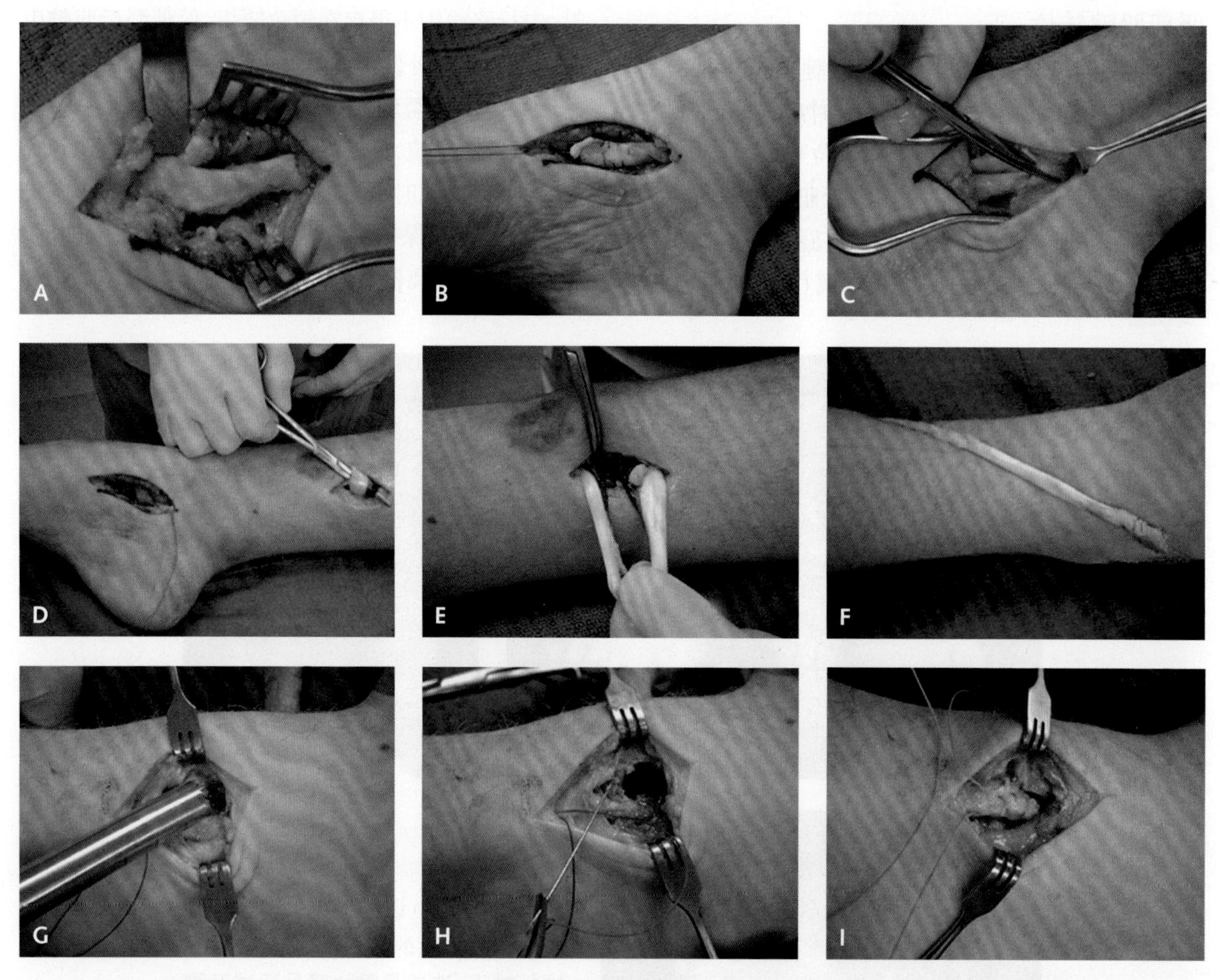

图 12.6　胫后肌腱转位的手术步骤。A. 由足内侧将胫后肌腱连带一小块骨膜自内侧楔骨剥离。B. 用缝线编织肌腱。C. 松解屈肌支持带后将肌腱转移至踝关节后方。D–E. 通过触摸确定胫后肌腱在深部骨筋膜室的位置，松解支持带后将肌腱牵拉至小腿内侧。F. 将肌腱经由骨间膜和皮下转移至足部。G. 使用直径 6mm 环钻于外侧楔骨钻取骨隧道取除骨栓。H. 用直针穿过骨隧道将胫后肌腱拉入骨隧道，并将缝线穿出跖侧皮肤。I. 将环钻取的骨栓放回原位挤压固定肌腱，并使用带线铆钉将肌腱止点固定在骨隧道内侧壁

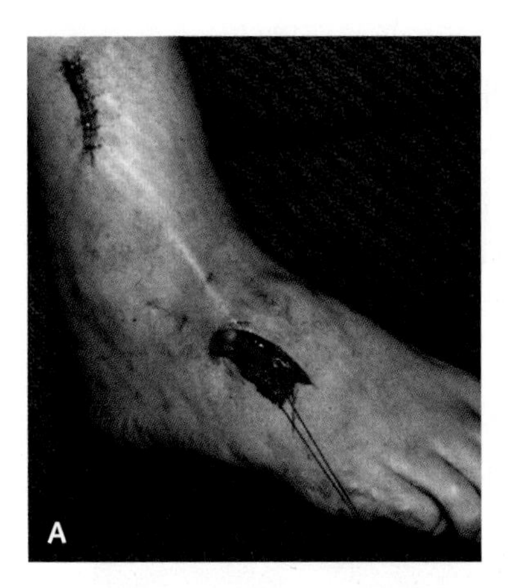

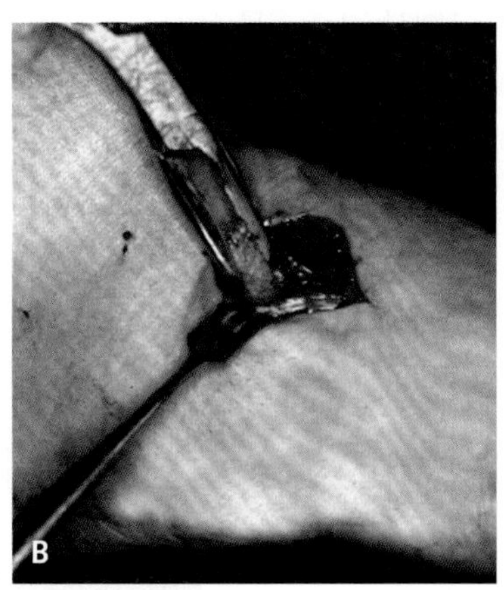

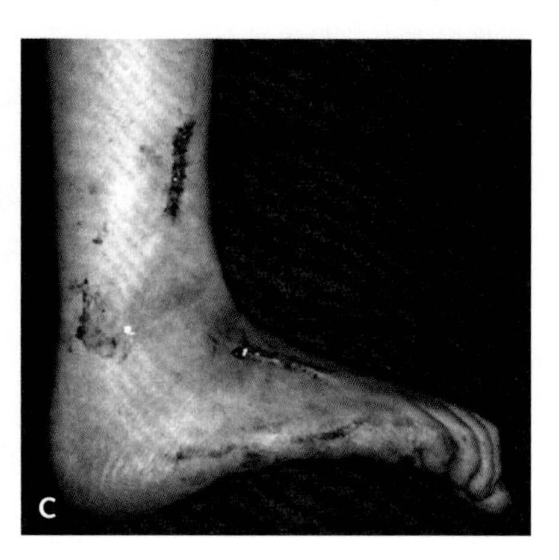

图 12.7　A. 在该瘫痪性畸形病例中，注意肌腱在皮下的角度。B. 使用骨栓固定肌腱。C. 最终足处于轻度背伸位，由于长屈肌腱的固定作用，足趾表现为明显屈曲

铆钉予以固定，则应在肌腱穿入骨隧道之前将铆钉预先钻入骨隧道侧面的松质骨面上。将踝关节固定于背伸 10°位，调整肌腱张力至转移肌腱处于最紧张状态然后进行固定。为达到该背伸角度，必要时可行跟腱延长术（图 12.7C）。在延长跟腱或腓肠肌时应尤其谨慎，以避免过度延长造成对小腿肌力的进一步削弱。从这个角度来说，腓肠肌腱膜延长更为安全，但该术式只适用于存在单纯腓肠肌挛缩的情况。使用铆钉上的缝线将肌腱固定于骨隧道中。可将钻取骨隧道时取出的骨栓塞回隧道中做进一步的加强固定（图 12.7B）。

术后使用放置衬垫的石膏夹板固定 2 周。拆除缝线后，患者穿活动度可控的踝关节靴或短腿行走石膏。根据患者依从性，最好使用短腿石膏，因为在不加以保护的情况下活动患足可能影响肌腱的固定和愈合。虽然术后 2 周也可以使用踝关节制动靴，但这并非我们的首选。如果没有进行跟腱延长，那么术者必须更加重视术后的康复，无论患者依从性如何，都建议选用石膏固定。术后 6 周，肌腱在骨隧道里已经贴附牢固，可以停止制动。接下来的 4~6 周可以选用踝关节活动靴替代石膏进行负重练习，同时，夜间使用夹板对肌腱转位加以保护。术后 3 个月时患者可根据自己能否耐受来进行穿鞋行走，接下来的 3 个月依然采用夜间夹板固定。术后 6 周开始物理治疗，将胫后肌腱训练成为踝关节背伸肌。该训练可能需要几个月的时间，一般术后 3 个月方可观察到主动活动，但许多患者术后 6 个月才能做真正的主动踝关节背伸运动。

改良的胫后肌腱转位术又被称为“马缰绳术式”，该术式包括标准胫后肌腱转位术式以及将胫前肌与向前改道的腓骨长肌进行缝合。该术式与之前介绍过的术式方式相同，只是在将胫后肌腱转到前筋膜室时，使其沿纵行劈开的胫骨前肌腱走行。于腓骨的后外侧做另一切口，显露腓骨长肌腱。于外踝尖上方 5cm 处将腓骨长肌腱横行切断。将肌腱远侧断端经腓骨上支持带及腓骨下支持带下方向远端抽出然后经由皮下跨过腓骨前方改道至如前所述的第三个切口。在此处与胫骨前肌一起使用不可吸收缝线缝合至转位后的胫后肌腱，将腓骨长肌腱的近侧断端和腓骨短肌腱缝合。据称该术式可解决传统胫后肌腱转位术后可能出现的足平衡问题，但作者使用传统术式未曾遇到任何足部平衡不良情况，故作者从未应用过上述改良术式。将外侧楔骨作为转移后的肌腱止点旋转中心，可减少应用此改良术式的必要性。当远端以骨性方法固定肌腱比较困难时，可以选择马缰绳术式进行肌腱对肌腱的缝合固定。

踇长伸肌腱及趾长伸肌腱转位

无论何时，都应该尽可能地选择同相肌腱进行转位来纠正马蹄足畸形。对于瘫痪性足下垂，尤其是伴有爪形踇趾或爪状外侧足趾的患者，无论是单纯行踇长伸肌腱转位或趾长伸肌腱转位，还是两者联合使用，都是良好的选择。马蹄足患者长时间站立时，为了代偿减低的踝关节背伸能力，足趾长伸肌腱过度用力，因为此类病例中具有屈曲跖趾关节功能的足内在肌力量也存在减弱，进而导致了爪状趾畸形。传统上在进行踇长伸肌腱转位时都会加做踇趾趾间关节融合。该术式适用于踇趾挛缩且畸形固定的情况。一般对于 CMT 患者，踇短伸肌以及其他内在肌功能丧失，此时如果将踇长伸肌腱转位，则踇

趾将失去主动背伸的力量，因此术前必须仔细计划手术方案。对于胫后肌腱功能不良且需要重建踝关节背伸功能的患者，作者更多选择踇长伸肌腱转位。对于某些患者，虽然胫后肌腱功能可供转位，但由于外在伸肌过度用力代偿踝关节背伸功能，患者存在踇趾及其他足趾的固定挛缩畸形。对于此类患者，可选择进行踇长伸肌腱及趾长伸肌腱转位以同时矫正足趾畸形（图 12.8；视频 12.4）。

对于某些更为局限的神经病变患者，踇长伸肌力量较弱而趾长伸肌力量较强。因此趾长伸肌可用于肌腱转位或固定以帮助背伸踇趾（图 12.9 和图 12.10）。当然，踇长伸肌腱转位做踝关节背伸肌以替代失功能的胫骨前肌非常有用。作者倾向于将转位后的肌腱固定于中足而不是像经典 Jones 转位术式中将肌腱固定于第一跖骨。由于踇长伸肌腱力量通常不够强大，因此作者不赞同使用踇长伸肌转位抬高第一跖骨，如果第一跖骨存在固定的跖屈畸形，作者倾向于将腓骨长肌腱转位至腓骨短肌腱，然后将踇长伸肌腱向近端转位至中足后放置在合适位置。在远端将该肌腱切断并无必要，如前所述，将肌腱转位固定于跖骨颈也并不是理想选择，为了达到最大的力学优势，究竟应该将肌腱转位至跖骨基底还是楔骨，还需要进行探索。

如果患者仅存在足下垂而非马蹄内翻畸形，即患足无内翻畸形，说明胫后肌腱与腓骨短肌腱之间存在力量平衡，则同时将踇长伸肌腱及趾长伸肌腱进行转位是非常好的矫形选择。如果患足存在僵硬性马蹄内翻畸形，则行胫后肌腱转位会更好一些（图 12.11）。在此术式中，根据后足的形态及位置，可能会将肌腱转位固定于足背侧。

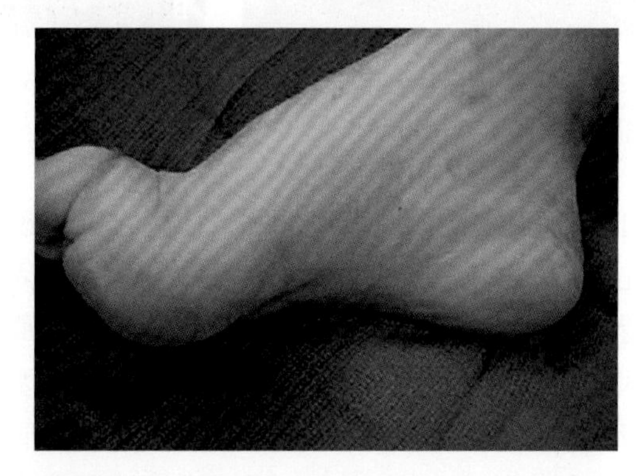

图 12.8 对于伴有爪状趾的高弓足，十分适合采用趾间关节融合术联合踇长伸肌腱及趾长伸肌腱转位至中足进行矫治

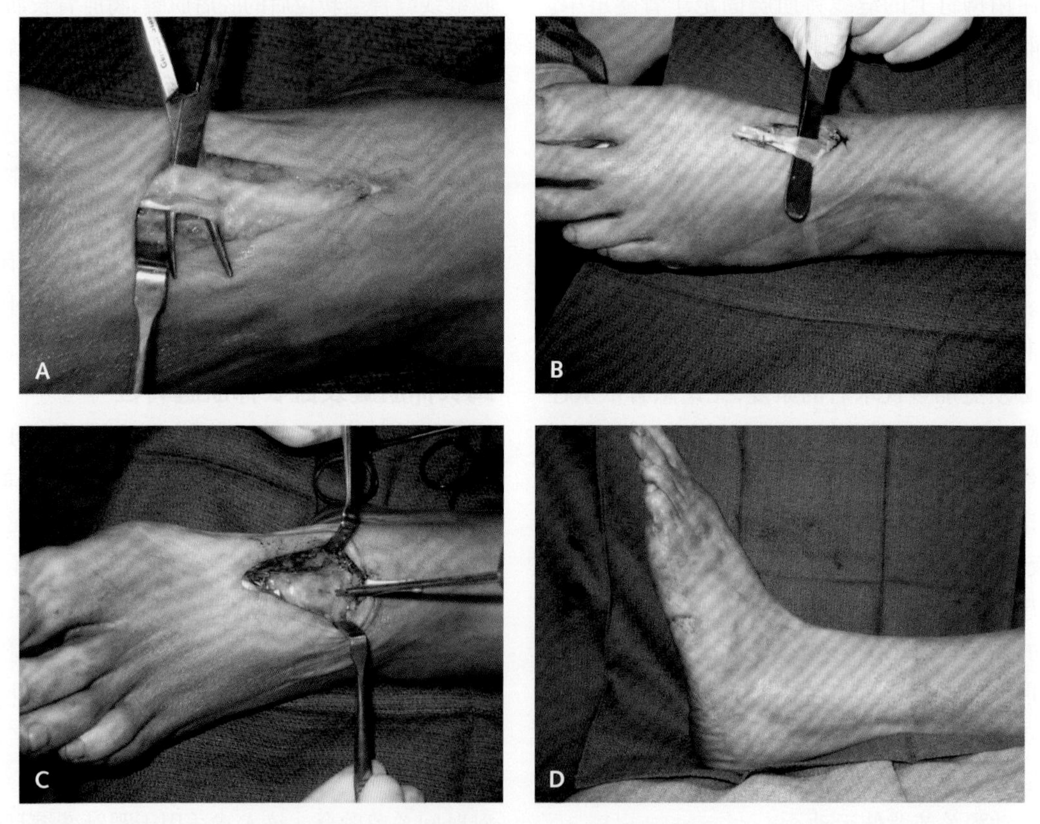

图 12.9 痉挛性马蹄足的病变模式并不总是遵循常规。踇长伸肌及趾长伸肌可能具有功能，胫后肌腱可能完全没有功能。在此病例中，踇长屈肌腱转位至中足。A–B. 在转位之前，踇长伸肌腱先缝合固定于趾长伸肌腱，以保留踇趾背伸功能。C–D. 将踇长伸肌腱转位至中足

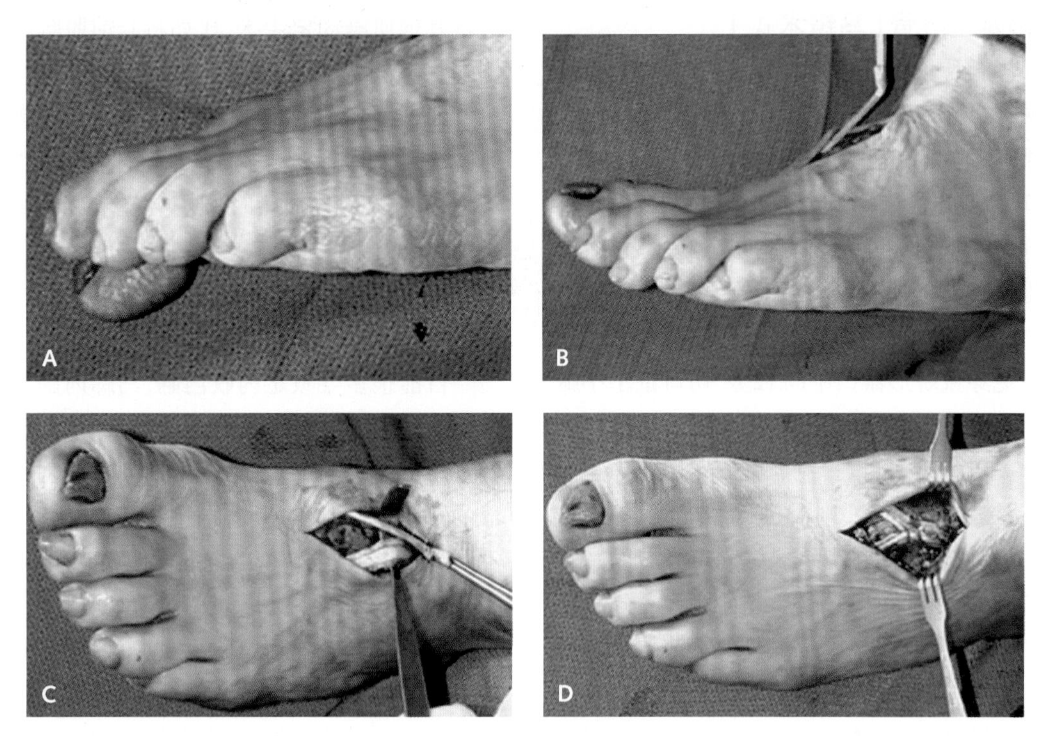

图 12.10 伸肌腱的瘫痪可能并不完全。A. 这个糖尿病患者罹患支配踇长伸肌的外周单根神经病变，导致踇趾下垂畸形，但其余各趾功能良好。B–D. 除了将具备功能的肌腱转到踇趾，还可以将踇长伸肌腱在合适张力下缝合固定至趾长伸肌腱

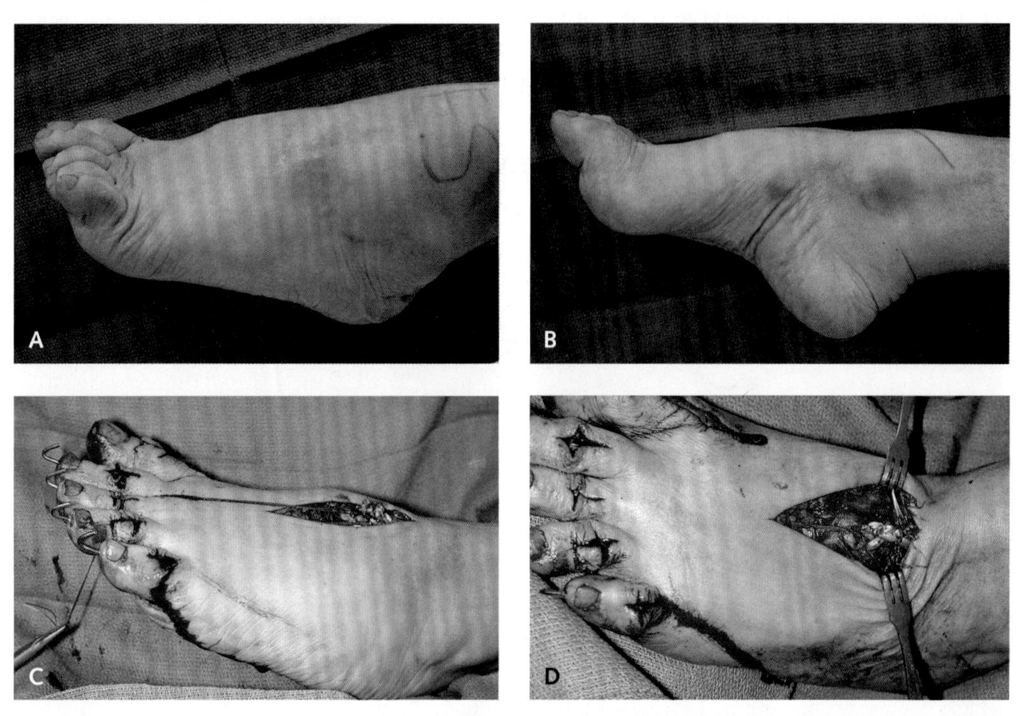

图 12.11 A–B. 患者为高弓马蹄足畸形伴有严重的僵硬性爪状趾畸形及足下垂，其胫前肌及胫后肌都没有功能，因此不能进行转位。C–D. 行踇趾及其余各趾趾间关节融合术，踇长伸肌腱及趾长伸肌腱于远端切断后向内侧牵拉，缝线编织肌腱后，用环钻于中间楔骨做骨隧道，将肌腱穿入骨隧道，使用做骨隧道所得骨栓及带线铆钉进行固定

伸肌腱固定至胫骨（马镫术式）

在有些情况下，患者没有任何可供转位的肌腱，且关节融合也无必要。对于此类患者，可通过白天佩戴足踝矫形器解决马蹄足畸形带来的问题，但是，使用关节固定术式可更明显改善日常行动能力。将伸肌腱固定至胫骨，也就是所谓的“马镫术式”，用于因小儿麻痹或脊髓脊膜膨出而导致所有小腿肌肉瘫痪无力的患者。该术式可替代距骨周围融合术，使患者避免穿戴矫形器（图 12.12）。切口位于小腿远端 1/3 处。显露胫骨前肌、踇长伸肌以及趾长伸肌后将踝关节背伸 10°以控制肌腱固定的张力。如果患足无法达到该位置，则需进行经皮跟腱延长。在此术式中，使用骨刀将拟行肌腱固定区域的胫骨骨膜粗糙化以促进肌腱黏附。将肌腱予以分离切断，并使用不可吸收线予以编织。踝关节位于背伸 10°且跖趾关节处于中立位。达到合适张力后，可以使用骑缝钉将肌腱固定在骨质上。用缝线牵引肌腱残端穿过胫骨上的骨隧道后返折缝回到近端肌腱本身。术后即可在行走靴或石膏保护下进行负重，术后 4 周可拆除支具。术后 2 年内转位的肌腱可能有脱出的情况，如果必要的话，也很容易将其进一步紧缩。根据相邻同相肌肉的位置及力量，也可以考虑进行其他肌腱固定手术，比如将胫前肌腱转位至外侧楔骨。该术式对很多医生来讲并不陌生，使用挤压钉即可很容易地进行固定。由于此类患者存在肌力缺失，因此应在足背伸位下确定肌腱固定张力。与之相反，当存在肌力时，则应考虑在足中立位下确定固定张力。

马蹄内翻足及高弓足的矫正

目前很多导致足内收内翻，马蹄内翻以及高弓内翻的病因已经得到了确认，如 CMT 病、创伤、骨筋膜室综合征以及先天性及获得性缺陷。对于此类畸形的矫正原则基本相同，即重建跖行足。对于具体不同的畸形，肌腱转位的方案可能稍有差异，但如果中足存在僵硬性内翻畸形，则无论现存力量强弱，胫后肌腱都是致畸力量之一。应认识到，对于既往行三关节融合术后出现继发性内翻畸形的病例，胫后肌腱即使力量较弱，也还是导致畸形复发的因素。对于此类患者，虽然行胫后肌腱转位，尤其是用其替代肌力减弱或消失的胫前肌腱并无必要，但必须将胫后肌腱从原位置移开以消除致畸力量。对于复发性畸形，在肌腱转位的同时将原三关节融合进行翻

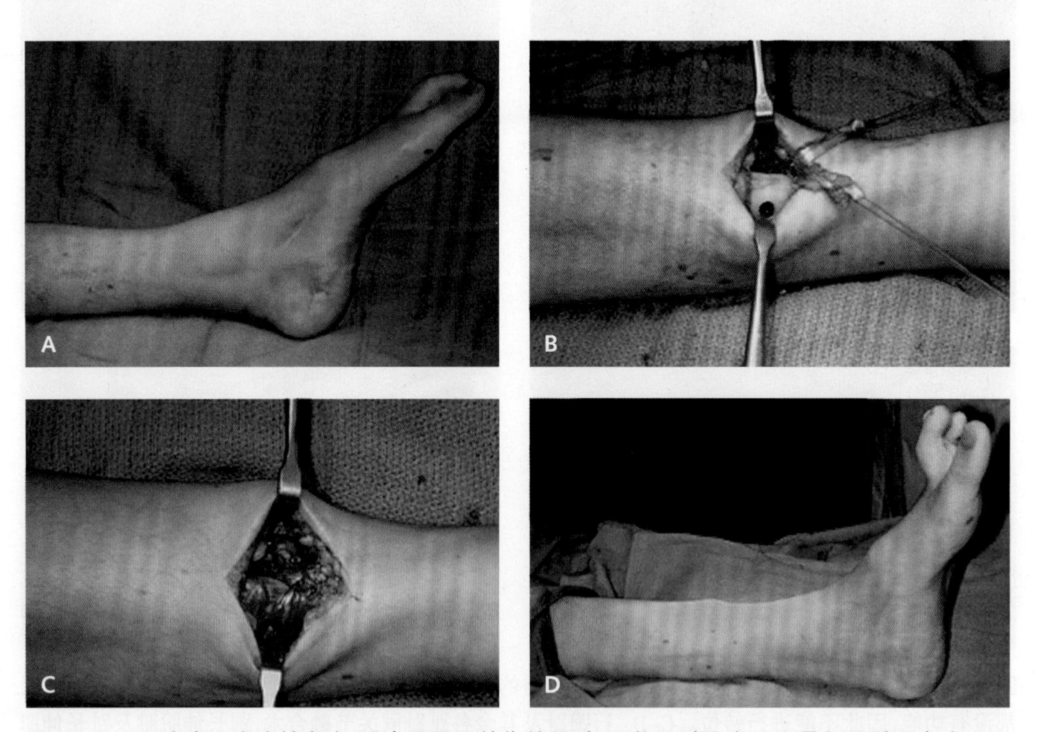

图 12.12 A. 患者为麻痹性瘫痪，没有可用于转位的肌腱，可将肌腱固定于胫骨行肌腱固定术。为了将患足矫正至跖行位置，除了胫前肌腱外，还需同时固定伸肌腱。B–C. 于胫骨处钻 1 到 2 个骨隧道，将肌腱穿过胫骨后于前方打结。D. 虽然足已处于中立位，注意踇趾仍低于其余各趾，该情况可通过对踇长伸肌腱进行腱固定术来调整

修矫形是十分重要的。接下来就是观察哪些肌肉存在力量而哪些没有力量，进而在骨性矫正术式之外，加做软组织平衡手术。对于其他患者，根据各条肌腱的力量判断，可能需要转位的肌腱不止一根。比如，对于复杂的内收内翻畸形，如果胫后肌腱及胫前肌腱的肌力都存在，则两条肌腱都需要进行转位（图 12.13；视频 12.1）。对于某些畸形，胫后肌腱是主要的致畸力量，因此肯定需要通过转位将其移走。术者首先处理胫后肌腱，将其止点切断后，再对残存的中足旋后及内翻进行评估。即使主要的致畸力量是胫后肌腱，如果胫骨前肌力量存在，则也会导致足旋后及内翻，该畸形很难通过单纯的胫后肌腱转位矫正。对于此类病例，上述两条肌腱都需要通过转位移走（图 12.14）。

在阅片时即可明确哪些肌肉存在力量。图 12.15 及图 12.16 很好地展示了这一理念。从图 12.15 所示的严重马蹄内翻畸形中，根据影像学表现可以推断患者胫骨前肌力量减弱，腓骨长肌力量较强，腓骨短肌力量减弱，胫后肌力量较强。此类推理是计划所有马蹄内翻畸形矫正手术的基础。在此例患者中，踇趾及其他足趾的爪状趾畸形也很明显。因此转位后的肌腱可同时用于重建足背伸力量以及矫正跖趾关节的动力性畸形。同样的理念可以用于图 12.16 所示青年女性继发于小腿骨筋膜室综合征后的畸形的矫治。对于该患者，第一跖骨抬高提示胫骨前肌力量较强而腓骨长肌的力量减弱甚至缺失。同样，胫骨后肌瘢痕化严重且挛缩，腓骨短肌力量减弱或缺失。为矫正骨性畸形，需进行三关节融合，因为截骨并不能矫正这类僵硬性畸形。为了矫正第一跖骨抬高，需要进行截骨或关节融合，但如果不将胫前肌腱向外侧转移，很难完全矫正畸形。虽然作者首先将胫骨前肌腱转移至中足，但对于此例患者，需要将肌腱向更外侧转移到外侧楔骨。如果第一跖列未能恢复到中立位，那么接下来考虑进行第一跖骨基底部楔形撑开截骨。如果关节极度不稳定，则进行第一跖楔关节融合。由于跖侧斜行截骨并不是在畸形顶点进行，因此作者并不特别推荐此方式。

正如反复强调的，没有进行肌力平衡而单纯进行关节融合并不合理。如果不将肌力进行平衡，将不可避免地出现畸形复发。图 12.17~ 图 12.19 展示了典型的畸形复发病例。图 12.17 中 CMT 患者进行三关节融合后出现了严重的复发性马蹄内翻畸

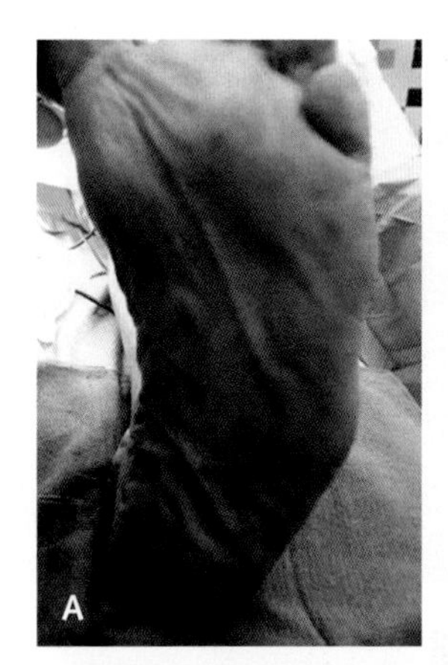
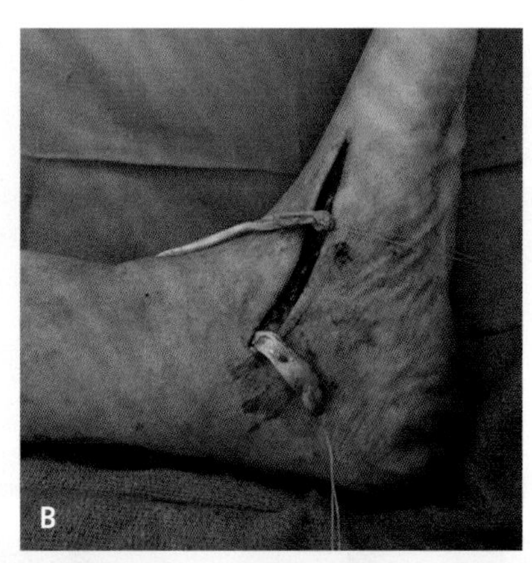
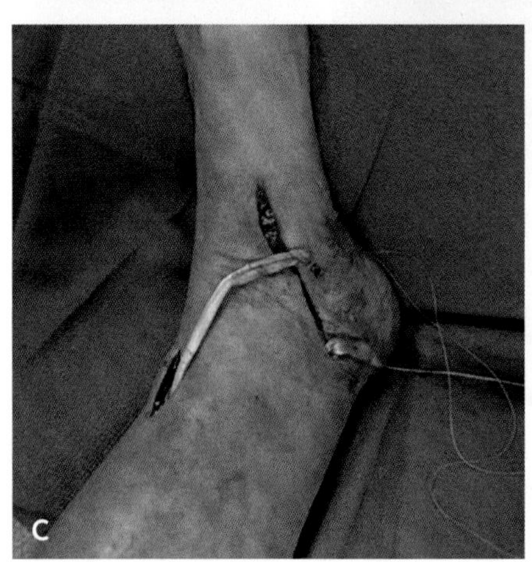
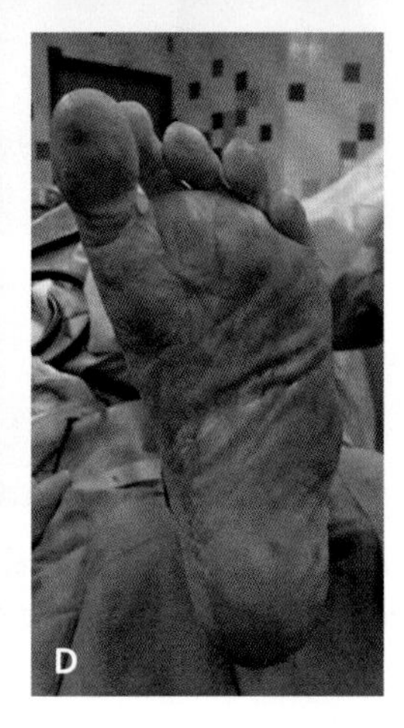

图 12.13 对于更加复杂的畸形，需要将胫后肌腱及胫前肌腱同时转位移走，尤其当两块肌肉力量均存在时更是如此。A. 如果仅转位其中一条肌腱（通常是胫后肌腱）后仍会残留足内收、旋后或者持续性内翻。B–C. 胫后肌腱和胫前肌腱都进行转位，外加后足关节融合。D. 注意肌腱转位和后足关节融合矫正后足的位置

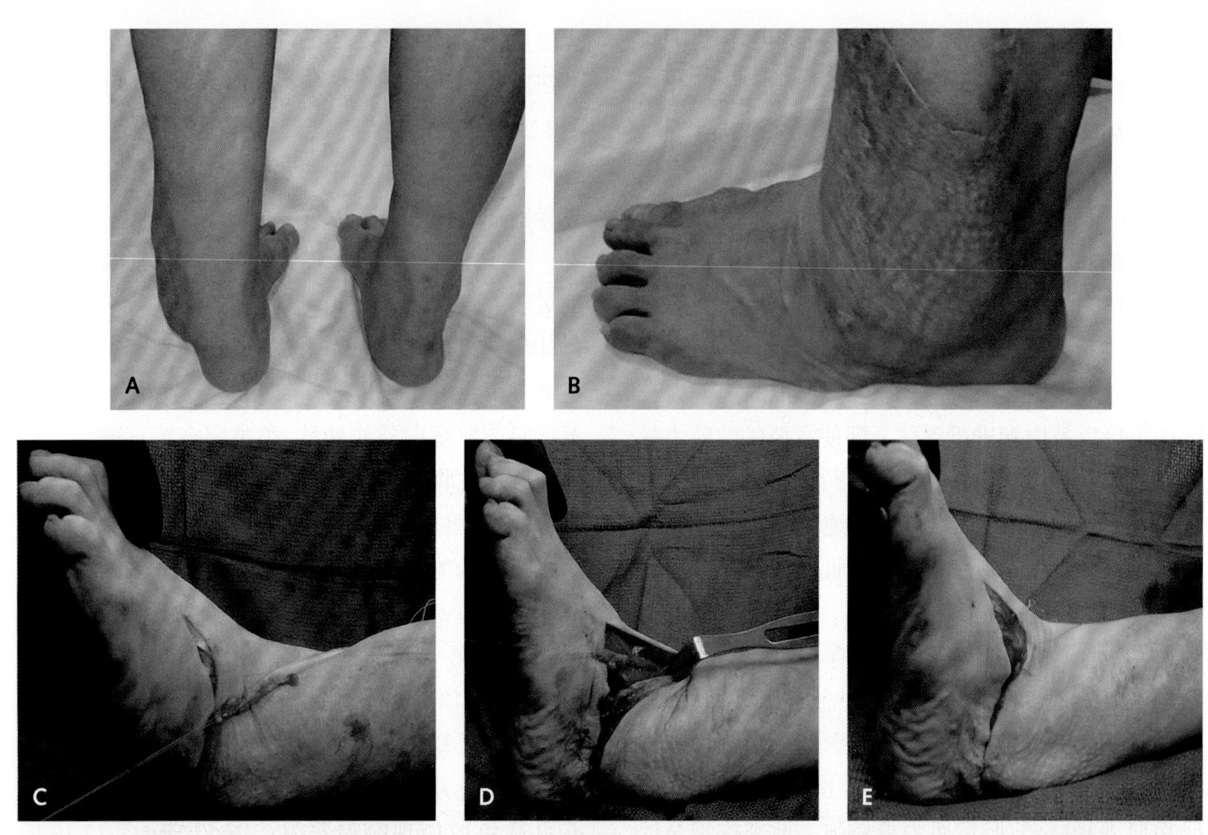

图 12.14 当畸形严重且胫后肌腱及胫前肌腱均为导致畸形的力量时，两者均需进行转位。A–B. 注意腓骨肌力量缺失时足的内收内翻畸形。C. 切取胫后肌腱后，术者可见行跨越转位而非经骨间膜转位后的肌腱长度。D. 即使将胫后肌腱转移到足背侧，患足仍存在持续性内收内翻畸形。于是决定将胫前肌腱也进行转位。E. 最后足的位置如图所示

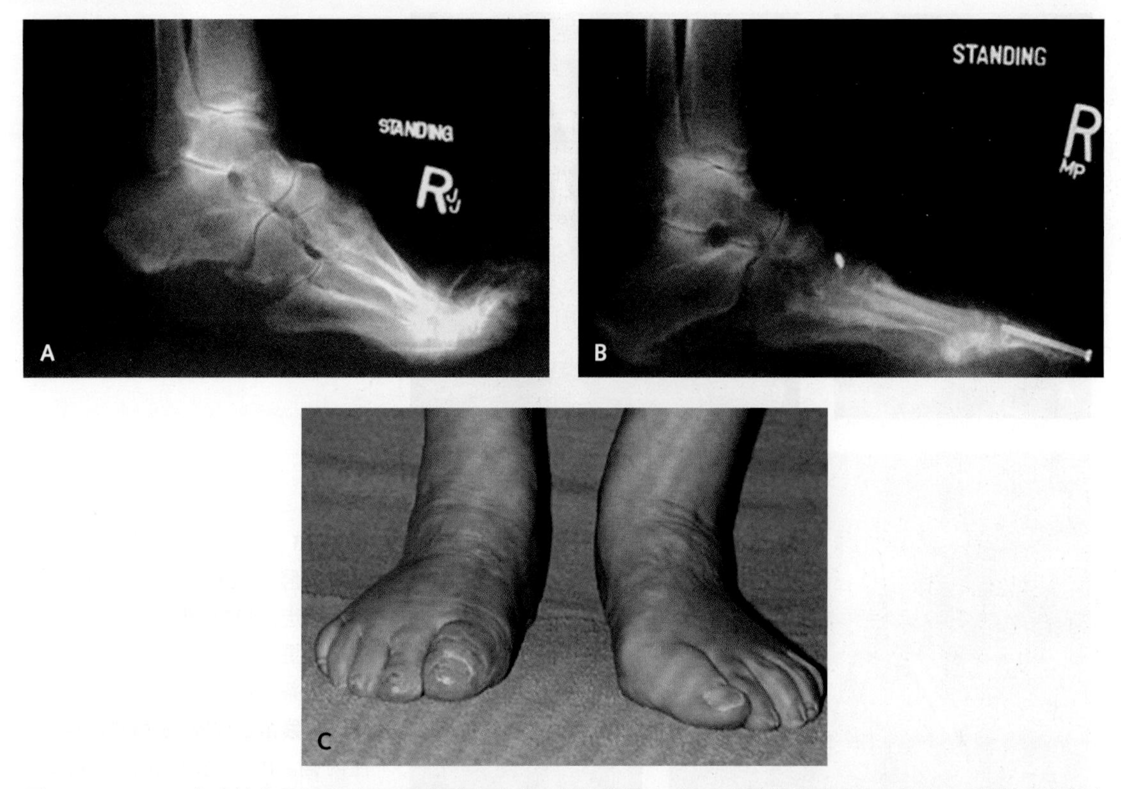

图 12.15 A–C. 瘫痪性高弓马蹄内翻足畸形患者，通过跟腱延长、胫后肌腱转位、踇趾及其余各趾趾间关节融合、第一跖骨截骨、踇长伸肌腱及趾长伸肌腱转位至中足以及腓骨长肌腱 – 腓骨短肌腱转位等一系列手术进行矫正

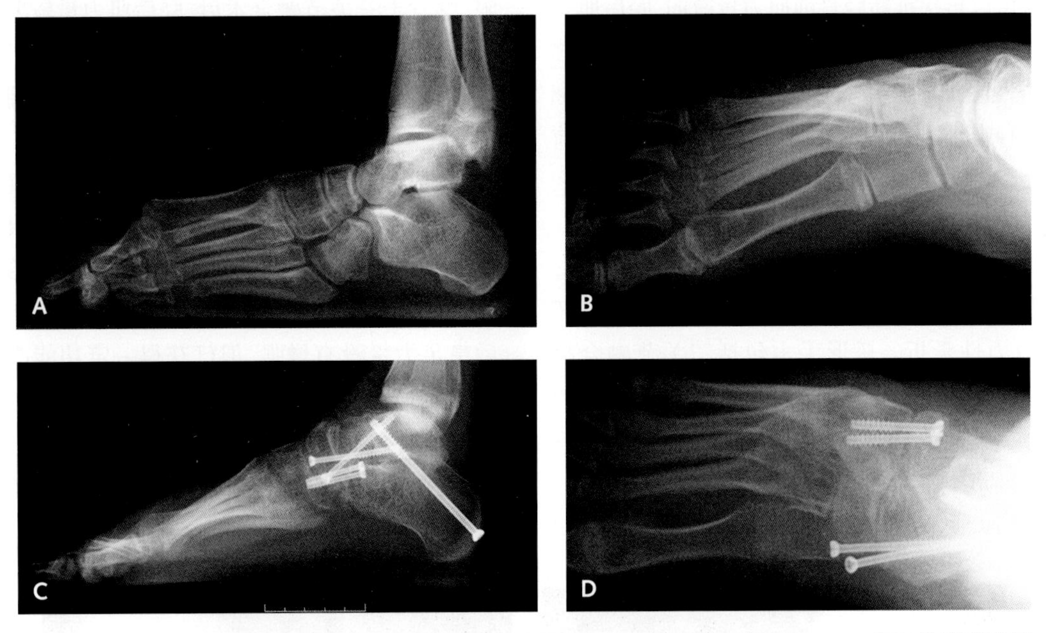

图 12.16　A-B. 小腿骨筋膜室综合征导致后足严重内翻合并中足及前足旋后。C-D. 通过将胫前肌腱转位至外侧楔骨，胫后肌腱切除予以彻底松解以及三关节融合术进行矫正

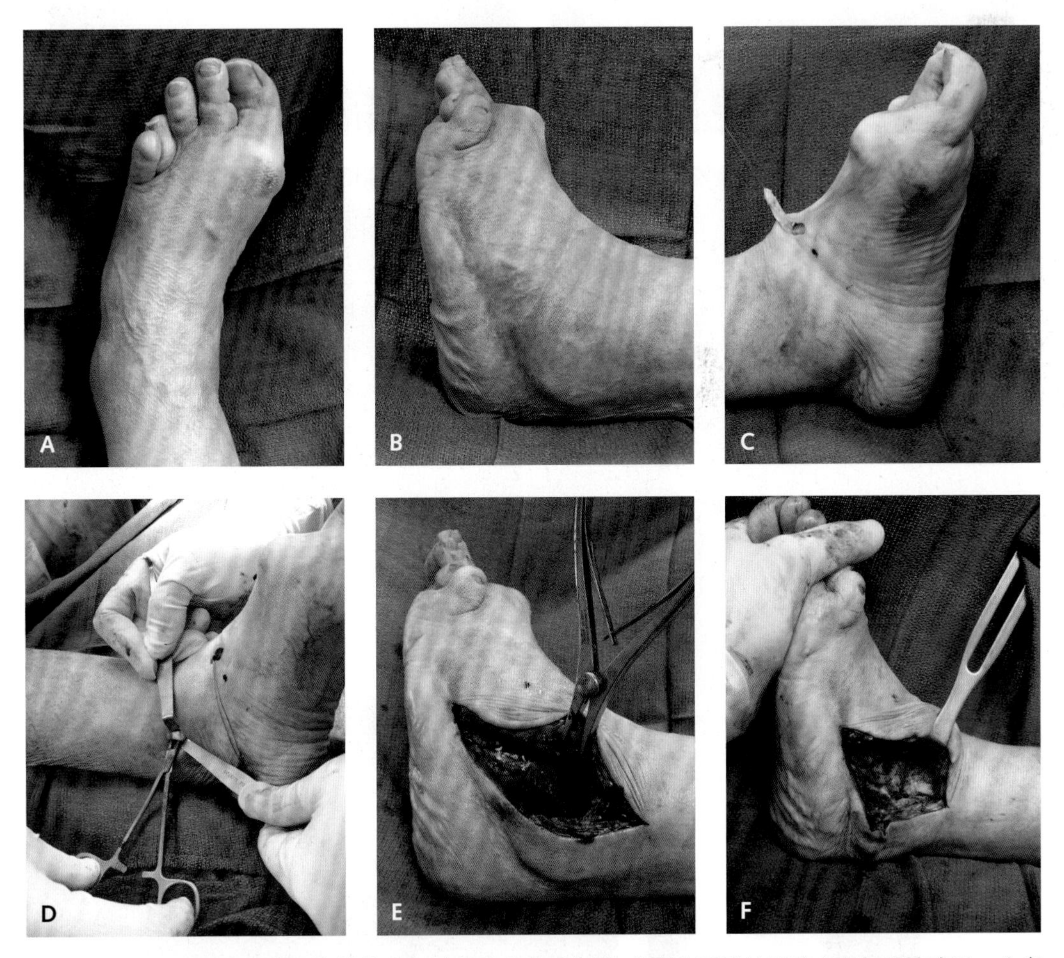

图 12.17　A-B. CMT 患者既往曾接受三关节融合术后失败，表现为严重的马蹄内翻僵硬性畸形。此病例强调了关节融合术后平衡肌力的重要性。C-D. 将胫前肌腱及胫后肌腱转位至足背侧后行距骨周围融合。E-F. 最终通过踝关节双平面楔形截骨后融合达到足的跖行位置

形。此时可以再次推断胫骨前肌力量减弱，胫后肌力量增强，腓骨肌力量减弱或消失。确定何时同时转移胫后肌腱及胫前肌腱并不容易。如果后足处于内翻而中足没有旋后，可以只转移胫后肌腱，但是如果胫前肌力量存在，胫后肌腱转位后中足固定于旋后位，那么应该将胫前肌腱向外侧移位（图 12.17；视频 12.5）。

图 12.18 所示患者之前曾接受三关节融合术，由于后足存在肌力失衡，导致畸形复发以及第五跖骨基底应力性骨折。矫形手术包括三关节融合翻修，应力骨折固定以及最重要的胫后肌腱转位。如果畸形顶点更靠前方，则三关节融合并不能矫正后足及中足畸形。

图 12.19 所示的患者为高弓足畸形，足背伸受限，继发于三关节融合术后，胫后肌力量较弱不足以进行转位，所以使用踇长伸肌腱及趾长伸肌腱增强足背伸，联合中足畸形顶点处的关节融合翻修进行治疗。

跟骨畸形矫正较为困难，因为很少有肌肉的力量足以代偿减弱的腓肠肌 - 比目鱼肌。如果跟骨畸形合并神经病变，则足跟跖侧会出现溃疡，治疗时需要进行跟骨截骨及胫骨前肌腱转位至跟骨。虽然术后患足力量没有增强，但已获得一定功能改善。虽然需要长期使用支具支持，但后足的平衡已经显著改善。脊柱损伤经常导致奇怪的畸形，如图 12.20 所示，患者存在跟行足畸形，胫后肌力量减弱以及腓骨肌力量增强。

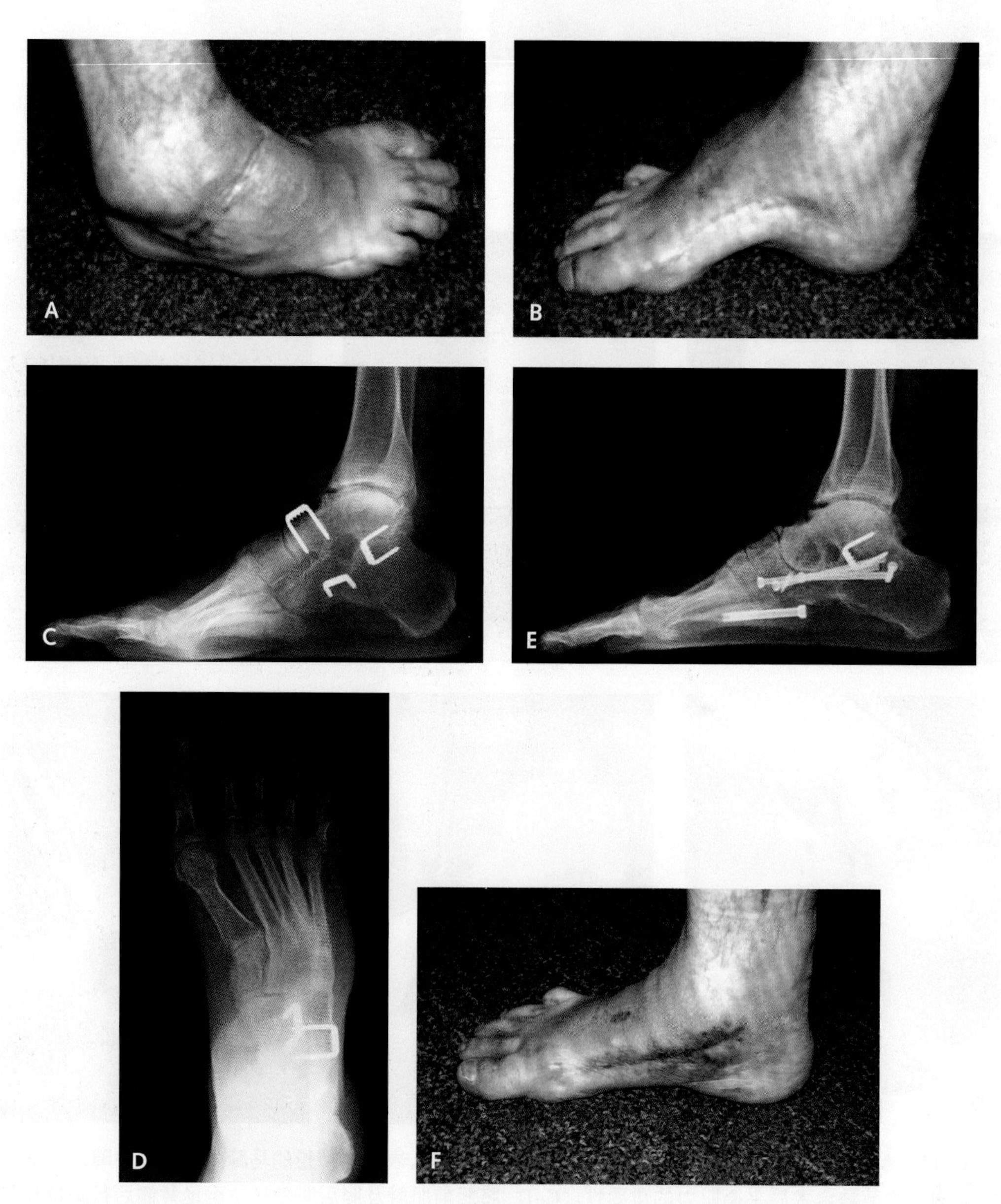

图 12.18 A–D. 三关节融合术失败后高弓内翻畸形复发。E–F. 行胫后肌腱转位及关节融合术翻修进行矫正

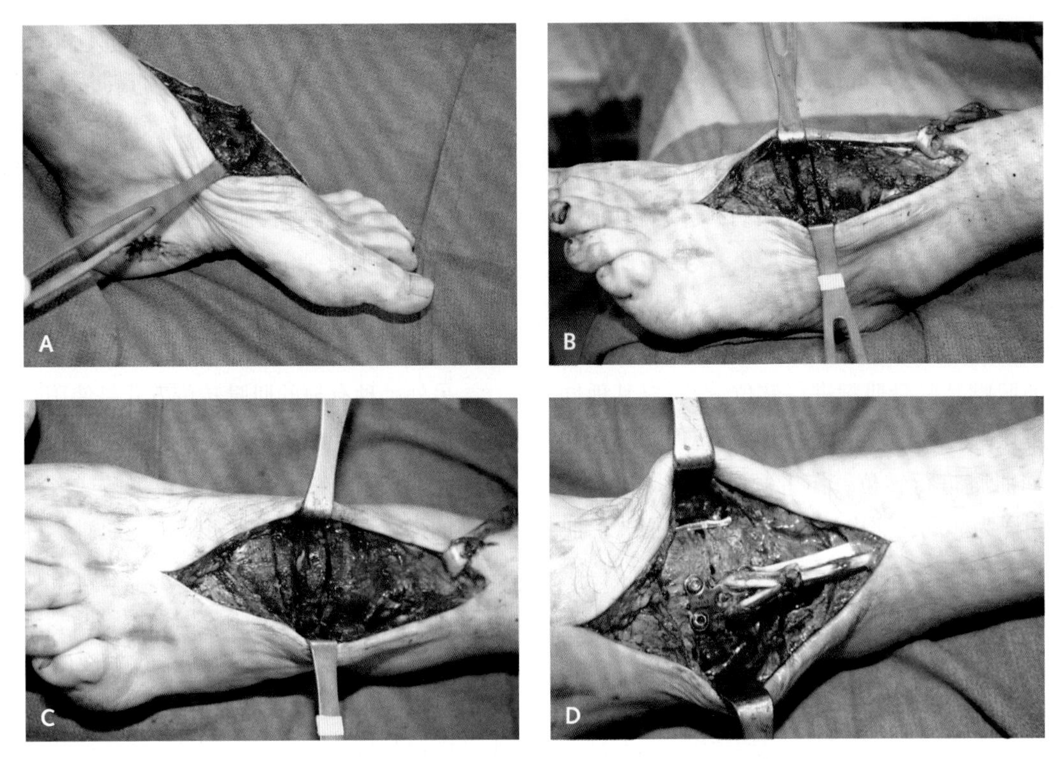

图 12.19 A–D. 后足关节融合后畸形复发的病例。畸形顶点位于中足，因此行双平面中足楔形截骨加关节融合。以踇长伸肌腱及趾长伸肌腱转位改善足的背伸功能。将肌腱固定于关节融合所用的钢板下方

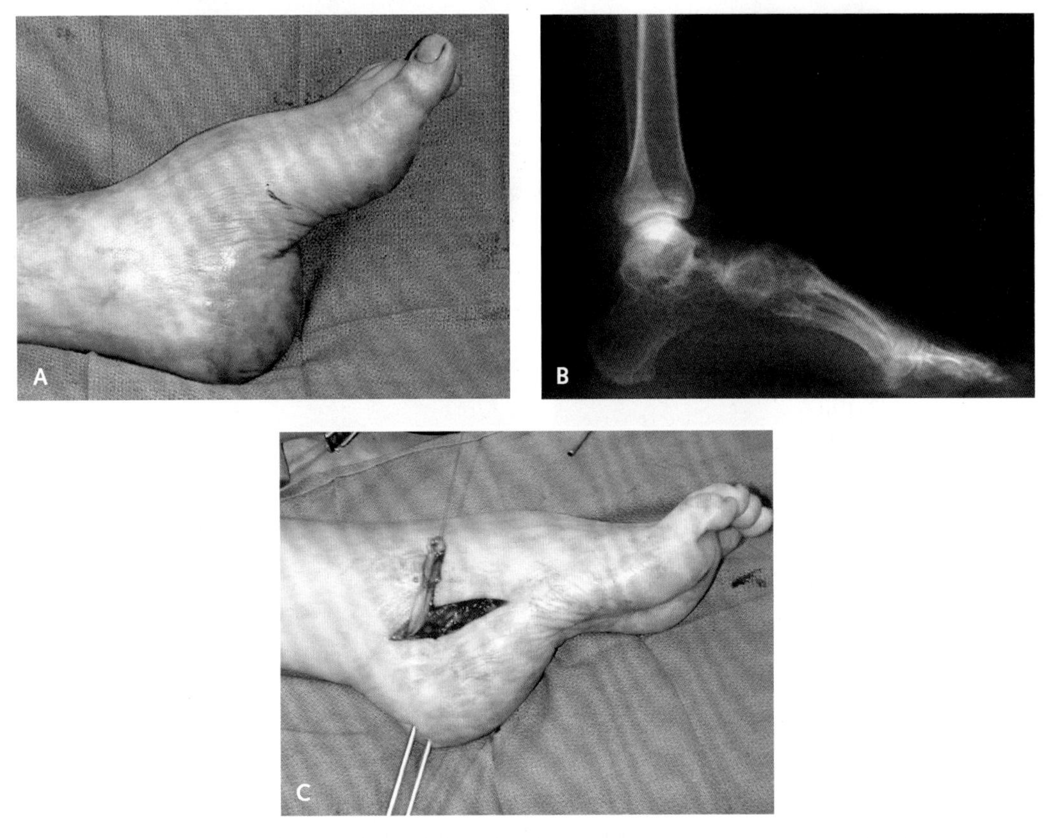

图 12.20 无论病因如何，瘫痪性跟行足畸形的矫正都比较困难。A–B. 患者表现为跟行畸形，且提踵力量差。矫形的目的不是为了摆脱支具，而是为了恢复平衡。C. 行跟骨内移截骨及腓骨肌腱转位至跟骨进行矫正

马蹄外翻足矫正及可选肌腱转位

目前介绍的是瘫痪性马蹄足畸形的传统肌腱转位手术治疗方式。然而对于某些变异性马蹄足畸形的患者，传统肌腱转位手术并不可行，需要将其他肌腱进行转位。对于马蹄外翻畸形患者，胫后肌及胫前肌均无肌力，而腓骨肌肌力非常强。如果胫后肌功能丧失，根据术者的倾向性，可使用踇长伸肌腱或趾长伸肌腱及腓骨肌腱进行转位，在没有其他同相肌肉可供选择的情况下，甚至可以选用并非同相的踇长屈肌腱进行转位。作者倾向于选择与踇长屈肌腱同样为非同相肌肉的腓骨肌腱。当胫骨后肌或其他足背伸肌力量缺失时，使用腓骨肌腱转位也并不少见。于足外侧将两条腓骨肌腱经皮切断，松解腓骨肌支持带。将腱鞘打开，腓骨肌腱转位至腓骨前方。止点位置与之前所述胫后肌腱相同。由于其他肌肉没有力量，通常将肌腱转位固定于中足到外侧楔骨。由于患者一般合并后足外翻，需要同时进行跟骨内移截骨予以矫正（图 12.21 和图 12.22）。腓骨肌腱可经皮转位或开放进行转位。根据作者经验，比起仅转位腓骨短肌，最好同时转位腓骨短肌及腓骨长肌以使踝关节达到最大背伸力量。对于成年患者，将腓骨长肌转位后并未见第一跖骨抬高。对于更加复杂的马蹄外翻畸形，腓骨肌腱转位同时需要进行后足关节融合，通常为三关节融合（图 12.23；视频 12.6 和视频 12.7）。

另外一种有趣的肌腱转位方式是使用踇长屈肌腱转位矫正马蹄足畸形。虽然这种方式中使用的是非同相肌肉，但在其他肌腱转位失败或者没有可用肌腱的情况下，也可以选择踇长屈肌腱。许多手术者对于使用踇长屈肌腱对腓肠肌进行加强或者替代以及使用踇长屈肌腱加强陈旧性跟腱断裂的修复手术比较熟悉，与纠正瘫痪性马蹄足畸形不同，上述两种情况踇长屈肌腱为同相转位但在矫正马蹄内翻足中是异相转位。踇长屈肌腱转位治疗瘫痪性马蹄足畸形时力量并不如胫后肌腱转位强。

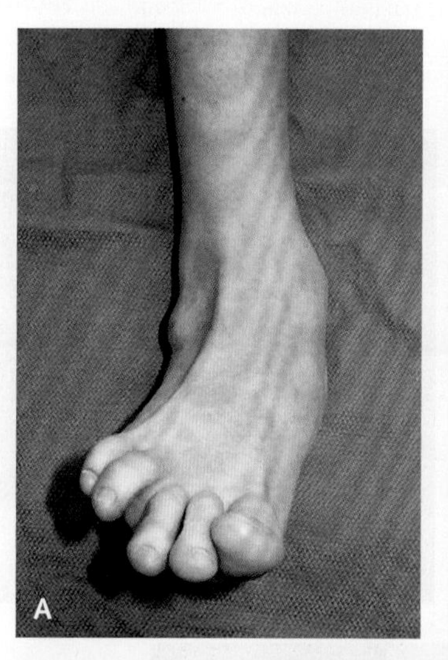

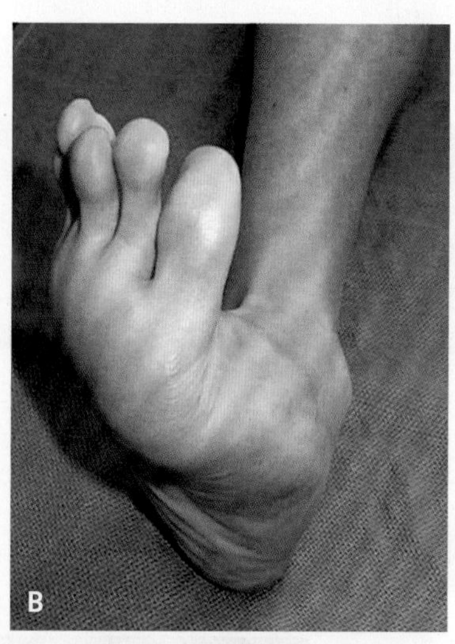

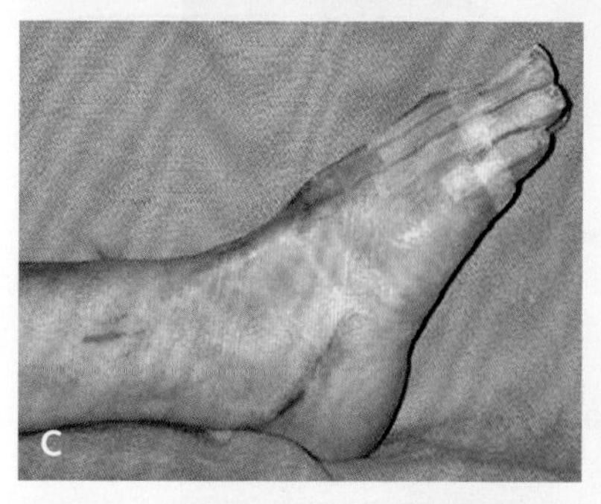

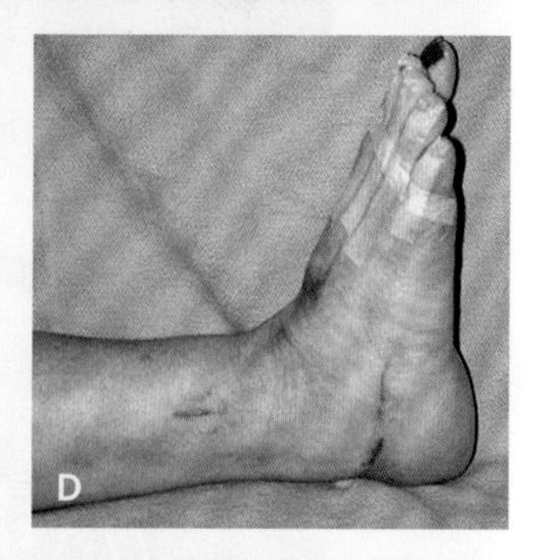

图 12.21 A–B. 患者为马蹄外翻畸形，胫后肌腱及胫前肌腱肌力丧失。除踇长屈肌腱及趾长屈肌腱转位以外，行腓骨肌腱转位联合跟骨内移截骨。C–D. 术后 1 年患者的主动背伸及跖屈功能

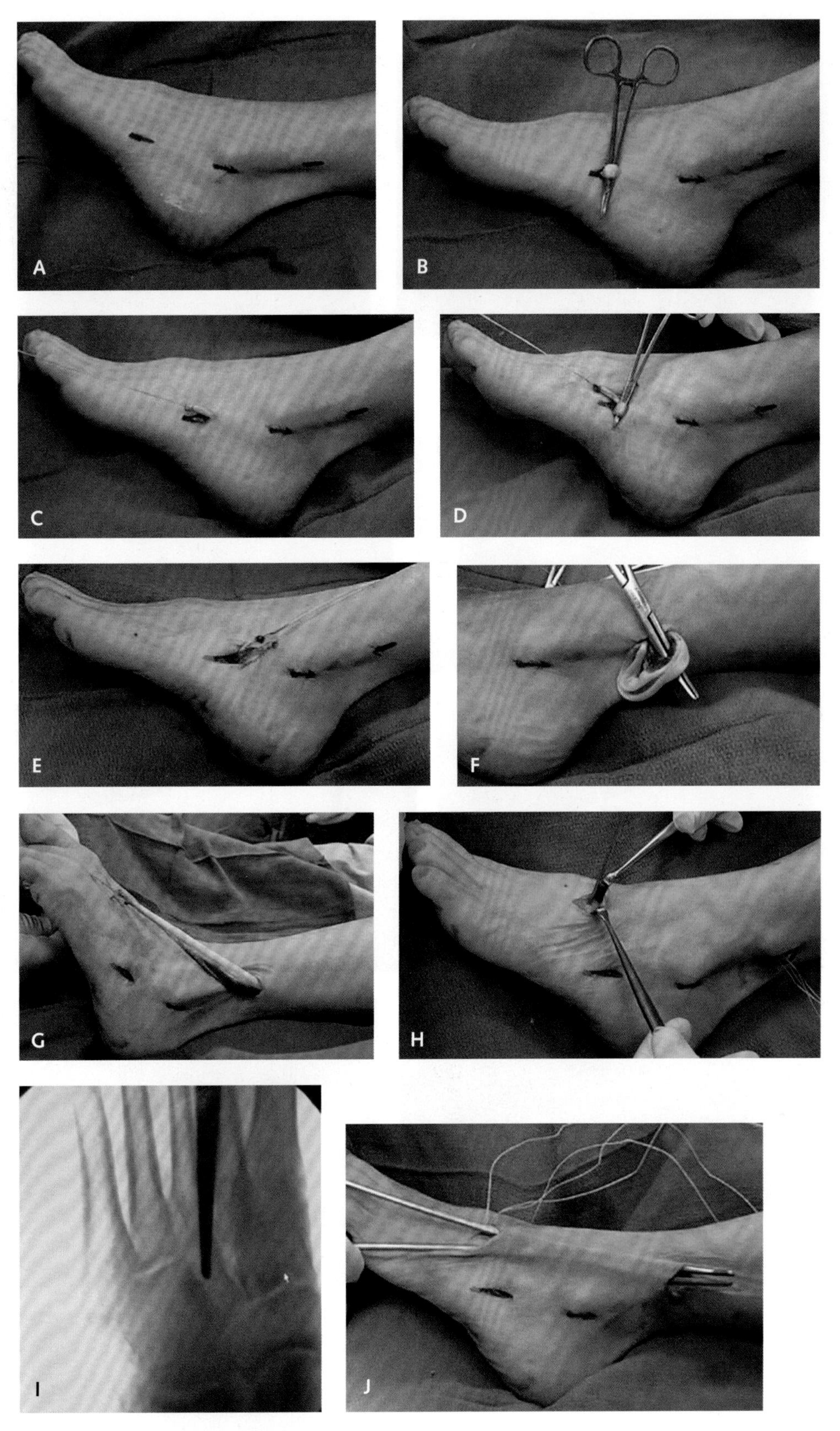

图 12.22　A. 标记经皮肌腱切取及转位的切口。B. 使用小的血管钳分离腓骨短肌腱然后牵拉至切口。C. 缝线标记肌腱以协助转位。D. 用相同方法分离并标记腓骨长肌腱。E. 通过皮下切口松解远端的腓骨肌腱支持带，这一点很重要，否则肌腱容易卡住难以通过。F. 将肌腱牵拉至近端切口。G. 肌腱的走行不能出现锐角，在近端切口使用手指进行分离，将支持带彻底松解以便肌腱平滑地越过腓骨。H–I. 通过台上检查及透视确定肌腱的止点位于外侧楔骨。J. 使用大号血管钳创造皮下通道以使肌腱穿过。

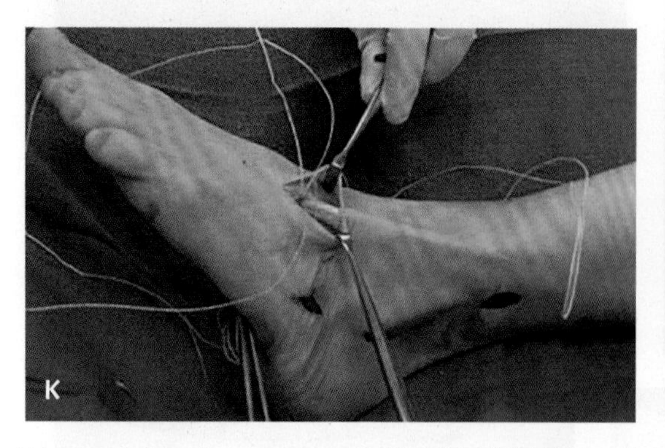

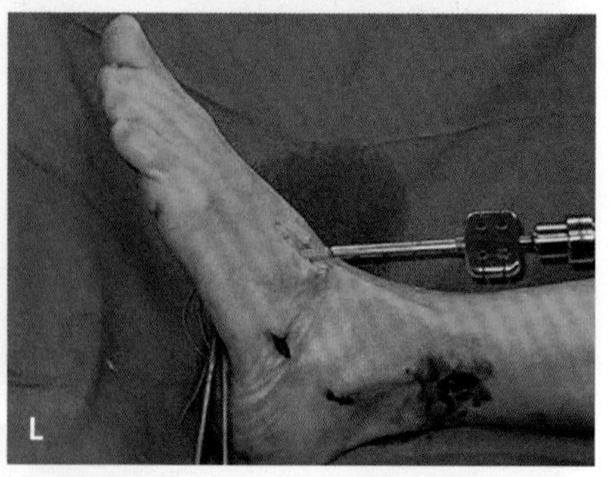

图 12.22（续图） K–L. 将两条肌腱穿过楔骨并使用挤压钉进行固定

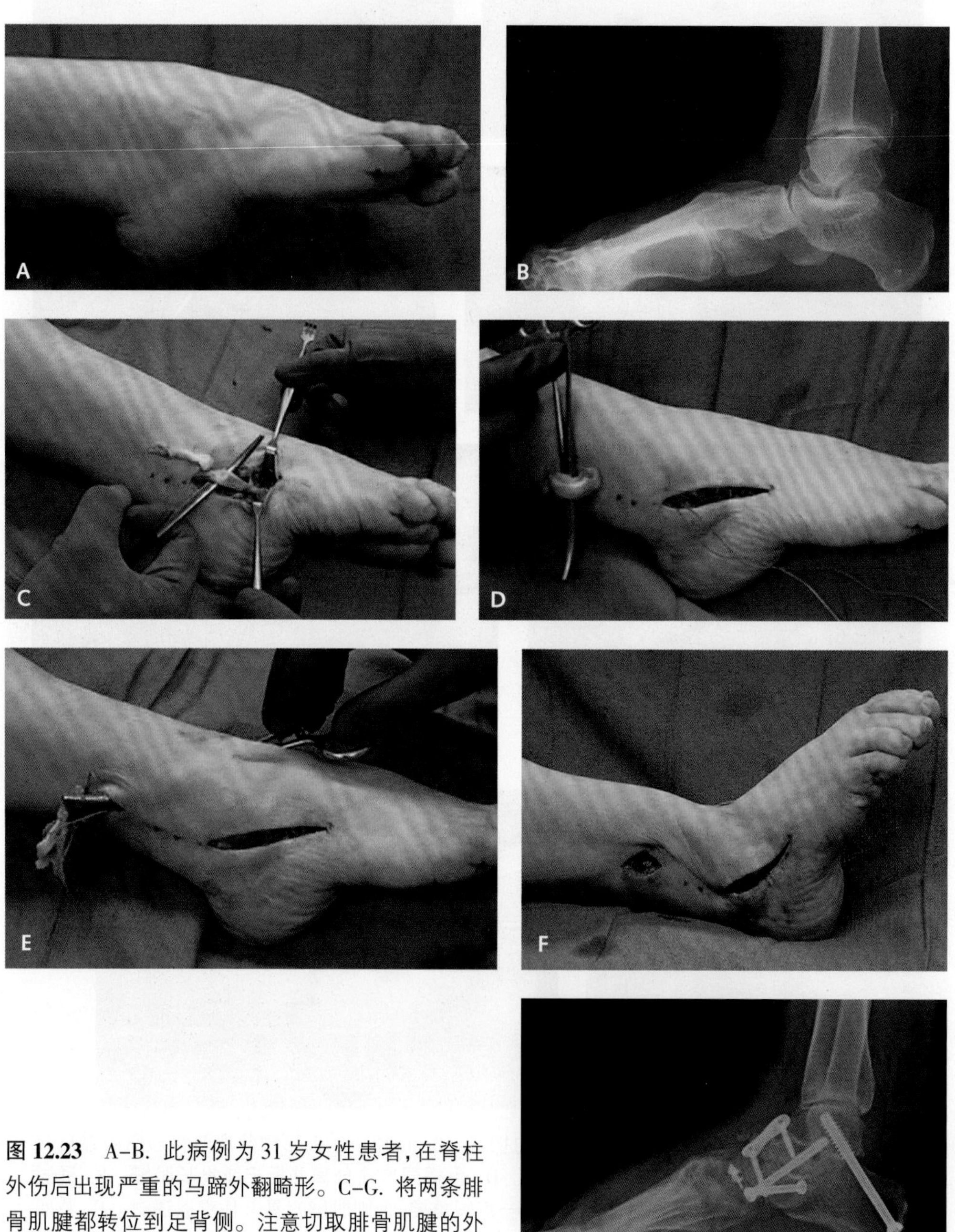

图 12.23 A–B. 此病例为 31 岁女性患者，在脊柱外伤后出现严重的马蹄外翻畸形。C–G. 将两条腓骨肌腱都转位到足背侧。注意切取腓骨肌腱的外侧切口与三关节融合的手术切口相同

技术、技巧和注意事项

- 转位的肌腱必须有足够的力量及滑动度，转位的肌腱其力量及残端应与其替代的肌腱接近。如果达不到的话，转位后肌腱很难提供足够的力量矫正畸形。转位后肌肉的肌力会减少一级，这一点尤为重要。拟行转位的肌腱腱腹结合处力量应达到四或五级才有被采用的价值。
- 转位后的肌腱走行应当呈直线，避免形成锐角，以保证在肌腱转位后能达到最大力量。避免转位时出现不必要的角度及对足踝关节的环绕，否则将导致肌腱力量减弱。由于操作时没有对避免形成锐角这一要点引起足够重视，经常会导致胫后肌腱经骨间膜转位时出现肌力减弱情况。预判到这一点也可以降低肌腱因瘢痕化及挛缩而卡住的可能性。
- 转位的肌腱应固定在骨隧道中，以保证肌腱直接作用于骨性结构而非经由软组织传导力量。腱骨愈合比肌腱－肌腱愈合更为可靠，对于存在肌腱固定及萎缩的病例更是如此。
- 单纯肌腱转位并不能矫正僵硬性的足踝关节畸形。必须在完成肌腱转位恢复运动功能前进行关节融合或截骨手术。接下来的问题就是判断应该何时选择关节融合而何时又选择截骨手术。三关节融合是矫正畸形的良好术式，但对于神经肌肉疾病导致的畸形，我们倾向于选择截骨手术，而把关节融合留作日后翻修术式。关节融合术并不能保证畸形不会复发，尤其是在神经肌肉疾病处于进展期时更是如此。对于这种病例，在关节融合术后进行肌腱转位以平衡各组拮抗肌尤为关键。与之相似，肌腱转位并不能矫正软组织挛缩，而应该通过松解或者延长术来使关节获得足够的被动活动度。
- 骨筋膜室综合征后可出现不同类型的挛缩畸形。在这些患者中，存在肌力失衡的同时，残存的肌肉往往存在严重的瘢痕化而不能用于转位。对于存在创伤或者慢性神经肌肉疾病的患者，如果术者难以判断肌力情况，可采用小腿磁共振成像的方法来评估肌肉萎缩及脂肪侵入的情况。例如，小腿骨筋膜室综合征后可出现马蹄内翻足畸形。但是，虽然足处于内翻位且前筋膜室力量丧失，胫后肌可能并没有功能。胫后肌腱，特别是在更靠近端的腱腹结合处，可能形成瘢痕粘连在胫骨上。对于这种情况，需要将整条肌腱包括粘连在胫骨远端的肌肉予以切除，以获得充分的矫正。畸形校正后，可能只剩下腓骨肌腱保留功能以供肌腱转位。
- 胫后肌腱转位后的可能并发症是足外翻畸形。这在成人及儿童均可见，且难以预计（图12.5）。虽然该畸形通常由于肌力失衡引起，但也可由肌腱转位后位置选择不正确所致。在后一情况中，需进行肌腱止点调整或关节融合予以矫正。为了避免该并发症，最好将肌腱转位至外侧楔骨。
- 对于伴有平足的患者，采用胫后肌腱转位治疗瘫痪性马蹄足畸形时需要特别小心（图12.24）。虽然此时进行肌腱转位并非禁忌，但同时可能需要进行距下关节融合。另外也可以在胫后肌腱转位的同时将胫前肌腱移位于舟状骨下方以抬高内侧足弓（该理念与改良Young肌腱悬吊术矫正平足畸形相同）。此时胫前肌腱只用于肌腱固定起静态矫形作用。
- 高弓内翻足畸形通常为僵硬性的，但进行胫后肌腱转位后，后足可能变得松弛，不那么僵硬（图12.25）。鉴于此，虽然术前作者可能计划进行关节融合，但松解胫后肌腱及跖腱膜后，作者认为单纯进行截骨已经足够，而不需进行关节融合术。
- 对于存在其他畸形的病例进行胫后肌腱转位存在一定挑战性。例如，对于存在胫骨内翻以及瘫痪性马蹄足畸形的病例，需要考虑将胫后肌腱置于何处。在图12.26所示的病例中，胫骨内翻，肌肉萎缩且存在轻微的后足外翻，都是由胫骨前肌附加内翻功能缺失所致。在这种情况下，作者会选择将胫后肌腱转位至相对于矫正马蹄足畸形的标准胫后肌腱转位术式中所选择的外侧楔骨稍微偏内侧一些的位置。

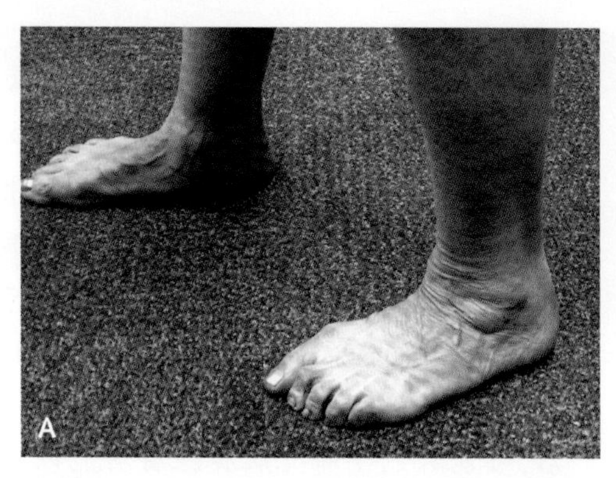
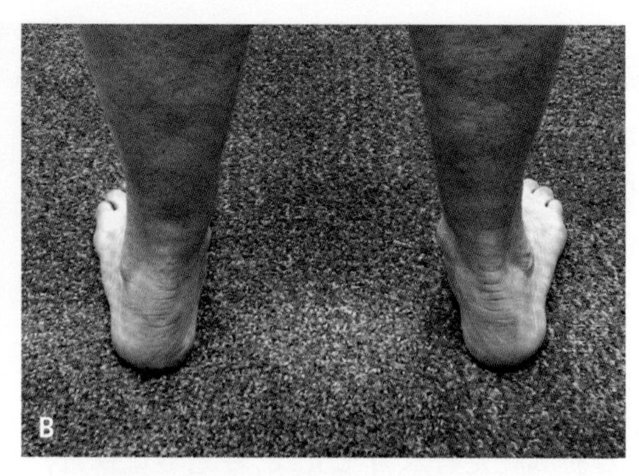

图 12.24 A–B. 患者为腓神经损伤后足下垂,合并既往双侧平足畸形。此病例中如果将其胫后肌腱转走会导致平足畸形加重,因此术者左右为难。最终在胫后肌腱转位之外,采用了改良 Young 肌腱悬吊术将胫前肌腱移位于舟骨下方,以维持足弓

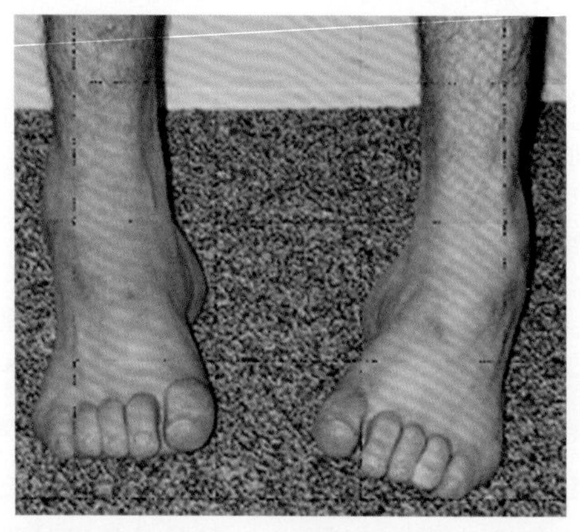

图 12.25 CMT 患者术前表现为僵硬性后足畸形,但是,行胫后肌腱转位及跖腱膜松解后,后足变得柔软,行跟骨截骨术足以恢复足的跖行位置

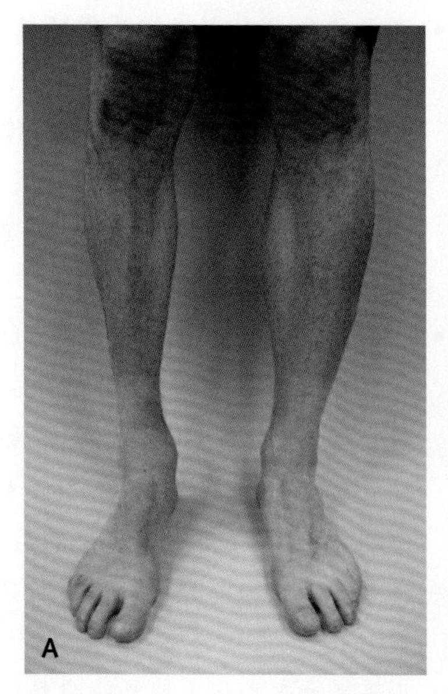
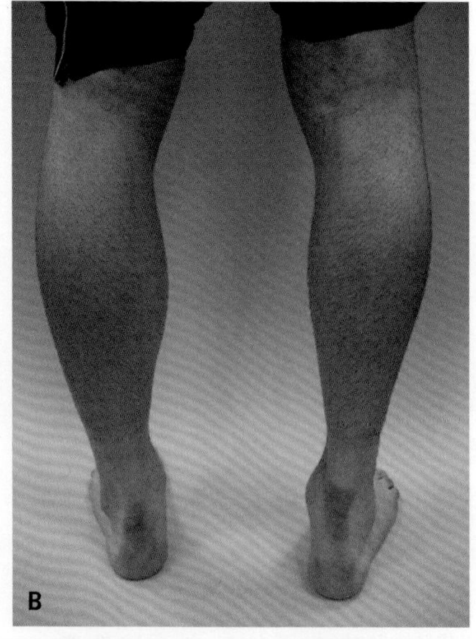

图 12.26 A–B. 对于此足,需要考虑胫后肌腱进行肌腱转位后理想的固定位置应在何处的问题。患者存在胫骨内翻合并后足外翻,由于已经存在轻度后足外翻,作者倾向于将肌腱固定于中间楔骨而非外侧楔骨从而与腓骨肌的力量相平衡

(刘奔 译 张明珠 校 张建中 审)

推荐阅读

Ho B, Khan Z, Switaj PJ, et al. Treatment of peroneal nerve injuries with simultaneous tendon transfer and nerve exploration. *J Orthop Surg Res*. 2014;9:67.

Hsu JD, Hoffer MM. Posterior tibial tendon transfer anteriorly through the interosseous membrane. *Clin Orthop Relat Res*. 1978;202–204.

Johnson JE, Paxton ES, Lippe J, et al. Outcomes of the bridle procedure for the treatment of foot drop. *Foot Ankle Int*. 2015;36(11):1287–1296.

Myerson MS, Ferrao PN, Clowers BE. Management of paralytic equinovalgus deformity. *Foot Ankle Clin*. 2011;3:489–497.

Rodriguez RP. The bridle procedure in the treatment of paralysis of the foot. *Foot Ankle*. 1992;13:63–69.

Schweitzer KM Jr, Jones CP. Tendon transfers for the drop foot. *Foot Ankle Clin*. 2014;19(1):65–71.

Vigasio A, Marcoccio I, Patelli A, et al. New tendon transfer for correction of drop-foot in common peroneal nerve palsy. *Clin Orthop Relat Res*. 2008;466:1454–1466.

Wagenaar FC, Louwerens JW. Posterior tibial tendon transfer: results of fixation to the dorsiflexors proximal to the ankle joint. *Foot Ankle Int*. 2007;28:1128–1142.

Wenz W, Bruckner T, Akbar M. Complete tendon transfer and inverse Lambrinudi arthrodesis: preliminary results of a new technique for the treatment of paralytic pes calcaneus. *Foot Ankle Int*. 2008;29:683–689.

第六部分　平足畸形的矫正

第 13 章　儿童平足畸形的矫正

扁平足为常见的足部畸形，虽然多为特发性平足，但在儿童中平足可能由神经肌肉疾病导致，同时还包括其他致病因素，例如跗骨联合以及副舟骨综合征。这一章节讨论的仅限于柔软性平足，合并或未合并副舟骨。总的来说，儿童柔软性平足的治疗原则与成人平足相同，唯一不同的是胫后肌腱断裂不见于儿童平足症。同时，儿童患者也少见僵硬性平足。对于儿童僵硬性平足的讨论见第 24 章（跗骨联合）。

儿童平足畸形处理的难点在于把握治疗的适应证及时机。严重柔软性平足以及出现症状且鞋垫治疗效果欠佳的儿童需要进行手术治疗。对于平足畸形严重但没有症状的儿童，选择保守治疗还是采用手术矫形治疗是个难题。我们的经验是，对患有严重平足的青少年，若其兄弟姐妹或父母之一有类似的畸形且应用鞋垫后效果欠佳，则适合选择早期手术干预。作者主张对于保守治疗的平足症儿童，应每 6 个月检查一次。这对于评估畸形严重程度及其进展情况很有帮助。当然，有些患儿的平足并没有症状，但父母对于孩子足部情况异常非常紧张，这些患儿不需要进行任何治疗。随着时间的推移，柔软性平足畸形会逐渐变得僵硬，这一般发生于青少年早期或成年早期。后足力线的改变导致其与前足的关系也发生了改变。伴随着后足外翻，前足被迫发生旋后，以便保持足处于跖行位。跟腱随着跟骨向外侧移位，距下关节的力学轴线发生了改变，这增加了腓肠肌和比目鱼肌挛缩的可能性。随着这些结构性的改变，患足变得更加僵硬，当然手术治疗的选择也变得更加复杂。所以一些无症状儿童柔软性平足也是需要处理的，虽然很多同行不主张治疗此类病例。但是，很多随访证据表明，患儿畸形在不断进展。患儿年龄越小，手术治疗的难度越低。通常对于年龄较小的患儿，采用距下关节制动术处理已经足够，不需要加做后足及前足截骨（图 13.1）。那么我们为什么还要等待观察呢？当然手术矫正存在失败且进一步引起症状的可能，但是手术失败并不意味着情况不可逆转，术者可以通过联合应用截骨和腓肠肌松解的方式进行翻修治疗。

对于有症状且年龄较小的柔软性平足患儿，希望通过距下关节制动术将后足恢复到中立位，然后视情况决定是否进行腓肠肌腱膜松解。如果复位后足后，前足处于固定旋后位，那么需要加做内侧楔骨的撑开跖屈截骨，从而恢复前足的跖行位。需要认识到，平足症畸形表现多种多样。比如，某些患儿足跟外翻非常严重，在这种情况下距下关节制动术并不能提供足够的矫正效果，因此需要先进行跟骨内移截骨，然后视情况决定是否加做距下关节制动。有些病例中伴随着后足外翻，前足相对于后足发生适应性改变，趋于外展、距骨失覆盖。对于这些情况，单纯跟骨内移截骨不足以矫正中前足外展，需要加做跟骨的外侧柱延长。儿童及成人平足的处理中最明显的差异可能就在于，对于儿童来说处理时更加注重关节制动及截骨矫形，尽量避免关节融合。应认识到，关节融合还是要作为治疗儿童平足的备选方案之一。因为有些青少年患者即使不伴有跗骨联合也会表现为僵硬性平足。上文中提到的各种术式将在接下来的内容中分别讨论。

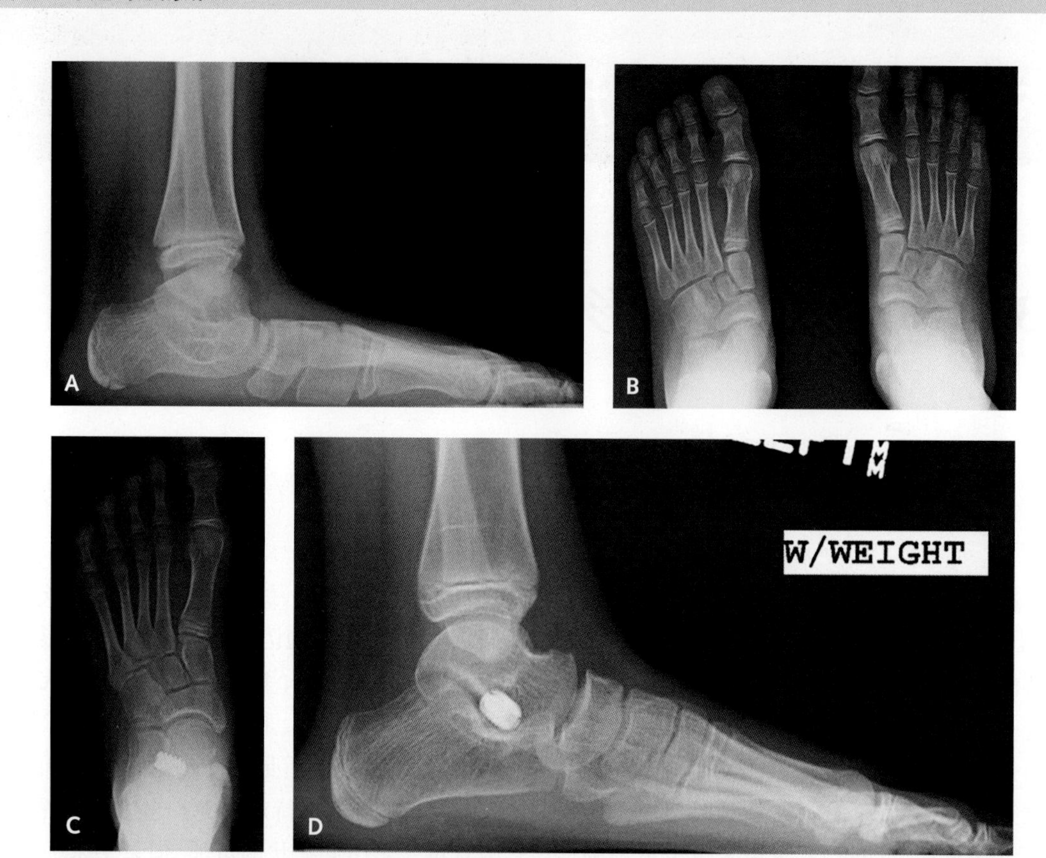

图 13.1 8 岁患者主诉双侧小腿不适，但未诉任何足部不适。患者曾用矫形垫治疗，但应用后感觉比赤足行走更为不适。A–B. 注意左足存在约 60% 的距舟关节严重失覆盖。如果患者年龄更大一些或者是青少年，那么术者肯定会建议行跟骨外侧柱延长术。但对于 8 岁儿童，一般认为行简单的距下关节制动术就足够了。C–D. 此处为单纯放置距下关节制动器 3 个月后的负重位影像学表现

距下关节制动术

适应证及原理

患儿进行距下关节制动术的目的是调整距骨相对于跟骨的位置，从而使关节得到重塑。希望通过重塑避免将来继发的问题，例如后足的退变及僵硬。距下关节制动的内置物，可以被当成植入体内的矫形器械。该术式有很多优点，最重要的是在保证了距下关节的活动度，并尽可能减少了手术带来的不良事件的发生率。儿童距下关节制动术的适应证非常广泛。在不存在明显距舟关节失覆盖的病例中，应用距下关节制动术的治疗效果比较好。对于后足外翻只要是畸形的年龄较小的患儿，该术式可收到非常满意的效果。这可能是因为患者的重塑能力以及前足的适应性比较强。笔者认为对于后足外翻合并中足外展的病例，如果距舟关节失覆盖率小于 35%，则可以采用关节制动术治疗，同时考虑加做跟骨外侧柱延长（图 13.2）。就算侧位片上存在距舟关节塌陷、距骨头下沉的病例，仍然可以使用距下关节制动术治疗，但是为了处理这造成的跟骨旋前，需要加做跟骨内移截骨（图 13.3）。如果距舟关节失覆盖超过 35%，那么无论行距下关节制动术还是跟骨内移截骨都很难成功，这种病例需要用跟骨外侧柱延长术处理。因为距下关节制动手术矫正的更多的是距跟关节畸形，而不是跗横关节的外展畸形。距下关节制动术的主要优点在于，术后几天内患儿就可以穿行走靴进行负重。

儿童患者在接受距下关节制动后，适应得非常好。而且该年龄段，内植物失败的发生率相对较低。相反，根据作者自身的经验，在成年患者中应用距下关节制动作为附加手术，需要慎重选择患者。因为术后超过一半的患者都因为跗骨窦的疼痛，要求取出内植物。然而对于儿童患者，需要取出内植物的患者仅占 10% 左右。如果不考虑患者的年龄因素，内植物失败的另外一个原因，是前足没有得到充分的矫正。当后足放入内植物恢复中立位后，前足会出现一定程度的旋后。不过，一定程度的旋后畸形能够通过第一跖骨逐渐跖屈代偿，从而可以保持跖

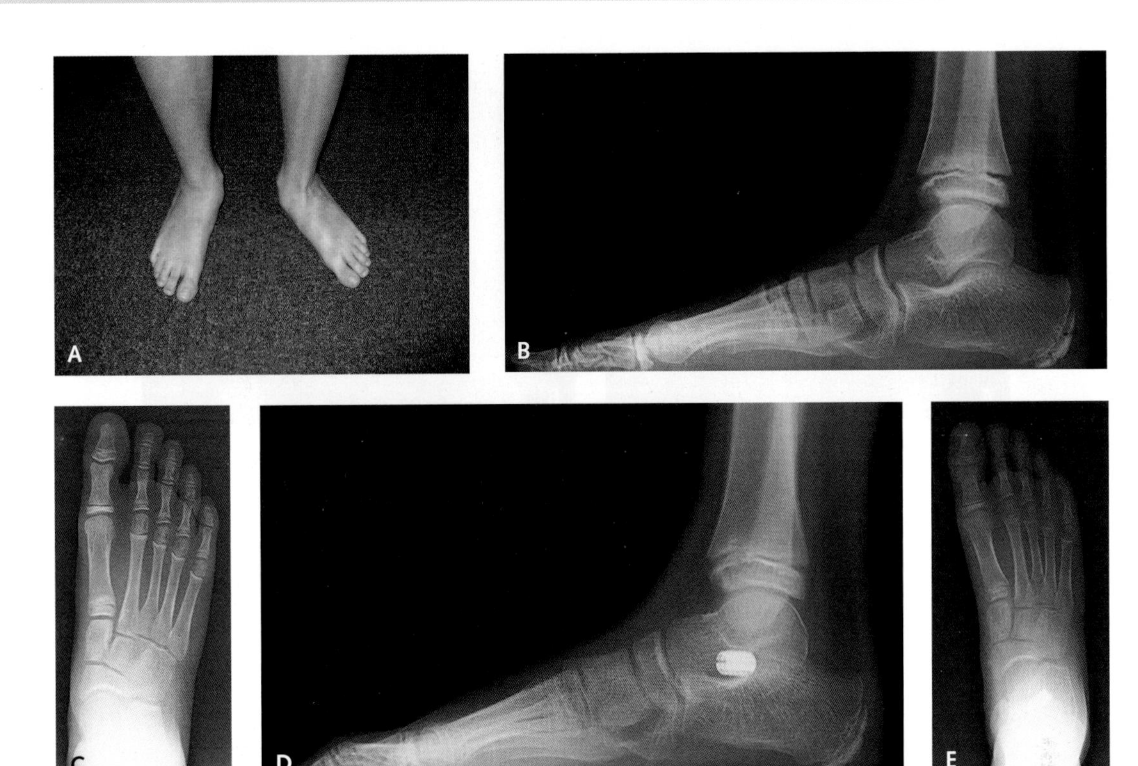

图 13.2　患者为 9 岁女孩，表现为痛性平足畸形，接受了距下关节制动术及经皮跟腱延长术。A. 图示为患足的临床外观表现。B–C. 患足的术前影像学表现。D–E. 患足术后 18 个月的影像学表现。由于制动器没有引发疼痛，因此予以保留

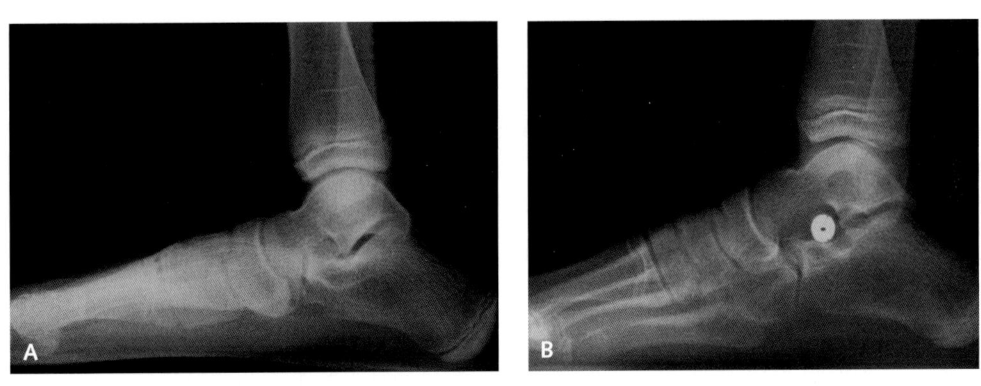

图 13.3　A. 10 岁柔软性平足患者的术前侧位片。B. 患者的术后侧位片。治疗包括距下关节制动术。后足矫正后判断没有必要进行其他附加术式，制动器予以保留

行足的形态。如果前足的旋后程度超过了此代偿能力，那么为了使前足保持在跖行位，后足在步态中的全足支撑期会发生代偿性外翻。进而跟骨外翻程度增加，导致距下关节内植物受压，从而引起疼痛。因此，如果后足矫正后，前足存在过度旋后，那么就有必要进行腓肠肌腱膜松解以及内侧楔骨撑开截骨术。术中矫正畸形后，可以将患足放置在一块平板上模拟负重位来观察第一跖列的位置，这样可以很容易地评估前足残余的旋后程度。由于内侧楔骨截骨及腓肠肌松解的失败率相对于内植物失败的概率更低，应充分考虑施行这些附加术式的可能性。

手术过程

于跗骨窦处取长约 1cm 的切口。可通过触诊腓骨远端与跟骨前突之间的“柔软点”来帮助确定切口位置。切口位于腓浅神经中间背侧皮支的下方，腓骨肌腱的背侧。将一枚用以引导距下关节制动器试模的导针，从跗骨管的外侧插入，穿透足内侧皮肤，并用血管钳从足内侧钳夹住导针（图 13.4）。术者必须对跗管的解剖有充分的了解，跗管的形状像斜放的圆锥，由前外侧走向后内侧。因此导针需

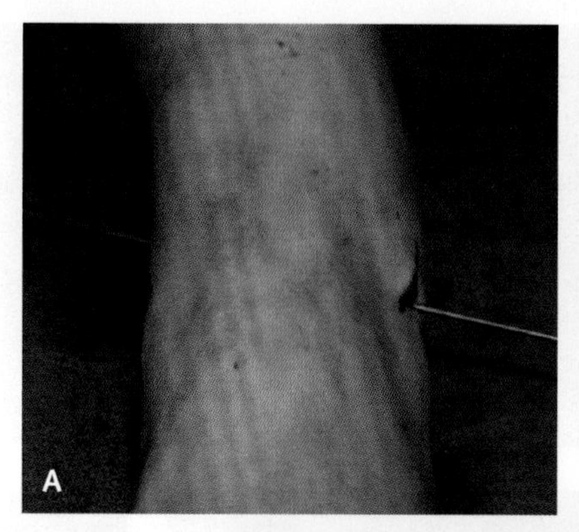

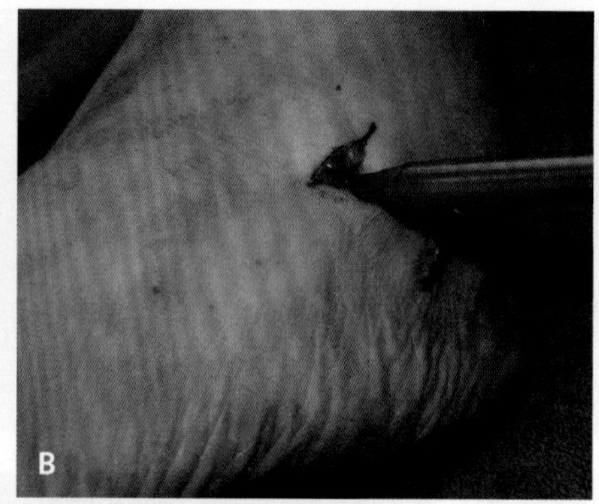

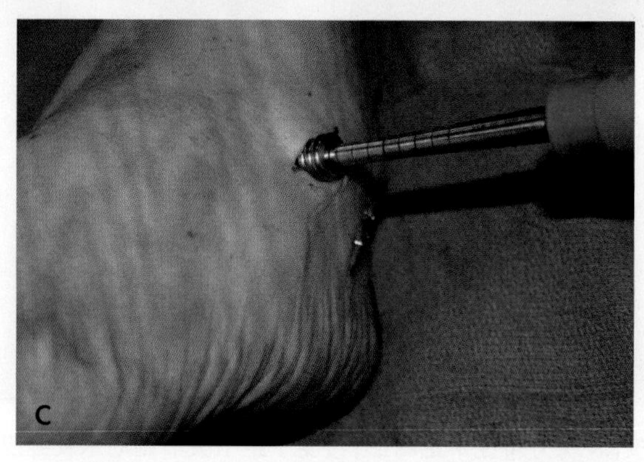

图 13.4 在距下关节制动术中，将导针沿着跗骨管所在的平面置入，而非直接向内侧垂直插入。A. 导针穿过跗骨管。B-C. 然后沿导针置入扩张器及关节制动器试模

要沿跗管走行的同一平面插入。导针穿过骨间韧带时可感受到轻微阻力，推进导针直至其从足内侧皮肤穿出。用一枚血管钳夹住导针尖端以保持其位置，避免在反复插入试模及内植物时导针脱落。

固定好导针后，置入最小号的空心试模，用于感受跗管的位置、方向以及大小。依次置入型号逐渐增大的试模，同时仔细评估距下关节的活动度。注意，置于制动器限制距下关节的过度外翻之后，足的背伸动作大部分发生在踝关节，而不再是由距下关节背伸及外翻联合引起的斜向运动完成。如果置入的试模过大，则距下关节的活动度会严重受限。需要明确实施距下关节制动术的目的在于单纯限制后足过度外翻。如果试模过小，则无法矫正后足外翻，那么患足背伸活动仍然一大部分由距下关节完成。合适的试模应该轻微限制距下关节的异常外翻活动，但同时应保留少许外翻活动。

取出试模之后，将同样型号的制动器植入，术中透视确定制动器位置。制动器应位于中间关节面以及后关节面之间。在足前后位片上，制动器外侧缘应该位于离距骨颈外侧缘内侧 4mm 处。如果在后足前后位摄片发现制动器位置不正确，可通过在跗骨窦内进行顺时针或逆时针方向旋转调整直至其位于合适的位置。

评估距下关节活动度，特别要注意足处于中立背伸位时后足的外翻程度。如前所述，矫形的最主要目的是限制距下关节的过度外翻。制动器对于踝关节以及前足活动度的作用相对于其对距下关节过度外翻的限制作用来说并没有那么重要。对于绝大多数接受治疗的柔软性平足患儿，距下关节制动术足以达到矫正目的。后足矫正后，前足应处于跖行而非过度旋后位。如果存在旋后，内侧楔骨的楔形撑开截骨术是在后足矫形后矫正残存的前足旋后的良好术式。当存在腓肠肌挛缩时，通常采用腓肠肌腱膜松解术。

副舟骨综合征的治疗

伴有疼痛的副舟骨综合征常合并不同程度的平足。虽然该情况更常见于儿童，但也存在于成人患者中，症状通常由副舟骨与舟骨体之间的软骨联合遭到破坏而引起。应力造成副舟骨与舟骨之间的软骨联合发生破坏，进而造成胫后肌腱止点不稳定，副舟骨在应力下向近端移位，胫后肌腱被拉长从而出现获得性平足。在儿童患者中，副舟骨处的疼痛原因除了软骨联合受牵拉外，还可能是由于足部旋前导致患足在鞋里受压所致（图 13.5）。

副舟骨可伴有不同程度的平足畸形及僵硬，这些都需要矫正。通常来说，可以根据畸形的位置来确定是否需要附加手术治疗。附加的手术包括跟骨内移截骨、外侧柱延长、距下关节制动、内侧楔骨截骨及腓肠肌腱膜松解。作者一般尽量采用螺钉将副舟骨与舟骨进行固定。该术式的要点是，在清理副舟骨与舟骨之间的联合时一并切除舟骨结节的内侧一部分。对于患儿或青少年患者，如果副舟骨骨块足够大，作者通常采用螺钉固定法，目的是在骨面结合的前提下促进愈合。该手术因为保留胫后肌腱在副舟骨上的止点不予干预，因此不存在腱骨愈合，因此愈合会更快（图 13.6）。螺钉固

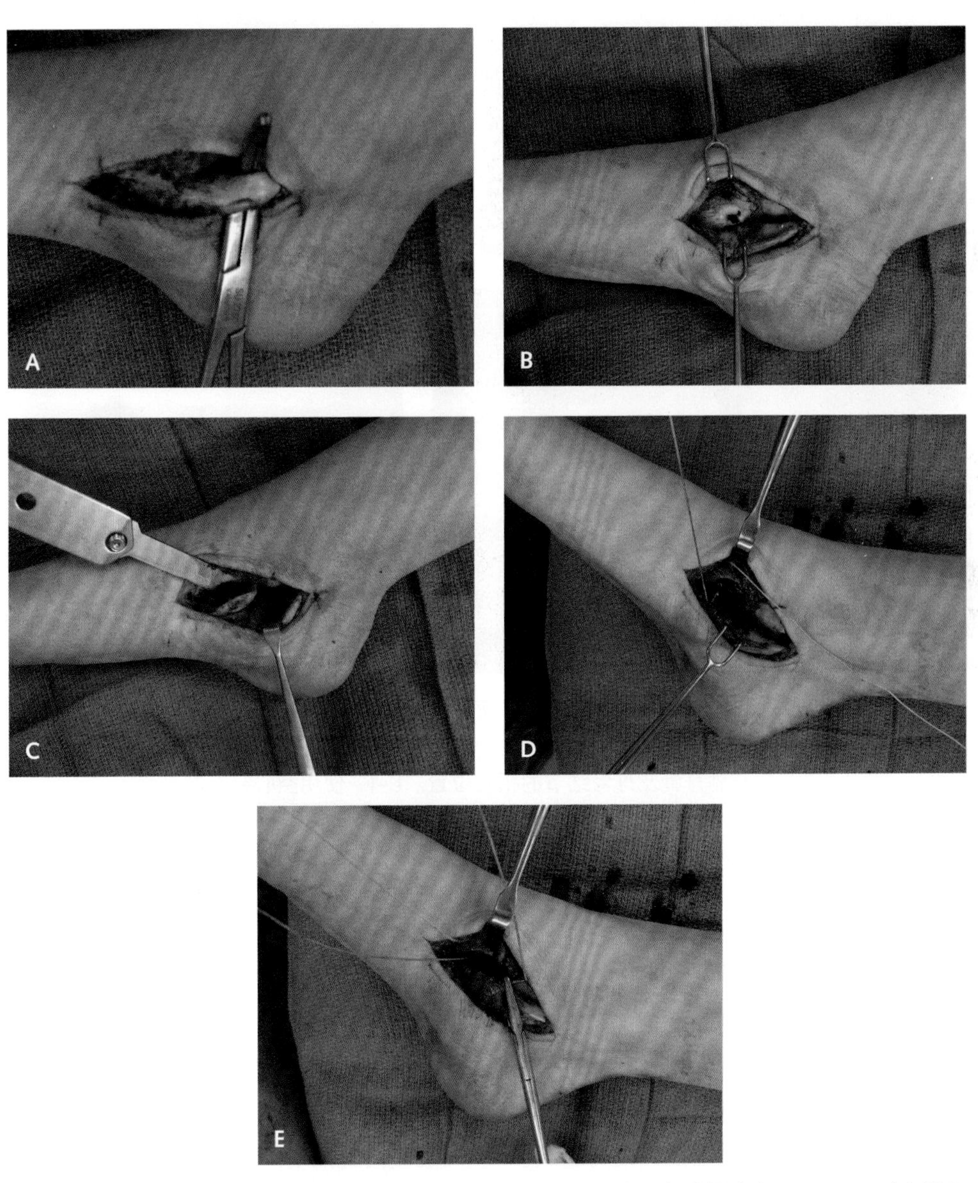

图 13.5　11 岁痛性副舟骨患者的治疗方式。A. 注意胫后肌腱止点处骨膨出。B. 图示副舟骨与舟骨之间的软骨连接。C. 切除副舟骨以及舟骨内侧极的一部分。D–E. 切除副舟骨后，将胫后肌腱直接缝合到舟骨骨面上，即使用缝线将胫后肌腱做前置固定

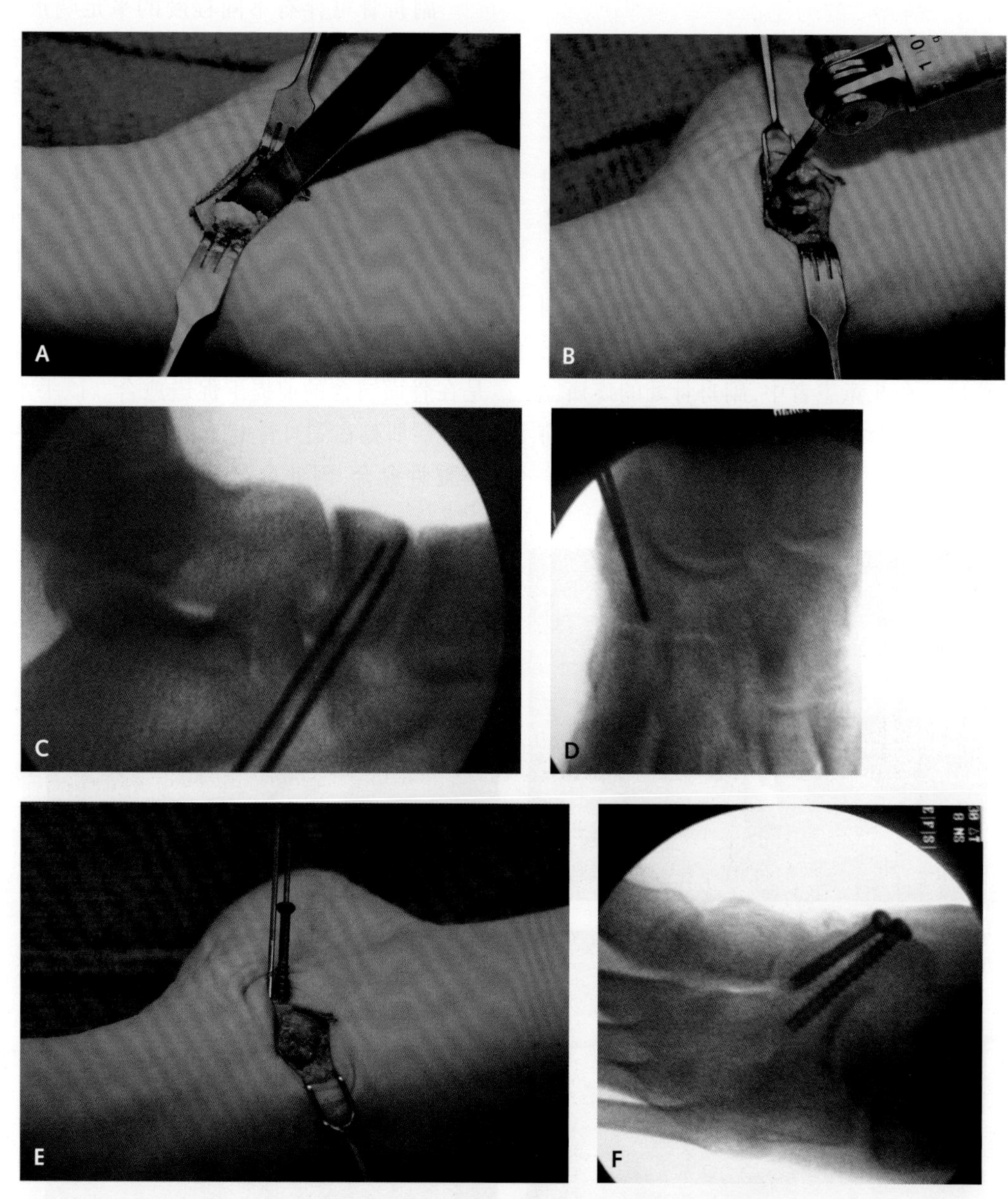

图 13.6 对青少年运动员副舟骨的内固定方法。使用稍偏向舟骨背侧的小切口显露舟骨。A. 注意副舟骨与舟骨明显分离。B. 使用摆锯将副舟骨外侧与舟骨结合面进行骨新鲜化。C–D. 置入空心钉导针，透视确定导针与副舟骨及舟骨结节的相对位置。E–F. 使用空心钉将副舟骨固定于舟骨

定成功的关键是将副舟骨的外侧面以及舟骨体的内侧进行广泛打磨，以减少舟骨内侧面的骨性凸起（图 13.7）。

在采用 Kidner 术式中提到的副舟骨切除和胫后肌腱前置术时，作者使用的是位于内侧的单切口。切开胫后肌腱腱鞘，此术式无法保留胫后肌腱的止点。副舟骨的位置变异性较大，且必须将副舟骨从胫后肌腱上彻底剥离。用皮肤拉钩拉开副舟骨，将胫后肌腱做锐性剥离，这样整条肌腱包括表面覆盖的骨膜都能够得以保留。需要切除整个副舟骨及正常舟骨的内侧一部分，保证修整后舟骨的内侧缘必须与内侧楔骨及距骨的前缘平齐，这样距舟楔连线才是正常的。截骨后，进行胫后肌腱前置。重新固定胫后肌腱止点时，必须反复打磨舟骨体内侧骨面，直至肌腱固定点与舟骨表面平齐而没有任何组织突出。对于儿童患者，可以通过锐利的缝针将胫后肌腱直接缝合固定到舟骨或者内侧楔骨的骨质上，或者将胫后肌腱止点连同局部关节囊韧带组织一起拉向远端前置固定到上述两块骨上。对于年纪较大的青少年或者成年患者，使用带线铆钉重建肌腱止点更为容易（图 13.8）。在最终固定前，将肌腱拉紧保持轻度张力，确保患足稍微过度矫正至越过中间处

于轻度内翻位。矫形后的患足应处于轻度跖屈内翻位,此时如有必要可附加其他手术。有的时候,可在切除副舟骨之前先进行距下关节制动术或者跟骨截骨术,然后进行胫后肌腱前置,从而对中足的张力有更好的感知,这样更容易控制前置的胫后肌腱张力。对于所有伴有平足畸形的副舟骨病例,为了恢复畸形力线,都需要进行附加的矫形手术(图 13.9 和图 13.10)。

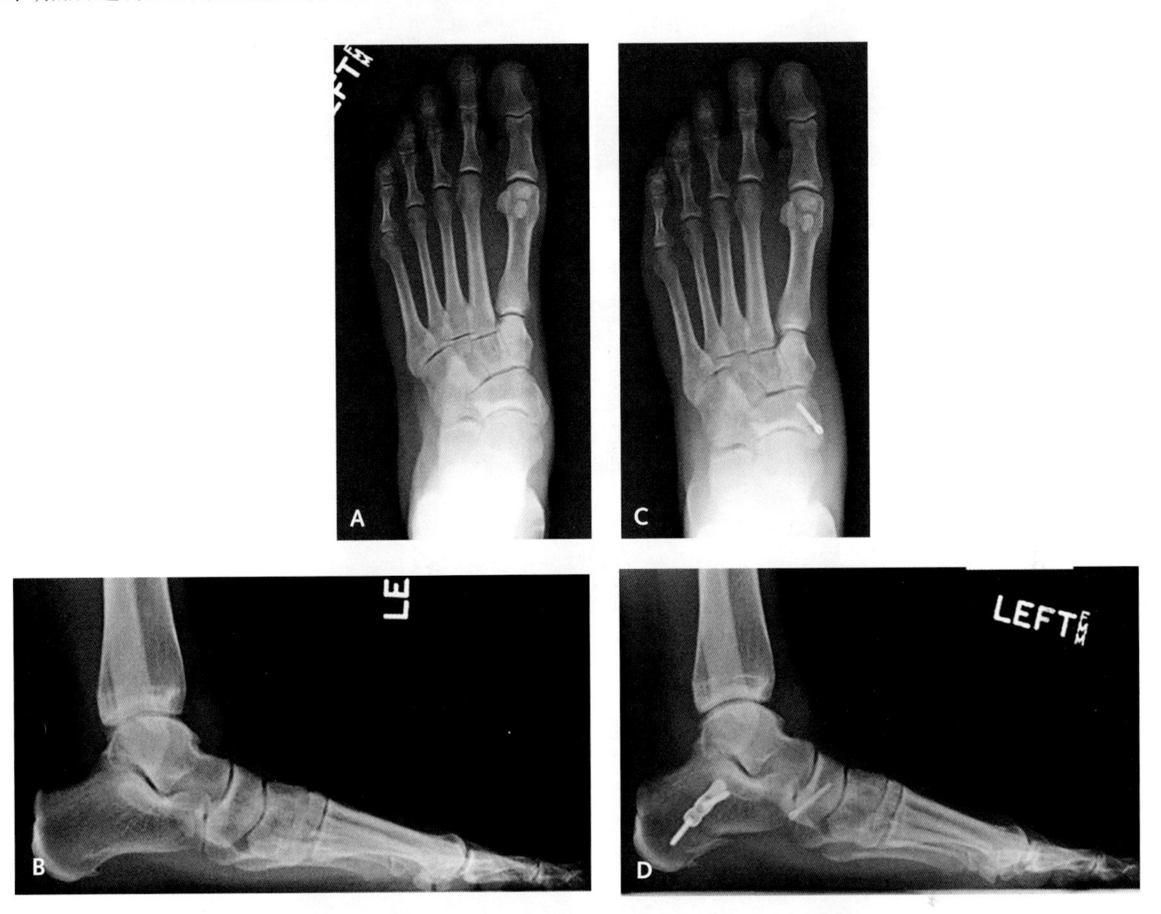

图 13.7　14 岁副舟骨伴有疼痛性平足。A–B,注意距舟关节失覆盖程度约 30%,提示没有必要进行跟骨外侧柱延长。C–D,将副舟骨内侧面进行骨新鲜化后,切除舟骨内侧极的一部分,使用螺钉将副舟骨固定于舟骨体。采用跟骨内移截骨矫正后足外翻。以螺钉固定副舟骨后,由于胫后肌腱存在轻度松弛,因此胫后肌腱周围韧带组织也应予以紧缩缝合

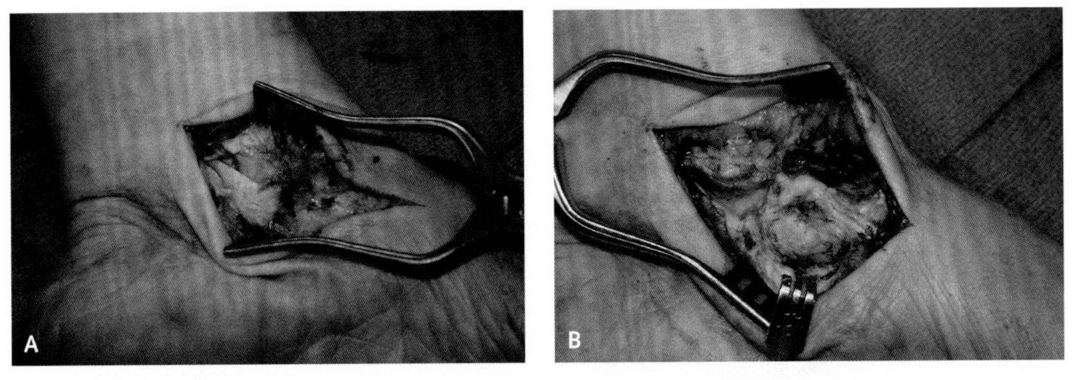

图 13.8　年纪较大的副舟骨综合征青少年患者的治疗。A–B. 注意胫后肌腱止点轻微退变。

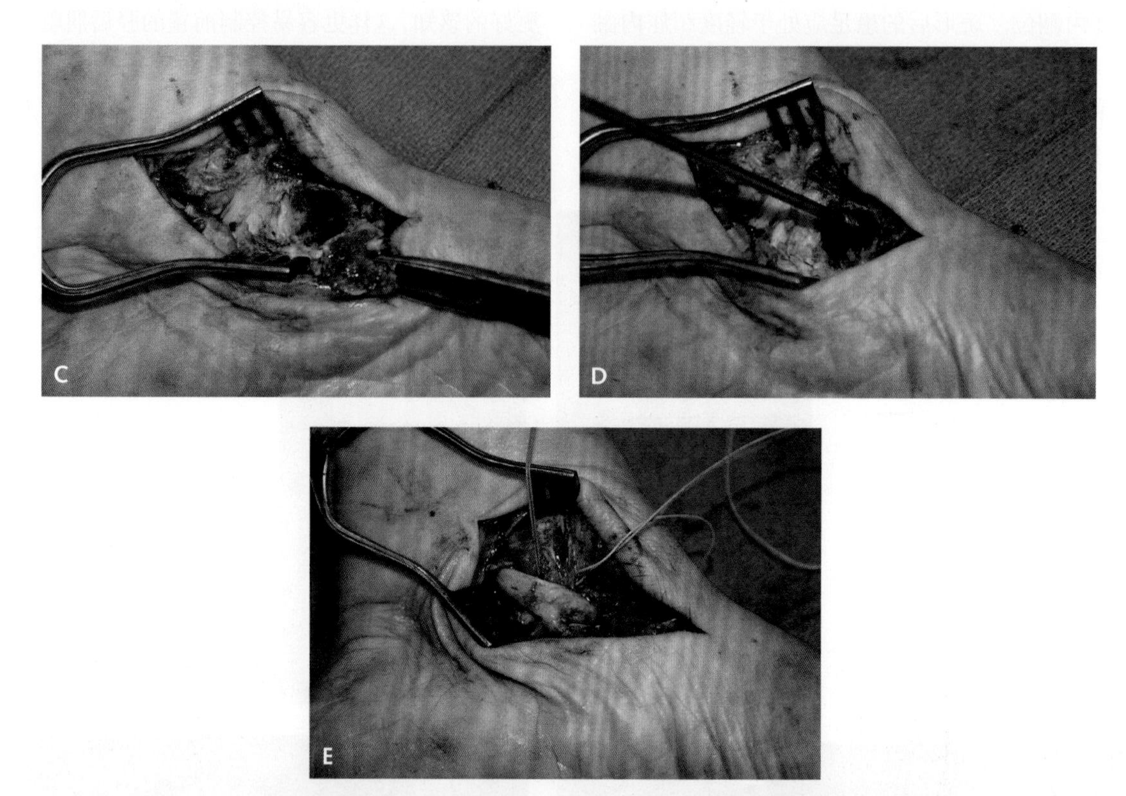

图 13.8（续图） C. 切除副舟骨后修整舟骨内侧极。D–E. 将胫后肌腱向远端前置并用带线铆钉予以固定

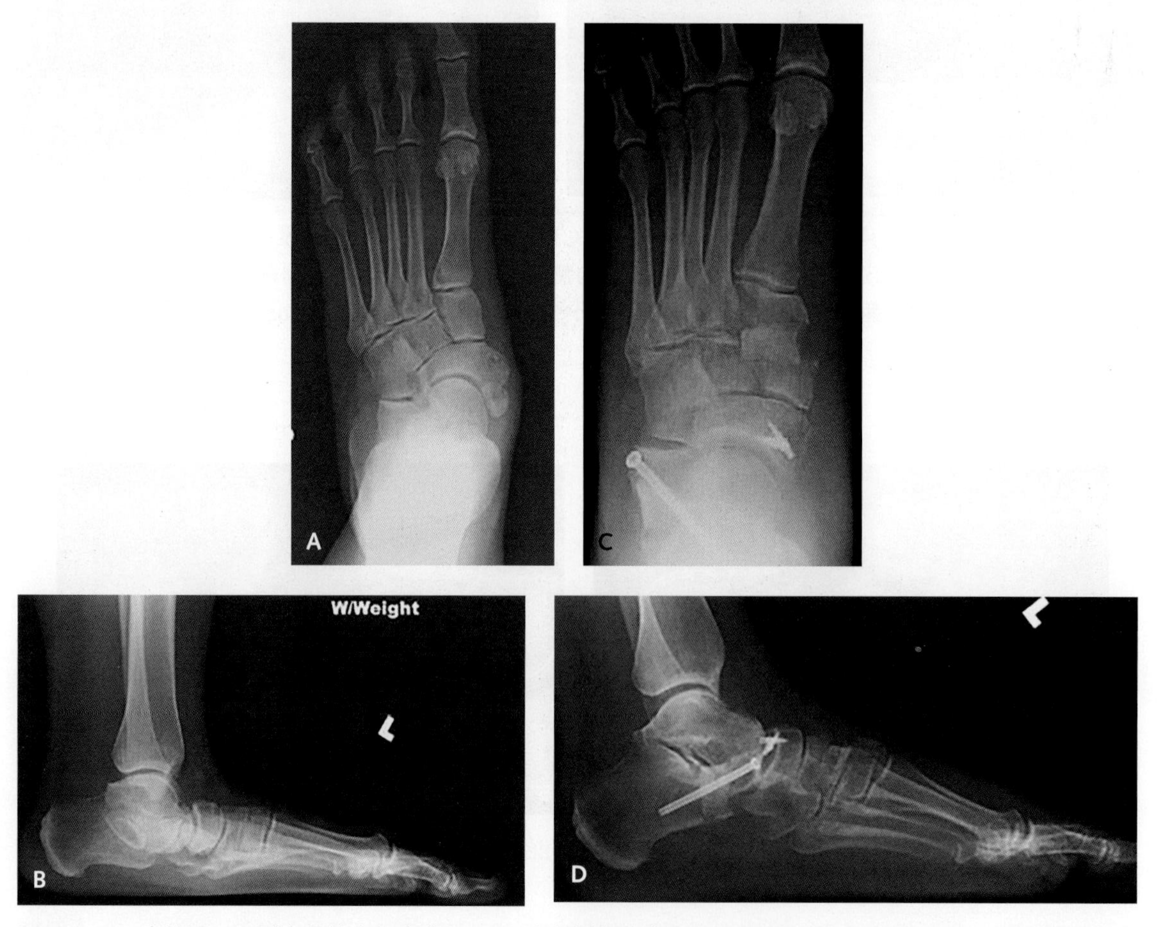

图 13.9 13 岁的平足及副舟骨综合征患者。A–B. 注意侧位片中足弓明显塌陷，中足外展。C–D. 通过切除副舟骨、前置胫后肌腱、Cotton 截骨以及跟骨外侧柱延长矫正上述两个畸形

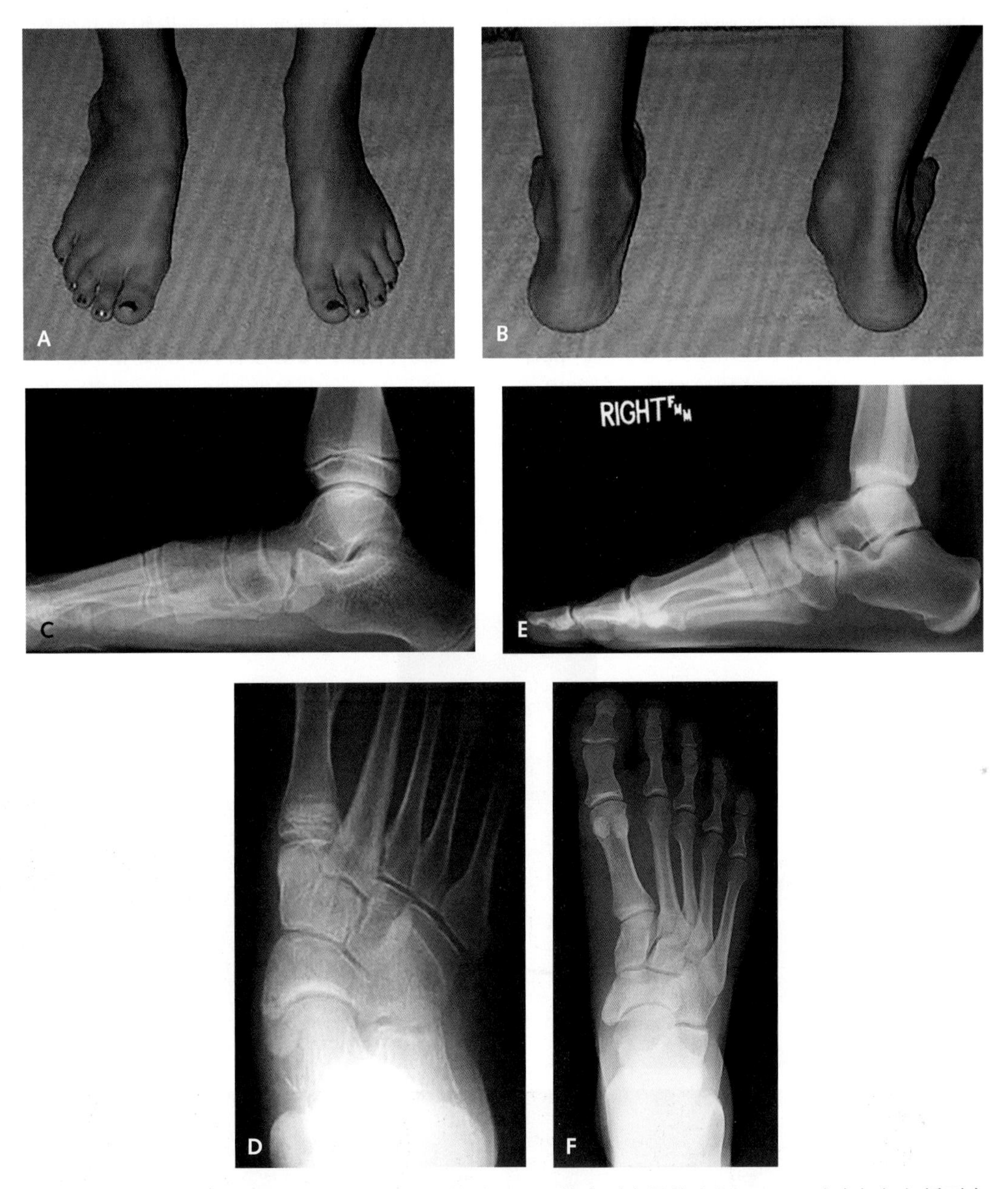

图 13.10　A-B. 14 岁患者，表现为明显的柔软性平足且伴有副舟骨综合征。C-D. 治疗仅仅包括副舟骨切除及胫后肌腱前置术。E-F. X 线片显示，术后 4 年矫形效果依然存在

跟骨外侧柱延长

外侧柱延长的适应证非常明确,其中包括可矫正的柔软性平足畸形。此处矫正的意思是通过该术式可以恢复距舟关节覆盖。如果患足僵硬,则外侧柱延长没有作用。有经验的医师在检查患足时可以通过感觉判断畸形的僵硬程度。接下来还需要回答两个问题:在体格检查时,是否能够使后足旋转或复位?纠正后足力线后,前足会残留多大程度的旋后畸形(图 13.11)?

如前所述,后足的位置应该首先通过跟骨内移截骨(用于矫正后足外翻)(图 13.12)或者跟骨外侧柱延长(用于矫正中足外展)进行矫正。外侧柱延长联合跟骰关节融合术不适用于儿童患者。推荐从跗骨窦取小切口进行跟骨外侧柱延长。如果切口过于偏向外侧到腓骨肌腱上方,则难以插入植骨块及显露距下关节前方(图 13.13)。截骨线位于跟骰关节后方 1cm 处。用导针标记截骨位置,并通过术中透视进行确定。于导针前方或后方任一侧由外向内贯穿跟骨颈部进行截骨。作者并不赞成将截骨线定位于距下关节中间关节面和前关节面之间,因为此时截骨线可能过于靠近后关节面,容易导致植骨块与后关节面产生撞击。截骨线过于靠后是外侧柱延长最常见的错误(图 13.14)。之后使用骨刀打开截骨线,然后使用椎板撑开器撑开截骨面。也可以使用克氏针撑开器,以避免椎板撑开器阻挡植骨块的置入。

术中逐渐牵开截骨面,在透视下确定跟骨外侧柱逐渐延长时距骨相对于舟骨的位置改变即距舟覆盖的恢复情况。当位置满意时,切取合适大小的植骨块置入截骨面。一般可以采用异体髂骨植骨,目前尚没有发现在儿童患者中出现植骨失败的情况。成年患者中,用金属模块代替植骨块的现象越来越广泛。但对于儿童患者,最好使用异体骨移植,因为其成功率高于金属植入物。儿童患者中采用的植骨块外侧面一般宽为 8~10mm。植入骨块后确定是否需要进行固定,通常对于儿童患者并无此必要。如果植骨块不稳定,可使用一枚螺钉进行固定,但由于螺钉尾部可能造成足背侧凸起,因此一般需要在植

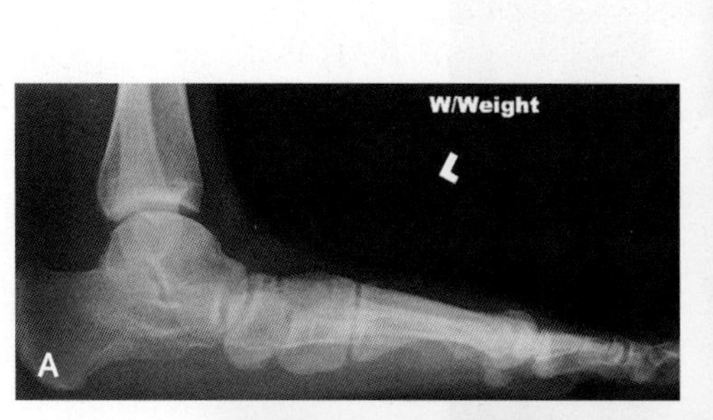

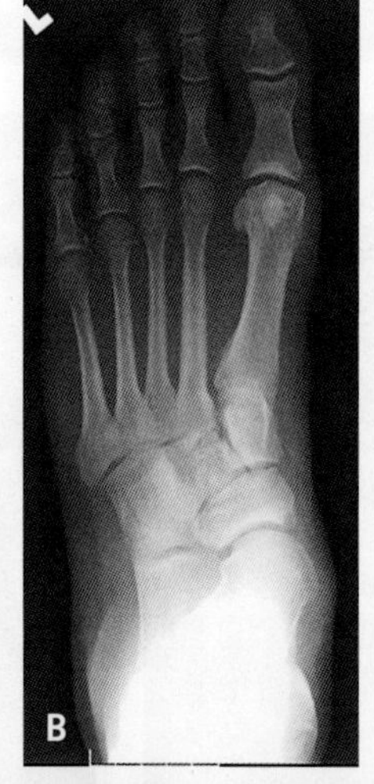

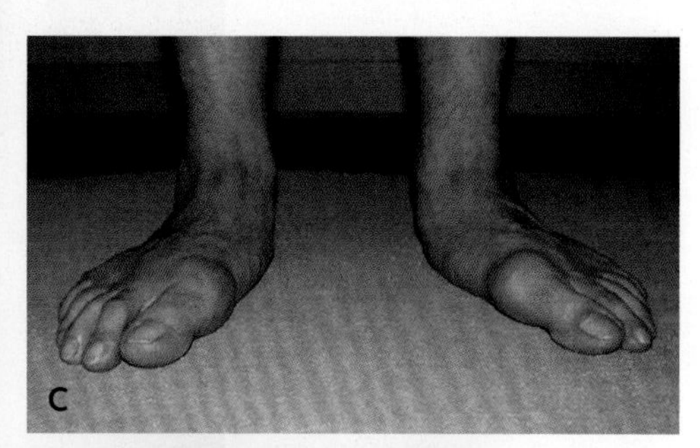

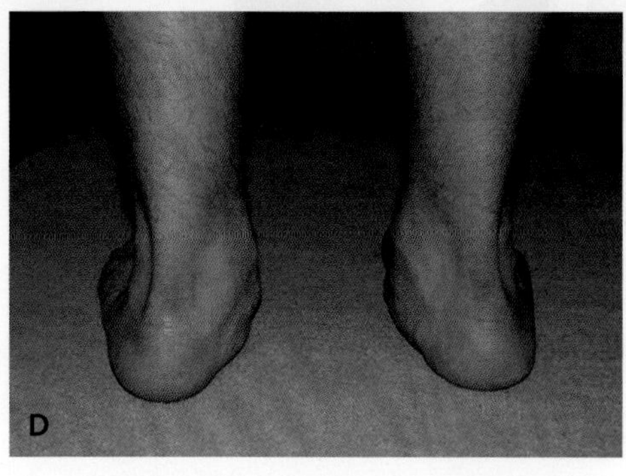

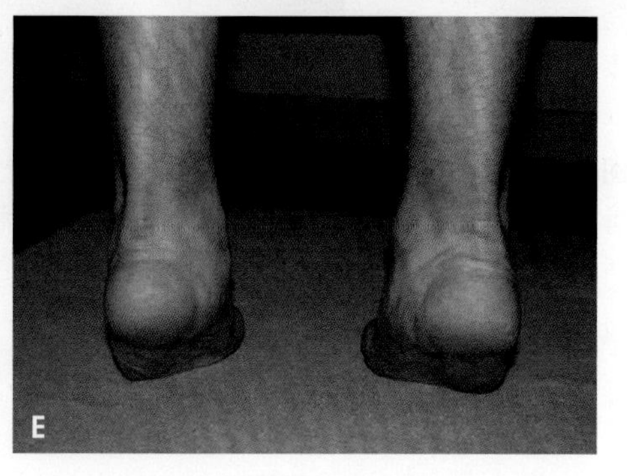

图 13.11 有时,在年轻患者中平足畸形也不是柔软性的。A–B. 17 岁患者,平足伴有明显中足外展。C–E. 患者已经表现为僵硬性第一跖骨抬高及后足外翻,且不伴有跗骨联合

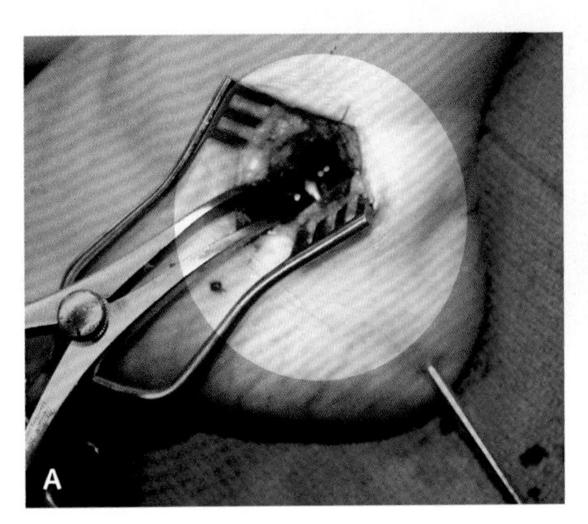

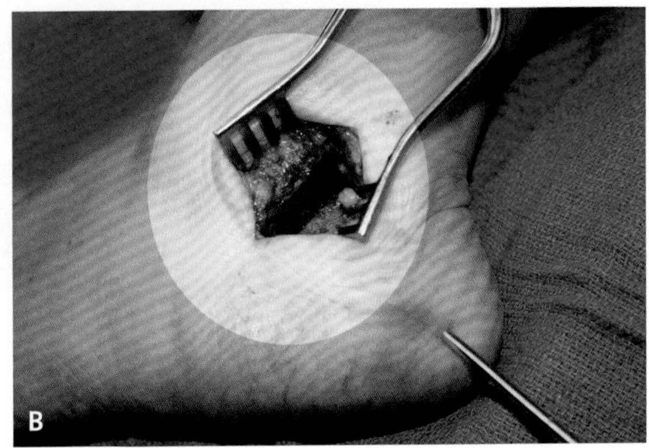

图 13.12　对于仅表现为明显足跟外翻而不伴有中足外展的青少年患者，应用跟骨内移截骨十分有效。A. 行跟骨截骨，将椎板撑开器插入撑开截骨面后，完成跟骨结节内移动，然后置入导针完成内固定。B. 跟骨结节向内侧移位 10mm

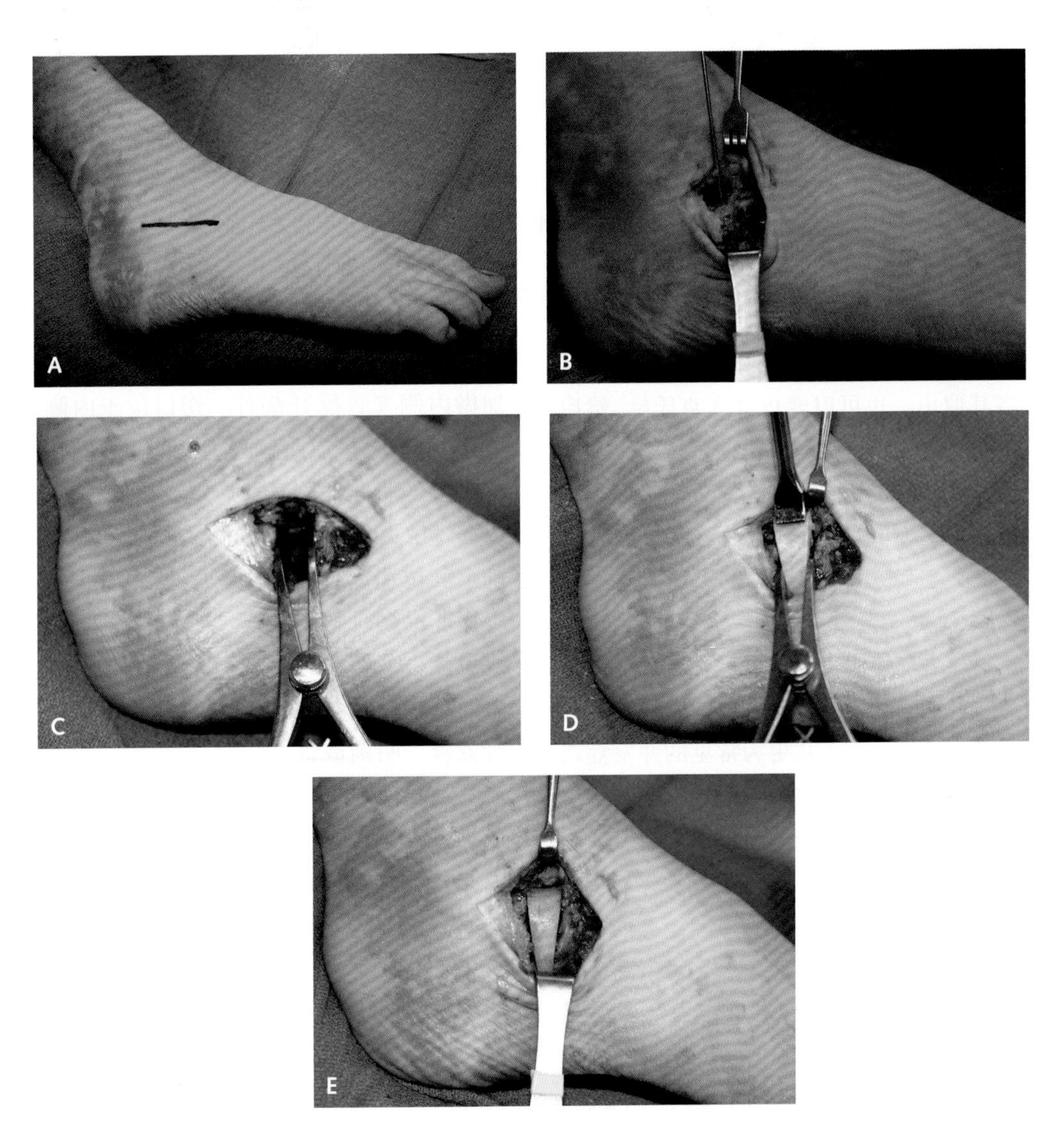

图 13.13　跟骨外侧柱延长术式。A. 标记切口。B. 使用导针标记截骨位置。C. 置入椎板撑开器。D-E. 将植骨块打入截骨面后逐渐取出椎板撑开器，避免取出椎板撑开器时影响植骨块的位置

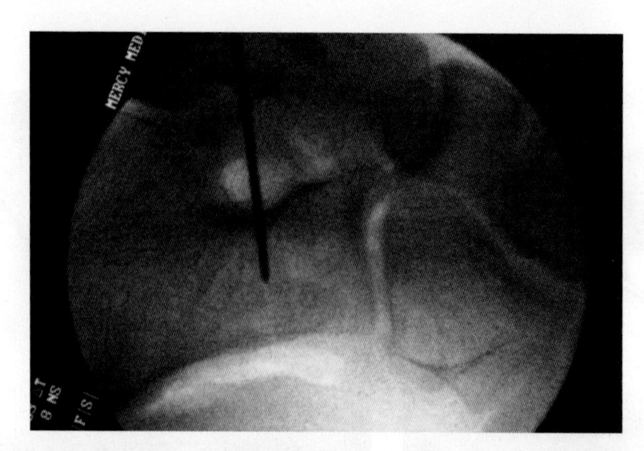

图 13.14 图示为跟外侧柱延长时导针置入的错误位置，该位置太过靠后

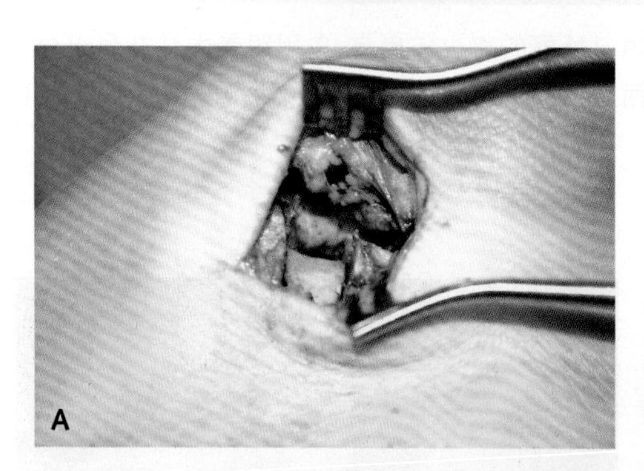

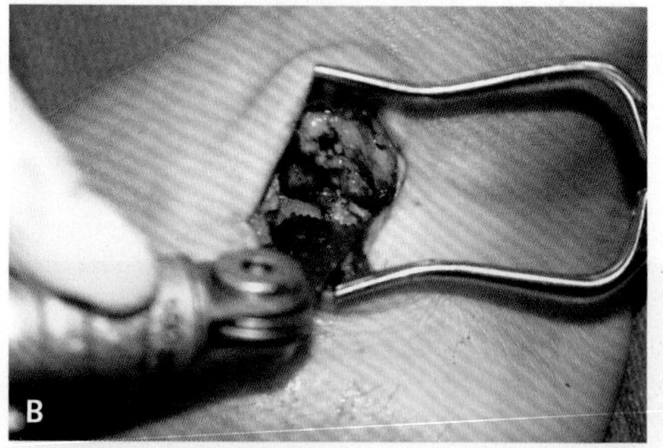

图 13.15 A–B. 植骨块已经置入完成，但注意截骨面后方的跟骨部分与后关节面之间存在撞击，需要对凸出的跟骨部分进行截骨，以去除撞击。要注意跟骨外侧柱延长时，置入植骨块后，不仅仅截骨面前方跟骨前结节向前方移位起到预期的矫正距舟关节失覆盖的作用，截骨面后方跟骨也会被植骨块推向后方，因此有撞击后关节面的可能，骨跟骨外侧柱延长的截骨平面设计不能太靠近后关节面

骨愈合后将其取出。也可以经皮穿入克氏针，然后在术后 3~4 周予以拔除。跟骨外侧柱延长的一个比较讨厌的情况是出现跟骨截骨远端向背侧轻度半脱位，可导致跟骨前突出现皮下隆起。这除了导致穿鞋不适外，并不会造成其他临床上的不适。对于儿童患者，这种跟骨远端轻微移位可在术后自行矫正。在行外侧柱延长之前使用克氏针穿过跟骰关节进行截骨远端与骰骨的临时固定可避免该并发症发生或将其发生率降至最低。该术式更为常见的并发症之一是植骨块在跗骨窦内与后关节面发生撞击，这通常是截骨线设计太过靠后的结果（图 13.15）。

内侧楔骨撑开截骨术

内侧楔骨的背侧撑开截骨术可作为众多后足矫形手术的良好补充，例如外侧柱延长、跟骨内移截骨、副舟骨切除以及距下关节制动术等。该术式的确切适应证比较难以确定，这是因为跟骨截骨后前足恢复跖屈的代偿适应能力无法预测。通常来说，如果后足矫正后前足旋后超过 10°，那么我们会再加做内侧楔骨撑开截骨。切口位于内侧楔骨背侧缘，走行于胫骨前肌腱与踇长伸肌之间（图 13.16）。将踇长伸肌向外侧牵开后剥离内侧楔骨表面骨膜。于楔骨中央，由背侧向跖侧插入克氏针，并在透视下确定其位置。使用锯片截骨时，截骨面容易过于垂直而非沿楔骨解剖轴线。如果过于垂直的话，截骨线可能进入跖楔关节。因此，导针的位置需要轻微偏向近端，然后可在克氏针的远端或近端任一侧进行截骨。明确截骨方向后，可移除克氏针。截骨面需直达楔骨基底，而非停在骨质中间，否则在撑开截骨端时骨折线可能因骨质劈裂而进入跖楔关节。因此，推荐术中使用透视确定截骨的深度。当截骨完成后，在截骨端插入椎板撑开器。撑开截骨面同时可使第一跖骨跖屈，达到矫正跖骨倾斜角的目的。通常可以使用结构性骨块植骨，将其切割成楔形后插入截骨端。植骨块背侧基底并不需要太宽，一般宽度不超过 7mm。有时椎板撑开器阻挡植骨块的置入，此时可采用改良的克氏针撑开器。如置入植骨块后截骨端比较稳定，则没有必要进行固定（图 13.17）。

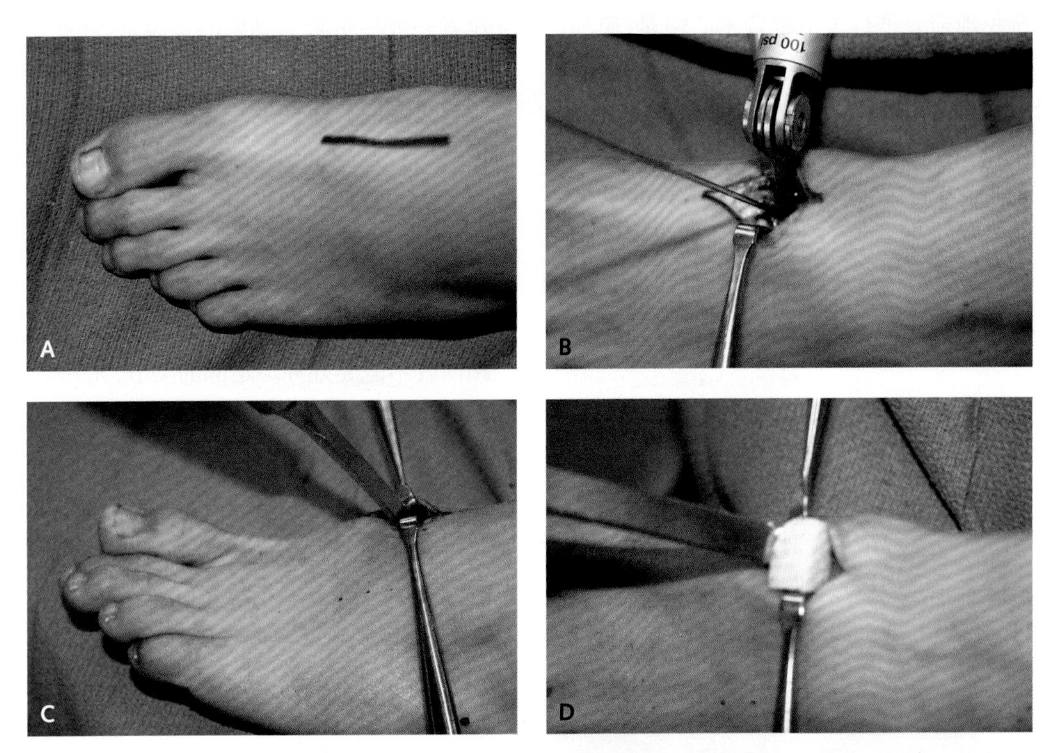

图 13.16　A. 图示为内侧楔骨撑开截骨的手术切口。B. 使用摆锯截断楔骨。C. 使用骨刀撑开截骨面。D. 将植骨块安全置入截骨间隙

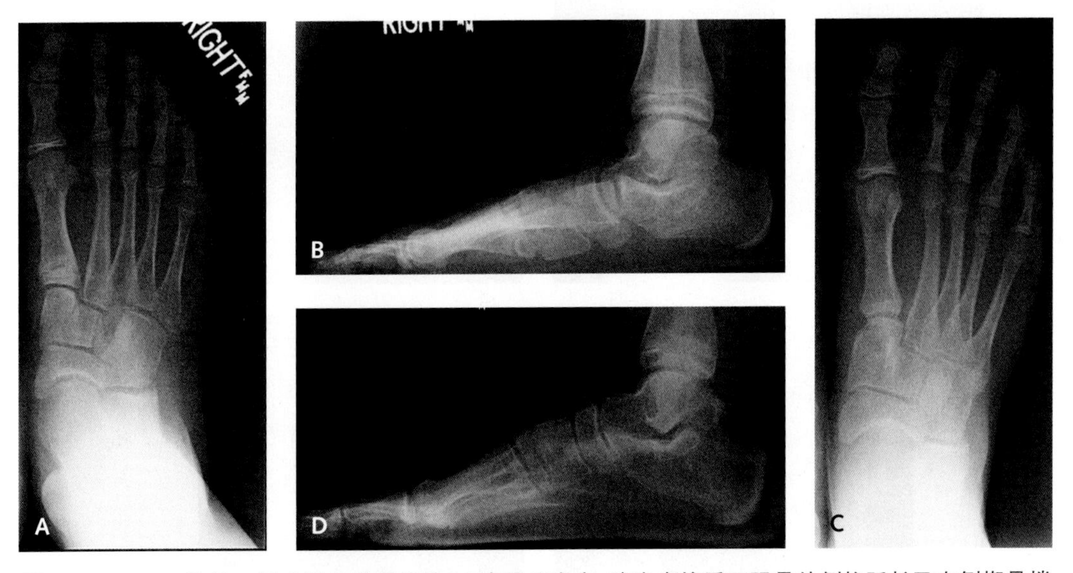

图 13.17　A–B. 这是一例症状非常明显的 13 岁平足患者，该患者接受了跟骨外侧柱延长及内侧楔骨撑开截骨治疗。C–D. 图示为患足术后 4 年的影像学表现

足部关节融合术在儿童中的应用

在处理严重的儿童平足畸形时，拍摄踝关节正位片可能是最重要的，对于严重的僵硬性畸形更是如此。胫骨穹窿外侧受压并不少见，有的是原发的，也有的是继发于童年早期严重的平足畸形。在这些情况下患足是僵硬的但并不伴有跗骨联合。距舟关节和距下关节表现出继发性发育不良，并有僵硬性的外翻畸形。通常这种情况下，距舟关节面相互匹配，因此不能通过跟骨内移截骨或者旋转一定角度（例如外侧柱延长手术）来矫正后足外翻，因

此不可避免地需要进行关节融合术。但是，单纯的三关节融合术并不能矫正踝关节外翻畸形造成的后足外翻，因此手术势必要失败。因为踝关节外翻畸形仍然存在，后期定会出现畸形复发并出现症状。因此，对于这种伴有踝关节外翻的平足必须先进行胫骨及腓骨截骨解决踝外翻（图 13.18），然后再矫正后足外翻。且作者倾向于同期手术矫正踝和后足，而不是分期进行，对于儿童患者更是如此。

首先要确定的是胫骨截骨需要矫正的程度。取内侧切口，打入两枚导针，其中一枚与胫骨长轴垂直，另外一枚与距骨顶表面或者胫骨穹窿上表面平行。确定第一枚导针是与胫骨真正的长轴垂直而非与截骨处胫骨垂直，这一点非常重要（比如，胫骨干骺端的自然解剖弧度可能导致楔形截骨设计过多）。作者一般尽量减少剥离的骨膜量，并使用小锯片进行截骨。如果畸形严重，需要截骨去除的骨块过大，腓骨可能阻碍小腿的矫正，在这种情况下需对腓骨进行斜行截骨，但腓骨截骨后并不一定需要进行内固定。胫骨截骨端视情况使用克氏针、骑缝钉或者接骨板固定，然后进行后足关节融合来矫正后足外翻畸形。术者必须预见到使用上述术式会导致现有的跖骨内收加重，特别是存在 Z 型足的病例。轻度跖内收不需要处理。足部的关节，尤其是距舟关节，有时切开后很难显露，但仍尽量使用小范围骨膜剥离的方式来松解关节。对于足部骨骼发育成熟的青少年，其固定方式与成人并无不同，可以选择接骨板、螺钉、骑缝钉及克氏针联合固定。矫形完成后，去除踝关节前方的骨赘十分重要，骨赘一般位于距骨颈，可能阻挡踝关节背伸（图 13.18）。

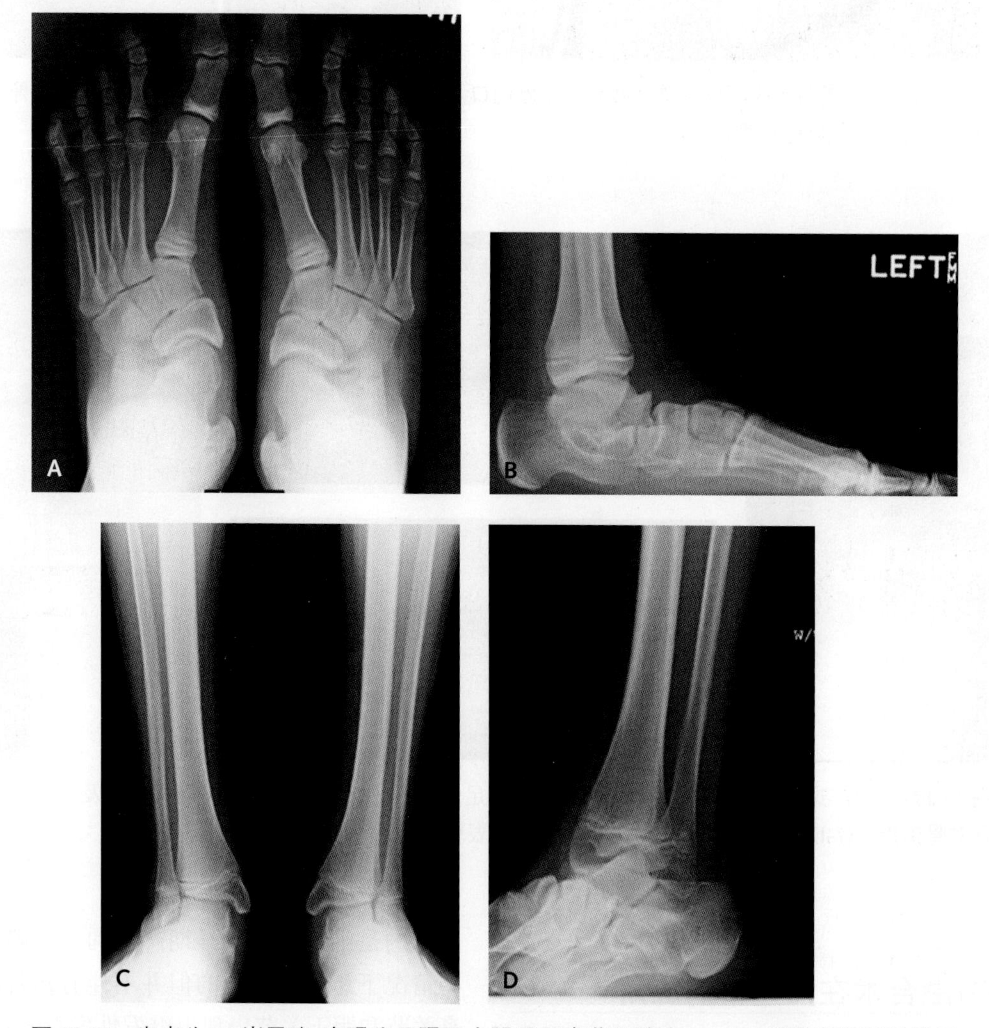

图 13.18 患者为 16 岁男孩，表现为足踝及小腿明显疲劳及酸痛。A–B. 距骨颈部骨赘提示后足为僵硬性平足，但并不一定伴随跗骨联合。此病例通过 CT 确定无跗骨联合。C–D. 注意踝关节外翻畸形，特别是在斜位片上的表现，凸显了胫骨外侧穹窿受压及后足严重外翻。

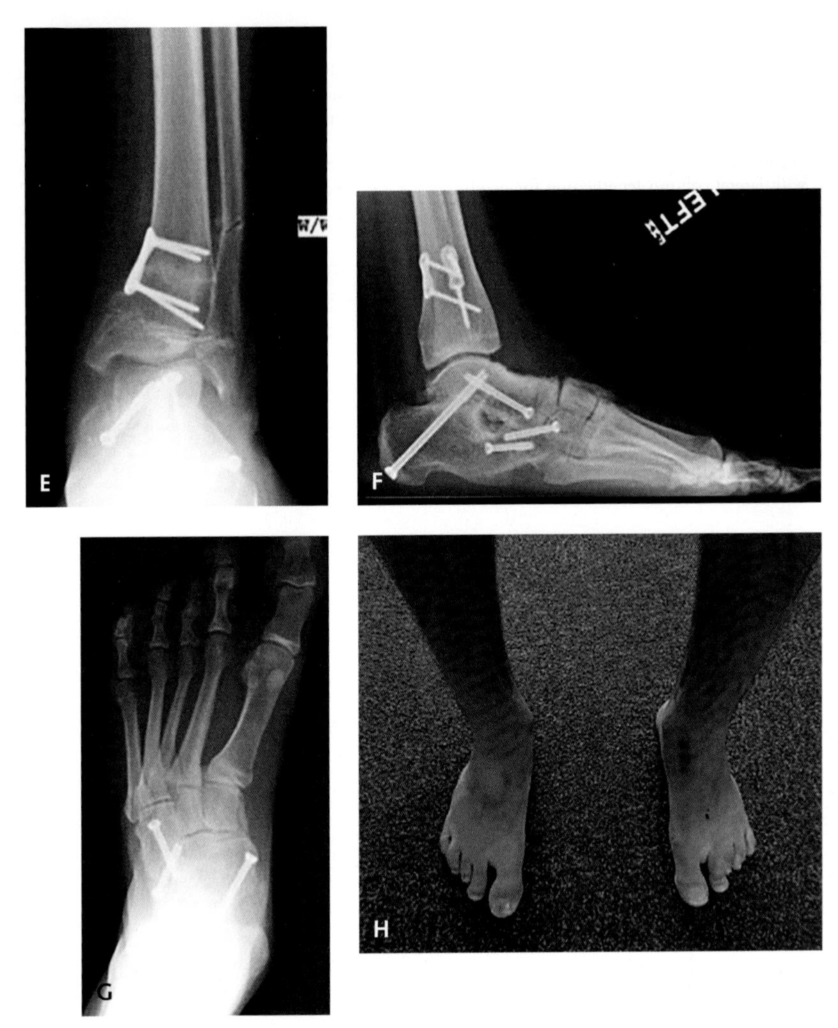

图 13.18（续图） E. 注意行胫骨内侧闭合截骨后踝关节力线矫正良好，由于进行闭合截骨，踝关节轴线相对于胫骨长轴出现继发性内移畸形，但并不严重，在可接受范围内，故不需要在术中进行踝关节外移。F–G. 图示为术后 2 年的非负重影像学表现，总体来说矫形良好。跟骨下方轻度摇椅畸形，原本可通过术中融合后足时增加跟骨倾斜角来避免。正位片上可见跖骨轻度内收。H. 双足矫形后的最终外观

技术、技巧和注意事项

- 距下关节制动术后可能出现跗骨窦处疼痛，这可能是由于制动器激惹、制动器与后关节面撞击或者制动器型号不合适导致。当前足存在轻度旋后时，也可能出现疼痛。这是由于为了保证前足处于跖行位着地，后足必须轻度外翻，进而导致制动器受压所致。
- 如果术后出现疼痛，可穿行走靴 2~4 周。如果疼痛持续存在，可于跗骨窦处注射糖皮质激素。
- 如果出现慢性疼痛，则可能需要将制动器取出。术后 1 年取出制动器与足部结构逆转畸形复发之间并无直接关联。
- 后足的活动度在行距下关节制动术后可能减少。虽然可能减少得并不明显，但是这种情况并不正常。
- 当儿童平足畸形需要手术矫形时，通常需要进行腓肠肌腱膜松解。

（刘奔 译　张明珠 校　张建中 审）

推荐阅读

Chong DY, Macwilliams BA, Hennessey TA, et al. Prospective comparison of subtalar arthroereisis with lateral column lengthening for painful flatfeet. *J Pediatr Orthop B*. 2015;24(4):345–353.

Garras DN, Hansen PL, Miller AG, Raikin SM. Outcome of modified Kidner procedure with subtalar arthroereisis for painful accessory navicular associated with planovalgus deformity. *Foot Ankle Int*. 2012;33(11):934–939.

Lee KT, Kim KC, Park YU, et al. Midterm outcome of modified Kidner procedure. *Foot Ankle Int*. 2012;33(2):122–127.

第 14 章　成人平足畸形的矫正

足踝外科中没有什么能比成人柔软性平足的“正确”矫正更能引起争议的了。一定程度上，这些争议是由于许多术式都能够矫正这种畸形并获得令人满意的效果而产生。但是，20 世纪 80 年代，在平足畸形的病理学、解剖学，以及究竟是柔软性还是僵硬性畸形的问题上，我们被误导了，很多医生选择的手术都比较简化。例如，对于平足伴有胫后肌腱断裂的病例，大家习惯使用跟骨内移截骨外加肌腱转位（通常取趾长屈肌腱）替代断裂的胫后肌腱的方法进行治疗。很明显，该做法没有认识到成人柔软性平足中存在多种畸形表现，尤其是足内侧许多关节可能产生不稳定间隙或者关节炎。畸形还可以表现为前足或中足多种形式的外展畸形，畸形的顶点可能位于距舟关节、舟楔关节或者跖楔关节。由于可供选择的手术方式过多，因此应该选择哪种手术方式治疗常常令人困惑。当然，手术方式取决于畸形的严重程度、患足外观以及后足及前足的柔软性。影响手术决策最重要的一方面可能是后足的柔软性。特别是看能否将距下关节复位至中立位。若能，还要考虑后足复位后是否伴有前足的固定性旋后畸形（图 14.1）。对于单侧的平足畸形，其处理方式与自幼年发现但新近出现症状（可能单侧出现症状）的平足是不一样的（图 14.2）。畸形矫正的总体思路取决于以下方面：足的柔软性；是否存在胫后肌腱、跟舟足底韧带及三角韧带的撕裂；是否存在中足关节炎或继发畸形。接下来我们会向大家介绍作者在 2007 年制定的一份非常完整且详尽的平足畸形的分类方法，该方法可帮助术者选择手术矫正的术式。

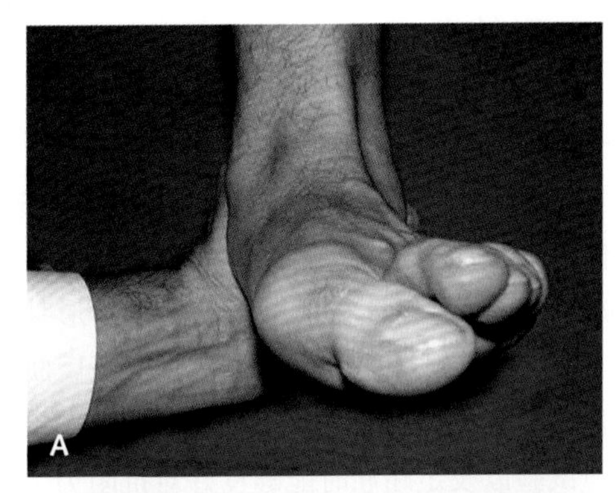

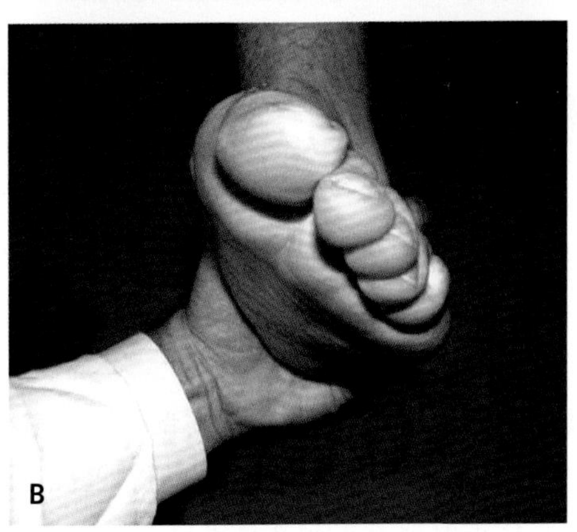

图 14.1　A. 在这例平足中，托住患者后足观察其静息状态下的外翻畸形程度。B. 然后尝试将后足复位到中立位置，确定后足是否是柔软可复的，同时观察前足的位置，在这个病例中，可见前足处于明显的固定旋后位置

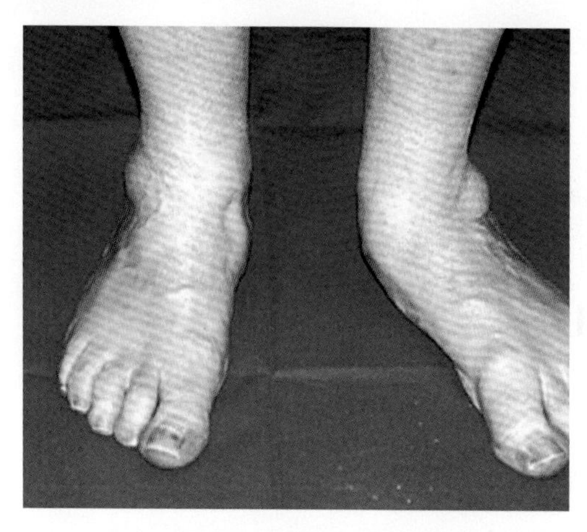

图 14.2 这显然是单侧扁平足畸形，成人扁平足最有可能由胫后肌腱断裂引起。需明确，平足畸形是否可复的以及畸形顶点在哪里（见图 14.4）

平足畸形的分期

Ⅰ期：腱鞘炎未合并畸形

Ⅰ期病例，肌腱存在炎性改变，或者部分撕裂，可能伴有或不伴有全身炎性疾病。无论属于上述哪种情况，患者都是仅存在很微弱的足部畸形甚至完全不存在足部畸形，且胫后肌腱完整。胫后肌腱的完整性是通过临床体格检查来确定的，比如单足站立提踵试验以及足跖屈时能够良好对抗阻力完成内翻。Ⅰ期畸形可分为三类：

A. **炎性疾病**：由于全身疾病如类风湿性关节炎或其他炎性关节病变导致的胫后肌腱断裂属于另外一类单独的疾病，不在我们本章讨论的范围之内。ⅠA 期病例，后足解剖形态正常且足的力线常。手术治疗包括腱鞘切除，该手术可通过内镜轻松完成。

B. **胫后肌腱部分断裂后足解剖形态正常**：对于此类病例，一般首选非手术治疗例如通过抗炎药、支具制动、行走靴或者定制支具进行治疗。如果非手术治疗效果不佳，术者需考虑行腱鞘切除术，并视情况决定是否行跟骨截骨术。

C. **胫后肌腱部分断裂伴后足外翻**：后足存在轻度畸形（外翻 5°或更少）是鉴别ⅠC 期与Ⅱ期病变的依据。虽然通常首选非手术治疗方法，但该时期可能已经表现为肌腱撕裂，因而需要密切随访观察后足力线的变化。手术治疗包括腱鞘切除以及跟骨内移截骨术。如果还有其他畸形，如存在内侧足弓塌陷和关节不稳定，那么需要根据畸形顶点位置选择具体的内侧柱稳定术式（用于舟楔或者跖楔关节不稳的情况）或 Cotton 截骨术（用于没有关节不稳的情况）进行治疗。

这里介绍的成人柔软性平足畸形的分类诊断思路比较简单明了。Ⅱ期平足有很多不同表现，大致涉及以下五个基本的要素：

1. 后足外翻；
2. 胫后肌腱断裂导致的肌力不平衡；
3. 固定性的前足旋后畸形；
4. 中足外展畸形；
5. 内侧柱过度松弛或者内侧柱不稳定。

除了以上几个基本要点之外，如果存在其他畸形，也是需要重视的，如跟舟足底韧带断裂、三角韧带断裂以及合并中足关节炎的情况。

Ⅱ期：胫后肌腱断裂合并柔软性平足

Ⅱ期病变是指存在胫后肌腱断裂或胫后肌腱病变的平足畸形。体格检查时发现明显平足、足跖屈时内翻力量减弱以及不能完成单侧提踵试验即可验证。Ⅱ期病变可根据最明显的特征分为五个类型。由于有些患者表现出多个特征，因此他们的症状和不同分类之间存在一定程度的重叠。

A. **后足外翻**：对于ⅡA 期患者，当足跟由外翻位复位至中立位，可存在轻微的的前足旋后。治疗方式包括：趾长屈肌腱转位联合跟骨内移截骨，以纠正后足外翻。对于肥胖患者以及上述术式不能完全矫正畸形的患者，需选择距下关节融合。对于对后足活动度要求较低的患者，如果畸形严重，距下关节融合可能是最为可靠的手术方式。作者认为恢复后足的肌力平衡是最重要的。趾长屈肌由于肌力不能代偿胫后肌腱的功能，随着时间进展，腓骨肌腱的持续牵拉可导致后足外翻使手术失败。因此，在大约 8 年前，作者开始将腓骨短肌腱转位至腓骨长肌腱以改善后组的肌力平衡（图 14.3）。作者认为应尽可能地修复或者重建胫后肌的力量。在接下来的内容中，我们会介绍使用同种异体肌腱移植联合其他必要术式替代撕裂的胫后肌腱的治疗方法。

B. **柔软性前足旋后**：对于ⅡB 期患者，由于存在腓肠肌挛缩，将外翻后足复位至中立位可导致前足旋后（图 14.4）。但是，该前足畸形是柔软的，如果踝关节跖屈放松腓肠肌，则前足旋后即可矫正（图 14.5）。对此期病例的治疗方式与ⅡA 期完全相

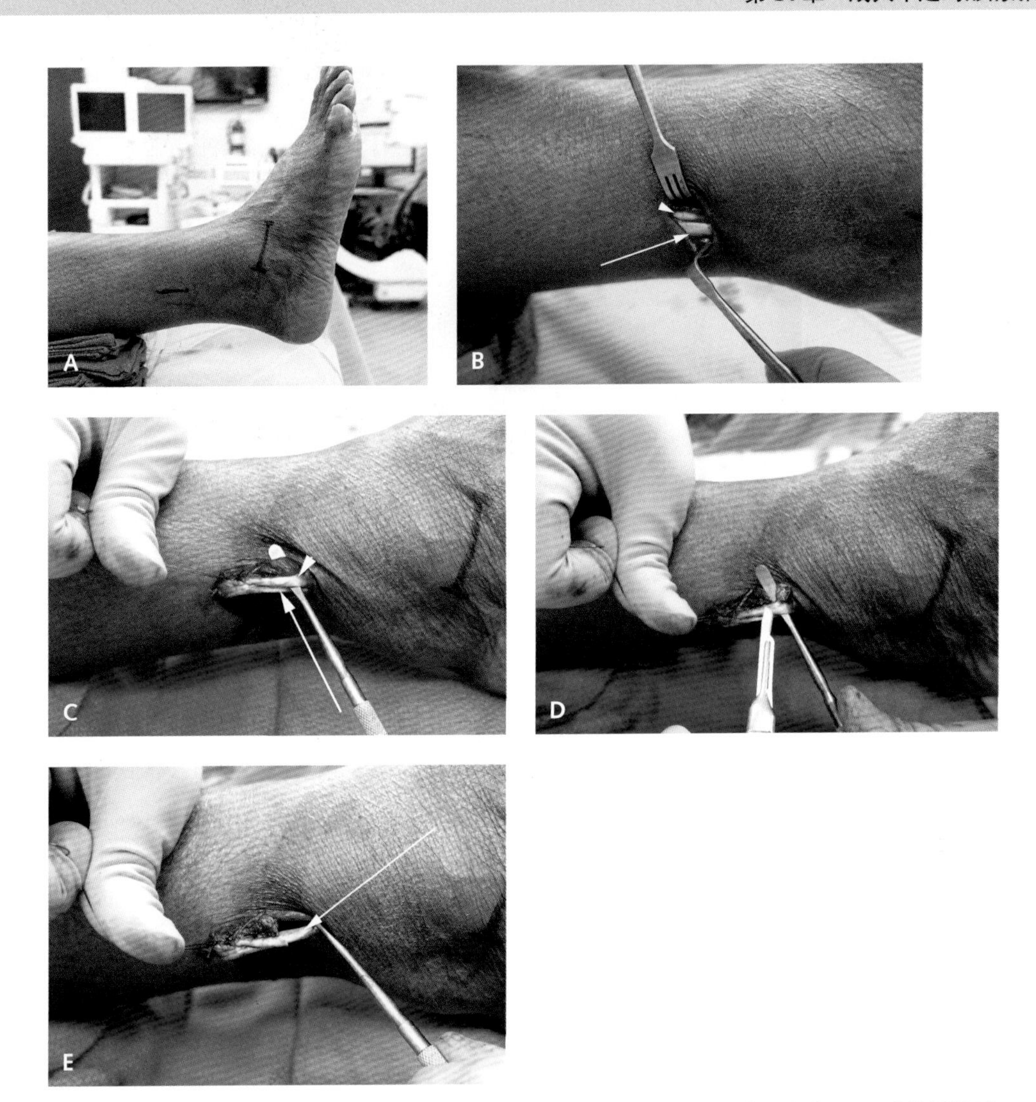

图 14.3　A. 在腓骨尖近端 5~6cm 处做小切口进行腓骨长肌腱转位到腓骨短肌腱的术式。B. 腓骨长肌腱（箭头所示）和腓骨短肌腱的辨别很容易，因为在此水平腓骨短肌腱（短箭头所示）有附着的肌肉，且位于腓骨长肌的前方。C. 作者更倾向于用可吸收缝线单股编织的方法进行腓骨短肌腱到腓骨长肌腱的肌腱固定。D. 在肌腱固定的远端分离腓骨短肌腱，并将其小心切断。E. 完成转位后，腓骨短肌的动力将转移到腓骨长肌腱上（箭头所示）

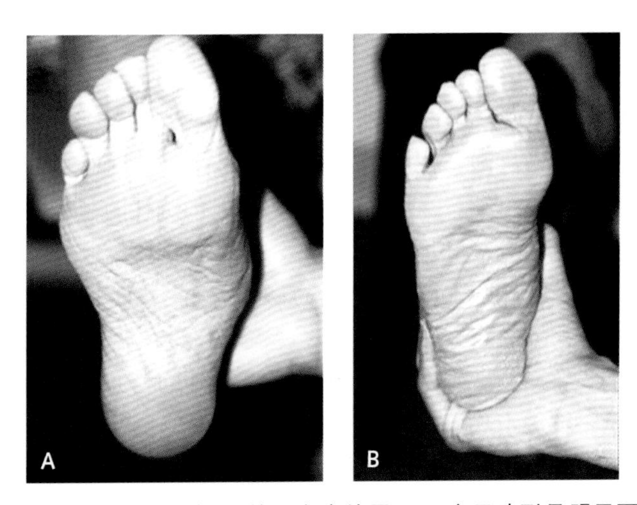

图 14.4　A. 在静息状态下，可见后足外翻，前足中度外展。B. 患足畸形是明显可复的，通过手法可将后足完全恢复到中立的位置。根据后足复位后前足有无旋后畸形，将平足症分为ⅡA 期与ⅡB 期（见图 14.5），而根据前足旋后畸形的柔软柔性，将其分为ⅡB 期与ⅡC 期（ⅡC 期为僵硬性前足旋后畸形）

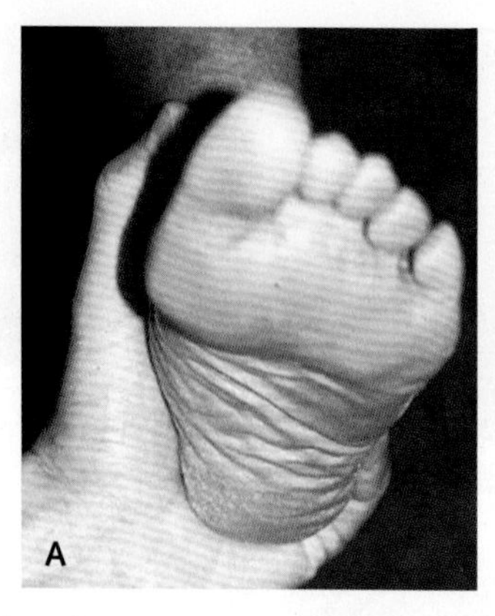

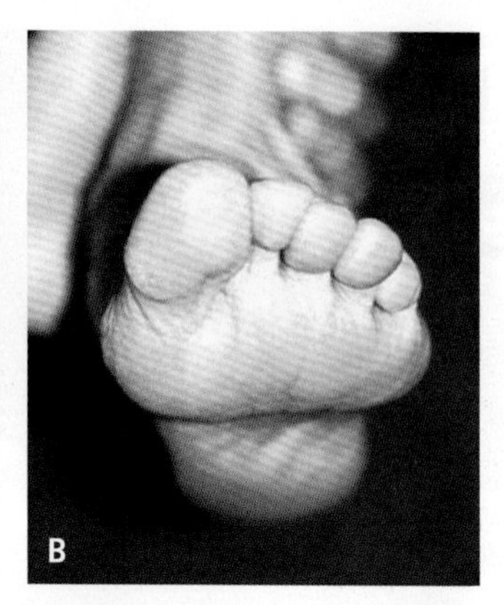

图 14.5 A. 此例患足中，后足复位至中立位置后，可见前足轻微旋后。B. 当将踝关节跖屈置于马蹄位，即放松腓肠肌时，前足的旋后消失，说明旋后畸形是腓肠肌挛缩引起的，而不是足内侧柱固有畸形的表现

同，只是需要加做腓肠肌松解。对于此期患者，早些年作者并不会做内侧楔骨撑开截骨（Cotton 截骨术），但目前已将该术式作为常规术式，即便对于仅有轻度前足旋后的病例也常规使用。作者发现加做内侧楔骨撑开截骨术，对于内侧柱有保护作用，且能够矫正位于跖楔关节或舟楔关节处的关节不稳定。

C. **僵硬性前足旋后**：对于ⅡC 期患者，长时间的后足外翻导致了前足在额状面上的适应性改变。因此，虽然后足畸形柔软且能够复位到中立位，前足畸形仍僵硬。换句话说，即便将踝关节跖屈降低跟腱和腓肠肌张力，将后足复位到中立位后，前足旋后仍然存在。ⅡC 期病例的手术治疗推荐在矫正后足的基础上（ⅡA 及ⅡB 期手术治疗方式），将内侧跖列向跖侧压低以纠正僵硬性前足旋后畸形从而恢复跖行足。矫正通常通过内侧楔骨背侧楔形撑开截骨后，置入同种异体楔形骨块或者金属模块来完成。或者作者有时也采用第一跖楔关节融合来固定并跖屈内侧柱。许多医生主张通过融合舟楔关节来稳定内侧柱，但我们认为并没有必要将该术式作为常规术式。在近期的研究中，作者检查了所有接受 Cotton 截骨联合后足矫正术式的患者，体格检查主要集中于第一跖楔关节及舟楔关节，发现内侧楔骨撑开截骨能够显著改善术前舟楔关节处的松弛情况。但这并不是说该截骨术能完全代替舟楔关节融合术，对于严重内侧柱不稳和塌陷的病例还是应该进行关节融合（图 14.6）。

D. **前足外展**：主要见于跗横关节（最常见）或者跖楔关节。第一跖楔关节不稳可能为原发性或者继发于跖楔关节炎。鉴别的最简单方式为在侧位片上观察跖侧关节表面是否存在张开，该表现提示畸形为原发性。第一跖楔关节原发性不稳定可引发后足畸形，以及胫后肌腱断裂。手术治疗方式包括第一跖楔关节融合、趾长屈肌腱转位，必要时可以联合跟骨外侧柱延长手术，如 Evans 手术。具体选择上述哪种截骨方式应根据畸形顶点位置决定。如果前足外展是由于跖楔关节炎引起的，那么应融合内中外侧跖楔关节。如果畸形顶点位于距舟关节，那么可进行跟骨外侧柱延长。行跟骨外侧柱延长时于跟骨外侧、跟骰关节后方 1~1.5cm 处进行楔形撑开截骨，置入同种异体骨或者金属模块。

E. **内侧跖列不稳**：与ⅡC 期（僵硬性前足旋后）相似，当足跟复位至中立位时，ⅡE 期病例前足仍然处于旋后位。即便跖屈踝关节放松跟腱和腓肠肌，该旋后畸形仍然存在，这主要由内侧柱各组成结构导致的内侧不稳引起。不稳定可能见于距舟关节、舟楔关节、第一跖楔关节中的一个或多个关节。该情形类似于ⅡA 期，当足跟复位至中立位时，不稳定的内侧跖列倾向于背伸，进而导致患足旋后，引起距下关节外翻位撞击产生疼痛。总体来说，此期病例的治疗与ⅡD 期患者治疗方式相同。需考虑加做内侧柱撑开截骨或者关节融合。但是，对于大多数病例，由于在进行外侧柱延长联合内侧楔骨楔形撑开截骨时，内侧柱的稳定性通常得以恢复，因此并无必要进行关节融合术。然而，ⅡE 期病例除了存在中后足广泛性关节不稳之外，还合并有距舟关节的失覆盖率超过 50% 的情况，此时，即便对于柔软性平足，术者也可考虑进行距舟关节融合。但一定要注意后足关节融合会导致三角韧带应力增加进而有引起该韧带断裂造成术后踝关节外翻的风险。最近的数据表明约 27% 术前无踝关节外翻的平足病例行三关节融合术后出现踝关节外翻（单纯距舟关节融合也可引起类似的后足僵硬）。另外一个治疗选择

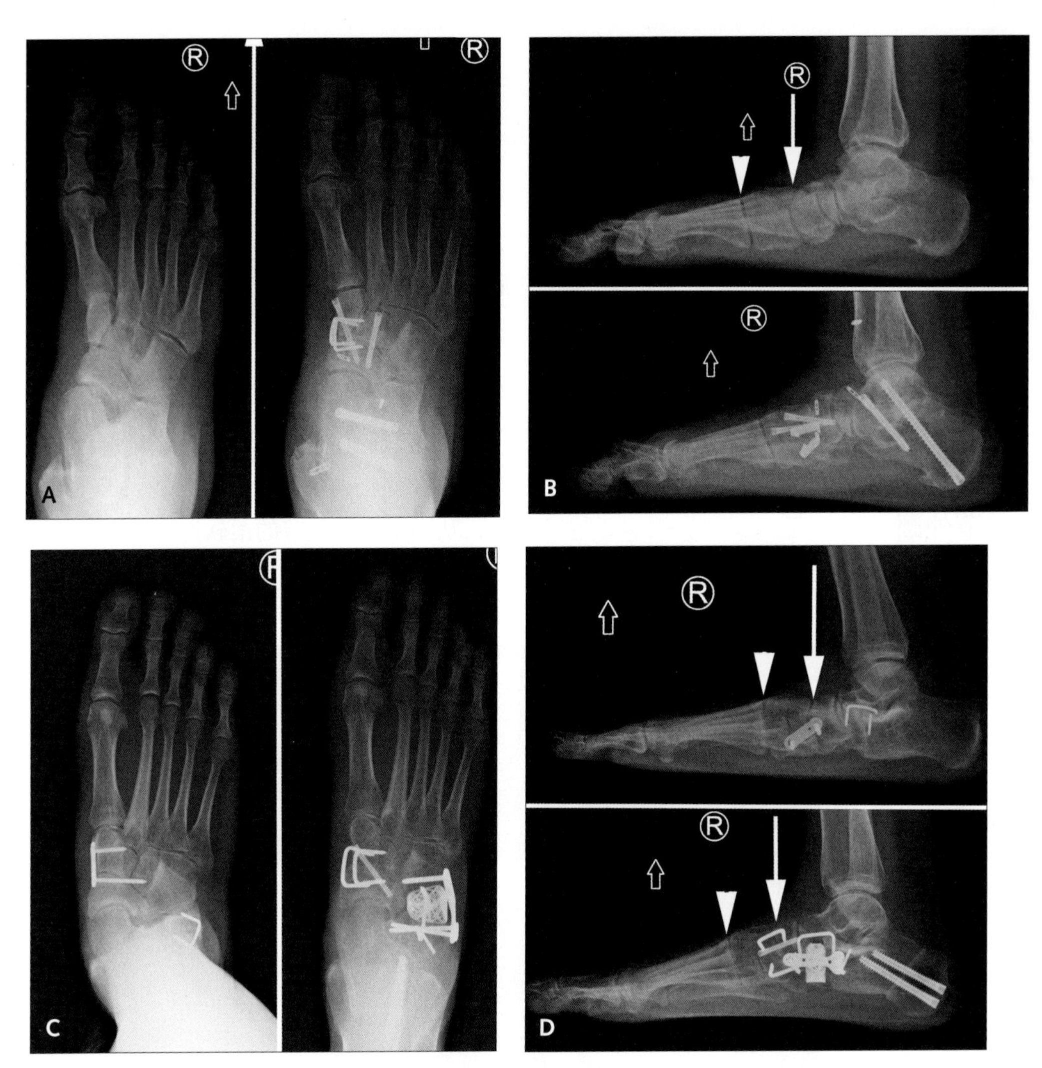

图 14.6　A–B. 这例患者表现为距舟关节外展超过 50%，以及舟楔关节塌陷。C–D. 为了保留后足一定的活动度，并将注意力集中在矢状面足弓塌陷的主要部位（箭头示舟楔关节），进行了距下关节和舟楔关节融合，同时联合跟舟足底韧带重建、腓肠肌腱膜松解和腓骨短肌转位至腓骨长肌腱。注意，尽管可考虑使用第一跖楔关节融合治疗内侧柱不稳定，但此处第一跖楔关节（箭头所示）是匹配的，没有半脱位，即没有不稳定。在这例 18 岁的患者中，尝试行舟楔关节融合和跟骨外侧柱延长未能纠正畸形，并导致跟骰关节破坏。足弓塌陷的焦点显然是舟楔关节（箭头所示），初次手术确实关注了恰当的畸形部位，而不是第一跖楔关节（短箭头所示），但还是失败了。翻修手术采用了跟骨内移截骨术、通过跟骰关节融合进行跟骨外侧柱延长术，以及舟楔关节再次融合术

是进行跟骨外侧柱延长然后重建跟舟足底韧带，从而对距舟关节提供足够支持。对于距舟关节过度松弛的病例，第二种联合术式可能并不奏效，还应考虑进行距舟关节融合术。总体而言，此期病例可加做跟骨截骨以及其他附加内侧柱处理术式，包括第一跖楔关节融合或 Cotton 截骨。对于大多数病例，作者虽然主张尽量保存后足的活动度以减少术后发生踝关节外翻的风险，但是如果后足存在广泛不稳定，作者倾向于在距舟关节融合之外进行距下关节融合。作者发现此类病例术后可能残留轻度畸形，但是可以预见到上述处理应该能够解决腓骨下撞击这一关键问题。

Ⅲ期：僵硬性后足外翻

Ⅲ期病变一般合并较为严重的胫后肌腱断裂及足部畸形，主要特点为僵硬性后足畸形。前足也可能存在畸形，一般为僵硬性前足外展。

A. **后足外翻**：治疗方式一般为三关节融合术。

B. **前足外展**：治疗方式同样包括三关节融合术，但是对于某些病例，需进行跟骨外侧柱延长及跟骰关节植骨融合延长，以充分矫正前足外展。虽然保留跟骰关节的跟骨外侧柱延长术式逐渐流行并在很多患者的处理中效果良好，但是，术者需要了解并不是每一例僵硬性后足外翻都能如此处理。对于存

在跗骨联合、跟骰关节炎或者关节融合术后需要翻修的病例，因为距下关节不存在充分的活动度，因此会阻碍对于外展畸形的矫正。对于跟骰关节炎，如果不进行关节融合，那么可能残余持续性疼痛。此外在处理严重外展的患足时，可以选择延长跟骨外侧柱，即跟骰关节，或者通过去除距骨头更多骨质来短缩内侧柱，虽然后一术式并不能恢复解剖结构也并非理想术式。虽然跟骰关节植骨融合存在植骨块两侧发生骨质不愈合的风险，但作者认为相对于短缩内侧柱，该术式更为合理（图 14.7）。

Ⅳ期：踝关节外翻

Ⅳ期病变继发于慢性胫后肌腱断裂，合并有三角韧带断裂以及内踝不稳，从而导致踝关节外翻畸形。该情况也可见于既往三关节融合术后。Ⅳ期平足有多种具体不同的表现，可能伴有或不伴有踝关节不稳或关节炎以及柔软或僵硬性后足畸形。在过去的十年里，作者治疗过踝关节外翻畸形伴有三角韧带断裂但胫后肌腱完整的病例。该情况并不常见且与Ⅳ期胫后肌腱断裂型平足的分类不符。对于此类患者，治疗的重点应在于进行三角韧带重建，然后矫正剩余畸形，通常包括行跟骨截骨、第一跖楔关节融合以及腓肠肌腱膜松解。制定踝关节外翻畸形矫正方案时，通常有必要进行踝关节 X 线应力位检查，从而确定踝关节的柔软性。

A. **柔软性踝关节外翻**：在此类病例中，可通过

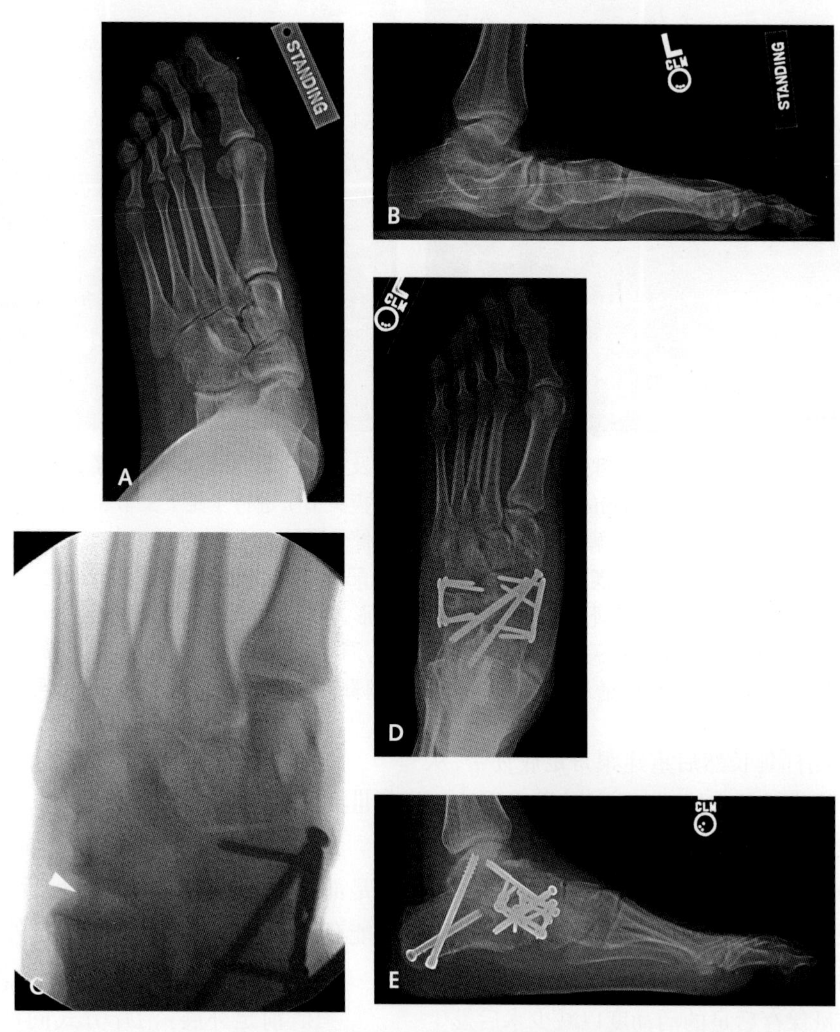

图 14.7 A–B. 此为一名 17 岁患跗骨联合的患者的术前 X 线片。C. 行距下关节和距舟关节融合术，在融合距下关节前，复位融合距舟关节后术中透视显示跟骰关节处有增宽的间隙。相对于严重畸形的柔软性平足病例或后足关节炎病例，本青少年病例由于跗骨联合造成距下关节缺乏活动度，因此在矫正并固定内侧柱的距舟关节后造成了跟骰关节的应力牵张。D–E. 为了解决这一问题，在跟骰关节处使用同种异体骨块植入进行关节融合术，以达到解决跟骰关节张开并延长外侧柱的目的

包括重建三角韧带在内的踝关节内侧术式矫正踝关节外翻畸形，视情况加做后足或者中足手术。

B. **僵硬性踝关节外翻**：此为Ⅳ期病变更常见的类型。对于ⅣB 期患者，踝关节外翻畸形常为僵硬且不可复的。非手术治疗包括使用踝关节支具，例如定制的 Baldwin 或者 Arizona 支具。手术治疗包括踝关节融合术（用于既往有三关节融合手术史的病例）、距骨周围融合术以及胫距跟融合术。术者也可选择截骨矫正后足畸形，并通过重建三角韧带来矫正踝关节畸形，日后可二期进行踝关节置换以保留部分踝关节活动度。

平足矫正的手术术式

腱鞘切除术

腱鞘切除术适用于胫后肌腱炎性改变但不伴有足部畸形的患者。通常在疾病初期，肌腱开始出现撕裂时，可行腱鞘切除术。但是对于某些病例，腱鞘炎性改变可能与血清学阴性的脊柱关节病有关。对于此类患者，作者倾向于尽早进行手术处理，以免浸润性腱鞘炎最终导致肌腱断裂（图 14.8）。当保守治疗失败时，即可考虑进行腱鞘切除术。非手术治疗通常为行走靴或支具固定一段时间，然后使用支架或矫形器进行治疗。除行腱鞘切除术之外，还需确定是否需要同时矫正后足畸形。

腱鞘炎一般是胫后肌腱断裂的早期病变，这也意味着可能同时存在一定程度的后足畸形，因而不可避免地存在腓肠肌挛缩。畸形通常包括足跟外翻、中足轻度旋后以及腓肠肌挛缩。对于存在这类畸形的患者，采用跟骨内移截骨、胫后肌腱腱鞘切除及腓肠肌腱膜松解术治疗基本足够了。当然，如果不存在后足畸形，但术中探查发现胫后肌腱上存在微小裂隙提示肌腱处于断裂早期伴腱鞘炎时，也可以加做上述这些手术。但对于腱鞘炎合并血清学标志物阴性炎性疾病的病例，因为其腱鞘炎是由脊柱关节病和肌腱止点病变引起的，只有当胫后肌腱完全断裂后才会出现畸形，所以在早期仅存在单纯肌腱病变时，加做跟骨截骨术一般并无必要。腱鞘切除术的目的是缓解疼痛并去除可能导致断裂的炎性组织，使足部处于静息状态以进行愈合。

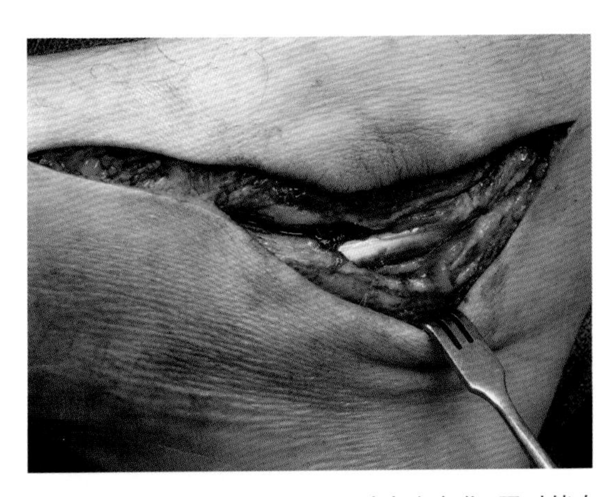

图 14.8 银屑病患者的胫后肌腱炎症变化，同时伴有多处症状，包括踝关节后内侧持续 2 个月的疼痛

如果术者具备相应的内镜技术，那么镜下肌腱的清理以及支持带（即屈肌支持带）的松解过程处理起来就十分直接了。进行开放腱鞘切除术时，切口位于胫后肌腱走行的后内侧，将屈肌支持带完全打开即可显露胫后肌腱（图 14.9）。有时腱鞘炎是由于内踝后方支持带的紧缩或狭窄，致使胫后肌腱呈沙漏形，使肌腱明显畸形并出现炎性改变。打开支持带后，即可显露胫后肌腱。炎性改变并不总是十分明显，经常见于肌腱及腱鞘的后表面，因此必须翻转肌腱以显露其后表面。作者发现使用皮肤拉钩轻轻旋转肌腱是最容易的操作方式。使用组织剪或者刀片将腱鞘及肌腱上的炎性组织予以切除。使用纱布用力摩擦肌腱表面也可以帮助去除炎性组织。最后，需仔细观察肌腱有无撕裂，如前所述，撕裂一般位于肌腱后表面（图 14.10）。如果发现轻度撕裂，可以使用单丝可吸收缝线予以修复。作者采用 2–0 缝线修复肌腱并包埋线结埋，然后沿肌腱纵轴进行连续锁边缝合修复。作者并不修复屈肌支持带，因为术后固定几周后肌腱位置即固定并不会出现半脱位。当肌腱存在严重撕裂时，在修复的同时可增加一些加强性手术，如跟骨截骨术。我们看到一些国家的医生处理成人平足时，喜欢使用距下关节制动术，但是根据作者及同行的经验，距下关节制动器在成人患者中应用术后并发症的发生率很高。超过 60% 的患者因为跗骨窦处的疼痛而被迫取出制动器，其中有些患者由于制动器造成的距下关节慢性激惹及外翻撞击导致关节炎。需要理解，只有当后足恢复至中立位且前足为跖行时，距下关节制动术才会有效。残留任何外翻畸形，都会产生撞击和疼痛。与成人之不同的是，儿童的足部在距下关节制动后能够很快适应。

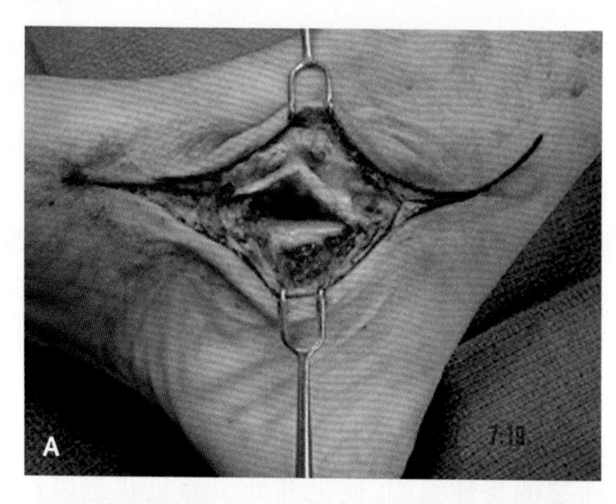

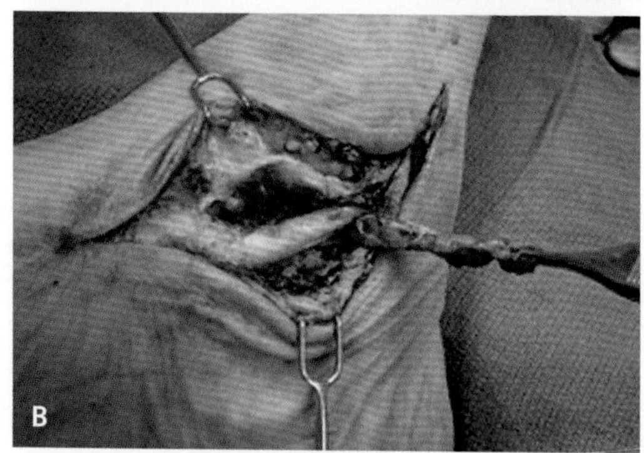

图 14.9 A. 切开胫后肌腱腱鞘，可见明显的沿着肌腱走行的广泛性腱鞘炎。B. 切除病变组织

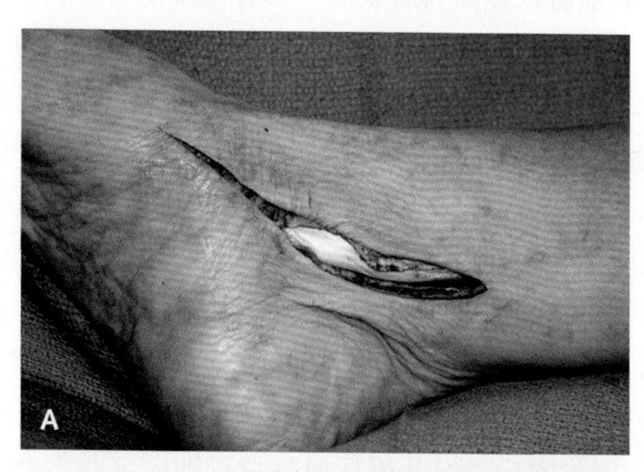

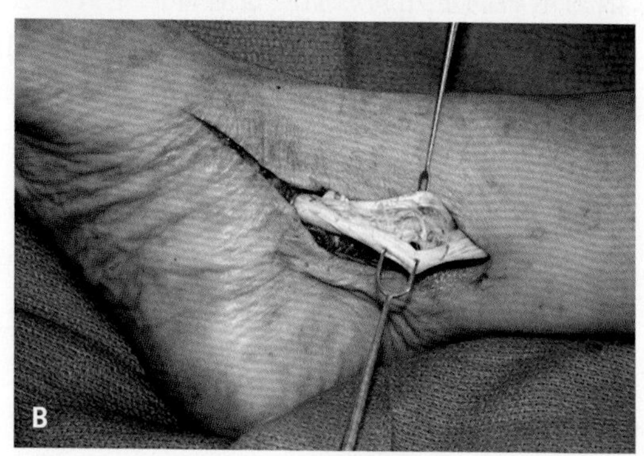

图 14.10 此患者为一名 44 岁的运动员，表现为持续 6 个月的踝关节后内侧疼痛。A. 切开胫后肌腱腱鞘可见肥大增生性腱鞘炎。B. 经进一步探查，发现胫后肌腱纵向撕裂，给予修复。患者后足无任何相关畸形。为了保护胫后肌腱的术后愈合，还是选择了进行跟骨内移截骨术

跟骨内移截骨术

对于柔软性平足患者，无论是否合并有胫后肌腱断裂，治疗时首先都进行外侧手术操作，如跟骨截骨（图 14.11）。截骨完成后，将腓骨短肌腱转位至腓骨长肌腱（稍后详述）。缝合切口后，患者由侧卧位改为仰卧位，开始在足内侧进行肌腱转位、胫后肌腱修复以及其他内侧手术操作。除此之外，患者也可取仰卧位，身下放置衬垫将患肢置于中立位，以便在不用调整体位的情况下进行双侧操作。但是，这样术者进行外侧手术操作时会有些不便。由于去除衬垫后患足会自然外旋显露内侧，因此内侧手术操作基本不受影响。

跟骨截骨术非常实用，一般用于存在后足外翻且足内侧面需要进行支撑的多种足部畸形的矫正。单纯重建足内侧柱而不处理后足外翻的话是不能矫正足部畸形的。跟骨内移截骨不仅可以将跟骨结节向内侧推移，也可以改善足跟相对前足的三点支撑结构，同时将跟腱止点的位置相对距下关节轴线内移。

许多临床及生物力学研究都支持跟骨截骨术对足部及踝关节的积极作用。跟骨截骨术可用于改善胫距关节的力学结构，因为当存在踝关节外翻畸形时将跟骨结节内移可增加胫距关节内侧面的接触压力。此外，跟骨截骨也可以联合三关节融合，从而改善Ⅳ期平足胫后肌腱撕裂合并三角韧带重建后踝关节的力学支撑。跟骨内移截骨手术效果可靠，术后不愈合少见。在有内固定支持的病例中，跟骨结节可以向内移位至少 12mm 而不用担心会产生不稳或不愈合。过度矫正造成足跟轻度内翻的现象虽然

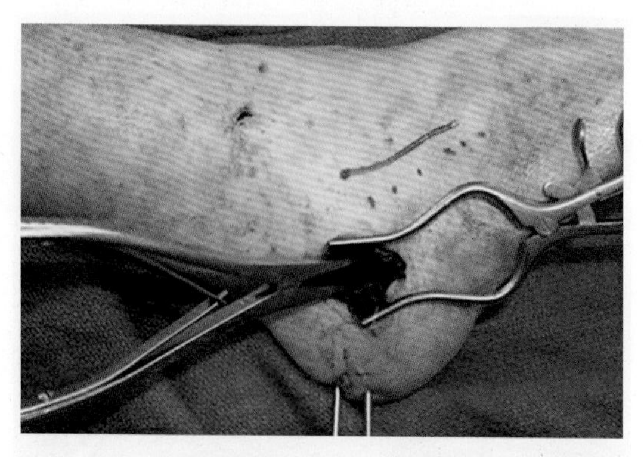

图 14.11 在行跟骨截骨术联合腓骨短肌腱至腓骨长肌腱转位术治疗平足症时，如计划做两个单独切口，则跟骨截骨术的切口比常规切口稍微靠后，以便与腓骨肌腱转位切口之间留下足够的皮桥

罕见但也存在。如果跟骨截骨联合距下关节融合，那么处理完关节后，可以进行截骨，将跟骨向内侧移位。采用同一枚螺钉同时固定截骨端以及融合的距下关节，也可以在固定截骨面时，将螺钉平行足底由后向前置入，以便为由后下斜向前上固定距下关节的螺钉提供空间（图 14.12）。

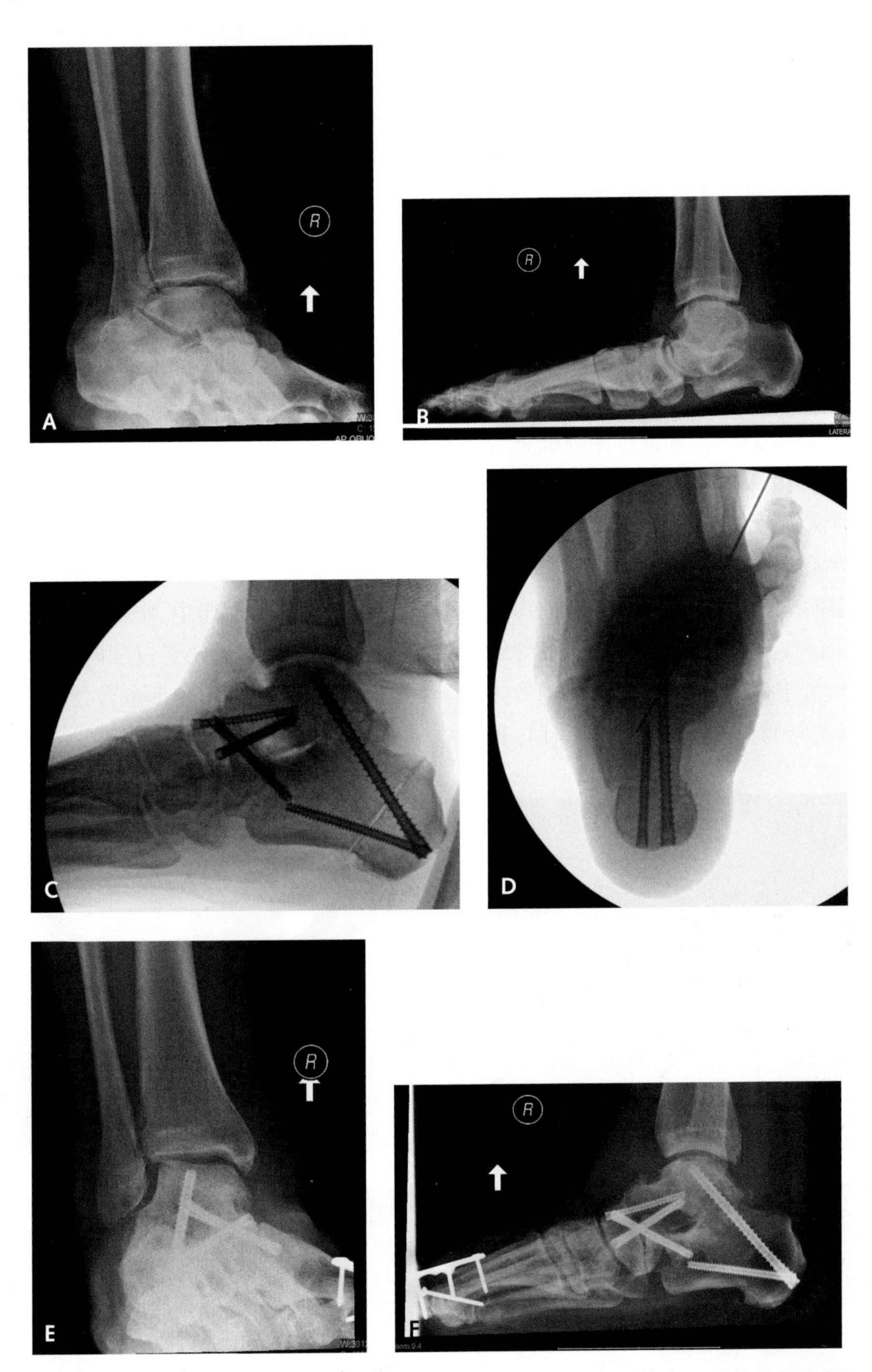

图 14.12　A. 踝穴位 X 线片显示严重的踝关节外翻。B. 患足伴有严重的足纵弓塌陷。C. 鉴于计算机断层扫描（computed tomography，CT）显示的畸形和关节炎改变，我们进行了三关节融合术。D. 同时加做跟骨内移截骨术，以尽量减少踝关节外翻加重的风险。先用一枚螺钉固定跟骨内移截骨，再用第二枚螺钉固定距下关节。E. 术后 6 个月，可以清楚地看到后足外翻的矫正和距骨下方的距下关节复位的情况。F. 然而，还仍然可见一定的踝关节外翻。联合跟骨内移截骨的距下关节融合很成功，证明了同时实施两个手术的安全可行性

于腓骨尖下方两横指处沿腓骨肌腱走行做手术切口(图 14.13)。切口直达皮下组织,显露腓肠神经以及小隐静脉并将其牵拉到一旁。将牵开器置入切口,牵开神经之后,直接切至骨膜表面,掀开骨膜以显露跟骨。鉴于截骨水平,神经一般位于切口的前方,但如果截骨面过于靠前的话则未必如此。作者倾向于将截骨面尽可能靠近距下关节轴线。剥离骨膜后,于跟骨结节背侧及下方置入两个弯形软组织牵开器。下方的牵开器位于跟骨及跖腱膜之间以便在截骨时牵开保护软组织。与跟骨结节轴线垂直,相对于跟骨倾斜角 45°进行截骨。使用摆锯而非骨刀进行截骨以便于控制。使用摆锯截骨时可采用冲击的方式以感受锯片穿过跟骨结节内侧面。或者可以使用 9mm × 30mm 锯片来降低锯片过度穿透皮质导致内侧血管神经束损伤的风险。如果使用这种锯片的话,截骨最后需要用骨刀完成。于截骨端置入平滑无齿的椎板撑开器牵开跟骨,剥离内侧骨膜。然后将截骨面远端的跟骨结节向内侧移位,避免发生任何向近端头侧的移位。当跟骨结节内移 10~12mm 后处于合适位置时,可以使用专为跟骨内移截骨设计的接骨板进行固定(图 14.14;视频 14.1)。该接骨板的优点在于可以确保加压并在固定之前很容易地保持跟骨结节的位置,内固定无突出且术后可立即进行负重。采用螺钉固定时,部分病例中可发生螺钉对局部组织刺激现象,螺钉取出率大约 15% 或更高,因此接骨板的使用值得推荐。另外,即使好不容易将螺钉取出,许多患者还是会抱怨足跟瘢痕处疼痛。为了避免内固定物凸出,可采用埋头螺钉进行加压,一般建议使用两枚螺钉固定。是否对跟骨外侧缘凸出骨质进行磨削处理并不重要。虽然理论上来说该骨性凸起可激惹软组织及腓肠神经,但通过小切口经皮截骨置入接骨板时,跟骨外侧缘并未清理,也很少见软组织及腓肠神经受激惹的情况。如果单纯进行截骨,那么该截骨十分稳定,术后 10 天即可以佩戴支具或者行走靴进行负重,具体取决于是否附加其他手术。当然,如果没有定制的接骨板,可采用螺钉进行固定。截骨端并无必要进行加压,可采用全螺纹螺钉进行固定。在超过 30 年的临床工作中,作者从未见过跟骨截骨后不愈合的病例。如果跟骨过度内移或者固定时存在内翻倾斜,有可能发生畸形愈合,导致足外侧过度负重以及不稳定。截骨部位的跟骨宽度大约为 30mm,

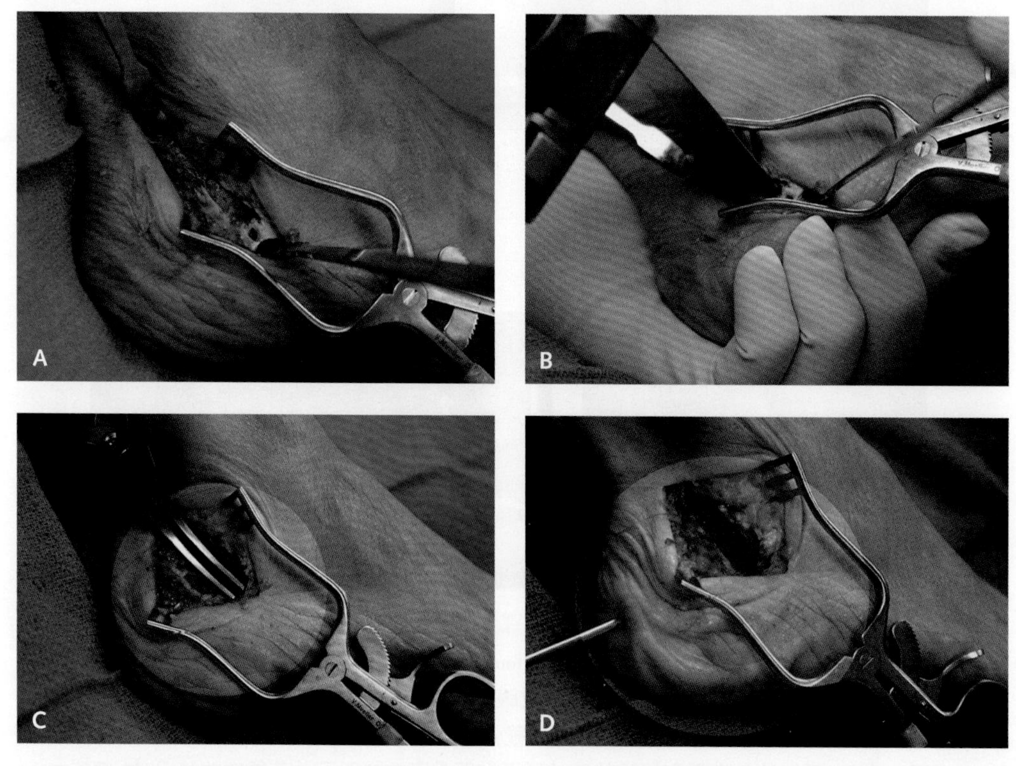

图 14.13 跟骨内移截骨术的步骤。A. 于腓骨肌腱下方做切口,向下方牵开腓肠神经,向上方牵开腓骨长短肌腱,用 Hohmann 拉钩显露跟骨后可见跟骨骨膜。B. 术者一只手使用摆锯做跟骨截骨,另一只手握住患足后部,这样有利于及时感知摆锯锯片穿透跟骨内侧壁,从而降低损伤内侧血管神经的风险。C. 沿截骨线置入椎板撑开器撑开并进一步松解截骨面。D. 然后将跟骨结节向内侧推移约 10mm,打入空心螺钉的导针,然后植入 6.5mm 空心螺钉完成固定

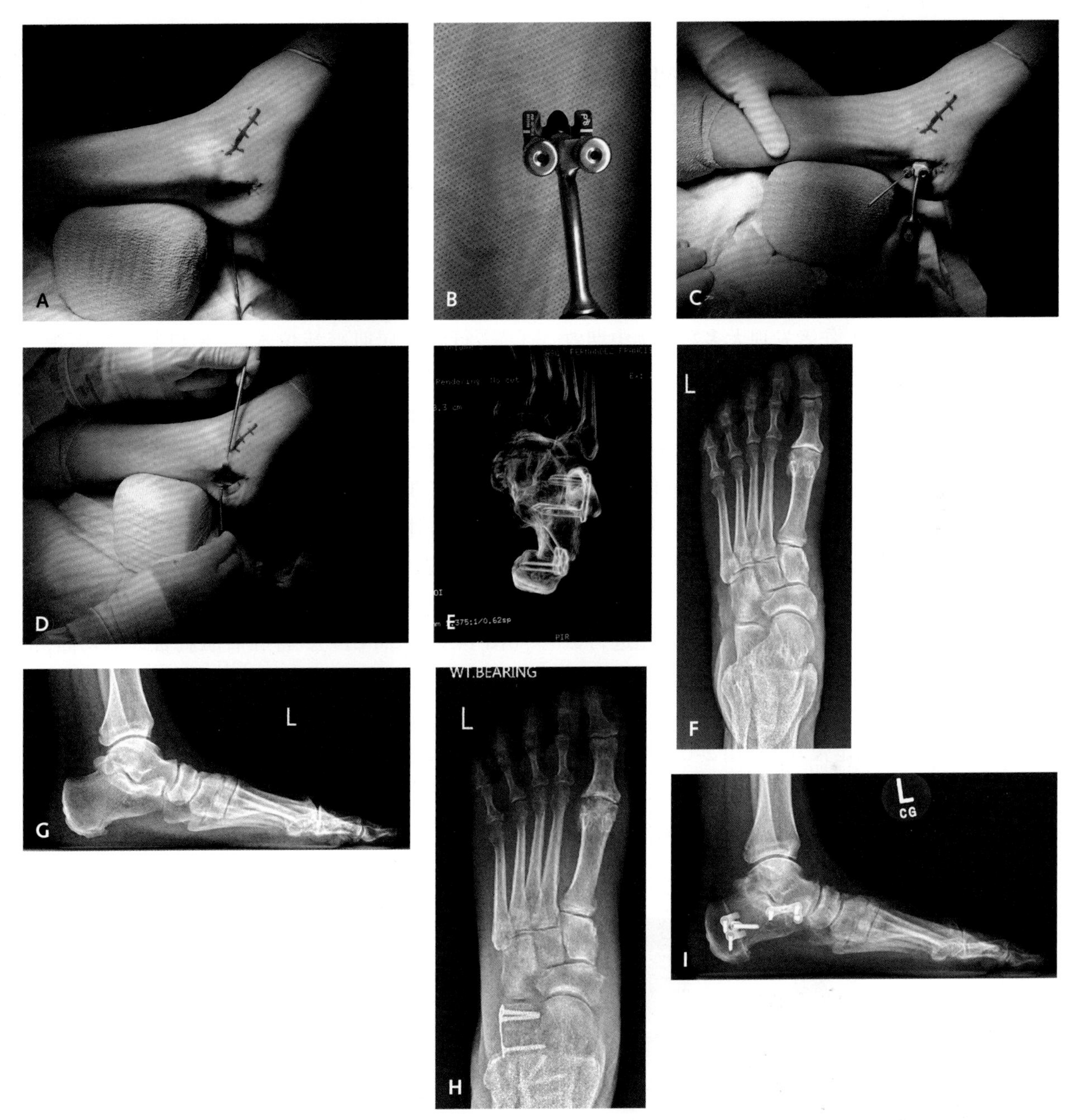

图 14.14 这个病例演示了 Paragon 跟骨钢板的使用。在这个病例中，我们做了跟骨外侧柱延长和跟骨内移截骨术。当联合使用这两个截骨术时，不需要将跟骨结节向内侧做很大的推移，8mm 的内移就可能足以使足跟恢复到中立位。手术顺序为：A. 先做跟骨内移截骨，以导针临时固定。将连接操作手柄的跟骨内移截骨固定钢板放置在截骨处合适位置。B. 将一枚导针经导向孔打入做临时固定。C. 然后在第二导向孔中钻孔并植入螺钉，该螺钉朝向载距突。D. 图示钢板固定后最终的跟骨内移截骨位置。E. CT 扫描显示跟骨内移截骨后力线和位置。F–I. 跟骨内移截骨联合外侧柱延长术的术前和术后影像对比

除非内侧软组织结构过紧,否则术者可很轻松地将跟骨内移 12mm 且无内翻畸形风险。总体而言,内移 10mm 已经足够了。

腓骨短至腓骨长肌腱转位术

腓骨肌,尤其是腓骨短肌,是平足症后足肌力失平衡中的致畸力量。如果胫后肌腱发生断裂,由于足跟外翻,跟腱牵拉足跟的力量转向外侧变成制畸力量,最重要的是在腓骨肌腱的持续牵拉下,后足会逐渐变得外翻。考虑到腓骨长短肌腱的合力是趾长屈肌腱的两倍,那么单纯使用趾长屈肌腱转位代替胫后肌腱在生物力学上是讲不通的,术后会逐渐发生矫形失败。在早年对于趾长屈肌腱转位及跟骨截骨的研究中,作者发现大多数病例中期效果尚可。但是,后期发现许多患者出现复发性平足畸形提示手术失败,因此作者开始研究其中的可能因素。作者从 2009 年开始使用腓骨短肌肌腱转位至腓骨长肌腱的方法。选择该术式的理由在于,该术式可以在削弱足外侧肌力的同时加强第一跖骨的跖屈力量。该术式非常简洁,可以与跟骨截骨术取同一切口且不需延长或改动切口走行,切开皮肤后可根据术者习惯选择先处理肌腱还是先进行截骨。切开腱鞘并将腓骨长短肌腱牵拉至手术切口,一定要注意不要在此时切断腓骨短肌腱,否则就无法获得合适的转位固定张力。使用 2-0 单丝可吸收缝线间断缝合固定腓骨长短肌腱,固定完毕后切断腓骨短肌腱,此时该肌腱即与腓骨长肌腱结合良好(图 14.15)。

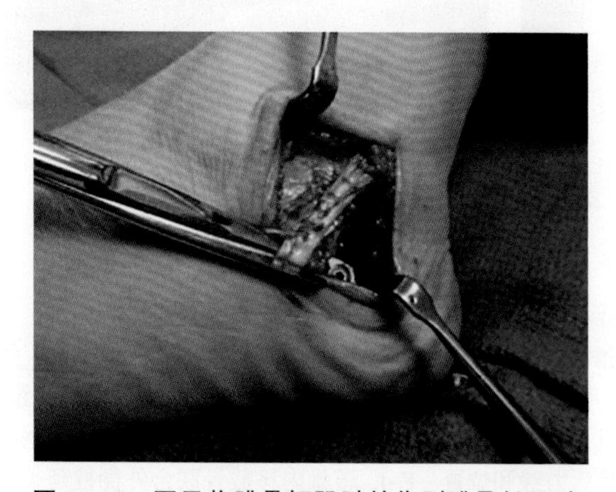

图 14.15 图示将腓骨短肌腱转位到腓骨长肌腱。注意先将两根腓骨肌腱缝合在一起做腱固定,然后再切断腓骨短肌腱,这样可以保证转位后的肌腱被固定在合适的张力

趾长屈肌腱转位术

趾长屈肌腱转位的手术指征为柔软性平足,距下关节可复伴有或不伴有前足旋后。该术式在肥胖患者中失败概率较高,因此对于此类患者一般采用趾长屈肌腱转位联合距下关节融合而非跟骨截骨术进行治疗。作者曾经使用距下关节制动器来支撑距下关节,但后来发现该术式并发症发生率太高,因此在成年患者中已弃用该手术方式。作者意识到,在世界上其他一些地方,距下关节制动器在成人中的应用仍然非常普遍,对此作者并不赞同。与之相反,对于儿童患者,距下关节制动术的应用比较有效。

行趾长屈肌腱转位术时,切口起自于内踝后方,向远端延伸至内侧楔骨。切口深达屈肌支持带,切开胫后肌腱腱膜。经常可见胫后肌腱部分纵行断裂,裂隙主要位于肌腱后表面,翻转肌腱即可看到。除了肌腱撕裂之外,还需要观察整个关节囊 - 韧带复合体是否存在累及三角韧带、距舟关节囊或跟舟足底韧带的缺损、撕裂或者断裂。如有上述情况,除了肌腱转位之外,还需要处理受损的这些结构(图 14.16~ 图 14.19)。将胫后肌腱自远端切断,留下 1~2cm 的残端,将趾长屈肌腱经由舟骨上预钻的直径 4.5mm 的骨隧道穿出(图 14.20)。作者不推荐采用将趾长屈肌腱远端缝合固定到胫后肌腱的方式,因为平足病例中胫后肌腱通常存在退行性病变,比如增厚、臃肿以及瘢痕化,因而没有可用价值。虽然有些医生选择仅进行趾长屈肌腱转位而旷置撕裂的胫后肌腱不做任何处理,但作者认为在这种情况下很难做到转位后的趾长屈肌腱与邻近残留的胫后肌腱之间的张力平衡一致。一般来说,考虑到转位后趾长屈肌腱会逐渐拉紧,因此转位应该在一定的张力但不是最大张力下进行肌腱止点固定,否则会因为过度牵拉肌肉使其无法正常发挥功能而失去动态重建的意义。只有在胫后肌腱存在轻微撕裂而非完全断裂,且肌腱滑动度良好时,作者才会考虑利用残存的胫后肌腱。肌腱清理时将退变部分予以切除,并使用可吸收缝线予以收束。此时,如果胫后肌腱性质良好,可以在远端不经舟骨骨性隧道固定转位的趾长屈肌腱,而是将其与胫后肌腱做侧侧缝合固定,也就是用趾长屈肌腱加强损伤的胫后肌腱,利用胫后肌腱的解剖止点发挥作用。总体而言,如果胫后肌腱远端存在严重病变及滑动度降低,那么作

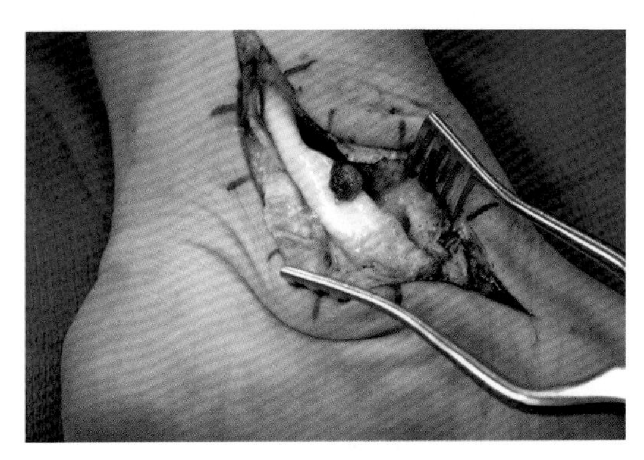

图 14.16　在内踝后方见胫后肌腱明显狭窄，部分撕裂。注意肌腱下面的肉芽组织，提示三角韧带陈旧性撕裂

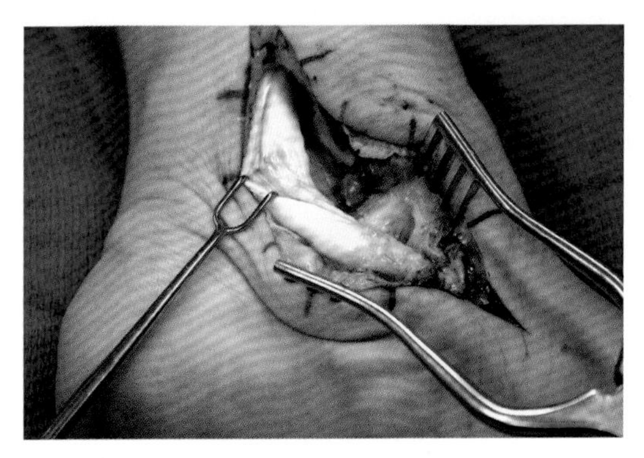

图 14.17　除了胫后肌腱明显撕裂外，注意三角韧带上的肉芽组织以及距舟关节囊的缺损

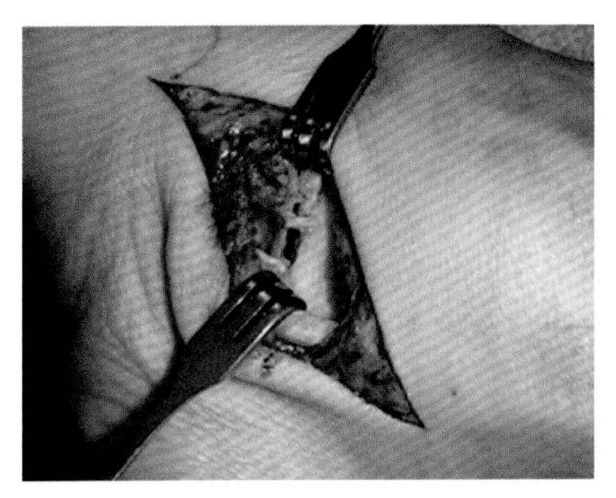

图 14.18　弹簧韧带的撕裂。向后方牵开的胫后肌腱上有一处轻微撕裂

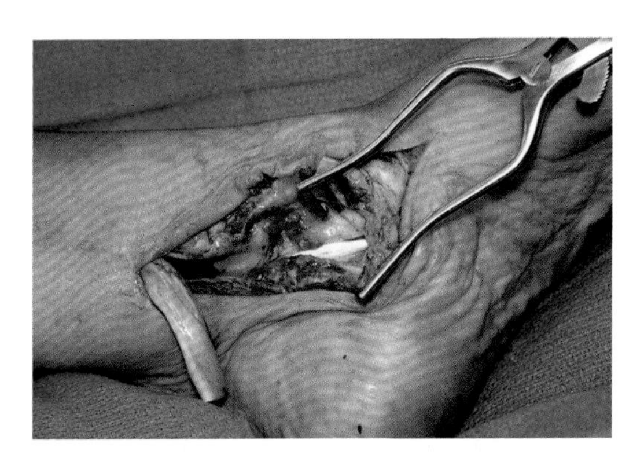

图 14.19　胫后肌腱严重撕裂，向远端显露肌腱后将其在远端切断。注意，三角韧带存在轻度炎性改变

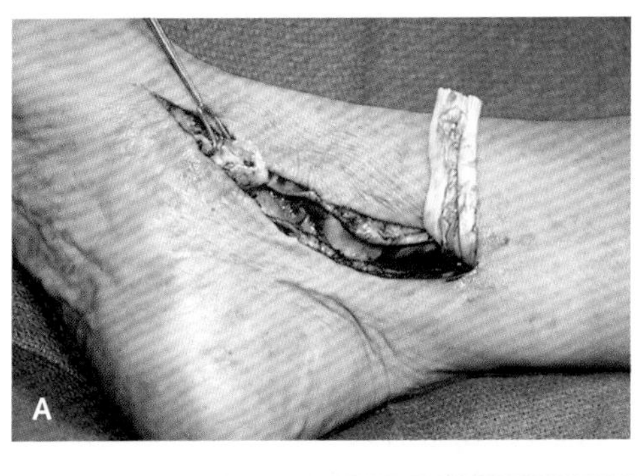

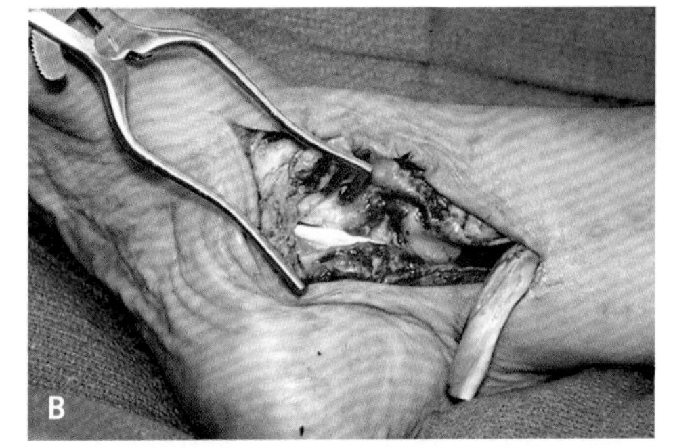

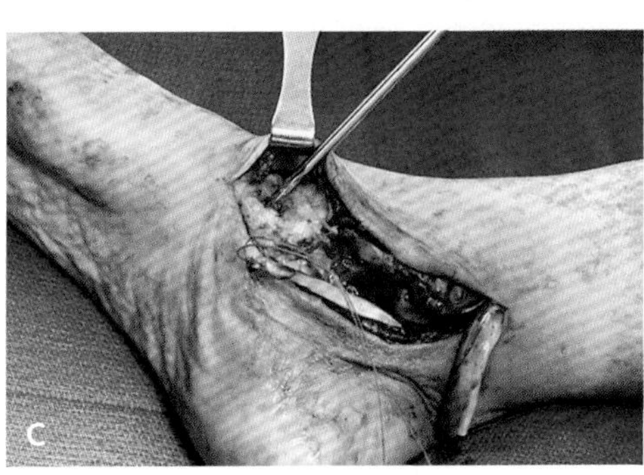

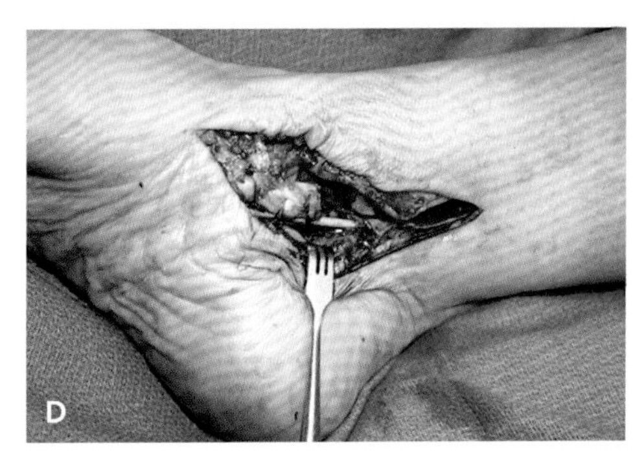

图 14.20　采用趾长屈肌腱转位替代断裂的胫后肌腱。A. 切断严重撕裂的胫后肌腱，在其远端保留 2cm 的残端。B. 打开趾长屈肌腱的腱鞘。C. 直视下将趾长屈肌腱在其远端切断，然后在舟状骨上钻一个 4.5mm 的骨隧道。D. 将趾长屈肌腱从跖侧向背侧穿过骨隧道，然后缝合包埋到胫后肌腱残端的下方

者会选择对其切除。除了切除远端 2~3cm 的部分，肌腱撕裂处也应予以切除。但是，如果胫后肌腱存在明显止点性肌腱炎且肌腱远端撕裂时，需将肌腱远端自其舟骨止点完整切除。如果胫后肌的功能仍然存在且肌腱滑动度允许的话，则可在近端行趾长屈肌腱与胫后肌腱腱固定术，但也有研究表明该术式并不足以改善足部力量。胫后肌的整体滑动度大约为 1cm，如果肌腱存在撕裂或者延长，则肌肉功能也会受限。因此认为将正常的趾长屈肌腱固定到延长的胫后肌腱上是不合理的。

将胫后肌腱清理准备好之后，可切取趾长屈肌腱。趾长屈肌腱腱鞘位于胫后肌腱后方，使用刀片切开腱鞘，然后使用剪刀将腱鞘纵行劈开。无需特别保留趾长屈肌腱腱鞘，因为转位后的趾长屈肌腱将移入胫后肌腱腱鞘，故将趾长屈肌腱腱鞘向近端劈开直至肌腱能够自由活动。趾长屈肌腱切取时的分离平面十分重要，切取位置位于踇展肌筋膜与足内侧缘之间。将牵开器置于踇展肌腱膜及内侧楔骨下表面之间，然后逐渐撑开，直视下分离趾长屈肌腱。

趾长屈肌腱的腱鞘一定要分离到与踇长屈肌腱联合处的 Henry 结上，然后在直视下将趾长屈肌腱切断。无需将趾长屈肌腱远端固定到踇长屈肌腱上，因为两者之间在 Henry 结节存在足够的连接与功能替代，故患者不会注意到足趾屈曲功能轻度减退。编织缝合趾长屈肌腱近端断端，然后将肌腱由跖侧向背侧经舟骨结节上预钻的直径 4.5mm 的骨隧道穿出。骨隧道的准备方法为，将舟骨表面骨膜分离后于其背内侧极钻取骨隧道，此时注意应避免过度靠近舟骨内极或者距舟关节及舟楔关节。如果术中不慎出现舟骨内极骨折，可用带线铆钉将肌腱直接固定到舟骨上。但采用骨隧道有利于术后进行早期功能康复锻炼，因为其骨 – 腱 – 骨固定方式能够提供更大的强度。骨隧道完成后，使用吸引器自背侧向跖侧插入骨隧道，然后将缝线吸入吸引器，在吸引器引导下经由骨隧道将肌腱自跖侧向背侧拉出。

将肌腱拉紧至上文提到的合适张力然后固定。一定不要过度拉紧肌腱，否则可能导致趾长屈肌腱自胫后肌腱沟中半脱位。如果发现肌腱存在半脱位的可能，那么必须松弛地对屈肌支持带进行修复，但需避免修复过紧造成肌腱走行通道狭窄以及摩擦，从而降低趾长屈肌腱磨损的风险。肌腱的合适固定张力部分取决于患者的体重以及畸形程度。肌腱的张力应处于生理状态，即处在完全松弛与最大张力之间。固定肌腱时患足应摆放在越过中间线的内翻位，由于日后肌腱会被逐渐拉伸，故随着时间延长，患足的位置会逐渐恢复到中立位。

在缝合固定转位后的趾长屈肌腱之前，需先检查三角韧带，距舟关节囊以及跟舟足底韧带的完整性，如果需要修复，则需在趾长屈肌腱张力确定之前完成。通常穿过舟骨后趾长屈肌腱剩余约 1~2cm，可将其翻折缝合固定到胫后肌腱残端的下方以及背侧表面。

趾长屈肌腱转位完成后，使用血管钳夹住胫后肌腱近端残端再次检查胫后肌的滑动度，如果牵拉肌肉时滑动度达到 1cm，则可考虑在近端进行趾长屈肌腱与胫后肌腱腱固定，虽然如前所述，该术式并不会进一步增加足部内翻力量。夹住胫后肌腱近端残端然后尽可能将其向远端牵拉，在紧邻趾长屈肌腱腱腹交界处的远端使用 0 号线将两根肌腱进行连续锁边缝合。再次强调，只有在残留的胫后肌腱具有足够滑动度、肌腱表面无瘢痕以及肌腹健康时才可采用该术式。具体情况我们会在同种异体肌腱移植章节中进行进一步讨论（视频 14.2）。

术后的康复取决于附加手术的程度。进行跟骨内移截骨以及屈肌腱转位后，患者术后 4~6 周即可穿行走靴进行负重。除了游泳，要限制其他的锻炼活动。但是，如果进行韧带修复，如距舟关节囊、跟舟足底韧带或者三角韧带修复，那么康复治疗时间必须延长，术后 6 周才可进行负重，以便软组织能够充分愈合。大多数接受截骨及肌腱转位手术治疗的患者，可在术后第 9 周将行走靴更换为柔软支具以支撑踝关节。如果进行了韧带修复，则患者需佩戴行走靴至术后 12 周，然后转换为柔软支具支撑踝关节进行行走及锻炼。

同种异体肌腱移植重建胫后肌腱术

如前所述，作者从 2013 年开始使用同种异体肌腱来重建断裂的胫后肌腱。用这种方法恢复足及踝关节内翻力量，重建肌力平衡。进行肌腱移植后进行其他骨性及软组织矫形手术仍是必要的。这些手术包括跟骨截骨术、腓肠肌松解术，必要时还应包括第一跖楔关节融合术。平足症治疗中重建肌力平衡是原则。肌肉力量失衡是由胫后肌腱病变导致的内翻无力，进而腓骨肌腱过度作用导致外翻增加所致。胫后肌腱是内翻距下关节的主要力量，同时它还可使中足内收及踝关节跖屈。很明显，如果胫后肌腱断裂，我们需要将其重建以平衡后足的肌力。需要考虑的是用来转位或移植替代胫后肌的肌肉的力量是否足够。

在过去的几年内，趾长屈肌腱转位替代胫后肌腱的概念有了明显改变。虽然作者早期发表的研究结果表明该手术治疗的效果很好，但现在作者认识到趾长屈肌腱转位并不是矫正畸形平衡肌力的理想方式。趾长屈肌腱的力量明显弱于胫后肌腱，因此无论进行怎样的附加手术改善足部的解剖结构，肌力失衡仍然存在（图 14.21）。因此必须采取其他措施以增进内翻力量或者削弱外翻的致畸力量。腓骨短肌腱在平足畸形中提供致畸力量，因失去胫后肌腱拮抗，其持续外翻的牵拉导致足内侧支撑结构逐渐被拉长进而最终导致外展畸形。胫后肌腱功能丧失后，腓骨短肌的力量导致平足畸形持续恶化。因此作者主张采用腓骨短肌腱至腓骨长肌腱转位的手术方法。该术式的适应证为存在胫后肌腱断裂的柔软性平足畸形，无论畸形的分型及分期如何，都可以采用该术式进行矫治。用腓骨短肌腱加强腓骨长肌腱有助于增强第一跖骨的力量，并减弱足外翻的力量以促进畸形矫正。该手术可通过将跟骨内移截骨的切口稍向内侧延长来完成。近年来治疗方面的另一个变化是，临床医生已经逐渐意识到，胫后肌腱断裂后，胫后肌的功能可能仍然存在。如肌肉功能尚存，作者倾向于采用同种异体肌腱移植替代撕裂的胫后肌腱的技术进行矫治，该技术的细节将在稍后进行讨论。需要认识到的是，如果采用异体肌腱移植的方法，则没有必要再做腓骨短肌腱至腓骨长肌腱的转位固定术。

拟行异体肌腱移植重建胫后肌腱时，需要进行患侧小腿而非患足的磁共振检查。此时了解胫后肌腱的具体病变状态并不重要，作者更感兴趣的是胫后肌的肌肉情况（图 14.22）。要确定是否存在肌肉萎缩或者脂肪浸润等异体肌腱移植术的禁忌证。如果肌肉健康，则可行异体肌腱移植术，此外在手术时，术者必须确定胫后肌腱近端残留部分功能良好。如果残留肌腱在内踝近端存在瘢痕，则也不能进行异体肌腱移植术（图 14.23）。肌腱移植术的切口与趾长屈肌腱转位的切口不同。肌腱移植术只需要做两个小切口，一个位于移植物在舟骨的止点，另一个位于移植肌腱与胫后肌腱连接的水平（图 14.24）。撕裂的胫后肌腱应予以彻底切除，并切开内踝后方屈肌支持带，以保证移植肌腱顺利穿过而不产生狭窄卡压。作者早期使用腘绳肌腱进行移植，后来发现该肌腱过于扁平，容易打卷而不能顺利通过内踝后方。作者遂改用腓骨肌腱，效果良好。计算取腱长度时，需要将远端穿过舟骨的 3cm 肌腱长度以及近端与胫后肌腱近端残端进行编织的 5cm 肌腱长度计划在内。将移植肌腱两个末梢分别进行修剪至其直径为正常腓骨肌腱直径的一半。首先将肌腱近端编织穿过胫后肌腱近端残端，使用 0 号单丝可吸收缝线对编织的两根肌腱进行间断缝合。使用大号弯血管钳由远端切口经皮下穿过内踝后方自近端切口穿出，夹住移植肌腱远端末梢缝线将其向远端牵拉通过皮下隧道。在舟骨建立骨隧道后使用吸引器按照前文介绍的方法将肌腱穿过骨隧道。作者倾向于在穿过舟骨后保留 1cm 左右的肌腱残端，然后将其缝合至舟骨背内侧的骨膜及周围软组织上。可视情况使用挤压钉加固肌腱止点。移植肌腱的张力应在最大和完全松弛的中间力度，同时保持足部处于轻度内翻位（视频 14.3）。

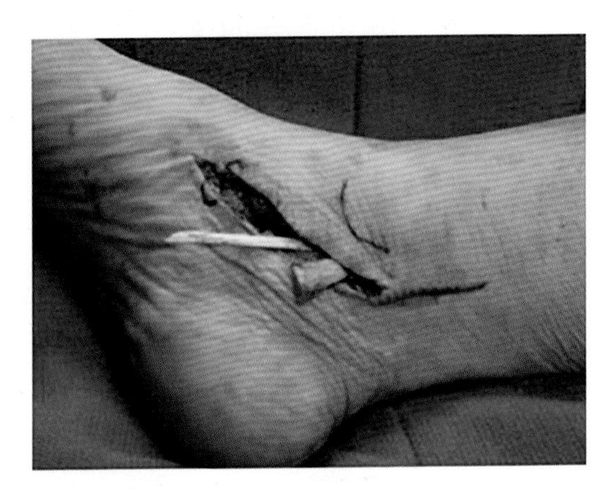

图 14.21　注意胫后肌腱和趾长屈肌腱的直径差别，这是这两块肌肉肌力悬殊的原因，趾长屈肌力量约为胫后肌的三分之一

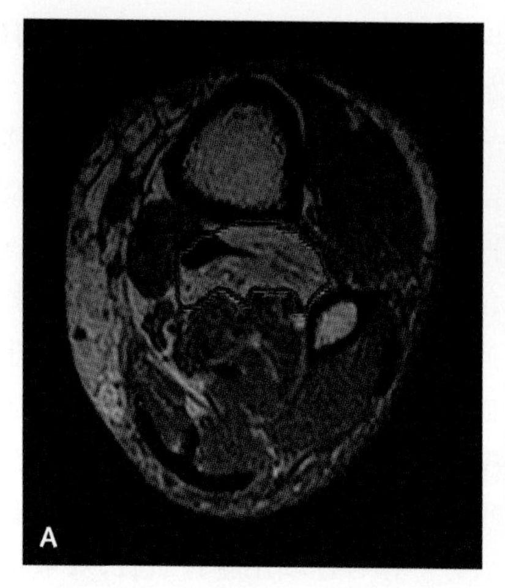
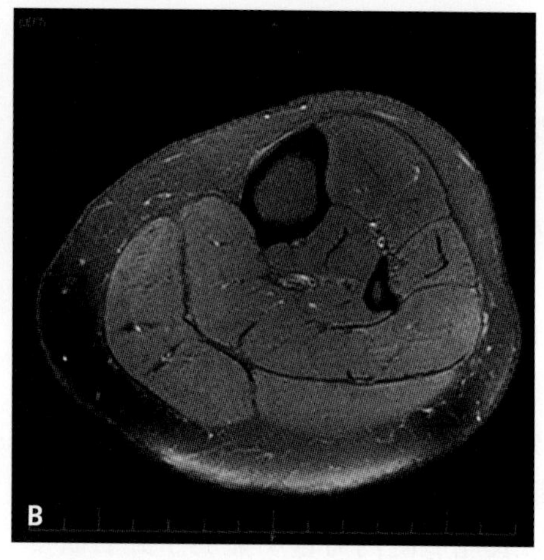

图 14.22 A. 此病例中，红圈标记示胫骨后肌肌腹，这里它已经被脂肪浸润并取代。B. 示健康的胫后肌肌腹

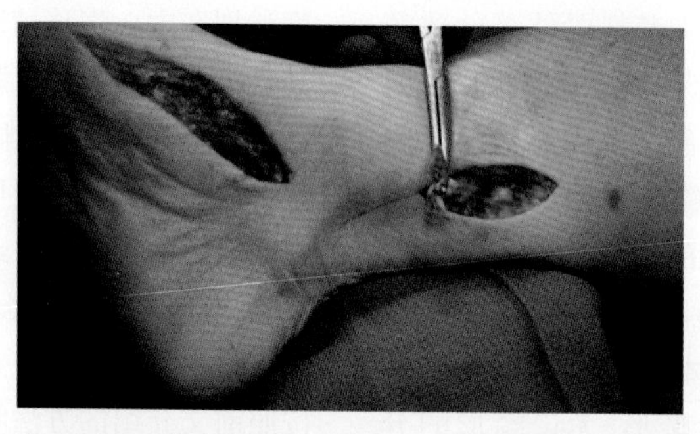

图 14.23 在采用同种异体肌腱移植术重建胫骨后肌腱之前，必须确定残留的胫后肌腱近端有健康的肌腱组织，因为即使胫后肌肌腹在磁共振上显示正常，探查时也可能发现残端肌腱存在瘢痕化

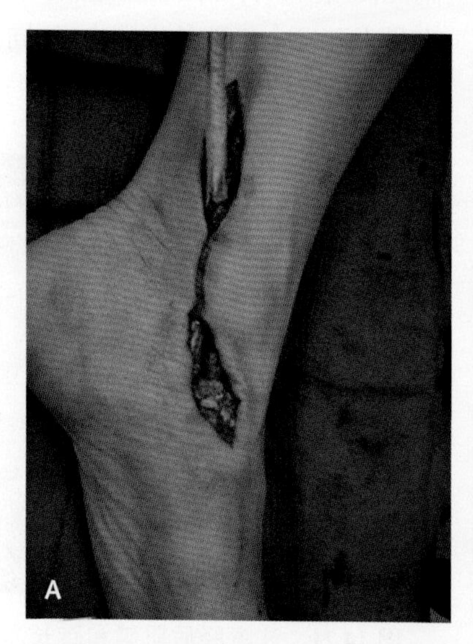
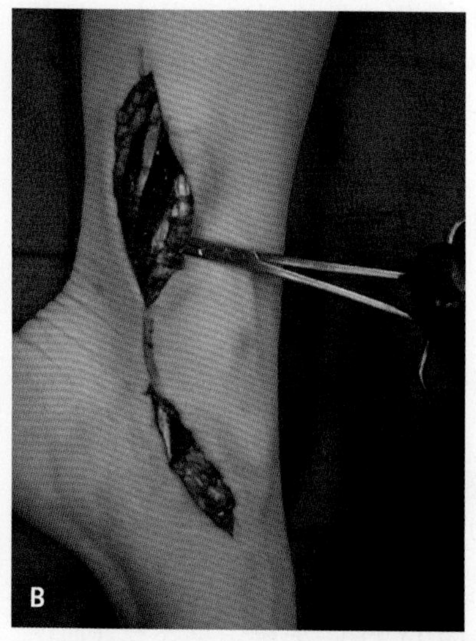

图 14.24 本病例胫后肌腱在远端和近端都有撕裂。以异体肌腱重建胫后肌腱时，先于近端检查肌腱的走行及健康程度。不需要做一个长切口，做两个切口并保留内踝后方的屈肌支持带完整。将同种异体肌腱在远端通过舟骨上的骨髓道折返后与自身在近端缝合。也可以采用趾长屈肌腱转位的常用界面螺钉固定方法。A. 固定完成后，以一定张力牵拉移植肌腱，以确保在舟骨固定牢固。B. 以弯钳引导移植肌腱近端从内踝后方穿过，在近端切口内编织缝合到胫后肌腱近端残端

跟舟足底韧带及关节囊韧带组织的修复

跟舟足底韧带撕裂可能独立存在，而不伴随胫后肌腱撕裂，或者可以视为胫后肌腱断裂致足内侧结构应力增加长期磨损所致，这两者可以引起平足畸形。不建议术者将在距舟关节囊切除椭圆形组织来进行短缩缝合修复的方式作为修复的常规手段，除非距舟关节囊可见明显的缺损。治疗跟舟足底韧带撕裂的理想方式应该是使用移植物进行重建。重建有多种可供选择的方式，其中包括从载距突与舟骨间固定移植肌腱，或者在内踝与舟骨间固定移植肌腱。如果没有可用的肌腱移植物，那么可使用粗大的带线铆钉固定于舟骨结节以加强代替不稳定的跟舟足底韧带以及距舟关节囊。将关节囊韧带组织向下牵拉至舟骨后，做叠瓦状缝合，呈 U 形修复距舟关节囊（图 14.25）。使用挤压钉联合较粗的丝线做叠瓦状缝合也可以起到一定程度加强跟舟足底韧带的作用，可作为改善轻度平足畸形的治疗方式。

作者倾向于选用半腱肌作为移植物进行跟舟足底韧带重建，如果计划同时行腓骨短肌腱至腓骨长肌腱转位，那么也可以切取剩余的自体腓骨短肌腱来重建跟舟足底韧带。通常移植肌腱的长度在 230mm 至 250mm 之间。移植物的直径非常重要，若直径过大，可能在做骨道时导致舟骨或者内踝骨折。为了避免这一并发症，通常将移植肌腱修剪到直径 4mm 左右，大多数情况下对折后两股肌腱的直径大约在 6mm 左右。取腱后，在处理移植肌腱之前，需要测量肌腱的尺寸以便确定移植肌腱能够适用。处理方式很简单，用缝线固定移植肌腱一端并将其穿过肌腱直径测量试模。然后将移植肌腱沿一根缝线对折后再次穿过试模测量，以确定双股移植肌腱能够穿过直径 6mm 的试模。将移植肌腱置于 15N 力量的张力器上，进行预张牵拉至少 20 分钟，以尽可能减少移植物蠕变松弛（图 14.26）。预张后，作者倾向于使用人工肌腱（线带）对移植肌腱进行加强。首先将线带较宽的一边放在最初测量过的移植肌腱的末端。然后在距离肌腱末端约 15~20mm 处，使用 Fiberloop（Arthrex）对移植肌腱进行锁边缝合，确保每一针都必须将线带与移植肌腱缝合在

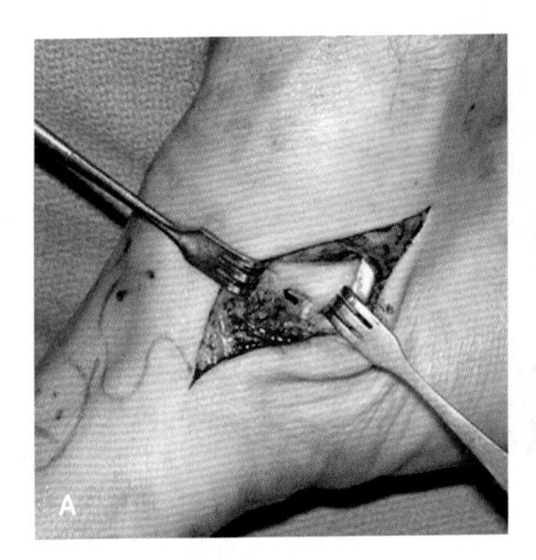

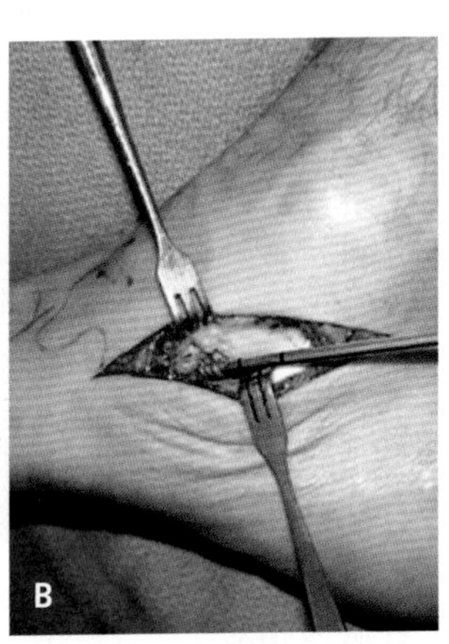

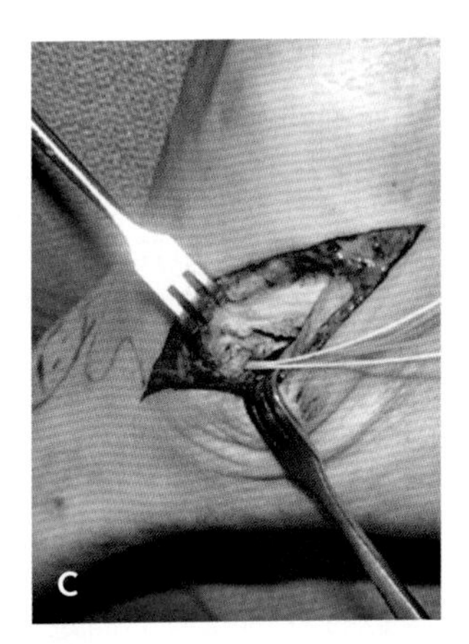

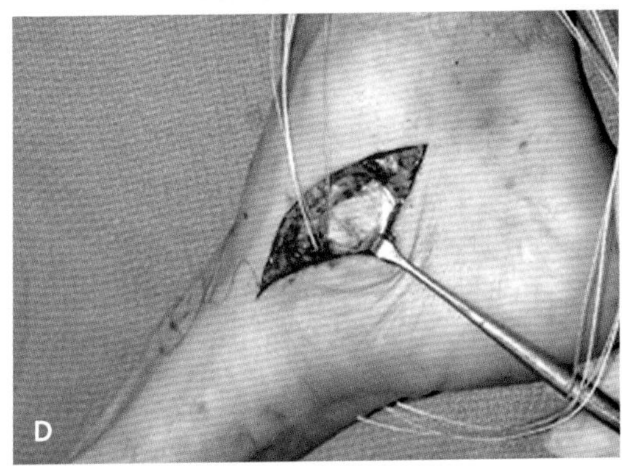

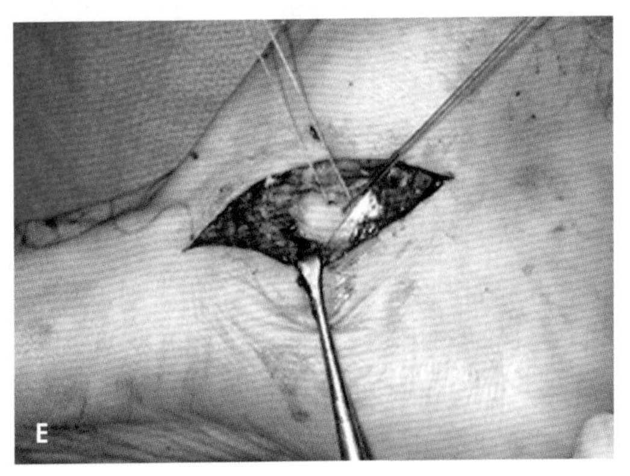

图 14.25　患者因跟舟足底韧带撕裂造成获得性扁平足。A. 探查见胫后肌腱完整。注意跟舟足底韧带上的缺损向上一直延伸到距舟关节囊的下方。B. 清理舟骨表面直至骨表面渗血，植入缝合铆钉。C–E. 将跟舟足底韧带组织瓣向下拉向舟骨，用铆钉对其作 U 形缝合加强。同时进行跟骨内移截骨术以支撑保护修复的足弓内侧结构

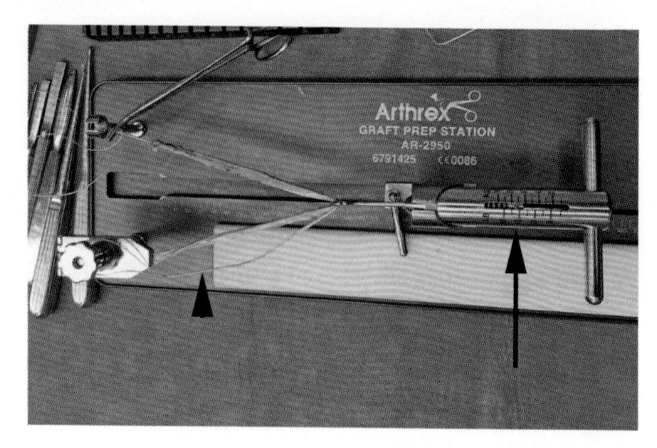

图 14.26 编织同种异体肌腱备移植用，并预调张力。将纤维线带在异体肌腱远端与其平行编织缝合在一其（三角箭头所示）。异体肌腱的近端固定在肌腱张力调节器上，该部分不包括纤维线带，于 15 磅（长箭头所示）的张力（约 4.45N）下预张肌腱至少 20 分钟

一起。到达肌腱另一端后，将缝针传入最后一个针脚近侧然后由肌腱末端中心纵行穿出，以此将缝线锁定。线带通过与移植肌腱互相编织在一起，可作为移植肌腱的静态增强部分，能起到减低移植肌腱所承受的张力，进而降低移植肌腱断裂风险的作用。

先在舟骨内极做骨隧道。骨隧道需位于舟骨内侧皮质外侧约 1cm 处，以减少骨折风险，这与进行趾长屈肌肌腱转位时的情形类似（图 14.27）。使用 2.4mm 导针自跖侧向背侧穿过舟骨，确定骨隧道方向，然后使用 4.5mm 空心钻钻透双侧皮质。对于移植肌腱在舟骨背侧皮质上的固定，之前作者使用直径 12mm 二头肌固定扣配合直径 3.2mm 导丝。虽然未见固定扣相关并发症，但是现在作者改用直径为 11mm 带 4mm 凸起可附着于骨隧道的固定扣系统进行背侧皮质的固定。作者认为相对于之前，现在使用的固定扣系统能够提供更广泛的皮质接触，从而避免出现理论上可能产生的固定扣对局部骨皮质的切割。对于疏松的骨质，这一点尤其有帮助。将移植肌腱末端的固定缝线由跖侧向背侧经由隧道穿出。其中一根缝线穿过固定扣的扣眼，然后翻折穿过另一扣眼，另一根缝线则按照相反的顺序分别穿过扣眼。再使用过线器将两根缝线拉回跖侧。调整缝线两端使移植肌腱在骨隧道中达到合适张力。由跖侧向背侧打入 4.75mm 生物腱固定螺钉（图 14.28）。最后，使用缝针将剩余缝线穿过移植肌腱进行缝合打结，以避免移植肌腱滑脱。

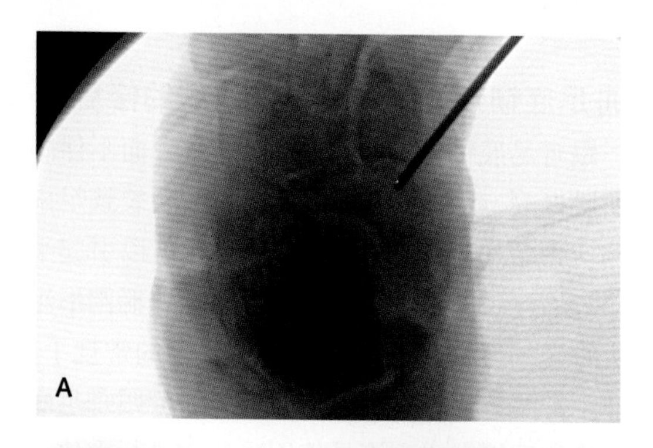

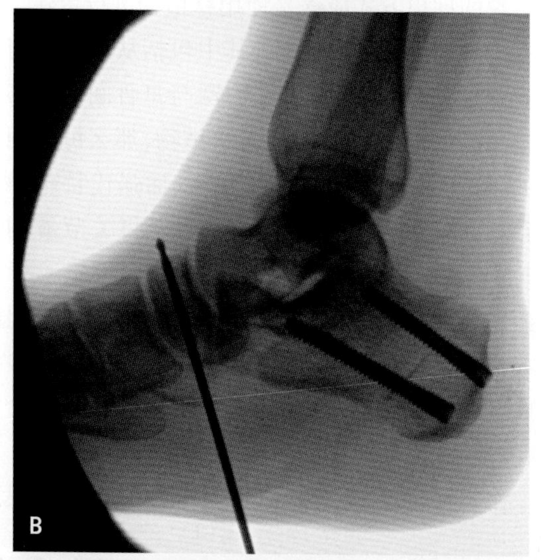

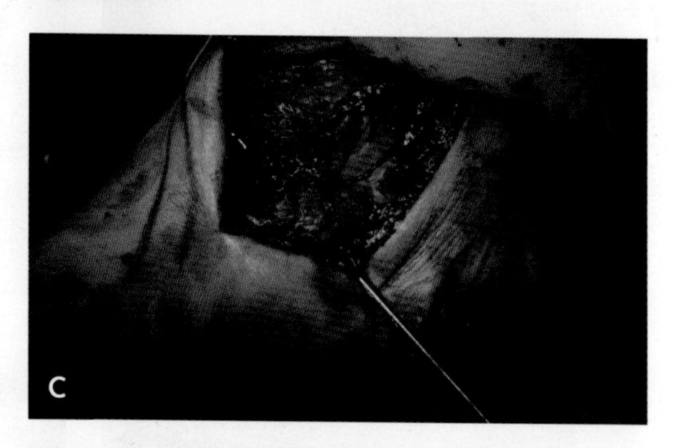

图 14.27 A. 在正位片上确定做舟骨隧道的位置。B. 位于舟骨结节外侧约 1cm 处。C. 示钻取骨隧道时穿过舟状骨的导针走行

移植肌腱在胫骨侧的固定包括多种方式。但是作者认为，由于术后移植肌腱在足内侧承担很大应力，而且许多患者存在骨质疏松，因此仅仅使用挤压钉是不够的。作者使用前交叉韧带 Tightrope 弹性固定系统进行胫骨侧固定。显露内踝后建立胫骨端骨隧道。单纯进行跟舟足底韧带重建时，不需要将三角韧带自内踝剥离，内踝螺钉的固定法与处理内踝骨折类似。如果需要同时重建三角韧带，则可自内踝处切断三角韧带，并在肌腱移植重建之后将剥离的三角韧带与固定肌腱的带线铆钉或者骨

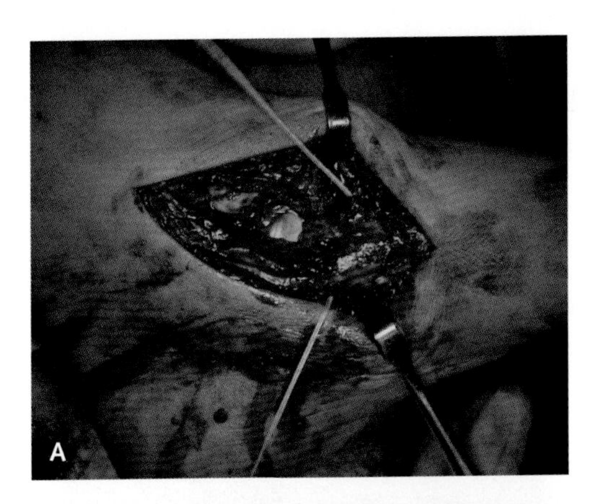

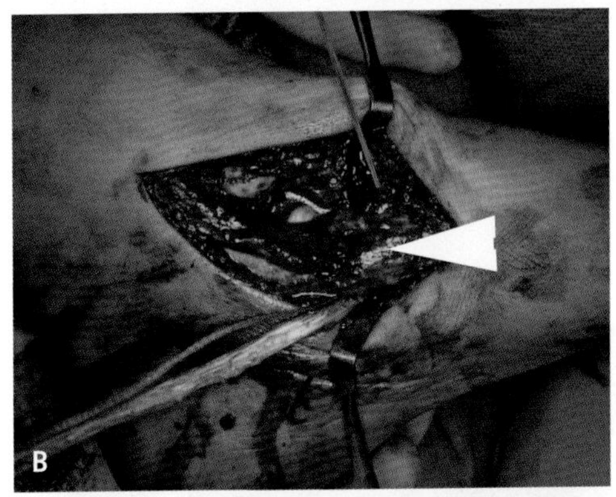

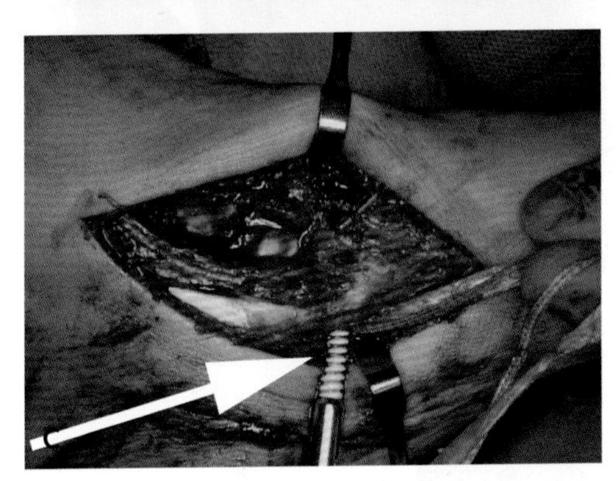

图 14.28　A. 将缝合在异体移植肌腱远端的固定缝线通过骨隧道从舟骨跖侧穿向背侧。B. 牵引移植肌腱经骨隧道从舟骨跖侧到背侧（短箭头所示）。C. 调整好缝合钮扣后，从跖侧向背侧拧入界面螺钉（箭头所示）以加强固定。然后，使用缝线游离端和纤维线带来加强移植肌腱的固定

膜编织缝合在一起。使用带有穿线孔的直径 4mm 锹形尖头针于内踝尖进行钻孔。针的方向可以指向近端及外侧，末梢穿出外侧皮质。理论上来说，这种进针方向有造成腓浅神经损伤的风险，且日后如果患者接受踝关节置换时可能导致移植肌腱断裂。因此，建议进针的方向与胫骨内侧皮质平行指向近端，并于胫前肌腱内侧穿出。骨隧道的长度一般为 60~80mm 以便保持移植肌腱的合适张力。操作应在透视下进行，以避免盲打骨隧道多次操作而造成骨隧道扩大。鉴于导针出口靠近胫前肌腱，故应切开皮肤在直视下显露胫前肌腱并将其向外侧牵拉，然后将导针从胫骨前侧皮质穿出，以避免损伤肌腱。透视下使用直径 6mm 空心钻沿导针自内踝打入，在这一过程中要小心不要穿透胫骨前侧皮质，因为胫骨前侧皮质对于弹性固定系统的固定扣有十分重要的支撑作用，一定不要破坏。因为使用弹性悬吊固定，所以要精确测量并计划骨隧道内的移植肌腱长度，以便其能够在隧道中维持理想的张力。如果移植肌腱过长，则在隧道内堆积，故无法达到最大张力。调整肌腱张力的方法为，用力牵拉移植肌腱近端到达内踝尖骨道入口位置，用记号笔在肌腱上标记此位置，于此标记的近端（头侧端）10mm 处在移植肌腱上做另一标记。将移植肌腱穿过 Tightrope 线环然后在靠近端的标记处返折。操作时必须保证隧道内的移植肌腱的长度至少在 10mm 以上，对于大多数病例而言，调整张力后，位于胫骨内的肌腱总长度在 20~30mm 之间。使用 0 号可吸收编织缝线在较远端的标记处将移植肌腱使用 8 字缝合法缝合至自身。这是为了在调节张力时避免肌腱沿着胫骨隧道滑移。如果发生移植肌腱滑移，可能会在胫骨隧道中下滑到最低点，此时也就几乎不可能调整张力。将 Tightrope 上所有四根缝线穿过之前插入骨隧道内的直径 4mm 锹形尖头针尾端的穿线孔内，然后用手将尖针自胫骨前方的骨道出口拔出，借此将移植肌腱拉入骨隧道。通过胫骨隧道向近端拉近所有缝线以便使固定扣穿过胫骨前方皮质上的骨道开口。然后将缝线返折向远端拉近以保证固定扣平整地贴附在胫骨前方皮质上。通过前方切口可直视下完成上述操作，或者也可以通过透视进行位置的确定。通过牵拉 Tightrope 上两束白色紧缩线逐步将移植肌腱拉紧，在此过程中，每次拉紧都可以感受到足部畸形得到进一步矫正（图 14.29）。由胫骨隧道远端入口处残留的多余移植肌腱可以在最后确定张力后予以切断，或者将多余的肌腱用盲端隧道技术置入距骨。对于表现为单纯跟舟足底韧带撕裂的病例，该手术的效果明显。这种情况虽然少见，但术后患者可获得明显的畸形矫正和功能改善。图 14.30 所示的患者为竞技滑冰运动员，在跟舟足底韧带损伤后无法继续运动。伤后 6 个月，由作者行单纯跟舟足底韧带重建术，术后 6 个月患者完全恢复运动能力。

如果距舟关节囊存在明显缺损，那么这个关节通常是不稳定的，且跗横关节处于外展位置。如果距舟关节失覆盖超过 40%，那么该畸形无法通过单纯内侧软组织重建予以矫正，需进行跟骨外侧柱延长手术。如果距舟关节复合体及跟舟足底韧带完全断裂引发严重关节不稳，那么需进行距舟关节融合（图 14.31）。

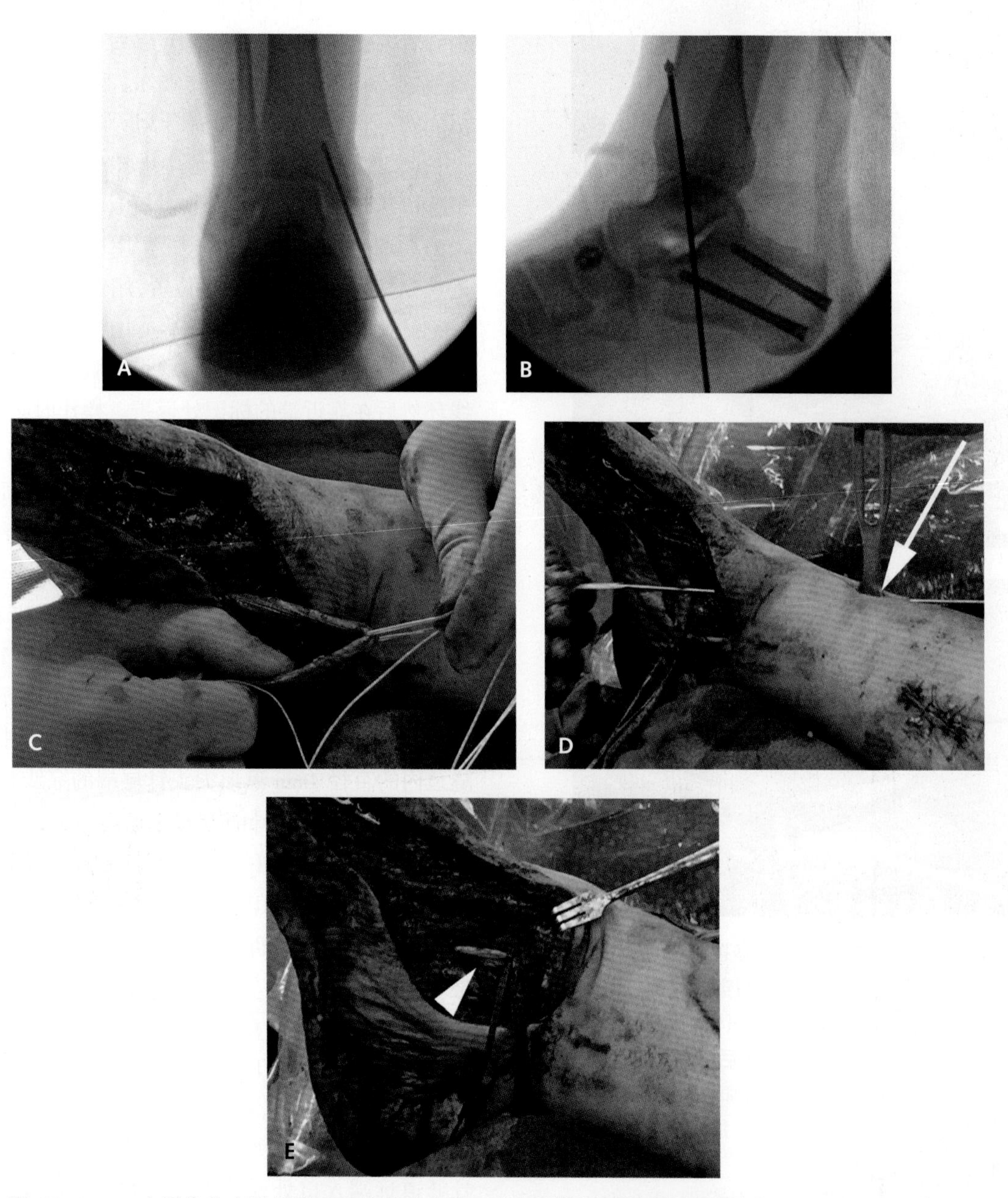

图 14.29 A. 在正位片上显示锹形尖头导针位置。注意导针与胫骨内侧皮质平行。B. 导针走向前方，在内踝尖端近端约 60~80mm 处穿出胫骨前皮质。C. 于近端距离内踝尖骨隧道入口约 10mm 处将移植肌腱穿过弹性固定系统 Tightrope 的套环后返折，用套环将返折的移植肌腱拉入骨隧道。D. 于近端胫骨前缘骨隧道出口对应处做皮肤切口（箭头所示），向外侧牵开在胫骨前肌，将 Tightrope 的固定扣穿出骨道，拉紧牵引线翻转固定扣进行固定（箭头所示）。E. 拉紧固定移植肌腱（短箭头所示）后，可看到畸形的矫正效果

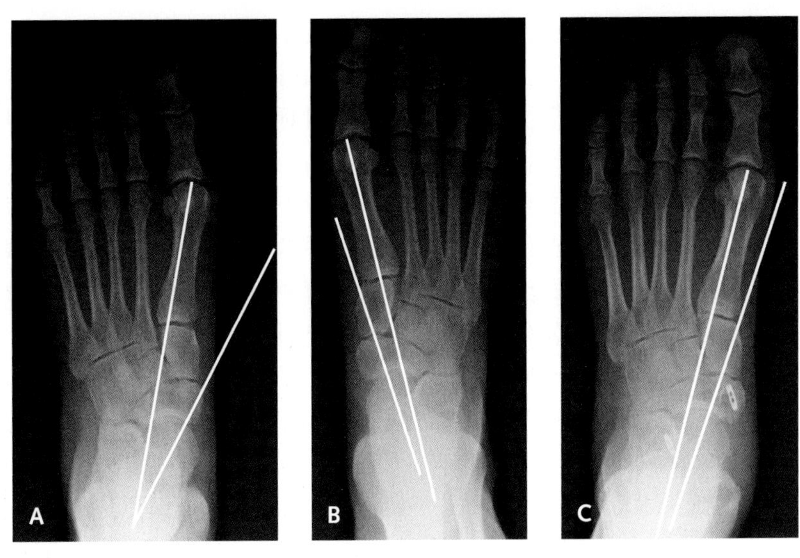

图 14.30　A. 一名 20 岁单纯跟舟足底韧带撕裂患者的术前负重 X 线片。B. 注意与对侧的右脚相比，患侧正位片上距骨跖骨角增加。C. 单纯跟舟足底韧带重建术后 1 年的负重 X 线片显示距骨跖骨角改善，几乎接近到正常右脚的角度

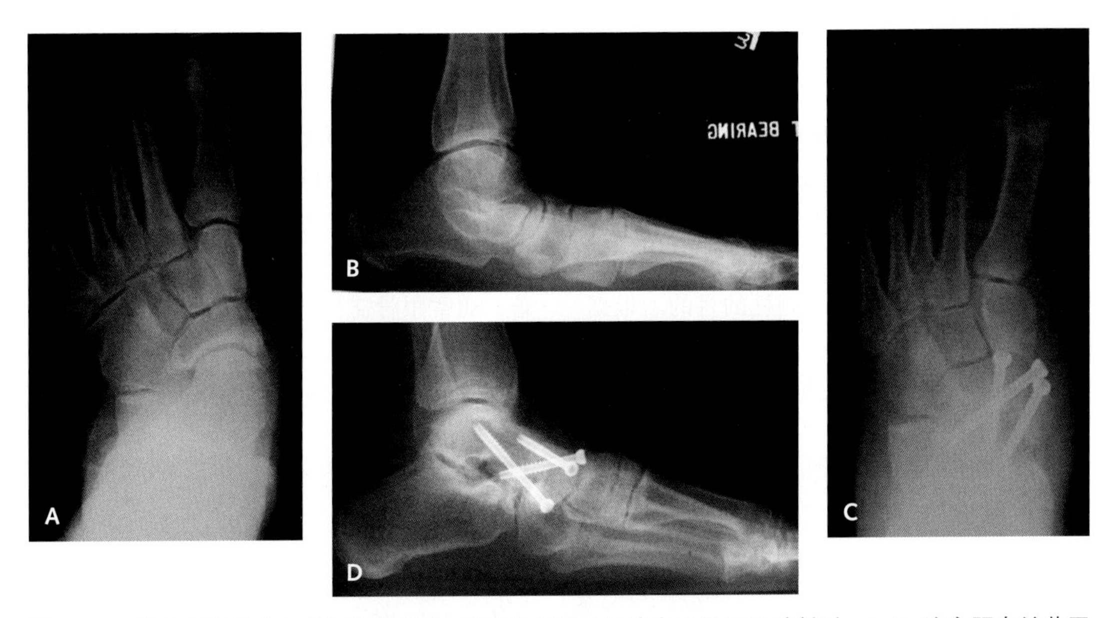

图 14.31　此患者除了全身性韧带松弛外，后足极度松弛还伴有胫骨后肌腱断裂。A–B. 注意距舟关节严重失覆盖面，距下关节半脱位和后足外翻畸形。C–D. 上述所有畸形均通过距舟关节融合术得到了很好的矫正

成人止点性胫后肌腱病及副舟骨切除

有疼痛症状的成人副舟骨，突然出现获得性平足及胫后肌腱内侧止点疼痛的情况并不罕见。与之前提到的胫后肌腱撕裂不同，副舟骨病例在被动内翻患足时胫后肌腱可被触及，尽管胫后肌的肌力较弱。触诊发现疼痛位于肌腱止点，且可摸到副舟骨。成人有症状性副舟骨的处理原则与非止点性胫后肌腱断裂的治疗原则并无明显不同。如果疼痛局限于胫后肌腱止点且不伴有肌腱增厚及腱性病变，那么需要进行副舟骨切除。但是，作者发现将胫后肌腱止点前移至舟骨（即改良 Kidner 术式），在成人患者中的治疗效果并不总是理想的。这可能是由于止点近端的肌腱病变以及用来重建止点的肌腱质量不佳所导致的。因此对于存在肌腱病变的患者，除了切除远端胫后肌腱远端之外，还需要进行趾长屈肌腱转位。即使切除副舟骨后，剩余舟骨结节可能还是凸起的，因此有必要切除部分舟骨内侧极。与儿童不同，在成人患者中，行胫后肌腱止点重建时不能通过克氏针钻法固定肌腱止点，而是最好使用带线铆

钉固定。对于存在非止点性胫后肌腱病变的成人病例,需矫正其潜在的骨性畸形。

跟骨外侧柱延长

跟骨外侧柱延长术的适应证为距舟关节失覆盖率大于 40%。延长可通过在跟骰关节或者跟骨颈部位来完成。很少采用经跟骰关节的融合延长,因为这种术式并发症尤其是骨质不愈合的发生率较高(图 14.32)。作为惯例,对于高龄患者,一般采用三关节融合加跟骰关节植骨术。对于一些患足相对柔软的患者而言,可以考虑单纯行外侧柱延长术,但不适用于高龄患者。外侧柱延长术应用于后足柔软,中足外展畸形位于跗横关节,距舟关节失覆盖率大于 40% 且骨质良好的患者。高龄患者或者骨量减少的患者可能出现的问题在于,延长外侧柱时可能导致跟骨颈部松质骨的压缩,致使植骨块塌陷入两侧松质骨内。

跟骰关节炎的患者行跟骰关节植骨融合术治疗效果较好。由于单纯跟骰关节炎并不常见,且关节炎的存在提示存在后足僵硬,因此这种病例一般需要进行三关节融合而非单纯跟骰关节融合术。这种情况下行三关节融合术时,于跟头关节联合应用结构性植骨植入达到延长外侧柱的目的。根据作者的经验,延长截骨后发生跟骰关节炎的概率很小,且并不增加日后需行跟骰关节融合术的风险。尽管近年来内固定技术已经有了长足发展,但跟骰关节植骨融合不愈合的风险仍然较高,且相对于撑开截骨延长来说,跟头关节融合畸形愈合导致的后果更为严重。

行外侧柱撑开截骨延长时,沿腓骨肌腱背侧表面做手术切口,由腓骨尖延伸向跟骰关节,切口要稍偏向背侧而非外侧,因为从背外侧显露跟骨颈比从外侧显露更加简单。切口深达骨膜后,将腓骨肌腱向下牵开进行后续操作。跟骨颈背侧骨膜必须全部剥离,必须能够看到距下关节的前部。

充分牵开保护软组织后,使用摆锯在跟骨颈进行截骨,截骨线位于跟骰关节面近端约 1cm 处并与跟骨长轴垂直。摆锯切断双侧骨质后,跟骨变得松弛。用小骨刀剥离松解内侧骨质是最简单的方法。作者最初认为需保持内侧皮质的连续性,但是如果不打断内侧皮质就无法保证跟骨的充分延长。使用克氏针撑开器(图 14.33)撑开截骨面,克氏针撑开器需在皮质较厚的部位插入,以免造成骨质切割。在牵开截骨面的状态下检查患足复位情况,并进行术中透视以确保距舟关节充分恢复覆盖。或者也可选用不同型号的定制试模,将其插入截骨面,在透视观察下逐步增加楔形骨块尺寸直至距舟关节恢复覆盖。通常跟骨需撑开 10~12mm 以获得足够的距舟关节覆盖。但是根据作者的近期手术经验及文献报道,过度延长跟骨外侧柱会限制距下关节活动度。

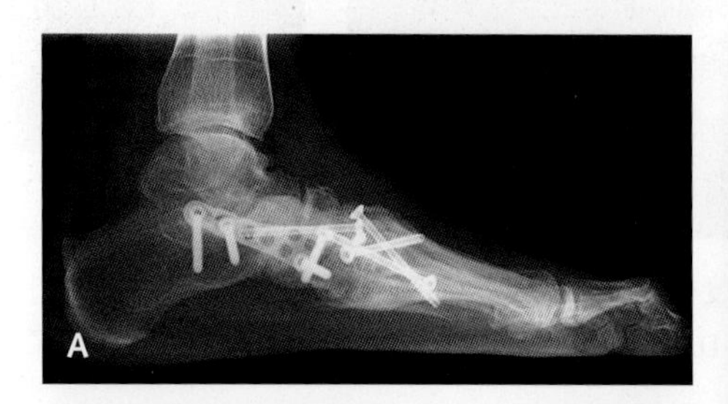

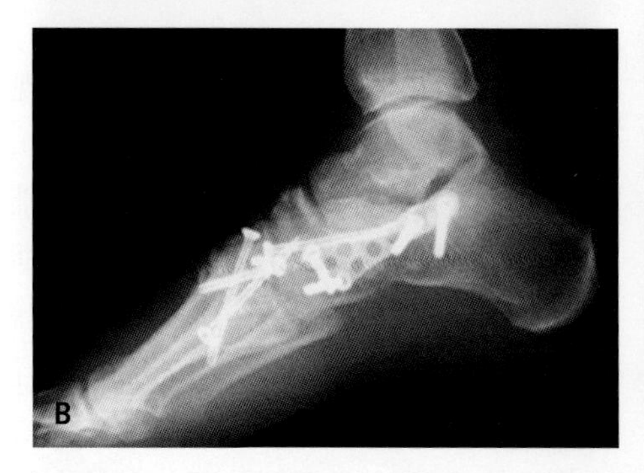

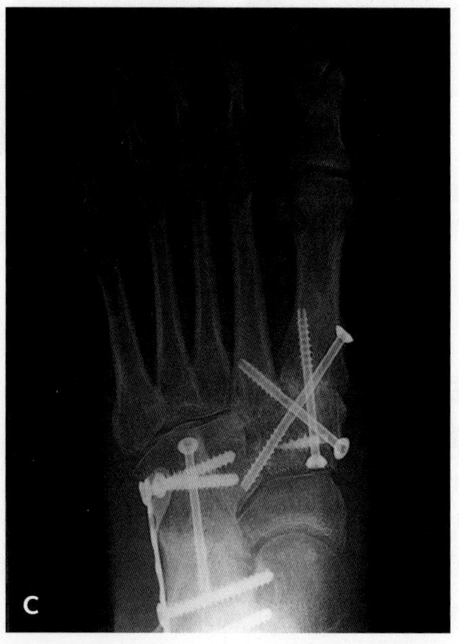

图 14.32 A–C. 患者为 46 岁女性,距舟关节失覆盖率约有 50%,因畸形比较僵硬度,以至于无法用跟骨外侧柱延长矫正畸形。因此,通过跟骰关节结构植骨融合进行外侧柱延长。采用第一跖楔关节融合术处理第一跖楔关节炎,并矫正增加第一序列的跖屈角度改善前足旋后

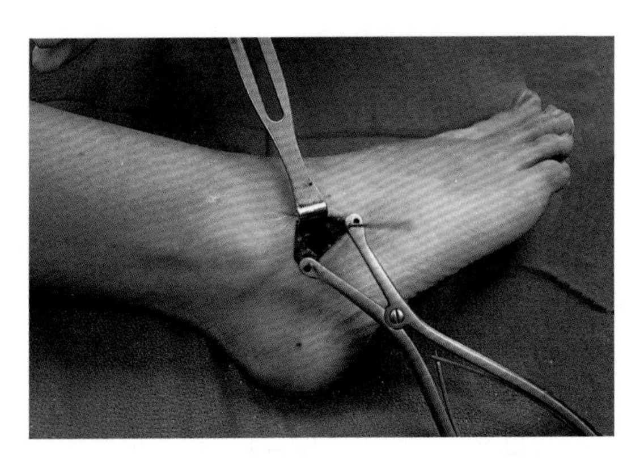

图 14.33　作为常规使用的椎板撑开器的替代物，克氏针撑开器非常实用，因为插入截骨面的撑开器会影响骨移植操作

因此建议通过试模评估距舟关节覆盖的恢复情况，但同时不要矫形过度达到限制距下关节活动度的程度。宁可选择较小的移植物，哪怕尚未达到满意的影像学距舟关节覆盖率，也要确保后足有足够的活动度，以保证外侧柱不会承受过度应力。作者习惯使用预先塑形好的异体骨移植骨块，这种商业化预制骨块可提供不同大小型号且具有强度大及插入截骨面时不易脱出的优点（图 14.34）。这些异体移植骨块取自髂骨或者股骨髁远端，十分坚硬且易于操作。在跟骨外侧柱延长过程中有造成跟骰关节半脱位的潜在风险。该问题可通过使用克氏针撑开器去旋转化跟骨远端，或者在牵开截骨面前用克氏针固定跟骰关节来避免。例如，如果术者正在处理右足，撑开牵开器时将手旋前，会使跟骨远端在置入植骨块之前被撬向下方。当用克氏针撑开器将截骨面撑开至合适位置后，可将植骨块塞入然后从跟骨背侧表面进行检查。应该从外侧可以看到植骨块，但从背侧无法看到完整的植骨块，如果植骨块放置过偏向背侧，则会与距下关节前方产生撞击，进而导致疼痛。作者倾向于使用外侧柱延长接骨板固定植骨块。这种低切迹接骨板，不会引起腓骨肌腱的激惹（图 14.34）。在固定植骨块之前，术者需要打开距下关节后关节面的前关节囊确定是否存在植骨块向背侧半脱位造成与后关节面前面相撞击。若存在，需使用摆锯将跟骨背侧凸出的植骨块修平。理想情况下，关闭切口前应在透视下检查患足在各个旋转平面上的运动以确保植骨块位置良好。在有些情况

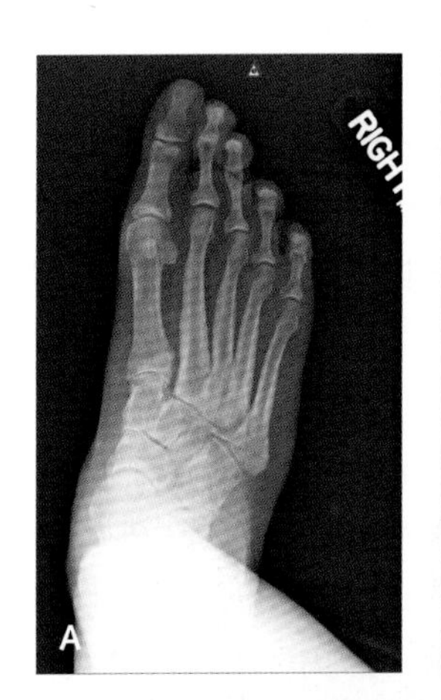

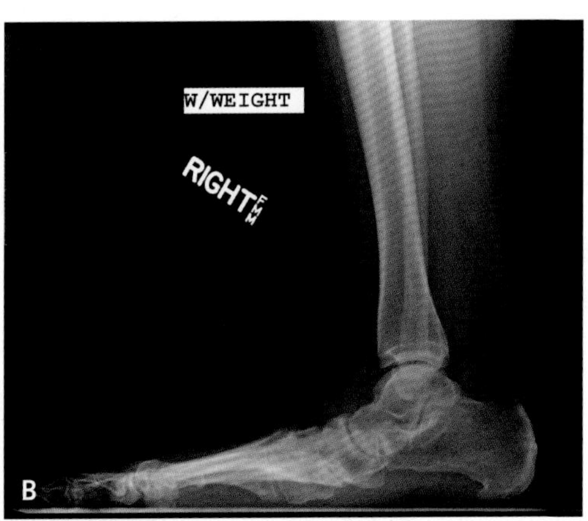

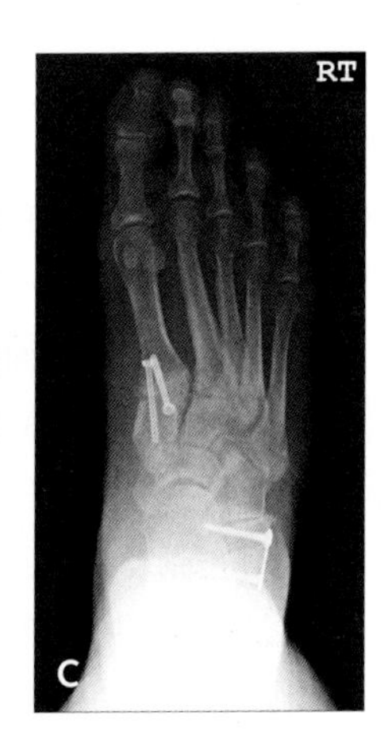

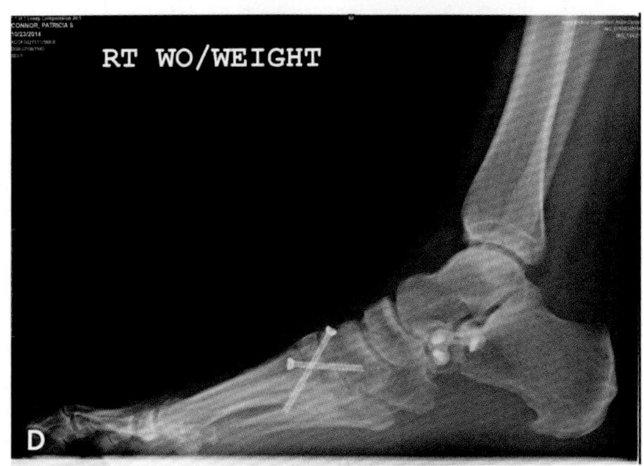

图 14.34　这是一个胫后肌腱断裂的病例，采用外侧柱延长的术式进行矫形。A–B. 注意畸形严重，距舟关节失覆盖率超过 50%，以及累及第一跖跗关节和舟楔关节的内侧纵弓的凹陷。C–D. 用趾长屈肌腱转位替代胫后肌腱，将腓骨短肌建转移到腓骨长肌腱，并使用特制的异体骨块和钢板进行跟骨外侧柱延长以及第一跖楔关节融合，畸形得到了很好的纠正。注意，距舟关节的失覆盖和舟楔关节的塌陷通过第一跖楔关节融合术得到纠正

下，单纯延长外侧柱并不足够。重要的是要认识到该截骨方式的矫形效果是通过从外侧造成成角移位促进前足内收来实现的。该术式同时会帮助患足轻度跖屈，但这只是次要作用。应注意到，外侧柱延长术并不能矫正明显的足跟外翻。有趣的一点是平足常常表现为多种不同的畸形。有些病例存在前足外展，但是足跟外翻并不严重，反之亦然。虽然并没有必要对每一个平足病例常规加做跟骨截骨术，但通常增加该手术是有帮助的。

内侧楔骨背侧撑开截骨

在一些柔软性平足病例中，虽然距舟关节及距下关节可复，但将后足恢复至中立位后，还是常常会出现僵硬性前足旋后畸形。当存在腓肠肌挛缩时，这一改变更为明显。将后足恢复至中立位后，如果可以通过被动跖屈患足而矫正前足旋后畸形，则对于这类病例，可采取后足重建联合腓肠肌松解进行治疗，不需要对内侧柱进行截骨矫形。

如果前足旋后持续存在不能被手法矫正或程度严重，则必须进行骨性矫正。可选择的手术方式很多，都是通过足内侧进行结构矫正而非增加动力支持来完成。结构调整需要在第一跖楔关节、内侧楔骨或者舟楔关节处进行。某种程度来说，手术的位置取决于负重侧位片上内侧柱的不稳定程度。如果不稳定程度严重伴有关节跖侧表面张开，则需要融合该关节。这种情况一般常见于跖楔关节而非舟楔关节。然而，正如之前讨论过的一样，对于某些病例，舟楔关节是内侧柱塌陷的原发部位，因此不可避免地需要将其融合。此外，平足症中内侧柱不稳定最常发生于距舟关节，所以作者并不主张在治疗柔软性平足时常规融合舟楔关节。对于舟楔关节稳定性良好的病例，作者倾向于进行内侧柱楔形撑开截骨，来稳定内侧柱。即使术中应力位透视可见内侧柱尚存些许不稳定，也可以通过加大撑开程度增加内侧柱跖屈从而紧缩跖腱膜铰链系统来予以矫正。近期作者完成了一项内楔骨撑开截骨对足内侧柱稳定性影响的长期随访观察研究，发现该术式对于第一跖楔关节及舟楔关节都具有增强稳定性的保护作用。楔骨截骨后长期随访发现，上述两个关节均无跖侧裂隙出现，提示该术式可能足以纠正内侧柱不稳定。具体操作为，使用导针由背侧向跖侧穿过内侧楔骨，导针指向稍偏向近端。术中行侧位片透视确定导针穿过内侧楔骨中央。然后使用摆锯沿着导针一侧进入，完成截骨后将导针移除。截骨面应该与内侧楔骨背侧骨面相垂直，并需要保留跖侧皮质的完整性。截骨面一般与第二跖楔关节位于同一额状位平面上，但截骨很少情况下会进入该关节的内侧边缘。当截骨完成后，在克氏针撑开器辅助下用骨刀将截骨面撬开（图 14.35）。此处植骨块的大小并不像跟骨外侧柱截骨延长时所用的那么大，通常 6mm 的植骨块已经足够。作者使用专为此手术设计的定制同种异体骨块，以及配套的植骨块试模（图 14.36）。所用三角形或者梯形植骨块背侧在两个平面上均需比跖侧宽。在克氏针撑开器辅助下，可以很容易地将植骨块插入截骨面（视频 14.4 和视频 14.5）。将植骨块夯实至与内侧楔骨背侧骨面同高，然后在透视下检查确认。该植骨块在两侧截骨面的挤压下一般很牢固，所以很少需要采用内固定。如果选择进行固定，作者一般使用小的双孔接骨板将植骨块固定在原位，注意固定时不要将螺钉拧入跖楔关节（图 14.37）。

如果患者存在跖楔关节跖侧裂隙或者关节炎，则需进行第一跖楔关节融合术。于足背侧紧邻跗长伸肌腱内侧及胫前肌腱外侧做手术切口。于该间隙切开，剥离骨膜即可直接显露内侧楔骨及第一跖骨背侧。虽然偏背侧的切口更为好用，但如果计划同时行胫后肌腱重建术，则可取肌腱重建的同一切口，只要将其向远端延伸即可实现内侧楔骨截骨术。

关节融合术

无论柔软性平足的病因怎样，有无合并严重关节不稳、跟舟足底韧带撕裂或者胫后肌腱断裂，关节融合术都不是治疗柔软性平足的常用术式。但作者发现，在一些特殊病例中，无论采用截骨、肌腱转位、跟舟足底韧带重建还是其他方式，畸形总会复发。作者认为这一小部分患者存在严重的关节过度

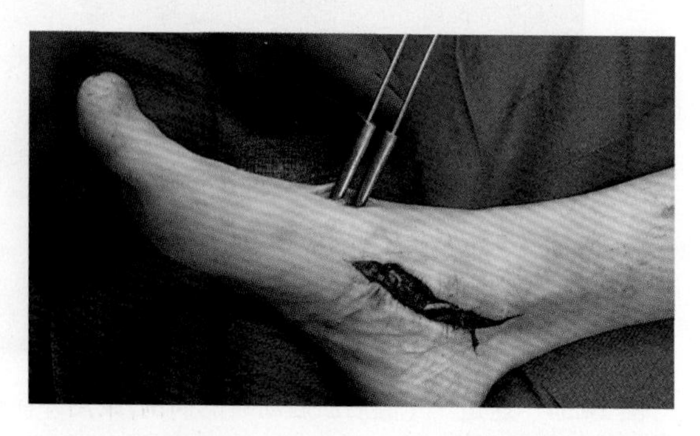

图 14.35 内侧楔骨截骨后，克氏针牵张器是撑开截骨面的理想器械。术中逐渐撑开截骨面，直到第一跖骨充分跖屈，形成一个跖行的前足为止

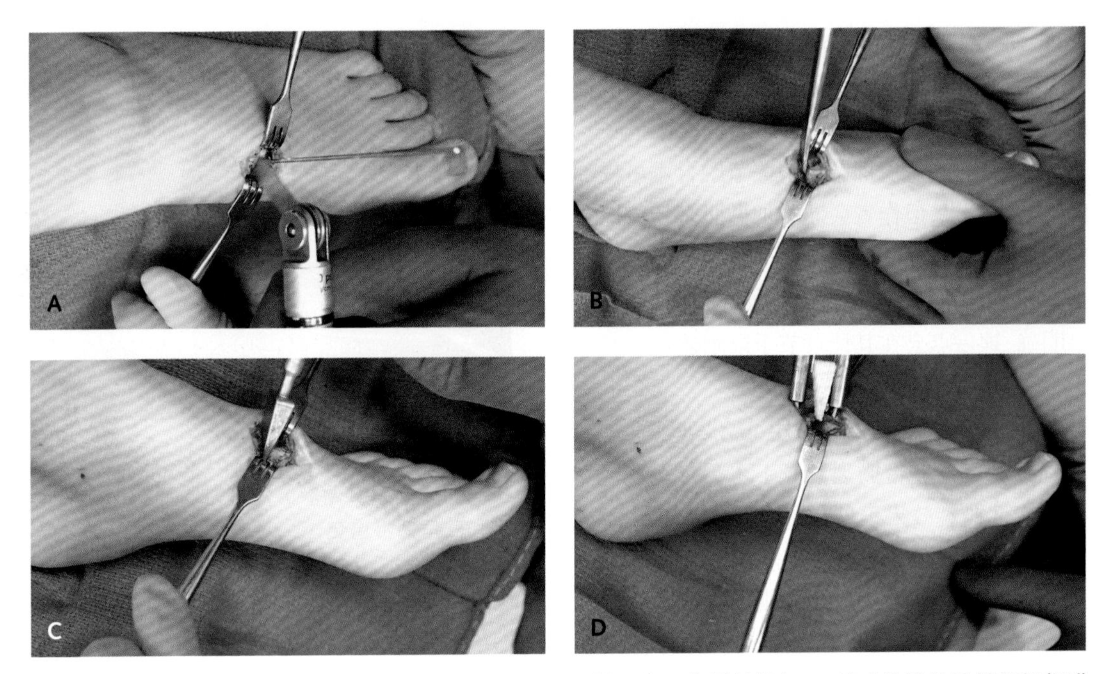

图 14.36　图示内侧楔骨楔形撑开截骨的技术。A. 将导针垂直于楔骨轴线打入，精确地沿着导针用摆锯进行截骨。B. 完成截骨后用骨刀将截骨面楔形撑开。C. 插入试模以确定植骨块的大小尺寸。D. 并且使用定制的异体骨块行撑开植骨

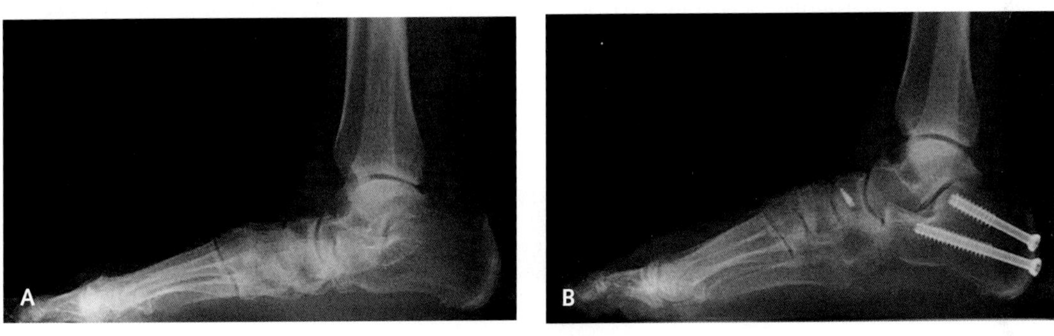

图 14.37　A–B. 扁平足术前和术后的侧位 X 片，显示内侧柱明显塌陷和不稳定；联合应用趾长屈肌腱转位替代胫后肌腱、腓骨短肌腱转位至腓骨长肌腱、跟骨内移截骨和内侧楔骨撑开截骨后，畸形纠正良好

活动，这种情况下，有必要进行距舟关节融合。有人认为三关节融合术并不比单纯距舟关节融合术效果差，但是，由于两种关节融合的愈合率几乎相同，且作者并未发现单纯距舟关节融合会导致邻近关节炎，尤其是踝关节炎。具体手术方式为，首先显露、清理距舟关节并被动跖屈前足以复位关节，同时背伸踇趾并将后足旋前以维持复位。置入临时固定导针后在透视下确定位置。作者会从跟骨取松质骨或者使用同种异体骨进行植骨，然后使用螺钉联合背侧或者背外侧接骨板或骑缝钉进行固定。手术完成时，再观察后足力线情况决定是否需要加做跟骨内移截骨，并观察前足情况决定是否需要进行 Cotton 截骨或者第一跖楔关节融合。根据作者的经验，虽然术前无法预计到有些病例需要进行距舟关节融合，但是术中发现距舟关节存在明显不稳定的情况时，则有必要融合该关节。另外，一些病例的距舟关节外展严重，且临床体格检查发现关节严重松弛，虽然常规一贯主张避免进行关节融合而使用外侧柱延长术尝试复位关节，但是，在跟舟足底韧带断裂和/或距舟关节囊断裂后，距舟关节变得十分不稳定，此时进行关节融合是一个很好的选择。该术式总体上会减轻后足的畸形，但是有些畸形顶点位于距舟关节的柔软性平足，在复位距舟关节后患者足跟外翻仍持续存在。对于这类病例，除了融合距舟关节之外，一般还需要加做跟骨内移截骨。最后要检查确定内侧柱恢复了足够的跖屈程度。

另外更为不明确的一个话题是，在什么样的情况下，融合距舟关节的同时，需要加做距下关节融合

术。虽然对于畸形主要位于距舟关节且伴有明显足跟外翻，侧位片可见跟距角增加的超重患者来说，越来越多的人倾向于在融合距舟关节的同时做距下关节融合术。对于此类病例，加做距下关节融合术可提供更明确的矫正效果，但作者会同时加做肌腱转位以支撑足内侧弓，这是因为关节融合术通常仍不能够提供足够的矫正效果。三关节融合术对于治疗僵硬性畸形效果明确，这一点会在其他章节予以阐述。

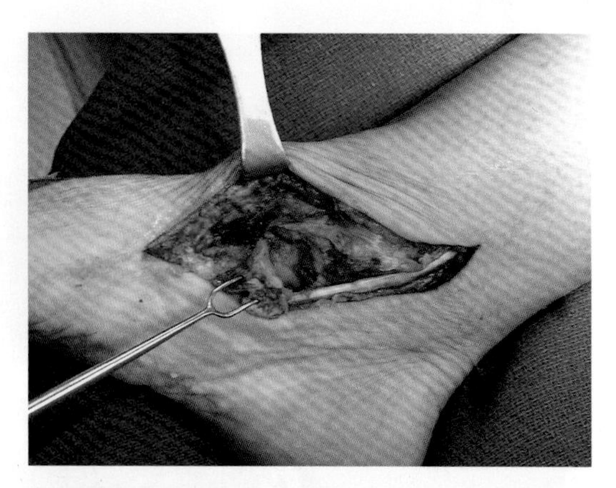

图 14.38　患者为 54 岁女性，表现为踝关节后内侧疼痛和胫后肌腱撕裂。注意趾长屈肌腱的炎性改变和三角韧带退变

三角韧带损伤的处理（Ⅳ期平足）

使用标准的三角韧带撕裂修复手术治疗Ⅳ期平足时韧带退变性撕裂效果不佳。因此很多人对该术式进行了改良，其中包括端对端修复术、叠边修复术以及韧带前移至内踝修复术。在Ⅳ期平足病例中，由于三角韧带局部组织存在内在退变，故修复后的韧带仍易于被再次拉断。从机械力学的角度来说，这与外踝韧带重建的情况十分不同，后者进行解剖修复后（Broström 术式）效果良好。从组织病理学的角度来说，三角韧带是不同的，当合并退变时，韧带会再次被拉断，可能伴有新发畸形以及之前由胫后肌腱断裂引起的各种足部畸形。图 14.38 所示为内踝的典型改变。

作者在 2007 年介绍了采用腘绳肌肌腱移植重建三角韧带的术式。从技术的角度来看，该重建手术与外踝韧带重建手术类似。自内踝近端 4cm 处做切口，沿断裂的胫后肌腱向舟骨延伸。于内踝尖部作直径 4.5mm 钻孔，不打通对侧骨皮质，骨隧道另一端为盲端。将移植肌腱一端置入骨隧道，以挤压钉进行固定（图 14.39）。然后将肌腱劈成两束，背侧束用来固定于距骨，而跖侧束用来固定于跟骨，两处均采用双重皮质穿透骨隧道固定技术或

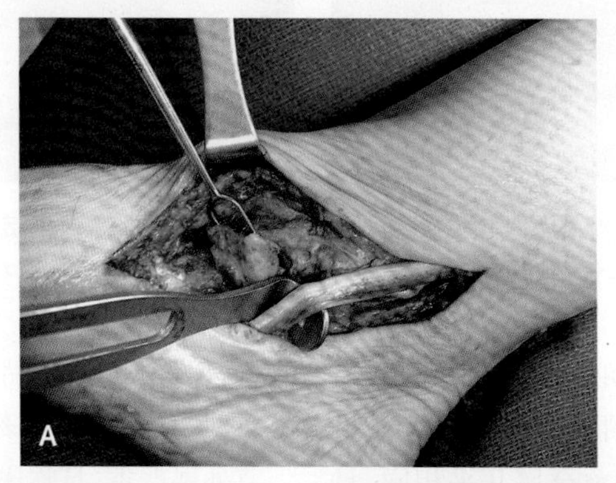

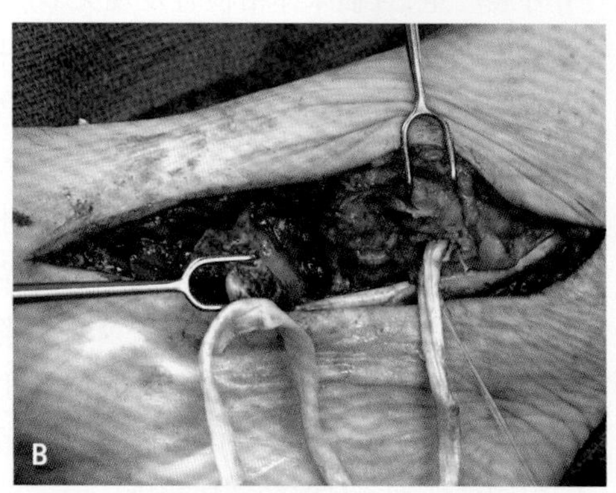

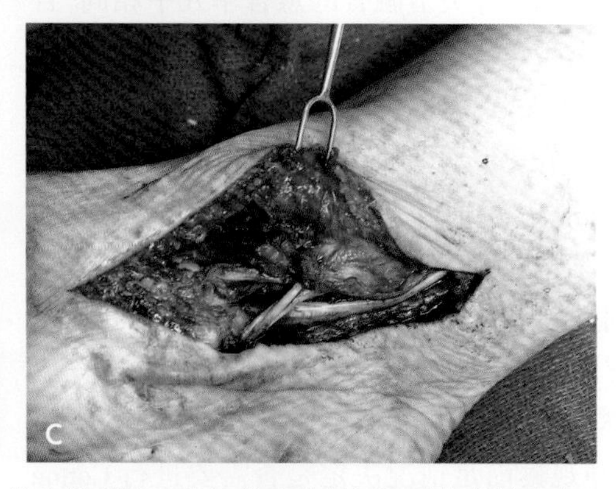

图 14.39　Ⅳ期平足伴胫后肌腱和三角韧带断裂的治疗。A. 注意撕裂的三角韧带和趾长屈肌腱的炎性改变。B. 采用劈开两叉的同种异体腘绳肌移植重建三角韧带。近端用界面螺钉将移植肌腱固定至内踝。C. 然后将肌腱的远端劈开为两束，将背端束植入距骨，将跖侧束植入跟骨。然后进行跟骨内移截骨术和趾长屈肌腱转位

者单层皮质穿透带盲端骨隧道固定技术。首先将肌腱自内向外穿过距骨上预先做好的骨髓道，然后在跟骨后结节紧贴载距突下方做骨隧道，使用带套筒的空心钻导针进行钻孔以保护周围软组织。牵拉肌腱末端缝线，将肌腱拉过骨隧道，测量并保证穿过骨隧道的肌腱长度不超过 2cm。如果肌腱较长，则拉紧肌腱时跟骨外侧面无法获得足够的固定张力。将移植肌腱自内向外穿过跟骨骨隧道，避开腓肠神经。将患足置于中立背伸位，牵拉肌腱末端使踝关节被动外翻的情况下，评估踝关节稳定性（图 14.40）。采用标准方式置入挤压钉分别将移植肌腱两束固定在距骨和跟骨，在跟骨可以根据骨质情况使用直径大一号的挤压钉。如果内踝处骨质较差导致挤压钉脱出，则可采用另外一种更稳定的方式，即自内踝向胫骨外侧更靠近端的位置打斜行带盲端骨隧道，不突破外侧皮质，将移植肌腱置入骨隧道，使用 Tightrope 弹性悬吊固定法在胫骨外侧皮质予以固定。该技术作者曾在 2007 年予以介绍（图 14.41）。或者也可将之前介绍的跟舟足底韧带移植肌腱重建技术稍做改良后用于重建三角韧带。将以线带（人工肌腱）编织加强过的移植肌腱于近端固定胫骨后，骨道外留下两条臂，一条为线带，一

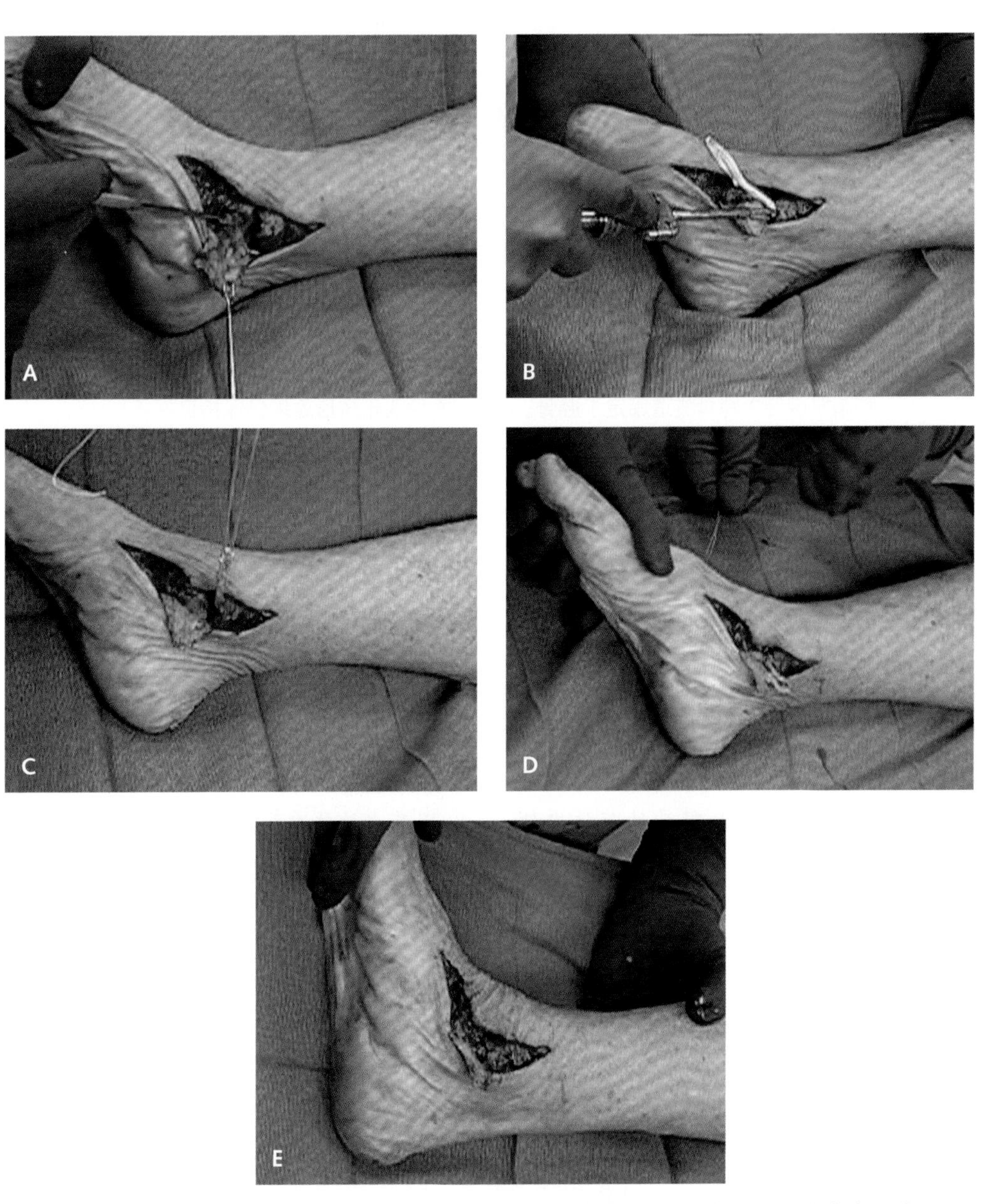

图 14.40　采用同种异体腘绳肌腱重建三角韧带矫正慢性内侧踝关节不稳。A. 这张术中照片显示，踝关节内侧三角韧带缺损。B. 用 4.5mm 的钻头在内踝钻取骨隧道，用界面螺钉将移植肌腱固定至内踝。C. 然后将肌腱在远端劈开两束。D. 用盲端骨隧道技术将背侧束肌腱斜行植入固定至距骨体，并用贯通骨隧道技术将跖侧束肌腱固定至跟骨。E. 移植手术完成后的足外观

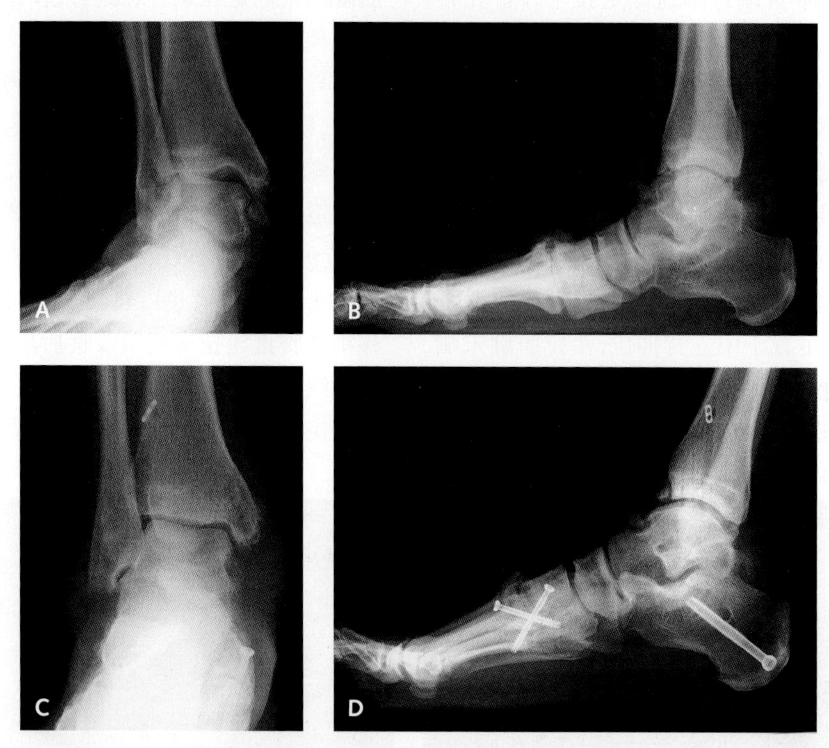

图 14.41 A–B. 三角韧带撕裂造成的慢性柔软可复的踝关节外翻畸形，以及第一跖楔关节关节炎和不稳定。除行跟骨内移截骨和第一跖楔关节融合术外，采用同种异体腘绳肌腱返折两束法行三角韧带重建。以 Tightrope 弹性固定系统将移植肌腱经内踝骨隧道固定于胫骨。C–D. 术后 3 年矫形效果仍保持良好

条为移植肌腱。可将移植肌腱紧贴内踝前方，由内向外置入距骨骨隧道内，使用挤压钉进行固定。将线带穿过载距突下方的跟骨骨隧道，使用 Swivelock 固定完成重建手术。然后将胫骨上 Tightrope 的紧缩绳做最后一次拉紧，以便将所有重建结构拉紧从而将张力调整至最大。视情况决定附加的手术，包括三关节融合、跟骨内移截骨，或者趾长屈肌腱转位等。

技术、技巧和注意事项

跟骨内移截骨和趾长屈肌腱转位

- 跟骨内移截骨的原则是要把跟骨结节往内侧移，以此来改变跟腱对于后足牵引的轴线。当跟骨结节内移后，跟腱相对于距下关节的轴线也发生了轻度的内移。然后在踝跖屈状态下把后足固定于中立位，这样不会影响腓肠肌挛缩而对判断后足外翻畸形造成干扰。做跟骨截骨时，只要包括足够的跟骨结节，则截骨线距离距下关节轴线的远近没有太大关系。常见的问题是，截骨线太靠后方，没有包括足够的跟骨结节，这样就起不到充分的矫形作用。术后引起疼痛的原因往往是截骨时跟骨结节后不平整的台阶引起的。
- 这个手术平均最大的内移距离是 1cm，但是也因患者的体型和畸形的程度而异。如果患者外翻畸形很严重，跟骨体积又相当大，则可以允许更大程度的内移。我们最多时内移了 14mm，跟骨截骨面上的直径大约是 30mm，所以理论上可以很轻松地内移 15mm，但是我们同时也要考虑保证内固定置入的空间。
- 跟骨截骨术通常不会造成腓肠神经炎，因为术者在术中通常会找到该神经并给予牵开保护，但有时候在手术过程中，神经往往不是很明显。为了将对神经造成的损伤最小化，把切口做在腓骨肌腱下方 1cm 处，一般来说该切口也位于腓肠神经的下方。

技术、技巧和注意事项(续)

- 跟骨内移截骨一般不会矫枉过正,但也会有发生。如果术后后足有轻度的内翻,这往往不由内侧肌腱转位固定过紧而是由于跟骨截骨内移过度造成。我们曾经做过两个翻修的病例,翻修术后的确可以把后足位置调正,但是因为再次截骨,造成跟骨结节看起来轻度地短缩和增宽了。
- 如果胫后肌腱完整,滑动度好,但是有轻度撕裂,我们该怎么办?通常来说,胫后肌腱轻微的撕裂和内侧关节囊韧带复合体的病变有关,需要处理。极少情况下,胫后肌腱存在轻度撕裂,但总体看起来非常健康,这时可以保留肌腱不做处理。做保留胫后肌腱不处理的决定时要非常谨慎,因为即使轻微的肌腱撕裂,也会造成延长,最终造成功能下降。这种情况下,需要用趾长屈肌腱转位替代胫后肌腱并结合骨性重建来纠正畸形。
- 即使胫后肌腱看起来完整性尚好,没有明显的撕裂,但如果滑动度较差,我们也倾向于做趾长屈肌腱转位替代术。如果胫后肌腱中度撕裂,我们可以切掉其中间断裂部分,大约 6cm 直径,保留远端 2cm 的残端将其缝合固定于转位后的趾长屈肌腱上,在胫后肌腱肌肉力量和动力好的情况下,把近端的残端也与趾长屈肌腱近端做腱固定。
- 只有当胫后肌腱近端肌肉力量好、动力好的情况下才将其与转位后的肌腱做近端的腱固定。如果胫后肌本身有病变,做任何形式的腱固定都是不提倡的,因为这会影响转位后趾长屈肌腱的功能。
- 寻找关节囊韧带复合体的病变很重要。这种病理改变可以是三角韧带缺损或撕裂、距舟关节囊松弛变长或者跟舟足底韧带完全撕裂。有时候一个柔软性的平足可以表现为胫后肌腱正常,内侧关节囊韧带复合体完全撕裂,往往需要修复撕裂的复合体。
- 转位后的趾长屈肌腱张力多少为宜?我们的手术经验是,调整张力在足的休息位,这样可以使肌肉发挥最大的功能。目前来说,我们不确定这么做是否正确。在一些病例中,我们把张力调到最大,也不会造成足内翻,因为久而久之,肌腱会有一定的拉长。现在我们调整转位后趾长屈肌腱张力的方法为:在维持前足大概越过中线 10°左右的张力下固定转位的肌腱。
- 保留趾长屈肌腱的滑车没有必要。打开屈趾肌腱和胫后肌腱的腱鞘,然后将趾长屈肌腱重新改道进行转位后一般不会发生肌腱脱位。
- 一定要在足弓处直视下看到肌腱时,再切断趾长屈肌腱。注意 Henry 结节邻近处有静脉丛,一旦造成出血造成视野模糊,直视下分离趾长屈肌腱就会变得非常困难。
- 只要在 Henry 结节近端切断趾长屈肌腱,就不需要把趾长屈肌腱的远端残端和踇长屈肌腱做腱固定。术后患者一般察觉不到力量的减弱,即使非常仔细的体格检查也很难发现。

跟骨外侧柱延长

- 跟骨外侧柱延长手术的关键是避免跟骨松质骨压缩。其预防措施包括在跟骨背外侧小心地插入椎板撑开器,位置就在跟骨颈的交界处,应该避开松质骨,或不要使用克氏针撑开器。
- 放入植骨块后,往往不是很容易撤掉椎板撑开器,因为很容易造成植骨块脱出。理想状态下,如果切口更偏背侧但不很偏外侧,这样可以将植骨块垂直置入截骨面,将椎板撑开器从切口的外侧撤出往往更加容易。
- 要把植骨块做成一个背外侧宽的梯形结构。对于植骨块位置最大的变化是,直接放在外侧。
- 一旦插入植骨块后,一定要注意它的位置。术中拍摄标准的侧位 X 线片非常重要。一个可能出现的并发症是,距下关节前外侧和轻度向背侧脱位的植骨块产生撞击,从而引发疼痛。会发生这个情况的原因是:植骨块的外侧壁看起来在非常好的位置,但是其内侧壁往背侧有半脱位。当插入植骨块时,必要时要在直视下看到距下关节后关节面不受干扰才可以。
- 对于一个合并前足旋后畸形的柔软性平足病例,用跟骨外侧柱延长结合内侧楔骨撑开截骨是非常有用的矫正术式。
- 跟骨外侧柱延长的目的是为了矫正距舟失覆盖,对矫正后足外翻效果不大,在一些病例中,即使做了外侧柱延长,后足还是外翻的,所以同时还可以加做跟骨内移截骨。

技术、技巧和注意事项（续）

- 外侧柱延长手术失败往往是因为跗骨窦处植骨块突起造成与距下关节后关节面的撞击，这种症状术后不一定会出现，如果发生，是植骨块放置位置不正确引起的。必须在直视下反复检查植骨块的位置，确认其和后关节面没有撞击。
- 如果椎板撑开器挤碎了跟骨松质骨或者植骨块，则植骨块会下沉到跟骨颈部的中心，起不到结构性支撑的作用。如果椎板撑开器有撑碎跟骨中心松质骨的倾向，可以把跟骨用钢板做轻度的撑开，比较理想的是用 H 形钢板进行修复。因为此时结构性植骨就不是那么重要了，钢板可以维持跟骨外侧柱撑开截骨的位置。
- 在行跟骨外侧柱撑开截骨之前，可以横向在跟骨颈部插入一根导针帮助定位，有时候截面会太靠近跟骰关节，此时要调整导针至大约在关节面近端 10~12mm 的位置。
- 也可以在跟骰关节处做外侧柱植骨融合延长，正如之前提到的，这种方法我们不太喜欢，因为可以在跟骨颈部进行撑开截骨延长，而不需要牺牲跟骰关节的活动度。当然，对于某些合适的病例，在跟骰关节处做外侧柱延长也是一种选择。

（刘奔 译　申成春 校　张建中 审）

推荐阅读

Backus JD, McCormick JJ. Tendon transfers in the treatment of the adult flatfoot. *Foot Ankle Clin.* 2014;19(1):29–48.

Bluman EM, Myerson MS. Stage IV posterior tibial tendon rupture. *Foot Ankle Clin.* 2007;12:341–362, viii.

Bluman EM, Title CI, Myerson MS. Posterior tibial tendon rupture: a refined classification system. *Foot Ankle Clin.* 2007;12:233–249, v.

Bohay DR, Anderson JG. Stage IV posterior tibial tendon insufficiency: the tilted ankle. *Foot Ankle Clin.* 2003;8:619–634.

Chadwick C, Whitehouse SL, Saxby TS. Long-term follow-up of flexor digitorum longus transfer and calcaneal osteotomy for stage II posterior tibial tendon dysfunction. *Bone Joint J.* 2015;97-B(3):346–352.

Greisberg J, Hansen ST Jr, Sangeorzan B. Deformity and degeneration in the hindfoot and midfoot joints of the adult acquired flatfoot. *Foot Ankle Int.* 2003;24:530–534.

Gross CE, Huh J, Gray J, et al. Radiographic outcomes following lateral column lengthening with a porous titanium wedge. *Foot Ankle Int.* 2015;36(8):953–960.

Kann JN, Myerson MS. Intraoperative pathology of the posterior tibial tendon. *Foot Ankle Clin.* 1997;2:343–355.

Kou JX, Balasubramaniam M, Kippe M, Fortin PT. Functional results of posterior tibial tendon reconstruction, calcaneal osteotomy, and gastrocnemius recession. *Foot Ankle Int.* 2012;33(7):602–611.

Myerson MS. Adult acquired flatfoot deformity: treatment of dysfunction of the posterior tibial tendon insufficiency. *Instr Course Lect.* 1997;46:393–405.

Myerson MS. Adult acquired flatfoot deformity. Treatment of dysfunction of the posterior tibial tendon [abstract]. *J Bone Joint Surg Am.* 1996;78A:780–792.

Myerson MS, Corrigan J. Treatment of posterior tibial tendon dysfunction with flexor digitorum longus tendon transfer and calcaneal osteotomy. *Orthopedics.* 1996;19:383–388.

Myerson MS, Corrigan J, Thompson F, Schon LC. Tendon transfer combined with calcaneal osteotomy for treatment of posterior tibial tendon insufficiency: a radiological investigation. *Foot Ankle Int.* 1995;16:712–718.

Neufeld SK, Myerson MS. Complications of surgical treatments for adult flatfoot deformities. *Foot Ankle Clin.* 2001;6:179–191.

Niki H, Hirano T, Okada H, Beppu M. Outcome of medial displacement calcaneal osteotomy for correction of adult-acquired flatfoot. *Foot Ankle Int.* 2012;33(11):940–946.

Pinney SJ, Van Bergeyk A. Controversies in surgical reconstruction of acquired adult flat foot deformity. *Foot Ankle Clin.* 2003;8: 595–604.

Röhm J, Zwicky L, Horn Lang T, et al. Mid- to long-term outcome of 96 corrective hindfoot fusions in 84 patients with rigid flatfoot deformity. *Bone Joint J.* 2015;97-B(5):668–674.

Toolan BC. The treatment of failed reconstruction for adult acquired flat foot deformity. *Foot Ankle Clin.* 2003;8:647–654.

Trnka HJ, Easley ME, Myerson MS. The role of calcaneal osteotomies for correction of adult flatfoot. *Clin Orthop Aug.* 1999;365:950–964.

Zaret DI, Myerson MS. Arthroereisis of the subtalar joint. *Foot Ankle Clin.* 2003;8:605–617.

第 15 章 平足治疗的并发症

平足处理时常见的错误可以分为两类:决策错误和手术相关的操作错误。由这些错误导致的术后并发症可以通过合适的翻修手术进行有效处理。其他术后并发症可能是疾病自然进展过程的结果,比如关节炎和畸形。在本章节中主要涉及的是在临床情况下更为常见的一些并发症,展示了一些按照之前章节介绍的成人获得性平足分期系统进行分类的病例。在 20 世纪 80 年代,人们认为可以通过端端缝合或 Z 字短缩的方式修复断裂的胫后肌腱。但当时他们并没有意识到,胫后肌腱断裂只是代表了成人获得性平足伴随的众多畸形的一方面。因此,单纯行肌腱修复术进行治疗总是失败。当今,只将该术式作为治疗方案的一部分,用于恢复足部肌力及结构的平衡。

在 20 世纪 80 年代,除了胫后肌腱修复之外,很多医生还进行趾长屈肌腱转位代替或者将趾长屈肌腱固定到断裂的胫后肌腱上。这样做在解剖学上并不合理,因为断裂的胫后肌腱滑动度约为 12mm,而正常趾长屈肌腱的滑动度约 2cm,因此很难平衡这两根肌腱的力量。作者不明白为什么会有人想要把正常的趾长屈肌腱缝合固定到断裂的胫后肌腱上,但是这在 20 世纪 80 年代早期是标准的治疗方式。直到 90 年代中期,人们还将趾长屈肌腱转位当作优良的手术方式,很多研究者认为单纯使用趾长屈肌腱转位可减轻胫后肌腱断裂引起的疼痛。但值得思考的是,胫后肌腱断裂后引起疼痛的原因是什么,疼痛为什么会出现?疼痛的位置总是在肌腱撕裂的位置吗?如果是代谢因素导致肌腱病变产生疼痛,那么通过切除断裂的胫后肌腱并用趾长屈肌腱替代后,的确可以消除致痛因素。正是基于上述理念,人们才一直采用单纯趾长屈肌腱转位法治疗平足。从 20 世纪 70 年代到 80 年代中期,在将近 10 年的时间内,趾长屈肌腱转位至舟骨附加撕裂的胫后肌腱切除术是最流行的术式,此外没有任何诸如截骨或关节融合等附加手术。现在已经认识到对于畸形导致的足部力量失衡,这样的治疗方法不会有效果,但是趾长屈肌腱转位的思想还是以这样或那样的形式传播了下来。很多研究都提示,趾长屈肌腱转位联合跟骨截骨术可以收到满意的治疗效果。现在认识到,趾长屈肌腱的力量远远弱于胫后肌腱,无论采取怎样的骨性附加术式改善患足力线结构,都会不能完全改善肌力失衡的问题。因此,需要采取措施增强内翻的力量或者至少减弱导致外翻的致畸力量。腓骨短肌在平足畸形中是致畸的力量,胫后肌腱损伤后,失去拮抗的腓骨短肌的牵拉导致足内侧支撑结构逐渐被拉长,最终导致患足外展畸形,导致平足畸形的不断恶化。

单纯进行趾长屈肌腱转位时忽略了由于胫后肌腱撕裂导致的后足力量失衡。在 20 世纪 80 年代中期,Myerson 介绍了趾长屈肌腱转位联合跟骨截骨治疗柔软性平足的理念。虽然 Koutsougiannis 在 1971 年已经主张对于任何原因引起的平足都进行跟骨截骨术,但该理论并未提及同时需要做胫后肌腱重建。Myerson 将上述两种观点结合,提出在趾长屈肌腱转位时常规加入跟骨截骨的理念。

虽然该方法改善了平足的治疗效果,但由于未能认识到平足畸形的类型有多种变化,故单一的处理方法仍然远远不够。作者在 2004 年发表了该术式的长期治疗效果的研究,结果显示虽然该术式有一定效果,但发现很多接受趾长屈肌腱转位联合跟骨截骨术的患者术后出现平足的复发。这主要是由于持续的肌肉力量失衡以及有些病例未能彻底矫正内侧柱畸形所导致的。该结果指出对于成人柔软性平足畸形病例，尤其是对于那些患足内侧的多个关节出现塌陷或存在关节炎的病例，一定要清楚其畸形的不同类型。同样的原则也适用于不同类型的前足或中足外展畸形，其顶点可能位于距舟关节、舟楔关节或者跖楔关节。由于可供选择的手术方式过多，有时术者很难选择合适的术式。手术决策取决于畸形的严重程度、患足外观、后足及前足的柔软性。

手术决策最重要的可能是评估后足是否柔软。特别是要明确距下关节能否完全矫正至中立位以及后足矫正后前足有无旋后畸形。因此，畸形矫正的总体方法取决于患足的柔软性，是否存在胫后肌腱、跟舟足底韧带或者三角韧带的撕裂，以及是否存在中足关节炎或继发畸形。

腱鞘炎

忽略血清检查阴性的脊柱关节炎患者可能存在的腱鞘炎，是术者处理柔软性平足的常见错误。虽然上述代谢性疾病引起的胫后肌腱及腱鞘滑膜炎不一定伴有平足畸形，但处理时如果没有进行腱鞘切除术，那么肌腱将发生持续的炎性浸润直至撕裂，进而引发平足畸形。老年患者中胫后肌腱腱鞘炎比较多见，表现为沿肌腱走行分布的疼痛，常伴随轻度的平足畸形。术者需要决定在腱鞘切除术之外是否需要进行跟骨截骨。术者一定要考虑到腱鞘炎是肌腱断裂的先兆，因此对于所有患者建议均应进行截骨。进行腱鞘切除时并不一定需要开放切口，也可在内镜下进行。

肌腱转位失败后如何处理？

明确趾长屈肌腱转位为什么会失败是很重要的，术者可以考虑以下几方面的问题：是因为替代肌腱的力量不足以矫正特定的足部畸形吗？患者是否过于肥胖？术前评估时是否没能发现后足存在僵硬性畸形？患足内侧柱是否存在其他畸形？是否需要进行跟骨截骨，如果需要，是进行外侧柱延长还是跟骨结节内移？

图 15.1 展示了单纯趾长屈肌腱转位治疗矫形失败的病例。患者为 54 岁运动量较大的女性，体重 76kg。后足相当柔软，将足跟恢复至中立位时，前足存在 20° 的固定旋后畸形。患者不能做主动足内翻，疼痛位于足及踝关节内侧缘，此外患足还伴有腓骨下撞击产生的跗骨窦疼痛。一般来说，如果既往已经做过趾长屈肌腱转位，则目前该病例几乎没有任何其它内翻肌可以再用，这时只能从削弱外翻力量入手。将腓骨短肌腱转位至腓骨长肌腱，可削弱患足的外翻力量，并增加第一跖列跖屈力量。侧位片（图 15.1A）显示患足距舟及舟楔关节存在不稳定及塌陷，因此需要加做舟楔关节融合。该术式并不会导致过多功能丧失，但仍旧不会解决足外侧疼痛及力量减弱的问题。患者的对侧足为了矫正严重僵硬的平足畸形，已经接受了三关节融合术，患者此次不想将双足都进行关节融合。此病例距舟关节失覆盖的程度并不严重，因此没有必要通过截骨或关节融合来进行外侧柱的延长。虽然此病例也可以视为距下关节制动术的适应证，但该术式在成人患者中并发症很高，因此不主张采用，且其也不能解决肌力失衡的问题。综合上述考虑，术者最终选择以改良后的 Young 术式来将胫前肌腱进行转位。

在该改良术式中，显露舟骨，将较厚的骨膜由舟骨中央掀起并向下方牵拉（图 15.1C）。该骨膜瓣可包括残余的胫后肌腱止点。使用刮匙或凿子于舟骨下方凿出凸起约 5mm 的竖脊，作为胫前肌腱转位后的保护阻挡。打开胫前肌腱上方的伸肌支持带，直视下将其松解至踝关节近侧。然后将胫前肌腱于舟骨下方牵拉至准备好的凹槽中（图 15.1D），之后使用骨膜瓣直接缝合覆盖或者采用带线铆钉将转位后的胫前肌腱固定至舟骨体。如果使用铆钉，推荐进行术中透视以确定铆钉位于舟骨内而非进入关节。然后可根据肌腱状况选择切除、修复或加强残存的胫后肌腱（图 15.1E）。对于此例患者，在进行上述手术后，患者前足存在过度旋后，遂于内侧楔骨行楔形撑开截骨以跖屈内侧柱。术后透视足弓高度及距舟关节覆盖恢复良好（图 15.1F 和图 15.1G）。作者认为此胫前肌腱转位替代胫后肌腱术唯一的缺点在于轻度削弱了足的背伸力量。转位后胫前肌腱的止点被移向近端，其所司足内翻的力量得到加强，背伸的力量被轻度削弱。该术式另一潜在的并发症为舟骨下方胫前肌腱撕裂，该并发症是由于骨槽处理不当，边缘过于锐利导致肌腱磨损所致。

图 15.2 展示的是患有同样疾病的另一相似病例。患者为 61 岁男性，之前曾接受踇长屈肌腱转位及跟骨截骨术。后足相当柔软，足跟处于轻度外翻

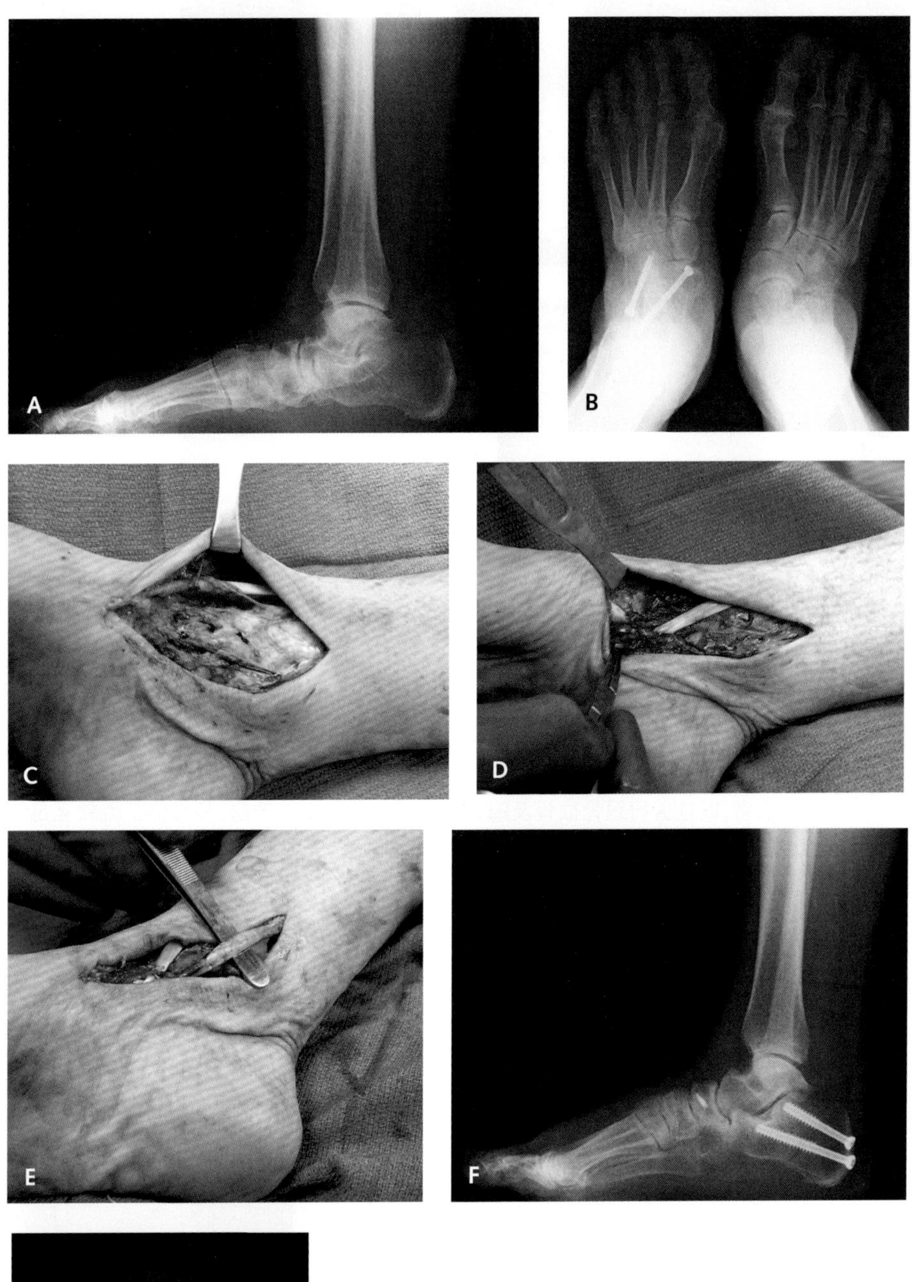

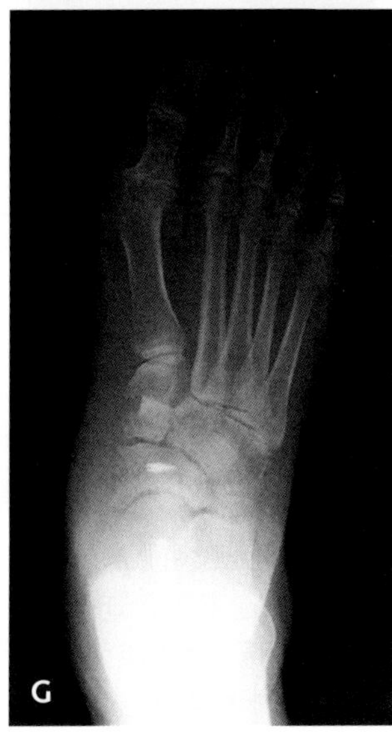

图 15.1　A–B. 54 岁女性患者，日常运动量较大，既往曾行肌腱转位术治疗柔软性平足，后足保持柔软。C. 显露舟骨后，将骨膜瓣自舟骨中心剥离并向下方牵拉。D–E. 胫前肌腱经舟骨下方牵拉至之前准备好的骨槽中，使用铆钉缝合固定于舟骨体。F–G. 术后影像学显示，术后 3 年时足弓高度及距舟关节覆盖恢复良好

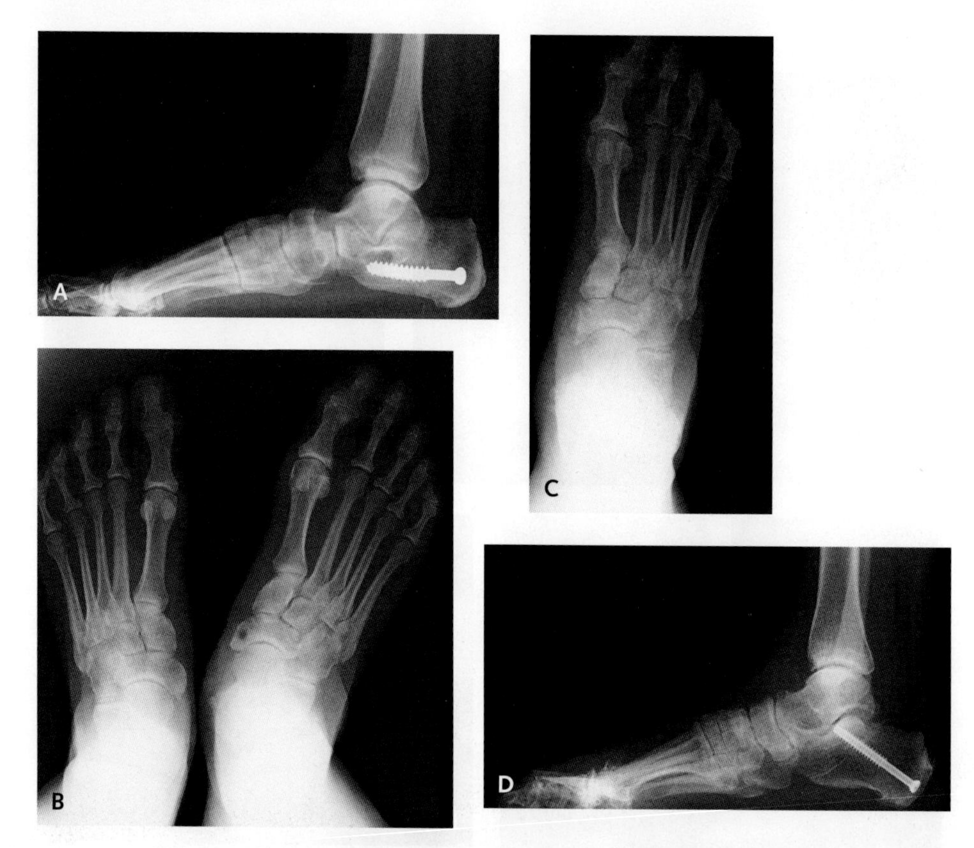

图 15.2 A–B. 61 岁患者，既往曾行跟骨截骨及蹬长屈肌腱转位以矫正畸形，后足仍很柔软且足跟处于轻度外翻位置。C–D. 翻修手术采用改良 Young 术式，将胫前肌腱经舟骨下方转位以支撑足内侧弓

位。从后面观察足跟，可发现既往跟骨截骨术效果并不彻底。手术方案的制定要点与图 15.1 所示病例相同，可选用关节融合术，但是，对于活动量较大的患者，治疗倾向于保留一定的关节活动度。遂选择将胫前肌腱转位至舟骨下方，然后进行跟骨截骨的翻修。此病例没有必要进行内侧楔骨撑开截骨。重点指出，此处并未将胫前肌腱从其止点处分离，而是将肌腱向跖侧拉至舟骨跖内侧，以事先做好的骨脊作为杠杆改变肌腱的作用力方向。通过正位片可看到舟骨内侧极被切除，其下方用于制作容纳转位后胫前肌腱的骨槽。需明确该过程中切除的骨量（图 15.2C），同时一定要避免骨槽边缘过于锐利，这一点非常重要，否则可导致胫前肌腱磨损甚至断裂，作者自身就曾遇到过一例该并发症，该患者于术后 8 周足的形态发生突然改变，体格检查于足背内侧摸不到胫前肌腱。补救措施为，使用带线铆钉将胫前肌腱重新固定于舟骨背侧中心。

骨性矫形失败后如何处理？

虽然手术决策及手术技巧方面的错误无法完全避免，但有一些还是可以避免的。如图 15.3 所示，一名 47 岁的平足畸形女性患者接受了趾长屈肌腱转位手术，术后 9 个月踝关节出现了明显的疼痛，在足正位片可见距舟关节间隙明显变窄。患者类风湿因子滴度检测阳性，诊断为类风湿性关节炎，行距舟关节融合进行矫正。

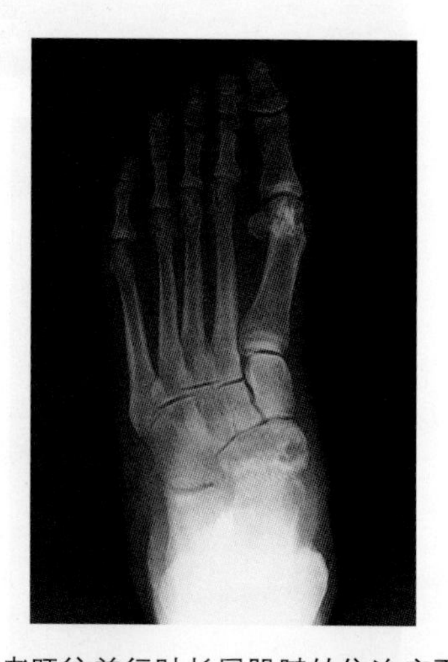

图 15.3 患者既往曾行趾长屈肌腱转位治疗平足畸形，目前出现距舟关节处疼痛。经过检查后，发现患者患有类风湿性关节炎，考虑类风湿性关节炎为疼痛病因。如果患者存在关节炎，尤其是风湿性疾病，无论足的柔软性如何，肌腱转位的治疗方式都不会奏效

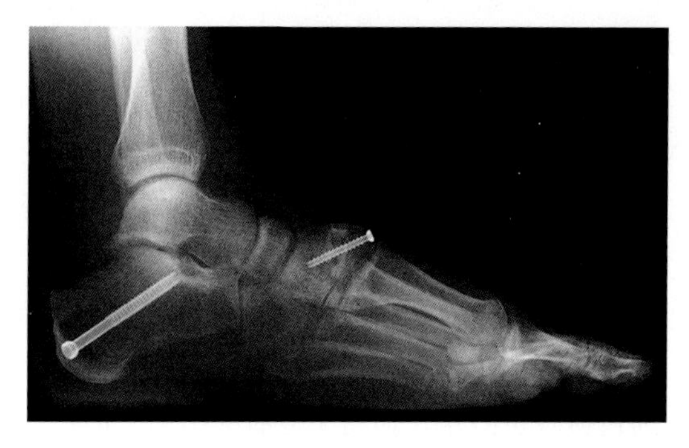

图 15.4　在这例患足进行截骨时发生了楔骨骨折。虽然足的序列良好，但是骨折可能导致关节炎而引起疼痛。其技术性错误在于截骨线设计不正确，该截骨线并未止于楔骨的跖侧表面，因此，当牵开楔骨时，楔骨骨折并累及第一跖楔关节

图 15.4 为一个简单的手术技巧的错误示例。该患者接受了内侧楔骨撑开截骨联合趾长屈肌腱转位及跟骨截骨术。植骨块置入楔骨时操作有误，导致楔骨骨折，骨折线累及第一跖楔关节。为了避免该错误，截骨前可由背侧向跖侧沿截骨面设计方向将导针置入楔骨，然后在透视侧位下沿导针做截骨从而保证截骨方向正确。楔骨存在倾斜，因此截骨时并不是垂直于足的中轴，而是垂直于楔骨轴线进行截骨。截骨必须全程由锯片完成，不能用锯片完成一半再用骨刀完成，因为使用骨刀完成截骨时可能导致骨折劈裂进入跖楔关节，从而出现本例患者的情况。虽然该患者术后 3 年随访没有发现关节炎，但该并发症的潜在风险仍令人担心。撑开截骨面后中足出现明显凸起是由于截骨轴线不正确导致的，很不幸，患者穿鞋时会因足背桥墩样隆起而产生相应症状。

那么对于极度柔软的平足，最佳的治疗方式是什么呢？是否一定可以避免进行关节融合。如图 15.5 所示，44 岁男性患者出现单侧平足，且存在明显的距舟关节失覆盖。侧位片显示距舟关节明显塌陷且跟距角异常。对于这种病例，作者发现就算加做了跟骨外侧柱延长手术，距舟关节仍然可能存在不稳，这样一来，增加了手术失败的风险。因此，虽然人们更倾向于进行肌腱转位和截骨手术，但是作者认为对于此类距舟关节严重不稳定的病例进行距舟关节融合是个更稳妥有效的选择。在接受了可靠的手术治疗后，此患者的恢复效果令人满意。术后即使在非负重侧位片亦可见跟距角改善明显（图 15.5D）。近年来，随着跟舟足底韧带重建的理论的发展及手术技巧的进步，笔者考虑将其联合跟骨外侧柱延长手术可以使距舟关节获得较传统术式更稳定的支撑。治疗极度柔软平足的另外一个选择是进行距下关节制动辅以趾长屈肌腱转位及 Cotton 截骨（视具体情况决定）。当进行距下关节制动时，距下关节会向内侧轻微旋转以改善足弓，这一改变可能加重前足旋后畸形，但是后者可通过 Cotton 截骨或者第一跖楔关节融合予以矫正。

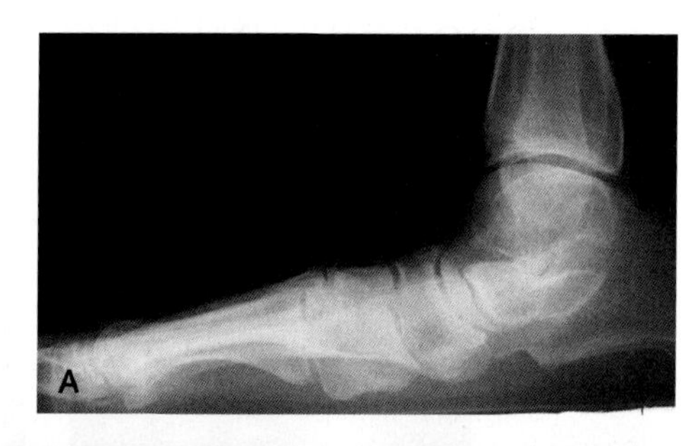

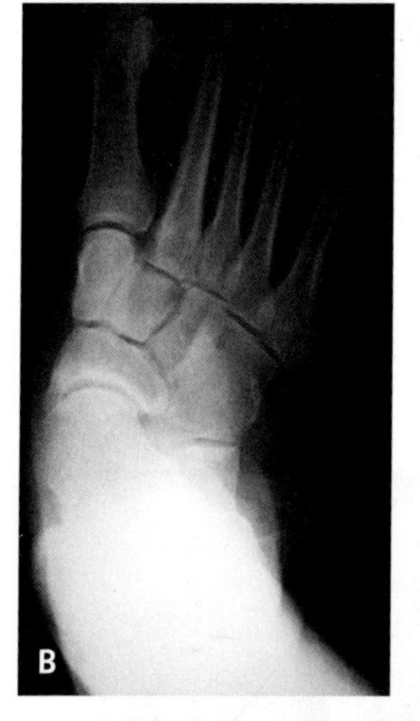

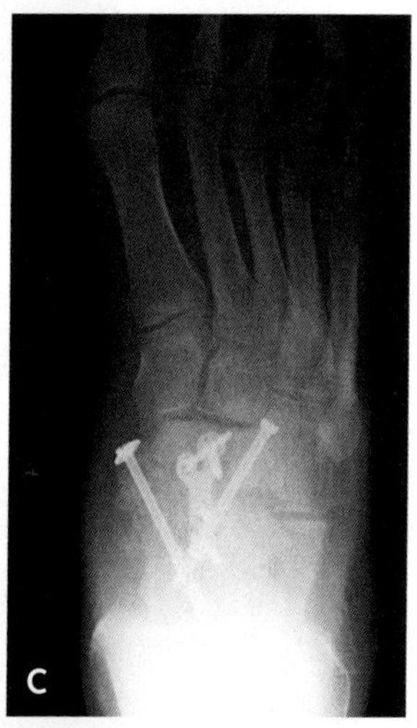

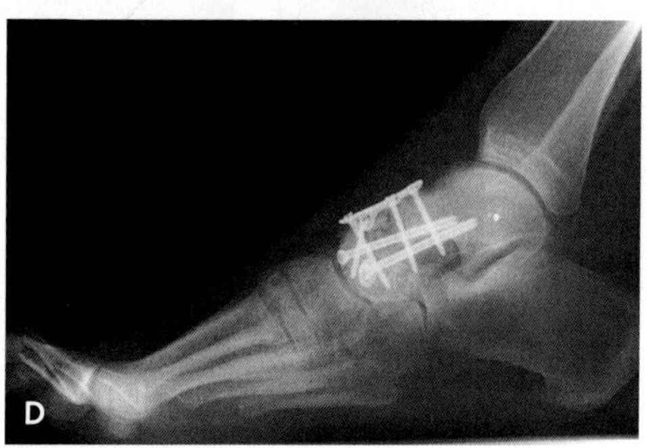

图 15.5　A–B. 该患者为极度柔软畸形且存在明显的距舟关节失覆盖，且侧位片可见足弓明显塌陷。C–D. 作者选择距舟关节融合以进行矫正，虽然延长外侧柱也可能奏效，但作者认为该术式在存在明显距舟关节不稳时疗效不甚可靠

通过跟骰关节延长融合术也可能获得类似效果，但对此作者并无经验，且术后前足可能仍然存在外展（图 15.6）。跟骰关节融合虽然同样限制足的内翻及外翻，但相对来说可保留稍多一些的内侧柱活动度，因此相同情况下该术式仍然比距舟关节融合更受青睐。但是，跟骰关节融合失败的风险较距舟关节融合更高。在图 15.6 所示的病例中，存在一系列的错误，其中包括术前决策可能存在的错误，即对该术式的矫形效果预期过高。鉴于经跟骨颈部行外侧柱延长术的可靠性，相对于融合失败风险更高且难以翻修的跟骰关节融合术，我们更倾向于前者。但是无论哪种术式，操作时都一定要小心，从而避免并发症的发生，比如截骨进入距下关节或跟骰关节、骰骨脱位等等。患足持续外翻、外侧柱延长不足以及关节融合失败都会进一步使得结果复杂化，需要进行三关节融合以解决问题。

图 15.7 展示的是另外一个相似的难题，患者为 57 岁男性，患有双侧柔软性平足。由于畸形极度柔软，通过截骨进行矫正显得十分有吸引力。但根据经验，作者感觉此病例畸形严重，并不适合做截骨矫形，因此毅然选择三关节融合进行矫正。术中恢复后足的力线后，很明显只能通过同时做外侧柱延长来恢复

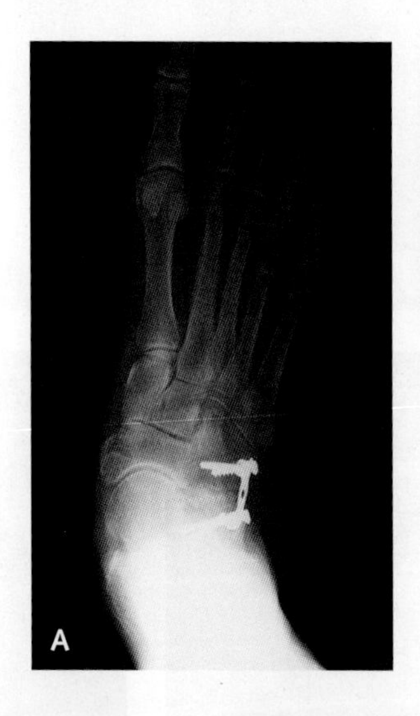

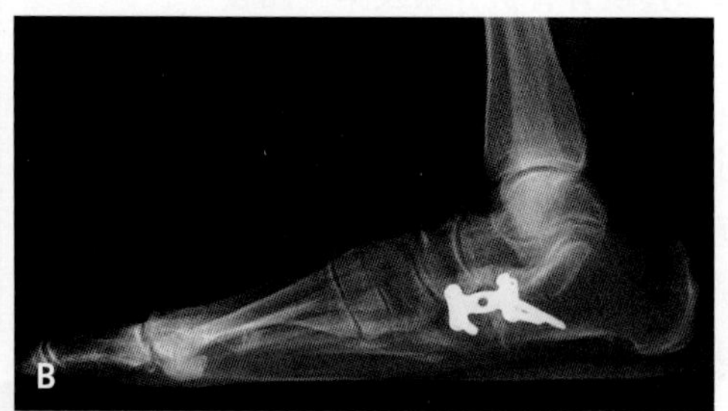

图 15.6 进行跟骰关节融合后，足部出现持续外展。A–B. 延长不足导致关节融合失败，进而并发其他问题，只能通过三关节融合解决

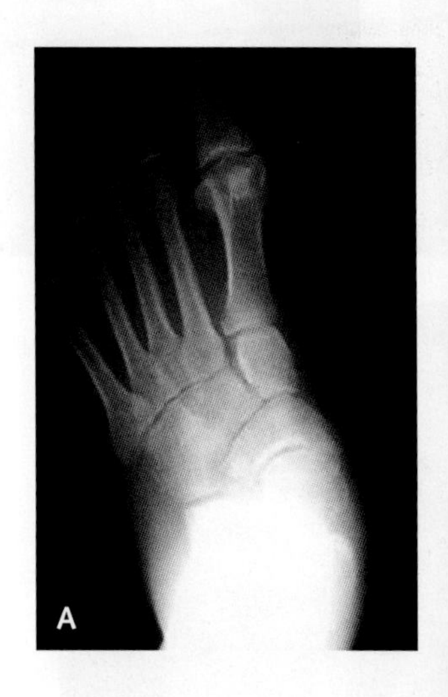

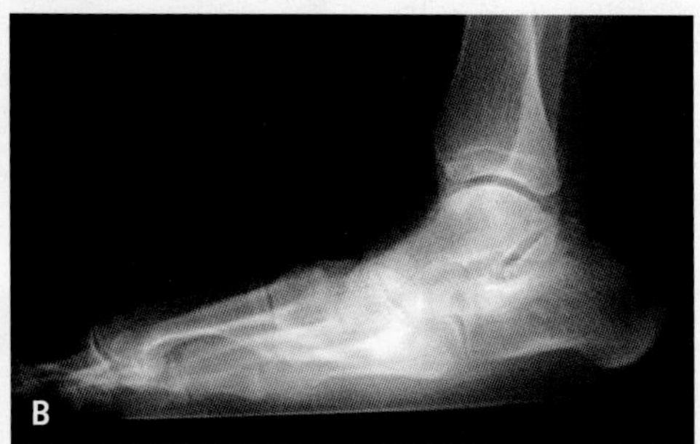

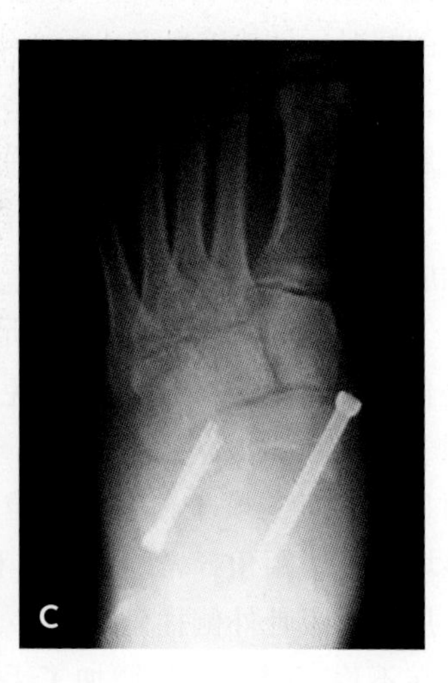

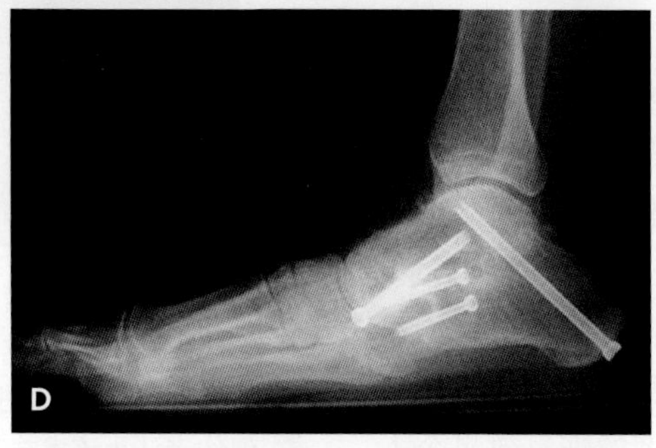

图 15.7 A–B. 47 岁女性患者，表现为僵硬性平足畸形伴轻度距舟关节失覆盖。C–D. 虽然已行三关节融合，但仍有必要短缩内侧柱或延长外侧柱。在进行这些术式的同时，应于跟骰关节内置入移植骨块

距舟关节覆盖。通过在跟骰关节置入结构性骨块，作者同时完成了跟骨外侧柱延长和三关节融合术。

跟骰关节融合术后并发症很常见，包括融合失败、矫正不足及矫正过度。由于存在骨质坏死，血供不足以及畸形加重等因素，跟骰关节融合失败的处理难度大大增加。如图 15.8 所示，患者因柔软性平足接受了外侧柱延长、趾长屈肌腱转位以及内侧楔骨撑开截骨术。术后跟骰关节融合失败，足持续外展伴有距舟关节失覆盖，跟骰关节因骨质缺血而出现侵蚀性改变，这些问题最终通过植入结构性骨块、采用骨形态生成蛋白（bone morphogenetic protein，BMP）刺激骨愈合以及加强内固定等方式得以解决（图 15.8C 和图 15.8D）。处理失败的跟骰关节融合难度相对更大。该现象可能跟局部解剖及患者情况有关，但更常见的原因是骨质较差，且周围硬化明显。图 15.9 和图 15.10 展示了一个典型病例，患者由于关节融合反复失败而接受了三次手术。第一次手术时做了跟骰关节延长融合，附加跟骨内移截骨（图 15.10A 和图 15.10B）。术后融合失败，植骨后换用其他方式再次固定（图 15.10C 和图 15.10D）。虽然最初外形比较满意，但之后再次出现融合失败，进行再次植骨，并植入内置型骨刺激器，但是依然不能有效愈合（图 15.10E）。最终采用再次植骨、换用固定方式以及骨形成蛋白刺激的方法达到了愈合目的（图 15.10F 和图 15.10G）。外侧柱延长的另一并发症是跗骨窦处的撞击，这是最常见的并发症，且可以避免。该并发症产生的原因之一是截骨位置不良，以及植骨延长后跟骨结节不可避免地出现后移（视频 15.1）。图 15.11 展示的是透视下撞击的表现。注意植骨块撞击后关节面是由跟骨延长导致跟骨结节后移引起的（图 15.12）。术中可将发生撞击处的后关节面前缘的骨质予以仔细清理以避免此类并发症的发生。

外侧柱延长手术对于有些患者来说并非最理想的治疗方式，其中包括老年患者、骨质减少患者以及畸形严重的患者。虽然在很多情况下，矫正柔软性平足畸形时避免采用关节融合术是合理的，但是也不能一味拒绝关节融合术。图 15.13 所示的病例中，笔者就犯了这样的错误。患者是一名 69 岁男性，单侧柔软性平足，伴有明显的胫后肌腱撕裂。患者存在关节炎以及第一跖楔关节不稳，提示有必要进行关节融合。由于第一跖楔关节需要融合，为了减少融合的关节数量，作者未使用三关节融合，而选择进行外侧柱撑开截骨延长术（图 15.13）。虽然术后最初的效果很好，足的力线有所改善（图 15.13C 和图 15.13D），然而截骨端未能愈合，导致骨不连，进而出现后足塌陷及平足畸形复发。在发现骨不连边缘出现骨质硬化及塌陷后，作者就知道该骨不连

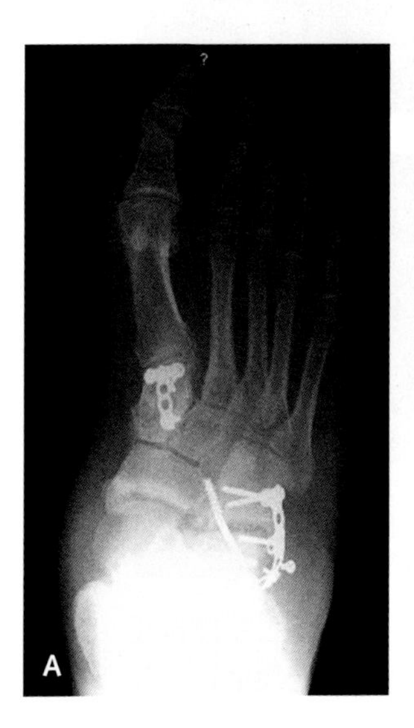

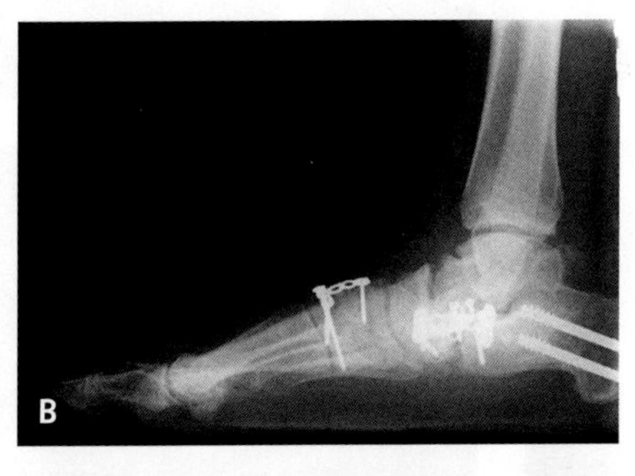

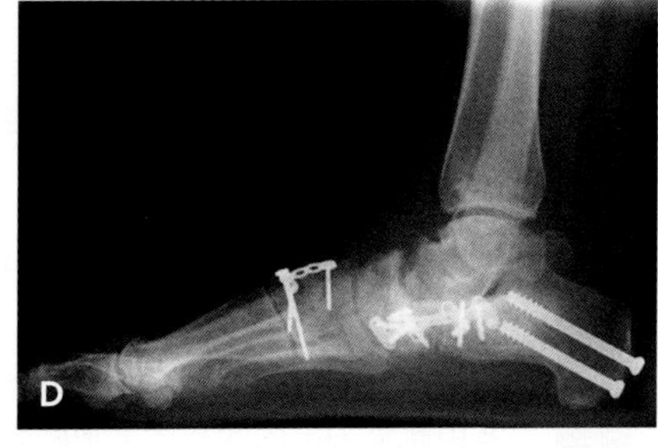

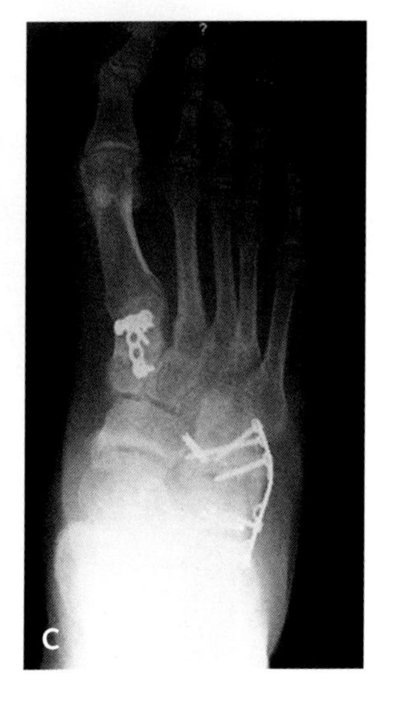

图 15.8　A–B. 柔软性平足患者接受外侧柱延长、趾长屈肌腱转位以及内侧楔骨截骨后出现跟骰关节融合失败，足持续外展伴距舟关节失覆盖以及跟骰关节骨质坏死导致侵蚀性改变。C–D. 通过进行额外结构性骨块移植、骨形态诱导蛋白刺激以及再次固定矫正该病理性改变

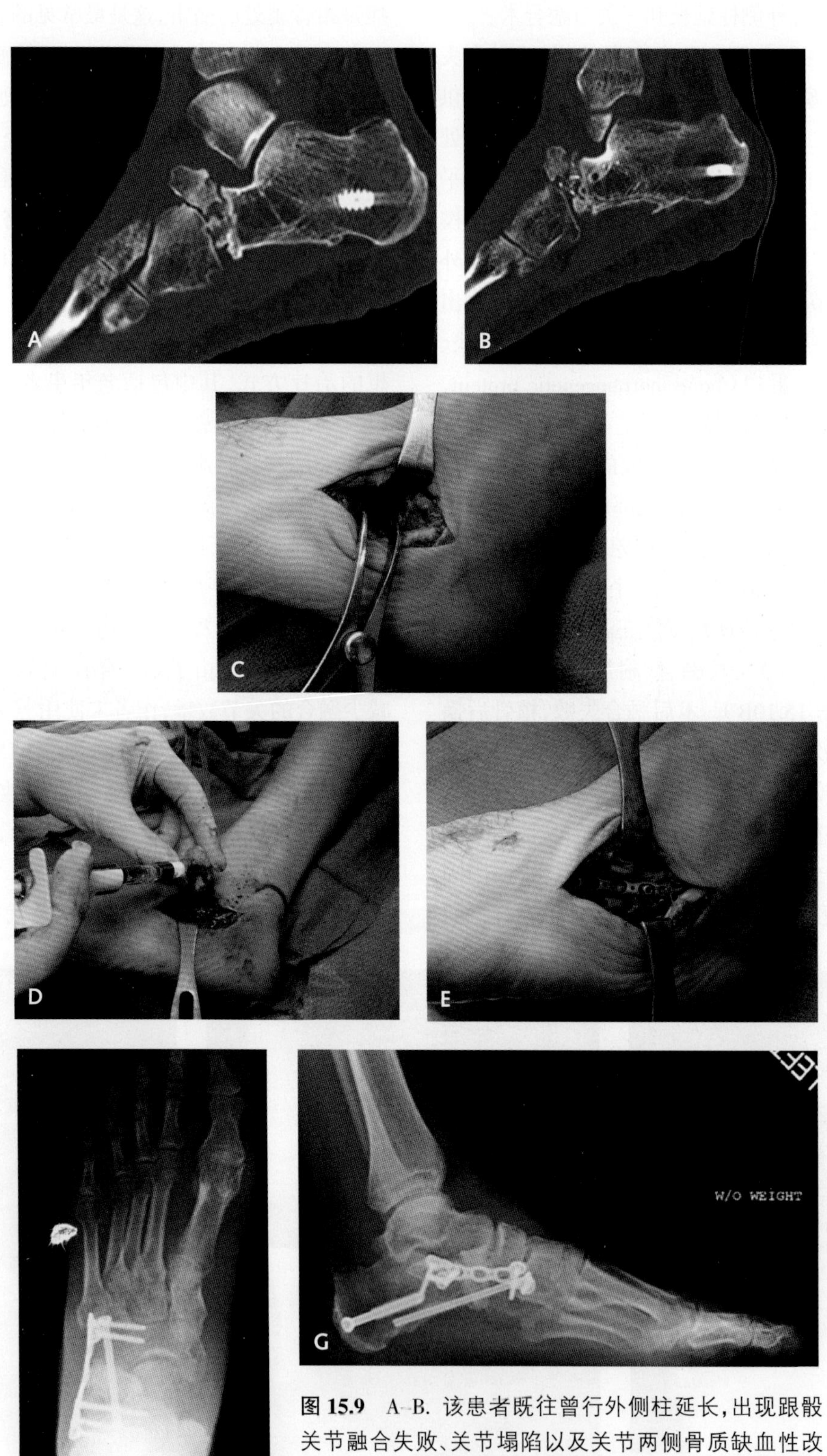

图 15.9 A–B. 该患者既往曾行外侧柱延长，出现跟骰关节融合失败、关节塌陷以及关节两侧骨质缺血性改变。C–E. 进行手术翻修，但要注意当截骨至骨面新鲜渗血时，存在较大骨质缺损，通过植入大块结构性骨块以及由髂嵴抽出的间充质干细胞来填充缺损。F–G. 术后6个月影像学检查结果显示最终骨质填充以及愈合情况

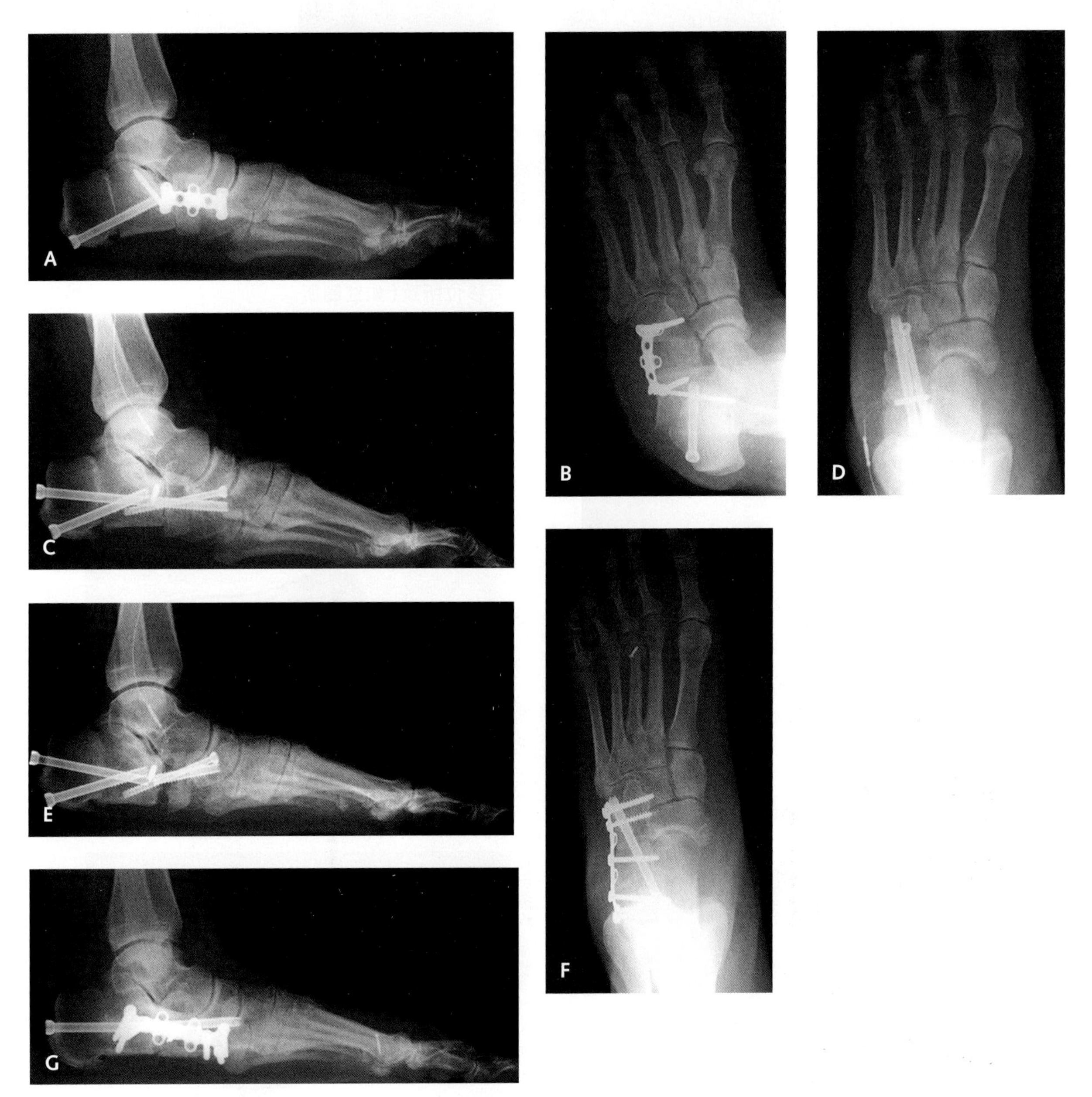

图 15.10 A–B. 39 岁柔软性平足女性患者，既往曾行跟骰关节融合延长以及跟骨内移截骨进行矫正。C–D. 术后出现骨不连，遂行植骨且换用固定方式。E. 虽然最初表现尚满意，但之后再次出现骨不连，再次进行植骨并置入可植入性骨刺激器，术后骨质仍愈合失败。F–G. 最终通过再次植骨，更换螺钉固定以及加入骨形态诱导蛋白实现了骨质愈合

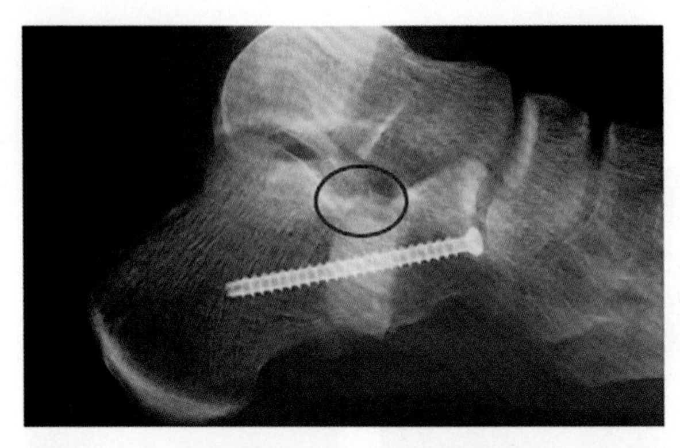

图 15.11 注意植骨块与后关节面之间存在撞击，该撞击是由于跟骨结节在延长时向后移位所致（如红圈所示）。该并发症可通过将撞击处后关节面前缘骨质仔细彻底去除来避免。植入骨块后，一定要注意观察骨块与后关节面的关系，如果存在可能导致撞击的骨质，需使用摆锯或者磨钻去除

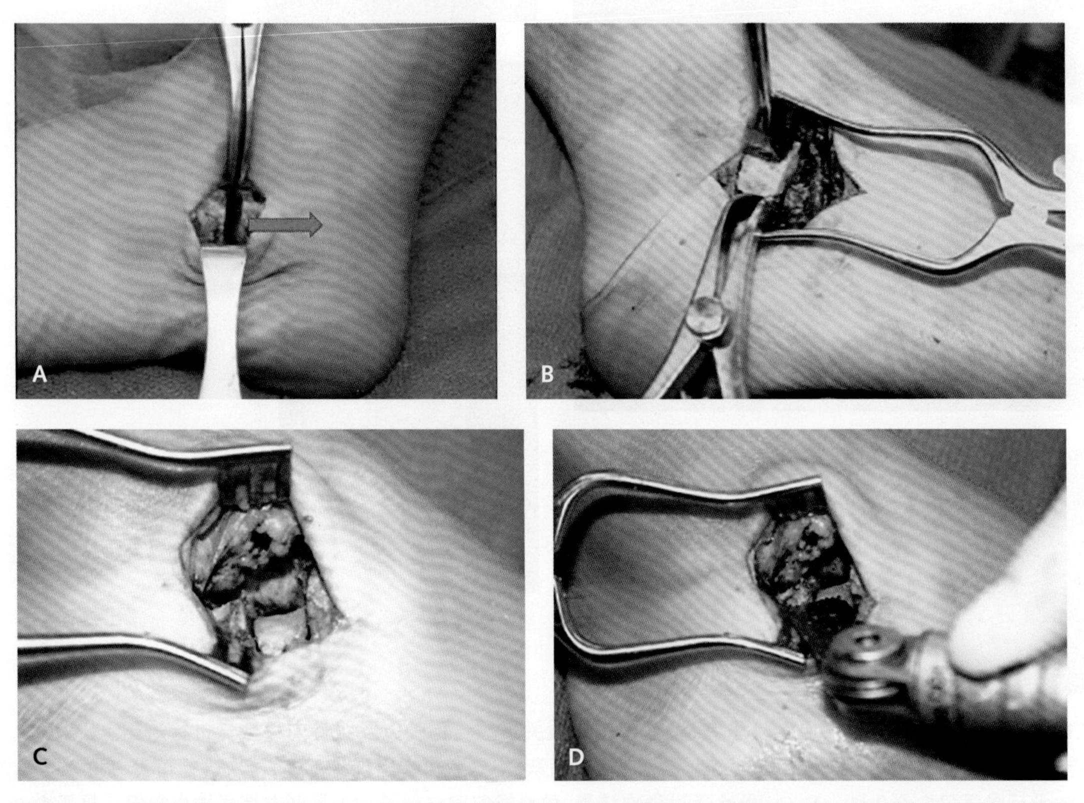

图 15.12 于跟骰关节近侧约 11mm 处进行外侧柱延长。完成截骨后，使用椎板撑开器进行延长并决定需要植骨的量。A. 会出现一定程度的跟骨后移（箭头所示），因此必须注意观察距下关节以确保不会出现撞击。B. 将克氏针撑开器或者椎板撑开器止于下方以撑开截骨以便将植骨块敲入间隙。C. 必须保证能直接看到植骨块，以避免其与距骨发生撞击。D. 如果存在疑虑，可使用摆锯去除植骨块背侧多余骨质

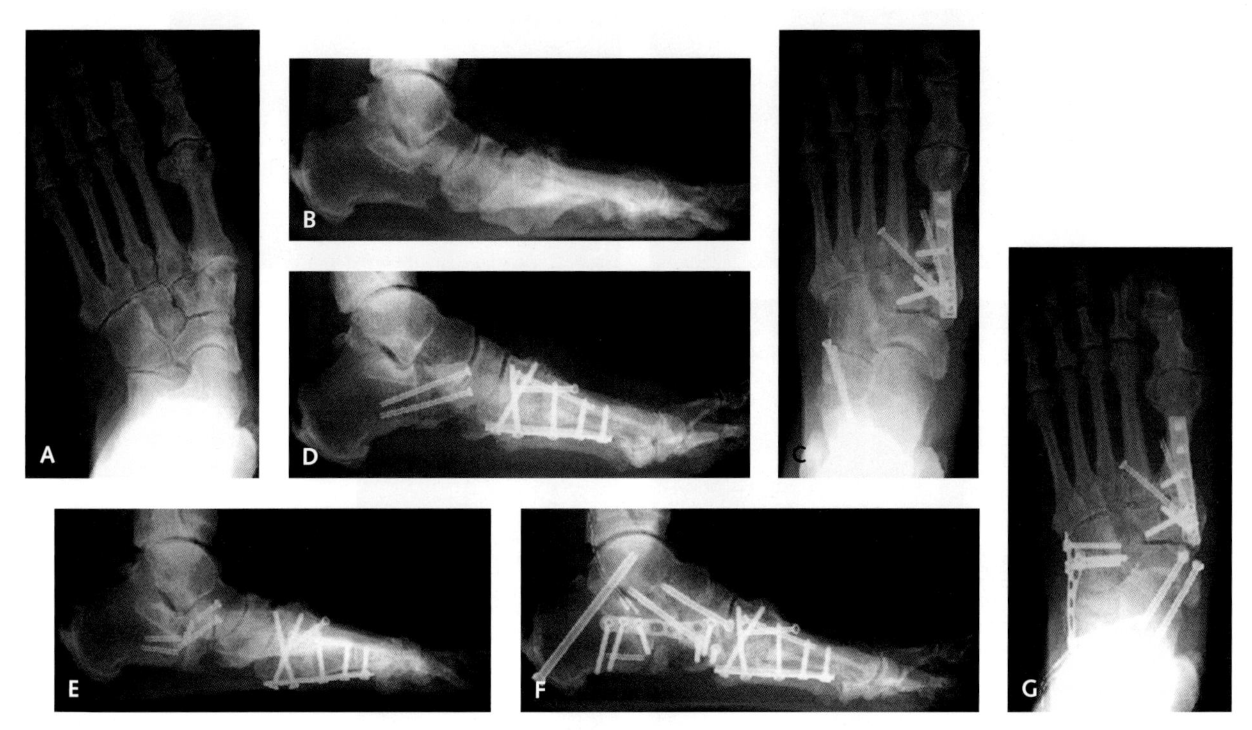

图 15.13　A–B. 69 岁男性患者，患有单侧柔软性平足合并第一跖楔关节炎伴关节不稳。C–D. 通过截骨并植骨延长外侧柱及第一跖楔关节融合进行治疗。E. 术后 3 个月，出现后足塌陷伴有不愈合，且平足畸形复发。F–G. 行三关节融合，且在骨不连及跟骰关节处进行植骨。此时，中足的关节融合愈合良好，难点在于如何在处理跟骨不愈合的同时融合后足关节。进行翻修时，跟骨颈部远端可供操作的骨质极为有限，剥离跟骰关节使得问题进一步恶化。在骨不连区域植入松质骨以及植入性骨刺激器，同时将跟骰关节及骨不连区域进行固定，效果良好

的翻修不会简单。因此决定改做三关节融合外加植骨。此时，中足关节融合已经愈合，难点在于如何在处理跟骨骨不连的同时完成后足的关节融合。翻修术中发现，跟骨颈远端可供操作的骨质十分有限，当显露跟骰关节后，骨质进一步减少。清理骨不连区域，在骨质缺损区植入松质骨块，同时跨过植骨区域及跟骰关节进行固定，术后效果良好（图 15.13F 和图 15.13G）。本病例出现上述并发症的原因可能在于，一期手术时没有直接进行关节融合。当然，对于这个伴有距下关节炎的严重平足病例，如果一期选择了做三关节融合术，考虑到后足融合后邻近关节应力增加后期会发生关节炎，因此很多有经验的术者不愿意一期在中足再做第一跖楔关节融合，虽然该关节存在严重不稳定也需要固定。但出现邻近关节关节炎的情况并不常见。有时包括舟楔关节或跖楔关节在内的这种扩大三关节融合术还是必要的。

如图 15.14 所示病例，患者为 66 岁女性，患有僵硬性扁平足畸形，存在第一跖楔关节不稳和舟楔关节塌陷。其足部僵硬性畸形明显需要进行三关节融合术，同时第一跖楔关节融合以稳定中足同样重要。术后 3 年，足部力线正常，舟楔关节也未见因过度应力造成的关节炎表现（图 15.14C 和图 15.14D）。图 15.15 展示的是类似病例，患者为 62 岁男性，后足畸形僵硬，距舟关节脱位，踇趾轻度外翻，第一跖楔关节出现关节炎表现且伴有疼痛。同时要注意在踝关节正位片上腓骨的改变，这种情况提示存在慢性应力作用（图 15.15C）。治疗选择三关节融合同时附加 Lapidus 手术成功矫正畸形（图 15.15D 和图 15.15E）。上述情况证明如有必要，可在三关节融合的同时进行内侧柱扩大融合。避免加重患足僵硬程度并不是拒绝进行必要的广泛关节融合的理由。

对于年老的柔软性平足患者，当患者存在副舟骨疼痛时，常常伴有胫后肌腱止点性肌腱病。患足常常比较柔软，疼痛一般位于胫后肌腱止点。对于这类病例，术者应该进行副舟骨切除和胫后肌腱止点前移，还是应该切除疼痛的胫后肌腱然后进行其他肌腱转位代替胫后肌腱？应认识到，平足为结构性畸形，因此无论内侧选择何种术式处理胫后肌腱，必须附加其他骨性及软组织手术以矫正畸形。图 15.16 所示的 51 岁患者即采用了该方法进行治疗。患者主诉平足伴疼痛，最近在胫后肌腱止点处

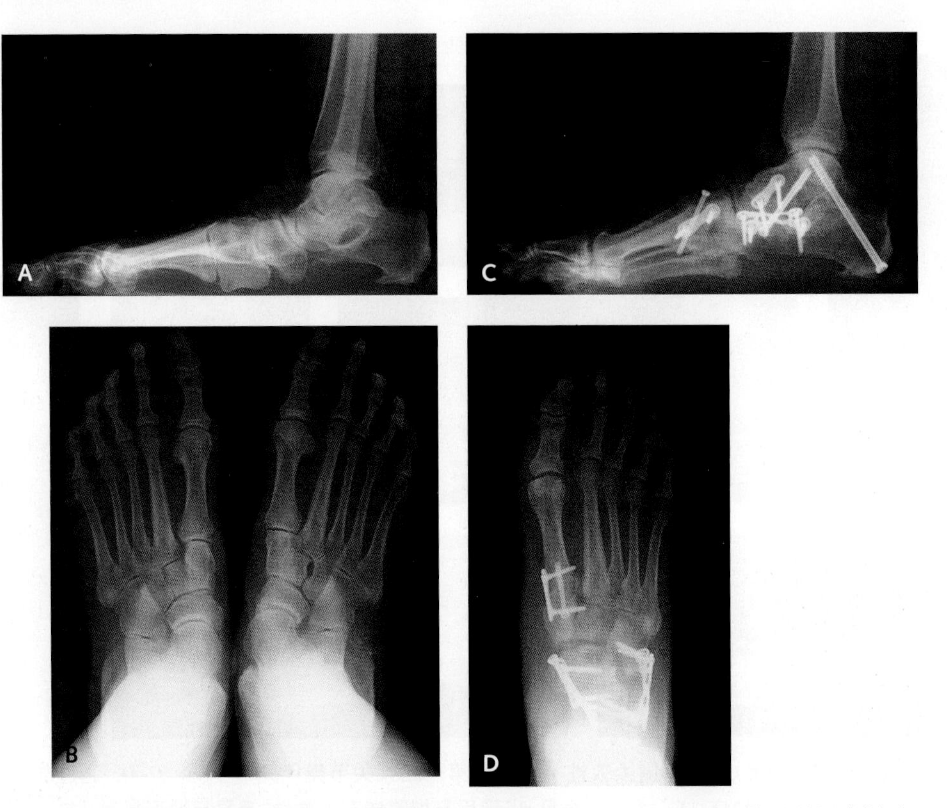

图 15.14 A–B. 65 岁女性患者，僵硬性平足畸形伴有第一跖楔关节不稳，同时跖楔关节轻度松弛。C. 行三关节融合及第一跖趾关节融合术。D. 术后 3 年的影像学表现

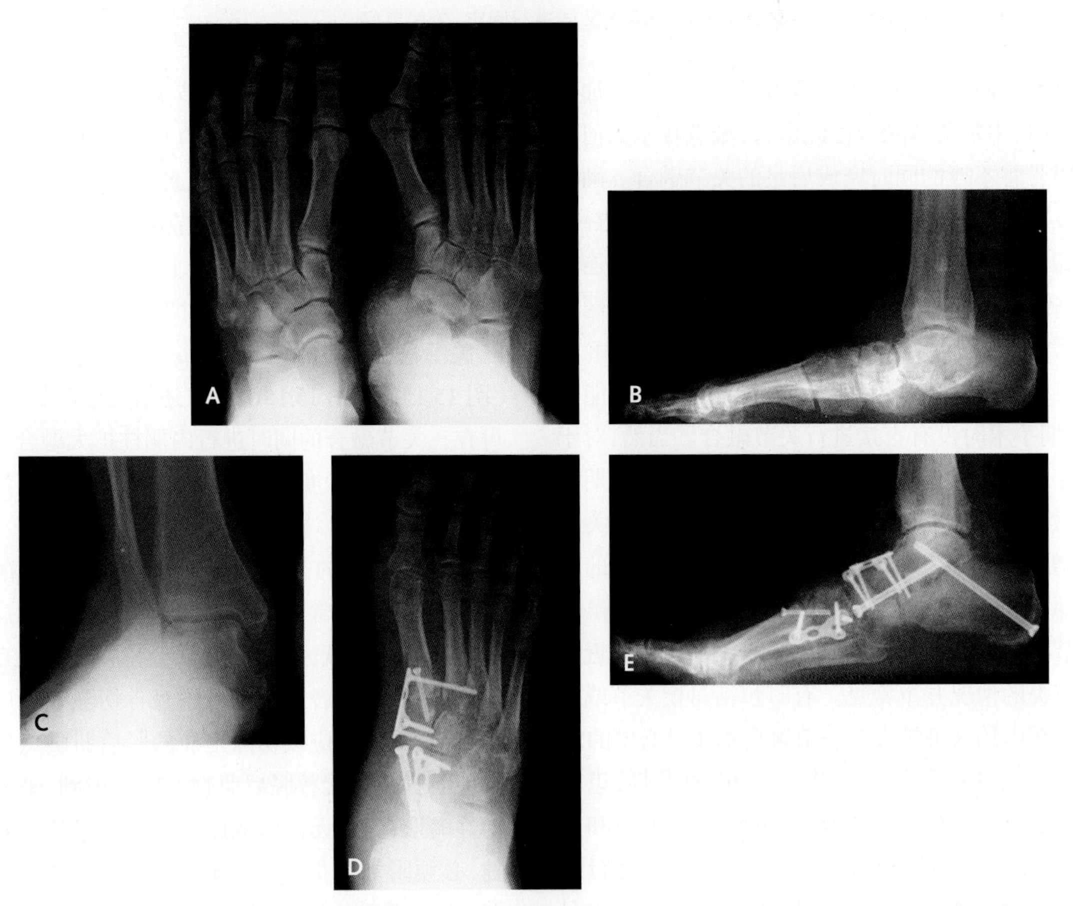

图 15.15 A–C. 62 岁男性患者，僵硬性平足畸形，距舟关节脱位，轻度踇外翻伴有第一跖楔关节疼痛性关节炎。D–E. 通过改良三关节融合术及改良 Lapidus 手术进行矫正

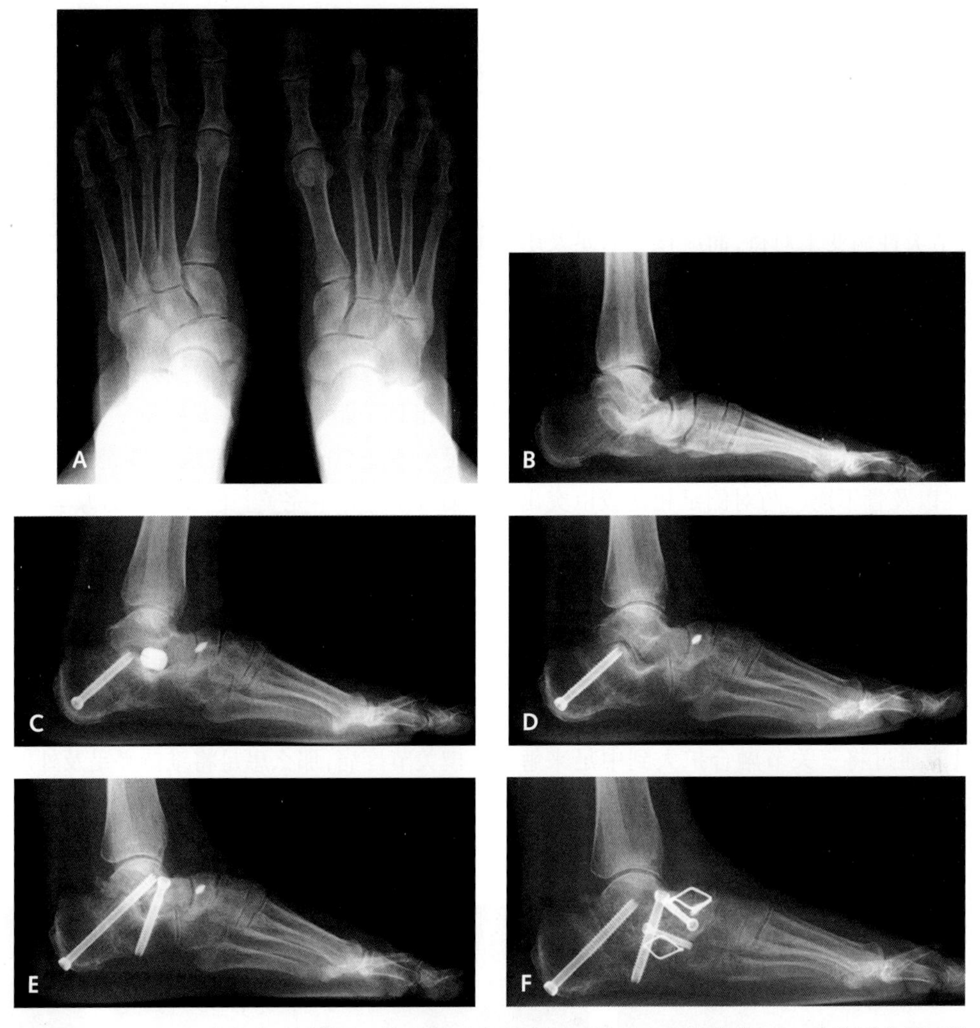

图 15.16　A–B. 51 岁患者，痛性平足伴有新近出现的胫后肌腱止点处疼痛。C. 切除副舟骨后将胫后肌腱用铆钉固定，同时进行距下关节制动术。D. 患者出现跗骨窦处持续疼痛，术后一年将制动器移除。E. 术后疼痛未能缓解，3 个月后行距下关节融合术。F. 进行关节融合后，后足的问题未能得到解决，第五跖骨及骰骨下方疼痛，最终进行三关节融合

出现疼痛。根据新发症状判断胫后肌腱最近出现撕裂，伴副舟骨撕脱后逐渐向近端回缩。可以选择将副舟骨予以切除，然后将胫后肌腱用铆钉固定在舟骨上，同时辅以距下关节制动以恢复跟骨力线（图 15.16C）。最初力线恢复得虽然不完美，但尚令人满意。但是在接下来的 1 年中，患者跗骨窦处出现疼痛，遂移除制动器（图 15.16D）。但患者疼痛并无缓解，最终进行了距下关节原位融合术（图 15.16E）。距下关节原位融合虽然解决了疼痛的问题，但后足畸形并没有得到矫正，且中足仍处于旋后位，伴有第五跖骨基底及骰骨下方的疼痛，最终患者接受了三关节融合（图 15.16F）。分析此病例失败原因，虽然一期手术后疼痛的问题得以解决，但足的力线并不正确，问题出在哪里呢？首先，成年人中距下关节制动术的应用效果欠佳，虽然该术式可以帮助后足力线恢复，但成年患者因疼痛移除制动器的比例大约为 50%。对于这个平足病例，一期直接进行三关节融合可能对术者和患者来说都是比较困难的选择，因此相对不错的选择是单纯融合距下关节后切除病变的胫后肌腱，然后行趾长屈肌腱转位。

距下关节制动术在成人患者中应用的问题在于对跗骨窦产生持续的压力，会导致疼痛。在前足没有完全恢复跖行的病例，疼痛更为常见。因为在残余部分旋后的情况下，为了保证前足能着地，负重时需全足贴地，后足被迫外翻，导致距下关节受压而产生疼痛。作者建议在成人患者中要谨慎选用距下关节制动术，特别是在还有其他更好的纠正足跟外翻畸形的术式可供选择时。

对于成年有症状性平足患者，首先要考虑的是单侧平足畸形是否由胫后肌腱撕裂导致。平足可能是遗传性的，但是随着多年的进展，胫后肌腱逐渐失去功能，很可能演变为明显且有症状的单侧畸形。其中重要的一点是考虑中足畸形对于后足的影响。中足畸形是成人平足的常见病因，不应该被当作一个孤立的关节炎性病变来对待，而应该将后足及中足作为一个整体来对待。如果不矫正畸形而试图单纯处理关节炎是不够的，图 15.17 充分地揭示了这一点。65 岁患者因手术失败后中足及后足跖侧疼痛严重前来就诊，术后的 X 线片（图 15.17A–C）显示患者存在顽固的摇椅畸形、骰骨下方外侧面负荷过度、足外展以及骨不连。与对侧足相比较以突出摇椅畸形及后足塌陷（图 15.17D）。之前手术造成患侧踝关节存在明显的马蹄畸形，跟骨 pitch 角及距骨倾斜角严重异常。处理这类畸形的难点是不仅要纠正中足摇椅畸形和外展畸形，同时还要处理顽固性关节炎、骨不连以及后足畸形。对于这种复杂的矫形问题只能通过将三关节融合扩大到中足来解决。此病例中跟骰关节是畸形的顶点，因此矫形的顶点应位于其轴线上。

术中自腓骨尖向中间跖骨取延长的外侧切口，撬剥显露跟骰关节。将所有关节处理准备完毕后，将骰骨撬向背侧后用导针临时固定。在大多数三关节融合术中，后足畸形矫正的顶点位于距舟关节或距下关节，此时采用的方法与之不同。作者个人倾向于先从融合距舟关节开始，然后发现距下关节随即会很容易获得复位。只有在距下关节存在严重畸形时才必须优先处理，然后将距舟关节去旋转。手法复位距舟关节的效果必须进行确认。如果首先固定距下关节，再矫正足内侧力线时，需将舟骨内收然后相对于距骨稍微向下移位。如图 15.17 所示，患足外观正常，但 X 线表现有些奇怪，因为距舟关节轴线恢复并不完美。但非负重影像学表现仍然显示治疗效果理想（图 15.17E 和图 15.17F）。关于这个病例，得到的教训是，不要仅仅处理表面问题（对于此患者，其表面问题为跖楔关节疼痛），还要处理其潜在病因（此处为后足畸形）。如图 15.18 所示，患者主诉第一跖楔关节炎伴疼痛。如果只处理第一跖楔关节疼痛，那么患足将维持平足及外展畸形，疼痛也将持续。也就是说，即使问题仅限于中足，也要对中足连同后足一起进行矫正。

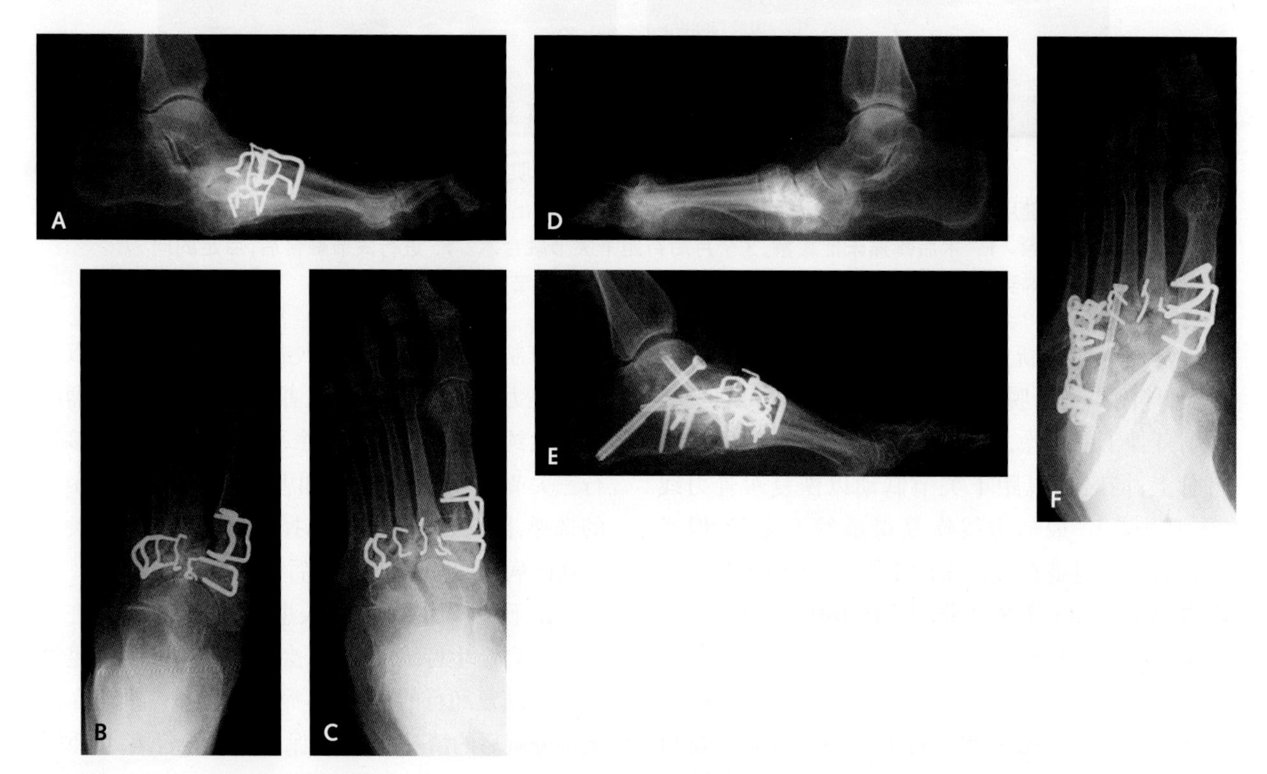

图 15.17 A–C. 65 岁患者，因跖楔关节融合后出现中足及后足严重疼痛就诊。患者病情复杂，存在摇椅畸形、骰骨处外侧负载过重、前足外展以及跖楔关节不愈合等情况。D. 对侧足的影像作为对照。E–F. 通过三关节融合以及中足关节融合翻修进行畸形矫正

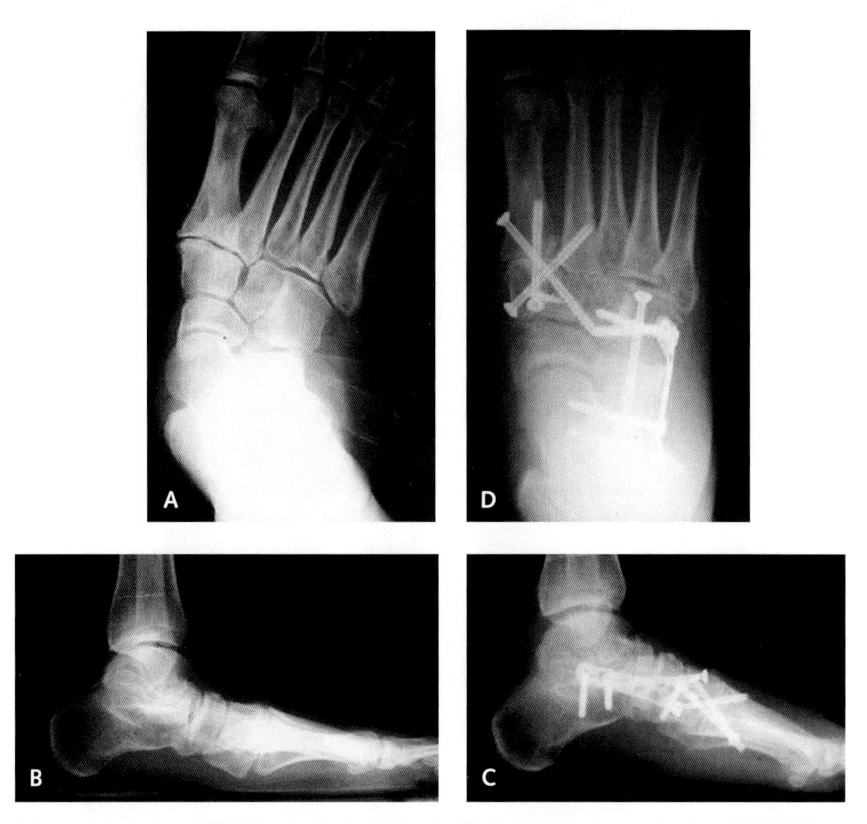

图 15.18　A–B. 41 岁男性患者，存在第一跖楔关节疼痛。C–D. 治疗包括外侧柱延长以及改良 Lapidus 手术

当进行外侧柱延长后，尤其在加做内侧柱关节融合术后，平足畸形一般不会出现过度矫正的情况（图 15.19 所示）。在所示病例中，青年男性患者接受了双侧跟骨截骨外加内侧柱融合手术，术后舟楔关节融合失败，第二跖楔关节螺钉固定的位置出现关节炎，患足矫形略过度，出现了轻微的内收和旋后。患者反映足外侧负重过大。翻修时打开原外侧柱延部分的截骨，由截骨端去除骨片以矫正足内收，然后翻修内侧柱融合，并将其延长至第二跖楔关节。

如何处理踝关节外翻

在平足治疗时最难处理且术后并发症最常见的问题可能是Ⅳ期平足畸形。无论僵硬性还是柔软性平足，无论是否合并踝关节炎，如果合并三角韧带撕裂的话都很难处理。很明显，通过踝关节融合，无论是否涉及后足，都能够将导致畸形的重要因素予以解决。但是对于后足柔软且不伴有关节炎的踝关节不稳病例，大多数术者很难做出一期手术就融合踝关节的决定。在 20 世纪 90 年代，人们发现Ⅳ期平足伴有继发于三角韧带损伤的踝外翻这一问题时，并没有意识到三角韧带修复失败的风险。如图 15.20 所示的病例中，患足为柔软性，且伴有胫后肌腱撕裂。患者接受了肌腱转位手术和跟骨内移截骨手术。显露踝关节后发现患者三角韧带完全断裂，清理内踝后置入铆钉然后将三角韧带前置固定到内踝上。术后 4 个月三角韧带再次断裂，踝关节外翻畸形复发。很明显失败的原因可能为残存的三角韧带组织条件比较差并不足以支撑踝关节的外翻力量，同时患足可能存在其他畸形。对于此类畸形，无论采用单纯修复、韧带前置还是加强修复都很难彻底矫正踝外翻畸形。

那么与单纯修复三角韧带相比重建三角韧带的意义是什么呢？作者采取了多种方式重建三角韧带，其中包括肌腱移植甚至腓骨肌腱转位，但是这些术式的疗效并不确定。如图 15.21 所示的病例，72 岁患者既往曾接受三关节融合术，术后 5 年出现腓骨下撞击导致外踝疼痛。当时踝关节外翻很容易复位。术中采用腘绳肌肌腱移植重建三角韧带术，术中踝关节稳定性恢复良好，同时将三关节融合进行翻修，重建完成后，前足已矫正至跖行位置。但术后

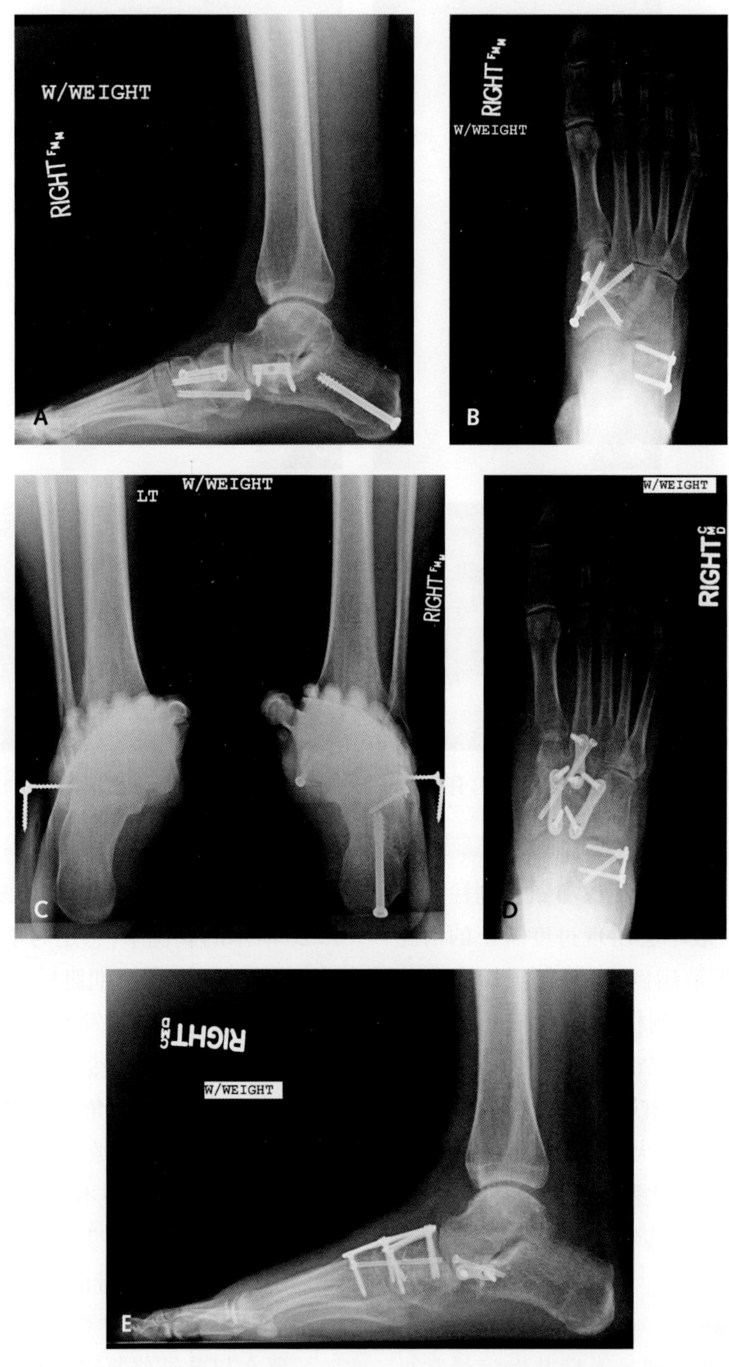

图 15.19 A–C. 27 岁男性患者，表现为舟楔关节不愈合、第二跖趾关节螺钉固定后关节炎以及足略微过度矫正后出现足轻度内收及旋前。D–E. 该病例矫正时打开外侧柱延长时的截骨面，自截骨面处切除部分骨片，然后翻修内侧柱融合并将其延伸至第二跖楔关节

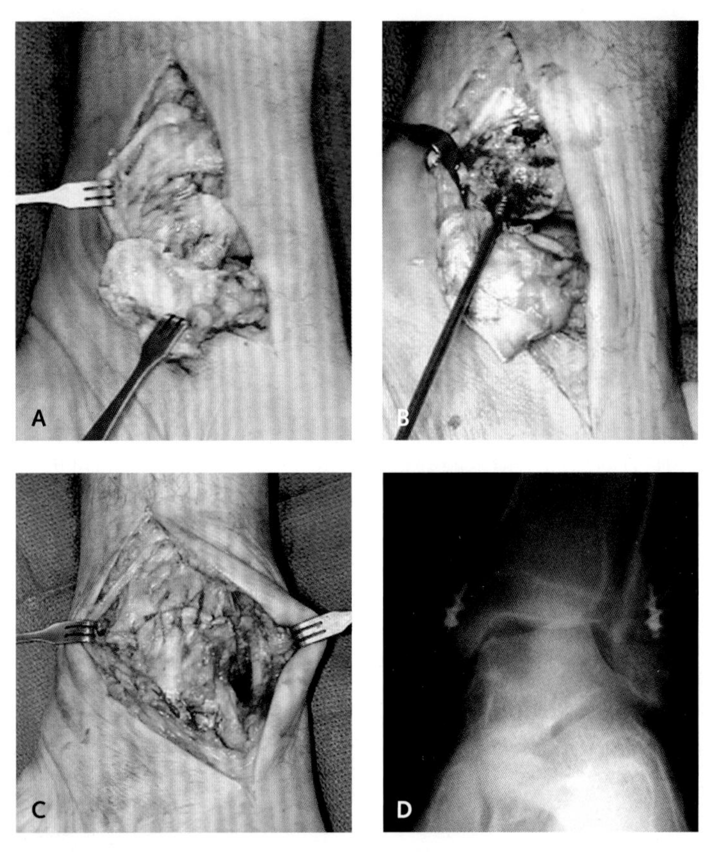

图 15.20　68 岁患者，平足为柔软性，踝关节为柔软性且无任何关节炎表现，接受手术治疗。A. 注意，显露踝关节时发现三角韧带完全断裂。B–C. 清理内踝后使用铆钉固定，然后将三角韧带前移至内踝。D. 术后 4 个月踝关节影像学表现提示外翻畸形复发

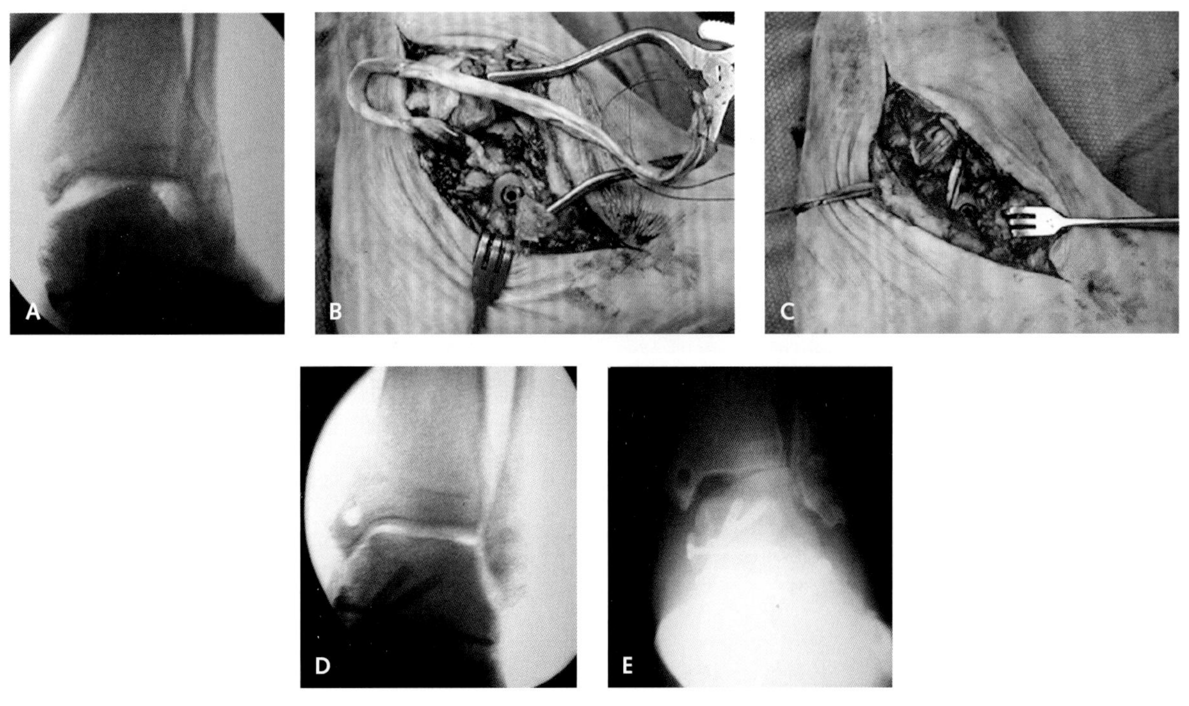

图 15.21　A. 72 岁患者既往曾行三关节融合术，术后 5 年内出现外踝疼痛，考虑为柔性踝关节腓骨下撞击导致。B–D. 行半腱肌肌腱移植重建术，术中踝关节稳定性恢复良好。E. 行三关节融合翻修，前足恢复跖行，术后 6 个月出现明显踝关节炎及外翻畸形复发，提示手术失败

6个月畸形复发且伴有明显的踝关节骨性关节炎，提示手术彻底失败。为什么会失败呢？分析原因认为三角韧带重建时需要恢复解剖关系，需将韧带的深层及浅层予以修复，同时恢复足部肌力平衡且维持前足在跖行位置。

在这一章节中，作者主要集中讨论柔软性平足畸形治疗的并发症。关节融合术后的并发症将在本书其他章节中进行讨论。但是，有几个要点需要强调一下。如果患者表现为僵硬性平足，将后足的位置矫正至中立位时，虽然结果看上去很完美，有些患者术后可能因为足外侧缘压力增高而出现不耐受症状（视频 15.2）。图 15.22 所示 46 岁僵硬性平足患者，伴有内侧跖楔关节塌陷，在接受了三关节融合术后出现了难以忍受的不适。影像学检查结果良好，但是患者反映第五跖骨下疼痛，佩戴鞋垫后也未能缓解，最终只能进行跗横关节截骨及关节融合翻修术。图 15.23 所示中年女性患者既往接受了三关节融合术后进行翻修时遇到了困难。体格检查发现，除了足部畸形外，患者还伴有小腿远端轻度内翻畸形，使得足部负重情况更为复杂。患者足内侧柱之前已经被去除了太多骨质，导致内侧柱缩短，外侧出现摇椅畸形（图 15.23A 和图 15.23B）。前足出现旋后及内翻畸形（图 15.23C），通过胫骨远端楔形撑开截骨及在三关节融合处楔形撑开截骨翻修将患足矫正至跖行位置。图 15.24 所示为另一个比较复杂的病例，患者为 42 岁女性，既往三关节融合术失败。除了存在中足明显的过度矫正及严重旋转之外，还存在距下关节骨质去除过多，导致踝前撞击伴负向的距骨倾斜角。畸形的严重程度在图 15.24B 中体现得最为明显。为了矫正畸形，除了需要将跗横关节进行翻修之外，还需要使用精确植骨系统置入结构性骨块来矫正距下关节。

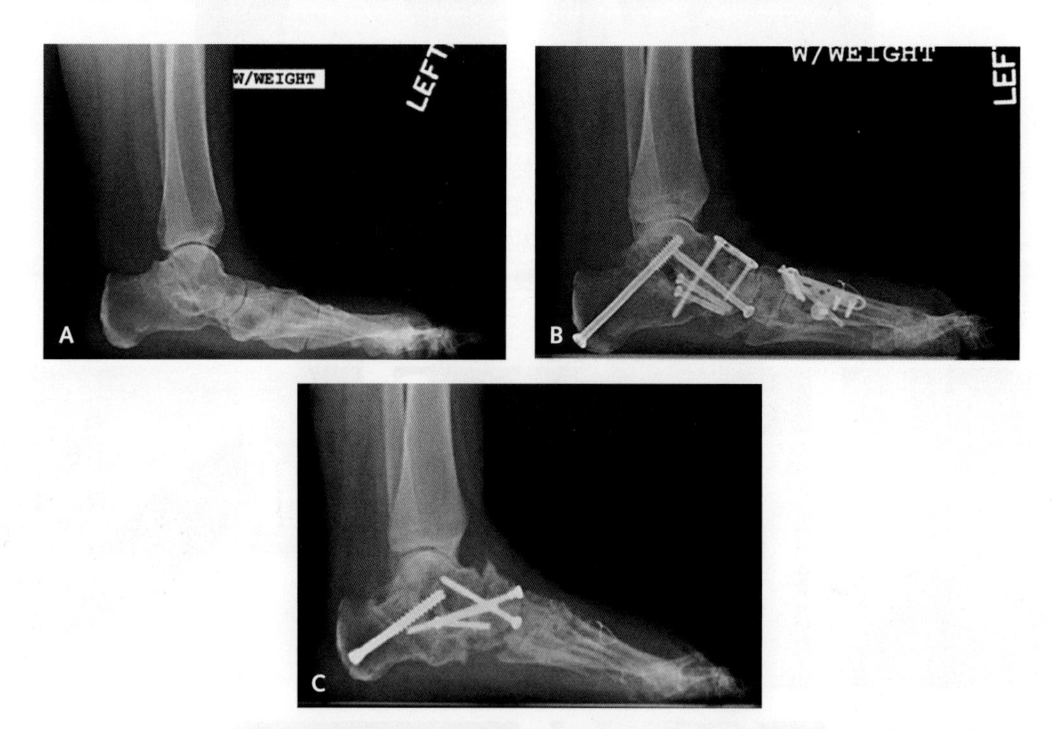

图 15.22 A. 患者为僵硬性平足畸形。B. 接受三关节融合术及第一跖楔关节融合术，手术顺利，虽然影像学结果良好，患者反映第五跖骨下方疼痛，行支具支撑后效果欠佳。C. 最终患者接受关节融合翻修术，行跗横关节截骨矫形。注意第五跖骨相对于地面抬高了

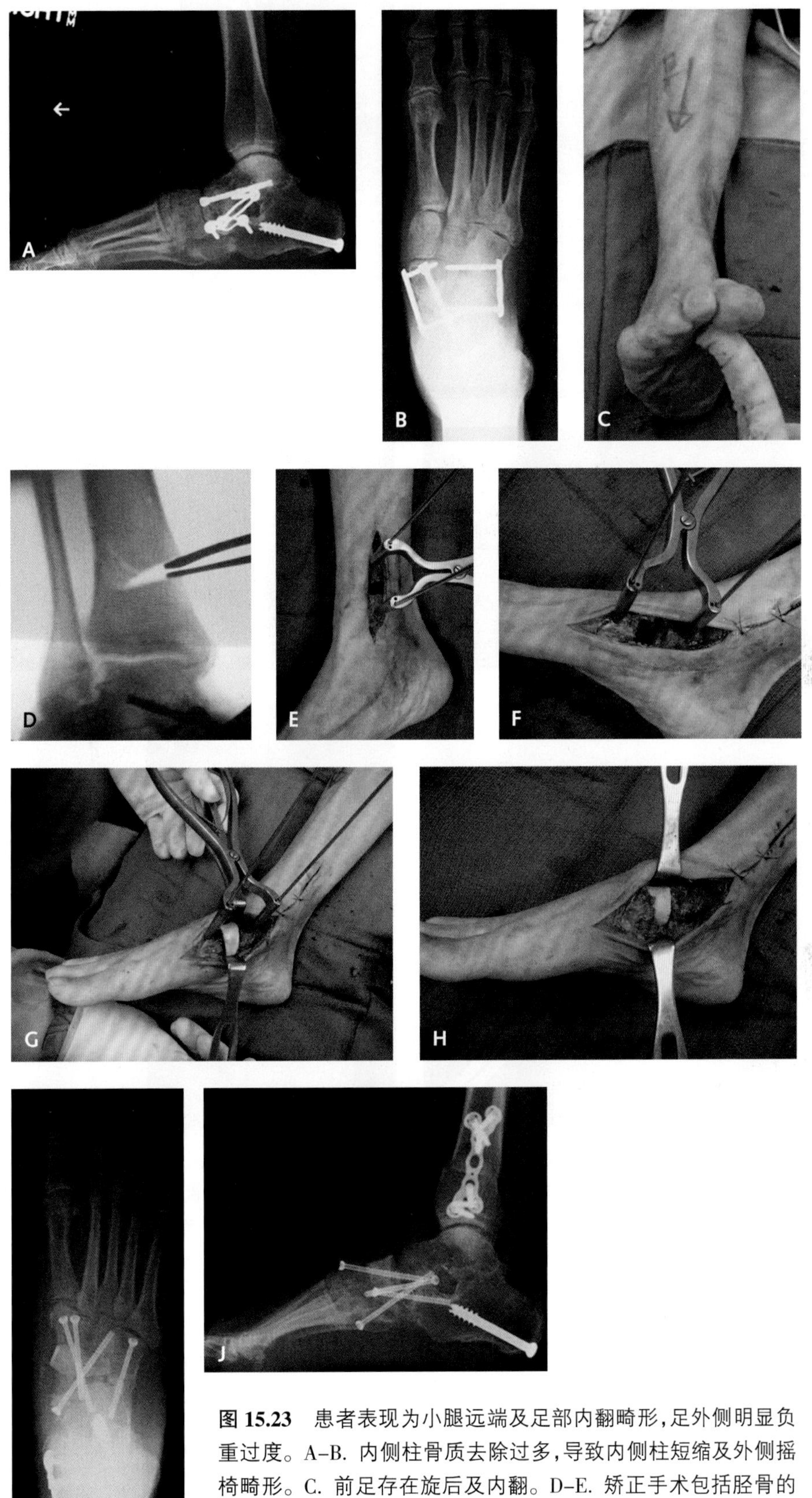

图 15.23　患者表现为小腿远端及足部内翻畸形，足外侧明显负重过度。A–B. 内侧柱骨质去除过多，导致内侧柱短缩及外侧摇椅畸形。C. 前足存在旋后及内翻。D–E. 矫正手术包括胫骨的楔形撑开截骨。F–H. 矫正手术还包括内侧关节融合，从而进行楔形撑开截骨翻修。I–J. 恢复跖行足

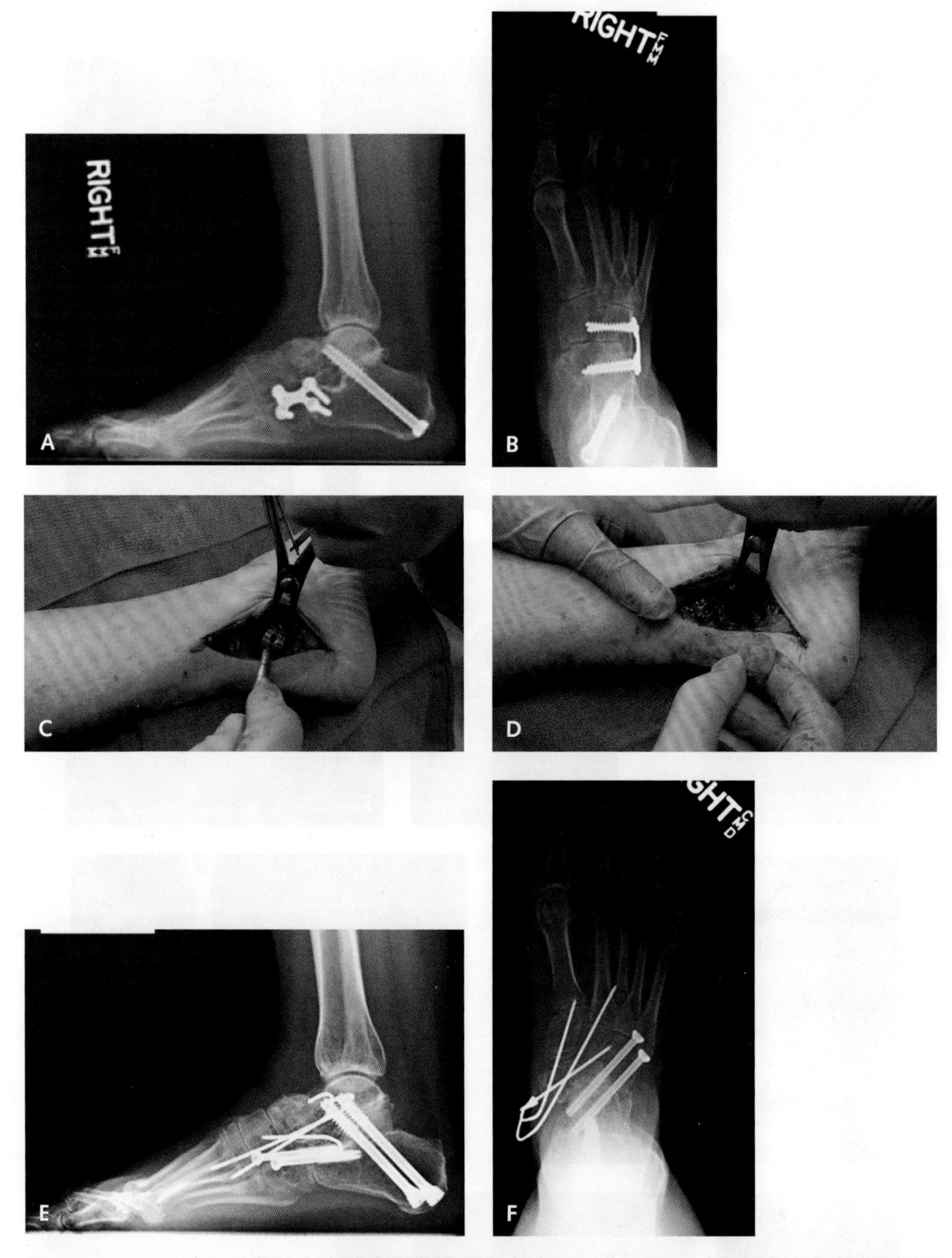

图 15.24 A–B. 该三关节融合失败病例需要在两个平面上进行矫正。患者除了存在中足矫正明显过度导致旋转严重外，还存在距下关节骨质去除过多，导致负的距骨倾斜角及前踝撞击。C–D. 为了矫正畸形，除了处理跗横关节之外还需要翻修距下关节，手术通过使用精准植骨系统置入结构性骨块。E–F. 图中所示为患足最后的影像学表现，注意距骨力线恢复良好，距骨倾斜角明显改善，同时跗横关节旋转完全矫正

（刘奔 译　张明珠 校　张建中 审）

推荐阅读

Ellington JK, Myerson MS. The use of arthrodesis to correct rigid flatfoot deformity. *Instr Course Lect*. 2011;60:311–320.

Hunt KJ, Farmer RP. The undercorrected flatfoot reconstruction. *Foot Ankle Clin*. 2017;22(3):613–624.

Kadakia AR, Kelikian AS, Barbosa M, Patel MS. Did failure occur because of medial column instability that was not recognized, or did it develop after surgery? *Foot Ankle Clin*. 2017;22(3):545–562.

Lin JS, Myerson MS. The management of complications following the treatment of flatfoot deformity. *Instr Course Lect*. 2011;60:321–334.

Toolan BC. The treatment of failed reconstruction for adult acquired flat foot deformity. *Foot Ankle Clin*. 2003;8(3):647–654.

第七部分　踝关节炎的处理

第16章　新鲜大块同种异体骨关节移植踝关节重建

新鲜同种异体骨关节移植踝关节置换

新鲜大块同种异体骨软骨移植在踝关节手术中的作用已被充分报道。尽管在过去这些年中，新鲜大块骨软骨移植重建踝关节的热度已逐渐减退，但此术式仍可以作为一些特殊患者的有效治疗选择。而且，对于胫骨或距骨大面积骨囊变的患者而言，新鲜大块骨软骨移植之外的可选择治疗方式是非常有限的。一般来讲，移植物的体积越小，术后失败的风险越小，无论是移植物坏死、塌陷、骨折或继发关节炎，都是如此。已经有研究对踝关节大块同种异体移植可以耐受的移植物大小或免疫原性负荷提出建议。根据我们自己的临床经验，我们所做的大块踝关节新鲜同种异体骨软骨移植的患者，最长随访至术后第12年，并无并发症发生。然而这些情况只是个例，而非常规，因为许多手术最终还是随着时间的延长而出现各种各样的问题。对于大块距骨骨软骨损伤的患者，做出选择新鲜同种骨软骨移植重建的决定非常容易，因为他们可选的治疗方式非常有限。另外，此术式的优良预后已被报道多年。实际上，在大约8年以前，我们曾有一段时间因为此术式的高并发症发生率而停止选择新鲜大块同种异体骨软骨移植术，但就在那时，有一例术后5年的患者打电话告诉我她的疗效非常好，且已经重新进行长跑运动。这让我们重新燃起对此术式的兴趣，并重新随访了我们的患者，且和其他做此术式的几位医生进行探讨交流。我们最终达成共识：此术式的确适用于非常有限的一部分患者。之前，我们对各种患者使用了此术式，有年轻的，有年长的，有活动度非常小的，有存在创伤性和特发性关节炎的。在达成共识之后，我们决定将之前手术失败的患者，剔除在指征之外，后面遇到相关患者直接选择踝关节融合手术。根据我们之前失败的经验，将此手术的适用范围限制在35岁以上，最好是40岁以上，踝关节活动度良好，这些患者的关节周围软组织比严重的创伤性关节炎患者的软组织更柔韧且解剖结构良好。因此，如果对于全踝置换和踝关节融合都不是理想选择的大块骨软骨损伤合并关节炎的患者，在考虑新鲜同种异体骨软骨移植时，应该严格选择手术指征。

在选择适合此术式的患者时，应综合考虑患者的年龄、体能水平、体重以及对踝关节活动度的预期。在计划手术时，最重要的是需要考虑手术失败的可能性。当然，对于初期踝关节融合的成功率是公认的，从技术层面，融合术的成功率在95%以上。但如果是新鲜大块同种异体骨软骨移植手术失败的患者，行翻修融合术的成功率会显著降低，因为此时新鲜同种异体骨会存在塌陷、硬化或缺血性坏死的情况。治疗失败的其他治疗选择还包括再次行新鲜同种异体骨软骨移植及全踝关节置换术。对于失败后选择全踝关节置换是非常合适的，因为有足够的骨量剩余。此术式的其他注意事项包括严格的术前测量，评估供体与受体的形态匹配性，小心去除供体上全部的软组织以及血管组织，准确测量移植物的高度。与可吸收螺钉相比，目前更提倡使用金属加压螺钉进行坚强固定。如果移植物表面高出3mm以上，可能导致关节不匹配，因此无论是胫骨还是距骨，都不提倡使用厚度超过受体缺损的移植物。然而，在移植时，也不能选择过薄的供体。考虑到愈合问题，移植物过薄可能会出现骨折和坏死。因此，增加移植物厚度可以提高短期疗效。

这个术式不需要组织分型。术前计划中最重

要的是修整移植物的形态，因为移植物必须和缺损部位完美匹配。如果移植物太小，只有几毫米，而此时胫骨和距骨可以良好匹配，则踝关节依然可以功能良好。但如果移植物较大，则无法完全匹配。对于胫骨，虽然可以行内侧或外侧截骨来补救，但对于距骨，则会与踝穴出现撞击而导致治疗失败。这便需要与移植物采购公司制定一个详细的计划，以便准确地确定基于影像学的受体数据，因为移植物的大小是由现场技术人员在距骨上的给定位置用卡尺测量的，可以指定具体位置。因此建议在术前行 CT 扫描以确保测量的准确性。

手术入路与全踝关节置换相同，都从踝关节前侧正中入路。在显露关节并去除所有关节周围骨赘之后，行胫骨远端前侧截骨，充分显露胫骨穹窿的形态。因为只有充分显露胫骨穹窿形态后，才能准确地计划胫骨截骨。在胫骨截骨导板的辅助下截骨要比徒手截骨的准确性高很多，因此，尽量避免徒手截骨。前侧截骨块的大小非常重要，一般会去除胫骨远端 7mm 厚的骨块。判断截骨块与踝关节外侧缘的关系并不十分重要。截骨块的位置定位应该通过术中透视仔细确认，可以通过微调来确保截除胫骨远端 7mm 的关节面。在胫骨截骨时，保护外踝关节面和内踝关节面非常重要。如果考虑使用 Agility 踝关节置换导板来完成胫骨截骨，一般需要截除内踝外侧 1/3。目前尚不清楚此操作是否必要，或者是否单纯胫距关节（没有内踝）也可以维持踝关节的稳定性。可以确定的是，目前的踝关节假体设计并没有将内踝考虑在内，所以也许同种异体骨软骨移植也可以参考这个理念。有时候腓骨远端关节面也可能存在异常，往往是由磨损或畸形所致，比如存在腓骨短缩或旋转。然而，我们在此术式中很少涉及腓骨，即使有些患者明确需要通过截骨术来纠正腓骨长度和旋转畸形。完成截骨后，小心取出胫骨远端截骨块，用小骨刀取出残留的胫骨远端外侧部分，直至整个关节间隙清晰显露（图 16.1）。距骨截骨一般为徒手操作，不需要借助导板，一般去除距离距骨穹窿中心约 6mm 厚度的骨块（图 16.2）。测量胫骨供体的大小，在导板辅助下透视确定胫骨供体的大小并截骨获取（图 16.3）。如果需要，可以先截取一个较大的胫骨远端供体，再根据需要修整至理想大小和形态，但这就需要徒手操作，有时可能因为操作问题而无法确保完美匹配。胫骨移植物一般很难达到完美匹配，这主要因为保留的腓骨后外侧解剖结构的限制。如果遇到此种情况，就需要缩窄移植胫骨块的后外侧，或者通过摆锯来进行腓骨后侧截骨，直至胫骨移植物完全置入。距骨截骨通过徒手完成，需要匹配踝关节的大小。用持骨钳牢固夹持同种异体距骨，透视下打入两枚导针以确保截骨位于同一平面，距骨的截骨平面有足够宽度，对预防骨折非常重要。

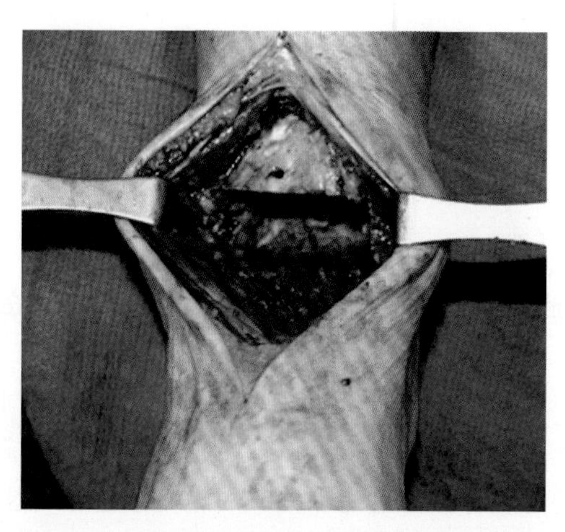

图 16.1 此图为去除胫骨远端之后的踝关节表现。腓骨可以保留，胫骨远端与内踝的截骨类似于 Agility 全踝假体系统的胫骨截骨

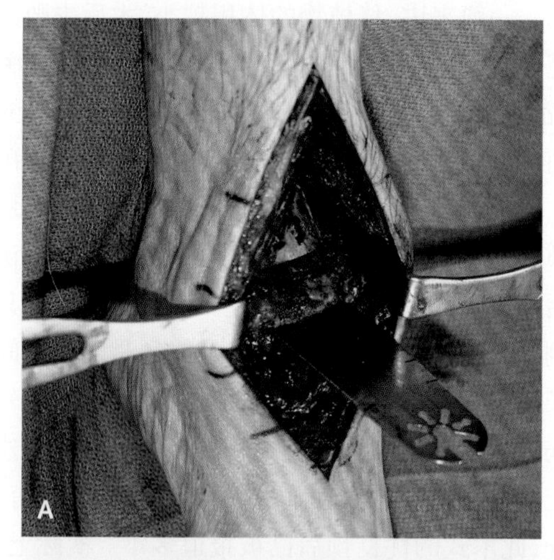

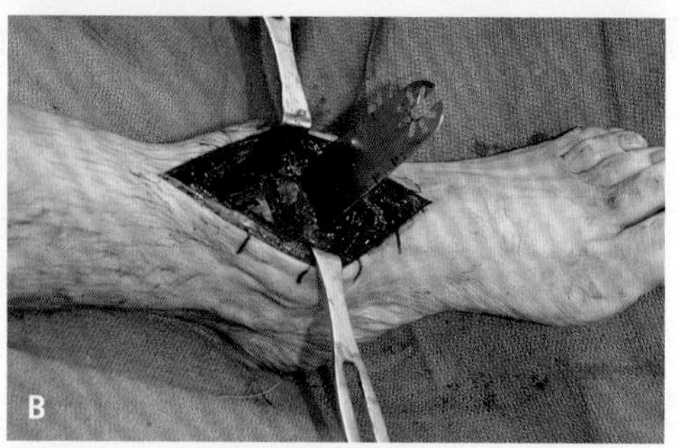

图 16.2 A. 距骨的截骨深度约为 5mm。B. 将摆锯锯片留于距骨的截骨端，如此可透视确定截骨的准确位置。距骨移植物的大小和形态依据距骨截骨块的形态来徒手制备

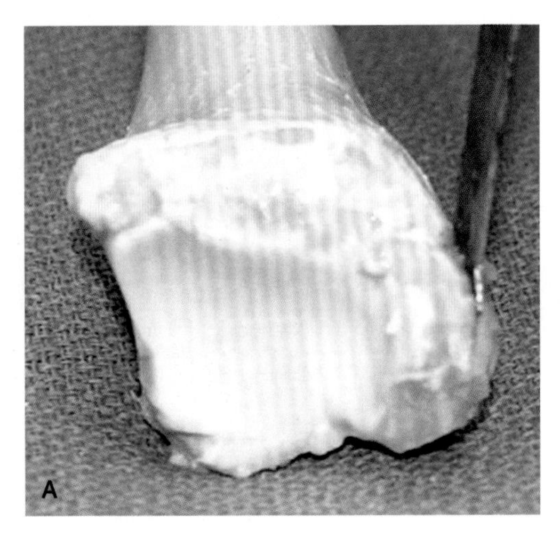

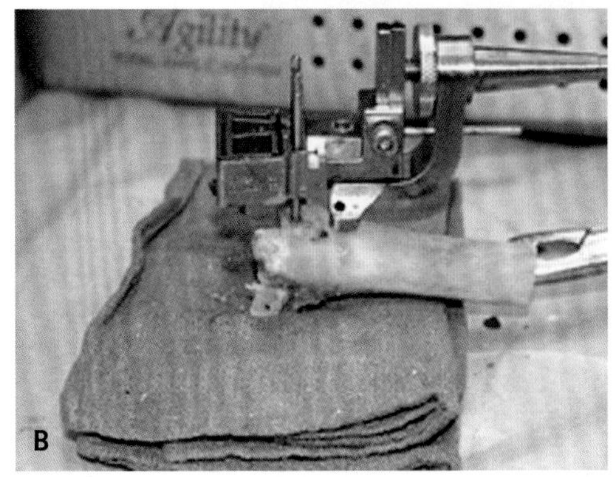

图 16.3　A. 术中仔细制备同种异体移植物，清理移植物全部软组织，之后根据设计截骨。B. 胫骨截骨通过 Agility 全踝假体系统定位后完成

胫骨和距骨截骨完成后，在体外组合到一起，再作为一个整体植入。植入后距骨需要在胫骨中心的下方，在被动背屈踝关节时，植入的同种异体移植物会找到自己的位置，并使胫距关系在踝关节充分匹配。之后，用 4.0mm 的加压螺钉固定胫骨移植物，用 3.0mm 的加压螺钉埋头固定距骨，或用无头加压螺钉固定，距骨的固定螺钉需要穿过关节面（图 16.4）。如果截骨时，距骨截骨块较大，则可能带有部分距骨颈的位置，此时螺钉可以穿过距骨颈固定（图 16.5）。

术后 3 个月禁止负重，在可以耐受的情况下，尽量活动关节进行锻炼，在伤口愈合后可以进行水疗。

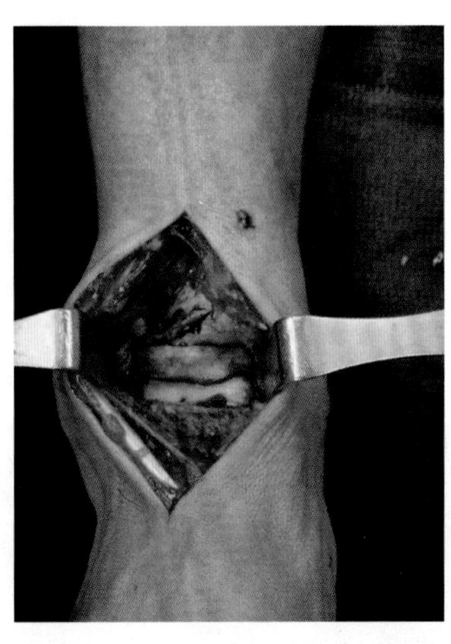

图 16.4　可以看到同种异体关节移植物的整体力线良好

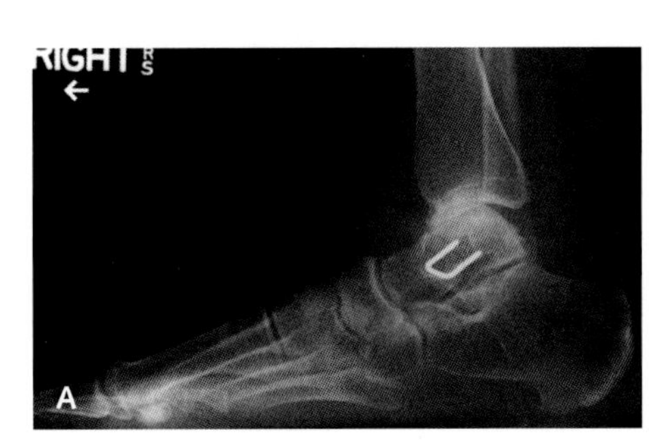

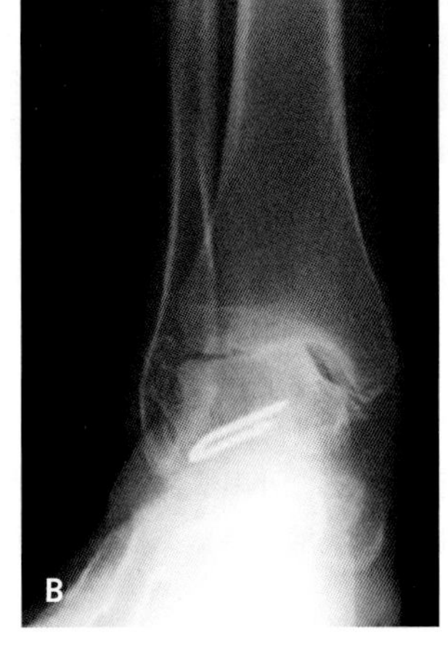

图 16.5　通过一例 45 岁创伤性踝关节炎患者的系列图片来阐述此手术过程。A–B. 术前 X 线片与畸形表现。

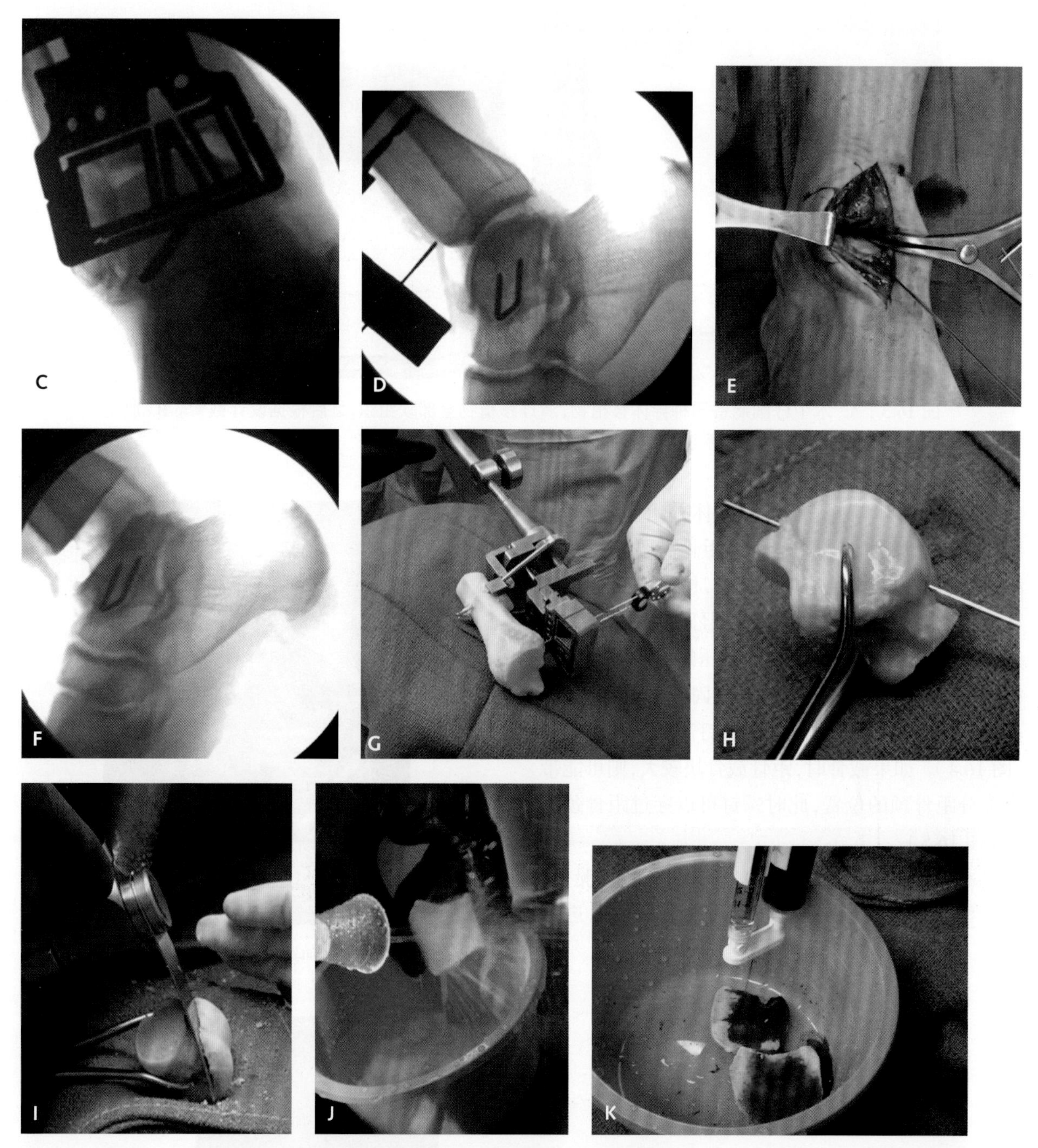

图 16.5（续图） C–D. 安装胫骨截骨导板，透视下确定导板位置后用摆锯截骨。E. 对于僵硬性畸形，通过椎板撑开器充分撑开松解关节，以确保截骨线平行。F. 踝关节侧位透视确保胫骨与距骨的截骨线平行。G. 通过截骨导板在同种异体骨关节上截取匹配的胫骨块。H. 同种异体距骨上置入导针，必要时透视下确定导针位置，截取相应大小与厚度的距骨。I. 通过摆锯来完成距骨截骨。然而，必须当心在完成截骨时骨块掉下或被污染。我们一般会先完成 3/4 的截骨，之后用 1.5mm 的克氏针固定截骨部位，再从不同角度完成剩余 1/4 的截骨，如此便不会使同种异体移植物在完成截骨后飞走，但会在关节面留下一个小孔，不过这样比失去移植物要好得多。J. 通过脉冲灌洗来清理移植物上残留的异源性物质。K. 在移植物的骨接触面注射浓缩骨髓提取物，如此可促进移植物与自体骨之间的愈合以及诱导细胞长入移植物

最初，行此术式的患者对疗效并不满意。然而如前所述，在我们重新对此术式感兴趣之后，严格限制了手术指征并改良了手术操作，目前手术的结果非常令人满意（图 16.6）。一些患者尽管出现软骨面退变或关节炎，但仍保留了很好的活动度，且疼痛缓解显著（图 16.7）。目前对于患者疼痛缓解的原因尚不能很好地理解。在随访中，有多种失败类型出现，包括移植物骨折或碎裂，以及后期的关节炎出现。也有极少数出现移植物不愈合而导致失败。

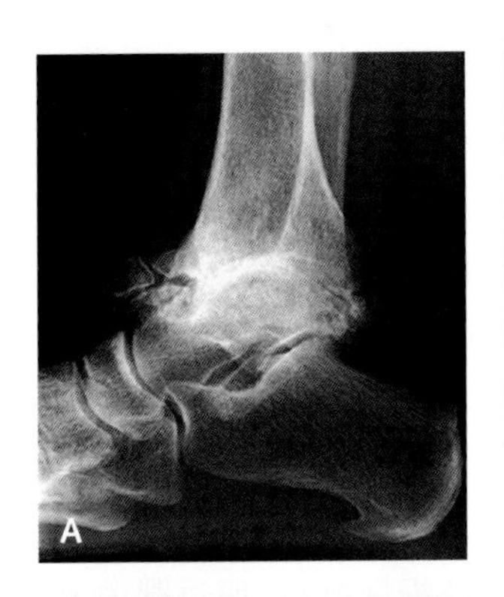

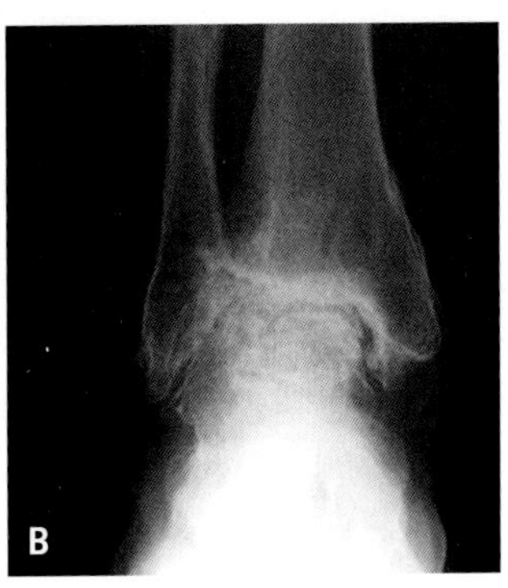

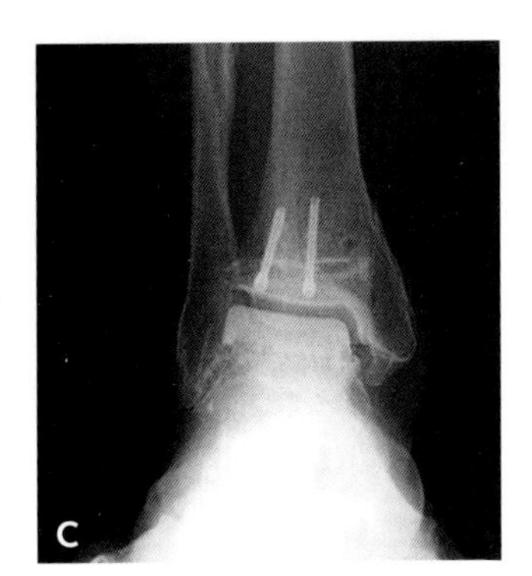

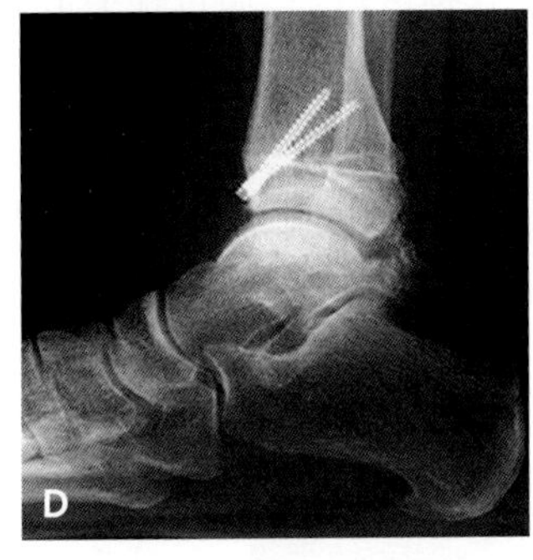

图 16.6　A–B. 患者为创伤性踝关节炎，踝关节存在前侧撞击，但活动度良好。C–D. 同种异体骨关节移植术后 7 年随访，关节得到保留，愈合良好，无关节炎表现

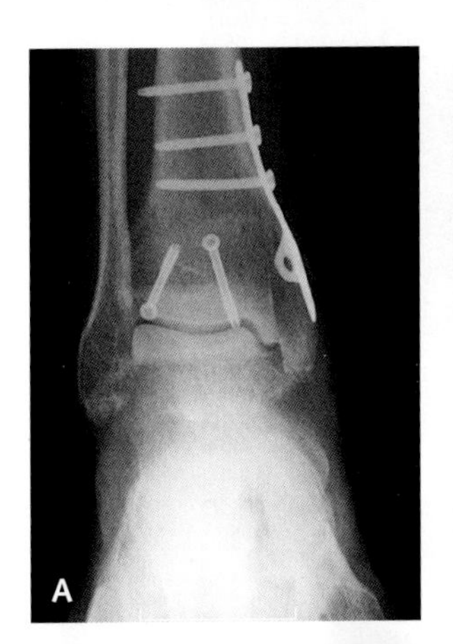

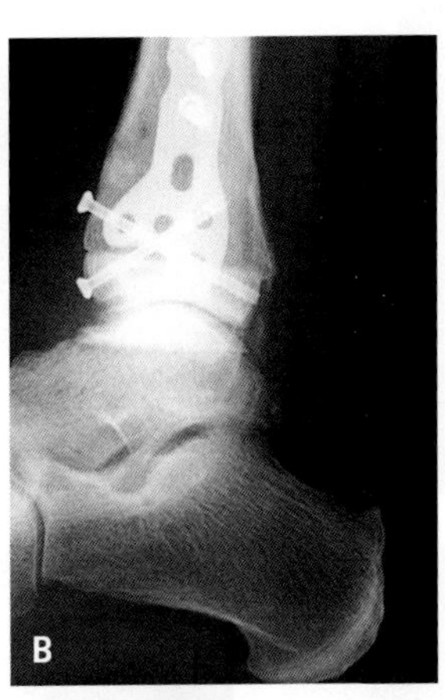

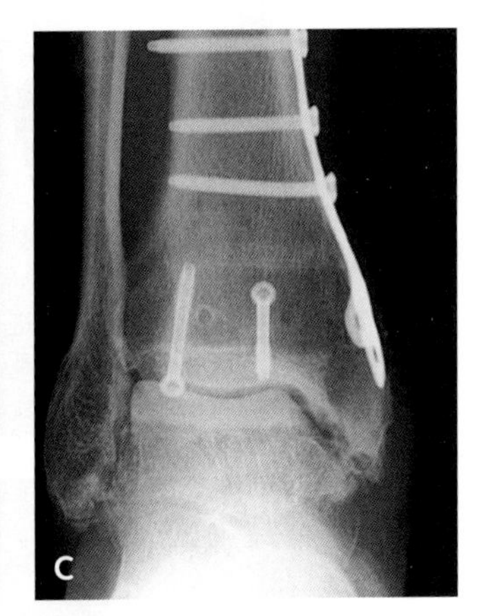

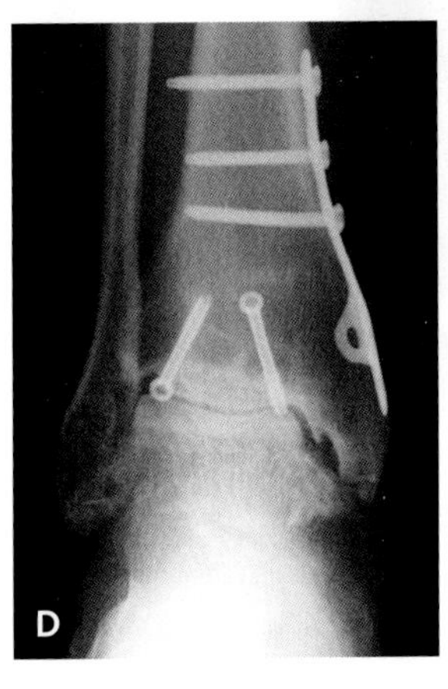

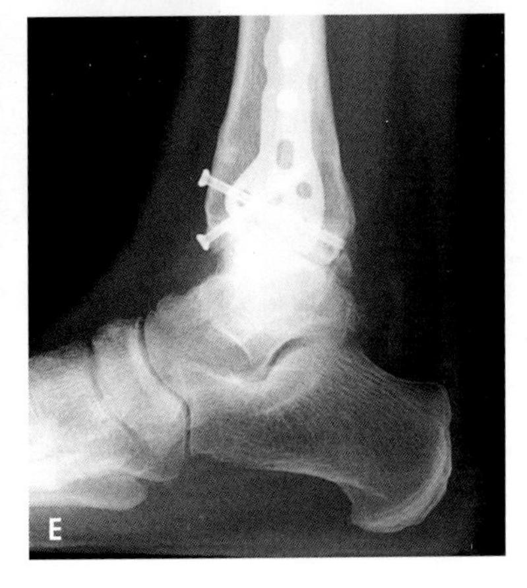

图 16.7　同种异体骨关节移植的影像学表现：A–B. 术后 2 年的 X 线片表现。C–D. 术后 6 年的 X 线片表现。E. 患者已出现关节间隙变窄以及关节软骨磨损，但仍无症状

同种异体骨软骨移植重建大块距骨与胫骨骨软骨损伤

胫骨远端和距骨大面积的囊变性损伤治疗起来非常困难。可能需要骨软骨移植手术，可联合自体松质骨移植或同种异体的骨关节移植进行。此术式的优点在于可以降低致残率，且移植物容易获取。尽管早期结果并不理想，但在结合使用浓缩骨髓提取物、软骨面再处理以及纤维蛋白胶水封闭损伤区域等处理之后，目前的治疗结果还是比较令人满意的。但是，目前尚缺乏此术式的长期随访报道。单独的自体松质骨移植治疗此类损伤很难获得成功，应该避免。另一选择是自体松质骨移植结合带骨膜骨覆盖，或组织工程支架结合自体细胞填充移植。

使用解剖结构匹配的同种异体移植物是治疗踝关节距骨骨软骨损伤的有效方法，但由于费用原因限制了其推广使用。目前尚无此术式的具体适应证，但对于连续性的大面积软骨缺损合并囊肿形成，或病变深度大于 5mm，或关节镜治疗失败的大面积骨软骨缺损（>1.5cm），或关节镜多次治疗均失败无论面积大小均可作为此术式的指征。对于病变直径大于 3cm 的损伤，需要同种异体移植时，对移植物的需求量是比较大的。我们倾向于选择一期重建手术。无论选择何种入路，均无法非常准确地测量缺损区域的形态，因此，我们会选择填充物来帮助测量判断。

在清理完缺血性坏死的骨软骨后，我们会进一步切除损伤区域的边缘组织，以便于更好地与移植骨软骨块的形状匹配。在骨软骨受体区域处理完成后，我们先用骨蜡填充。之后取出骨蜡，尽可能保留骨蜡在受体区域的完整形态，以其为模板来准备移植物的形态。此类同种异体骨软骨移植可用于距骨穹窿内侧区域、中间区域、外侧区域或胫骨远端。在移植物填充至缺损区域后，通过踝关节自身的凹凸形态结合屈伸活动来挤压移植物至充分匹配。对于距骨中心区域骨软骨移植，有时可以不用固定。但边缘大块骨软骨移植则需要通过可吸收钉或加压螺钉来固定，固定时需要将尾帽充分埋入软骨下（图 16.8~ 图 16.12）。

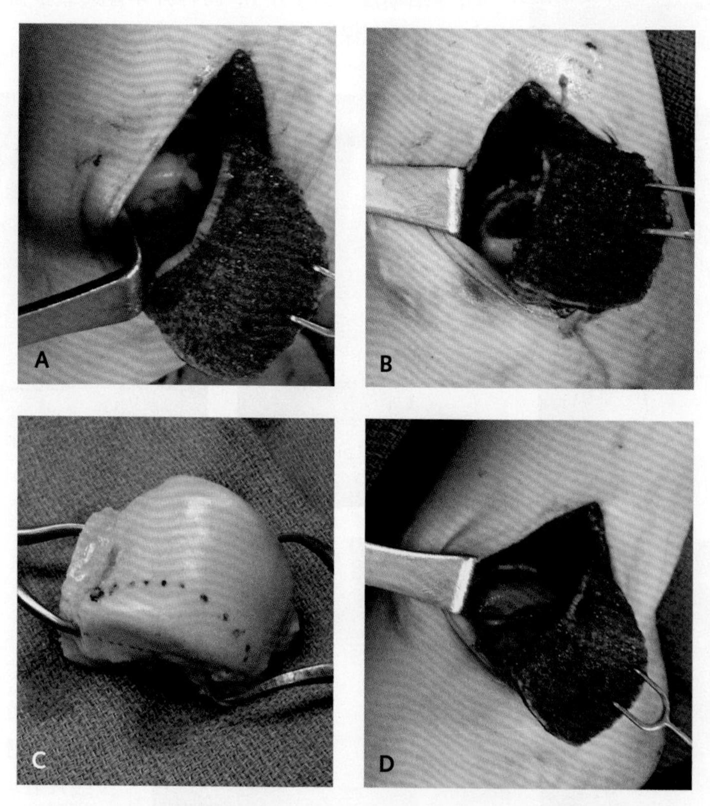

图 16.8 患者的距骨骨软骨损伤累及整个距骨穹窿的内侧区域。A. 内踝截骨，显露病变区域。B–C. 用摆锯和骨刀清理坏死区域，之后测量标记移植物的大小。D. 移植物和骨缺损区域匹配良好，用可吸收针固定

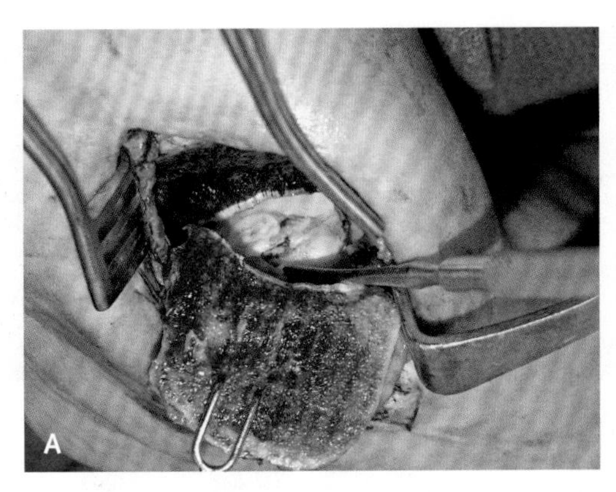

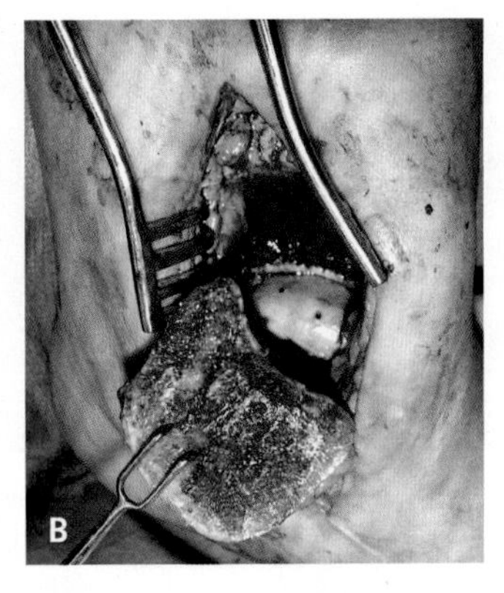

图 16.9　A. 患者为 17 岁男孩，距骨骨软骨损伤累及整个距骨穹窿的内侧区域以及内侧壁。B. 可以看到，移植物和骨缺损区域匹配度非常好，通过两枚生物可吸收针固定移植物

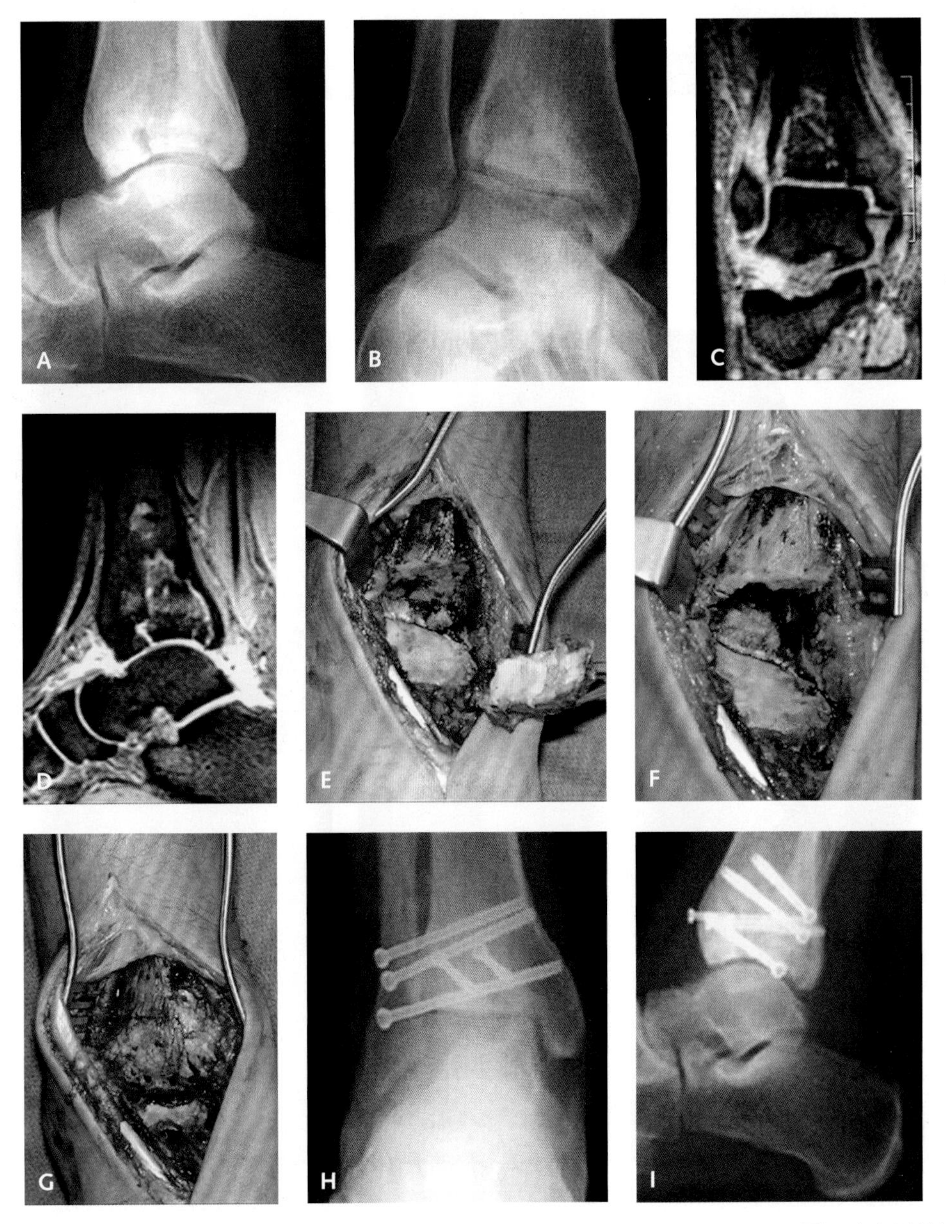

图 16.10　34 岁患者创伤后胫骨远端骨坏死。A–D. 术前 X 线片以及 MRI 显示胫骨远端广泛骨坏死以及关节缺损。E–F. 胫骨截骨，去除胫骨远端前外侧楔形骨块，显露缺损区域。G. 新鲜同种异体胫骨远端匹配性截骨，填充患者骨缺损区域，用螺钉固定。H–I. 术后 3 年的 X 线片表现

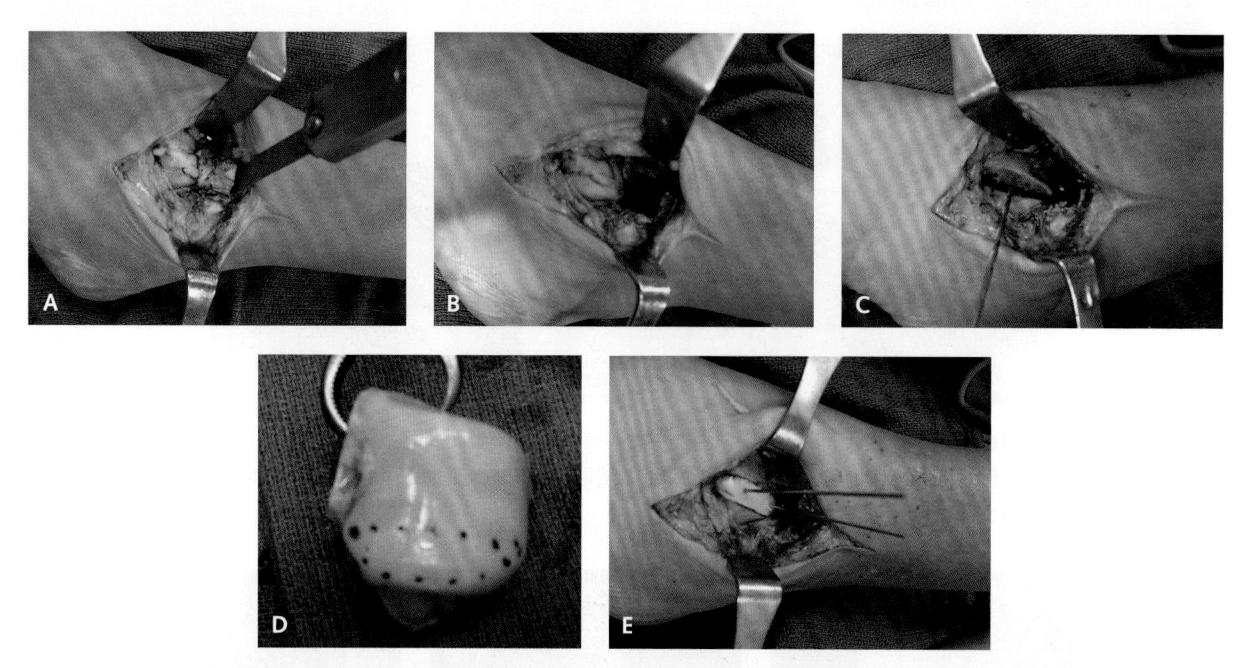

图 16.11 A. 患者为 21 岁女性距骨骨软骨损伤，病变区域比较特殊，累及整个距骨穹窿内侧，但内侧壁未被累及。B–C. 胫骨远端内侧开窗截骨，显露距骨骨软骨损伤区域，以便于清理和移植物置入。距骨骨软骨损伤区域通过骨刀截骨，用摆锯修整截骨边缘至平整光滑。D–E. 之后用骨蜡填充缺损区域以制备缺损模型，参考模型再进行同种异体距骨截骨和移植固定

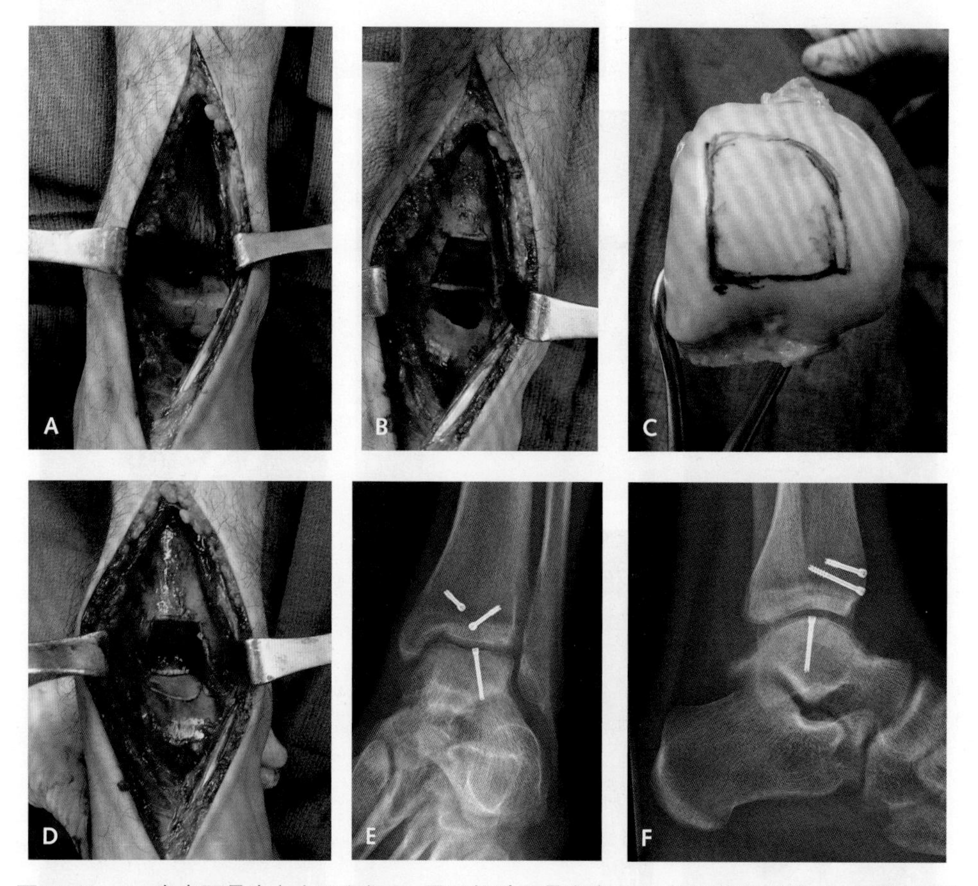

图 16.12 A. 患者距骨中心大面积坏死，累及超过距骨穹窿 60% 的关节面区域。B. 通过摆锯在胫骨前侧开窗，显露距骨穹窿关节面，再通过关节面截骨来充分显露距骨坏死区域。C. 通过骨蜡填充，制备坏死区域模型，然后在同种异体距骨上标记出相应的截骨区域。D. 移植物和缺损区域的匹配非常好，通过屈伸踝关节使移植物充分压至缺损区域。E–F. 术后 2 年的 X 线片

另外，也可以通过圆柱状的骨软骨取出器来进行移植重建。在显露病变区域后，将一枚导针从病损区域中央置入，在充分清理完成后，测量病损的最大直径，选择合适的环钻在病损区域钻孔至 10mm 深度。再将移植物以合适的角度固定至把持装置，以便从相同的部位和角度取供体骨软骨柱。供体骨软骨柱的直径较受体区域直径减小 0.5mm，将取出的同种异体骨软骨柱小心地放入缺损部位。此类患者完成移植后无需固定，将骨软骨柱压入合适位置即可。在植入骨软骨柱之前，要仔细测量缺损区域的深度和骨软骨柱的长度，尽量精确匹配，避免重复植入与取出操作。反复操作会增加软骨面损伤的风险，且如果植入骨软骨柱过短会陷入太深，不易取出。此术式的技术要求不像大块移植技术那么高，且不存在内固定对软骨面的损害。然而，此术式也会切除一些正常的软骨面，尤其是对于那些损伤区域不规整，以及损伤面长宽差异较大的患者。但对于那些距骨穹窿内侧和外侧圆形损伤的患者则非常适合。

对于距骨病损区域累及 1/2 以上距骨时，无论是内侧还是外侧，踝关节前侧截骨入路都是非常好的显露方式。尽管非常少见，但如此截骨后可能出现快速关节退变，进而导致不可逆性关节炎，手术设计时应考虑到这些问题。术中可在胫骨与跟骨上通过临时的外固定架牵开踝关节，以避免距骨截骨时对胫骨关节面的损伤（图 16.13）。

切除胫骨前侧 2~3mm 的前唇，可以显著增加对距骨穹窿的显露，且并不影响踝关节的稳定性（图 16.14）。根据术前影像学评估，切除距骨坏死区域。将弹性拉钩置于距骨上方，以保护胫骨关节面。在矢状面通过小的摆锯来完成距骨截骨。可用 1.2mm 的克氏针从前向后置入，透视确定位置以便精确截骨。之后，将弹性拉钩置于内踝间隙，用小摆锯完成水平面截骨。为了避免对正常距骨的损伤，可在矢状面截骨后，将一个锯片置于截骨线位置，作为机械阻挡，避免水平面截骨时损伤正常距骨。截骨完成后，小心活动已经松弛的骨块，确保已充分游离（图 16.15）。

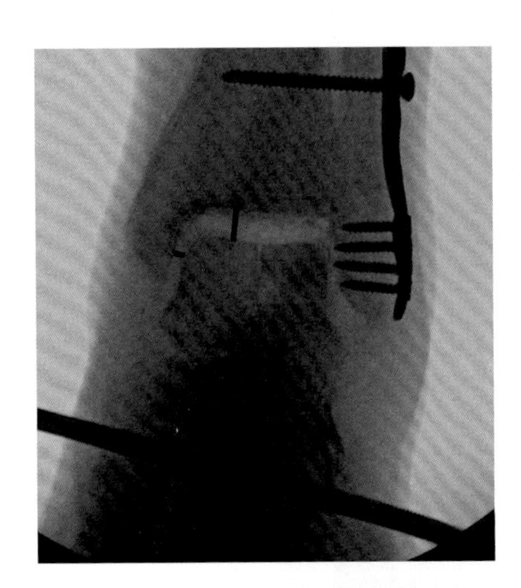

图 16.13　术中透视显示关节牵开后踝关节间隙显著增加。关节间隙增加可以方便摆锯的使用，以及骨软骨块的清理，且可以降低胫骨远端关节面损伤风险

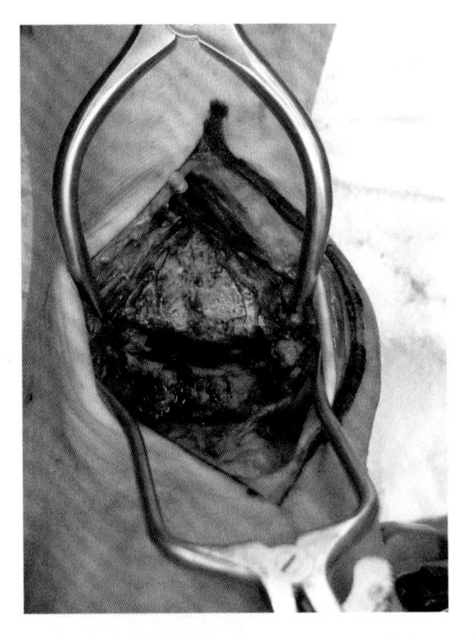

图 16.14　胫骨前唇截骨后可以增加距骨穹窿的显露面积，且可以方便摆锯的使用以及病变距骨的取出

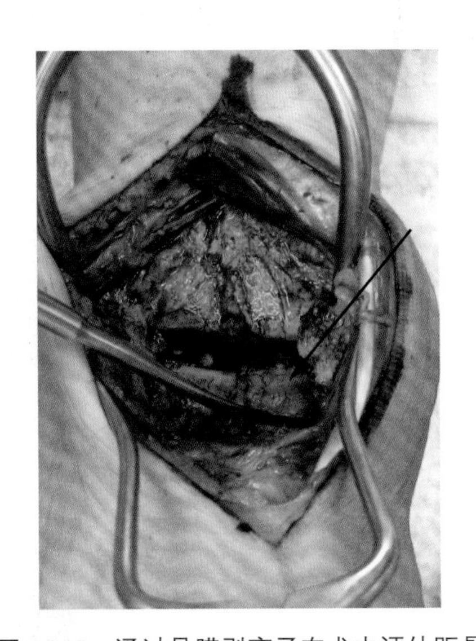

图 16.15　通过骨膜剥离子在术中评估距骨截骨区域是否完全游离，如果要取出的距骨区域还有软组织附着，则取出时可能会破碎，如此便增加了取出的难度和潜在的相关并发症，以及对移植物准确匹配的测量难度也会增加

通过巾钳或持骨钳将游离的骨软骨块整块完整取出（图 16.16）。然后，测量取出骨块的宽度和厚度，作为移植骨软骨块的参考数据。此类患者，距骨的前后径整体不变，整块均被用于移植（图 16.17）。用特定装置把持住同种异体距骨，标记截骨线（图 16.18）。标记时，在宽度和厚度上各增加 1mm，以避免截骨后移植物偏小。通过小摆锯完成截骨，截骨时用水冲洗冷却锯片，避免热灼伤。我们喜欢先完成水平面截骨，之后用 2 枚 1.2mm 克氏针从背侧向跖侧穿截骨线固定，避免在矢状面截骨时骨块滑脱。胫骨克氏针临时固定会造成软骨面的微小损伤，但相比于失去骨软骨块，这种损伤微乎其微。需不遗余力地避免失去骨软骨块这类灾难性术中并发症的发生。完成矢状面截骨后，再去掉克氏针。

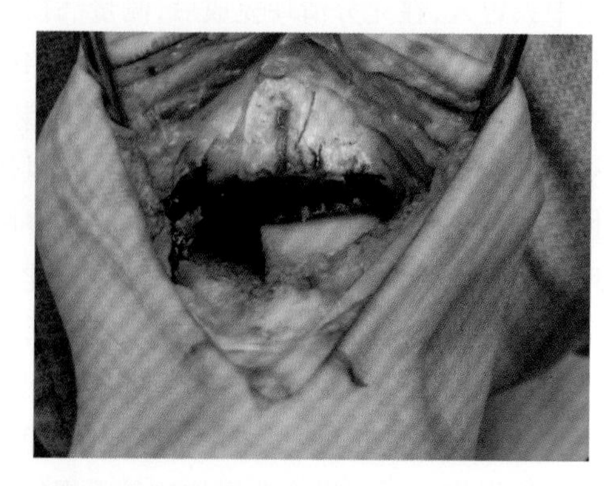

图 16.16 除去病变的距骨区域之后，仍需要直视下确定距骨后侧区域也被完全取出

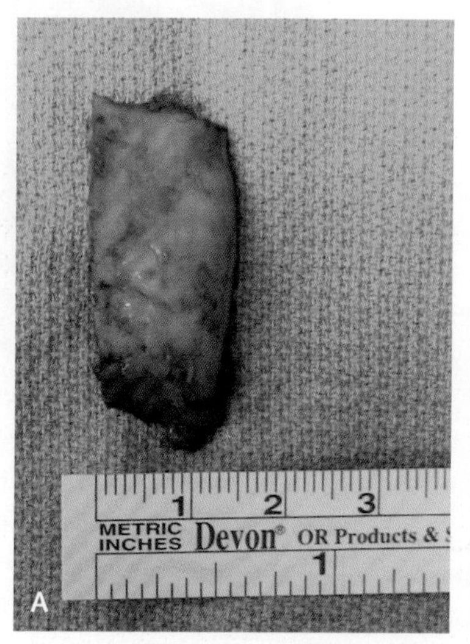

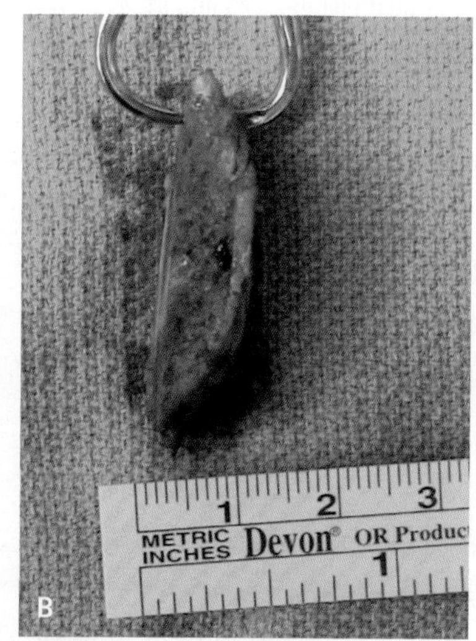

图 16.17 测量切除距骨块的宽度（A）和厚度（B）

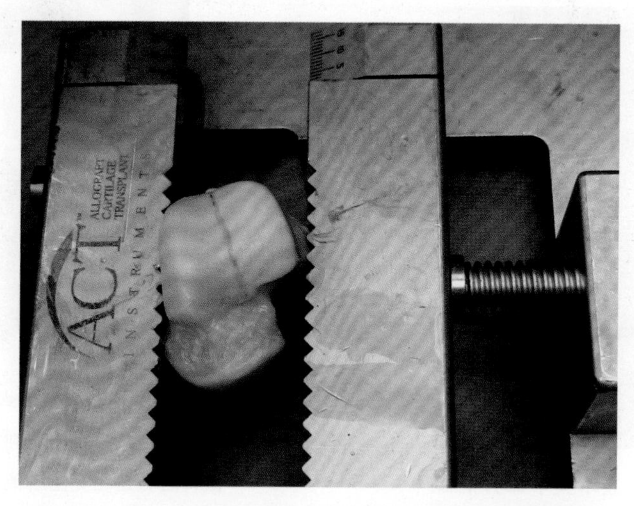

图 16.18 将同种异体距骨固定在专用装置上，以确保截骨时稳定和避免滑移。用画线笔在距骨表面标记出截骨的宽度和厚度

修整移植骨块边缘至软骨面与原始软骨面完全匹配。移植骨块可通过 1.2mm 克氏针固定回原同种异体距骨来调整边缘。此时的移植骨块非常难把持，在使用摆锯之前必须固定牢固。在形态调整满意后，我们喜欢使用两枚无头螺钉固定，如此可避免内固定突出损伤胫骨关节面（图 16.19）。可以在移植骨面与受体面之间增加成骨诱导成分，我们喜欢使用浓缩骨髓提取物来提高愈合率。然而，目前并无研究结果支持此操作。术中判断自体软骨面与移植软骨面的平整性比影像学表现更为重要，因为自体与同种异体移植物的软骨厚度可能存在差异（图 16.20）。

有时，可能出现移植物损坏或掉落污染的情况。此时，如果原始骨软骨损伤区域小于 50%，则剩余的同种异体骨距骨仍可以作为再次移植的备选。尽管

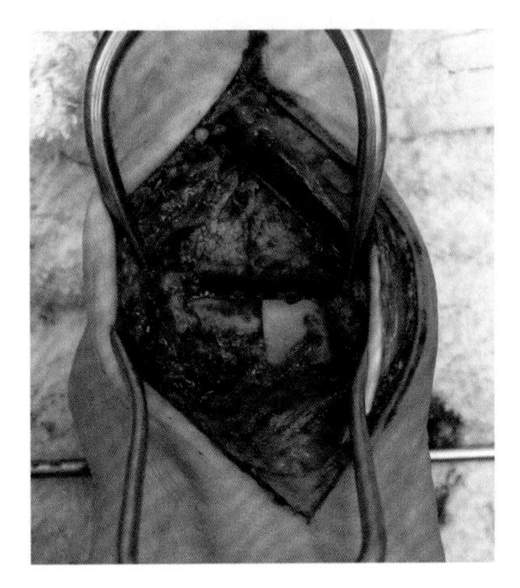

图 16.19　完成同种异体骨移植后的外观照。用两枚无头螺钉固定（钉尾需埋至关节软骨以下）。也可以使用带尾帽的螺钉，但需确保尾帽被埋至关节软骨面以下，以避免对胫骨关节面的磨损和破坏

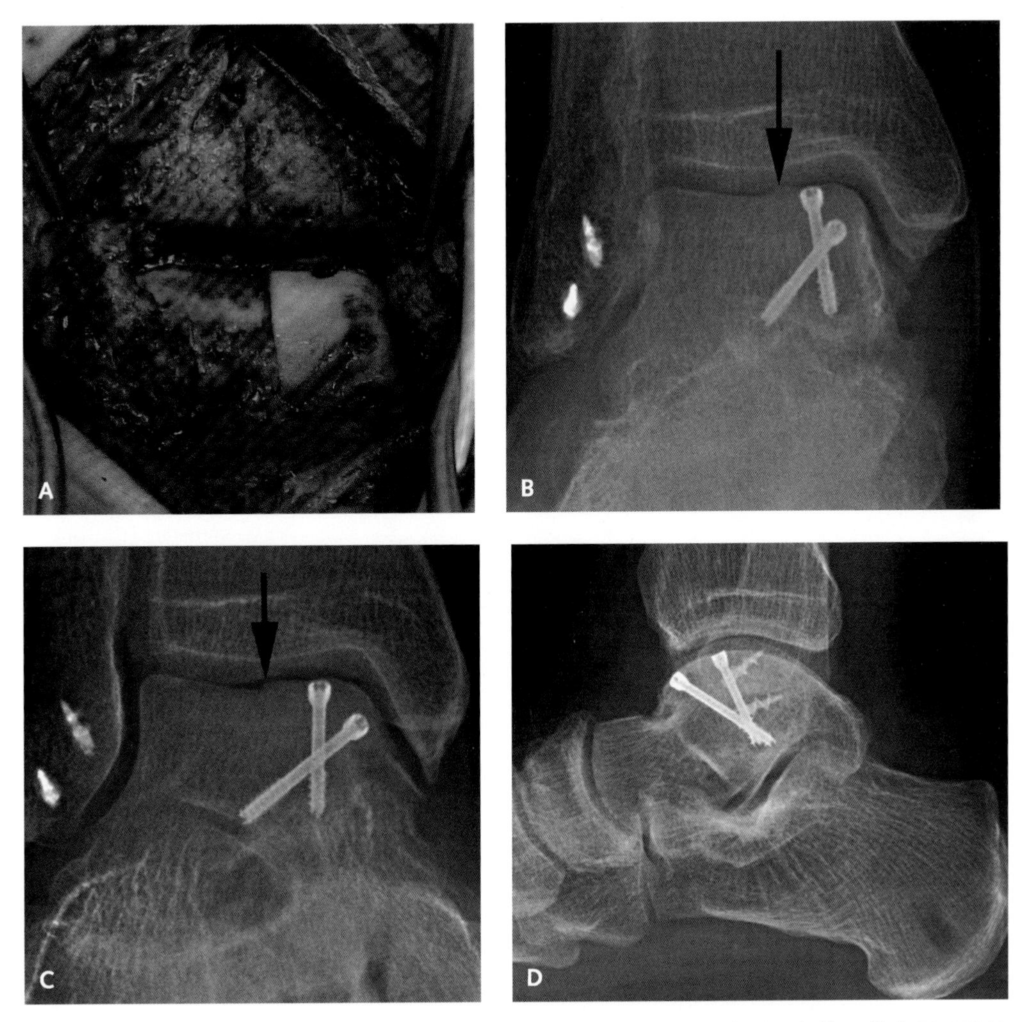

图 16.20　A. 术中直视下可见移植物与原关节面在同一水平。B–C. 术后 1 年的 X 线片显示移植物已经完全愈合，然而，在踝关节正位（B）和踝穴位（C）上显示移植物的软骨下骨部分略高（箭头所示）。D. 患者无症状，侧位 X 线片也无明显异常

在形态上有些许差异和不匹配，但在这种情况下也是最好的选择了。用特殊的持骨器把持同种异体距骨，并在截骨时使用克氏针临时固定可以降低移植物丢失的风险。术后的X线可能显示在自体骨与移植骨之间存在一定的台阶，这属于正常的，因为术中已在直视下确定软骨面完全匹配。术前需和患者告知这种情况，如果可能，还可以在术中拍照，以免患者对术后影像学表现不满意。

（赵宏谋 译 张明珠 校 张建中 审）

推荐阅读

Bugbee WD, Khanna G, Cavallo M, et al. Bipolar fresh osteochondral allografting of the tibiotalar joint. *J Bone Joint Surg Am.* 2013;95(5):426–432.

Giannini S, Buda R, Pagliazzi G, et al. Survivorship of bipolar fresh total osteochondral ankle allograft. *Foot Ankle Int.* 2014;35(3):243–251.

Jeng CL, Kadakia A, White KL, Myerson MS. Fresh osteochondral total ankle allograft transplantation for the treatment of ankle arthritis. *Foot Ankle Int.* 2008;29(6):554–560.

第 17 章　踝关节骨折畸形愈合的重建

手术方案制定与重建方法

重建踝关节骨折畸形愈合的前提是可以保关节。关节的实际情况常表现为内侧或外侧穹窿的关节软骨磨损与侵蚀，看上去几乎无法修复。然而，即使关节损伤严重，重建踝关节的力线也是非常有价值的。多数患者合并有腓骨的不愈合、畸形愈合或两者同时存在。有时，内踝或后踝也存在骨折后畸形愈合，需要同时矫正。拍摄踝关节负重正侧位X线片以及CT对手术方案的制定非常重要。CT可以帮助评估腓骨的旋转畸形程度、下胫腓联合错位程度、后踝累及范围以及关节面的破坏程度。对于踝关节骨折畸形愈合，除了过度严重关节病损的病例，均值得尝试重建手术，而且即使重建失败，依然可以选择踝关节融合或置换手术。腓骨截骨、胫骨截骨、或胫腓骨同时截骨对于治疗踝关节骨折畸形愈合甚至合并关节炎的病例是非常好的选择（图 17.1 和图 17.2）。在一些特殊情况下，因为技术原因而无法行关节重建时，融合踝关节则是最佳选择，需明确的要点是，踝关节融合并非是严重创伤后畸形唯一的治疗选择（图 17.3）。

关节清理：镜下还是切开？

需要确定是否同时行镜下关节清理术。关节镜探查对于并发踝关节炎的病例非常有帮助，术中可以评估关节退变的程度与范围，尤其用于处理怀疑有后方骨软骨损伤而通过前外侧关节切开入路无法探及的病例。必须充分切除和清理踝关节内侧间隙的增生组织，如此才可以复位距骨。有时内侧间隙很小的组织残留也会妨碍距骨的内移复位（图 17.4）。腓骨畸形愈合常合并有距骨外移，而内侧间隙也会因此增加，因此，无论是切开直视下还是在镜下手术中要复位距骨就需要充分清理内侧间隙组织。在我们看来，如果要尝试重建手术，所有病例均需要行关节清理，尤其是在内踝清理内侧沟内增生的组织，并在无内踝骨折的病例以叠瓦缝合的方式加强修复损伤的三角韧带。

可以通过前内侧纵切口清理内踝。切口位于胫前肌腱内侧，内踝正前方，长度约 2cm。如果需要清理三角韧带，可以在内踝上直接做切口向远端延伸至三角韧带。沿三角韧带走行设计切口可以便于必要时以叠瓦缝合的方式加强修复韧带。切开皮肤软组织显露至关节间隙，切开关节囊，充分切除内侧间隙及周围增生的滑膜、关节囊、瘢痕组织。将咬骨钳插入内踝间隙，内侧彻底清理并松解的标准是咬骨钳可以旋转 180° 以及距骨可以被动活动。因为延长腓骨时距骨会被动内移，故需要在纠正腓骨长度和力线后再次评估内侧间隙，判断内侧是否仍存在阻挡。如果腓骨骨折畸形愈合未合并内踝骨折，则原始损伤常累及三角韧带，而伤后三角韧带常愈合于拉长无张力的状态，此时，需要进行三角韧带紧缩重叠加强修复以恢复其有效长度。我们多将三角韧带自其内踝止点剥离，并在原位保留 1~2mm 的组织瓣，通过内踝钻孔或带线锚钉来缝合三角韧带。此术式类似于 Broström 手术，固定结束将内踝上残留的韧带止点组织拉下来覆盖线结，用 0 号可吸收缝线 "8" 字缝合，来进一步将此近端残留的止点组织瓣与韧带体部缝合，从而避免修复部位线结及突出软组织产生激惹效应（图 17.5）。

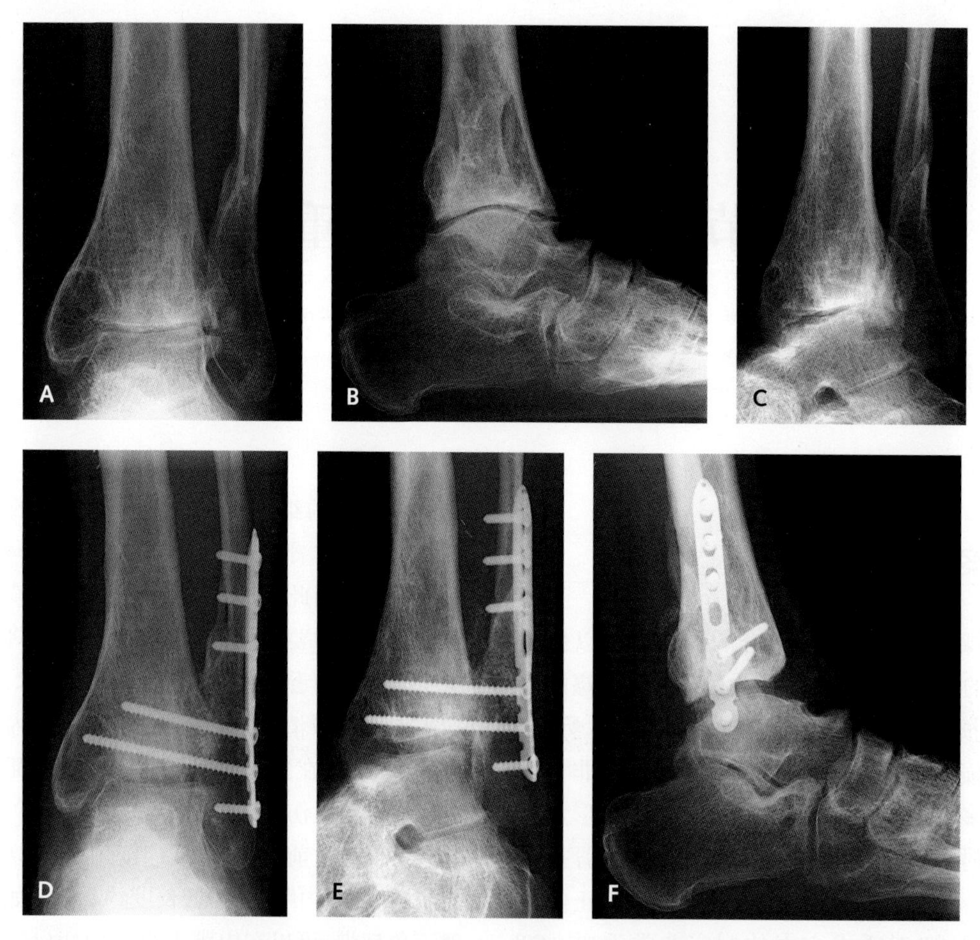

图 17.1 A–C. 此例踝关节骨折畸形愈合病例存在严重的腓骨短缩与旋转畸形，同时合并有踝关节炎。关节镜下清除内侧间隙增生组织，再延长腓骨并固定下胫腓联合。D–F. 注意术后踝关节的力线得到显著改善，踝关节间隙也有明显增宽

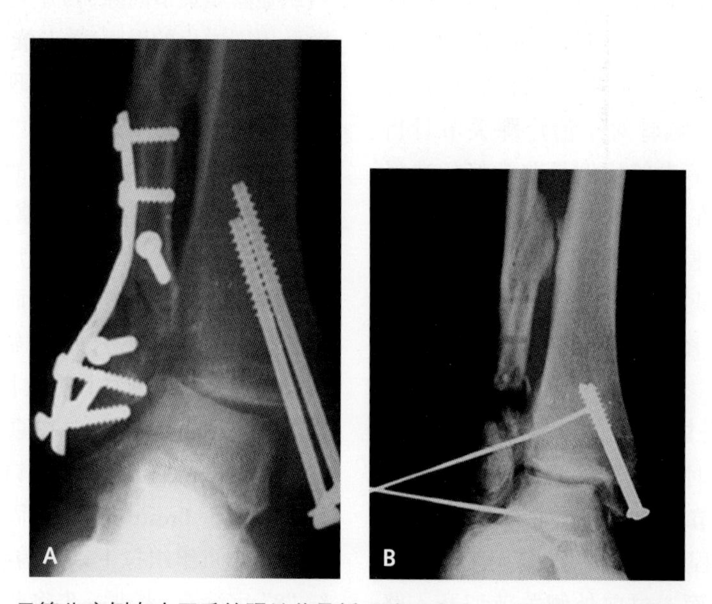

图 17.2 A. 尽管此病例存在严重的踝关节骨折后畸形愈合、关节不匹配，腓骨与内踝均存在骨折不愈合与部分畸形愈合，胫骨远端外侧关节面压缩侵蚀，但依然值得进行重建手术。B. 翻修重新固定内踝骨折以及延长腓骨后，踝关节的整体力线明显得到矫正

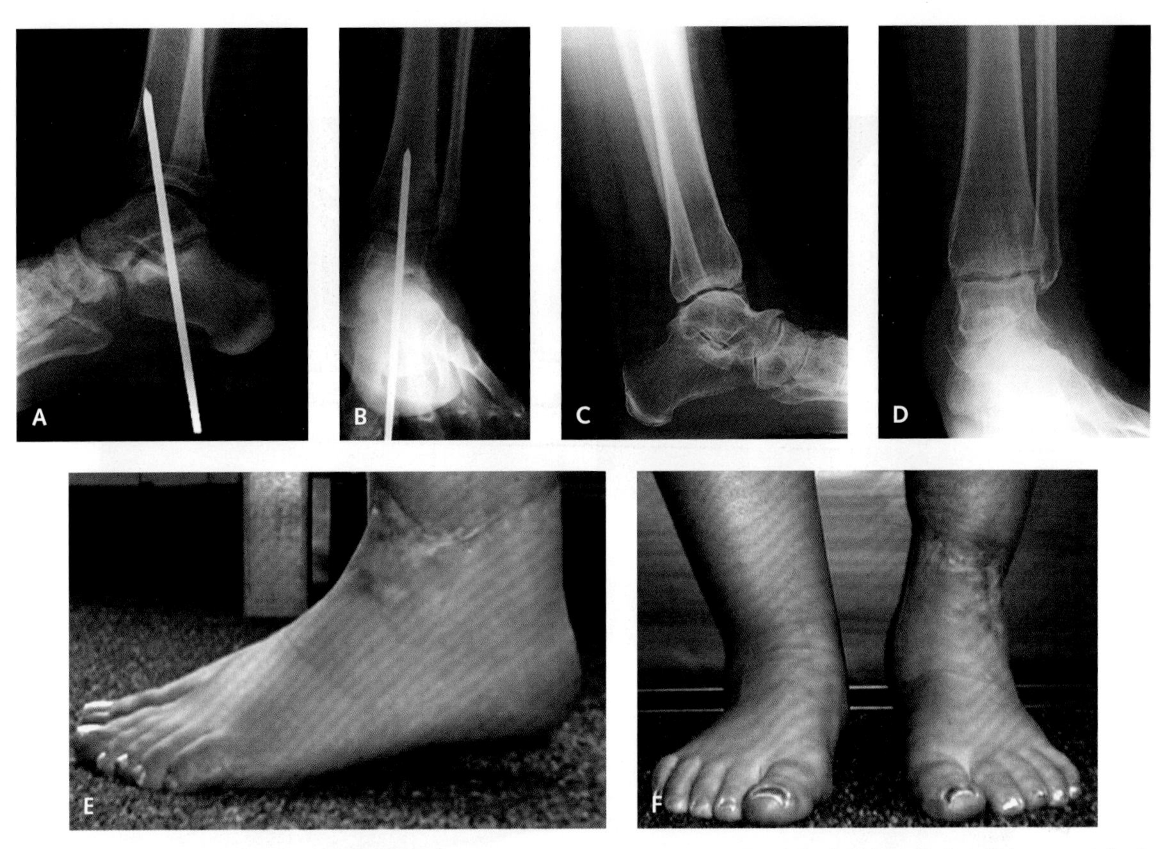

图 17.3　A–B. 25 岁女性，6 周前因为开放性踝关节骨折脱位而去除内踝，并通过非常粗的克氏针经胫距跟临时固定稳定踝关节，结果导致跟骨骨髓炎的发生。在给予关节清理后，评估发现踝关节稳定性尚可，仅给予支具辅助固定，无其他治疗。C–F. 5 年后患者随访发现踝关节依然非常稳定，但关节出现退变，关节活动度受限，并出现僵硬性马蹄畸形

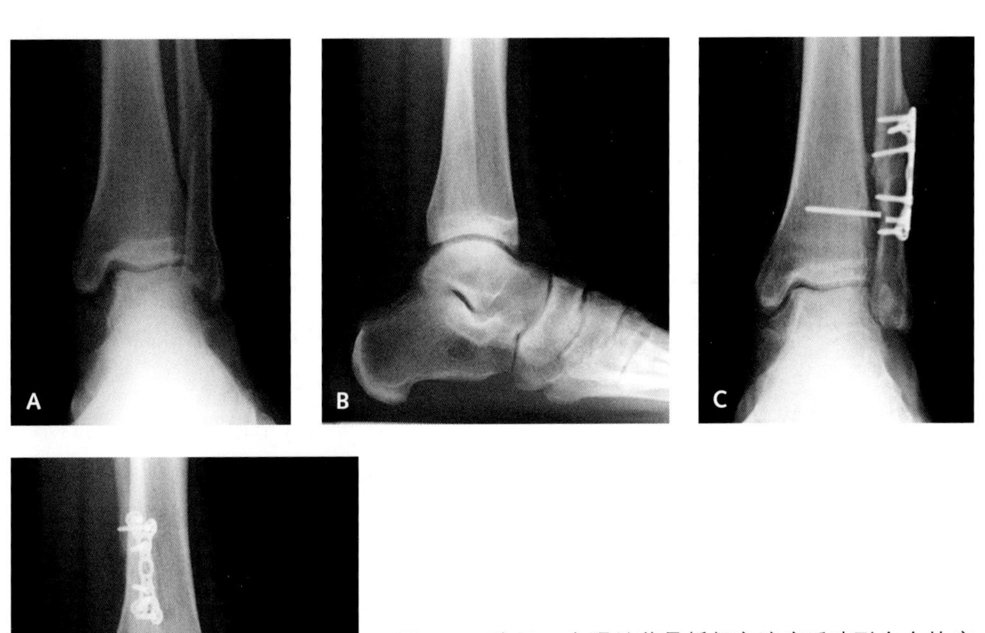

图 17.4　这是一个踝关节骨折保守治疗后畸形愈合的病例，患者 37 岁。A–B. 注意术前 X 线片提示腓骨旋转短缩畸形，外踝力线不良，内踝间隙增宽。C–D. 翻修手术包括镜下关节清理内侧间隙以及盂唇截骨清理增生的骨赘与瘢痕组织，并延长腓骨。术后踝关节整体力线尤其是外踝间隙的匹配性得到恢复

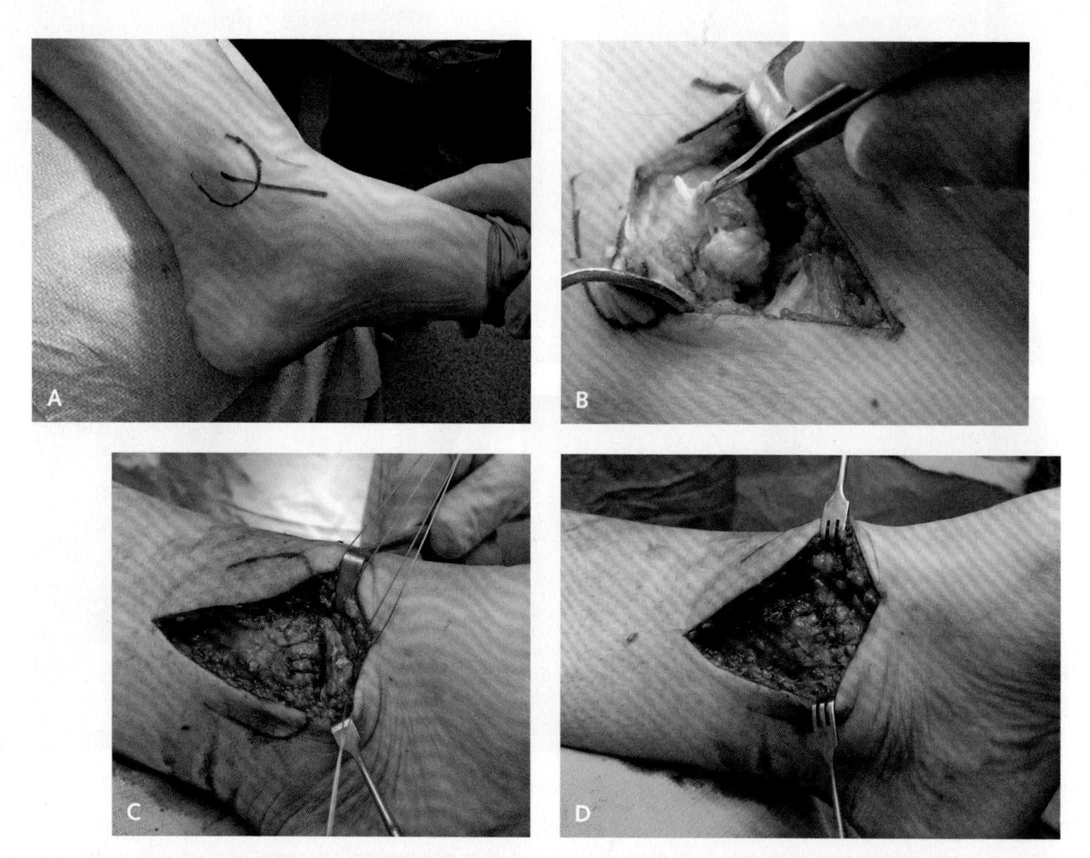

图 17.5 A. 三角韧带修复合并内踝间隙清理，切口在内踝上沿着三角韧带浅层前束的走行向远端延伸。B. 从内踝尖三角韧带止点以远 1~2mm 处剥离三角韧带。C. 剥离三角韧带之后内侧间隙更容易显露，充分清理内踝间隙的增生软组织，必要时可向近端进一步延伸切口更充分显露踝关节。完成清理后，以类似于 Broström 手术的方式叠瓦样缝合修复三角韧带。D. 缝合完毕后的外观。此病例中还需要同种异体肌腱来重建下胫腓联合，因此切口向近端延伸得较大

腓骨与内踝畸形以及其截骨治疗方法

腓骨骨折畸形愈合常存在短缩与外旋畸形，也可以仅出现上述的一种情况，畸形的自身特点决定了矫正时选择什么类型的截骨和是否需要植骨。最理想的是不需要分离全部下胫腓联合来延长腓骨，如果手术操作累及下胫腓联合，且需经过腓骨来融合下胫腓，则需要充分清理下胫腓联合（图 17.6 和图 17.7；视频 17.1）。如果腓骨仅存在外旋畸形但无短缩，则只需旋转截骨而无需同时进行延长，此时不需要打开下胫腓联合（图 17.8；视频 17.2）。

在腓骨上做踝关节外侧扩大切口，常在原手术入路进行，取出原内固定物。此术式的核心在于恢复腓骨的长度并纠正旋转畸形。通过术前拍摄双侧踝关节 X 线片对比很容易测量和评估内外踝力线的改变。腓骨常合并外旋畸形，纠正起来并不容易。如果原腓骨骨折已经完全愈合则需要行截骨术，截骨的平面应该确保给截骨线远端的内固定留足够的空间（视频 17.2）。

腓骨的截骨平面可为横形或斜形。横行截骨的优点在于可以非常容易地获得充分的延长。横行截骨尤其适合于腓骨存在明显短缩需要通过椎板撑开器延长的病例。在翻修腓骨短缩病例时，行横行截骨延长后，需要采用结构性植骨来填充延长间隙。有的病例仅存在外旋畸形并不存在腓骨短缩，截骨后需要内旋截骨远端，但无需延长腓骨（图 17.8）。

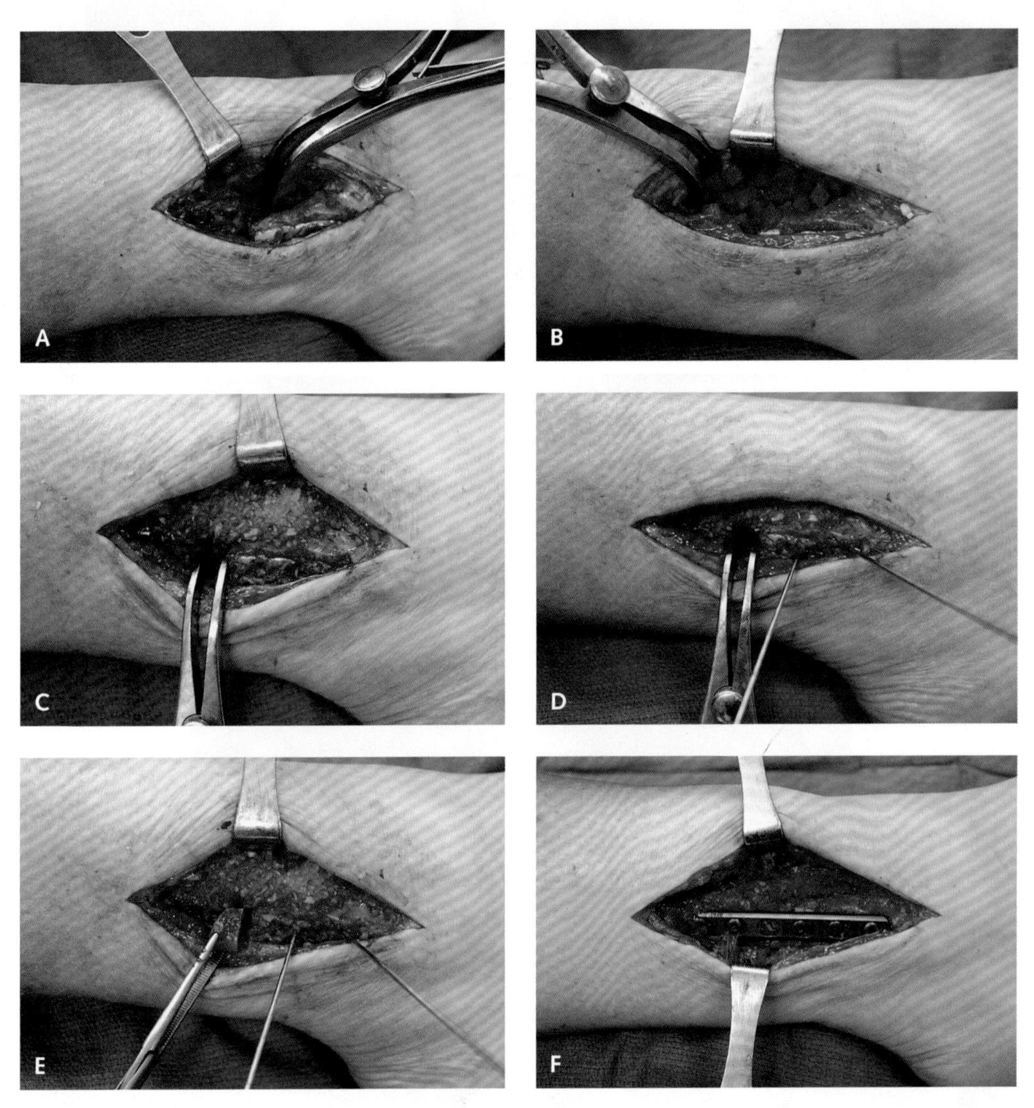

图 17.6　不伴有内旋矫正的单纯腓骨延长。A. 腓骨横行截骨，用椎板撑开器撑开下胫腓联合。B-C. 在延长腓骨之前行松质骨植骨融合下胫腓联合。D-F. 腓骨延长至满意长度后，以克氏针在截骨远端临时固定其位置，在延长部位植骨后使用接骨板完成最终固定

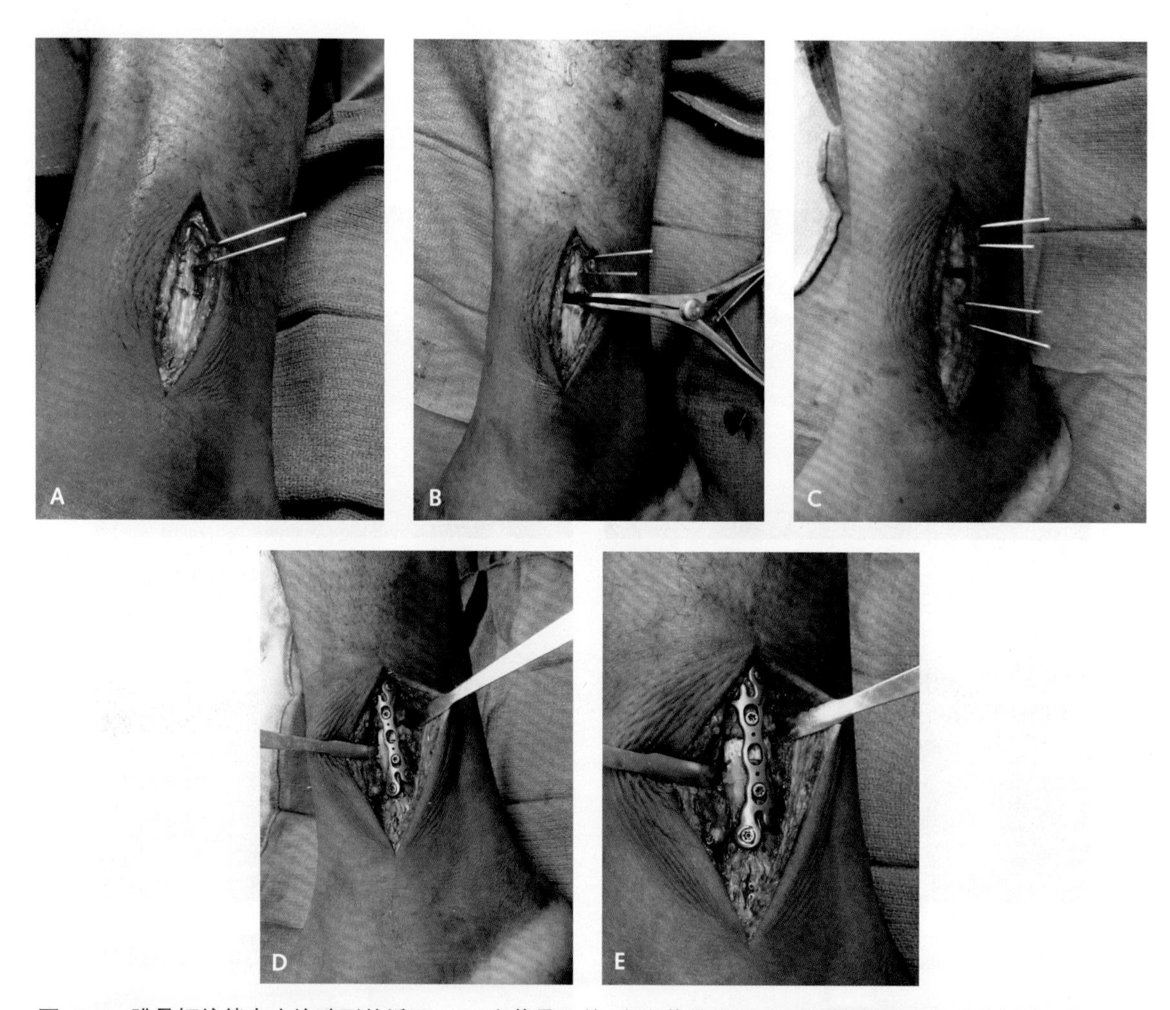

图 17.7 腓骨短缩伴有内旋畸形的矫正。A. 在截骨之前，先在截骨线近端用多枚克氏针临时固定胫腓骨，以避免在撑开截骨面时近端腓骨向近端进一步移位。B–C. 以椎板撑开器撑开截骨面延长腓骨至满意位置后，用多枚克氏针临时固定远端腓骨以维持位置和长度。D–E. 在截骨面植骨，使用专用的腓骨接骨板固定

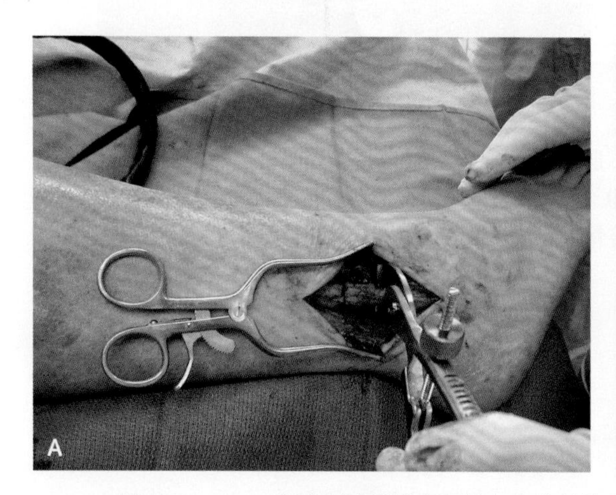

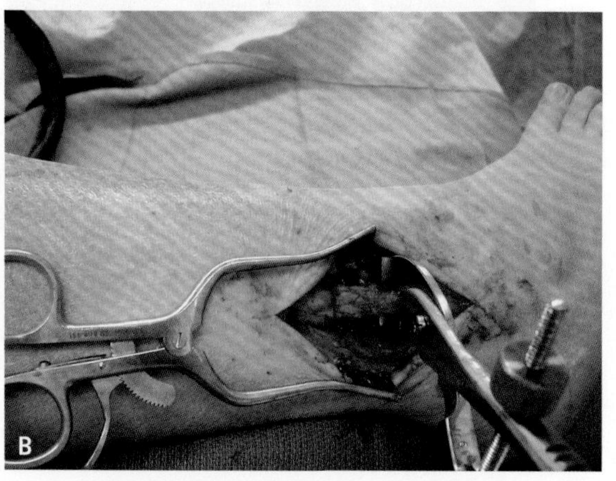

图 17.8 A–B. 此病例腓骨没有短缩但存在外旋畸形。在横行截骨后，通过持骨钳纠正旋转畸形

腓骨延长的另一种截骨术式为斜形截骨，通过滑移远端来实现延长。斜形截骨延长腓骨后可以有更大的骨接触面，因此，多数病例无需再植骨（如图 17.9）。此病例中，腓骨原始骨折为长斜形，因此，从原始骨折线打开后向远端滑移即可实现延长，且无需植骨（视频 17.3）。由于患者还存在踝关节外翻畸形及早期关节炎改变，因此，同时行胫骨截骨来矫正负重力线。无论选择哪种类型的腓骨截骨，下胫腓联合都需要充分松解才能完成延长。还需要充分剥离腓骨周围的软组织以及骨膜，之后腓骨远端才能有充分的移动度。如果选择横行截骨，用椎板撑开器从截骨端延长腓骨远端至满意长度后，用克氏针临时固定腓骨远端至胫骨及距骨，以维持腓骨延长的位置。如果为长斜形骨折畸形愈合，从原始骨折线截骨后延长则多数无需植骨，通过牢固固定腓骨和下胫腓联合即可显著改善踝关节的力线（图 17.10 和图 17.11）。

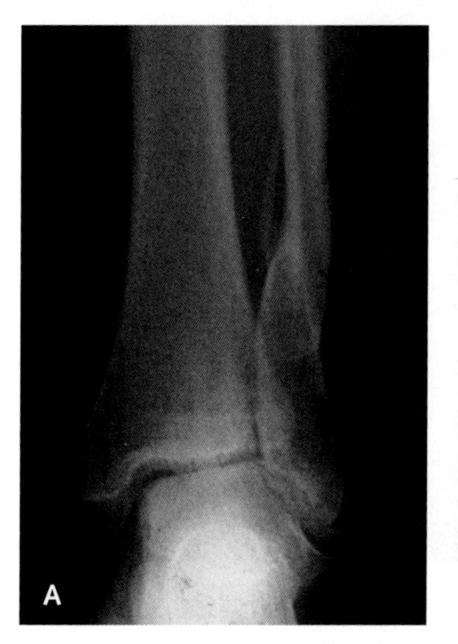

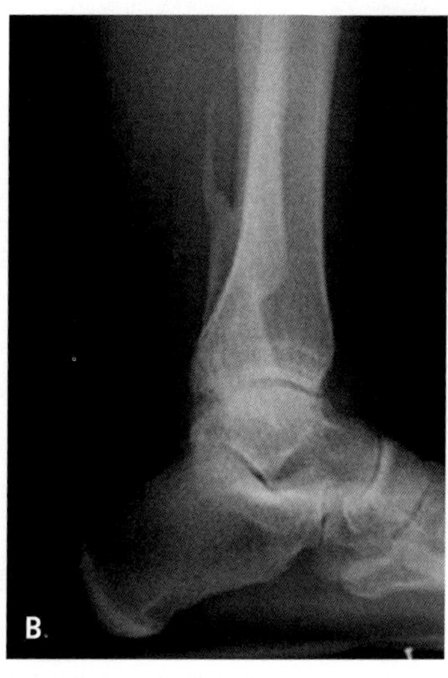

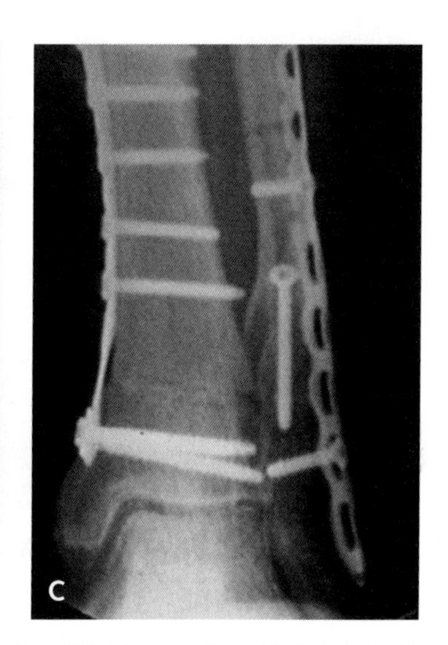

图 17.9 A–B. 腓骨长斜形骨折畸形愈合，从原骨折线截骨延长，本病例无需植骨。C. 患者同时存在胫骨远端外侧压缩导致的踝关节外翻和外侧关节炎，因此，同时行胫骨远端内侧闭合楔形截骨来矫正踝关节的负重力线

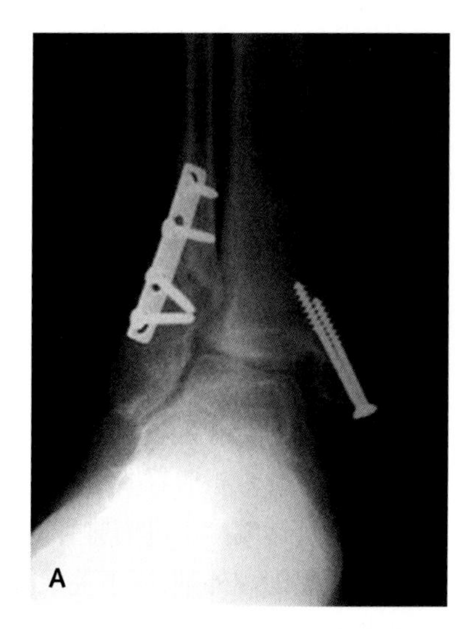

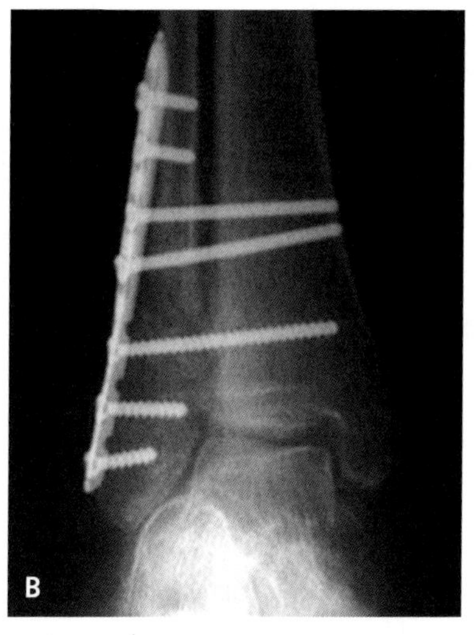

图 17.10 A. 腓骨畸形愈合同时合并有显著的短缩、外旋以及不愈合，并且踝关节外翻畸形。B. 通过腓骨截骨延长、植骨以及固定但不融合下胫腓联合，来稳定踝关节

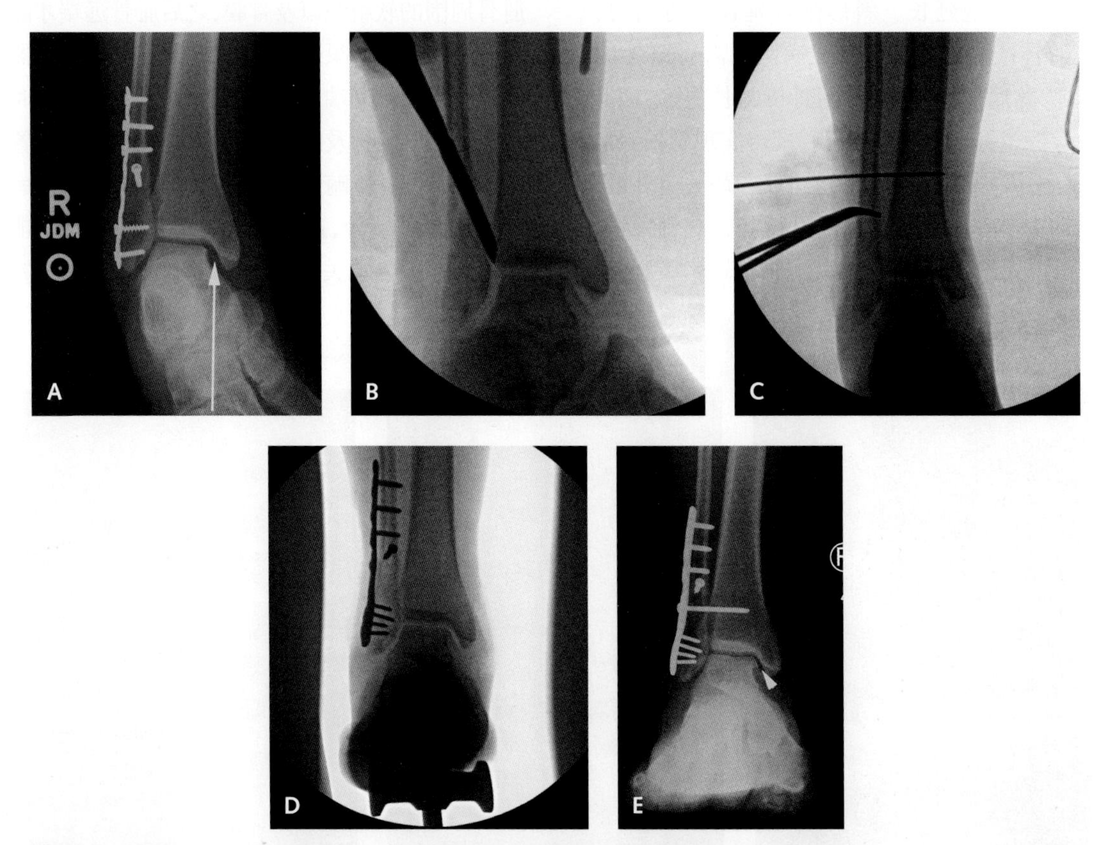

图 17.11 患者主诉持续的踝关节疼痛，影像学检查见内侧间隙增宽（箭头所示），腓骨短缩。A. 尽管畸形轻微，但根据我们的经验，如果不治疗则会加速踝关节的退变以及患者目前的功能障碍。此病例是行腓骨斜形截骨合并三角韧带修复的典型病例。B. 术中需要充分清理下胫腓联合才能充分延长腓骨。C. 在延长前，先通过一枚克氏针于截骨线近端固定胫腓骨，以避免撑开截骨面延长时腓骨向近端移位。D. 标准的固定方式为使用拉力螺钉结合接骨板固定腓骨截骨端。下胫腓螺钉用来固定下胫腓联合清理后造成的不稳定。E. 术后 1 年随访的 X 线片显示踝关节内侧间隙正常，固定稳定

截骨延长后通过透视确定腓骨的位置。不伴旋转矫正的单纯轴向延长是非常容易实现的，但有些情况下在延长的同时还需要纠正旋转畸形。术中为了很好地控制延长与旋转，用复位钳夹持腓骨远端，以椎板撑开器撑开截骨面将腓骨延长至满意长度后，用复位钳内旋腓骨远端纠正旋转畸形，通过克氏针临时固定腓骨远端至胫骨远端及距骨以维持纠正后的位置。如果旋转斜形截骨，截骨线斜面长度应不小于 2cm，从外上向内下走行，远端止于踝关节面水平近端。腓骨周围软组织的剥离与之前描述的相同，随后在腓骨远端放置接骨板并固定。确认腓骨接骨板位置良好后，在接骨板近端置入一枚螺钉，在螺钉与接骨板之间，或螺钉与腓骨接骨板上更远端的螺钉之间用椎板撑开器撑开延长腓骨。矫正腓骨旋转的方法与上述相同，在延长完成后，用复位钳夹持并内旋腓骨远端来纠正旋转，确认位置良好后，用克氏针临时固定腓骨远端，以维持位置。需要注意的是，行斜形截骨延长时并非所有病例都需要结构性植骨或截骨端植骨。尽管如此，一旦需要纠正旋转，则截骨平面就不会完全匹配，有时需要在截骨间隙填充一些松质骨来促进愈合。

有时腓骨的短缩与畸形并非源于创伤，也可能是慢性应力性骨折所致。这是由于长期后足外翻畸形导致腓骨远端撞击进而腓骨应力增加造成。因为后足长期僵硬性外翻，距下关节无法代偿，腓骨长期过度载荷而导致应力性骨折。如果应力持续，腓骨会相应逐渐外翻并短缩。矫正此类畸形时需要结合评估后足与中足的位置（图 17.12）。

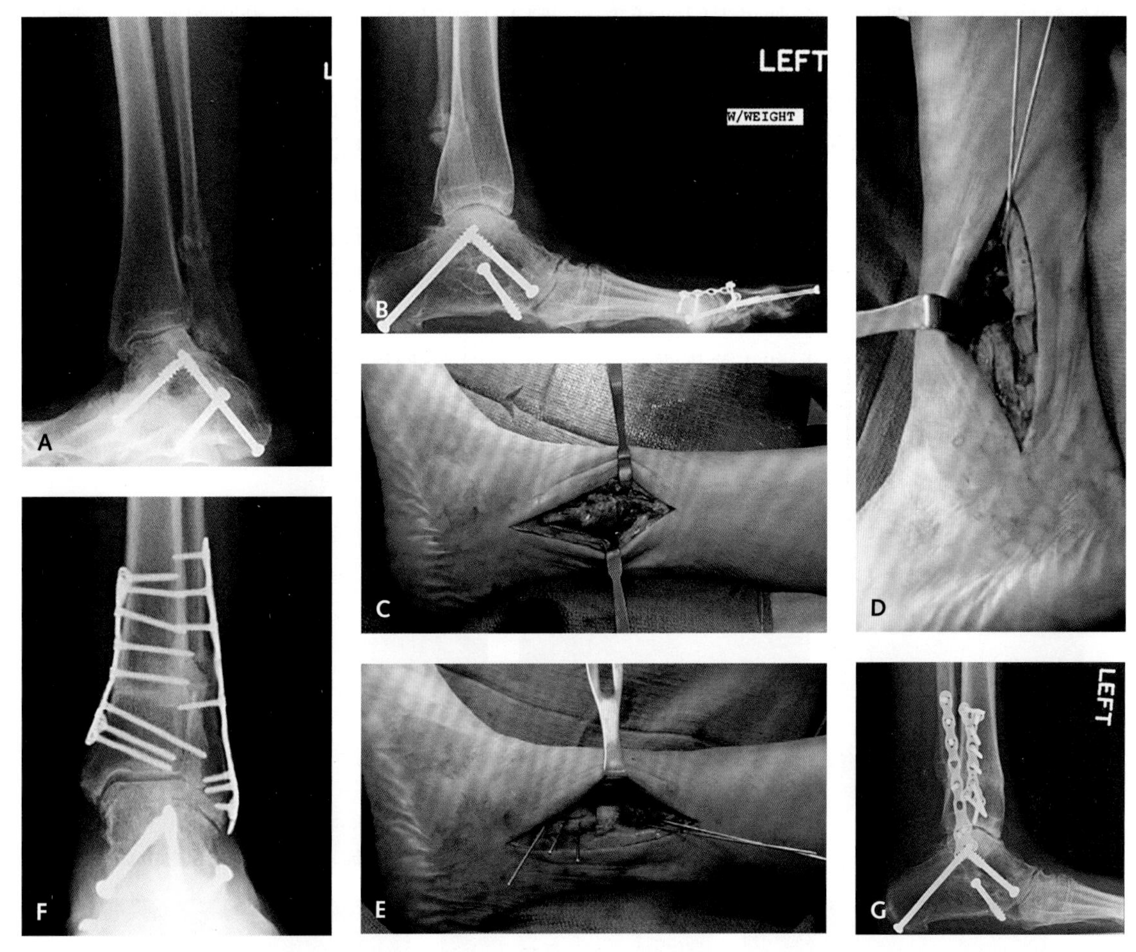

图 17.12　三关节融合 9 年后，后足外翻畸形复发，导致腓骨应力性骨折。A–B. 注意踝关节在存在外翻畸形的同时还合并有早期的关节炎表现，尤其是踝关节外侧间室的磨损和关节间隙变窄。尽管在侧位 X 线上后足力线尚良好，但是中足第一跖楔关节区域出现显著塌陷下沉。C–E. 术中见明显骨缺损，清理坏死骨质直至获得新鲜出血的骨面后，发现需要 14mm 的移植骨。F–G. 充分延长腓骨后，尽管腓骨的形态得到矫正但踝关节依然处于外翻位，因此需要同时行胫骨远端内侧闭合楔形截骨术。术后踝关节力线得到充分改善，但是，患足内侧纵弓并未得到进一步处理，这是术中决策的失误。应该行第一跖楔关节背侧撑开植骨关节融合术来重建前足的平衡，以预防远期后足矫正失败

腓骨外翻畸形愈合有时合并胫骨远端外侧穹窿的压缩和踝穴外翻倾斜。如前所述，这些病例除了需要行胫骨内侧闭合楔形截骨术以外，还可能需要腓骨截骨，以重新调整踝关节力线。另一种选择是通过胫骨远端外侧撑开楔形截骨（穹窿成形术）来矫正踝关节的力线。此类畸形的原始损伤常存在垂直暴力，导致胫骨远端外侧的压缩塌陷，因此，无论如何复位与固定腓骨的畸形，如果不同时矫正胫骨穹窿部的压缩，则依然会残存畸形并出现关节炎。通过外侧入路来显露腓骨，必要时行腓骨截骨。如果充分松解下胫腓联合，腓骨截骨后将腓骨远端外翻，即可很好地显露胫骨远端外侧区域。腓骨截骨后，在胫骨远端距离关节面近端 1cm 水平处从外向内用导针定位截骨线，注意保留胫骨内侧骨皮质完整。理想的截骨宽度为胫骨远端外侧 2/3，保留内侧 1/3 完整，逐渐从外侧撑开，纠正关节面力线后，在撑开间隙植入松质骨。术中根据撑开的大小和需要，可选择松质骨植骨或三角形的结构性植骨（图 17.13 和图 17.14）。另一个病例如图 17.15 所示，踝关节存在显著的外翻畸形，腓骨骨折移位并不显著，但是存在胫骨远端外侧关节面压缩塌陷。这是同时需要延长腓骨和纠正旋转的很好示例，处理外侧关节面压缩时需要决定是在胫骨远端行外侧撑开楔形截骨（穹窿成形术，如图 17.13 所示），还是行踝上内侧闭合楔形截骨。此病例选择了行踝上内侧闭合楔形截骨。腓骨骨折畸形愈合导致的踝关节外翻畸形常在原始损伤之时即存在胫骨远端外侧关节面压缩塌陷，很多病例因为压缩不明显而被忽视，还有一部分病例是由于腓骨畸形愈合后，胫骨远端外侧应力增加而逐渐出现踝关节外侧型骨关节炎。图 17.16 是此术式的很好示例。此类畸形常会继发足内侧纵弓塌陷。对于踝关节外翻畸形愈合的病例，有时在评估时很难区分足弓塌陷来自原发性平足还是继发性平足。

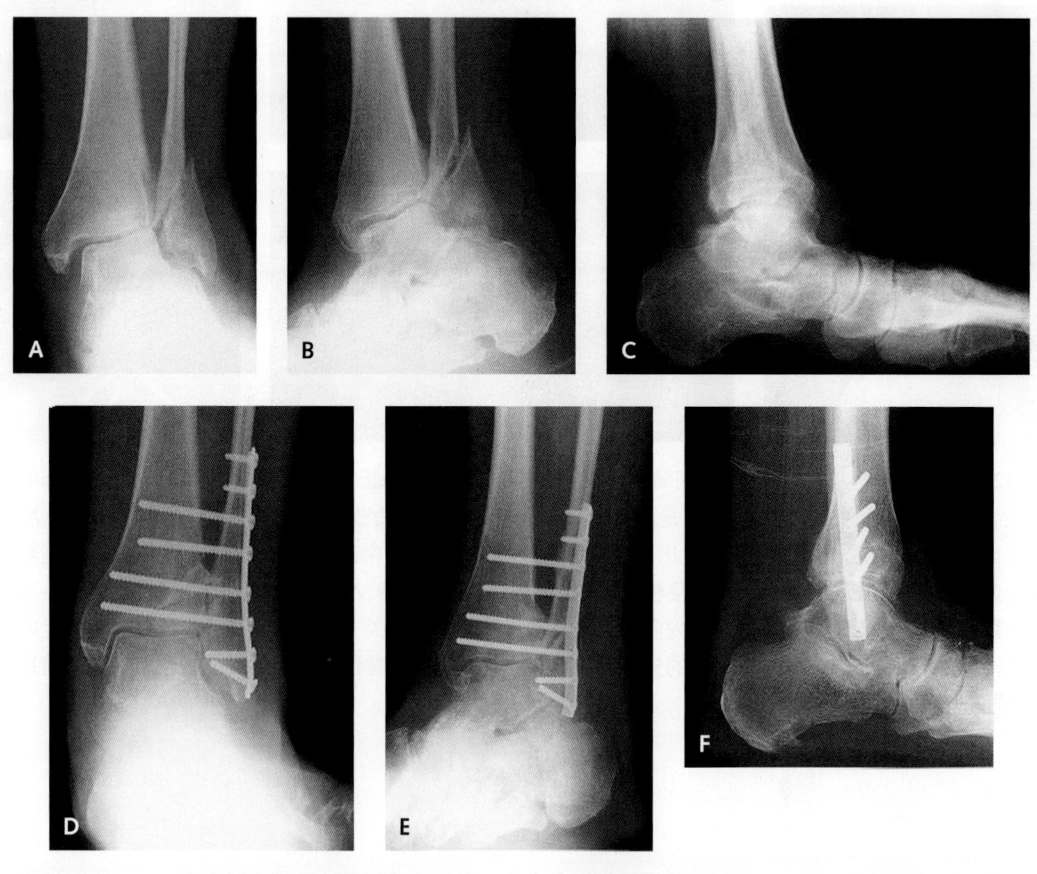

图 17.13 A–C. 此病例为踝关节骨折保守治疗 3 个月后腓骨畸形伴不愈合，以及胫骨远端外侧关节面压缩。单纯腓骨截骨并不能充分矫正畸形。D–F. 从原始骨折线做腓骨截骨延长，未植骨。本病例的关键在于同时行胫骨远端外侧关节面的关节内截骨（穹窿成形术）来矫正外侧关节面压缩

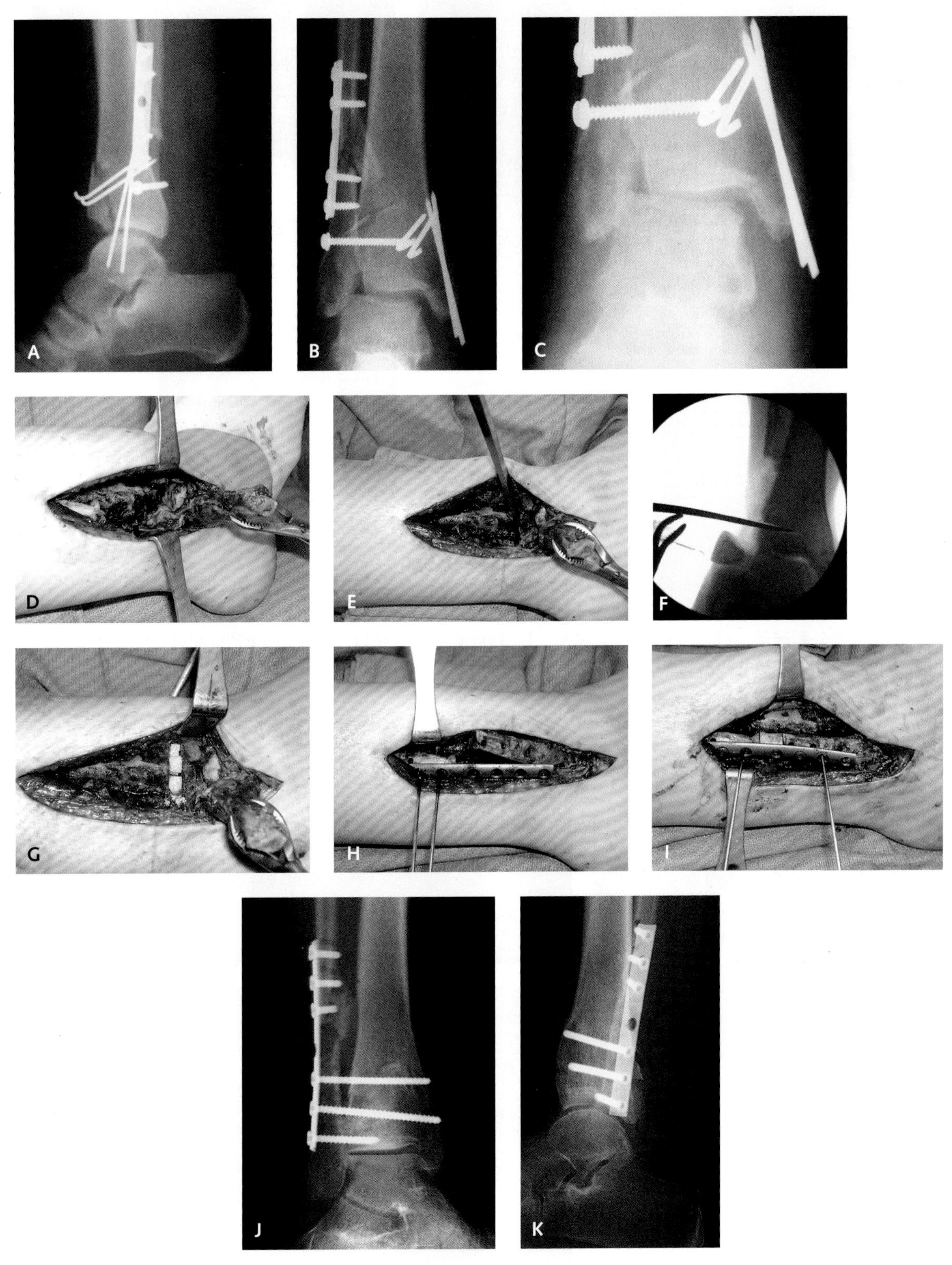

图 17.14　A-B. 患者18岁，胫腓骨远端骨折术后畸形愈合、不愈合伴感染。胫骨前侧克氏针松动区域为感染区域。C. 畸形愈合区域放大显示，胫骨前外侧区域有压缩。取出全部内固定，抗生素治疗6周，之后行重建手术。D. 自腓骨不愈合区域行截骨延长。E-F. 透视下行胫骨远端外侧开放截骨。G. 截骨并撑开胫骨后，用松质骨填充截骨面。H-I. 然后行腓骨延长，结构性植骨，接骨板内固定。J-K. 图中所示为术后4年的X线片

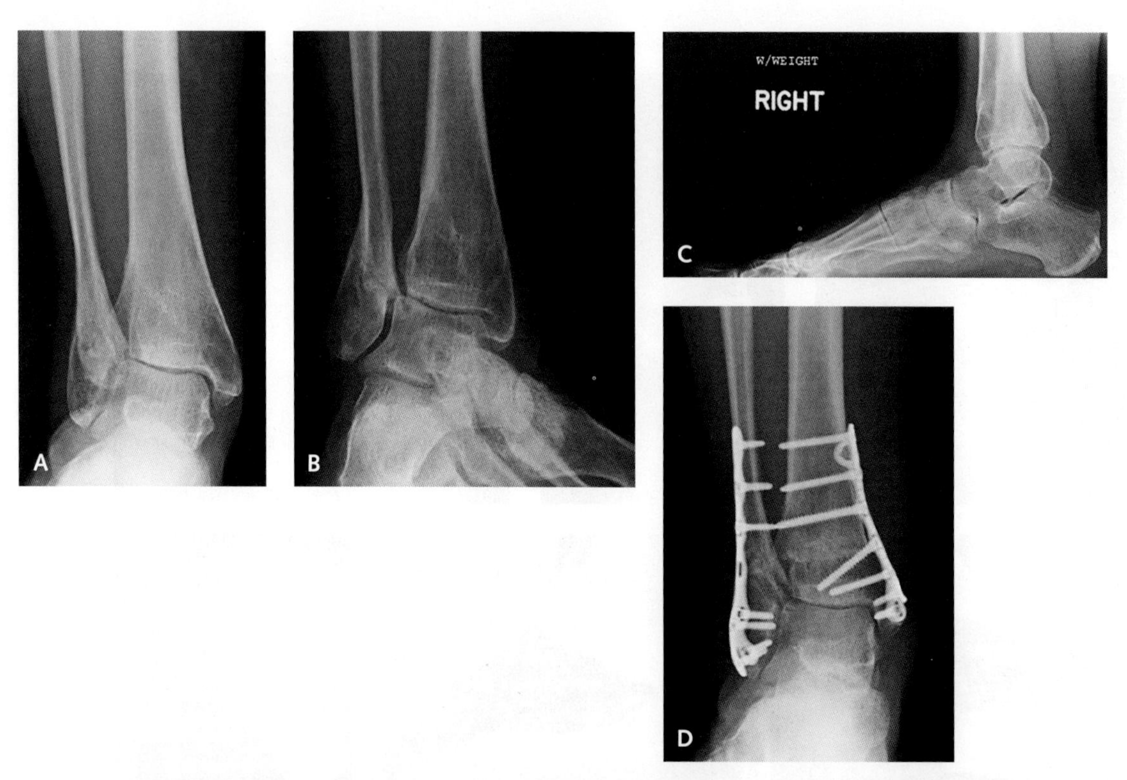

图 17.15 此例腓骨骨折畸形愈合病例合并有腓骨短缩与外旋，以及胫骨远端外侧关节面压缩。A–C. 注意明显的踝关节外翻畸形、距骨外移以及腓骨畸形。D. 行腓骨截骨延长以及内旋矫正畸形，同时行胫骨内侧闭合楔形截骨来矫正踝关节的力线

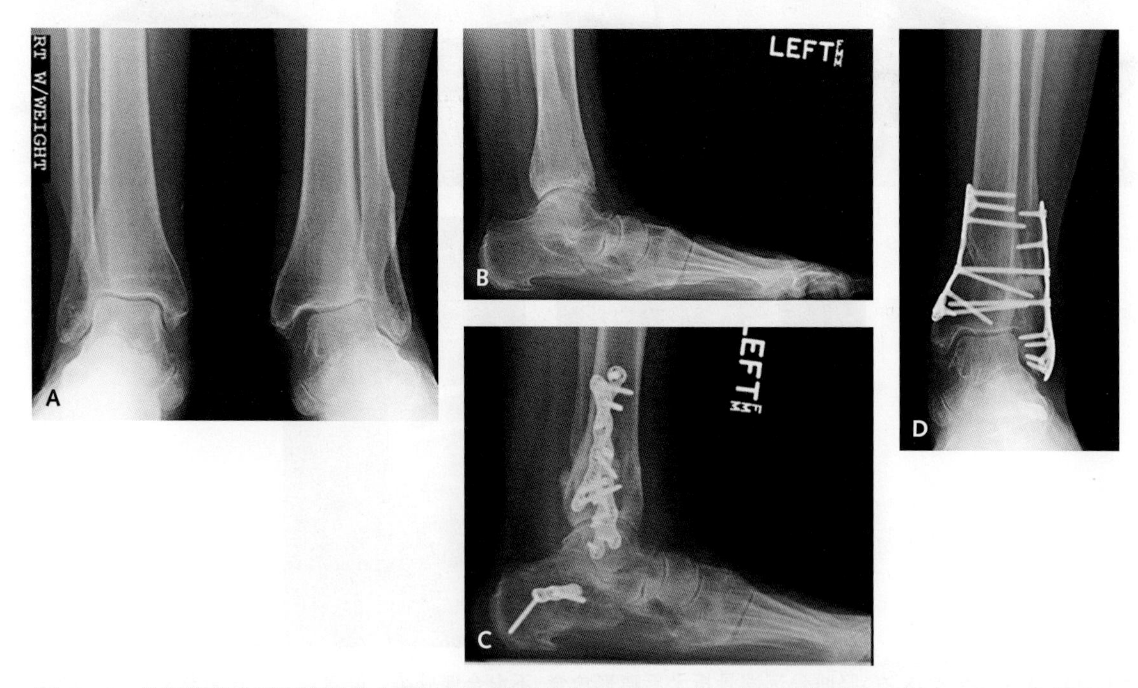

图 17.16 此例踝关节外翻畸形愈合病例存在明显的腓骨短缩，同时还存在继发的平足畸形。A–B. 注意明显的踝关节外翻畸形、距骨外移、腓骨短缩外旋以及显著的平足畸形。C–D. 通过延长腓骨合并胫骨内侧闭合楔形截骨，三角韧带重建，以及跟骨截骨来矫正畸形。术后畸形得到改善但并不非常理想，因为未处理足部残留畸形。也许再辅助 Cotton 截骨或第一跖楔关节跖屈融合重建内侧足弓会获得更理想的效果

单独的内踝损伤比较少见，常表现为踝关节复合损伤的一部分。内踝损伤后容易发生畸形愈合，这些畸形及并发的其他足踝部畸形均需要及时矫正（图 17.17）。相比之下，内踝很少出现不愈合，但如果发生后不处理，则会继发踝关节内侧关节炎与功能丧失（图 17.18 和图 17.19）。

在治疗踝关节损伤后存在的慢性疼痛时，如果能确定疼痛来源于下胫腓联合，则需要重新复位和稳定下胫腓联合。踝关节骨折患者常主诉踝关节隐痛不适，临床上很难准确判断疼痛的来源。然而，在一些病例中漏诊或被忽视的下胫腓联合损伤证据很明确，X 线片上存在明显的踝关节内侧间隙与下胫腓间隙增宽（图 17.20）。如果 X 线片上踝关节间隙正常，我们可以通过双侧 CT 来判断腓骨是否存在旋转与可能的轻度短缩问题。有时，腓骨形态正常，疼痛源于下胫腓联合，可以通过选择性关节与下胫腓单独封闭注射来明确疼痛部位。下胫腓重建的术式选择主要依据畸形累及的范围。如果为轻度力线异常，下胫腓清理后通过多枚下胫腓螺钉或缝合纽扣固定。我们一般仅将此类术式用于踝关节内侧间隙正常，仅在 CT 或 MRI 上显示下胫腓异常的病例。如果是下胫腓固定失败的病例，选择粗螺钉固定更佳，螺钉经腓骨外侧接骨板固定，接骨板可以起到类似垫片均衡应力的作用（图 17.21）。如果存在明显的踝穴破坏，可选择同种异体肌腱行下胫腓联合重建，或行下胫腓融合（图 17.22）。虽然融合术是比较可靠的选择，但术中需要注意避免下胫腓间隙过度重叠压缩而导致踝穴缩窄。我们一般会选择在清理完下胫腓间隙后植骨以维持下胫腓间隙的正常力线（图 17.23）。下胫腓融合后力线异常可能也是融合术后 X 线片显示踝关节发生明显退变的原因之一。

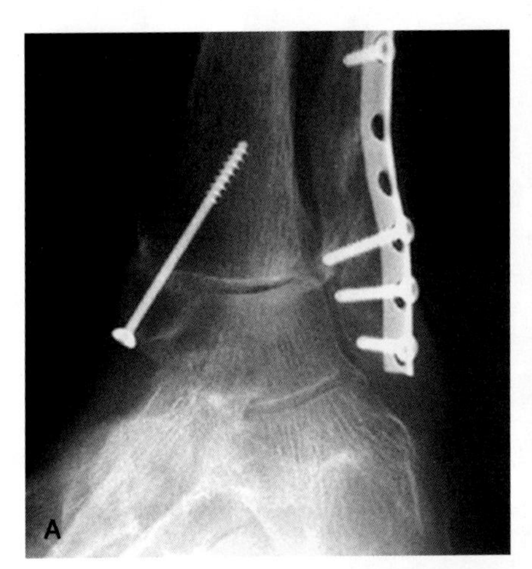

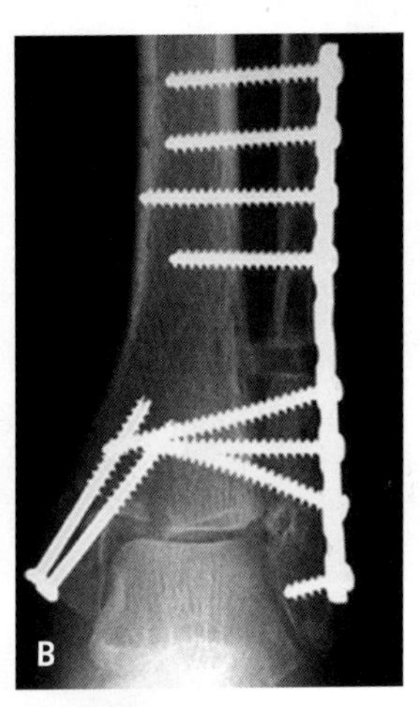

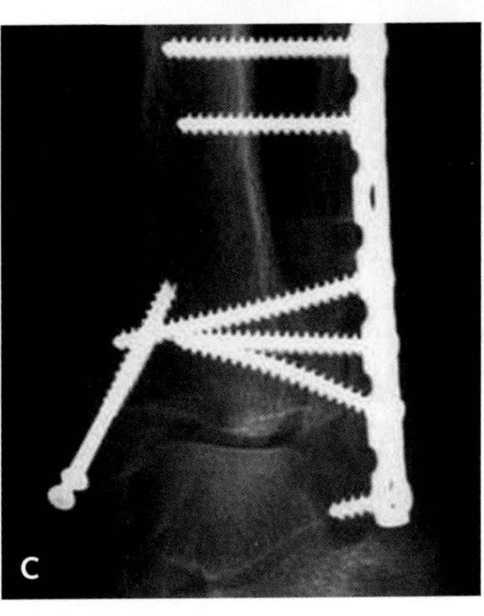

图 17.17　A. 患者为 61 岁女性，双踝骨折术后 1 年畸形愈合，患者希望行踝关节置换术。体格检查见踝关节活动度良好，尽管内踝与腓骨存在显著的畸形愈合，但依然可以考虑行踝关节重建手术。矫形手术选择内踝截骨与腓骨延长。B–C. 考虑到外踝骨质不好，故在固定腓骨时一并将下胫腓联合固定，以增加踝关节的稳定性

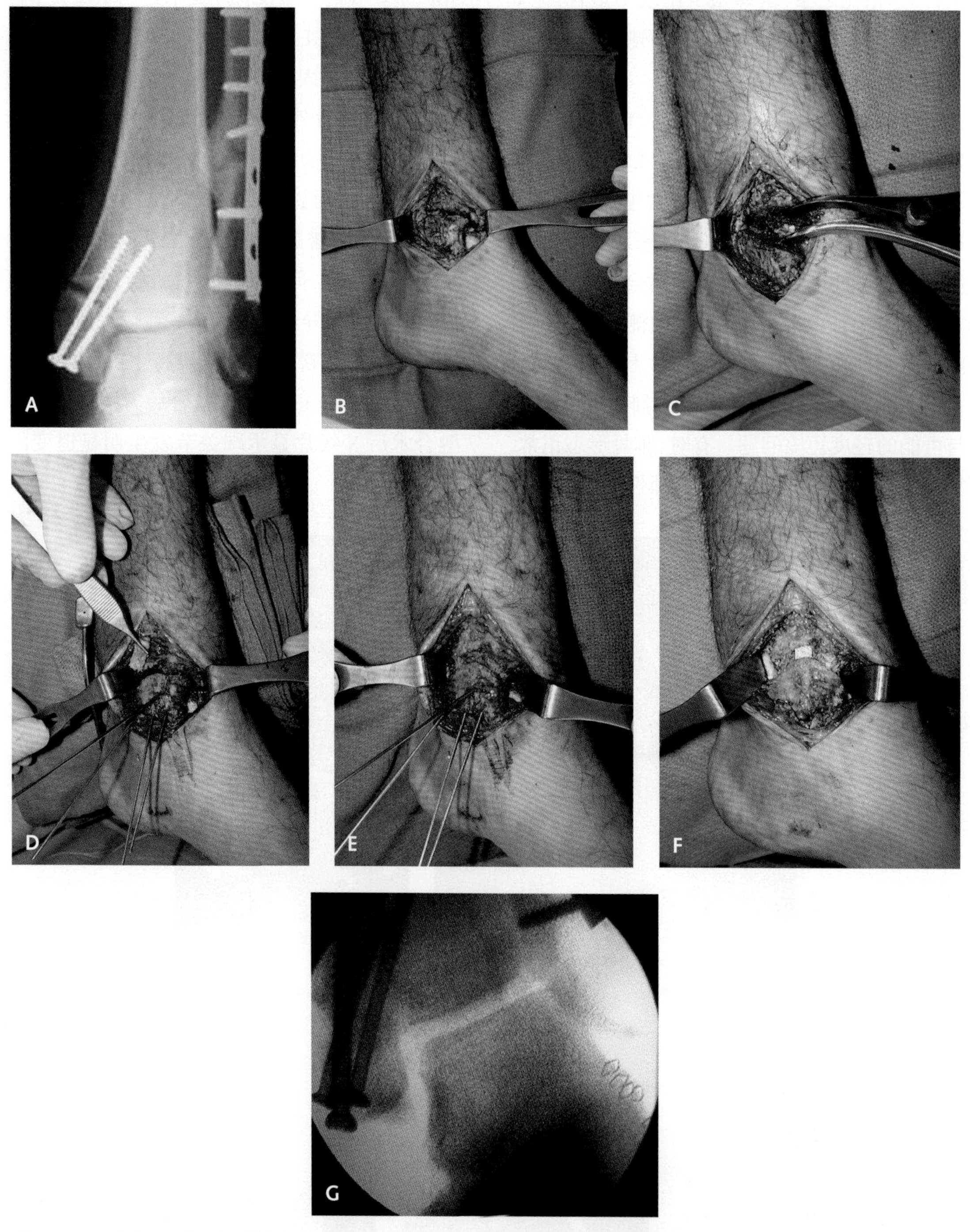

图 17.18 患者 19 岁，内踝骨折不愈合。A. 虽然 X 线片表现疑似不愈合，但是实际上腓骨已骨性愈合。B–C. 显露内踝骨折端，清除瘢痕组织与硬化骨，用 2mm 克氏针在骨折端的两侧钻孔，取自体跟骨的松质骨植骨。D–G. 复位后克氏针临时固定，在透视下确定位置良好后用螺钉行最终固定

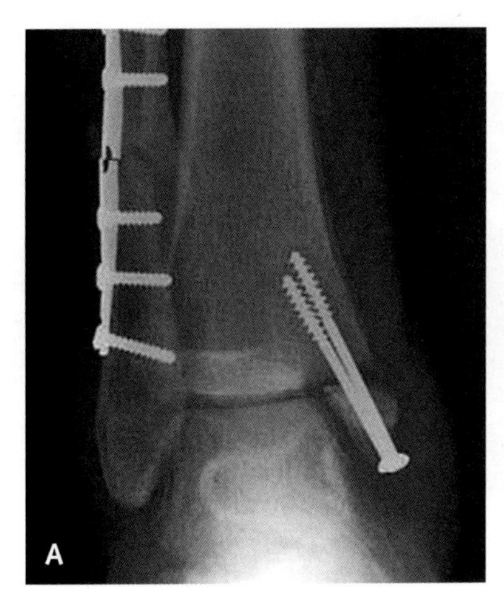

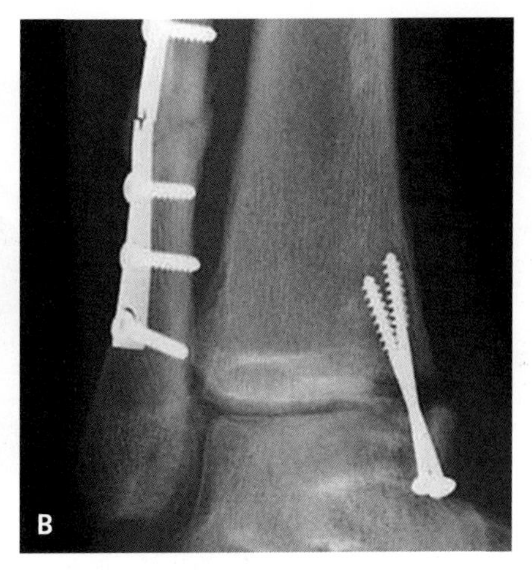

图 17.19　A–B. 内踝粉碎性骨折术后不愈合，合并严重的内侧间室关节炎。对此病例已不考虑保关节手术，因此行踝关节融合术

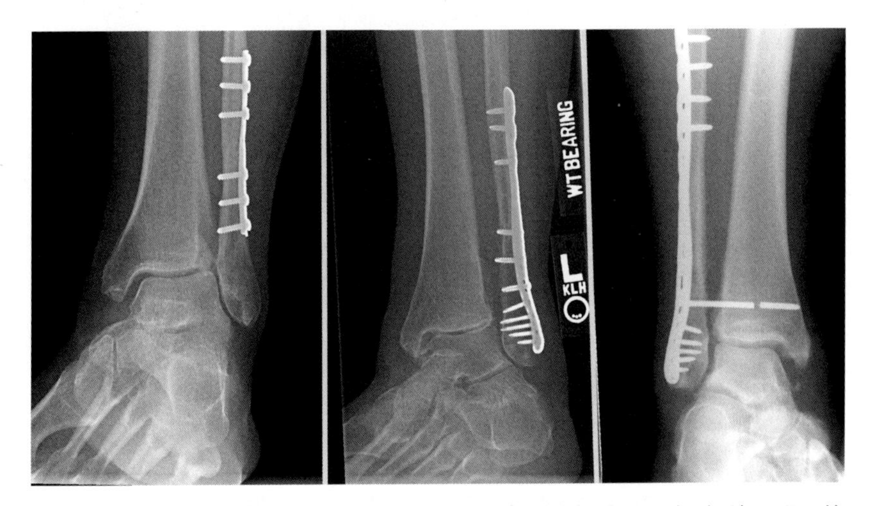

图 17.20　此三例病例均存在明显的下胫腓间隙增宽与畸形愈合，但并无明显的腓骨短缩。这些病例无疑存在下胫腓的力线异常，需要行重建手术

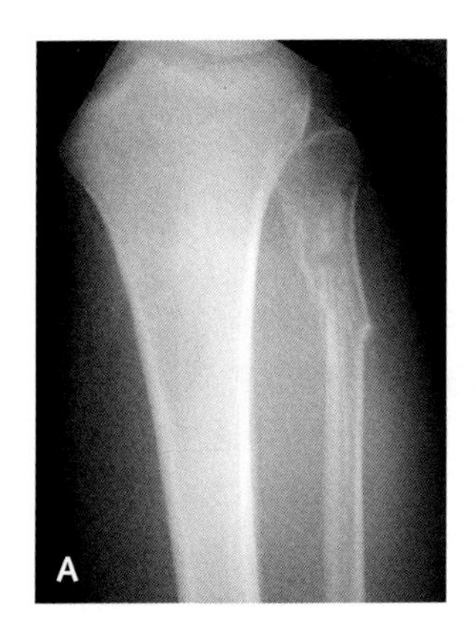

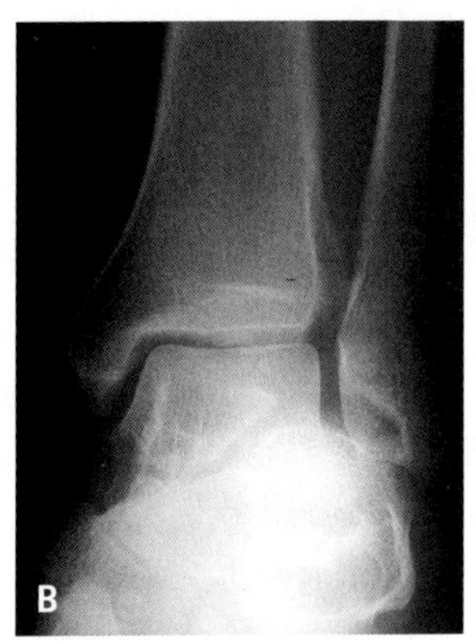

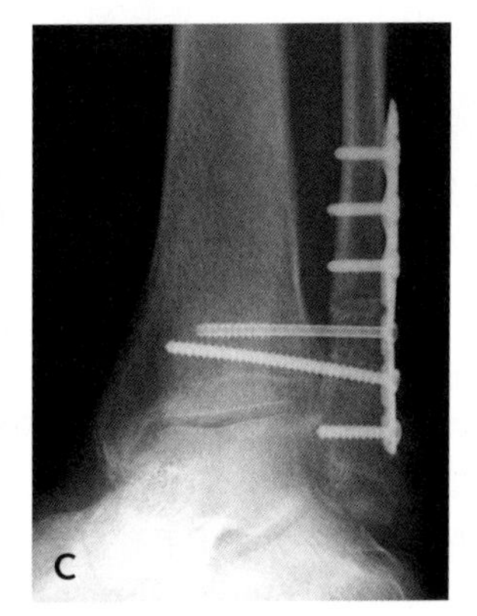

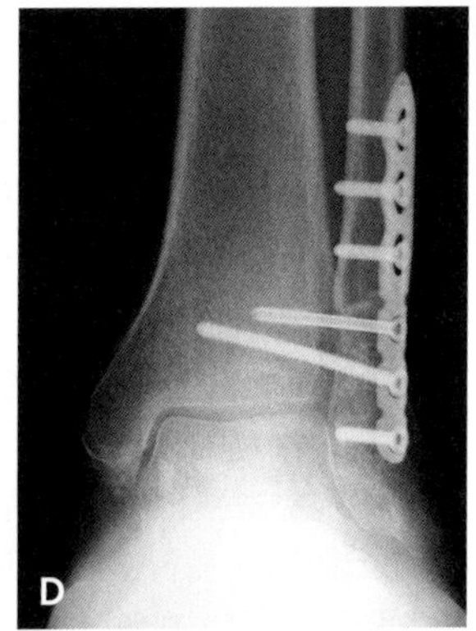

图 17.21　患者腓骨高位骨折，在支具和行走靴保护下可进行功能性活动。A. 骨折愈合，但患者在伤后 9 个月出现踝关节前外侧持续性疼痛。B. 注意下胫腓联合远端的轻度增宽。C–D. 治疗方案包括下胫腓联合清理与接骨板固定

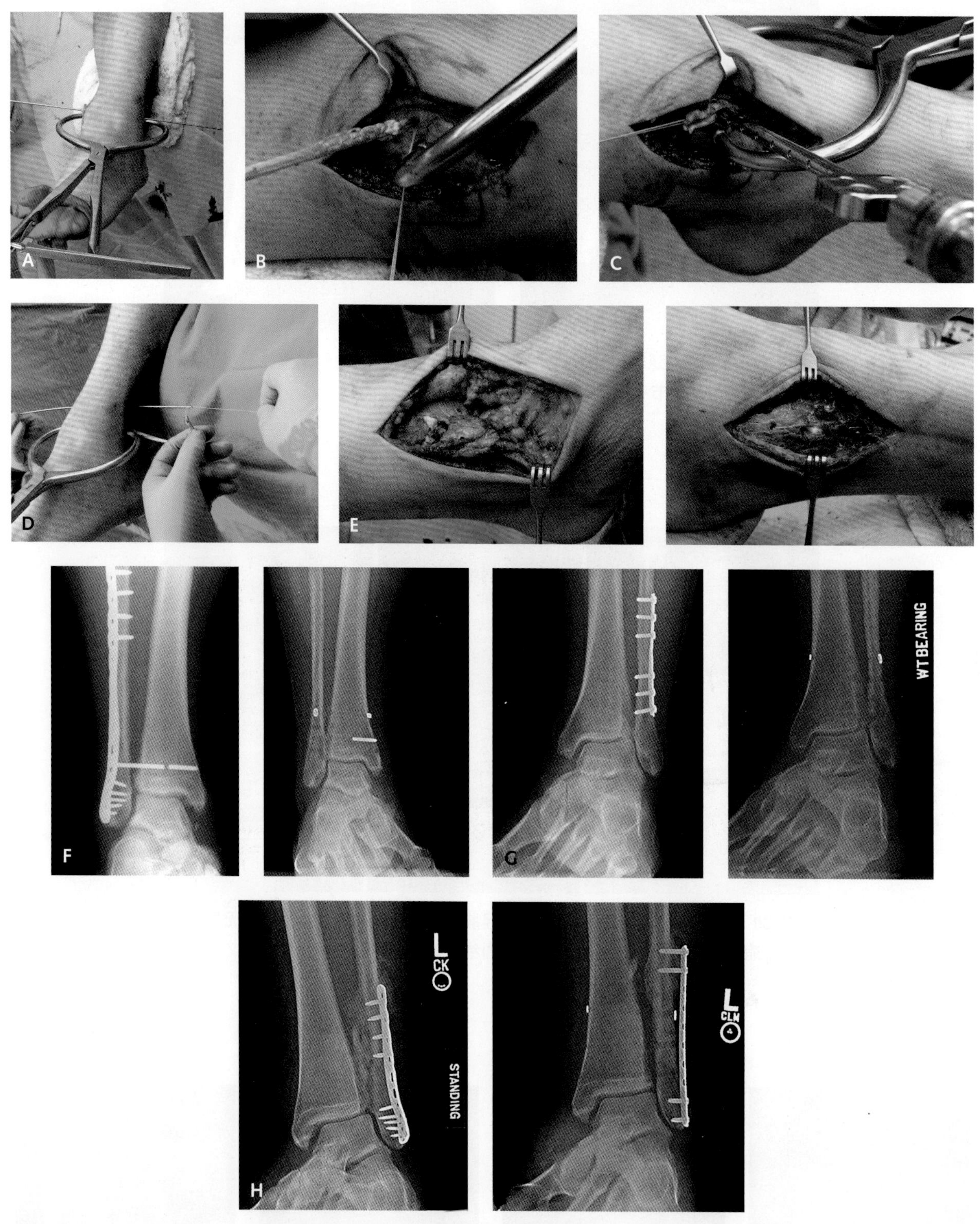

图 17.22 内侧间隙清理与三角韧带松解之后，用大的复位钳复位踝关节。A. 用空心钻头沿导针从内侧向外侧钻孔，创造肌腱隧道。B. 确保导针的位置与方向正确，同时确保踝关节的准确复位，将同种异体肌腱从内侧穿至外侧。C. 在肌腱两端均保持张力的情况下，在胫骨内侧用挤压螺钉固定肌腱端。D. 移植肌腱向外侧通过腓骨骨桥后再通过隧道穿至内侧。E. 完成移植固定后的踝关节内侧与外侧的影像学表现。F–H. 三个病例术前与术后 1 年随访的 X 线片显示下胫腓复位稳定，无需行进一步下胫腓融合手术。术后有一例患者出现腓骨骨折。因此，如上图 H 所示，现在我们常规在重建下胫腓联合后，在腓骨上固定锁定接骨板以避免发生此类并发症

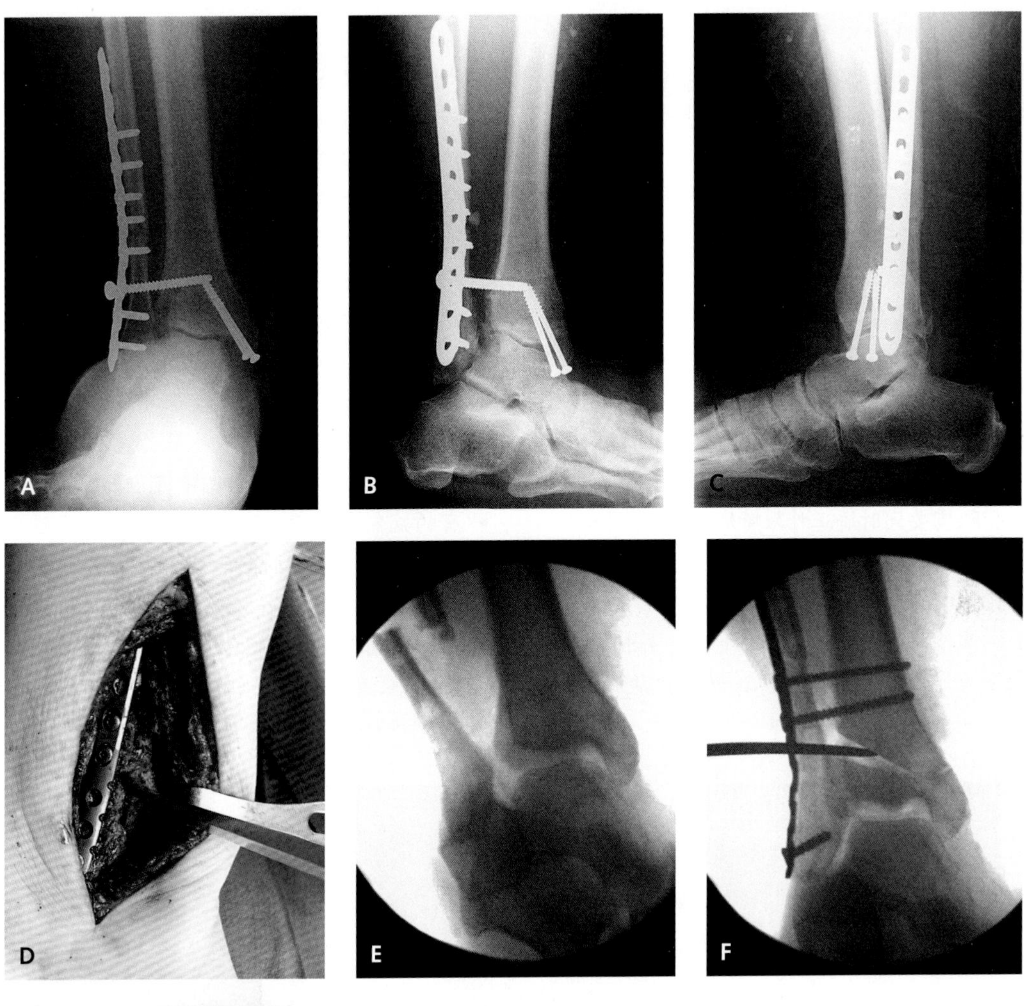

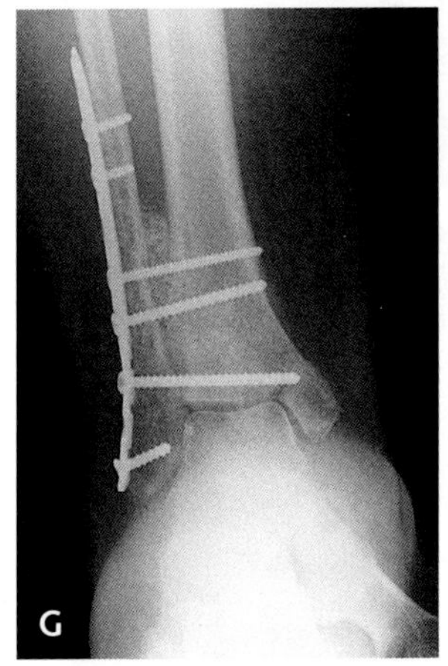

图 17.23 A–C. 患者为 61 岁女性，9 个月前踝关节骨折。曾两次尝试进行固定下胫腓联合均失败。注意图中的下胫腓联合间隙明显增宽、腓骨骨折不愈合以及踝关节外翻倾斜。D–F. 治疗方案包括在不愈合部位行腓骨截骨，胫骨远端外侧开放楔形截骨，以及下胫腓融合。G. 图中所示为术后 3 年的 X 线片

技术、技巧和注意事项

- 矫正畸形愈合的踝关节骨折是非常值得的，即便畸形比较严重也有重建的可能。在一些踝关节骨折畸形愈合的病例中，即便已经存在关节炎表现，通过截骨矫形仍可以矫正踝关节负重力线并缓解疼痛。
- 腓骨的短缩和旋转必须纠正。腓骨骨折畸形愈合时，常需要在截骨后内旋远端来矫正畸形。
- 少数情况下，如果踝关节外翻畸形严重，在腓骨延长的同时需要合并胫骨远端内侧闭合楔形截骨。
- 内踝畸形愈合尤其需要给予处理。因此，在腓骨截骨之外，需要结合内踝的部分骨切除或截骨术。截骨时，常需要剥离三角韧带浅层，但随后可以通过克氏针钻孔重新附着于内踝。少数情况下，这种骨切除会累及三角韧带的深层。
- 如果内踝畸形不能充分矫正，尤其是存在骨不愈合的情况下，需要同时矫正外踝畸形以去除阻挡。
- 有些情况需要行内踝截骨、腓骨截骨甚至胫骨远端前侧截骨。这些踝关节的截骨术式在骨软骨损伤章节中已经介绍。此处的相关性在于，如果踝关节骨折畸形愈合合并有骨缺血性坏死，可以通过开窗的方式去除胫骨远端坏死的相应区域。开窗的方式有多种，根据累及范围包括或不包括关节面。畸形愈合的矫正还是非常值得的，开窗足够大时，可以用螺钉固定移植骨。
- 本章节绝大多数的内容都在讨论胫骨穹窿与腓骨损伤以及后期对足踝功能的影响。很多情况下损伤会累及胫骨远端，其大部分矫正术式在胫骨截骨章节已介绍。这里介绍一个踝关节前侧区域关节炎的病例，该病例合并显著的活动受限，尤其是踝关节在背伸活动明显受到限制。这种情况处理起来比较困难，在年轻患者存在此类情况时，除了关节融合，还可以行胫骨远端前侧闭合楔形截骨结合关节唇截骨术来改善踝关节的功能。此术式可以显著改善患者的踝关节功能以及关节的活动度，但预后效果不确切（图 17.24；视频 17.4）。
- 有的病例可能存在下胫腓联合融合及继发畸形，此时需要对下胫腓融合进行翻修再融合。然而，我们认为以同种异体肌腱重建下胫腓联合似乎更为可靠，因为在已经受损的区域再次融合的话，其自身稳定性会相对降低（图 17.25）。

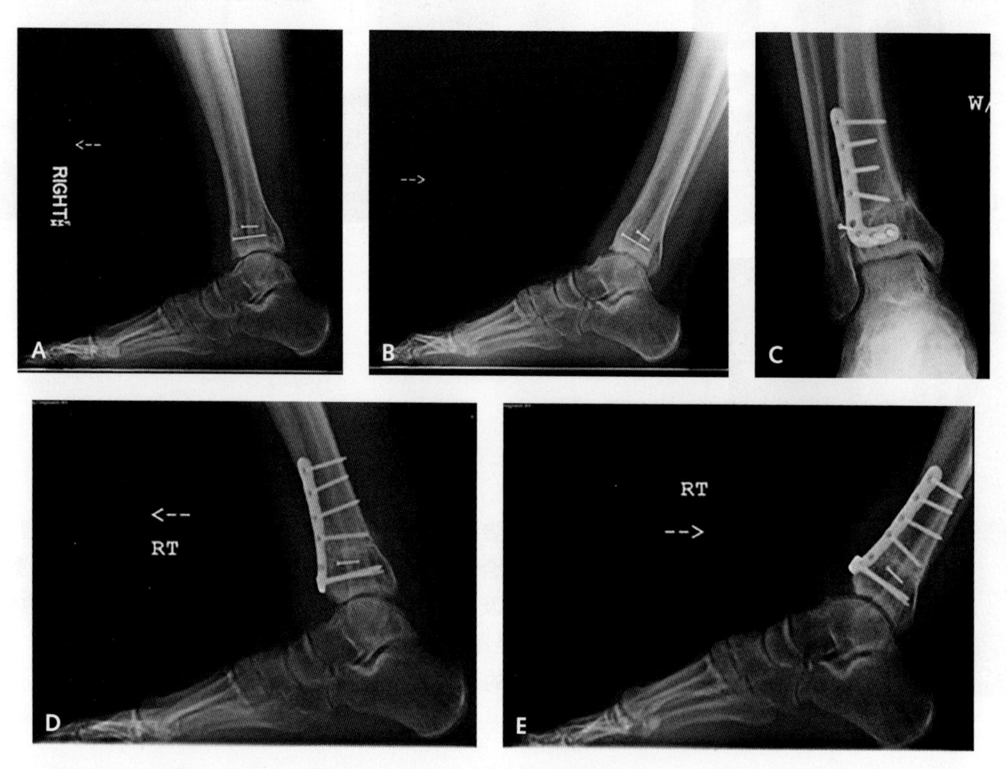

图 17.24 此病例存在踝关节前侧区域关节炎，背伸活动受限，伴有活动痛。如果选择单纯的前侧关节唇切除术，可能会加速关节炎的进展，因为前侧区域的活动度增加可能加重磨损力度。A–B. 注意负重屈伸活动度 X 线片，可以看到负重下背伸活动受限，伴有踝关节前侧区域关节炎形成。C–E. 行胫骨前侧闭合楔形截骨及关节唇切除术后，踝关节的活动度明显增加，且前侧关节炎的症状明显改善

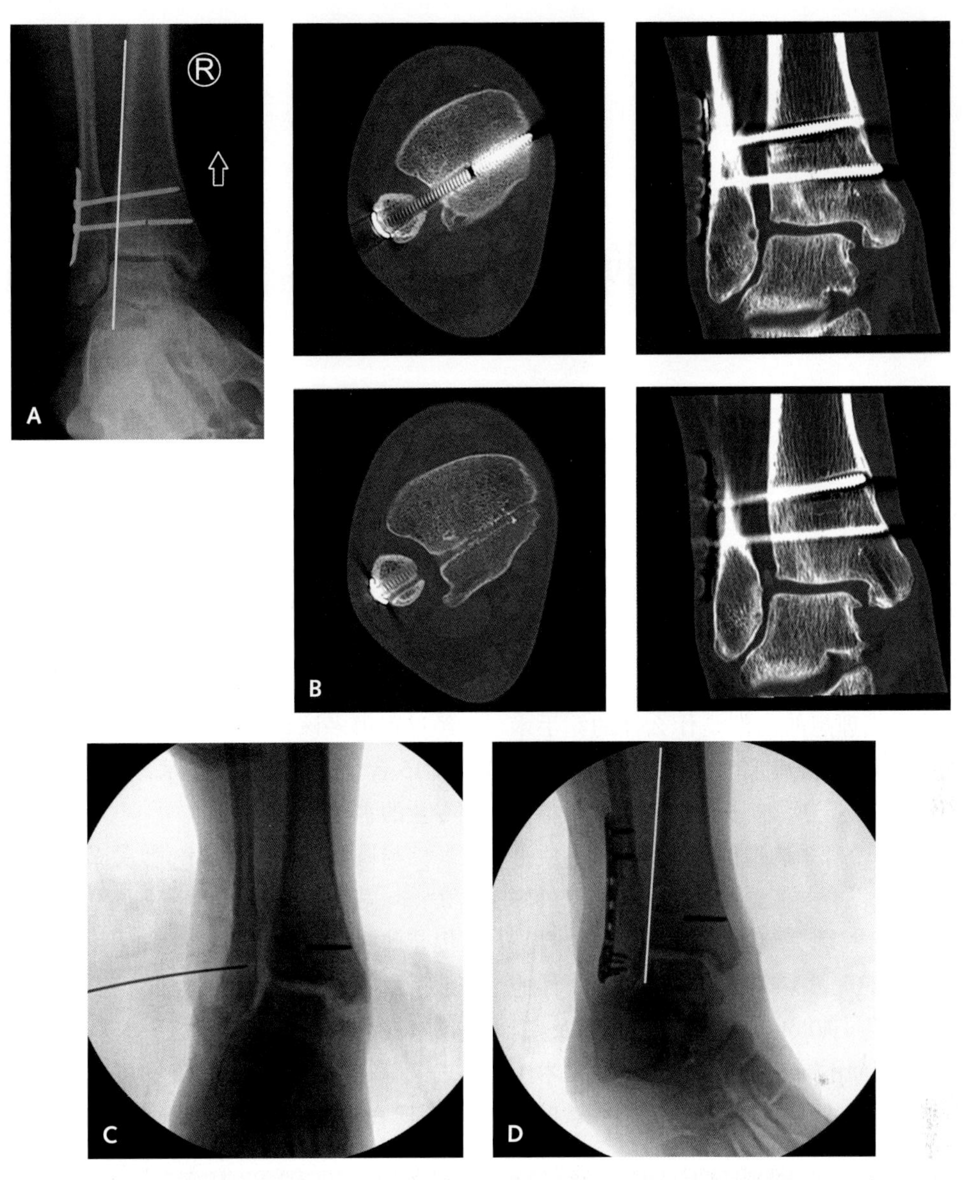

图 17.25　A. 下胫腓融合不愈合与畸形愈合。注意，从胫骨远端外侧皮质画垂线，此病例中该线位于距骨外侧关节面的内侧，这提示距骨外移和踝关节不匹配。B. CT 扫描可以进一步确认该病例存在距骨外移和下胫腓间隙增宽。C. 术中评估发现明显的下胫腓不稳定，在充分清理下胫腓间隙后可将下胫腓复位至正常位置。D. 术中植骨重建后评估可见胫骨外侧皮质延长线与距骨的外侧缘重叠，提示踝穴复位良好

（赵宏谋 译　李淑媛 校　俞光荣 审）

推荐阅读

Borrelli J Jr, Leduc S, Gregush R, Ricci WM. Tricortical bone grafts for treatment of malaligned tibias and fibulas. *Clin Orthop Relat Res.* 2009;467:1056–1063.

Chu A, Weiner L. Distal fibula malunions. *J Am Acad Orthop Surg.* 2009;17:220–230.

Moravek JE, Kadakia AR. Surgical strategies: doubled allograft reconstruction for chronic syndesmotic injuries. *Foot Ankle Int.* 2010;31(9):834–844.

Perera A, Myerson M. Surgical techniques for the reconstruction of malunited ankle fractures. *Foot Ankle Clin.* 2008;13:737–751.

Stamatis ED, Cooper PS, Myerson MS. Supramalleolar osteotomy for the treatment of distal tibial angular deformities and arthritis of the ankle joint. *Foot Ankle Int.* 2003;24:754–764.

Stamatis ED, Myerson MS. Supramalleolar osteotomy: indications and technique. *Foot Ankle Clin.* 2003;8:317–333.

Weber D, Weber M. Corrective osteotomies for malunited malleolar fractures. *Foot Ankle Clin.* 2016;21(1):37–48.

第18章 踝关节置换

总论

置换与融合的比较

踝关节置换最理想的病例是什么样的？手术医生应该对踝关节炎的患者说些什么？怎样来做出决定？治疗方案的决定，不应该是由手术医生单方面做出的。对于一个理想的病例，力线良好、骨质量佳、关节活动度好、没有关节置换禁忌证，此时，最好的手术建议是什么？踝关节置换（全踝关节置换）有一个学习曲线，这是跟踝关节融合手术不一样的学习曲线。这个学习曲线已经被大量文献提及，根据假体类型的不同而不同。我们没法说一个手术医生要实施过多少数量的踝关节置换才能熟练掌握该技术，但是有一点是清楚的，一个手术医生必须每年维持一定数量的踝关节置换手术，以保持专业的水平，从而有能力处理所有术前、术中、术后的问题。很难明确界定每年的最低数量是多少，针对本问题，经过跟很多该领域的医生讨论，笔者认为每年至少做15台全踝关节置换手术，可以使得手术医生维持专业的水平。

与踝关节融合相比，踝关节置换的优势是什么？与融合相比，踝关节置换可以提高踝关节功能，但与此同时并发症的发生率也明显升高，那么，进行该手术的利是否大于弊？很多患者知道踝关节融合的潜在问题，比如关节僵硬、某些活动受限、存在邻近关节在将来发生关节炎的可能性等等（图18.1）。但是，在这些患者中，有些人不愿意接受踝关节置

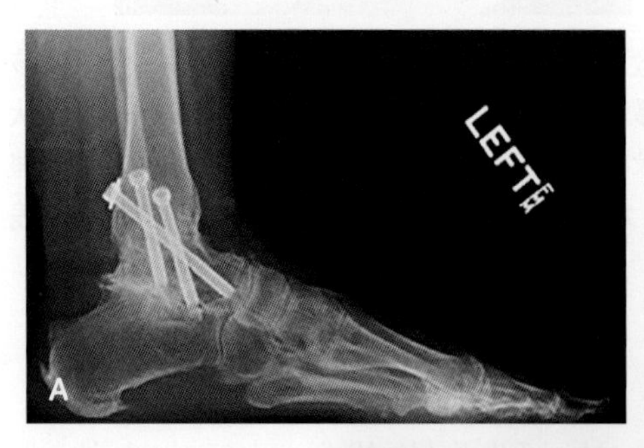

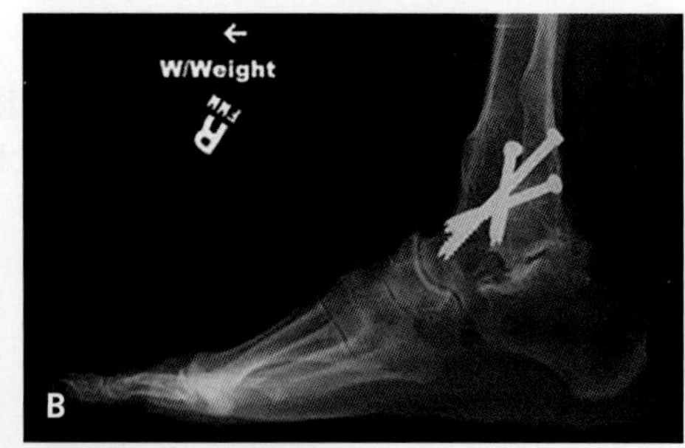

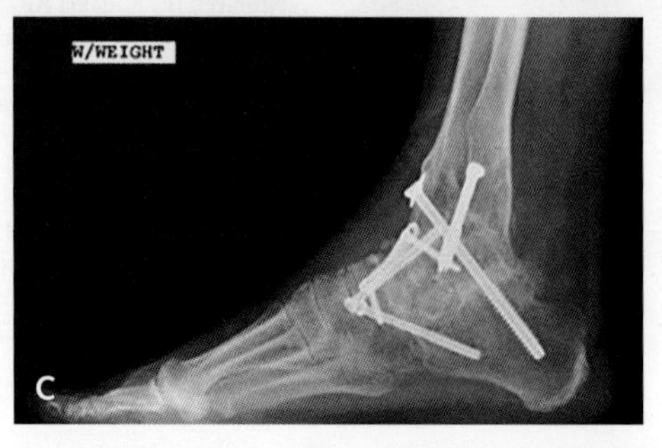

图18.1 A-B. 邻近关节发生关节炎是踝关节融合术的一个主要中长期并发症。C. 距骨周围关节关节炎经常发生，而且常伴有距下关节僵硬，约20%的患者出现症状，需要后续手术

换手术可能失败的结果，而是希望接受结果更确切的手术，因而他们选择关节融合术。因此建议列出两种手术所有可能的优缺点，和两种手术各自可能的并发症，由患者和医生一起来决定选择何种治疗方式。但是，有些患者，即使其他条件都好，由于存在严重的骨量减少、严重的缺血性坏死（avascular necrosis，AVN），故不应该对这样的患者实施全踝关节置换术。其他情况比如神经源性疾病的患者、年轻活动量大的患者以及对该手术的结果抱有不现实的预期的患者，都不应该接受全踝关节置换术。另一方面，术者应该符合一些全踝关节置换的手术指征，但也不是绝对。这些指征包括：双侧踝关节炎，距下关节僵硬的踝关节炎，踝关节活动度很好，骨质量很好，小腿力线正常，以及那些仅限于日常活动量、但又要做一些需要踝关节活动的动作如跳舞、瑜伽等的患者。

手术计划制定时一个重要的考虑因素是手术前踝关节的活动度。创伤后关节炎，经常伴有挛缩，这是影响手术后关节活动度的一个最重要的因素。创伤后关节炎和炎性关节病的踝周软组织覆盖经常是瘢痕化的，有时候还很严重。由于长时间制动引起的软组织挛缩会进一步影响踝关节的活动度，在这种情况下，即使在术中做了充分的关节周围软组织松解，也很难达到满意的术后活动度。对于存在严重僵硬的踝关节，无论实施什么样的手术，都无法达到可接受的活动度。对这些踝关节僵硬的患者来说，关节融合手术并不意味着残疾（相比于那些临床表现为活动度正常的患者而言）（图 18.2）。在术前评估时，笔者常规进行背伸和跖屈侧位 X 线片拍摄，以便明确矢状位踝关节能活动到的位置。术前和术后对踝关节活动度的精确测量很重要，注意要确认踝关节真正的活动度，而不是包含了距舟关节在内的大体活动度。大体活动度更常见于手术后，踝关节可能已经僵硬，但体格检查时仍可见跖屈动作，其实那是距舟关节在活动，而不是踝关节在活动（图 18.3）。

另外一个与活动度有关的因素是距下关节。当距下关节僵硬时，实施踝关节置换比实施踝关节融合更好。因为踝关节融合后距下关节的应力会增高，导致距下关节疼痛和快速出现关节炎，除非最终将胫距跟（tibiotalocalcaneal，TTC）关节进行融合。这里，再次强调术前进行背伸和跖屈侧位 X 线片拍摄的重要性，它不仅能评估踝关节，而且还能评估距下关节。在站立位片上，距下关节可能表现为正常，只有在与背伸位比较时，才能显示出距下关节炎和

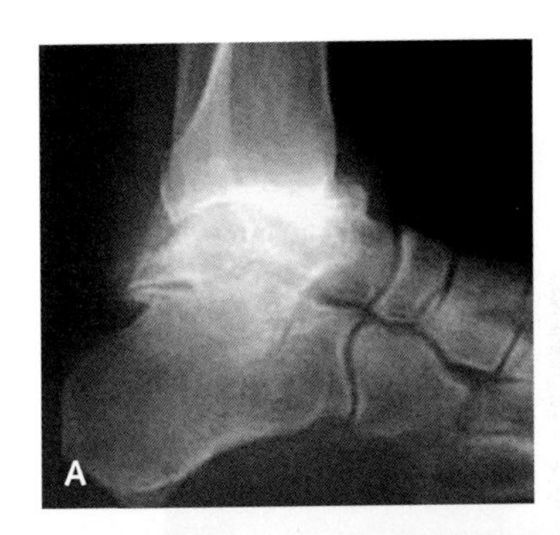

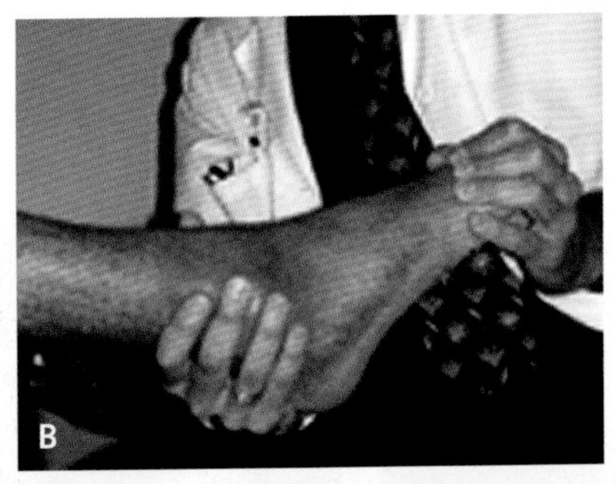

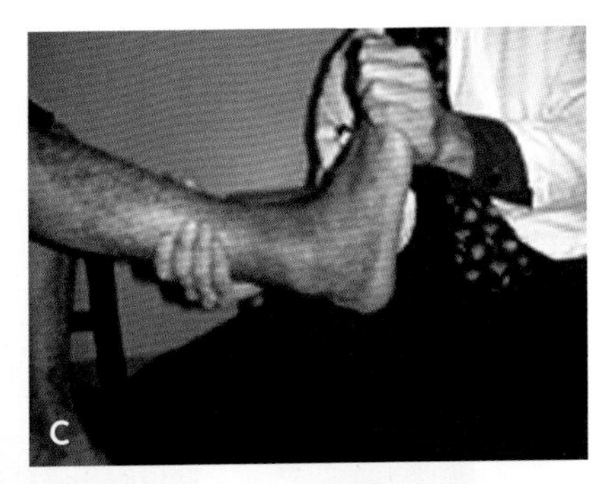

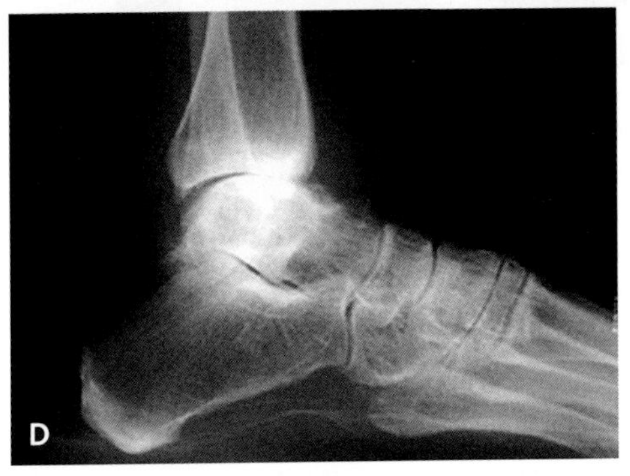

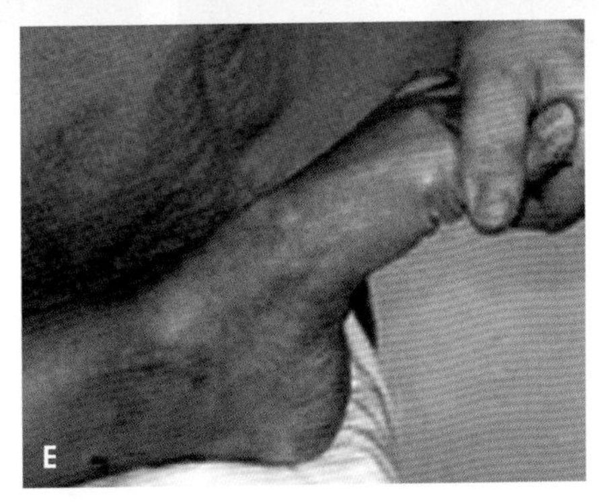

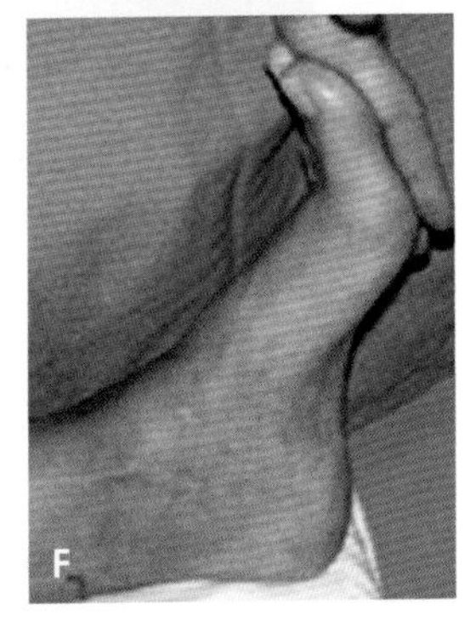

图 18.2 踝关节的活动范围对于手术计划的制定很重要，可能手术方案与影像学表现无关。A–C. 在本病例中，血色素沉着病患者有严重的踝关节关节炎，但仍保持良好的活动范围。D–F. 相比之下，创伤后关节炎患者可能完全没有踝关节活动度，尽管影像学检查显示只有中度关节炎，后例患者由于术前关节活动度差，可能接受踝关节融合术更好。相比而言，前一个患者虽然在 X 线片上有更广泛的变化，但其踝关节有良好的活动度，可能接受关节置换更好

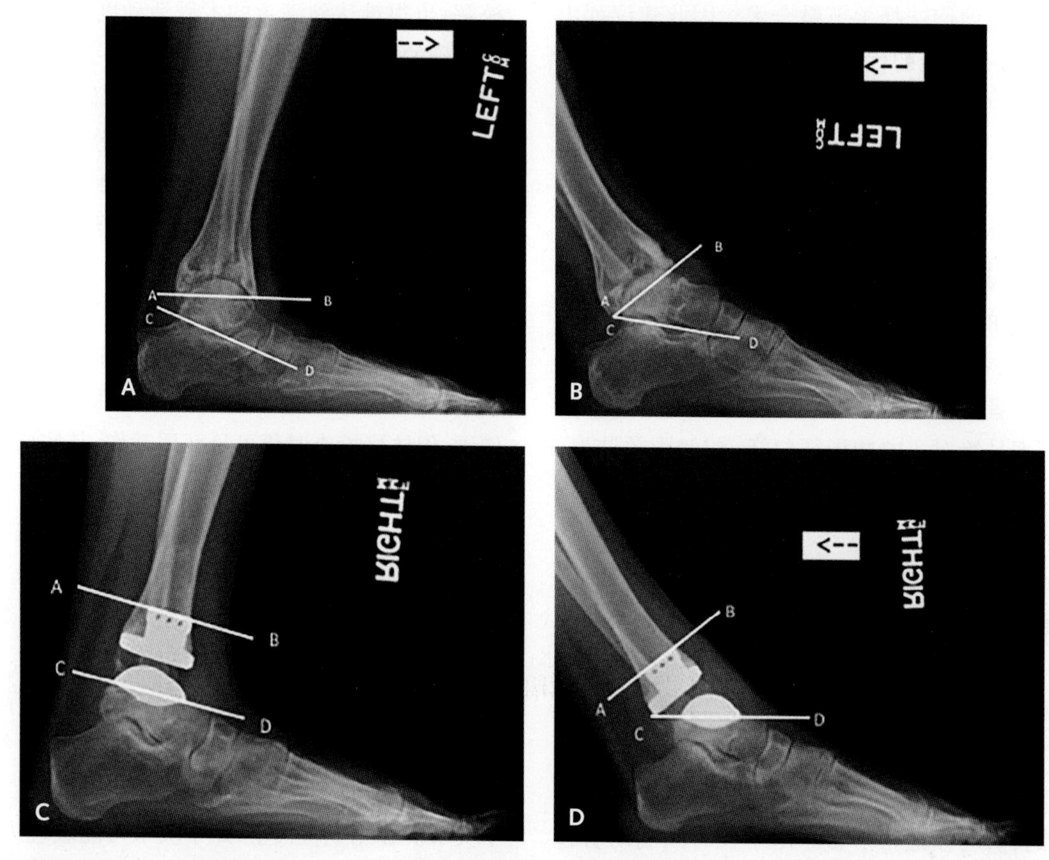

图 18.3 A–D. 无论是术前还是术后，必须采用标准化的方法来测量踝关节的真实运动范围，而不是包括距舟关节活动度在内的整个矢状面运动。这里展示的是术前和术后的 X 线片测量情况

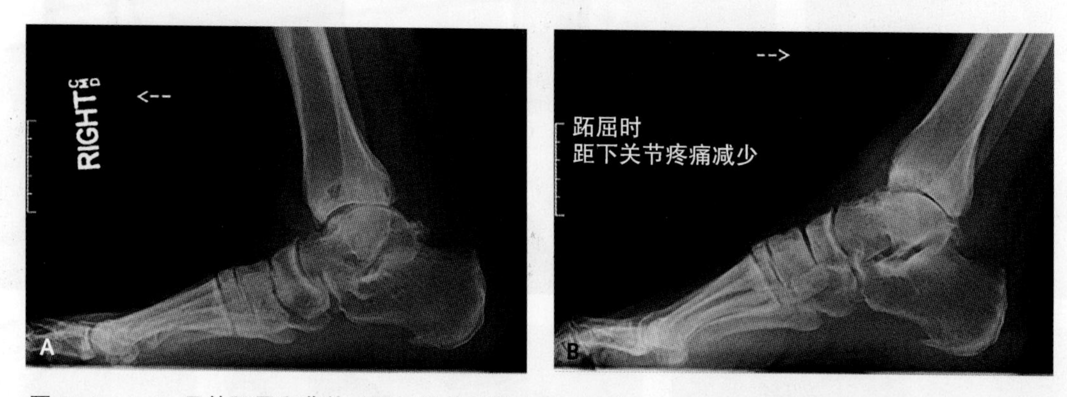

图 18.4 A–B. 足的跖屈和背伸对距下关节的影响在这里表现很明显。在背伸位 X 线片中，足弓是平的，距下关节与外翻的后足存在明显的撞击。在跖屈位 X 线片中，表现是相反的，足弓撑起，距下关节打开，看起来很正常。这意味着要在置换前或置换时处理好同时存在的平足畸形问题

明显的平足畸形。这提示医生可能需要在踝关节置换之前，或者在踝关节置换的同时，纠正平足畸形，不能置之不管（图 18.4）。必须在踝关节置换术前或者术中矫正同时存在的足部畸形。如果足部遗留有畸形，期望踝关节置换术后获得满意预后是不现实的。踝关节的内、外翻畸形都应该予以矫正。对于扁平足也是同样道理，因为扁平足会导致踝关节假体承受不正常的应力，因此必须予以矫正，要么在踝关节置换术前分期手术，要么在置换的同时实施矫形手术（图 18.5）。如果行分期手术，最重要的一点是设计手术切口。如进行距舟关节融合术，其切口必须与日后的踝关节置换手术切口在同一条线上（也就是说，这里的切口要比常规距舟关节融合的切口更靠外侧）。

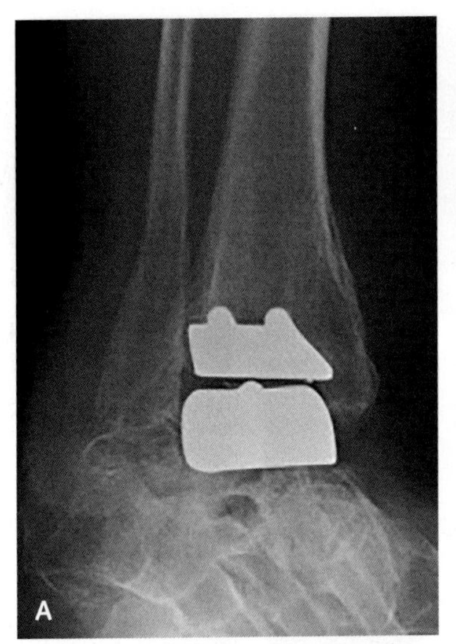

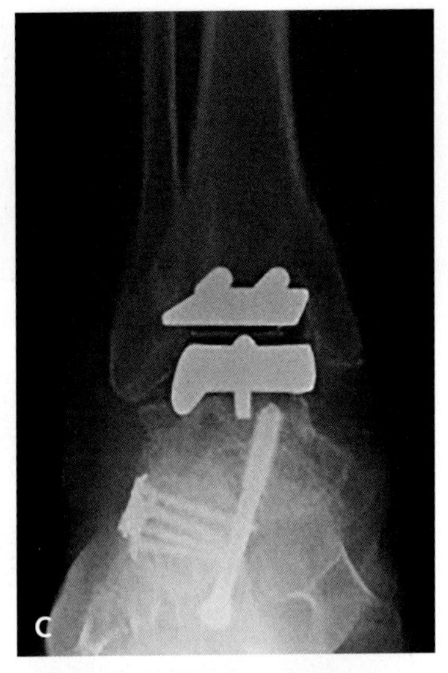

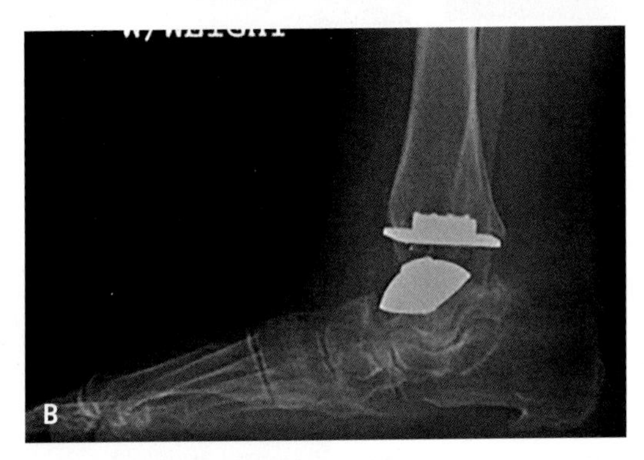

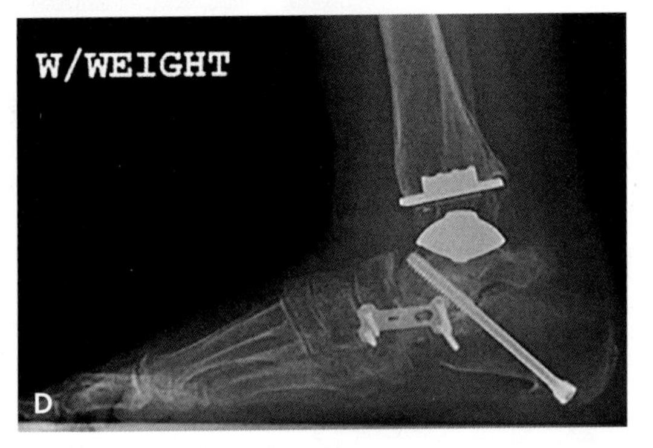

图 18.5 A–B. 本例踝关节置换手术决策不正确，因为手术前没有预期到并存的平足畸形。C–D. 翻修术中并没有翻修踝关节置换，而是对平足进行了矫正。治疗取得了良好的效果

距骨周围融合并不是踝关节置换的禁忌证。没有研究指出，在踝关节置换术之前或者与踝关节置换同时实施的后足融合手术，会增加置换手术失败的可能（图 18.6）。没有症状的距下关节炎不需要治疗，笔者建议手术医生在这种情况下不要管影像学的表现，在踝关节置换术后观察等待距下关节的转归，而非常规实施距下关节融合（图 18.7）。

评估与恢复踝关节的矢状位力线很重要，尤其是当距骨在胫骨下向前方移位时。这种畸形常见于关节损坏，伴有马蹄挛缩畸形，导致胫骨前方关节面损坏和距骨向前半脱位的情况。另外一个导致距骨向前方半脱位的原因是，踝关节前唇切除术切得太多。但距骨向前半脱位不是踝关节置换的禁忌证（图 18.8）。手术医生在手术中必须要小心，因为有些力线导向器和截骨模板是按照胫骨侧位力线 83° 来设计的。但对于存在上述胫骨前唇磨损压缩畸形的病例，这一角度是不正确的，必须与胫骨成 90° 或者尽可能成 90° 进行截骨。胫骨远端截骨后呈现轻度背伸（踝关节前方张开）是很大的错误，只会导致术后距骨再次向前方半脱位。在充分清理关节后，特别是充分清理后方关节囊之后，距骨应该可活动。插入假体试模后，注意在背伸位时，距骨仍位于胫骨下方的正中央，距骨负重轴不能位于胫骨长轴的前方。如果在充分清理距骨四周之后，距骨仍旧有持续半脱位的趋势，手术医生可以增加一个术式来稳定关节，即通过劈裂腓骨短肌来把距骨拉向后方。将腓骨短肌劈开，从后面穿过下胫腓联合，在张力下缝合到腓骨后面，以这种方式来防止距骨向前脱位（图 18.9）。

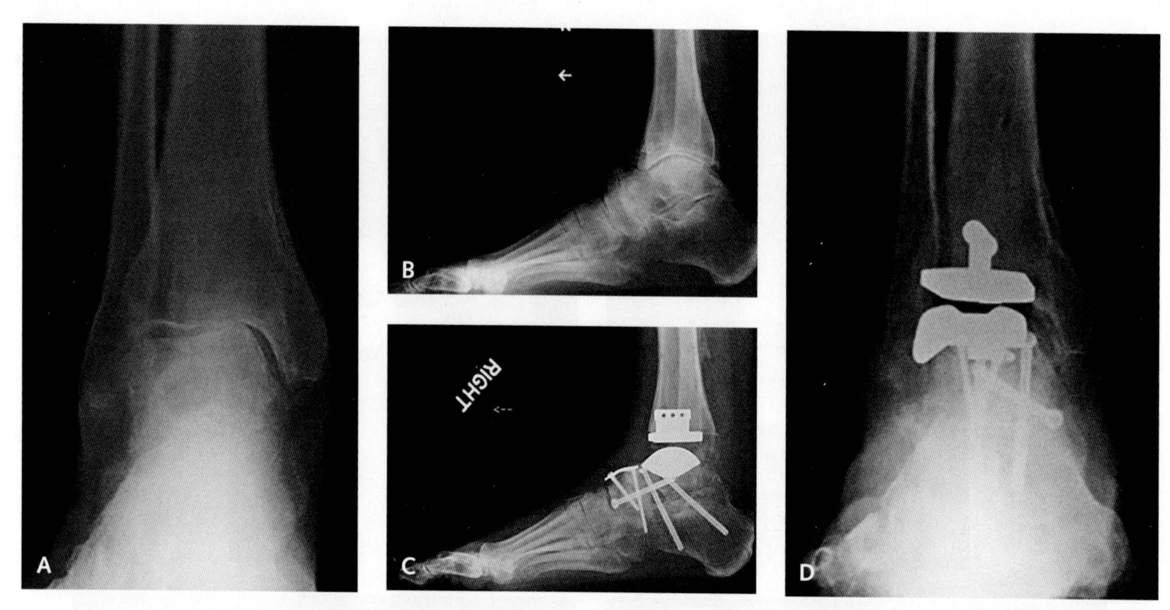

图 18.6 距骨周围关节炎不是踝关节置换的禁忌证。目前还没有研究表明，在置换关节之前或同时进行后足关节融合术后，置换失败发生得更快或失败率更高。A–D. 本患者术前表现为踝关节和后足疼痛，踝关节活动度良好。同期行距下关节融合术、距舟关节融合术及踝关节置换，这里是患者术后 4 年随访时的影像学表现

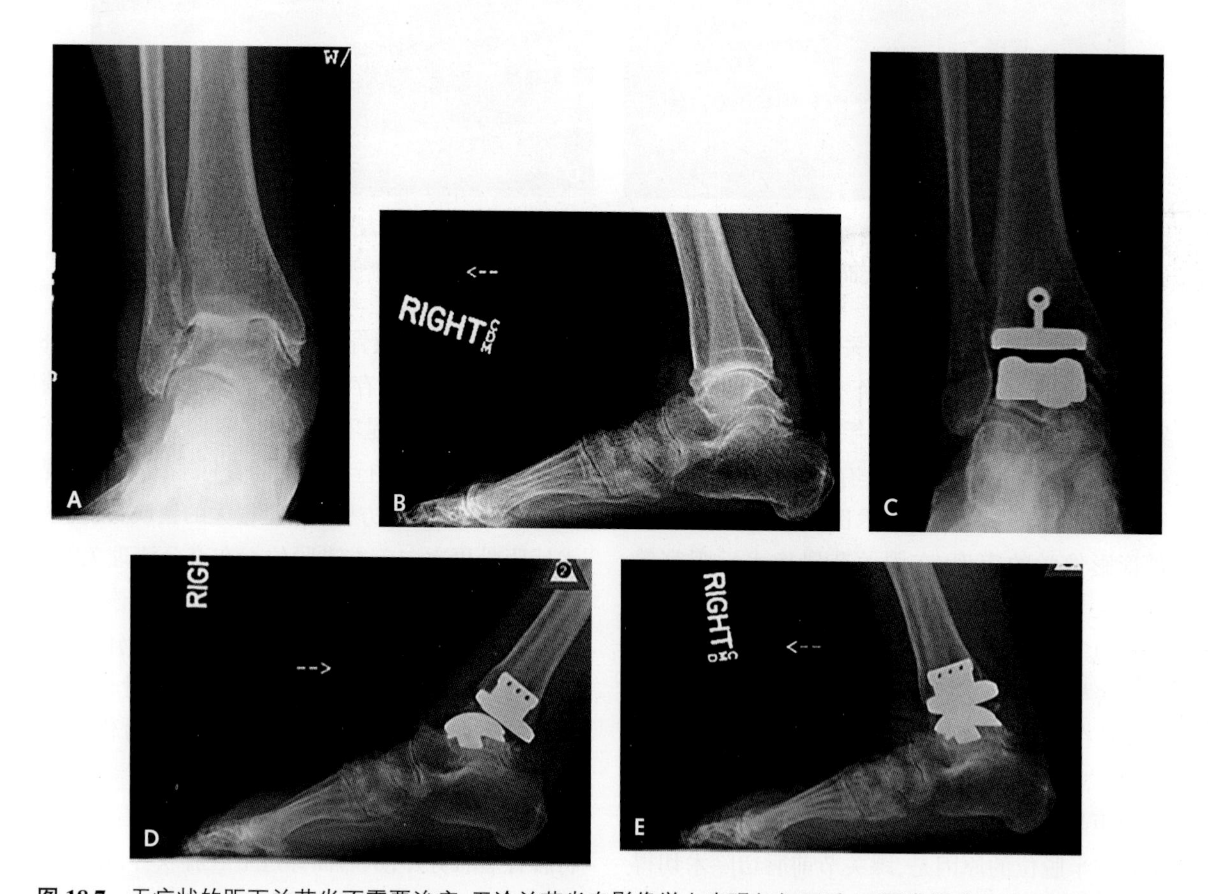

图 18.7 无症状的距下关节炎不需要治疗，无论关节炎在影像学上表现如何严重，不要常规进行距下关节融合术，建议旷置等待观察踝关节置换对距下关节的长期影响再做决定。A–B. 本病例为踝关节炎伴有无症状的距下关节炎，术前 X 线检查。C–E. 行踝关节置换，6 年后患者距下关节仍无症状

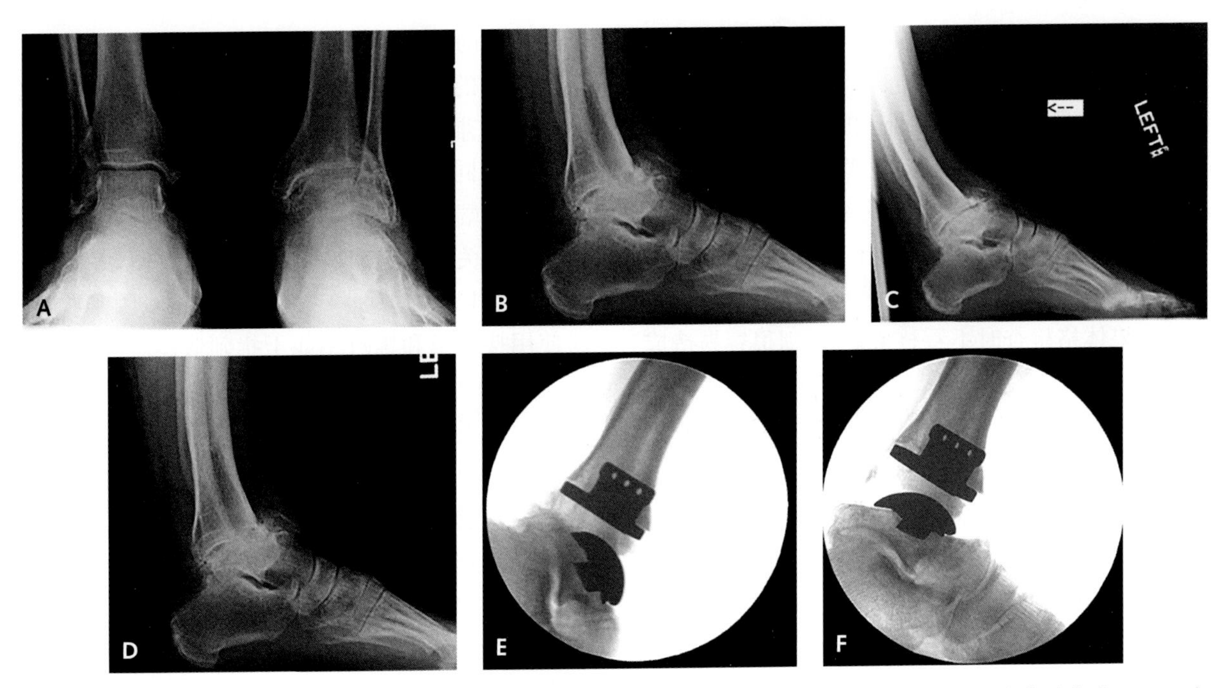

图 18.8　本病例距骨向前半脱位，部分是由创伤后胫骨远端发生畸形造成，还有部分是由僵硬的马蹄畸形造成。A–D. 如图中所示，拍摄踝关节跖屈和背伸 X 线片以确定距骨的潜在覆盖范围非常重要。正常情况下，距骨的中心与距骨外侧突的顶端相对应，本病例中据此判断距骨中轴线相对于胫骨中轴向前偏移约 2cm。E–F. 注意踝置换时通过调整截骨做的相应处理：距骨侧组件居中正确，胫骨截骨角度比通常情况下更“闭合”。随着踝关节的背伸，距骨完全位于胫骨下方正中

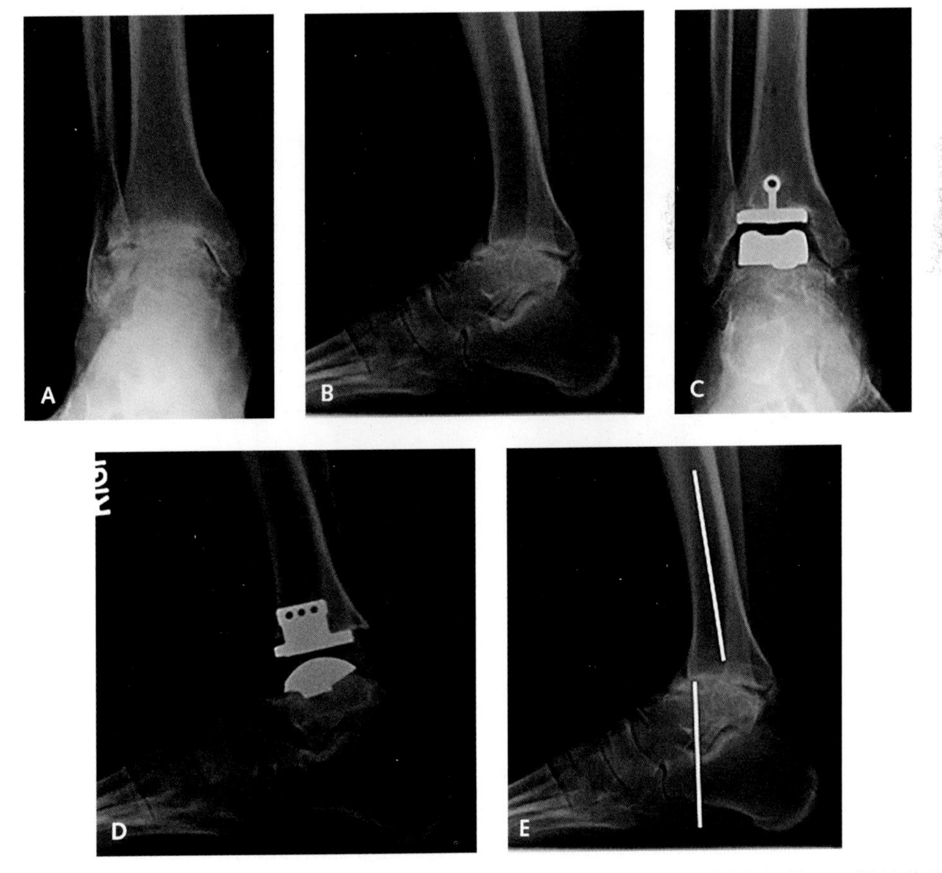

图 18.9　A–E. 本病例距骨向前半脱位，图示为距骨中心与胫骨中心在踝关节背伸时的力线情况。踝关节置换后力线貌似很好，但是注意胫骨侧组件相对于胫骨轴线有轻度的前移。E. 该图展示了如何通过测量判断距骨向前半脱位。距骨中心线穿过距骨外侧突，另一条线为胫骨沿纵轴的中线

力线

如果胫骨存在内翻或外翻畸形，应该在踝关节置换手术之前进行矫正。尤其是当膝关节也受累时，必须首先矫正膝关节的力线然后再做踝关节置换（图 18.10）。这听起来简单，但是作为足踝外科医生，你会经常要求患者脱去裤子检查下肢力线吗？如果体格检查时不看整个下肢，则很容易造成力线不良的后果。

骨质量是一个重要考虑因素，在骨量严重减少的病例中，假体下沉的发生率会增加。如果有骨缺血性坏死，假体下沉风险也会增加。距骨侧假体比胫骨侧假体更容易下沉，特别是在有骨量减少或骨缺血性坏死的情况下。术前踝关节的稳定性也是一个重要的考虑因素，如存在踝关节不稳定，则需要拟定相应的治疗方案。踝关节不稳定主要与踝关节外侧韧带支持功能的缺失有关。遗留未处理的踝关节不稳定会给置换手术的长期预后造成困难。韧带重建一般都能够恢复踝关节的稳定性，行韧带重建时通常很少有必要重建三角韧带。

踝关节炎伴有其他畸形时，经常需要实施其他相应的矫形手术。作者推荐当后足畸形轻微时，于置换术的一期同时实施后足融合。如果有足部其他部位的畸形存在，同时矫正足和踝的畸形就会比较困难（图 18.11）。距舟关节融合可以与踝关节置换同时实施，只要将踝置换的手术切口简单地向远端延长就行。可以采用一个外侧切口来实施距下关节融合或者距下关节联合跟骰关节融合（图 18.12）。这些关节的固定会比较困难些，注意使用接骨板和螺钉不能干扰到假体。对于类风湿关节炎的患者，这些情况尤其重要。反复制动会加重骨量丢失，增加假体下沉和骨折的潜在风险，因此一期同时实施关节置换和关节融合有它的好处。胫骨或距骨内有内固定物存留时，如果这些内固定物干扰到胫骨侧假体和距骨侧假体的位置，则要果断取出内固定物。但值得注意的是，取出内植物会造成局部应力增高，特别是在内踝处。取出螺钉时如果出现滑丝还会造成另一个问题：以辅助取钉器械取出滑丝的螺钉过程中会造成局部的骨缺损。内踝里的螺钉会干扰胫骨侧假体的置入，但是无论采用何种假体，都不应在关节置换术中取出内踝螺钉，除非术中用克氏针临时加固内踝，否则取出螺钉后再截骨造成内踝骨折的风险很高。

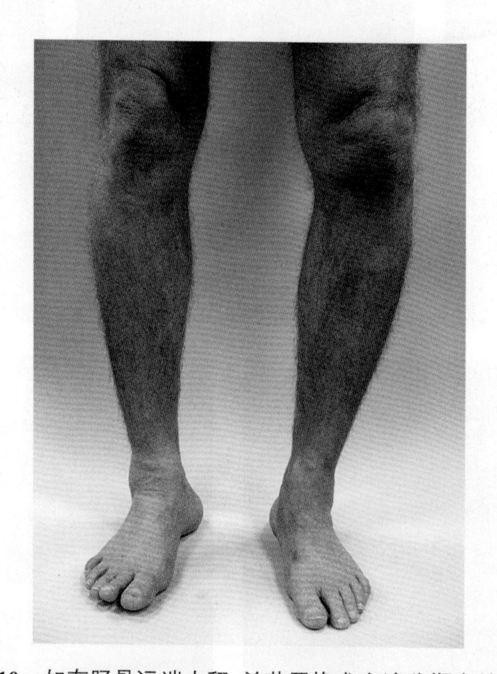

图 18.10 如有胫骨远端内翻，关节置换术应该分期实施，一是降低手术风险，二是通过踝上截骨很多患者的症状可能获得很大改善，因而可以将置换推迟。然而，胫骨近端行截骨术矫正膝内翻时可以和踝关节置换同时进行

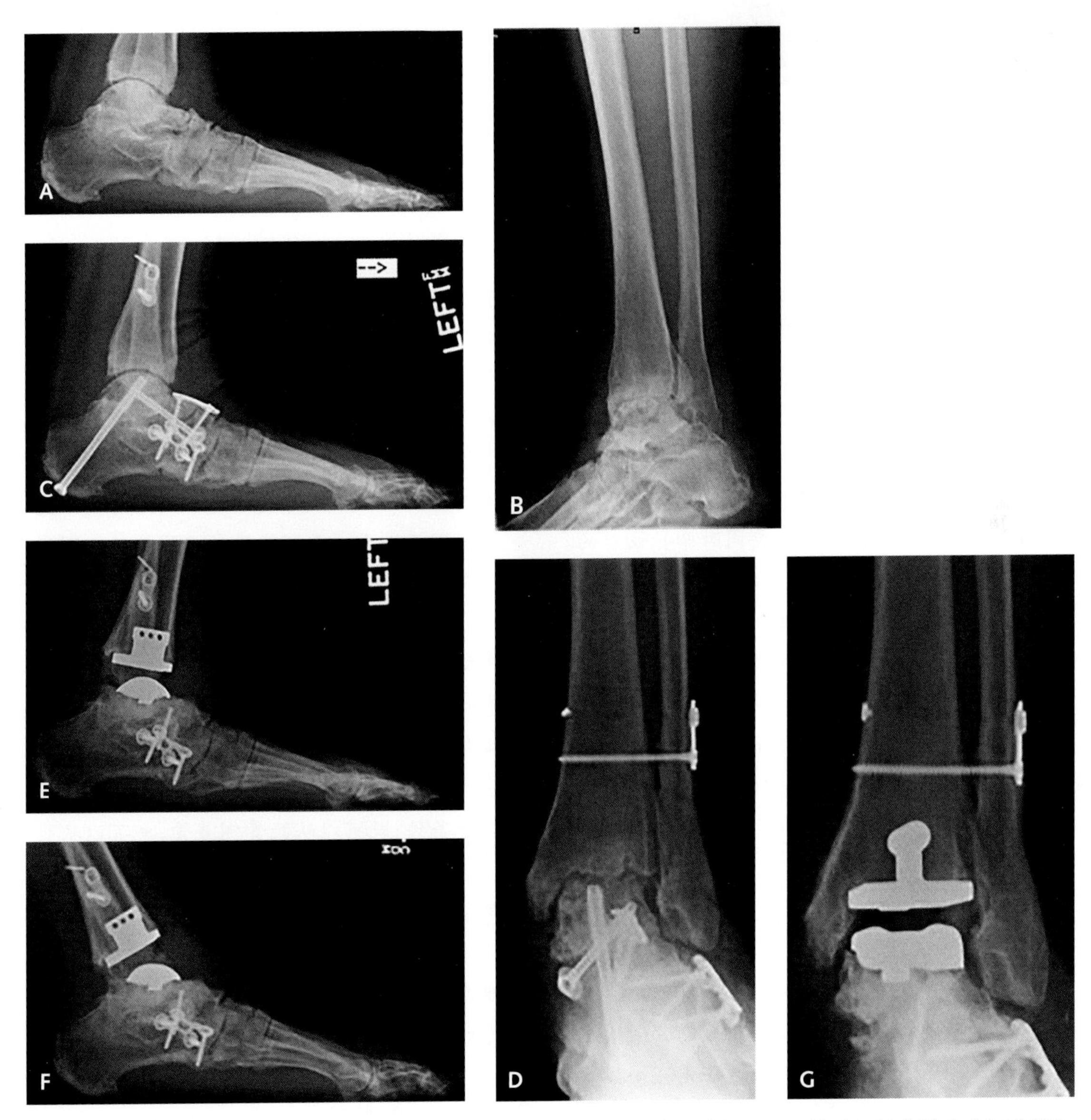

图 18.11 此病例表现为严重的后足外翻，伴有关节炎和距骨部分缺血性坏死。虽然后足关节融合术不会增加距骨的血管化，但人们认为谨慎的方法是先进行三关节融合术，在 6 个月后再进行置换。A–B. 注意后足外翻畸形、关节炎和距骨缺血性坏死。C–G. 三关节融合术后 7 个月进行了踝关节置换，现在畸形得到了纠正，且对距骨侧组件下沉的担心也较少。图示可见力线的改善和从全踝关节置换术获得的运动范围的改善

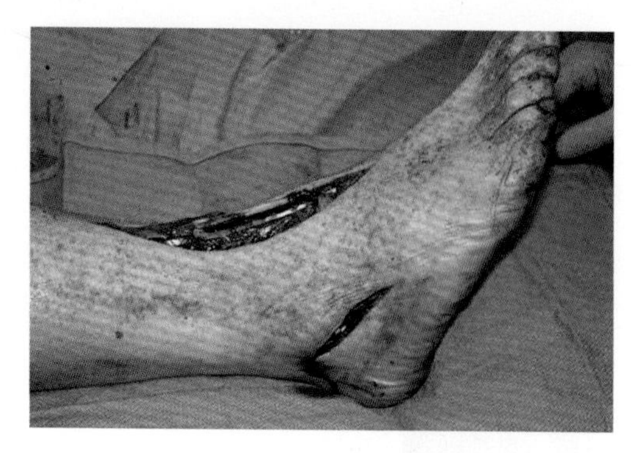

图 18.12 通过一个单独的外侧切口行距下关节融合术，且与踝关节置换同期进行。重要的是要保持两切口之间尽可能大的皮桥宽度

Salto Talaris 假体置换技术

与其他假体不同，这里要讨论的 Salto Talaris 假体在手术操作时，胫骨前唇切除术必须做到能够显露整个胫骨关节面，因为胫骨远端穹窿顶部是胫骨截骨的标记点。

技术、技巧和注意事项

- 切开皮肤，仔细切开伸肌支持带，将其向两边分开，注意在掀开胫骨骨膜之前不要牵拉切口，踝关节前正中切口发生伤口问题的风险很高，因此牵拉切口要非常轻柔。用手指牵开，而不要使用器械来牵拉皮肤。不要同时牵拉切口的两侧。如果切口两边都需要牵开的话，可使用 Gelpi 单钩皮肤牵开器牵开深部组织，从而减轻皮肤上的压力。不需要显露时，要尽快放松牵开器。
- 切除滑膜和清理骨赘能够更充分地显露踝关节的平面和位置。无论采用哪种假体，实施胫骨远端广泛的截骨或者前唇切除常常很有帮助。在下距腓关节部位显露腓骨远端会有些困难，需要术者在不断活动踝关节的辅助下慢慢操作，直到关节可见。
- 所有的假体系统都必须能够更换不同的尺寸。尤其是当踝关节的活动度不佳时，笔者会通过降低假体的尺寸以增加活动度。但是减小假体尺寸时必须确保假体能够覆盖距骨和胫骨远端的皮质，并提供足够的活动度。
- 在对创伤后关节炎的病例进行胫骨截骨时，切除胫骨后唇很困难。胫骨后唇可能会向后下突出，骨性结构下面的踇长屈肌腱和腓骨肌腱可能都瘢痕化了，因此不要用普通咬骨钳剥离去除骨质，而要用一把精细的垂体咬骨钳慢慢地去除增生的骨赘。做胫骨截骨时，要当心后方软组织，尤其是要注意保护胫后肌腱和踇长屈肌腱。
- 术中要注意到内外踝是否有骨折，并予以固定。内踝骨折带来的问题会更大，常常由于骨量减少、内踝应力增大（比如内翻畸形）、胫骨侧假体的位置和尺寸或者复位时手法用力不注意等等原因而造成。最可能造成内踝骨折的不当操作是，使用摆锯截骨时，内踝侧的截骨线是斜的（没有垂直）。
- 当假体尺寸适当，但是踝关节明显僵硬时，术者有两个选择：重新截骨，或者选择小尺寸的聚乙烯垫。如果假体的尺寸以及与距骨、胫骨的匹配度都好，那么笔者倾向于重新做截骨。根据骨量条件，既可以从距骨侧截骨，也可以从胫骨侧截骨。术者应该避免在距骨侧截骨过多，如果实际情况需要多截除距骨，那么此时要确保距下关节尤其是后关节面没有受到截骨影响。要在踝关节完全背伸的情况下做距骨进一步截骨的操作。
- 不要用假体把踝关节填得太满，那样会导致僵硬、疼痛和手术失败。腓肠肌松解或者跟腱延长常常是有必要的辅助操作，因其可以增加 10° 的背伸活动而不增加足部的应力。如果关节活动度已经不错，但是总感觉还有一点点僵硬，术者可以把胫骨侧截骨面再削掉 2mm 来降低张力，获得更好的活动度。
- 安放假体试模时，轻柔地牵开踝关节，保证假体各组件之间刚好有几毫米的空隙，这样能保证正常的张力。

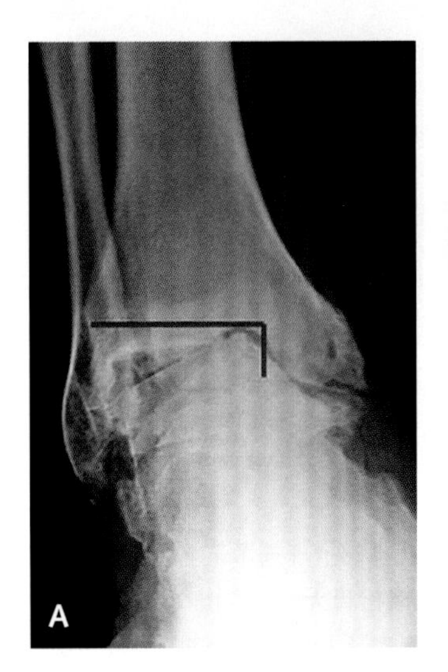

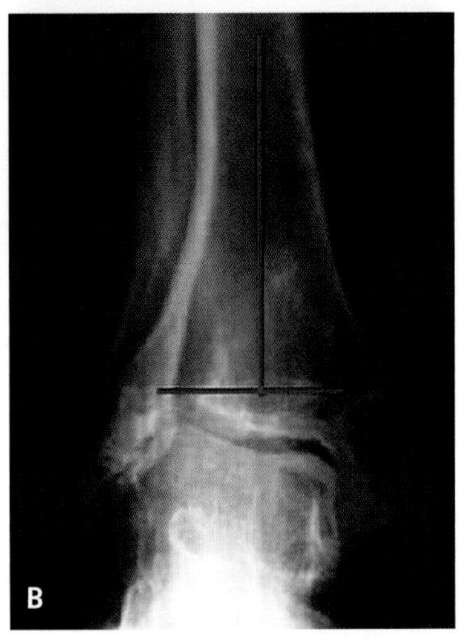

图 18.14　位于关节内或踝关节线以上的畸形都可造成踝关节内翻或外翻畸形。A. 可以通过胫骨截骨纠正踝内翻畸形，矫正前需清除关节内所有阻碍矫正复位的骨赘。B. 虽然胫骨截骨可以矫正畸形，但因为畸形顶点非常靠近内踝，而在该处截骨有造成内踝骨折的风险，且腓骨短并处于外翻状态，因此这不能被接受。需要行一期或分期腓骨延长截骨和外翻矫正术

内翻畸形的矫正

对内翻的踝关节制定矫形计划是踝关节置换中最难的部分。不同病例畸形的表现程度可有很大差异，从轻度的踝关节畸形伴轻度软组织挛缩到严重的高弓内翻足伴有踝关节外侧韧带和腓骨肌腱的无力。根据畸形的严重程度，手术前的评估要弄清楚以下几点：是否有三角韧带挛缩，是否有胫后肌挛缩，是否有外侧韧带松弛，是否有腓骨短肌活动度受限，胫骨远端关节面的内侧是否有局灶性骨缺损，是否有足跟内翻，是否有第一跖列的跖屈畸形，是否有跟腱力线的内移。内翻畸形可以造成不同类型的内侧应力性骨侵蚀，包括胫骨远端穹窿内侧的骨缺损（关节内的内翻畸形），或者如果内翻畸形主要是由于踝关节外侧不稳定造成，则无明显的骨缺损（关节外的畸形）（图 18.15）。置入的假体必须与地面平行，而且在置入假体前，必须做好充分的软组织平衡并纠正踝与后足的力线异常。距骨截骨必须是长方形的，而不能是三角形的，因为后者会造成截骨偏斜和畸形复发。手术前一定要拍应力下的内、外翻位置的 X 线片，以助于畸形的矫正（图 18.16）。

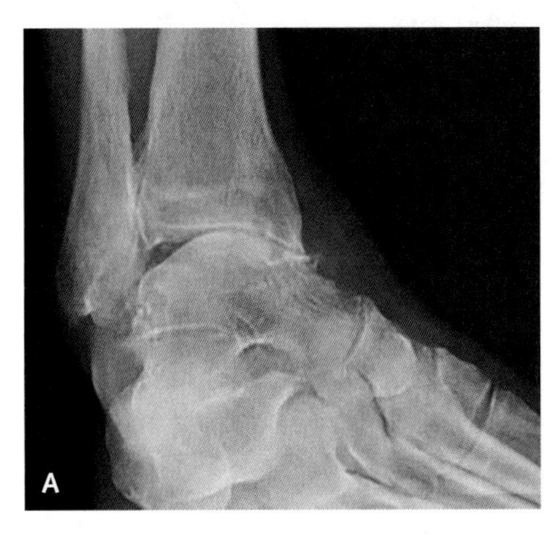

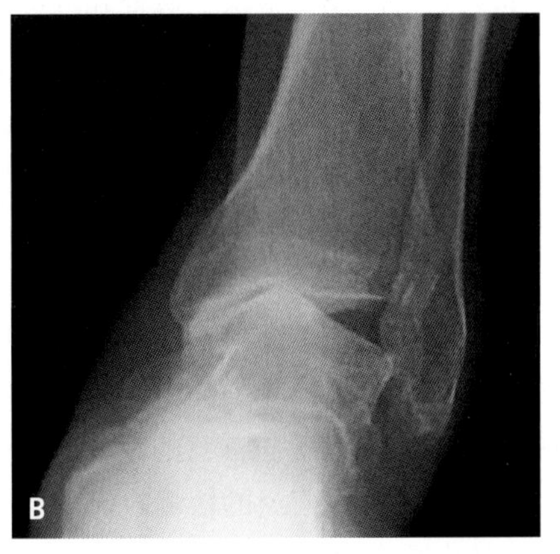

图 18.15　踝关节内翻畸形有不同类型，有的较容易矫正，有的较难矫正。A. 本病例存在的关节内骨磨损与踝关节内翻不稳定有关，这同时造成内踝骨磨损和内侧软组织挛缩。B. 这是另一种类型的踝内翻畸形，主要问题是韧带不稳定，虽然内踝有一定程度的侵蚀，但并不明显

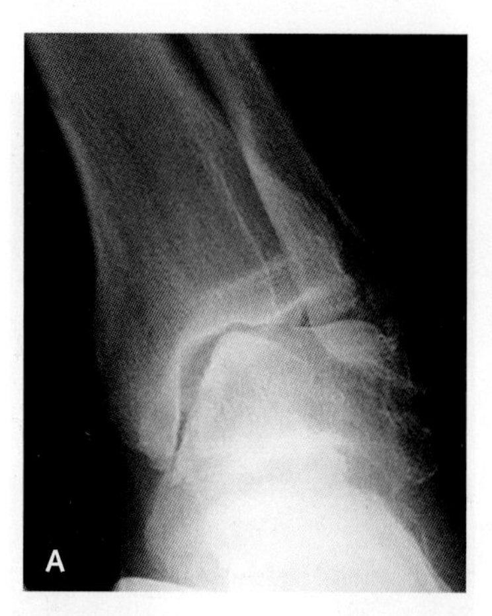

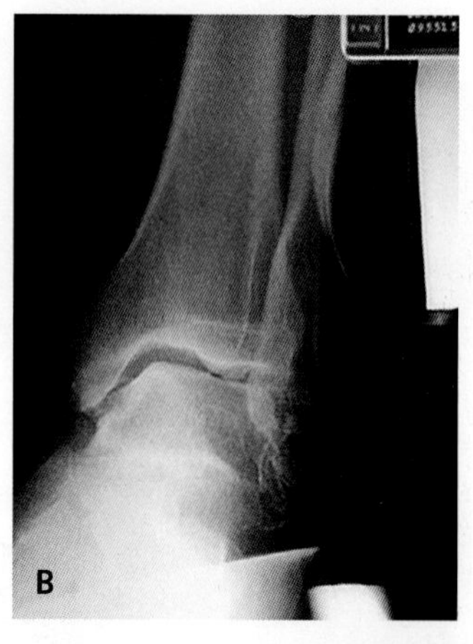

图 18.16 A. 站立位 X 线片可以很明显地显示踝关节内翻畸形，但无法对关节进行动态评估，而单纯临床体格检查无法确切提示踝关节动态不稳定状态。B. 术前应对关节进行应力摄片评估，评估关节复位的难易程度。这将为评估术中关节复位的难易程度提供非常好的参照

内翻畸形伴有胫骨远端穹窿内侧骨缺损，处理相对比较容易，因为按照下肢轴线的垂线来截骨，总能够去除胫骨远端穹窿外侧相对来说稍微多出一点的骨量。但是，很多情况下这种在胫骨远端外侧多切除一些骨量的操作，并不够将踝关节力线矫正。在慢性内翻畸形的病例中，内踝和胫骨远端内侧是发育不良的。无论使用哪种假体，都不能做到胫骨侧假体与内踝的接触，从而导致内侧支撑不够，最终造成关节内翻倾斜和手术失败。在这种情况下，推荐在踝关节置换前，先分期实施胫骨远端内侧踝上撑开截骨（图 18.17）。虽然理论上胫骨踝上截骨可以跟踝关节置换同时做，但是，要注意有些患者接受过踝上截骨后其临床症状会获得极大的改善，以至于之后就不需要再接受包括踝关节置换在内的别的手术了。因此，如果觉得同期实施踝上截骨和踝关节置换太过了，那么就分期进行手术。截骨手术能够改善力线，把斜形的内踝矫正到更加垂直的位置，从而能够更好地与假体相匹配。如果内翻畸形在关节内，一般来说不需要计划其他手术，因为在踝关节置换术中通过调整模块辅助下胫骨侧截骨就能够纠正畸形（图 18.18）。如果内翻畸形造成了内踝磨损，术者必须要预见到行踝置换时关节内侧的支撑会减少。踝置换中最难的一步是把前移的距骨向后放回到胫骨下方，这需要通过广泛的松解内侧软组织来实现。首先，从内踝内侧开始，将软组织从内踝尖上完全剥下来，然后转到后方剥离后内侧关节囊，把胫后肌腱的腱鞘从胫骨上剥离，这是一个广泛的围绕踝关节一圈的松解，直到距骨可自由活动为止。最后于置换后对于外侧韧带不稳定的病例行外侧韧带重建术（视频 18.1）。

对伴有内翻畸形的踝关节做矫形置换时，首先要松解三角韧带深层，然后，施加外翻力量，在应力下感受三角韧带其他部分及其他内侧软组织的紧张度，并做相应松解。对伴有冠状面畸形的踝关节实施踝关节置换时，笔者使用椎板撑开器撑开平衡关节，调整软组织张力直到踝关节恢复到中立位置。虽然可以使用一把撑开器，笔者更喜欢使用两把撑开器同时在内外侧施力撑开，可以轻松地实现正确力线（图 18.19）。实施踝关节置换手术时，必须通过软组织平衡来达到关节张力的完美平衡。截骨，然后松解软组织，并不是最理想的办法，因为在有些情况下可能没有办法矫正畸形，此时可能要在术中将方案改变为踝关节融合。

矫正内翻畸形时，需要打开关节清理关节间隙，把足和距骨放到中立位。外侧关节间隙的骨赘一定要清理干净，以允许将距骨体转回到踝穴里（图 18.20）。有时候可以经过置换切口清理外踝间隙，但是更多的情况下，笔者喜欢采用一个附加的外侧切口。其优点是可以彻底去除所有的外踝间隙、距骨外侧突以及腓骨远端的骨赘。这个切口还可以之后用来做外侧韧带重建、跟骨截骨或者腓骨肌腱修复。清理干净踝关节间隙之后，理论上已经没有机械性阻挡了，如果踝关节仍然不能被复位到中立位，此时，通常需要在内侧彻底松解三角韧带（图 18.21）。图 18.22 显示用骨膜剥离器剥离三角韧带的深层。行充分的内侧松解之后，外侧韧带通

常是松弛有冗余的，或者踝关节是不稳定的，因此需要在安放假体之后加做外侧韧带重建手术。必须在置入最终的假体（而不是试模）之后将踝关节完全背伸，再评估是否需要重建外侧韧带。当平衡力线并稳定踝关节之后，再判断是否要行跟骨截骨（视频18.2）。

重建外侧韧带最简单的方法是行Broström韧带修复。该术式中只要找到前方可用来缝合的组织，就不难了。韧带组织经常是够用的，当韧带组织不够时，笔者会采用劈开后的腓骨短肌腱其中一束来重建外侧韧带，也就是所谓的改良Chrisman-Snook方法。或者，也可以将肌腱经过骨间膜拉出来，绕到腓骨后面，然后跟自身缝合。另一种方法也是利用一半的腓骨短肌腱，采用改良的Evans方法，把肌腱穿过腓骨上的骨隧道到腓骨后面，然后与骨膜缝合。

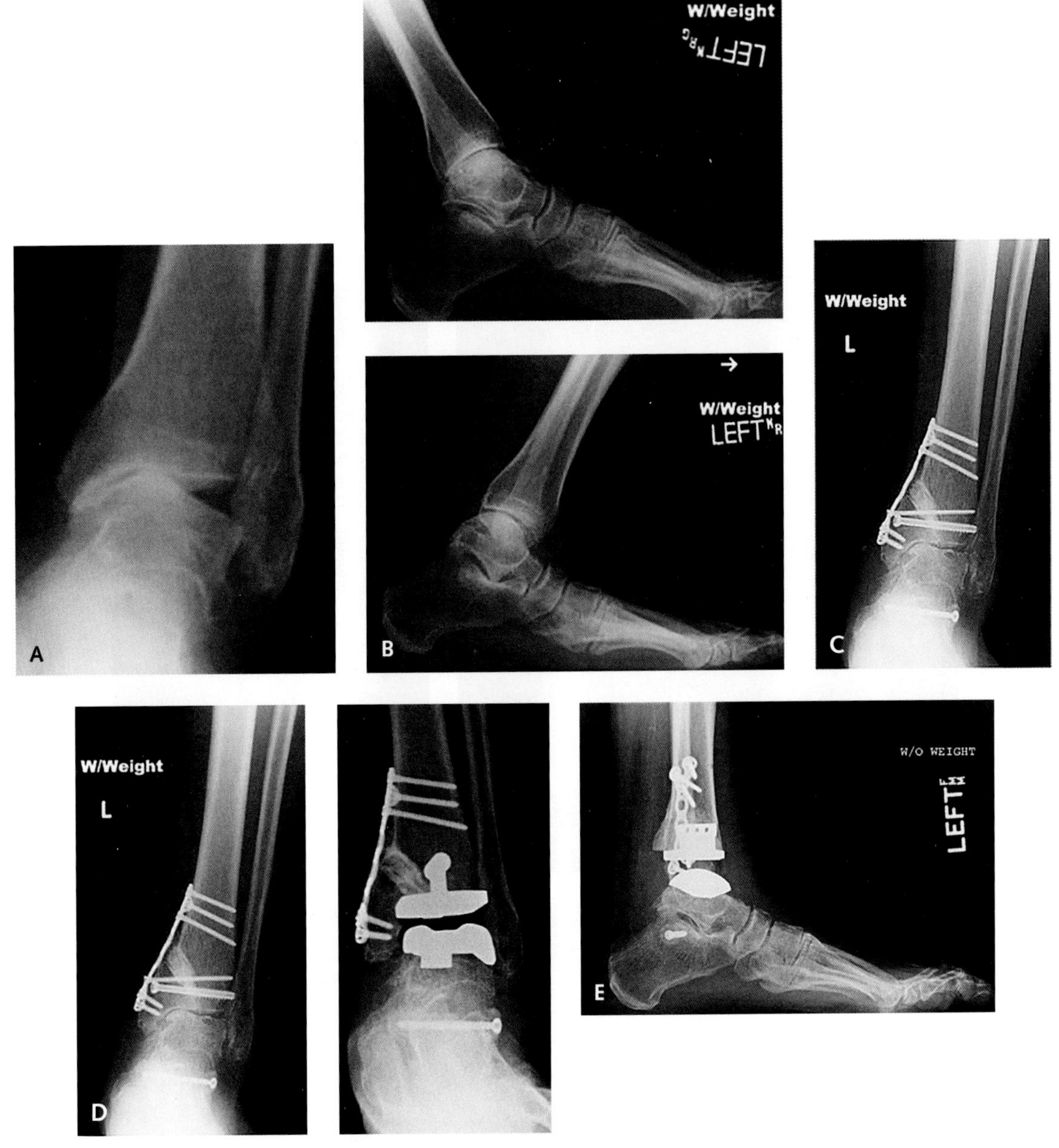

图18.17 这种高达34°的距骨倾斜并不是关节置换术的禁忌证，但由于关节侵蚀的严重程度和畸形的严重程度，需要分期先截骨矫正畸形，再行踝关节置换。首先进行关节内截骨术（Myerson胫骨远端穹窿成形术），6个月后再进行踝关节置换及踝关节韧带重建术。A–E. 应该注意的是，矫正踝关节力线后，足部是如何自动获得矫正的。注意：术前侧面X线片显示中足有塌陷，这是足部外翻以代偿踝关节内翻畸形的结果。而矫正踝关节力线后侧位X线片上，中足塌陷不再存在

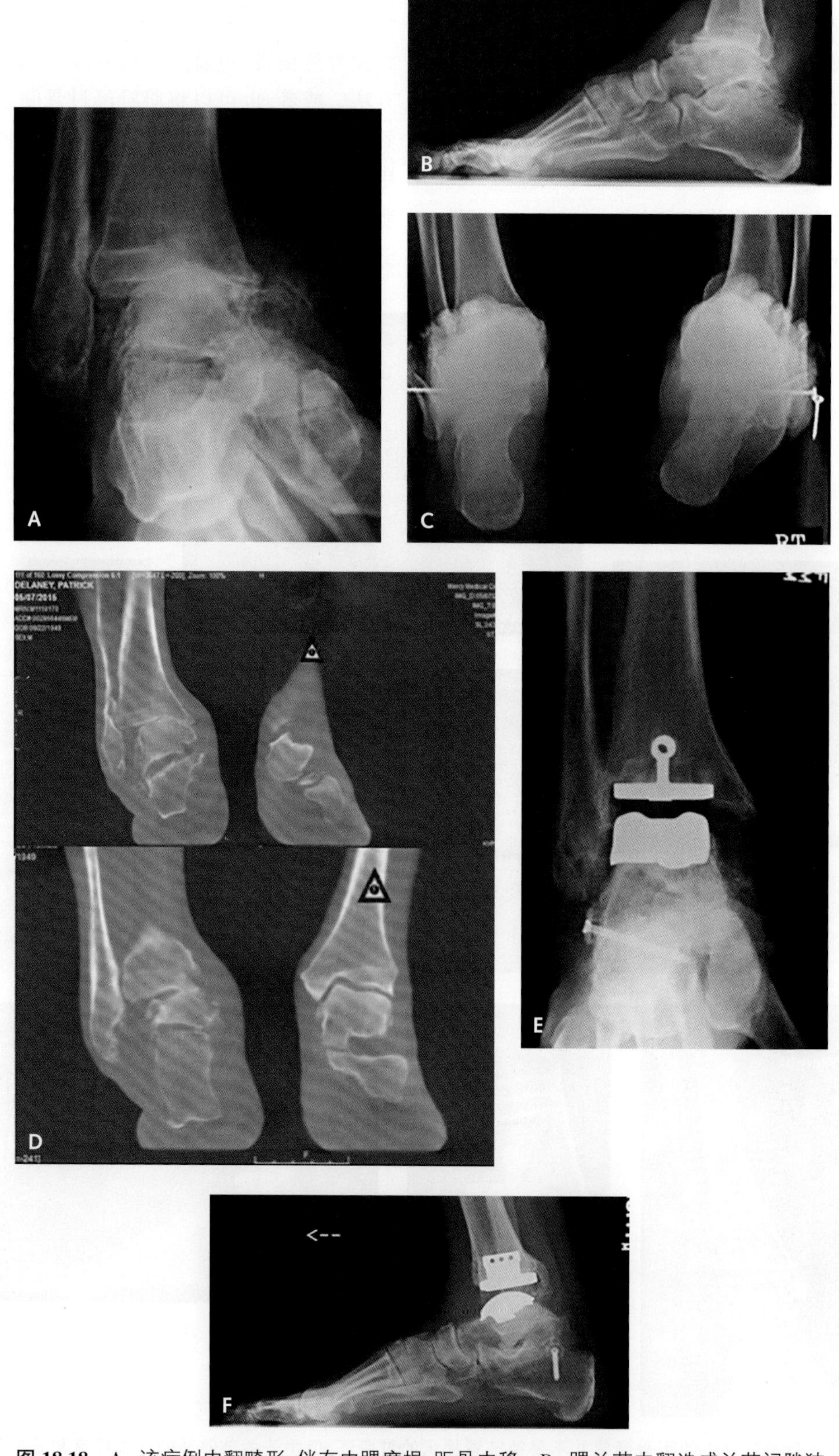

图 18.18 A. 该病例内翻畸形，伴有内踝磨损，距骨内移。B. 踝关节内翻造成关节间隙狭窄。C. 后足轴位力线的影像学结果证实内翻畸形存在于踝关节，后足并没有显著的内翻畸形。D. 冠状位 CT 扫描显示关节间隙完全丧失，伴有继发于内侧胫骨骨磨损的关节内畸形。该畸形可以通过截骨纠正。E. 通过松解三角韧带、踝关节置换、Chrisman-Snook 术式重建外侧韧带，可以很好地纠正畸形。F. 注意矫正踝关节原发性畸形后，矢状面上力线的改善情况

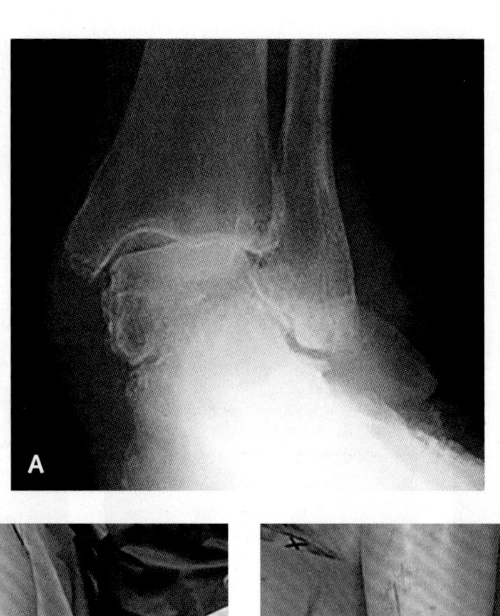

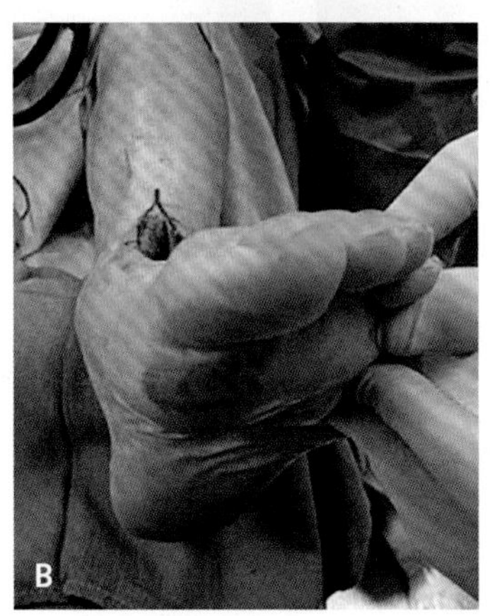

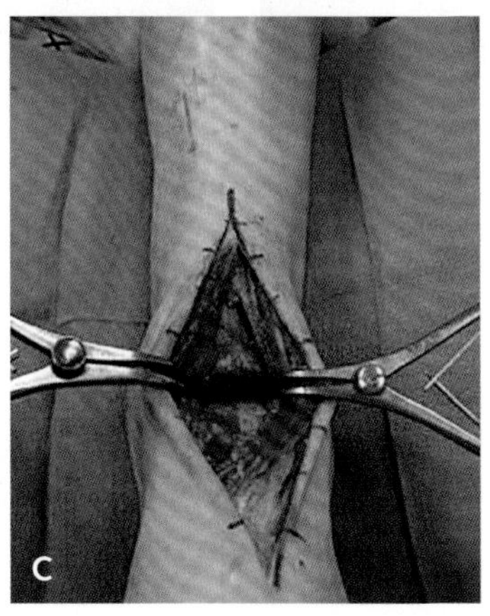

图 18.19 任何伴有冠状面畸形的病例行踝关节置换时，目标都是先使用椎板撑开器将关节平衡到中立水平。A–B. 本病例并不属于严重外翻畸形，应该容易矫正。C. 该患者在存在踝关节外翻的同时，还伴有后足外翻畸形，必须在安放假体后再次检查足部力线，来确定应该加做哪些额外的手术，从而获得跖行足（本病例需要行跟骨截骨术、第一跖跗关节融合术，如果严重的话还要将腓骨短肌转位至腓骨长肌）

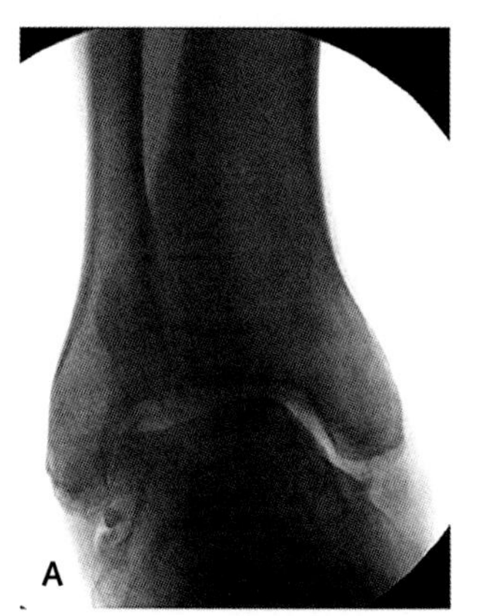

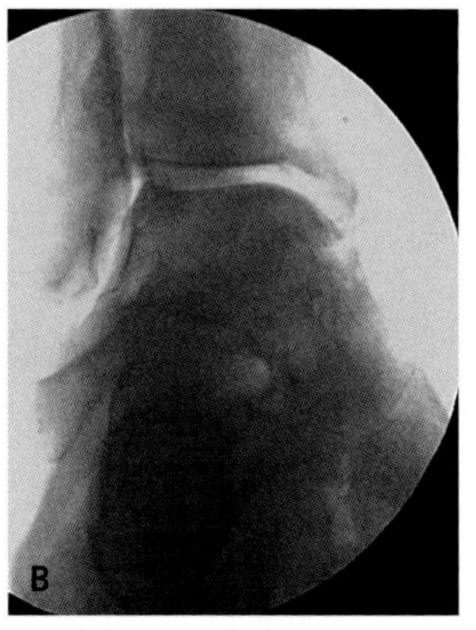

图 18.20 注意腓骨远端踝关节内，尤其是距骨外侧壁上的骨赘，是如何阻碍关节复位的。虽然有些骨赘可以通过关节前方切口取出，但通过前方切口处理腓骨尖和距骨外侧壁是非常困难的，因此需要使用单独的切口。A. 内翻畸形和骨赘。B. 在进行关节间隙清理后，施加轻微外翻应力，关节恢复到中立位，这时可以进行相应的关节置换截骨

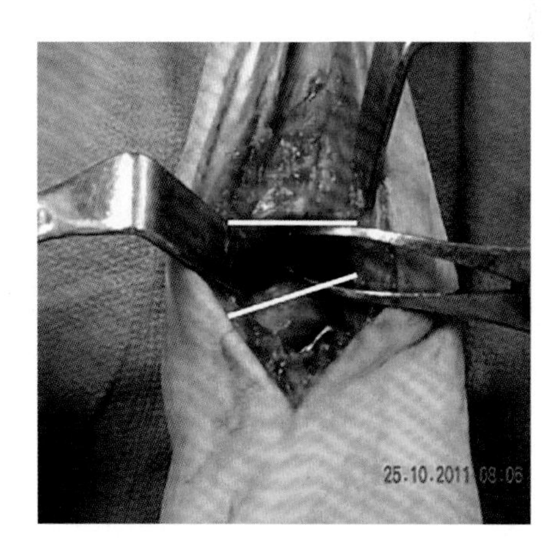

图 18.21 此时还没有做软组织松解。将椎板撑开器插到内侧关节间隙，以评估内侧关节挛缩的严重程度。插图上的白线表示内翻的程度

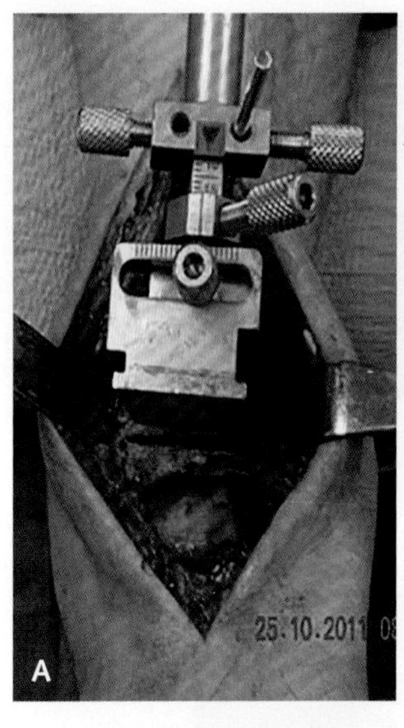

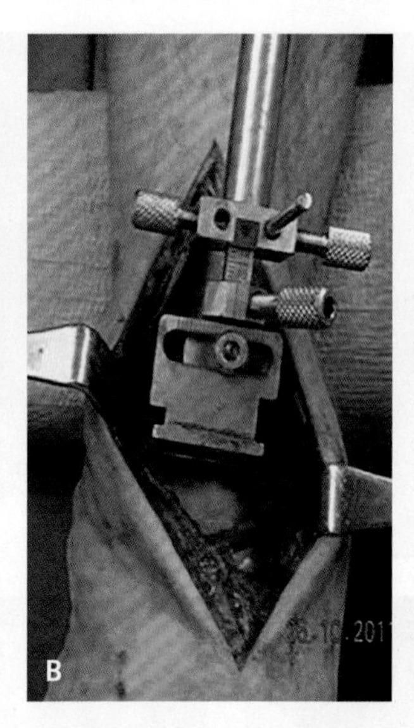

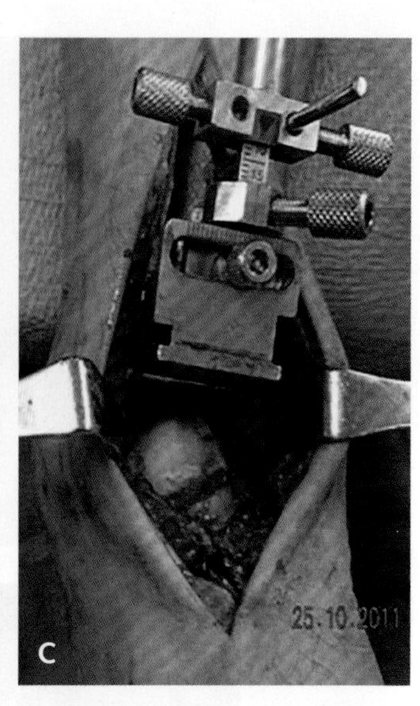

图 18.22 笔者之前注意到，在获得关节软组织平衡之前，不应该进行截骨。原则上这是正确的，特别是对于不太熟悉畸形矫正的医生来说。但是，如果术者有充足的经验，也可以先做截骨。A. 可以从图中看出，胫骨上的截骨是偏心的，胫骨外侧截得更多。B. 随着骨切除，关节恢复到一个稍为理想的位置，这使软组织平衡操作更为容易。C. 单纯截骨后内翻不稳定并未被纠正，所以必须进行软组织松解

外翻畸形的矫正

踝关节外翻畸形通常伴有外侧韧带挛缩、三角韧带失功能、足跟外翻、跟腱力线外移成为后足的外翻致畸力、腓骨由于慢性撞击而导致短缩或畸形以及弹簧韧带和胫后肌腱断裂的风险。足的内侧柱会出现负荷增加、第一跖跗关节（tarsometatarsal，TMT）或者舟楔关节塌陷。有人说踝关节外翻畸形的矫正“是危险的”，但是笔者不同意这种说法。无论外翻畸形的严重程度如何，总有办法通过外侧韧带的松解来平衡关节。在非常严重的病例中，可能需要将腓骨短肌转位到腓骨长肌。在外翻畸形病例中行踝置换的关键点是，在充分松解外侧韧带并置入假体试模后，如果在内外翻应力下没有关节松弛或不稳定，就没有必要来调整三角韧带了。术者一般要使用一个大尺寸的聚乙烯垫，不过还是可以达到平衡和稳定的。

矫正外翻畸形的时候，要理解足部的畸形要比踝关节的畸形重要得多。这就引出了一个重要的问题，到底是同时矫正踝关节外翻畸形和足部的畸形，还是分期手术进行矫形。当然，如果足部的畸形是可复的，同时矫正足部畸形和实施踝关节置换是很容易的。但是，如果足部畸形伴有非常严重的踝关节外翻畸形，笔者倾向于先矫正足部的畸形，比如先通过翻修三关节融合矫正足部畸形，同时做加强踝关节稳定性的手术，然后再二期行踝关节置换。如果足部经过矫形已经是跖行足了，三关节融合在中立位，但是踝关节仍然外翻，此时再进行踝关节置换时，不能按照正常的方式截骨，否则就算踝关节摆正了，后足也会相应调整出现内翻。此时需要在距骨上外侧多做一些截骨，才能最终将踝关节恢复到正常的位置，前提是排除了足部外翻畸形，且确保踝关节稳定（图 18.23）。再强调一遍，有两类畸形，一类是关节内的，与胫骨远端骨缺损有关，另一类是胫骨不存在或存在很少的缺损，与踝关节内侧不稳定有关（图 18.24）。有观点认为所有的踝关节外翻畸形都与三角韧带损伤有关，但事实显然并非如此（图 18.25）。在许多情况下，虽然有踝关节外翻，但三角韧带和胫骨后肌腱都是正常的。在三角韧带断裂合并踝关节外翻的病例中，做踝关节置换时，应在外侧关节间隙插入椎板撑开器，以平衡距骨截骨（视频 18.3）。这可以在胫骨截骨之前或之后完成，但笔者认为，如果可能的话，应该在胫骨截骨之前平衡关节。平衡关节时通过将一个或两个椎板撑开器插入到关节内来撑开关节间隙，如果仍旧感到不平衡，而且踝关节似乎还有些轻微外翻，则可以松解外侧韧带。首先把骨膜剥离插入外踝间隙开始仔细清理距骨的外缘，此间反复插入椎板撑开器检查松解是否足够（图 18.26；视频 18.4）。

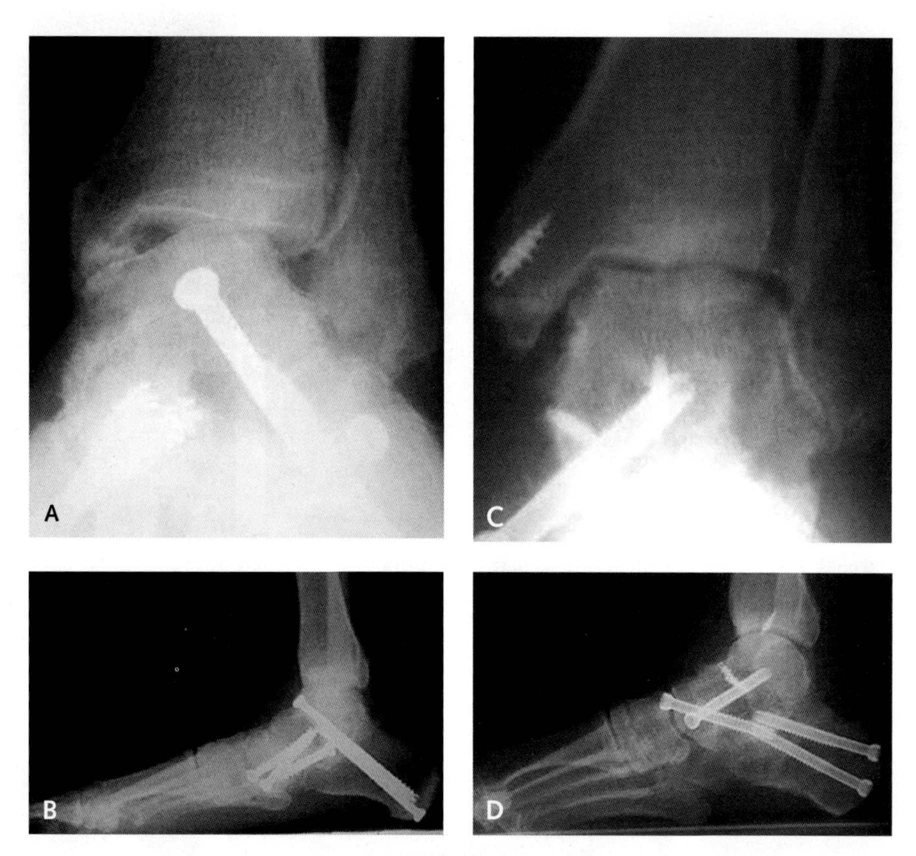

图 18.23 此病例三关节融合术后发生畸形愈合，表现为踝关节外翻和中足外展。A–B. 注意踝关节严重外翻畸形和三关节融合畸形愈合后后足僵硬的外翻畸形。C–D. 一期手术翻修三关节融合术，并重建三角韧带，纠正了后足力线。注意术后踝关节力线有了很大的改善。令人惊讶的是，这位患者在行后足力线矫正后，舒适得行走了数年后才要求进行全踝关节置换手术

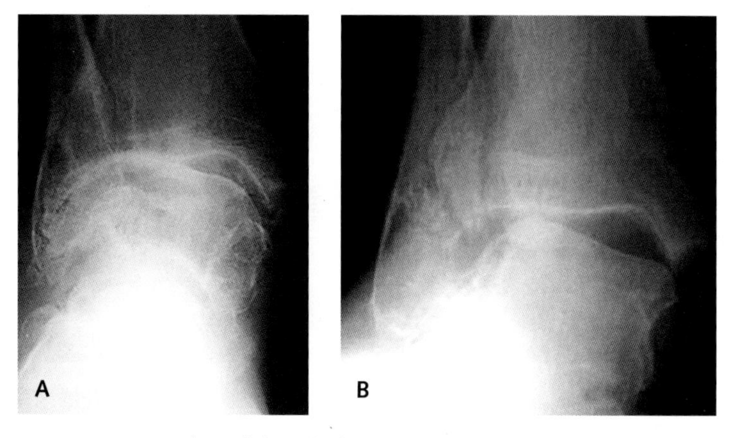

图 18.24 A–B. 有两种类型的畸形，一种是畸形位于关节内并伴有骨磨损的，另一种是胫骨没有或仅存在轻微的骨磨损，并伴有踝关节内侧不稳定的

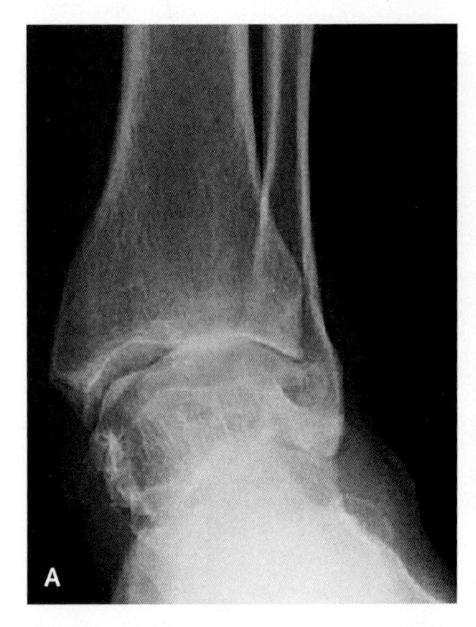

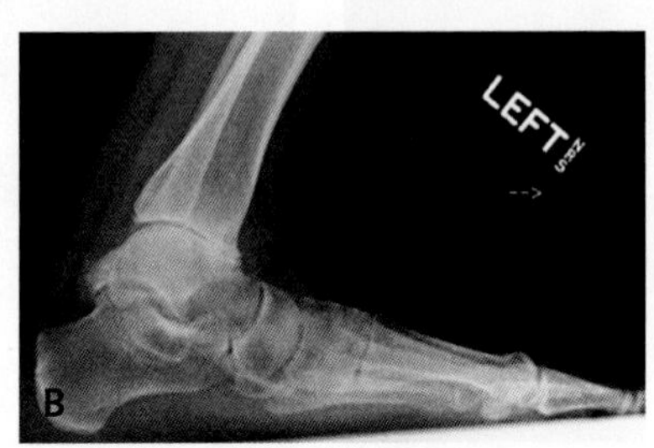

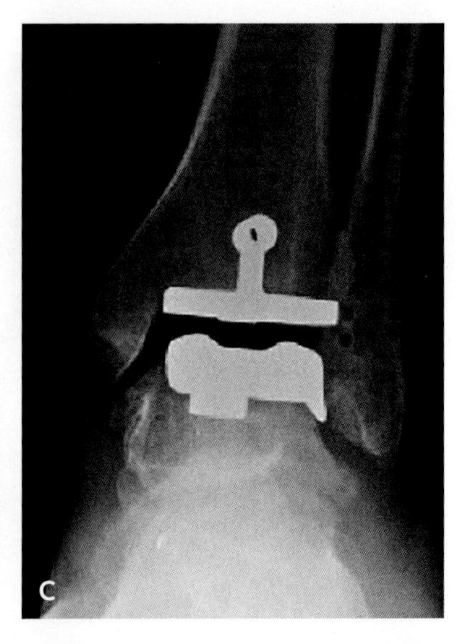

图 18.25 本例严重的踝关节外翻畸形并不单纯由三角韧带撕裂引起，事实上，外侧韧带也被撕裂，所以内侧和外侧都存在不稳定。这使得全踝关节置换术更容易，因为距骨在胫骨截骨后稳定到一个中立的位置。A–B. 注意踝关节外翻畸形造成胫骨远端外侧关节内骨磨损，三角韧带明显断裂，内侧弓塌陷，舟楔关节塌陷。C. 尽管踝关节存在畸形，但没有韧带和关节不平衡，因为三角韧带和外侧韧带都撕裂了。术后注意行踝关节置换后踝关节外翻被矫正了

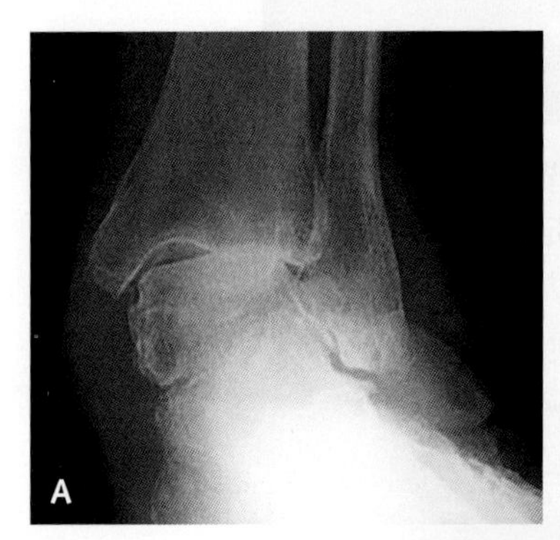

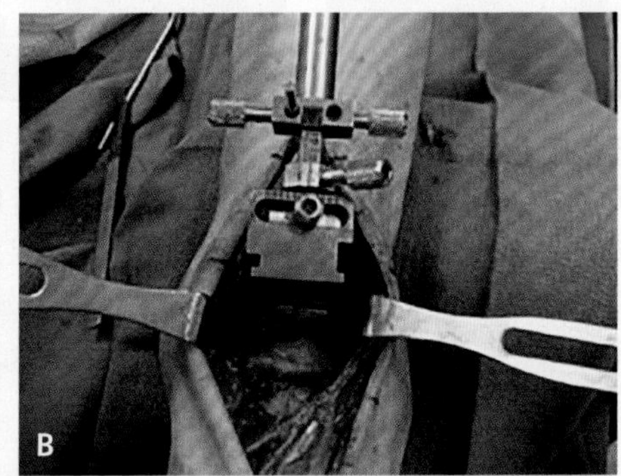

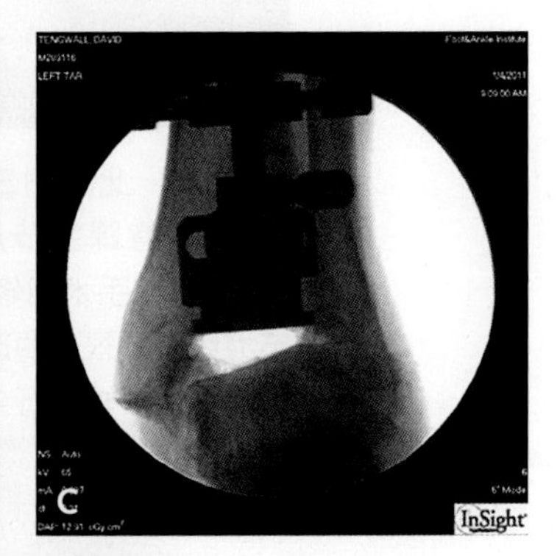

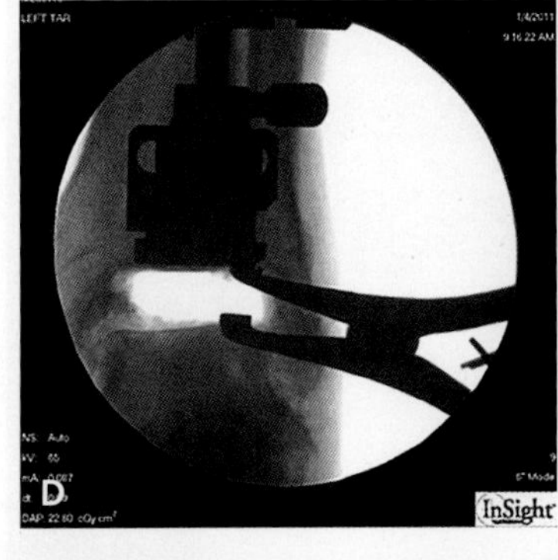

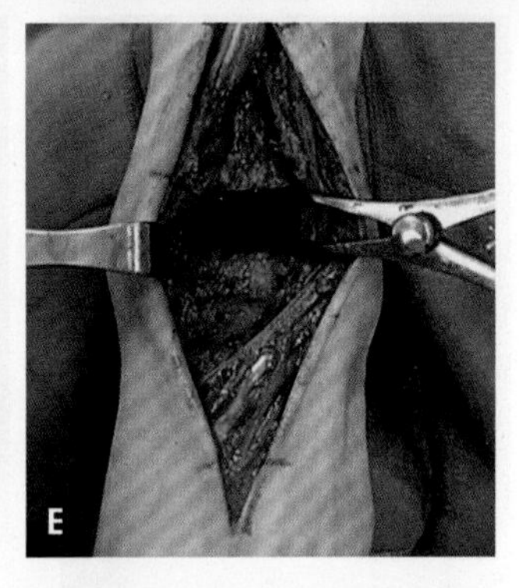

图 18.26 本病例为踝关节中度外翻畸形，通过逐渐松解外侧韧带和重复插入椎板撑开器来评估和平衡软组织从而纠正畸形。A. 踝关节外翻畸形伴有三角韧带撕裂和胫骨外侧骨磨损。B–C. 这里先行胫骨截骨，而不是外侧软组织松解。D. 松解外侧韧带，插入椎板撑开器评估关节平衡程度，但注意，仍有轻度持续性外翻存在。这是不可接受的，必须要将踝关节恢复到完美的平衡。E. 在外侧进一步行韧带松解，插入椎板撑开器再次评估。图中可见踝关节获得了较好的平衡，但更重要的是，踝关节有了稳定性

附加手术

当需要融合距下关节时，笔者使用两个较小的螺钉从距骨颈的背侧以不同的走向打入到跟骨。不要使用大螺钉从跟骨底部打到距骨顶部，因为不可预计螺钉的实际走向。使用完全符合术中具体测量长度的螺钉也有困难和潜在问题，因为螺钉可能刚好位于距骨部件的下表面，进而可能造成距骨侧假体位移。螺钉的尾部不能紧靠距骨部件的前缘，因为螺钉的运动可以将假体在距骨上掀起。必须保持足部和踝部的平衡，近端踝部畸形矫正后，远端足部现有的畸形通常会加重，进而需要予以进一步处理。例如，矫正踝关节内翻畸形后会增加内侧柱的负荷，应该计划实施内侧柱抬高手术，笔者通常在第一跖楔关节做相应处理。反之，踝关节外翻畸形会造成内侧柱负荷增加，于第一跖楔关节或舟楔关节处出现明显的塌陷或不稳定，这常在矫正踝部外翻畸形后得到改善，必须在术中确定内侧柱在负重时是否足够稳定。将外翻的踝关节矫正至中立位后，后足如果仍处在外翻位，则需要进行跟骨内移截骨术（图 18.27）。

距骨缺血性坏死的处理

术者必须掌握处理距骨严重缺血性坏死的不同方法。在过去，处理这种情况的唯一选择是进行某种类型的关节融合术。如果缺血性坏死仅限于踝关节，那么行踝关节融合术可能就足够了，虽然许多医生更愿意进行胫距跟融合术。然而，在距骨完全塌陷的情况下，唯一的选择是采用带或不带骨移植的胫距跟融合术或胫跟融合术来恢复肢体长度（图 18.28）。虽然胫跟融合术结合肢体延长可以获得肢体长度的恢复，但这对患者来说是一个艰难的过程，恢复时间较长。除上述方法之外，笔者现在有足够的经验以全距骨置换来替代关节融合术。距骨体完全缺血性坏死，但胫骨或跟骨很少有侵蚀、塌陷，是行全距骨置换术的合适指征。该手术非常简单，恢复很快，因为几乎没有其他的手术选择，所以患者几乎没有什么损失。如果全距骨置换术失败，仍然可以翻修改为踝关节融合术。全距骨假体是通过与对侧踝关节进行计算机断层匹配，模拟重建对侧距骨，再将重建后的假体做镜像翻转然后通过三维打印获得的。手术取踝前切口，将其延伸到舟骨，这样就可以显露整个踝关节和距舟关节。清理坏死的距骨时注意不要损伤胫骨或跟骨的关节面。距骨体在下方通过骨间韧带与跟骨紧密地连接在一起，必须小心地切开韧带而不要损伤后关节面。一旦移除距骨体后，距骨的头部就很容易被移除。然后植入假体试模，术者可以从两种不同的尺寸中选择一种来评估关节的适合度和运动范围。然后将合适型号的假体置入踝关节，同时将其在前方与舟骨关节面契合（图 18.29）。置入假体时唯一可能遇到困难的情况是关节严重塌陷进而无法移动，这时需要考虑在踝关节上使用外部固定架 4~6 周，牵开踝关节后再做距骨置换（视频 18.5）。

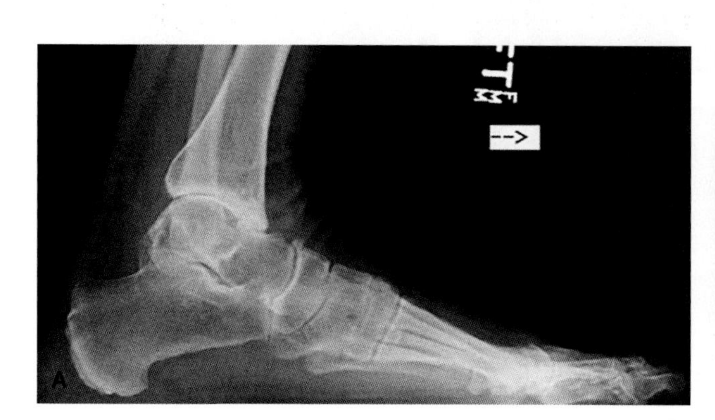

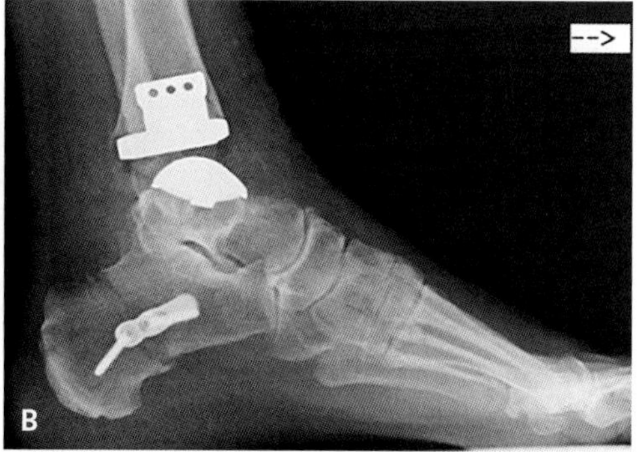

图 18.27 踝关节置换之后，后足持续存在外翻畸形，遂行跟骨内移截骨进行矫正。A–B. 请注意，在矫正后足后，内侧柱受益，内侧楔骨到地面的高度增加

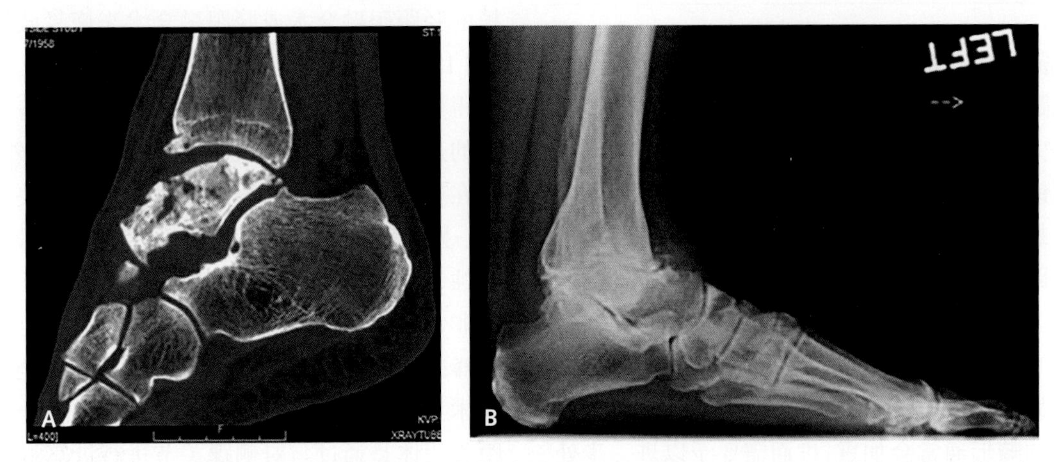

图 18.28 A–B. 图中为距骨缺血性坏死的典型表现，伴有距骨体塌陷，但距下关节和胫骨关节面仍存在

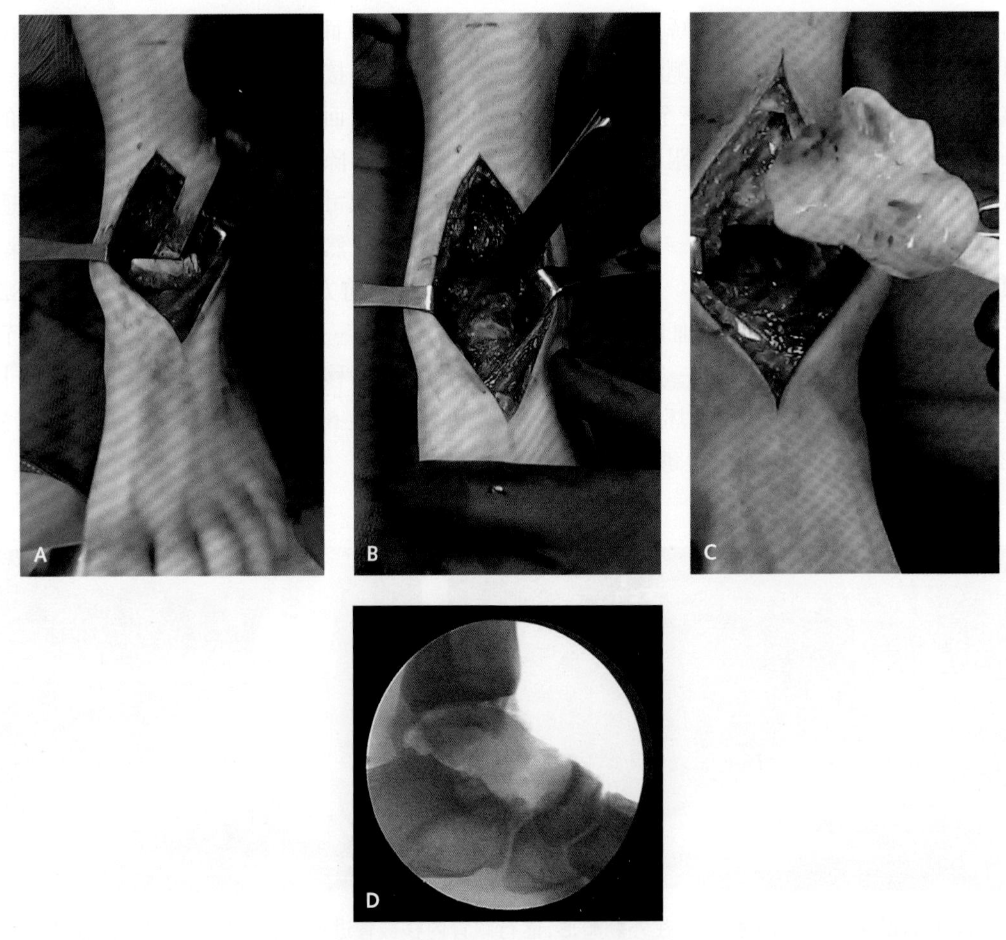

图 18.29 图中所示为去除缺血性坏死距骨和置入全距骨置换假体的顺序。A. 用多次截骨和逐步截骨取出距骨的方法取出距骨体。B–C. 取出距骨头要容易得多，因为距骨头上没有韧带连接。D. 插入距骨假体试模。

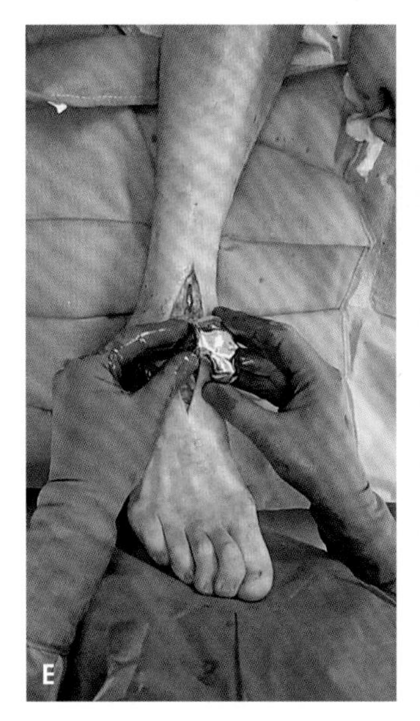

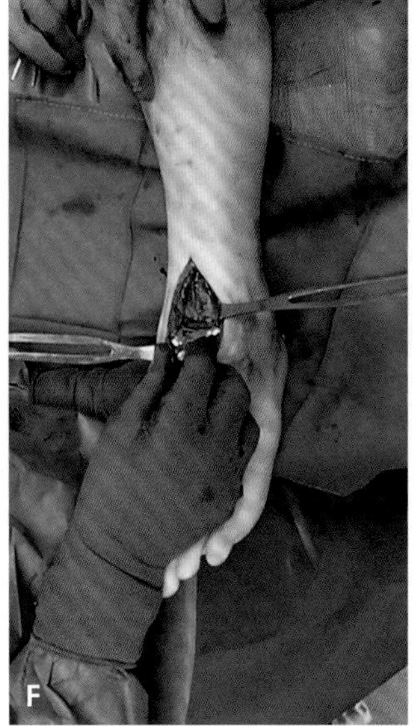

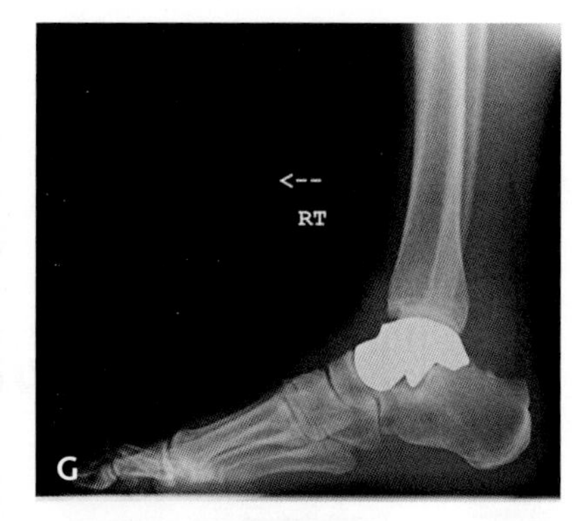

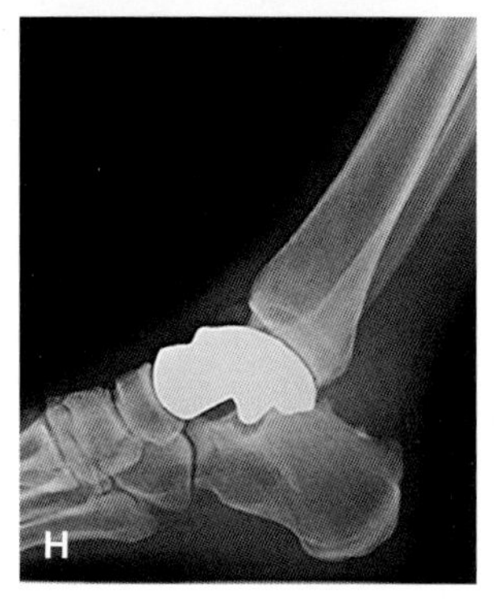

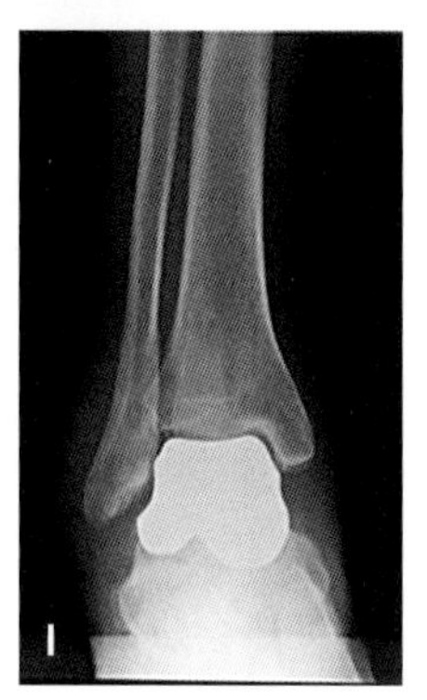

图 18.29（续图） E–F. 透视下评估距骨假体试模的位置、活动度和大小。G–I. 置入假体时几乎没有阻力。图中为术后 1 年距骨植入物的外观。注意踝关节、距舟关节和距下关节的活动度

（朱渊 译 李淑媛 校 张建中 审）

推荐阅读

Adams SB Jr, Demetracopoulos CA, Queen RM, et al. Early to mid-term results of fixed-bearing total ankle arthroplasty with a modular intramedullary tibial component. *J Bone Joint Surg Am*. 2014; 9(23):1983–1989.

Cerrato R, Myerson MS. Total ankle replacement: the agility LP prosthesis. *Foot Ankle Clin*. 2008;13:485–494.

Choi JH, Coleman SC, Tenenbaum S, et al. Prospective study of the effect on gait of a two-component total ankle replacement. *Foot Ankle Int*. 2013;34(11):1472–1478.

Coetzee JC. Management of varus or valgus ankle deformity with ankle replacement. *Foot Ankle Clin*. 2008;13:509–520.

Daniels TR, Younger AS, Penner M, et al. Intermediate-term results of total ankle replacement and arthrodesis. *J Bone Joint Surg Am*. 2014;96(2):135–142.

Easley ME, Vertullo CJ, Urban WC, Nunley JA. Total ankle arthroplasty. *J Am Acad Orthop Surg*. 2002;10:157–167.

Haddad SL, Coetzee JC, Estok R, et al. Intermediate and long-term outcomes of total ankle arthroplasty and ankle arthrodesis. A systematic review of the literature. *J Bone Joint Surg Am*. 2007;89:1899–1905.

Hobson SA, Karantana A, Dhar S. Total ankle replacement in patients with significant pre-operative deformity of the hindfoot. *J Bone Joint Surg Br*. 2009;91:481–486.

Jastifer JR, Coughlin MJ. Long-term follow-up of mobile bearing total ankle arthroplasty in the United States. *Foot Ankle Int*. 2015; 36(2):143–150.

Leszko F, Komistek RD, Mahfouz MR, et al. In vivo kinematics of the Salto total ankle prosthesis. *Foot Ankle Int*. 2008;29:1117–1125.

Lewis JS Jr, Adams SB Jr, Queen RM, et al. Outcomes after total ankle replacement in association with ipsilateral hindfoot arthrodesis. *Foot Ankle Int*. 2014;35(6):535–542.

Mroczek KJ, Myerson MS. Perioperative complications of total ankle arthroplasty. *Foot Ankle Int*. 2003;24:17–22.

Myerson MS, Miller SD. Salvage after complications of total ankle arthroplasty. *Foot Ankle Clin*. 2002;7:191–206.

Myerson MS, Won HY. Primary and revision total ankle replacement using custom-designed prostheses. *Foot Ankle Clin*. 2008;13:521–538.

Queen RM, Adams SB Jr, Viens NA, et al. Differences in outcomes following total ankle replacement in patients with neutral alignment compared with tibiotalar joint malalignment. *J Bone Joint Surg Am*. 2013;95(21):1927–1934.

Queen RM, De Biassio JC, Butler RJ, et al. J. Leonard Goldner Award 2011: changes in pain, function, and gait mechanics two years following total ankle arthroplasty performed with two modern fixed-bearing prostheses. *Foot Ankle Int*. 2012;33(7):535–542.

Saltzman CL, Mann RA, Ahrens JE, et al. Prospective controlled trial of STAR total ankle replacement versus ankle fusion: initial results. *Foot Ankle Int*. 2009;30(7):579–596.

Stamatis ED, Myerson MS. How to avoid specific complications of total ankle replacement. *Foot Ankle Clin*. 2002;7:765–789.

Wood PL, Clough TM, Smith R. The present state of ankle arthroplasty. *Foot Ankle Surg*. 2008;14:115–119.

Wood PL, Sutton C, Mishra V, Suneja R. A randomised, controlled trial of two mobile-bearing total ankle replacements [Published erratum appears in *J Bone Joint Surg Br*. 2009;91:700]. *J Bone Joint Surg Br*. 2009;91:69–74.

第 19 章 踝关节置换的翻修

踝关节置换失败可能是由患者、植入物、手术因素，或上述因素的综合结果造成的。由于缺乏对生理(伴发疾病、肥胖)、心理和生活方式(职业和娱乐)因素的关注而导致患者对治疗中的各项选择不当，可能会影响手术效果。影响手术效果的因素有：手术方案，内植物的选择、大小、放置情况和力线情况，内翻和外翻畸形的平衡，是否充分解决并存的后足关节炎和畸形。

概览

在过去的十年里，业内对全踝关节置换术的兴趣重新燃起，这在很大程度上是由于对踝关节运动学的理解提高了，假体的设计也更好了。手术技术的进步带来了更好、更长期的效果。因此，目前使用的植入物已经得到了更大的普及，与踝关节融合术相比，全球范围内的踝关节置换的数量正在增加。这些踝关节置换的寿命，无论其设计如何，都是不可预测的，许多参与假体设计的作者发表了许多短期和长期假体存活率相关的论文。除了手术早期的失败(主要与伤口愈合有关)之外，最令人担忧的是长期潜在的并发症。考虑到初次关节置换术因骨质疏松或缺血坏死而可能导致的失败，还有骨溶解、下沉和松动等中长期并发症，必须仔细考虑可用的补救方案。

踝关节置换失败可能是由于患者自身因素、假体因素或手术因素，或上述的结合因素所致。由于缺乏对生理因素(是否患有其他疾病或是否肥胖)、心理因素和生活方式因素(职业和娱乐方式)的关注而导致患者选择不当，可能会影响最终的手术结果。结果的影响因素有手术方案及假体的选择、大小、放置和力线情况；内翻和外翻畸形的平衡；是否充分解决并存的后足关节炎和畸形。其他因素，如软组织并发症、伤口裂开、深部感染、术中技术故障、骨折或部件折断也可能导致手术失败。

一开始就避免并发症的发生总是比手术失败后再处理并发症要好。优化结果从选择患者开始。笔者考虑的因素是患者的活动水平、生活方式和对不同运动的兴趣，应该考虑肢体的力线、骨骼的质量以及邻近关节关节炎的存在情况。一般来说，笔者会排除吸烟患者和手术风险过高的患者，包括那些患有周围血管疾病、糖尿病、周围神经病变以及无法使用适当手术方法改善皮肤状况的患者。吸烟患者和老年周围血管疾病患者的伤口愈合问题可能会随着吸烟频率的增加而增加。骨骼质量同样重要，尤其是对那些关节周围骨质减少的患者而言，其假体下沉的风险更高。距骨的部分缺血坏死，尤其关节部分受累的情况，并不是踝关节置换的禁忌证。体重大的患者应非常谨慎地选择踝关节置换。久坐或长期静态生活的患者，如果存在骨质疏松，笔者也不予以行关节置换术。然而，到目前为止，还没有以循证医学为基础的标准或已证实的最佳方法来指导如何翻修处理失败的置换手术，因此翻修置换的结果不确切，且发生失败和并发症的风险很高。全踝关节置换术翻修的成功与否与各种植入物的设计和性能密切相关。目前人家已经认识到，用类似的假体替换失败的部件要比将其翻修置换为另一套系统容易得多。然而，经验表明，能够成功实施翻修置换的病例数量是有限的，因为大多数踝关节置换失败的病例最终会出现大面积的节段性骨缺损，这种骨缺损在移除假体、清理死骨、将胫骨和距骨切除到功能水

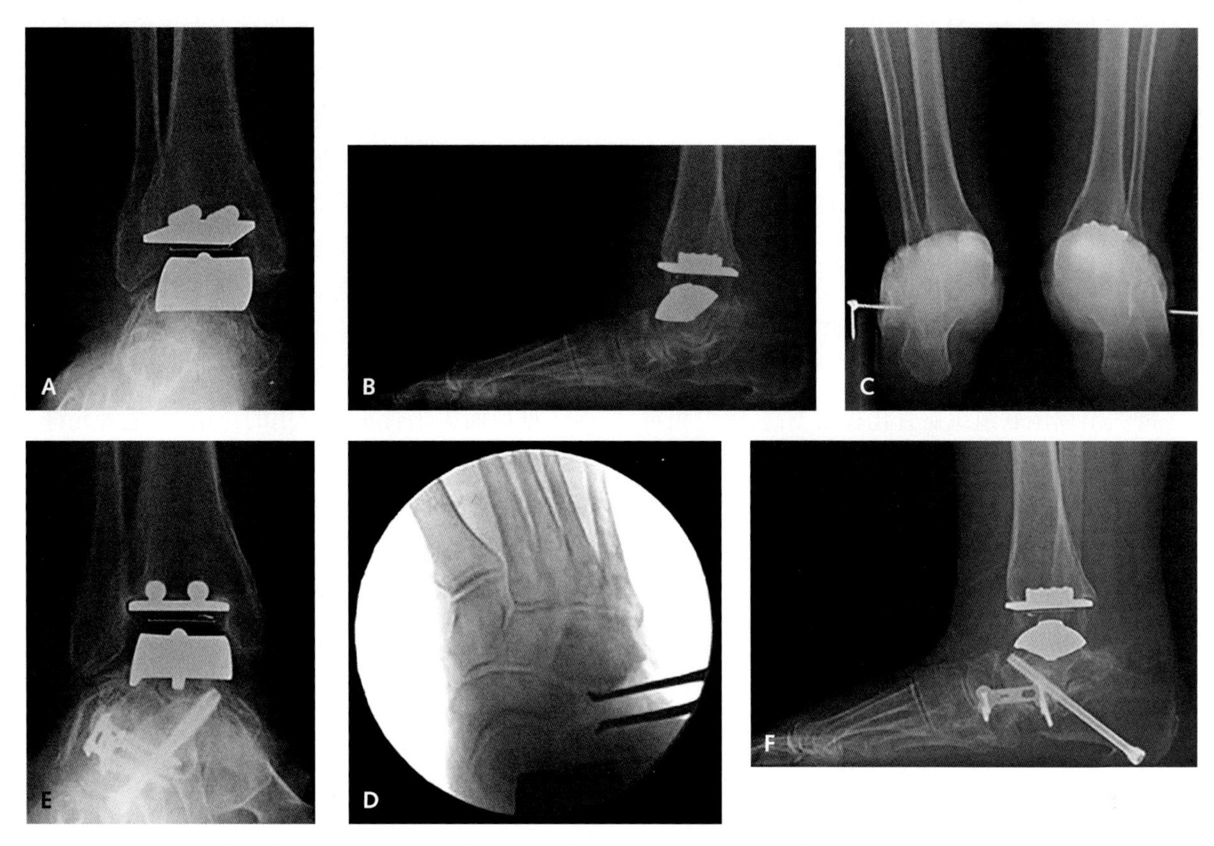

图 19.1 该患者在踝关节置换术后 9 个月出现后足疼痛和畸形。在不翻修假体的情况下，对后足进行了重新调整。A–C. 注意 STAR 假体的不良力线，特别是距舟关节半脱位和后足外翻。D. 术中，从外侧开始矫正，延长跟骰关节，然后行距下关节融合术，矫正效果充分。E–F. 翻修后 18 个月的 X 线检查显示假体位置改善，后足力线良好

平后会进一步变大。现有的假体系统很少适用于翻修。理想的翻修组件需要有足够的表面积，皮质接触，稳定性以及多种型号的胫骨、距骨和聚乙烯衬垫来供选择。并非所有置换失败的病例都需要翻修假体。踝关节置换术的一个原则是保证有与踝关节相匹配的跖行足。例如，扁平足会对踝关节假体造成不必要的应力，因而必须在行踝关节置换手术之前分期或同时进行矫正。若任由后足外翻或距舟关节半脱位，将不可避免地导致踝关节置换的失败（图 19.1）。

骨折的处理

无论使用何种假体，内踝都有发生骨折的风险，尤其是对骨质减少的患者而言。在这些患者中，术中通过预置克氏针来保护内外踝。在过程中可使用两枚克氏针或空心螺钉的导针。如果患者有更高的内外踝骨折风险，笔者会在导引针上拧入螺钉以对其加强固定。既往发生过内踝骨折的病例，如果螺钉仍然存在并挡在安放假体的路径上，则其术中发生骨折的风险特别高。如果翻修假体的置入不影响原先螺钉的存留，那是最好的。但如果需要去除螺钉，则应置入多个导针或克氏针，以保护踝骨。如果翻修时需要取出既往存留螺钉，那么最好术前备好 Midas Rex 磨钻系统，以防取钉时遇到困难。笔者遇到过许多情况，如取钉时钉尾滑丝，而螺钉又挡住了翻修假体的置入，所以必须取出螺钉。在翻修 Agility 假体的情况下尤其如此，因为该假体需要使用螺钉固定下胫腓联合。

应始终使用与患者踝关节相匹配的最大尺寸的假体，以做到充分贴合，但应注意不要侵犯内踝。所有假体的胫骨部件都是压配设计——它们应该合理地紧密贴合在胫骨远端，但不能以导致骨折为代价。翻修手术遇到的一个很大问题是，当有大量骨丢失时，很难获得胫骨或距骨部件的压配。

如果发生了骨折，在手术过程中，内踝必须用小空心螺钉或张力带固定。除非踝骨骨折得到治疗，否则置换手术将面临巨大的灾难性失败的风险。重要的是要确保没有伴发足部畸形造成术后踝

部过度不均衡应力。这种应力在足外翻畸形中更为常见,主要集中在三角韧带和内踝。翻修术中也有发生腓骨骨折的可能,必须予以稳定并恢复正常的解剖位置。用大的空心髓内螺钉固定腓骨通常是足够的,并且效果比做侧面切口后用接骨板复位更好。

伤口愈合问题的处理

踝关节周围软组织血管化程度不高,组织相对较薄且脆弱。踝关节周围没有深层的皮下组织或肌肉,因而一旦伤口裂开,几乎没有可以用来覆盖假体的局部组织。在老年患者中如果怀疑下肢血供有问题,必须通过测量踝肱指数来监测肢体的血供。类风湿关节炎患者,尤其是那些使用免疫抑制剂或强的松的患者,会因为皮下脂肪丢失而导致皮肤薄而脆弱,所以更容易出现伤口并发症。

也许最重要的预防措施是在手术过程中避免对皮缘的任何牵拉和张力。切口应该足够长,以便在不过度牵拉的情况下达到最佳显露。在掀开骨膜之前,不要牵拉皮缘,也不要在同一皮肤水平上同时进行内外侧牵拉。事实上,如果单纯的手指牵拉不能充分显露术野,则可能需要稍微延长切口。究竟是什么机制导致过度牵拉皮肤引起伤口破裂尚不清楚,但必须保持血运。胫前肌腱不能外露,显露术野时如果切开了胫前肌腱上的支持带,关闭切口时必须予以修复。

术后切口轻微裂开并不罕见。对这种并发症最好的治疗方法是使用简单的局部抗生素、换药和进行局部皮肤护理。如果发生表面开裂,则需要每日更换"湿到干"的盐水敷料进行处理。笔者喜欢使用伤口真空辅助闭合(VAC)装置处理渗出与切口裂开。较深的伤口破损可用磺胺嘧啶银敷料治疗,但应及时治疗,一般用游离皮瓣覆盖此类伤口。游离皮瓣被证实可防止感染的发生。如果切口一部分范围结痂,最好不要去清理,甚至不要去管它,尽可能地保持干燥。痂的大小似乎没有任何影响,随着时间的推移,在没有感染的情况下,这些干燥的痂会显示出相当可观的愈合潜力。然而,一旦胫前肌腱暴露,就必须更加小心。只要伤口周围迅速形成肉芽组织,就可以继续使用VAC。这种情况下,不建议行正式的清创,因为VAC装置可以促进肉芽生长和肌腱的完全覆盖,而不会增加感染的风险。如果发生更深的伤口问题,并且假体存在暴露的风险,则需要用游离皮瓣覆盖,以防止感染和关节置换术失败。如果覆盖物足够,就不需要摘除假体。

与伤口问题相关的更严重的感染应通过移除假体组件、置入抗生素骨水泥间隔物、静脉注射抗生素以及根据需要用游离皮瓣覆盖来治疗。虽然抗生素珠可以用来填补间隙,但从长远来看,这些都是没有帮助的。固体水泥间隔物更可取,其可以保持关节空间开放,维持正常的软组织张力,并保持关节稳定(见后面关于骨水泥使用的讨论)。笔者允许患者在开始治疗感染且皮肤切口愈合后立即用踝关节行走,无需担心任何骨丢失或下沉。6周后进行关节抽吸,如果抽吸培养结果为阴性,4周后再植入假体。手术前取滑膜活检标本,如果每高倍视野白细胞数大于6个,则需要对关节进行清理,并置入另一种抗生素水泥间隔物,直至关节活检证实无感染。

骨囊肿形成

早期发现松动和下沉并不容易,需要保持较高的警惕、进行详尽的病史和检查以及各种调查来确定松动的类型。假体松动的典型病史是活动开始时疼痛,一旦"热身"完成后不久疼痛就会缓解。如果患者因疼痛和行走困难来诊,需要进一步调查原因,通常用计算机断层扫描(CT)可能更容易找出原因。然而,如果存在无症状的骨囊肿,情况就大不相同了。这些囊肿可能是巨大的,可能是由于聚乙烯磨损碎片的刺激引起的,继发于异常的关节力学,并且随着时间的推移通常会恶化。如果X线片上表现为无症状的囊肿,则必须进行CT扫描,但如果囊肿的大小逐渐增大,则必须准备好进行翻修。CT的表现总是比预期的要差得多,而且正如所指出的,这些囊肿可能相当大。

聚乙烯磨损碎片导致的膨胀性骨溶解趋于进展,从而导致假体的不稳定,造成松动,最终导致假体周围骨折。因此,尽管一些患者完全没有症状,我们仍会试图鼓励他们了解其原因,这意味着准备好必要时及时翻修,以防止灾难性的机械性治疗失败,并保存和补充剩余的骨性支持。如果患者无症状,活动度良好,X线片和CT扫描显示假体明显稳定,但存在较大的溶骨性囊肿,则术者正面临着真正的治疗难题。因为当关节完全没有症状时,很难说服患者进行翻修。连续和密切的随访检查可以帮助患者决定何时需要翻修或植骨。这些巨大的无症状囊肿令人担忧:我们不知道这些囊肿的自然史,但我们有理由假设它们是渐进性的,最终会穿透胫骨或距骨皮质,使翻修变得更加复杂。目前还没有证实相应量化比例及无症状囊肿和骨缺损进展之间存在确切可能性的研究。有些假体设计很难在放射学上进行评估,尤其是在距骨侧,因为不可能看到下面是否有骨支撑结构的丢失。例如,在 Salto Talaris、STAR 和 Hintegra 系统中,距骨部件覆盖距骨体,可能掩盖距骨部件下方的骨变化,如骨坏死。因此 CT 扫描对于评估囊性缺损或松动是必不可少的。

有些囊肿不需要翻修胫骨或距骨,但需要更换聚乙烯垫和植骨。特别是,如果有骨向内生长到假体,医生可以在组件的周围实施骨移植并更换聚乙烯垫。术者必须确定,聚乙烯磨损不是由于机械原因,即假体位置不当造成。如果存在机械原因,则单纯解决植骨和聚乙烯更换的问题将再次失败,需要从根本上解决假体位置或肢体力线不良的问题。观察聚乙烯的磨损规律是很有用的,如果有起皱现象,则提示是由于部件位置不当或后足畸形造成的聚乙烯的异常磨损。聚乙烯垫片磨损通常是由各种小的力线异常问题导致。实际囊肿通常比普通 X 线片上所见的要深得多。为了避免骨穿孔,建议使用大刮匙来去除囊肿壁。笔者用松质骨植骨和髂骨骨髓血浓缩物的混合物填充囊肿。操作时需要将松质骨移植物压实,特别是当骨丢失位于胫骨边缘时。除非如前所述,有良好的骨长入,且聚乙烯没有明显异常磨损,也没有后足畸形,否则单纯用植骨填充囊肿可能是不够的。

假体部件的下沉和翻修

所有现有的假体和植入物都存在距骨或胫骨部件下沉的风险。距骨部件下沉是一个更大的问题,特别是在美国,因为在这里 Agility 假体经常被使用。这在那些由于骨骼质量差、体重指数过高或需要高活动水平而不适合做踝关节置换的患者中尤其常见。主要的问题是假体的设计,通常只有 38% 的距骨表面能够被植入物覆盖。在大多数翻修手术中,Agility 假体系统的胫骨组件更稳定,骨长入量更大,然而,手术需要切除三分之一的腓骨、内踝,且需要行下胫腓关节融合术,这使得该假体也不十分吸引人。

距骨部件下沉的模式

随着距骨的下沉,距骨体逐渐被压碎,部件被向下推。当下沉发生时,先不说假体发生怎样的变化,距骨自身先前起支撑作用的皮质骨边缘会转变成为撞击的来源,限制活动度。虽然可以通过清除踝关节内侧和外侧沟的突出骨赘来减压,但结构受损的基底很容易进一步下沉,最终导致剩余距骨断裂。下沉有多种模式,最常见的一种是在距骨部件下沉时发生向后倾斜。这种类型的沉降特别难以处理,因为很难将翻修距骨部件恢复到跖行的位置。如果有足够的距骨体剩余,则无需行距下关节融合术即可进行翻修。其他情况是,组件一路穿透距骨体,并留在跟骨的后关节面上。这种失败模式(后沉)是最难处理的,因为翻修时很难把距骨假体摆到跖行的位置。

不同踝关节置换失败病例的具体情况不同,下沉的假体可能已经松动,也可能仍然固定良好。笔者很少发现距骨部件的下沉同时有足够的骨长入。根据定义,如果任何一个部件发生下沉,那么它就是松动的。如果其中一个部件已经下沉,而另一个部件固定得很好,这可能会给翻修带来相当大的技术困难,尤其是在试图撬松该部件时容易发生骨折和骨丢失。取出固定良好的部件必须非常小心,在交界处使用小而薄的骨刀操作,以尽可能多地保存骨量。应清理去除假体表面的增生、碎片、肉芽肿和有瘢痕的滑膜组织,以充分显露假体。一旦距骨组件被移除,聚乙烯垫片通常是最容易被移除的。利用胫骨组件下的额外可用空间,可以在聚乙烯垫片下插入骨刀撬出垫片。如果关节仍然太紧,无法取出聚乙烯垫片,则可以在胫骨组件的内侧或外侧柱下插入椎板撑开器,以获得更多的空间将垫片撬出。因此,在可能的情况下,应首先尝试移除聚乙烯植入物,以提供更多的工作空间。关于 Agility 假体系统,移除旧版本的聚乙烯垫片是困难的,因为它是底部加载的,在边缘轨道完全脱离之前不会向前滑动。如果有明显的瘢痕增生,并且关节很难牵开,则需要用往复锯将聚乙烯垫片切割成段,然后分段拆卸。这种技术是破坏旧 Agility 聚乙烯组件边缘锁定的最有效方法。

过去治疗下沉的一种方法是使用定制的假体,但目前,这些假体,包括带长柄的距骨部件都没有得到美国食品药品监督管理局(FDA)的批准。有术者使用骨水泥稳定由沉降造成的胫骨端较大骨缺损，但笔者的经验表明，这样做的效果并不好。对于较小的骨缺损患者来说，这是一个可行的替代方案，特别是对骨质减少、身体虚弱、需要更多即时活动和移动的患者。然而，随着之后的骨吸收，骨水泥的失效风险始终存在，这使得第二次翻修手术更为困难。另一种选择是移除坏死或无血管距骨，然后将翻修假体直接放置于跟骨的后关节面上，同时对距骨的中部和前部进行距下关节融合术。然而，由于后关节面的自身倾斜特点，这使得操作非常困难。骨水泥通常用于跟骨内和跟骨周围，以支持距骨部件，这将在稍后进行更详细的讨论。

距下关节融合

如果要同时进行距舟关节或距下关节融合术，则应相应地规划切口，确保在足部外侧形成足够的皮桥。通常，使用前正中切口，然后在外侧设计另一个切口显露距下关节，保证形成尽可能宽的皮桥。通常在距下关节后关节面上做一个短切口，刚好位于腓骨尖下方，就足以显露距下关节的后关节面。术中应尽可能保持距骨的血供，因此应避免过多显露，避免将切口延伸至跗骨窦。用弯曲的骨刀来清理距下关节软骨，但是需要保存剩余的距骨和跟骨软骨下骨，然后用 2mm 的钻头在软骨下骨上打孔，以起到骨髓刺激作用。将关节置换假体置入后，将固定距下关节的螺钉从距骨颈处距骨假体部件以远的位置向下方对准跟骨打入。笔者倾向于用两颗 5.5mm 的螺钉固定，不喜欢从“底部到顶部”即跟骨往距骨置入螺钉的方法，因为该打钉方法并不精确，而重复插入导针或钻孔可能会进一步破坏距骨。相反从距骨颈背侧表面往跟骨打入螺钉要安全得多，也准确得多，只要确保螺钉尾部不撞击距骨部件的前方即可。

翻修手术的步骤

切口

取既往前方纵向正中切口进入关节。如果之前使用了另一种解剖学上不正确的切口，则必须谨慎决定放弃原切口，修正切口到正确位置。由于手术切口很容易出现伤口愈合并发症，因此需要进行仔细的操作，以减少组织损伤。由于纤维化和瘢痕，很难分离深部神经血管束，如果不能保留腓深神经或腓浅神经，必须事先警告患者术后有遗留足背麻木的可能性。有时原一期置换的切口会存在位置不良问题，通常是切口太靠内侧。这给外侧沟和腓骨的显露带来了极大的困难，但还是应该尽量使用这一原切口。如果以前使用的切口非常不标准，则可以在近端部分重复使用原切口，然后向远端弯曲延伸到标准的足部背侧中心位置。切开皮肤后，很快术者就能够发现识别和保护神经血管束的困难，它通常被包裹在瘢痕组织中。所以应该在术前告知患者术中有可能损伤血管神经造成术后足部麻木。笔者通常采用比初次置换更长的切口，尽量通过减少牵拉来减少伤口并发症。

术中只有在完成培养物取材和从滑膜及关节深部取样之后，才能开始使用预防用抗生素。建议在任何怀疑有感染的情况下，都做标准的革兰氏染色和冰冻切片的组织标本检查。术中等待病理结果返回后再进行翻修手术，如果组织标本显示每高倍视野 >5 个白细胞，笔者不会做翻修假体植入。无论取出或更换何种类型的假体，在取出假体前，均应在内踝和外踝预防性打入空心螺钉导针或克氏针，以防止术中造成骨折。这在翻修取出 Agility 假体时是常出现的问题，即使使用了克氏针保护，仍然可能发生骨折。使用这些克氏针或导针还有一个额外的好处，即一旦发生了骨折，可以沿着预置的针拧入空心螺钉来固定骨折。

关节沟清理

翻修过程中一个重要的却容易被忽视的部分是进行广泛的内侧沟和外侧沟松解和清理。在去除假体部件之前可以尝试进行一定的清理，但是一旦去除了两个部件，操作就更容易得多了。关节沟中经常充满碎片，尤其是异位骨，这不仅会引起疼痛，还会限制踝关节的活动度（视频 19.1）。这一步一定要强调，因为关节沟内过度生长的骨赘可能完全限制关节活动。建议使用咬骨钳和往复式锯交替清理关节沟，保证每个关节沟至少有 4mm 的空间。有时，如果有过多的异位骨，则需要切除 1~2mm 的内外踝边缘。

取出假体

首先要用一把薄骨刀去除聚乙烯衬垫。根据植入物的类型，这一过程可以很简单，也可以很复杂，如果既往手术使用的是 Agility 假体，该假体的聚乙烯内、外侧有凸缘,需要用往复式锯切割才能将其拆除。通常从松动的部件开始操作。去除胫骨的部件时,必须小心切除,以防止骨折,这是非常常见的。胫骨假体摘除遇到的另一个问题是,即使去除很少的骨质,假体的背侧表面和胫骨远端之间仍有大小不等的空间,这是 STAR、Salto 或 Agility 等假体存在的问题。术者必须预料到这一点,因为可以准备进行松质骨压缩植骨或将骨水泥填充于胫骨部件上方骨缺损处。用细凿反复地凿,直到假体松动为止。如果胫骨部分从一开始就松脱,那么无论取出何种类型的假体,这一步都是容易的。但如果出现骨长入,则这一步就困难得多且不可避免地会出现骨丢失的情况。如果胫骨部件背面存在龙骨的话,从其两侧轻轻地插入一把细凿,小心地松开所有的骨长入,注意不要行任何撬拨,以免造成骨折或者骨压缩。一旦组件松了,术者不要简单地把它拉出来,因为这样会给前方造成更多的骨压缩。先跖屈足,再跖屈胫骨侧部件,这样可以把 Agility 假体和 Salto 假体的侧翼,或者是 STAR 假体的管形脱出,而不会造成更多的骨质流失。大部分的距骨部件比较容易移除,因为它们大部分都是松动的。一旦假体被移除,应进一步清理踝关节,重点在处理骨囊肿,不论大小,这些囊肿的边缘都必须切除。将两侧的假体部件都取出后,最重要的一步是继续松解后方的软组织。这很难操作,术者必须剥离非常厚的严重限制活动度的后关节囊。首先在关节中插入椎板撑开器,撑开关节后,用骨膜剥离器在胫骨后外侧后面操作,将后关节囊从胫骨上剥离然后用咬骨钳逐步取出厚的、坚硬的纤维组织。重要的是,当操作转移向踝后内侧时,必须注意保护踇长屈肌腱和神经血管束,避免它们被咬骨钳损伤。

骨量丢失

根据病变范围和位置不同对骨丢失的处理可以有不同选择。将脱矿骨基质与同种异体骨条和自体骨混合,可应用于胫骨和距骨的填塞式植骨(图 19.2;视频 19.2)。在较小的缺损中,我们也使用水泥,例如在胫骨组件周围,但只有在胫骨稳定、

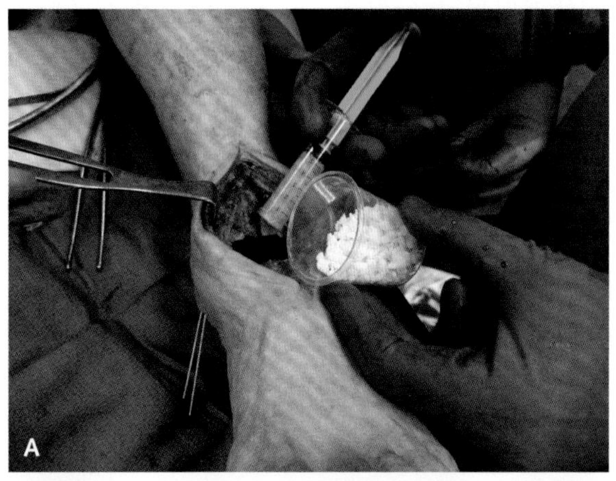

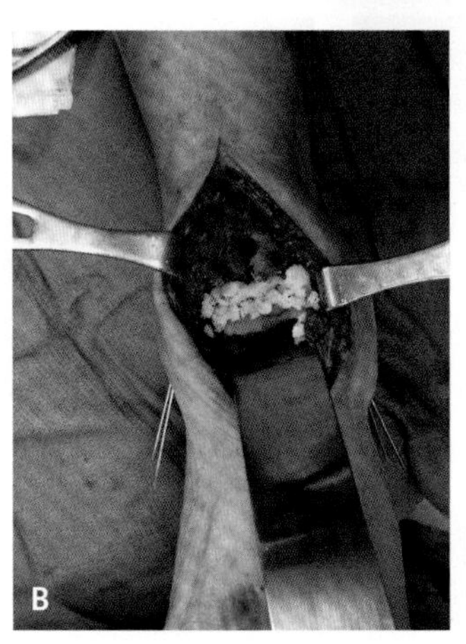

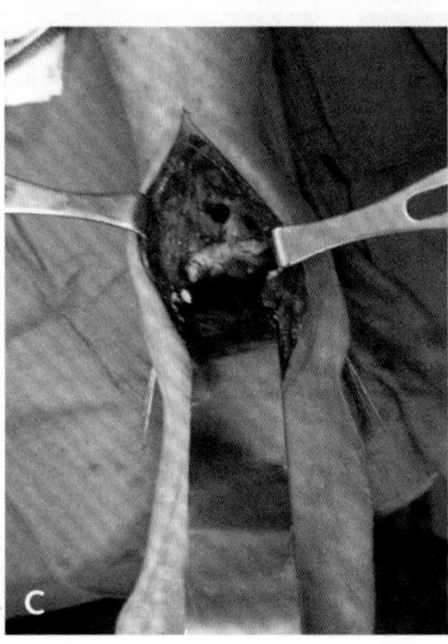

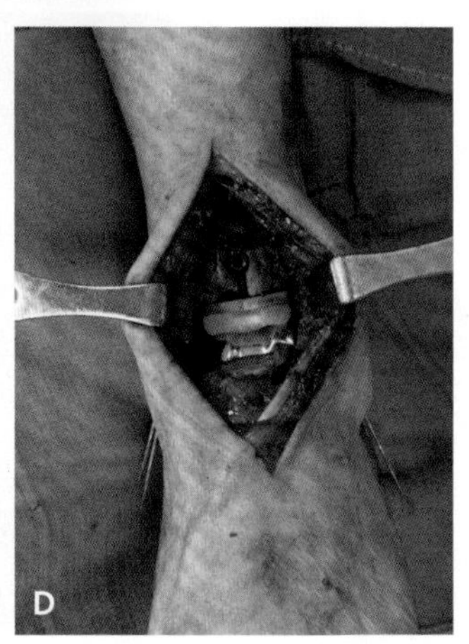

图 19.2　本病例为踝关节关节炎合并胫骨前缘缺损的情况。A. 图中所示为植骨技术,将脱矿骨基质(DBM)与异体松质骨颗粒混合。B. 将一把大骨刀插入到胫骨下方的踝关节,在骨刀撑开的间隙内植入松质骨颗粒和 DBM。C. 用锤对着骨刀反复打压,使得植骨接触假体的一面非常光滑。D. 植骨后假体的最终外观

不松动，且仅用于填补空隙时才使用。显然，如果假体是稳定的，假体压配固定，使用骨水泥后则可以早期负重。然而，如果采用松质骨植骨来支撑假体，情况就不是这样了，术后应限制承重。在这种情况下，无论是在胫骨远端还是距骨下表面，都可以使用水泥，但要非常谨慎，而且只适用于位于稳定的胫骨组件周围的小区域，以及希望填补组件与胫骨远端之间的微小缺损的区域。如何处理骨丢失伴有前踝磨损和胫骨前方张口畸形？这里有几个选择。要么重新截骨，使胫骨远端截骨面与地面平行；要么不截骨但将胫骨组件放置在正确的位置，这样在前方胫骨远端和假体之间会留下较大的间隙，然后用骨移植物或骨水泥填充缺损。填塞性骨移植是可以考虑的，但如果在结构受损大的区域使用松质骨移植，如胫骨前区，必须将负重延迟3个月。第二种处理方式不是笔者的首选（即在前皮质边缘有大量骨质流失的地方使用松质骨移植物），因为植骨可能会发生轻微的再吸收，然后胫骨组件会回到背屈的位置。当然也可以考虑结构性骨移植，但必须找到与缺损尺寸相匹配的理想骨，并确保骨愈合。

胫骨侧组件下沉

胫骨部分假体下沉虽然比距骨侧下沉要少，但也会发生，而且总是与松动有关。对松动的胫骨部分做翻修总是比对骨长入良好的假体做翻修要容易，而骨长入良好的翻修会随着假体组件的移除而增加骨丢失的量。在图19.3所示病例中，术者预计主要的问题是距骨组件已经明显下沉，这可能是由于距骨组件的位置不正确，导致了置换后的异常负载所致。打开关节后，发现距骨组件容易取出，胫骨组件也松脱了。必须轻轻地从胫骨下撬出胫骨组件，仔细保护胫骨皮质前缘不受损伤及压缩。然后必须决定是在缺损处做骨移植，还是再做截骨将胫骨向近端切得更多一点，使胫骨的组件在前方能够完全贴附在骨皮质上，本例中就是采用了重新截骨的方法（图19.3）。对于已经下沉的胫骨假体进行翻修并不容易，因为在用骨移植充填骨缺损时，维持胫骨假体的位置至关重要。另一种选择是使用更大号的假体组件，它有更多的压配，然后在假体下方使用骨移植进行压实。一个有效的技术是将椎板撑开器放置在胫骨组件下，对植入物进行压缩，然后通过透视检查确定位置。长柄状深入胫骨干的假体，如INBONE的假体，通过连接远端骨干和干骺端骨，可以提供稳定性。干部和体部有一个多孔的涂层，以促进骨长入。在翻修胫骨组件时，有时会面临一个问题——原来的胫骨截骨太多了或“张口了”（即在胫骨前方存在一个斜坡）。术者必须决定是否接受这一点，即把新的胫骨组件放在截多了的骨上（在很少情况下能接受这种结果），或是否重新正确地截胫骨（图19.4）。如果胫骨只有轻微的倾斜角度，则比较容易做决定及解决相应问题。但有时去除组件后，在透视下发现必须在后方切除2cm的骨量才能做到与胫骨前缘匹配（图19.5）。如果既往踝关节置换使用的是杆形胫骨组件，就会有另一个问题，那就是必须要使用同类的假体进行翻修，比如先前使用的是INBONE假体，则只能使用INBONE假体进行翻修。Salto假体也有一个问题，它的胫骨组件的

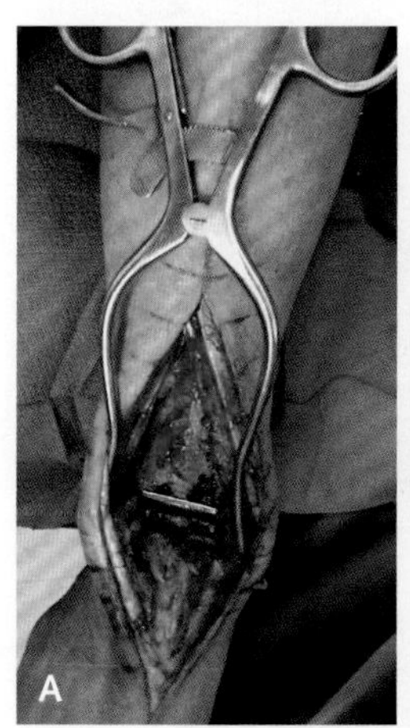

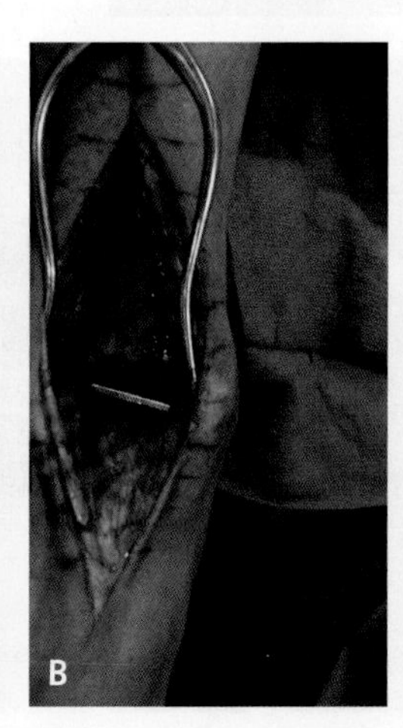

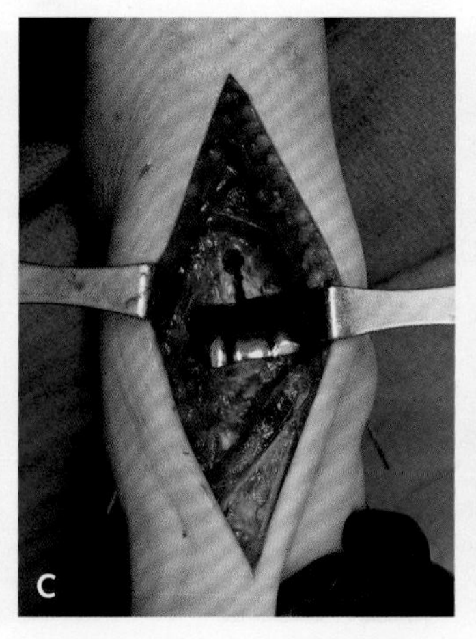

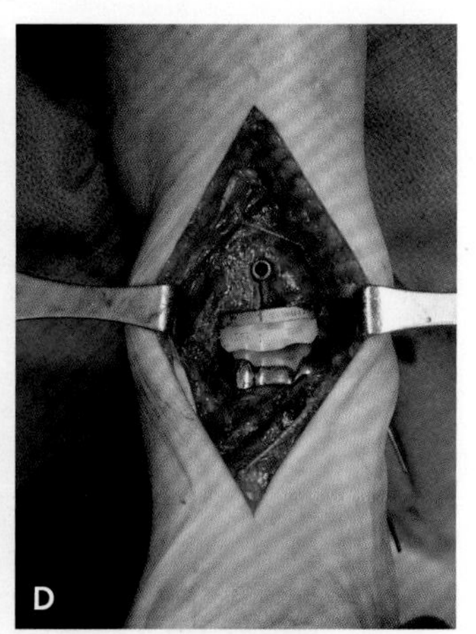

图19.3 A–B. 本例中两部分假体组件均松动，但胫骨侧松动程度更严重，在胫骨穹窿表面均有缺损。C–D. 取下胫骨侧组件时，必须轻轻将其撬开，以免造成进一步骨丢失。这可以通过在胫骨侧组件后方植骨治疗，也可以通过在胫骨上进行重新截骨进行治疗，在本病例中选择了后者

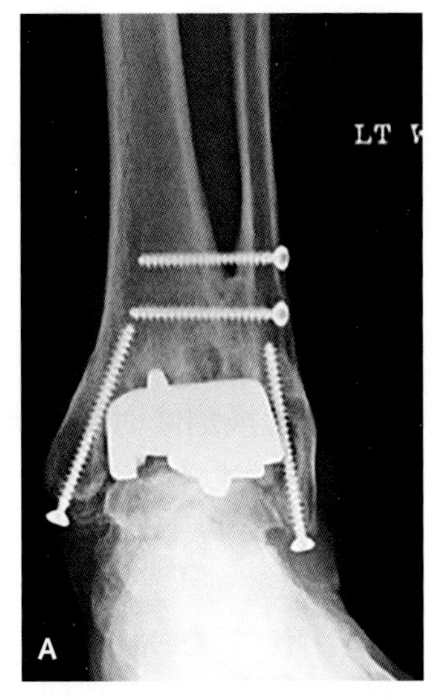

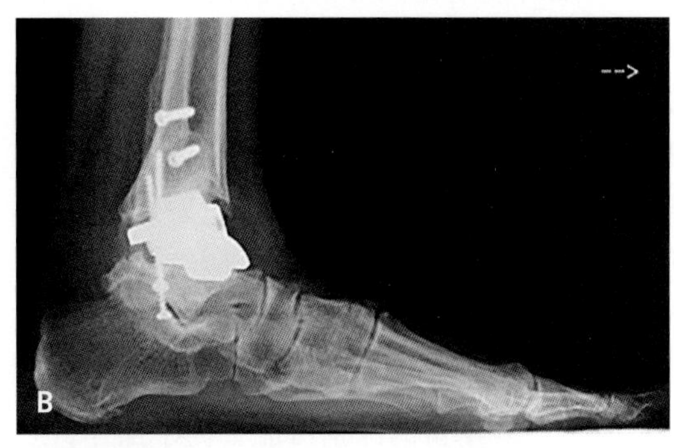

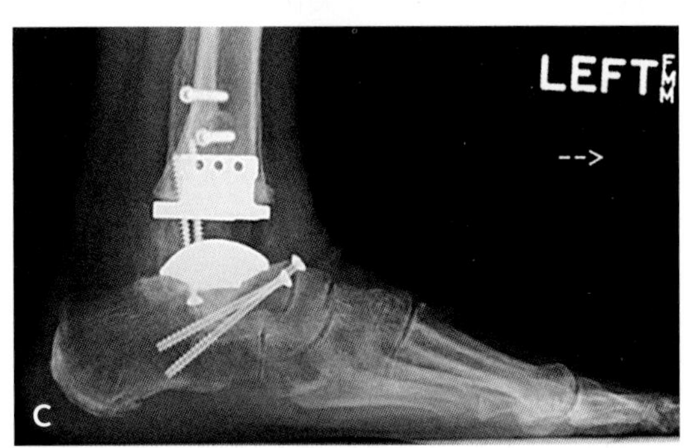

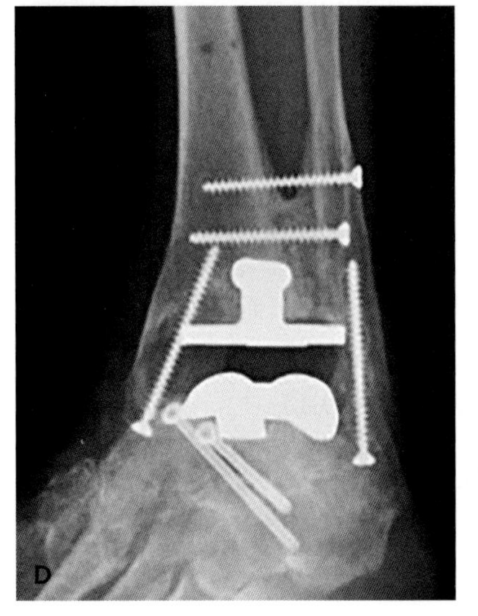

图 19.4　这个病例应该是在最初踝关节置换术中，要么胫骨前方截骨太多即存在“张开”，要么是胫骨前缘有骨缺损，因此胫骨侧组件向前方沉降。在这种情况下，患者接受术后轻微的缩短，因此我们对胫骨重新截骨，采用较大的聚乙烯衬垫来均衡关节张力和增大的间隙，前提是保持良好的关节活动范围。A–B. 注意胫骨前方骨丢失，伴有明显的假体松动和下沉。C–D. 用 Salto Talaris 假体进行翻修，联合行距下关节融合术。注意距下关节融合术的螺钉置入点，笔者认为这是理想的位置

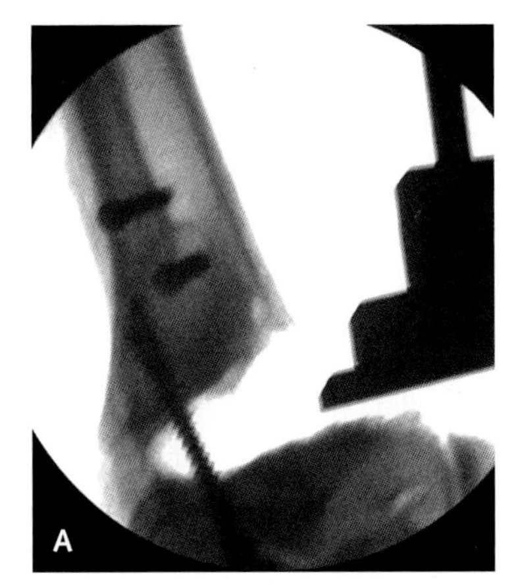

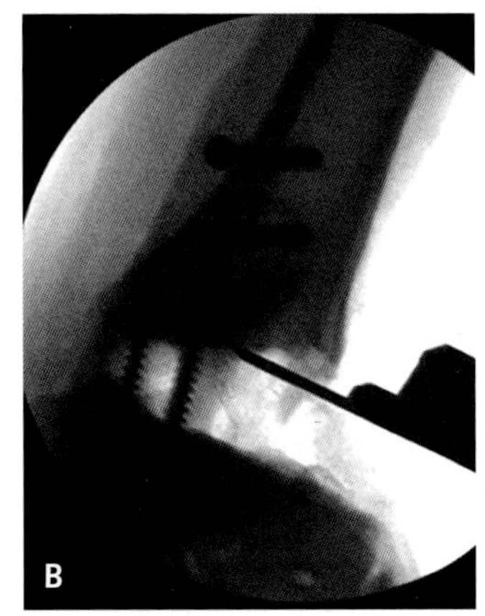

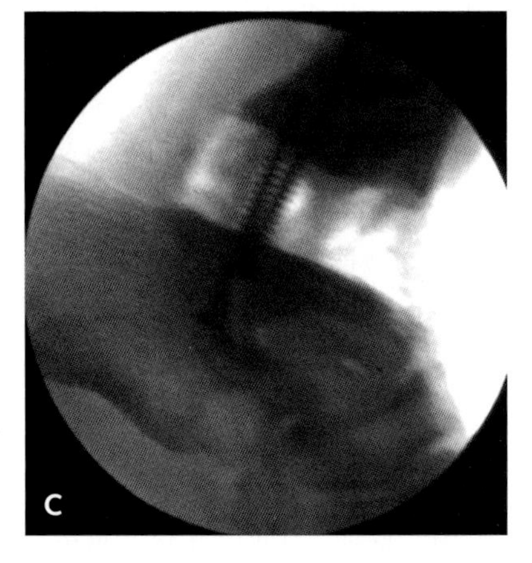

图 19.5　本例患者胫骨前缘骨丢失较严重，翻修行胫骨截骨时尽可能靠近胫骨近端，这样可以使得假体置于前方皮质边缘上。注意，随着胫骨截骨越来越向近端移动，胫骨直径变得越来越窄，所以截骨前必须确定是否有最小尺寸的胫骨组件与之匹配。A. 注意胫骨前缘的骨丢失。B. 开始是通过夹具进行截骨的，但是可以看到，在胫骨后方没有去除足够的骨量，所以最终徒手在胫骨上进行截骨。C. 截骨按照计划在胫骨上进行，需要注意到本病例中距骨上后方截骨过度，注意最后一张图中存在距骨后关节面后方去骨过度造成的斜坡

柄直径为16mm，顶端是圆形的。因此用一个常规Salto假体来翻修另一个Salto假体是不可能的，特别是在既往假体柄的周围有骨质疏松，或由于取出胫骨侧组件而造成了局部骨缺损的情况下，因为取出胫骨端假体后会遗留很大骨缺损，如果使用常规Salto假体翻修，很难做到假体的胫骨侧组件与胫骨压实配合，需要采用带长柄的翻修假体。胫骨截骨有两种方法，一种是通过胫骨截骨导板，另一种是徒手操作。虽然经验丰富的医生可能会徒手操作，但笔者建议在翻修病例中使用胫骨定位夹具和截骨导板，以获得胫骨远端相对于胫骨轴的正确位置，截骨前必须在透视下确认。处理胫骨骨缺损最好的方法是将骨截到平坦的出血平面，并在将假体组件牢固地固定在胫骨上后，使用更大的聚乙烯衬垫填补空缺。但是，请注意，胫骨截骨越往近端走，胫骨直径会越窄，因此需要更小的组件。而如果这发生在翻修本身尺寸就小的踝关节的情况下，很可能没有与之配合的零号组件（视频19.3）。

距骨侧组件的下沉

如前所述，大多数病例与距骨组件的下沉有关，距骨组件相对于承重轴很少是平的，更多的骨缺损出现在后端，进一步的塌陷出现在内侧或外侧，使距骨向内翻或外翻倾斜。如果距骨假体下沉相对于距骨表面来说是水平下沉的，那么只要距骨体中还有足够的骨量，翻修就没有那么困难（图19.6）。因此，在进一步准备距骨面之前，必须保持关节在冠状面上的平衡。需要用椎板撑开器撑在关节的中心，此时可以检查前足是否是跖行足以及踝关节的平衡。只有在冠状面对齐后才能进行距骨截骨。如果距骨体已经很少了，就很难与跟骨的后关节面形成一个跖行足。确实有这样的情况，即，包括头部在内的整个距骨被切除，以方便在跟骨上进行平切。但由于后关节面的斜率和Gissane角，这也是非常难的。因此在距骨侧假体组件前方和跟骨之间有间隙是很常见的。术者可以在这里使用植骨或骨水泥。安放假体试模并通过透视来评估位置、大小、力线和关节平衡。此时，不同尺寸聚乙烯的试模有很大帮助。Salto XT提供了一系列的聚乙烯垫尺寸，最高达21mm厚。胫骨组件的尺寸可以与距骨组件相同，也可以比距骨组件大一个尺寸，这就导致了基于患者解剖结构的胫骨与距骨组件的不匹配。一旦对试模尺寸满意，就可以进行最终的假体植入，并对踝关节的稳定性、运动范围以及平衡性进行评估。如果需要获得更进一步的背伸活动度，可在这个阶段进行跟腱延长或腓肠肌松解。如果存在关节不稳定的情况，需要进行外侧韧带重建，但仅当足在最大背伸位时评价存在踝关节不稳定，才需要重建。满意后，用大量的盐水冲洗关节，按标准方式缝合伤口，确保闭合切开的胫前肌腱上的支持带。

踝关节置换翻修时骨水泥的使用

如前所述，骨水泥在胫骨或距骨较大缺损处不能起到传统方式的作用，因为它不能附着在骨上，植入物不可避免地会发生松动。作为骨移植的替代品，笔者使用了Schuberth所描述的一种技术。将螺钉打入跟骨，并使螺钉突出跟骨表面上方5~10mm。螺钉可以提供一个界面，水泥将黏结在上面，并进一步为距骨假体创建一个稳定的附着床（图19.7）。使用结构骨移植是很困难的，因为其与周围的自然骨融合将需要很长时间，这限制了负重开始的时间。因此变通的方法是使用骨水泥。对于较大的缺损，笔者还没有使用骨水泥取得很好的效果的经验。骨水泥能很好地附着在距骨或胫骨假体组件上，但不能附着在骨头上。笔者对上述通过螺钉辅助固定的方法处理胫骨侧骨缺损有些经验，在缺损处打入多枚螺钉，离胫骨组件的背侧面越远越好以避免形成撞击。然后可以使用水泥（就像之前讨论的距骨侧组件一样），因为它可以很好地附着在假体以及螺钉上，这样假体就很稳定。传统上，骨水泥被用于去除感染的假体组件后，插入抗生素浸渍的骨水泥间置物，直到感染得到治疗。令人好奇的是患者对骨水泥间置的长期耐受性如何。笔者有一个患者，已经使用永久性骨水泥间置物14年了，其症状轻微。置入骨水泥后只要皮肤的愈合良好，即可允许患者在耐受的情况下尽快开始负重。术后2周完全负重是可能的。如果患者感到疼痛，那么可以穿步行靴行走，只要患者能忍受，步行靴可以长期穿。有些患者喜欢在脚踝上戴一个支具，如果是这样的话，你可以定制一个支具（皮革加固的踝足矫形器），以便在必要时使用。奇怪的是，尽管这是一块坚固的骨水泥块，但在骨水泥块的两侧都存在一定的活动度，因为骨水泥与骨内没有固定或骨长入的部位（图19.8）。笔者唯一刻意保持骨水泥完全在原位不移动的情况，是在存在严重的胫骨远端磨损和骨丢失的病例中，此时可能存在骨水泥块向前挤压的趋势。

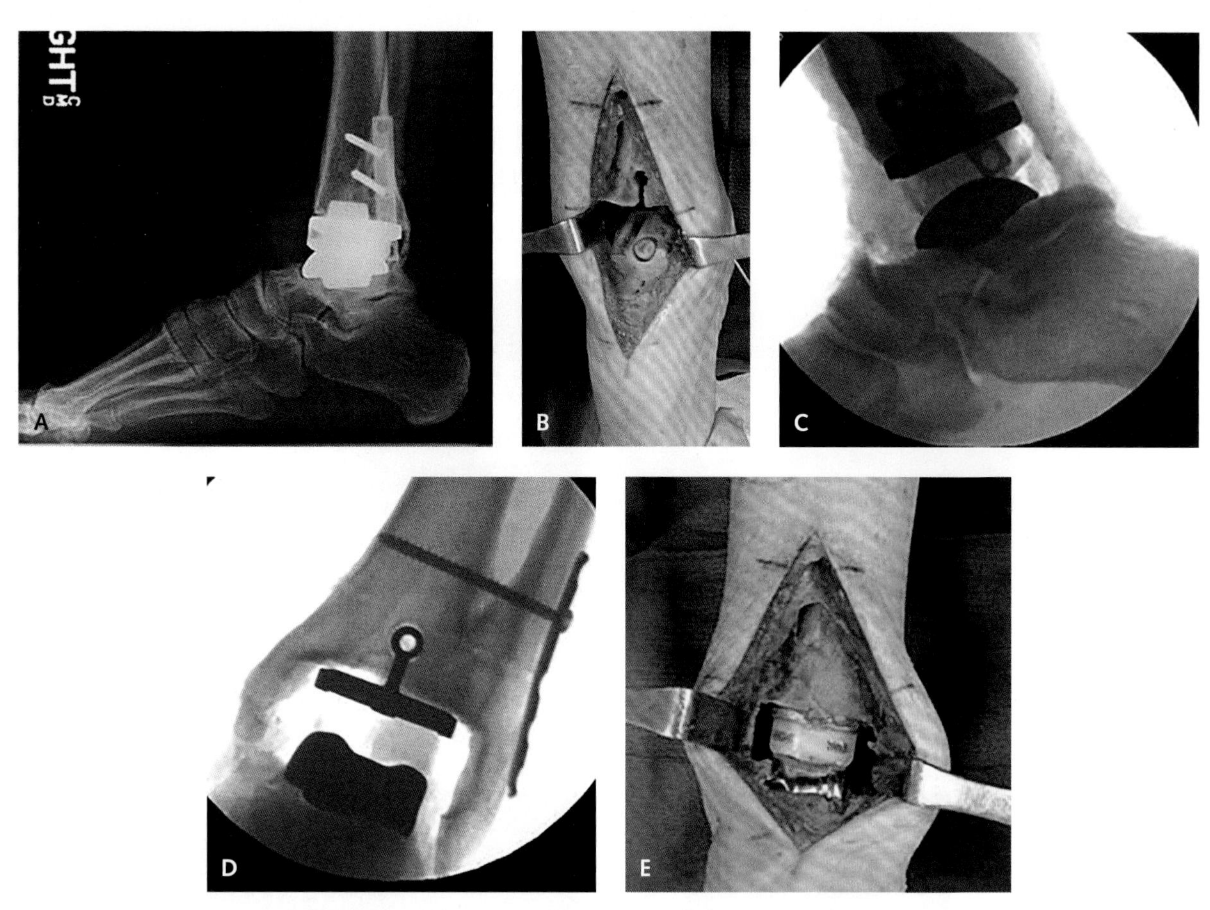

图 19.6 A. 距骨侧组件直接沉降到距骨体内，没有向后倾斜，也没有冠状面上位置的丢失。这使得翻修更容易，只要确保距骨体里有足够的骨来支撑假体组件即可。B. 注意，图中标记所示为翻修假体距骨侧的中心位置，也就是磨钻要钻孔的位置，位于原置换 Agility 部件的旧鳍槽的外侧，这说明原置换距骨侧组件的安放过于偏内。C-D. 在本例中，由于距骨的骨丢失，使用 Salto XT 翻修系统，该系统不需要对距骨进行任何倒角切割，以免进一步去除骨量。E. 注意此图和 D 图中，外侧沟已充分清除并准备好，但内侧沟准备不足，仍需进行处理。还要注意的是，由于不规则的骨质流失，不能在胫骨上进行完美的平台截骨

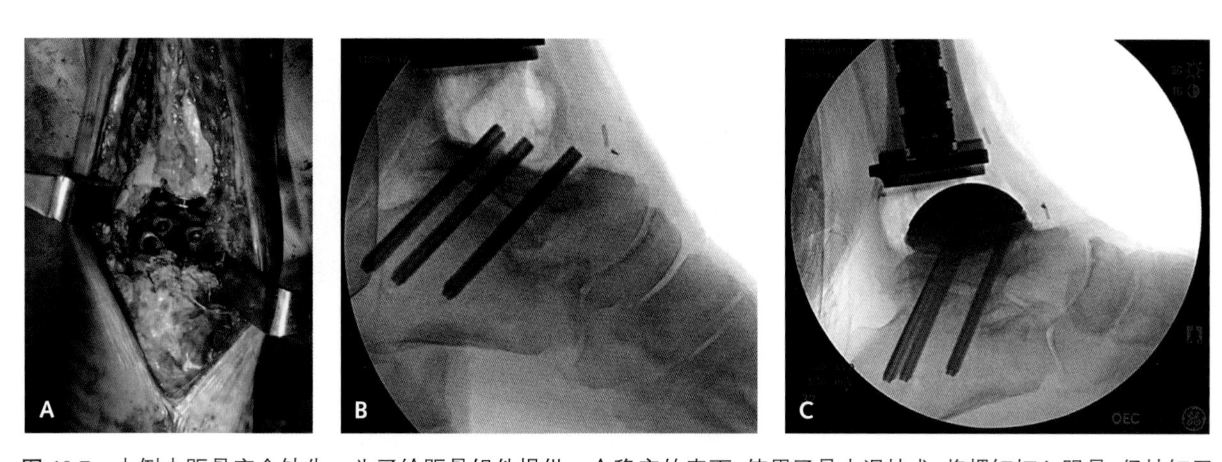

图 19.7 本例中距骨完全缺失。为了给距骨组件提供一个稳定的表面，使用了骨水泥技术，将螺钉打入跟骨，保持钉尾突出于跟骨表面，为距骨假体组件提供一个稳定的跖行表面，然后将骨水泥粘固到螺钉上。A-B. 注意将螺钉打入跟骨，并留下 5~10mm 突出于跟骨表面。C. 术中透视图像显示各部分组件力线良好（图 A 经 Elsevier 出版社的许可，转载自 Schuberth JM, Christensen JC, Rialson JA. Metal-reinforced cement augmentation for complex talar subsidence in failed total ankle arthroplasty. *J Foot Ankle Surg*. 2011; 50[6]: 766-772; 图 B 和图 C 病例由 Jack Schuberth 医生提供）

在这些病例中，在骨水泥上做一个鳍样的形状是有用的，这个鳍样的形状要么位于距骨或胫骨的骨缺损中，要么延伸到下胫腓联合里（图 19.9）。笔者没有注意到任何因骨水泥挤压导致的骨缺损，然而，这些患者应该每 6 个月随访一次，以确保不会发生胫骨或距骨磨损。骨水泥块有时可能是巨大的，尽管大小不同，但经验发现骨水泥块对骨的磨损侵蚀趋势很小（图 19.10）。骨水泥的另一种用途是用在缺陷较小但是不规则，且不依赖于骨水泥与骨之间的固体黏结来承重的情况下（图 19.11）。

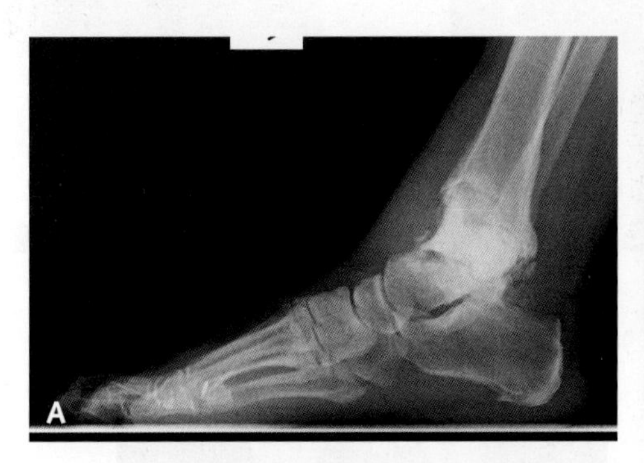

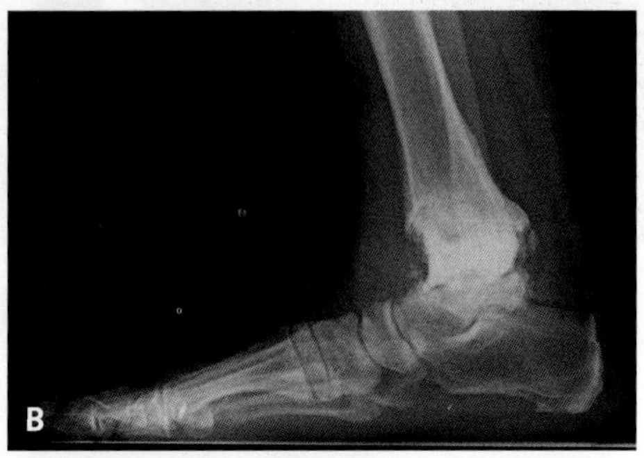

图 19.8 这个踝关节在植入 Agility 假体 9 年后发生严重骨丢失和感染，使用了骨水泥间置。A–B. 注意踝关节的屈曲和伸展都与水泥块接触，相当稳定

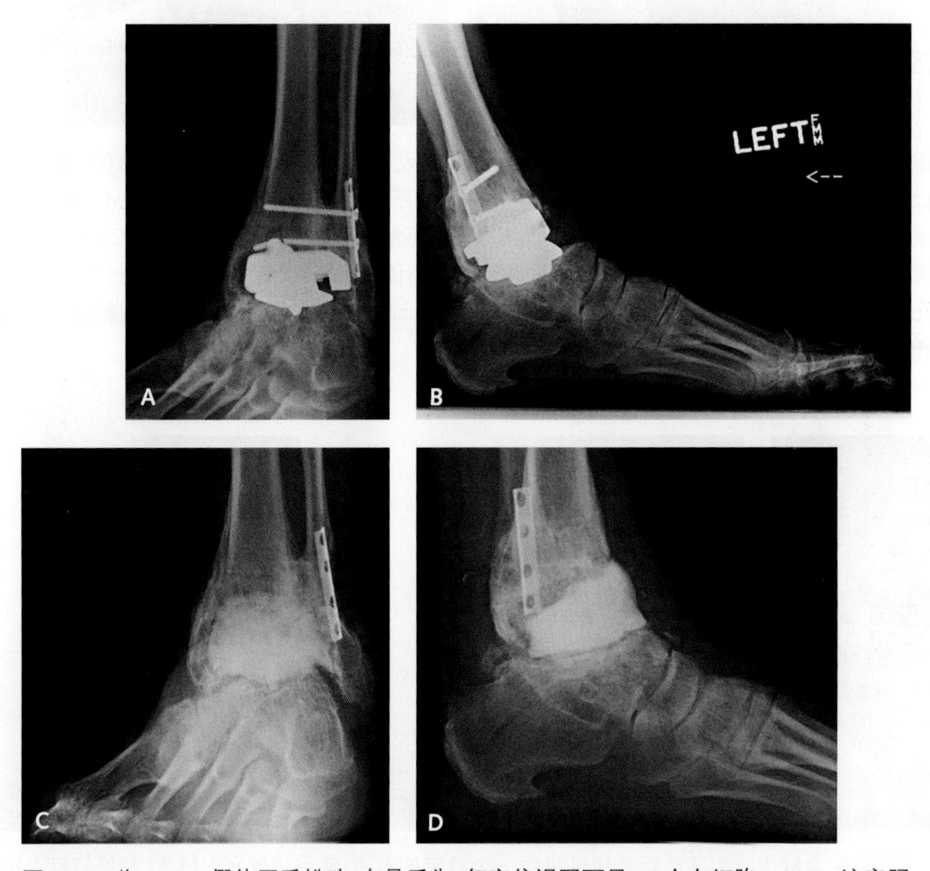

图 19.9 此 Agility 假体严重松动，有骨丢失，每高倍视野可见 14 个白细胞。A–B. 注意胫骨前缘的骨磨损和丢失，以及假体组件的松动。这是一种特别难处理的畸形类型，很难维持骨水泥在合适的位置，因为前方骨丢失会造成骨水泥对前方进一步挤压。C–D. 将骨水泥整块置入，但为了保证不被挤出，还在下胫腓联合中置入了一定量的骨水泥，从而产生钩状效果，防止向前半脱位

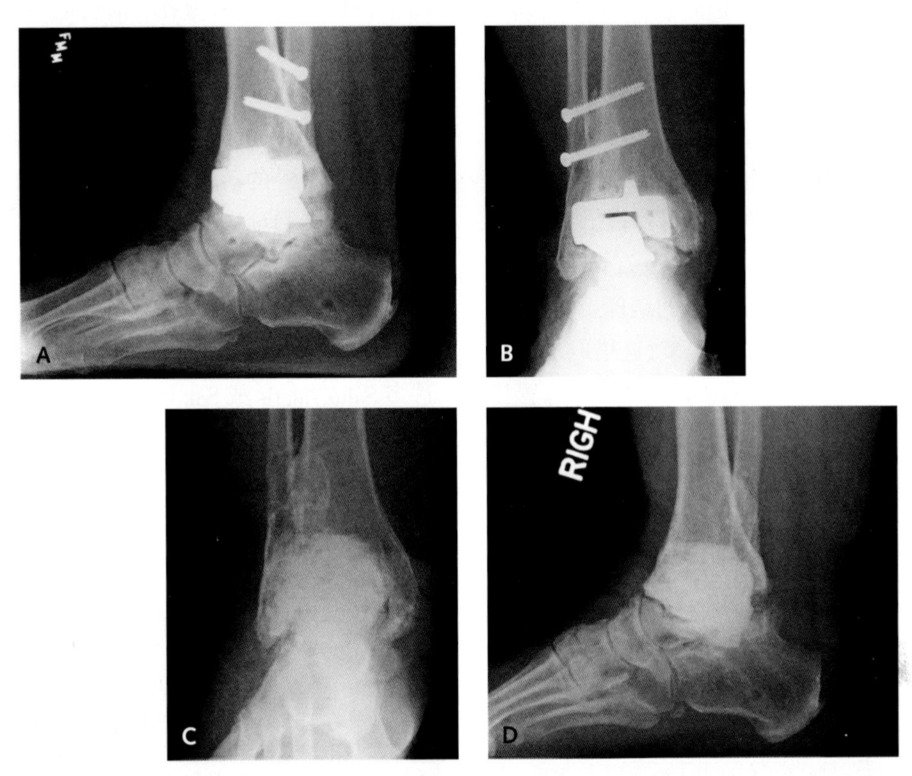

图 19.10　该病例在植入 Agility 假体 8 年后，完全失败。A–B. 注意距骨组件向跟骨下沉，胫骨组件稳定、融合良好。在这种情况下，去除胫骨侧组件将是困难的，并会导致进一步的骨质流失。C–D. 翻修术中发现该病例当时不适合做翻修置换手术，于是置入了临时骨水泥间隔。患者在 3 年后随访拍这些 X 线片时仍没有任何症状

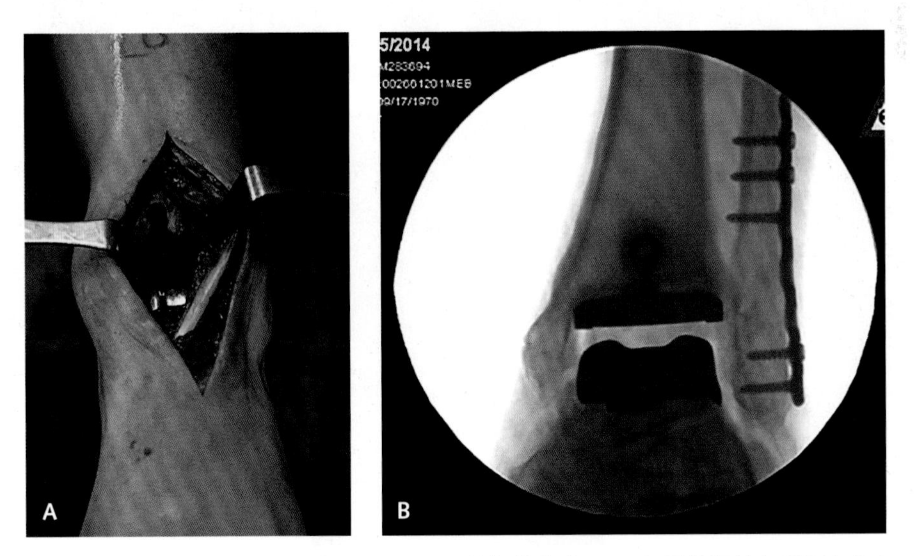

图 19.11　注意胫骨侧骨丢失情况。A–B. 虽然假体存在压配，但胫骨组件负重面存在少量不规则缺损，行骨水泥填充。这是胫骨周围使用骨水泥的合理指征

踝关节融合术转变成踝关节置换术

这仍然是一个有争议的手术。最近确实有报道表明这种手术取得了成功,但患者必须明白,如果手术失败,截肢是下一个可能的选择。由于用于关节融合的内固定物本身的原因,以及原来容易识别的关节线已经不可辨识的原因,已经融合良好的踝关节不容易打开。保存内外踝的既往关节融合对于后期改为关节置换是有帮助的。需要指出,只有踝关节内外侧沟没有被融合而仅是胫距关节融合的情况,才是将来可能转换为关节置换的最理想的选择。上述情况确实使手术变得简单得多,这里展示的这个患者行环距骨融合后踝关节未融合,转为置换(图 19.12)。在这个情况下,关节的边缘很容易辨认,取出内固定物,打开踝关节。在这个过程中,很容易造成踝部骨折,所以必须用克氏针或导针进行预防性保护。与其他翻修手术一样,必须小心地用一个宽大的骨刀将关节撬开,以防止骨折和骨碎裂。在这些病例中,预计患者改为置换后获得的活动范围不会很大,大多数患者的活动范围为 15°~20°。但即便如此,似乎也足以缓解患者因融合带来的僵硬不适症状。笔者注意到,这些融合后又打开行关节置换的病例,不像一般的患者那样对有限的活动度不能容忍,即使 15° 的活动度也能使他们的症状得到缓解(图 19.13)。目前还不清楚需要保留多大的内外踝才能保证假体的稳定性。很明显,几十年前限制活动的假体导致了不可接受的手术失败率,而今笔者在存在非常小的内踝或外踝支撑的病例中已经成功进行了许多 Salto Talaris 或 Salto XT 系统的踝关节置换手术。常识表明,由于内外踝支撑不够造成的不稳定,会导致假体手术失败,但笔者怀疑,踝关节周围的瘢痕也足以使假体相当稳定(图 19.13)。图中所示为马蹄

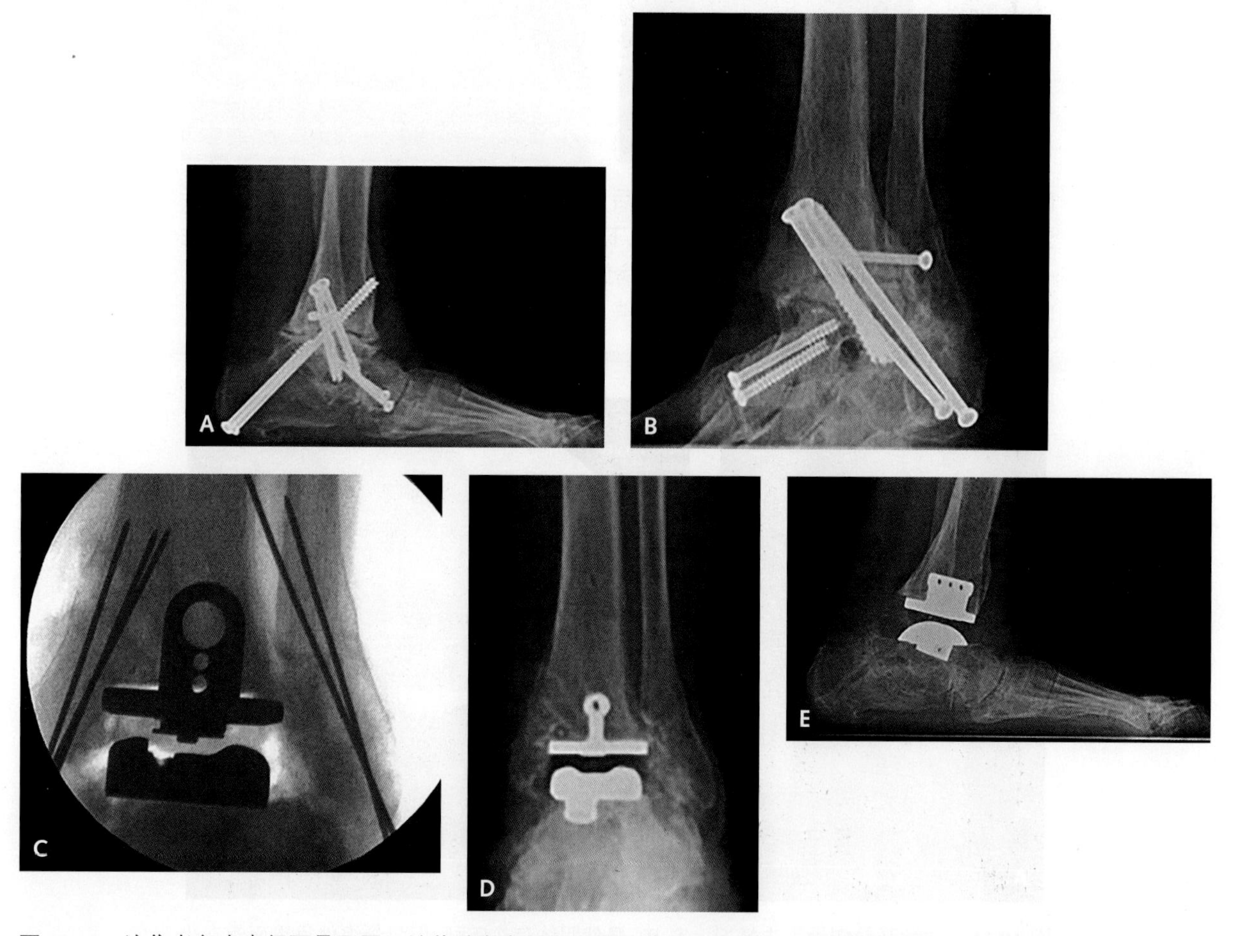

图 19.12 这位老年患者行距骨周围四关节融合术后发生踝关节不愈合,患者希望保留活动度和减轻疼痛。A–B. 翻修术前检查发现,后足的力线是可以接受的,且原融合保留了包括双踝在内的关节的解剖结构。C. 同许多置换系统一样,胫骨侧组件位置将跟随距骨侧组件的位置。如果胫骨和踝骨周围的骨头很窄,尤其是在既往融合造成腓骨发生向后方和内侧偏移时,将迫使距骨组件向内侧或外侧移位。注意本病例中胫骨组件对线良好,但距骨组件在内侧有轻微探出。这个位置可以接受,然后进一步清理侧沟即可。D–E. 假体的最终位置

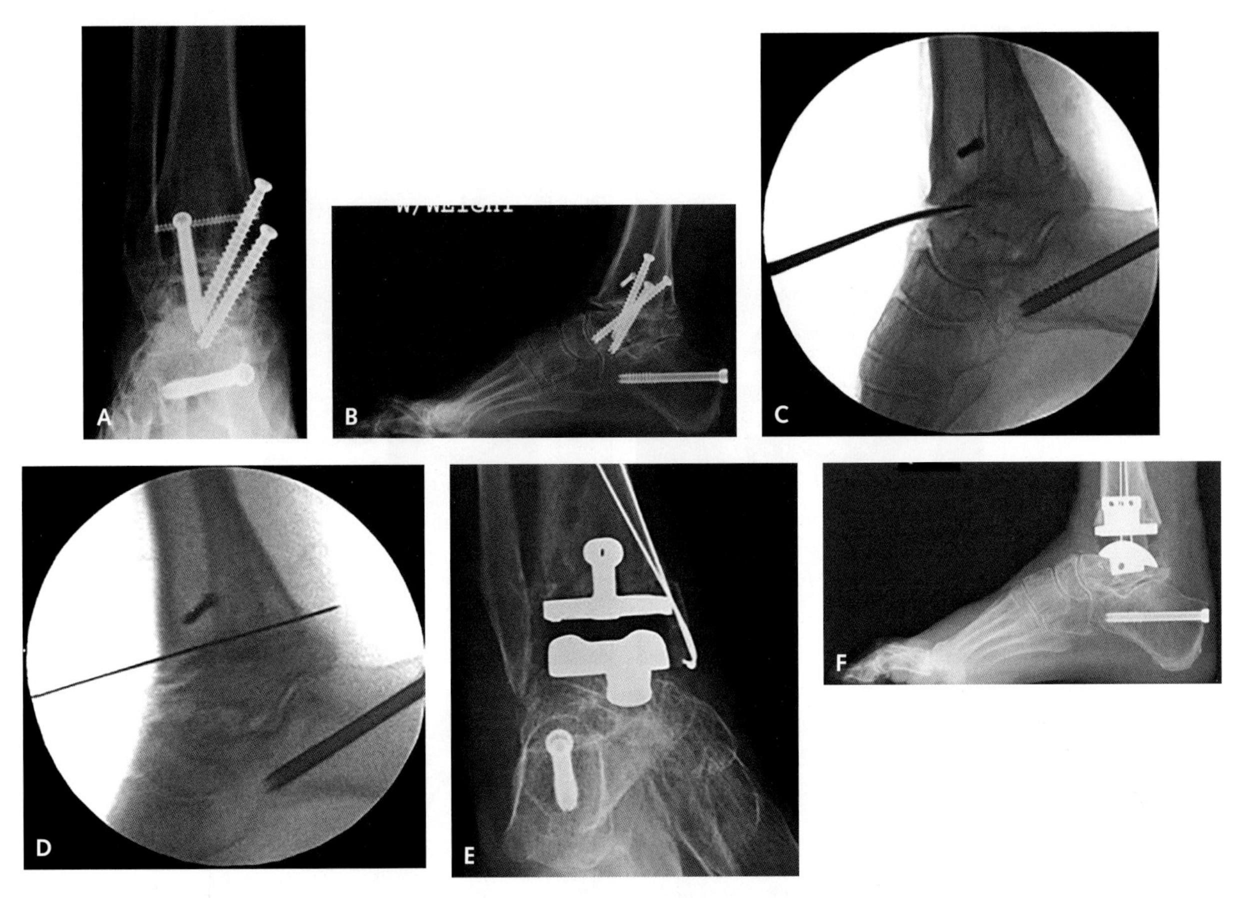

图 19.13 本病例为踝关节融合术后不愈合。A–B. 注意马蹄畸形和腓骨外侧支撑的丧失。C–D. 首先在透视下发现骨不连,然后找到关节,取出螺钉,并插入小骨刀标记关节线,但并不容易。用小骨刀标记关节平面后,插入一枚导针。E–F. 图示为翻修置换后假体的最终位置。术后获得了 15° 的活动度,患者很满意

足畸形,在这种情况下术者既可以在胫骨做截骨时截掉更多的胫骨前缘(即开放位,尽管这不是笔者的偏好),或者在距骨前缘截骨时去除更多骨质。或在上述操作的基础上加做跟骨截骨术,将跟骨结节向头侧移位来降低跟骨角。由于这一操作放松了跟腱,因此也会增加踝关节的活动范围。

使用 Salto XT 假体翻修 Agility 假体(视频 19.4)

可以徒手不用截骨夹具进行距骨截骨,也可以用截骨夹具将距骨的截骨与胫骨对齐。距骨截骨应与负重面平行,但在假体下沉并仰起造成距骨后方存在斜坡时,则不可能做到平行于地面截骨,此时需从距舟关节处开始往后方做截骨,使截骨面保持平直。这一操作是不可能通过截骨夹具来实现的,因此不得不徒手实施。也就是,如果距骨坡度较低,可以使用夹具辅助截骨;但如果坡度较大,就不可能了,需要采取徒手截骨的方法,去除一部分距骨头,以创建跖行平面。通过截骨夹具进行截骨始终是最理想的,但是是否能够使用截骨夹具,取决于假体下沉的程度和剩余的距骨量(图 19.14)。图 19.15 给出了在 Agility 假体失败后使用 Salto XT 假体的另一个例子。在这种情况下,必须确保有足够的骨量来支持胫骨部件的稳定压配。这是不可能的,除非术者把胫骨截到一个稳定的平面,使假体可以稳定在胫骨皮质边缘。距骨没有足够的骨量来支持标准的 Salto 距骨组件,此时可以用不带侧面凸缘的 Salto XT 假体。图 19.16 显示了移除 Agility 假体和翻修为 Salto XT 假体的步骤。有些情况下距骨会完全塌陷到跟骨上。如前所述,必须使用螺钉结合骨水泥,并且植骨,或者直接将距骨组件插入跟骨。这在技术上是困难的,因为距骨头和距骨的剩余部分会阻碍假体正确方向的显示。笔者发现,在某些情况下去掉剩余距骨后将假体安放在跟骨上更容易。距舟关节缺失似乎并不影响后足的稳定性(图 19.17)。

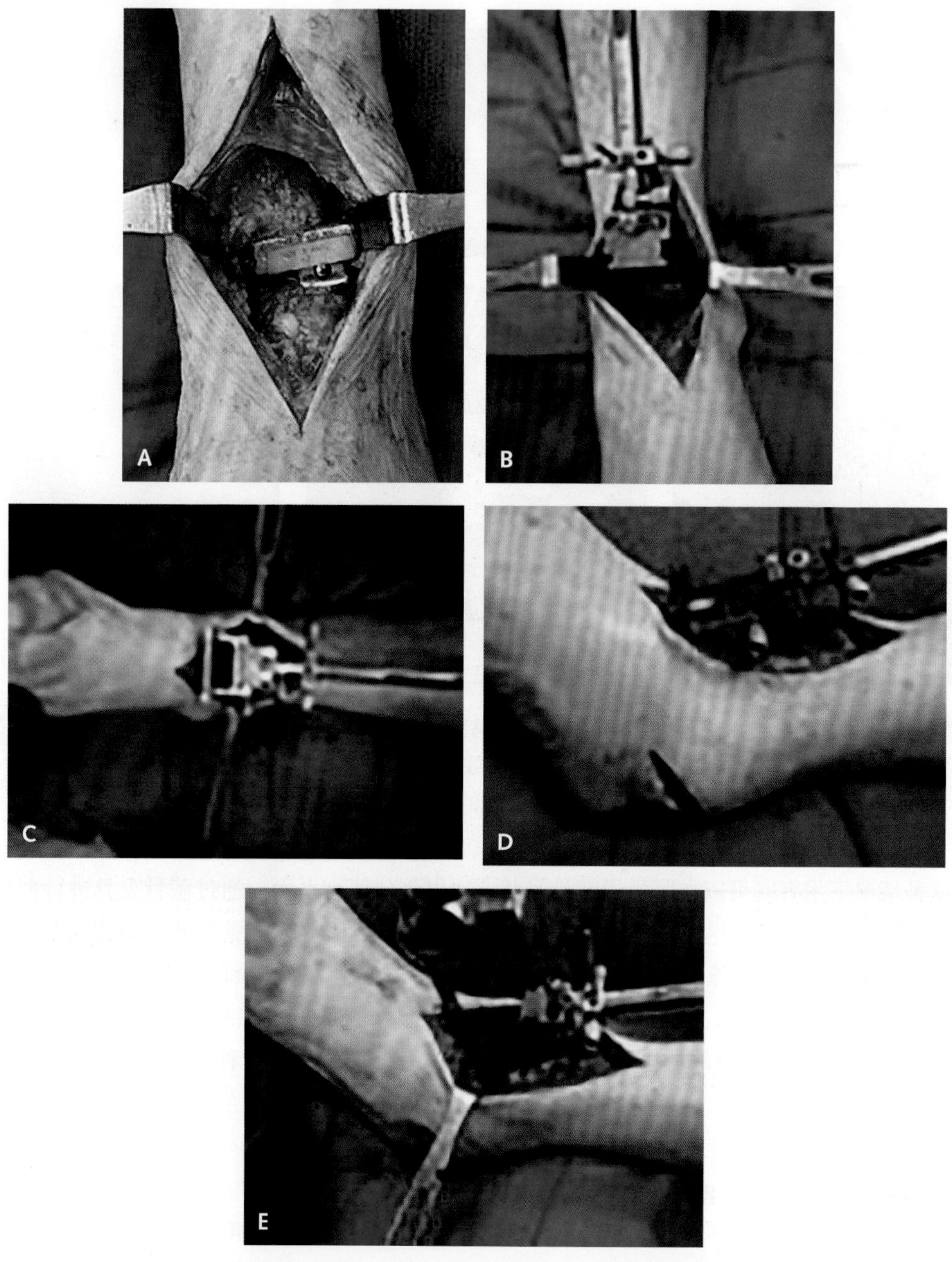

图 19.14 两侧的 Agility 组件的力线存在明显的不良。A. 距骨组件太向外侧，胫骨组件内旋。最好是通过截骨夹具进行截骨。B. 通过截骨夹具进行胫骨截骨，然后将距骨截骨夹具固定在对线导向器上。C–D. 可以看到，距骨远端没有太多的空间供导向器的使用。并且术者认识到，并不是所有距骨上的截骨都可以通过导向器进行，特别是当存在后斜坡畸形或骨质流失更严重时。从侧面看，在距骨截骨之前，足部必须处于中立背屈状态。E. 现在用长锯对截骨进行确认，注意没有残余缺损，截骨确实是平的

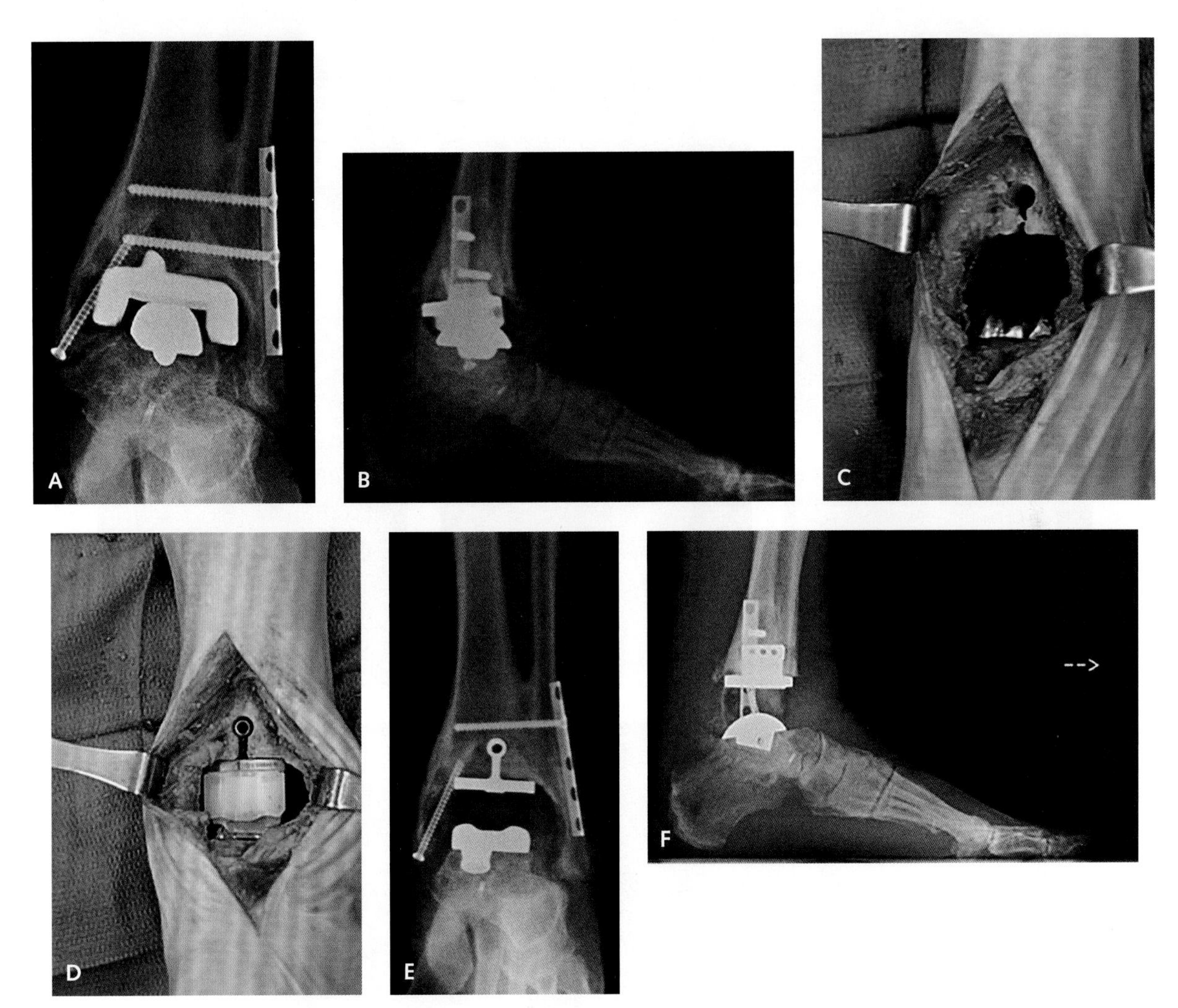

图 19.15　用 Salto XT 来翻修失败的 Agility 假体。必须确保取下螺钉，才不会阻挡胫骨组件，确保使用足够大的聚乙烯垫片，确保行胫骨重新截骨后胫骨侧组件可以与皮质边缘紧密结合。应保留内踝现有的螺钉，以防止骨折。A-B. Agility 假体严重松动，胫骨和距骨周围均有骨丢失和囊肿形成。C. 通过截骨夹具导向器做胫骨侧截骨，使得截骨足够偏近端，以确保假体压配合适。D. 使用 17mm 聚乙烯垫片形成稳定的匹配，检查确认关节活动范围内不存在不稳定。E-F. 术后 3 年随访的 X 线片显示假体稳定，对线合理（胫骨组件轻度内翻），与胫骨和距骨表面接触良好

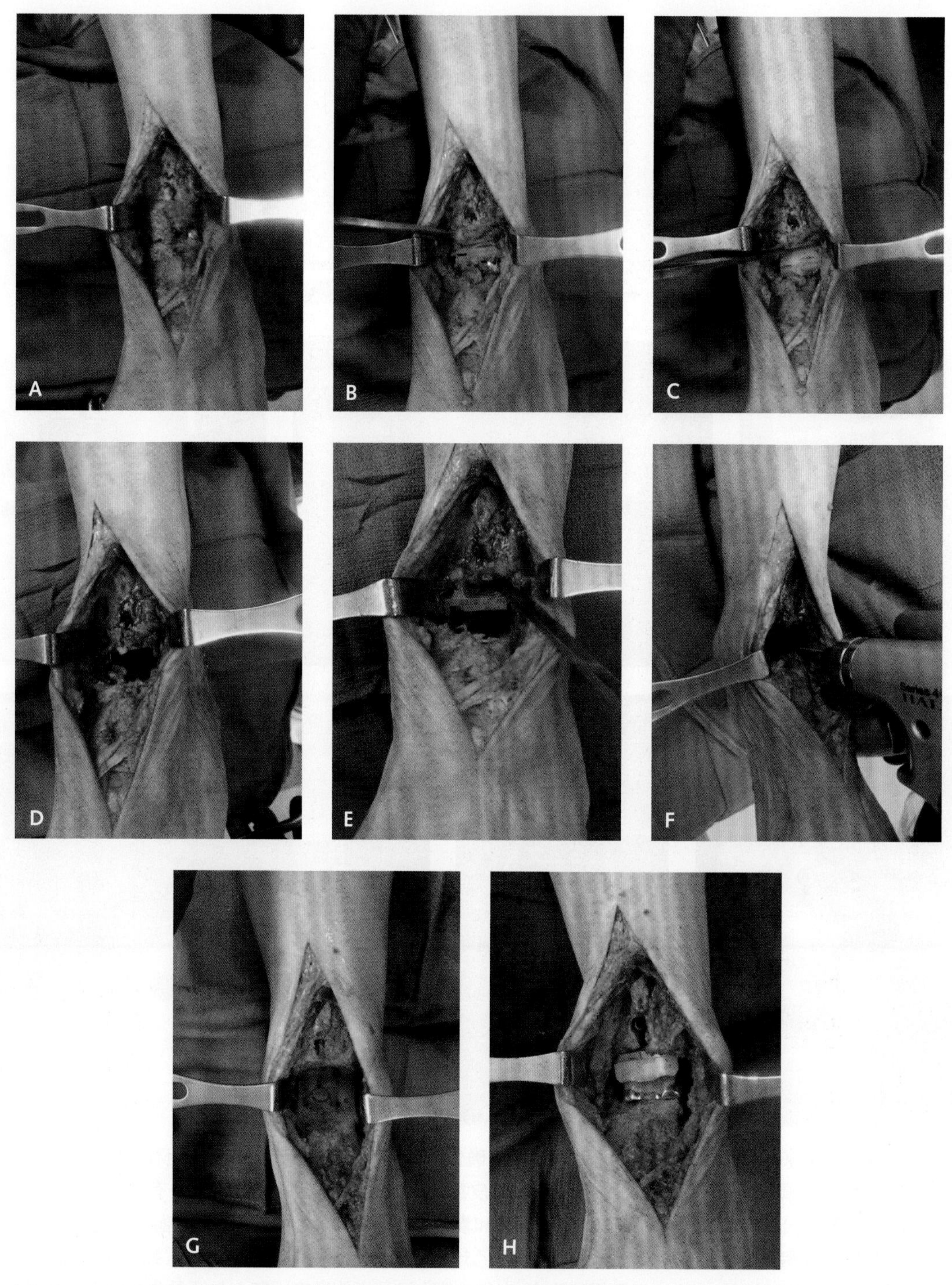

图 19.16 图中展示了将 Agility 假体改为 Salto XT 假体的翻修顺序。A–B. 打开关节后，由于软组织和骨过度生长，几乎看不见假体。要彻底进入关节，必须使用咬骨钳去除很多组织。C. 先去除聚乙烯垫片，通常需要用骨刀切入聚乙烯垫片并将其撬出胫骨。D. 移除 Agility 距骨组件通常很容易，因为距骨组件通常是松动的，可以轻易地将其从距骨上撬开。E. 移除 Agility 胫骨侧组件时，必须要小心得多，因为如果不小心的话，鳍会导致前方骨丢失。F. 如果原胫骨侧组件靠的比较内侧，那么 Agility 胫骨侧组件的鳍将比 Salto XT 胫骨侧组件的柄在更内侧的位置。G. 截骨前清理好侧方踝沟。H. 在这个病例中，Agility 距骨侧组件置入太偏外侧，因此胫骨侧组件的柄要与原先 Agility 胫骨侧组件的鳍对齐，确保能够实现压配

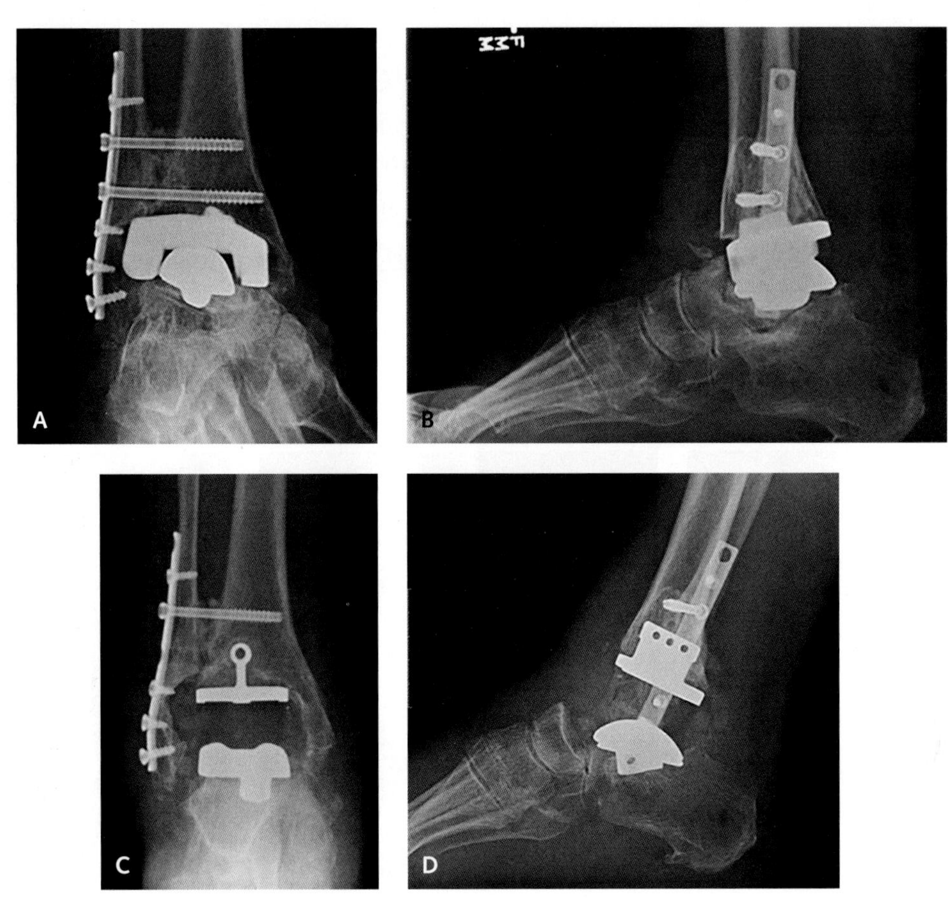

图 19.17 松动的 Agility 假体待翻修，其距骨侧组件完全塌陷，穿过距骨体进入跟骨，如果不移除剩余的距骨，很难在正确的方向进行跟骨截骨。A–B. 术后 X 线片显示胫骨、跟骨各组件位置良好。C–D. 侧位视图是在足最大跖屈时拍摄的

关节融合治疗关节置换失败

在骨丢失严重的情况下，将关节置换转为关节融合术是复杂的，并且这样做常伴有较高的不愈合率。此外还有其他相关的问题，如后足和跗横关节等相邻关节的僵硬和进展性的退变。补救手术的固有问题是由于骨溶解或下沉导致的结构性骨支持的丢失，使得原位关节融合术总是不可能实现。通常需要使用一个大的结构性骨块来行关节融合术。融合必须包括踝关节和距下关节，以确保刚性固定和牢固融合。行胫距跟关节融合术（或者在骨丢失更严重的情况下直接行胫跟融合术）后患侧肢体在功能性或生理性上显然不像有活动度的踝关节那样。尽管如此，植入骨块的关节融合术在骨大量丢失、严重骨质减少、皮肤受损、近期感染或无法重建的畸形病例中仍是一种选择。对于有症状的患者，在决定是否进行原发性或翻修性置换之前，必须考虑各种因素。尽管而今手术医生可能有技术能力和必要的手段来进行关节置换，但首先要问的问题是，患者接受关节融合术是否会更好。例如，在一些骨质量较差的患者中，关节融合术可能是更好的选择。对这些患者来说初次踝关节置换的假体失败已经是灾难性的，现在还要经历另一个漫长的手术恢复过程。复杂植入骨块的胫距跟关节融合术或胫跟关节融合术可能不是每个外科医生都能尝试的，但使用定制踝关节假体也同样如此（视频 19.5）。

取出假体后剩余的骨缺损可能相当大，如果使用同种异体骨结构移植，则需要植入整个股骨头。图示病例中使用的技术是由 Bryan den Hartog 医生描述的，即在缺损处使用 34mm 髋臼锉（视频 19.6），先用髋臼锉制备胫骨远端部位，如果距骨仍然存在，则在髋臼锉旋转方向磨下距骨，以形成一个形状规则的缺损。然后用与之匹配的阴性锉来对

股骨头移植物进行塑形。操作时将供体股骨头牢牢地夹在一个夹子上（异体骨夹紧器），如上文所述用阴性锉来塑造股骨头部轮廓，以适应踝关节骨缺损的圆形形状。然后用 2mm 钻头在股骨头移植物上打孔，随后注入浓缩的髂骨骨髓血抽吸液。根据畸形情况，可使用髓内钉或外侧接骨板固定胫距跟融合。假体取出后，可以通过同一前方入路行关节融合术。同样使用上述的髋臼锉关节制备技术，再使用前方接骨板进行最终固定（图 19.18）。

填补缺损的另一种选择是使用定制设计的钛网笼架（CAGE）来填补缺损，然后用髓内钉贯穿融合的关节和笼架进行固定。术前由手术医生与器械公司工程师一起基于踝关节 CT 扫描来设计笼架（图 19.19）。在使用笼架后，即使有很好的压配，笔者也更倾向等到看到骨融合和 CT 扫描的愈合迹象之后才开始负重。

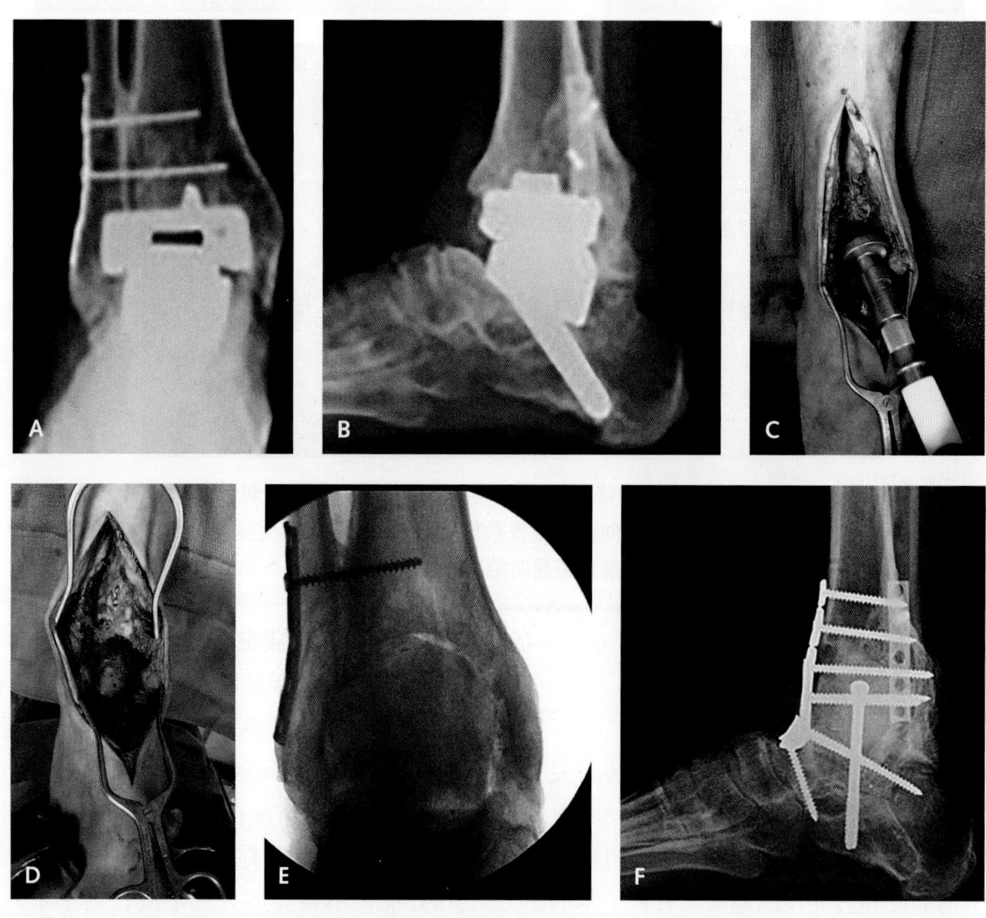

图 19.18 该患者使用长柄距骨组件行置换翻修后手术失败，转诊过来重建。A–B. 注意距骨长柄周围松动，假体前后均有明显的沉降和错位，有撞击现象。C–D. 用髋臼锉做球形的胫骨和跟骨床。E. 注意股骨头的植入及匹配良好，胫骨和跟骨端都有良好的骨与骨的接触。F. 最终侧位 X 线片显示移植物和前方接骨板固定良好，对线和位置好

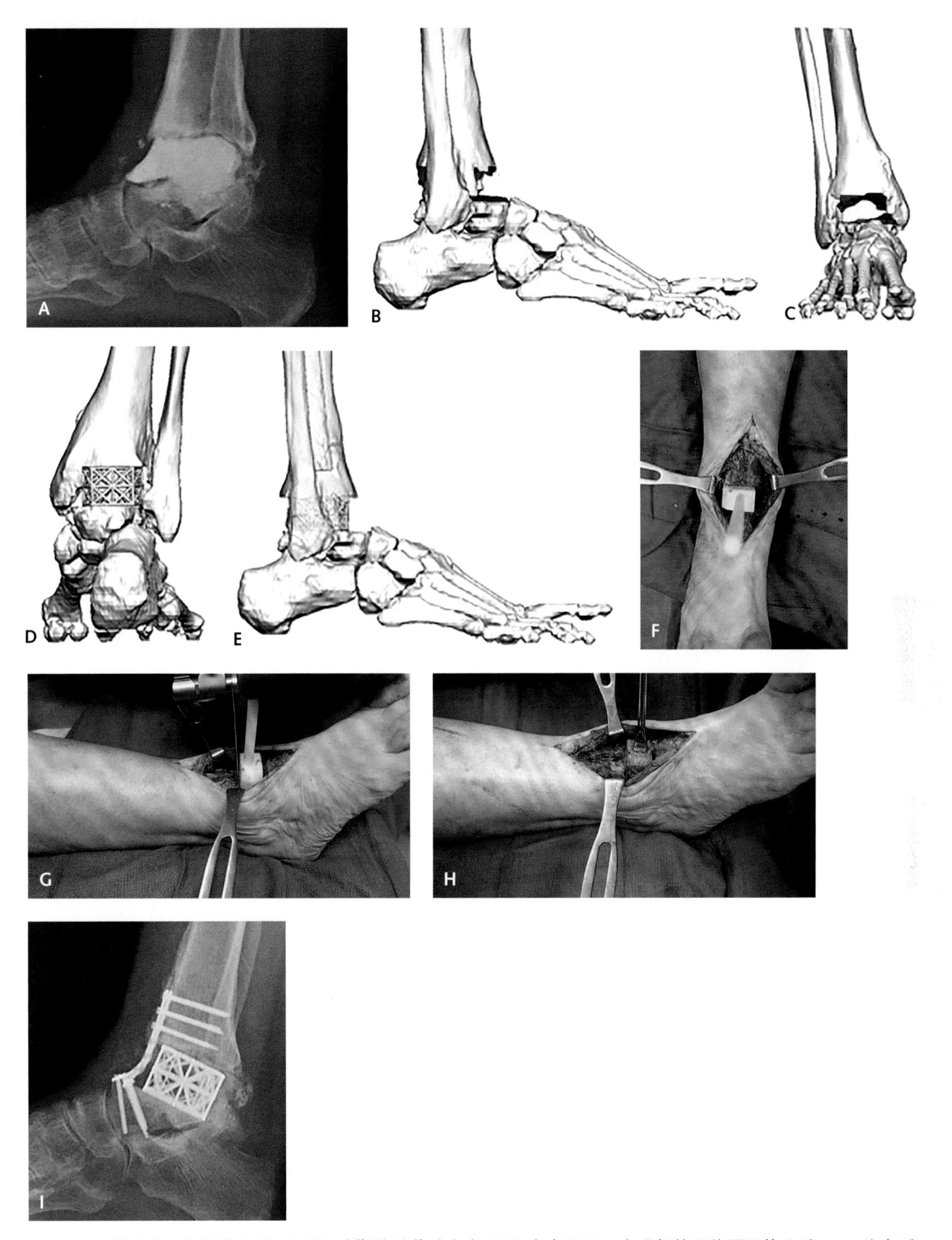

图 19.19　踝关节置换失败之后，采用了分期的关节融合术，因为患者不是一个理想的翻修再置换人选。A. 注意采用骨水泥的分期手术。B-E. 用踝关节计算机断层扫描三维重建和计算机建模的方法，设计关节笼架融合器。F. 准备好关节后置入术中试模。G. 试模太紧，注意到踝关节处于轻微的马蹄位。保持试模于原位不动，用锯片在试模两侧紧贴骨面进行打磨，直至获得理想的松紧度。H. 在充填有骨移植物的笼架外面包裹植骨和脱矿骨基质，然后将其夯实入关节间隙。I. 这是术后 7 周的 X 线片

（朱渊 译　李淑媛 校　张建中 审）

推荐阅读

Brage MM, Ramadorai UE. Revision of stemmed agility implants. *Foot Ankle Clin*. 2017;22(2):341–360.

Croft S, Wing KJ, Daniels TR, et al. Association of ankle arthritis score with need for revision surgery. *Foot Ankle Int*. 2017;38(9):939–943.

Deforth M, Krähenbühl N, Zwicky L, et al. Supramalleolar osteotomy for tibial component malposition in total ankle replacement. *Foot Ankle Int*. 2017;38(9):952–956.

Li SY, Myerson MS. Management of talar component subsidence. *Foot Ankle Clin*. 2017;22(2):361–389.

Pagenstert G, Wimmer MD, Jacxsens M, et al. [Aseptic loosening of total ankle replacement: one-stage revision ankle arthroplasty]. *Oper Orthop traumatol*. 2017;29(3):220–235.

第 20 章　胫骨与腓骨截骨

手术适应证

踝上截骨的手术适应证较多，包括矫正畸形、保关节以及作为其他手术如全踝关节置换、踝关节融合、胫距跟融合的前期手术。截骨被用于胫骨远端骨折畸形愈合，无论是否合并踝关节骨性关节炎的治疗，其作用在于通过矫正机械负重力线，重新分布或转移退变关节软骨部位的接触压力。截骨还可作为全踝关节置换的前期下肢力线矫正手术，全踝关节置换术获得成功的先决条件之一是平衡足与下肢的机械轴关系，而踝上截骨用于合适的患者，可作为全踝置换的前期手术（图 20.1）。

踝上截骨治疗踝关节炎的目标在于转移关节载荷，将应力转移至踝关节未退变的区域。胫距关节的应力重新分布，可以通过关节近端胫骨截骨以及关节远端跟骨截骨来实现。如果存在踝上或距下的畸形，胫距关节的区域应力会明显增加，从而导致手术失败。同样的胫骨力线矫正理念也适用于踝关节融合畸形愈合。如果踝关节被融合在跖屈位，可能会因为手术侧肢体增长而导致双侧下肢长度不协调。这种不协调会导致膝关节反屈、步态不对称以及中足关节的应力增加。如果踝关节被融合在背伸位，则跟骨的位置会相应改变，导致在步态周期的足跟触地相足底脂肪垫的应力集中，进而导致慢性足跟痛以及步态异常。

踝关节融合在内翻位时，会导致患者行走时足的外侧负重增加。距下关节的代偿姿态会增加跗横关节的僵硬性，进而因为相应关节应力增加而导致退变和疼痛。另外，第五跖骨头或跖骨基底的应力会相应增加，常会导致痛性胼胝和应力性骨折。踝关节融合在外翻位时，会导致膝关节内侧区域和后足关节的应力增加。在这种外翻位置，足会相对柔韧，导致平足姿势。对于以上各类畸形，需要翻修畸形愈合的踝关节，但截骨并不一定要在踝关节水平。参考下肢的机械轴，推荐行踝上截骨术。

术前计划

也许，我们术前准备与评估过程中所犯的最大的错误就在于将问题只局限于踝关节，而非整个下肢。反思一下，我们在术前检查胫骨内翻或明显的踝与后足内翻患者时，是否想过将患者的裤脚挽到膝盖以上评估膝关节的力线？在影像学评估中也同样如此，不能仅仅局限于评估负重踝关节 X 线片，下肢全长 X 线片也是必要的。设计截骨矫形前的评估不只包括膝关节与踝关节，同时也要包括股骨头和踝关节中心的下肢全长 X 线片。

撑开楔形截骨的优势在于可以避免肢体长度丢失，但因为需要结构性植骨也存在延迟愈合或不愈合的问题。尽管闭合截骨去掉 1cm 的骨块可能对下肢长度的改变并不明显，但是如果选择撑开截骨则需要增加 1cm 的结构性植骨，这样选择两种术式导致的结果会相差 2cm。如果存在任何皮肤相关问题（包括之前手术导致的瘢痕或既往感染），或有潜在血管病变，则需选择闭合截骨术。闭合截骨的主要缺点在于肢体短缩，但相对于撑开截骨更易操作，尤其对于同时需要行胫骨与腓骨截骨的病例。图 20.2 中这例创伤后严重内翻畸形的病例很好地展示了闭合截骨造成肢体短缩的情况。对于神经性关节病或胫骨远端缺血性坏死导致的继发畸形，我们也可以通过踝上截骨来尽量保留后足力线。对于

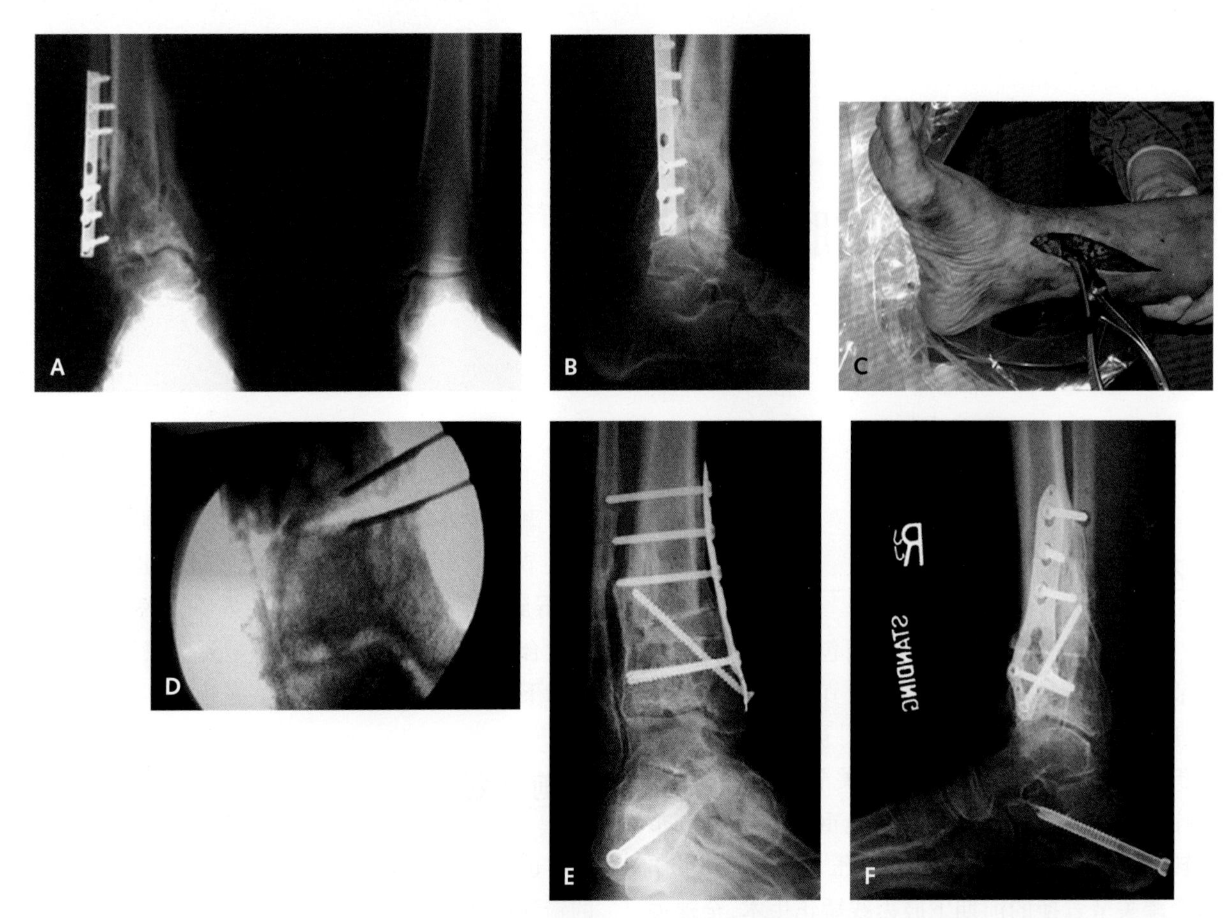

图 20.1 患者为 57 岁女性，踝关节活动度良好但伴有疼痛，患者不想做踝关节融合。患侧肢体已经存在短缩。A–B. 踝关节 X 线片表现。C–D. 因为肢体短缩，选择了胫骨撑开截骨和结构性植骨。注意，使用椎板撑开器在透视下逐渐撑开截骨端，使胫骨远端关节面垂直于胫骨轴线。E–F. 术后 9 年随访的影像学表现，图中可见尽管存在一些关节炎的表现，但患者对功能非常满意，也不希望进一步治疗。又过了 4 年后，患者行全踝关节置换术

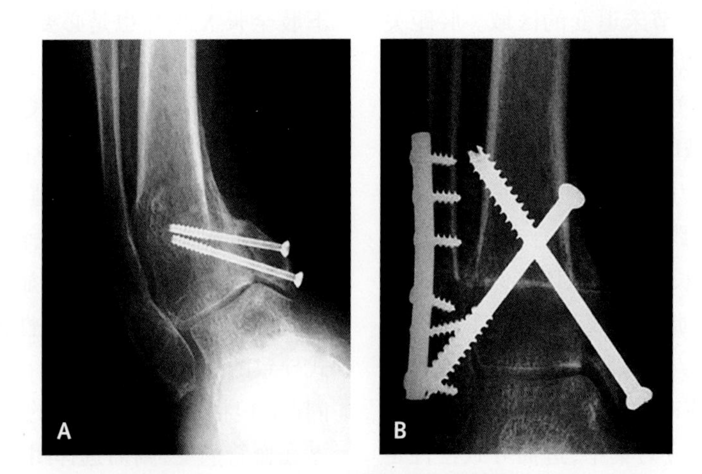

图 20.2 这位老年患者存在下肢血管功能障碍，且在骨折后 8 个月出现神经性关节病，导致严重的内翻畸形愈合，进一步导致足外侧溃疡出现。因为下肢存在血管神经病变问题只能选择外侧闭合楔形截骨术矫正踝关节畸形，即使需要去除的骨块非常大。A–B. 从术前及术后踝关节正位 X 线片上我们可以看出，矫正此畸形需要去除非常大的骨块。因为皮肤及潜在的伤口愈合问题，选择了经皮螺钉固定

神经性骨关节病的患者，胫骨远端截骨是除了行广泛的踝与后足融合之外的很好选择。为了避免大块结构性植骨块失败的问题，选择闭合截骨更佳。如果可能，对于 Charcot 关节病患者应尽量避免进行融合，以降低对后足剩余关节的过度压力。该患者存在神经性关节病，且存在下肢血管功能障碍，并且已行周围血管介入手术，其足外侧出现神经性溃疡，需要行踝上截骨术来矫正畸形。尽管理想状态下是希望保留肢体的长度，但可能由于肢体血供太差而无法判断愈后。此时即使需要截除较大的骨块，也需要行闭合楔形截骨。

在楔形骨块的优化设计方面，可以同时纠正双平面的畸形。比如，背伸合并内翻畸形可以通过基底在后外侧的闭合楔形截骨，或基底在前内侧的撑开楔形截骨来矫正。楔形骨块的高度需要通过在术前 X 线片上画出理想角度，测量楔形大小来进行设计，同时需要将 X 线检测与实际尺寸相比的放大比例因素考虑在内。

测量畸形的成角旋转中心（center of rotation of angulation，CORA）是非常重要的。CORA 位于畸形近端机械轴与远端机械轴的交点处。无论是闭合截骨还是撑开截骨，在 CORA 平面做截骨都会充分矫正足踝畸形。如果截骨线位于 CORA 的近端或远端，则踝关节的中心会相对于下肢机械轴发生冠状面移位，导致不必要的负重转移，以及临床上明显的“Z”字畸形（图 20.3）。

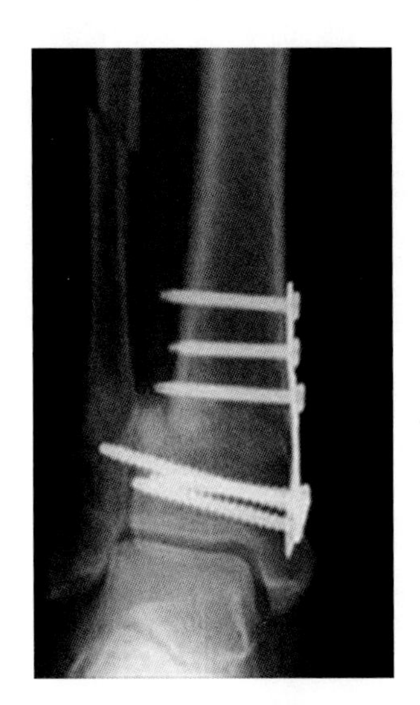

图 20.3 上图所示为不正确的踝上外侧闭合楔形截骨。尽管踝关节相对于地面矫正至平行，但距骨的中心相对于胫骨轴线却发生了显著的外移

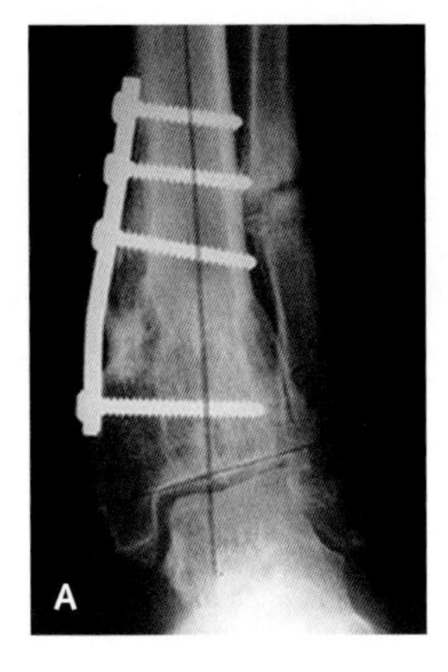

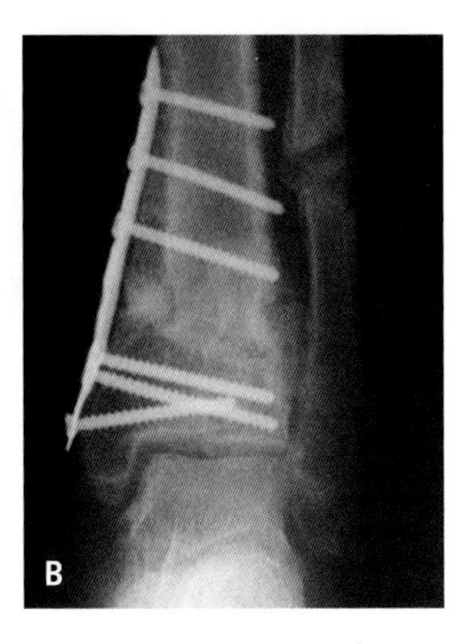

图 20.4 A. 外翻畸形合并创伤性关节炎。B. 通过踝上内侧闭合楔形截骨进行矫正。在踝关节的成角旋转中心截骨，去除内侧楔行骨块后打断外侧皮质合页将截骨远端外移，以确保踝关节中心位于小腿的机械轴上

如果截骨线不位于 CORA 角所在的平面，那么截骨线需要平移或成角来避免继发的受力中心移位（图 20.4）。比如矫正踝关节融合的跖屈畸形愈合，对于这种畸形，前足的位置相对于胫骨轴线是固定的。当然最简单的方法是从胫骨前侧行闭合楔形截骨，且截骨时尽量保持胫骨后侧骨皮质连续，以作为合页装置来保持截骨端的位置。但是这种截骨的问题在于，足的中心会相对于胫骨轴线前移，此时，足与小腿机械轴不再同轴或导致行走困难。解决办法是需要平移截骨做到足与小腿同轴。

截骨术非常重要的一点在于需要考虑矫形之后踝关节与距下关节的代偿能力。冠状面的畸形可以通过距下关节活动来代偿，而矢状面的畸形可以用踝关节的活动来代偿。比如，胫骨的内翻畸形可以通过距下关节的外翻活动来代偿。后足代偿胫骨远端畸形的能力主要在于其畸形的成角方向是内翻还是外翻，由于后足内翻的活动度要远大于外翻的活动度，因此，后足代偿外翻畸形要更好一些，即使对于比较严重的胫骨远端外翻畸形，通过距下关节的代偿，也可以恢复到跖行足。然而，对于内翻畸形的患者，这种代偿也许比较困难，因为后足外翻的活动度本身就非常有限。

手术技术

内翻畸形的矫正

在矫正内翻畸形时，我们可以选择内侧撑开截骨或外侧闭合截骨（视频 20.1）。对于内侧撑开楔形截骨，我们选择前内侧切口结合外侧小切口进行（用于腓骨截骨）。可以根据个人偏好选择先做哪个皮肤切口，但是需要先保留腓骨的完整性以便在胫骨截骨时保持踝关节的稳定性。如果畸形比较轻，在胫骨截骨时需避免外侧皮质完全截断，撑开时作为合页来维持截骨的稳定性，因为这种轻度畸形常不需要进行腓骨的矫治。这种保留胫骨外侧皮质的合页式截骨可以保持截骨的稳定性，用椎板撑开器撑开截骨部位至合适的角度。这种截骨的优点在于，完成截骨后截骨远端不会轻易发生不必要的移位，因此稳定性较好。也可以选择在胫骨外侧截骨线部位预置一块三孔接骨板，来保持撑开截骨面时的外侧稳定性。预先固定外侧可以避免撑开截骨面时外侧皮质的断裂及开口，这样可以持续行内侧撑开直至踝关节力线得到矫正。外侧接骨板需要放置在截骨线即将穿出外侧皮质的位置。内侧撑开截骨的截骨水平一般选择在内踝尖以上 4cm 的干骺端部位，最理想的是在 CORA 所在水平（图 20.5）。如果有清晰的 CORA 点，最好选择在 CORA 处做截骨。图 20.6 中行内侧撑开楔形截骨，这也符合患者的要求，既能够恢复活动量较高的生活方式，又能尽量减少下肢的短缩。

术中切开后，用小的骨膜剥离子仅需剥离截骨需要的部位即可，建议在干骺端做截骨。在截骨之前先以胫骨远端骨表面作为参照选择合适的接骨板，确保截骨线远端骨块大小可以至少固定 3 枚螺钉，然后标记截骨线并完成截骨、撑开植骨及固定。用小骨膜剥离子显露骨皮质后，用宽摆锯垂直于胫骨皮质做截骨，保留外侧骨皮质和骨膜瓣作为撑开时的外侧稳定结构。如果仅需要单平面矫正畸形，可以在胫骨外侧放置小接骨板以避免过度矫正。如果同时需要矫正水平面移位和旋转，则需要截断胫骨外侧皮质，以允许截骨远端部分活动。通过外侧小切口做腓骨截骨，一般选择与胫骨截骨所在的同一平面，但对截骨平面的要求不是非常严格。如果畸形严重，可以在行胫骨外侧闭合截骨之

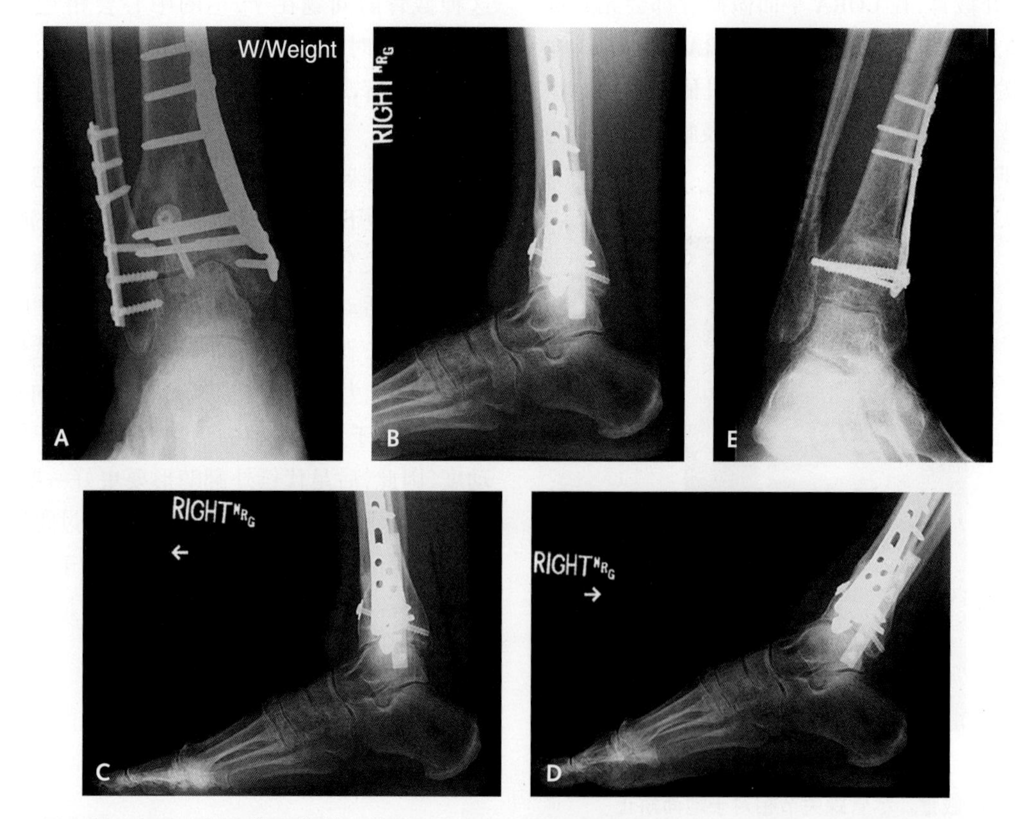

图 20.5 A–B. 在关节置换前，对踝关节炎患者的内翻畸形矫正是很重要的阶段治疗步骤。C–D. 术前踝关节活动度很好。E. 尽管有关节炎存在，在截骨术后 9 年，踝关节功能还是很好，不需要进一步治疗

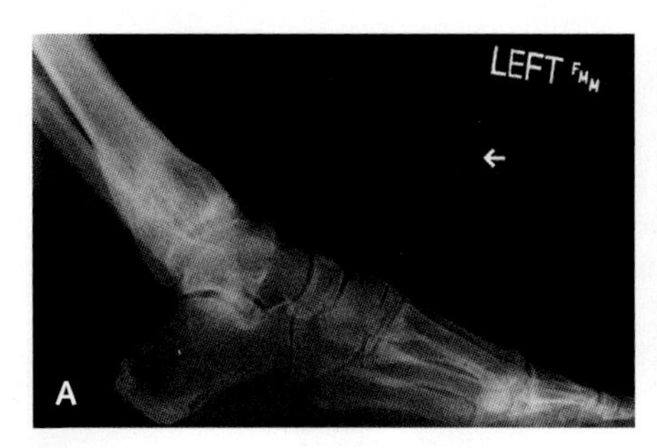

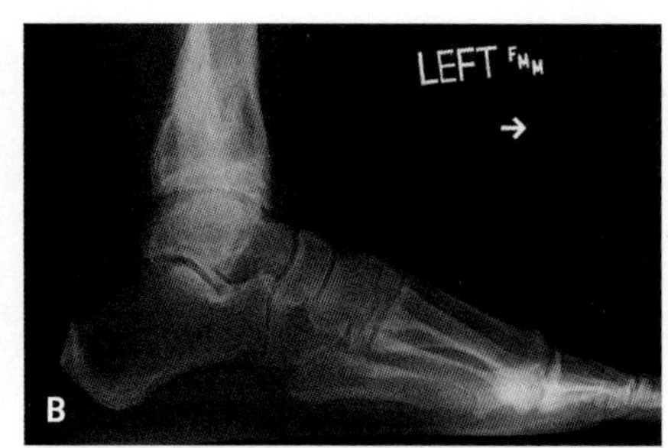

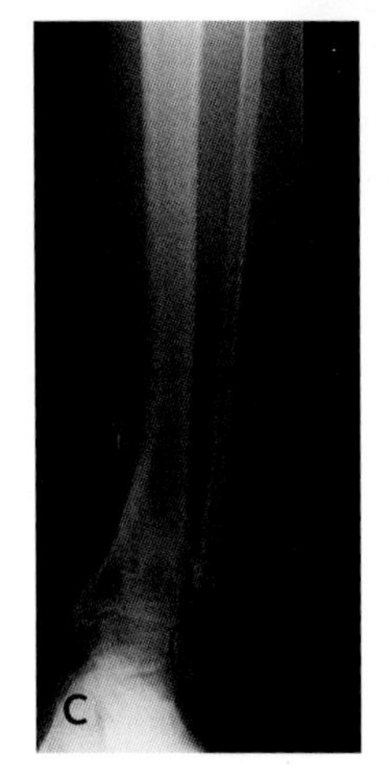

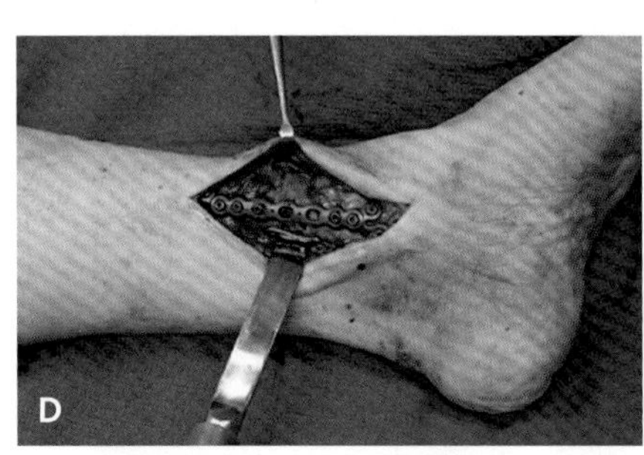

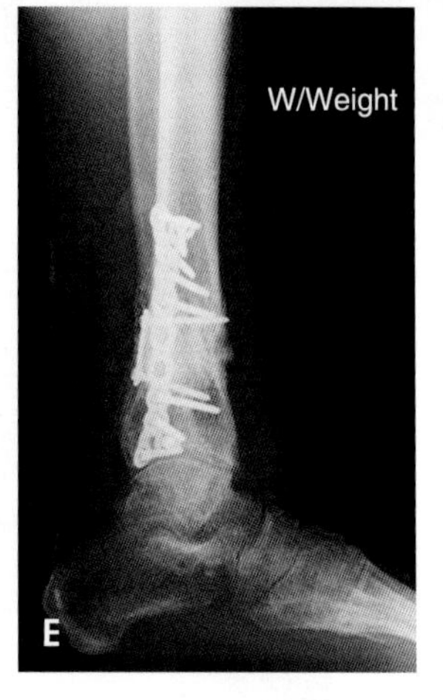

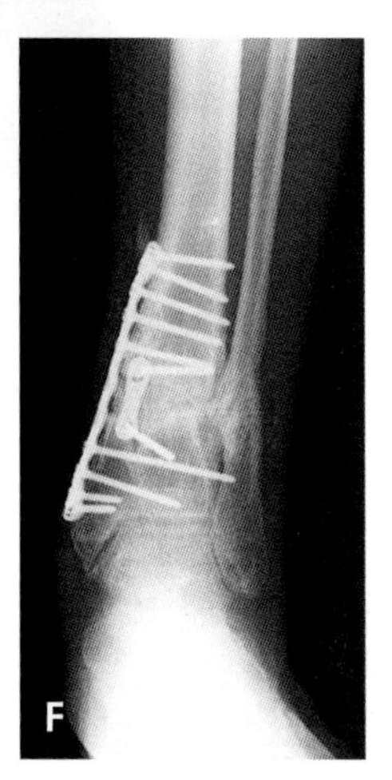

图 20.6 A–C. 踝关节明显的内翻畸形，后足有创伤性关节炎，这是由于胫骨远端内翻加重的。虽然存在关节炎，但踝关节功能很好，疼痛不是很明显。D–F. 使用钢板进行内侧撑开截骨

外，做腓骨闭合楔形截骨来充分纠正畸形。对于胫骨撑开截骨，我们在选择结构性植骨时，多倾向于选择同种异体的股骨头来填充撑开部位。撑开截骨中完成截骨后，在术中透视下通过椎板撑开器逐渐撑开截骨面至满意的角度。结构性植骨可以即刻提供稳定的支撑，即使在术后因为再血管化植骨有部分吸收，也仍然可以很好地避免塌陷。因为再血管化是个逐步的过程，此间植骨块仍保留一定的结构完整性，可以保证能够承受一定程度的负荷。为了提高骨愈合能力，推荐在结构性植骨的同时使用骨诱导物品，如抽取的自体浓缩骨髓液或脱矿骨组织。在畸形充分矫正之后，通过克氏针临时固定截骨部位，之后通过接骨板来进行最终固定，完成固定后通过透视再次确认矫形位置和内固定位置。

在一些情况下，没有必要或无法保留肢体长度，可以选择外侧闭合楔形胫骨与腓骨双截骨（图 20.7 和图 20.8）。图 20.7 是一例长期慢性踝关节不稳定伴随胫骨远端内翻畸形的病例。对于此类畸形，我们既往行外侧闭合楔形截骨来矫正，但后来多年临床经验发现，患者踝关节内侧关节面存在压缩，因此很可能导致踝关节内翻畸形的复发（图 20.7D）。尽管患者的症状较之前有所减轻，但关节稳定性并没有恢复，因此，我们认为这种关节外截骨并不能理想地矫正这种关节内畸形。在行胫腓骨外侧闭合楔形截骨时，我们一般选择通过内侧小切口在内侧固定小接骨板来避免过度纠正。通过此技术，可以在外侧闭合时让胫骨内侧保持张力（图 20.8）。在一些继发于创伤的内翻畸形病例中，胫骨穹窿的内侧常存在压缩。这种内翻畸形非常适合通过截骨来进行矫正，但由于畸形的顶点非常靠近胫骨穹窿关节面，因此，选择经关节外侧闭合楔形截骨比内侧撑开楔形截骨更适合一些（图 20.9）。

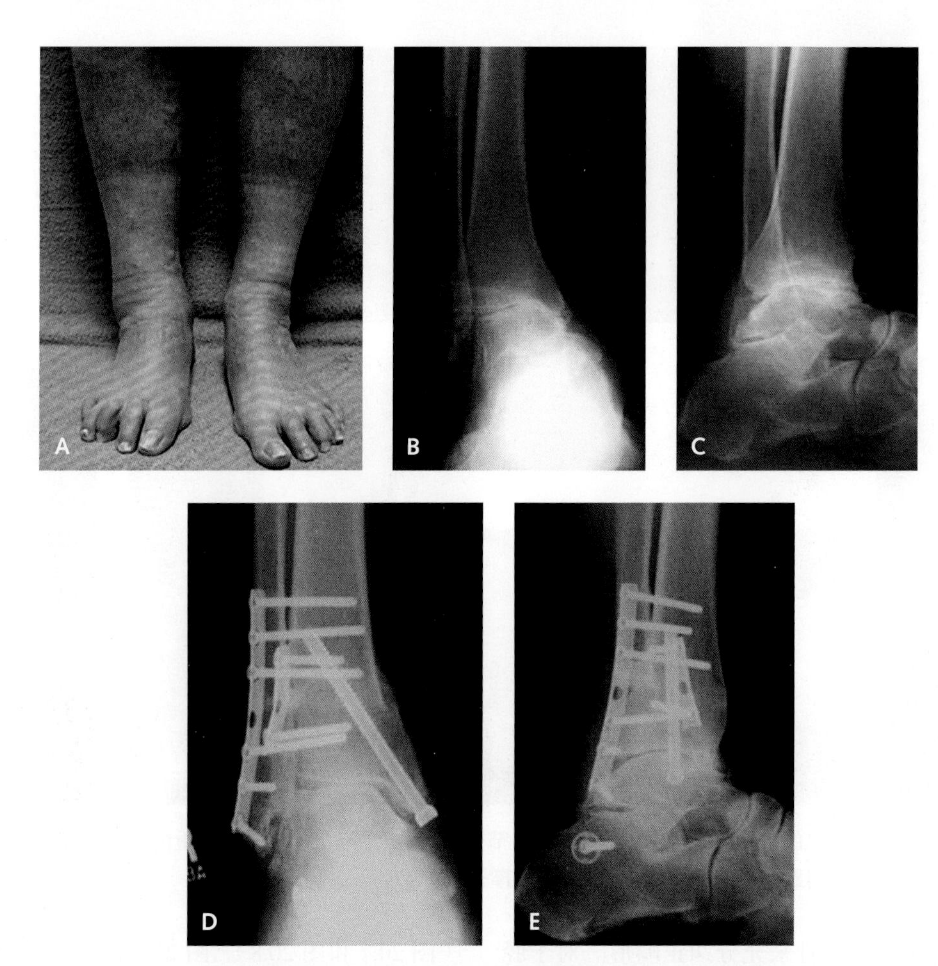

图 20.7 A–C. 患者 60 岁，慢性踝关节外侧不稳合并踝与后足内翻畸形，行外侧闭合踝上截骨合并外侧副韧带重建手术来矫正。D–E. 尽管术后踝关节的力线得到部分矫正，踝关节炎依然存在。因此，对于存在踝关节内侧关节面压缩的内翻型踝关节炎患者，希望通过单纯的踝上截骨来矫正畸形往往是不现实的

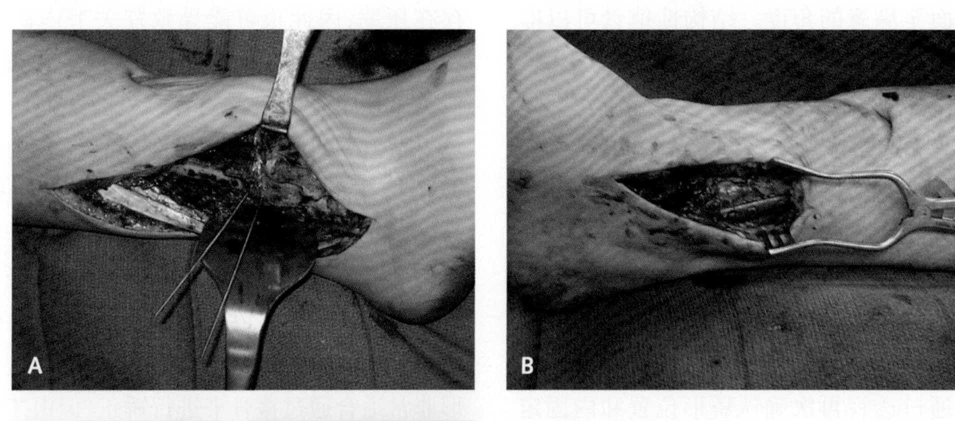

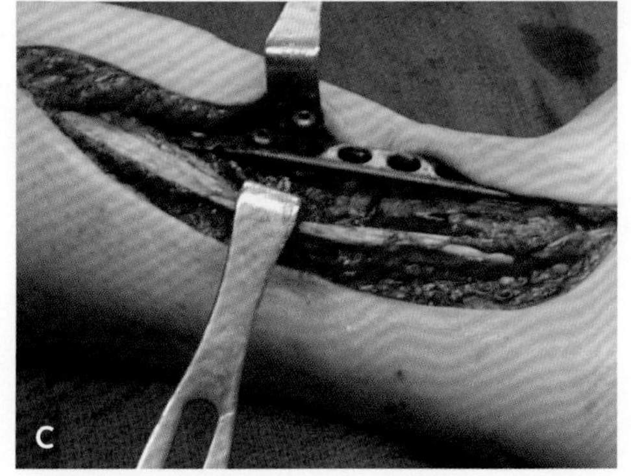

图 20.8 A. 外侧闭合楔形截骨的手术显露。牵开腓骨肌腱，在内侧放置接骨板来增加截骨部位的张力。B. 向远端延伸切口以显露踝关节，清理踝关节周围骨赘及游离骨。C. 在外侧放置接骨板固定

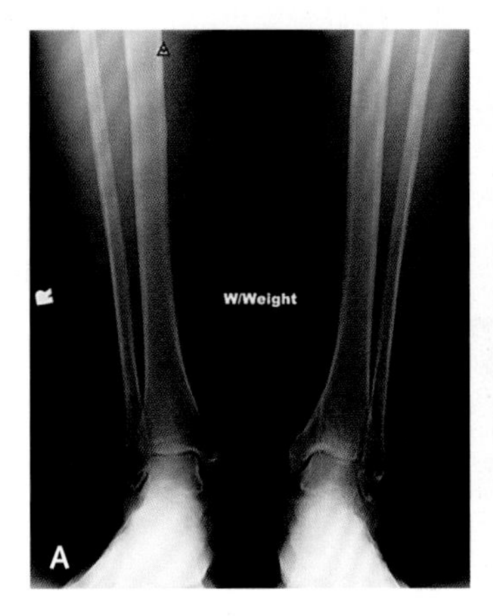

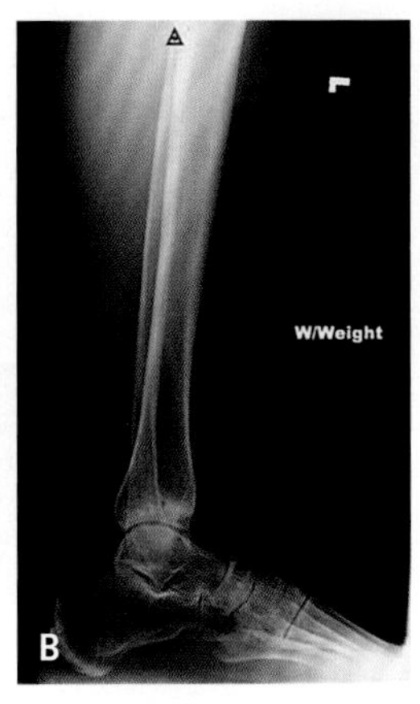

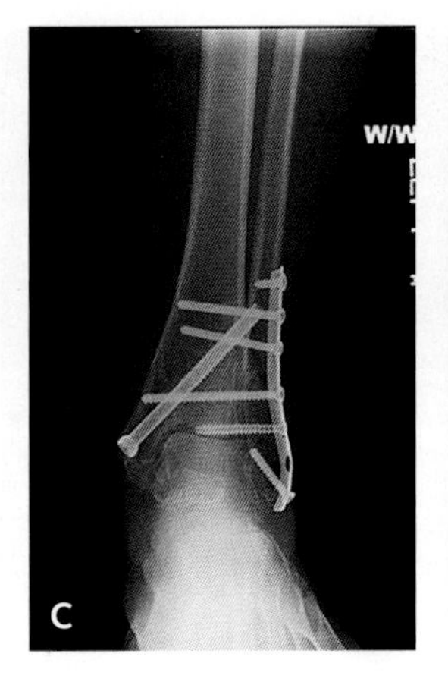

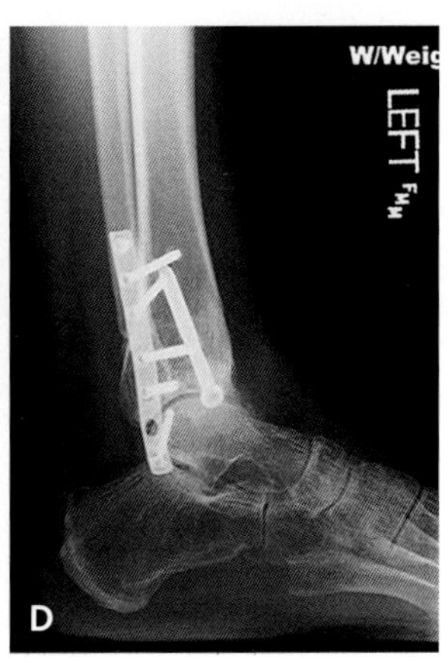

图 20.9　A–B. 关节内损伤导致内侧穹窿压缩进而出现内翻畸形。C–D. 踝关节内翻畸形明显，但是成角旋转中心（CORA）并不明显，因此 CORA 更像位于关节内。行经关节截骨，术后 3 年随访 X 线片显示踝关节力线良好，间隙得到保留，畸形得到矫正

矫正慢性踝关节外侧不稳定引起的关节内踝内翻畸形

正如上文所述，慢性踝关节外侧不稳常合并踝关节内侧穹窿的关节退变，同时合并胫骨穹窿内侧压缩以及内踝关节面破坏（图 20.10）。之前对于此类损伤，我们尝试过很多术式来尽量避免行关节融合，这些术式包括踝关节外侧副韧带重建、腓骨肌腱修复、腓骨长肌腱转位至腓骨短肌腱、跟骨截骨、胫腓骨外侧闭合楔形截骨以及胫骨内侧撑开楔形截骨等。尽管这些术式可以在一定程度上解决一部分问题，但由于关节内畸形并未得到矫正，因此常导致术后畸形残留或复发。慢性踝关节不稳合并内翻畸形时，胫骨远端内侧压缩侵蚀，距骨陷入胫骨穹窿侵蚀部位而导致内翻型踝关节炎。进而，内踝开始逐渐受压变形，正常的内踝弧度开始逐渐变得倾斜扁平。胫骨远端内侧的这些解剖变异均是畸形复发的危险因素。很显然，踝关节融合可以解决上述问题，但与关节炎程度不匹配的是很多这种踝关节还保留有一定的活动度，因此如果手术可以保留踝关节那就比较理想了。现在，对于这类病例我们提出选择行关节内截骨——穹窿成形术。这个术式常合并必要情况下后足力线矫正手术和关节稳定手术来共同使用（视频 20.1）。

行穹窿成形术时，通过前内侧切口显露胫骨远端前内侧骨皮质，以克氏针定位截骨线，再通过术中透视确定截骨线位置。定位针的顶点应止于关节内畸形起始部位，随后于关节面正上方软骨下骨区域平行关节面置入 2~3 枚克氏针，以便在截骨时可以支撑保护避免摆锯损伤关节面。通过摆锯沿着定位导针的方向完成截骨至关节面上方，然后用骨刀逐渐撑开截骨部位，再用椎板撑开器进一步缓慢撑开截骨面，预置的克氏针可以防止撑开截骨面时发生关节内骨折。以松质骨植骨填充截骨区域，在充分植骨后取出椎板撑开器。内固定可选择平行关节面的螺钉或接骨板。如果选择接骨板固定，应尽量选择低切迹薄接骨板，便于预弯和更好地贴附。完成撑开截骨及植骨后，应用摆锯去除截骨面远端胫骨块内侧突出的骨质，以避免刺激软组织（图 20.11~图 20.13）。如果截骨线穿过关节导致关节内骨折，应在远端另外使用螺钉将内侧骨块加压固定。这个术式的有效率非常高，绝大多数患者可以避免行进一步的踝关节融合或置换。

还有一类病例，其内翻畸形不显著，关节炎主要局限在内踝关节面。这类关节炎表现从内侧间隙开始，逐渐发展延伸至整个关节。既往我们采用常规的踝上截骨术治疗此类病例，即内踝以上 3~4cm 处的撑开楔形截骨。近期，有研究指出胫骨远端斜形截骨可以更好地矫正此类畸形并延缓关节炎的发展（图 20.14）。

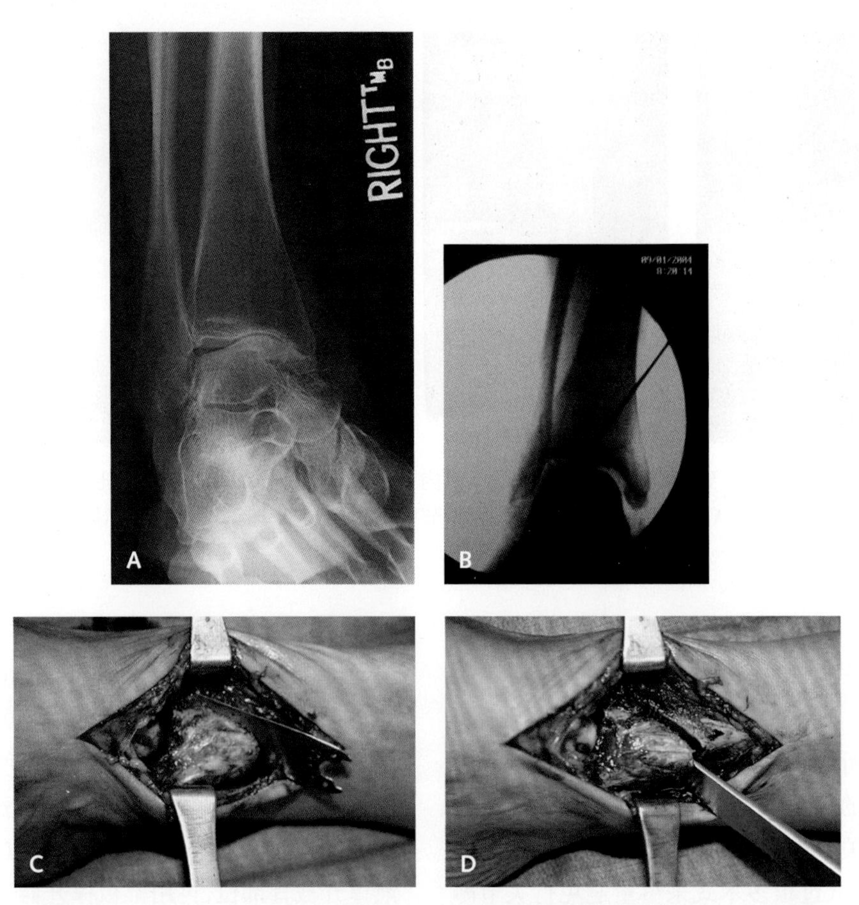

图 20.10 A. 患者 41 岁，通过关节内截骨穹窿成形术来矫正慢性踝关节不稳合并内翻畸形。B. 以克氏针定位截骨线，截骨顶点位于关节内畸形成角旋转中心位置。C. 通过摆锯截骨至关节软骨下骨。D. 用骨刀逐渐完成截骨

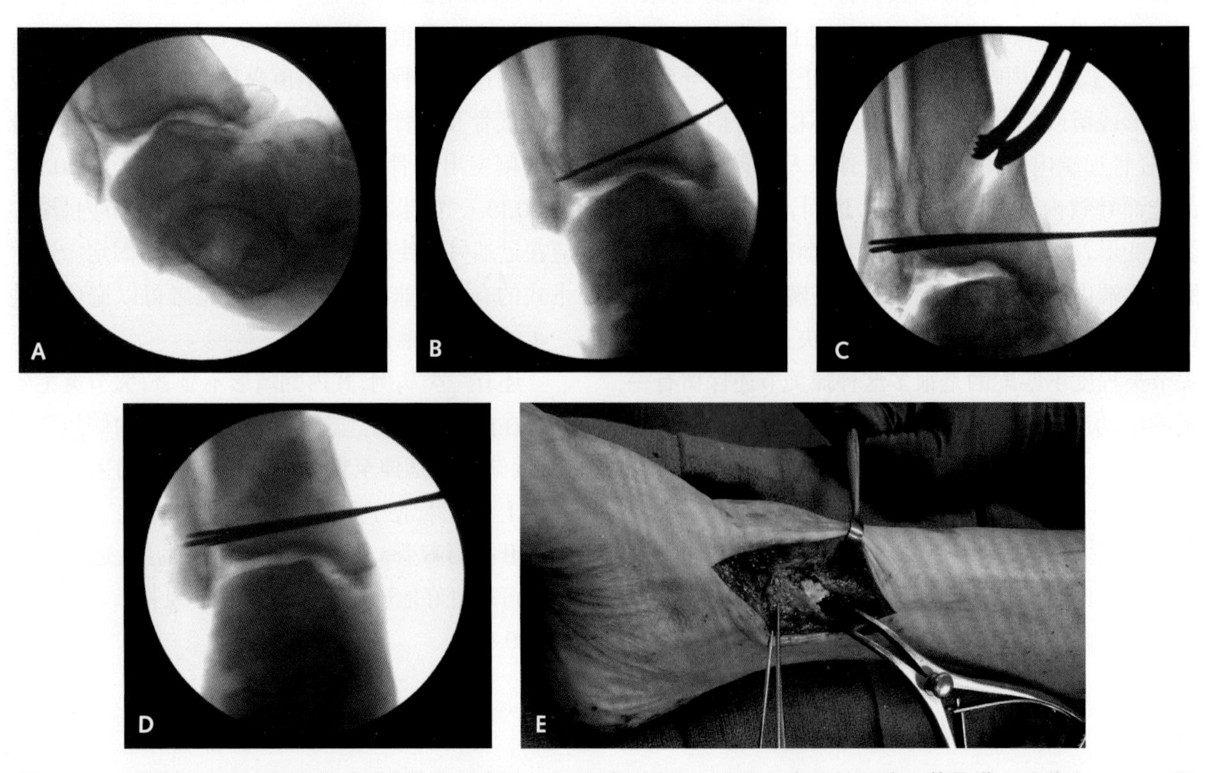

图 20.11 A. 这是一个应用穹窿成形术的典型病例。B. 紧贴关节面上端置入克氏针以防止截骨进入关节内。C–E. 用椎板撑开器逐渐撑开截骨面，再用松质骨填充

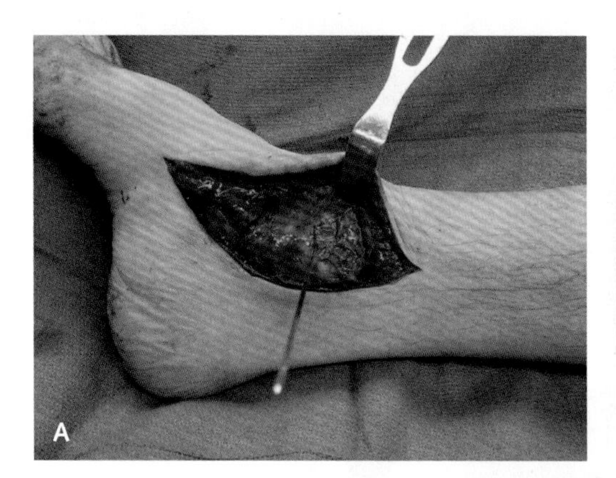

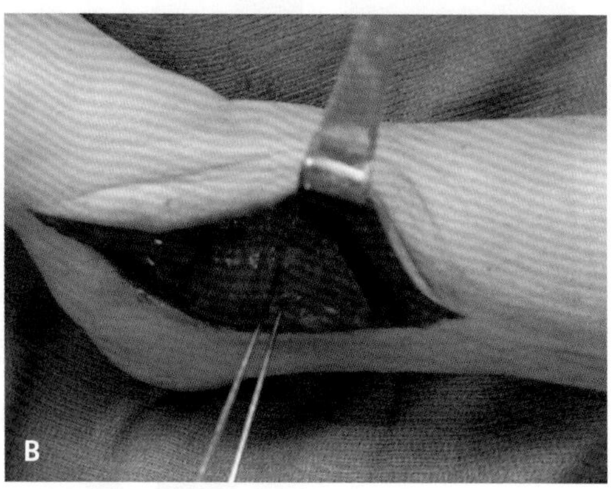

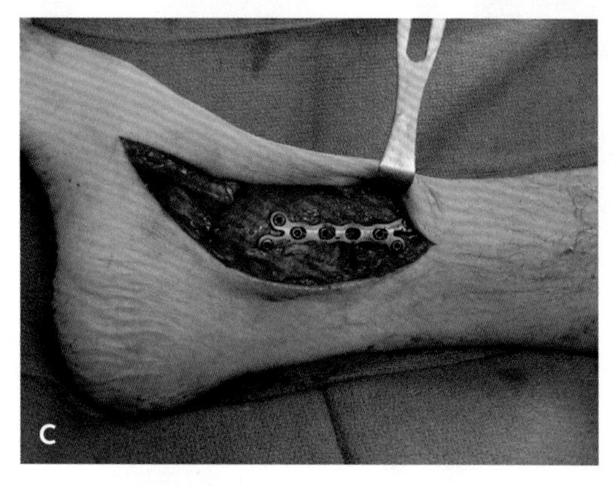

图 20.12 向远端延伸手术切口以完成中足手术操作。A. 注意用来保护关节的克氏针的位置。B. 撑开截骨面。C. 植骨后在内侧用接骨板固定截骨

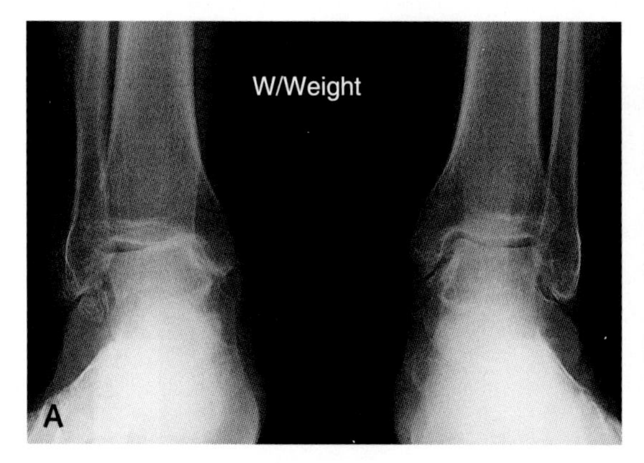

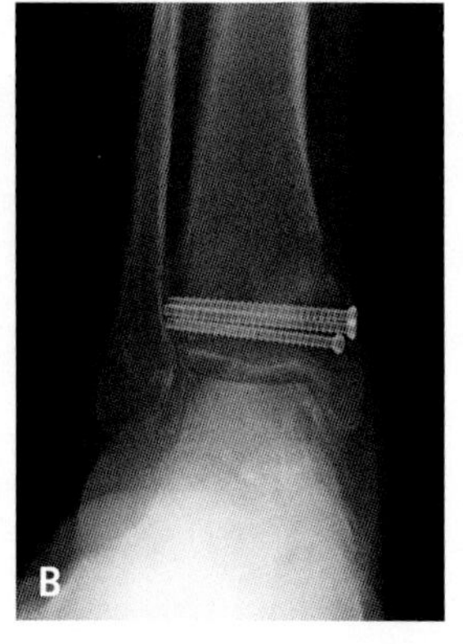

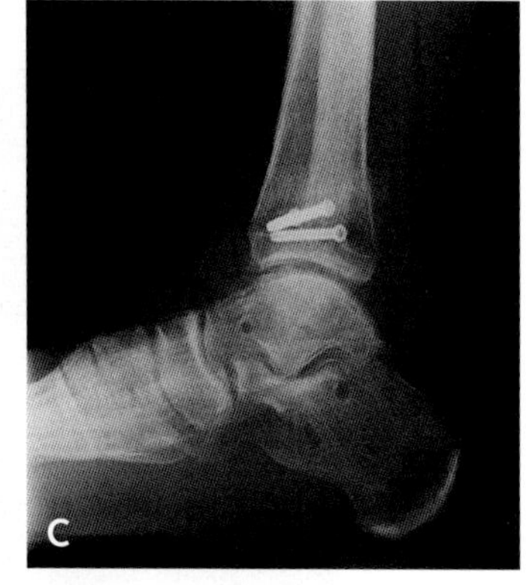

图 20.13 患者 44 岁，慢性踝关节外侧不稳定合并内翻畸形，通过穹窿成形术矫正。A. 术前 X 线片。B–C. 术后 X 线片

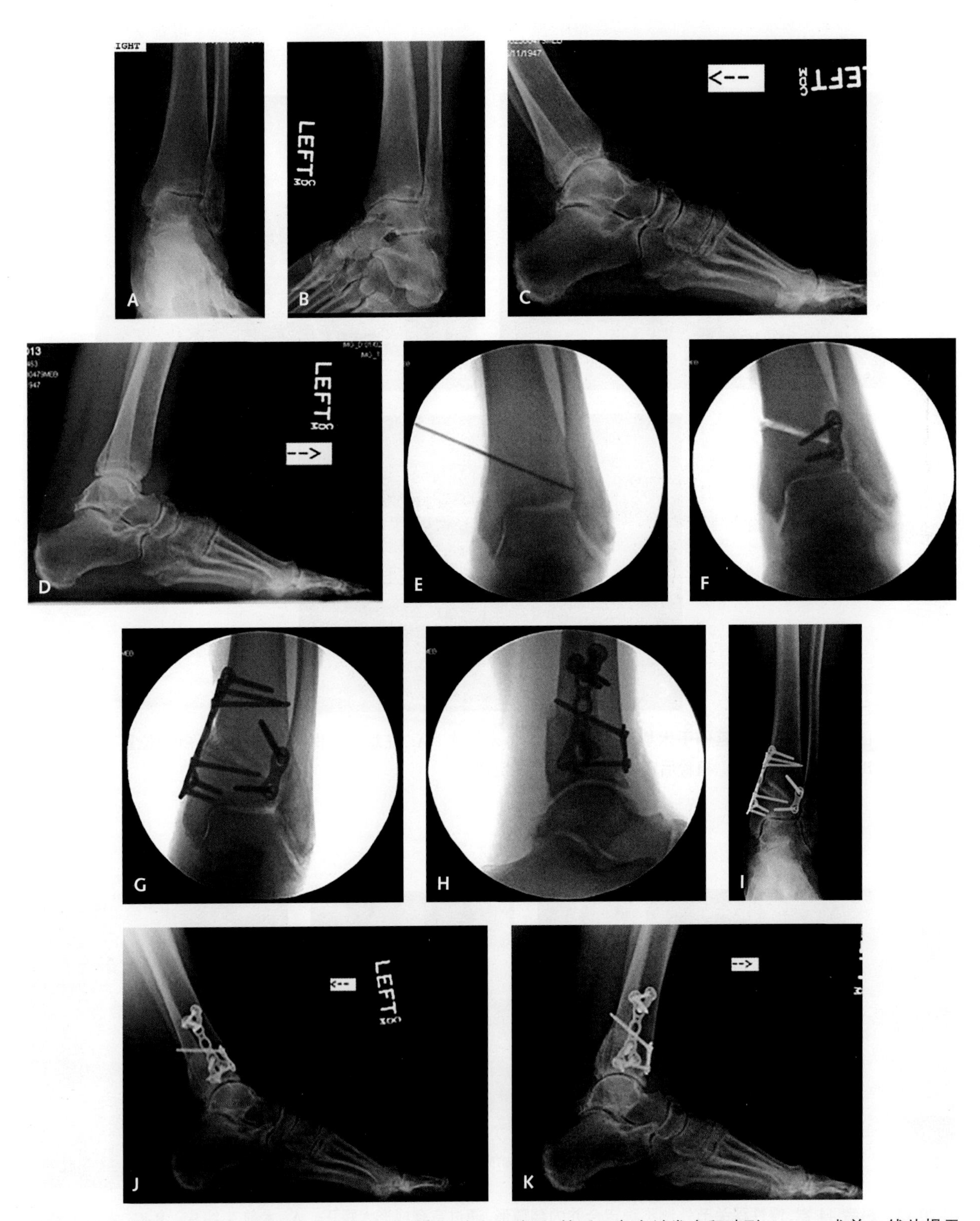

图 20.14 本病例为显著的内踝间隙关节炎合并胫骨远端内翻畸形，其后足存在继发内翻畸形。A–D. 术前 X 线片提示关节内侧间隙减小，但踝关节的活动度良好。E–F. 标记截骨线的导针方向为斜形。如果截骨后外侧皮质因断裂而不稳定，可以在前外侧通过小接骨板固定来维持稳定性。G–H. 固定后最终 X 线片提示内翻畸形矫正良好。I–K. 术后 3 年的 X 线片提示关节力线维持良好，关节活动度得到保留，关节炎也有持续改善

外翻畸形的矫正

上文所述矫正内翻的理念同样适用于踝关节外翻畸形的矫正，可以选择外侧腓骨与胫骨同时撑开截骨，或单纯内侧闭合楔形截骨，或外侧腓骨植骨延长结合胫骨内侧闭合楔形截骨。如果腓骨短缩是由于应力骨折或创伤所致，一般需要延长腓骨。单纯的内侧闭合截骨可以矫正关节面畸形，但不能解决腓骨短缩的问题，因而踝关节的机械结构不能得到恢复。另外，内侧闭合楔形截骨主要用于皮肤情况不理想、需要轻微矫正以及不考虑肢体短缩的患者。外翻畸形的绝大多数原因是创伤后畸形，或严重平足畸形导致腓骨应力骨折以及外侧短缩（视频 20.2）。

外侧撑开截骨一般选择经腓骨单一的外侧入路，显露胫骨远端外侧后，确定截骨平面，用一枚克氏针垂直胫骨轴线置入胫骨。在胫骨内侧预置一块小接骨板，如此可以使截骨部位在内侧张力下得到准确矫正同时预防过度矫正（图 20.15）。如果外翻畸形仅由腓骨短缩所致，无胫骨远端外翻畸形存在，则可通过单纯延长腓骨来矫正畸形。如图 20.16 所

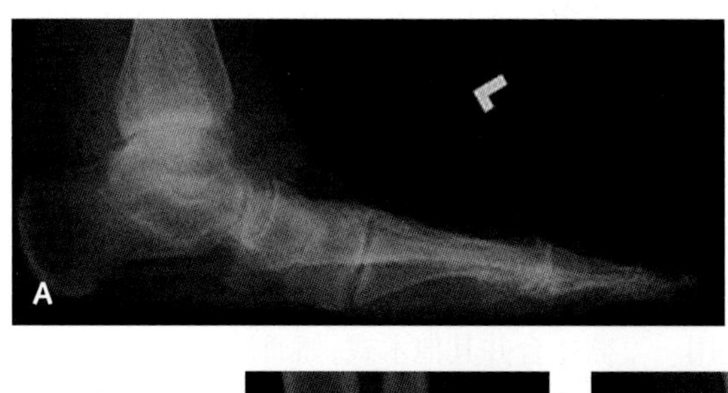

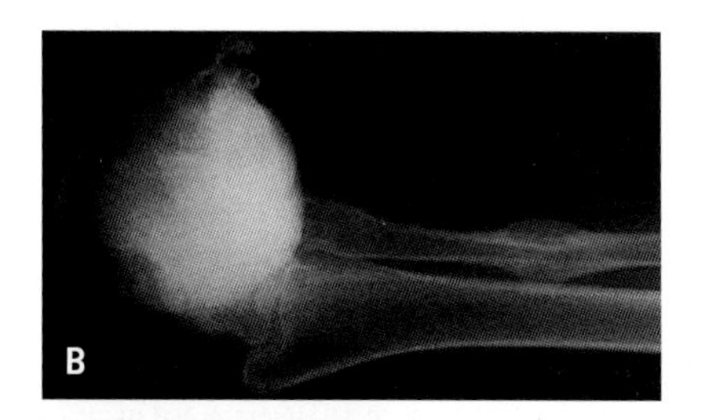

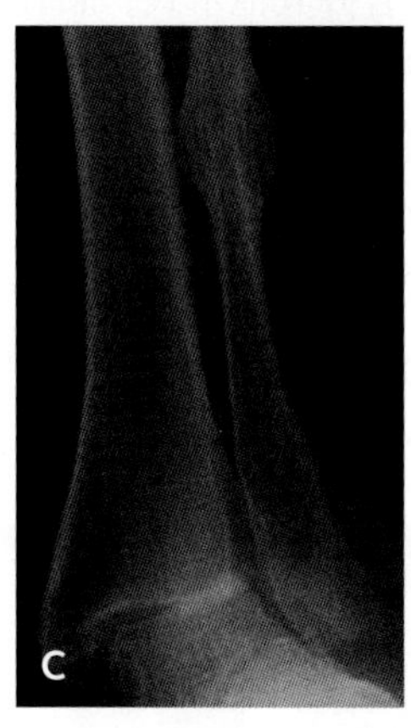

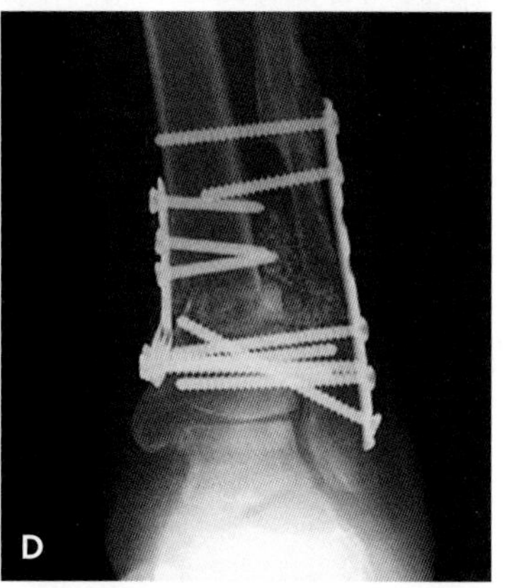

图 20.15 A–C. 这例伴有疼痛症状的足踝部畸形合并有平足，畸形在腓骨发生应力性骨折之后进一步加重。这例患者的另一侧肢体既往行距骨周围融合后仍存在疼痛症状，因此如果这一侧行踝关节融合则其整体功能可能不理想。D. 我们选择了胫骨腓骨外侧撑开楔形截骨合并同种异体骨结构性植骨进行治疗，并且行下胫腓融合以增加踝关节的稳定性

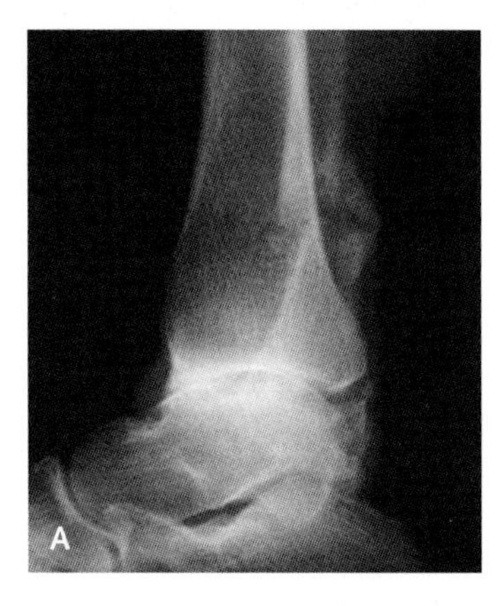

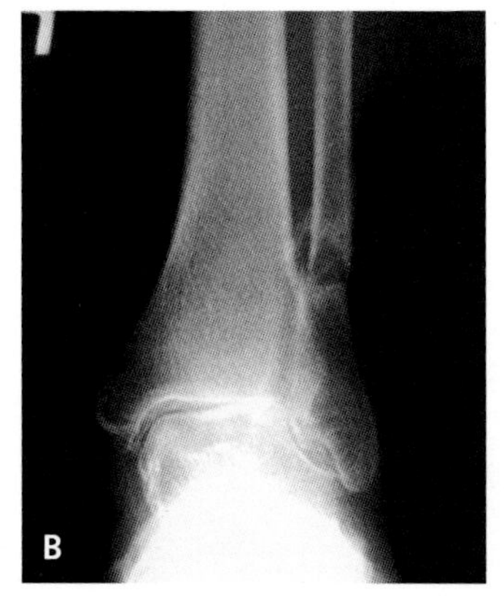

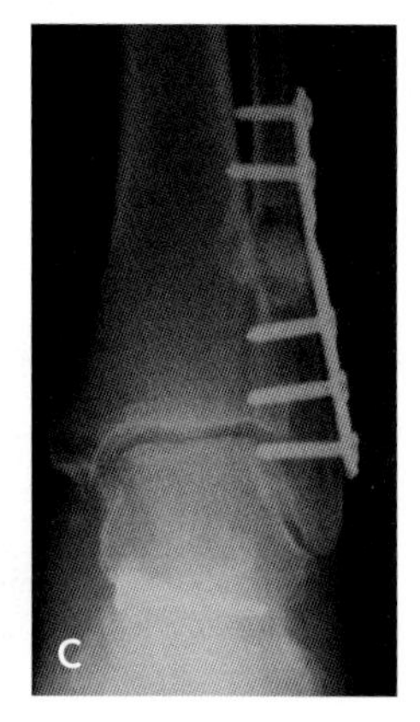

图 20.16 A. 踝关节外翻畸形导致腓骨应力性骨折。B. 尽管给予制动，但是还是很快出现了不愈合，且畸形进一步加重。C. 通过清理并植骨延长来处理不愈合，矫正腓骨长度与力线，而胫骨并未行截骨

示，这个病例正是由于腓骨应力性骨折而导致踝关节外翻畸形，因而并无胫骨截骨需要。然而，这种病例相对比较少见，多数踝关节外翻畸形的患者还是需要行胫骨截骨的。

闭合楔形截骨也常用于矫正胫骨远端或踝关节的外翻畸形。手术入路与胫骨远端内侧撑开楔形截骨的入路相同。这些行内侧闭合截骨的病例，常需要合并行腓骨截骨，截骨水平与胫骨截骨水平相同或较之稍高（图 20.17）。此截骨术的关键在于保留胫骨外侧骨皮质，如此可让手术操作相对简单且较好地保持力线。然而，对于上述此类病例，由于畸形角度过大，在完成闭合截骨后胫骨远端会发生力线平移，因此，需要截断外侧皮质，将胫骨远端向外侧移动以做到截骨近远端力线同轴。将一枚截骨标记导针垂直于胫骨轴线置入，另一枚平行于胫骨远端关节面置入，根据需要截取骨块的大小，可以在导针界限之内或之外做截骨。在去除截骨块并闭合截骨面之后用克氏针临时固定截骨部位，需要术中透视确定闭合截骨之后踝关节在冠状面和矢状面均恢复至正常力线。此时需要检查踝关节的稳定性，也许需要增加外侧接骨板或交叉空心钉进一步固定。如果需要外移胫骨远端以纠正继发的力线平移，腓骨截骨部位常会出现相应移位和间隙，在这种情况下，固定胫骨之后需要通过 2 孔或 3 孔的 1/3 管型接骨板来固定腓骨。

如前所述，如果外翻畸形同时存在腓骨短缩，行外侧胫腓骨撑开截骨同时还需要延长腓骨。这个手术较大，且需要大量植骨。我们发现，行腓骨延长后，可在内侧行胫骨的闭合截骨，这会使操作容易很多（图 20.18）。此技术可以同时延长腓骨，且胫骨闭合截骨相对于撑开截骨愈合率较高。

对于巨大跗骨联合导致的球窝型踝关节畸形合并踝外翻时，踝上闭合截骨是一个很好的治疗选择。在踝关节外翻畸形合并关节不稳时，常存在踝关节球窝型改变，可以通过胫骨远端内侧闭合楔形截骨来矫正胫骨力线。另外，在任何情况下都不需要行距下关节或三关节融合而不处理踝关节，因为如此会让结果更糟糕。单纯距下关节融合后，由于踝关节力线和功能未得到改善，外侧撞击会持续存在，同时踝关节和后足的外翻、不稳也会持续存在。行踝上截骨同时常需要合并其他术式，如通过跟骨内移截骨来改善距下关节的负重力线，或通过内侧楔骨开放楔形截骨或第一跖跗关节融合来稳定和压低内侧柱（图 20.19 和图 20.20）。术者必须对此类畸形的生物力学机制有充分了解才能获得满意的疗效。此类病例踝关节不稳且处于外翻畸形状态，除非从踝上矫正力线，否则这种不稳将持续存在。这并非直觉判断，因为患者足部

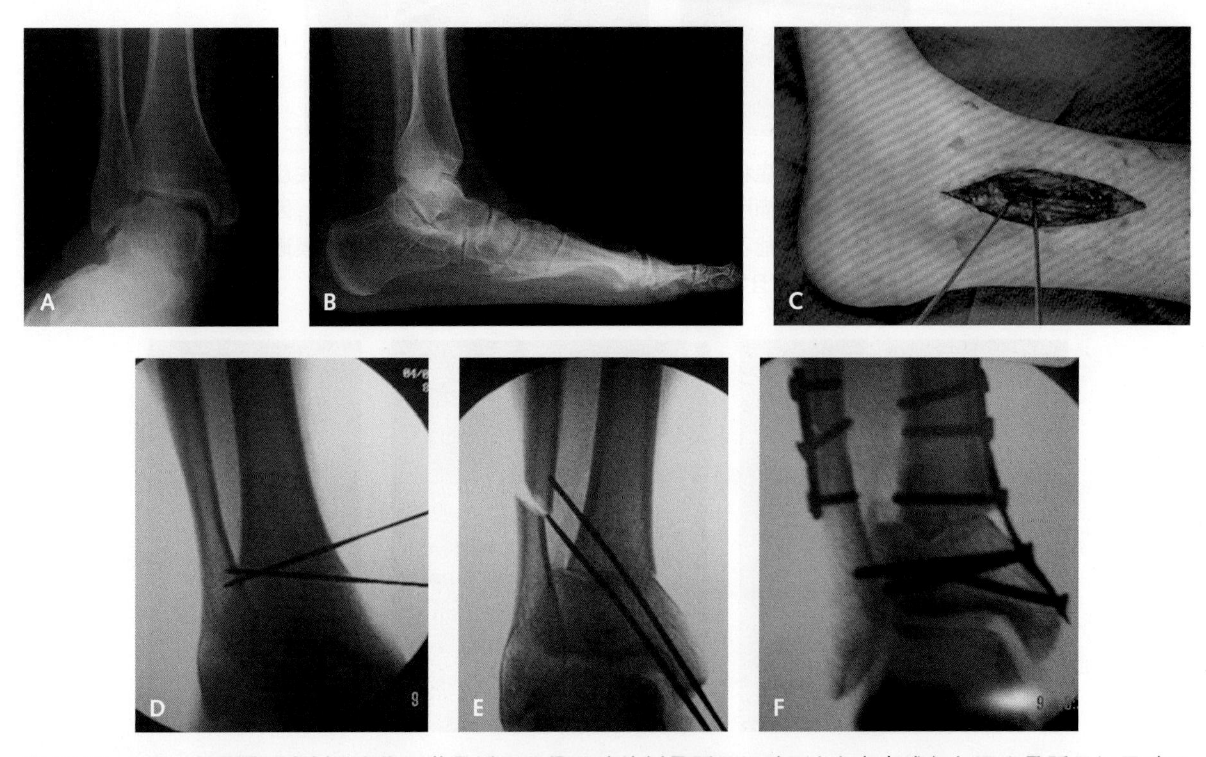

图 20.17 A–B. 应用踝上内侧闭合楔形截骨矫正胫骨远端外侧骨骺早闭畸形（患者未成年），因为骨骺早闭导致严重的踝关节外翻畸形且合并平足。C–D. 用两枚导针定位截骨，一枚垂直于胫骨轴线，一枚平行于胫骨远端关节面。E–F. 为了确保最终胫骨的轴线穿过距骨中心，截骨后需要将胫骨远端适度外移，以及行腓骨斜行截骨

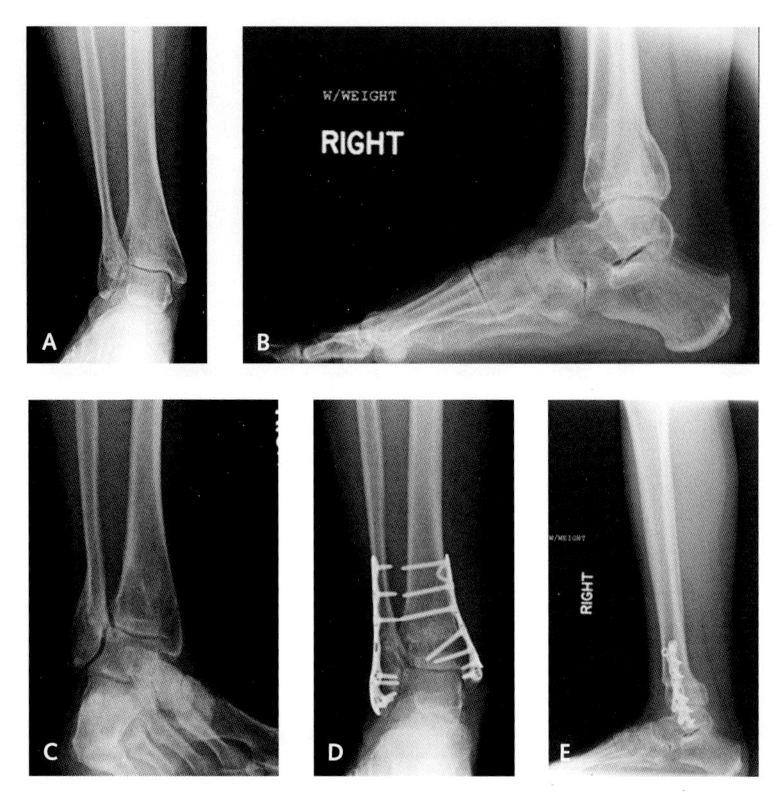

图 20.18　此例年轻女性患者踝关节骨折复位不良继发踝关节外翻畸形，其腓骨存在短缩与旋转，胫骨远端关节面外侧显著压缩导致踝关节外翻畸形。对此，原计划进行外侧腓骨延长，同时于踝上 1cm 处行胫骨远端外侧撑开截骨。但因患者可以接受轻度的肢体短缩，因此选择行腓骨延长加胫骨内侧闭合截骨。A–C. 术前 X 线片可见上述明显的畸形。D–E. 术后 4 年随访见力线维持良好，尽管术后仍残留有轻度的踝关节外翻

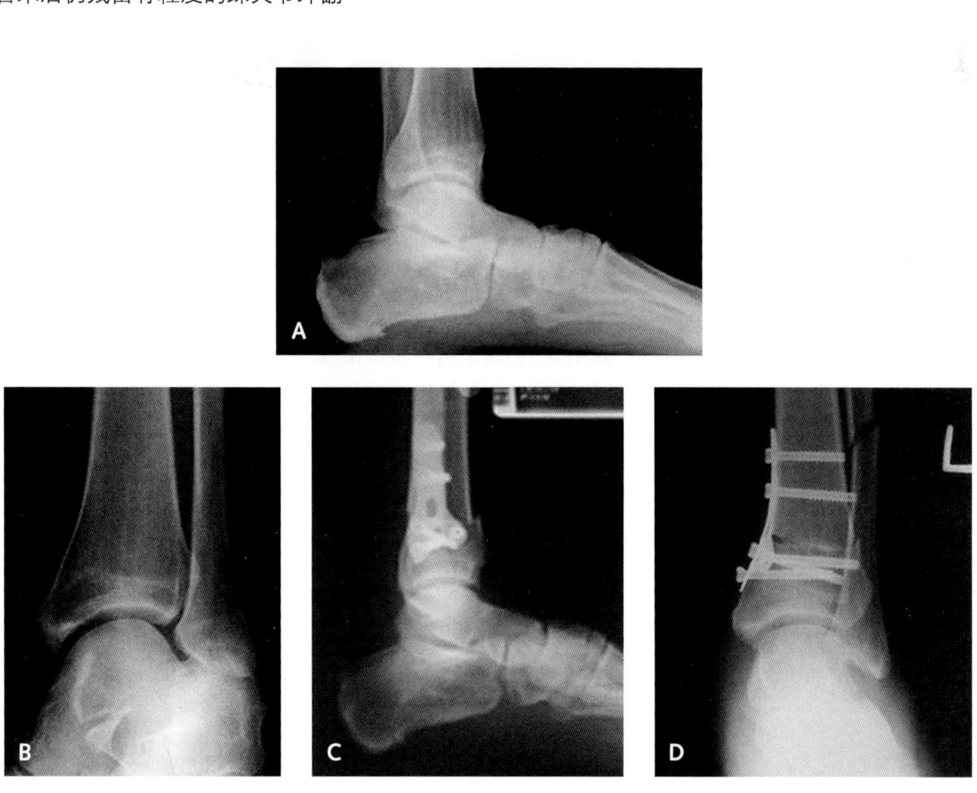

图 20.19　A–B. 这是一例距舟关节跗骨联合导致的踝关节球窝状畸形，同时合并显著的后足外翻与腓骨下撞击以及疼痛。C–D. 行踝上内侧闭合楔形截骨来矫正外翻畸形。注意患者术后胫 – 距 – 跟轴线得到显著改善（C），另外足弓高度也有改善（D）

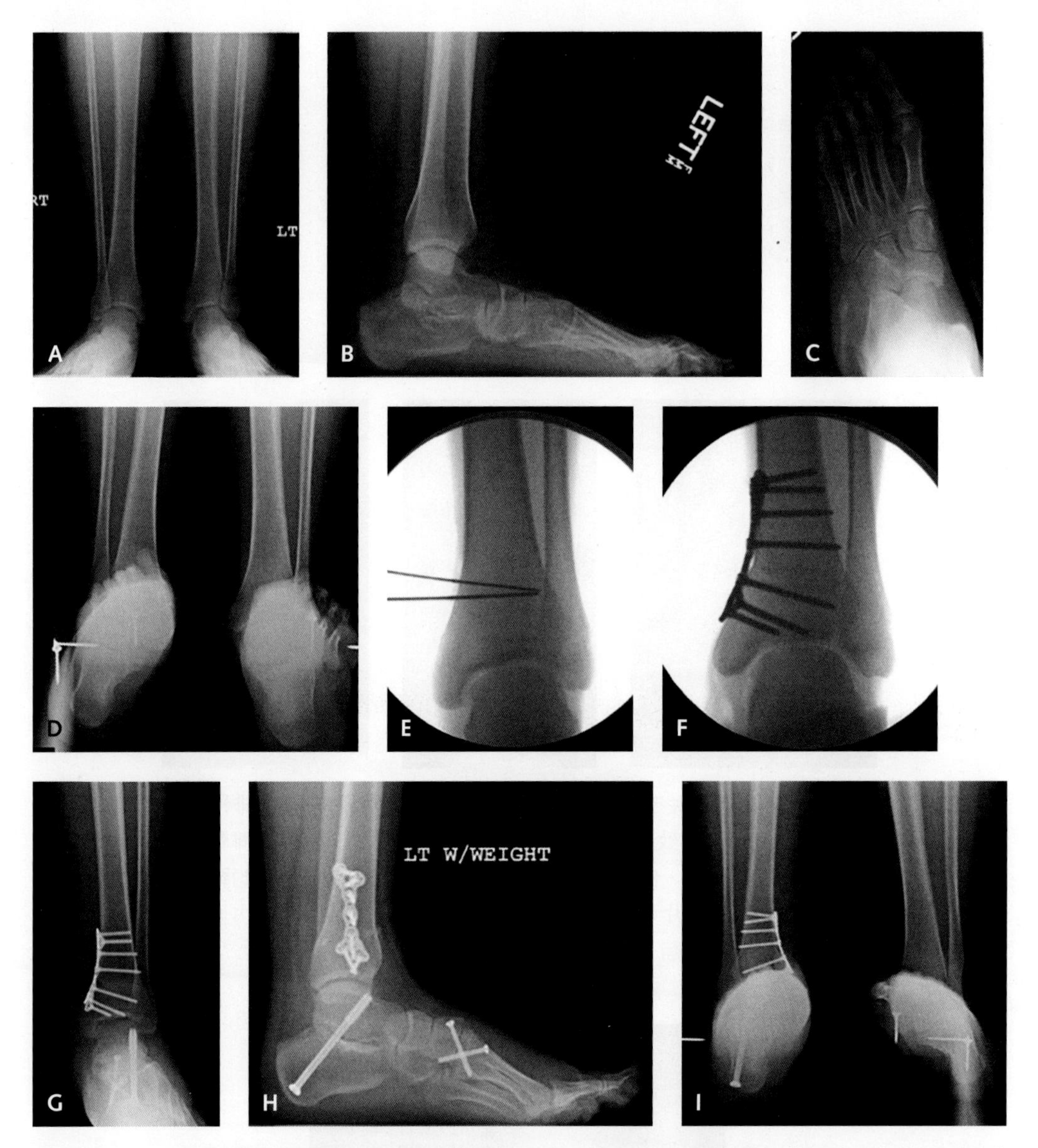

图 20.20 A–D. 此例青少年患者患有典型的球窝状踝关节畸形，3 年前曾尝试通过关节外距下关节融合来矫正后足畸形，但最终失败。前面已经讲过，对于此类畸形，单纯的后足融合并不能解决踝关节不稳的问题。注意，术前 X 线片提示存在明显的踝关节球窝状畸形，同时存在距下关节炎，且后足力线位 X 线片上提示严重的后足外翻畸形。E–F. 术中透视标记出计划截骨块的位置，截骨后胫骨、踝关节以及后足的力线矫正至基本正常。G–I. 患者术后一年半来诊，准备行对侧手术时拍摄 X 线片。注意矫正后的力线得到很好的维持，尤其后足力线位 X 线片显示手术之前较为严重的一侧踝关节和后足基本恢复至正常力线

和踝关节的畸形在影像学上清晰可见。图 20.20 是个很典型的病例，这是一位青少年患者，曾经试图通过距下关节融合解决后足的畸形，但术者并未意识到患者同时存在踝关节的球窝状畸形需要处理。

踝前撞击的处理

有一类复杂的病例手术矫正非常困难，既往一般都会选择行踝关节融合术。这种病例多为年轻患者，他们由于创伤导致踝关节前侧区域关节炎以及在相应的胫骨和距骨侧形成骨赘，导致踝关节的活动度受限，尤其是背伸活动度受影响最严重。对此，唯一可以改善活动度的方式是行胫骨远端前侧闭合截骨。这种手术并非真正增加了踝关节的活动度，而是仅将活动度的起始点向背侧转移，并通过清理骨赘起到一定改善关节功能的作用。这种理念和踇僵硬病例中行近节趾骨背侧 Moberg 截骨（背侧闭合楔形截骨）类似。Moberg 截骨也非真正的改善活动度，而是将活动度的起始点改善了，因此踇趾相对于地面的位置会轻度抬高，这可以让踇趾的实际背伸度但非活动度增加（图 20.21）。

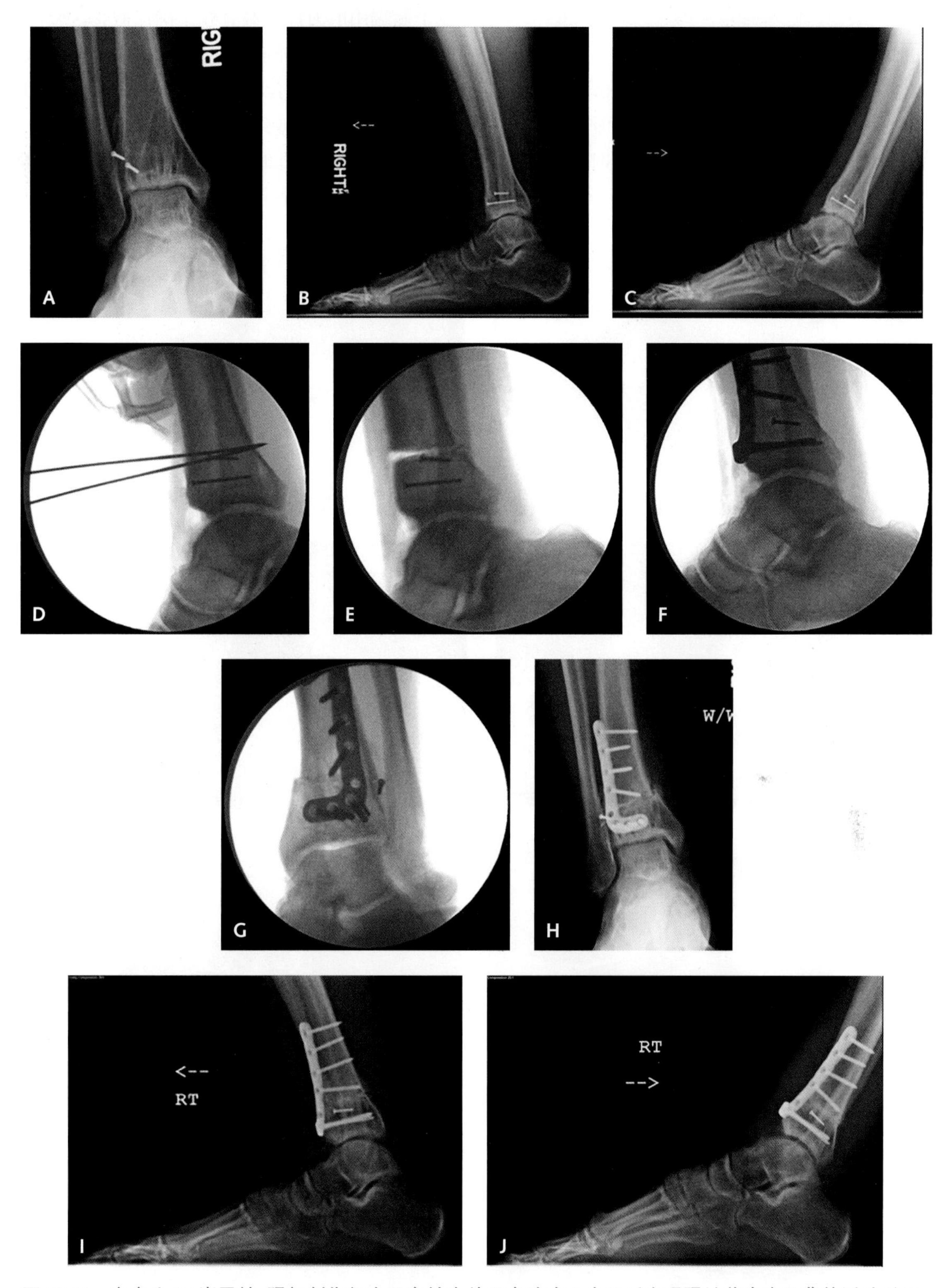

图 20.21　患者为 27 岁男性，踝部创伤行内固定结合外固定治疗 9 个月后出现踝关节疼痛及背伸活动受限。A–C. 踝关节正位片和侧位最大背伸及跖屈 X 线片上可见关节前间隙变窄、踝前骨赘，同时背伸极度受限。D–G. 术中先行关节前唇切除术，然后结合内固定接骨板的尺寸和形状设计截骨块大小，最终确定需要去除基底至少为 2.5cm 的楔形骨块才能获得理想的结果。截骨时保证胫骨后侧皮质的连续性，按照计划去除尽可能小的骨块以避免矫枉过正，然后逐渐背伸患足关闭截骨面，此时再次评估，如果还需要去除更多的骨量，则可以将锯片置于闭合的截骨面中，逐步打磨直至获得理想的结果，这一技术源于木工领域，名为“kerfing”。H–J. 术后 3 年随访显示关节间隙良好，背伸角度获得轻度改善

多平面畸形的矫正

尽管双平面撑开或闭合截骨可以矫正多平面畸形，但我们发现对于此类畸形，穹窿截骨非常简单有效。截骨可以与全踝关节置换结合，同时通过前侧入路完成（图 20.22）。切口显露至骨膜，剥离骨膜，在干骺端用电刀标记截骨线。确保截骨区域位于干骺端，同时要在远端保留充足的骨质以备接骨板固定，这在穹窿截骨合并全踝关节置换时尤其重要。用 2mm 的克氏针或细钻头沿着标记出的截骨线完成连续性钻孔，钻孔时穿透后侧骨皮质非常重要，因为如果仅打透胫骨前侧骨皮质，再用骨刀完成后方

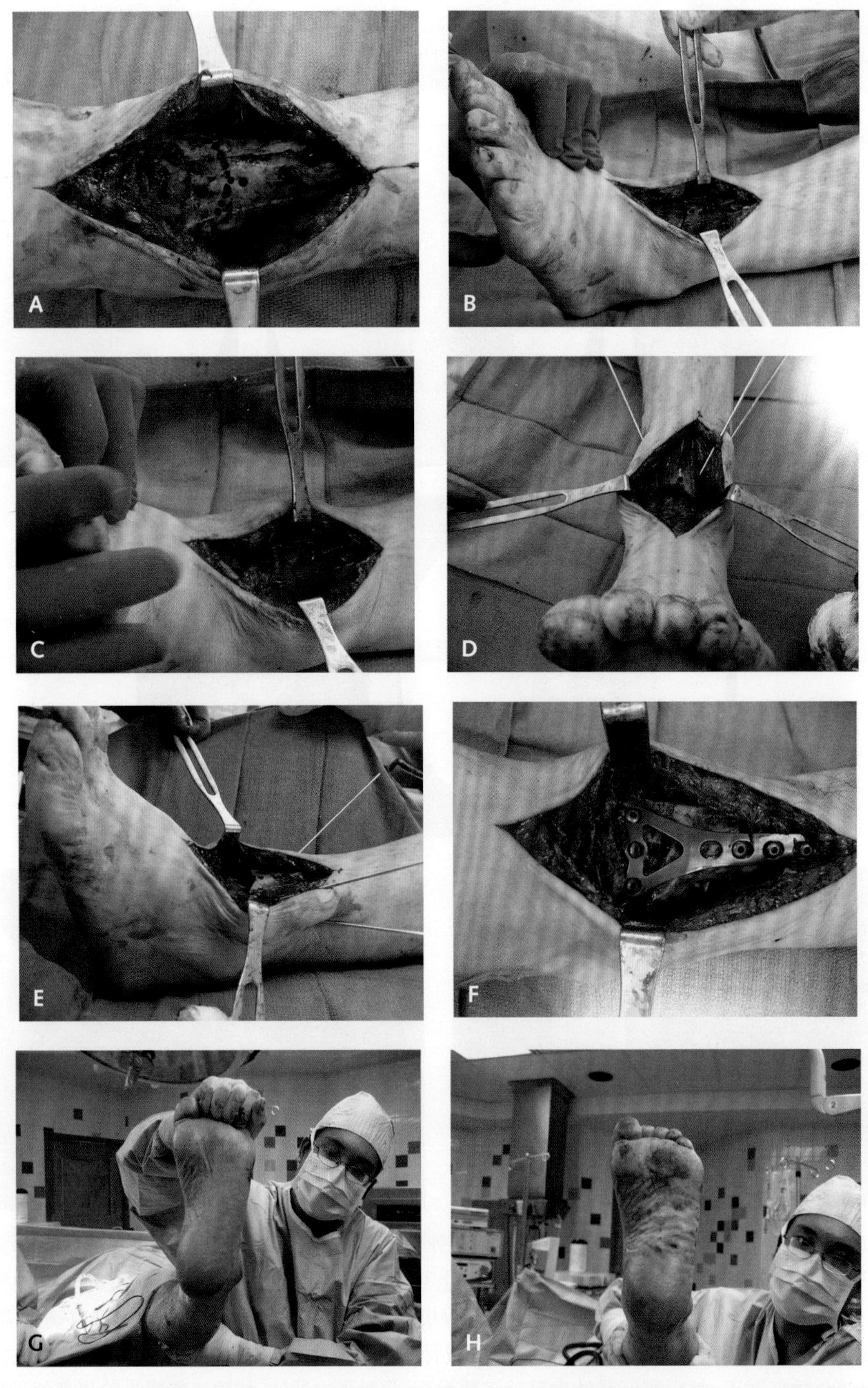

图 20.22 矫正胫骨远端骨折畸形愈合导致的多平面畸形。A. 首先用电刀灼烧标记出截骨线，再用 2mm 的克氏针沿着截骨线钻孔，形成弧形的穹窿截骨平面。B–C. 用小的骨刀完成最终截骨。D–E. 然后通过旋转、调整角度以及前后左右平移等操作充分矫正胫骨远端力线至正常位置。F. 以克氏针临时固定后透视确定最终位置，完成接骨板固定。G–H. 术前与术后后足力线的比较

截骨时就可能导致后方截骨面在不正确的位置打开。在侧位透视下进行此操作可确保后侧皮质彻底穿透。完成钻孔后，用小骨刀沿着钻取的穹窿形弧线完成最终截骨。如果需要合并腓骨截骨，可在同一水平完成，或者稍近端做斜行截骨。截骨完成后即可对踝关节在各个平面上进行旋转、移位、成角等调整，直至最终将踝关节调整至正常力线位置。此穹窿截骨术对于 CORA 点远离踝关节面的畸形尤其适用（图 20.23；视频 20.1）。尽管穹窿截骨非常适合用于矫正多平面畸形，但也有需要采用传统的多平面截骨来矫正多平面畸形的情况。这里给出一例胫骨远端骨折后严重畸形愈合的病例，因踝关节周围皮肤条件非常差，手术决定分期进行。一期取出内固定，6 个月之后通过内侧联合外侧入路行胫骨双平面截骨来最终矫正力线（图 20.24）。胫骨截骨矫正力线有时也和关节融合联合使用。一般在做胫距跟融合时不需要考虑胫骨的情况。但在有些畸形严重的情况下胫距跟融合需要与截骨矫形联合使用（图 20.25）。在行踝关节融合或胫距跟融合时，对于踝和后足力线矫正的理念与保留关节时做截骨以矫正力线的理念相同。如果存在踝关节或胫骨远端外翻畸形，则通过内侧入路联合行胫骨远端内侧闭合楔形截骨与胫距跟融合，当患足合并内翻畸形时采用相反的截骨方式（图 20.26）。

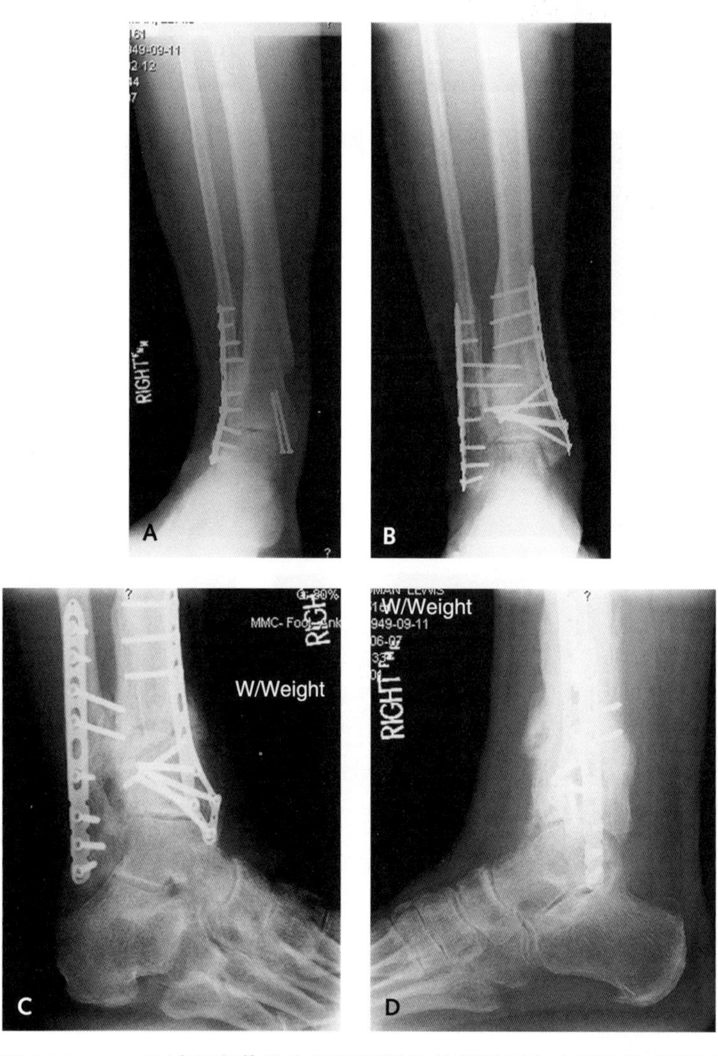

图 20.23　A. 通过穹窿截骨来矫正胫腓骨骨折畸形愈合导致的多平面畸形。B–D. 通过踝关节前侧单一切口完成操作，穹窿的范围包括下胫腓联合与腓骨（胫腓骨作为整体），完成截骨矫形后重新固定腓骨，融合下胫腓联合，并用接骨板固定胫骨

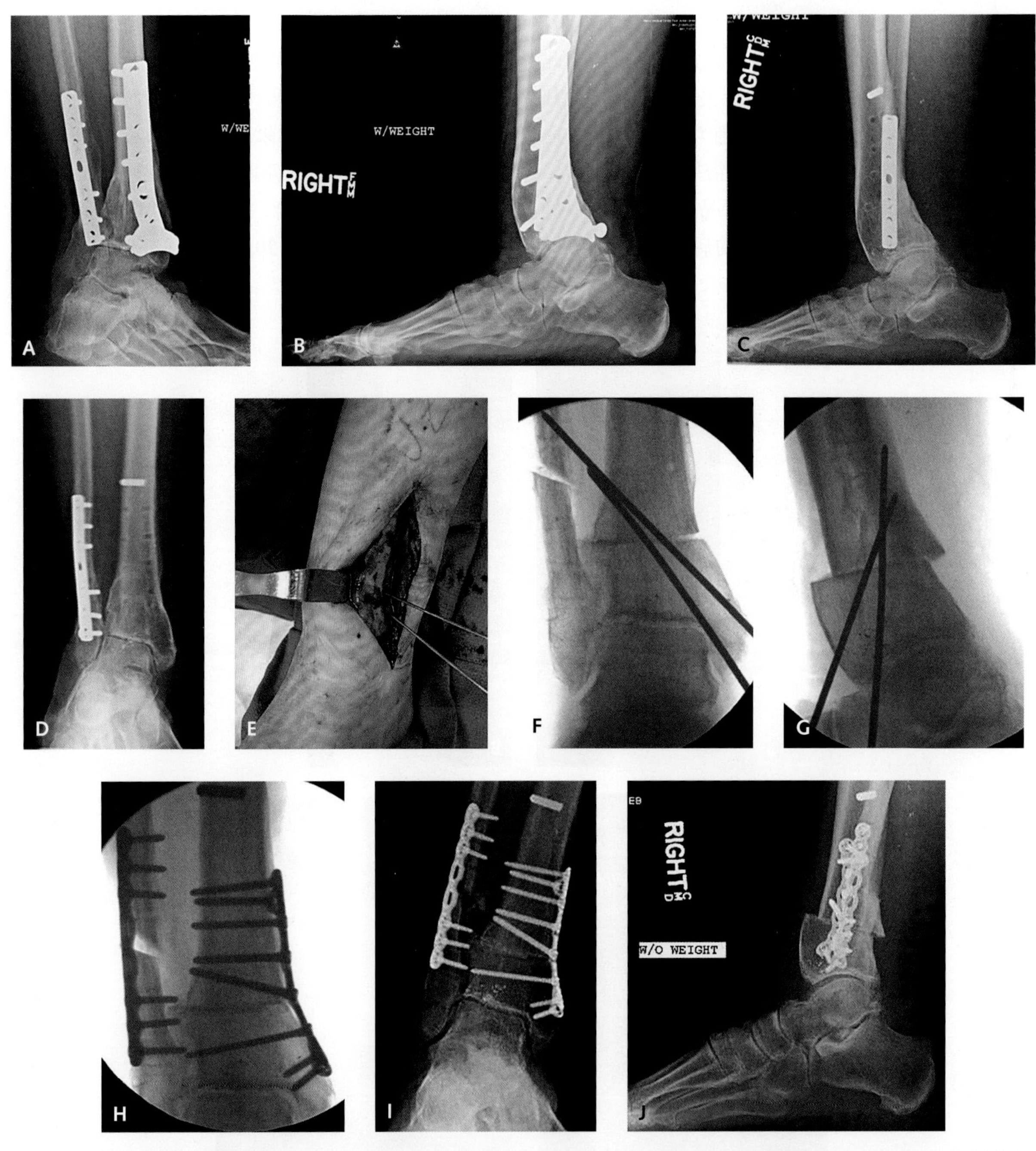

图 20.24 Pilon 骨折内固定后出现合并显著外翻与前屈的多平面畸形，这给这位中年女性患者的行走带来很大困难。A–B. 术前 X 线片显示明显的畸形，然而，图片中没能显示的是患者胫骨前侧皮肤条件非常不好，这就使得前侧入路的穹窿截骨术难以实施。C–D. 改变原来的手术方案，首先行内固定取出术，6 个月后行最终截骨矫形术。E–H. 术中影像学检查结果显示在胫骨的前内侧行闭合楔形截骨，来矫正胫骨与踝关节的力线。I–J. 术后即刻非负重 X 线片

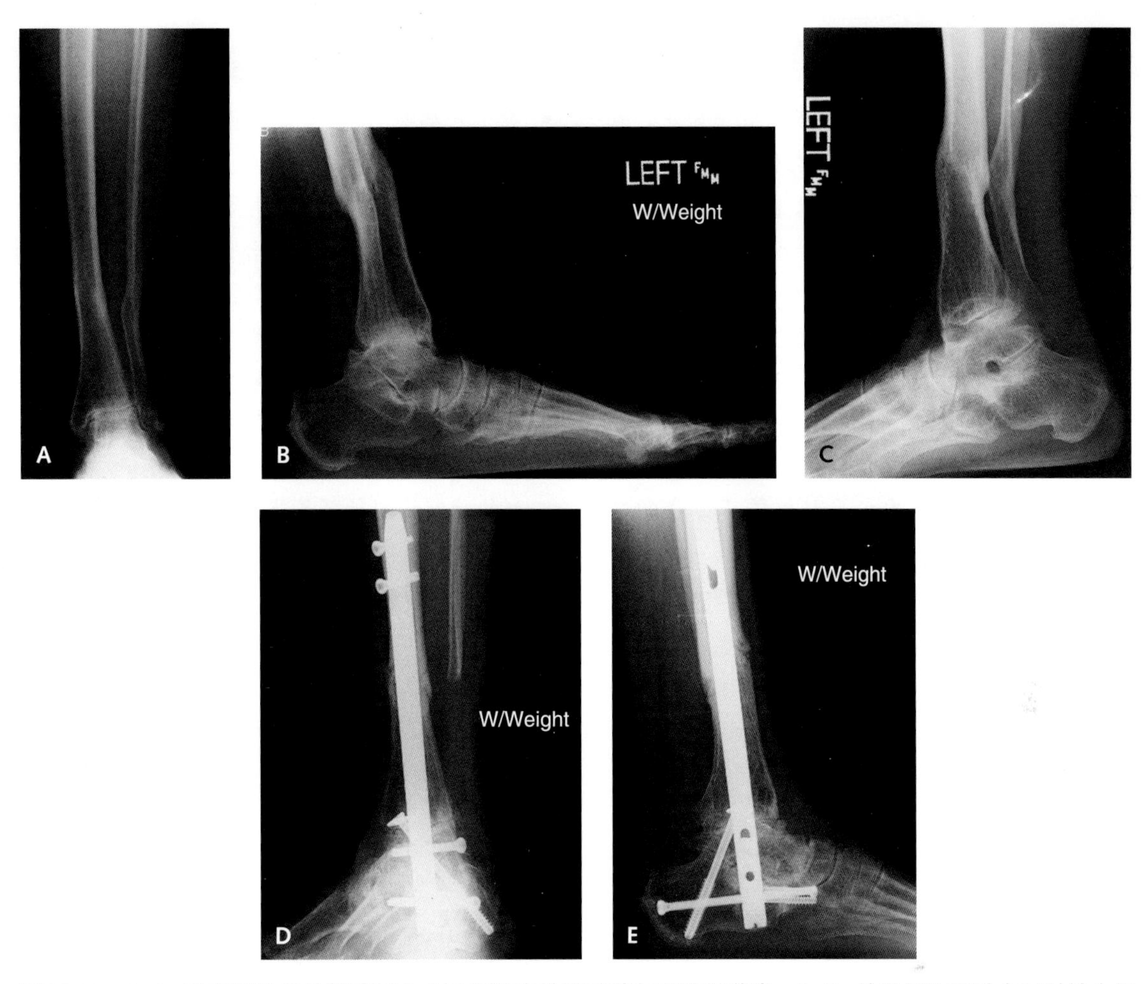

图 20.25　A–C. 患者胫腓骨骨折畸形愈合后出现痛性踝关节与距下关节炎。D–E. 给予胫距跟融合同时结合胫骨截骨矫正力线，用较长的髓内钉固定

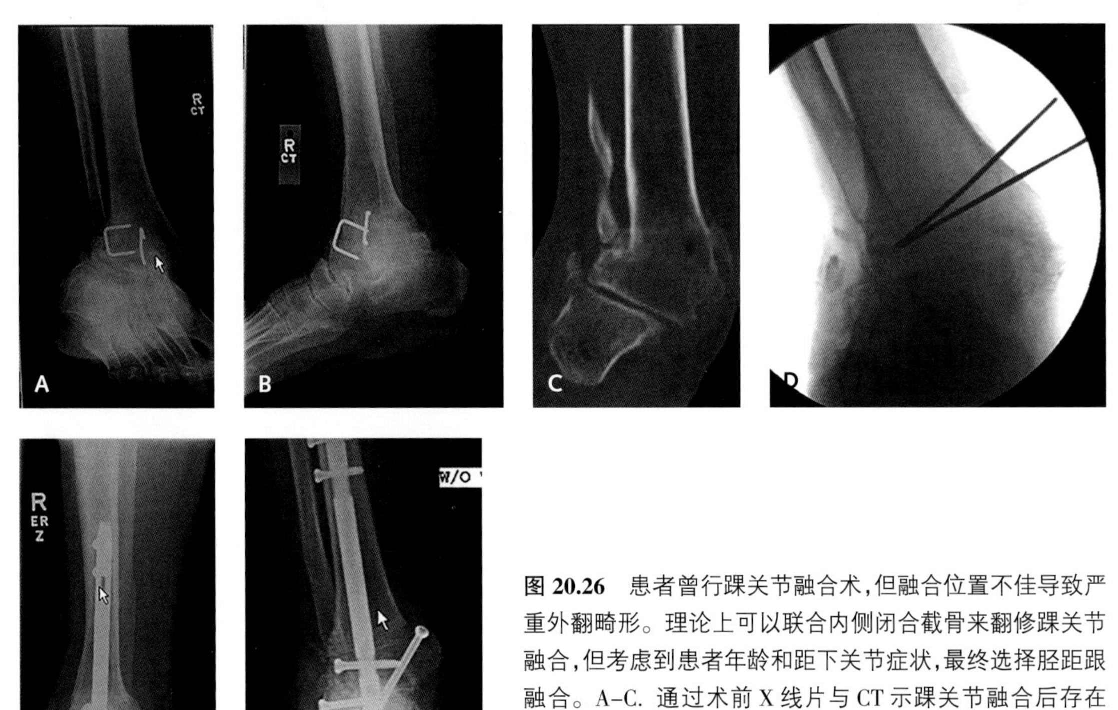

图 20.26　患者曾行踝关节融合术，但融合位置不佳导致严重外翻畸形。理论上可以联合内侧闭合截骨来翻修踝关节融合，但考虑到患者年龄和距下关节症状，最终选择胫距跟融合。A–C. 通过术前 X 线片与 CT 示踝关节融合后存在明显的踝上外翻畸形。D. 术中通过内侧闭合楔形截骨来矫正力线。E–F. 术后 X 线片显示在充分矫正力线的基础上行胫距跟融合

技术、技巧和注意事项

- 多平面畸形常需要通过双平面截骨来矫正。如图 20.24 所示，此病例同时存在胫骨与内踝的不愈合与畸形愈合，需要通过双平面截骨来充分矫正畸形。
- 行胫骨远端内侧或外侧闭合截骨时，尽量在张力侧预置一块小接骨板来避免过度矫正。行外侧闭合截骨时，接骨板放置在胫骨内侧；行内侧闭合截骨时，接骨板放置在胫骨外侧。此张力接骨板仅用于截骨线位于畸形成角旋转中心且不需要进一步水平移位矫正力线的情况下。
- 对于外翻畸形，笔者更倾向于选择内侧闭合楔形截骨而少用外侧撑开截骨。闭合截骨的愈合良好，结果的可预期性更准确，且不需要植骨，与外侧腓骨截骨延长联合使用可以矫正腓骨短缩，且术后截骨愈合率很高。
- 踝关节融合术有时也需要同时联合应用踝上截骨来矫正严重的畸形。对于存在非常严重的踝上畸形的病例，单纯的踝关节融合并不能完全矫正畸形恢复力线。因而，在伴有严重踝上畸形的病例计划行踝关节融合或置换时需要联合踝上截骨来矫正力线。

（赵宏谋 译 李淑媛 校 俞光荣 审）

推荐阅读

Ahn TK, Yi Y, Cho JH, Lee WC. A cohort study of patients undergoing distal tibial osteotomy without fibular osteotomy for medial ankle arthritis with mortise widening. *J Bone Joint Surg Am*. 2015;97(5):381–388.

Haraguchi N, Ota K, et al. Weight-bearing line analysis in supramalleolar osteotomy for varus type osteoarthritis of the ankle. *J Bone Joint Surg Am*. 2015;97(4):333–339.

Hintermann B, Knupp M, Barg A. Supramalleolar osteotomies for the treatment of ankle arthritis. *J Am Acad Orthop Surg*. 2016;24(7):424–432.

第八部分 肌腱的修复与重建

第21章 跟腱病变

止点性跟腱炎

止点性跟腱炎对非手术治疗的反应不像非止点性跟腱炎那么好，所以保守治疗处理起来比较困难，其主要原因在于没有什么保守治疗措施能够解决足跟后方骨突摩擦造成的穿鞋困难，而这恰恰是患者的主诉之一。尽管物理治疗及冲击波治疗被证明对非止点性跟腱炎疗效较好，但对于止点性跟腱炎并不那么有效，有时反而会使症状更重。一旦非手术治疗无效，下一步要考虑的就是手术方法及入路的选择。我们发现对大多数病例而言，最有效的切口是后正中纵行劈开跟腱入路。后正中入路对跟腱及跟骨的显露很有效，可以完整切除整个骨突，并可以直视病变部位，使得切除病损的跟腱及去除骨突变得非常容易，但这种切口恢复时间较长（图 21.1）。

对于肥胖或者跟后方皮肤不好的患者，也可以在仰卧位外旋患肢的体位下选用后内侧入路，必要时也可以经此切口切取踇长屈肌腱供转位用。这个入路最主要的困难是需要彻底剥离跟腱的内侧部分，且在小腿外旋时打入缝合锚钉有难度（图 21.2）。

手术在局部麻醉下进行，患者取俯卧位。行 4cm 垂直切口直至足跟跖侧皮肤，向下方延伸切口以去除骨突，此外，向下延伸切口还可以应用快桥技术固定，笔者发现这种技术可以实现直接的腱骨接触，效果较好。经入路纵向劈开肌腱，直接切到骨表面或者更下方。肌腱的中央是退变最严重的部位，对此可以垂直做椭圆形的肌腱切除或劈开肌腱用拉钩向两侧拉开，笔者倾向于劈开肌腱，去除所有紊乱及增厚的组织。仔细地将跟腱从骨赘上掀起，保留跟腱最内及最外侧部分在跟骨的附着，因为通常边缘没有骨赘增生。此技术的优点在于并没有改变肌腱的张力，可以减少术后马蹄挛缩或跟腱拉长变弱的风险。掀起远端的肌腱后即可显露骨赘，用骨刀切除骨赘后一定要用透视确认骨赘的远端被彻底切除，因为术中肉眼很难完全看清切除范围。一定要将跟骨的后上方磨平以防止对跟腱止点前方的刺激。要在用快桥技术固定远端之前修复纵行劈开的跟腱，建议采用锁边缝合法修复肌腱，笔者喜欢用 0 号可吸收非编织线做缝合。许多病例同时存在腓肠肌筋膜挛缩，此时也需要一并处理。患者取俯卧位，在中线内侧腱腹交界水平做小切口以避免直接暴露腓肠神经，松解腓肠肌腱膜，这可以减低跟腱止点部位的张力并减少复发的风险。

通常，我们喜欢将肌腱重新固定到跟骨上以减少断裂的风险，方便康复训练，并可以达到直接腱骨愈合及减少紊乱瘢痕组织生成的目的（图 21.3）。当然，如果清理去除的组织少于止点的三分之一时，不必将肌腱再固定。切除肌腱止点中部三分之一不会影响附着点的强度，甚至中间部分一半的止点都可以被剥离。将近排缝合锚钉固定在跟骨后上方骨面内外各三分之一处，将缝线分别从劈开清理后剩余的两部分跟腱深部向浅部穿出。第二排缝合锚钉在跟腱止点下方打入，自第一排内上方锚钉及外上方锚钉各取出一根缝线穿过远端界面螺钉尾端的孔眼中，于张力下固定界面螺钉。重复同样的方法，在跟腱表面做无线结交叉固定。这种固定方法可以获得较大面积的腱骨接触且少有突出的金属或线结（图 21.4；视频 21.1）。

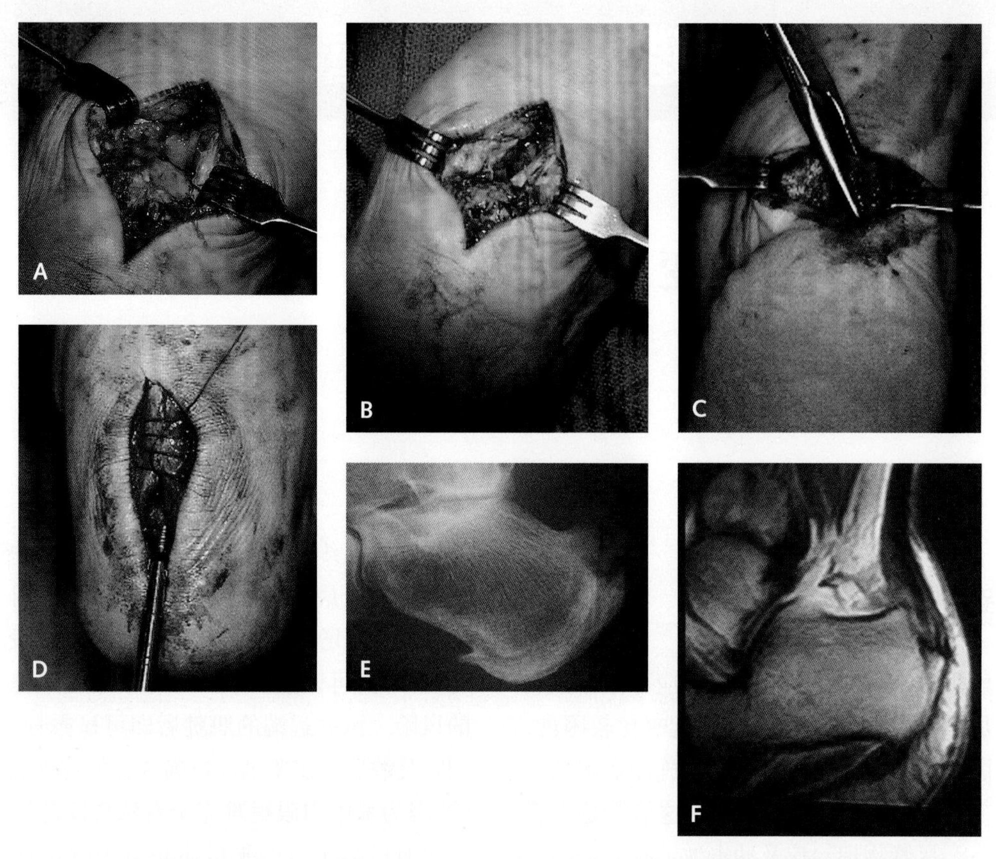

图 21.1 对于骨赘直接位于肌腱正后方中央且伴有疼痛的病例，可以使用后正中劈开肌腱入路。A–D. 切开皮肤，劈开肌腱，去除骨赘，修复肌腱。E–F. 该患者术前的 X 线片与 MRI 检查结果

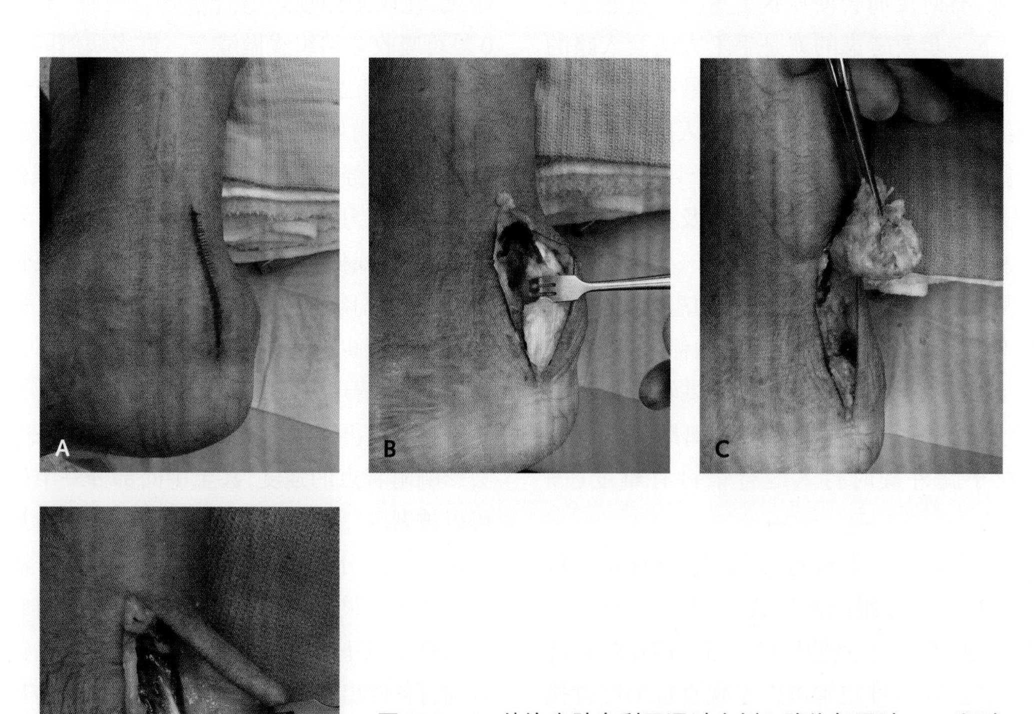

图 21.2 A. 外旋患肢有利于通过内侧入路修复跟腱。B. 紧贴跟腱前缘做切口，此处皮肤张力较小，方便在跟腱前方做分离显露以便将跟腱从跟骨附着处剥离。C. 如果术中判断整个远端止点部分活力不好，则可以予以完全切除。D. 内侧入路可以方便地将踇长屈肌腱进行转位固定，并将剩余的跟腱与踇长屈肌腱缝合完成修复

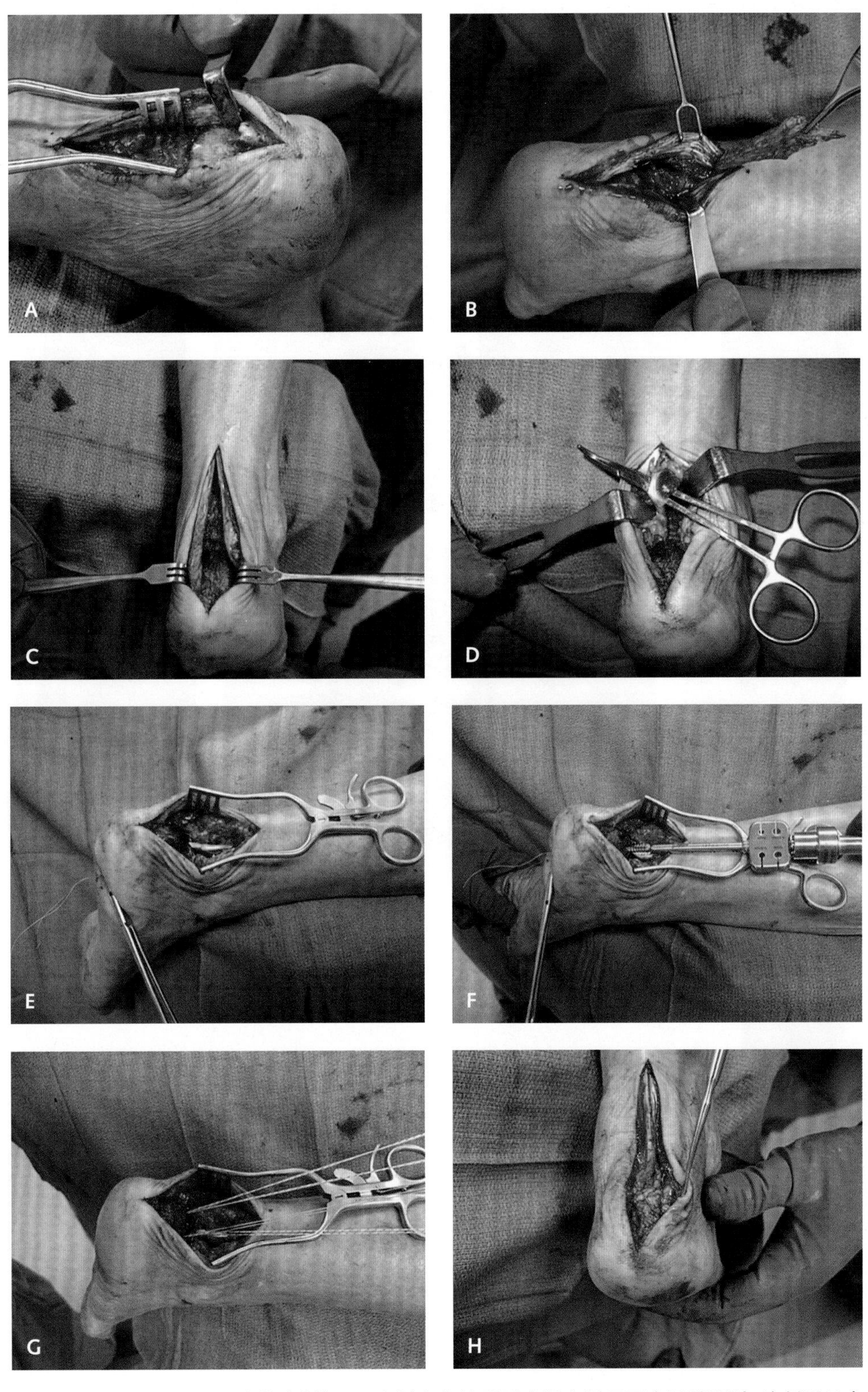

图 21.3 A-B. 与图 21.1 中的病例相比，本例止点性跟腱炎退变累及更多近端跟腱，清创后只有很少的健康肌腱残留。C. 将造成撞击的骨块切除。D. 在切口的深部直接切取踇长屈肌腱。E. 将踇长屈肌腱穿入跟骨上 4.5mm 的骨性隧道。F-H. 用挤压螺钉进行固定，然后采用双排缝合锚钉交叉锁定缝合来固定跟腱

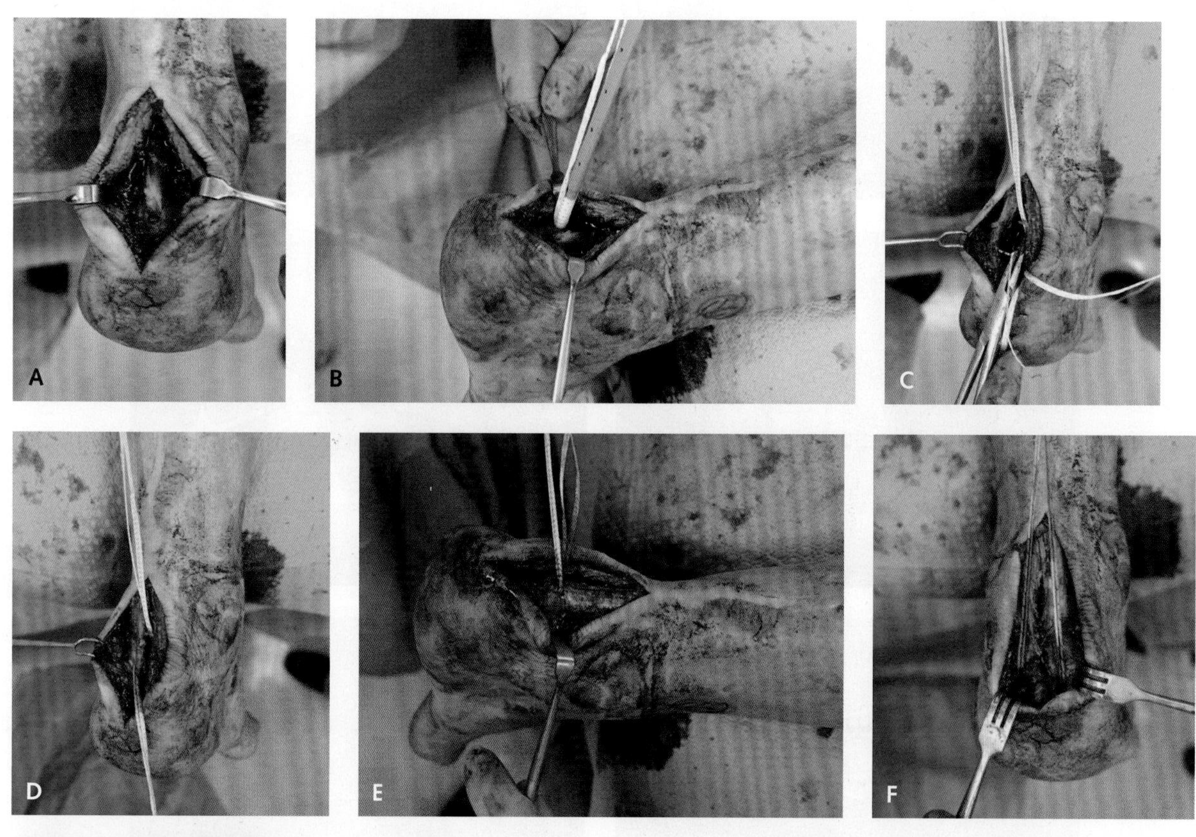

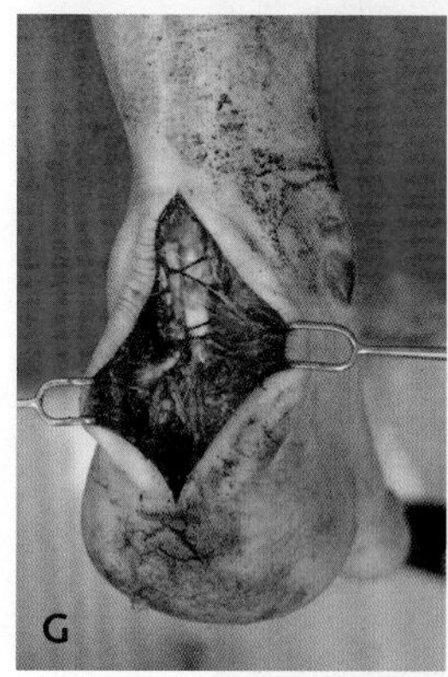

图 21.4 A. 在不影响行跗长屈肌腱转位固定的前提下，于跟骨的内外 1/3 部分各打一个近端交锁钉孔。B. 于每个孔中各置入一枚 4.75mm 锚钉。C. 将钉尾的缝针从同侧跟腱深部向浅部穿出。D. 穿针部位至少位于跟腱纵劈边缘 0.5cm 以外，以防止将跟腱拉豁。E. 行远端排钉固定前，近端缝合带的外观。F. 取近端同侧及对侧锚钉的各一根线固定到远端 4.75mm 锚钉上。G. 行双排交叉固定跟腱止点及侧侧缝合修复纵劈跟腱后的最终外观，可见本修复方法的无线结及低切迹特点

在严重的退行性肌腱病变,需要切除大部分肌腱,只留下不到50%的跟腱附着于跟骨时,为加强强度并增加跟腱血供,需要行踇长屈肌腱转位。对于跟腱功能要求不高的患者,全部切除远端跟腱并用踇长屈肌腱转位可以非常可靠地缓解疼痛。术后,进行日常生活,包括散步、椭圆机、非竞技性自行车都不受影响。但单独的踇长屈肌腱转位代替跟腱对于真正的体育活动是不够的,也不能恢复单足提踵活动(图 21.5)。

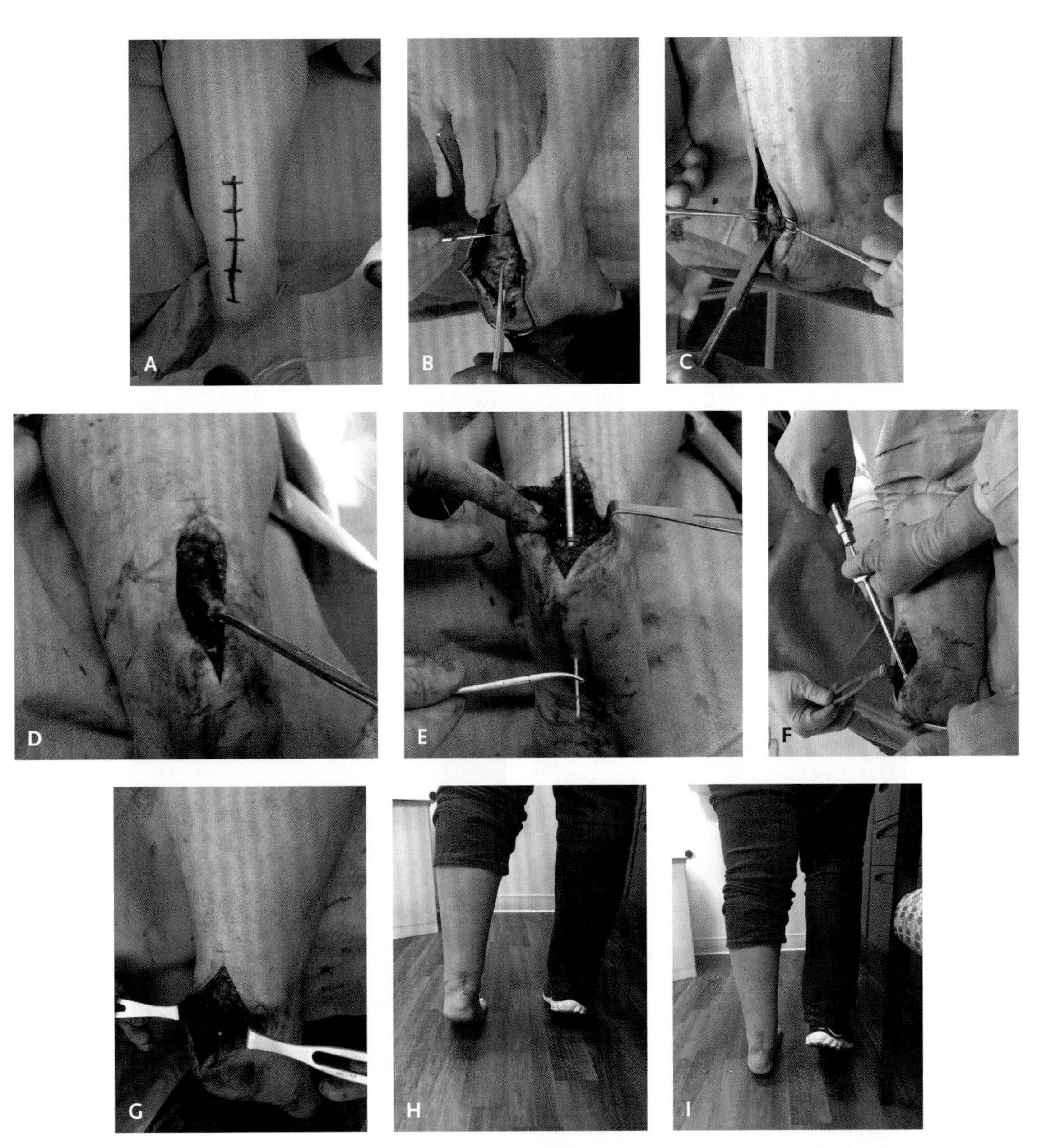

图 21.5 A. 这是一例患有严重止点性跟腱炎但患者对术后跟腱功能要求不高的病例,计划行后正中入路。B. 因为病变的范围广泛,故行整个跟腱止点切除。C. 需要切除跟骨后方骨突以减低术后与鞋子摩擦的风险。D. 自内侧显露踇长屈肌腱,在其纤维骨性鞘管内将肌腱切断。笔者习惯切取长度适中的踇长屈肌腱,以界面螺钉将其固定于跟骨。E. 于跟骨结节后上方骨面,距离跟骨后方骨皮质 1cm 处自近端向远端打入导针,注意导针不要穿出跟骨结节下方前缘以免损伤足底外侧神经。F. 扩孔后,将踝关节置于 5° 跖屈位,拉紧转位后的踇长屈肌腱,根据情况以 6.25mm 或 7mm 界面螺钉固定肌腱。G. 将清创剩余跟腱缝合到踇长屈肌腱上后的外观,注意将足置于跖屈休息位。H. 术后 1 年患者可以做到双足提踵。I. 术后 1 年患者无法做到单足提踵。即使存在这样的肌力不足,但如果术前跟患者沟通帮助其形成合理的预期,患者术后通常会非常满意

对于这种情况，不论是否纵行劈开跟腱，我们最担心的都是患者的恢复时间。恢复时间通常很长，患者也许需要1年的时间才能完全恢复。正中劈开入路的好处是可以直接显露退变组织和增生骨突，但到底是疾病本身还是入路本身导致的恢复较慢目前还不清楚。

不论是选用中间纵性劈开跟腱还是其他切口来显露跟腱末端，术后的切口护理均很关键。足部制动可以防止灾难性的瘢痕增生，帮助顺利愈合。因为踝关节跖屈20°时后方皮肤血运较好，笔者建议用支具将踝关节固定于跖屈位20°，持续2周。足跟正后方瘢痕形成会直接影响穿鞋，因此术后一定要固定到切口完全愈合。跟腱的康复训练很关键，包括力量的训练、提踵及足垫支撑。以快桥技术坚强固定后，术后4周患者在限制踝活动度的足跟有5cm的楔形垫块的行走靴的保护下，可以负重并且开始物理治疗。接下来的4周将踝关节位置逐渐恢复到中立位，然后换成有1~1.5cm足跟垫的运动鞋4周。

止点性跟腱炎要与Haglund综合征及跟骨后滑囊炎相鉴别。在后两种情况下，滑囊炎是由跟骨结节后上方增大，结节的背外侧与跟腱止点撞击导致的。如果滑囊炎患者对非手术治疗反应不好，最好的方法是行后外侧跟腱前方短切口手术（图21.6）。切开皮肤皮下组织，切除跟骨后滑囊，显露跟腱止点及跟骨后上方增大的骨突，只需要切除后外侧的骨突，不需要向内剥离。

Haglund综合征常伴跟骨后滑囊炎，这种情况下滑囊炎可能是跟腱与结节后上方的撞击所致，但跟骨后滑囊炎可能不伴有外侧骨突，如果需要手术，像先前描述的那样，可将滑囊及存在的骨突一起切除。

对于止点性跟腱炎，另一个入路选择是扩大的J形切口。其优点是可以暴露整个跟腱止点区域，适用于用后正中或双侧切口不能充分显露的严重的止点性跟腱炎的治疗。采用此切口将跟腱从跟骨上完整剥下来，清理增生骨赘，之后清理跟骨后方间隙，用缝合锚钉将跟腱再固定（图21.7）。但该入路的缺点在于伤口愈合如果有问题需要行大的皮瓣处理，这使得此术式不像劈开跟腱入路那样有吸引力。

通常，如果跟腱组织的量不足或质量不好不能行简单的清创，对于这种严重的情况，处理方法同下文介绍的非止点性跟腱炎的治疗方法，可以切除跟腱止点部分，用踇长屈肌腱或异体跟腱重建。这种手术更复杂，不同于简单的后外侧骨突切除（图21.8）。

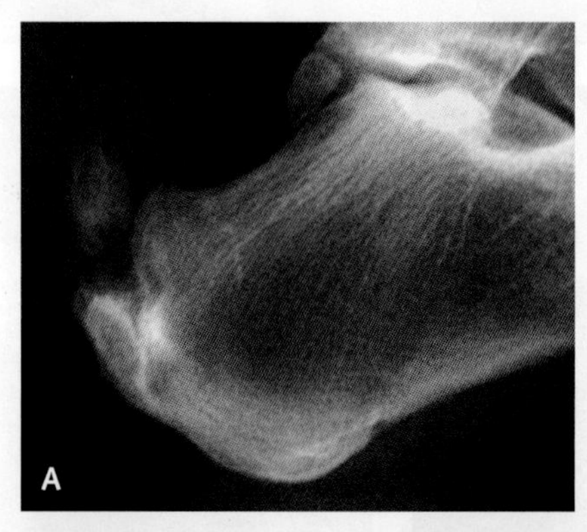

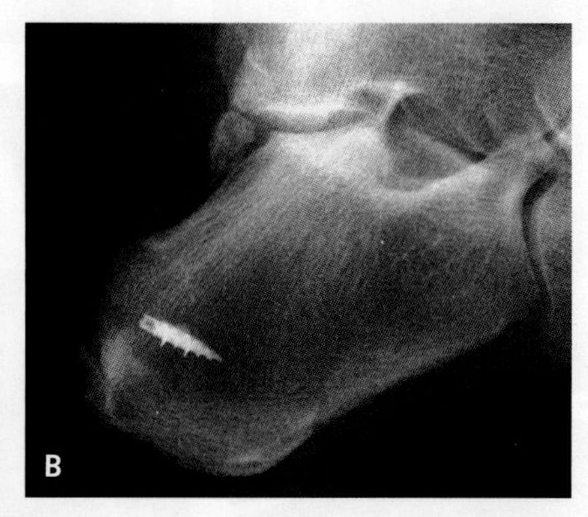

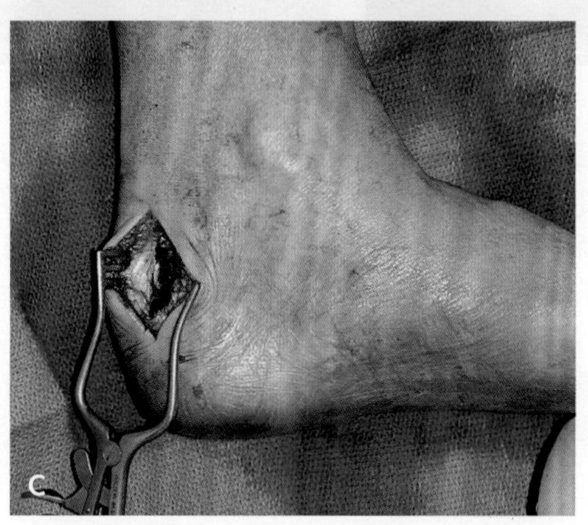

图21.6　A–C. 可以用外侧的小切口清理慢性止点性跟腱炎，用这个外侧口切除骨突，然后用缝合锚钉固定剥离后的肌腱外侧附着点。这是一种满意度较高的术式，但后方入路在技术上更为简单

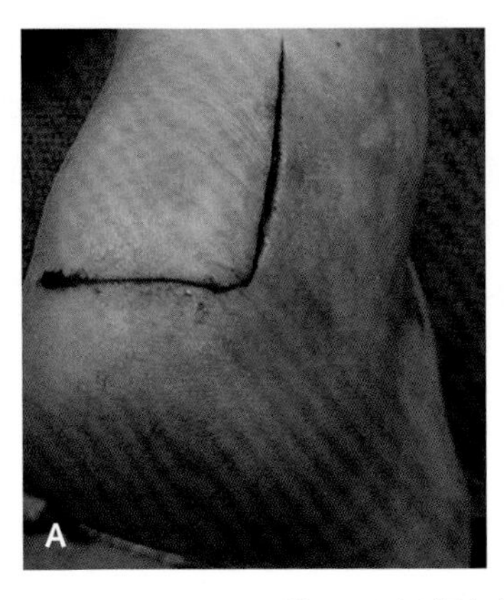

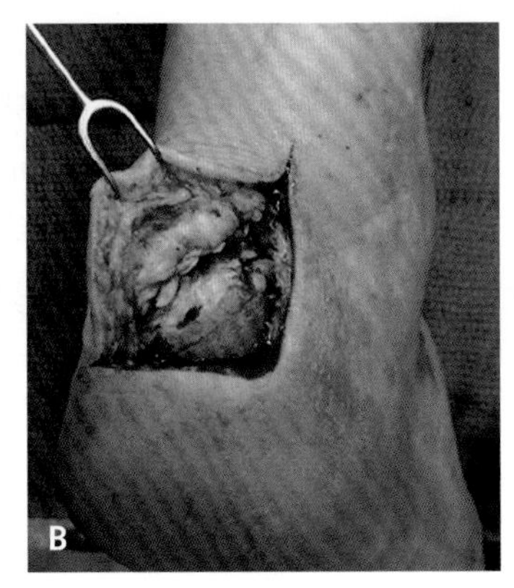

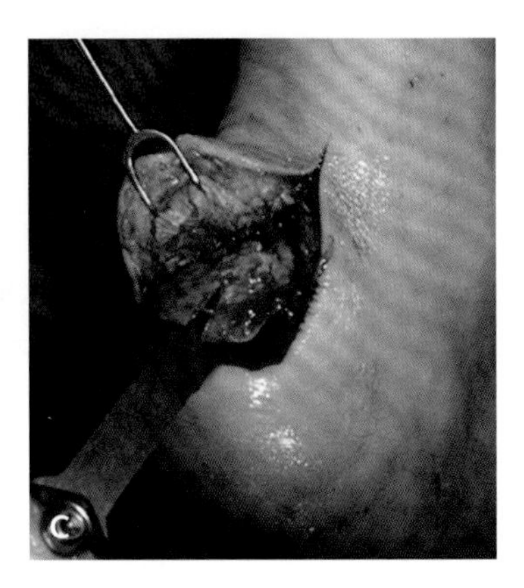

图 21.7　A-C. J 形切口可以很好地显露跟腱止点及止点部位病变。将肌腱从骨面上剥离，清理病变的跟腱，直接用缝合锚钉重建

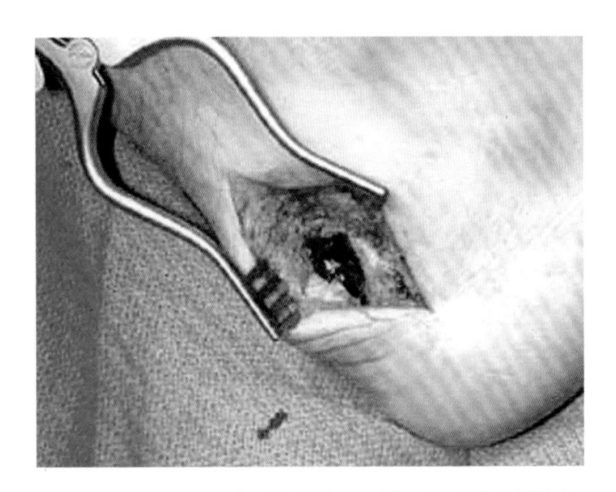

图 21.8　可以用短的纵切口处理后外侧骨突（Haglund 畸形）（视频 21.3）

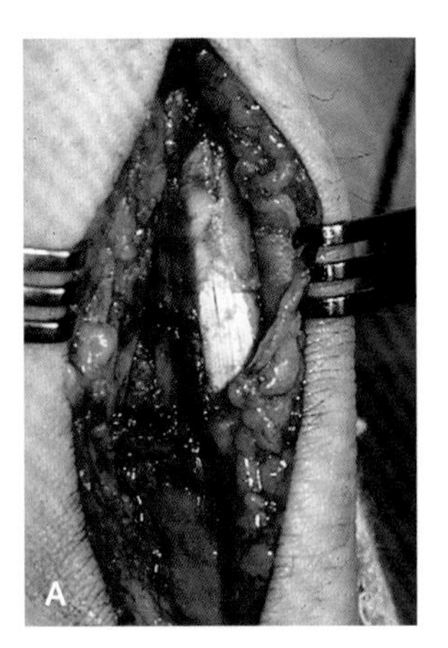

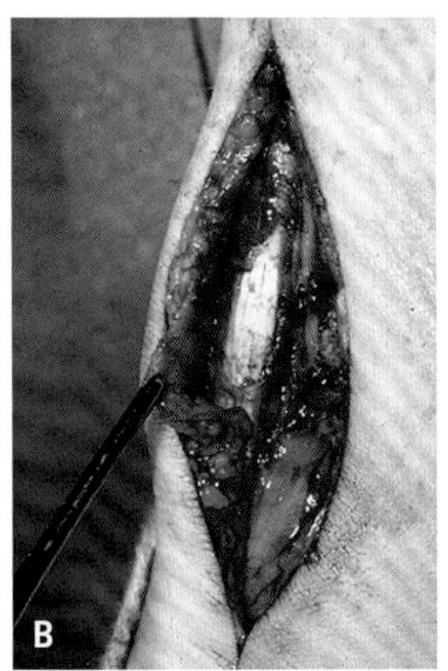

图 21.9　A-B. 腱周炎的典型表现，行病变腱周组织切除术

跟腱周围炎的处理

与退行性肌腱病不同，跟腱周围炎是一种炎症，常见于运动员，与轻微的腓肠肌挛缩及足部经常过度旋前有关。常规非手术治疗方法包括冷热水交替浴、理疗、足弓垫支撑、腓肠肌拉伸，这些治疗方式通常足以缓解疼痛。如果炎症不缓解，可以行腱周膜松解术，先在跟腱周围局部注射 3ml 利多卡因，将 20 号针头插入腱周膜，然后推入肌腱，再退回确保其在腱周膜以内且跟腱以外。局部麻醉不仅可以明确诊断及准确定位病变部位，而且可以将腱周的炎症瘢痕组织与肌腱分开。这种方法效果较好，应该在手术治疗前尝试。

手术处理腱周炎时可在跟腱内侧行 2cm 的小切口（图 21.9），掀开皮下组织，直视下切开腱周组织，从跟腱表面掀起腱周组织，然后像剥离套袖一样从内侧、背侧和外侧切除跟腱前方腱周膜表浅部分（图 21.10），保持跟腱前方腱周膜不动，以减少对血运的破坏。术后为防止增生瘢痕，要以行走靴短期制动患肢 3 周，然后开始行交叉训练及其他康复训练。

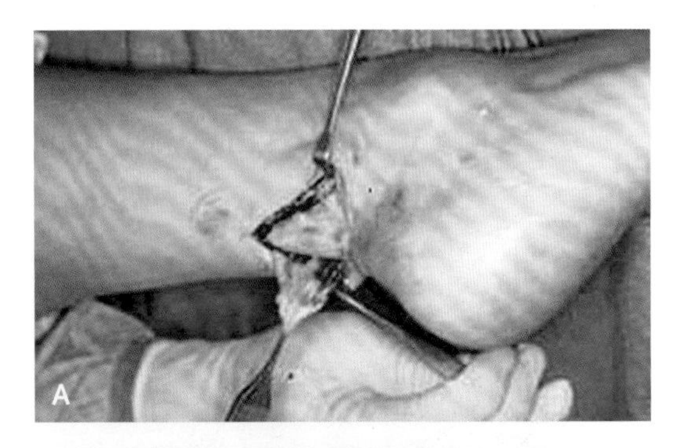

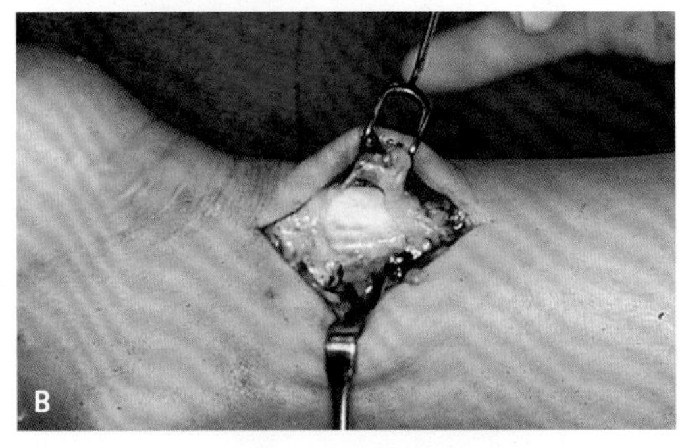

图 21.10　A-B. 切开并夹住腱周，于牵拉下将其从浅层肌腱上逐渐剥开，不处理跟腱前方深层表面

非止点性跟腱炎的处理

对非止点性跟腱炎的手术治疗要考虑清理什么部位，怎么清理，怎么修复。如果认为非止点性跟腱炎是缺血导致的退变性疾病，切除退变部位跟腱之后进行修复，会提高跟腱的功能，此效果说起来容易但实施起来难。虽然非止点性跟腱炎主要是一个临床诊断，笔者还是习惯进行磁共振检查以定位退变最严重的部位。

相比损伤较大的切开术式，经皮多处肌腱部分切断术是治疗非止点性跟腱病变的另一种有效治疗选择（视频 21.2）。这种疗法适用于非手术治疗失败但又没有必要或者不适合行创伤较大的切开重建手术的情况。如果经皮肌腱部分切断术失败，则可再考虑行下文要介绍的跟腱重建手术。经皮跟腱部分切断增加了局部的血管反应，理论上会促进肌腱修复。另一种对这种方法的有效性的可能解释是纵向多点切断会轻微延长跟腱，笔者发现这种解释并不可靠。有些患者术后 8 周症状会有改善，虽然肿胀还会持续一段时间，但此时功能已经有所提高。有些患者的疼痛会持续几个月，笔者也不清楚最终是持续的治疗、制动还是时间缓解得症状。

手术操作为：局麻后从跟腱后方插入 15 号刀片做多点部分腱切断，刀片沿跟腱长轴纵行垂直插入，然后被动背伸足部，刀片切入近端腱组织内，同样方法行第二和第三个切口，但是此时被动跖屈患足，将刀片切入远端腱组织内。可以用可吸收线缝合皮肤切口甚至不缝合（图 21.11）。术后跟腱会肿胀，甚至比退行性肌腱病变造成的肿胀还厉害，这在预料之中，是由腱组织断裂后血管增生及纤维化造成，患者症状可能会持续 3~6 个月，但之后多数可恢复活动及运动。

对于轻中度（<50%）肌腱退变并伴明确的腓肠肌挛缩病例，可以单独行腓肠肌筋膜松解术。有报道显示这种方法早期即可获得临床效果，并减少了因行重建手术带来的并发症。笔者倾向于在跟腱退变严重部位同时局部注射骨髓穿刺液离心浓聚物（bone marrow aspirate，BMA）。目前临床上还缺乏关于 BMA 有效的证据，然而我们的经验发现将其作为辅助治疗可以获得更快的术后功能恢复且减轻病变肌腱增粗现象。

行重建手术时，取跟腱内侧约 6cm 切口用以清除病变肌腱。我们尽量避免外侧切口以减少对腓肠神经的损伤。切口直切到腱周，探查并清理增粗及炎症反应部分，清除病变的腱周组织后探查肌腱。肉眼观察判断肌腱病变部位及范围并不容易，当然在严重肌腱病变情况下可见肌腱包块。纵向切开肌腱，清除黄色的黏液样变性部分，在退变严重部位梭形切除约占跟腱直径 50% 的变性肌腱。由于病变组织与健康肌腱组织界限不明显，所以判断切除的起始边界有时很困难。切除病变跟腱后用 0 号可吸收线连续缝合跟腱，线结要埋在肌腱中以防止皮下摩擦（图 21.12；视频 21.4）。

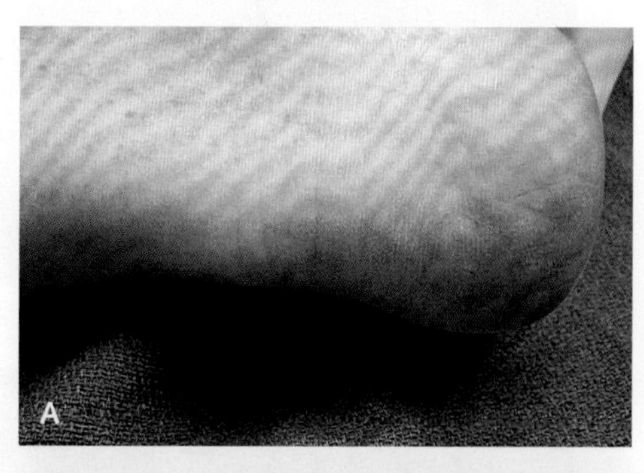

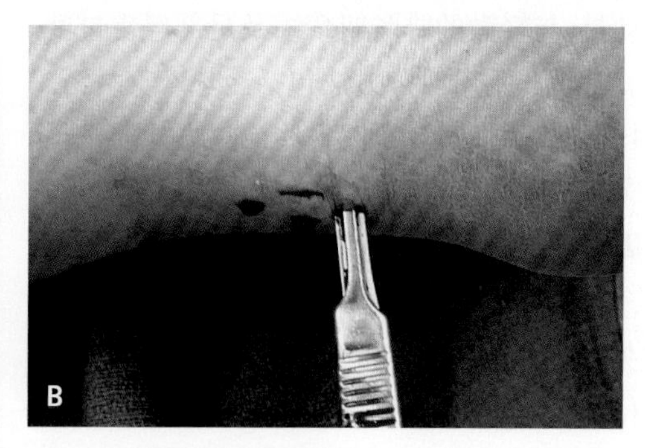

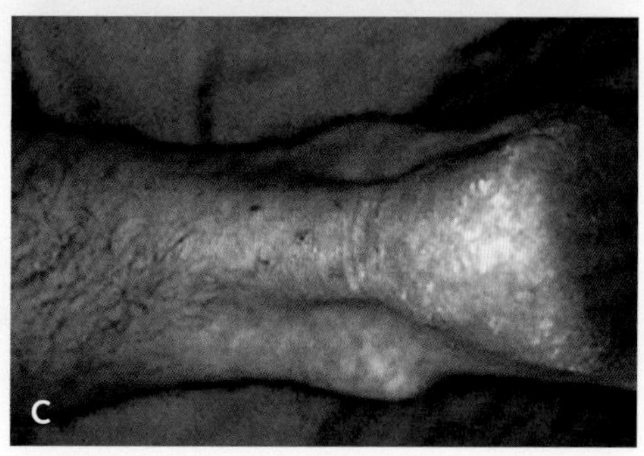

图 21.11 采用经皮纵向肌腱切开术处理慢性退行性肌腱病，行跟腱多点切断。A. 典型的肌腱肿胀。B. 用 15 号刀片行多点纵行切开。C. 2 个月后跟腱的外观

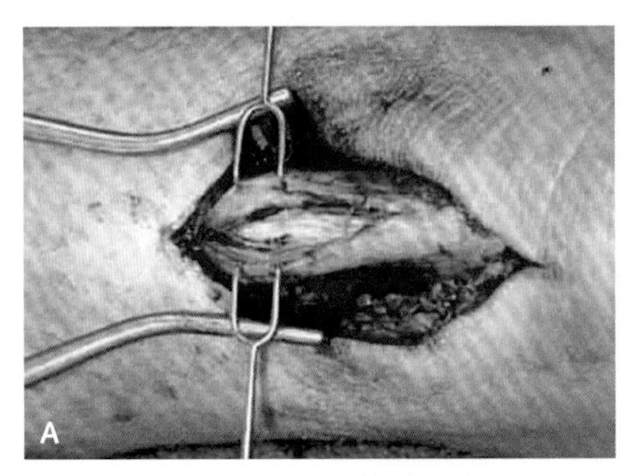

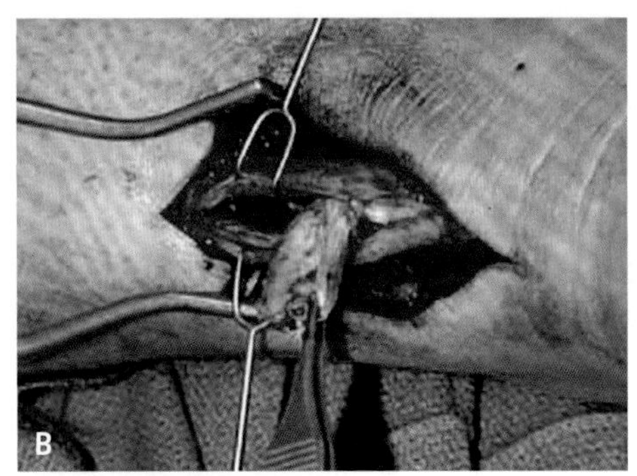

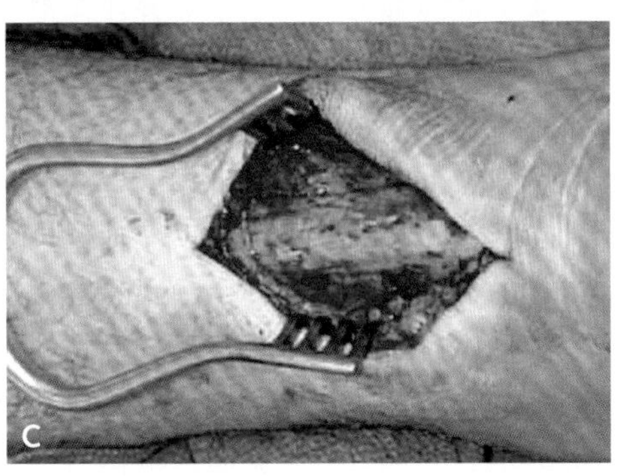

图 21.12　A. 探查见这例肌腱病的退变不广泛。B. 垂直梭形切除病变部位。C. 最后连续缝合线头埋入组织完成修复

对于更严重的退变，尤其是当其累及更多的远端止点部分时，最近的治疗倾向是用跗长屈肌腱转位加强或替代退变的跟腱。通过把跗长屈肌腱的肌腹拉拢靠近缺血的跟腱组织，可以促进跟腱修复部位的愈合进程。转位的跗长屈肌腱可以分担跟腱的应力，同时增加足推进的力量。当然，如果跟腱完全退变不可修复，则需要用包括跗长屈肌腱在内的自体组织来进行加强重建。但取跗长屈肌腱不是没有代价的，尽管患者可以忍受跗趾趾间关节屈曲功能的丧失，但还需应对跗趾无力的问题，这在光脚走路时尤其明显。对于高水平运动员，我们尽量避免取跗长屈肌腱，而是采用异体肌腱完成重建，详细手术方法见本章后文。

行跗长屈肌腱转位时，于内侧紧贴跟腱前方做直切口。没必要取内踝后方沿跗长屈肌腱走行的弧形切口，因为垂直切口更方便切取跗长屈肌腱。切开皮肤，在血管神经束与跗长屈肌腱之间的间隙进入显露并切取肌腱。切开屈肌支持带向前拉开血管神经束，显露跗长屈肌腱表面的深筋膜并用剪刀将其向远端打开。不需要在足弓处切取跗长屈肌腱，因为太长也没用。切开跗长屈肌腱支持带后，用拉钩拉开肌腹，直视下在载距突下方的鞘管中显露并切断跗长屈肌腱，通常在肌腹以远 2~3cm 处切断肌腱就足够移植之用。如前文所述将跗长屈肌腱用缝合锚钉固定到跟骨上，通常将肌腱拉入做好的骨隧道后腱腹交界处刚好位于骨隧道的边缘。术后包扎固定及康复训练时，均需要将患足置于马蹄位。

是否需要用残留的腓肠肌肌腹来加强转位的跗长屈肌腱？如果是用来治疗严重的退变性肌腱病，可以把整个退变的肌腱切除，通常需要切除跟腱远端 6cm 的腱组织。如果尚保留一束完整连续的跟腱，且跟腱不存在挛缩，具有合适张力，可以用残留的腓肠肌肌腹来加强移植的跗长屈肌腱。保留一部分肌腱的缺点是残留的退变肌腱可能会引起疼痛。由于跟腱再愈合需要血运，可将残留部分跟腱放置并缝合固定于转位的跗长屈肌肌腹后方，以通过跗长屈肌的血运促进残留跟腱的愈合。把跗长屈肌肌腹缝到跟腱残端上不是很容易，因为操作通常在腱腹交界部位，最好是用 4-0 缝线沿着跗长屈肌腱腹交界处向远端缝合下来与跟腱缝合。

急性跟腱断裂

许多年来，跟腱断裂的治疗方法在手术和非手术之间反复变换。现在认为手术可以允许患者更早恢复活动、重建肢体最大的功能且降低力量减弱及再断裂的风险。虽然也有观点支持进行非手术治疗，但非手术难以重建解剖位置，且肌肉及肌腱单元

的延长会导致肢体的力量减低。

为达到治疗的目的，最大恢复患肢功能，减少病残及尽快恢复力量，需要行手术治疗。医生要决定选用何种手术方式，是广泛的切开还是经皮微创的方法。无论用什么方法，均需要在恢复肌腱解剖位置的前提下进行肌腱的修复，现有的各种手术方法只要能看到两个断端就可以达到该目的（完全的经皮修复方法不可取）。

也许对笔者来讲，最主要的治疗理念的改变在于术后要将患足放在比我们想象得更为跖屈的位置。传统的方法是将双侧肢体消毒，通过与健侧足的休息位置比较，判断患侧跟腱缝合应达到的张力。尽管这种方法有效，但它只提供一个大体上的指导。问题是在康复的过程中，不论用什么缝合的方法及康复的技术，或多或少都会出现一些跟腱的拉长。许多医生从倾向术后完全制动转向为功能性康复，允许在跖屈保护下行患足负重及活动，限制背伸可以确保避免肌腱拉长，过度背伸患足会阻碍肌力的重建。最后还要考虑切口的位置，避免发生切口裂开及腓肠神经损伤。大切口可以最好地显露肌腱，但切口裂开可能性也更大，现在认为大切口不是很有必要（图 21.13）。虽然切口裂开不常发生，但这种担心促使微创及经皮手术发展了起来。问题不只在于切口的长度，还在于切口的位置、修复肌腱后对皮肤造成的张力及皮瓣的血运。

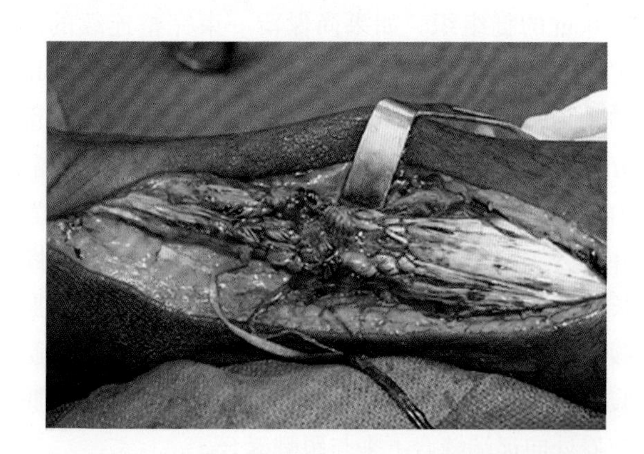

图 21.13 现在很少再采用大切口来修复急性跟腱断裂

理想的切口应不影响皮肤的血运。肢体的中线处在血供分水岭上，因而居中的切口对血供影响最小。但这种切口最大的问题在于修复肌腱后皮下的张力很大，因为支持带不能把肌腱维持在解剖位置，修复的肌腱给表面皮肤带来较大张力。这种张力在术中就能明显观察到，可以通过将患足置于跖屈位来降低。此外，踝关节 20° 跖屈时小腿后方皮瓣血运最好，这是术后把足置于跖屈位的另一个理由。如果修复跟腱后把足置于背伸位，则缝皮时张力会很大。有报道显示，在行大切口手术时，可同时行深间室切开减张手术，以利于在无张力条件下拉拢关闭皮肤切口。筋膜切开很容易，显露跟腱后可以看见后方深间室，从上到下垂直切开筋膜。筋膜切开在小切口手术及改良的经皮肌腱修复手术中是不需要的。

笔者现在很少采用大切口手术进行修复，更愿意用 Achillon 系统或者 PARS（经皮跟腱修复系统）进行修复（视频 21.5）。这种改良的经皮手术方法是可靠的，可以通过小切口将破损的肌腱残端固定到理想的位置。PARS 的优点在于可以通过夹具辅助锁边缝合，增加缝合的强度。跟腱断端通常位于跟腱止点近端 4~6cm 处，故在小腿中线上肌腱断裂处做一个短横切口或纵切口，切口长约 1~2cm。笔者偏爱纵切口，以便必要时延长切口。纵向切开皮下、支持带及腱周组织（图 21.14 和图 21.15）。不需要清理血肿，笔者认为其中包含的自然生长促进因子与非手术的快速愈合有关。显露断端，这个方法的核心是尽量减少软组织的干扰，手术的目的是在尽量不干扰自然愈合的情况下使肌腱解剖复位。用 Allis 钳夹住肌腱残端，将 PARS 的两个中间臂置于肌腱的内外侧缘，扩张两臂之间距离，保证肌腱在两臂之间，以便缝合。缝合时轻压跟腱前方，确保缝针套住肌腱。PARS 共缝 5 针，缝合后取出夹具。因为中间臂置于小腿筋膜下，所以缝线穿出肌腱后也位于小腿筋膜深层，这样可以减少腓肠神经损伤的可能，不像简单经皮缝合那样容易损伤腓肠神经。在 PARS，中间一针缝合是锁定的，这样每个肌腱残端内有三组缝线，以同样的方法缝合远端肌腱断端，然后将足置于 20° 跖屈位，拉近两肌腱断端将几组缝线常规打结完成修复。注意由于每侧有两组缝线是非锁定的，所以缝合时需要一直牵引线尾，以防缝线抽出（图 21.16；视频 21.6）。虽然会担心肌腱缝合过紧，但因为切开范围有限且小腿筋膜保持完整，因此两断端重叠的可能非常小，实际上基本不会发生。这种修复方法不允许行腱周缝合，且也没有必要，因为三组缝线可以提供足够的强度。要求将患足置于 20° 跖屈位，术中在将足背伸到中立位时会体会到明显的张力。缝合的强度应该足够抵抗术中这种牵拉，如果牵拉时修复断裂，则需要改为切开术式，虽然这种情况不多见，但笔者偶尔也遇到过。

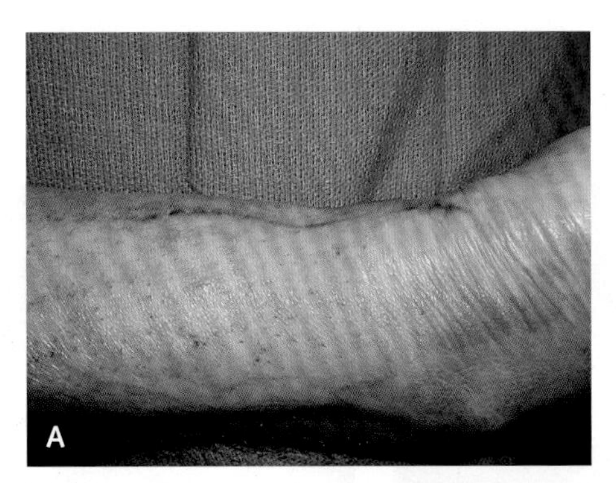

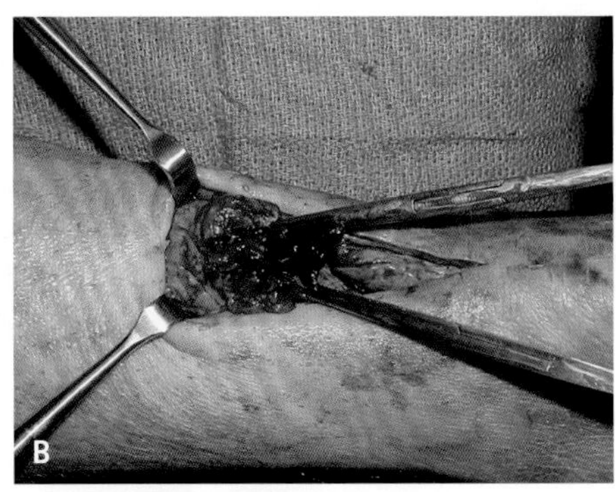

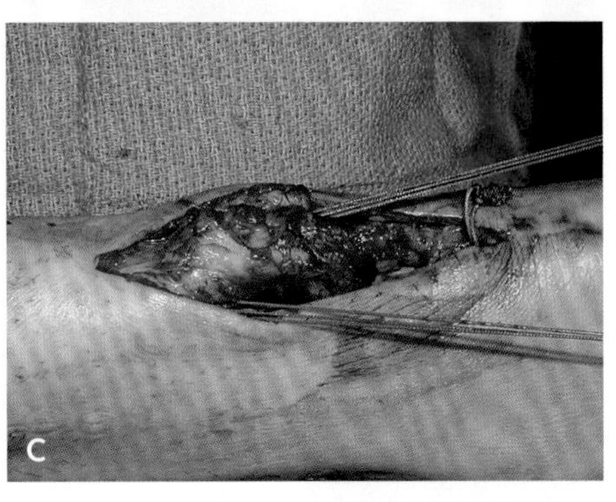

图 21.14　A–C. 改良经皮 Achillon 系统治疗再断裂。这个切口比常规切口稍大，可以充分显露肌腱

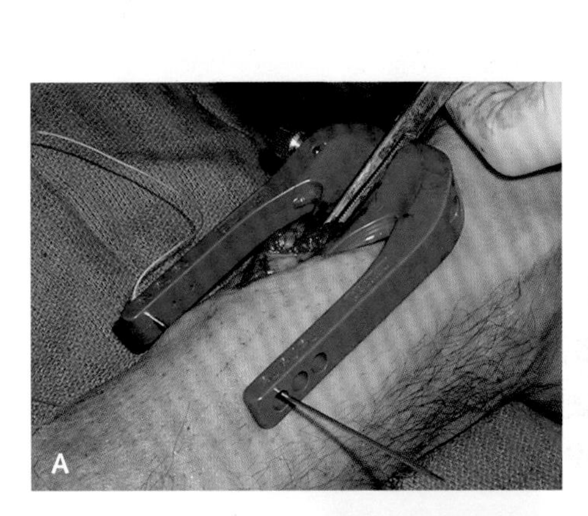

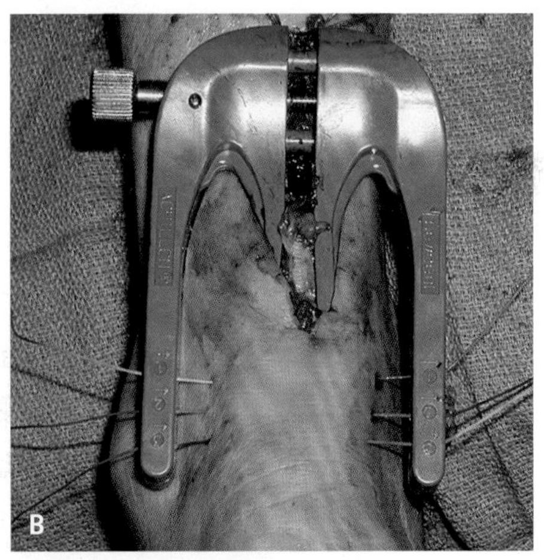

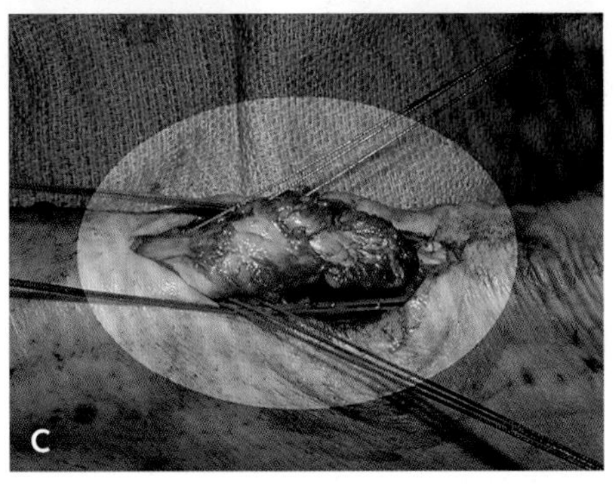

图 21.15　A. 夹住近端断端，将 Achillon 的内侧双臂在腱周组织下跟腱两边插入。B. 每一针经过肌腱体部，共缝三针。C. 将穿有三根缝线的 Achillon 回拉取出，缝线则留在近端跟腱断端内，以同样方式将 Achillon 插入远端断端，穿完三根缝线后将其向近端抽出，从而将缝线留置于远端跟腱断端内。如前文所述拉拢两个跟腱断端，在合适张力下缝合跟腱

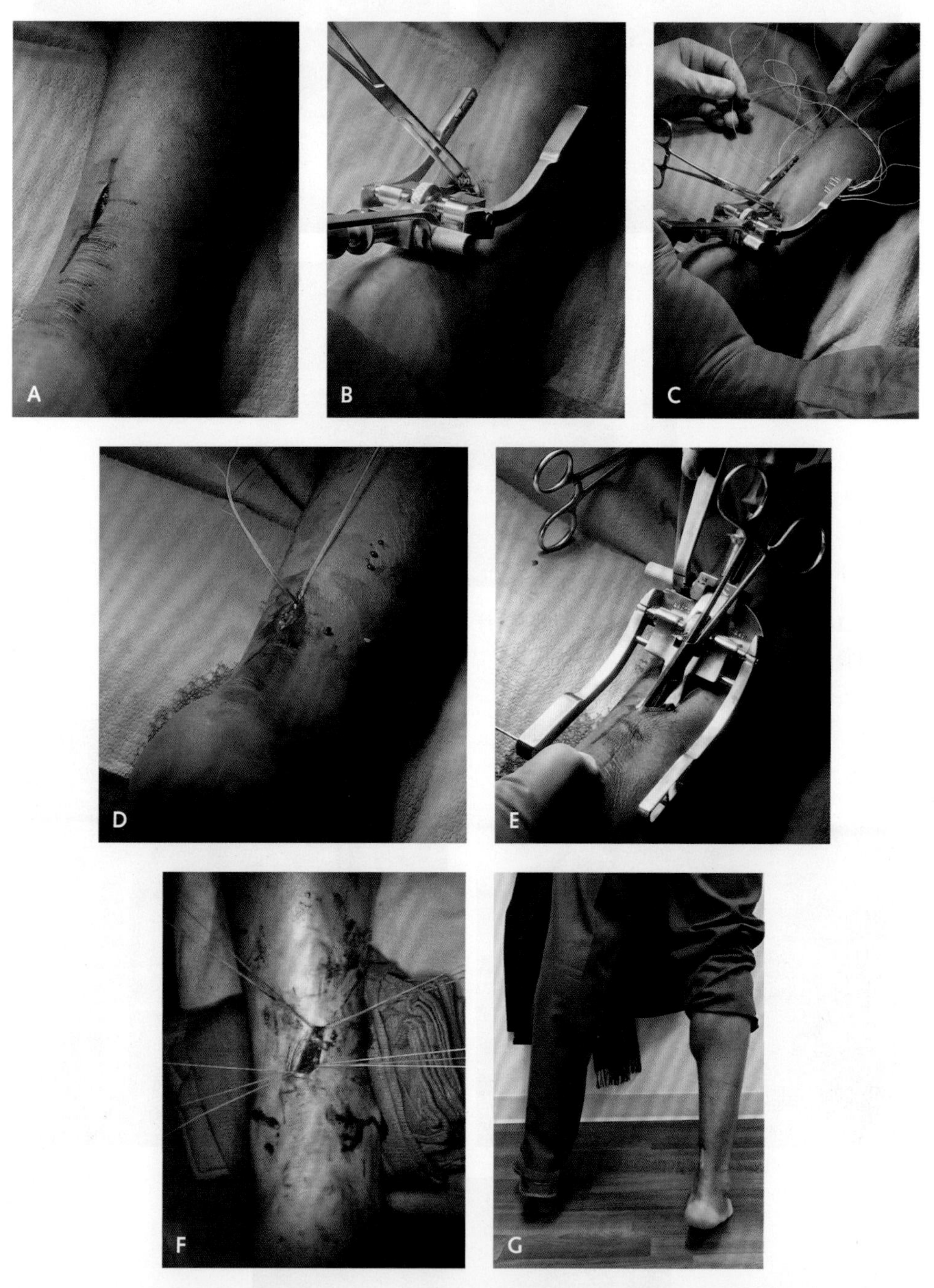

图 21.16 A. 在断裂处偏内侧做长约 2cm 的切口，切口稍偏近端，以便跖屈踝关节时远端断端可在切口中显露。B. 用 Allis 钳夹住近端残端，将 PARS 夹具的中间两臂紧贴近端残端的内外侧，将夹具向近端送入切口并轻微张开确保肌腱断端位于两臂中间。C. 按顺序穿过 5 针，为使肌腱相对于夹具固定，第一根缝针穿入跟腱后留置，用第二根缝针完成其他缝线的过线，所有针缝完后拔除第一针完成过线。D. 取走夹具，按照上文介绍的方式锁定中间的缝线。E. 将 PARS 夹具插入切口远端重复上述过程，完成对远端断端的缝合。F. 对两断端行拉拢缝合之前切口和缝线的外观。因为只有中间的缝线是锁定的，所以打结时需要拉紧缝线另一尾端以防止将缝线彻底拉出。G. 这种微创入路术式结合功能锻炼可以实现快速康复效果。这位患者术后 3 个月可以单足提踵而且跟腱的增粗不明显

如果没有 Achillon 系统或 PARS，那么做一个短切口（4cm），也足够显露断裂跟腱并缝合。具体缝线的类型不如缝合入针点及控制缝合修复后肌腱的张力更重要。缝线的起始入针点不在撕裂的边缘，而是在损伤稍近端。从最近端开始以 2 号不可吸收线锁边缝合，缝 3~4 道，在每一个端角锁边缝合，直到最后一针从肌腱断端穿出。近端断端常带有从远端残端撕脱的腱束，极度跖屈患足时，可见这些腱束的重叠。用上文所述同样的方法缝合处理远端断端部分，然后在屈膝的情况下将两端缝线用力牵拉，直到足处于极度跖屈位，再逐渐放松回到足跖屈 20°位。如前所述，笔者更倾向于在更跖屈的位置固定患足，这似乎很有必要（视频 21.7）。

通常一组缝线达到修复强度就够了。要将线结打在跟腱的前方深部，否则如果留在皮下会造成刺激症状。行一侧缝线打结之前要先将对侧缝线拉紧，然后用后打结的这一侧调整缝合的紧张程度。修复要求将足置于 20° 跖屈位，且在跖侧施加轻柔的背伸张力时，缝线应该没有拔出的迹象。一定要在术中通过用力牵拉患足来检查修复的强度。应该在术中而不是术后康复时发现并确认缝合失败的情况。已经有证据表明以 0 号线在肌腱表面做 8 字缝合，或者以 0 号微乔线进行连续缝合可增加强度，不易出现缝合失败的情况，同时这也是笔者行切开术式时的常规步骤。

不论选择什么缝合方式，术后功能康复训练对优化最终预后至关重要。仅术后前 2 周要进行绝对坚强制动以保证切口愈合。2 周后允许穿可调节踝关节度数的行走靴负重，后跟垫两个 2.5cm 足跟垫同时开始进行正规的物理治疗。每两周去除一个足跟垫，至术后 6 周时足跟垫已经完全去除，患者在行走靴保护下负重。术后 7~10 周时可转为带 2.5cm 足跟垫的运动鞋。术后 12 周患者可以穿普通鞋负重并参加非冲击性运动。直到可以行单足提踵之前，不能进行跑步及其他冲击性运动，这些活动可能需要等到术后 4~6 个月才能进行。大多数患者需要 1 年的时间才能完全康复，与未受伤的对侧下肢相比，大多数患者可恢复 80%~95% 的力量。

急性跟腱撕脱与急性跟腱断裂的处理不同，因为撕脱通常都伴随止点性跟腱炎，跟腱远端常见有纤维化、坏死和部分骨化。相对于断裂来说，撕脱的断端常较“干净”、整齐，少有参差的纤维束，跟腱是在止点处呈套袖样撕下来，并在跟骨上留下一个滑膜覆盖的腔隙（图 21.17 和图 21.18）。这种情况下我们常采用“曲棍球棒”切口（J 形切口）完成修复。也可以用正中直切口（图 21.19），切口直切到

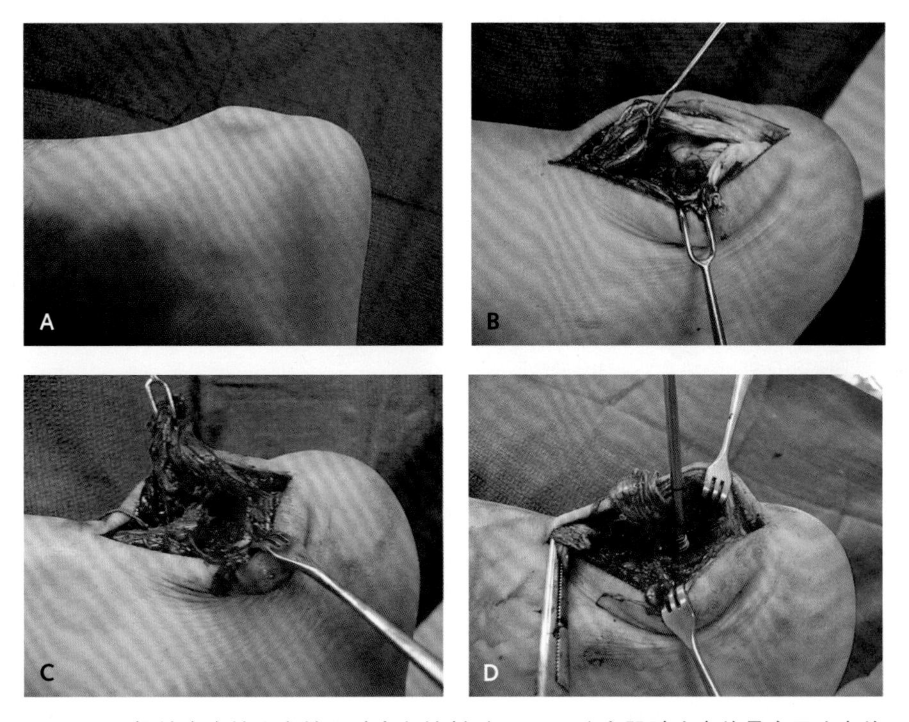

图 21.17 慢性疼痛性止点性跟腱炎急性断裂。A–B. 注意肌腱止点处骨突及止点处肌腱的退变，这种断裂通常伴随小的撕脱骨折。C. 行跟骨结节后进行上方截骨及骨面修整，以便重建跟腱止点。D. 用缝合锚钉原位固定肌腱

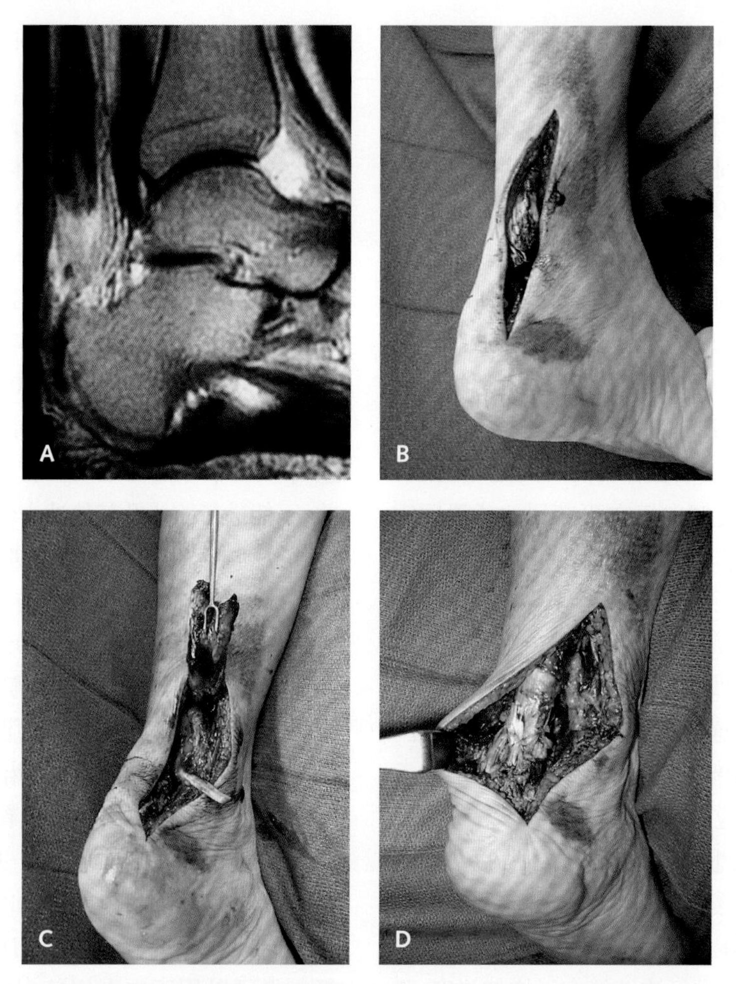

图 21.18 A–B. 54 岁男性主诉跟腱远端疼痛 2 年，1 周前发生急性跟腱断裂。C–D. 将患足跖屈时跟腱长度足够重新固定在跟骨上，然而由于同时存在肌腱退变，行跟骨骨突切除后，在行跟腱止点重建的同时又采用转位的𧿹长屈肌腱来加强修复后的跟腱

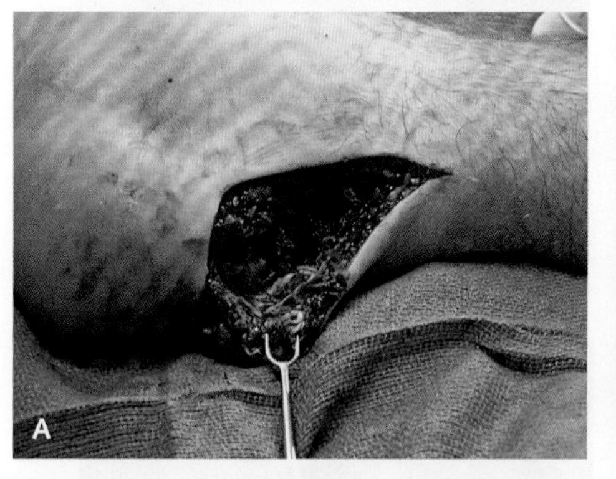

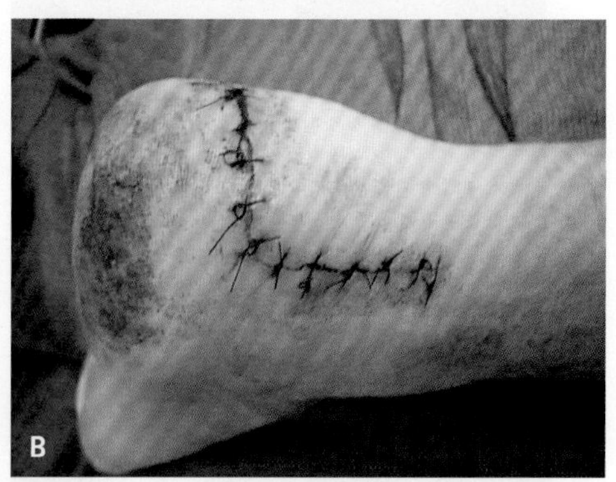

图 21.19 A–B. 注意跟腱远端断裂后肌腱内产生的血肿。采用 J 形切口显露肌腱，清理跟骨后用缝合锚钉重新固定肌腱

骨质，将包括背外侧结节在内的止点处所有残留部分都清理干净，要截骨切除背后方跟骨结节表面骨质。截骨的方法类似于治疗有症状性止点性跟腱炎：要清出一个新鲜渗血的骨面供跟腱附着，然后行跟腱断端清创，也不能将跟腱完全清到正常腱组织部分，否则会太短而无法进行重建。边缘最好斜着清理，尽量保留跟腱的表面。这种情况下，笔者倾向于加做腓肠肌筋膜松解，这样可以同时具有增加长度和减少张力的效果。重建的方法像之前描述的那样用跟腱快桥技术来进行。

陈旧性跟腱断裂的修复

陈旧性跟腱断裂的治疗方法取决于肌腱断端之间的距离、小腿三头肌的功能（越强越好）、患者年龄及活跃程度。理想的是行端端缝合，即使在这个过程中需要将足置于跖屈位，因为这样可以恢复最大的等速收缩力量，这是手术尽量争取达到的效果。只有断端间距在 1~2cm 之间时才能行端端缝合手术，因为在这个过程中还要清理去除部分肌腱残端，清理后残端间距会增加 1cm，这会使端端缝合更困难。这种治疗方法的术中难点在于区分判断正常与病变的组织以决定清理的界限与程度。如果断端萎缩，则术中很容易辨别健康肌腱的边缘，并在清理后予以缝合。但是很多陈旧性跟腱断裂伴有肌腱退行性改变，肌腱中间有退行性瘢痕，这种瘢痕使修复变得很困难，这种情况下可以选择短缩跟腱后行端端缝合、肌腱移植、V-Y 延长、跗长屈肌腱转位或联合使用这几种方法。

除了可以局部转移自体跗长屈肌腱之外，笔者还应用带骨块的异体跟腱治疗退行性跟腱病或感染后遗症，这样在那些小腿三头肌功能尚好且期望重返体育运动的患者中可以最大限度地利用尚存的三头肌功能。需要认识到，跗长屈肌腱转位重建跟腱后患者是不可能恢复原来运动水平的，V-Y 延长修复后也不能恢复以前的全部力量。如果跟腱的病变很广泛，则用异体肌腱是一种很好的选择。用异体肌腱不会切断任何后路，因为即便失败，还可以选择自身跗长屈肌腱移位。

根据跟骨及腱腹交界处的状态，有两种异体移植物可以选择。如果跟腱没有任何残留，则全长异体跟腱移植不是理想选择，因为近端固定比较困难。这种情况下，我们选用腘绳肌腱移植。图 21.20 中，患者跟腱断裂术后感染，清创去掉了全部跟腱。笔者的经验是，可以通过微创的方法进行腘绳肌腱移植，相对于异体跟腱移植，现在笔者更喜欢这种方法。

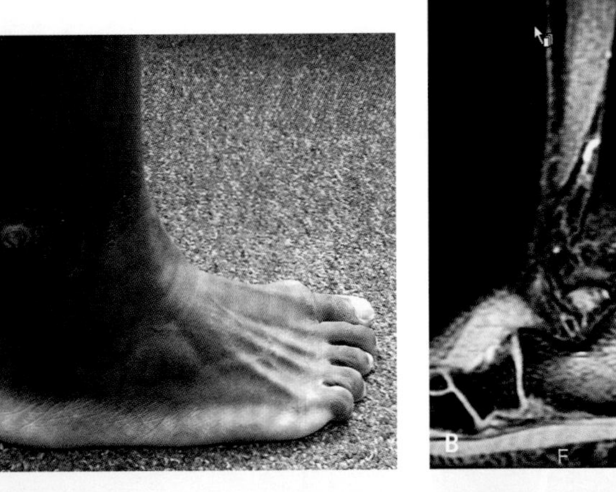
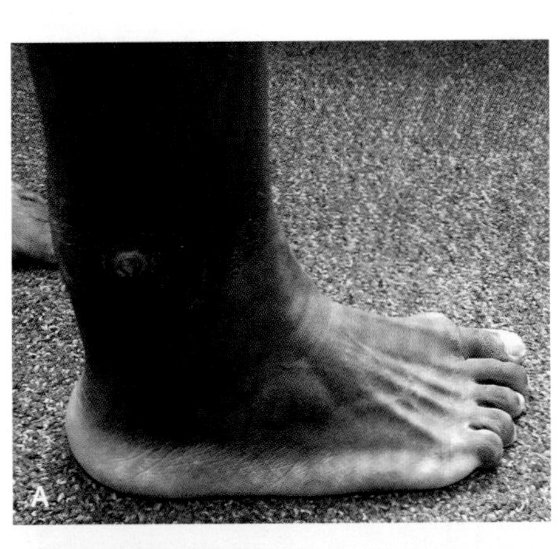
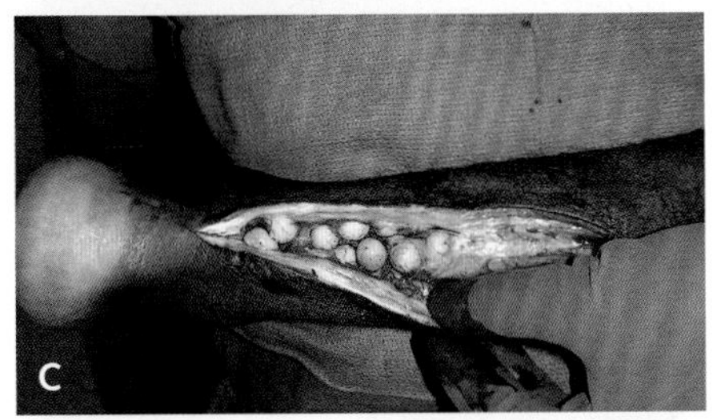
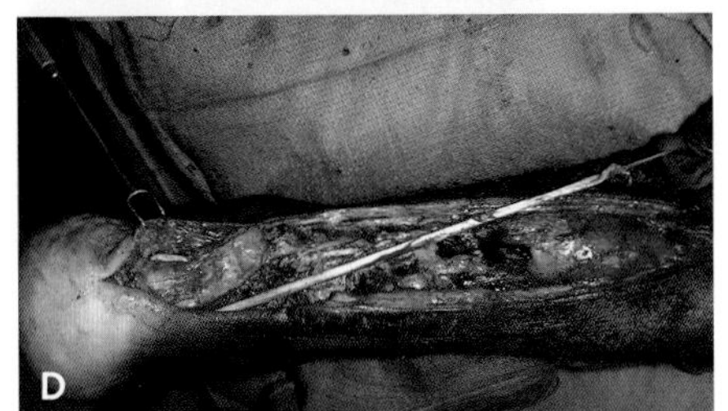
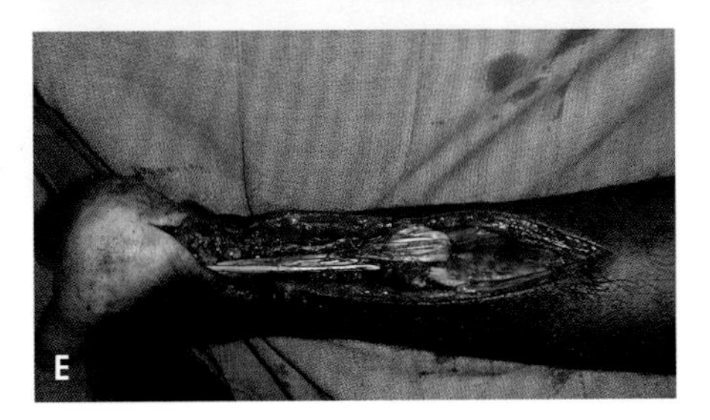

图 21.20　患者是一名 32 岁的运动员，跟腱断裂术后感染。A–B. 断裂 1 年后来诊，可见两个窦道伴有脓液流出。C. 行肌腱清理及抗生素骨水泥链珠置入 6 周。D–E. 取出链珠后，用双束腘绳肌腱重建跟腱

行异体跟腱移植时，一般在后正中做从小腿后方直到跟骨的垂直切口。清创到近端正常组织处，如果尚有跟腱残留供移植物缝合，将异体跟腱远端附着的骨块修整后备用来固定于跟骨结节后方。清理跟腱止点，在跟骨后方切出一个骨槽以容纳异体跟腱远端骨块，用2枚4.0mm全螺纹松质骨螺钉进行固定。固定好跟骨端带骨块的肌腱后，手术成败的关键就在于缝合张力的调节（图21.21；视频21.8）。

术中似乎永远达不到理论上要求的跖屈度。术中患者取俯卧位，屈膝并极度跖屈踝，尽力牵拉异体肌腱近端将患足置于马蹄位。然后在保持移植肌腱张力的情况下完成肌腱移植。将预先编织在异体肌腱两端的2-0不吸收缝线与自体跟腱组织进行缝合。具体缝合方式要根据受体跟腱的完整性及质量等具体情况做出决定，如果只是跟腱远端受累切除，可以考虑端端缝合而不是重叠缝合。自然，跟腱移植的愈合时间要比自体跟腱端端缝合后需要的愈合时间长。

对于跟腱断裂后行非手术治疗的患者，愈合过程中肌腱会发生一定程度的拉长，进而导致最大扭矩、力量和肌力的减弱。这种情况下肌腱即使愈合，也是愈合在延长状态下。对于有症状的患者，可以在切除部分跟腱后行端端缝合，效果不错（图21.22）。取正中入路，在跟腱止点近段6cm处切断，用皮拉钩将两断端向彼此做牵引，在屈膝状态下使足跖屈20°，测量两断端重合的长度。一般会重合1~2cm。切除重叠部分，再像处理新鲜跟腱断裂一样行端端缝合。

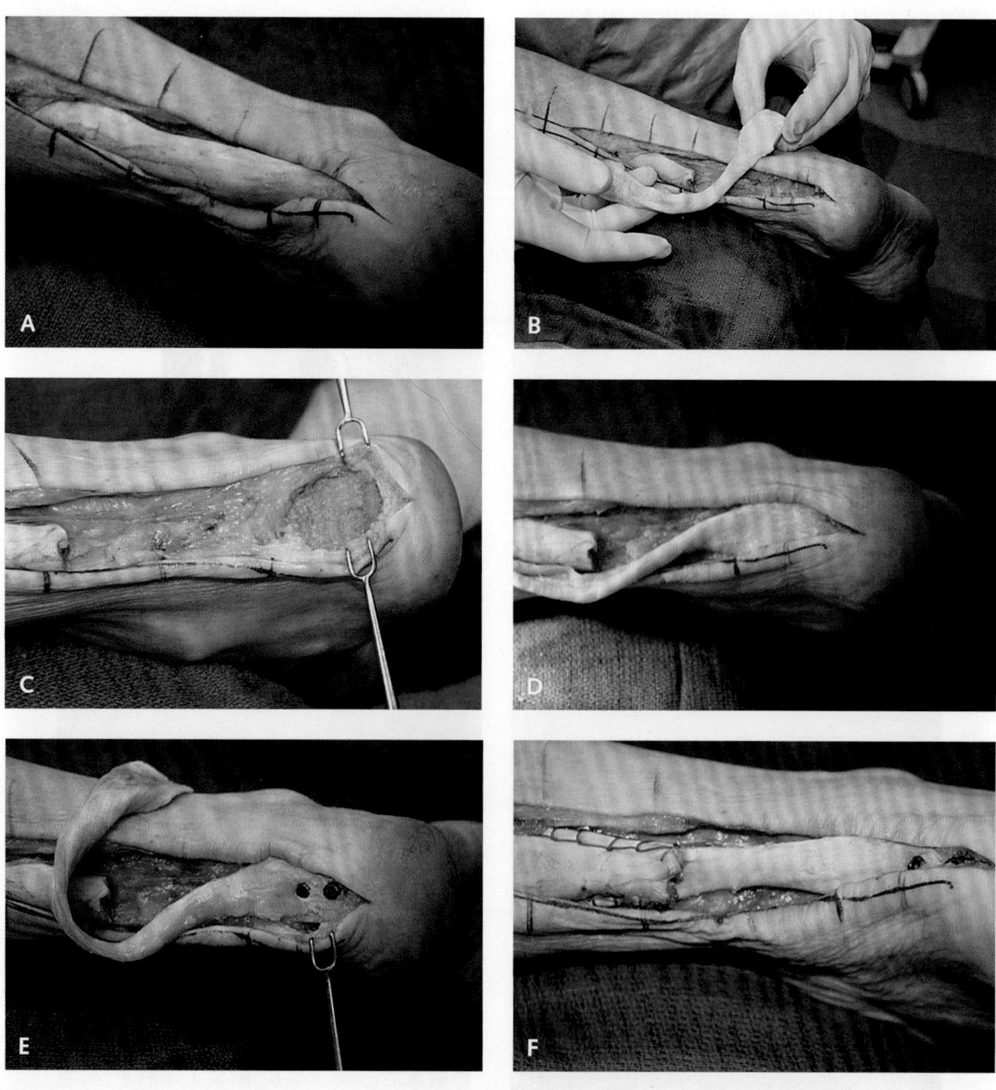

图21.21　患者29岁，准专业运动员，2年前跟腱断裂，当时予以非手术治疗，之后肌力严重减弱，运动功能受损。A. 术中未见有活力的跟腱组织。B. 切除病变跟腱。C-E. 用带跟骨的异体跟腱行重建手术。在跟骨上开骨槽以接受移植骨，用2枚螺钉固定。F. 在张力下缝合完成修复

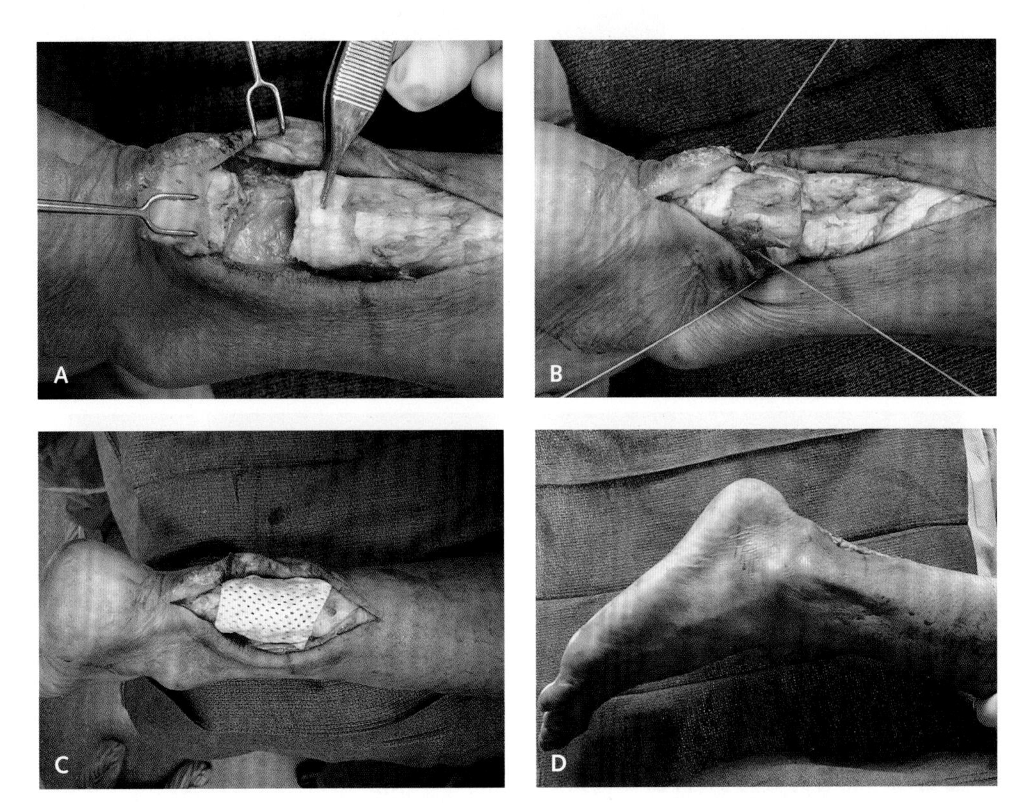

图 21.22 患者，男，31 岁，1 年前跟腱断裂修复术后感染，皮肤存在明显瘢痕，跟腱拉长且力量减弱。A–B. 为重建功能将跟腱短缩重叠缝合。C–D. 用生物材料覆盖修复处，整个修复在患足位于马蹄位保证跟腱张力的条件下进行。这例手术并不成功，术后再度发生感染，需要采用游离皮瓣修复创面及进一步手术治疗

修复的方法取决于缺损间隙的大小。通常，如果间隙小于 2cm，则将踝关节置于轻度马蹄位行跟腱端端缝合；如果间隙大小为 2~5cm，则行 V–Y 延长效果较好，有时可用踇长屈肌腱转位进行加强；如果间隙大于 5cm，需要考虑行肌腱移植，如果此时考虑采用 V–Y 延长进行修复，操作中会发生一定程度的肌肉撕裂，进而造成力量减弱，因此不建议采用 V–Y 延长的方法。计划行 V–Y 延长时要先测量两断端间隙，然后将此数值加倍将是肌腱推进需要达到的距离。V 形的底位于远端，尖端向近端延伸直到腱腹交界水平。注意切开时要从近端腱腹交界处 V 形顶点开始锐性切开腱膜而不破坏肌肉（图 21.23 和图 21.24；视频 21.9）。

如上文所述，如果断端间隙大于 5cm，则行单纯的 V–Y 延长可能不够，笔者习惯采用微创技术行异体肌腱移植（图 21.25）。术前行小腿部位 MRI 判断三头肌有无脂肪浸润萎缩。如果肌肉健康无脂肪浸润，则可行单纯的异体肌腱移植。如果存在脂肪浸润和肌肉萎缩，可联合应用踇长屈肌腱转位以加强移植的异体肌腱。虽然也可以联合应用腱瓣推进手术，但翻瓣手术会增加显露，进而导致瘢痕及感染的风险增加。笔者不认为这种手术有必要或者比异体腘绳肌腱移植更有优势。

患足在可拆卸的行走靴中固定于马蹄位 10 周左右，此间要在马蹄位下开始主动及被动的活动度训练，包括游泳。愈合过程中可能会出现伤口愈合问题，一旦出现，需要予以及时处理（图 21.26）。如果出现切口愈合不良，要尽量保持皮肤干燥，只有在创面结痂后，才不再需要担心切口愈合问题。伤口负压辅助闭合装置论对什么样的切口问题都有用。对于跟腱修复病例，游泳是一种很好的康复锻炼方式，可以在术后早期开始。跟腱修复或者重建术后 3~4 周，在确定切口愈合良好的情况下可开始游泳。其余物理治疗方案同新鲜跟腱断裂修复术后，只是时间上要较新鲜断裂修复术后的病例推迟 3 周，以保护重建的跟腱。

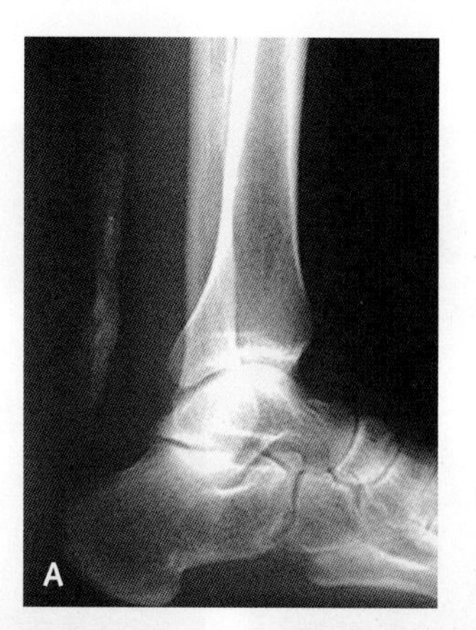

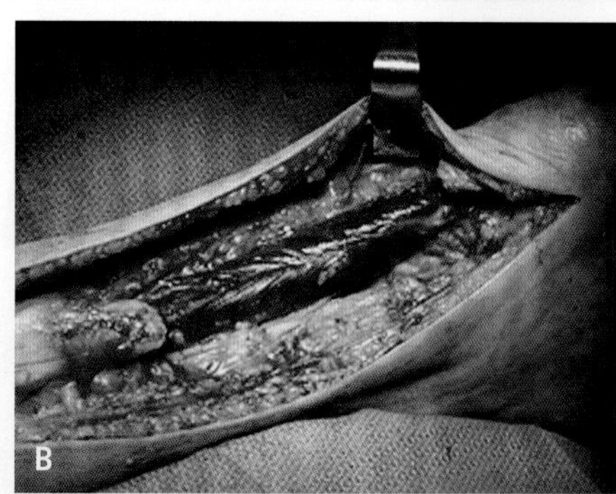

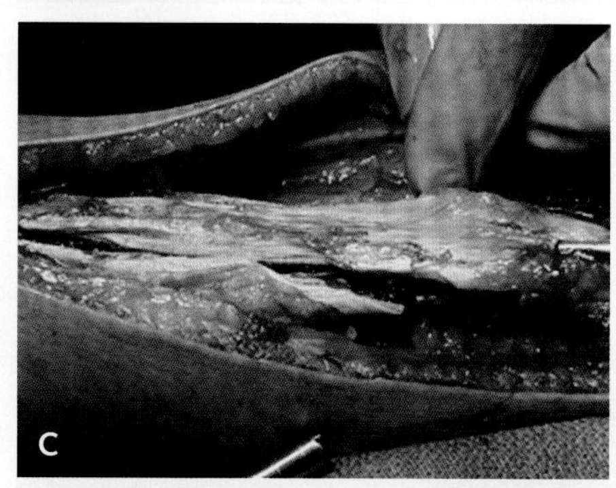

图 21.23 患者为 42 岁男性，20 年前跟腱断裂行非手术治疗，之后一直存在跟腱疼痛。A–B. 这种跟腱内的骨化一般不痛，这例患者虽然三头肌的推进力量很好，但在钙化处的肌腱有严重疼痛，遂予以切除。C. 患者三头肌的肌肉是好的。此处虽然可以单独用踇长屈肌腱移位，但是因为三头肌条件良好，故又加做了跟腱 V–Y 延长以增加重建的强度

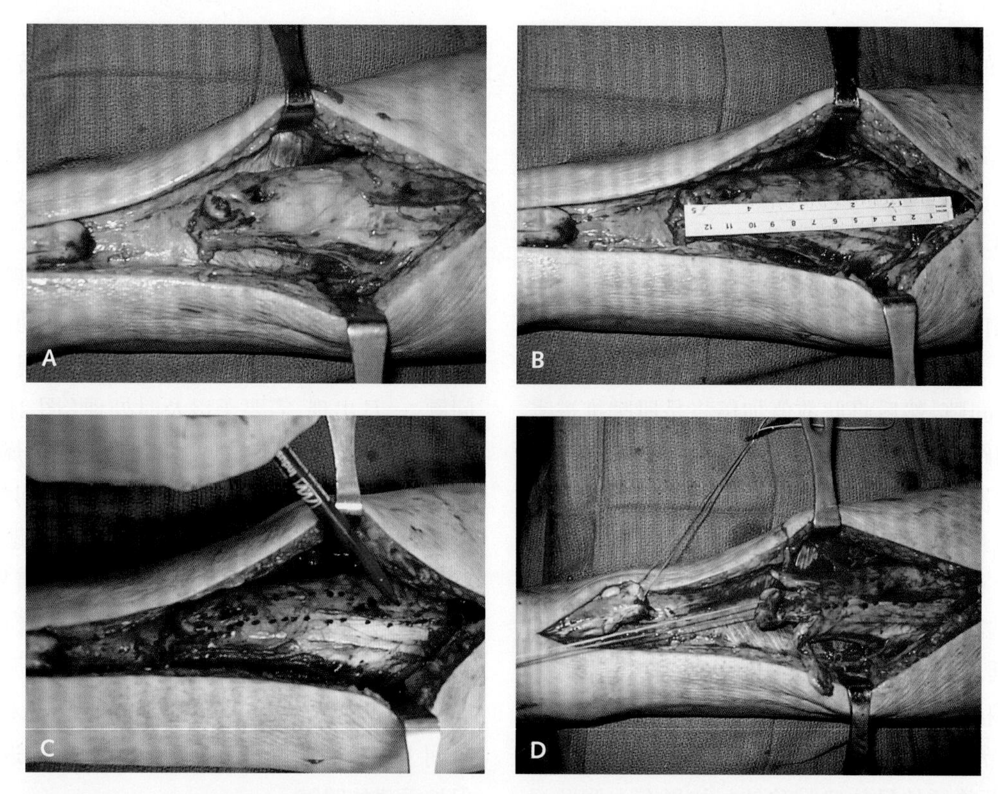

图 21.24 A–D. 患者为陈旧跟腱断裂，存在 4cm 间隙，用 V–Y 延长的方法从腱腹交界水平开始延长，然后将断端在张力下缝合

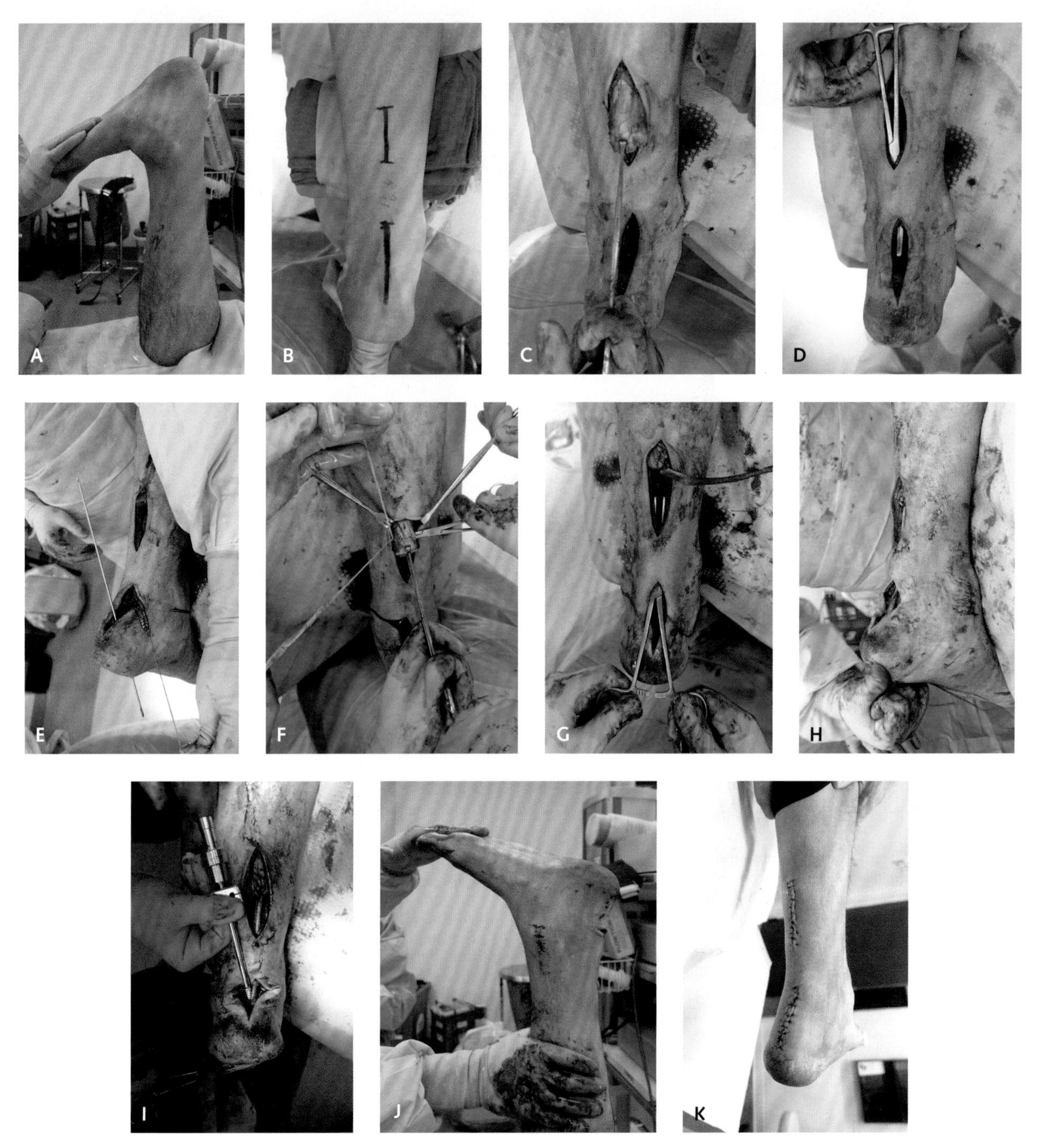

图 21.25　A. 跟腱断裂 1 年后踝关节存在明显的过度背伸。B. 为减小切口的并发症及移植物对切口的压力而采用两个小切口。C. 找到近端残端，清理无活力的纤维组织。D. 不必完全切除新生的肌腱，用长钳建立皮下隧道用来通过移植的异体半腱肌腱。E. 术前 MRI 检测显示腓肠肌萎缩伴有脂肪浸润，所以采用踇长屈肌腱移位来加强跟腱。F. 移植物在跟腱近端残端上方 2cm 穿过跟腱组织，确保两边肢体长度一致，用 0 号可吸收线缝合固定，再用 0 号线行 8 字缝合加强以防止移植肌腱将近端残端拉豁。G. 将移植肌腱在新的通道内从近端向远端穿出。H. 在踝关节跖屈 5° 位将踇长屈肌腱拉紧。I. 在踇长屈肌腱于跟骨的固定骨道后方再做另一个更偏后的异体肌腱通道，将移植的异体肌腱在踝关节跖屈 20° 下拉紧。J. 张力要求是，术中用力背伸踝关节时，足仍会被限制在马蹄位。K. 虽然会担心踝关节跖屈状态下肌腱拉得太紧，但术后移植物会逐渐被拉伸，所以患足会很容易恢复背伸中立位，此患者术后 2 周的踝关节恢复角度就是个很好的例子

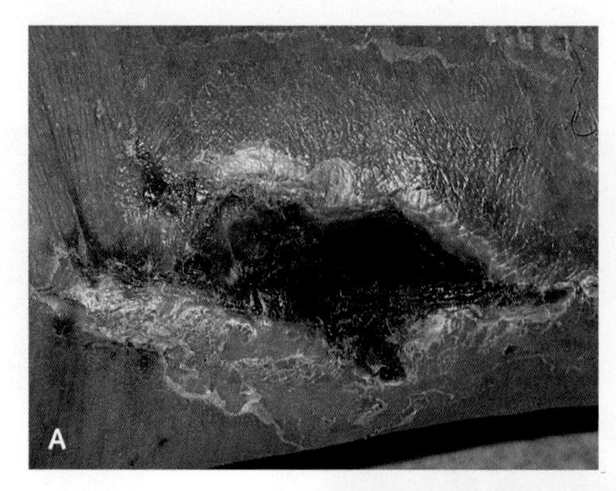

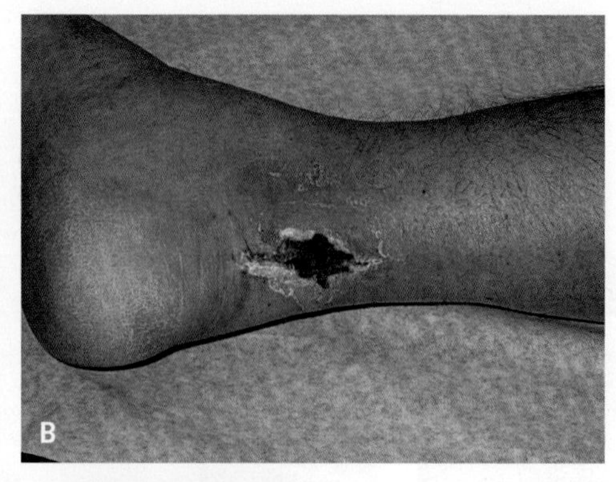

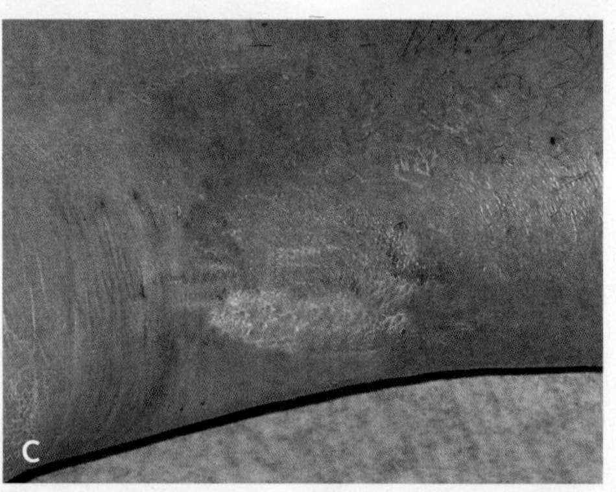

图 21.26 A–C. 急性断裂修复术后皮肤感染有焦痂，虽然这是一个闭合的伤口，但还是用了伤口负压吸引装置以减少渗出。7 周后焦痂才完全脱落

（李莹 译 李淑媛 校 张建中 审）

推荐阅读

Assal M, Jung M, Stern R, et al. Limited open repair of Achilles tendon ruptures: a technique with a new instrument and findings of a prospective multicenter study. *J Bone Joint Surg Am.* 2002;84-A:161–170.

El Shewy MT, El Barbary HM, Abdel-Ghani H. Repair of chronic rupture of the Achilles tendon using 2 intratendinous flaps from the proximal gastrocnemius-soleus complex. *Am J Sports Med.* 2009;37:1570–1577.

Feibel JB, Bernacki BL. A review of salvage procedures after failed Achilles tendon repair. *Foot Ankle Clin.* 2003;8:105–114.

Heckman DS, Gluck GS, Parekh SG. Tendon disorders of the foot and ankle, part 2: Achilles tendon disorders. *Am J Sports Med.* 2009;37:1223–1234.

Jarvinen TA, Kannus P, Paavola M, et al. Achilles tendon injuries. *Curr Opin Rheumatol.* 2001;13:150–155.

Kann JN, Myerson MS. Surgical management of chronic ruptures of the Achilles tendon. *Foot Ankle Clin.* 1997;2:535–545.

Krahe MA, Berlet GC. Achilles tendon ruptures, re-rupture with revision surgery, tendinosis, and insertional disease. *Foot Ankle Clin.* 2009;14:247–275.

Maffulli N, Kader D. Tendinopathy of tendo Achilles. *J Bone Joint Surg Br.* 2002;84:1–8.

Mandelbaum BR, Myerson MS, Forster R. Achilles tendon ruptures: a new method of repair, early range of motion, and functional rehabilitation. *Am J Sports Med.* 1995;23:392–395.

Myerson MS. Achilles tendon ruptures. *Instr Course Lect.* 1999;48:219–230.

Myerson MS, McGarvey W. Disorders of the insertion of the Achilles tendon and Achilles tendinitis. *J Bone Joint Surg.* 1998;12:1814–1824.

Paavola M, Kannus P, Jarvinen TA, et al. Achilles tendinopathy. *J Bone Joint Surg Am.* 2002;84-A:2062–2076.

第 22 章 胫前肌腱断裂

指征

胫前肌腱断裂通常发生于老年人，退变的肌腱在伸肌支持带下方受到摩擦导致断裂。不过创伤也可以导致肌腱断裂，这种情况经常发生于肌腱的止点部位。肌腱在断裂后经常发生不同程度的回缩。通常在支持带远端会留有一小段残端，近端会回缩 2~10cm。治疗的选择包括端端缝合、踇长伸肌腱移位、断端之间肌腱移植和胫前肌腱近端 V-Y 延长。具体选择哪种方法取决于肢体的力量、是否存在马蹄足畸形、胫前肌腱断裂后有无继发的爪状趾畸形或其他的足部畸形。重要的是在漏诊非常常见的情况下，胫前肌腱的质量决定治疗的结果。通常，病人不会就诊得很及时，这给端端缝合及肌腱止点再固定带来了困难。患者最常见的主诉是踝前有一个无痛的包块或者是轻度的足下垂（图 22.1 和图 22.2）。

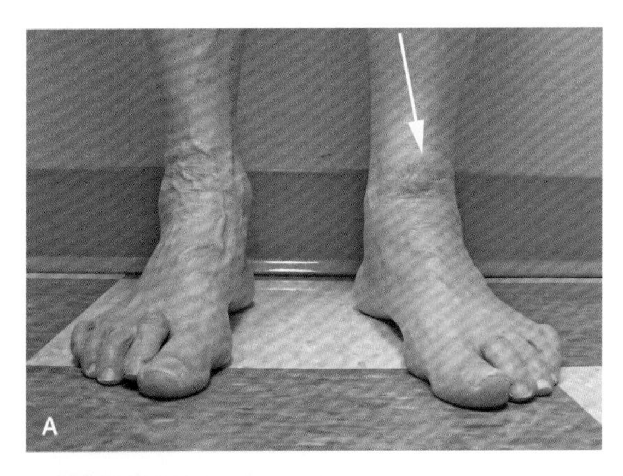

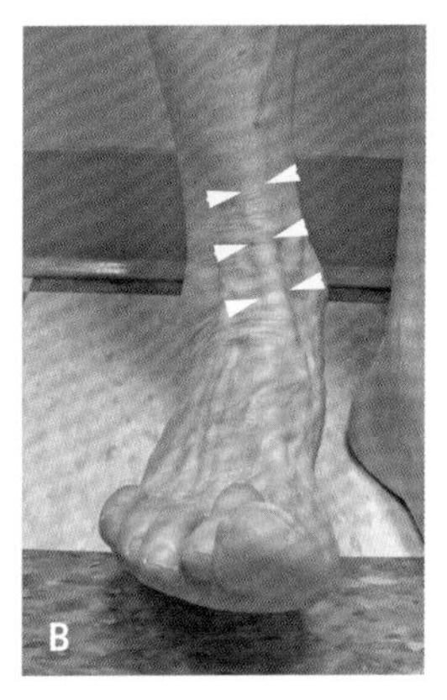

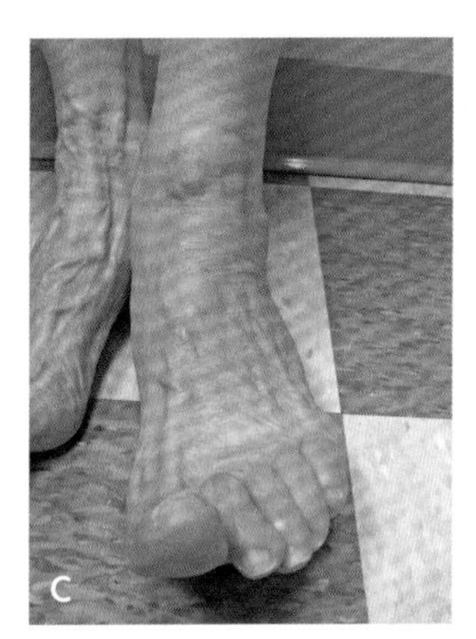

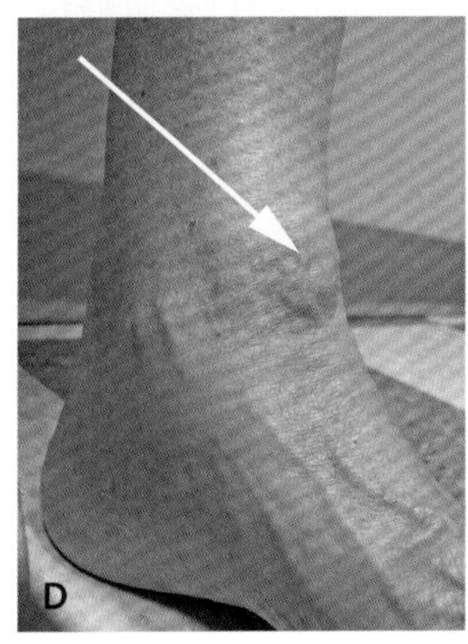

图 22.1 A. 患者诉踝关节前方存在无痛包块，无垂足及疼痛（长箭头所示）。B. 健侧踝关节背伸时胫前肌腱紧张清晰可见（三角箭头所示）。C. 患侧踝关节背伸时，包块更加明显，并可见伸趾肌腱代偿性用力。D. 胫前肌腱近端残端（无痛性包块）在斜位更容易看清楚（长箭头所示）

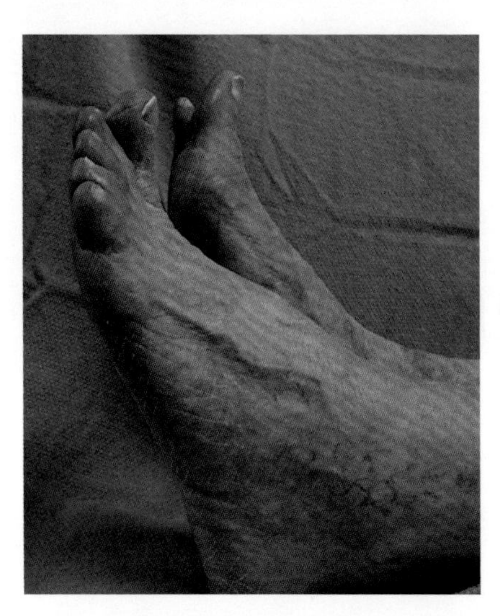

图 22.2 除了背伸功能受损，患者可能会表现垂足。这个表现可能比腓神经损伤时表现得轻微，胫前肌腱断裂的患者通常除了不能跑步之外仅表现为在步态相中足着地时间延长

我们偶尔需要做踝部的 MRI 以确定肌腱断裂及回缩的程度。然而，对于慢性断裂来讲更重要的是做小腿部位的 MRI。如果见到脂肪的浸润及肌肉萎缩，需警惕肌腱修复或肌腱移植失败的可能，这种情况下需要做肌腱（踇长伸肌腱或踇长伸肌腱联合趾长伸肌腱）转位。即使诊断及时，肌腱也经常有一定程度退变。因为存在肌腱断端的磨损及回缩，所以通常有必要行肌腱修复的加强。伴有马蹄畸形时，应进一步判断畸形是由单独的腓肠肌挛缩造成还是跟腱挛缩造成，以便在行胫前肌腱重建的同时选择行相应的后方腓肠肌腱膜或者跟腱延长术。因为大多数病例中胫前肌腱断裂是退变性的而不是创伤性的，如果患侧踝关节不能达到 10° 的背伸，通常要进行腓肠肌腱膜松解。虽然既往大家习惯用硬的足踝支具来保守治疗胫前肌腱断裂，但手术治疗的效果被认为对于各个年龄阶段的患者效果更好，所以除非有手术禁忌，否则建议行手术重建。

止点部位断裂的治疗

在止点部位发生的断裂，如果肌腱回缩程度较小，将止点重建到内侧楔骨比较理想。标记好胫前肌腱的走行及近端回缩的程度。切开胫前肌腱腱鞘，但不要将腱鞘全长完全切开，以防止出现弓弦效应。找到近端断端，将其用 0 号不可吸收线做锁边缝合。在远端找到内侧楔骨，将两枚锚钉与楔骨内缘以 90° 拧入以增加抗拔出力。用 3.5mm 锚钉（金属或复合生物材料）或 1.6mm 全缝合锚钉较为合适。笔者推荐用 3.5mm 缝合锚钉垂直拧入内侧楔骨。在踝关节背伸位固定肌腱以确保获得合适的张力。当内侧骨质有撕脱骨折不能固定锚钉时，可以从内向外打孔用袢接骨板固定在内侧楔骨的外侧提供足够的固定力。用 0 号可吸收线缝合完成肌腱与周围软组织的固定（图 22.3）。

还有一个选择是把肌腱固定到舟骨上，在肌腱有轻微的回缩其长度不够用于固定于内侧楔骨上的情况下，这种方法非常有用。在中足背侧做一个 2cm 的切口找到胫前肌腱残端，经皮在舟骨做小切口，拧入一个缝合锚钉，透视下确认缝合锚钉位置合适。将固定于近端肌腱残端的牵引线经皮穿到缝合锚钉的切口处并拉出，再将缝合锚钉所带的尾线经皮穿到近端长切口，通过远端小切口将肌腱拉紧调节好张力，然后在近端切口内将缝合锚钉的尾线缝合固定到近端肌腱上（图 22.4）。

在陈旧性胫前肌腱断裂的病例中，如踇长伸肌腱及趾长伸肌腱因为过度代偿使用而造成踇趾爪状趾畸形，可以行踇趾趾间关节融合术（图 22.5），然后转移踇长伸肌腱以加强修复的胫前肌腱。在这种情况下很适合使用肌腱移植术，但是也可以考虑先修复胫前肌腱然后用踇长伸肌腱固定术加强修复。无论用什么方法，最后都需要把踝关节放到至少背伸 10° 的位置。

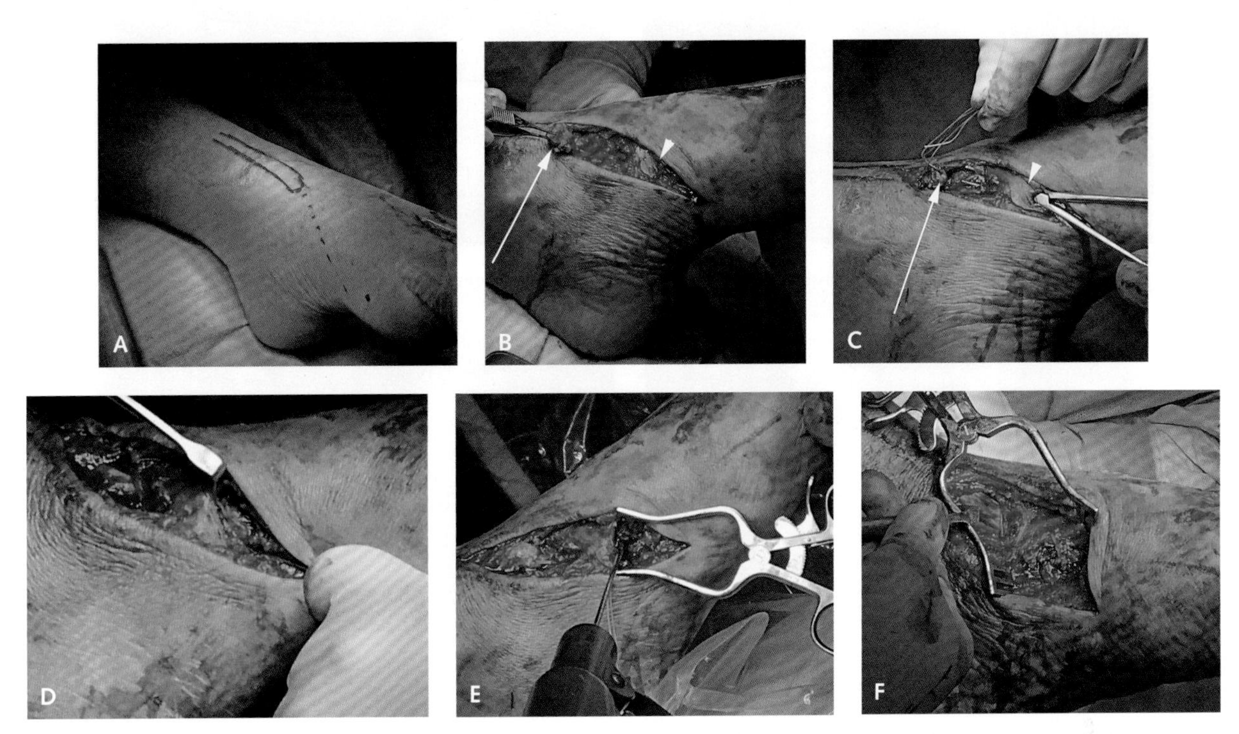

图 22.3 A. 标示的切口从近端残端指向内侧楔骨。B. 找到胫前肌腱的残端(长箭头所示),同时注意保留一部分伸肌支持带以达到解剖修复目的(三角箭头所示)。C. 对肌腱近端行锁边缝合(长箭头所示),将牵引线通过腱鞘下方(三角箭头所示)穿到远端。D. 通过牵拉缝线,很容易将肌腱牵拉到解剖位置。E. 缝合锚钉的方向与内侧楔骨表面呈 90°,以增加抗拔出力。F. 最后可见肌腱在腱鞘内沿内侧楔骨表面恢复到正常解剖位置

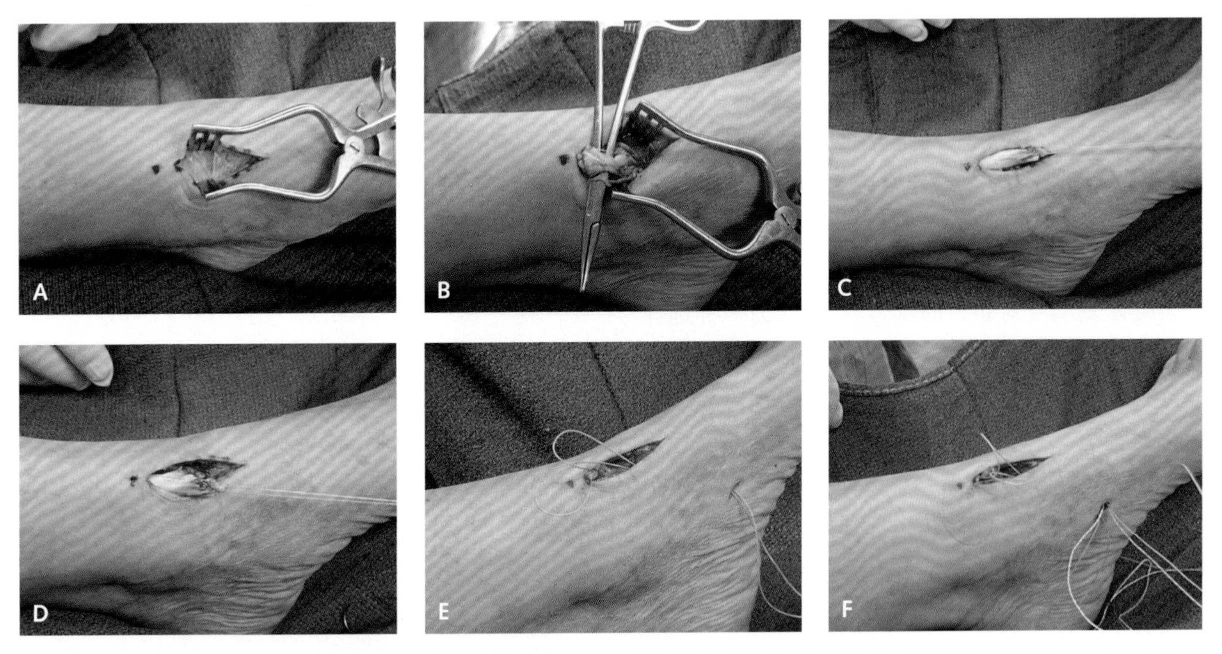

图 22.4 A–B. 胫前肌腱急性断裂,残留的近端长度有限,不能拉到内侧楔骨,但又没有必要做肌腱移植。C–F. 先在肌腱近端残端缝好牵引线,然后在舟骨内侧做小切口打入缝合锚钉,经皮下将肌腱残端拉出舟骨表面小切口,牵拉到合适张力后与舟骨固定

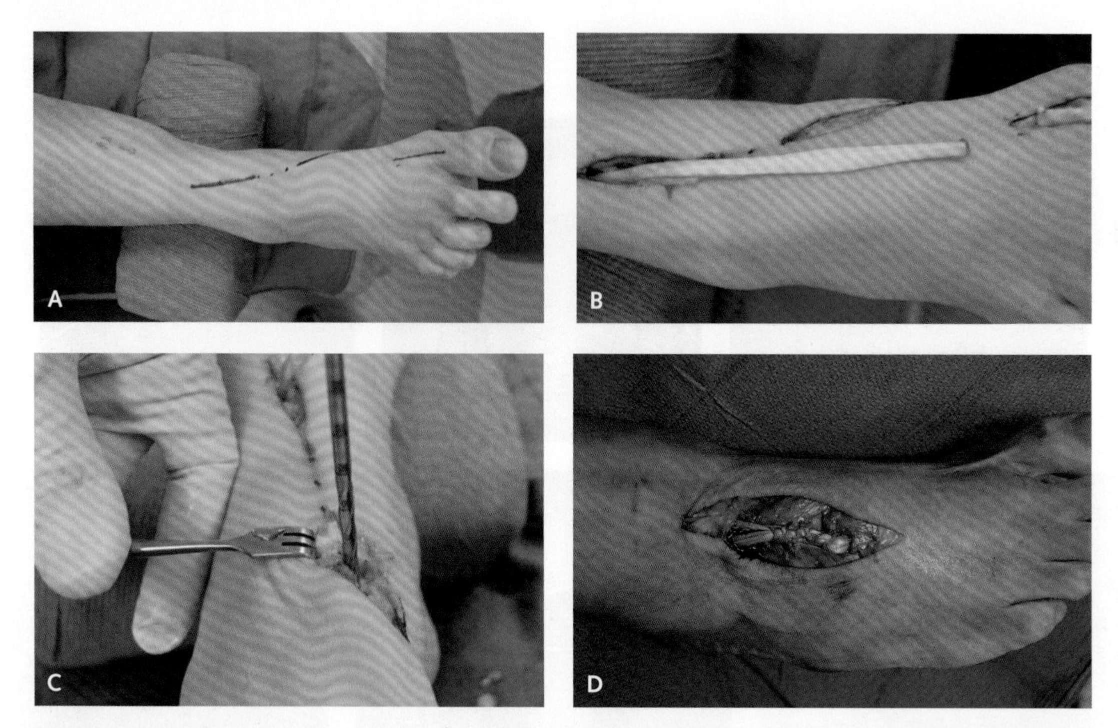

图 22.5 此例陈旧性胫前肌腱断裂病例，MRI 显示胫前肌肌腹质量不好，因此需要进行踇长伸肌腱转位。A. 注意切口的位置，最好比胫前肌腱走行位置偏外一些。B. 切取踇长伸肌腱时将其远端保留一定的长度以便于与踇短伸肌腱行侧侧吻合，在切口近端操作时必须保证保护踇短伸肌腱的完整性。C. 垂直钻取两个互相垂直的 4.5mm 骨隧道，将踇长伸肌腱依次穿过骨隧道后与胫前肌腱近端残端缝合。D. 这是另一个病例，因为存在踇长伸肌腱与趾长伸肌腱过度代偿使用的情况，因此导致踇趾及外侧足趾均出现爪状趾畸形，将踇长伸肌腱及趾长伸肌腱转移到足中部以加强背伸力量，并行踇趾趾间关节融合及外侧足趾趾间关节融合

非止点性胫前肌腱断裂的治疗

不论采用什么方法，由于修复后的胫前肌腱有一定张力，因而都会存在切口裂开的风险。修复肌腱后，伸肌支持带经常会有缺损，较难缝合修复，且修复后肌腱存在较大的张力会对皮肤造成压迫，所以，切口要设计在肌腱的外侧，掀开皮瓣修复肌腱，这样缝合后的肌腱不会直接位于切口正下方（图 22.6）。尽管仍不可避免弓弦作用，但至少避免了肌腱修复本身对切口的压力。此外，另一种选择是采用保留伸肌支持带的双切口技术。这种技术更适合肌腱移植或肌腱转位，可以减少弓弦作用，进而减小对前方切口造成的压力（图 22.7）。进行直接手术修复时，应尽力保留一小段伸肌支持带，但这很难做到，所以建议用偏外侧的切口。另一个出现的问题是拉紧缝合胫前肌腱后不可避免会使足产生轻度的旋后，这在术中及术后早期并不是个问题，但在术后的恢复和康复过程中需要密切关注足位置的恢复。有时在行肌腱修复的同时可能需要做跟腱延长或腓肠肌腱膜松解，以获得充分的背伸并矫正足的位置。修复必须在肌腱低张力的情况下完成，术后要能达到至少 10° 的主动背伸且阻力不大。术后即刻开始用硬的支具或石膏维持踝关节位置以减小修复处的张力。

直接修复肌腱时，切口在足中间胫前肌腱外侧至少 1cm，切开皮下显露并保护腓浅神经。向内侧拉开皮肤，纵向切开伸肌支持带显露胫前肌腱。视断裂的时间，肌腱的两侧断端会有不同程度磨损及纤维化。通常，需要向远端切开伸肌支持带以找到肌腱残端。用 2 号线缝住近端残端并向远端牵拉，术中至少要最大限度牵拉 10 分钟以判断肌肉活动

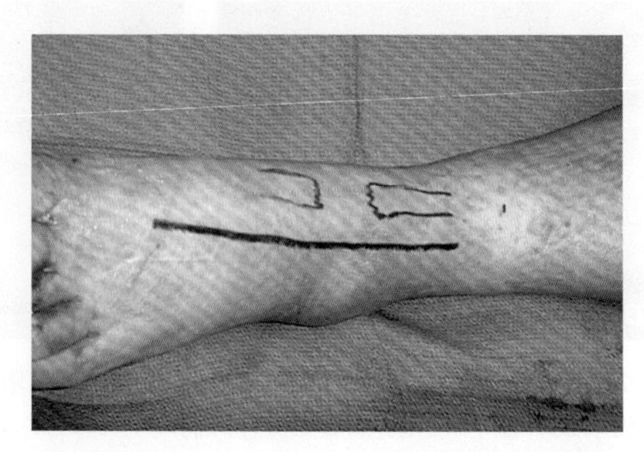

图 22.6 注意切口设计于胫前肌腱外侧，这样缝合后切口张力较小

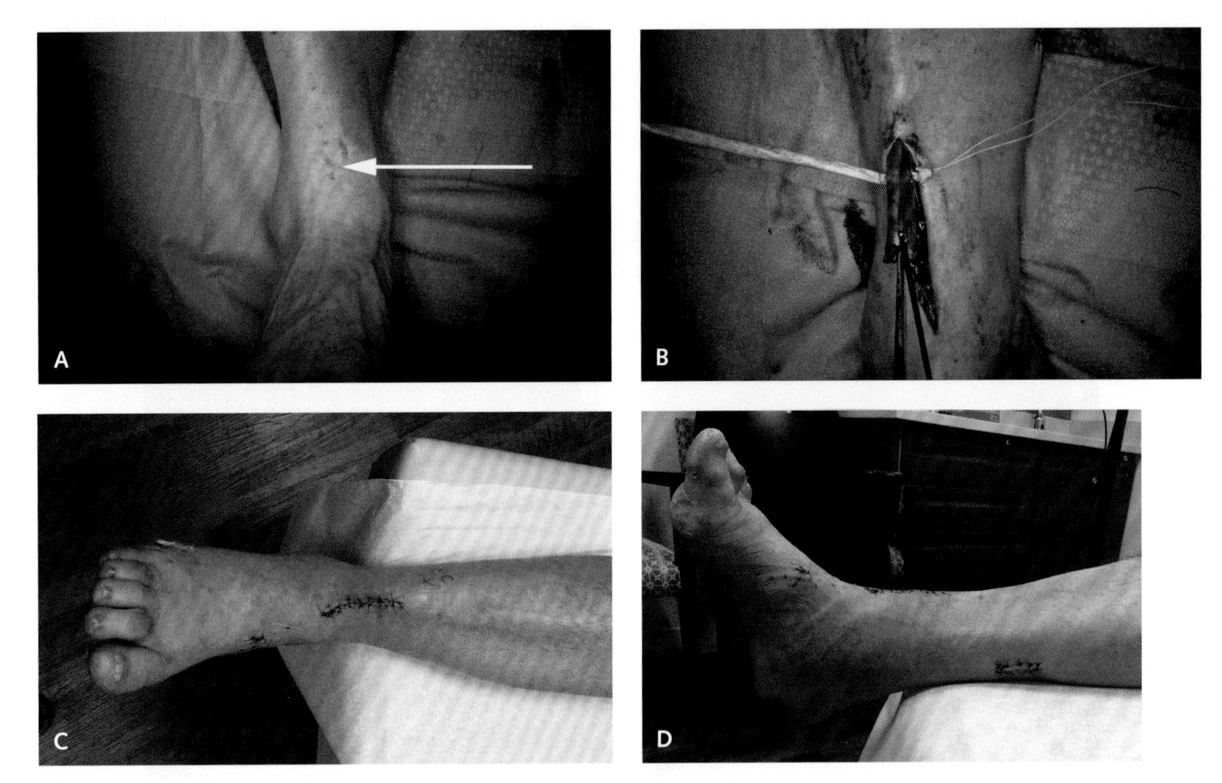

图 22.7　A. 胫前肌腱非创伤性断裂，表现为足下垂，注意断裂的近端位置（长箭头所示）。B. 选用异体肌腱行重建手术，在近端切口将移植肌腱横穿过近端残端然后固定。C. 将移植肌腱远端从伸肌下支持带下方穿过，于支持带远端抽出，不损伤皮桥，用肌腱固定螺钉将移植肌腱固定在内侧楔骨较为方便，这种技术可以保留较大的皮桥。D. 保留伸肌支持带可以减少弓弦作用

度，并通过拉伸延展肌腱和腱腹交界处获得一定的肌腱延长。修复的要点是获得合适的张力，术中一定要对肌腱行充分的拉伸，否则术后会出现肌肉拉长、背伸无力及一定程度的足下垂。

如果需要做䠀长伸肌腱转位及趾间关节融合，应先做趾间关节融合，然后在远端切断䠀长伸肌腱，从近端靠近胫前肌腱止点部位将切断的䠀长伸肌腱抽出，其长度通常足够反折后与胫前肌腱近端残端缝合，然后往远端拉紧䠀长伸肌腱，将其与胫前肌腱远端残端缝合或以缝合锚定在内侧楔骨上（图 22.5）。也可以在内侧楔骨背侧及内侧钻两个相互垂直的 4.5mm 骨隧道，将䠀长伸肌腱穿过隧道固定。䠀长伸肌腱的长度足够反折回来与胫前肌腱近端残端缝合，这样可以同时有两束肌腱起到加强替代作用。如果不想反折缝合，可以仅用挤压螺钉将䠀长伸肌腱固定到内侧楔骨，其效果也很可靠。通常不建议切取健康的䠀长伸肌腱替代胫前肌腱，䠀长伸肌腱转位仅用在䠀趾存在长期的爪状趾畸形，或者胫前肌 MRI 表现有脂肪浸润，或者胫前肌粘连在小腿远端瘢痕里，或没有其他肌腱可供选择时（视频 22.1）。

跟腱修复时所用的翻转腱瓣缝合方法不适用于修复胫前肌腱，因为后者在小腿远端和踝水平的尺寸较细。如果肌腱近端及肌腹较健康，可以考虑行 V–Y 延长的方法，这时，切口要向近端延长 8cm 以显露腱腹交界处。要采用标准的 V–Y 方法，清理肌腱残端后，延长长度为断端间距的两倍。设计一个长 V 形，延长尖端在肌腱的近端腱腹交界处，V 形的基底靠近近端肌腱断端。对于陈旧的断裂，要清理肌腱残端至健康的腱组织，所以一定要明确残留肌腱的实际长度。清理肌腱残端后用缝置牵引线，将 V 形牵拉到合适的长度，用 2–0 尼龙线连续缝合 V–Y 两臂，后将足置于最大限度的背伸位，完成近端残端与远端残端或止点的修复。采用自体或异体肌腱做移植肌腱时，需要的切口较 V–Y 延长术的切口小很多，所以 V–Y 延长法只用于没有移植肌腱可用的情况。

如果是陈旧性的断裂，肌腱远端的质量通常不好故无法用来缝合修复，此时行肌腱移植很有用。但做肌腱移植之前必须确认胫前肌的肌腹本身是健康的，且肌腱与小腿无粘连，以便移植的肌腱有较好的滑动度（视频 22.2 和视频 22.3）。如果需要桥接两断端之间的间隙，通常可以使用异体腘绳肌腱（图 22.8 和图 22.9）。如上文所述，在陈旧性肌腱

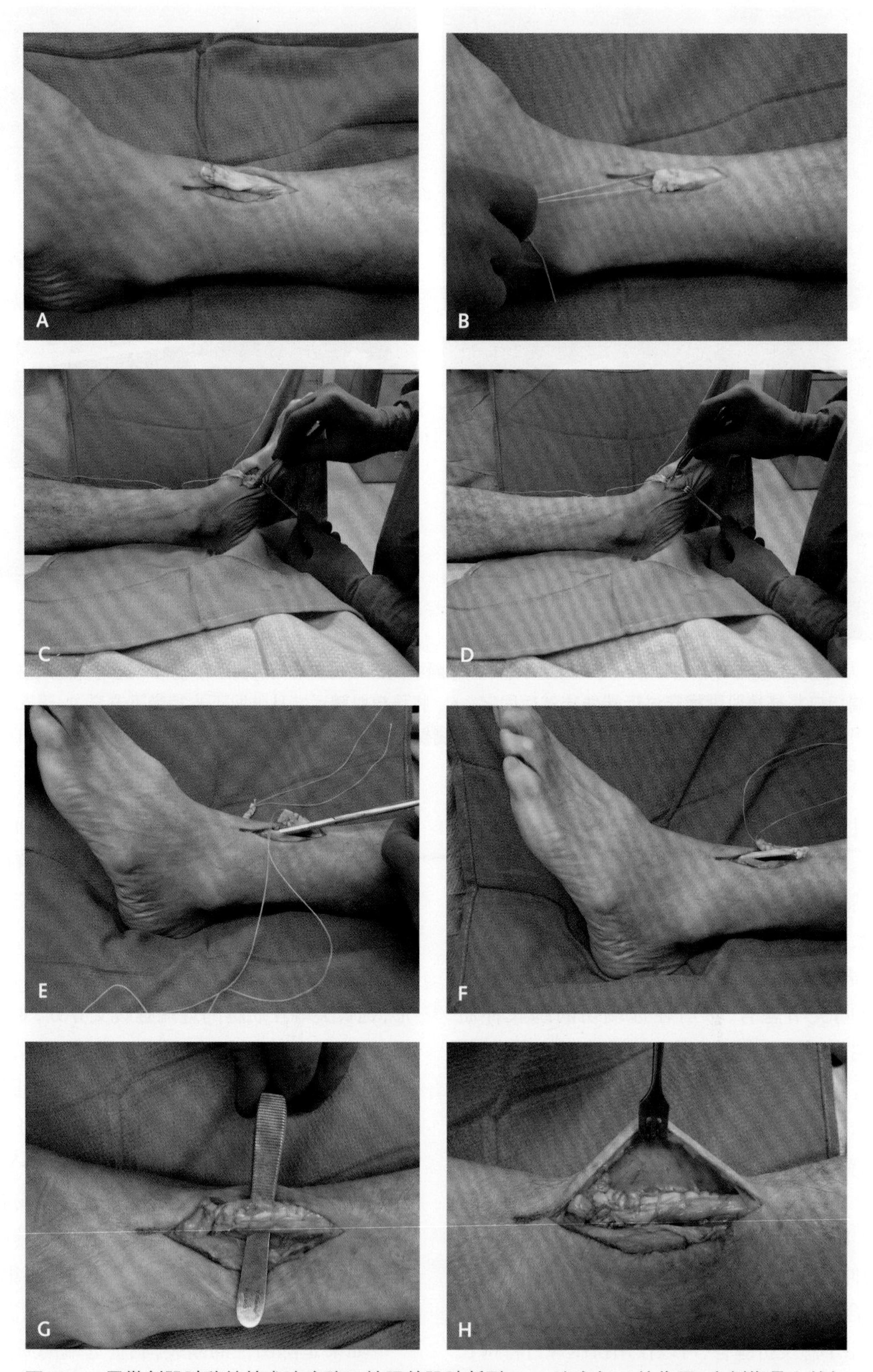

图 22.8 用微创肌腱移植技术治疗陈旧性胫前肌腱断裂。A. 注意切口的位置，内侧楔骨上的切口还可以做得更小。B. 切开伸肌支持带，由于断端与伸肌支持带粘连，故不能明确分辨胫前肌腱。C. 切开伸肌支持带，清理粘连后可以看清肌腱残端。D. 在内侧楔骨上方做切口，在透视下定位骨的中心，剥离上方组织以便将移植肌腱更好地固定在内侧楔骨。E. 在透视下将缝合锚钉拧入内侧楔骨。F. 固定移植的肌腱，劈开远端残端将其覆盖在移植肌腱上并与之做缝合。G. 此病例中肌腱从皮下穿过，理想的话应将肌腱从伸肌支持带下方穿过，但此病例瘢痕组织太多无法实现。H. 要将肌腱固定到合适的张力，即胫前肌腱处于休息位的张力，但不能更紧

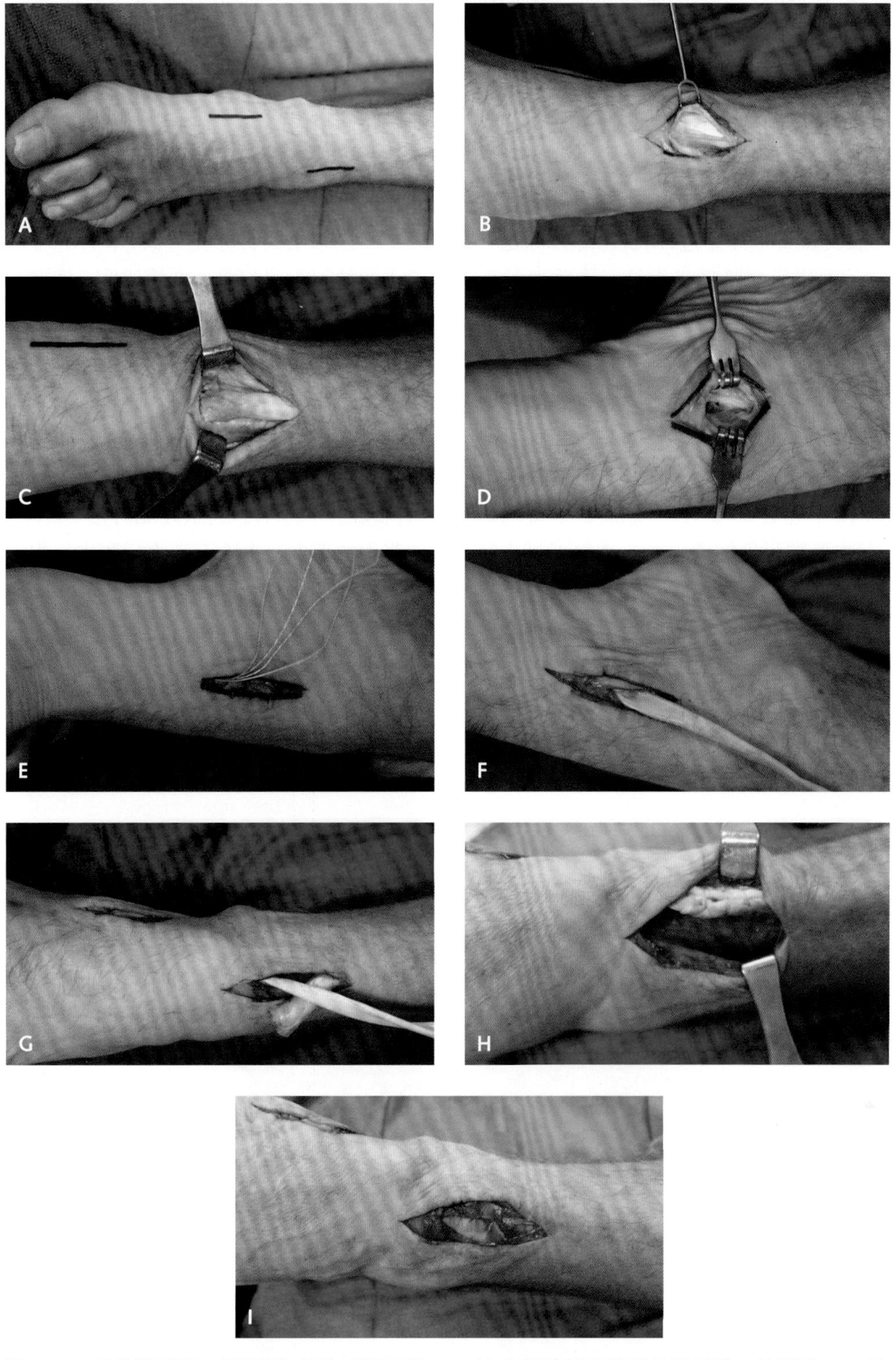

图 22.9 胫前肌腱陈旧性断裂，具体时间不详。A. 注意断端的圆钝形状提示陈旧性断裂。B. 清理近端断端至新鲜肌腱组织，用粗 2 号缝线缝合肌腱残端以便牵引。C. 先在远端通过一个小切口将移植肌腱固定到内侧楔骨，劈开原胫前肌腱远端残端，打入缝合锚钉。D. 用劈开的胫前肌腱远端残端覆盖移植肌腱止点，并做缝合以加强远端的修复。E. 在伸肌支持带下方钳夹住固定在移植肌腱近端的牵引线，将移植肌腱于伸肌支持带下方自远端拉向近端。F. 同时牵引拉拢胫前肌腱近端残端与移植肌腱远端，使其达到合适的张力。G. 将移植肌腱近端编织穿过胫前肌腱，然后与胫前肌腱做侧侧缝合。H. 注意向背侧牵开的皮瓣提示有足够的皮瓣覆盖，可以保证切口在无张力下缝合。I. 修复伸肌支持带很重要，可以防止弓弦作用从而减少皮肤愈合的问题

断裂不适合做直接缝合修复时，采用双切口进行肌腱移植或转位，切口需位于胫前肌腱外侧或内侧以便减少皮肤张力。找到近端的肌腱，切除瘢痕及新生组织至健康的肌腱组织。可以用自体或异体的半腱肌肌腱，将移植肌腱自断端近端2cm处横穿胫前肌腱，然后往远端编织穿过胫前肌腱到达近端残端，再用0号线将其与残端做缝合固定。将重建的肌腱从残留的伸肌支持带下方穿过，用挤压螺钉固定在内侧楔骨上。重建后的肌腱张力是一个重要的问题，要将足部放在轻度的背伸位，在张力最大位置固定肌腱。这种技术弃用远端残端，单独依靠移植肌腱来重建胫前肌腱（视频22.4）。早期发现的新鲜肌腱断裂处理起来比有肌腱回缩的陈旧性病例容易得多。肌腱断裂2周后残端有新生组织使直接修复可行。图22.10中患者66岁，胫前肌腱断裂2周后行修复术，探查肌腱可见轻微出血。透视下打入缝合锚钉。如上文所述，胫前肌腱断裂经常出现在老年患者，且常见肌腱退行性改变。如果肌腱本身健康，则不需要行加强、肌腱转位或移植（图22.11）。如果只有轻微的挛缩但肌腱长度不够将其固定到内侧楔骨，则可以将肌腱固定到舟骨，这对于合并平足的患者尤其有帮助，见图22.12。如该图所示，用一个偏内侧的切口，切口不直接位于肌腱上方，以减少修复后肌腱的弓弦作用对皮肤切口的压力。术后足处于旋后位，类似改良的Young术式，这是因为胫前肌腱拉起了内侧纵弓。

术后处理

不论采用何种修复方式，术后均需要将足部固定于背伸10°，最好是20°的位置。管型石膏比夹板或石膏托固定更为可靠，打好管型后在术后恢复室把石膏背侧从中间劈开。一旦切口允许，一般为术后2周，患者就既可以开始带石膏负重，也可以使用带限制跖屈活动的行走靴活动。8周之内禁止跖屈超过中立位。笔者建议术后6周再换成行走靴，之后持续应用6周行走靴，睡觉时也要使用，以防止背伸张力的丢失。去除石膏之后要进行积极的康复训练以恢复肌肉的力量。术后12周可以穿运动鞋并停止使用夜间支具。恢复运动及主观感觉正常的步态大约需要6~9个月。即使修复或重建效果满意，患者也可能会感到持续的力量减弱，这在术前要向患者交代清楚，以使其对手术有一个合理的预期。

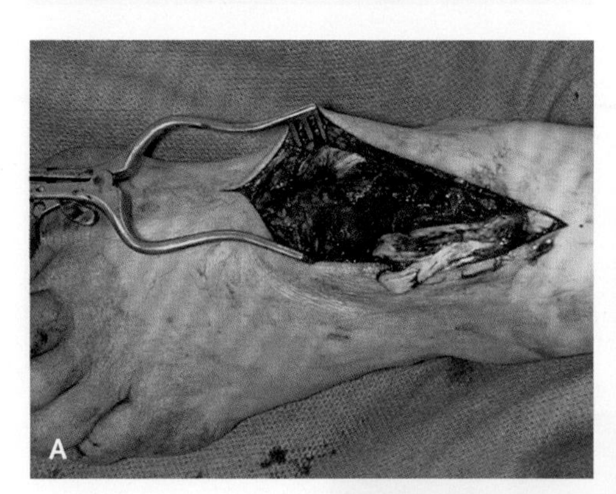

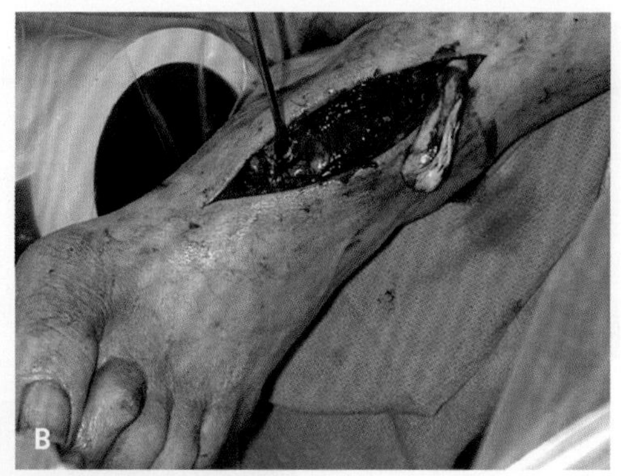

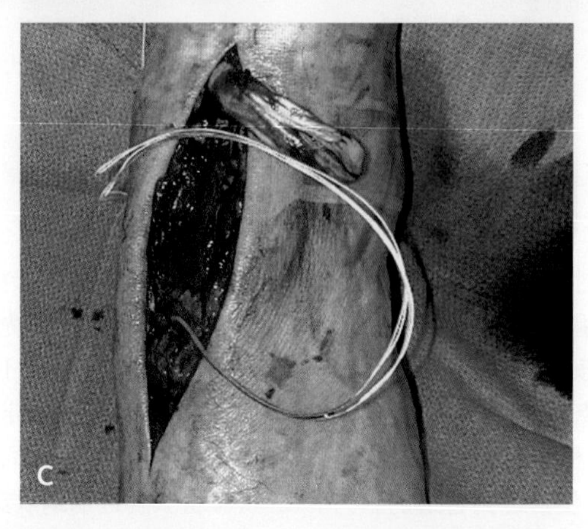

图22.10 68岁男性，胫前肌腱自发断裂7周。A. 注意近端肌腱的纵向劈裂及回缩。B–C. 透视下定位内侧楔骨，拧入缝合锚钉，将肌腱直接修复固定到楔骨上

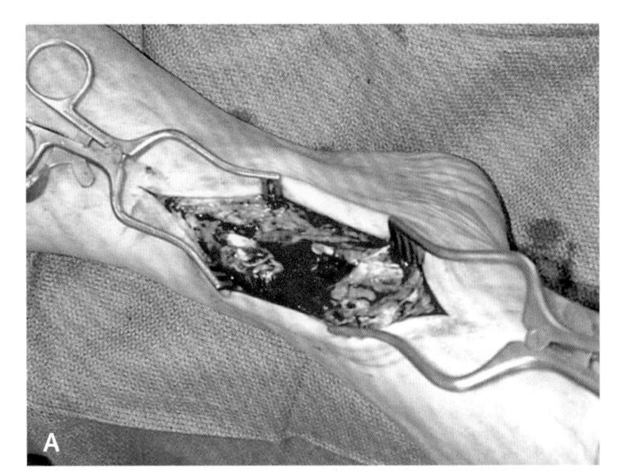

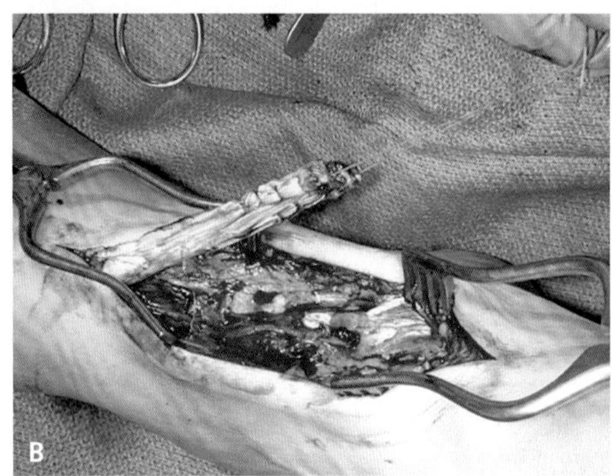

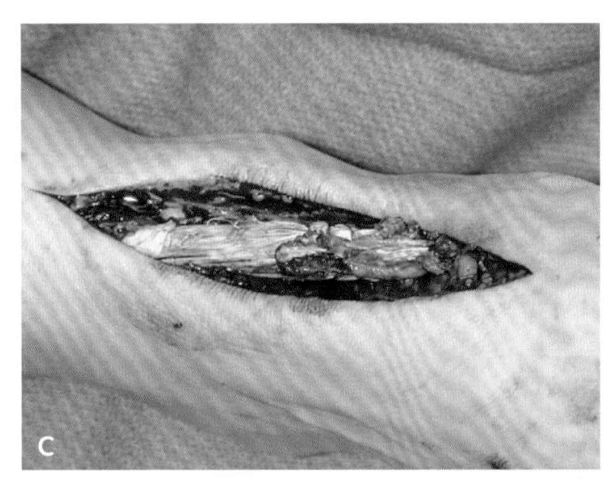

图 22.11　患者 57 岁，胫前肌腱新鲜断裂，1 周内行手术治疗。A. 虽然可见肌腱存在一定程度的退变，但近端残端没有明显的回缩。B–C. 行端端缝合，不需要做加强修复

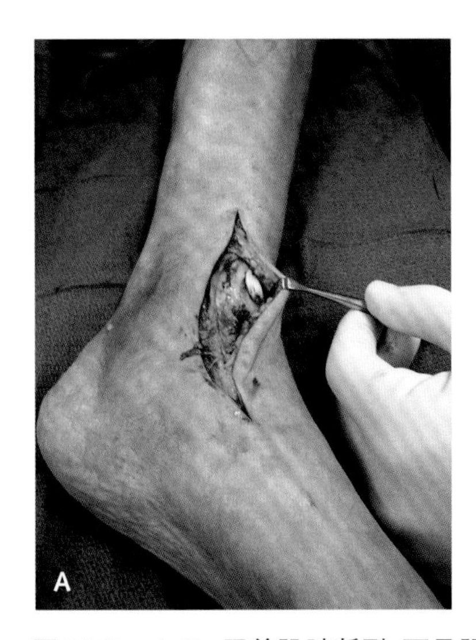

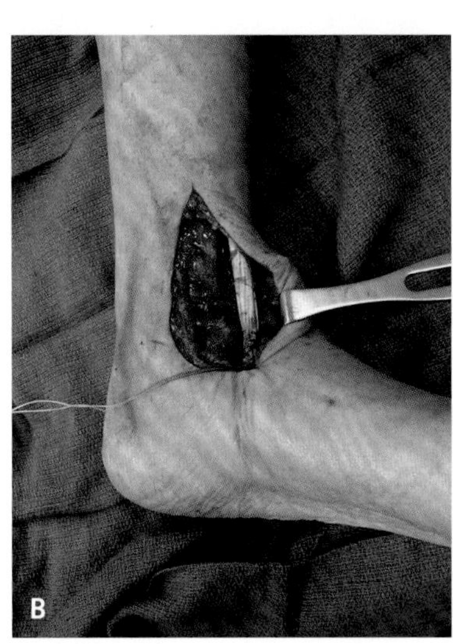

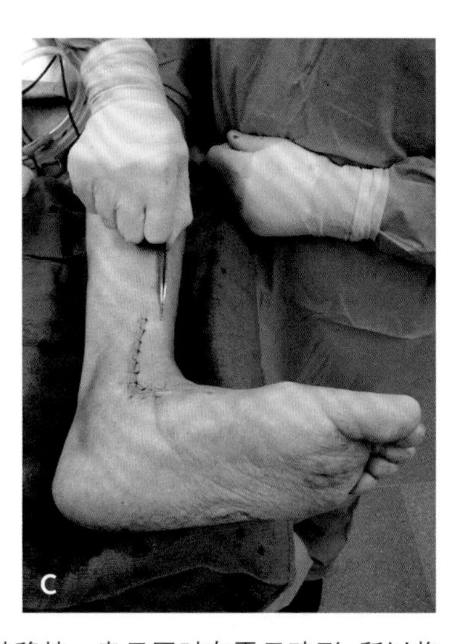

图 22.12　A–B. 胫前肌腱断裂，可见肌腱回缩，但回缩不大，尚不需要行肌腱移植。患足同时有平足畸形，所以将肌腱固定到舟骨上，即改良的 Young 术式，同时有加强内侧纵弓的作用。注意切口偏内侧，不直接位于胫前肌腱上。C. 术后足处于旋后位

技术、技巧和注意事项

- 磁共振成像(magnetic resonance imaging, MRI)对于定位肌腱残端很有帮助,可帮助选择重建的术式(图 22.13)。而且,如前所述,在陈旧性肌腱断裂的病例中用小腿的 MRI 来判断肌肉的状况,可能比判断肌腱在足踝部的断裂更为有用。
- 行双侧肢体对比检查,注意查看足下垂情况,这使得胫前肌腱断裂的诊断更为容易(图 22.2)。
- 需要采用大切口进行显露时,要在胫前肌腱走行外侧至少 1cm 处做皮肤切口,以防止术后皮肤张力大而出现切口愈合问题。
- 行异体肌腱移植或踇长伸肌腱转位手术时,建议应用双切口技术并保留伸肌下支持带,这可以避免修复后肌腱产生弓弦作用,从而减少前方皮肤的张力。
- 最好将胫前肌腱重建到楔骨,如果做不到,也可以将其固定到舟骨。
- 当胫前肌肌腹条件较好时,可以采用肌腱移植的方法处理大的肌腱缺损。如果肌肉有明显的纤维化或脂肪化而不适合做肌腱移植时,可以用邻近的肌腱比如踇长伸肌腱做肌腱转位。

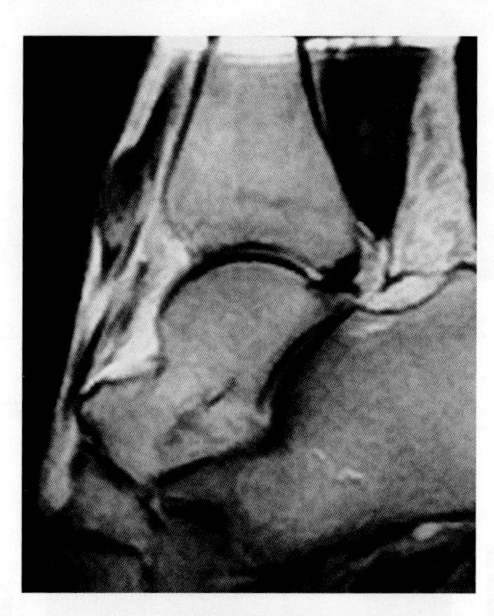

图 22.13 67 岁男性,胫前肌腱陈旧性断裂,MRI 示小腿远端踝前方存在一个包块,那是回缩的肌腱在踝关节前方聚成一团所致。注意距舟关节骨关节炎,距骨远端背侧骨赘,可能是造成肌腱磨损的原因

(李莹 译 李淑媛 校 张建中 审)

推荐阅读

Huh J, Boyette DM, Parekh SG, Nunley JA 2nd. Allograft reconstruction of chronic tibialis anterior tendon ruptures. *Foot Ankle Int.* 2015; 36(10):1180–1189.

Kopp FJ, Backus S, Deland JT, O'Malley MJ. Anterior tibial tendon rupture: results of operative treatment. *Foot Ankle Int.* 2007; 28(10):1045–1047.

Ouzounian TJ, Anderson R. Anterior tibial tendon rupture. *Foot Ankle Int.* 1995;16(7):406–410.

Sammarco VJ, Sammarco GJ, Henning C, Chaim S. Surgical repair of acute and chronic tibialis anterior tendon ruptures. *J Bone Joint Surg Am.* 2009;91(2):325–332.

第 23 章　腓骨肌腱损伤修复

简介

腓骨肌腱损伤的处理并不困难，但治疗结果并不确切。与其他的肌腱损伤相比（对于胫后肌腱损伤存在很多有效的非手术治疗方式），腓骨肌腱损伤后早期手术治疗对于获得较好的预后更为重要。笔者发现陈旧性腓骨肌腱损伤修复后效果并不确切。过去的观点认为超过 50% 的肌腱损伤不能行修复手术，但现在严谨模拟负重的生物力学研究证明上述观点并不正确。但是腓骨肌腱损伤后肌腱愈合的能力到底怎么样呢？

迄今为止没有研究发现有效的长期非手术治疗腓骨肌腱病变的方法。单纯的腱鞘炎会自己缓解（如果病因是自限性的或患者对保守治疗依从性好），但临床上通常更常见的是较大的肌腱撕裂，出现这种撕裂后，更常见的情况是病理改变会进展，导致更严重的畸形，进而使得重建手术更困难。这种情况很常见，比如在腓骨肌腱滑车处出现的鞘管狭窄，患者常主诉非常明确且局限的疼痛。腓骨肌支持带在这个部位分叉，它对跟骨上腓骨肌腱滑车造成的压迫最终会导致肌腱完全断裂。如果早期处理，简单的关节镜减压或切开腱鞘减压及腓骨肌腱滑车切除都能带来很好的治疗效果。早期治疗的理念也适用于复发性腓骨肌腱脱位，这种情况下许多患者主诉可以听见弹响。当腓骨肌腱从腱沟内脱出或半脱出时，患者可以感觉到腓骨肌腱撞击腓骨，但并不伴有疼痛。如果反复发生的半脱位及脱位未得到及时治疗，肌腱就会最终发生磨损及断裂。但如果肌腱持续处于脱位的状态，但没有反复的脱出－复位－脱出的情况，则不会出现肌腱磨损断裂，因为脱位的肌腱不存在与腓骨之间的持续摩擦。

大家可能认为磁共振成像（magnetic resonance imaging，MRI）在处理腓骨肌腱病变方面是一个很有用的诊断工具，但注意有 35% 的无症状的肌腱损伤也可以在影像学上有阳性发现，医生不能只依据影像学的表现决定手术指征。因此笔者主要是依据临床表现而不是 MRI 来做决定，但可以考虑用 MRI 来判断伴发的病理改变，或者在疑诊的病例中帮助明确诊断。在陈旧性腓骨肌腱断裂病例中，踝部 MRI 不会提供太多信息，但小腿的 MRI 会提供一些有帮助的信息。比如，如发现腓骨肌有明显萎缩或脂肪化，就不能再利用腓骨肌，因为肌肉已经损失功能，这种情况下肌腱移植、肌腱修复、一根腓骨肌腱移位到另一根腓骨肌腱都不会有效果，术者只能考虑行其他肌腱转位来代替腓骨肌腱。怀疑存在腓骨肌腱半脱位或腱鞘内半脱位时，可以通过超声检查来动态观察腓骨肌腱明确诊断。

腓骨肌腱炎的处理

有许多原因可以造成肌腱炎或炎症性症状，如果患者外伤后出现腓骨后方疼痛或抗阻外翻时肌腱走行区饱满且有疼痛，则患者可能存在肌腱撕裂或者腱鞘炎。其原因也许不是一次损伤，反复的损伤也可以导致现有的临床表现。如果不是急性创伤，则可能存在炎症、狭窄或肌腱本身的病变。

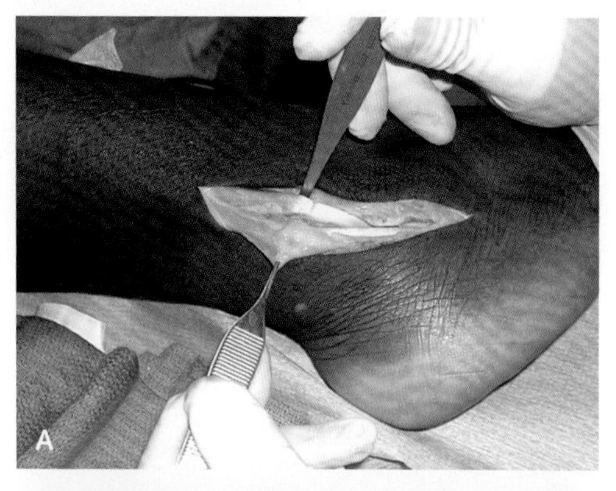

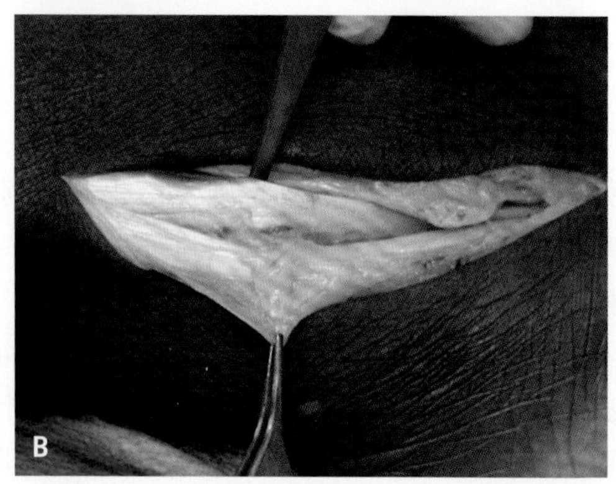

图 23.1 A–B. 患者感觉腓骨尖近端持续的弹响和绞锁，术中可见腓骨短肌腱及腱鞘脂肪浸润

除急性炎症之外，另一个少见的可以造成疼痛的原因是肌腱的慢性脂肪浸润（图 23.1）。腓骨短肌腱也可能发生止点性肌腱炎，但这种情况很少见。其他更少见的情况包括第四腓骨肌创伤（图 23.2）或急性过度背伸造成的急性腱鞘炎（图 23.3）。一个很常见的临床病症是腓骨远端跟骨外侧的慢性疼痛，腓骨长短肌腱在此部位穿过它们各自的鞘管时可能受到卡压。有时腓骨肌腱滑车的增大并无明确特定原因，但增大更常见于足跟内翻或高弓足畸形的病例。其病理机制为慢性磨损及肌腱的压力增加导致腓骨肌腱滑车增生，这会造成肌腱变细及变窄。后足存在内翻畸形时腓骨肌腱应力增加会造成肌腱磨损。因此，对于跟骨外侧壁腓骨肌腱滑车近端的局部疼痛建议尽早探查，通过松解支持带及切除腓骨肌腱滑车可以防止肌腱撕裂的发生。如果不需要同期行其他的手术，可以在内镜下松解腓骨肌腱鞘，且不切除腓骨肌腱滑车，但这种处理方式可能存在卡压复发的风险。腓骨长短肌腱在腓骨尖以远有各自分别的腱鞘，减压时要用小剪刀分别打开腱鞘，在支持带下方要查看两个肌腱是否存在损伤，如果存在腓骨肌腱滑车增大要予以清理。完成肌腱修复后，笔者会在去除腓骨肌腱滑车之后的新鲜骨面上涂骨蜡以防止粘连及进一步摩擦的发生（图 23.4 和图 23.5；视频 23.1）。另一个常见的症状是背伸踝关节时腓骨后方疼痛加重，虽然患者感到肌腱要脱出来但实际没有伴发半脱位。除了肌腱损伤以外，也可能因腓骨短肌肌腹过低增加支持带下方容积而导致该症状出现（图 23.6~ 图 23.8）。足背伸时，肌腱卡在腱沟中，如果肌容积增加会引起撞击导致疼痛，造成腱鞘炎。如果磨损持续得不到治疗，肌腱可能会发生断裂。

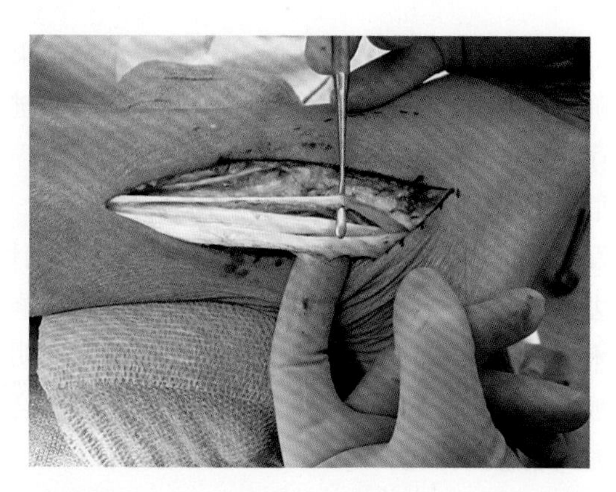

图 23.2 患者主诉腓骨后方疼痛，术中探查见第四腓骨肌

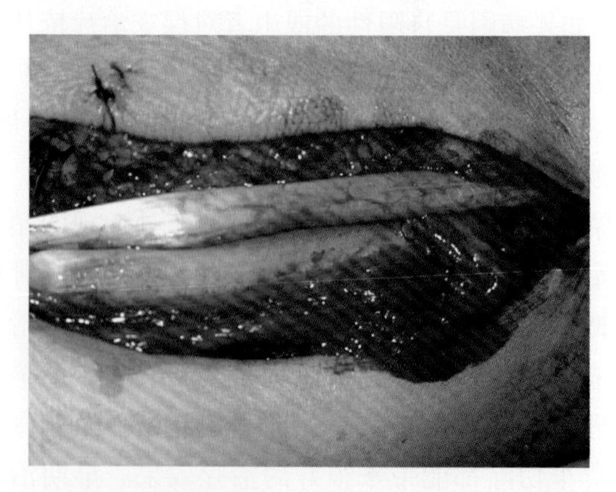

图 23.3 患者因滑雪，过度背伸损伤导致腱鞘炎但没有肌腱断裂

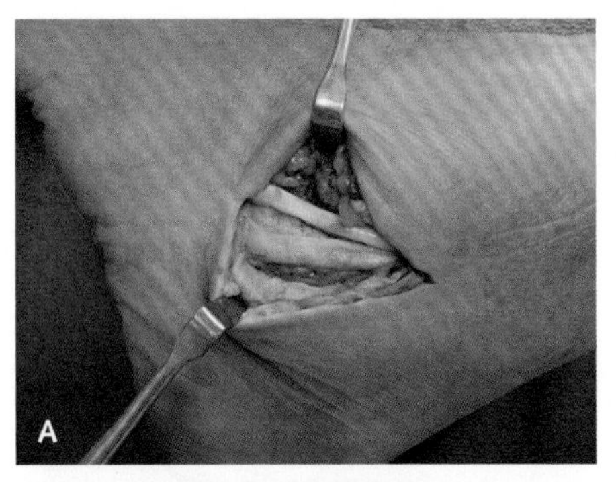

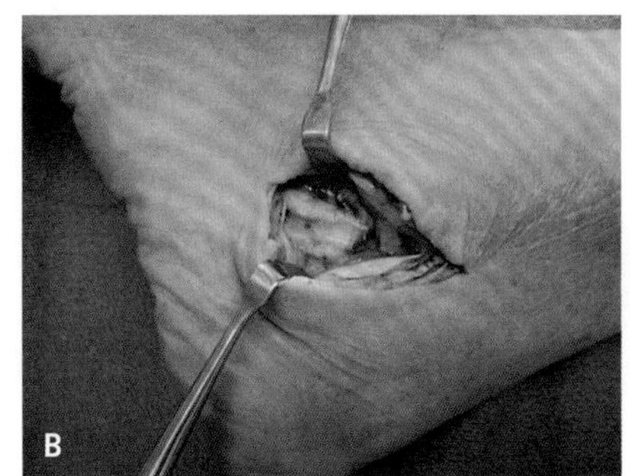

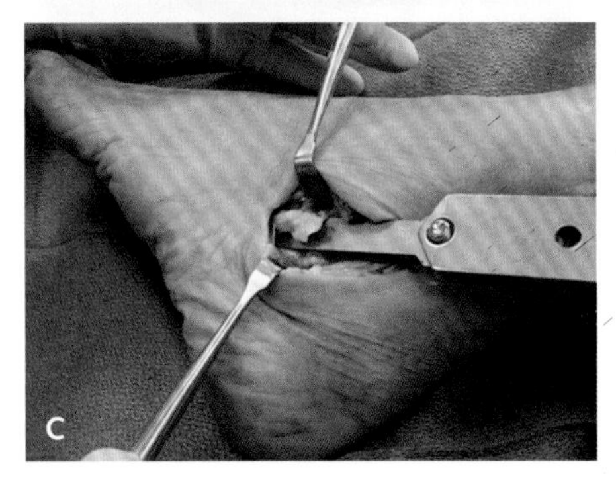

图 23.4　患者跟骨外侧疼痛 2 年，根据腓骨肌腱滑车的大小及突出程度做出诊断。A. 术中可见腓骨长肌肌腱增粗。B–C. 显露增大的腓骨肌腱滑车并予以切除

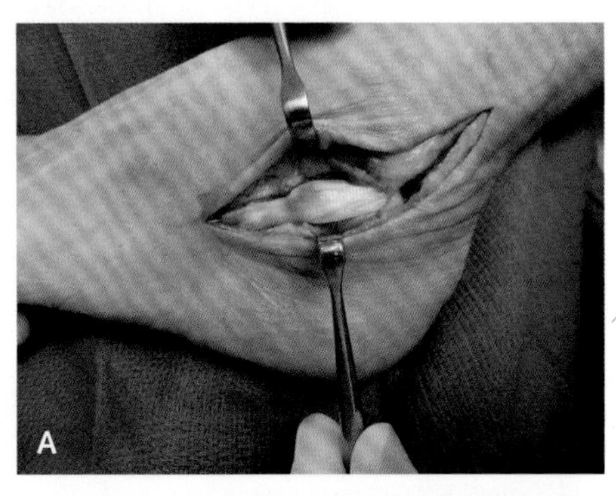

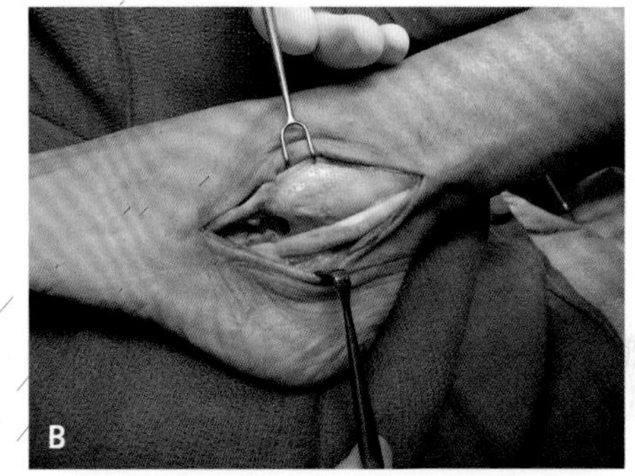

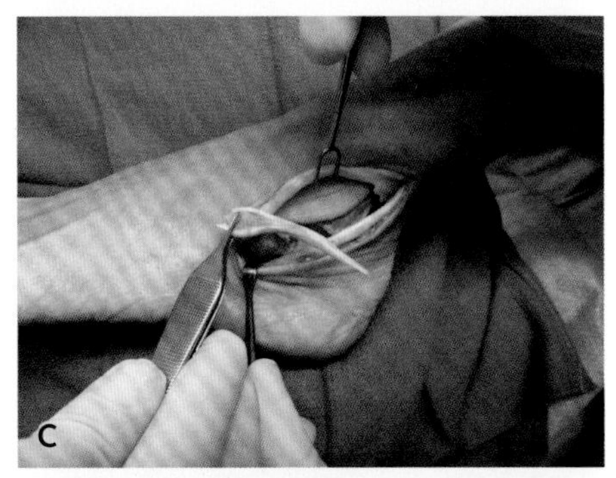

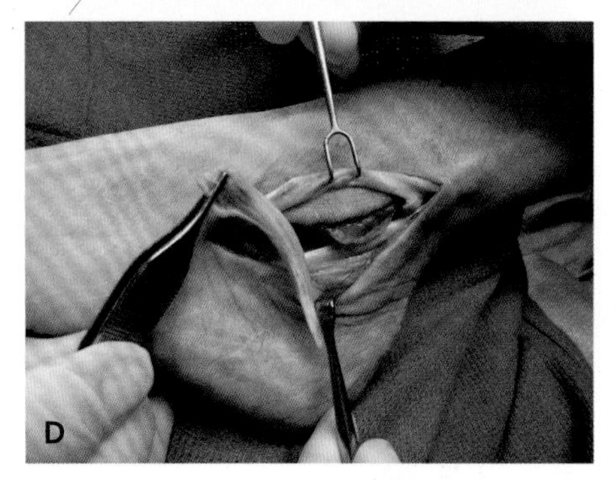

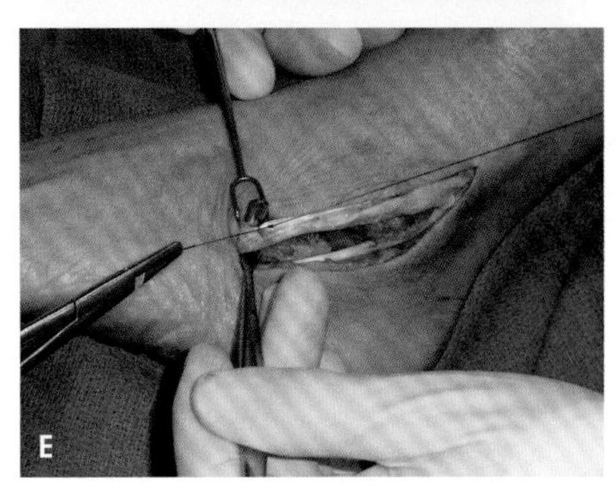

图 23.5　A. 腓骨短肌腱远端在腓骨肌腱滑车部位增粗卡压。B. 牵开肌腱可见肌腱质量差并伴较大撕裂。C. 清理腓骨短肌腱，切除约占肌腱直径的 60%。D. 清理后可见腓骨短肌腱的残端。E. 用 2–0 缝线连续缝合修复残留的腓骨短肌腱

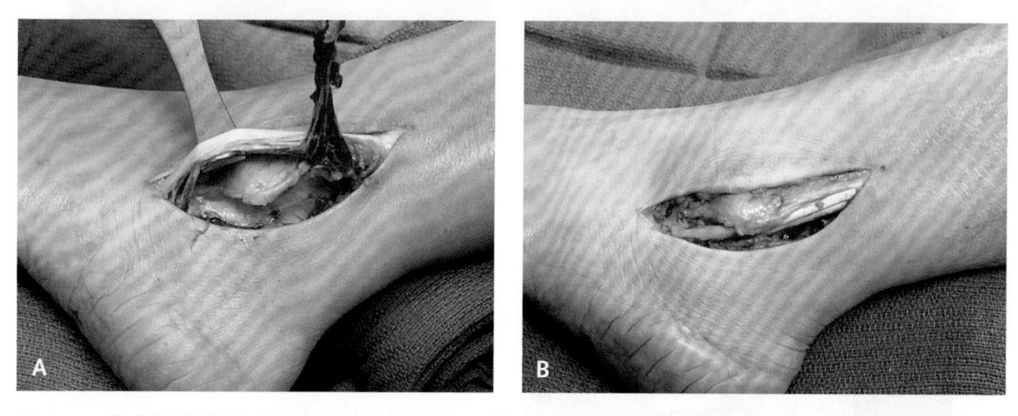

图 23.6 患者打篮球后，腓骨后方持续疼痛 6 个月，临床检查提示肌腱撕裂。A–B. 术中可见肌腹增大，予以清理减压，术后症状消失

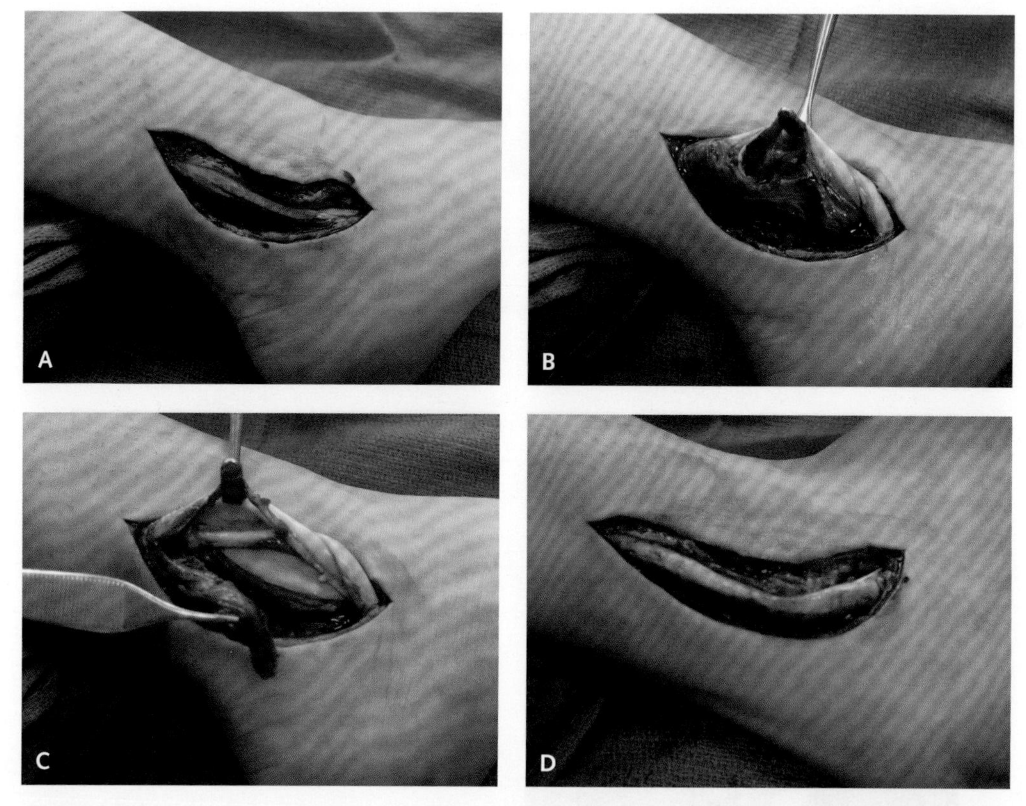

图 23.7 患者为 26 岁橄榄球运动员，外踝慢性疼痛 2 年无踝关节不稳定症状。A. 打开鞘管后可见腓骨短肌腱充血。B. 掀起腓骨短肌腱可见低位肌腹。腓骨短肌腱无撕裂，腓骨长肌腱位于短肌腱后方。C. 逐步剥离切除低位的肌肉再次确认肌腱无撕裂。D. 缝合支持带前的腓骨短肌腱状况

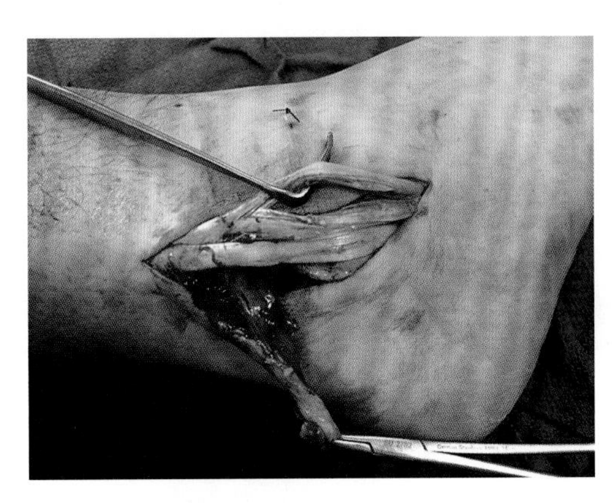

图 23.8　术中可见腓骨短肌腱撕裂及肌腹肥厚，切除增生的肌腹

单纯腓骨长肌腱或腓骨短肌腱撕裂的修复

修复单独的腓骨长肌或腓骨短肌腱撕裂时，在踝后方沿肌腱走行做切口，打开伸肌支持带明确病变后再视情况向上或向下延长切口。注意保留支持带的完整性，这尤其在腓骨尖水平很重要。如果腓骨肌支持带有破坏，会发生腓骨肌腱的反复脱位，导致肌腱炎复发以及肌腱撕裂。肌腱撕裂常为纵行且偏后方。当腓骨肌腱撕裂伴有踝关节不稳时，发生肌腱纵向撕裂的可能性尤其高。

术中需要决定是修复纵行撕裂的肌腱还是切除部分肌腱，这时要综合考虑肌腱纵行撕裂的大小、长度及程度。以往观点认为撕裂占肌腱周径 50% 以下时可保留肌腱，但现在主张尽量保留肌腱，即使仅能保留 30%~40% 的肌腱，也可以切除纵劈的部分保留其余的肌腱不动（即保留残余肌腱而不修复）（图 23.9）。如果存在不只一处撕裂，可以以可吸收缝线用连续缝合法对损伤的肌腱做管状缝合（图 23.10；视频 23.2）。如果肌腱撕裂及踝关节不稳定与后足内翻同时发生，可以使用一个外侧大切口同时处理三个问题：修复肌腱、重建外踝韧带及行跟骨外侧闭合楔形外移截骨。如果腓骨短肌撕裂广泛，既涉及腓骨的近端，也涉及腓骨的远端，仍可以切除部分肌腱甚至可以用残留的行外踝韧带非解剖重建（图 23.11）。后一种方法尤其在踝关节不稳定且不能做解剖修复（如 Broström 手术）时很有用。对于这种病例，除了可以做 Broström 手术，还可考虑其他非解剖重建的方法，如 Evans 和 Chrisman-Snook 方法。在治疗体重很大的运动员时，Broström 手术的修复强度可能不够，可能需要考虑采用 Evans 术式或其他缝合增强的方式。任何陈旧性单纯的腓骨短肌腱撕裂可能伴有跟骨的内翻畸形，尤其要注意单侧的肌腱撕裂同时有单侧跟骨内翻畸形的情况。此外高弓内翻足也常伴发腓骨肌腱撕裂。这里我们仅讨论陈旧性单纯腓骨短肌腱损伤伴有跟骨内翻的情况。图中是一例踝关节外侧不稳定有 3 年病史并伴有单侧后足内翻的病例（图 23.12）。

腓骨长肌撕裂常发生于腓骨尖以远，常在腓骨肌腱滑车处卡压、纵劈或者撕裂。腓骨长肌腱的撕裂常与腓籽骨（os peroneum）相关，发生于肌腱绕过骰骨向足底走行的部位（图 23.13）。有时影像学上可见腓籽骨上移提示肌腱断裂。陈旧性撕裂因为断端回缩难以通过端端吻合将断端再固定回骰骨下方，肌腱在腓籽骨处的断裂也存在同样的问题，因为在切除籽骨后断端有大于 1cm 的间隙，很难直接缝合修复。但是如果是相对新鲜的断裂，仔细剥除籽骨后可以将肌腱行经腓骨下方的部分卷成管状修复（图 23.14）。常用足斜位上腓籽骨位置来帮助诊断腓骨长肌腱断裂（图 23.15）。通常腓籽骨位于骰骨

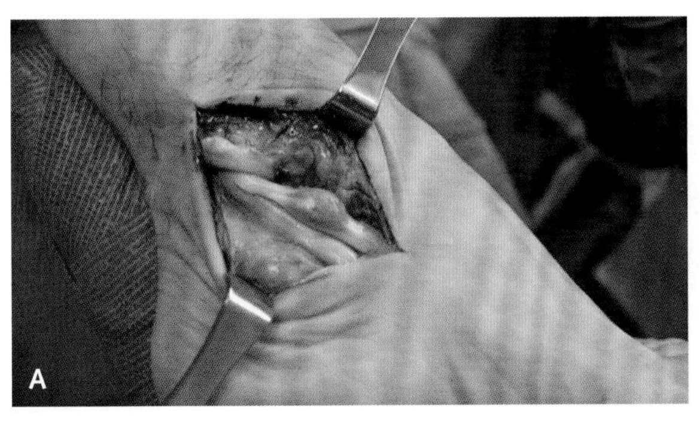

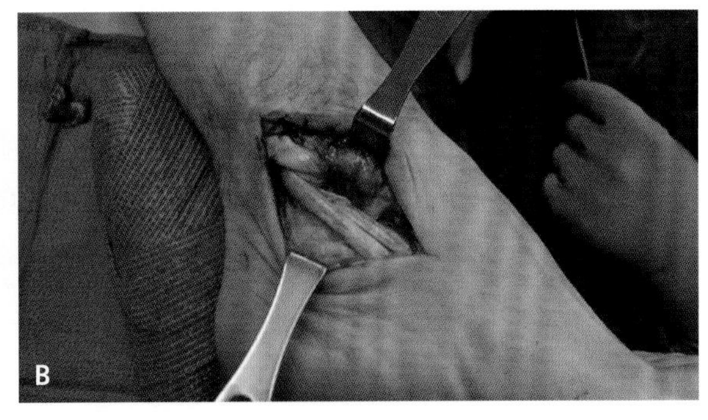

图 23.9　患者主诉腓骨肌腱局部疼痛伴肿胀 2 年。A. 切开支持带，可见腓骨肌腱撕裂伴结节增生。B. 切除结节及约 40% 直径的肌腱，剩余肌腱无需缝合

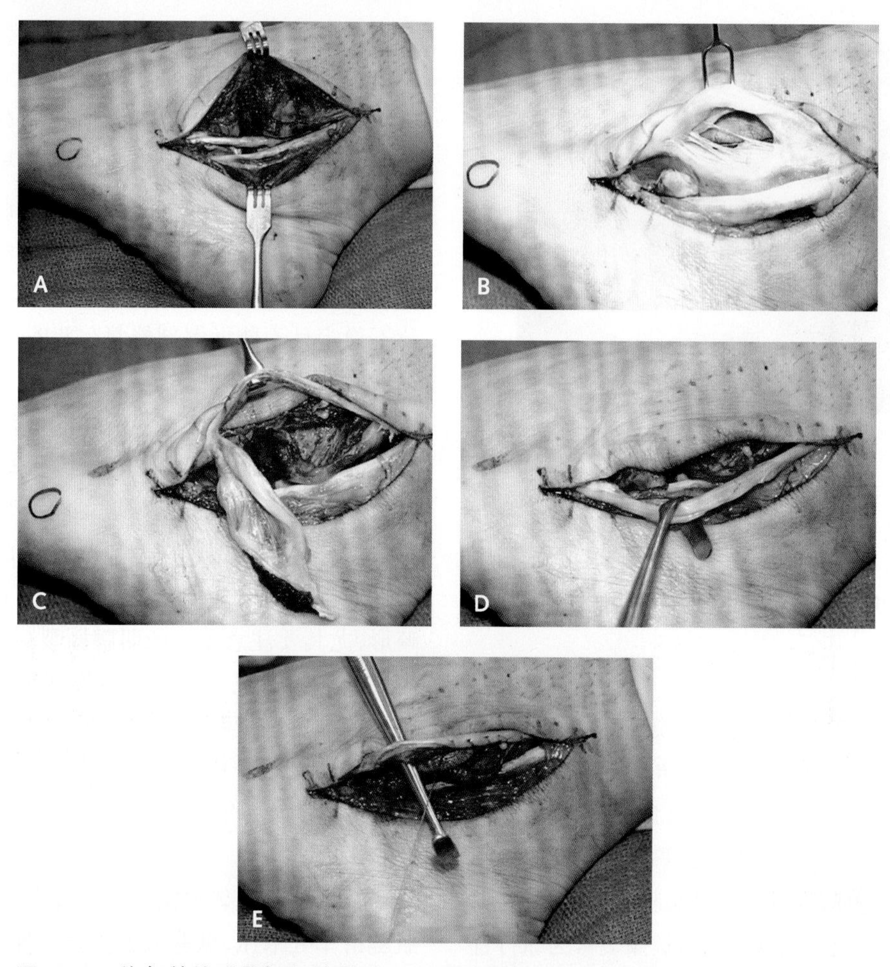

图 23.10 修复单纯腓骨短肌腱断裂。A. 取外侧切口。B–C. 探查见肌腱多发纵行撕裂，切除整块撕裂的部分。D–E. 切除后剩余约 1/3 直径的肌腱，用 2–0 单丝线连续缝合修复

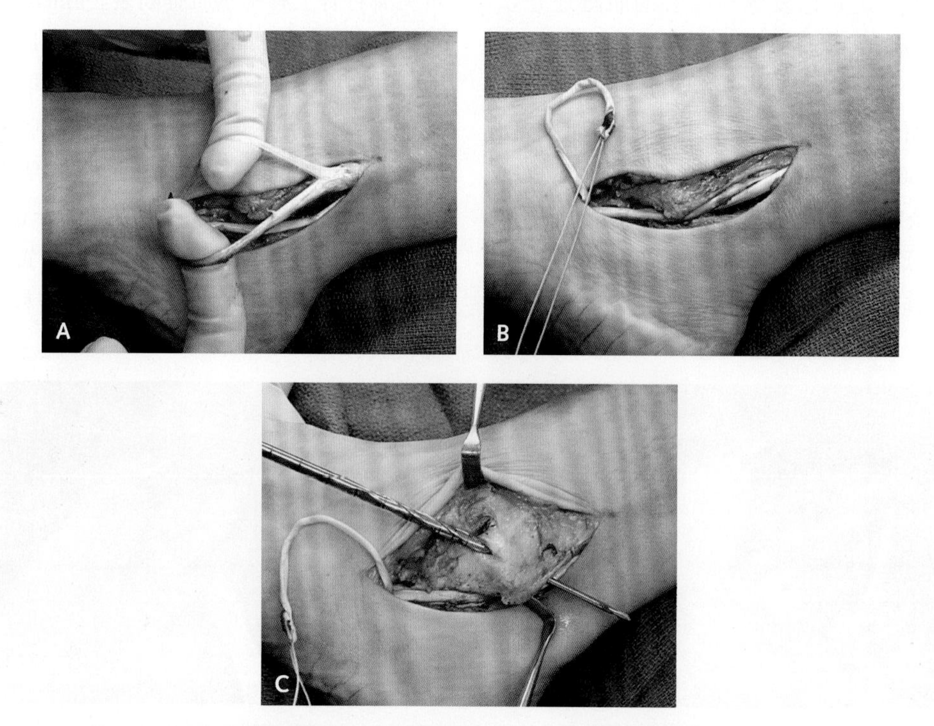

图 23.11 A. 纵向撕裂向近端延伸到腓骨尖。B–C. 该图中可见踝关节不稳定，取肌腱的前束来加强踝关节的稳定性

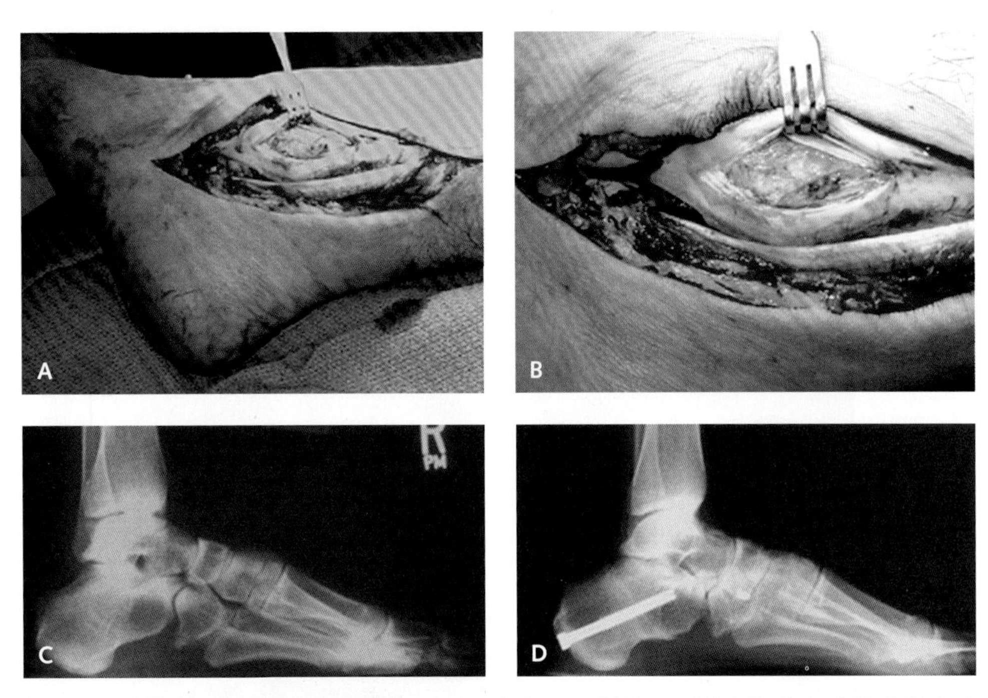

图 23.12　患者后足内翻合并腓侧疼痛。A–B. 术中可见腓骨短肌腱纵向撕裂，切除撕裂肌腱，连续缝合修复剩余的一半肌腱，然后行跟骨截骨术。C–D. 术前及截骨术后的影像学图像

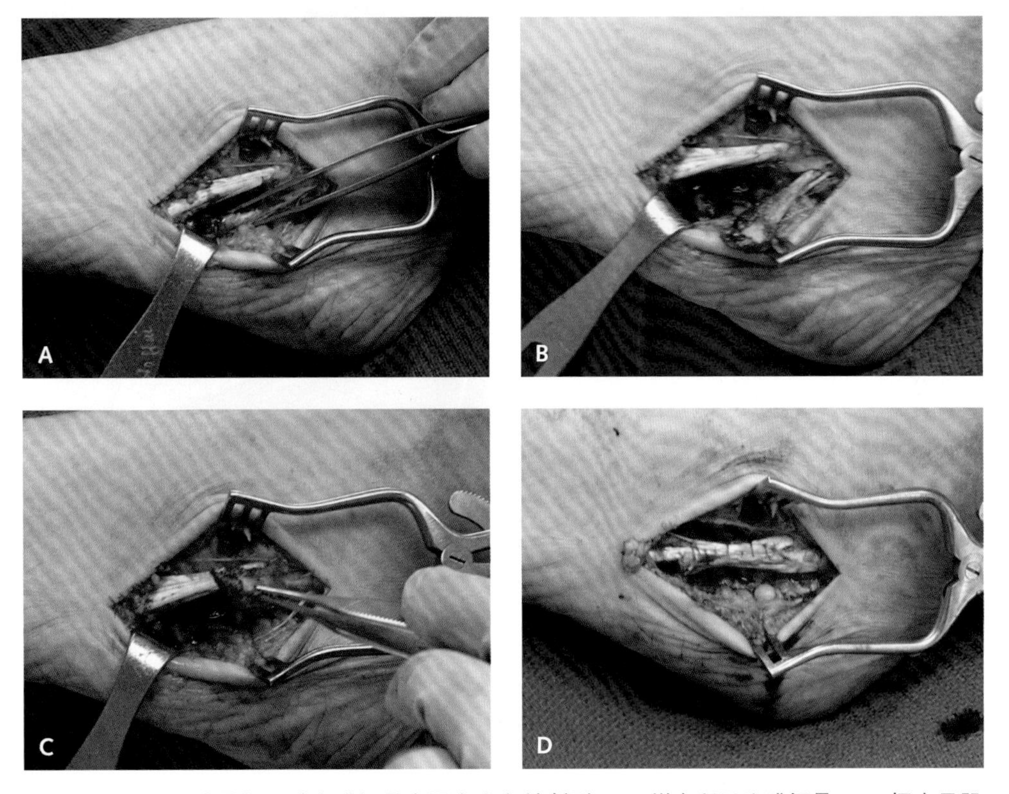

图 23.13　A–B. 腓骨长肌腱在腓籽骨水平发生急性断裂。C. 钳夹所示为腓籽骨。D. 探查见肌腱无法修复，将腓骨长肌腱与腓骨短肌腱侧侧缝合行肌腱固定

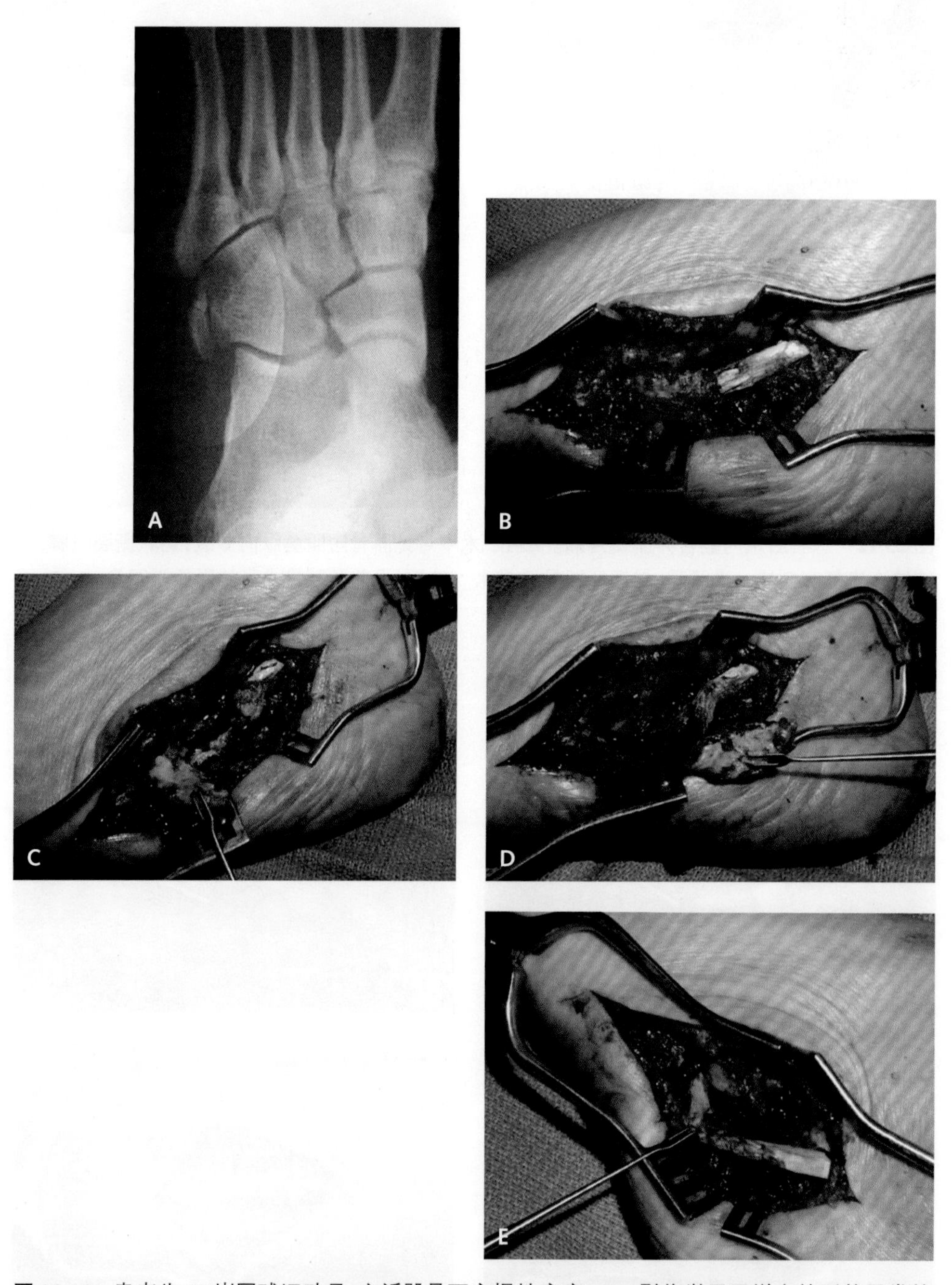

图 23.14 患者为 58 岁网球运动员，主诉骰骨下方慢性疼痛。A. 影像学显示增大的形状异常的腓籽骨。B. 在骰骨下方显露腓骨长肌腱。C–D. 用小拉钩牵开籽骨将其慢慢剥离，尽量保留腓骨长肌腱的完整性。E. 切除籽骨后修复腓骨长肌腱

下方，如果向近端移位则提示腓骨长肌腱断裂，如果患者有既往 X 线片用来对照，则更有助于诊断。术中要决定是通过切断病变的腓骨长肌腱远端然后进行修复，还是将腓骨长肌腱固定到腓骨短肌腱上来进行修复。将腓骨长肌腱侧侧缝合到腓骨短肌腱上是一个好方法，但笔者更倾向于将腓骨长肌腱固定到骰骨上。虽然在处理高弓足时经常将腓骨长肌腱移位到腓骨短肌腱上，但对于陈旧性腓骨长肌腱断裂的病例，还是担心瘢痕组织会刺激健康的腓骨短肌腱进而引起疼痛症状。所以通常情况下，除非在处理伴有高弓内翻畸形的病例时为了同时平衡后足的肌力而行上述的腱固定术外，笔者更倾向于将腓骨长肌腱以挤压钉固定到骰骨上的修复方式（图 23.16 和图 23.17；视频 23.3）。不论怎么做，只要是不能修复腓骨长肌腱绕过骰骨下方走行于足底的那部分，就都会丧失该肌腱对第一跖骨的跖屈作用，但修复后肌腱的外翻功能不受影响。笔者遇到许多腓骨肌腱侧侧吻合后病情复发，或者是原病变肌腱再次出现撕裂，或者是原来健康的腓骨短肌腱术后出现病变的情况，因此要尽可能地避免此类手术。

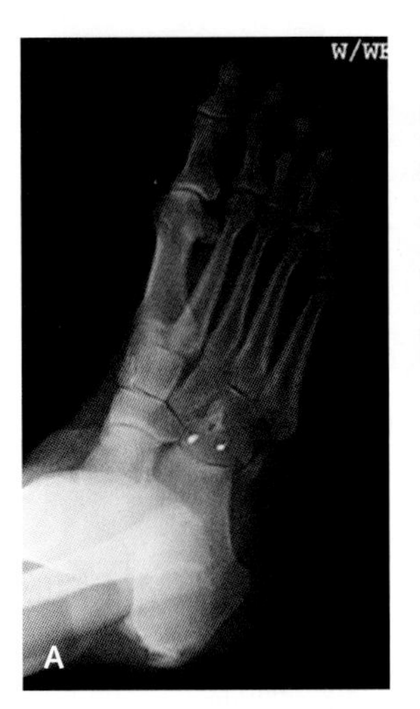

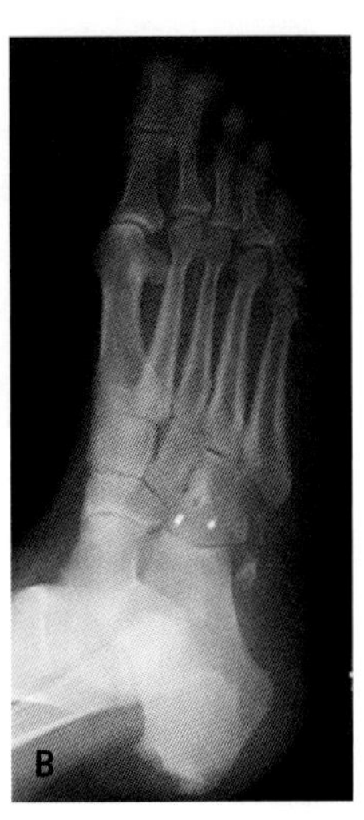

图 23.15　患者 11 年前因下垂足行肌腱转位手术。A. 注意 11 年前腓籽骨的位置。B. 足受内翻损伤后，足外侧持续疼痛肿胀及瘀斑。现在腓籽骨向近端移位提示腓骨长肌腱断裂

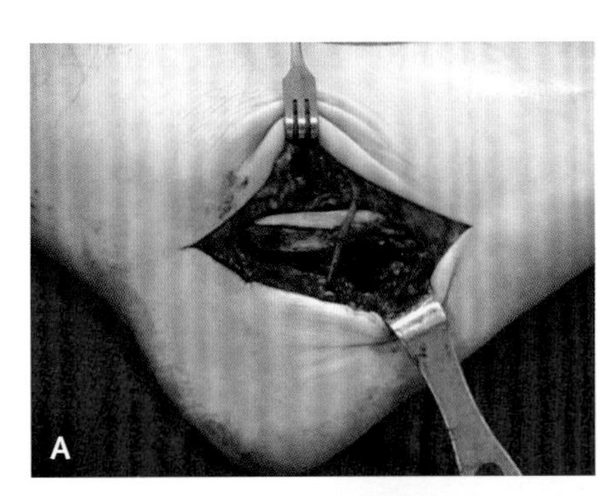

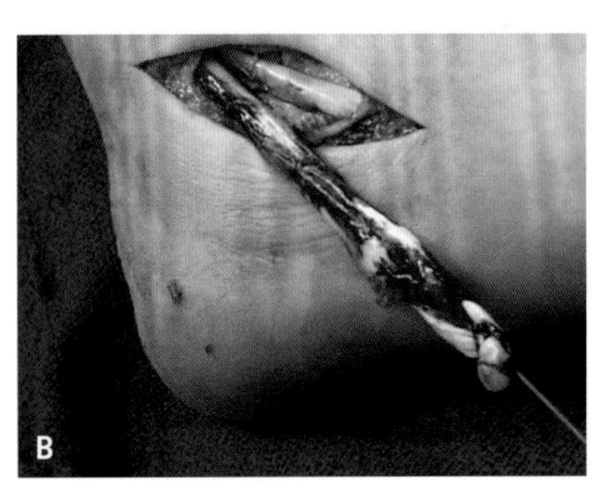

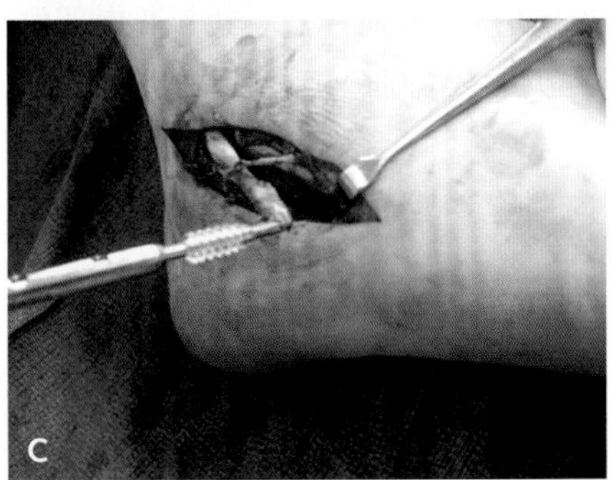

图 23.16　职业篮球运动员急性腓骨长肌腱断裂。A. 注意肌腱内的出血。B. 切断短缩肌腱。C. 以挤压螺钉将肌腱固定到骰骨上的骨道中

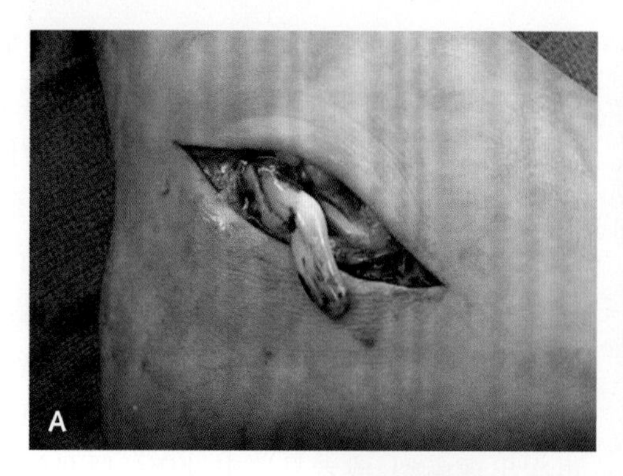

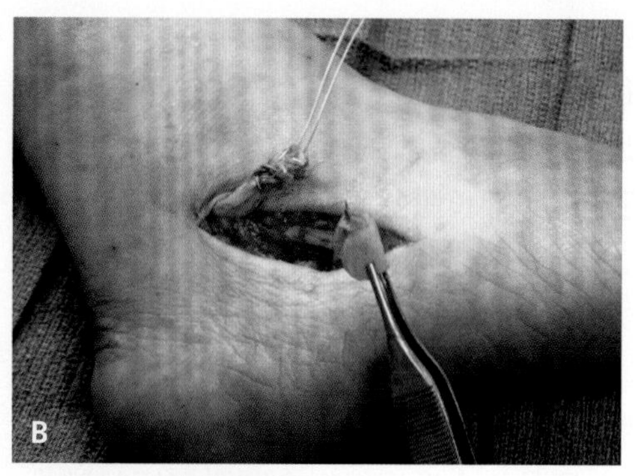

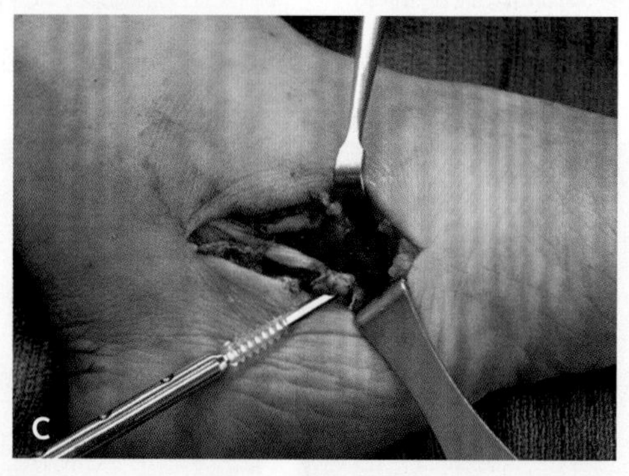

图 23.17 患者走路时发生急性内翻损伤，主诉骰骨下方淤血及疼痛。A. 术中见肌腱远端轻微出血。B. 腓籽骨处肌腱断裂。C. 行籽骨切除，以挤压螺钉将腓骨长肌腱固定到骰骨上的骨道中

腓骨长肌腱及腓骨短肌腱同时损伤的修复

更复杂的是腓骨长、短肌腱同时断裂，这种情况很难修复。修复的方法取决于哪条肌腱还有功能、肌肉的活动度、踝关节稳定性及后足的力线。还要考虑以前做过什么腓骨肌腱的手术及腓骨肌的 MRI 表现。再次强调 MRI 主要用来看小腿肌肉的状况，MRI 上踝部肌腱的表现对于陈旧性断裂的治疗没有任何指导意义，图 23.18 是一个很好的例子。

这个患者已经做过两次腓骨肌腱的手术，第一次是腓骨短肌腱修复，第二次是腓骨短肌腱侧侧缝合到腓骨长肌腱上。虽然保留了一些外翻功能，但力量很弱，小腿 MRI 显示存在肌肉的脂肪浸润及肌肉萎缩，所以最后决定行其他肌腱转位手术代替腓骨肌腱手术。

腓骨肌力弱的病例常伴有高弓内翻畸形，反之腓骨肌腱的损伤对足部结构平衡有类似的影响，即可导致足内翻畸形。伴或不伴腓骨长肌腱损伤的腓骨短肌腱撕裂，由于胫后肌的牵拉会导致后足的内翻，时间久了会导致后足固定性的内翻畸形，这在修复腓骨肌腱时必须同时矫正。

对于单纯的腓骨长肌腱或腓骨短肌腱的断裂，必须同时矫正伴随的后足畸形。如伴随有踝关节韧带不稳定，也需要处理。如果存在后足内翻，需要先行双平面或三平面截骨以减少后足致畸的力量从而保护韧带和肌腱修复的效果。如后足内翻得不到矫正，单纯修复腓骨肌腱没有意义，因为一定会复发。

术前 MRI 检查也许会有一定帮助，但通常只有在术中才能看清损伤的具体程度。术中一定要明确肌腱的状态，当两个肌腱都损伤时，要看清断裂的类型及直径上累及多少比例的肌腱。如果两根肌腱大体上都还好，可以纵向切除撕裂后用不可吸收缝线连续缝合法将肌腱常规缝合成管状，如果一根肌腱完全断裂不可修复，另一根肌腱还有功能或者可用，可以在近端做腱固定，将断裂肌腱的腱腹结合处或者紧邻肌肉部位的健康肌腱固定缝合到较好的那根肌腱上。肌腱固定的前提是近端肌肉是健康的，如果因瘢痕化或纤维化而导致肌肉近端无滑动，则行肌腱固定也没有意义（图 23.19）。在腓骨长短肌腱都损伤的情况下，如果一根肌腱已经无法再利用，则可以尝试用一根肌腱移植或肌腱移位的方法行一根肌腱或者两根肌腱的重建。肌腱移植只适用于腓骨肌肌肉条件良好且肌腱近端活动度佳的病例，如果腱腹交界处瘢痕粘连无活动，则在失功能的肌肉上做肌腱移植没有任何意义（视频 23.4）。

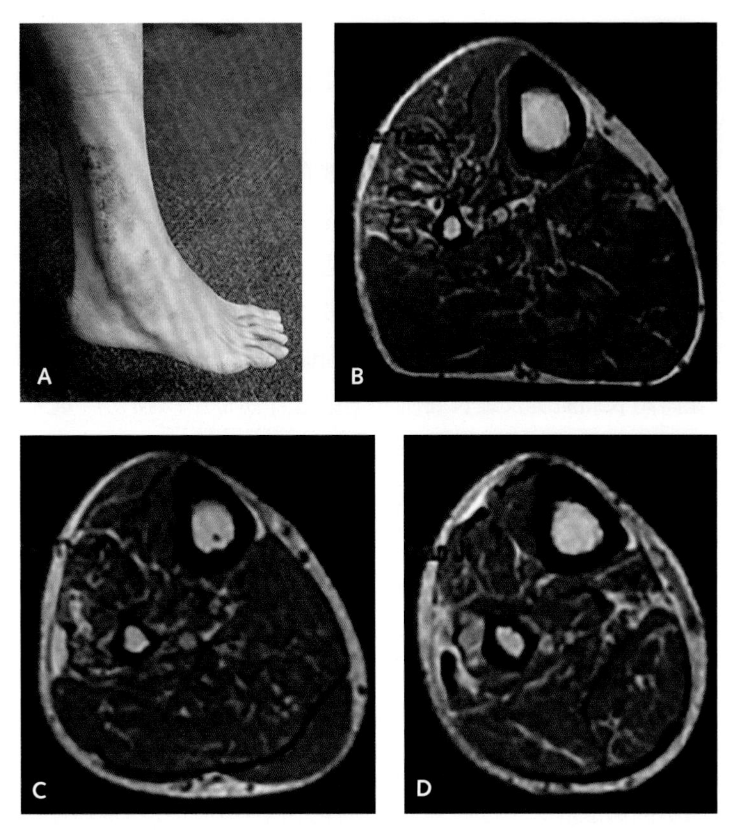

图 23.18 患者曾行两次腓骨肌腱手术。A. 注意小腿和踝部广泛的瘢痕及愈合切口。B-D. MRI 检查结果提示腓骨肌的脂肪浸润及萎缩

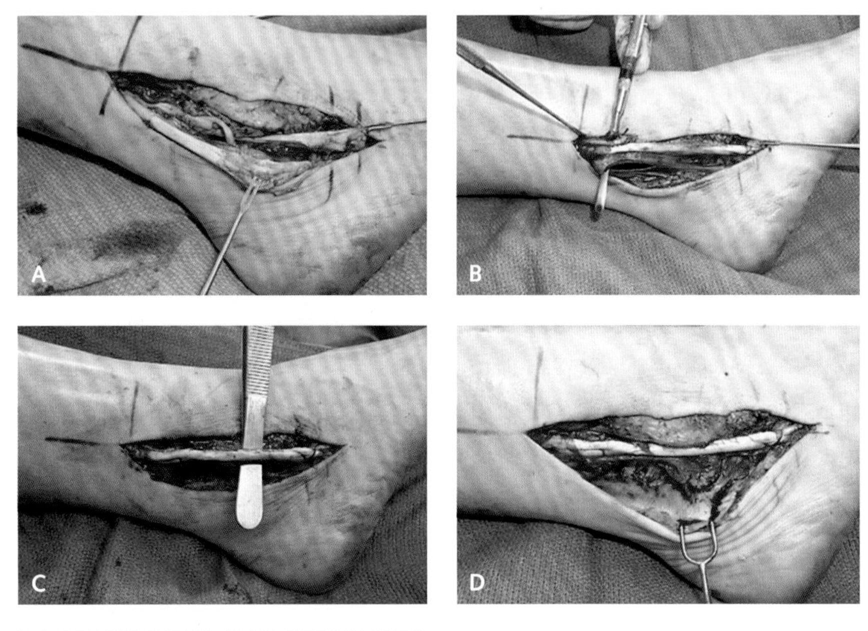

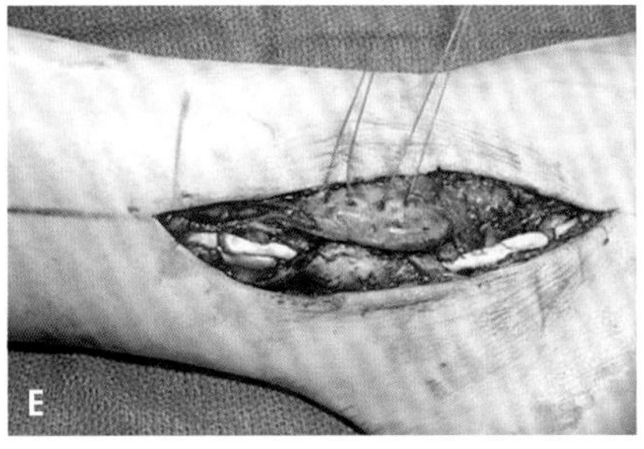

图 23.19 A. 腓骨长短肌腱都有撕裂，但两个肌肉滑动度都很好。B-C. 将撕裂的腓骨长肌腱从远端切断，与远端的腓骨短肌腱残端缝合，近端腓骨长肌腱与腓骨短肌缝合。D-E. 将腓骨肌腱沟加深，用跟骨后方的组织重建支持带，将其固定到腓骨上以克氏针做的孔道中

对于这种病例，需要行趾长屈肌腱或跗长屈肌腱转位术。图 23.20 的患者是一个很好的例子，患者既往行两次手术，导致严重瘢痕及两根肌腱的断裂，且均不具备修复条件，所以彻底切除腓骨短肌腱并将腓骨长肌腱在远端切断，将腓骨长肌腱近端残端与腓骨短肌腱远端残端缝合合并为一个肌腱。取跗长屈肌腱时，在足弓内侧跖筋膜与跗展肌之间做切口，切开皮肤后，活动跗趾很容易帮助找到跗长屈肌腱。向深部分离直到显露跗长屈肌腱及趾长屈肌腱。取跗长屈肌腱后，如果将其远端残端与趾长屈肌腱缝合，则肌腱转位术对跗趾活动影响较小。但对所有患者都要告知术后仍存在跗趾屈曲力量减弱的可能性。那种认为将跗长屈肌腱残端与趾长屈肌腱进行腱固定后对跗趾功能不会造成影响的观点是不正确的。很大一部分比例的患者其跗长屈肌腱与趾长屈肌腱之间在 Henry 结节远端存在腱连接，如在该连接近端切断跗长屈肌腱，则理论上不必行跗长屈肌腱远端与趾长屈肌腱的侧侧缝合。以此种方式切取的跗长屈肌腱，其长度足够绕过踝关节后方然后与腓骨短肌腱残端相缝合。如果腓骨短肌腱残端不够或术者希望采取更牢固的骨性固定，则可在跗趾趾间关节跖侧切断跗长屈肌腱然后取全长肌腱，这样可以保留足够的长度，以便将转位的肌腱穿过第五跖骨基底的骨孔然后返折与自体缝合。此种固定非常牢固，术后可以早期负重（视频 23.5）。

另一种治疗两根肌腱全部断裂的方法是将趾长屈肌腱转位到腓骨短肌腱，如视频中所示病例（视频 23.6）。患者曾行多次手术，此次术中切除残存的肌腱后可见明显瘢痕。这种病例可以在清理探查腓骨肌腱的同时行趾长屈肌腱转位，或等瘢痕组织稳定后行二期手术。在双腓骨肌腱断裂但肌腹条件较好的病例中，术中通过牵拉确认腱腹结合处滑动度良好，则可以考虑行肌腱移植。将游离肌腱先在近端固定到健康的肌腱残端或者腱腹交界处（图 23.21），固定远端移植肌腱时要调整好张力，由于没有支持带，所以理想的张力很难确定且移植肌腱有从腓骨后方脱出的风险。为减少风险，可以先修复远端 2cm 的支持带以保证移植肌腱能维持合适的张力。将移植肌腱远端缝合固定后要修复支持带以防止肌腱脱位。也可以用两个移植肌腱重建缺损的双腓骨肌腱，如图 23.20 所示，该病例踝关节不稳定且韧带组织损伤严重无法用来修复，可用肌腱移植重建双肌腱功能。

如果需要行肌腱转位，可选择将趾长屈肌腱或跗长屈肌腱转位固定到腓骨短肌腱残端或第五跖骨基底，这对于近端肌肉失功能或存在粘连的病例尤其适用（图 23.22）。如果肌肉近端可以滑动，则行肌腱移植（腘绳肌腱移植）似乎更好，但对于肌肉有纤维化或小腿远端外侧间室肌腱粘连的病例不适用。不论选择哪种修复方法都要注意软组织床的条件，如果存在活动性炎症反应或纤维化，则瘢痕及粘连可能导致术后功能不好。如果瘢痕少，则可以行肌腱转位或肌腱移植。

任何能导致反复肌腱损伤的踝及后足畸形都需要予以矫正。要依据术前踝关节不稳定症状及应力状态下影像学检查结果来修复踝关节不稳定。如果存在后足内翻畸形可以用外侧闭合双平面跟骨截骨进行矫正，并采用同一切口处理腓骨肌腱。不伴踝关节不稳定的腓骨肌腱半脱位或脱位要用加深腱沟的方法处理。如果腓骨肌腱脱位合并踝关节不稳定，用改良的 Chrisman–Snook 术式进行重建，纵劈腓骨短肌后取前半束肌腱用来重建踝关节稳定性，然后行腓骨肌腱沟加深，将纵劈肌腱的后半部分穿过腓骨，再在残余的腓骨肌腱浅层绕过，固定到跟骨以维持肌腱复位。任何腓骨肌上支持带的撕裂或冗余都要予以修复。

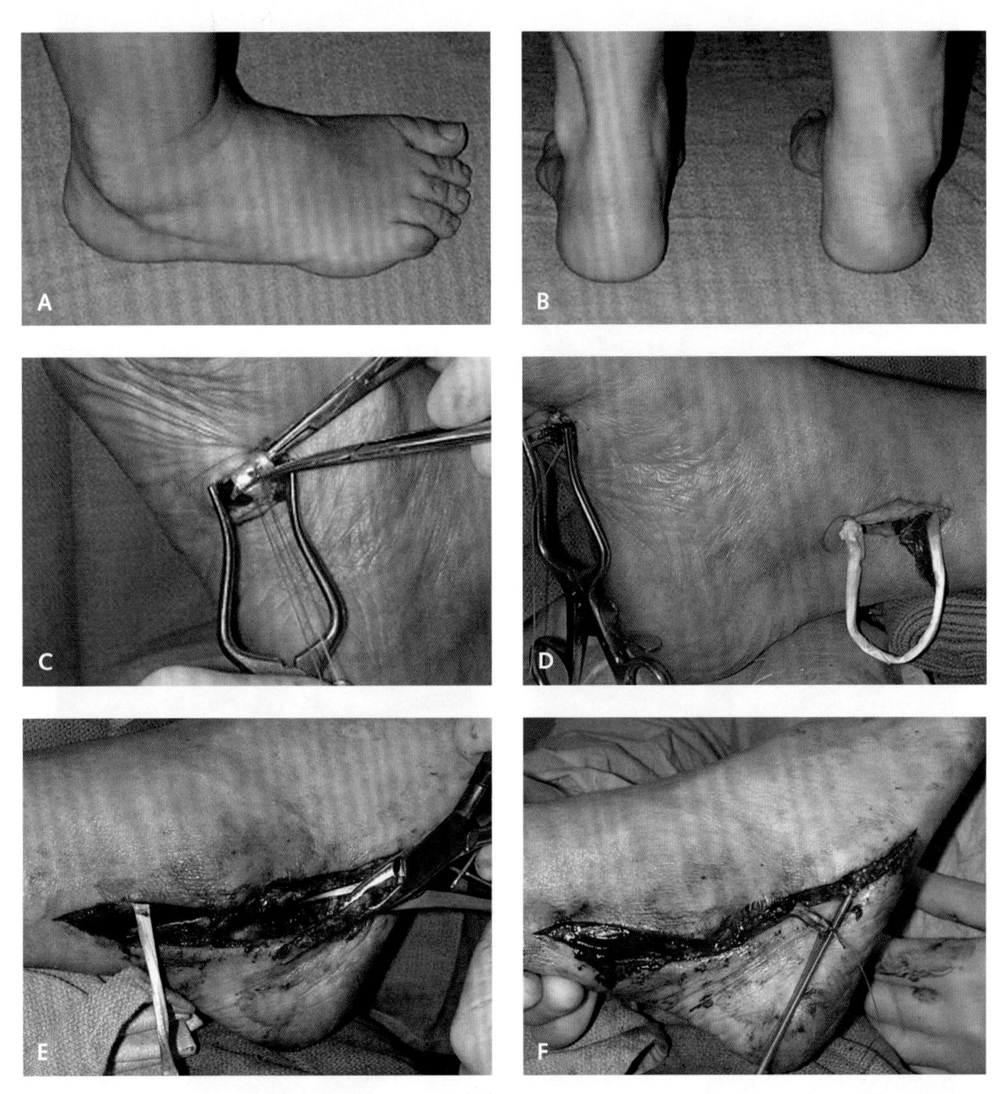

图 23.20 A–B. 患者腓骨肌腱撕裂，行修复术后失败，注意后足内翻畸形。C–D. 从足弓处取趾长屈肌腱，将趾长屈肌腱残端侧侧缝合固定到踇长屈肌腱。没有将趾长屈肌腱从内侧切口拉出来。E–F. 将趾长屈肌腱从胫腓骨之间穿出，以缝合锚钉固定到第五跖骨基底，同时行跟骨截骨矫正后足内翻畸形

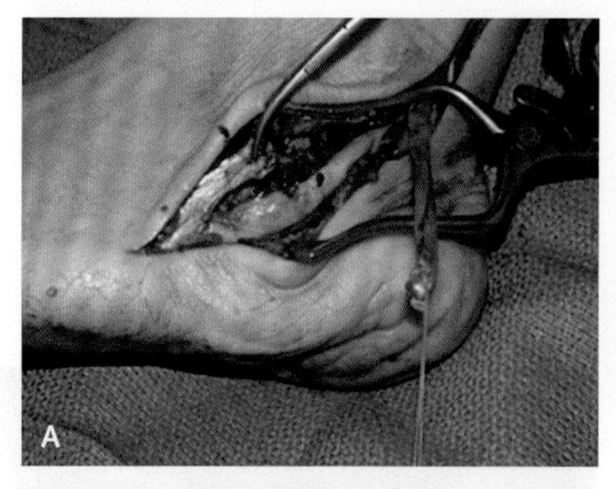

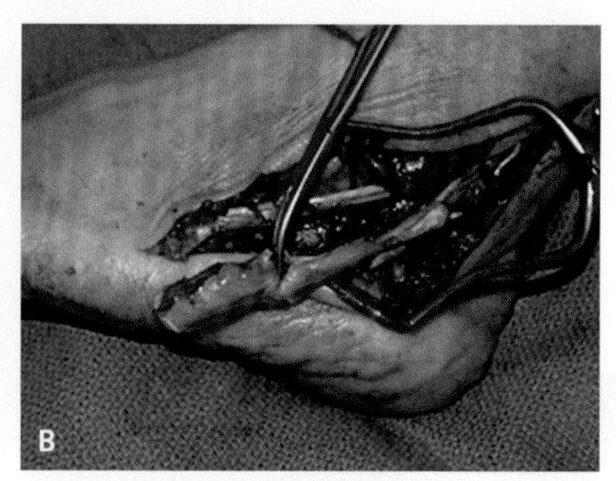

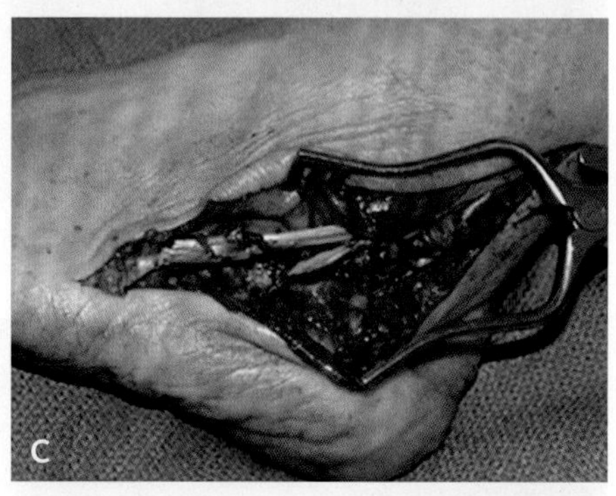

图 23.21 A–C. 腓骨长短肌腱缺损，图中所示为行腘绳肌腱移植需要显露的范围，将移植物近端编织缝合于双腓骨肌上，远端于合适的张力下完成固定

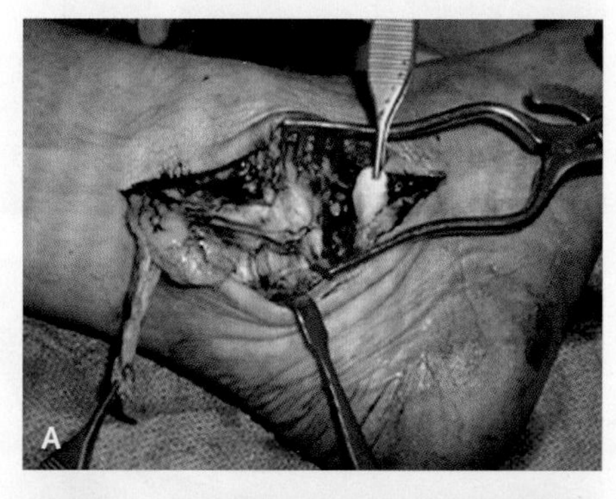

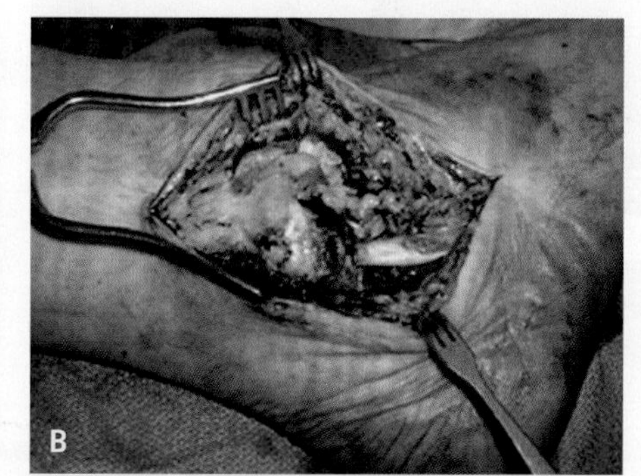

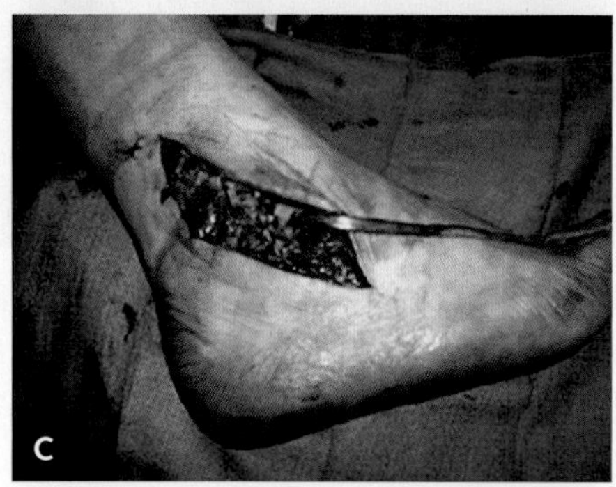

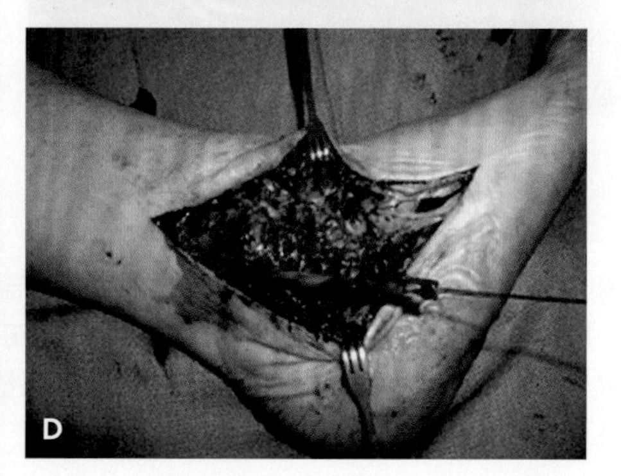

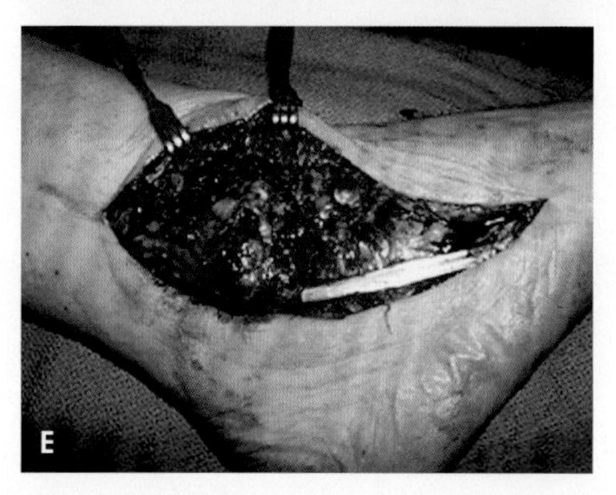

图 23.22 A. 患者重度踝关节不稳定，腓骨肌无功能合并后足内翻畸形。B. 切除瘢痕化的腓骨长短肌腱残端。C. 用异体腘绳肌腱重建踝关节稳定性。D–E. 行趾长屈肌腱转位，将其与腓骨短肌腱远端残端缝合

腓骨肌腱脱位的修复

治疗腓骨肌腱脱位的一个常用方法是加深腱沟，但一个有趣的例外情况是急性腓骨肌腱脱位支持带破了而腱沟是好的。这种情况下如果存在其他病理改变，例如弹响、半脱位、肌腱骑跨、慢性疼痛或腱鞘炎，笔者也都会考虑加深腱沟，这是处理脱位最简单的方法。笔者喜欢用大的卵圆形的磨头加深腱沟。处理脱位时，切口设计要仔细，要先在腓骨表面触到脱位或半脱位的肌腱。确认两根腓骨肌腱的位置后，在腓骨上将腓骨肌支持带切断，然后将其与骨膜一起的组织瓣自腓骨上剥离，该组织瓣可在加深腱沟后用于修复软组织（图 23.23）。需要将软组织及骨膜从腓骨上完全剥离，将该组织瓣与腓骨肌腱一起向后方拉开。有文献建议掀开骨膜后打压腓骨皮质以加深腱沟。但是采用这种方法时，通常被压的皮质骨块与周围腓骨连接较松不能达到理想的贴服效果，所以笔者更愿意用简单的磨头加深法。加深腱沟后，要确保腓骨远端不存在粗糙面，否则会对滑动的肌腱有磨损而造成肌腱的进一步撕裂。为达到这个目的，在去除粗糙的突出骨质后，可以用小的磨锉把腱沟磨光滑（视频 23.7）。

术后足背伸时肌腱要稳定于腓骨后方无任何半脱位趋势，要用骨蜡将腱沟内粗糙的骨表面抹光滑，并清理掉多余的骨蜡，然后将支持带在低于骨表面的水平固定到腓骨上（图 23.23 和图 23.24）。固定要紧密，否则松弛的支持带会像一个布袋，其下方的两根腓骨肌腱有再脱位的趋势。所以常需要将支持带从腓骨上切断然后重新固定于加深的骨槽中。以克氏针打孔法固定支持带，在腓骨上打两对克氏针孔，用缝线缝合支持带然后穿过骨槽两边的骨孔进行固定，这样就可以确保支持带低于腓骨骨表面（图 23.25）。

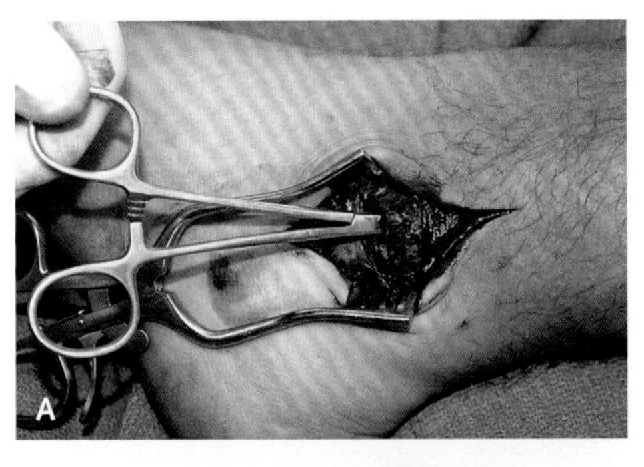

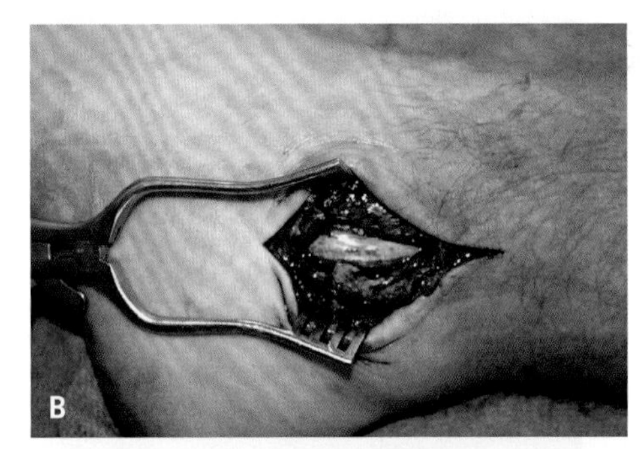

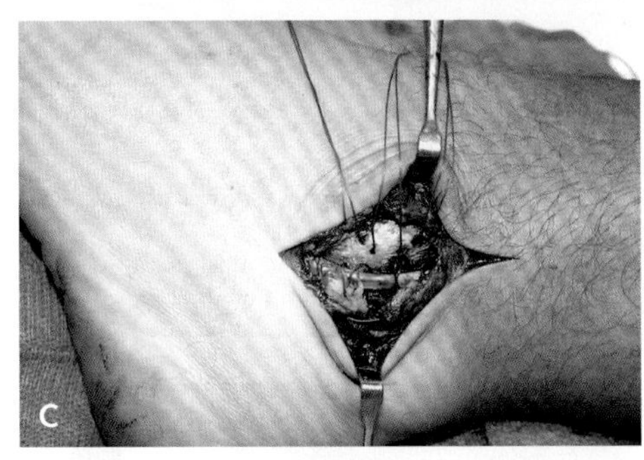

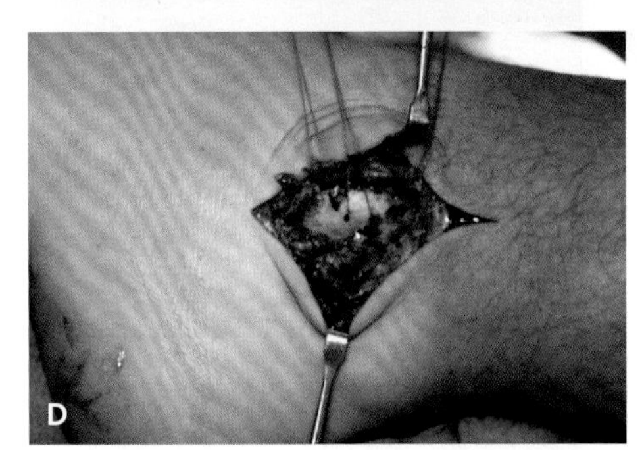

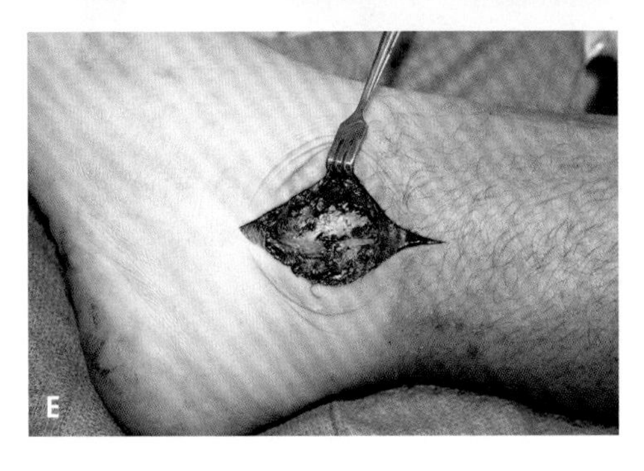

图 23.23　年轻患者急性腓骨肌腱脱位。A. 将弯钳从支持带下方穿过以免切开支持带时损伤下方肌腱。B. 显露腓骨长短肌腱。C–E. 在腓骨上打双排孔缝合修复支持带

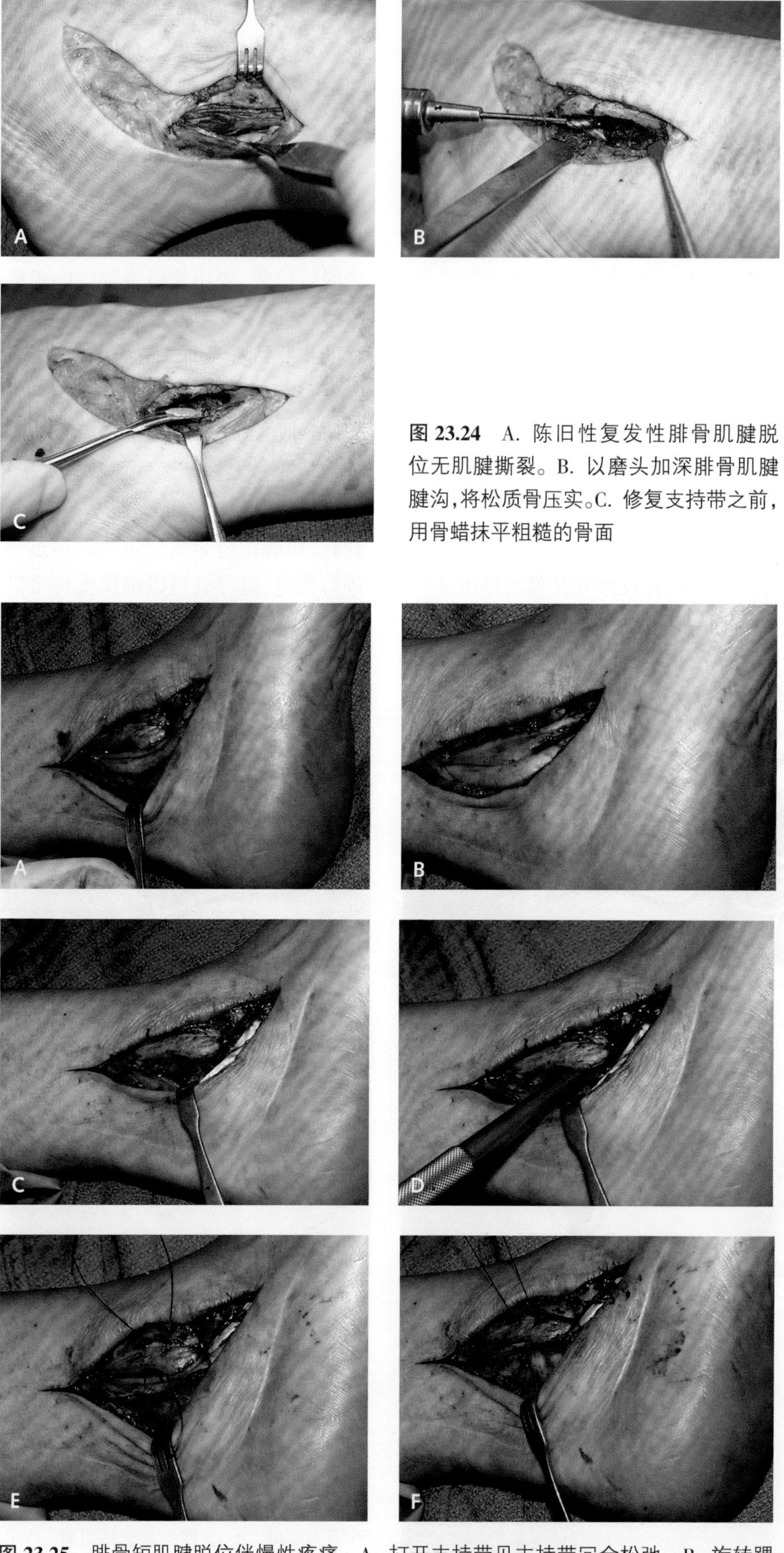

图 23.24 A. 陈旧性复发性腓骨肌腱脱位无肌腱撕裂。B. 以磨头加深腓骨肌腱腱沟，将松质骨压实。C. 修复支持带之前，用骨蜡抹平粗糙的骨面

图 23.25 腓骨短肌腱脱位伴慢性疼痛。A. 打开支持带见支持带冗余松弛。B. 旋转踝关节，很容易将肌腱从腱沟内脱出。C-D. 以磨头加深腱沟并压实腱沟底部腓骨后方松质骨。E-F. 复位肌腱，将支持带缝合到腓骨，维持肌腱复位

技术、技巧和注意事项

- 术前判断肌腱的撕裂范围很难，虽然踝部MRI有一定作用，但不能为制定治疗方案提供依据。
- 在陈旧性肌腱断裂的病例中，踝部肌腱MRI不能帮助判断腓骨肌的功能，需要做小腿的MRI。
- 腓骨短肌腱撕裂常伴发踝关节不稳定，修复肌腱时要做踝关节应力检查。
- 如果踝关节不稳伴发腓骨短肌腱的纵向撕裂，可以将劈裂向近端及远端均做延长，然后取肌腱的前束用Chrisman-Snook方法重建踝关节的稳定性。
- 腓骨短或长肌腱的断裂常伴腓骨肌腱滑车增大，尤其在后足内翻时增大更明显。
- 在腓骨尖以远修复肌腱时，要将两根肌腱的鞘管都打开以排除卡压的可能，因为这个部位的两根肌腱分别走行在不同的腱鞘中。如腓骨肌腱滑车存在突出要予以清理，该滑车经常是造成腓骨远端单纯肌腱卡压及撕裂的原因。
- 腓骨短肌腱远端的撕裂相对较少见。
- 如果一根腓骨肌腱完全断裂不可修复，要根据肌肉的滑动度决定如何利用剩余的另一根肌腱。例如，如果腓骨长肌腱完全撕裂不可修复但MRI表现肌腹健康，且腱腹结合处有滑动度，则可以将腓骨长肌腱近端残端与腓骨短肌腱缝合。
- 有时腓骨肌腱滑车增大是造成腓骨短肌腱撕裂的原因，这在高弓足或内翻足中尤其常见。滑车增大时支持带紧张，导致肌腱活动受限及继发的断裂。用骨凿切除滑车然后在骨面上抹上骨蜡是很好的处理方法。
- 跟骨骨折非手术治疗后发生畸形愈合伴发的陈旧性腓骨肌腱脱位可在行距下关节融合时一并处理（图23.26）。

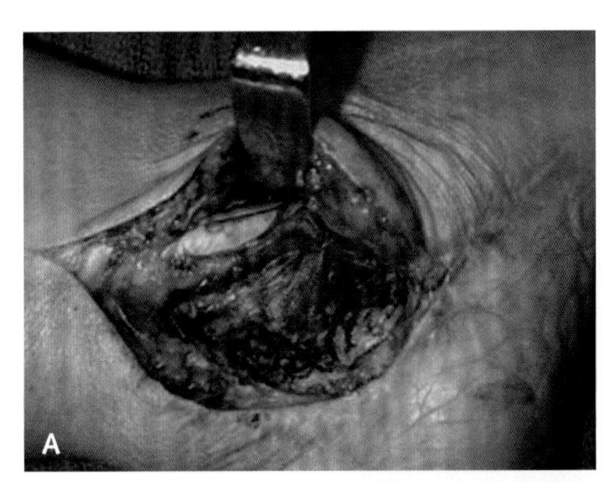

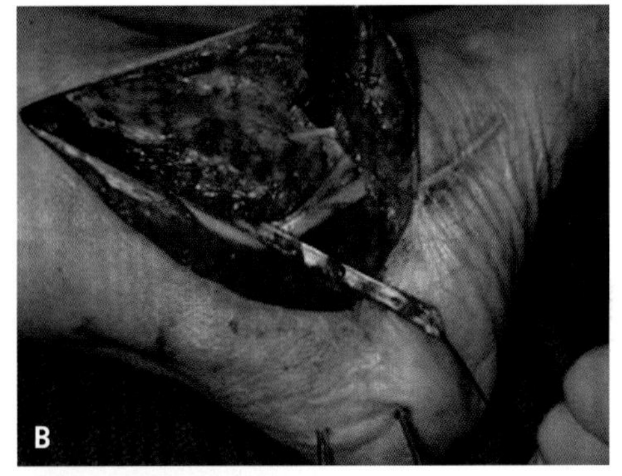

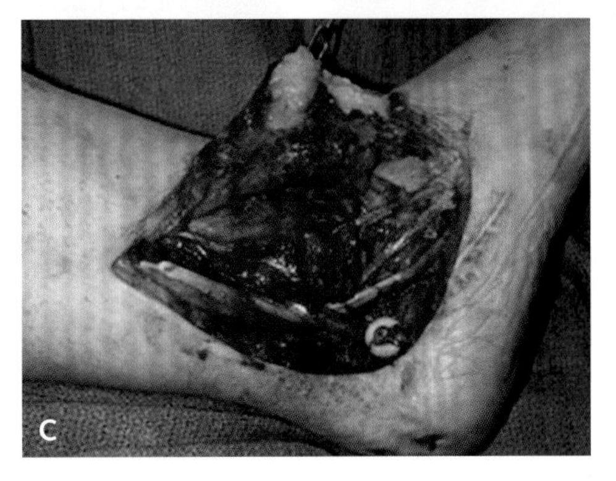

图23.26 A. 跟骨骨折后不处理导致跟骨结节增宽，伴有腓骨肌腱脱位。B–C. 如本病例所示，融合距下关节后，行改良Chrisman-Snook手术，以螺钉及带爪的韧带垫片将肌腱固定到跟骨上

（李莹 译　李淑媛 校　张建中 审）

推荐阅读

Baumhauer JF, Nawoczenski DA, DiGiovanni BF, Flemister AS. Ankle pain and peroneal tendon pathology. *Clin Sports Med*. 2004;23:21–34.

Clarke HD, Kitaoka HB, Ehman RL. Peroneal tendon injuries. *Foot Ankle Int*. 1998;19:280–288.

Krause JO, Brodsky JW. Peroneus brevis tendon tears: pathophysiology, surgical reconstruction, and clinical results. *Foot Ankle Int*. 1998;19:271–279.

Molloy R, Tisdel C. Failed treatment of peroneal tendon injuries. *Foot Ankle Clin*. 2003;8:115–129.

Pelet S, Saglini M, Garofalo R, et al. Traumatic rupture of both peroneal longus and brevis tendons. *Foot Ankle Int*. 2003;24:721–723.

Raikin SM. Intrasheath subluxation of the peroneal tendons. Surgical technique. *J Bone Joint Surg Am*. 2009;91(suppl 2 Pt 1):146–155.

Redfern D, Myerson MS. The management of concomitant tears of the peroneus longus and brevis tendons. *Foot Ankle Int*. 2004;25:695–707.

Seybold JD, Campbell JT, Myerson MS, et al. Outcome of lateral transfer of the FHL or FDL for concomitant peroneal tendon tears. *Foot Ankle Int*. 2016;37(6):576–581.

Squires N, Myerson MS, Gamba C. Surgical treatment of peroneal tendon tears. *Foot Ankle Clin*. 2007;12:675–695.

Walther M, Morrison R, Mayer B. Retromalleolar groove impaction for the treatment of unstable peroneal tendons. *Am J Sports Med*. 2009;37:191–194.

第九部分　跗骨联合

第 24 章　跗骨联合

概述

无论什么类型的跗骨联合，一旦出现了症状，非手术治疗的方法很难奏效。传统的方法是行足部制动以减轻症状，但是所获得效果通常不会很长久。虽然这种治疗会暂时缓解足部的疼痛，但小腿外侧肌肉的疼痛性反应、下肢功能不良及疼痛症状都可能会再发。所以，无论是对儿童患者还是成年患者，笔者都很少建议将制动作为最终的治疗方法。如果有明显的压痛，可以在完善手术计划的时间里先予以制动治疗。

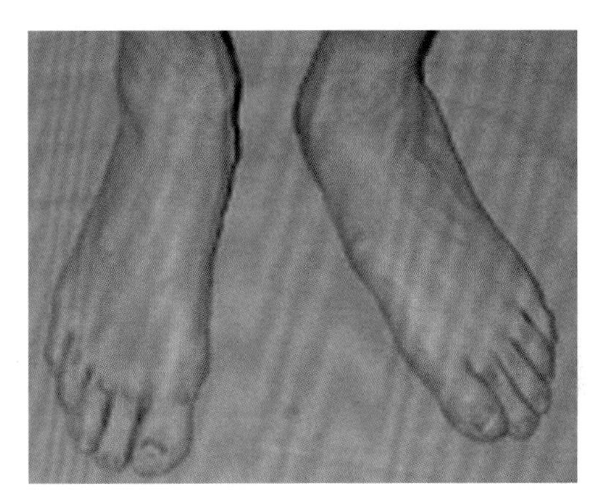

图 24.1　注意此患者存在严重的单侧平足畸形。在儿童中，除了跗骨联合之外很少有什么其他原因可以导致这样的单侧平足畸形

体格检查和术前计划

很多跗骨联合的病例在医生刚进诊室门口看到患者的第一眼就能完成诊断。通常，这些患者在坐位时足会自然呈马蹄内翻位下垂，当后足存在僵硬性畸形时足处于外翻位，尤其当这种变化只存在一侧足时非常容易诊断。建议于患者站立、行走、坐下及躺下等不同体位状态下检查患足。通常情况下，放松坐位下正常足处于自然的马蹄内翻位，而跗骨联合的病例后足僵硬处于背伸中立伴轻度外翻位（图 24.1）。这种情况下由于腓骨肌腱存在持续收缩，故在体表清晰可见，但真正的腓骨肌痉挛不存在。腓骨肌的疼痛和紧张可能是由于距下关节受刺激引起，但没有真正的痉挛发生。是否选择手术治疗及具体选择哪一种手术取决于足的活动度、是否存在关节炎、跗骨联合的类，及足部其余部分的功能状况。与跗骨联合相关的临床表现很多，当后足僵硬时前足或后足会有明显的代偿性变化（图 24.2）。

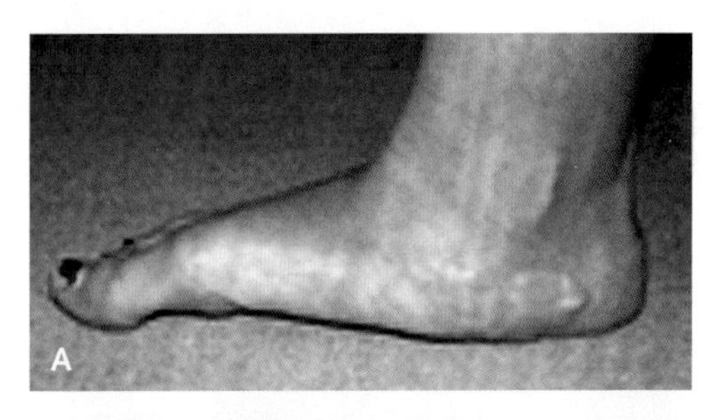

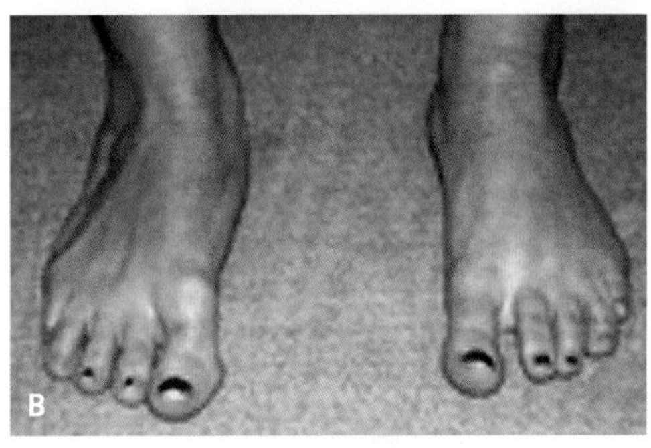

图 24.2　跗骨联合的畸形表现很广泛。A. 该少年右足存在僵硬性畸形。B. 注意第一跖骨明显抬高，踇趾代偿性屈曲。纠正后足畸形后，前足旋后会更明显，可能需要做其他的矫正手术

不论是距跟联合还是跟舟联合，都很少在儿童患者中引起足部关节炎。距舟关节背侧的鸟嘴样骨突是由于踝关节囊长期反复牵拉距骨颈所致，与关节炎无关（图 24.3）。关节炎更常见于成人距下关节中关节面的跗骨联合。在较为年轻的患者中发生的关节炎可能与既往的联合切除手术有关，或者由后足关节极度僵硬引起。另外重要的一点是即便后足有活动度也不能排除跗骨联合的存在。仔细地检查会发现这些所谓的活动度可能来源于跗横关节或踝关节，而真正的距下关节活动并不正常，甚至完全缺失，这种情况尤其多见于中关节面存在跗骨联合的病例中。

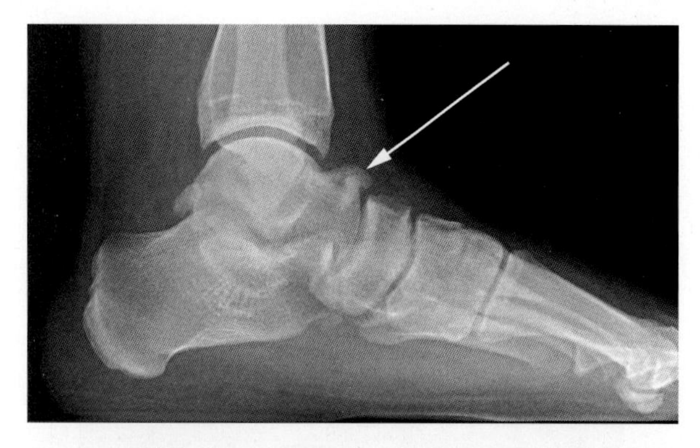

图 24.3 侧位片显示距跟联合的病例距骨鸟嘴样骨赘（箭头所示），骨赘向浅表及远端延伸

当腓骨肌腱收缩紧张时很难检查后足真正的活动度。处理严重僵硬的病例时，判断足部到底有多少真正的活动度以及多大比例的僵硬是由于腓骨肌收缩而导致距下关节活动受限，是很有意义的。如果腓骨肌很紧张，笔者通常会用短效局麻药在腓骨颈水平阻滞腓总神经再检查足部活动度。腓总神经阻滞后检查足部会更容易，这样部分足部的僵硬会得到缓解，有利于正确制定手术方案。做距下关节或跗骨窦的神经封闭通常帮助不大，因为患者的距下关节炎并不是主要病理改变。有时，跗骨联合很隐匿，在 X 线甚至 MRI 及 CT 检查中都不能明显显示（图 24.4）。

有人认为，儿童距下关节中关节面的跗骨联合如果累及关节面的比例小于 50% 就可以切除。但是笔者不同意这种说法，在儿童中不论跗骨联合涉及的范围多大，都建议将整个跗骨联合部位切除。跗骨联合切除后的效果，取决于剩余足部的活动度和畸形的程度。跗骨联合的问题不在于可否切除，而在于其可能造成长期的距下关节和足部其他结构的适应性改变（图 24.5）。

因此问题的关键不是是否要切除跗骨联合，而是还需要做什么辅助手术以保留活动度并提高足

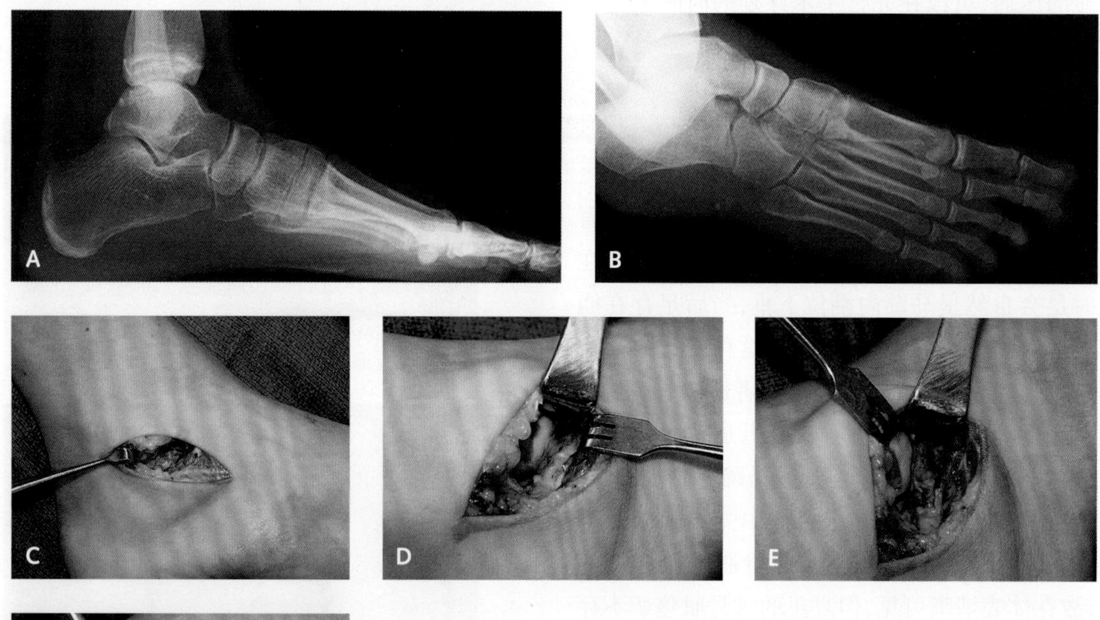

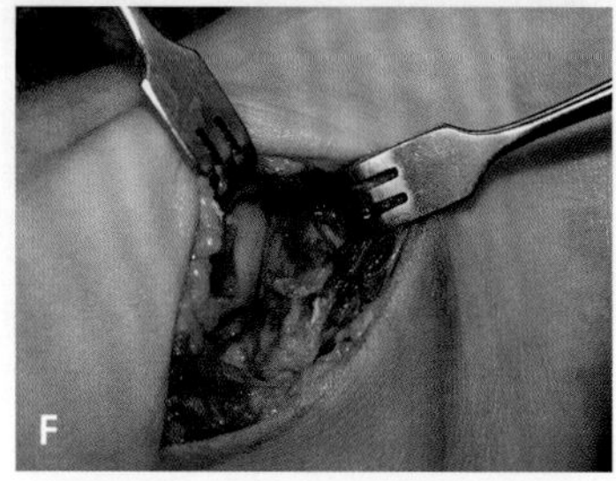

图 24.4 14 岁女孩主诉跗骨窦区持续性疼痛。A–B. 足部 X 线片及 MRI（未展示）表现正常，没有跟舟联合的证据。C. 术中采取标准的跗骨窦入路。D. 显露距骨头。E–F. 明显可见从跟骨颈到舟骨的大束纤维软骨性联合，之后予以切除

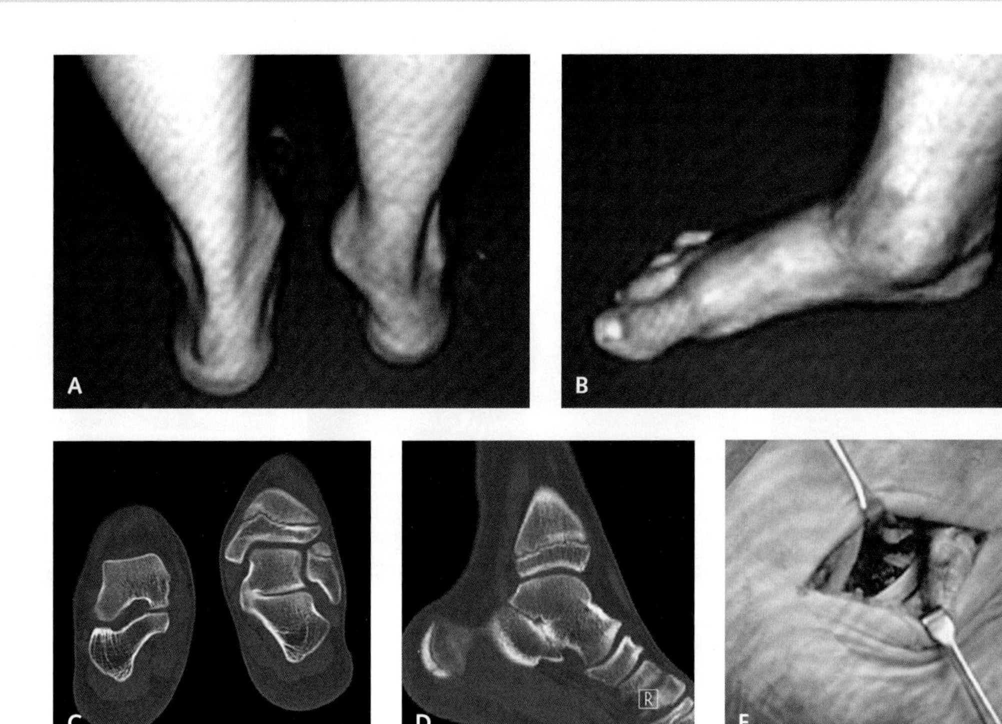

图 24.5　中关节面的跗骨联合表现为后足内侧的大包块。A–B. 该少年的包块很大，以至于主诉不是足部僵硬而是胫神经受压迫导致出现跗管综合征。C–D. 患者的 CT 影像学表现。E. 术中可见大的跗骨联合已切除，注意切除跗骨联合后，拉开趾长屈肌及拇长屈肌显露关节

部功能。这些辅助手术包括跟骨截骨、距下关节制动、跟腱延长及内侧楔骨截骨等。其他跗骨联合主要包括距舟联合，此外跟骰联合虽然相对少见，但并不罕见。这些病变的典型临床表现包括后足僵硬和平足外翻畸形，甚至可能还有球窝形踝关节。通常患足处于旋前位，后足固定外翻，踝也处于外翻位。

距下关节中关节面跗骨联合的切除

如前所述，不论 X 线或 CT 检查中关节面受累范围多大，在年轻患者中笔者都尽量行跗骨联合切除手术。当然手术方案的制定还需要考虑其他因素，包括患者年龄、足的形状、僵硬程度、足部其他部位的畸形。手术取内侧切口，从内踝尖向远端延伸直到距舟关节。切开皮下，处理静脉，打开趾长屈肌腱的腱鞘（图 24.6）。趾长屈肌腱位于跗骨联合的上方边界，术中将该肌腱拉向背侧。在趾长屈肌腱下方及载距突下方仔细切开拇长屈肌腱的腱鞘，将肌腱向下拉。趾长屈肌腱及拇长屈肌腱标示着跗骨联合切除的上下边界。掀开软组织及载距突上方的骨膜，可以清晰显露要切除的骨质。必要时也可以向远端延伸找到距舟关节，然后返回来打开距下关节，但通常不需要这么做。

逐步去除载距突，可以显露原中关节面及跗骨联合造成的瘢痕组织，通常联合略偏后。可以用一个大的菠萝样的磨头磨除载距突。笔者的经验更倾向于应用咬骨钳、刮匙及骨刀去除骨质。一种确定前方边界的方法是从外侧跗骨窦处插入一枚探针将其向内侧穿出，出针点提示为跗骨联合的前方边界。如果用这种方法不能确定跗骨联合的边界，笔者建议用空心距下关节制动器的试模从外侧向内插入跗骨管中，可以很轻易地打开跗骨联合，并看清距下关节后关节面的边缘。逐渐清理骨组织，当能看见跗骨窦内侧脂肪组织时插入咬骨钳，这一点代表跗骨管的尖端出口。一旦这一点可以确定，其余步骤就很简单了，可以通过活动距下关节引导切除（视频 24.1）。

从足内侧将椎板撑开器插入跗骨管，逐渐牵开可见中关节面及后关节面。即使不是全部切除也要去除大部分中关节面以显露后关节面，切除标准是直视下被动旋转活动距下关节时，应该可以看到后关节面的自由活动。切除后用骨蜡封闭粗糙的骨创面以减少复发的可能。

手术切除对于治疗青少年中关节面的跗骨联合效果很好。做切除术的年龄上限不是很明确。虽然

我们对年轻的成人患者也采用切除的方法,但手术效果相比而言并不确切。虽然对儿童应该尽量避免进行关节融合,但在必要情况下关节外融合术也是可取的(图 24.7),但融合术不是常用的方法。如果足部非常僵硬,则有可能切除联合效果不佳而必须要做关节融合术,具体机制目前尚不清楚。术中可以将距骨颈背侧的骨赘一并切除,因为该骨赘可能会刺激腓深神经导致疼痛。

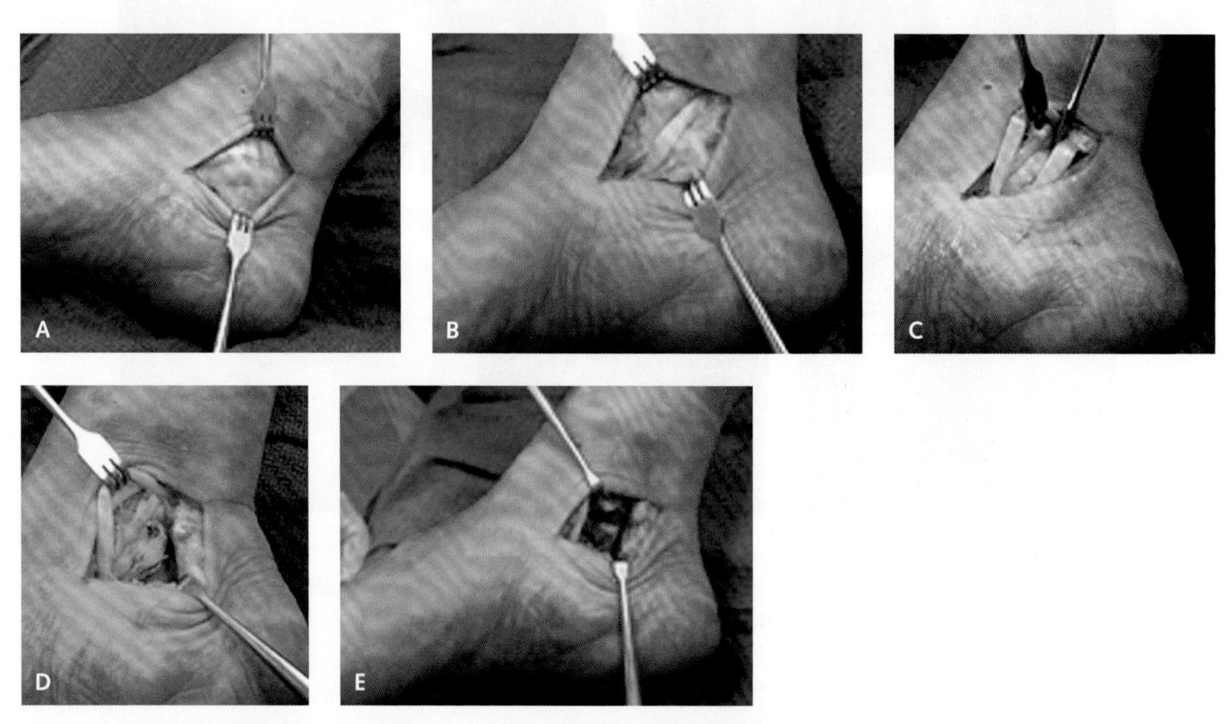

图 24.6 切除中关节面跗骨联合的步骤。A. 在趾长屈肌腱表面切开皮下组织。B. 打开腱鞘。C. 在载距突的上下方各拉开趾长屈肌及拇长屈肌腱。D. 拉开肌腱后,可见跗骨联合,逐步予以切除。E. 切除跗骨联合后,可见后关节面,拇长屈肌腱仍在载距突下方

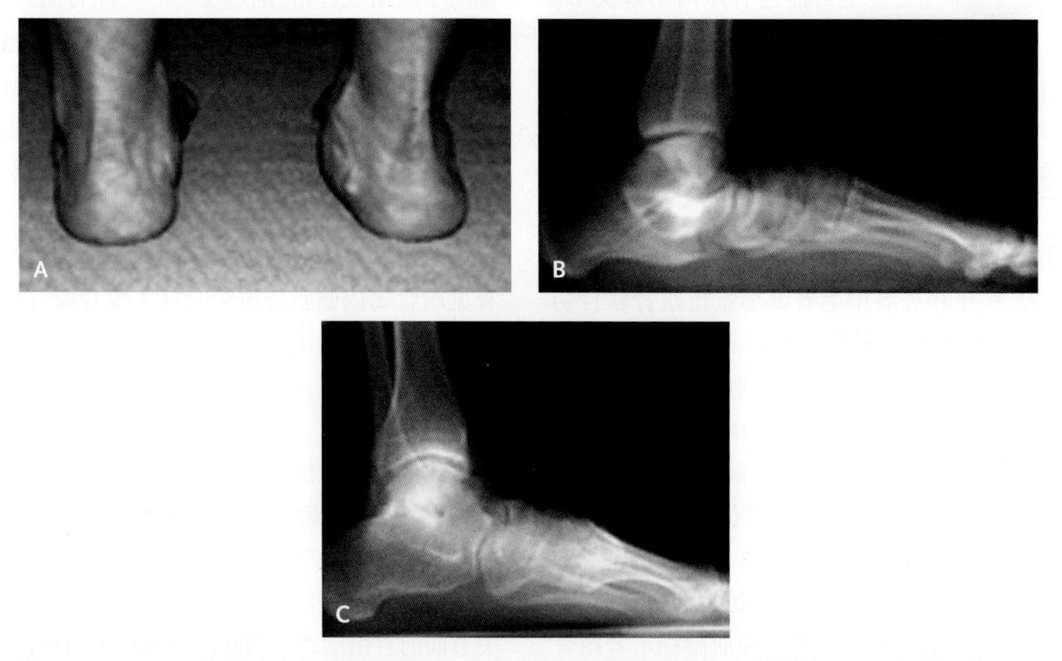

图 24.7 A–B. 15 岁男孩中关节面跗骨联合造成严重的后足畸形。C. 术前评估认为足部僵硬状态不能通过切除跗骨联合来解决,所以行关节外的距下关节融合手术

有一些内侧的跗骨联合不涉及中关节面，实际是后关节面的内侧部分。这在 X 线或 CT 检查中的表现可能与中关节面联合不好区分，但后关节面的动态 CT 可能有助于诊断。处理这类病例的手术入路与处理中关节面的跗骨联合类似，但需要打开后关节以便去除联合的骨质。笔者用之前的外侧撑开法，自跗骨窦处外侧插入的探针会从内侧中后关节面间穿出，然后沿着探针导引插入扩张器把关节内侧扩开，这样可以清晰显露跗骨联合处在后关节面前内侧的部位（图 24.8；视频 24.2）。

跟舟联合的切除

切口位于跗骨窦，从腓骨尖指向第四跖骨基底。切除跗骨联合后，可以将趾短伸肌作为软组织瓣间置填充物或用大量骨蜡填充间隙。如果取趾短伸肌进行间置填充，会造成足外侧皮下组织减少，这时缝合皮肤要额外注意。用肌瓣的好处是大量的肌肉面积可以有效预防新骨桥的形成，缺点是会造成足部外侧的空腔，影响足部外观。不论用哪种填充方式，都需要把骨的断面覆盖上。笔者更愿意切除骨质后用骨蜡处理骨面而不是用趾短伸肌间置，以减少对外观的影响。如选用趾短伸肌，则应将其从跗骨窦基底及跟骰关节背侧剥离，掀起肌肉及近端贴附的骨膜后用缝线标记好，牵引缝线有利于将肌肉从跟骰关节上掀开剥离（图 24.9；视频 24.3）。

将椎板撑开器插入跗骨窦，间断撑开直到距下关节前部显露出来。需要切开距舟关节的外侧关节囊以显露关节面，将其作为跟舟联合切除范围的参考。跗骨联合部位不都是很容易看清的，因此从跟骰关节的边缘开始，用一个 1cm 的直骨刀切除从跟骨延续到舟骨的部分。但往往这样还不足够，还要检查距舟关节跖侧。跖侧经常会存在一块突出的骨块搭界在距舟关节边缘造成切除不彻底。因此图中用 1cm 或 0.5cm 的骨刀切去一个矩形的骨块，而不是三角形的骨块，以保证做到充分的骨切除（图 24.10）。

跟舟联合通常向内侧延伸很多，不论切除三角形还是梯形的骨块，都会经常在骨块内侧距舟关节外侧残留跗骨联合部分。一定要在透视下验证切除的范围，并要检查距下关节的活动，以保证切除充分。在极少数情况下，切除联合后，足仍很僵硬，此时要考虑到可能存在跟舟联合与距跟联合合并存在的情况。这时需要在内侧做另一个切口，切口的设

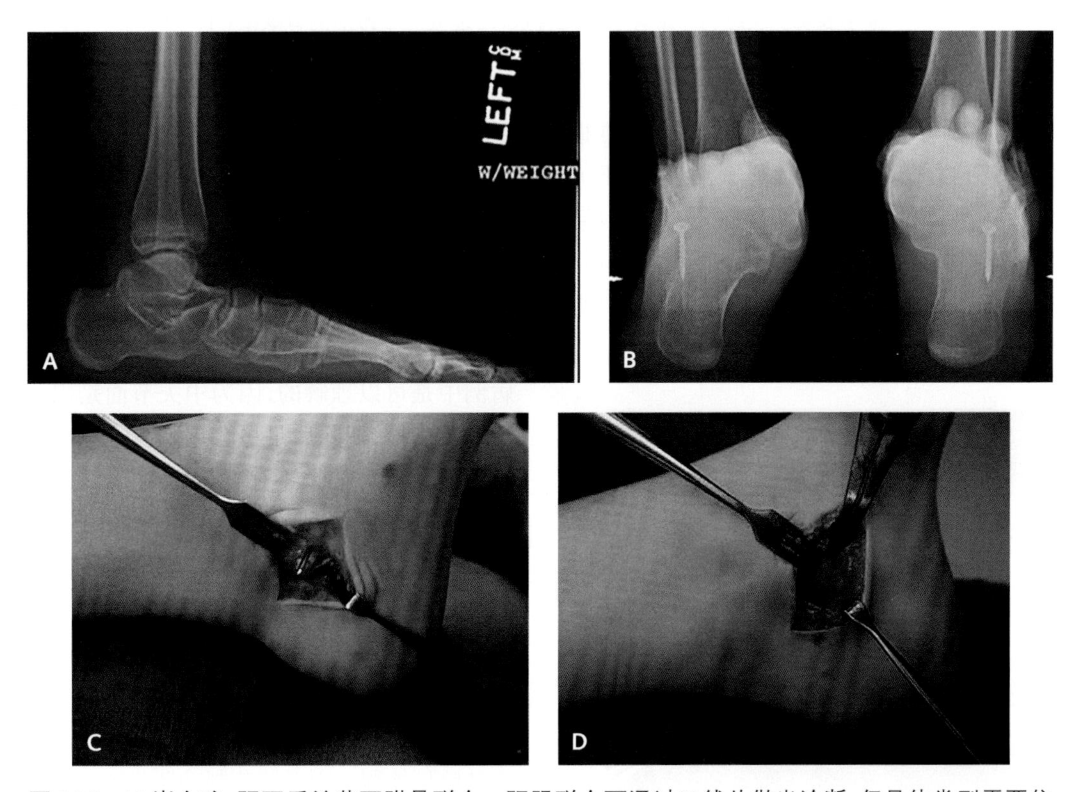

图 24.8 13 岁女孩，距下后关节面跗骨联合。距跟联合可通过 X 线片做出诊断，但具体类型需要依据 CT 检查结果（视频 24.2）。A–B. 患足畸形，跟骨中关节面向内下倾斜提示后关节面存在跗骨联合。C–D. 手术入路与中关节面跗骨联合入路一样，撑开技术在此很有用

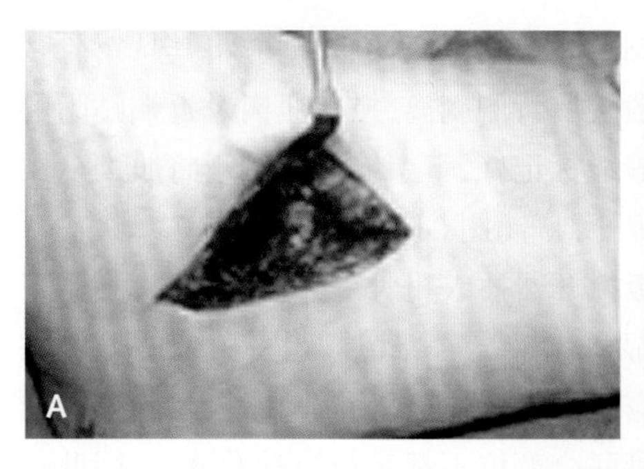

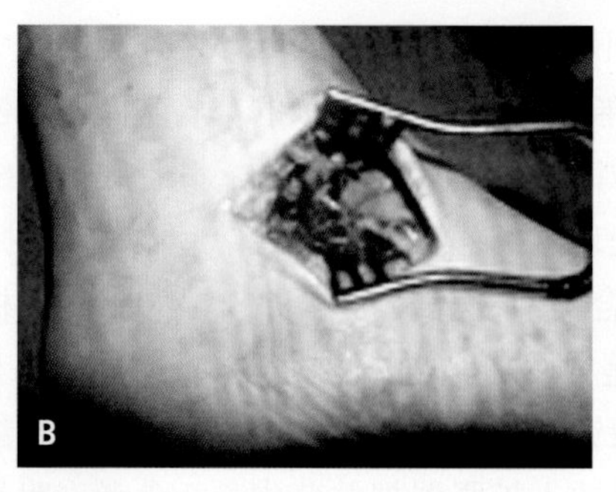

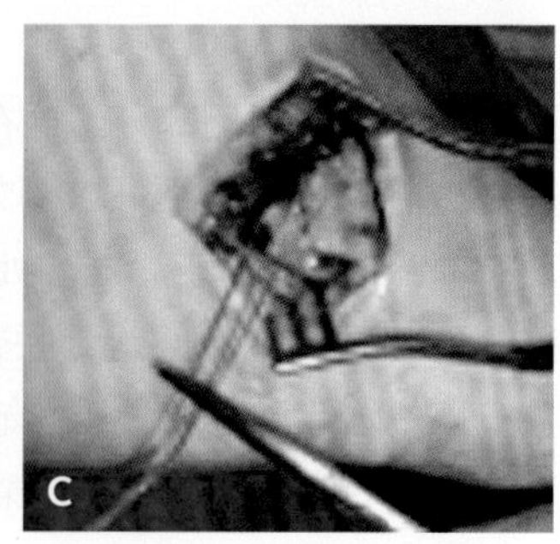

图 24.9 切除跟舟联合的步骤。A. 在跗骨窦的底部掀开趾短伸肌。B. 以缝线标记掀开的肌腹。C. 切除跗骨联合后，将趾短伸肌埋入缺损处，标记的缝线从足内侧经皮穿出

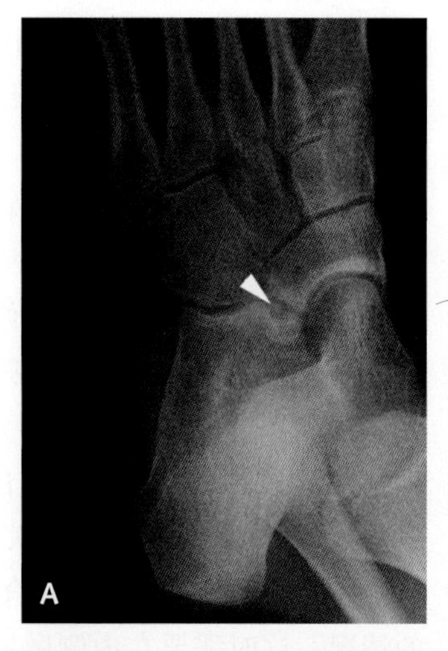

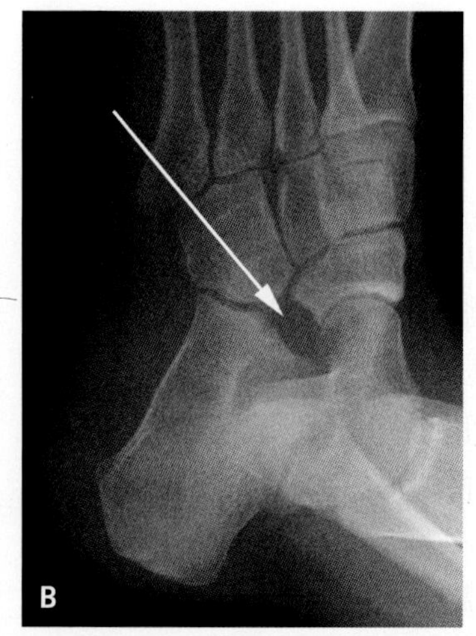

图 24.10 A. 跟舟联合术前的影像学表现（箭头所示）。B. 术后的影像学表现。注意切除跗骨联合处骨块，应造成一个方形的骨缺损（长箭头所示）

计见前文距跟联合部分，首先要在跗骨窦插入椎板撑开器打开距下关节。彻底切除联合后整个距下关节需要能够自由活动，中关节面要能看清并可以活动。术后用骨蜡封闭所有骨创面，切除跗骨联合后，从足的外侧可以看见一个由距骨、跟骨、骰骨、舟骨关节面围成的骨通道（图 24.11）。

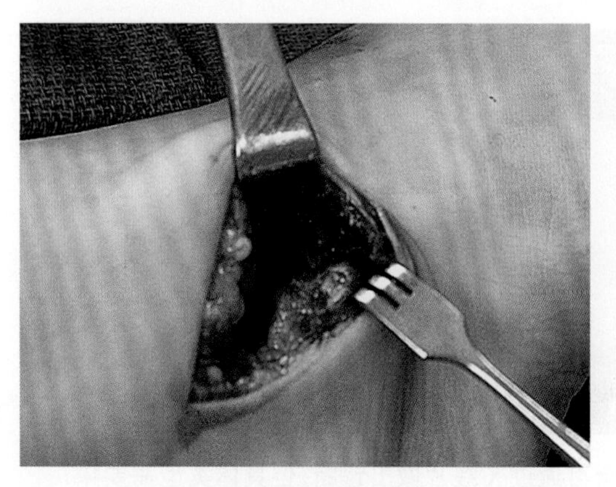

图 24.11 图 24.9 中，完整切除跟舟联合后，可见一个长方形的骨间隙，距骨、舟骨、跟骨及骰骨的关节间隙均可见

切除跗骨联合后的畸形矫正

应该认识到切除跗骨联合并不能纠正足部畸形。实际上，在儿童病例中切除跗骨联合后大部分畸形会加重。这种现象在涉及中关节面的跗骨联合病例中是可以理解的，因为中关节面是内侧柱的一个重要支撑，切除后足弓会塌陷且进一步旋前。切除跟舟联合后如果不存在后足畸形（即，需要同期矫正的外翻或平足），则可以单纯做跗骨联合切除术。如果存在后足畸形，矫正畸形的方法包括跟骨内移截骨、Cotton 截骨、距下关节制动术、跟骨外侧柱延长或跟骨阻挡术。这些方法可以单独或联合应用。问题是哪种方法更好呢？最简单的方法是跟骨内移截骨，其并发症较少，但它只能解决一个问题，就是后足外翻。距下关节制动器是矫正儿童可复性平足的一个很好的方法，可以与跗骨联合切除合并使用，但有时跗骨联合切除的骨质太多，距下关节制

动器置入后无法稳定。图中病例是一个 12 岁的男孩，距下中关节面及舟楔关节双跗骨联合切除术后，足部非常松弛，所以用一枚 4.0mm 的螺钉行跟骨阻挡术（图 24.12）。

完全切除跗骨联合后，要检查足部有无畸形。有时患足会存在后足外翻合并跗横关节的外展的情况，这时需要仔细计划考虑如何加做额外矫形手术。如果不处理后足外翻，则内侧应力增加，同时跗骨联合切除后载距突的支撑减小，即会逐渐发生足内侧纵弓的塌陷，产生平足。如果只存在后足外翻而没有中足的外展，笔者习惯在切除中关节面的跗骨联合后加用距下关节制动术（图 24.13）。该操作几乎可在直视下完成，因为可以在距下关节内侧跗骨联合切除处看到制动器。除了具有轻度内翻后足的作用，距下关节制动器还能轻度打开后关节间隙，这也是术者想要的效果。对于儿童病例，希望制动器在体内至少保留 6 个月，同时加用很好的足弓支撑垫，随着足部的发育，后足会发生适应性的改变，帮助维持足的纵弓。

更广泛的跗骨联合的治疗

更复杂的或者更广泛的跗骨联合包括不止一处的跗骨融合，例如距下关节中关节面联合合并舟楔联合（图 24.14）。不能通过足的僵硬程度判断是否有多处的跗骨联合。当然如果足极度僵硬，则要考虑这种可能性，但除了 X 线片及 CT 检查结果提供的信息，当切除单处跗骨联合后仍有足部僵硬时就要考虑到可能存在更大范围的跗骨联合。所以当彻底切除跟舟联合或中关节面联合后足部仍然僵硬时，要考虑多发跗骨联合的可能。治疗的原则与切除单发的跗骨联合一样，但更强调术后康复过程

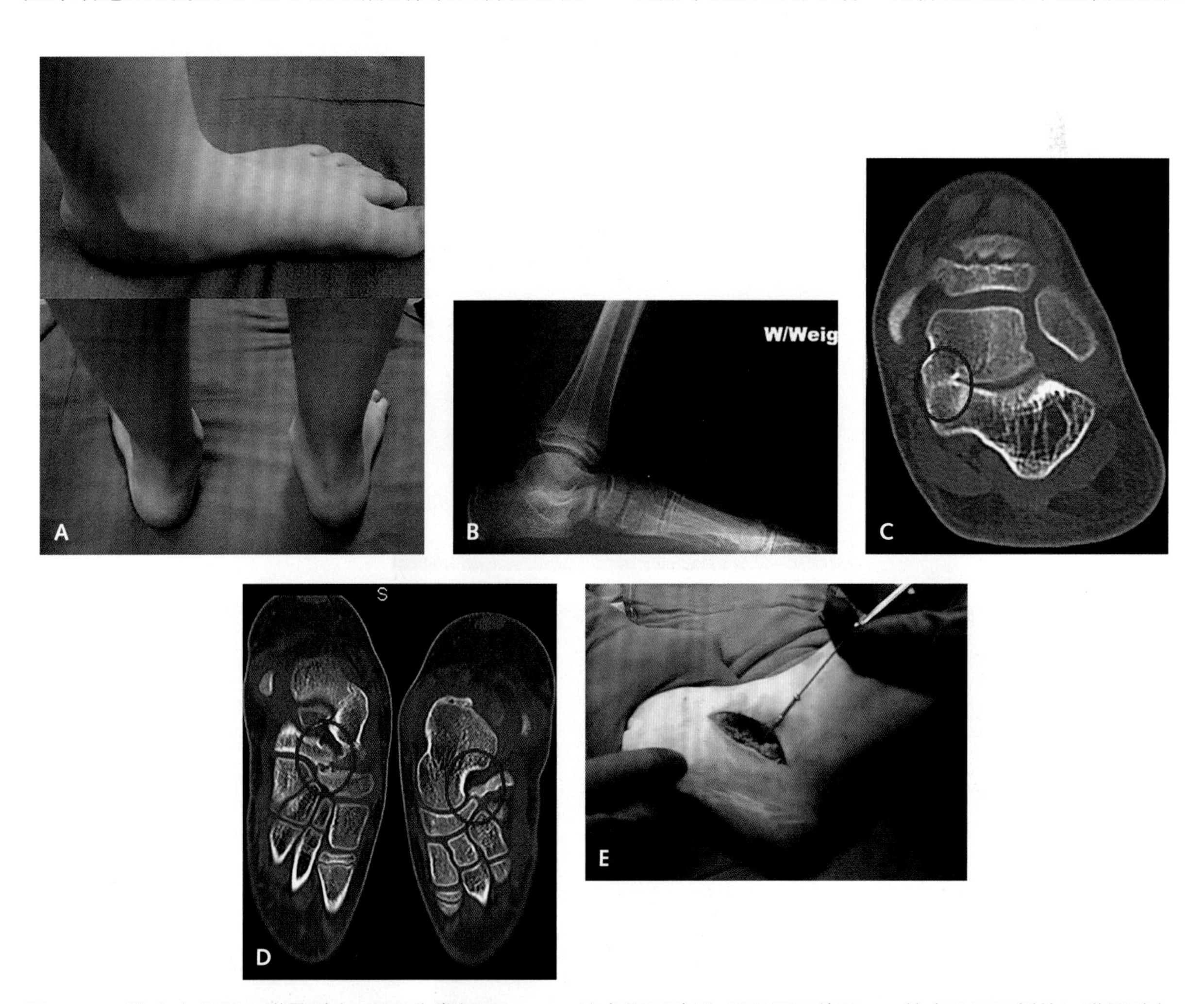

图 24.12　这个患儿因双跗骨联合，平足非常僵硬。A–D. 注意平足畸形，后足明显外翻，CT 检查显示双侧的双跗骨联合。E. 切除两个跗骨联合后，足部非常柔软，但平足畸形比术前加重，这里应用距下关节制动器可能会很有效，但因为两个跗骨联合均切除后会导致后足明显不稳定，无法安放制动器，所以用 4.0mm 螺钉在距骨外侧缘拧入跟骨颈，留大约 1cm 在外，即行跟骨阻挡术

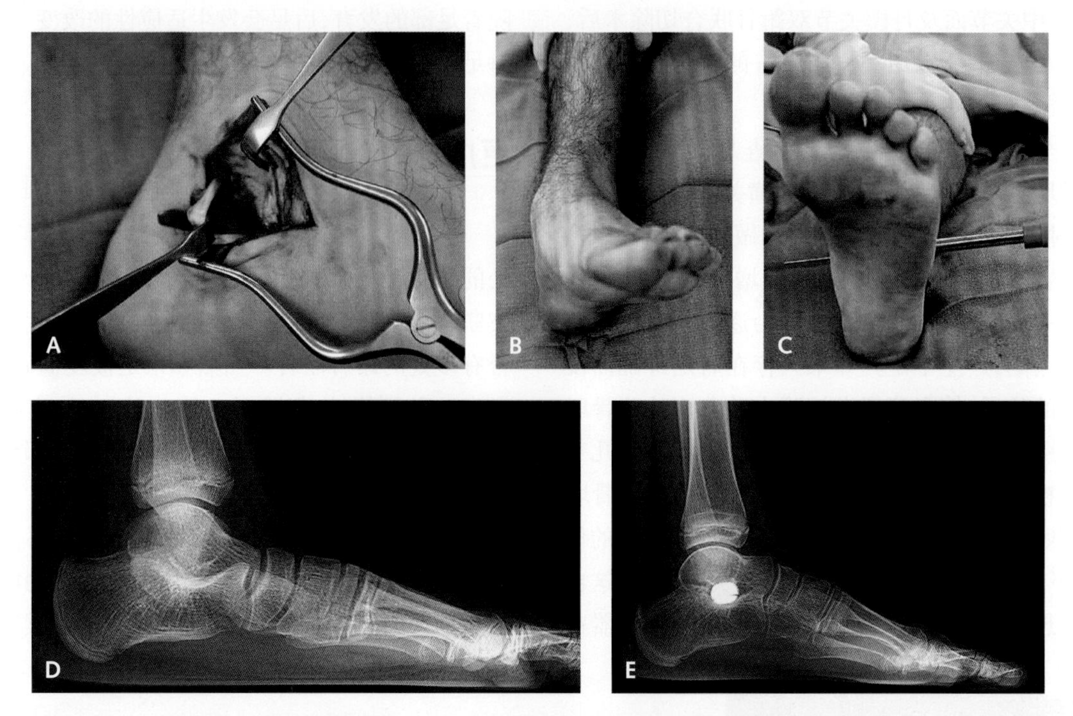

图 24.13 A. 切除中关节面跗骨联合。B. 以距下关节制动器矫正后足严重的外翻畸形。C. 插入距下关节制动器的试模，可见畸形获得矫正。D–E. 术前及术后的影像学表现，可见足弓恢复良好

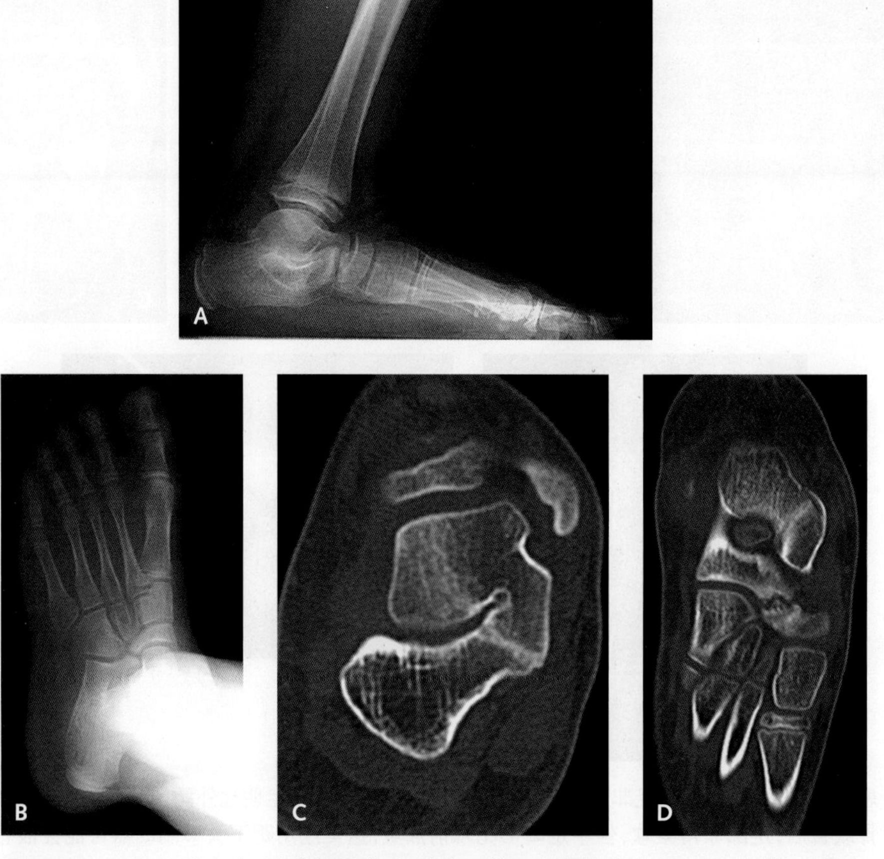

图 24.14 A–B. 9 岁女孩，严重僵硬畸形，伴有足部及小腿处疼痛。C–D. 术前 CT 检查显示存在跟舟联合及中关节面跗骨联合，都予以切除

（视频 24.4）。其他少见的跗骨联合包括距舟联合、跟骰联合及距下关节后关节面联合。患有这些联合时，患足通常非常僵硬，处于旋前位，固定性后足外翻跟骨倾斜角减低。患者常主诉疼痛，易疲劳，内侧纵弓痛及跗骨窦疼痛。治疗的原则并不是恢复足的正常外观，而是重建后足力线，减少踝关节的不正常应力。必要时可能需要在跗骨联合处截骨，甚至可能需要融合邻近关节。

用关节融合的方法处理跗骨联合

当然有些病例不能通过跗骨联合的切除来治疗。笔者主要根据后足的僵硬程度判断是做联合切除还是做关节融合术。笔者不同意累及中关节面比例小于 50% 的跗骨联合即可以切除这种说法。对于对检查后足活动度经验不是很多的医生而言，依据后足僵硬程度选择手术方式的这一说法帮助也不大，但对于有经验的医生而言，这种方法很可靠。对于后足极度僵硬的病例，即便切除跗骨联合也不能提高后足的活动度，更不能减轻畸形、僵硬及疼痛等症状。有时依据 X 线片提供的信息比依据体格检查的感觉更容易做出决定。

原则上讲如果有可能，尽量行跗骨联合的切除而不是关节融合。当然如果存在后足关节炎，则需要行关节融合术。如果需要行关节融合，三关节融合只用于关节炎并存在包括距下关节及跗横关节的广泛畸形的情况下。当外展畸形严重时，在做三关节融合的同时可能要做腓骨肌腱的延长。单纯中关节面的跗骨联合不需要行三关节融合，除非同时合并有跗横关节的问题。图 24.15 中展示了一个有趣的病例，这个青少年患者患有严重双侧跗骨联合，不仅后足有固定外翻畸形，而且中足严重外展。这是一例中关节面及跟舟双跗骨联合的病例（图 24.15）。虽然针对单纯的跟舟联合，即使是成年患者，笔者也很少通过关节融合手术进行矫治，但是双跗骨联合的病例除外。

成人跟舟联合的疼痛症状通常由于一个小的创伤引起，这种情况常常是工伤的争论点。通常患者影像学显示存在明显的跗骨联合，但以前没有症状，在一个微小的扭伤或创伤之后却出现了症状。即使在成年患者中，尝试切除跟舟联合依然有意义，前提是没有关节退行性改变且足部也不是很僵硬。切除术后患足可以恢复相当大的活动度，且临床症状明显减轻。然而切除术式对有症状的成人距下关节跗骨联合病例效果并不好，这些病例通常伴有后足关

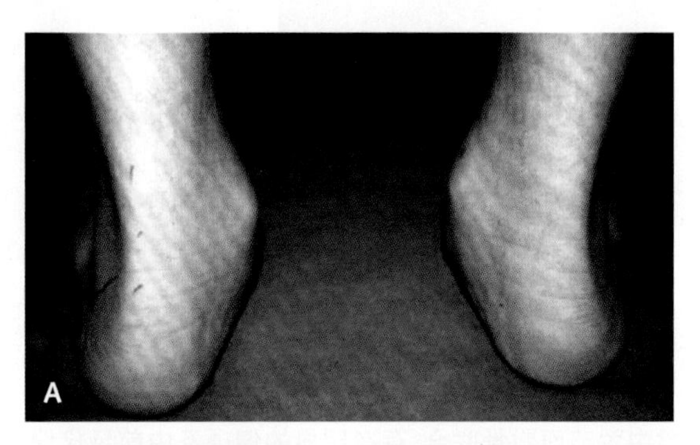

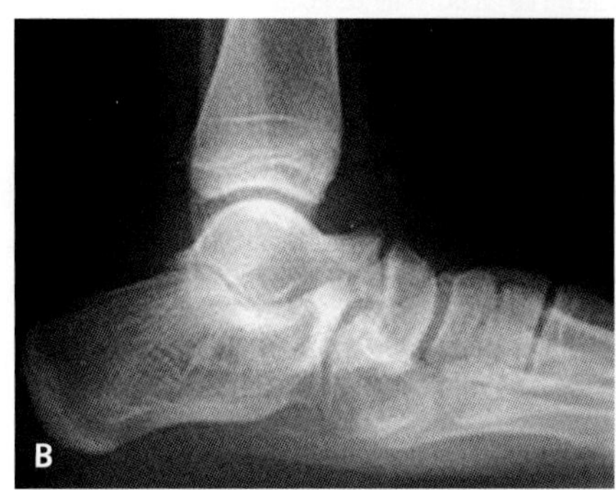

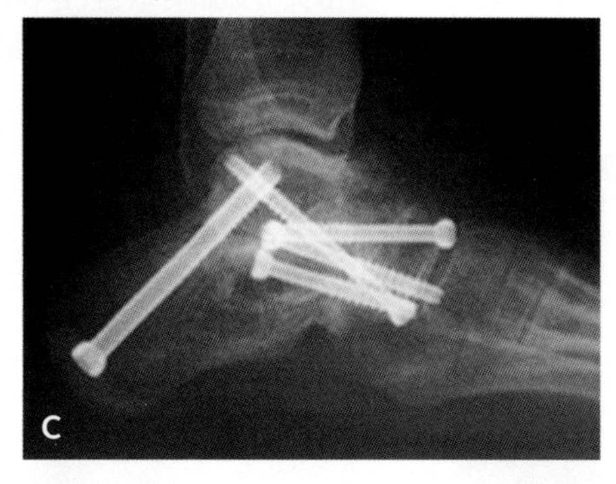

图 24.15 有些畸形不适合做切除术。A. 这是一例骨骼已成熟的青少年患者，双侧僵硬性畸形，存在跟舟及中关节面双跗骨联合。B. X 线检查中发现的变化被 CT 证实（CT 检查结果未显示）。C. 三关节融合是最佳选择，本应在此次手术中同时切除距骨颈背侧的骨赘，但实际未做，该患者后期因为骨赘撞击腓深神经引起症状及穿鞋不适才二期行手术切除骨赘

节炎因而需要接受关节融合术。

在纠正中关节面跗骨联合合并的畸形时，如果选择距下关节融合术且采用标准的外侧入路，则需要在准备关节面时把全部跗骨联合部位打开。如果中关节面的跗骨联合没有被打开，则后足畸形无法被矫正。因为这个原因，有些医生处理中关节面的跗骨联合合并畸形行距下关节融合手术时常采用内侧切口。内侧入路并不容易做，因为中关节面完全挡住了后关节面的显露。如果可能，要切除尽可能多的中关节面，在保护好内侧肌腱的情况下，从外侧插入扩张器撑开足内侧。如果中关节面可以撑开，则手术很简单，后关节面可以很好地显露与清理。更重要的是撑开关节面后可以很容易地去除中关节面残留的骨质，否则残留骨质将阻挡后足的复位。原位融合距下关节不可取，纠正外翻畸形很重要。可以从跗骨窦外侧做截骨一直截到中关节面，直到用椎板撑开器可以打开全部距下关节为止。按标准方法处理后关节面，通过内旋手法纠正后足的外翻，这个旋转动作自动纠正了跟骨倾斜角与距骨跟骨角。这一手法同时可导致前足旋后，对于固定性中前足旋后需要同时行内侧楔骨的背侧开放楔形截骨来矫正（图 24.16 和图 24.17）。注意，如果手法

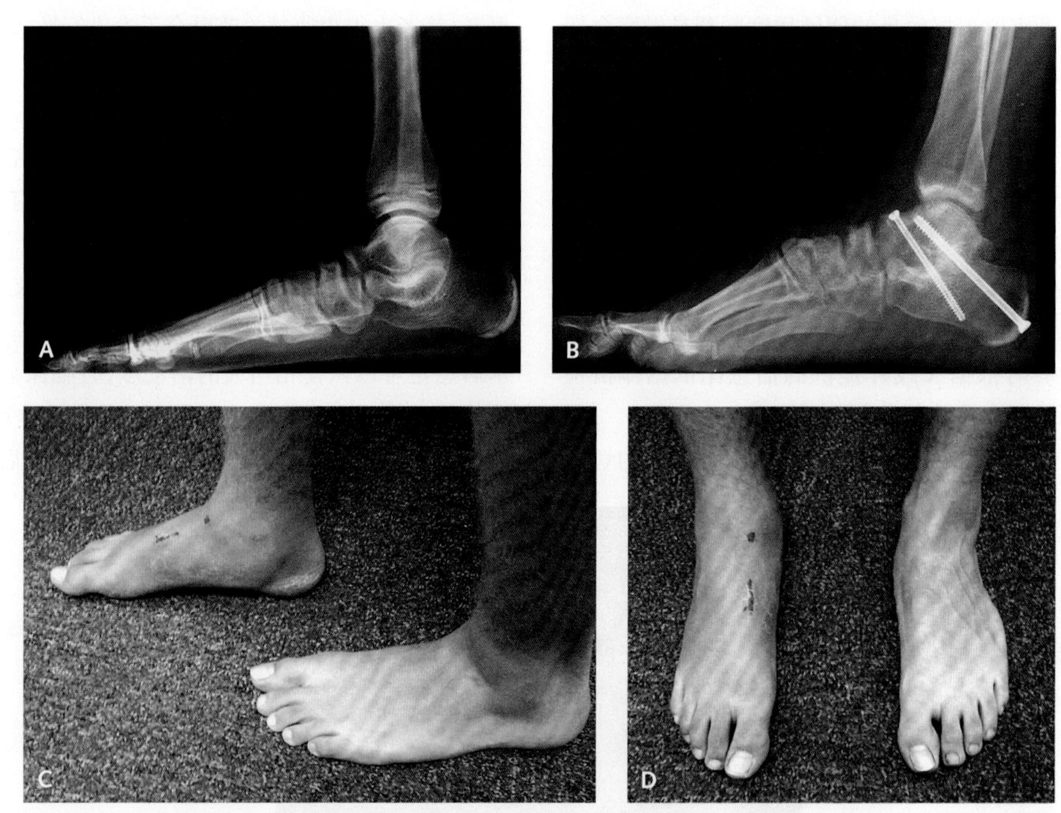

图 24.16 青少年患者严重中关节面跗骨联合，存在明显的僵硬及中前足代偿性改变。A. 注意平足、第一跖骨抬高、后足外翻，这与影像学上表现的后足固定畸形相符。B–D. 采用距下关节融合加内侧楔骨撑开截骨进行矫正，后者用以降低第一跖骨抬高

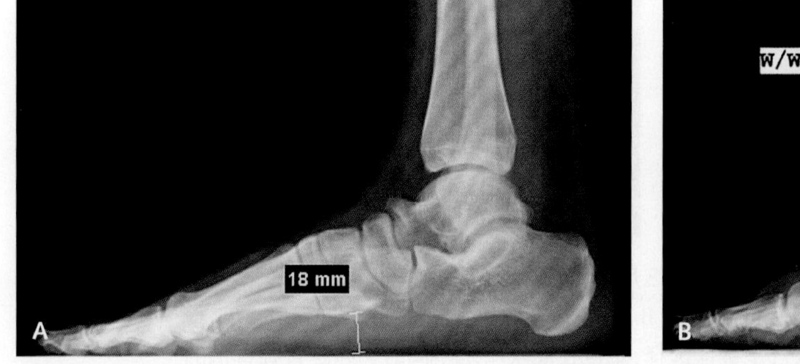

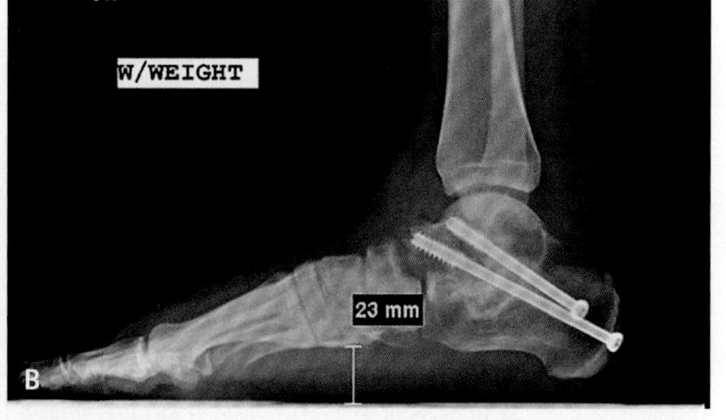

图 24.17 中关节面跗骨联合，并存在严重的后足僵硬，采用距下关节融合术治疗。A–B. 术中通过将距骨在跟骨上略内旋来获得融合后足弓的增加效果，这个病例不需要做 Cotton 手术

正确，适度轻微内旋距下关节就会起到增加足的高度的作用。注意不要过度内翻，否则会造成距下关节畸形融合在内翻位，这也会人为造成中前足固定旋后。当然如前文所述，需要正确判断到底要融合哪个或哪些关节。这里有个反例（图 24.18），即融合的关节选择错误。这里采用距下关节融合术处理距跟联合，但 CT 检查结果提示患者还同时存在跟舟联合。对于这个病例正确的术式应该是三关节融合。

球窝形踝关节

距舟联合还有其他广泛的跗骨联合经常伴随球窝形踝关节。这种畸形很不稳定，患者主诉内侧足弓疼痛及腓骨下撞击。虽然踝关节经常出现内侧不稳定，但因为这些患者踝关节活动度都非常好，所以要尽量避免踝关节融合。患者后足通常处于明显外翻位，但畸形不能用单纯的后足融合解决，即距下关节融合或三关节融合不能纠正畸形。这看似不合逻辑，实际上跗骨窦疼痛来源于内踝不稳造成的腓骨下撞击，所以虽然后足融合，但内踝不稳定没有解决，足内侧负重增加会引起内侧足弓疼痛，外踝撞击会持续甚至加重。这里重要的是要了解跗骨联合本身不会导致疼痛，疼痛来源于畸形。尽管后足外翻可以通过跟骨截骨内移进行矫正，但在球窝形踝关节畸形病例中后足不是问题的所在，矫形的关键在于需要通过行踝上内侧闭合楔形截骨矫正踝关节畸形，同时联合应用跟骨截骨矫正后足，并在必要时做内侧楔骨开放截骨矫正前足固定旋后畸形（图 24.19 和图 24.20）。这个病例虽然存在距舟联合，但治疗的目的是尽量在不融合关节的情况下恢复踝关节的稳定性。有意思的是，虽然此类病例中后足畸形是僵硬的，从理论上讲行胫骨截骨后会出现前足固定性旋后畸形，但在很多情况下足部有充分的代偿能力，从而不需要做内侧序列的跖屈截骨或融合。对这种病例很难判断胫骨内侧闭合截骨需要移除多大的楔形部分。笔者通常在做踝上内侧闭合楔形截骨时先做一条截骨线垂直于胫骨轴，之后再做第二条截骨线截去大约 4mm 楔形（视频 24.5）。截骨的目的是一定不要造成后足内翻畸形。

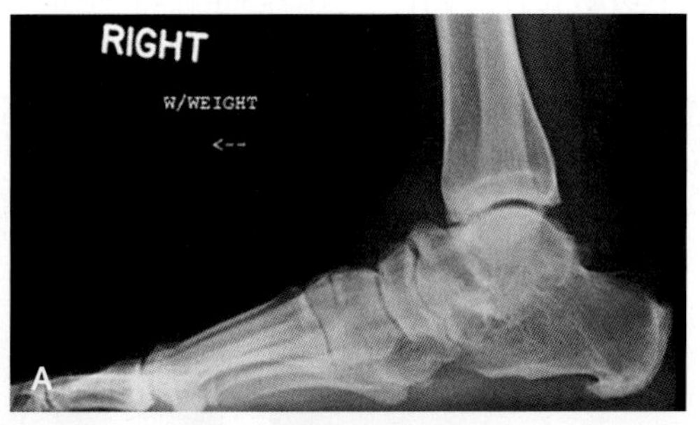

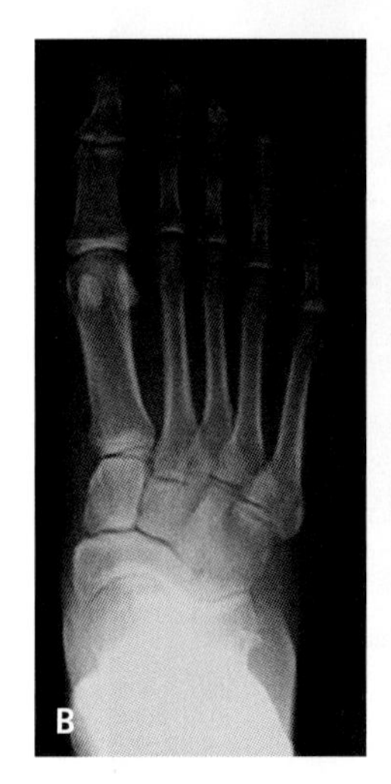

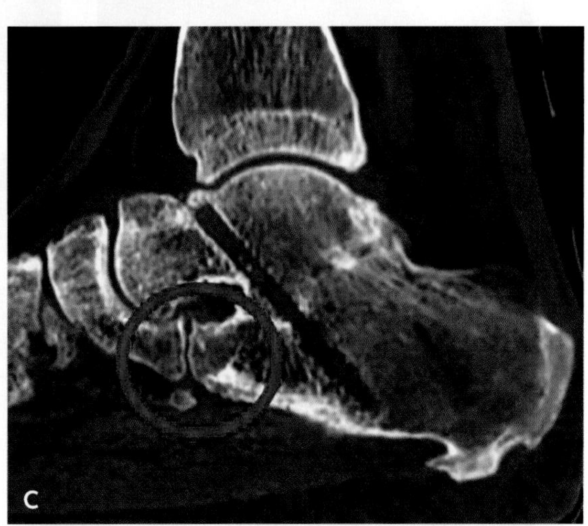

图 24.18　这个成年患者在别处被告知有跗骨联合，并接受距下关节融合术治疗，术后 1 年后足存在持续疼痛。A–B. 注意 X 线检查结果显示距下关节融合，前踝撞击，距骨颈巨大骨赘妨碍距舟关节功能。C. CT 检查结果中明显可见患者还有严重的跟舟联合，故既往单纯距下关节融合术不适合该患者，在成人患者中这种情况需要行三关节融合，于是采用三关节融合术进行翻修

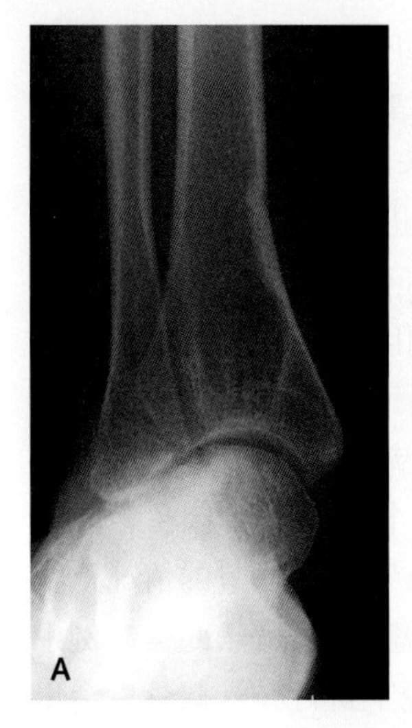

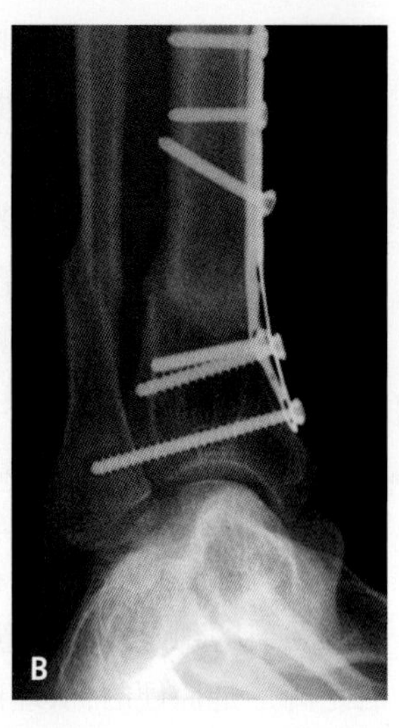

图 24.19 A. 这个严重的后足畸形存在固定性足跟外翻及球窝形踝关节问题，其原因是距舟关节联合。行踝上内侧闭合截骨及腓骨斜行截骨进行矫治。B. 注意胫距轴线及后足力线的恢复

虽然这种情况看起来不会发生，但如果楔形去除太多可能会造成明显内翻。胫骨截骨后要判断是否需要做腓骨截骨，在通常情况下是需要的。笔者选择在腓骨干骺端做斜行截骨。尽量不切断胫骨外侧，而是以此为合页，楔形闭合胫骨。如果去掉楔形发现后足还有外翻，则在闭合胫骨截骨面后，把锯片插入截骨面不停摆动做小幅度磨削，同时压紧截骨面直到去除足够的骨质并纠正力线。上述微细调整打磨截骨的方式是一种传统的木匠手艺，称为“kerf”，在足踝中常被用来进行闭合截骨一侧的微调。在本病例中是用这种手艺打磨去除胫骨内侧的骨质。闭合截骨面用导针维持位置，然后以接骨板在内侧做固定。图中是一个青少年病例，原来尝试过距下关节的关节外融合，术后畸形未纠正，且因为距下关节不愈合出现持续疼痛（图 24.21）。

如果畸形严重，则需要考虑行关节融合，常选用的是胫距跟融合（图 24.22）。对于这些病例，决定患者需要行关节融合而不是踝上截骨的因素，不是踝外翻畸形的程度及严重性，而是踝外翻造成的后足和中足的畸形情况。这个病例踝关节可见关节炎表现，踝关节及后足畸形是固定性僵硬的，跟骰关节及距下关节也存在关节炎。在这种情况下融合后足后，前足一定存在固定性的旋后畸形，因此需要做舟楔关节的内收跖屈双平面截骨以获得跖行足。

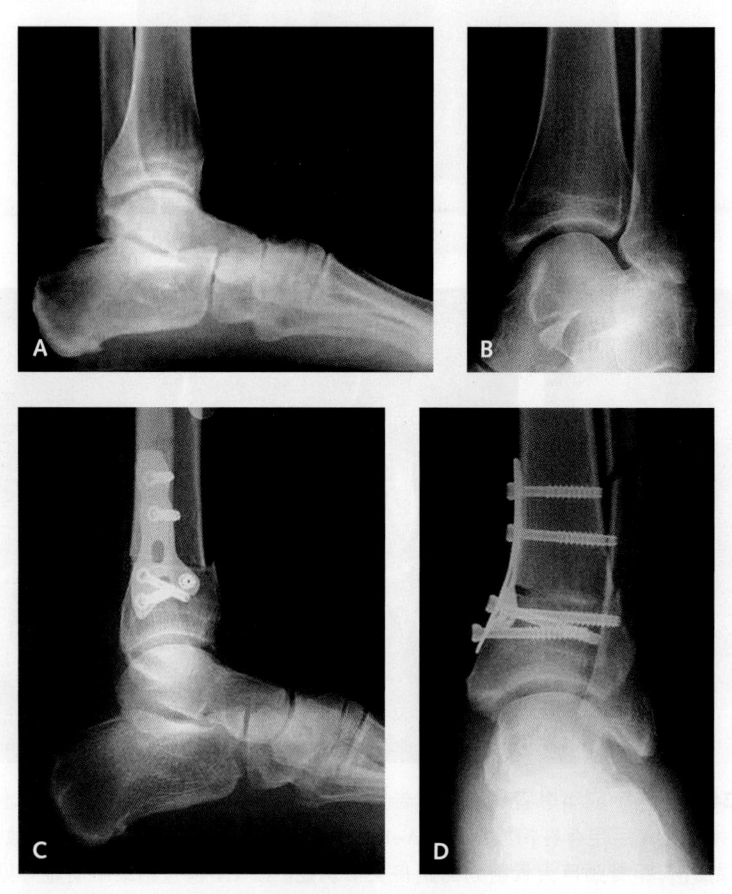

图 24.20 A–B. 距舟联合导致形成球窝关节踝关节，因踝关节外翻不稳定导致腓骨下疼痛。C–D. 行踝上内侧闭合性截骨纠正力线

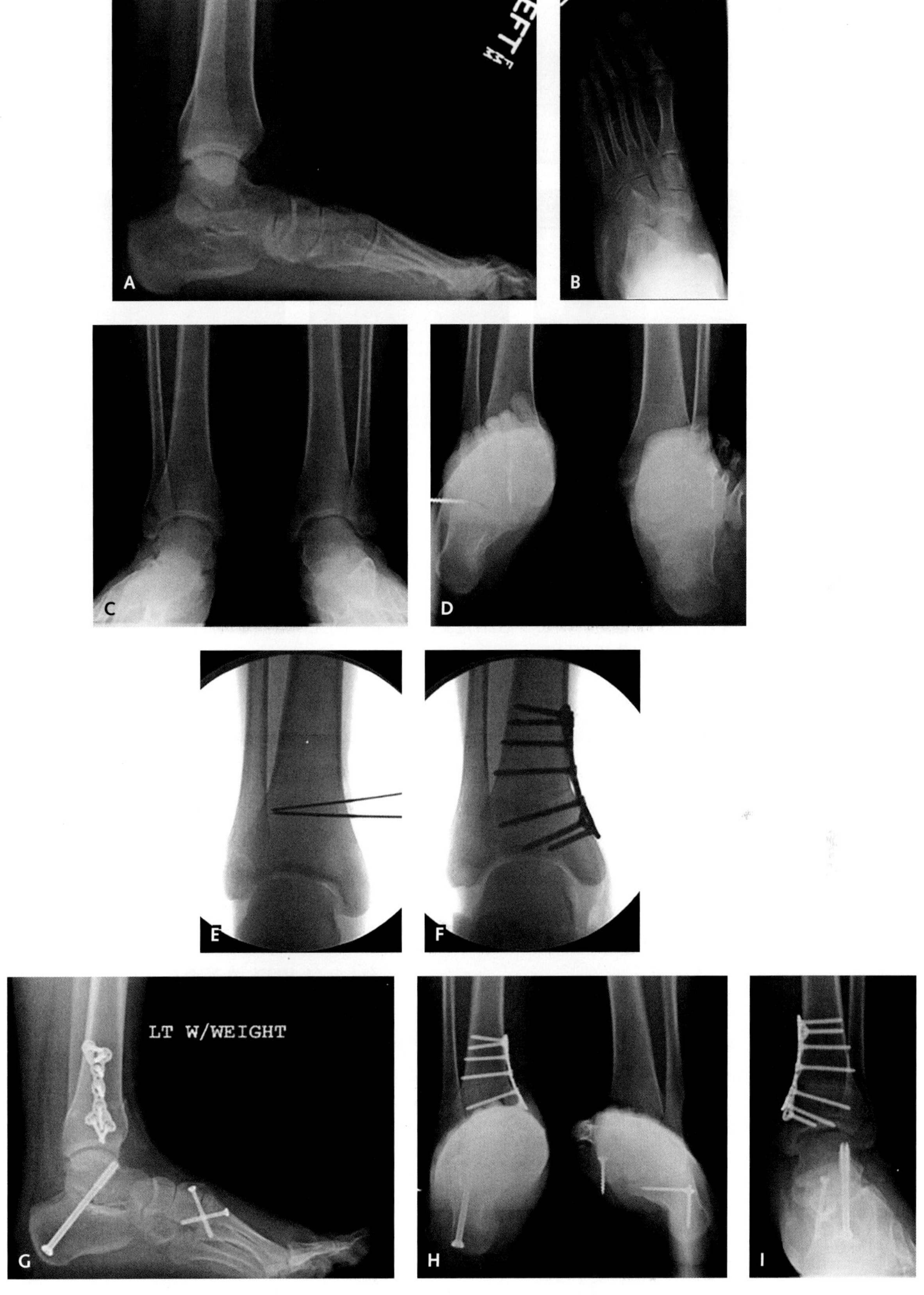

图 24.21　这个少年双侧踝关节球窝关节既往行关节外距下关节融合，后双侧不愈合，导致持续疼痛及畸形。A–D. 注意后足力线片可见后足明显外翻，双踝球窝关节。E–F. 截骨术中及固定的影像学表现。G–I. 从侧位，后足力线片及踝正位可见胫骨愈合后的最终影像学表现，距下关节融合，足力线好，在这例患者中，术中可见前足固定性旋后畸形，畸形严重不能以 Cotton 截骨矫正，所以行第一跖跗关节跖屈截骨融合术

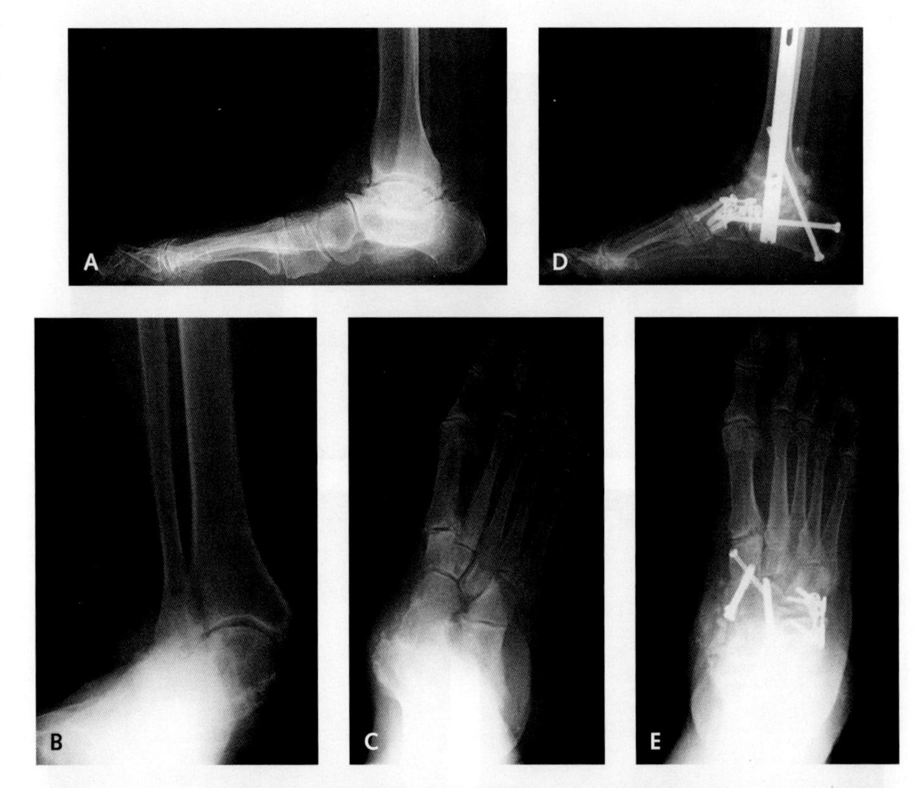

图 24.22 A–B. 与图 24.19 及图 24.20 中病例不同，此 67 岁患者存在距舟联合及踝关节球窝关节，除了后足撞击疼痛外还有踝关节疼痛，故行距骨周围四关节融合。胫距跟融合先用髓内针固定。C–E. 纠正后足及踝的畸形后可见中足严重的旋后畸形，遂用跟骰及舟楔关节融合进行纠正

技术、技巧和注意事项

- 跗骨联合切除术成功的关键是恢复活动度。术中跗骨联合切除后如果足部仍然僵硬，则术后僵硬会持续存在，此时改为关节融合是一个很好的选择。
- 切除跟舟联合后如果后足仍僵硬，要考虑隐匿性双跗骨联合的可能，要在跗骨窦用撑开器撑开距下关节探查中后关节面。
- 切除跟舟联合需要切除一块长方形的骨块，而不是一个梯形或三角形的骨块，否则内侧会遗留有未切干净的跗骨联合。
- 任何跗骨联合切除术常与其他的手术合并应用以矫正畸形。
- 切除跗骨联合前判断足部的僵硬性很有用。在诊室行腓总神经阻滞后活动足部，可以较准确地判断僵硬性程度（或排除腓骨肌的反射性收缩）。
- 中关节面跗骨联合切除术可用于治疗广泛的跗骨联合（包括 100% 关节面受累的情况），术中切除联合后要活动后足以判断切除是否彻底，同时要考虑是否需要行其他手术来矫正畸形。要重视术后的康复，包括足弓支撑。

（李莹 译　李淑媛 校　张建中 审）

推荐阅读

Cohen BE, Davis WH, Anderson RB. Success of calcaneonavicular coalition resection in the adult. *Foot Ankle Int*. 1996;17:569–572.

Drennan J. Tarsal coalitions. *Instr Course Lect*. 1996;45:323–329.

Vincent KA. Tarsal coalition and painful flatfoot. *J Am Acad Orthop Surg*. 1998;6:274–281.

第十部分　踝关节不稳定与关节融合术

第 25 章　踝关节不稳定和撞击综合征

外踝韧带重建

制定外踝韧带重建的手术计划时应考虑不稳定的类型（是踝关节、距下关节还是二者都有）、是否存在疼痛以及症状的确切位置。与不稳定相关的疼痛提示可能存在腓骨肌腱病损或其他关节内病变，如滑膜炎或骨软骨损伤。单纯的踝关节不稳定并不会导致疼痛。术前评估需要确定患者是平地行走也有症状，还是只在走不平地面时有症状。如果患者在走平地时有时也会出现症状，那么行韧带重建的需求就增加了。反复发作的踝关节不稳定是引起特发性踝关节炎的主要病因，所以对于这些患者要采用更加积极的治疗方法来稳定踝关节。

伴有疼痛时必须根据疼痛的部位确定其性质。如果疼痛在腓骨后，笔者常规使用延长的后外侧切口以便可以同时显露腓骨肌腱。采用切开解剖修复或改良的 Elmslie 方法修复时，切口需要位于腓骨的更上方，以便能够检查腓骨肌腱，并在必要时探查踝关节。疼痛位于更靠前外侧位置时需考虑前方关节囊撞击综合征或关节内病变的可能，需要进一步进行 MRI 检查。患者诉跗骨窦疼痛时，则需要评估是否同时存在踝和距下关节双关节不稳定，虽然这并不常见。同时要评估是否存在未发现的距骨外侧突损伤或跟骨前突损伤。如果存在与踝关节不稳定相关的单纯跗骨窦疼痛，疼痛可能来源于距下关节而非不稳定的踝关节。在这种情况下，需要用诊断性注射来进行跗骨窦综合征的诊断和治疗，可能还有必要进行 MRI 及距下关节镜等检查。

为久坐不动的患者或运动员患者制定治疗计划时，总需要考虑到踝关节反复扭伤、跟骨内翻和第五跖骨应力骨折三联症（图 25.1）。图 25.1 是一个很好的范例，忽视内在的生物力学和解剖学因素会导致治疗失败。在进行牢固的踝关节韧带修复之外做跟骨外移截骨矫正跟骨内翻，有可能防止踝关节不稳定的复发，进而改善矫正效果。单独做踝关节韧带重建而不矫正跟骨内翻会使得矫正效果打折扣，这种方法不可取。在重建韧带的同时行跟骨截骨矫正后足畸形及必要时的第一跖骨背伸截骨可获得踝关节力量的平衡。对于这些患者，笔者倾向使用踝关节韧带的非解剖重建或用 Arthrex 人工韧带（Internal Brace）来加强解剖修复（Broström 术式）。

如果患者平地行走时出现症状并有跟骨内翻，笔者倾向于同时矫正跟骨内翻畸形。如果患者曾行踝关节韧带重建手术并有复发症状，则要探寻是否存在未发现的跟骨内翻或者轻度胫骨内翻等问题，这些都是造成既往手术失败的原因。大多数跟骨内翻患者双侧踝或后足都存在畸形，但是笔者还未发现单纯矫正一侧跟骨内翻后出现任何生物力学问题。通常患者对这样的单侧矫正适应良好，如果对侧将来出现症状也可以再进行矫正。

通常对于后足存在内翻但是无踝关节症状的患者来说，使用后跟外侧垫高且第一跖骨头下掏空的鞋垫即可以缓解跟骨内翻对踝关节造成的轻微症状。有必要进行跟骨截骨时，可根据跟骨倾斜角度行单平面或双平面闭合楔形截骨。通常行外侧楔形闭合截骨，然后将跟骨轻微外移，在跟骨倾斜角明显增加的病例同时将跟骨结节向头端移动以降低跟骨

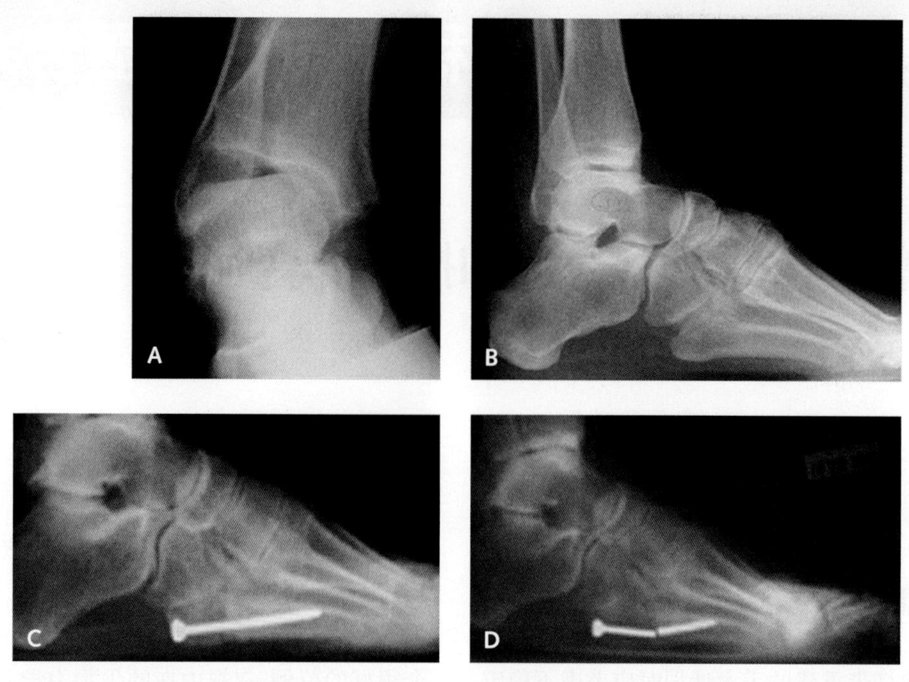

图 25.1 A–B. 这个明显踝关节不稳定和高弓足病例被错误地当作单纯第五跖骨应力骨折治疗。C. 只用一枚螺钉固定第五跖骨骨折，而没有纠正踝关节不稳定。D. 毫无意外地出现螺钉断钉的情况。在治疗这样的第五跖骨应力骨折时需要纠正所有的畸形

倾斜角。对于伴有严重跟骨内翻的踝关节不稳定患者，可能要同时进行跖筋膜松解。

影像学检查需常规包括负重位摄片，特别是在患者存在与不稳定症状相关的疼痛时。存在其他疾病时，除了常规摄片外还可考虑行 MRI 和 CT 检查。

对于所有复发的踝关节不稳定病例，评价腓骨肌的力量和功能是很重要的。一般来说这些患者的腓骨肌力量是弱的，所以腓骨肌康复是有用的，这甚至需要在踝关节韧带重建手术之前进行。适当的康复训练课程可以帮助患者功能恢复到运动水平。对于踝关节不稳定同时存在腓骨肌腱症状的病例并不必须行踝关节 MRI 检查，因为如前文所述，对外侧韧带修复或重建的切口进行简单改良后，即可在术中探查腓骨肌腱。

术式选择

给高水平运动员做踝关节韧带重建时要用与上文不同的方法，在这种情况下不能牺牲腓骨肌腱做重建使用，即使是腓骨短肌的一部分也不能取用。这里的高水平运动员指体操、芭蕾、足球、棒球及其他需要以足为中心做旋转或剪切动作的运动员。如果患者有明显的踝关节不稳定而考虑到解剖修复强度不够的时候，需要行解剖重建的加强，可使用人工韧带行静态稳定性重建或腘绳肌腱重建。笔者倾向于使用人工韧带，因为这样损伤小而且比其他重建方式的生物力学性能优越。然而，如果没有人工韧带可选的话，也可使用异体腘绳肌腱加强重建。

尽管自体腘绳肌腱重建近来逐渐被广泛使用，但此方法应该避免用于涉及跑步、球类和执拍运动的运动员，尤其是短跑运动员，这些患者腘绳肌腱切除后终末屈曲扭矩会受损。

什么情况下选择进行外侧韧带的解剖修复而不是重建呢？尽管过去大多数情况下常规使用 Broström 解剖修复的方法，然而对于一些特定患者而言，比如拳击或健身等需要持重的运动员，以及伴有任何程度的跟骨内翻的患者，他们不适合行解剖修复。对于这些患者笔者选择用韧带加强重建法，使用劈开的腓骨短肌腱或腘绳肌腱进行 Evans 或 Chrisman–Snook 重建。对于那些主要需要加强稳定性的患者（足球前锋、肥胖患者、健身运动员、后足内翻患者），笔者倾向于使用 Evans 方法重建，因为使用的是自体组织因而不会随着时间延长而被拉长。在那些需要更多灵活性而且自体组织质量不佳的患者中，经皮异体肌腱重建术是较好的选择，尽管移植物不重建在腓骨运动点，即原韧带足印上，但也已经非常接近解剖重建，所以对于这些运动员患

者来说，这是一种可接受的治疗方式。由于可以使用人工韧带来加强自体组织的修复，笔者一般将异体肌腱移植保留用于治疗那些自体组织不足以用来做修复的患者。如果异体肌腱移植物和人工韧带都没有，可使用以下替代方法：劈裂的腓骨短肌腱（Evans 或 Chrisman-Snook 法），或自体腘绳肌腱重建。当使用肌腱进行外侧韧带重建时，保持踝关节正确的动力学特性非常重要，但使用部分腓骨肌腱重建外侧韧带不能做到这点。于是在大多数患者中，使用游离肌腱重建外侧韧带更佳，除了主要需要在站立期保持稳定性的持重运动员。即便在使用异体腘绳肌腱进行修复重建时，仍需仔细选择肌腱在腓骨端的出入点。如前文所述，在短跑运动员中要慎用自体腘绳肌腱，因为那样会导致终末屈曲扭矩缺失。

对于同时有踝关节内病变的病例，手术时机的选择是个问题。比如说，在患者同时存在需要治疗的距骨骨软骨损伤的情况下，该如何进行手术呢，同时行踝关节韧带重建吗（图 25.2）？笔者建议在这些病例中用关节镜处理距骨软骨损伤，并同时行韧带重建。现代的骨软骨损伤的治疗技术可以允许扩大骨软骨损伤的关节镜切口，行切开 Broström 韧带重建。这些内容将会在距骨骨软骨损伤这章中进行详细讨论。

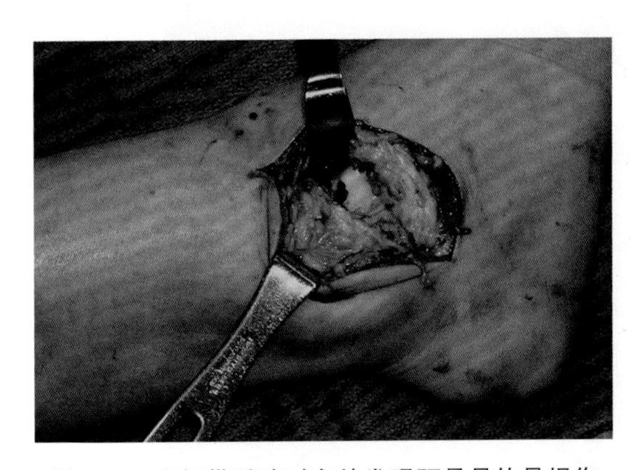

图 25.2　在韧带重建时意外发现距骨骨软骨损伤

传统的韧带重建后的康复方式为制动 6 周，但这对于距骨骨软骨损伤清理术后的恢复和康复极为不利。这样的术后制动方案已经过时，除了一些特殊病例外都应停止使用。尽管术后穿靴子或支具制动可使患者感到舒适，但如果术中韧带固定技术恰当，则根本不需要制动。在任何踝关节韧带重建术后，均可在 2 周开始被动活动，5~6 周时改靴子为马蹬式护踝，在保护下行走。患者应尽早开始理疗和康复活动。

然而处理合并病变时也需要慎重考虑，另一个与处理关节内病变相关的问题就是韧带重建的手术方式。关节镜后因为有液体渗漏到软组织中，总会出现组织间水肿，因此使用 Broström 方法进行韧带重建就比较难找到理想的解剖间隙。所以笔者认为对于没有关节内病变或踝关节疼痛症状的病例不需要进行关节镜探查手术。

Broström 手术

笔者不使用传统的“曲棍球柄”或 J 形切口进行 Broström 手术，因为那样看不到腓骨肌腱。在腓骨前缘上方进行纵形切开，通过此切口同时检查腓骨肌腱并可修复跟腓韧带（图 25.3）。此切口可到达前踝，还可以延伸进行开放式骨赘切除。

在切口末端必须小心，避免损伤前方的腓浅神经。切开皮下软组织，可以看到伸肌支持带层是在进入踝关节前单独的一个层次，这个伸肌支持带可用来加强解剖修复（图 25.4）。伸肌支持带下脚止于距下关节前方的跟骨颈上，可在同时存在踝关节和距下关节不稳定时，同时稳定加强两个关节。

单独的伸肌支持带其强度不足以用来重建踝关节稳定性，必须与其他解剖性修复重建共同进行。要十分小心地切开距腓前韧带。有时在腓骨尖有骨性撕脱，所以韧带的切开位置要尽量靠近腓骨。此手术方式最初被描述为“背心套在裤子外面”的修复方式，但因为残留韧带组织太少所以几乎无法行此种加强缝合。因此笔者在切开距腓前韧带时尽量靠近腓骨，并将韧带从腓骨尖剥起，骨膜组织和残余的部分距腓前韧带被掀起，覆盖在被拉近腓骨的距腓前韧带上并与之缝合在一起。一般要清理并新鲜化腓骨边缘，使用咬骨钳或小的磨头做出出血的骨槽以利于韧带的生长再附着。

跟腓韧带的修复也是使用同样的方法。将跟腓韧带从腓骨止点处切开分离比从韧带体中部切开短缩缝合容易。可使用带线锚钉或克氏针，在腓骨钻孔后缝线穿过固定修复的距腓前韧带与腓骨。笔者倾向于使用带线锚钉，因为此方法可重复性强并且固定牢靠。过去通常使用两枚 3.5mm 带线锚钉，但是现在随着缝线和锚钉的改进，只需要钻更小的孔（1.6mm）而且抗拔出能力更强，这成为笔者现在的首选方法。常规使用两枚锚钉，一枚打在距腓

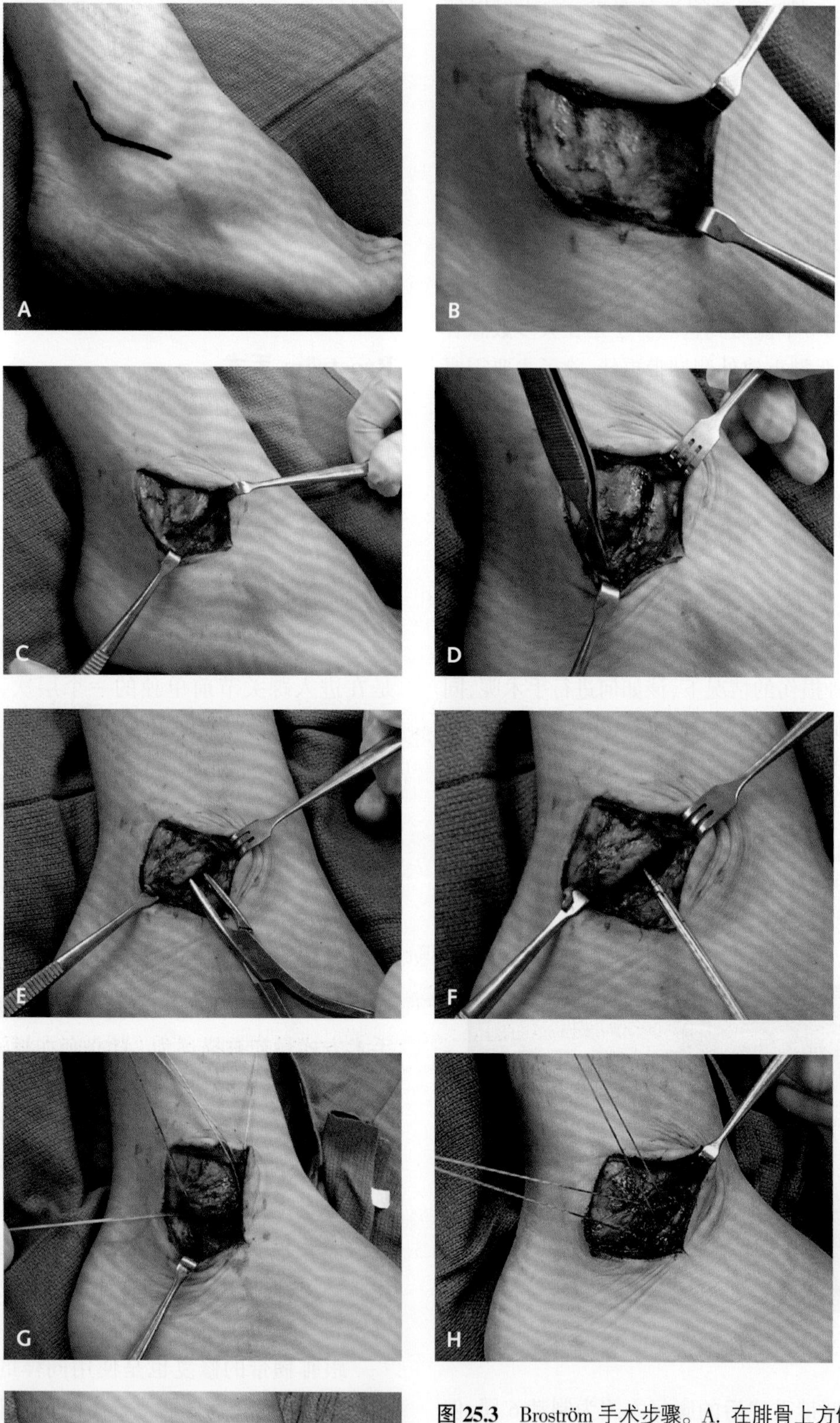

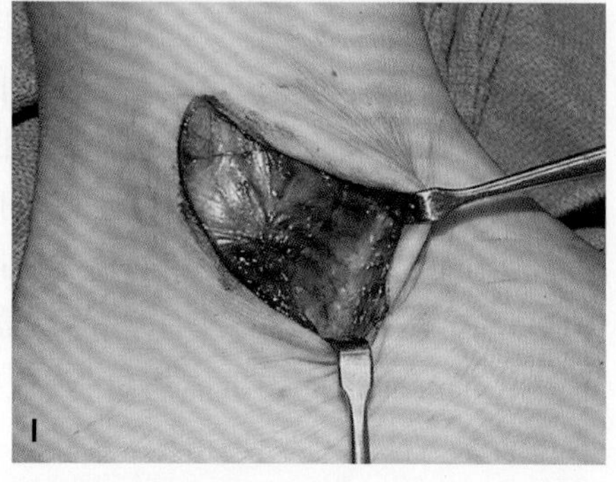

图 25.3 Broström 手术步骤。A. 在腓骨上方做切口不仅能显露外侧韧带还能在必要时显露踝关节和腓骨肌腱。B. 牵开软组织，确保将腓浅神经向内侧牵开。C. 找到伸肌支持带边界。D. 将肌肉从深部组织上掀起。E. 切开关节囊，在腓骨上留下 2mm 软组织袖，使用咬骨钳清理新鲜化腓骨。F–G. 使用克氏针在腓骨上钻孔以用来做全缝合固定，或像本病例中使用带线锚钉修复韧带。H. 先修复跟腓韧带，然后将两根韧带都拉向腓骨。I. 将伸肌支持带拉向近端以加强修复

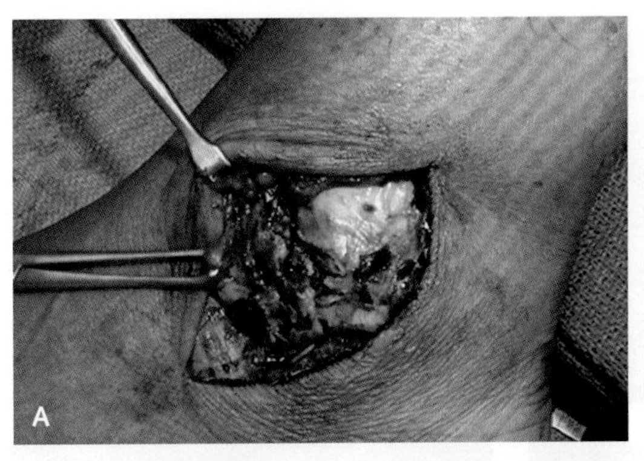

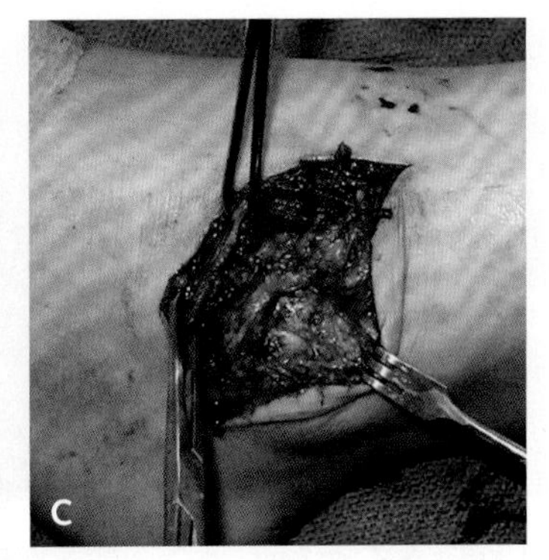

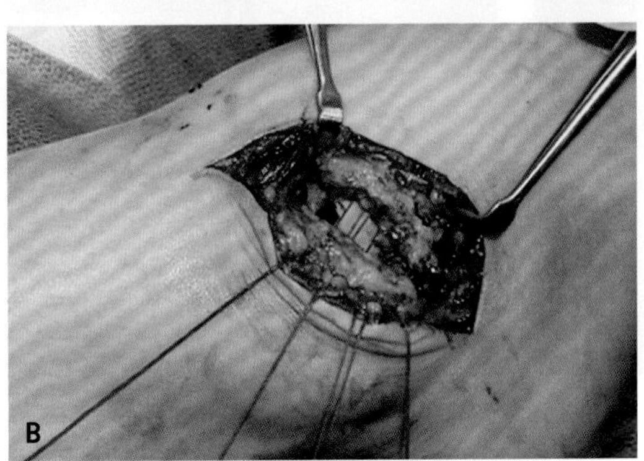

图 25.4　使用伸肌支持带加强 Broström 修复。A. 切开关节囊后使用血管钳将支持带与深部组织分开。B. 将缝线穿过腓骨上的细小克氏针孔。C. 收紧修复的韧带和关节囊后将支持带作为独立一层拉拢至腓骨，使用可吸收线做缝合固定

前韧带的腓骨止点，另一枚打在跟腓韧带的腓骨止点。如果没有带线锚钉，可使用腓骨成对钻孔穿线术。缝线在韧带中做 Y 形缝合，拉紧后叠瓦缝合至腓骨尖准备好的孔槽。需要用两股线来固定距腓前韧带。缝线结会不可避免地突出从而导致激惹和疼痛，特别是在皮下组织比较薄的患者中更明显，所以结要打在韧带侧而不是腓骨侧，避免这种情况的发生。一个过线技巧是，使用胖圆针将不可吸收线穿过腓骨侧已钻好的孔。

在最终固定前需要决定是使用劈裂的腓骨短肌腱还是人工韧带来进行加强重建。如果使用人工韧带，需要将一枚 SwiveLock 锚钉配合人工韧带打入距骨外侧突，锚定方向朝向距骨体，小心不要置入关节内（视频 25.1）。可以使用空心导向器来确保 Swivelock 锚钉的准确置入。尽管这个方式看上去有侵入性，但与半腱肌移植的固定类似。距骨端使用 4.75mm 的 Swivelock 钉，腓骨端使用 3.5mm 的 Swivelock 钉，用标准的钻孔及丝攻方法进行手术即可（图 25.5）。腓骨上 3.5mm 的 Swivelock 锚钉位置需打在固定距腓前韧带和跟腓韧带的带线锚钉之间，在这样小的范围内打三个锚定比较困难，这也是笔者倾向使用全缝线固定代替带线锚定的另一个原因。完成标准 Broström 术后再固定人工韧带。收紧自体韧带时，不要将线结打在腓骨上。

需将腓骨肌腱完全拉开才能显露跟腓韧带。在距腓前韧带和跟腓韧带都预留牵引线是很有用的，先打结固定距腓前韧带，将足置于背伸中立并轻度外翻位。此方法可能导致韧带过紧，所以在修复过程中不要将患足置于背伸或强迫外翻位置。为增加修复强度，将缝线再一次回穿过腓骨骨膜和距腓前韧带 / 跟腓韧带，这一步为修复增加了一圈固定，可减少远端组织自缝线处撕裂的风险。再次强调缝线要在远端软组织上打结，避免在腓骨上打结。

如果使用人工韧带加强修复，则可在这一步进行。留一根克氏针在腓骨可帮助确定钻孔的定位，因为自体的距腓前和跟腓韧带在此处折叠会影响定位观察。将患足保持在中立外翻位或轻度跖屈位以防止踝关节固定过紧。人工韧带没有弹性，所以术后可能出现踝关节过度受限和僵硬，但这是可以避免的。人工韧带内支持主要是起到类似马缰绳的作用防止过度跖屈内翻，而不是起韧带替代作用，所以只可以用来辅助加强而不能用来代替自体韧带组织。人工韧带的张力调整是通过将线带穿过 SwiveLock 尖部后维持在需要的长度，然后固定锚钉

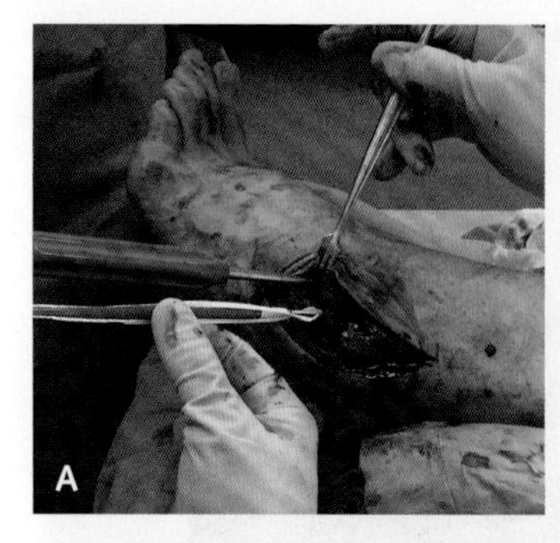

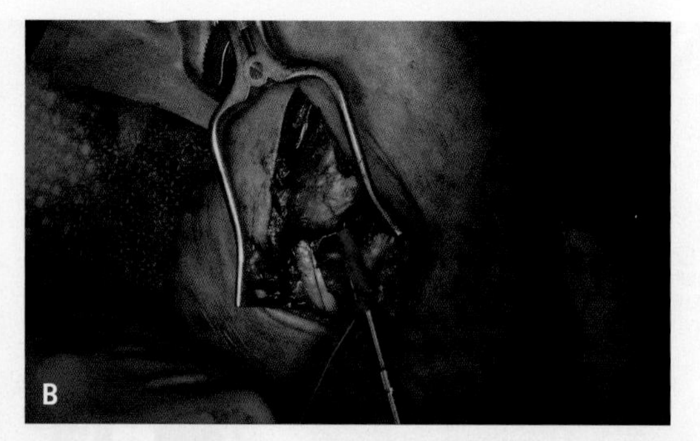

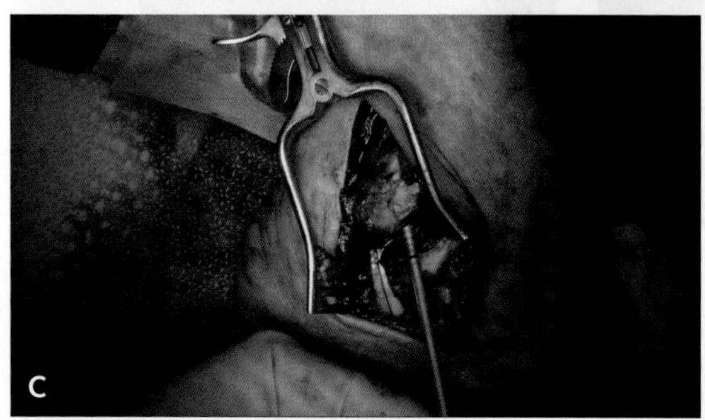

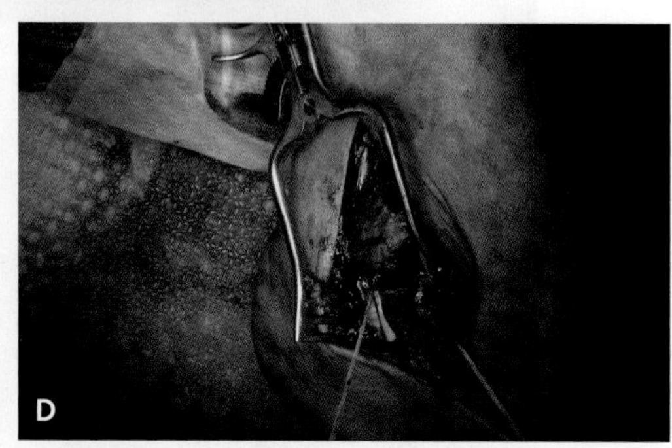

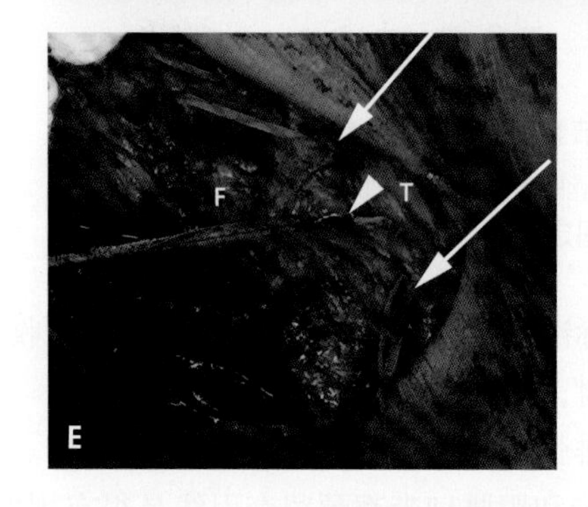

图 25.5 A. 距骨隧道位于距骨外侧突，不分离切断距腓前韧带止点。钻头于距骨体指向近端钻入，使用空心导向器防止打入关节内。骨隧道丝攻后将 4.75mm 的带线锚钉以及预张过的人工韧带一起置入距骨。B. 在腓骨远端进行 Broström 重建的两枚锚钉之间钻取隧道。C. 丝攻后使用 3.5mm 的 SwiveLock 锚钉。D. 固定前腓骨隧道外形。E. 在距腓前韧带上方用人工韧带加强完整修复后的放大照片。注意人工韧带方向从距骨（T）到腓骨（F）的位置可见在人工韧带前后侧的锚钉线结，此时可行折叠 8 字缝合进一步增加修复力量

来完成的。将人工韧带的远端平行于锚钉手柄，在激光标记线对应的位置用笔在人工韧带上标记出置入深度。这个标记表示人工韧带埋入腓骨的深度，也就是标记了需要的紧张程度。将 SwiveLock 的尖端退至此标记点，将 SwiveLock 置入腓骨隧道，此时维持踝关节于外翻和轻度跖屈位置。可将骨剥置于线带深面减少过度收紧人工韧带的风险，笔者认为将踝关节处于轻度跖曲位时进行人工韧带固定操作的话，则没必要使用骨剥辅助。然后将 SwiveLock 拧入相应位置，完成韧带修复加强。

在完成距腓前韧带和跟腓韧带的修复后，可将伸肌支持带向近端拉拢缝合于腓骨上已准备好的骨膜瓣和距腓前韧带残端。不是所有的患者都有边界清晰的伸肌支持带，所以这个步骤并不是每次都可行。最终需要将缝线埋到修复的软组织下方，不然会导致激惹。笔者使用可吸收缝线，因为即使线头埋在下方，线结还是可能导致激惹。

Evans 手术和改良 Chrisman-Snook 手术

Chrisman-Snook 手术的原始描述是取用一长条腓骨短肌腱，分成两半后穿过跟骨骨隧道。这样做并不是必须的，因为仅取用腓骨短肌腱前 1/3 束就足够了。手术切口与腓骨肌腱平行向近端延伸不超过腓骨尖近端 6cm。在切断肌腱近端前需要测量所需肌腱束的长度，但一般不超过 8cm。这个手术的优点在于可以在腓骨短肌腱严重撕裂时应用，因为可以将肌腱的劈裂部分缝合在一起进行韧带重建。腓骨短肌腱撕裂常与复发的踝关节不稳定同时存在，如果存在这种情况，就在病变部位将撕裂肌腱的近端切下用作韧带重建（图 25.6；视频 25.2）。

尽管撕裂后的肌腱质量不太理想，但对于韧带重建还是能提供足够的强度。通常使用肌腱的前 1/3，往远端进行肌腱劈开操作时要仔细防止劈裂沿着腓骨短肌腱向近端扩展，可以在腓骨肌腱滑车稍

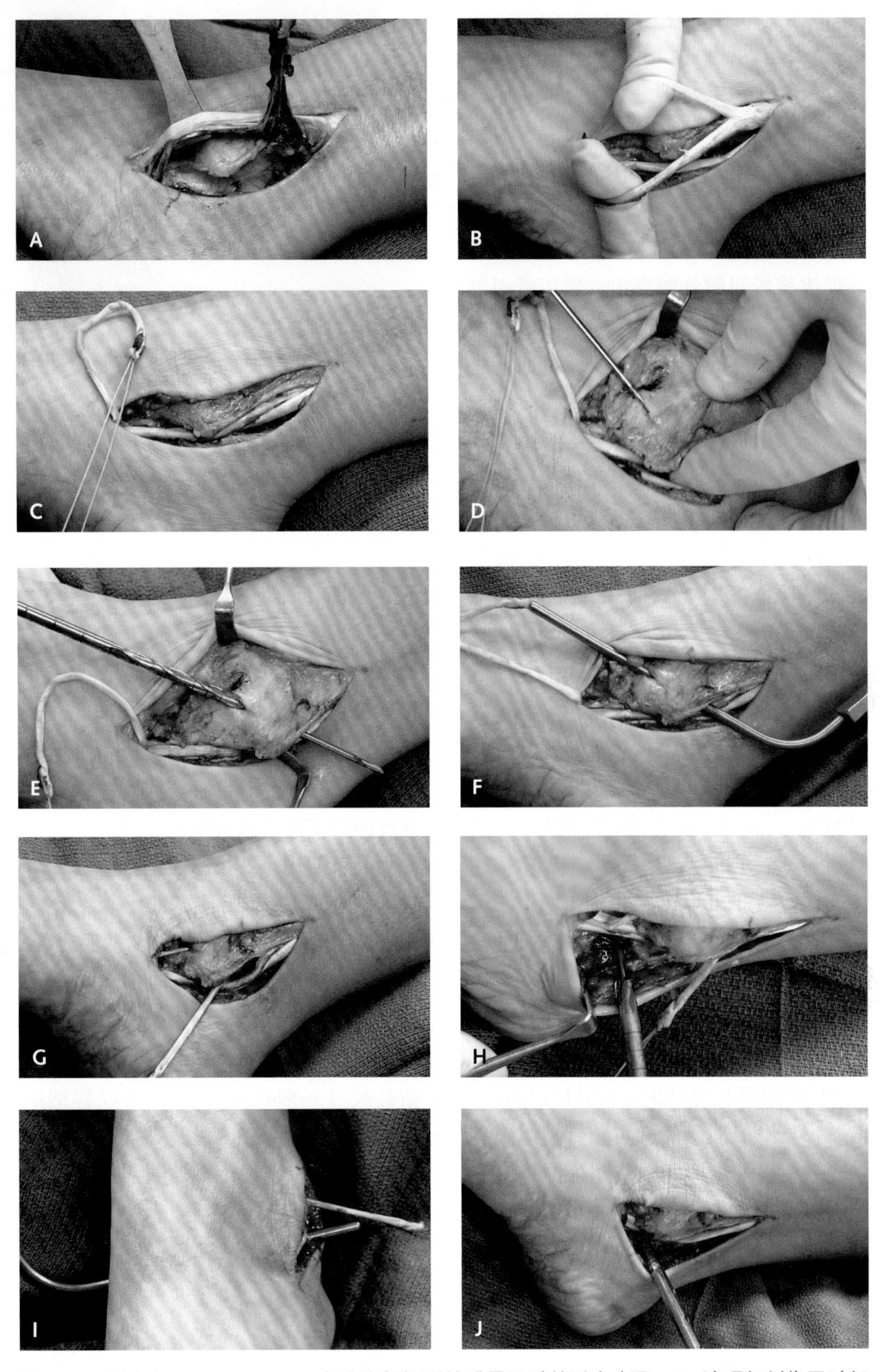

图 25.6 用改良 Chrisman-Snook 方法修复撕裂的腓骨肌腱的手术步骤。A. 清理解剖位置过低的腓骨短肌肌腹。B. 沿着腓骨短肌撕裂部分向近端再延伸。C. 将牵引线缝合于劈下的肌腱断端。D-E. 先往腓骨远端打入导针，然后用 4.5mm 空心钻头钻取腓骨隧道。F. 将吸引器头从后方向前穿过腓骨隧道引导缝线穿过腓骨隧道。G. 将腓骨肌腱穿过腓骨并从腓骨肌腱背侧通过。H. 在导针引导下使用钻头在跟骨上钻孔。I. 使用吸引器头沿着导针从跟骨内侧穿到外侧引导肌腱向内侧穿过跟骨隧道。J. 将肌腱在内侧抽紧，使用挤压钉从外侧固定

远端的肌腱位置缝一针，防止肌腱过度撕裂。这样的修复重建不能完全恢复踝关节的运动学特性，但是能提供踝关节稳定性，因此该方式对大部分病例来说是个可靠的手术方式，特别是对于那些有距下关节症状、多发性踝关节不稳定、后足僵硬或畸形、跟骨骨折后腓骨肌腱脱位及既往手术后不稳定复发的病例。

在腓骨尖钻出4.5mm钻孔，向后方穿过腓骨远端，从腓骨后方腓骨肌腱外侧穿出。使用吸引器头将肌腱引出腓骨隧道，向远端返折跨过腓骨长肌腱及剩余的腓骨短肌腱束上方，以防止腓骨肌腱半脱位。

分离切取腓骨短肌腱前部时可保留一小部分腓骨肌腱支持带，以防止腓骨肌腱半脱位。将分离的腓骨短肌腱前束穿过腓骨骨隧道后，可选择是将这束腓骨短肌腱单独使用锚钉固定于腓骨（Evan手术），还是采用更僵硬的重建方式如Chrisman-Snook手术方式。笔者倾向使用一枚挤压钉将腓骨短肌腱固定于腓骨，固定时将足置于中立背伸和中立外翻位置。必须注意在进行这些非解剖重建时不要过度外翻足部，防止距下关节被锁定在异常的外翻位导致疼痛和畸形。

如果采用Chrisman-Snook方法，使用挤压钉或带齿突的韧带垫片将韧带固定于跟骨，比最初描述的跟骨钻孔隧道更容易且更稳定。将韧带固定于紧邻于腓骨肌腱下方的跟腓韧带止点。做骨隧道时，应朝着载距突方向钻孔，在拉紧肌腱的情况下将螺钉和垫片抵在肌腱上，可以明确辨别螺钉即将穿过肌腱进行固定的部位（图25.7）。此时可用血管钳在该点分离肌腱，同时抓住螺钉尖端将其拉过肌腱。不需要清理跟骨外侧壁，肌腱通常可与骨膜组织良好愈合。在一些病例中，有时需取出垫片或螺钉来缓解疼痛刺激症状。笔者发现他们附着的肌腱没有出现冗长不稳或松动。将足部维持在背伸外翻位置时拧紧螺钉，以便将腓骨短肌腱置于合适的张力下。拧入螺钉时还要拉紧肌腱末端的牵引线以使肌腱紧张。因为垫片与肌腱接触，在固定压紧前还能轻微调整肌腱张力。还可以用生物腱固定螺钉来代替普通螺钉和带齿突垫片。在这种情况下需取更长的腓骨肌腱，需要采用前面描述的游离异体腘绳肌腱进行重建的技术，术后即刻可行被动活动。这是个坚强可靠的固定技术。使用不可吸收0号线穿过剩余的距腓前韧带，将肌腱缝合1~2针固定于腓骨远端

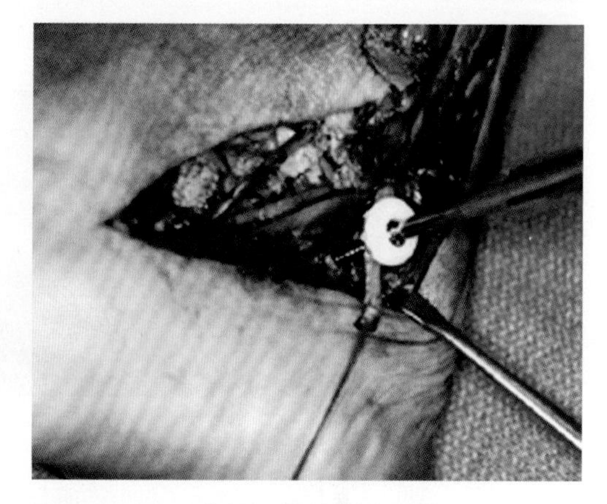

图25.7 另一种将韧带固定于跟骨的方法是使用螺钉和带齿突的韧带垫圈

前方。使用支具靴或后方夹板固定制动2周后患者可穿着可脱卸的马蹬式支具行走，并在此时开始进行外翻力量练习。

经皮腘绳肌腱重建

尽管是经皮手术，但还是要行小切口置入移植物（视频25.3）。在透视下以导针定位距骨颈，从距骨体外侧肩部延伸到腓骨尖做1.5cm长小切口，以便置入及穿过肌腱移植物。使用血管钳分离皮下组织，在分离过程中避免伤及腓浅神经，将血管钳往下穿过伸肌支持带深层探至骨质。

笔者使用盲打技术在距骨钻孔。如果没有生物腱固定螺钉，可使用骨锚钉技术替代。将异体腘绳肌腱置入钻好的孔中，方向为从距骨颈外侧朝向距骨体。因为距骨上距腓前韧带止点处面积较小，推荐在距骨前外侧肩部向距骨体方向盲打隧道置入肌腱移植物，使用生物腱固定螺钉器械帮助肌腱置入。钻孔尺寸一般比螺钉大1mm以容纳肌腱，但是还需要保证孔径松紧合适。笔者常用5.5mm钻头深至17mm处。直视距骨外侧钻孔入口对于测量孔的深度和螺钉拧入都很重要。螺钉要拧入至距骨皮质之下，刚与之表面平齐处。异体腘绳肌腱清洗，新鲜化，并将整个韧带修剪至4mm厚度，同时要准确测量肌腱长度。

此时测量移植物长度变得非常简单，因为可以通过肌腱末端的牵引线将肌腱拉过腓骨隧道进入跟骨。这时如果事先切取了合适长度的肌腱则能节省操作步骤。将肌腱放在皮肤表面，沿其在踝关节走行计算大致所需长度。在肌腱末端先缝入一个纤维缝线结，然后拧入界面螺钉并用拧入器械帮助收紧到距骨皮质边缘。螺钉的外侧边界必须与距骨肩皮

质平齐或稍低。检查移植物稳定性，应做到施加较大应力时距骨体内的肌腱不被拔出且不存在不稳定（图 25.8）。

从腓骨边缘的切口尖端置入导针及 4.5mm 空心钻头，导针从腓骨前方穿至后方，紧贴腓骨肌腱腱鞘前方穿出，大约位于腓骨尖近端 1cm 的位置（图 25.9）。将肌腱端的牵引线从腓骨肌腱鞘上方经皮穿刺孔穿出，将肌腱从皮下隧道穿过，自腓骨肌腱下方 1cm 腓肠神经背侧的另一个 1cm 小切口穿出。用空心钻在跟骨上制作 4.5mm 贯穿的骨隧道，将移植肌腱经过皮下隧道拉下来，从外向内穿过跟骨隧道，于踝关节内侧穿刺皮肤将肌腱牵引线拉出，拉紧肌腱牵引线，调整张力，此时需将踝关节固定于背伸中立位以获得移植肌腱的良好张力。调整好张力后，拧入一枚挤压钉固定肌腱，钉尾应与跟骨表面平齐（图 25.10）。这种腘绳肌腱重建外踝韧带的手术也可以在切开关节的情况下操作，可同时处理关节内病变（图 25.11；视频 25.4）。

术后即可使用可调节踝关节活动度的步行靴固定足部。在术后 10 天左右可以开始负重行走，术后 2 周左右可以开始进行关节活动度的锻炼和康复。

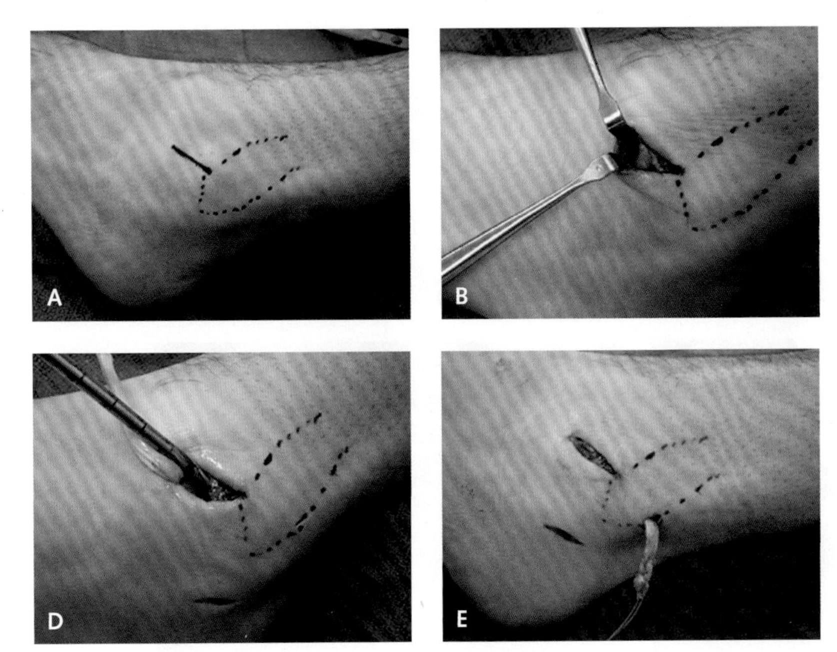
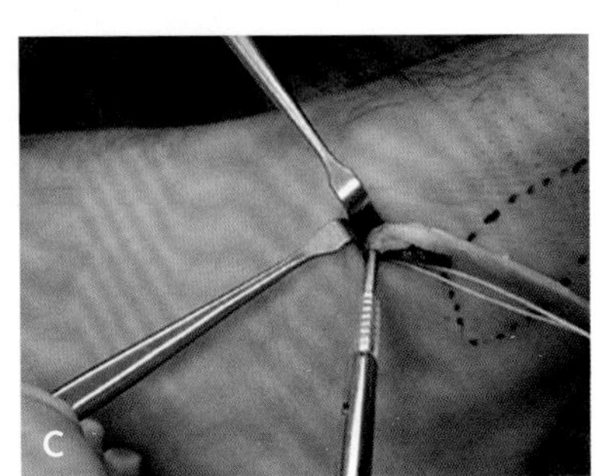

图 25.8 经皮用异体腘绳肌腱重建踝关节韧带的手术步骤。A. 标记切口。B. 在距骨体颈交界处使用导针定位钻取骨隧道。C. 置入界面钉。D. 制作腓骨骨隧道。E. 将移植物穿过腓骨后方骨孔后穿出

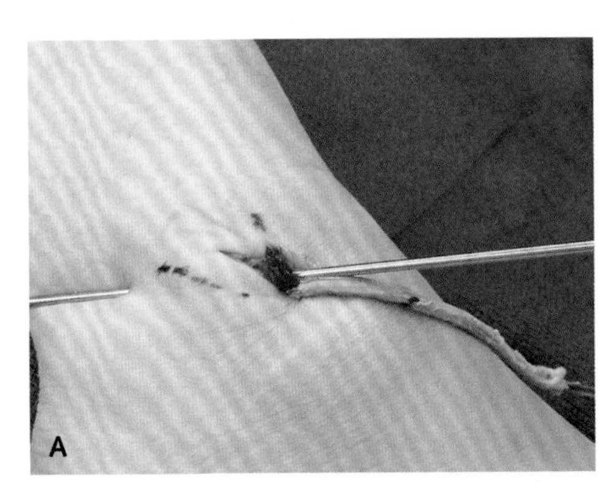
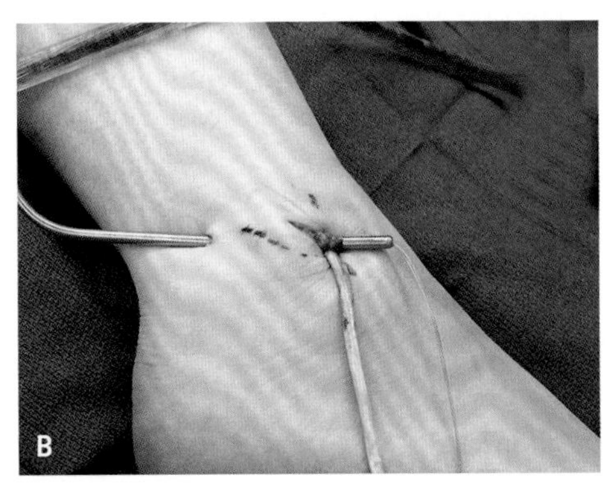

图 25.9 这是一个经皮异体腘绳肌腱重建外踝韧带的病例。移植物一端被固定于距骨。A. 导针穿过腓骨从腓骨肌腱前方穿出。B. 用吸引器沿导针穿过腓骨隧道抓住肌腱移植物

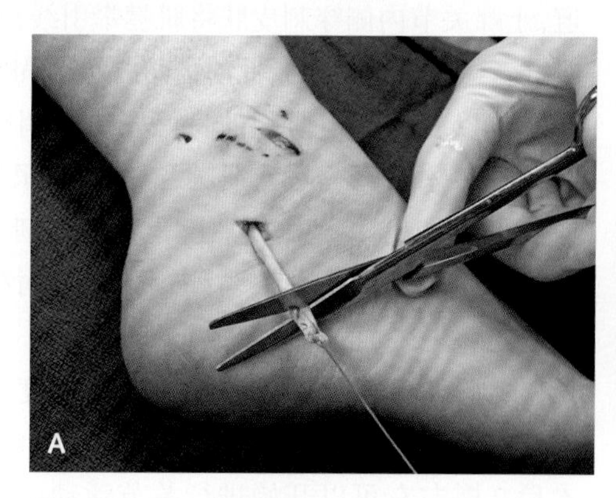

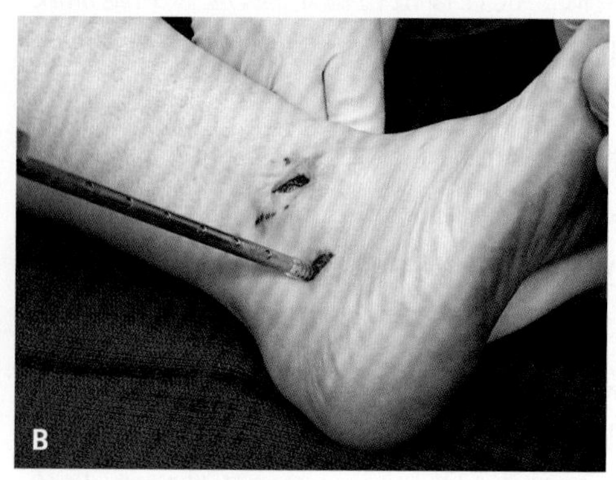

图 25.10 A. 肌腱穿过足部时(图 25.9 所示)必须保持合适的长度,否则无法在跟骨内牢固固定。B. 注意在拧入界面钉时将足部保持在背伸和外翻位置

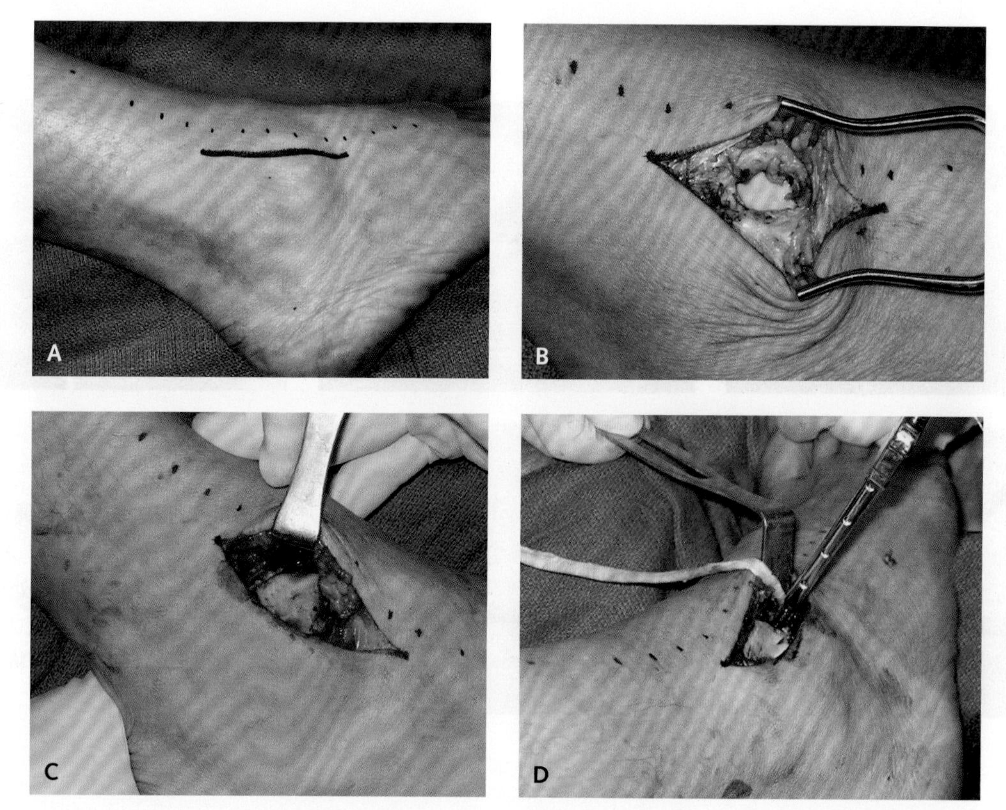

图 25.11 切开踝关节行外侧韧带重建术治疗踝关节不稳定伴前方撞击和距骨前外侧骨软骨损伤。A. 标记切口。B. 可见大量滑膜增生。C. 清除骨赘,探查清理微骨折,处理距骨病灶。D. 使用腘绳肌腱重建踝关节外侧韧带

三角韧带损伤和修复

三角韧带损伤后导致内踝疼痛不稳定,这虽然不是临床常见疾病,但现在被越来越多地发现,特别见于运动损伤后,其诊断及治疗的延误现在仍比较常见。大多数三角韧带撕裂的病例需要手术修复来解决特定损伤,如韧带撕脱、骨性撕脱或韧带中部撕裂。这些病例与外侧韧带损伤病例不同,需要更长时间的固定作为一期治疗或术后治疗手段。对于踝关节内侧持续疼痛的患者来说,行 MRI 检查是很有帮助的,三角韧带起点中度信号异常或内踝尖软骨下骨水肿可提示患者存在慢性三角韧带不稳定。

踝关节骨折及下胫腓损伤相伴的三角韧带损伤会常规得到治疗,有趣的是,不管患者影像学和临床症状显示三角韧带损伤程度如何,结果往往都能顺利愈合。损伤之后遗留踝关节内侧不稳定的情况并不常见,特别是在腓骨的力线和稳定性得到恢复后。

骨折合并三角韧带损伤很容易识别，因而大多病例会得到及时和延长的制动，所以这也许可以解释为什么在这种情况后期很少出现内侧不稳定和慢性三角韧带病变。

三角韧带的退变和损伤可能是反复细微损伤和多次创伤造成的结果。尽管踝外翻损伤会直接拉紧内踝韧带从而导致三角韧带损伤，但更常见的内翻损伤也可能导致三角韧带损伤。内翻损伤时距骨与内踝撞击胫距后韧带深层，可能是内踝增生和退变的病理机制。在一系列急性单纯三角韧带损伤中，患者有可能存在内翻损伤合并三角韧带骨性撞击，但没有关节软骨或外侧韧带损伤。

单纯三角韧带损伤也许与韧带存在内在退变有关，这也是这些损伤后自愈能力不够的原因之一。同时也可以解释为什么骨折伴有三角韧带损伤后该韧带往往愈合良好，这是因为韧带在骨折前大多完好不存在退变。陈旧性三角韧带损伤病例存在韧带愈合问题的另一个可能原因是，急性单纯三角韧带损伤常被当作简单的踝关节扭伤处理，过早行走导致韧带延迟愈合。

踝关节外翻损伤造成三角韧带的急性过度张力负荷是最明确的创伤机制，这可能是几乎所有三角韧带断裂的原因之一。由于三角韧带具备维持踝关节水平旋转稳定性的功能，因此内翻损伤时距骨与内踝之间三角韧带撞击可能是造成内踝韧带断裂的另一个原因。尽管这些内翻扭伤可能不会导致明显的韧带失效，但慢性撞击可能造成韧带部分撕裂和退变，最终进一步造成韧带断裂。此外，胫后肌腱断裂导致三角韧带慢性过度负荷也能造成慢性韧带失功能，这可以解释为什么四期平足中胫后肌腱失功能会造成三角韧带退变、撕裂、坏死，最终导致不同程度的扁平足和踝关节不稳定。这里集中探讨那些主诉内踝疼痛及主观不稳定而没有影像学距骨倾斜的病例（四期胫后肌腱失功能）。四期胫后肌腱失功能的患者需要用完全不同的手术治疗方案进行矫治，如果仅行单纯的内侧韧带修复，效果往往不佳。

患者取仰卧位，将对侧髋关节垫起以便显露患侧内踝。在胫后肌腱腱鞘略前方取纵形切口，从内踝近端延伸至距舟关节水平，必须要打开胫后肌腱腱鞘检查是否有肌腱撕裂，因为相关的胫后肌腱病变并不罕见。将胫后肌腱向后牵开显露下方的三角韧带，探查其起始点、位置及撕裂范围。必须仔细检查胫后肌腱是否存在撕裂及其他情况，因为类似的受伤机制常导致胫后肌腱与三角韧带并发损伤（图 25.12）。

根据造成韧带损伤的病因和撕裂的方向选择修复方式，与外侧韧带修复的 Broström 方法类似。对于韧带在内踝处撕脱的病例，在内踝尖掀起基底位于近端的骨膜瓣，然后使用咬骨钳或磨头在内踝尖处制作沟槽至骨面出血。可以用克氏针在内踝钻孔

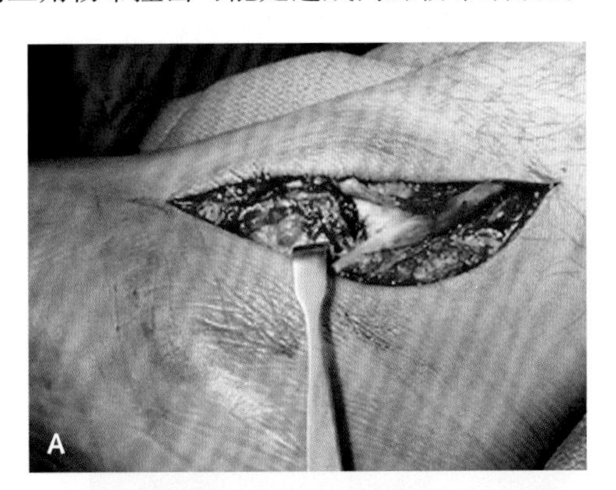

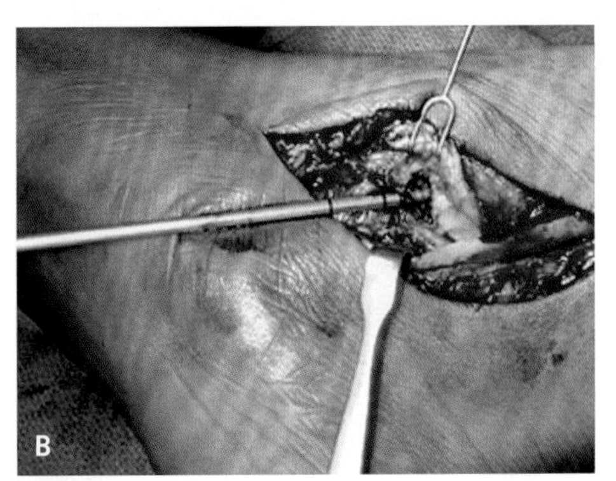

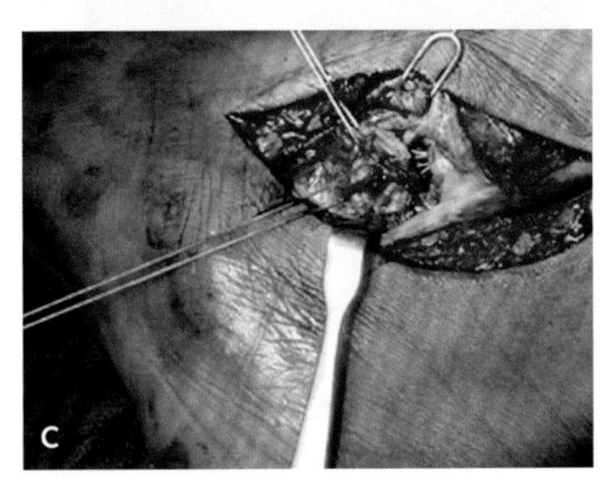

图 25.12　23 岁篮球运动员三角韧带急性断裂。经过 4 个月的保守治疗后进行手术治疗。A. 三角韧带浅层和深层缺失。B. 清理内踝至骨质出血，置入带线锚钉。C. Y 形缝线折叠缝合三角韧带将其拉至内踝固定

后用 2–0 不可吸收编织缝线缝合固定韧带，或使用带线锚钉缝合固定韧带。缝合固定时将缝线拉入事先做好的沟槽，将撕脱的韧带做拉拢复位及水平褥式缝合（图 25.13）。然后将掀起的骨膜瓣翻下，盖住韧带，形成“裤子套在衣服外面”的样子，做折叠缝合。如果韧带中部断裂，可使用端端缝合法，但问题是断端韧带组织常发生变性退变，因此需要在修复前将断端“新鲜化”。切记需要同时矫正其他相关的足部畸形。

这里不讨论继发于慢性组织退变的韧带损伤，如扁平足畸形或Ⅳ期平足畸形引起三角韧带损伤的情况。在有些情况下，足部已有扁平外翻，而损伤在踝关节内侧，这些损伤往往被忽略，导致做出正确诊断前内踝及韧带发生进一步损伤。在这些病例中，需要加做跟骨截骨以矫正力线，并支持保护修复的内踝韧带。当存在距骨轻度倾斜时，做这些额外的支持非常重要。图 25.14 展示了一个有趣的病例，这是一个长期无症状的成年僵硬性平足畸形患者，其踝关节扭伤后只有内踝疼痛，不存在其他症状，体检发现内踝轻度不稳定，三角韧带疼痛但无距下关节痛。影像学检查显示距下关节中关节面距跟联合，并伴有继发的距下关节炎，同时距骨轻度外翻。使用先前已描述过的跟骨截骨内移和三角韧带修复的方法来进行矫正（图 25.14）。

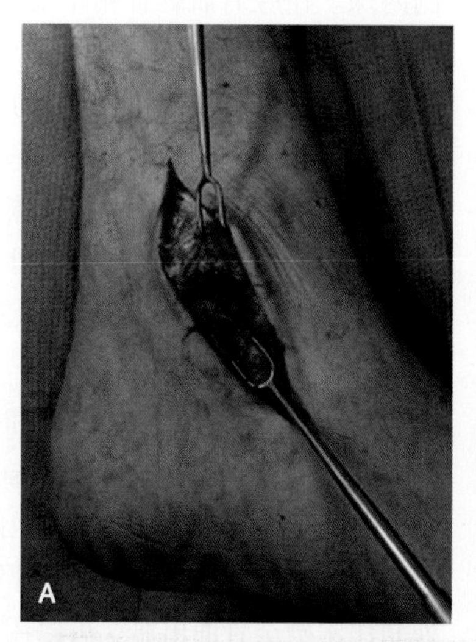

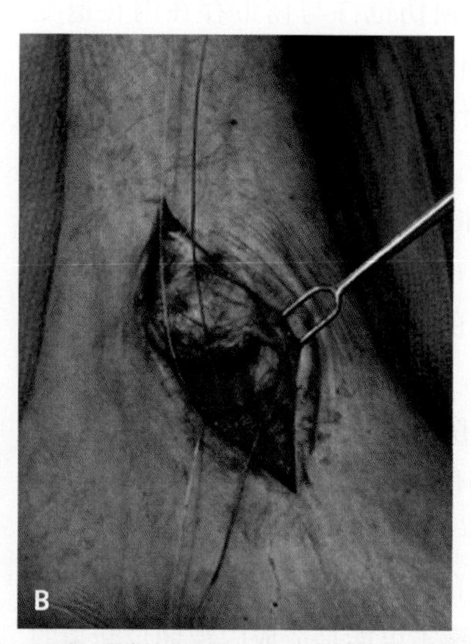

图 25.13 A. 29 岁的网球运动员，三角韧带深层断裂并存在距骨骨性撕脱。B. 用带线锚钉打入距骨修复缺损，然后折叠缝合固定于内踝

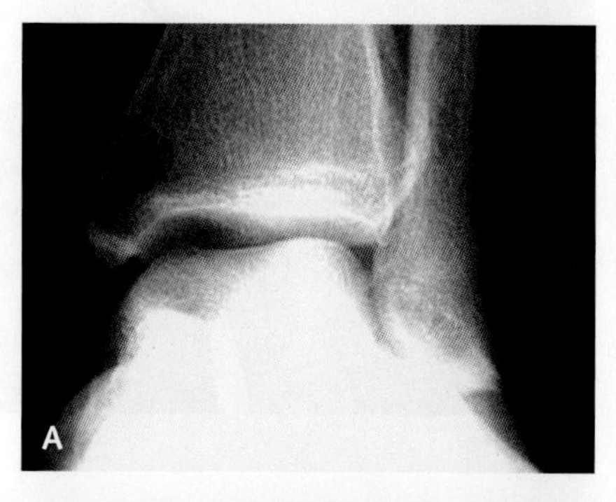

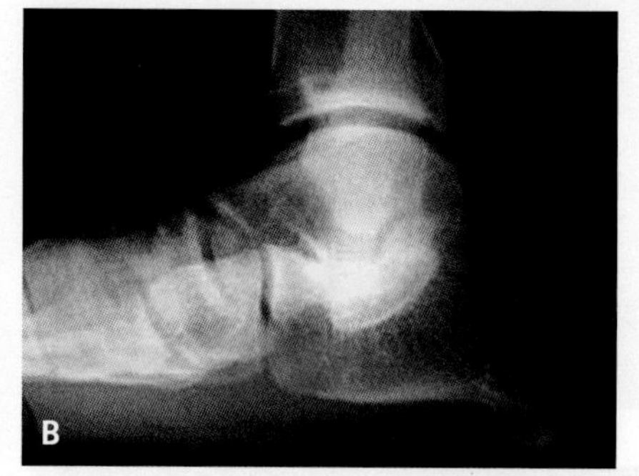

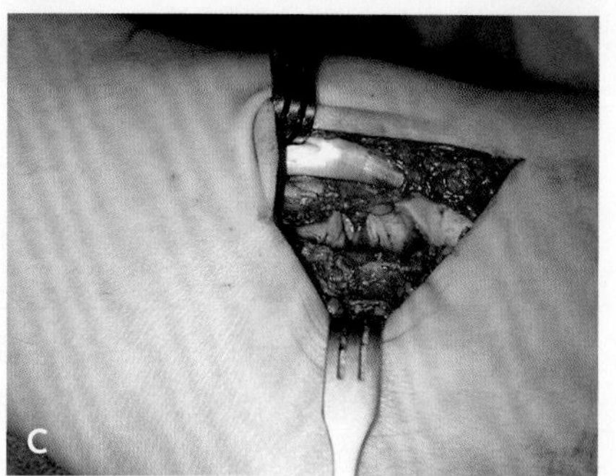

图 25.14 无症状性平足畸形，扭伤后只是内踝疼痛无其他足部症状。A. 距骨轻度外翻。B. 中关节面骨性联合。C. 三角韧带断裂，同时可看到胫后肌腱炎

踝关节撞击综合征

治疗踝关节炎患者伴发的踝撞击综合征时需小心谨慎。如果踝关节活动度受限存在于活动起始阶段，而且存在有踝关节炎，则去除前方撞击骨赘可增加踝关节活动度，但是同时也会加重疼痛症状。笔者尽可能在关节镜下治疗前方撞击，使用大的磨头（4mm 圆柱形磨头）去除前方骨赘。尽管也可以用切开方法清理骨赘，但这种病例中前方撞击往往伴有其他骨关节病变，故镜下治疗此撞击综合征及合并的病变更容易（图 25.15）。但是当骨赘非常大时关节镜清理变得非常困难，此时更倾向于进行前外侧切开清理（图 25.16）。一个重要的经验是胫骨侧的骨赘大多位于偏外侧，距骨侧的骨赘大多位于偏内侧，所以尽管距骨侧骨赘很大，从前外侧切口进行

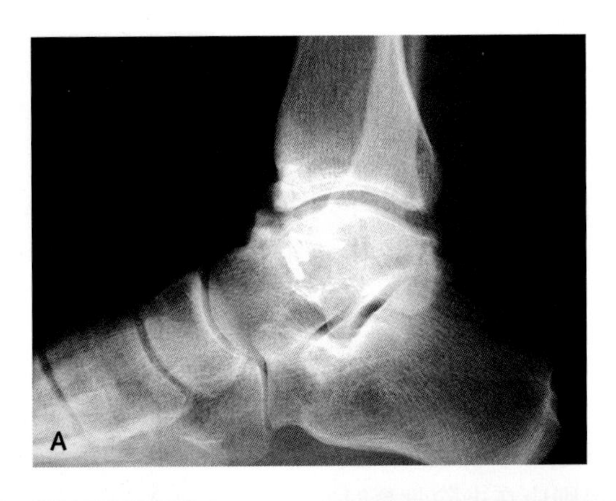

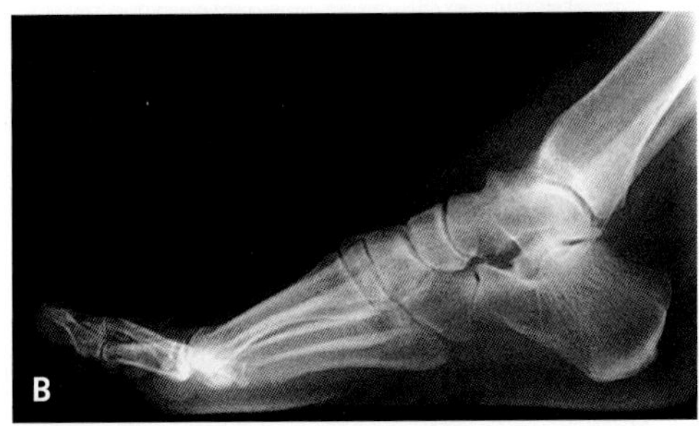

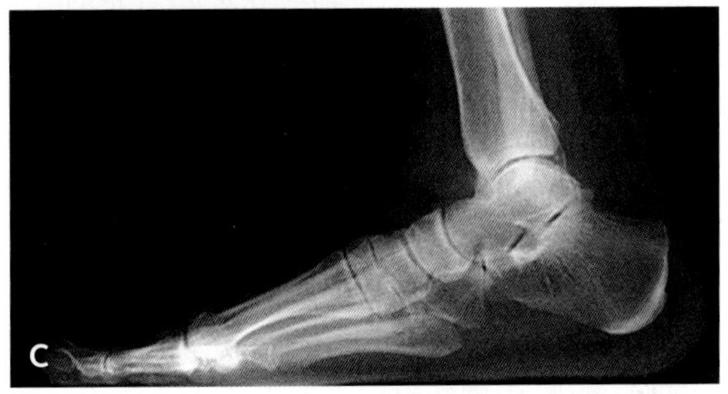

图 25.15　患者是个足球运动员，出现前方撞击症状。A. 注意其前方骨赘。B–C. 相应情况在足的过屈过伸位更容易看到

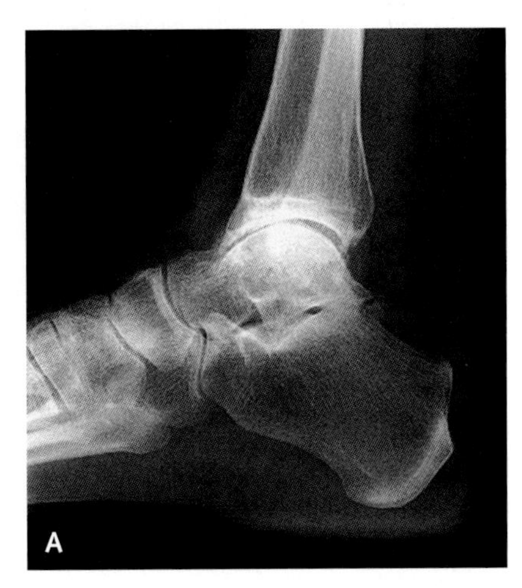

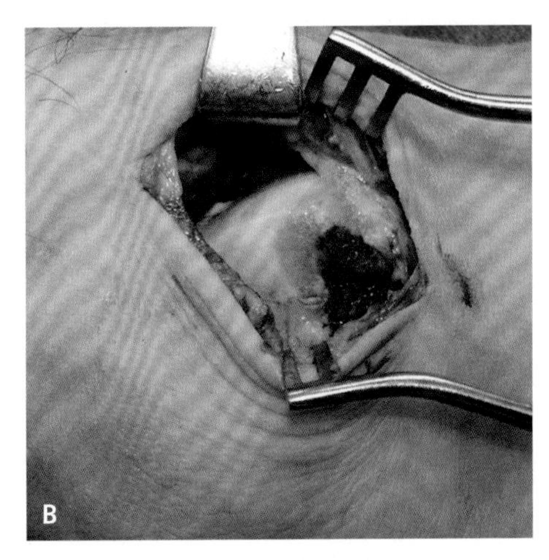

图 25.16　A. 胫骨远端大骨赘不能在关节镜下得到有效处理。B. 需通过前外侧切口去除骨赘

距骨侧骨赘切除并不容易。前方骨赘撞击往往与踝关节不稳定相关,值得进一步评估。很多继发性踝关节炎病例存在反复发作的踝关节不稳定,这种情况在早期,患者只存在不稳定没有骨赘,后来到晚期,不稳定由可复性转变成固定性畸形,于是胫距关节固定在内翻位,同时在踝关节前方出现明显骨赘。在这些病例中矫正撞击综合征会很困难,因为骨赘增生只是更复杂的后足和踝关节力线改变过程的一部分。

于前外侧紧贴第三腓骨肌腱外缘切开踝关节显露前方骨赘。分离皮下组织,找到肌腱旁的腓浅神经并牵开,切开伸肌支持带,切开并掀起增生的关节囊。切除滑膜和增生的前外侧关节囊,将骨膜剥离器从胫骨远端前外侧向内侧横向插入,在直视下于胫骨远端关节内置入大拉钩。使用精细骨凿去除骨赘,使用弧形 0.5~1cm 骨凿进行此操作,骨凿向内移动时正好从内踝前方穿出。在截骨时跖屈内翻踝关节可防止损伤关节软骨。去除骨赘后需检查踝关节稳定性。如前文所述,这些踝关节往往伴有慢性不稳定,如存在关节不稳定则应在去除骨赘时进行韧带修复或重建。如果骨赘位于关节内而且不大,可在关节镜下予以清理,然后行踝关节韧带重建。内侧大块骨赘通常位于距骨颈位置,需要在内侧单独做切口进行切除,切口紧贴胫前肌腱内侧设计。

胫距关节固定性内翻伴有大块骨赘者很难处理。在这些病例中,内侧软组织会发生适应性挛缩,包括三角韧带深层、后内侧关节囊。即便在行去除骨赘和外侧稳定手术后,这些挛缩也并不总能被完全松解。切除踝关节前方骨赘后可能会出现复发,可用骨蜡涂抹在骨赘切除部位以减少复发,尽管此方法的明确效果并未得到证实。

后踝撞击综合征相关的疼痛可在踝关节被动跖屈检查时被诱导出。需要判断疼痛的来源,究竟是来自肥厚的距骨后外侧结节突,还是距后三角骨,还是来自与腓骨肌腱或踇长屈肌腱相关的病变。在存在踝关节后内侧疼痛的病例中,被动背伸踝关节后再被动背伸踇趾可以较容易地诱导出疼痛。在存在纤维骨管狭窄时,这些组合动作将踇长屈肌腱向远侧拉伸,进而将肌腹拉入屈肌支持带内,因此可引发疼痛。被动跖屈引发后踝疼痛多半是由距后三角骨或肥大的距骨后突导致。被动跖屈侧位 X 线片检查对于确认诊断有帮助(图 25.17)。如果仍旧怀疑患者存在某些病变,可行 CT 检查明确骨块大小和位置(图 25.18)。

如果痛觉位于踝关节后方,可使用后外侧切口减压止痛。尽管也可使用后内侧切口,但该切口仅限于存在明确的踇长屈肌腱病变的情况下。这是因为后内侧切口引起并发症的概率更大,有时即使将胫神经完全牵开,也还是会发生神经的激惹和瘢痕,导致神经炎。

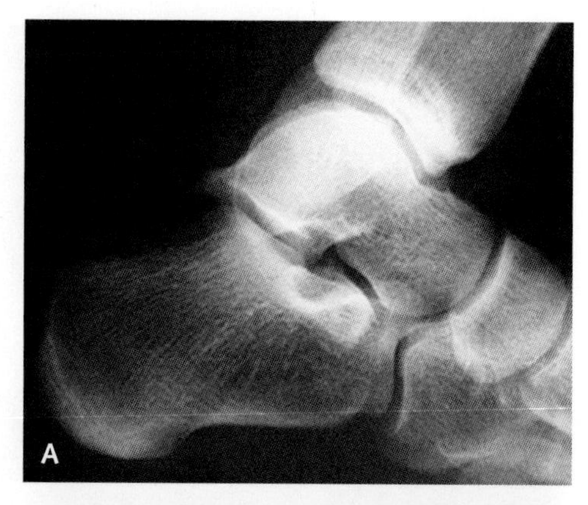

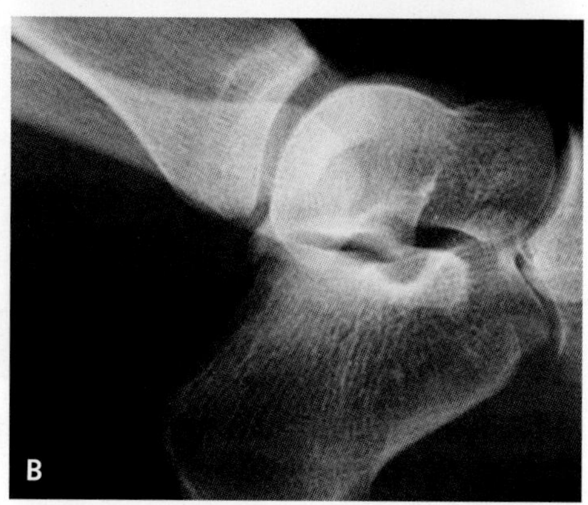

图 25.17 一名体操运动员距后三角骨综合征导致后踝疼痛。A–B. 通过过度屈伸位置的 X 线片确认诊断

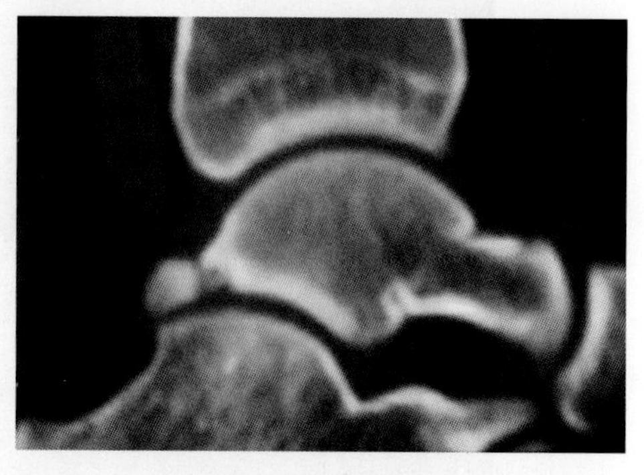

图 25.18 CT 扫描有助于明确距后三角骨的位置和大小

在腓骨肌腱后方做长约 3cm 的后外侧切口，分离皮下组织即可见腓肠神经，将其向前牵开。在腓骨肌肌腹后方切开支持带，将腓骨肌腱向前牵开（图 25.19）。切除跟后脂肪后才能看到踝关节后方，单纯牵开脂肪组织并不够，需要切除部分脂肪和邻近的滑囊。此外，笔者发现在截骨前打开踝和距下关节可帮助在截骨时精确定位关节边界。使用宽骨剥掀起胫骨远端骨膜，留待后续使用。从胫骨后方插入弧形骨剥或 Hohmann 拉钩牵开软组织，行距后三角骨切除。此时要区分踇长屈肌腱，该肌腱在这个水平位置是肌性部分，其腱腹结合部位位于更远端。使用骨凿从外侧向内侧去除三角骨，此时使用钝性骨凿可防止损伤邻近的后结节内侧踇长屈肌腱。以骨凿打碎三角骨，使用咬骨钳将其蒂部拖出，此后需要将附着于踇长屈肌腱上的纤维在直视并保护踇长屈肌腱的情况下锐性剥离。此时踝关节和距下关节都清晰可见，可探查两个关节后方是否还存在其他病变。

笔者在治疗高水平运动员、舞蹈者和体操运动员时也使用相似切口。不同的是在舞蹈者和体操运动员中，踇长屈肌腱病变比其他运动员要多很多，所以笔者更倾向于在这些病例中使用后内侧切口。手术入路与前文所述相同，但这些患者需经过较长时间才能恢复完全的跖屈功能。在康复的早期，患者穿步行靴将踝关节保持于最大背伸位置，在疼痛及不适允许的情况下尽早开始负重。间断脱去靴子行被动关节活动度练习，可尽早开始游泳。

另一个较少见的导致青少年后踝疼痛的撞击病变是二分距骨（图 25.20）。后半距骨骨块在影像学上很容易被诊断为距后三角骨，但二分距骨在侧位片上更平整且该骨块向距下关节延伸，这些不是距后三角骨的特性。拍摄屈伸侧位 X 线片对诊断有帮助，但仍需依据 CT 扫描结果做出诊断。图 25.20 中可见很大一块未骨化的距骨后内侧体部（图 25.20C）。术中需使用小骨刀探查松解游离整个骨块，然后予以切除（图 25.20）。一般来说，后方距骨块会影响大约 20% 后关节面，所以去除后会导致一定程度距下关节部分不稳定。但是笔者尚未发现二分距骨的患者在去除后内侧骨块后出现距下关节疼痛，反而患者的撞击症状往往能够很快缓解。

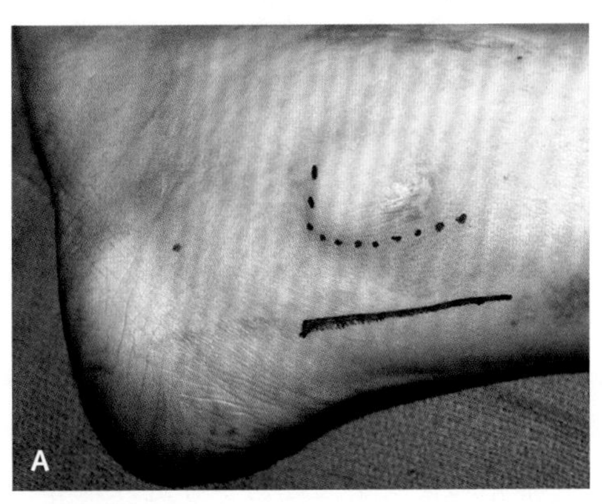

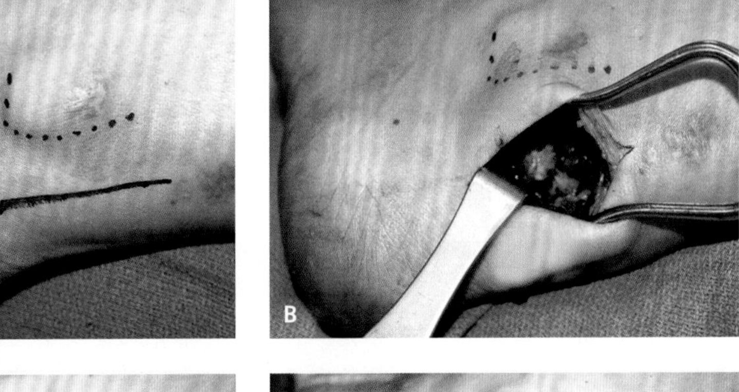

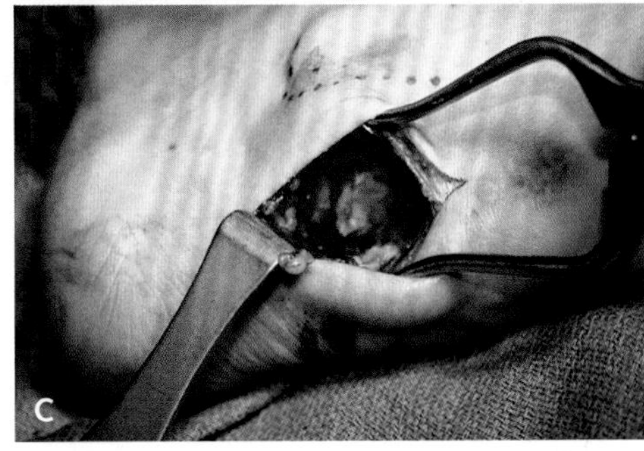

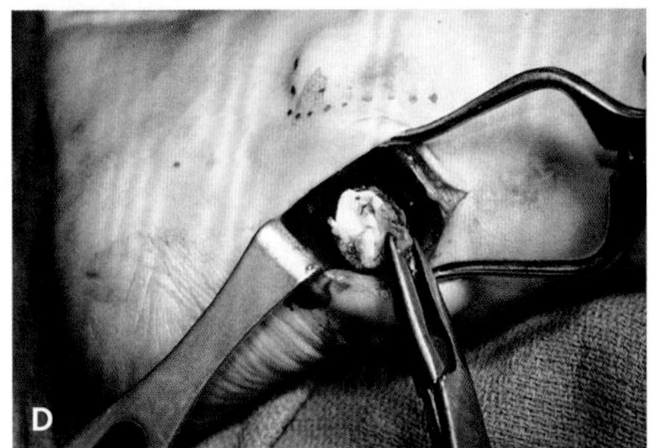

图 25.19　切除增大的距后三角骨。A. 于腓骨肌腱后方标记切口。B. 切除跟骨后脂肪以显露骨结构。C–D. 用骨凿截断距后三角骨，用咬骨钳将其从蒂部咬除

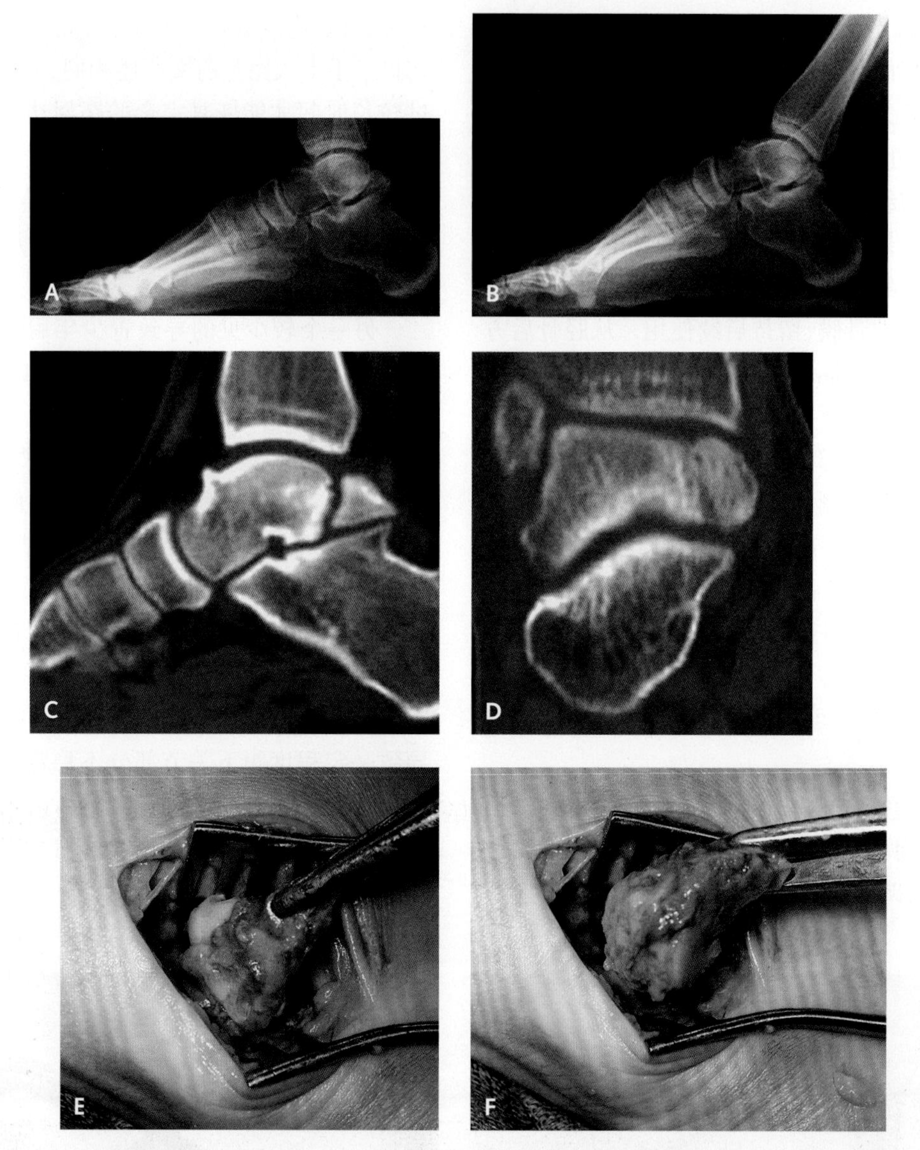

图 25.20 A–B. 患者 14 岁，症状典型。屈曲和背伸影像证实存在后踝撞击。C–D. 后方骨块外观不是典型的距后三角骨，经 CT 证实诊断为二分距骨。E–F. 从后内侧切口去除骨块

技术、技巧和注意事项

- 什么情况下 Broström 的修复强度不够呢？什么是非解剖重建的绝对适应证？对于体重大及踝关节负重多的患者来说，Broström 修复可能强度不够，可使用 1/3 腓骨短肌加强重建方法（Broström–Evans 方法）。在以下这些情况中会使用到非解剖修复或肌腱重建：前踝无残留组织可用、后足非常僵硬、腓骨肌腱已有损伤而且一半可用来进行外侧韧带重建、非解剖修复重建不会影响踝关节和距下关节功能。
- 行经皮或切开韧带重建时，需要在腓骨远端的中央钻孔进行，以避免出现腓骨尖骨折
- 行肌腱移植时，将肌腱移植物穿过腓骨后，从腓骨肌腱浅层经过向下方进入跟骨，这样不会导致腓骨肌腱卡压。要做到腓骨肌腱可在移植物下滑动，就如改良的 Chrisman–Snook 手术一般。
- 肌腱重建术中将踝关节固定于背伸外翻位置，如检查仍有残留不稳定，可在腓骨尖前方额外缝合收紧肌腱移植物，或者将挤压钉等固定物取出重新调整张力再固定。然而在骨量减少的患者中，这样做需小心，因为有可能导致固定失效。对于年轻骨量好的患者，笔者建议翻修进行重固定，在质量好的骨组织中更换成大号的挤压钉不是问题。

技术、技巧和注意事项(续)

- 大多数前方撞击综合征都可使用关节镜处理。巨大的骨赘通常很难显露,除非切开清理,否则很难完全去除骨赘。清除普通的踝关节前方骨赘时,笔者倾向于不使用牵开器,并将踝关节保持于背伸位置,以减少对腓深神经、动脉和距骨软骨的损伤。
- 胫骨侧的骨赘一般偏外侧,距骨侧的骨赘一般偏内侧。
- 无论在关节镜下还是切开清理,清理骨赘后都需拍踝关节侧位片确认清理彻底。
- 骨赘可能复发,使用骨蜡涂抹在新鲜的骨面有可能会防止复发。
- 双下肢踝关节严重内翻畸形是由慢性未治疗的踝关节不稳定造成的,而不是所谓的原发的"特发性关节炎"(图 25.21)。
- 踝关节不稳定伴随疼痛提示存在距骨骨软骨缺损,如果同时准备行韧带重建,则采用切开手术一并处理骨软骨损伤更为容易(图 25.22)。
- 对于踝关节活动受限和存在大块骨赘的患者,去除撞击可能起到反作用,因为这样做会加重骨关节炎。突然增加的背伸活动只增加了关节活动度,但关节炎症状会加重。因而骨赘切除应用于治疗撞击综合征,而不是治疗骨关节炎。
- 距骨内翻同时合并胫骨远端穹窿内侧压缩时,只行韧带重建不会改善症状,因为不论采用何种韧带重建方式,由于胫骨远端力线没有改变,距骨还是会回到这块破损的胫骨远端穹窿凹陷内,使得距骨再次内翻(图 25.23)。
- 在修复三角韧带时,往往要常规检测胫后肌腱是否存在损伤(图 25.24)。

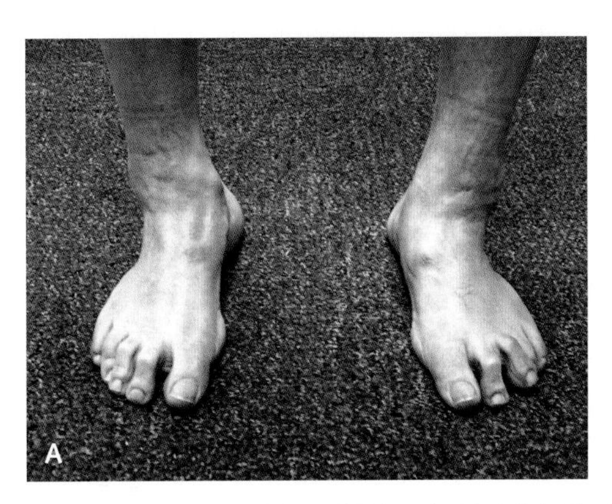

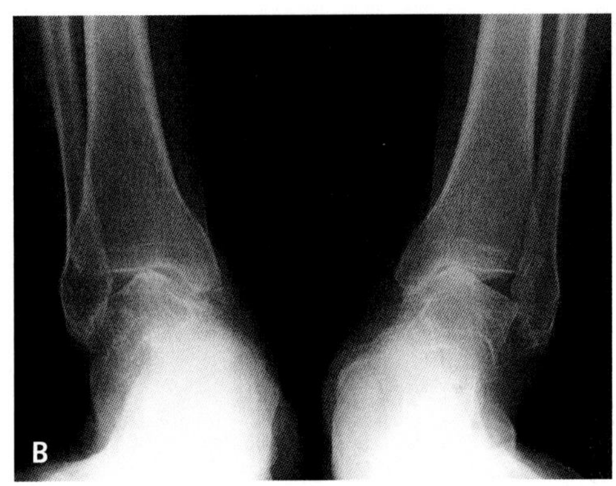

图 25.21 A–B. 此病例为慢性反复踝关节扭伤,踝关节内翻畸形伴双侧严重踝关节炎。这是反复内翻扭伤未治疗的常见结果

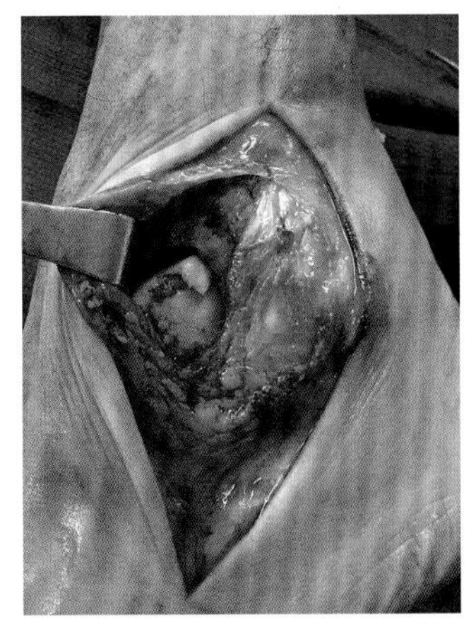

图 25.22 此病例存在踝关节不稳定及相关的大面积骨软骨损伤,行清创、骨软骨块移植和 Broström 韧带修复手术

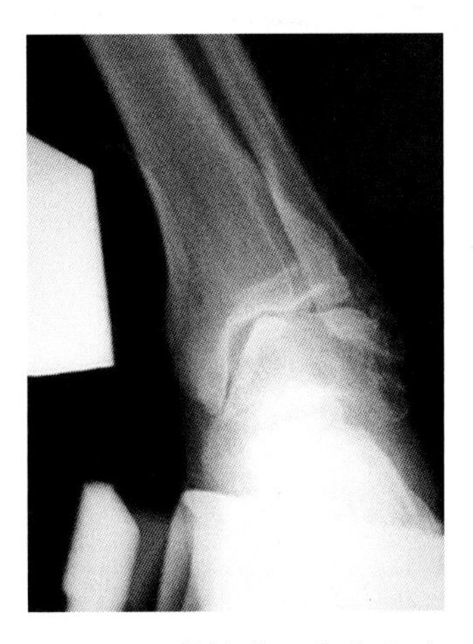

图 25.23 踝关节不稳定和内翻畸形可造成胫骨远端穹窿的内侧压缩损伤

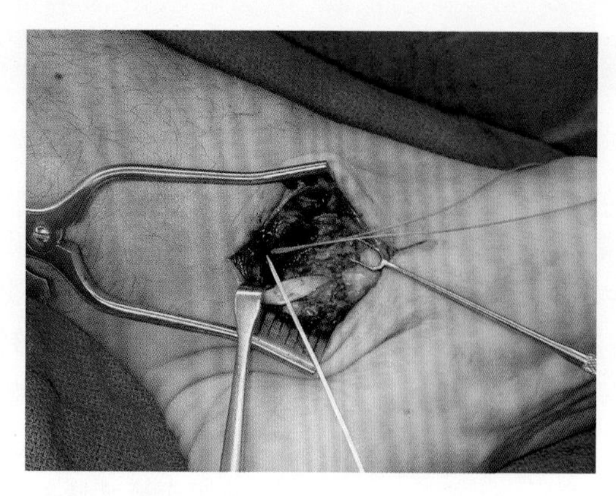

图 25.24 图中所示为胫后肌腱撕裂伴慢性三角韧带撕裂病例

（王碧菠 译 李淑媛 校 张建中 审）

推荐阅读

Cho BK, Park KJ, Park JK, SooHoo NF. Outcomes of the modified Broström procedure augmented with suture-tape for ankle instability in patients with generalized ligamentous laxity. *Foot Ankle Int.* 2017;38(4):405–411.

Dierckman BD, Ferkel RD. Anatomic reconstruction with a semitendinosus allograft for chronic lateral ankle instability. *Am J Sports Med.* 2015;43(8):1941–1950.

Hintermann B, Valderrabano V, Boss A, et al. Medial ankle instability: an exploratory, prospective study of fifty-two cases. *Am J Sports Med.* 2004;32(1):183–190.

Knupp M, Lang TH, Zwicky L, et al. Chronic ankle instability (medial and lateral). *Clin Sports Med.* 2015;34(4):679–688.

Nault ML, Kocher MS, Micheli LJ. Os trigonum syndrome. *J Am Acad Orthop Surg.* 2014;22(9):545–553.

Park KH, Lee JW, Suh JW, et al. Generalized ligamentous laxity is an independent predictor of poor outcomes after the modified Broström procedure for chronic lateral ankle instability. *Am J Sports Med.* 2016;44(11):2975–2983.

Petrera M, Dwyer T, Theodoropoulos JS, Ogilvie-Harris DJ. Short- to medium-term outcomes after a modified Broström repair for lateral ankle instability with immediate postoperative weightbearing. *Am J Sports Med.* 2014;42(7):1542–1548.

Schuh R, Benca E, Willegger M, et al. Comparison of Broström technique, suture anchor repair, and tape augmentation for reconstruction of the anterior talofibular ligament. *Knee Surg Sports Traumatol Arthrosc.* 2016;24(4):1101–1107.

第 26 章　距骨骨软骨损伤的处理

距骨骨软骨损伤的手术入路

只有有症状的距骨骨软骨损伤才需要手术，因为病灶本身并不会明显进展，也不常导致骨关节炎。骨软骨损伤进展是非常缓慢的，所以没有症状时不急于行手术处理。手术方式包括清理及骨髓刺激术、自体骨软骨移植、自体软骨细胞移植、新鲜同种异体骨软骨移植、异体关节软骨产品及辅助使用的浓聚骨髓抽取液。现在还没有文献报道使用随机对照研究来比较这些方法的效果，距骨骨软骨损伤的治疗流程也是有争议的。需要考虑很多因素，包括缺损的范围、位置、患者年龄和既往手术史。笔者对小范围损伤（$<1.5cm^2$）的初始治疗一般为关节镜下清理和微骨折。对于初次治疗患者，关节镜治疗可取得 85% 的优良效果。再次关节镜手术也能取得良好效果，主要取决于病损的范围。对于小范围损伤（$<1.5cm^2$）的患者而言，再次手术也不需要采取更多的治疗，比如自体或异体骨移植。近年来，异体软骨产品例如生物软骨与骨髓提取液的合用改变了现在的治疗模式。尽管现在数据不多，笔者前瞻性观察了 20 例病例已取得了短期优秀的临床效果。此项技术的长期疗效有待确认。如果病损很大，或前期手术失败，或存在囊性变，那么建议使用自体或异体骨软骨移植。

在决定进行手术治疗后，选择手术方式时需考虑多个因素：病损的范围和深度、病损的确切位置（内外 / 前后）、既往手术史、病变分期及关节软骨活性。尽量使用关节镜或前外侧切口处理病变。术前拍摄屈伸侧位摄片来显示病灶位置及是否可以直接切开关节囊或者是否需要截骨显露病灶。相对于直接切开，截骨引起的并发症较多。笔者主张尽量避免截骨，因为既往有病例显示截骨处出现软骨坏死，进而大大影响了关节功能。联合使用生物软骨与骨髓提取液可治疗范围小于 $3cm^2$ 的病灶，使用克氏针撑开器可显露关节而避免截骨。

笔者主张治疗过程从关节镜处理开始，行刨削钻孔微骨折（图 26.1）。对于大的病损或者关节镜治疗无效的病例，可以考虑使用重建软骨技术，如异体软骨或自体 / 异体骨软骨。中度缺损可以使用数枚自体同侧膝关节大小的骨软骨移植物进行填充。大的缺损，特别是缺损累及内侧或外侧距骨壁时，需要使用异体移植物。很难用自体骨软骨移植物处理这些处于关节边缘的病损，因为无法按照要求将移植物垂直于距骨穹窿植入。对于这些边界缺损，需进行内踝或外踝截骨。笔者发现使用异体软骨移植可治疗边界缺损，因为这些材料能从任何角度植入，从而使那些需要进行异体骨软骨移植的肩部缺损得到治疗。

大部分前方病损可通过切开清理关节后植骨进行处理。然而如果病损被胫骨关节边缘遮盖，则需在胫骨前缘开窗显露病灶。如果还需要扩大视野，则需行胫骨前缘截骨，然后行骨块替代和螺钉固定。

在不截骨的情况下行异体软骨移植

异体软骨移植是治疗距骨骨软骨损伤的有效方法，是介于简单的微骨折和骨软骨移植重建之间的一种治疗方式。对于大的囊性变病灶导致边界破裂的缺损不能用此方法，在这些病例中使用异体骨软骨移植更佳。尽管有关此方法的临床数据有限，早期的优良结果支持在不截骨的前提下使用此方法

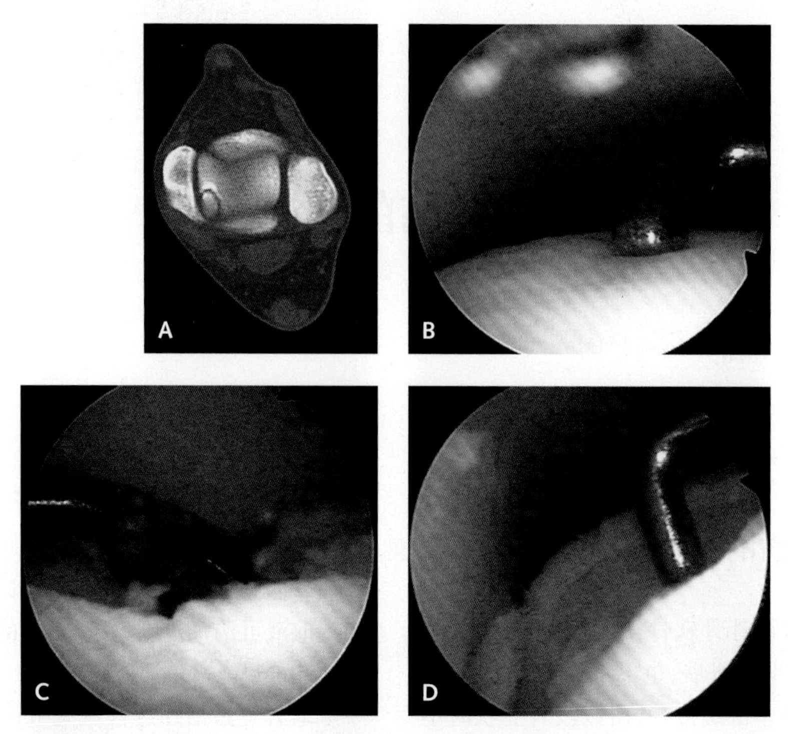

图 26.1 A. 这是典型的距骨后内侧骨软骨损伤，根据 CT 扫描，判断可以较为容易地在关节镜下显露和治疗此病灶。B. 关节镜下探查见关节面软骨软化。C. 使用刮匙清理病损。D. 使用刨削清理出清晰的边界

治疗大的缺损和肩部缺损。笔者已开始使用此方法治疗各种大小的骨软骨损伤，尽管这样一来，治疗费用有所增加。术后 6 个月患者疼痛症状的缓解和 MRI 结果中软骨下水肿的明显减少令人印象深刻（图 26.2）。

虽然距骨病损可较为容易地通过关节镜进行处理，但随后镜下置入移植物却很困难，因为其外形必须要塑造成与受区距骨软骨一致的形态，而且受区在移植时必须保持干燥。当病灶位于距骨中央或肩部时镜下操作很困难。距骨偏前方的病损在镜下相对较易显露。笔者更倾向于切开踝关节重建损伤部位的距骨骨软骨，这样可以机械性牵开关节并置入复位软骨。最初笔者使用 1cm 穹窿成形来充分显露中部的缺损，使用大的克氏针撑开器辅助后可将穹窿成形范围缩小至数毫米并在很多病例中已不再使用（图 26.3）。对于病损位于距骨后 1/3 的病例，可根据病损位置使用后内侧或后外侧切口进行处理。

显露病损后使用小刮匙清除松动和无活性的软骨。使用刮匙背面探查软骨是否已与软骨下骨脱离，如果软骨已松动，则将刮匙翻转，使用边缘从浅到深向病损中间搔刮以防止医源性损伤周围健康软骨。清理完无活性的软骨后，继续刮除囊性病损，直到显露健康的有血供的骨面。必须要去除无血供的骨质，显露可愈合有活力的骨质，尽管有时这一操作会形成一个空腔缺损。使用微骨折钻头或磨头将软骨下骨面处理成新鲜出血的表面，从而确保病变部位与剩余健康距骨之间血供通畅。

常规行骨盆骨髓穿刺，然后离心浓缩骨髓血以保证获得每毫升单位内最大化的血细胞集落（图 26.4）。未进行浓聚的骨髓血每毫升的集落形成单位不足，疗效不佳，所以进行浓聚是很关键的步骤。将浓聚的骨髓穿刺液与 1ml 生物软骨混合形成糊状物（图 26.5）。对于囊腔缺损，使用自体或异体跟骨来填充缺损直到软骨下骨下方 1mm 处。笔者倾向于将浓缩的骨髓穿刺液和植骨混合后填充囊性缺损，然后将浓聚的骨髓穿刺液与生物软骨的混合物置于缺损处，直到与本身关节软骨面齐平。可使用骨剥来抹平关节面并去除过多的移植物。置入移植物的关键点是受床必须保持干燥，所以进行此步骤时需要使用止血带。笔者倾向于清理完病损看到满意的软骨下骨出血后，再使用止血带。

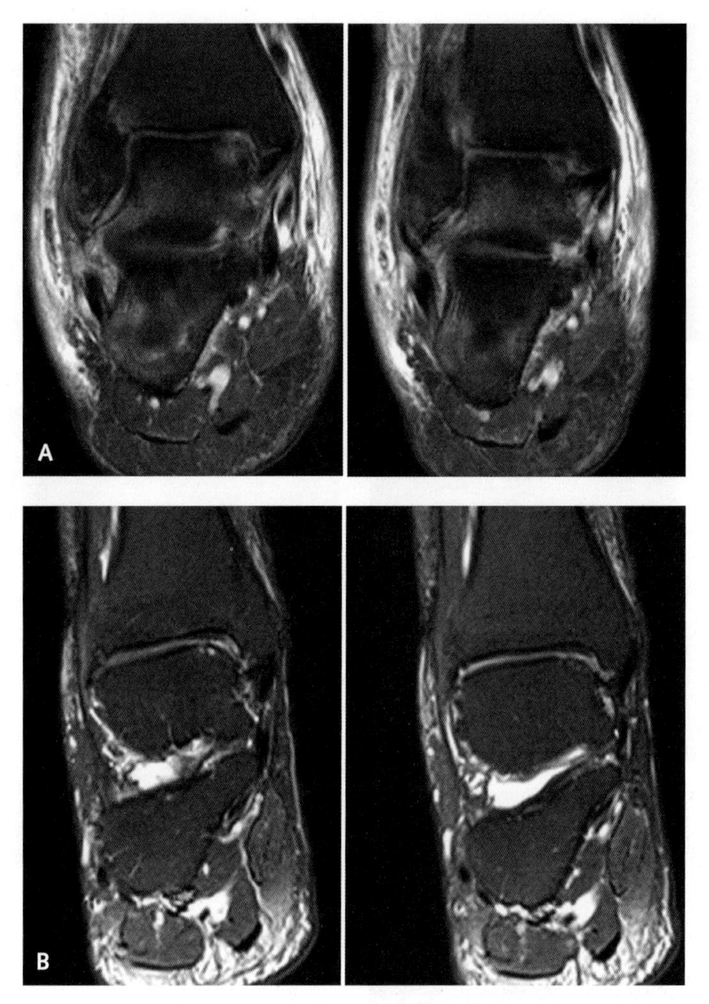

图 26.2　术前冠状位 MRI 检查结果显示，距骨内侧骨软骨损伤，在软骨下骨和松动骨块间有明显裂隙。A. 术后 6 个月 MRI 检查结果显示软骨下水肿，软骨下骨连续。B. 尽管影像学表现还不是完全正常，但软骨下水肿消退往往预示优良的临床治疗效果

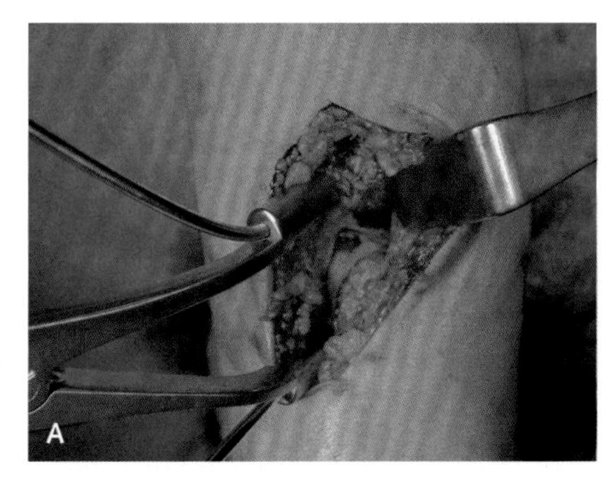

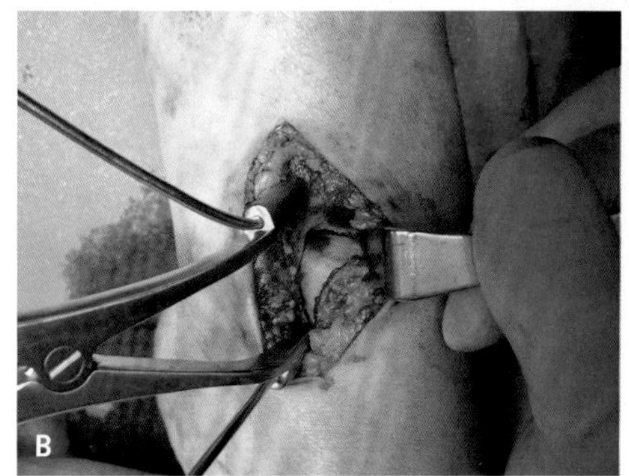

图 26.3　A. 克氏针撑开器非常有助于增加显露的视野。B. 在置入异体软骨和纤维胶时维持撑开器的位置，以确保恢复更精确的距骨外形

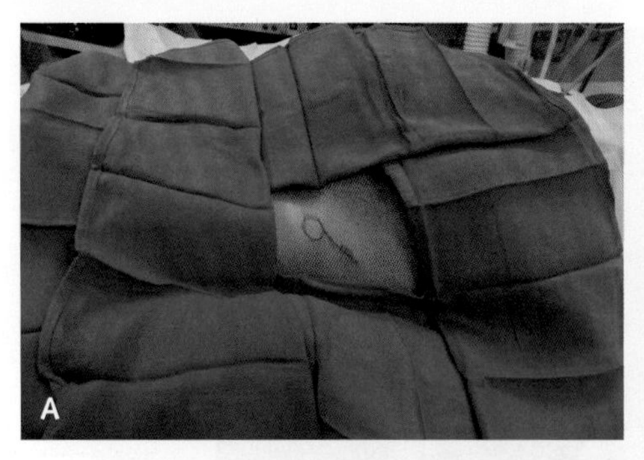

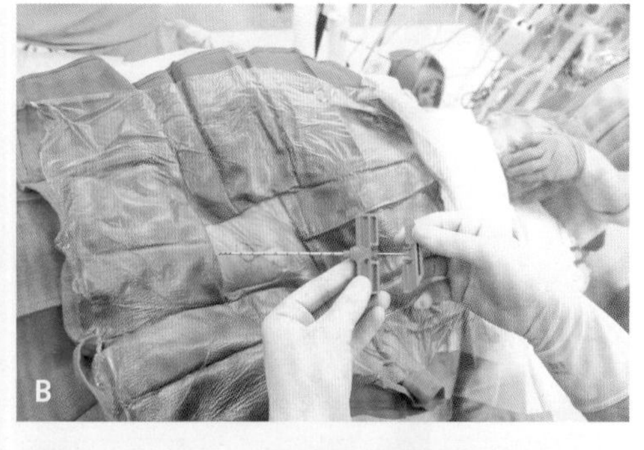

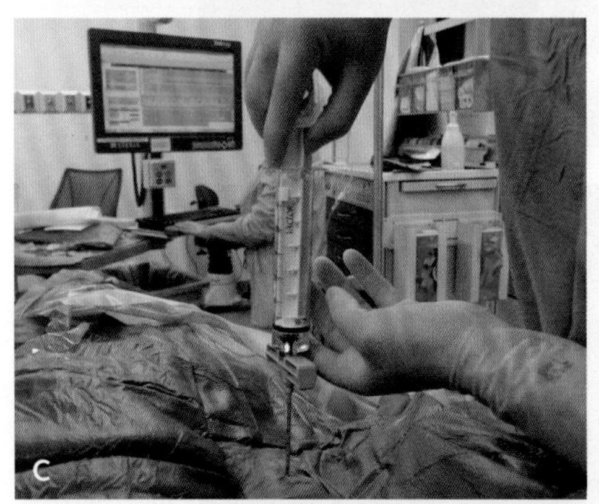

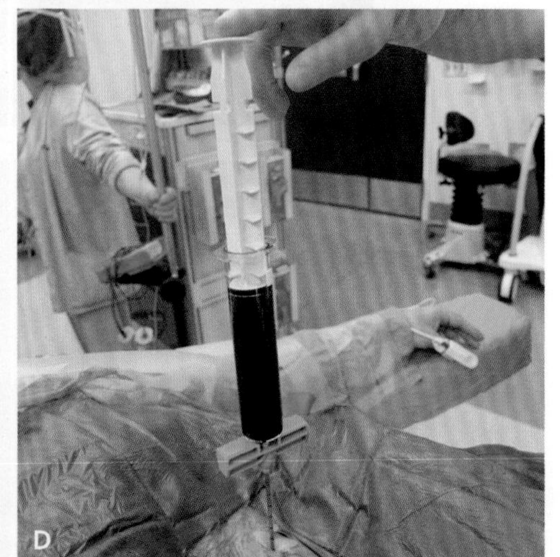

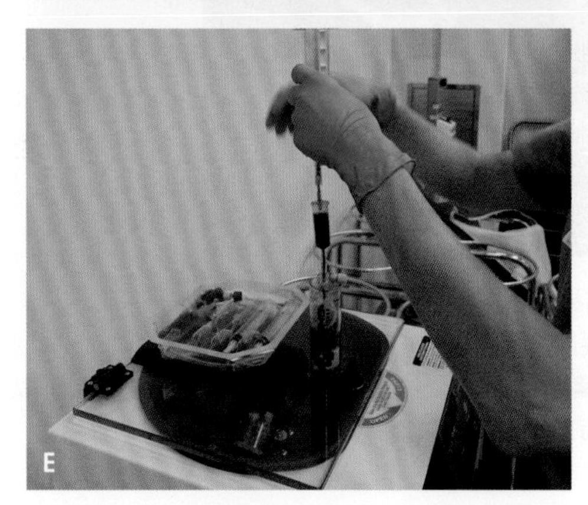

图 26.4 A. 在髂前上棘近端 2cm 处行骨髓穿刺。B. 使用特制多孔套管针可实现快速抽吸。C. 大多数商用系统都有 3~4 孔，因为一次抽取 3ml 骨髓血后局部干细胞浓聚会显著下降，所以一次不能抽取超过 10ml 的骨髓血。D. 共可抽取 60ml 骨髓血。E. 将这些抽取液进行浓聚，最终获取 3~5ml 浓聚混合物

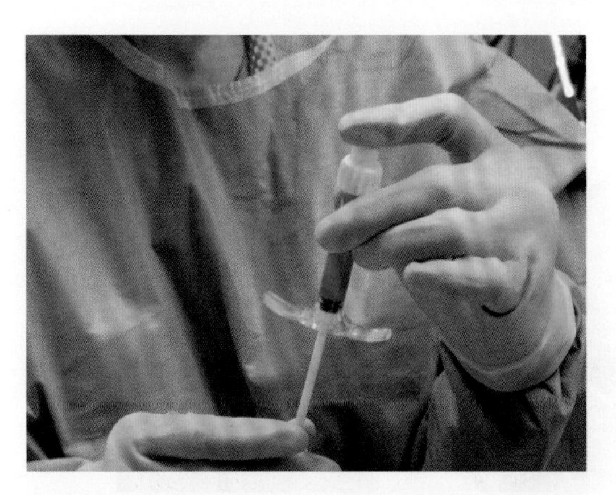

图 26.5 将异体软骨（生物软骨）与 1ml 浓聚骨髓穿刺液混合形成糊状物

将异体软骨混合物填充于缺损处并塑形完成后，必须用纤维胶水封闭。纤维胶水可以固定移植物并防止关节液渗入软骨下骨，这对于防止进一步软骨下损伤很重要。需要将胶水静置 3~5min，并去除牵开器（图 26.6 和图 26.7）。然后复位踝关节，并轻柔活动关节以确认移植物的稳定性。冲洗踝关节后，常规关闭切口，此时将踝关节置于背伸位，防止移植物脱出。关闭切口后将剩余骨髓穿刺液打入踝关节，发挥其抗菌及抗凋亡效果。尽管近期有数据显示，术后 2 周负重不会影响微骨折效果，笔者还是倾向于让接受异体软骨移植的患者术后非负重 6 周。术后 2 周内用夹板固定，在 4 周时穿步行靴可轻度活动踝关节，但不要负重，以促进软骨生长。术后 6 周穿步行靴开始负重，术后 3 个月开始用系带踝关节支具。术后 6 个月才能进行包括跑步在内的有撞击性的踝关节运动。

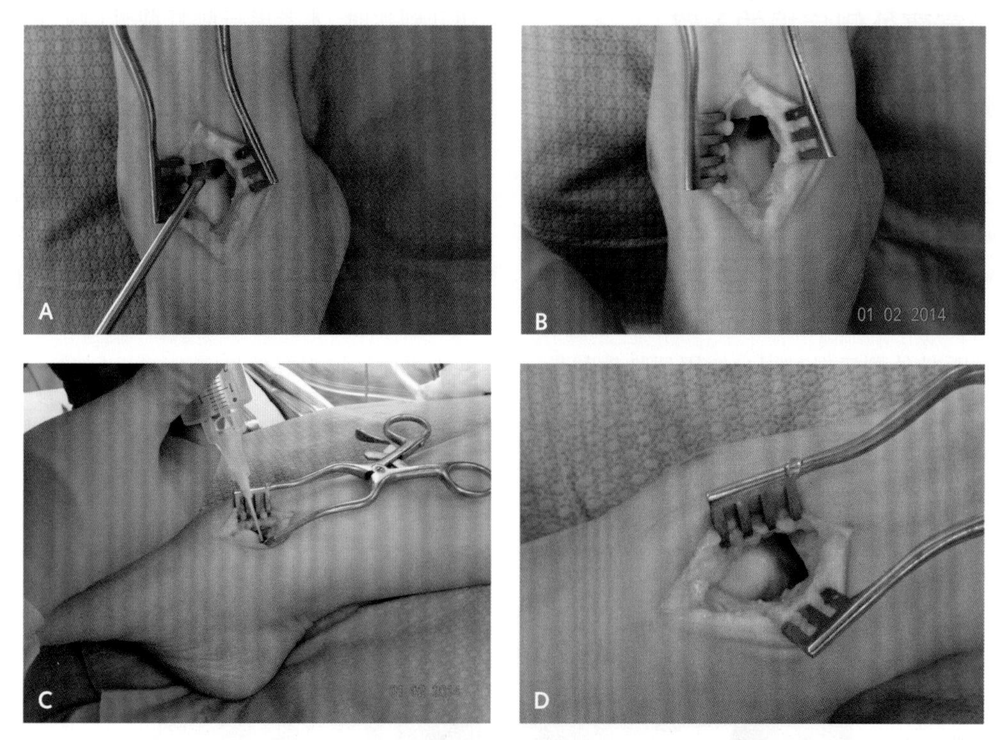

图 26.6　大范围骨软骨缺损病例，清创和微骨折后的外观。A. 在无法垂直显露病损的情况下，使用特制工具可从前向后将移植物置于距骨上更靠后的位置。B. 置入移植物并塑形后的外观。C. 用纤维胶封闭缺损并覆盖整个病损区域。D. 移植物的最后外形显示，即便对于距骨肩部损伤，也可使用此异体软骨进行修复处理

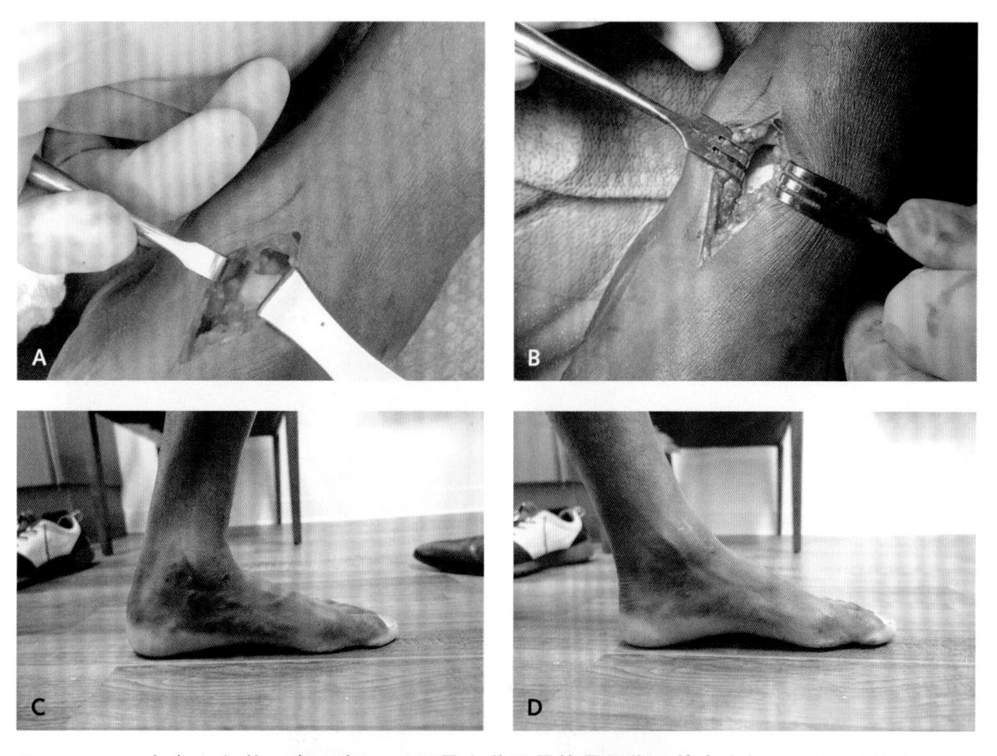

图 26.7　A. 患者为大学足球运动员，因距骨大范围骨软骨损伤且伴有症状，导致运动能力受限。B. 通过内侧切口行异体骨软骨移植，加浓缩骨髓液辅助处理。C. 术后踝关节活动度对称，背伸活动良好。D. 跖屈活动良好。患者术后 6 个月可恢复运动

处理距骨穹窿外侧病损的入路

大部分距骨穹窿外侧病损位置靠前,如果要进行骨软骨移植可从前外侧切开关节囊。切口从踝关节前外侧近端2cm延伸至关节远端4cm(图26.8)。找到并保护腓浅神经背内侧皮支,切开伸肌支持带,将趾长伸肌腱向内侧牵开,平行于切口方向切开关节囊。将踝关节轻度跖屈可以帮助显露、清理和植骨(图26.9)。

在治疗距骨外侧病损时很少使用到腓骨截骨,只有当病损很大且位于中央或后外侧不能通过关节切开到达时,才考虑行腓骨截骨(图26.10)。截骨时在腓骨远端做6cm切口,从关节远端1cm向近端延伸。使用微锯截骨,自近外侧向远内侧方向斜行截骨,其远端边界位于关节线水平。斜行截骨的优势是接触面大,有利愈合,并可保留骨间韧带。只有截断并掀开腓骨后才能看到并触及到病损。在少部分情况下外侧病损偏中间位置,不能通过简单的内翻踝关节接触到,这时通过胫骨前外侧截骨和腓骨截骨可使病损很好地显露。

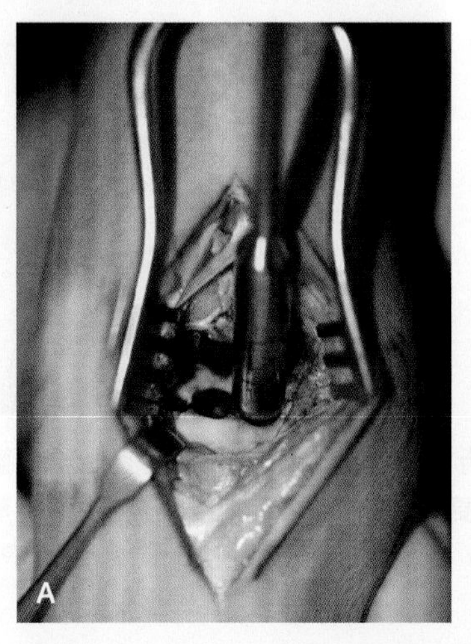

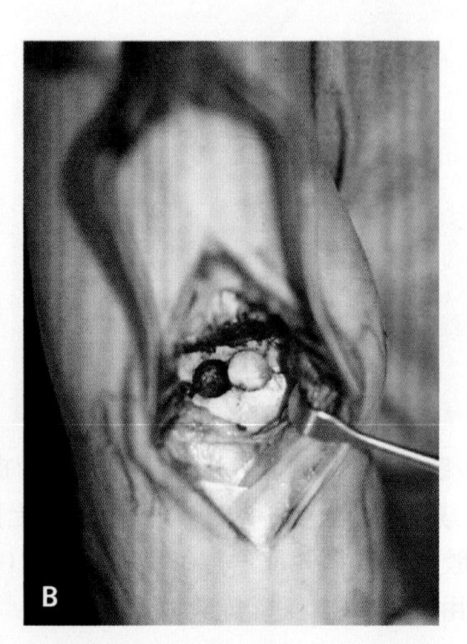

图 26.8 A. 这个大范围距骨前外侧骨软骨损伤已行两次关节镜治疗,效果不佳。B. 切开关节囊行骨软骨移植修复病损

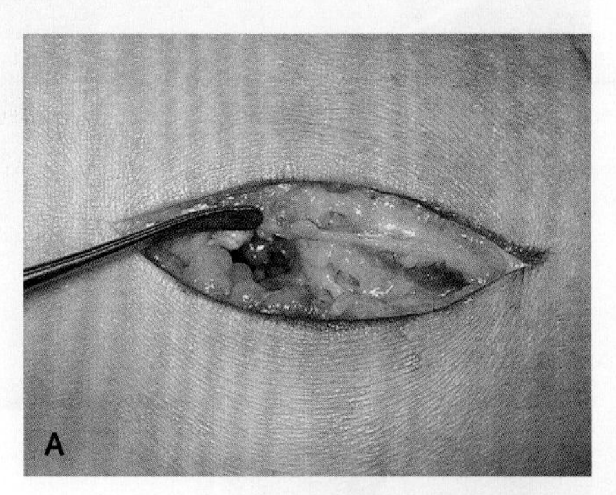

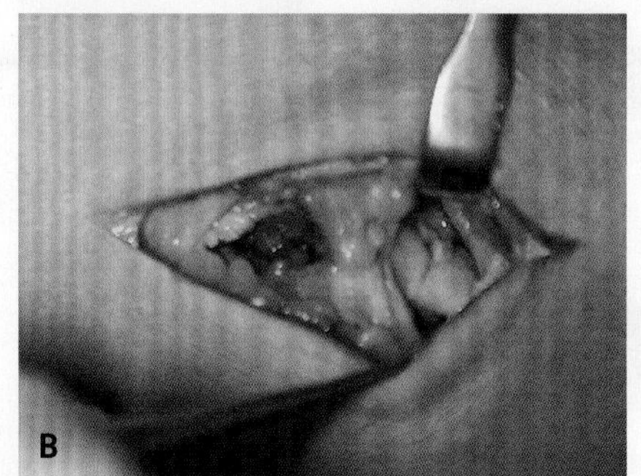

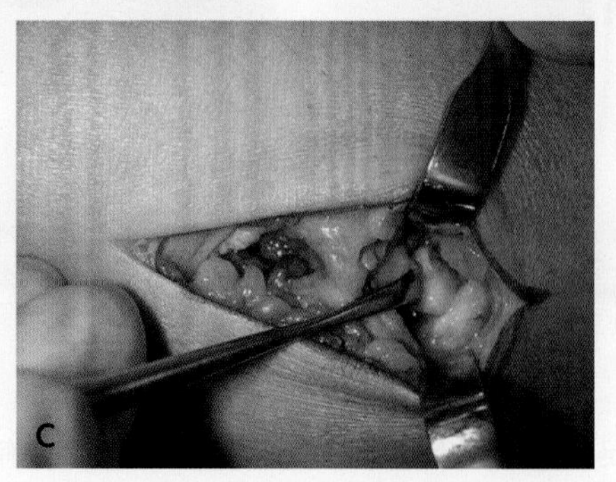

图 26.9 A–C. 此患者已经过两次关节镜清理,均失败。此次于前外侧切开关节囊治疗关节前方病损(图片由 Clifford Jeng 医生提供,其就职于 Institute for Foot and Ankle. Mercy Medical Center, Baltimore, Maryland, United States)

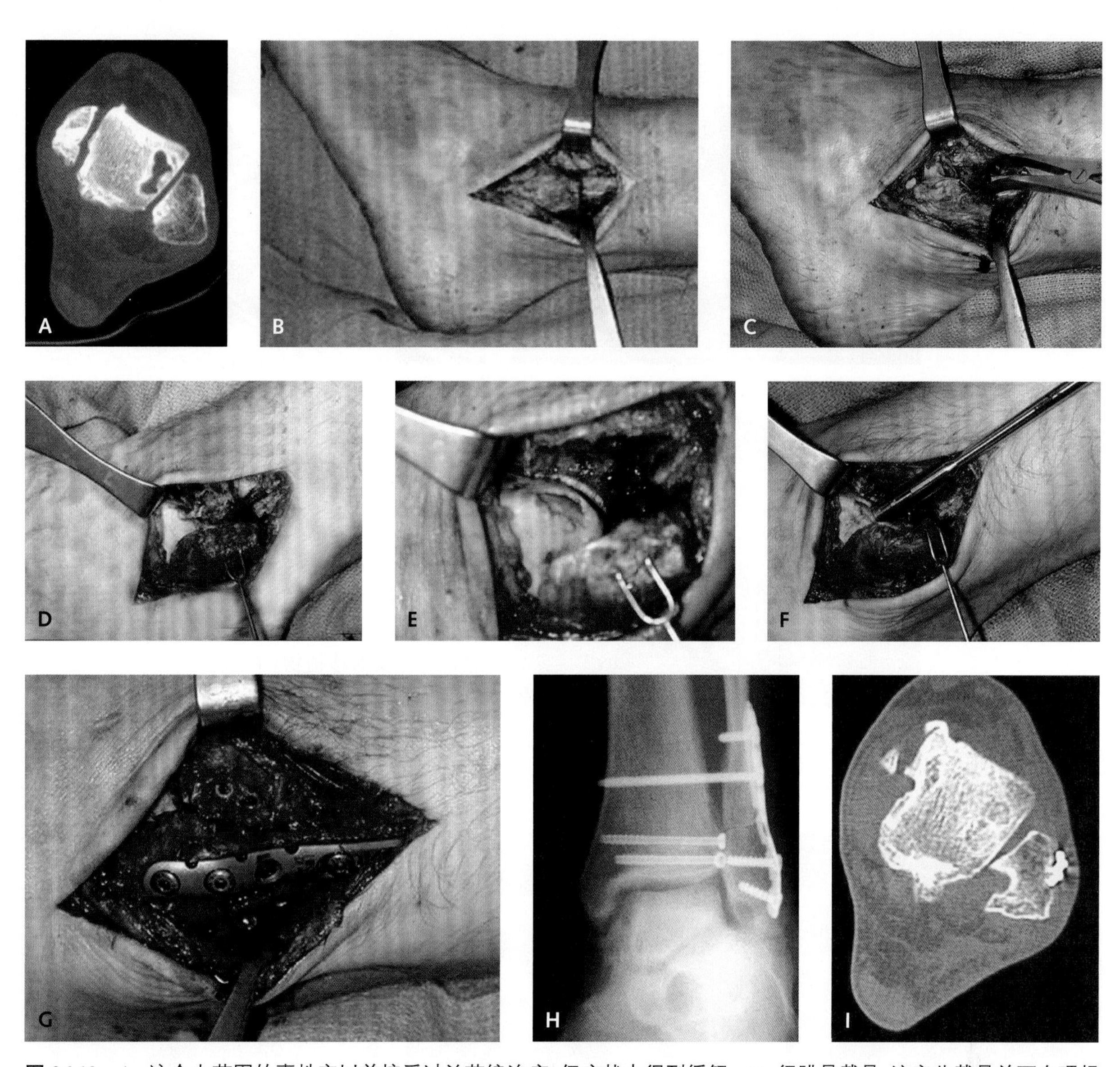

图 26.10　A. 这个大范围的囊性变以前接受过关节镜治疗，但症状未得到缓解。B. 行腓骨截骨，注意此截骨并不在理想的位置，截骨面过于水平而影响下胫腓联合。C–D. 将腓骨向外侧牵开显露病损。E. 同时行胫骨远端外侧截骨以完全显露病损。F. 清理病损置入移植物。G. 修复胫腓骨截骨，并将下胫腓联合也固定于其间。H–I. 术后 3 年病损愈合外观

无论采用哪种移植物，术中都必须充分显露病损，任何移植物都必须与距骨表面垂直置入，所以经常需要进行胫骨远端外侧壁的截骨。截骨块必须有一定体积，这样在距骨移植物植入后，可复位并以螺钉固定胫骨截骨块。在关节内操作完成后将腓骨截骨解剖复位，并使用外侧接骨板固定。骨间韧带如有损伤则需要修复。同样，下胫腓韧带损伤时需要使用 1 枚或多枚下胫腓螺钉通过接骨板进行固定。

对于大的前外侧囊性病损，腓骨截骨是不够的，需行胫骨前方截骨显露病损。如图 26.11 所示的病例中，距骨前方大范围病损位于中央位置，不能通过单纯关节囊切开来植骨。计划使用异体骨软骨来填充缺损，但因移植物必须与距骨轴线垂直植入，故需行胫骨截骨。做斜行截骨时（就如胫骨远端前外侧大块骨折），使用摆锯完成 90% 的截骨，然后使用骨凿完成剩余胫骨截骨。将截下的骨块向外侧拨开，保留包括下胫腓前下方韧带在内的截骨块上附着的软组织（图 26.11）。

使用另一种方法来填充另一个大范围的位置更偏中央的囊性病损（图 26.12）。这个病例中病损呈长条形，于胫骨中央开窗，然后将移植物置入。获得精确的移植物尺寸使之与供区匹配并不容易，清理去除距骨中央坏死的病损后，将边界切割齐整，使之可接受移植物。然后使用骨蜡填充整个缺损，整块取出蜡模可得到大小形状与缺损区一致的模型。按此模型切取异体骨软骨移植物（图 26.12）。

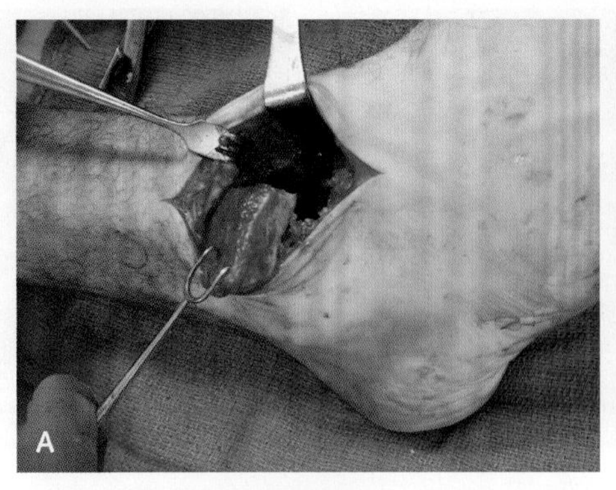

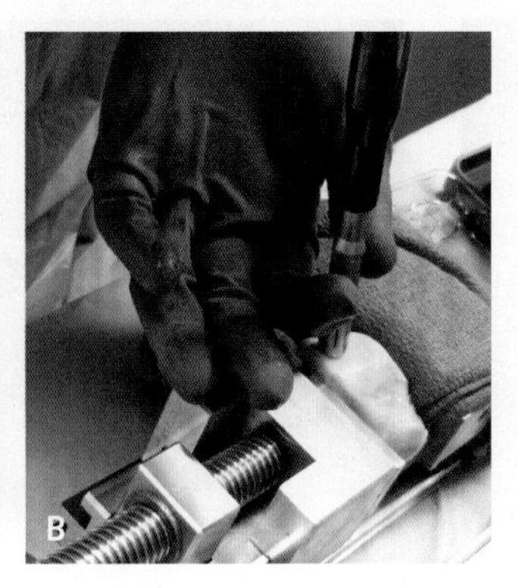

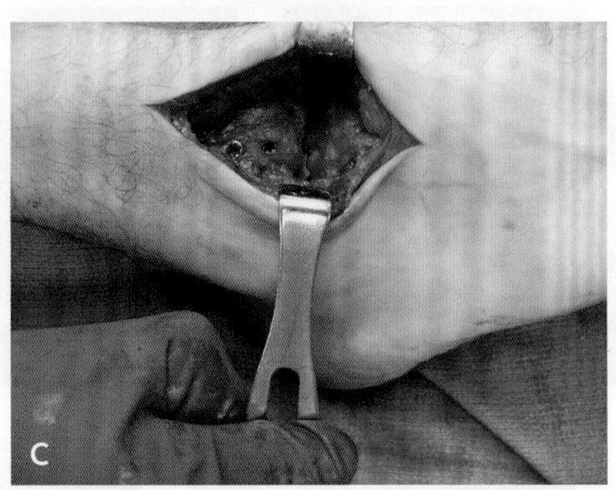

图 26.11 患者 15 岁，存在距骨前外侧大范围病损。A. 从标准的关节切开开始，将胫骨远端斜行切开至外侧下胫腓联合，形成截骨块铰链。B. 从新鲜异体骨获取移植物。C. 使用螺钉修复截骨块

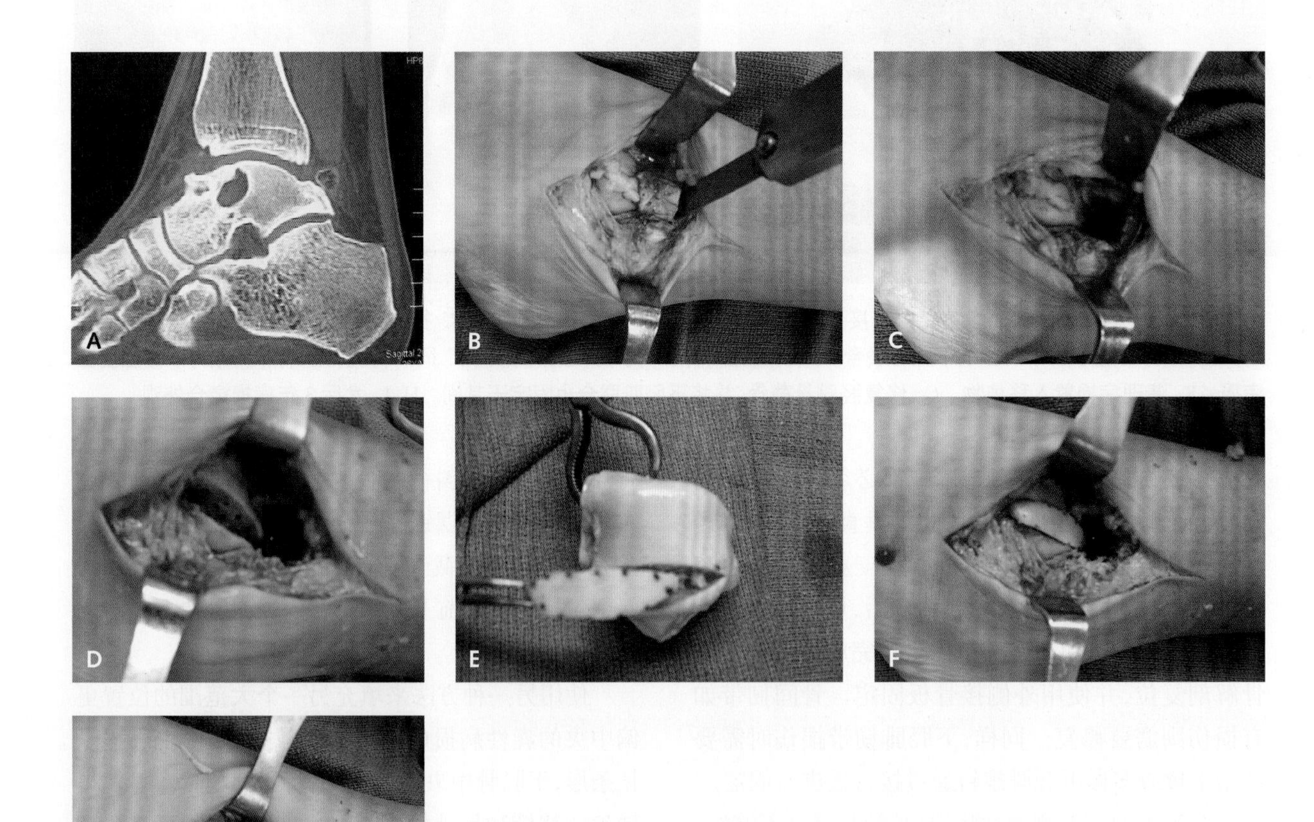

图 26.12 前外侧大范围囊性病损。A. 切开关节囊处理病损。B–C. 在胫骨侧制作截骨窗显露病损。D. 使用骨凿在距骨截骨，使用松质骨填充囊腔基底部。E. 切取异体骨移植物。F–G. 置入移植物后使用可吸收针固定

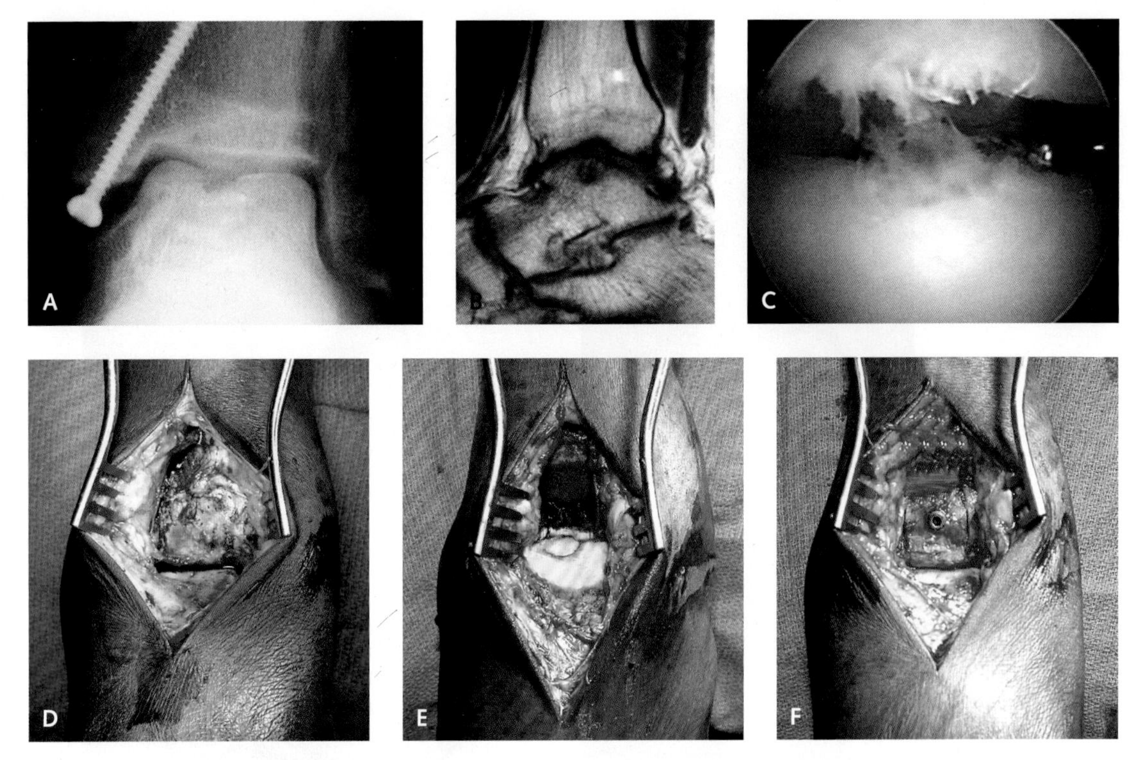

图 26.13　大范围距骨中央囊性病损，既往手术入路选择错误。A. 既往的内踝截骨并不能充分显露位于距骨中央的病损区域。B–D. 在关节镜下评估后，切开关节囊并做胫骨远端中央截骨，形成骨窗。E. 使用两枚人工骨栓填充病损。F. 复位胫骨截骨窗后，使用一枚螺钉固定

距骨中央病损并不常见，此类病损位于胫骨正下方，所以如果不行胫骨截骨很难显露。在图 26.13 的病例中，既往手术行内踝截骨，但实际入路选择错误，因为内踝截骨显露有限，实际不能显露这种距骨中央病损。行关节镜评估后，切开关节囊并做胫骨远端中央截骨，打开骨窗后即可更精确地显露病损并置入移植物。

治疗距骨穹窿内侧病损的手术入路选择

治疗距骨穹窿内侧病损前，要拍摄屈曲和背伸侧位片，进行仔细的术前踝关节功能评估。选择手术入路时，如果可能，尽量使用后内侧入路切开关节囊，这样操作比内踝截骨更好（图 26.14）。对于很多后内侧病损，可通过被动向前背伸牵拉踝关节进行显露，术中也可使用这个被动手法牵伸踝关节显露距骨。

内踝截骨仍是显露距骨穹窿内侧病损的常用入路。尽管截骨后能显露距骨，但仍需将足部外翻，以获得更大视野和处理病损的通道。使用摆锯完成约 3/4 的截骨，再使用骨凿完成剩余截骨，以减少锯片对关节软骨的热损伤。这样做唯一的问题是锯片本身会带走 1mm 厚的骨量，所以截骨面对合可能不是十分完美。尽管如此，仍需使用骨凿完成最终截骨（图 26.15）。

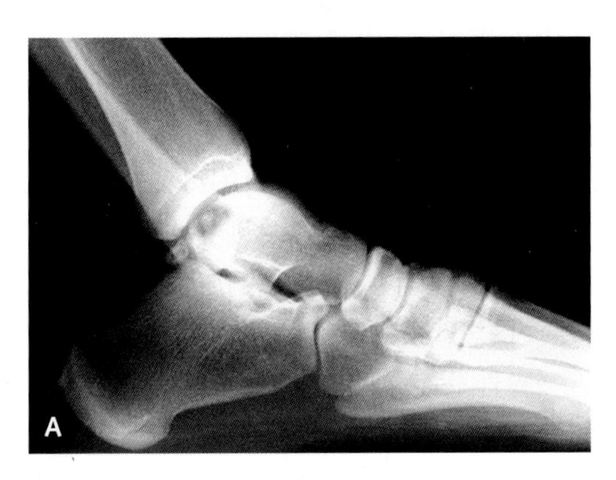

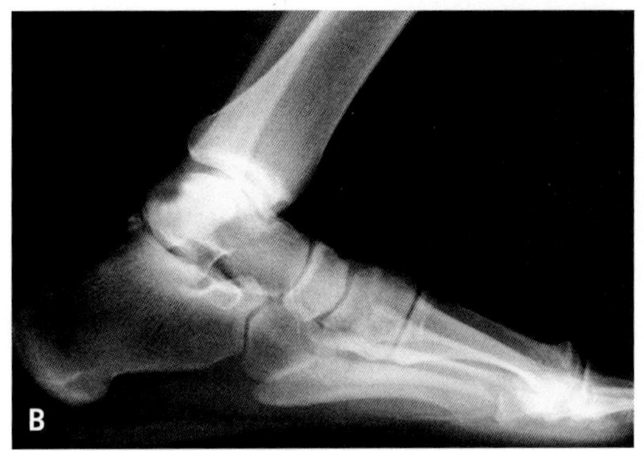

图 26.14　A. 跖屈踝关节时可见病损。B. 被动背伸侧位摄片可完全显露病损

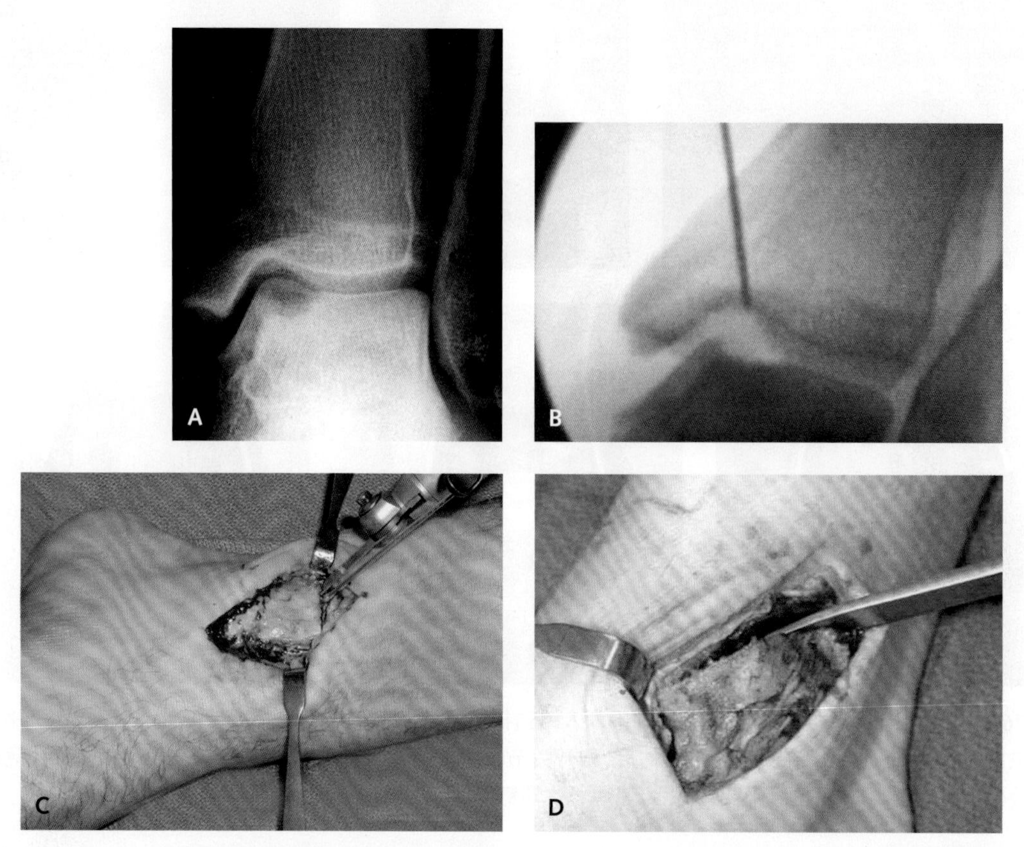

图 26.15 A. 为处理此内侧病损，需要行内踝截骨。B. 在透视引导下预先置入导针。C–D. 使用摆锯进行大部分截骨，再使用骨凿完成截骨

斜行截骨自胫骨穹窿近端走向其远端。此技术的一个潜在问题是存在畸形愈合的风险。因为如前所述截骨块的对合可能与截骨线并不一致，这在行螺钉固定时可能更明显，所以螺钉固定不能与传统的内踝骨折固定方向一致，因为该方向可能会导致畸形愈合（图 26.16）。畸形愈合的病理机制是在截骨处出现剪切力，而增加横行螺钉可在生物力学和临床方面减少此剪切力，防止骨块移位和畸形愈合的发生。

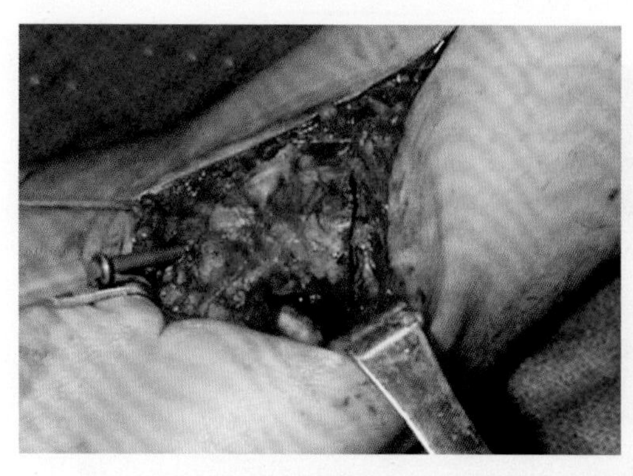

图 26.16 内踝截骨后斜行置入螺钉并不理想，因为可能导致畸形愈合

在踝关节线以上 1.5cm 的前后方剥离骨膜显露内踝，注意避免损伤三角韧带，整个过程中保护好位于胫骨后内侧壁的胫后肌腱，因为其在截骨过程中易被损伤。截骨起始点非常重要，在透视下以克氏针定位后再开始截骨，确保截骨面在距骨顶病灶上方或外侧。如果截骨在病损的内侧，那么移植物植入将会非常困难，就算用力外翻也不能充分显露受区。根据定位克氏针的位置，在其背侧或下方做截骨，需要在透视下监视摆锯切割的深度，确保不完全截断，用骨凿完成之后涉及关节面的截骨。将精细骨凿置入间隙，充当杠杆，完成截骨。使用撑开器将截下的内踝向下在三角韧带上翻起（图 26.17）。显露踝关节内侧，将踝关节用力外翻，充分显露病损。拉开内踝骨块以显露入路，由于椎板撑开器太大，所以笔者用小的皮肤拉钩牵开并固定截骨块（图 26.18）。

囊性病变的处理更有争议，治疗方法包括松质骨移植、人工骨替代物及异体骨软骨移植物。对于存在大范围囊腔病损的病例，尝试进行保留关节

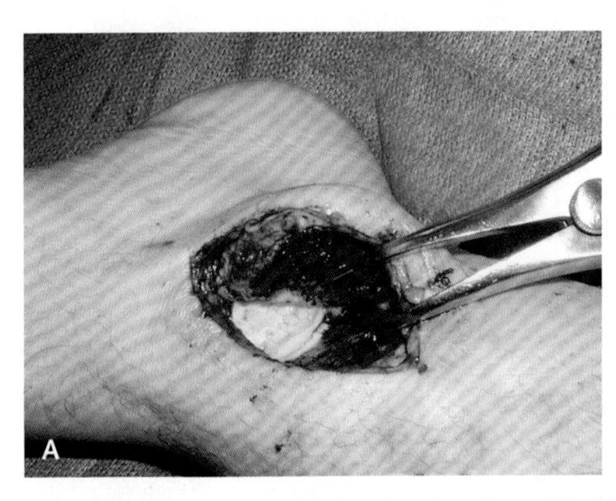
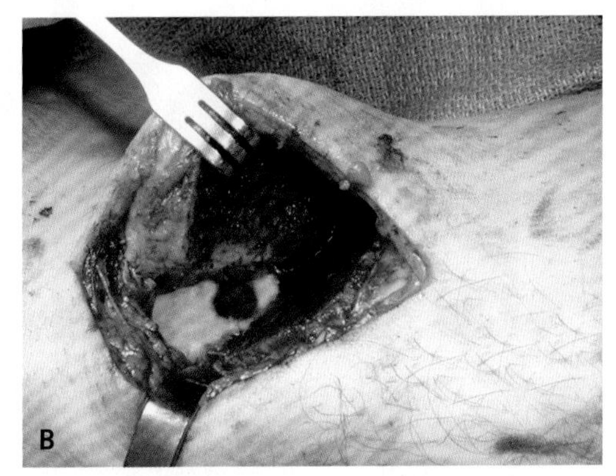

图 26.17 A. 截骨后使用椎板撑开器，撑开截骨面。B. 牵开内踝骨块，置入移植物

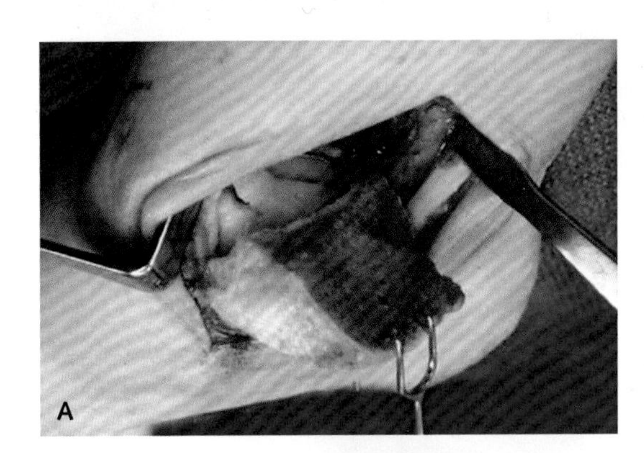
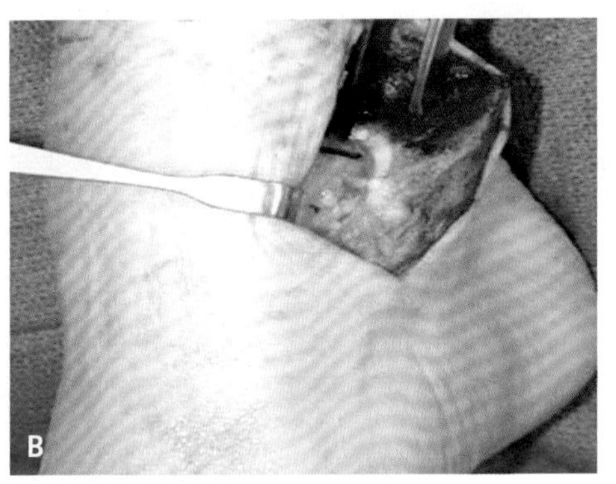
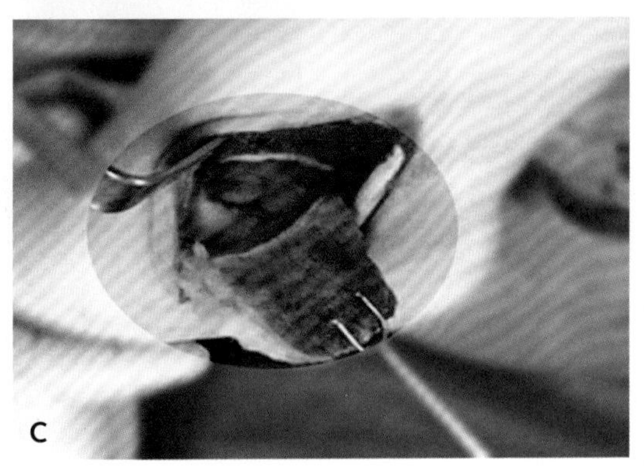

图 26.18 A. 截骨后显示距骨内缘大范围病损。B. 清理距骨病损。C. 使用 3 个骨栓填充病损，使用这些骨栓的优点是可以塑形压实，以匹配距骨的边界

的手术而避免融合是有意义的，因为对于存在大量骨缺损的情况，技术上很难实现单纯融合。所以笔者倾向于植骨填充缺损，这样即便以后要行融合或置换手术，也可以有一个较好的骨支撑基质（图 26.19~图 26.21）。

对于后内侧病损，笔者倾向尽可能行关节切开处理，此切口可用于所有背动用力背伸踝关节可显露病损的病例。此后内侧入路也可用于既往手术失败的病例或病损位于距骨内侧壁的病例。当病损小部分累及距骨内侧壁时，治疗限于单纯清理，因为移植物无法在此位置固定。如果病损累及整个内侧壁，则可用新鲜冷冻异体距骨来替代整个内侧壁。如果不截骨而只是行关节切开，则可采用标准的踝关节后内侧入路（图 26.22 和图 26.23）。术中找到神经血管束并予以保护，尽量减少神经牵拉。在神经血管束后方找到跗长屈肌腱并将其向后牵开，将胫神经向前牵开。切开关节囊后可见病损，被动背伸足部及胫骨后侧截骨并去除小块后方关节面，可改善距骨视野并获得移植物植入通道。

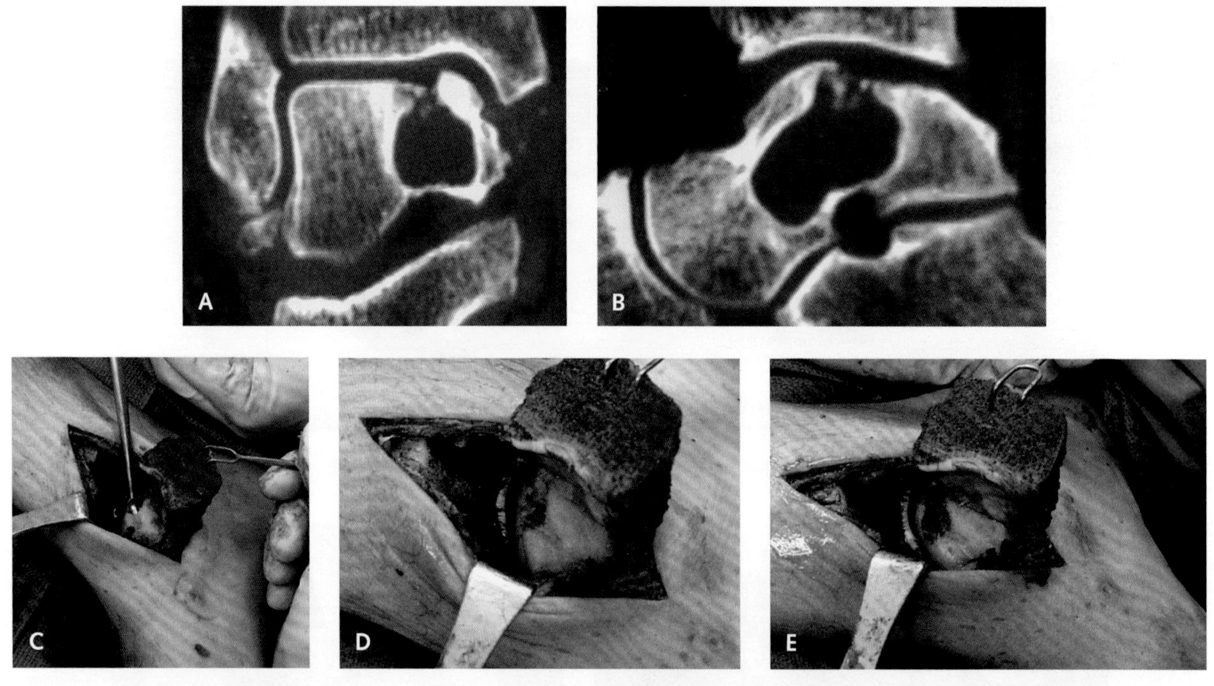

图 26.19 A–B. 通过内踝截骨显露大范围囊性缺损。C–D. 刮除清理病损，钻孔处理病损边界的硬化骨，使其新鲜化。植入混有髂骨骨髓血浓缩物的松质骨。E. 于缺损处植入骨栓移植物

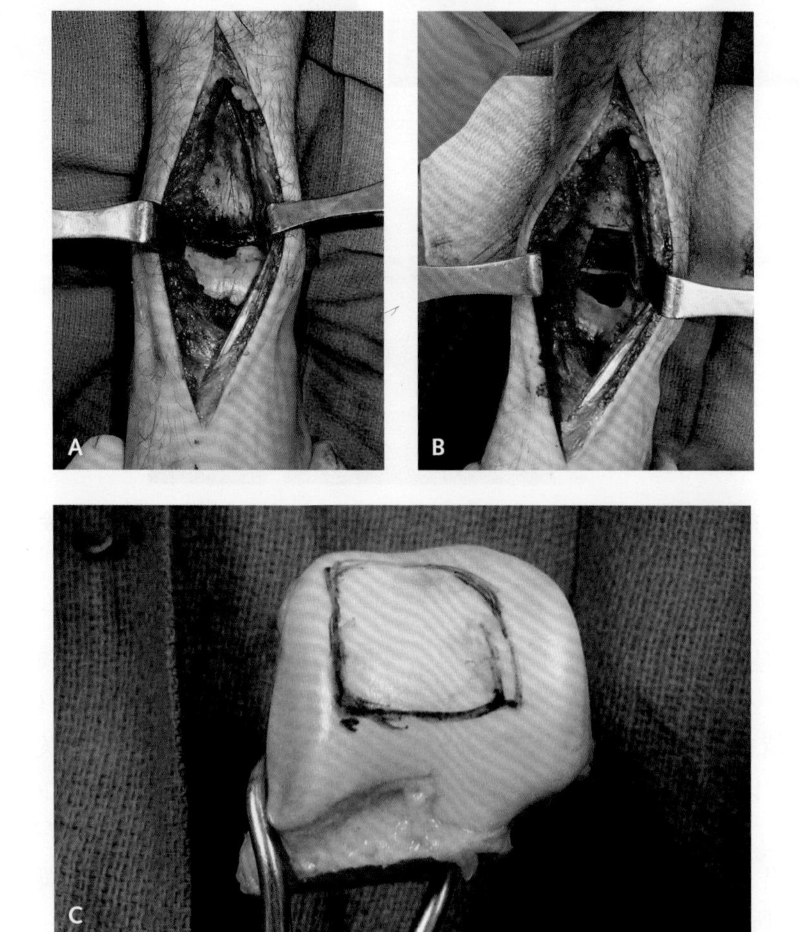

图 26.20 A. 切开关节，并在胫骨前方截骨制造骨窗来显露位于距骨中央部的囊性缺损。B. 图中可见距骨缺损范围很大。C. 使用新鲜冰冻异体骨软骨移植物填充缺损

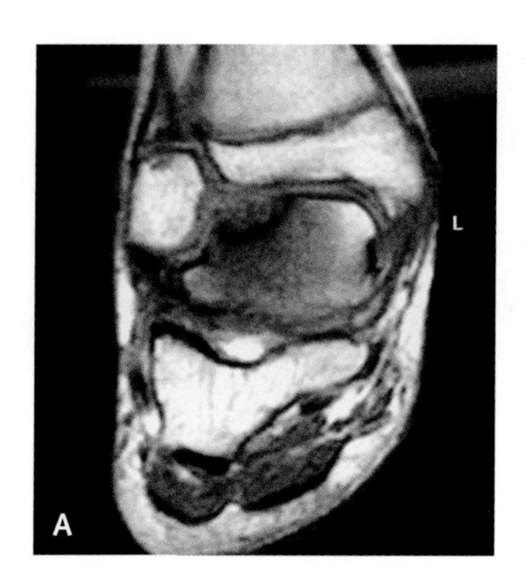

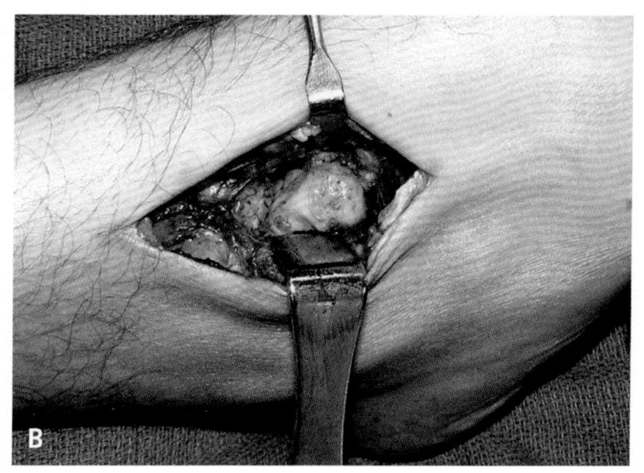

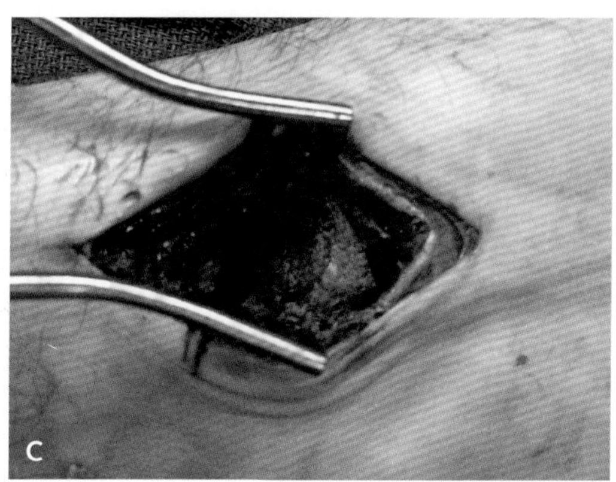

图 26.21　A. 14 岁患者 MRI 检查结果显示大范围外侧病损。B–C. 于外侧行关节切开置入骨栓填充物

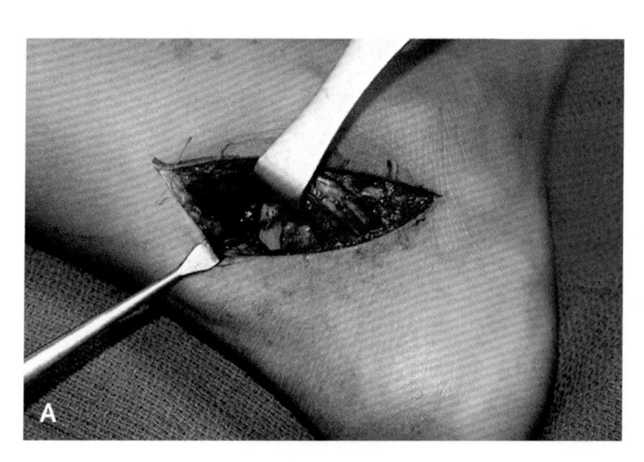

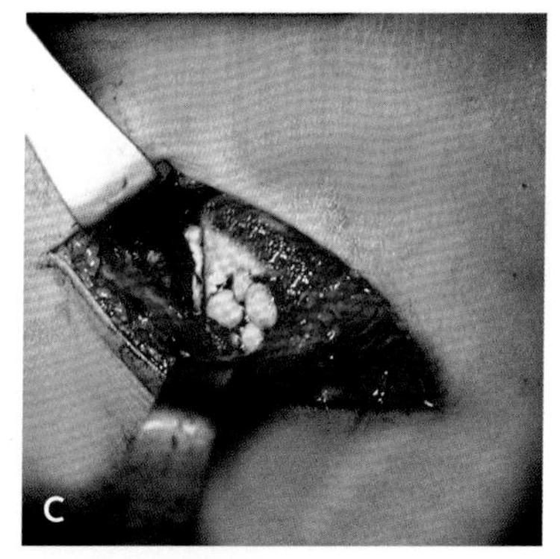

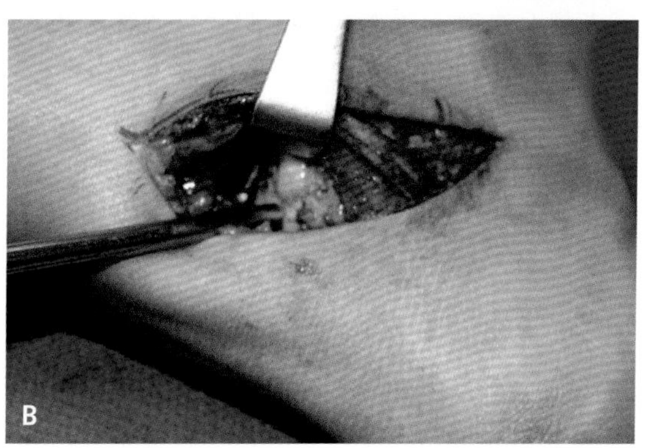

图 26.22　A. 切开关节囊后，被动背伸踝关节可显示此后内侧病损。B. 将神经血管束牵向前方，踇长屈肌腱牵向后方。C. 用刮匙清理病损，使用于同侧膝关节获取的多个 6mm 直径骨软骨移植物填充缺损

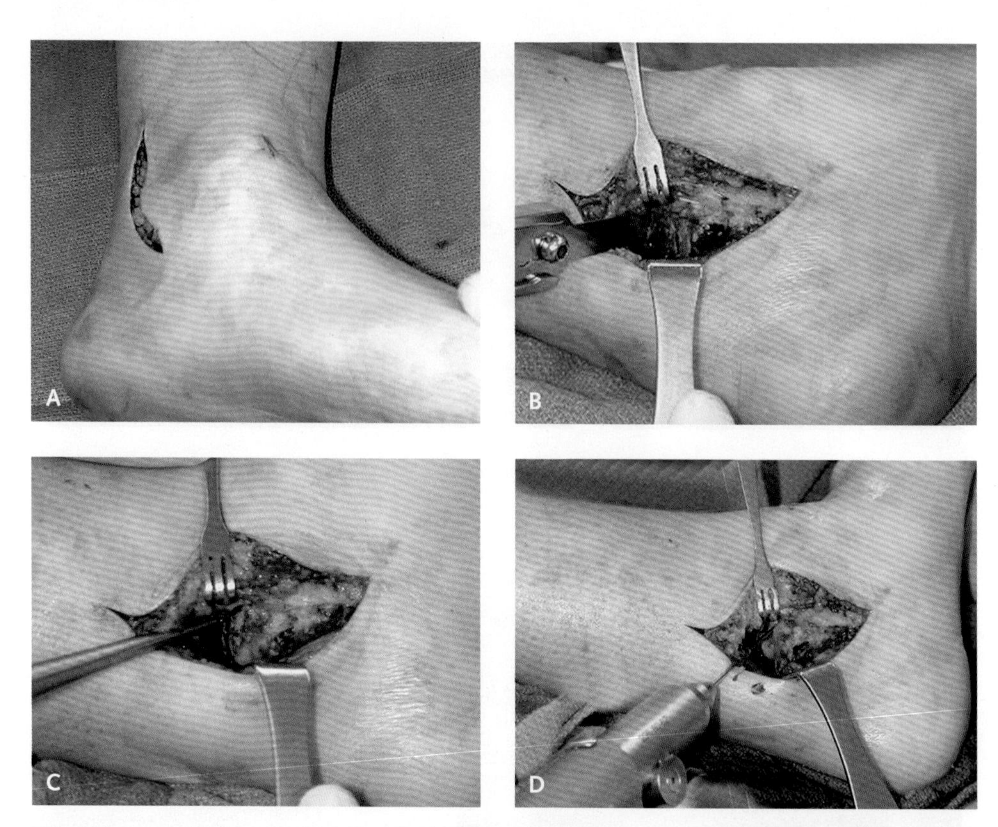

图 26.23　A. 后内侧入路，切口位于跗管上方。B. 尽管病损可见，但不能够完全显露，行胫骨后方截骨形成操作窗。C–D. 搔刮然后在病损区钻孔微骨折

技术、技巧和注意事项

- 几乎所有的距骨骨软骨损伤开始都应该用关节镜治疗。根据笔者的经验，一些大范围骨软骨损伤的病例行关节镜清理和微骨折后预后也很好。因为有异体软骨移植物，笔者使用浓聚的骨髓穿刺液和异体软骨移植物填充骨软骨缺损可获得较好的活动度，且无需截骨。
- 在很多病损位于距骨外侧的病例中，常同时伴有踝关节不稳定，完全松解距腓前韧带后，距骨外侧关节面就很容易显露出来，这减少了截骨的必要性（图 26.24）。笔者倾向在腓骨置入锚钉用以修复外侧韧带，并在植入异体软骨前将锚钉尾部缝线穿过距腓前韧带，用纤维胶水封固住病损后复位踝关节拉紧外侧韧带到腓骨尖，将缝线打结重建外侧韧带，同时可减少踝关节不稳对于移植物的应力。
- 笔者倾向于切开关节而不采用截骨来显露病损，不论截骨是为了显露内侧还是外侧的病损，截骨不愈合或畸形愈合或截骨面到关节内对于病损的激惹都是危险因素。
- 后内侧关节切开非常有用，可以用于病损清理或骨软骨移植。
- 距骨顶边缘的病损很难使用自体骨软骨移植治疗，尽管可从股骨髁边界获得移植物，其形状与外形仍与距骨不匹配。如果病损范围大并位于距骨顶边缘，则可使用鲜冻异体骨软骨移植物。
- 要记住使用大块鲜冻异体骨，即使大小相当，移植物与胫骨关节面的弧度也不会完全匹配。每个踝关节的几何形态是不同的，所以移植物与距骨顶边缘病损不会完美匹配。
- 行内踝截骨时将摆锯插入截骨面，在透视下检查位置确认摆锯位于软骨下（图 26.25）。
- 腓骨截骨时倾向使用斜行截骨，保留前方下胫腓韧带，可较为容易地将腓骨牵开显露病损（图 26.26）。
- 内踝截骨后注意螺钉固定方向，斜行置入的螺钉可能增加剪切力导致畸形愈合（图 26.27）。正确的螺钉方向如图 26.27B 中所示。
- 内踝截骨时使用摆锯截骨到软骨下骨，然后使用骨凿完成截骨（图 26.28）。

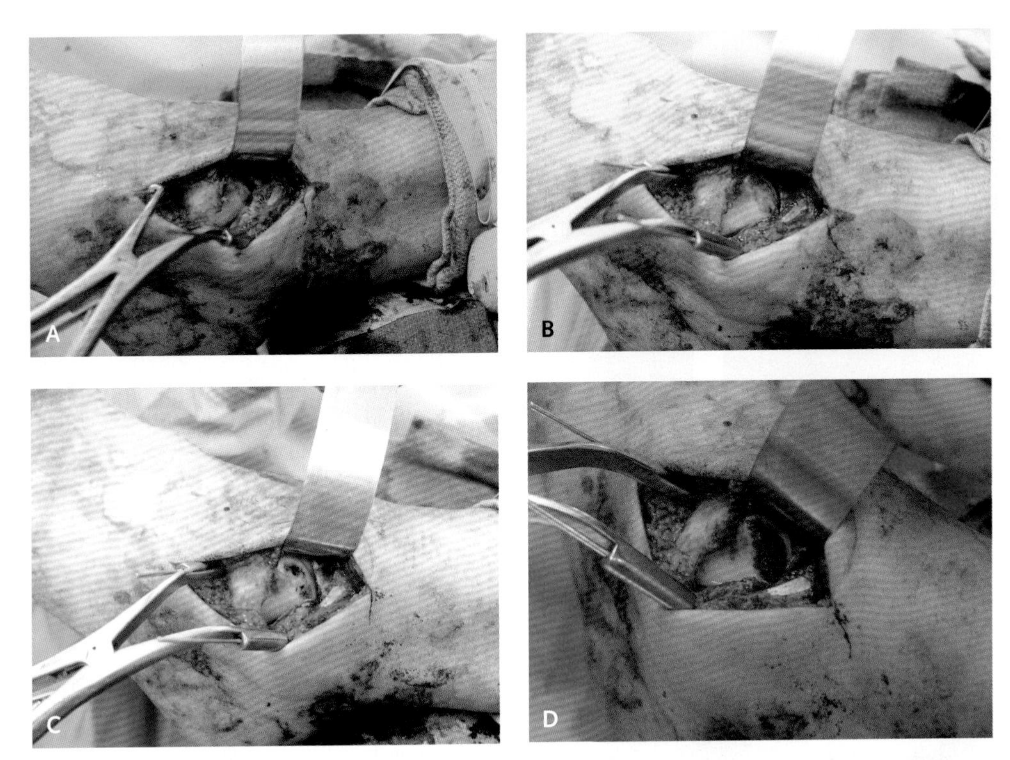

图 26.24　患者为军人，由于大范围距骨骨软骨损伤，导致踝关节疼痛和不稳定而无法跳伞。A. 松解距腓前韧带后使用克氏针撑开器更好地显露整个病损。B. 去除无活力的软骨后，在 2cm × 1cm 的病损范围行微骨折治疗。C. 为避免使用自体骨移植物而导致膝关节疼痛，要使用异体软骨及浓聚的骨髓穿刺液重建病损区域。D. 联合 Broström 手术修复外侧韧带，患者 1 年后可恢复其军队生活并进行完全负重跳伞

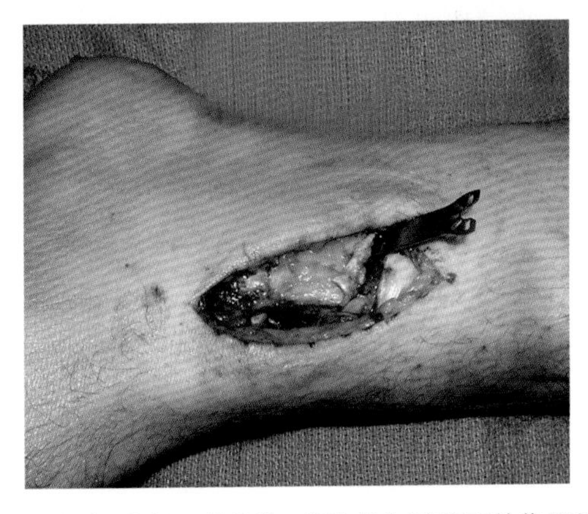

图 26.25　将锯片留于截骨处，确认其与关节面的位置关系

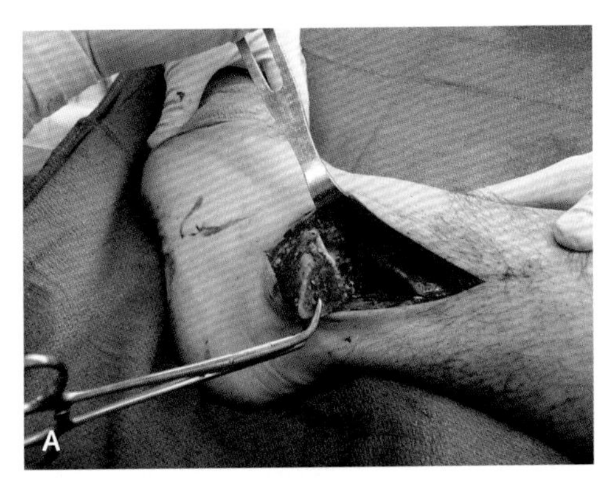

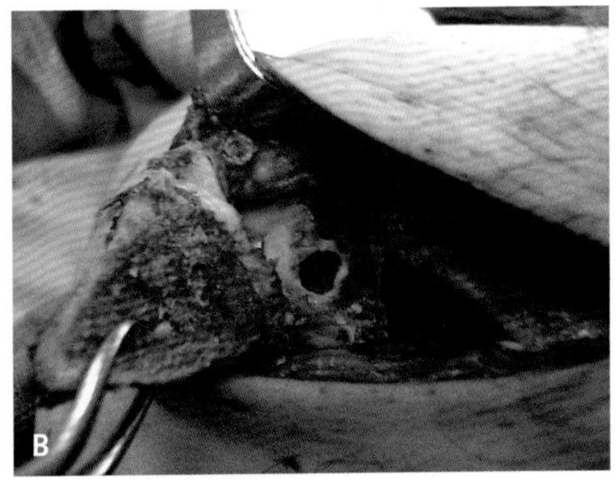

图 26.26　A. 斜行截骨显露大范围病损。B. 清理病损区域，准备置入移植物（图片由 Rebecca Cerrato 医生提供，其就职于 Institute for Foot and Ankle，Mercy Medical Center，Baltimore，Maryland，United States）

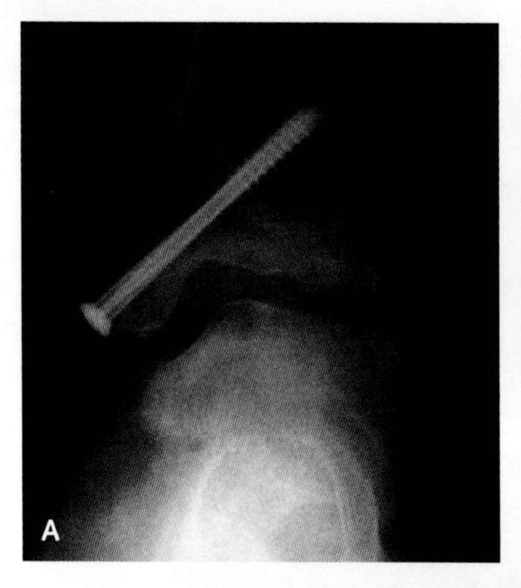

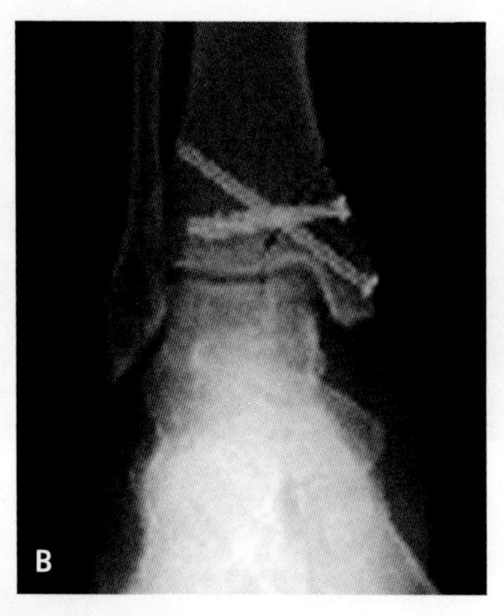

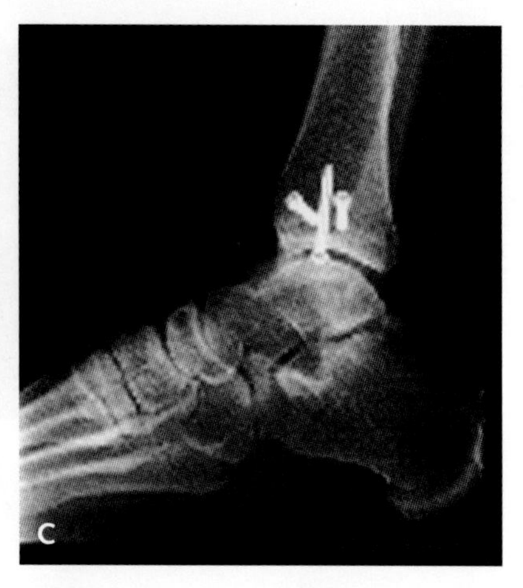

图 26.27 A. 此例截骨固定不当，导致畸形愈合和最终的关节炎发生。B–C. 正确的螺钉置入包括与截骨面垂直置入螺钉，避免剪切力

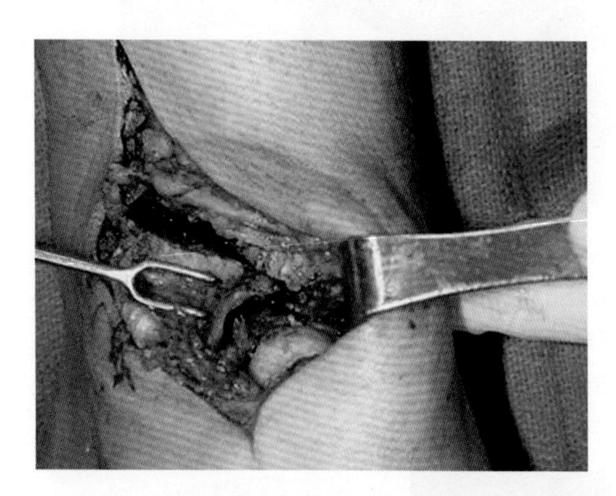

图 26.28 使用摆锯开始截骨，用骨凿完成最终截骨，产生一个清晰的骨折线，更适合安放内固定

（王碧菠 译　李淑媛 校　张建中 审）

推荐阅读

Gautier E, Kolker D, Jakob RP. Treatment of cartilage defects of the talus by autologous osteochondral grafts. *J Bone Joint Surg Br.* 2002;84:237–244.

Hangody L, Kish G, Karpati Z, et al. Treatment of osteochondritis dissecans of the talus: use of the mosaicplasty technique—a preliminary report. *Foot Ankle Int.* 1997;18:628–634.

Hangody L, Kish G, Modis L, et al. Mosaicplasty for the treatment of osteochondritis dissecans of the talus: two to seven year results in 36 patients. *Foot Ankle Int.* 2001;22:552–558.

Hannon CP, Ross KA, Murawski CD, et al. Arthroscopic bone marrow stimulation and concentrated bone marrow aspirate for osteochondral lesions of the talus: a case-control study of functional and magnetic resonance observation of cartilage repair tissue outcomes. *Arthroscopy.* 2016;32(2):339–347.

Hirahara AM, Mueller KW Jr. BioCartilage. A new biomaterial to treat chondral lesions. *Sports Med Arthrosc.* 2015;23(3):143–148.

Kadakia AR, Espinosa N. Why allograft reconstruction for osteochondral lesion of the talus? The osteochondral autograft transfer system seemed to work quite well. *Foot Ankle Clin.* 2013;18(1):89–112.

Lee CH, Chao KH, Huang GS, Wu SS. Osteochondral autografts for osteochondritis dissecans of the talus. *Foot Ankle Int.* 2003;24:815–822.

Navid DO, Myerson MS. Approach alternatives for treatment of osteochondral lesions of the talus. *Foot Ankle Clin.* 2002;7:635–649.

Schuman L, Struijs PA, van Dijk CN. Arthroscopic treatment for osteochondral defects of the talus. Results at follow-up at 2 to 11 years. *J Bone Joint Surg Br.* 2002;84:364–368.

Verhagen RA, Struijs PA, Bossuyt PM, van Dijk CN. Systematic review of treatment strategies for osteochondral defects of the talar dome. *Foot Ankle Clin.* 2003;8:233–242, viii–ix.

第 27 章 踇趾跖趾关节和趾间关节融合术

踇趾跖趾关节融合

手术入路

踇趾跖趾关节融合可用于矫正畸形、治疗关节炎及跖趾关节的神经肌肉不平衡（伴 / 不伴畸形）。总的来说这是个易于操作的手术，只要将踇趾融合到合适位置，其术后疗效即比较可靠。尽管这个手术的重点是跖趾关节，但如果存在趾间关节不稳定、过度背伸或骨关节炎，则可能会影响融合术的疗效。手术的关键是融合的位置：踇趾必须轻度旋后至中立位置，与地面相比要轻度背伸，且轻度外翻。需要根据患者的具体情况调整这些参数，所以用绝对数值进行衡量是错误的。对于一些患者，需要详细讨论融合术后穿鞋的需求。对于那些需要更多关节活动度的患者，采用软组织填充的关节间置成形术或半关节假体更好。需要进行更多背伸活动如舞蹈或瑜伽的患者，一般有这样的需求。这里展示的一个病例是踇外翻术后缺血坏死，跖趾关节明显僵硬，尽管患者说自己有时喜欢跳舞，但她期望接受一个效果可靠的手术如融合术。但是事实证明融合术对她生活造成的影响非常明显，因为她不喜欢踇趾融合后的位置，想要更多的背伸角度，所以接受了再次手术。然而当踇趾跖趾关节翻修融合在更背伸位置时，籽骨应力增大造成严重的疼痛，继而需要进行再次手术（图 27.1）。对于这个病例，因为患者要求比较大的背伸角度，考虑到其穿正常鞋时的不适感、籽骨复合体的应力增加及趾间关节过度背伸，笔者倾向于采取前文描述的关节成形术而不是背伸位置的关节融合。笔者不建议使用金属或硅胶假体，因为这样会造成大量骨丢失而需要进行复杂的翻修手术。在严重的踇外翻病例中，行跖趾关节融合术可矫正较大踇外翻角度，同时可起到持续矫正跖骨间角的效果，矫正疗效可靠，只有在少数极端僵硬和严重畸形病例中才需同时加做近端矫正手术（图 27.2 和图 27.3）。

融合的位置

将踇趾融合在背伸多少度一直是个问题。很明显，踇趾背伸角度越大越容易穿高跟鞋、踮脚，并避免趾间关节应力，但这样趾间关节和趾甲会更容易与鞋摩擦，有些患者踇趾尖部和趾甲还因此而疼痛及增厚。随着时间的推移，如果踇趾跖趾关节过度背伸，趾间关节会出现屈曲挛缩，最终导致僵硬性骨关节炎。与之相对应的是，如果将跖趾关节融合在过度跖屈位置，会导致趾间关节应力过多，患者会产生难以忍受的不适感。跖趾关节跖屈融合会导致趾间关节松弛，进而发生背伸及关节炎。不论跖趾关节状态如何，踇趾趾间关节过度背伸本身就是一个问题（图 27.4）。

所以在决定将跖趾关节融合在背伸多少度时，要考虑多种因素，包括关节是否已经存在过度背伸？趾间关节是否稳定以及患者活动的类型和水平、体育兴趣及穿鞋需求（图 27.5）。踇趾跖趾关节融合位置是以地面作为参照而不是以跖骨作为参照。因为跖骨倾斜度不同，所以以地面作为参照更为可靠。在高弓足患者或第一序列显著跖屈的患者中进行踇趾跖趾关节融合会导致第一跖骨头下方疼痛及籽骨炎的发生。在一些僵硬型前足马蹄病例或第一跖列跖屈的病例中，如果行跖趾关节融合是唯一的治疗方法，则在融合前需进行第一跖骨背侧楔

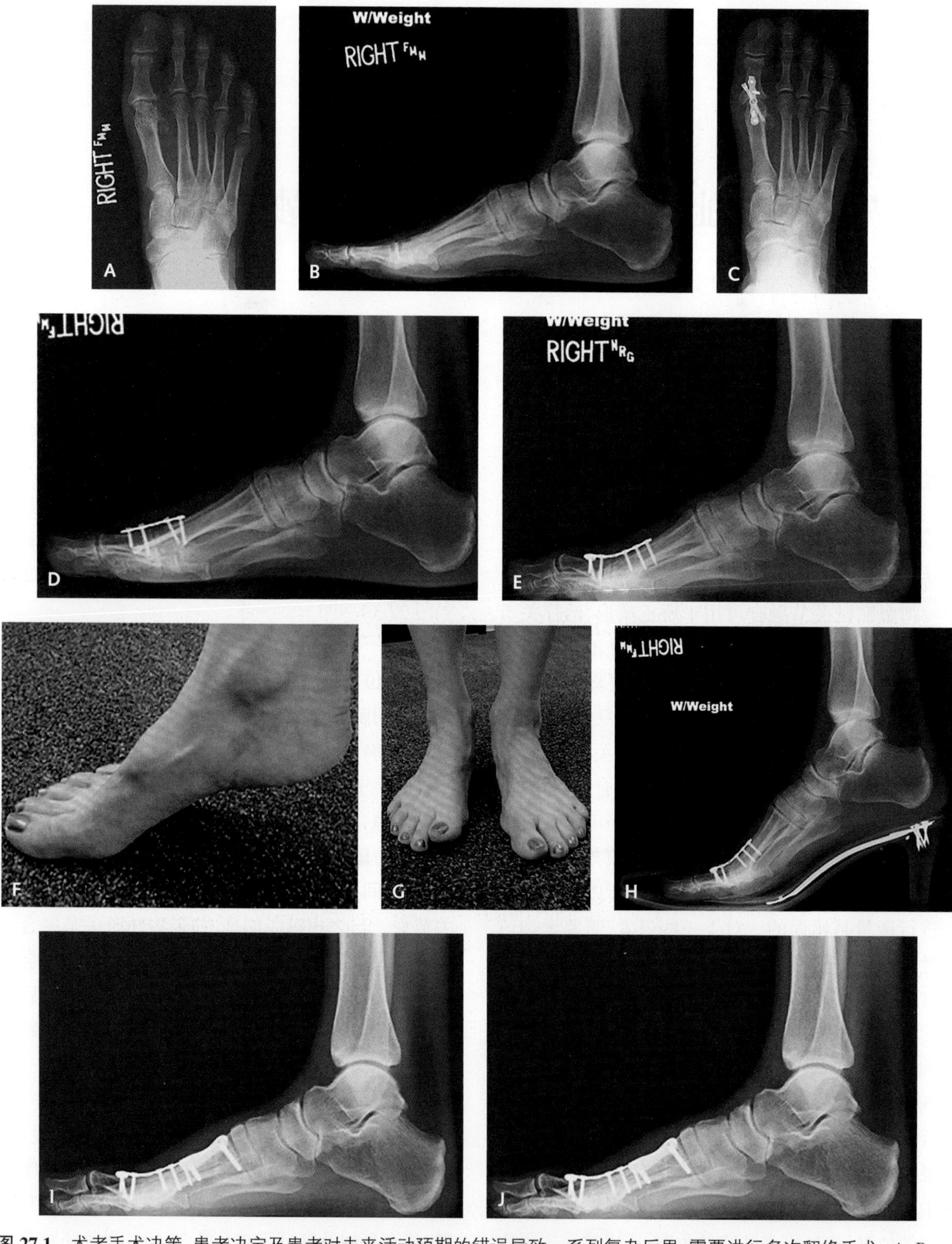

图 27.1 术者手术决策、患者决定及患者对未来活动预期的错误导致一系列复杂后果，需要进行多次翻修手术。A–B. 一位年轻女性常规跗外翻术后发生跖骨头缺血坏死，图中是其术前影像学表现。她希望融合时将跗趾放在轻度抬高的位置以利锻炼活动。C–D. 术中选择的跗趾融合位置是好的。术后她希望跳国标舞，这种舞蹈需要跗趾有更多的背伸角度，所以患者希望行翻修手术。术前已告知患者增加背伸角度可能导致跗趾与鞋子摩擦并出现逐步加重的籽骨炎。E. 翻修术将跗趾融合在更加背伸的位置，在医生看来跗趾过度背伸了，但是患者很满意。F–H. 患者 1 年后又回来，希望将跗趾翻修融合到更加背伸的角度，虽然临床检查和穿着高跟鞋的影像学检查都提示跗趾背伸足够了。患者也意识到随着跗趾背伸角度的增加，籽骨炎会进一步加重。所以再次手术不再行跗趾跖趾关节融合翻修，而是在第一跖骨基底部行背侧闭合楔形截骨，从而抬高第一趾骨。I–J. 这是一个值得警醒的病例。作为医生我们不能期望患者预知融合术后数年他们的活动能力怎样，但我们有责任向患者说明将会发生的机械性改变及其可能带来的后果

足趾可能呈现外展，此时将跚趾置于比单纯跚趾跖趾关节炎病例需要的融合角度更加轻度外翻位置，会取得非常好的外观效果。反之如果将跚趾置于中立位，会导致第一、二足趾间过宽的不佳外观效果

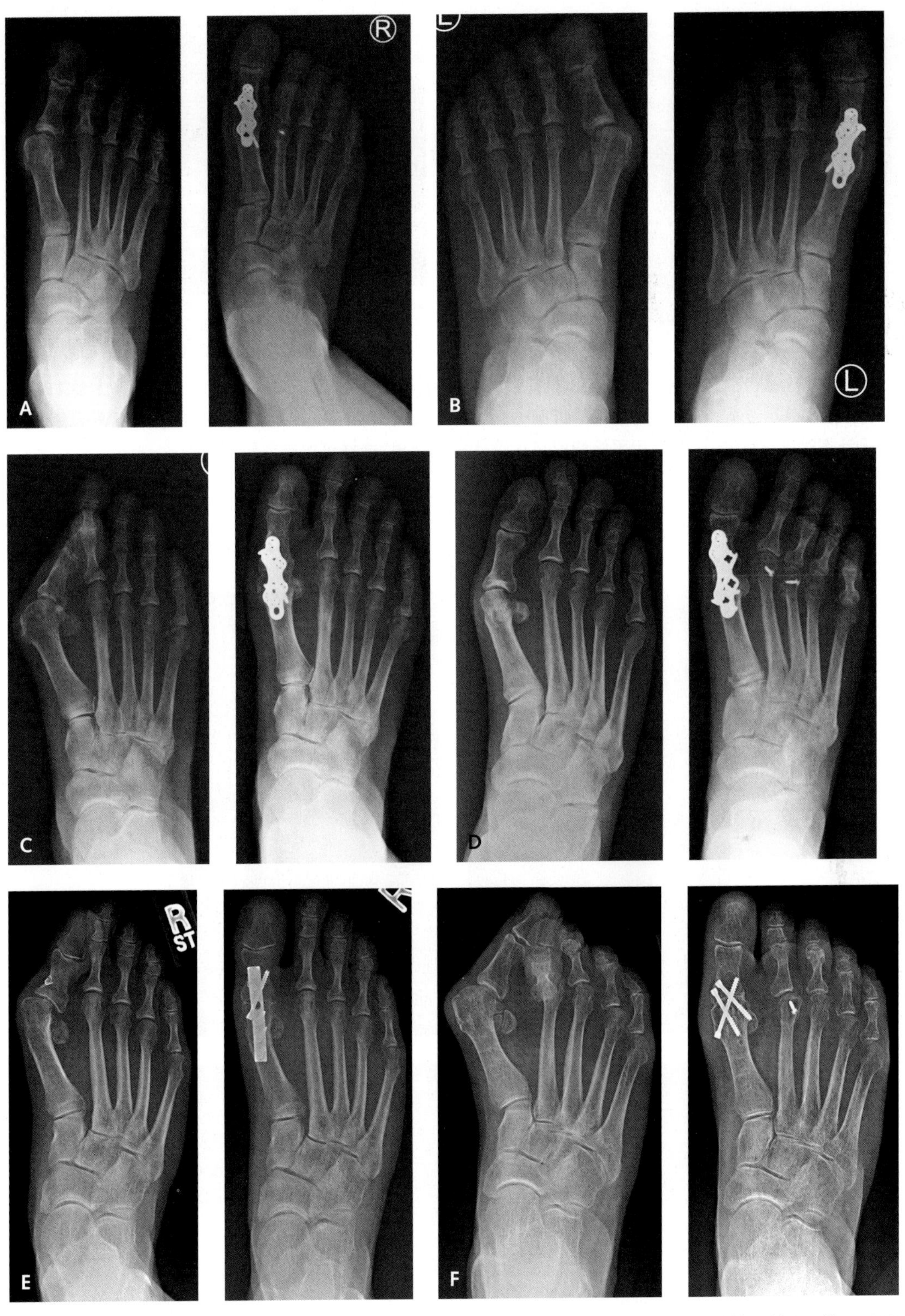

图 27.2　A–F. 单独行第一跖趾关节融合术即可纠正跖间角和跚外翻角。对于严重的跚外翻，第二至五足趾可能呈现外展，此时将跚趾置于比单纯跚趾跖趾关节炎病例需要的融合角度更加轻度外翻位置，会取得非常好的外观效果。反之如果将跚趾置于中立位，会导致第一、二足趾间过宽的不佳外观效果

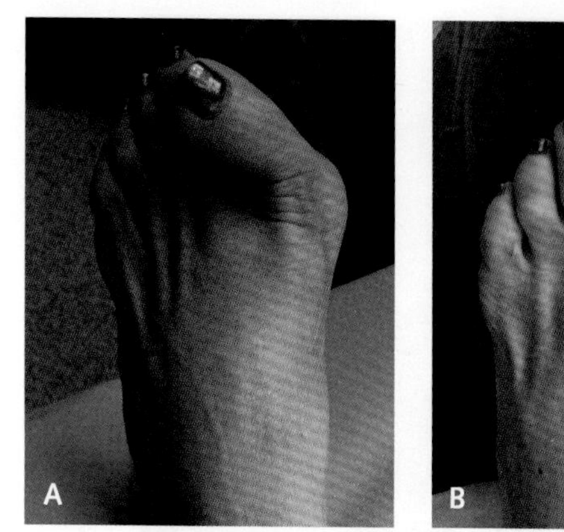

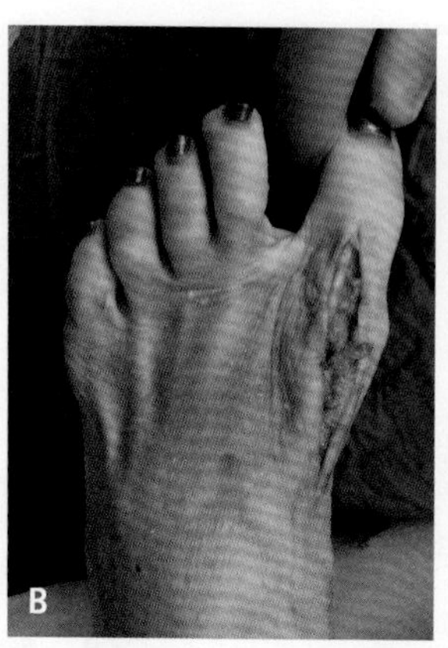

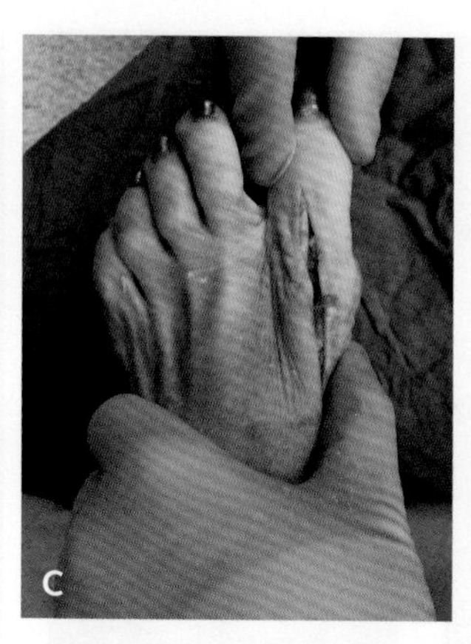

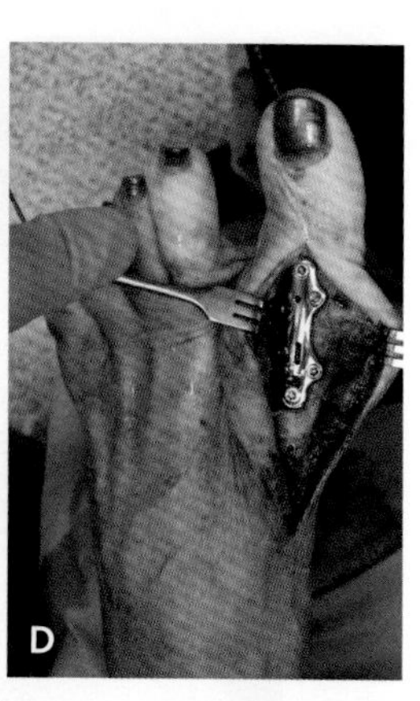

图 27.3 A. 严重踇外翻畸形合并踇僵硬。B. 只是将足趾内翻不能有效纠正畸形，所以不可取。C. 这样单纯将趾骨内翻的动作会导致前足过宽，正确的复位需要将第一跖骨远端用力外翻并同时将趾骨内翻，以纠正跖间角和踇外翻角。D. 使用克氏针临时固定后透视，并使用平板模拟负重评估复位效果，这样可以有效纠正畸形

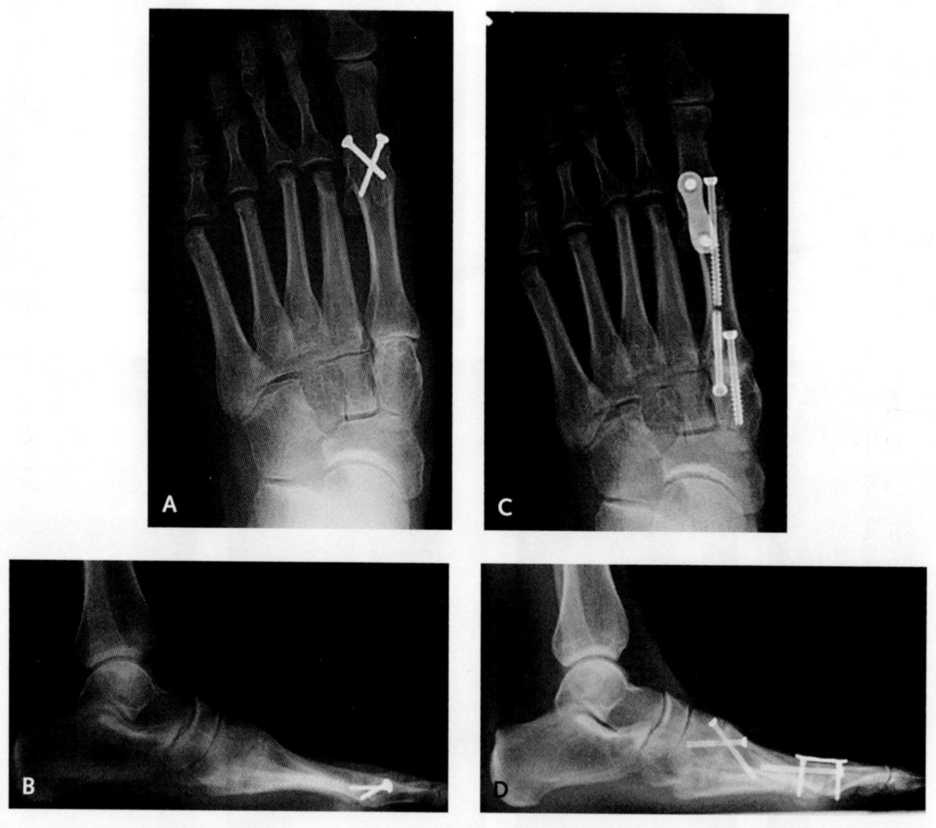

图 27.4 此患者因复发性前足畸形，接受过多次手术治疗，最终在 14 年前行踇趾跖趾关节融合及第二至第五跖骨头切除术。A–B. 注意踇趾与地面接触导致足趾下方出现痛性老茧。同时还有逐步出现的第一跖楔关节不稳定，无外展畸形，但有痛性关节炎。C–D. 翻修时将踇趾上抬到与地面夹角 10° 的位置，并行跖楔关节融合以矫正畸形。手术顺序一般为先行近端融合，再做远端矫正

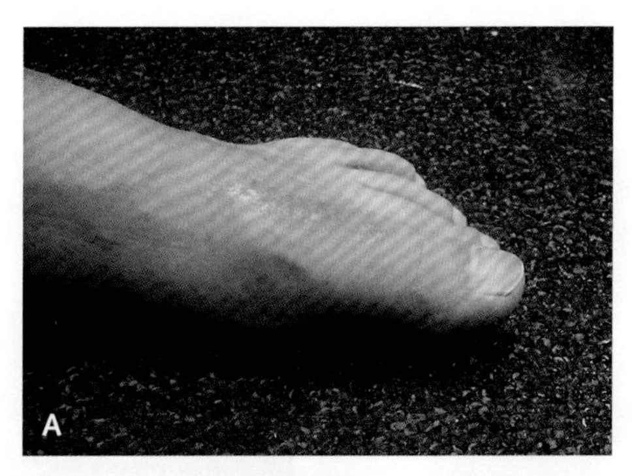

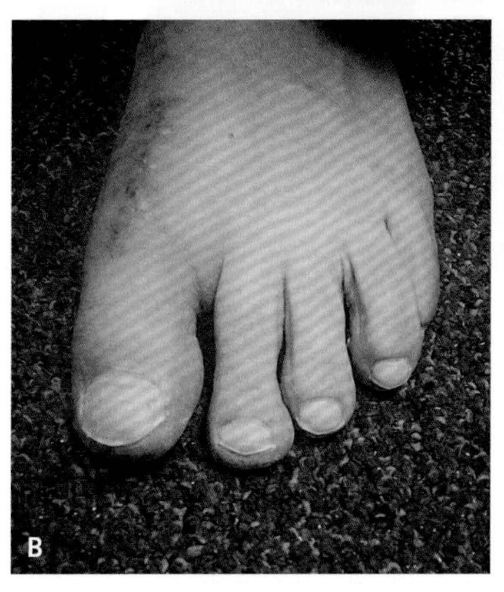

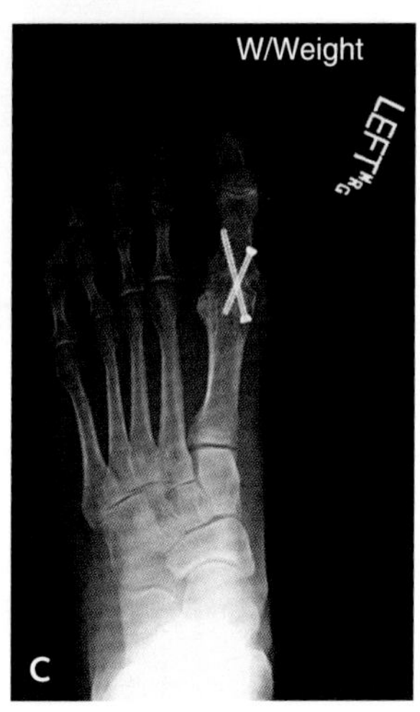

图 27.5 A–C. 跖趾关节融合的理想位置是踇趾轻度抬起，冠状位位置良好，并处于非常轻度的外翻状态

形截骨。相反的情况是第一跖骨明显上抬的病例，此时融合位置对于跖骨来说可能是中立位较好，但由于第一跖骨有上抬，所以踇趾相对于地面来说仍处于抬高位置。因此对于第一跖骨抬高的患者，行踇趾跖趾关节融合时，很少需要将关节融合于背伸位（图 27.6）。如果认识不到这一点，即，很多情况下在第一跖骨抬高的病例没有有意地降低跖趾关节融合时的背伸角度，则跖趾关节会畸形愈合在极度背伸状态。所以这种病例在术前手术设计时要小心。在图 27.7 的病例中，内侧有明显瘢痕，因此不能使用内侧入路，同时踇长伸肌腱需要延长，需要一个长直切口进行肌腱延长、截骨和内固定。这个背侧切口并不理想，因为切口可能裂开导致踇长伸肌腱和内固定外露。

当第一、二跖间角过大时踇趾在水平面的位置放置较难。使用跖趾关节融合矫正踇外翻后，跖间角的减少程度和术前畸形程度成正比。所以为了实现预期的畸形矫正的效果，融合术中踇趾应该放在什么位置呢？比如说，将踇趾放在轻度外翻位，并预期术后跖间角会减少，踇趾最终位置会靠第二趾很近。对于中度畸形的患者而言，矫正踇外翻时手动复位跖间角就可以了（图 27.2）。出于这个原因，在处理严重畸形时，笔者常在第一、二跖骨间置入一枚临时拉力螺钉，以减少跖骨间隙，这样可以更准确地预判融合术后踇趾矫正的位置。

踇趾在冠状位的排列必须准确。如果踇趾过度旋前，趾间关节内侧和趾甲内侧都会出现疼痛，并导致嵌甲（图 27.8）。踇趾跖趾关节融合在旋前位会导致趾间关节屈曲和外翻畸形，并且非常难以矫正。如果此畸形存在并发展，则需翻修跖趾关节融合以防止趾间关节炎产生。过度旋后会导致趾甲内侧或外侧疼痛并导致嵌甲。检查踇趾排列的最好方法是将趾间关节屈曲，以消除轻微旋转畸形，同时看踇趾趾甲与邻近趾甲是否平齐排列于同一平面内。

籽骨问题

有时候在踇趾跖趾关节融合后会出现籽骨炎。这种情况一般是第一跖骨跖屈，其下方软组织萎缩导致的，而不是籽骨与第一跖骨头之间的关节出现炎症并导致疼痛。如果是籽骨跖骨头之间的关节炎

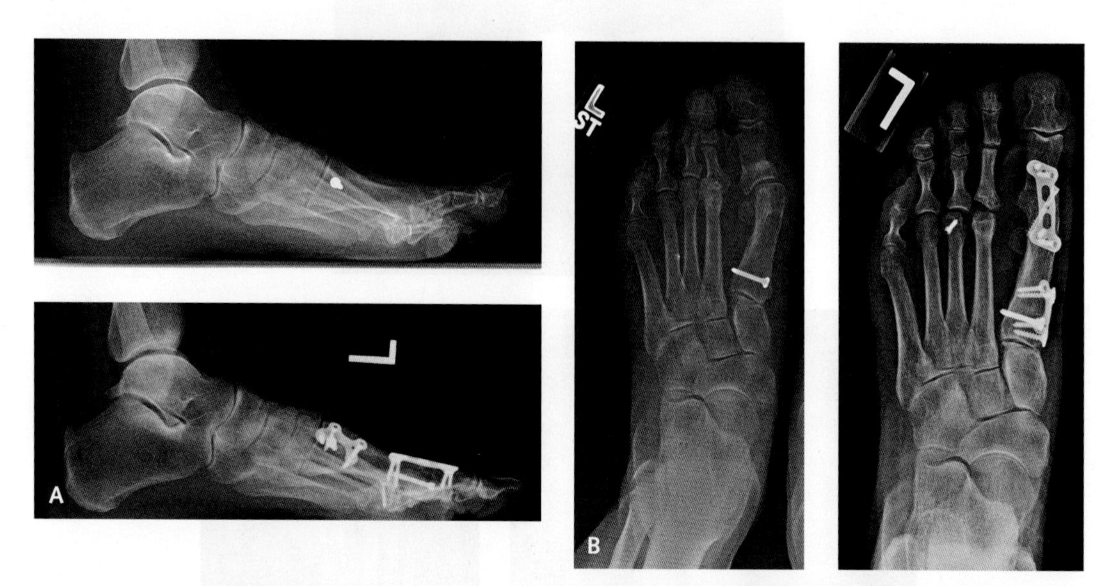

图 27.6 该患者跖骨近端截骨后畸形愈合，导致第一序列抬起，同时合并存在蹈僵硬。A. 为获得跖行的第一序列，需要联合使用第一跖骨跖屈截骨和第一跖趾关节融合术。B. 如果不做跖骨的跖屈截骨而只将踇趾融合在与地面平行的位置，第一序列就因抬高而无法与地面接触，导致持续的转移性跖痛症。足的前后位 X 线片展示外侧足趾的矫正方式：第二跖趾关节成形术和第三跖骨短缩截骨术

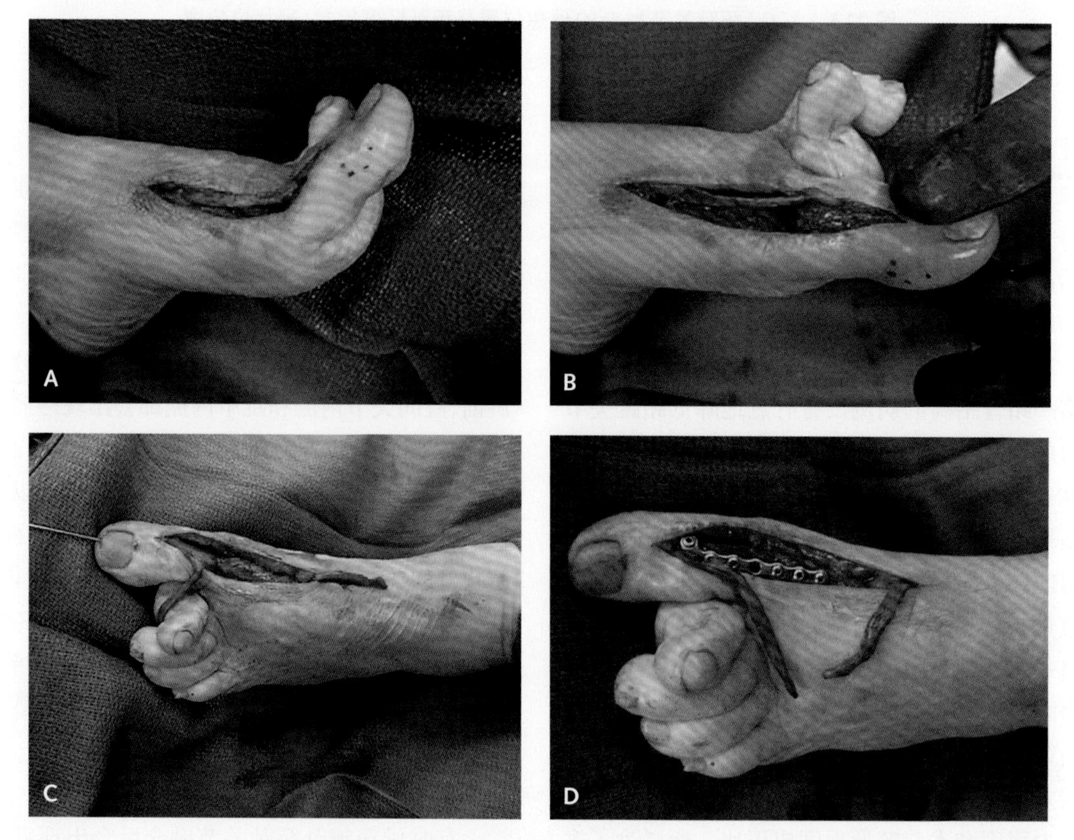

图 27.7 A. 第一跖趾关节背伸挛缩，内侧存在明显瘢痕，不能使用内侧入路进行手术。B. 由于踇长伸肌腱张力过大，因而背伸畸形矫正不完全。C. 必须延长踇长伸肌腱矫正畸形。D. 此背侧入路并不理想，因为切口可能裂开，下方的踇长伸肌腱和内植物可能外露

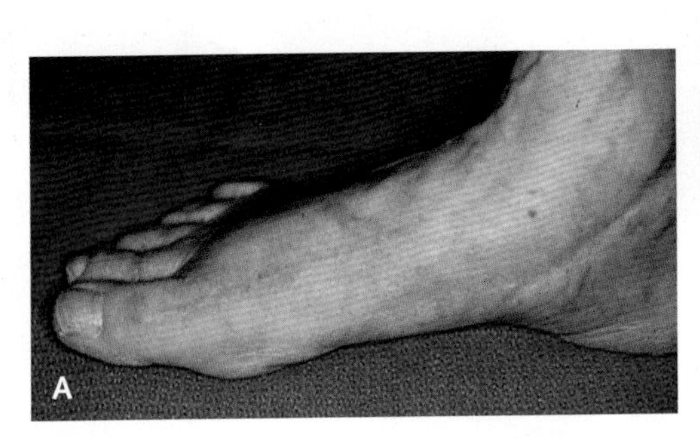
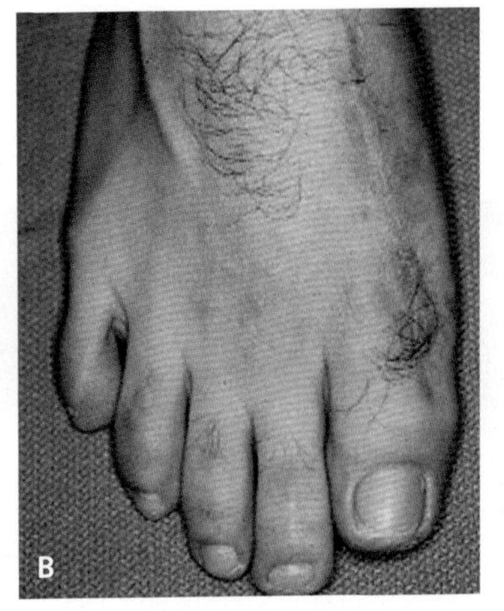

图 27.8　A–B. 这两个患者踇趾融合在过度旋前位置。踇趾趾甲与其他趾趾甲不平齐，可能导致嵌甲

疼痛，可能是籽骨肥大所致，笔者发现这个现象在类风湿性关节炎患者中更为常见。这种现象一般无法预测，如果发生，在跖趾关节融合后一段时间内可能需要进行籽骨切除。如果患者术前即存在籽骨压力性疼痛，则在跖趾关节融合时可以同时行籽骨切除手术。可以通过背侧入路切除籽骨（图 27.9）。如果融合术前预测到将来可能需要切除籽骨，则可以采用内侧入路进行跖趾关节融合，使得后期籽骨切除更容易进行。然而，笔者更倾向于通过标准的背侧切口入路，使用克氏针撑开器显露深层的关节窝，进行籽骨切除（图 27.10）。需要使用弧形骨膜剥离器在跖骨头下方松解籽骨，然后在直视下进行籽骨切除。踇长屈肌腱走行于胫侧籽骨外侧，在籽骨切除过程中可以看到，但通常不影响操作。如果跖趾关节融合后出现跖骨头下方疼痛症状，可以从内侧切口较为容易地切除籽骨。融合术中同时切除籽骨也并不影响跖趾关节融合（图 27.11）。

植骨

常规的跖趾关节融合术不需要植骨，植骨只应用在踇趾短缩、骨溶解或囊性缺损的情况下。为了矫正短缩的踇趾而植骨时，或者病情明确需要植骨时，通常要决定究竟是选择松质骨植骨合并原位融合，还是使用骨块植骨延长踇趾。很明显，如果踇趾明显短缩并出现转移性跖痛症，使用骨块植骨延长融合是理想方法。尽管在术前只有少量骨缺损的病例，理论上仍可进行直接原位融合，但是在准备关节面过程中会因骨丢失导致踇趾进一步短缩。从功能和美观角度来说，跖趾关节融合术后即便只存在少量的踇趾短缩也是不理想的（图 27.12 和图 27.13）。如果在合并存在跖底痛的病例中进行踇趾跖趾关节原位融合，则需要对其他跖骨头进行截骨短缩或跖

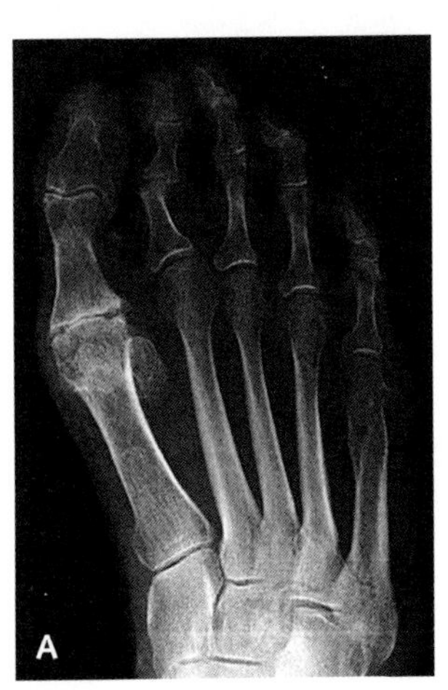
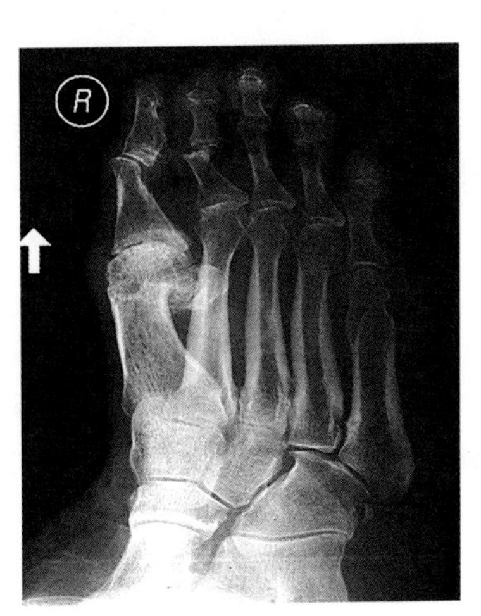

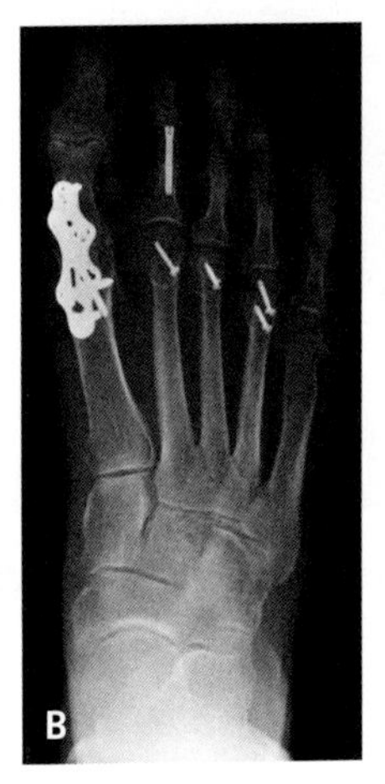
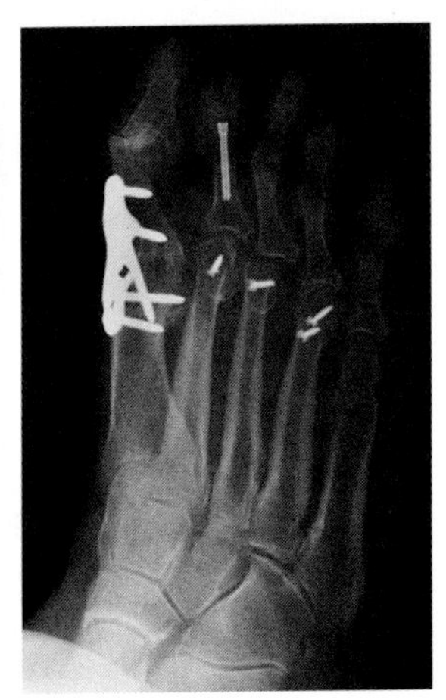

图 27.9　A. 患者同时主诉有踇僵硬和跖籽骨疼痛，图中为其术前前后位和斜位的 X 线片。B. 行跖趾关节融合合并籽骨切除术，术后 2 年影像学检查显示融合成功，也没有出现同时切除籽骨的并发症

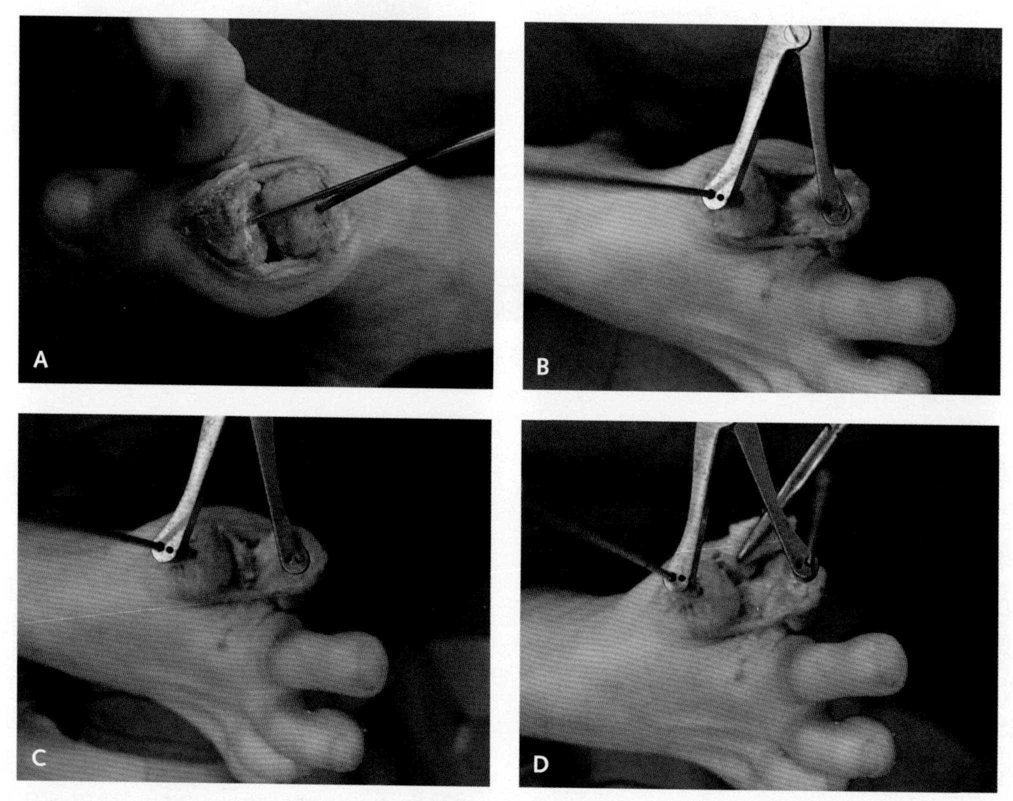

图 27.10 A. 常规准备关节面行关节减压后进行籽骨切除。B. 使用克氏针撑开器及两枚粗克氏针撑开跖趾关节。C. 撑开关节后可以显露籽骨。D. 用血管钳夹住籽骨，在骨膜下仔细分离，注意不要损伤踇长屈肌腱

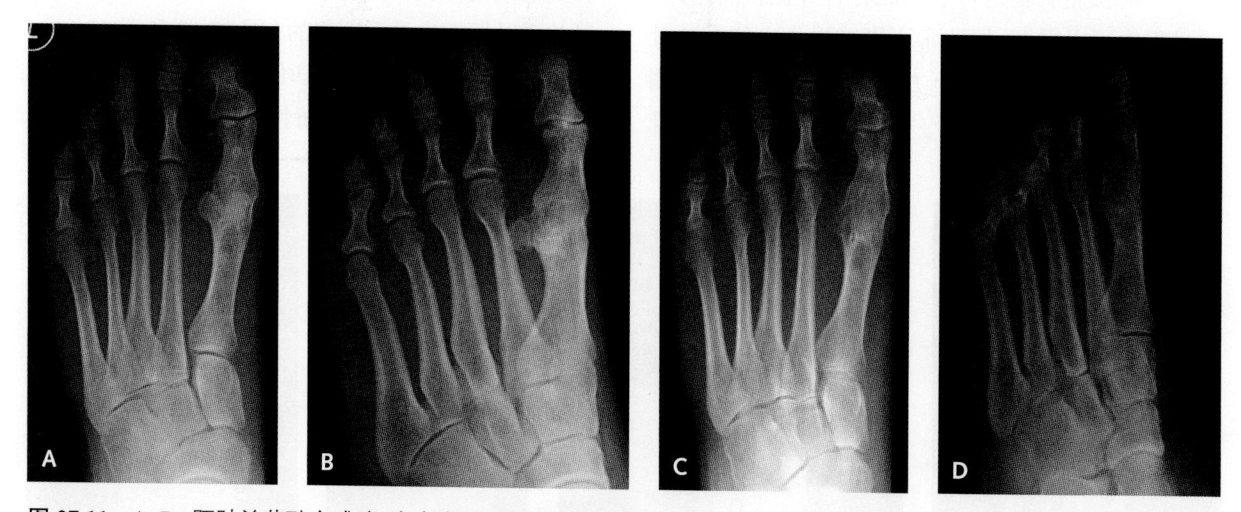

图 27.11 A–B. 跖趾关节融合成功，患者术后 2 年出现明显跖侧疼痛。C–D. 通过内侧切口入路切除胫侧和腓侧籽骨来解除症状

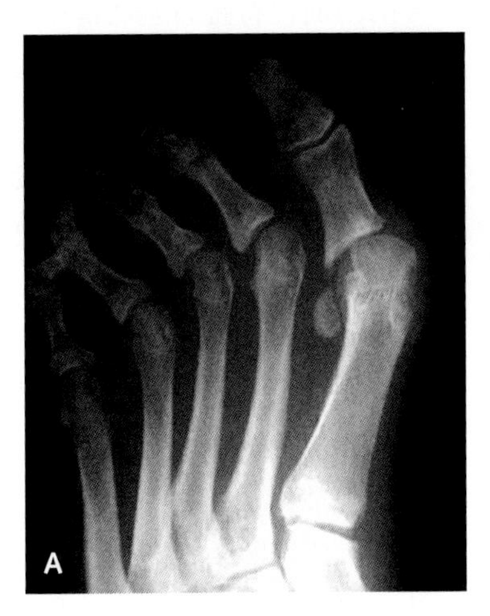

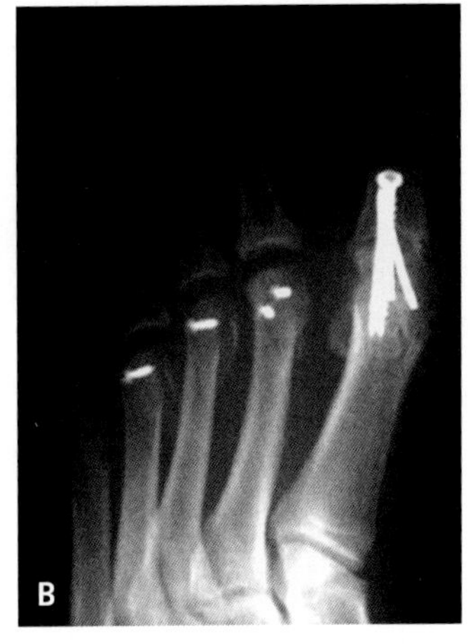

图 27.12 A. 患者在行近端趾骨基底截骨成形后，手术失败，出现持续性疼痛和畸形。B. 尽管踇趾有所短缩，还是选择了行原位融合手术

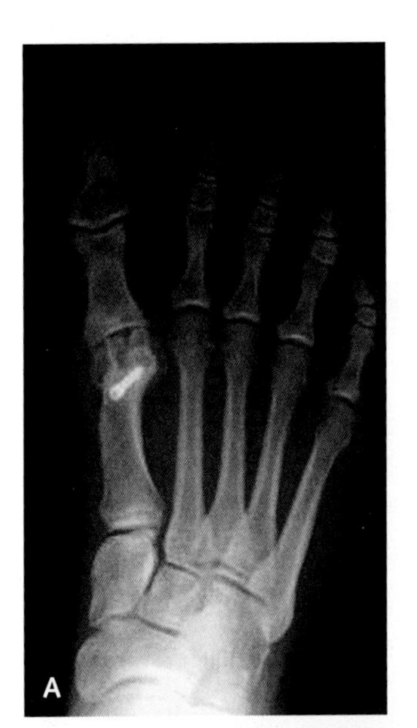

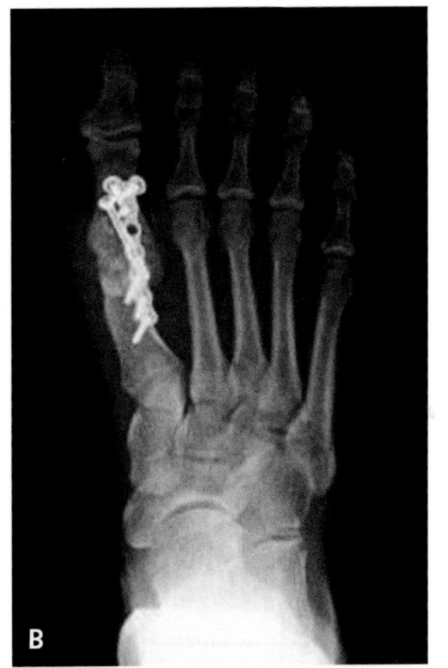

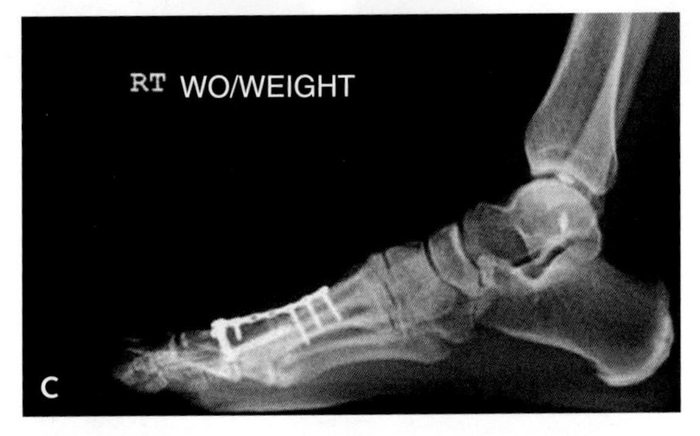

图 27.13 A. 踇外翻术后跖骨头缺血坏死造成跖骨短缩。B–C. 将跖趾关节进行原位融合，以接骨板固定，使用骨形成蛋白促进骨生长

骨头切除。因为现在有用于跖趾关节延长融合的定制接骨板以及骨生物材料，笔者倾向于使用结构骨块延长跖趾关节（图 27.14）。

手术入路及关节面准备

图 27.15 中所示使用标准入路和交叉空心钉固定行跖趾关节融合的手术技术（视频 27.1）。在 长伸肌腱内侧做长约 4cm 的切口，留下少量伸肌支持带以便缝合。将伸肌腱向外牵开，在骨膜下分离显露整个关节面。将近节趾骨用力向下跖屈是有用的，可以帮助将骨膜从关节两侧剥离。进一步跖屈 趾后，可以很容易地分离近节趾骨的下方部分，包括跖板附着处的组织。不需要剥离籽骨附着处，因为松解跖板后籽骨就会自动回缩。

计划截骨时要尽量保留 趾长度。如果用摆锯将关节面截平，则方便关节面的对合，但是会丧失更多骨量，造成 趾短缩。关节面截平后 趾的复位并不容易，需要在两侧关节面反复截骨打磨直到将 趾放到合适的融合位置。另外可使用定制的锥形锉或 5mm 磨头将关节面制备成杯锥结构。笔者先使用与跖骨头匹配的最大号的凹面锉打磨跖骨头。要小心保护软组织并且施加轻度压力，防止压力过大去除骨量太多造成跖骨过度短缩。然后使用最小号的凸面锉将趾骨基底部中央软骨和软骨下骨打磨掉，再依次使用更大号的凸面锉直到与处理跖骨的凹面锉最大尺寸相匹配。这样的方法可使两个关节面的弧度相同，以增大骨性接触面积和对位。因为趾骨基底部骨质较硬，因此使用磨钻去除剩余软骨和部分软骨下骨，并使用 2.0mm 钻头完成关节面的制备，以减少进一步短缩的风险。如果没有凹凸锉，则使用磨头从趾骨基底部开始打磨，并尽量保留趾骨基底部的内侧骨质，以便此后的螺钉置入。尽量保留关节周边骨质，但必须要打磨到健康出血的松质骨。使用磨头在跖骨头侧打磨出与趾骨基底部互补匹配的弧度，这样操作可避免过度切除背侧骨，造成 趾翘起。

现在有一套非常可靠的专门用于 趾跖趾关节融合的工具（Paragon28 跖趾关节融合系统）。这个工具的主要优势是可以实现精确的术中定位，可协助确定 趾外翻和背伸的位置，同时在置入背侧接骨板后可顺利置入交叉加压螺钉，而不会和接骨板螺钉冲突（图 27.16）。

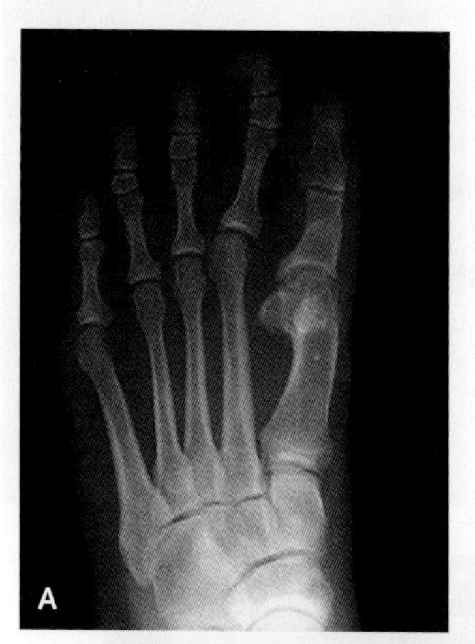

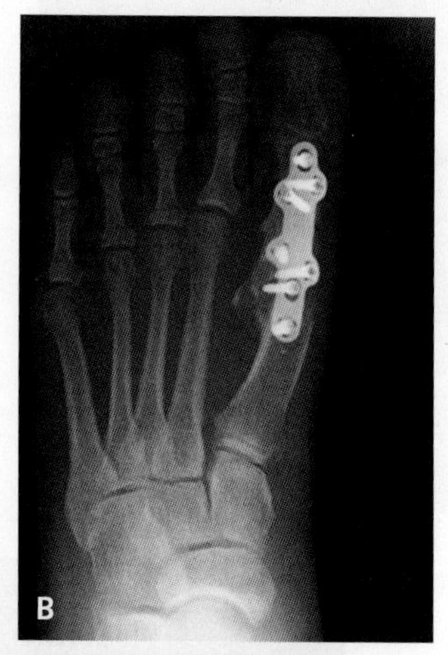

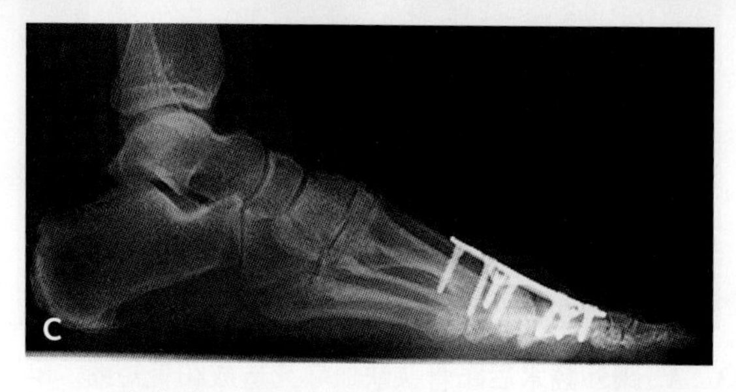

图 27.14 A. 患者第一跖骨头缺血坏死，第二、三跖骨痛合并骑跨趾畸形。B–C. 治疗方法包括骨块植入延长融合术及肌腱转位矫正第二趾骑跨畸形

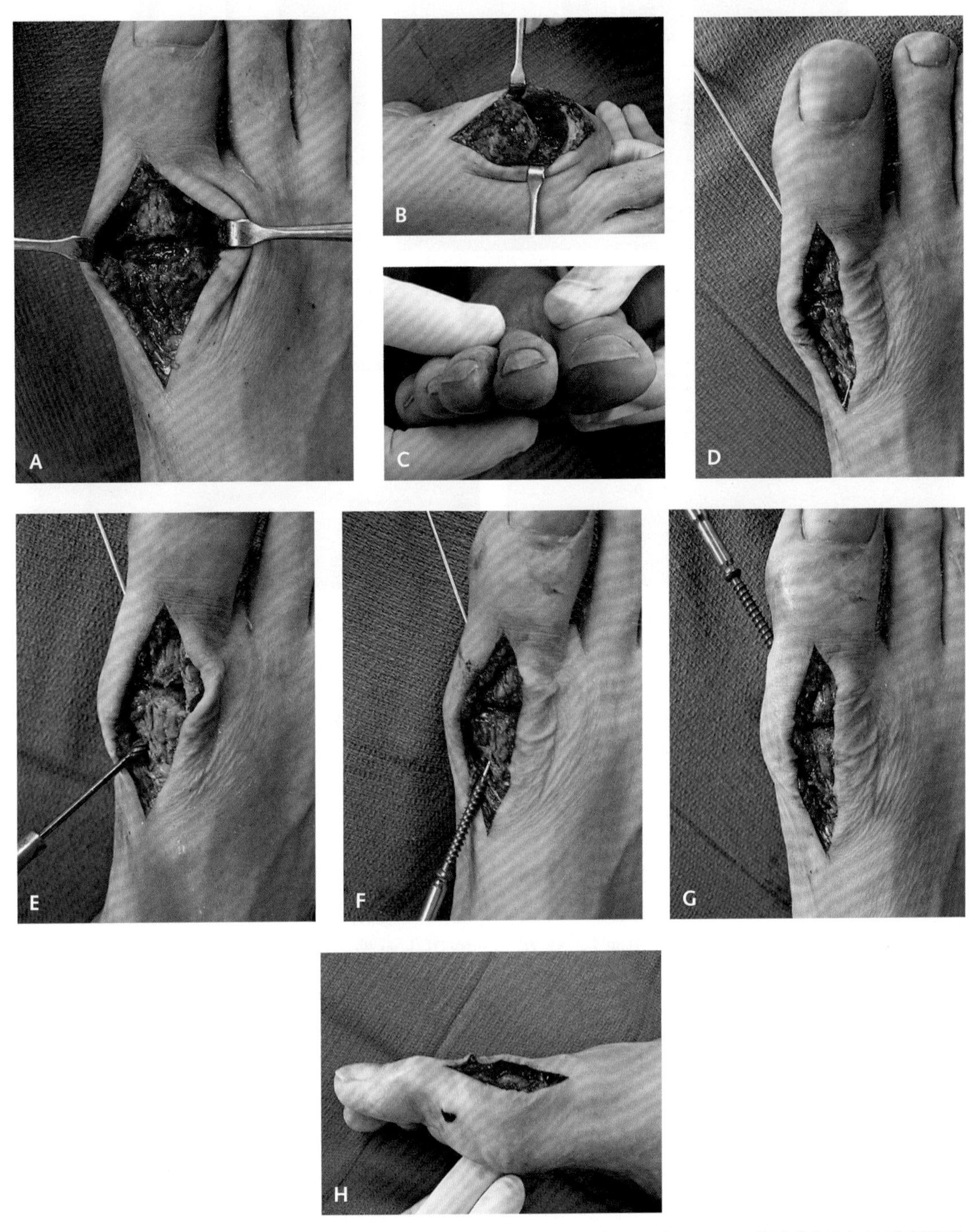

图 27.15　跖趾关节融合术的步骤。A. 在踇长伸肌腱背内侧纵行切开一切口。B. 将关节跖屈，使用磨钻进行凹凸面清理。C. 将踇趾从中立位矫正到轻度旋后位置，使得趾甲与其他趾甲平齐。D. 在踇趾跖内侧置入第一根导针。E. 使用磨头在跖骨颈打埋头孔。F–G. 置入第一颗 4.0mm 的空心螺钉，然后置入第二颗空心钉。H. 在跖趾关节跖侧向上推挤确认踇趾最终位置，注意踇趾轻度向上抬的位置

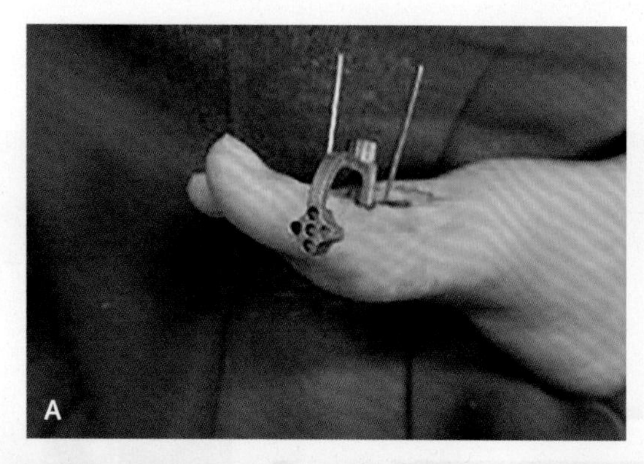

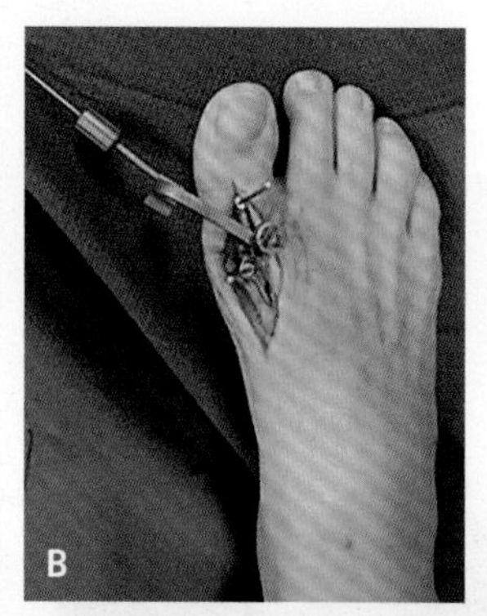

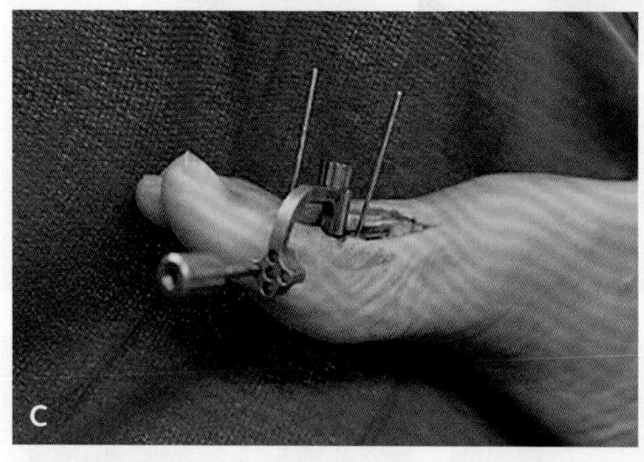

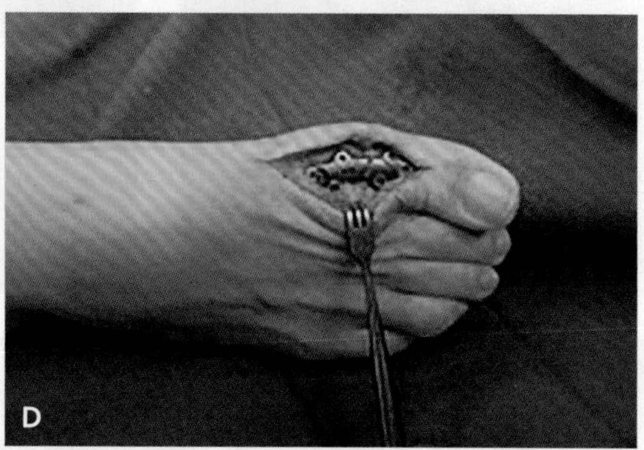

图 27.16 图中使用 Paragon28 跖趾关节融合系统的手术步骤。此系统的主要优势是左右脚各有 32 个尺寸的接骨板。外部定位器可以帮助确定跗趾的精确外翻和背伸位置，并同时允许交叉加压螺钉置入，而不与接骨板上的钉子互相干扰。清理准备关节面后，将跗趾置于理想位置，选用合适接骨板，使用导针固定接骨板和跗趾。A–B. 将精确导板固定于定位板，选用 5 个空心钉孔中的 1 个置入空心钉导针。C. 每个导引孔角度不同，确保对跖骨头有足够把持。D. 置入交叉螺钉后去除精确导板，使用 2.7mm、3.5mm 或 4.2mm 螺钉，根据骨质量锁定或非锁定固定接骨板，不需要在板的近端加压孔加压

复位跗趾后采用术中平板帮助定位足趾排列位置。负重下将跗趾置于与地面夹角背伸 10° 且稍旋后的位置，使得跗趾趾甲与其他趾甲平行，将跖趾关节融合于轻度外翻位。因为术中测量困难，一个有效的判定办法是保证近节趾骨与平板平行。使用 1.5mm 克氏针临时固定跖趾关节，以进行平板评估和透视确认。在复位和固定跖趾关节之前需要确认跖骨头及趾骨基底无骨缺损。尽管能取得良好的骨对位，但如果周围骨质接触较少，则需要植入松质骨。可以使用自体松质骨，或使用有生物活性的骨替代物。可以从跟骨后下方腓肠神经后方跟腱前方行 1cm 切口，获取松质骨。使用小的环钻取得 1cm 长的圆柱体形状松质骨，塑形后置于跖趾关节的缺损处。

上文提到的处理原则不适用于患者严重畸形的情况，包括严重跗外翻或跗内翻畸形。比如说，对于存在明显畸形的病例，治疗过程中应主要避免矫正畸形后发生缺血坏死的情况，而唯一的方法就是短缩近节趾骨和第一跖骨。在这些情况下，手术中不能用止血带，因为需要在逐步调整跗趾力线的过程中观察皮肤血运改变。在这些病例中，常规采用背侧切口显露松解关节，然后将跗趾恢复力线并观察是否对血运造成影响。图示第一个病例中的年轻患者由于脑瘫而出现严重肌肉痉挛，处于足底与跖骨呈 90° 角的状态（图 27.17）。治疗此类严重跗外翻的理念与处理严重的跗内翻相同。老年患者缺血风险更大，所以需要行短缩截骨（图 27.18）。对于这些严重畸形的患者，用摆锯做平面截骨可最大限度地减少软组织牵拉，并提供良好的骨接触、畸形矫正和短缩。

固定

在骨质量好的单纯融合病例中，使用 4.0mm 空心螺钉固定是性价比较高的方法。不必要使用部分

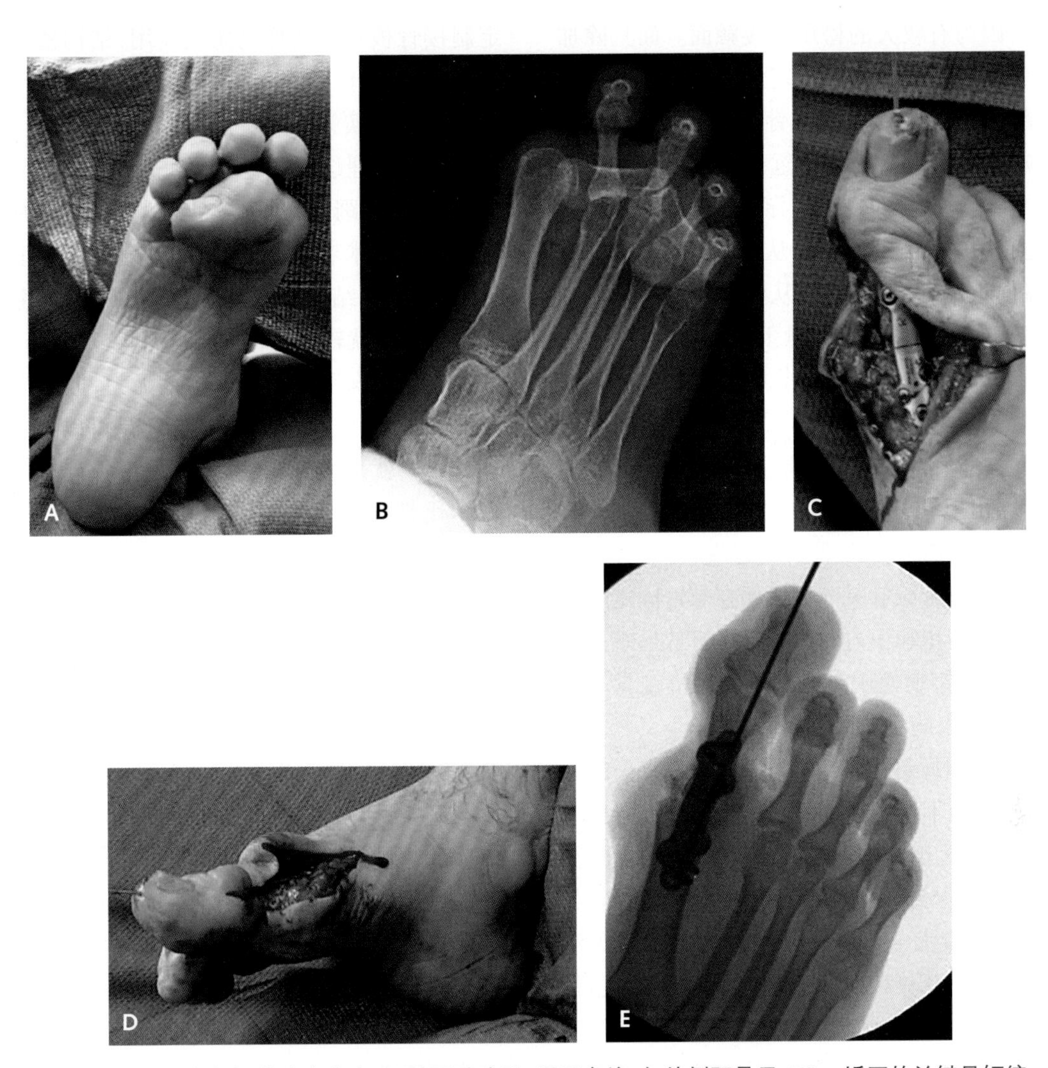

图 27.17 这是个年轻的脑瘫患者，踇趾严重畸形，明显挛缩，与外侧跖骨呈 90°。矫正的关键是短缩跖骨防止缺血。A-B. 临床检查和 X 线片影像学检查结果。很难预测要短缩多少，总的来说以近节趾骨近端外侧角作为标记，此患者需短缩至少 1cm。C-D. 尽管使用一枚斜拉螺钉和背侧接骨板可达到固定效果，然而还要加一根克氏针固定整个结构，以防止趾间关节早期挛缩，及痉挛导致的跖趾关节应力过大。E. 术中影像学检查所见

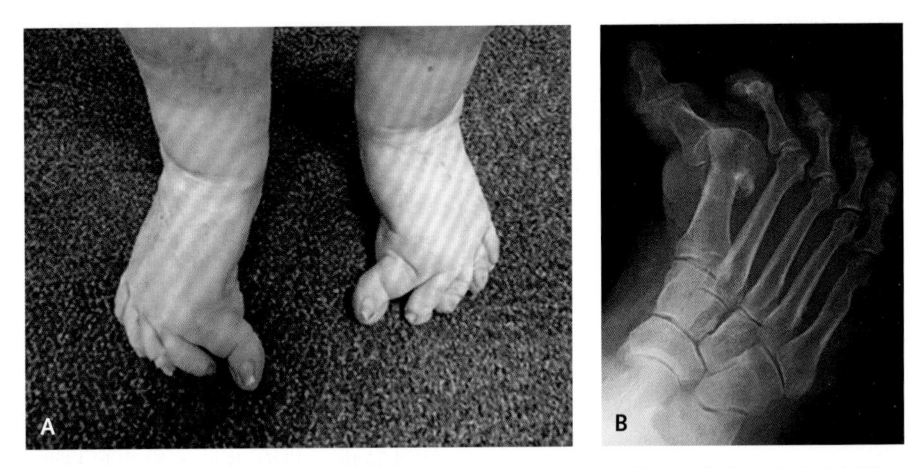

图 27.18 这位老年女性患者主诉踇内翻畸形且伴有疼痛，显然唯一的处理方法是行第一跖趾关节融合术。矫正这样严重畸形的关键是短缩踇趾。然而在此病例中，除了短缩踇趾外，还要进行第二至五趾力线的矫正。A-B. 注意踇趾趾间关节过伸也会影响跖趾关节融合位置的设计

螺纹螺钉，因为有较大的松质骨接触面。而且除加压之外，融合还需要坚固和稳定性。复位踇趾后置入导针穿过关节面。第一根导针从紧贴跖骨头近端的跖骨颈下方跖内侧钻入，向远端穿过跖骨头穿入近节趾骨外侧基底部。在置入导针前使用小磨钻开口埋头是有用的。第二根导针从近节趾骨基底部内侧从远端向近端穿过跖骨头，从背外侧穿出。如果趾骨基底部或跖骨头内侧骨量不足，如踇外翻术后病例，可将其中一枚螺钉从跖骨头颈背侧向远端打入趾骨。

在拧入螺丝前要在跖骨颈进行埋头钻孔，或使用磨头打磨出尾孔，以防止骨折并帮助螺钉定向穿过关节。第一枚螺钉从跖骨头向远端打，在置入螺钉时手动挤压踇趾截骨关节面以便在螺钉固定时提供最大的接触面积和压力。第二枚螺钉从远端往近端打，在置入螺钉前使用空心钻头在近节趾骨基底内侧皮质准备，以防骨质劈裂。

有时标准的螺钉固定还不够，因为跖骨头或近节趾骨所处平面不同。这个问题有可能在失败的踇外翻手术病例中出现，由于跖骨头内侧骨赘在既往手术中被削除，导致螺钉钉尾可把持部位变少。如果由于骨缺损较大或者跖骨头外形原因导致无法置入内固定，要使用螺钉之外的其他固定方式，包括背侧接骨板、带螺纹小克氏针，螺纹大施氏针。笔者最常用的一个有效的方法就是，不使用单纯螺钉固定方法，而是使用螺钉从远端向近端置入，起到拉力螺钉的作用。然后使用预弯背侧接骨板。尽管可用 1/4 或 1/3 管型接骨板，但它们强度小而且螺钉尾部突出会影响患者满意度。可以通过手动加压的方式将骨与骨靠拢，可先安放固定背侧接骨板然后斜行拧入一枚全螺纹螺钉以增加强度。使用这种方法时，可使用 1~2 枚克氏针临时固定踇趾，然后进行手动加压。单独使用预弯解剖接骨板固定会增加不愈合发生率，所以尽量在所有病例中都加上一枚拉力螺钉固定（视频 27.2）。

显然，使用粗大的螺纹针临时穿过踇趾趾间关节进行固定虽然并不理想，但却是必须的。有时跖趾关节骨缺损严重，必须同时固定远端趾骨作为支撑。

矫正伴有骨缺损的畸形

在存在明显骨吸收或骨丢失的病例中，行原位融合是不够的，需要间置骨块进行结构支撑。随着定制接骨板和骨活性物质的使用，结构植骨变成相对简单的操作。对于特定病例，比如存在严重骨丢失及假体置换失败后侵蚀性滑膜炎者，可行分期手术治疗。处理这些病例时，先取出假体，然后切除纤维瘢痕，延长踇长伸肌腱，在趾骨和跖骨头缺损处填充松质骨。术后 6 个月左右，在植骨融合生长良好后，可行二期结构骨植骨融合手术。有些患者对一期手术效果就较满意，因而不需行二期关节融合术。尽管这些情况下踇趾依旧短缩无力，但因为去除了炎性滑膜，疼痛减退，所以功能还是可以接受的。另一个方法就是行分期手术，先去除所有瘢痕内植物和坏死骨质，特别是在担心存在感染时。图 27.19 展示了一个典型的病例。在此病例中患者经历了多次不成功的跖趾关节融合手术，导致跖趾关节骨不连及可疑跖楔关节骨不连，可能还存在慢性感染。治疗包括取出内固定物，获取细菌培养标本后间置抗生素骨水泥以维持骨长度，6 周后行二期手术，使用骨块植骨延长关节融合。

结构性植骨融合术的关节显露及准备

融合术的手术显露与前文描述的类似，但是可能需要延长踇长伸肌腱。因为骨缺损常常不规则，所以在准备骨面方面没有统一的标准方法。除了做平面截骨外，也可以用磨钻像先前描述的方法那样来准备跖骨头和趾骨基底，以便形成互补的轮廓形状，并容纳移植骨块（图 27.20）。

骨边缘经常出现硬化，彻底清理硬化骨直至显露出下方出血的骨质时，常会造成骨缺损尺寸的进一步增大。将缺损两侧骨端截骨修整成形后，使用椎板撑开器置入关节间隙最大限度地撑开关节，在透视下测量骨缺损间隙大小。撑开关节时需检查周围软组织和踇趾的血供，因为可能会造成缺血。笔者在进行这种操作时不使用止血带，因为要随时根据踇趾血供来调整延长长度。可使用摆锯或磨钻进行截骨的微调整，在透视下确定跖趾关节融合的最终位置。笔者使用异体骨结构性骨块来填充跖趾关节间隙。为了尽量多得保留跖骨长度，不能对趾骨和跖骨头进行横行截骨。根据清理后跖骨头和趾骨基底形态修整移植骨块的形状，以尽量维持跖骨长度。只有当骨边界明显异常导致移植骨块不稳定时，笔者才进行横行截骨。确定好移植骨块轮廓后，对其进行反复切割修整，直至能够将其轻松置入准备好的跖趾关节间隙内。注意异体移植

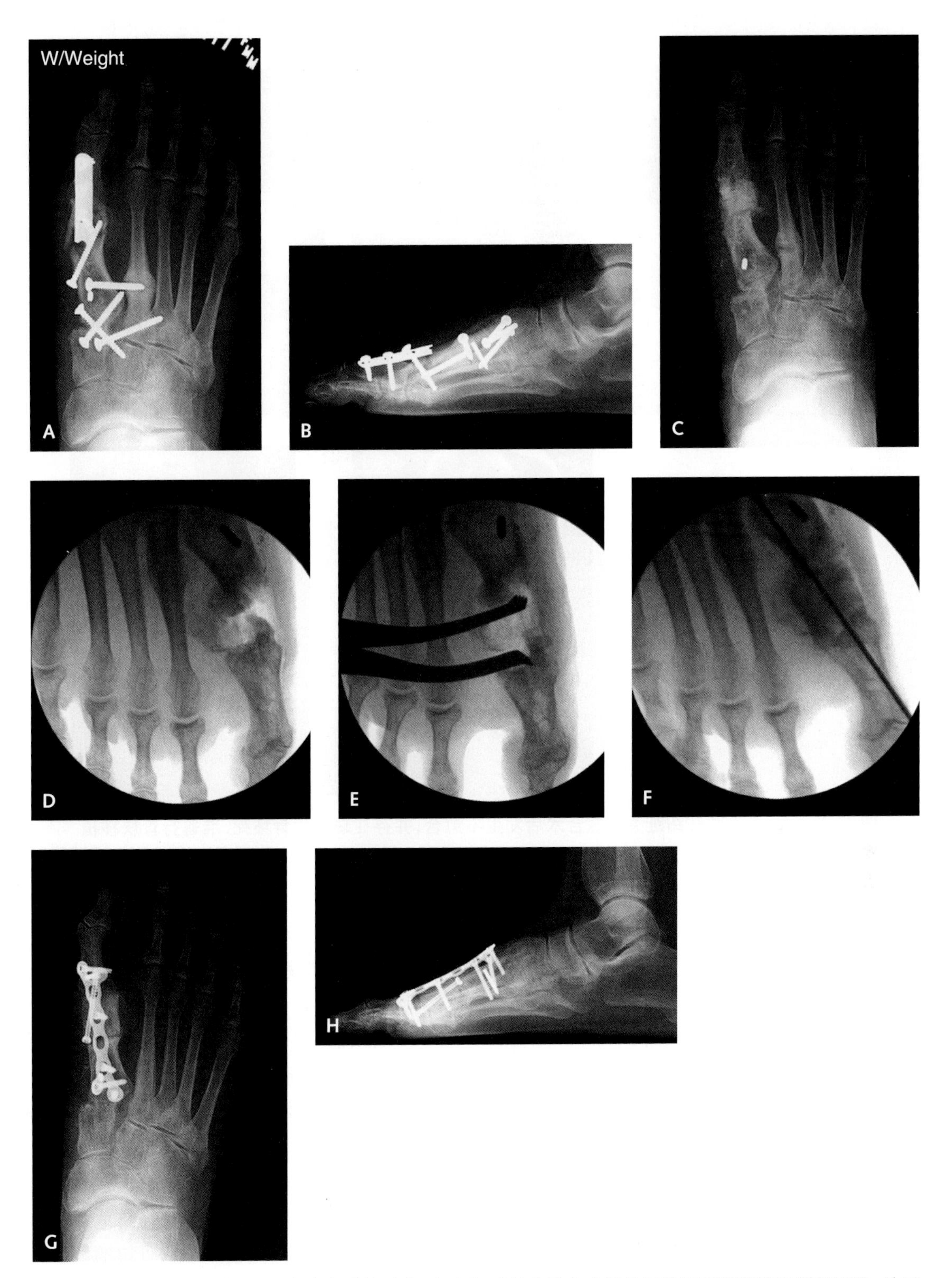

图 27.19　A–B. 此患者经历了多次失败的手术，存在跖趾关节融合术后骨不连及可疑跖楔关节骨不连，并可能存在慢性感染。C. 取出内固定物，获取细菌培养标本后，间置抗生素骨水泥以维持骨长度。D–F. 6 周后行二期手术，使用骨块植骨延长关节融合。G–H. 患者的最终术后影像学表现

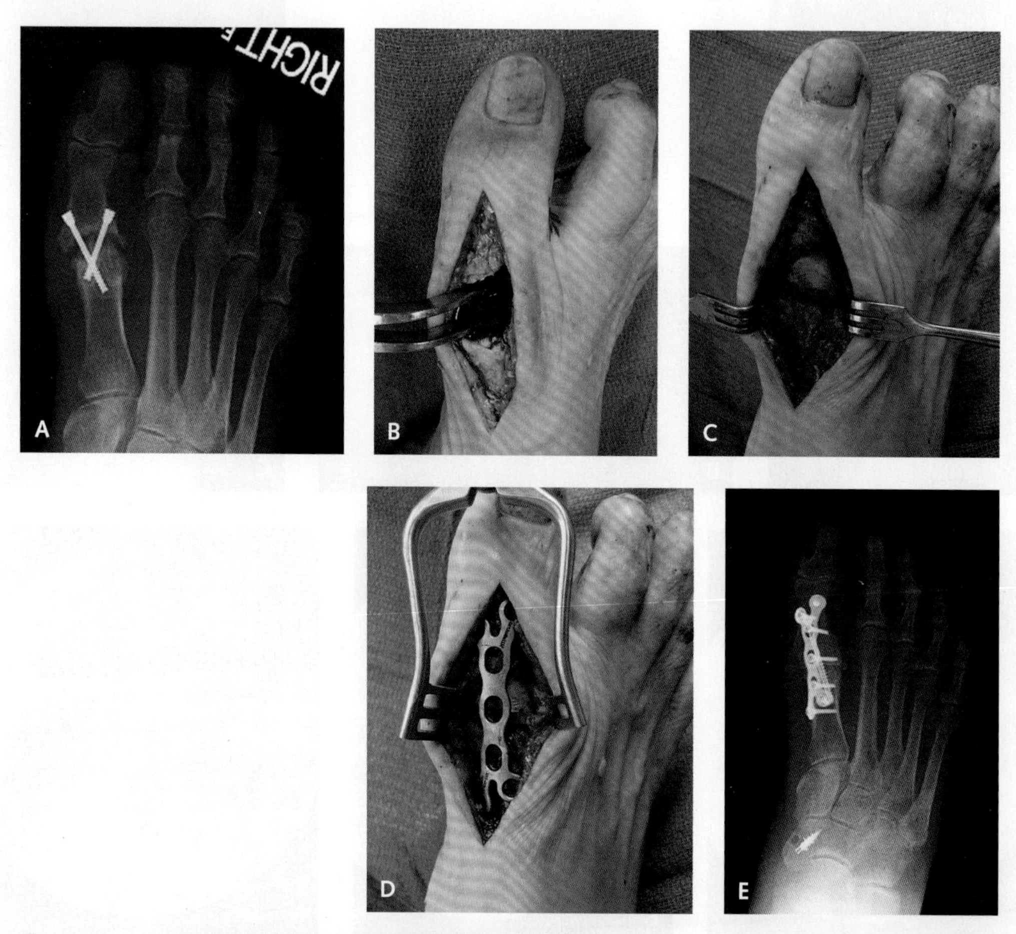

图 27.20 A. 患者既往跖趾关节融合术后发生不愈合，并存在缺血性骨坏死，准备行骨块移植。B–C. 骨缺损非常严重，注意根据骨缺损形状设计的移植骨块外形轮廓，以最大限度地延长跖骨。D–E. 使用定制接骨板固定融合部位

物取自股骨头颈部，所以取轻度背伸位置置入融合区域。

行结构性植骨融合延长跗趾时，牵开关节间隙并将跗趾跖屈可以使移植骨块的置入变得简单。术中也可以使用克氏针撑开器牵开关节间隙，但操作最初不要依赖克氏针撑开器牵开关节间隙，因为这会造成骨切割。笔者倾向于使用椎板撑开器撑开关节，因为其力度更大，可以更便于置入骨块。植骨后皮肤不应有张力，必须可以做到轻易关闭切口。此时植入物应保持内在稳定性，所以在被动活动关节时骨块应无明显异动。为保证牢固的固定必须要使用接骨板进行最终内固定。现在市场上有定制的骨移植物和接骨板系统用于跗趾跖趾关节的延长融合，其主要优势是有预先成形的不同尺寸的骨块可供选择，因而可以使用凹凸锉清理关节面进而使得移植物与骨缺损形状做到完全吻合。这类骨移植物取自髌骨或股骨髁，未经过漂白或辐射处理，其质地坚硬，彻底湿润后拧入螺钉时不会骨折。不建议通过接骨板直接向移植骨块内拧入螺钉，但是可以斜向打入加压螺钉，该螺钉可轻易地穿过移植骨块（图 27.21）。在这些使用结构骨块的翻修融合病例中，使用生物辅助促骨生长材料是有用的。图中病例使用了一种加入活性干细胞的专有细胞骨基质 V92（视频 27.3）。

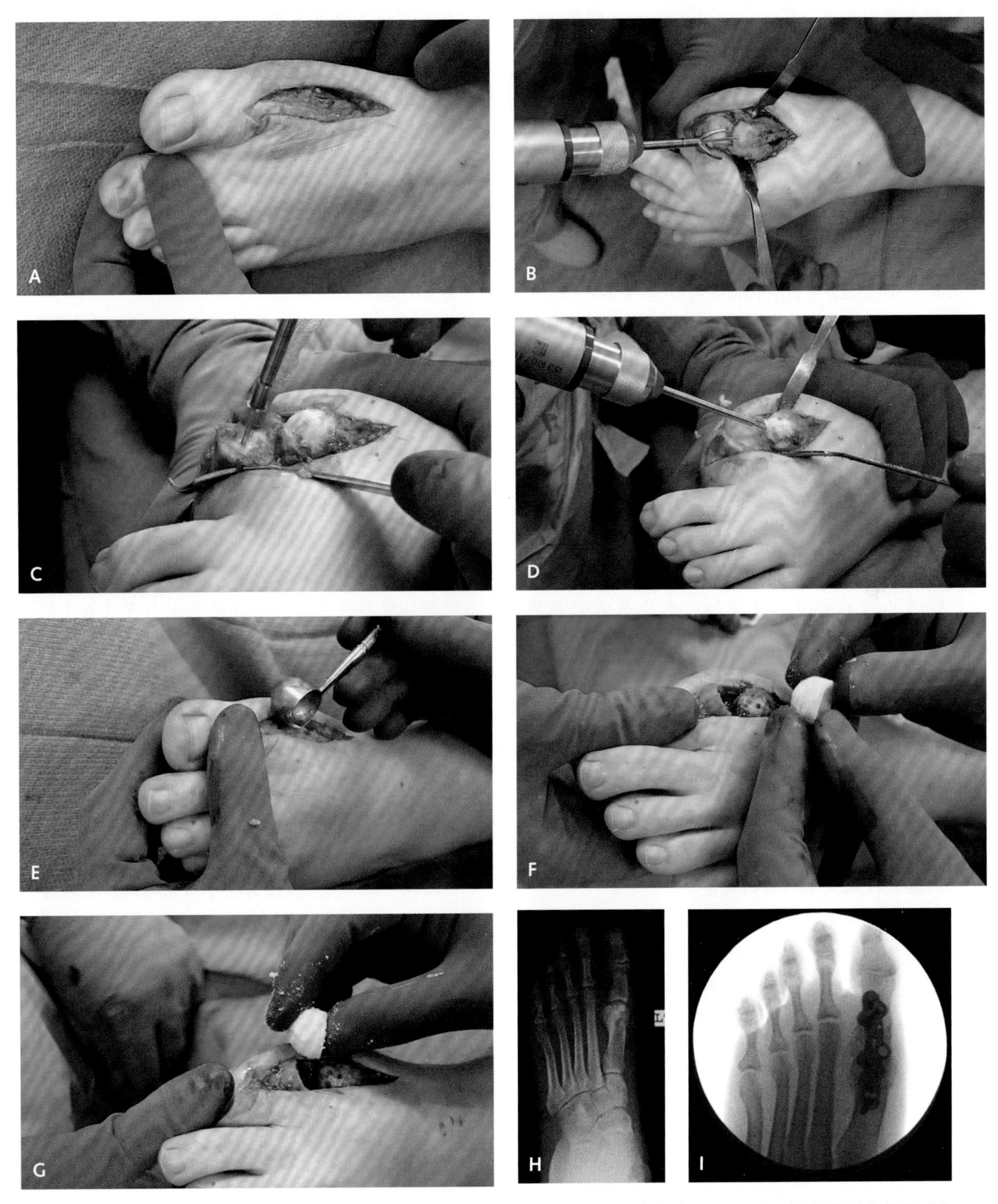

图 27.21　这个病例展示了使用预成形骨移植物进行踇趾跖趾关节延长融合术的步骤。A. 在踇长伸肌腱旁做标准切口。B–C. 使用植骨系统自带的关节面磨钻制备关节面，因为其形状尺寸与对应的骨移植物相匹配。D. 使用系统自带钻头对跖骨头和近端趾骨进行打孔处理，深度需达到软骨下骨表面。E. 将不同直径和长度的试模置入准备好的跖趾关节，以确定植骨的理想长度，以不造成缺血和挛缩为标准。F–G. 在与修整后骨缺损形态完全匹配的骨移植物上覆盖 V92 细胞基质，然后置入关节间隙。H–I. 踇趾术前和术中影像学检查结果显示术中使用了专用于延长融合的接骨板

技术、技巧和注意事项

- 如果趾间关节已经存在过伸畸形，则行踇趾跖趾关节融合时需要非常小心。因为即使踇趾跖趾关节融合在正确的轻度背伸位，踇趾趾间关节仍可能过度负荷。在术前趾间关节已存在背伸的情况下，如果将跖趾关节融合在过度背伸位置，则踇趾尖会与鞋之间产生过度应力，导致不适。
- 趾间关节过度背伸如果存在症状，可能需要矫正，可以在行跖趾关节融合术的同时或之后矫正。图 27.22 中，尽管趾间关节背伸不严重，但因患者感觉踇趾趾尖压力大到不能忍受，所以仍需要矫正。从内侧切口最容易处理过度背伸或跖屈状态的既往畸形融合，可使用弧形锯片塑形并重置关节力线。没有弧形锯片时，方向合适的闭合截骨比撑开截骨效果更好。
- 对于短踇趾行跖趾关节融合要非常小心，因为在制备关节面时会导致踇趾进一步短缩。需要仔细决定是延长踇趾还是短缩外侧跖骨以恢复较为正常的跖骨长度弧线。老年及低要求患者的初次融合率高，所以短缩外侧跖骨是不可取的。
- 踇趾跖趾关节不融合并不常见，可能是因为关节面准备不充分，固定技术不合适或患者术后制动依从性不佳造成的。翻修手术入路可以和初次手术入路相同，需要有稳定的固定并使用骨或骨替代物填充骨缺损。需要使用坚强的背侧接骨板及交叉螺钉固定。
- 如果跖趾关节融合是为了矫正严重踇外翻合并骨关节炎，则必须同时矫正外侧足趾畸形。否则，在踇趾和第二脚趾间会产生很大的令人不舒服的间隙。单纯的外侧跖趾关节松解术并不能提供足够的矫正，只有在跖骨头截骨短缩后才能获得足内在肌腱的彻底放松。
- 当第一跖骨和踇趾都有严重畸形并合并关节炎时，踇趾的复位融合是较难的。在这些病例中术中使用一枚拉力螺钉固定第一、二跖骨可帮助复位第一跖骨力线。这是一枚临时固定螺钉，可在术后 3 个月时去除。使用此稳定螺钉的优势是帮助重新排列第一跖骨以获得正确的融合位置。否则当术后第一跖骨位置改变后，踇趾位置也会改变，可能导致第一、二趾过近而相互摩擦。
- 如果关节骨血供不佳或疑似不融合，则可使用骨生物活性物质来加强融合率。
- 踇趾趾间关节外翻患者行跖趾关节融合时恢复力线较困难，即使将融合置于轻度内翻位置，趾间关节炎最终还是可能会发生（图 27.22 和图 27.23）。需另行趾骨截骨（远端的 Akin 截骨）来矫正畸形。另外的方法是将跖趾关节融合于中立位置而不是常规的轻度外翻位置，来代偿趾间关节外翻，但这只对非常轻度的趾间关节外翻畸形有效。
- 对于跖间角过大的严重踇外翻病例，常规不需要行额外的第一跖骨截骨，因为跖趾关节融合后跖间角就会缩小。踇趾跖趾关节融合后踇趾施加在第一跖骨上的外翻致畸力量会减小。然而当第一、二跖间角畸形严重时，决定踇趾在水平面的位置是困难的，因为跖趾关节融合后跖骨间的空间会缩小，导致踇趾与第二趾靠近。另一个治疗方法是在严重跖间角增大的病例中增加跖骨截骨或第一跖楔关节融合可改善足的外观。笔者的研究发现跖趾关节融合后第一、二跖骨间角最多时缩小了 10°，如果术前跖间角大于 20°，单纯融合最终的效果可能不会使患者满意（图 27.24）。
- 跖骨头下方皮肤过薄可能需要在融合术中同时行籽骨切除。
- 融合术时要去除跖骨头内侧骨赘，以矫正踇外翻。
- 当趾间关节不稳定时，需要小心选择踇趾的融合位置，由于趾间关节过度背伸，导致踇趾在矢状位上的上抬位置可能是假象。需要在复位后在近节趾骨部位测量真正的背伸角度（图 27.25）。
- 从内侧切口入路可很容易地矫正跖趾关节在矢状面上的畸形融合。可以在原融合线位置进行截骨，使用弧形锯片截骨将踇趾旋转到正确的位置（图 27.26）。从内侧入路可容易显露到达跖趾关节进行截骨，将融合调整到理想的背伸状态。虽然使用弧形摆锯技术上容易，但这种锯片不一定会常有，没有此锯片时可进行背侧基底楔形截骨。做背侧闭合楔形截骨时，尝试保留跖侧骨皮质作为合页并逐步将踇趾背伸是很重要的。这不需要超过 1mm 的背侧楔形截骨，可在截骨后闭合截骨面再将锯片置入仔细磨削（这是来自木工领域的一种技术）。

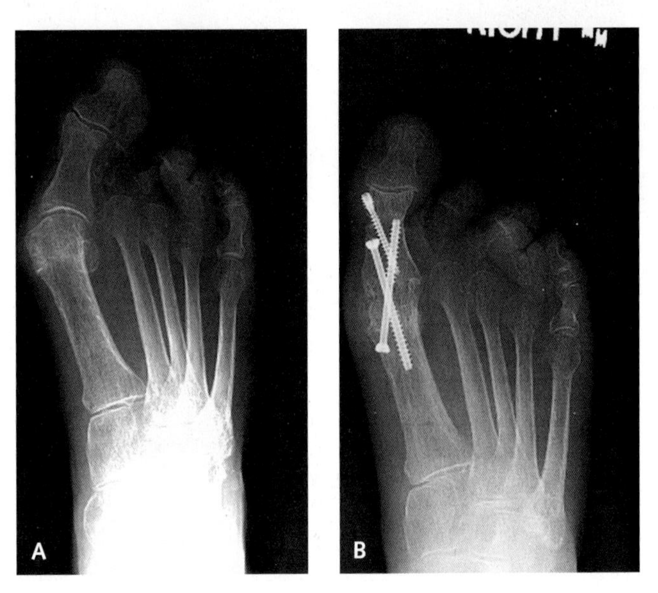

图 27.22　A. 图示畸形包括明显蹈外翻、蹈趾跖趾关节炎和蹈趾趾间关节外翻。B. 需要通过趾骨远端截骨和跖趾关节融合达到矫形和重塑蹈趾力线的目的

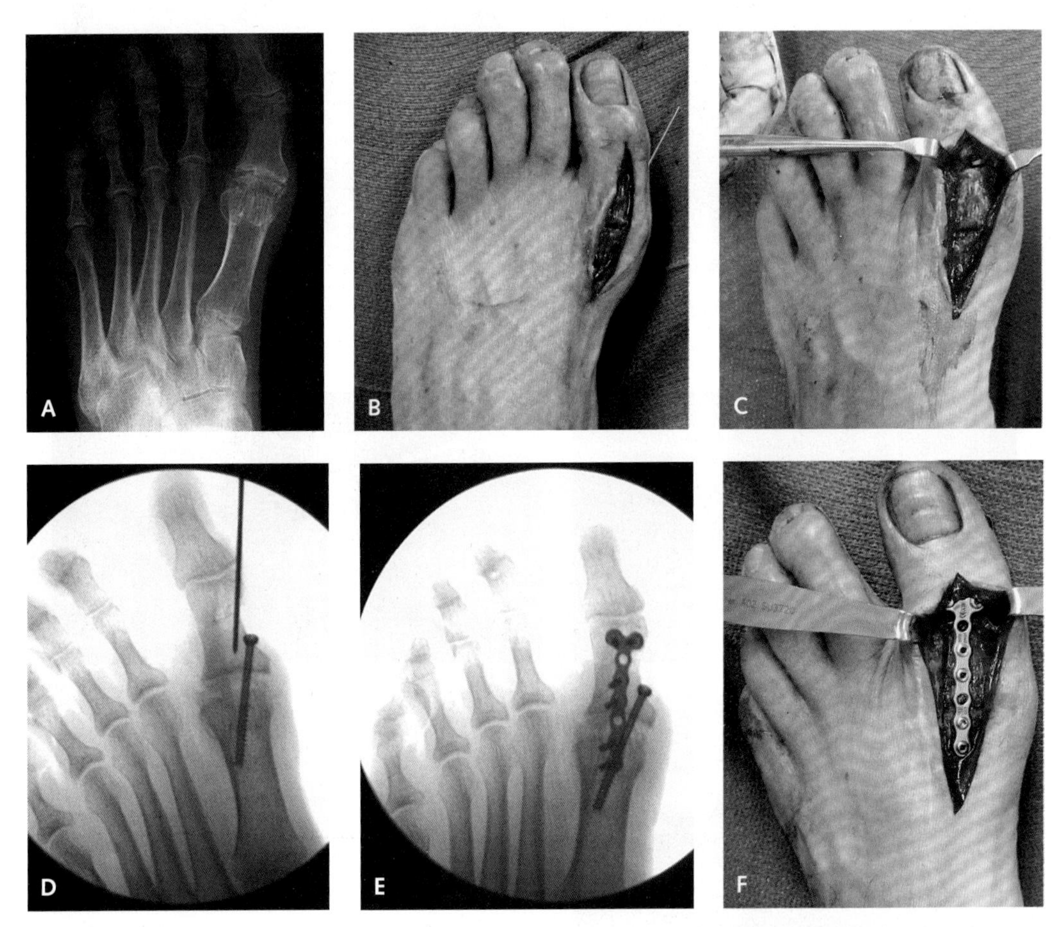

图 27.23　A. 蹈趾跖趾关节炎合并严重的趾间关节畸形。B–D. 蹈趾不能融合在原位，用一枚空心钉固定跖趾关节后行趾骨远端 Akin 截骨、趾骨截骨，并进行临时固定。E–F. 使用 F3 接骨板进行永久固定

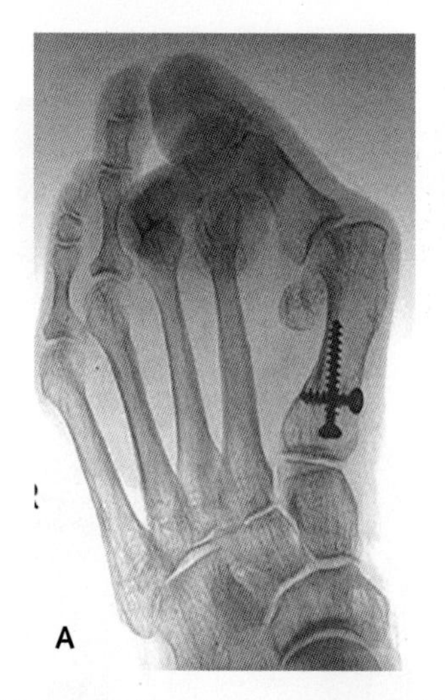
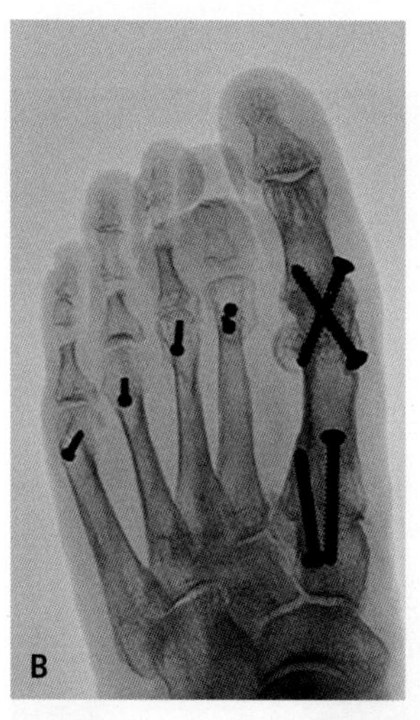

图 27.24 以前认为跖趾关节融合后不需要进行跖骨近端截骨或第一跖楔关节融合，因为跖间角在跖趾关节融合后会自动减小。这句话后一半是对的，然而当跖间角大于 20° 时，需要考虑增加跖骨近端手术，以获得良好的外观效果。A–B. 严重前足畸形复发的踇外翻的术前术后 X 线片检查结果，进行跖趾关节和跖楔关节融合及第二至第五跖骨手术矫正畸形（图片由 Pascal Rippstein 医生提供）

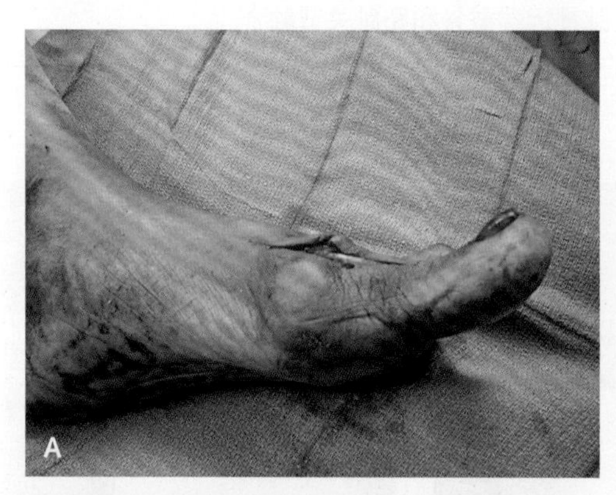
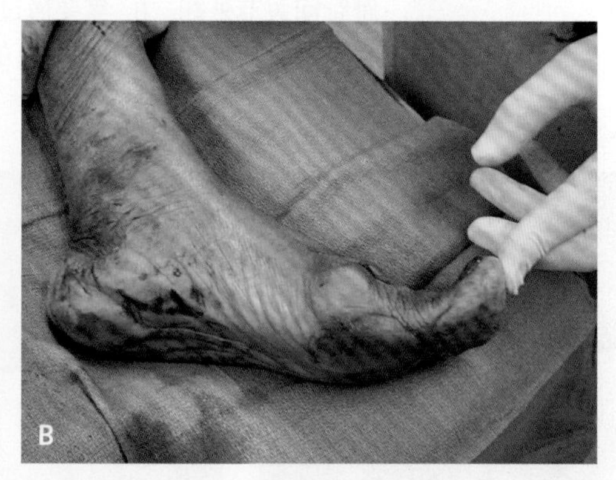

图 27.25 A–B. 由于没有认识到踇趾趾间关节过度背伸造成的假象，导致踇趾初始位置不正确，实际上近端趾骨背伸不够

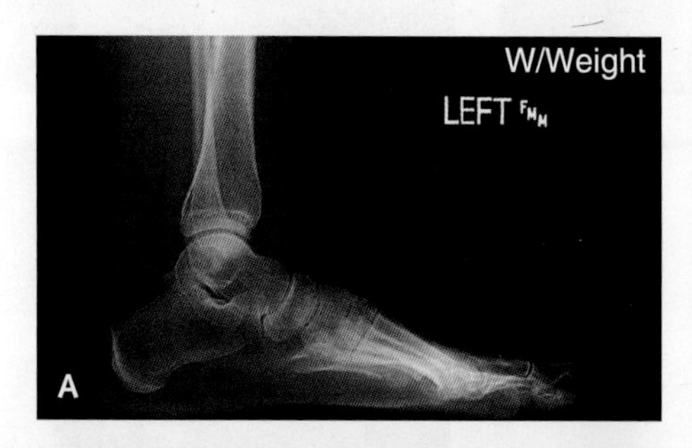

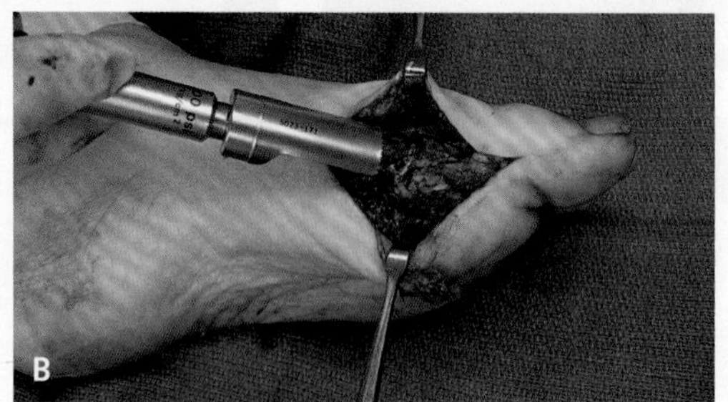
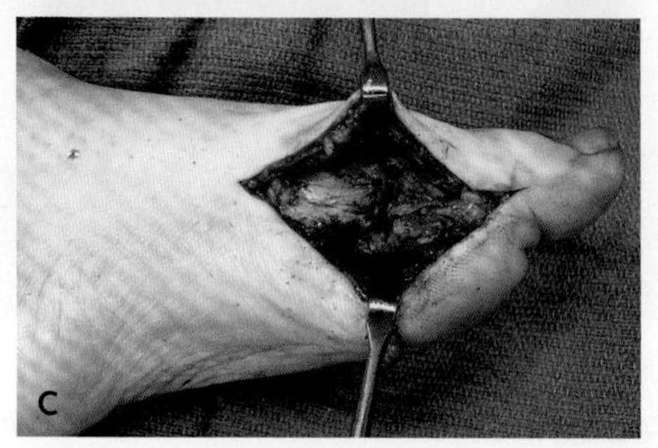

图 27.26 畸形愈合的翻修步骤。A. 尽管跖趾关节融合术后踇趾背伸不是很多，患者还是不能忍受。B–C. 通过内侧切口使用弧形摆锯截骨，矫正畸形

跗趾趾间关节融合

跗趾趾间关节畸形、不稳定和关节炎处理起来有难度，特别是当跗趾跖趾关节也存在僵硬、融合或畸形时。尽管融合手术可以用来解决大部分上述问题，但关节成形术能更好地解决不稳定的问题（图 27.27），特别是趾间关节不稳定的问题。典型情况是跖趾关节轻度僵硬或第一跖骨抬高导致不稳定。更严重的病例会出现跖趾关节明显关节炎及合并的趾间关节过伸伴有不稳定的情况。笔者倾向于不对疼痛不稳的趾间关节做融合，特别是在患者有近端病理改变时。总的来说，跗趾趾间关节融合是矫正力线、处理关节炎以及矫正固定爪状趾畸形的有效手术方式。然而如果跖趾关节已经僵硬，趾间关节融合就不是理想的手术选择，因为这会造成趾间关节下方应力过多而导致疼痛。

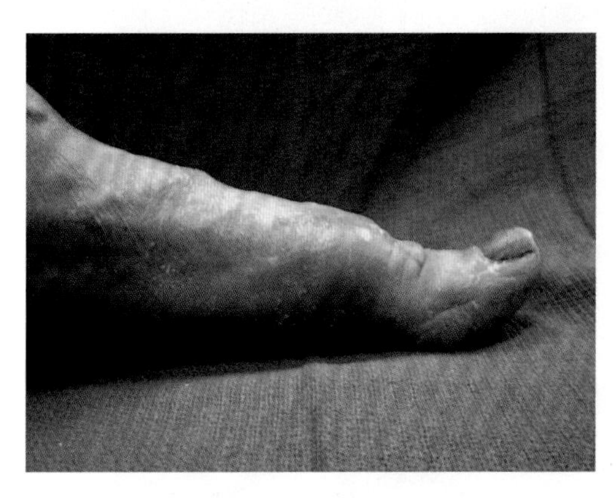

图 27.27　图中病例跗趾趾间关节过伸，同时有跗僵硬，患者主诉跗趾尖端、跖趾关节及趾间关节跖侧疼痛

尽管趾间关节及跖趾关节融合术时常被用到，并有深入探究，笔者还是倾向于在可能的情况下尽量保留一些趾间关节活动度。于是，对于趾间关节有不稳定但无关节炎的患者，笔者通过延长跖板或收紧跗长屈肌腱或联合两种术式进行治疗（图 27.28）。在趾间关节内侧做切口进行操作，牵开软组织显露跗长屈肌腱，保留远端趾骨基底部附着点处的跗长屈肌腱的一小段，牵拉滑动跗长屈肌腱确定保持趾间关节处于中立位时肌腱的合适张力，在切断跗长屈肌腱前在肌腱两端置入缝线（图 27.28）。于是在这个水平切断肌腱，通常去除 1cm 的片段。将肌腱近端断端缝线向远端拉拢至远节趾骨基底部。在远节趾骨基底部紧临关节面的位置，从背侧向跖侧打两个 2mm 钻孔，钻孔方向朝向近端跖侧。将一根缝线在跖侧外侧孔穿到背侧，再在皮下从外侧穿至内侧。第二根缝线从跖侧穿向背侧，在趾间关节保持正确张力下，将两根缝线在背内侧打结。在趾间关节下方再用一根 2–0 缝线缝合跗长屈肌腱两断端加强修复（图 27.28）。

如果跗趾趾间关节不稳定合并存在骨关节炎，可选择关节融合术或关节成形术进行矫治。两种手术方式都选择背侧入路，显露并保护跗长伸肌腱。将跗长伸肌腱向内侧或外侧牵开显露趾间关节。一般来说，关节不容易显露，因为背侧骨赘会遮挡显露，这些骨赘需要在趾骨截骨前或之后切除。使用摆锯切除近节趾骨远端 5mm 的骨质，小心锯片摆动时不要损伤跗长伸肌腱（图 27.29）。取出截骨块，去除远节趾骨基底部背侧骨赘。将关节撑开后用钳子将跖板和跗长屈肌腱拉到切口处，将跗长屈肌腱缝到跗长伸肌腱跖侧、背侧关节囊或骨膜。如果这样的固定不够，可将缝线穿过近节趾骨的克氏针孔进行固定。

跗趾趾间关节融合可用于矫正爪状趾、炎性或创伤性关节炎或涉及需要取跗长伸肌腱进行转位的手术。跗趾爪状趾是常见畸形，可以由任何导致跗短屈肌腱萎缩、挛缩或缺损的病因引起。此畸形多与跗长伸肌腱和跗长屈肌腱过度牵拉相关，导致趾间关节固定畸形。正如在爪状趾那章提到的那样，趾间关节融合是治疗此情况的一种方式（图 27.30）。在大多数情况下要尽量保持跗趾趾间关节活动度，如果能松解挛缩，那么通过手法复位趾间关节或恢复跗趾平衡，都要比融合术好。如果挛缩是踝关节近端肌腱受牵拉导致，那么在踝关节后方延长跗长屈肌腱是个良好选择。行跗长伸肌腱转位时，传统常规进行趾间关节融合，因为跗长屈肌腱的相对过度作用会引起趾间关节不平衡，导致更固定的屈曲挛缩。然而结果不是每次都这样，跗长伸肌腱转位后如果足趾能够拉直，则也可以不做趾间关节融合。在图 27.30 中，高弓足畸形患者趾间关节固定屈曲挛缩，采用趾间关节融合进行治疗。图 27.31 中所示为另一个跗趾趾间关节融合的病例，此病例为一个 19 岁患者，由胫骨骨折骨筋膜室综合征导致跗趾严重固定畸形，此畸形只有通过融合术才能矫正。

对于严重前足畸形患者可能需同时行跗趾跖趾关节和趾间关节融合，这对于类风湿性关节炎或

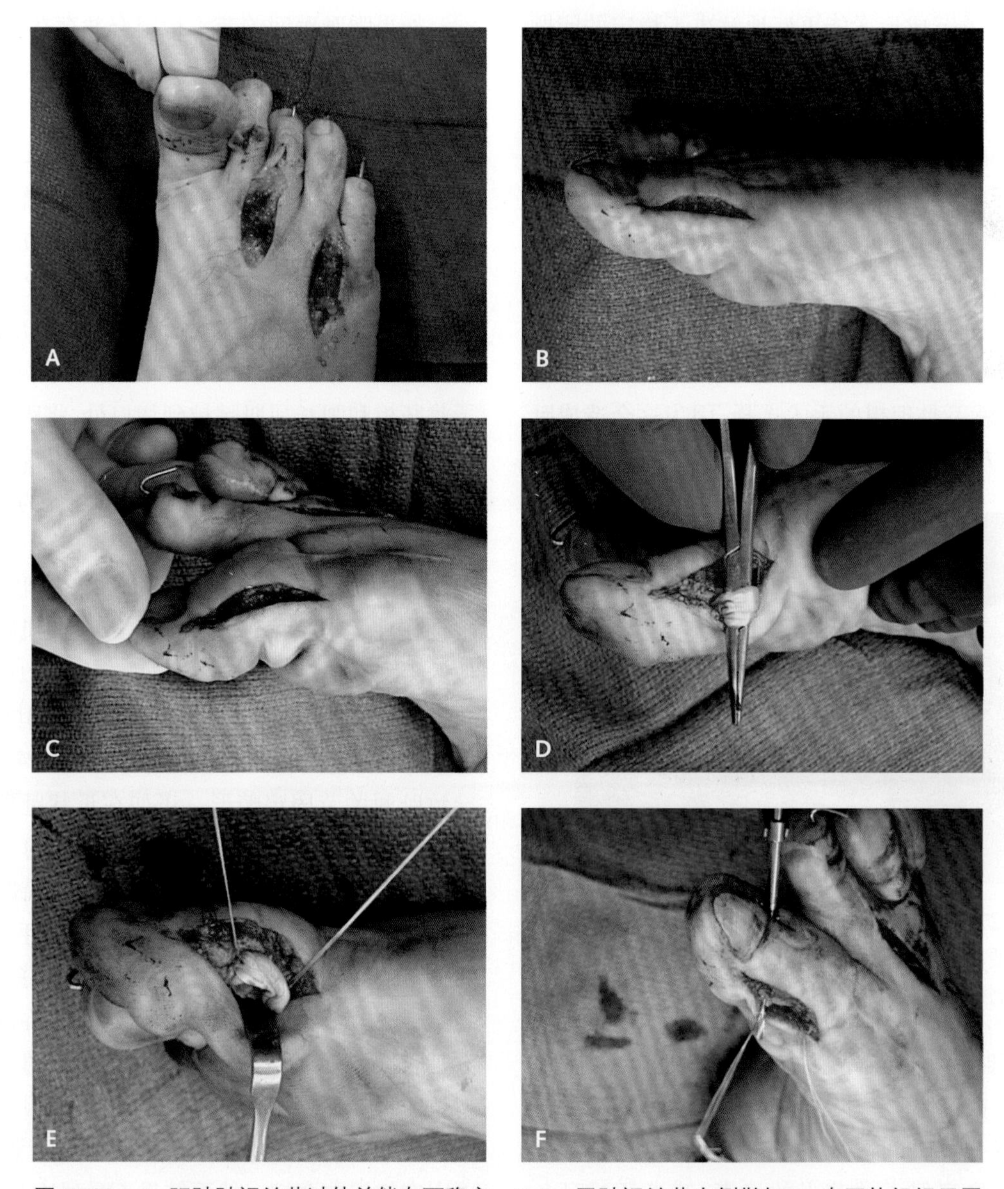

图 27.28 A. 踇趾趾间关节过伸并伴有不稳定。B–D. 于趾间关节内侧做切口，牵开软组织显露踇长屈肌腱。E. 在远节趾骨基底部保留一小段踇长屈肌腱止点，在肌腱两断端各置入一根缝线。F. 将肌腱在此水平切断，通常去除 1cm 片段，将肌腱近端断端缝线向远端拉拢至远节趾骨基底部进行紧缩固定

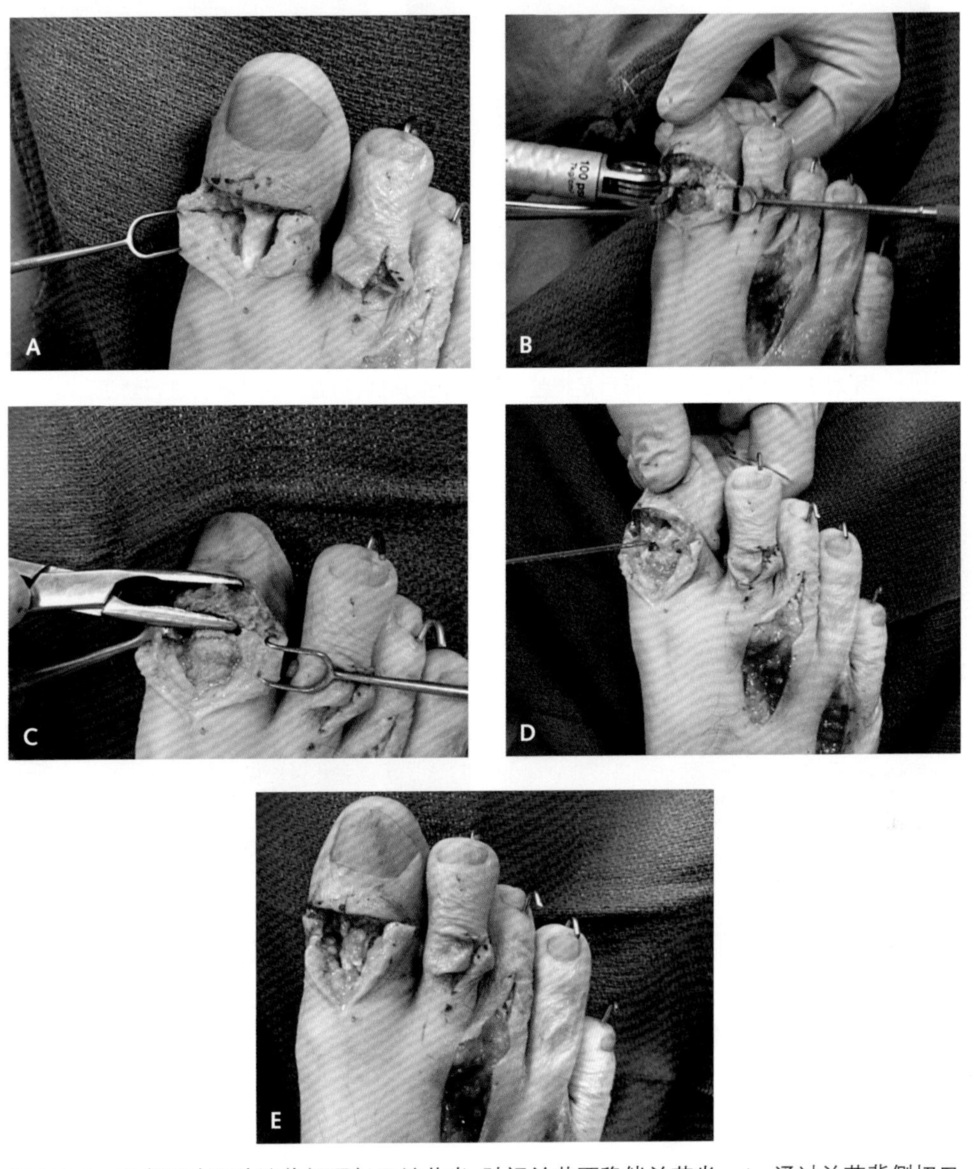

图 27.29 患者跗趾跖趾关节僵硬但无关节炎，趾间关节不稳伴关节炎。A. 通过关节背侧切口显露并保护跗长伸肌腱。B. 使用摆锯进行近节趾骨远端 5mm 截骨，小心锯片摆动时不要损伤跗长伸肌腱。C. 取出截骨块，咬除近节趾骨基底部背侧骨赘。D. 在关节撑开后，用钳子将跖板和跗长屈肌腱拉到切口处。E. 将跗长屈肌腱缝到跗长伸肌腱底部和背侧关节囊，行关节间置成形术

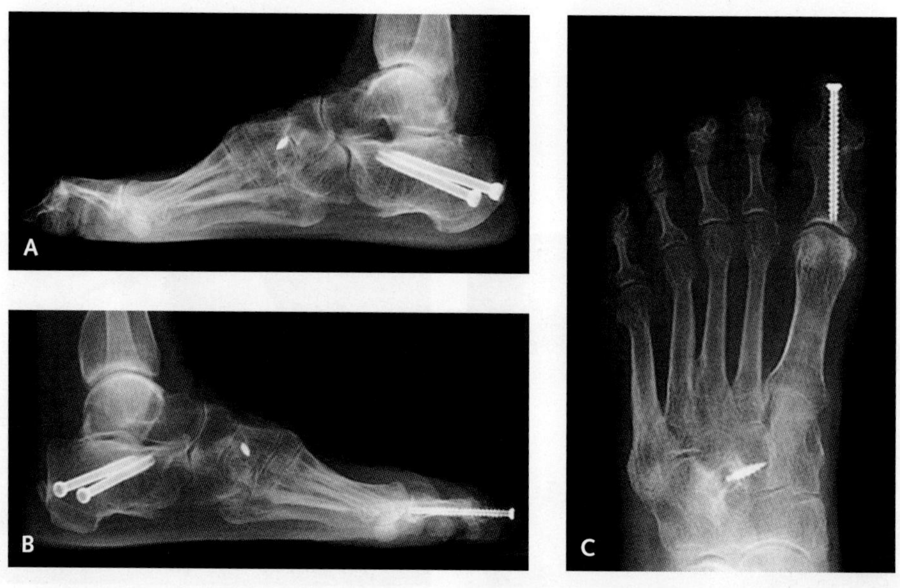

图 27.30 A–C. 图中为高弓足踇趾爪状趾挛缩病例，行趾间关节融合进行矫正

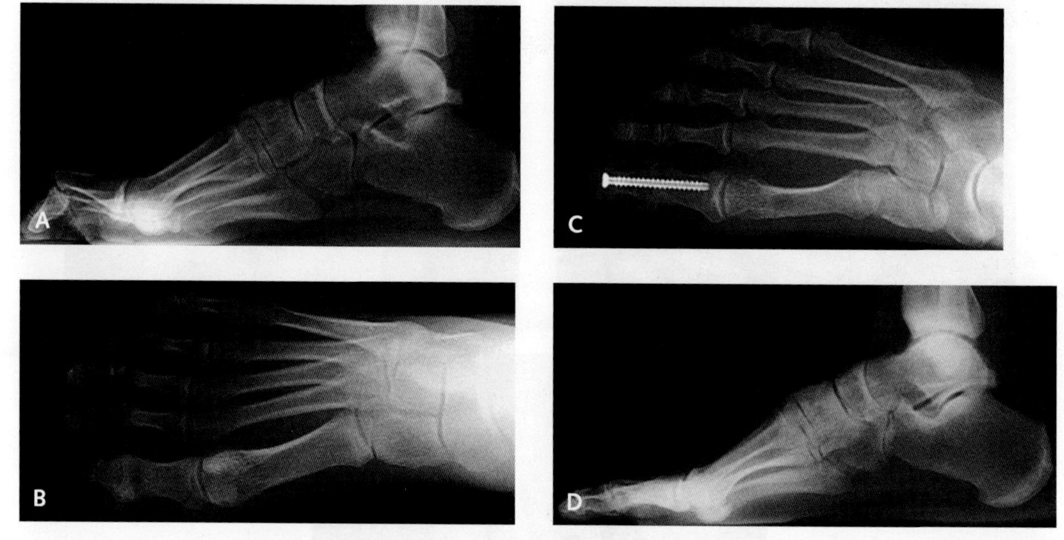

图 27.31 A–B. 19 岁患者胫骨骨折骨筋膜室综合征导致踇趾严重固定挛缩屈曲畸形。C. 行趾间关节融合矫正畸形。D. 图示为取出踇趾螺钉及胫骨髓内钉后的踇趾外观

特定先天性畸形的患者是必要的。图 27.32 病例为先天性发育不全致踇内翻的矫形病例，一侧足行踇趾趾间关节融合，另一侧足行跖趾及趾间关节融合。尽管踇趾处于屈曲位置，但临床结果令人满意。此患者术前的问题是踇趾远端背伸畸形及相关的慢性趾甲问题，于是必须将踇趾融合在比常规角度更为屈曲的位置。然而因为整个踇趾都短，此屈曲程度对于患者并没有临床影响（图 27.32）。

对于使用关节成形或踇长屈肌腱短缩等前文所述方法无法矫正的明显趾间关节不稳定的病例，需要进行趾间关节融合。图 27.33 展示了一个此种类型的复杂病例，该患者曾行近节趾骨远端部分切除及踇长屈肌腱切断，此时来诊除了行趾间关节融合以重建踇趾功能外，别无其他选择。从背侧切口行踇趾植骨延长融合术，准备远节趾骨基底关节面，对近端趾骨远端行直行切除清理，以方便置入骨块。将获取的髂骨骨块修剪成适合趾骨骨缺损的形态用作结构骨植骨。使用光滑的克氏针在移植物及远端趾骨打孔，一根克氏针用于固定移植物，然后将另一根换成带螺纹导针，然后以其为引导置入空心钉（图 27.33），手动加压关节，先拧入螺钉，再打入带螺纹克氏针控制旋转（视频 27.4）。

踇趾间关节外翻是常见情况，畸形顶点常位于近节趾骨远端。通常采用传统的近节趾骨闭合截骨

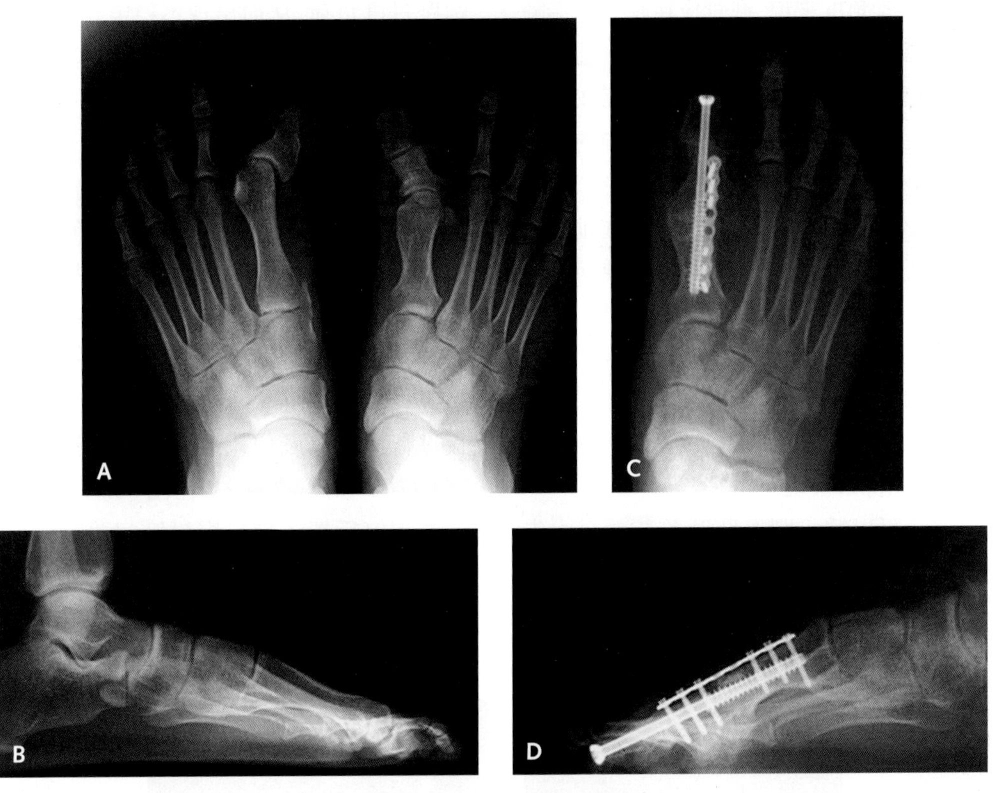

图 27.32　A–B. 青少年女性患者，先天性发育不全致蹞内翻畸形。C–D. 于一侧足行蹞趾趾间关节融合，另一侧行跖趾关节及趾间关节融合。术后尽管蹞趾处于屈曲位置，但临床效果仍令人满意

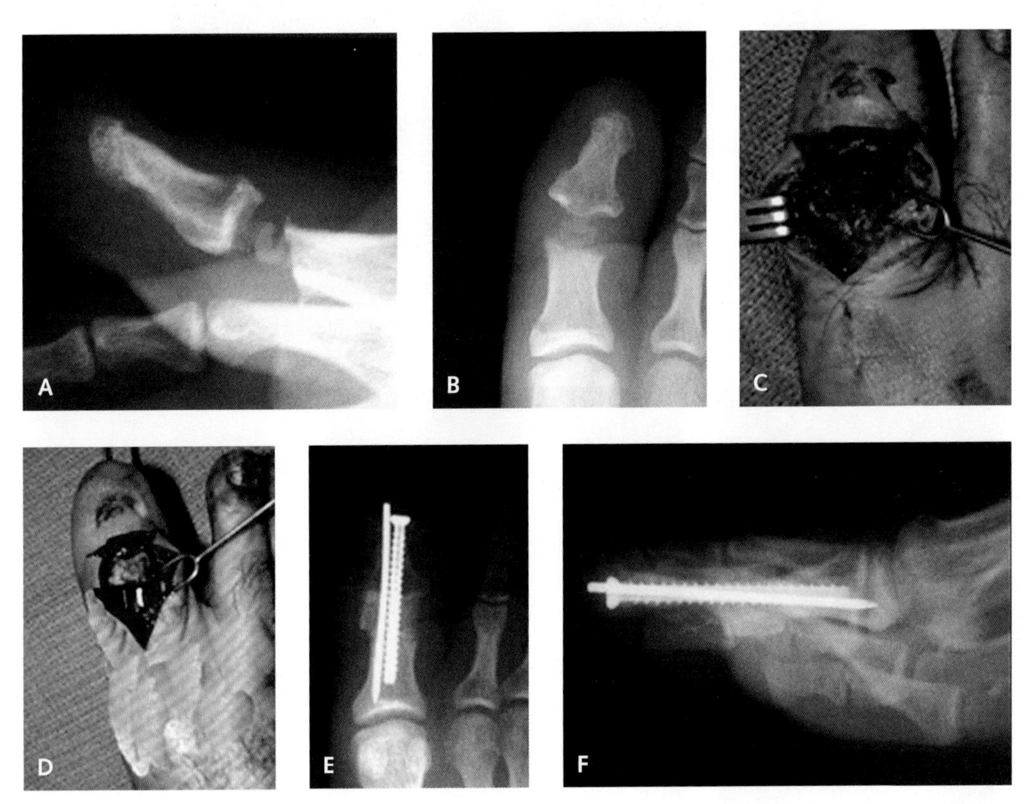

图 27.33　因趾间关节跖侧疼痛而错误切除近节趾骨远端，后行蹞趾趾间关节融合进行翻修。A–B. 术前除了疼痛外，蹞趾还存在明显不稳定及过度背伸。C. 牵开后显露趾间关节。D. 取同侧跟骨带皮质的松质骨块切割成形后做趾间关节植骨融合。先将导针从关节面向远端穿出蹞趾尖端，然后再回打入近节趾骨。E–F. 最终的影像学表现

进行矫正,从解剖学角度来说,截骨应在趾骨远端畸形顶点进行,很少通过趾间关节融合来矫正趾骨外翻,因为截骨矫正更有效。当畸形固定或存在关节炎时,可行融合治疗。图 27.34 和图 27.35 中的病例都是创伤后趾骨外翻,同时有趾间关节及第一、二趾间摩擦疼痛的病例。也许可以用弧形摆锯在趾骨远端行截骨保留足趾长度,但因为患者存在趾间关节疼痛,所以对两例患者都进行了关节融合。图 27.36 显示了另一个创伤后踇趾趾骨外翻畸形病例。踇趾明显肿大,存在趾间关节增厚及僵硬的外翻屈曲畸形。为获得良好力线需要短缩部分足趾,这可以通过近节趾骨部分切除来实现。

有很多方法可以矫正踇趾跖趾关节融合术失败后的畸形愈合及疼痛。最常见的失败原因是将关节融合在过于中立的位置(背伸不够),这会导致踇趾过度负荷,从而出现不稳定并继发关节炎。一个方法是翻修跖趾关节融合,抬高踇趾位置,但这样会造成踇趾尖端疼痛,且疼痛会在穿着无后跟前头闭合的鞋时加重。如果趾间关节除不稳定外还有关节炎,那么需要考虑行趾间关节融合,但一定要同时翻修跖趾关节,增加背伸角度。在这种情况下,先做趾间关节融合,将其融合固定于中立位置,然后翻修跖趾关节,使用弧形截骨矫正力线。先矫正趾间关节,后翻修跖趾关节,矫形效果更好。固定方式很多,包括穿过两个关节的逆行螺钉固定、使用小接骨板进行固定以及使用接骨板加螺钉固定跖趾关节(图 27.37 和图 27.38)。在图 33.31 中,去除接骨板远端螺钉后置入螺钉穿过趾间关节。因为固定趾间关节更困难,克氏针或螺钉位置不能改变很多,所以先固定这个关节然后再固定跖趾关节,任何内

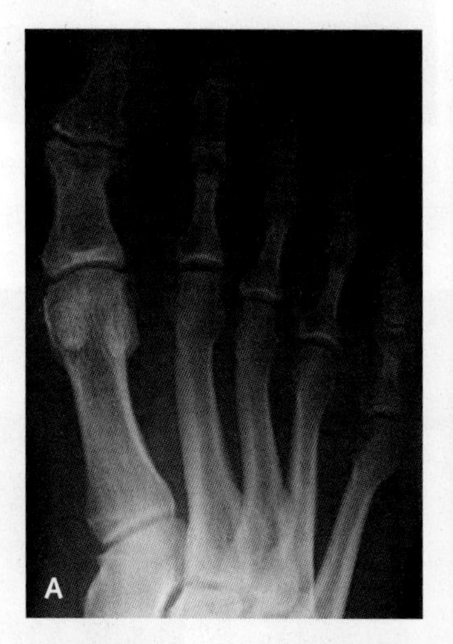

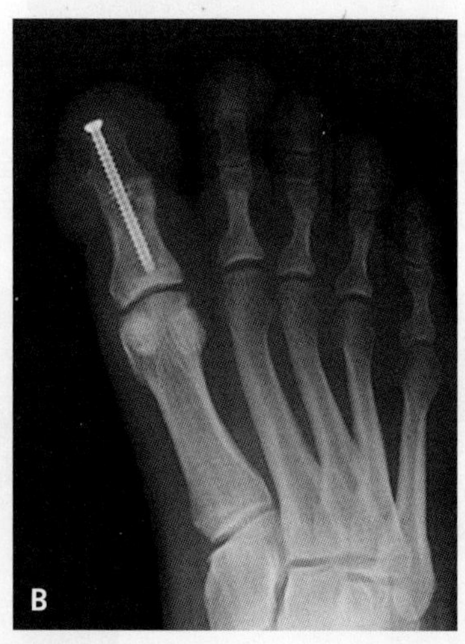

图 27.34 A-B. 创伤后踇趾趾间关节外翻,通过趾间关节融合矫正

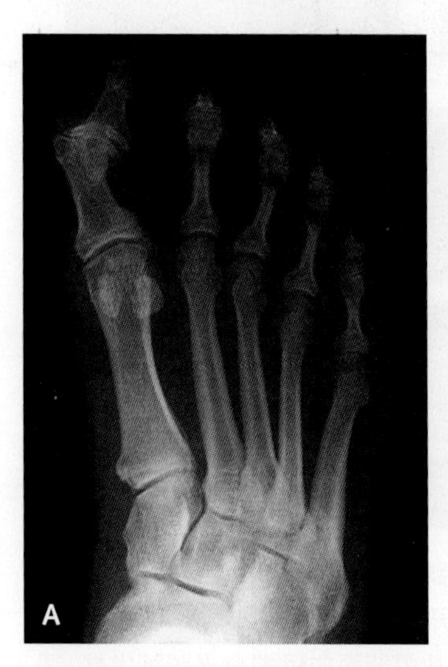

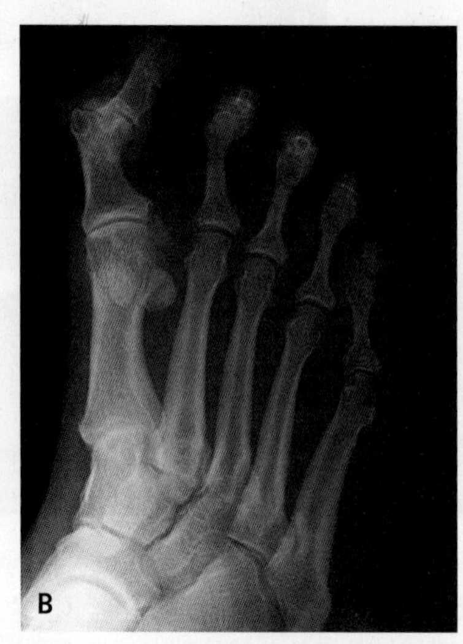

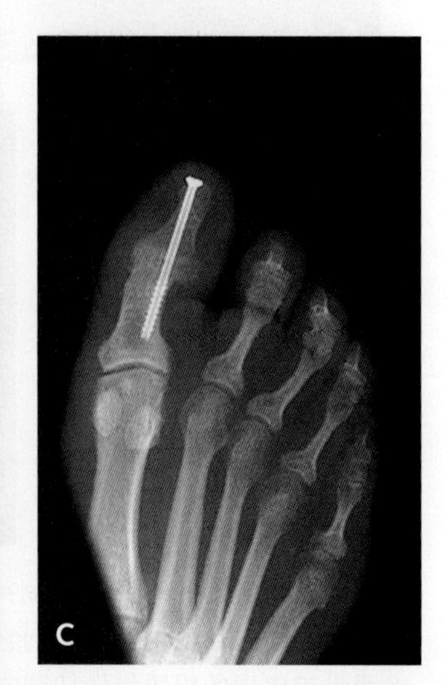

图 27.35 A-B. 创伤后趾间关节损伤侵蚀导致严重的踇趾趾间关节外翻畸形。C. 通过趾间关节轻度短缩融合予以矫正

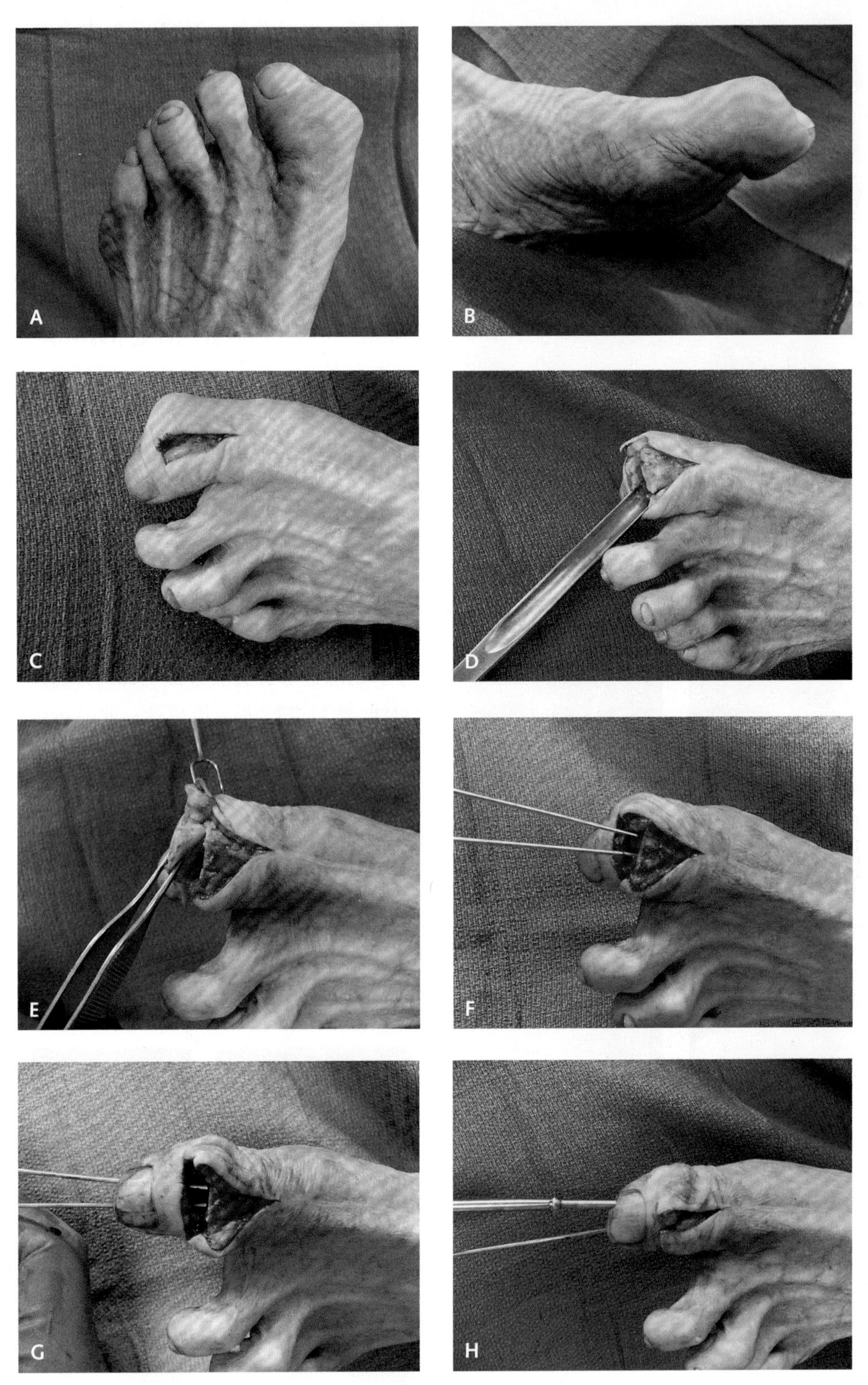

图 27.36 创伤后跗趾趾间外翻。A–B. 注意跗趾明显肿大、趾间关节肥大及僵硬的外翻屈曲畸形。C. 使用弧形骨剥显露近端趾骨髁。D–E. 截骨后置入导针。F–H. 截除部分近节趾骨短缩足趾，并使用空心螺钉固定

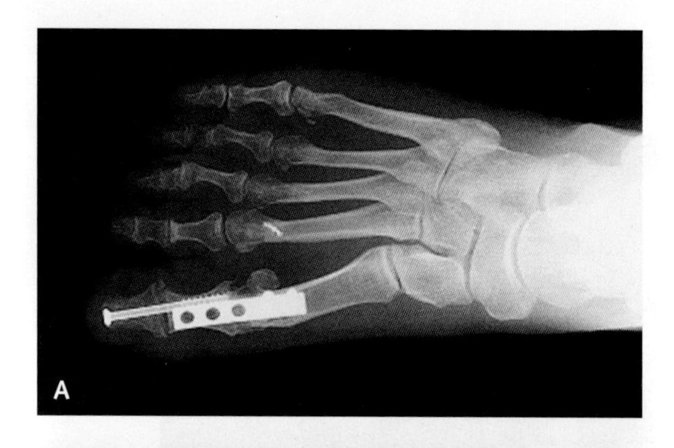

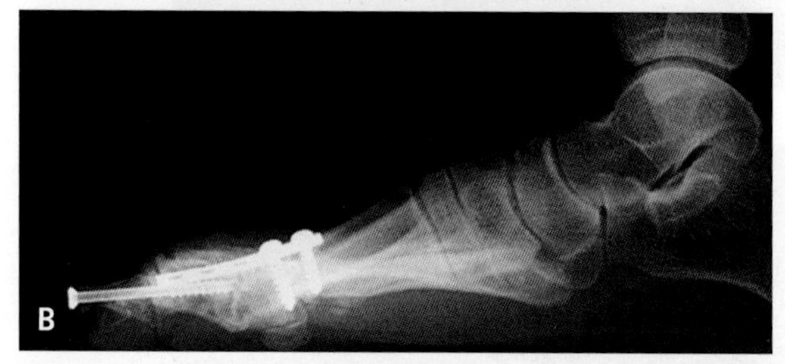

图 27.37 A–B. 跖趾关节融合后，因趾间关节不稳和关节炎行融合术，去除接骨板远端的螺钉，使用一枚空心钉固定融合趾间关节

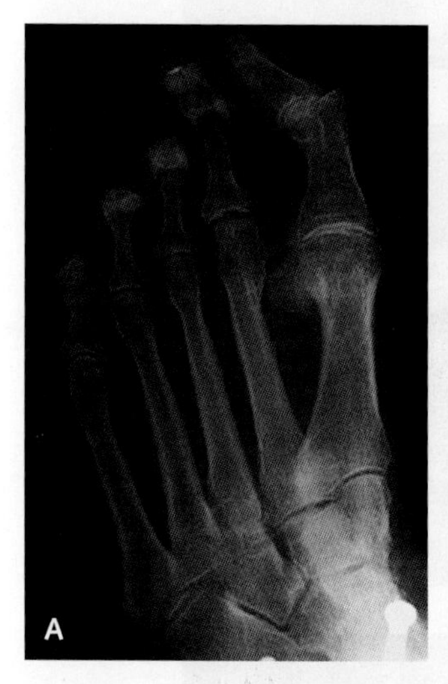

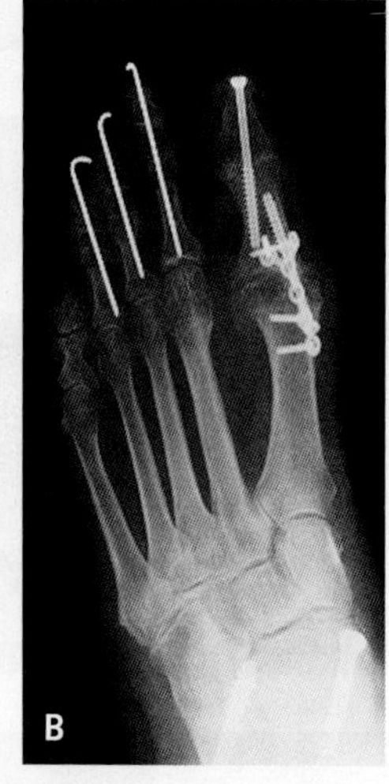

图 27.38 A–B. 患者踇僵硬且存在畸形，并有趾间关节炎。同时行趾间关节和跖趾关节融合进行矫治

固定物只要能跟固定趾间关节的螺钉不相互干扰即可使用（图 27.32）。然而在类风湿关节炎患者中，要矫正相同的畸形则很困难，因为患者趾间关节侵蚀性关节炎很常见，而且固定的选择也很有限。融合处的骨不愈合会加重足趾的过度背伸和不稳定，使得骨丢失和侵蚀进一步加重（图 27.39 和图 27.40）。

图 27.41 是失败的趾间关节融合例子，此患者经历了多次不正确的前足手术，患者踇趾的力线异常是踇趾截骨引起的矫枉过正。为了缓解跖痛症，第五跖骨头被切除。畸形位于后足，但是切除第五跖骨永远不能解决这个问题。试图使用趾间关节融合来矫正趾间关节内翻畸形，但失败了，螺钉向近端移位，进入跖趾关节，引起关节炎。

趾间关节融合的标准入路是在踇长伸肌腱背内侧行切口，向远端延伸至趾甲皱褶近端（图 27.42），行第二个横行切口形成 L 或 T 形切口。如果不计划行踇长伸肌腱延长或转位术，则保留部分踇长伸肌腱止点还是有用的。要保留部分肌腱止点时，切开关节内侧，行骨膜下分离，使用小皮钩牵开背侧组织和踇长伸肌腱。行近节趾骨关节面截骨时，保留踇长伸肌腱止点较容易，但行远节趾骨基底截骨时较困难，因为踇长伸肌腱止点位于远节趾骨基底部。

切断两侧侧副韧带后跖屈踇趾，将踇长伸肌腱向外侧牵开，使用摆锯在近节趾骨远端截骨，截骨方向需考虑畸形平面。如果有严重的僵硬性屈曲挛缩，则截骨角度要有轻度背伸。近端趾骨截骨矫形是最容易的，因为截骨越偏远端获得的自由度越小。切除近节趾骨关节面后即可以将踇趾进行拉直对线，然后进行进一步截骨。此时可用一只手把住踇趾，在外侧插入软组织牵开器，拉开踇长伸肌腱，然后完全跖屈踇趾直到彻底显露远节趾骨基底部关节面。远端趾骨的基底部关节面在跖侧弧形包绕近节趾骨头，因此切除这部分时需要小心保护跖侧软组织。一般来说不会影响踇长屈肌腱止点，然而在行骨块切除后要探查保证能清楚看到踇长屈肌腱止点未受损伤。对齐截骨面后再调整截骨，直到远节

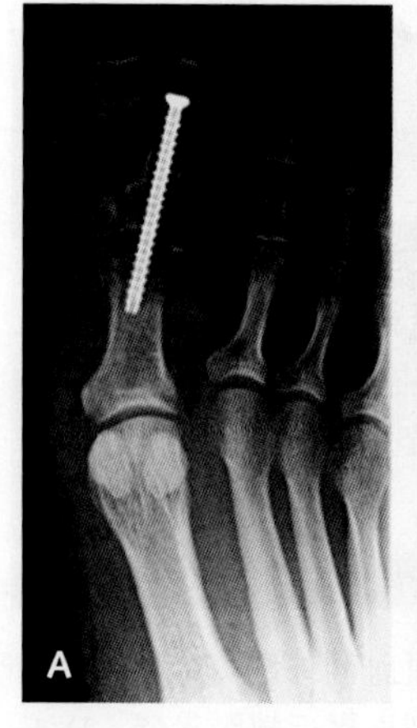

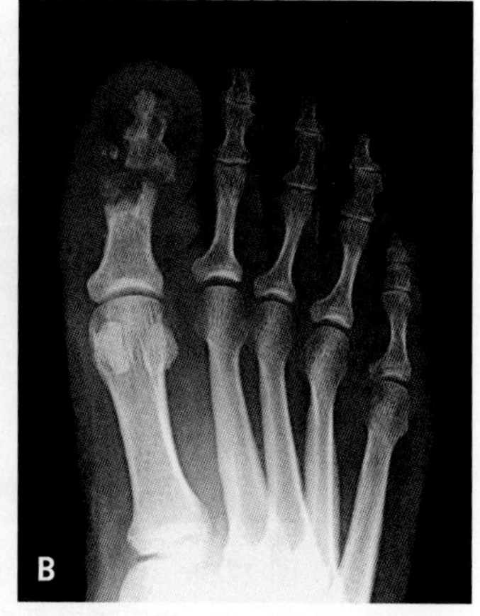

图 27.39 类风湿性关节炎患者，趾间关节融合术后不愈合。A. 注意关节面侵蚀性改变，无骨与骨的接触。B. 取出螺钉后尽管趾间关节不稳定，但患者没有症状，因此也不需要进一步治疗

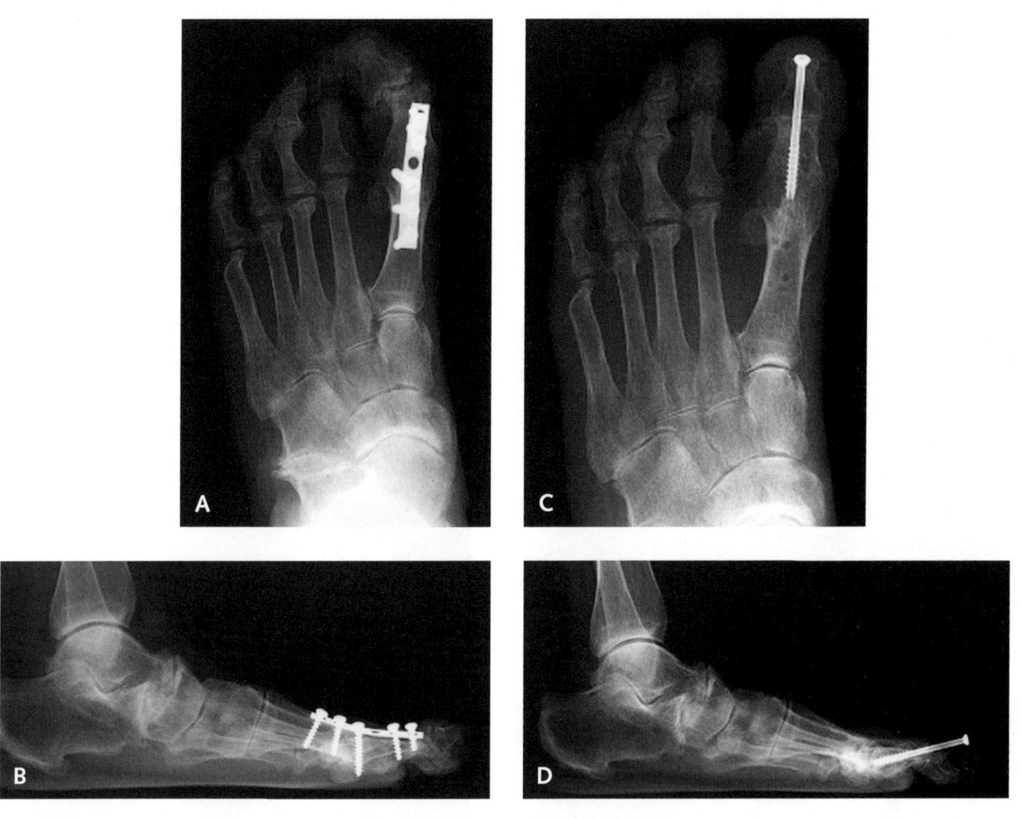

图 27.40　A–D. 类风湿性关节炎患者，跖趾关节融合失败，存在趾间关节背伸，疼痛性关节炎。去除接骨板，行趾间关节融合，同时翻修改善跖趾关节融合位置，截骨后将踇趾背伸角度减小

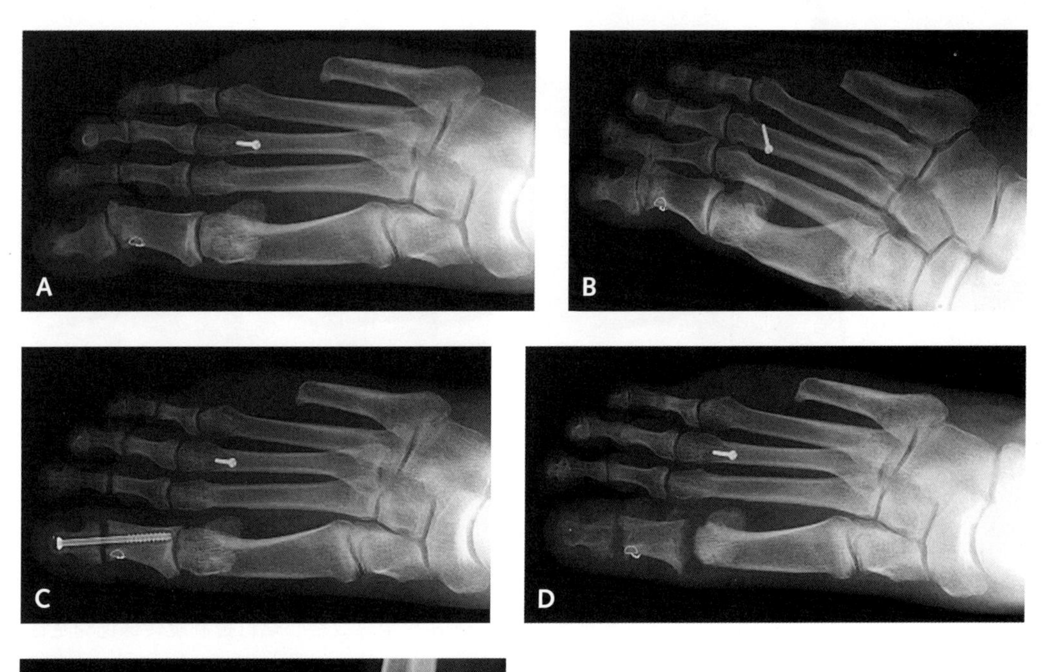

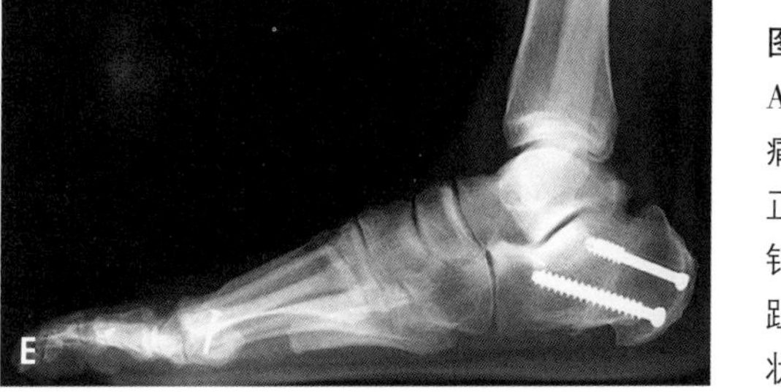

图 27.41　此患者经历了多次不正确的前足手术。A–B. 踇趾截骨矫正过度，导致力线不良。为缓解跖骨痛已切除第五跖骨头。C. 通过趾间关节融合试图矫正趾骨间内翻畸形。D. 但上述方法也失败了，而且螺钉向近端移位进入跖趾关节，导致关节炎。D–E. 此时趾间关节非常僵硬但不是很痛，相对来说跖趾关节症状更为严重，于是行关节部分切除和关节间置成形术

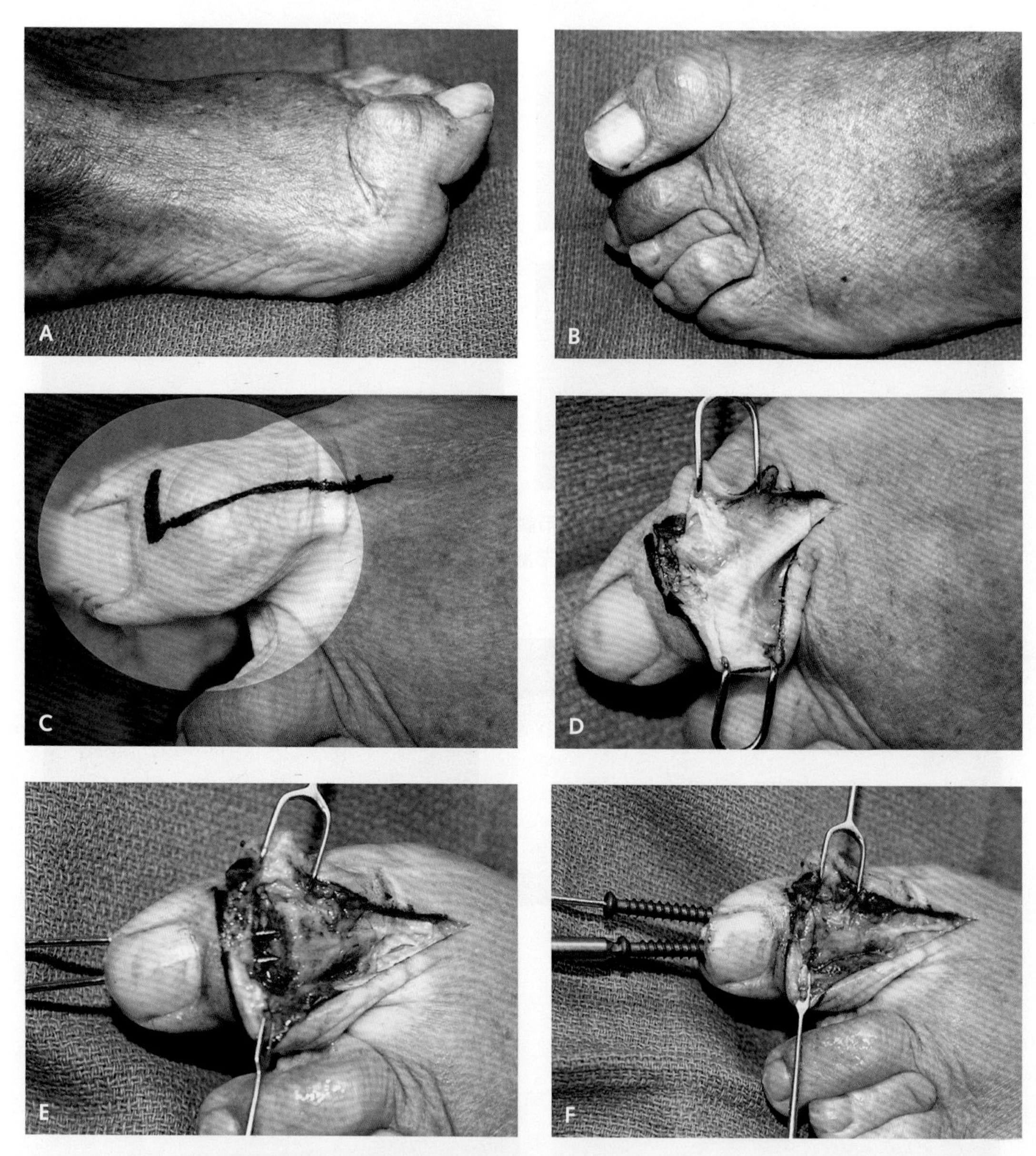

图 27.42 踇趾趾间关节融合术的步骤。A-C. 爪状趾畸形需要修复。D. 牵开踇长伸肌腱。E. 用摆锯进行趾骨截骨。F. 将导针置入近端和远端趾骨预钻孔内，拧入两枚全螺纹空心螺钉控制旋转保证稳定性

趾骨与踇趾位置完全矫正。要确保远节趾骨没有轻微的向内或向外移位，因为那会导致皮下骨刺疼痛。如果行踇趾趾间关节外翻矫正，则需在内侧去除更多骨质，并将远节趾骨轻度内移以辅助矫正。应用一枚全螺纹 4mm 空心钉进行固定（图 27.43）。先将导针打入近节趾骨中心，然后逆向打出远节趾骨，从趾甲下穿出，然后再打入趾骨近端预钻孔。应用此技术近远节趾骨可对合在中央位置，拧入螺钉时手动加压踇趾，可使用一枚半螺纹螺钉，尽管笔者觉得这样做并无必要。手动加压关节面效果确切时，可用一枚全螺纹螺钉固定。如果关节面还是轻度分开，可去除螺钉再次手动挤压关节面，然后再次拧入螺钉。

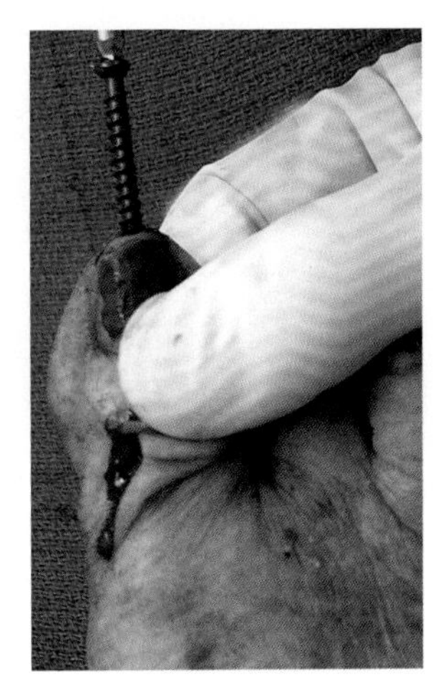

图 27.43　拧入螺钉时手动加压踇趾，这对于获得良好的对位和控制旋转是很重要的一步

技术、技巧和注意事项

- 行趾间关节融合时，切口远端走行较为自由。需要在一定程度上剥离踇长伸肌腱止点。可以使用纵行直切口，但是为更好地显露关节面，切口往往向远端延伸形成 T 形或 L 形。
- 此切口要避免损伤趾甲基底部甲母质（图 27.44）。
- 尽量少去除近节趾骨骨质。近节趾骨截骨比远节趾骨截骨容易，远节趾骨基底在跖侧弧形包绕近节趾骨头下方，所以需要去除比背侧更多的跖侧骨质。
- 踇趾趾间关节融合不愈合很少见，除非先前行跖趾关节融合。增加趾间关节受力，延长踇趾杠杆臂增加应力，可能导致后期趾间关节融合失败。
- 固定方法有多种，选择全螺纹还是半螺纹螺钉并不重要。对于骨质量不好的患者可以在使用螺钉以外再加用一根带螺纹的克氏针，该克氏针从趾骨边缘打入固定。
- 踇趾跖趾关节融合后处理疼痛的趾间关节是较难的。即使两个关节都融合，也是可以保证踇趾功能的，前提是足趾必须对位对线良好。
- 跖趾关节融合矫正踇内翻是很直接有效的，但是读者必须了解这种情况下常有矫正不足的可能。通常来说，在矫正踇内翻畸形时，拉直踇趾后外观会明显改善，使得术者感到很满意，但实际上有可能踇趾还是处于轻度内翻位，这是不能接受的（图 27.45）。另外一个问题就是第一、二趾靠得太近，需要决定第二至第五趾是否需要通过矫形重新排列，这会显著延长手术时间，特别是在老年患者的手术中。有时第二至第五趾并不僵硬，踇趾跖趾关节内收或内翻畸形可能无明显症状。因此对每个病例都要行个体化评价，但都不要忽略重排第二至第五趾力线的重要性（图 27.46）。

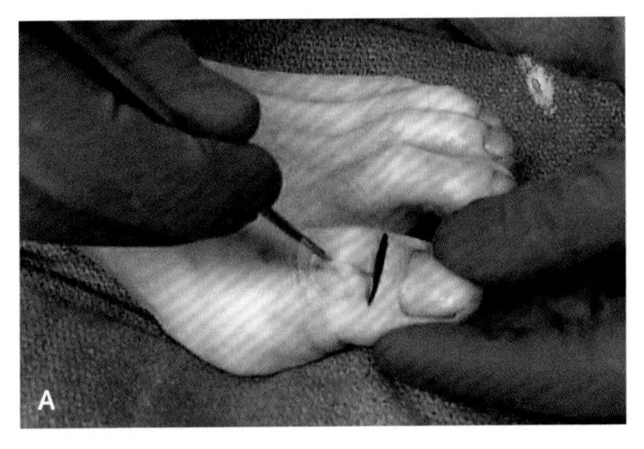

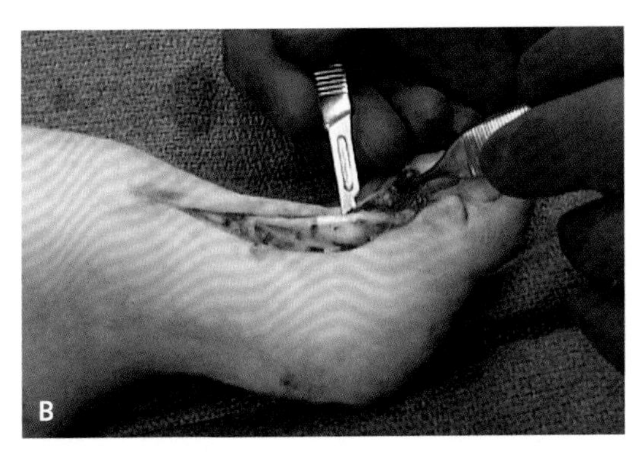

图 27.44　A–B. 当进行踇长伸肌腱转位时，远端切口位于甲母质下，将肌腱止点掀起转位

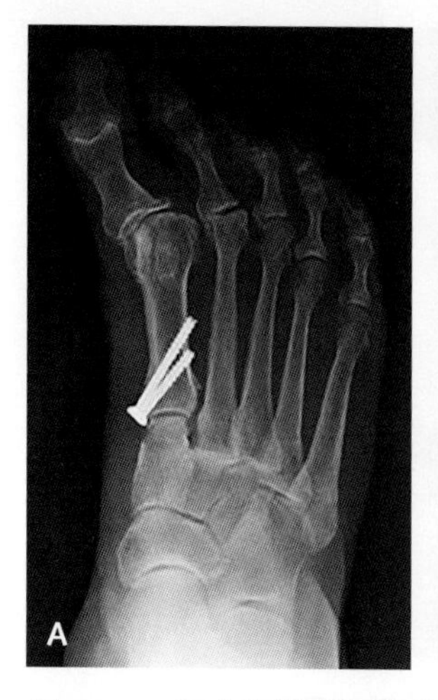

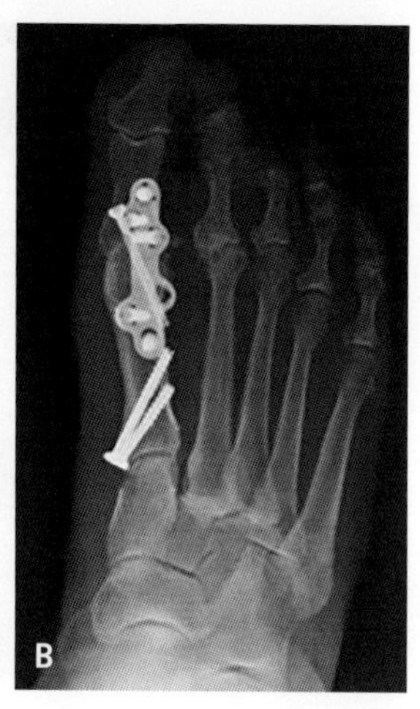

图 27.45 踇内翻矫形要考虑两个因素，这在本病例中有典型体现。第一个因素是现在的趋势是内翻矫正不足，因为手术医生眼睛看到的很好的矫正，其实没有将踇趾置于轻度外翻位。第二个因素是第二至第五趾未矫正，术后踇趾与第二趾之间存在摩擦。A–B. 这些情况在此病例的术前和术后影像学检查中都有显示

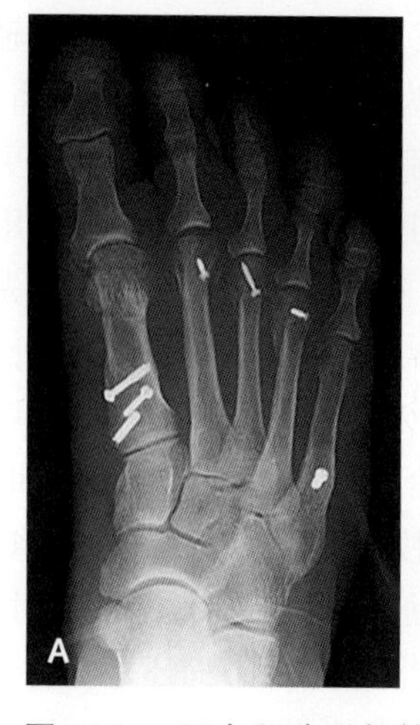

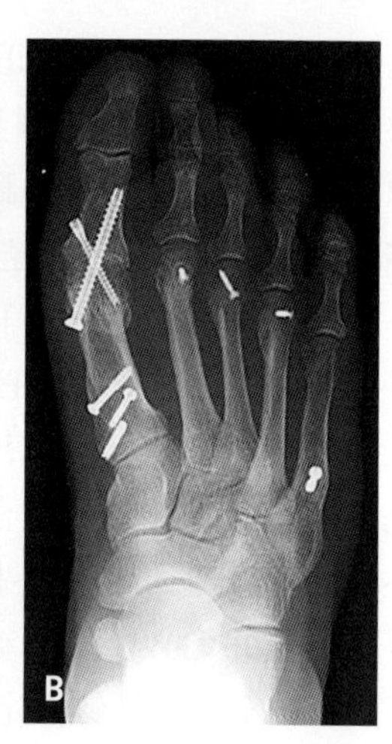

图 27.46 踇内翻畸形与第二至第五趾内翻畸形相关。行第一跖骨近端新月形截骨矫正踇外翻后出现双侧踇内翻畸形，及与之同步发展的第二至第五趾内翻畸形，这些都在后期手术中得以矫正。A–B. 患足术前和术后的影像学表现，除行踇趾跖趾关节融合外，同时还做了第二至第四跖骨短缩截骨

（王碧菠 译　李淑媛 校　张建中 审）

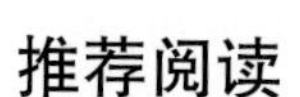

推荐阅读

Brodsky JW, Passmore RN, Pollo FE, Shabat S. Functional outcome of arthrodesis of the first metatarsophalangeal joint using parallel screw fixation. *Foot Ankle Int.* 2005;26:140–146.

Brodsky JW, Ptaszek AJ, Morris SG. Salvage first MTP arthrodesis utilizing ICBG: clinical evaluation and outcome. *Foot Ankle Int.* 2000;21:290–296.

Daniels TR, Younger AS, Penner MJ, et al. Midterm outcomes of polyvinyl alcohol hydrogel hemiarthroplasty of the first metatarsophalangeal joint in advanced hallux rigidus. *Foot Ankle Int.* 2017;38(3):243–247.

Luk PC, Johnson JE, McCormick JJ, Klein SE. First metatarsophalangeal joint arthrodesis technique with interposition allograft bone block. *Foot Ankle Int.* 2015;36(8):936–943.

Myerson MS, Schon LC, McGuigan FX, Oznur A. Result of arthrodesis of the hallux metatarsophalangeal joint using bone graft for restoration of length. *Foot Ankle Int.* 2000;21:297–306.

Sammarco VJ. Surgical correction of moderate and severe hallux valgus: proximal metatarsal osteotomy with distal soft-tissue correction and arthrodesis of the metatarsophalangeal joint. *Instr Course Lect.* 2008;57:415–428.

Womack JW, Ishikawa SN. First metatarsophalangeal arthrodesis. *Foot Ankle Clin.* 2009;14:43–50.

第 28 章 跖跗关节融合术

概述

跖跗关节融合用于各类关节炎伴 / 不伴畸形的治疗中，比如说原发性骨关节炎、创伤后关节炎或炎症性关节炎的治疗，及神经病理性畸形的矫正（视频 28.1）。融合只限于有症状的关节，但这些关节不总是容易识别的。应该结合患者症状的位置、影像学表现及临床体检等方面决定要融合的关节。外侧柱影像学表现在手术决策中帮助不大，因为就算外侧柱有关节炎表现也常无症状。第一跖楔关节不稳定就算没有关节炎表现也要处理，恢复稳定性矫正畸形，同时治疗第二、三跖楔关节炎。所有涉及的中足部分都要融合，常会延展到舟楔和楔骨间关节。这样大范围的累及对于炎症性关节病和创伤后关节损伤特别常见，关节炎和畸形可能包括楔骨间和舟楔关节，所以用跖跗关节复合体来定义相关的解剖部位（图 28.1）。

这些操作的共同点是要通过融合来矫正和恢复力线，因为融合时同时矫正前后足畸形能获得更好的功能效果（图 28.2）。跖跗关节炎常伴有的畸形是前足相对后足外展，同时有第一跖骨矢状位和冠状位的不稳定。前足外展增加后，中前足出现旋前，导致中足内侧和跗趾出现扭力，进而出现跗外翻。随着畸形增加，需要更多的手术操作来获取足部良好的力线。

在某些情况下，扁平足合并后足外翻时，后足畸形是基本初始的因素，跖跗关节炎是继发畸形。然而除明显痛点外，还必须充分矫正后足畸形，尽管患者可能认为痛点只是在跖跗关节（图 28.3 和图 28.4）。在其他情况下中足畸形是原发因素，后足畸形是继发表现，就如图 28.5 中的病例一般。在此病例中整个跖跗关节复合体包括外侧柱严重脱位，尽管我们很少融合外侧柱，但这个病例因为骰骨压缩及足外侧疼痛需要融合整个中足。为了矫正这个严重畸形，先要清理每个关节，并延长腓骨短肌以松解外侧挛缩。这样严重的畸形可能需要在复位内侧和中间柱后，再使用外固定架临时延长外侧柱（图 28.6）。在图 28.5 的病例中，在充分清理完全松解每个关节后，使用外固定架延长腓骨短肌。固定顺序是从内侧到外侧，从临时固定的克氏针到接骨板固定。

畸形矫正原则

切口和显露

中间柱（第二、三跖跗关节）融合应使用单个位于第二、三跖骨间背侧的切口，这是因为第三跖楔关节延伸跨过足中线。如果要融合第一、二跖跗关节，可以用一个或两个切口。少量畸形时可使用单个第一、二跖楔关节间隙背侧切口（图 28.7 和图 28.8）。然而如果同时有内侧柱不稳和畸形，则需使用单独的内侧切口以便进行内侧柱跖屈（图 28.9）。也可使用此切口进行延伸的舟楔跖骨融合，此时需要使用足内侧接骨板（图 28.10）。不要使用两个背侧切口显露第一至第三跖跗关节，因为皮桥过窄可能出现较高的切口并发症（图 28.11 和图 28.12）。

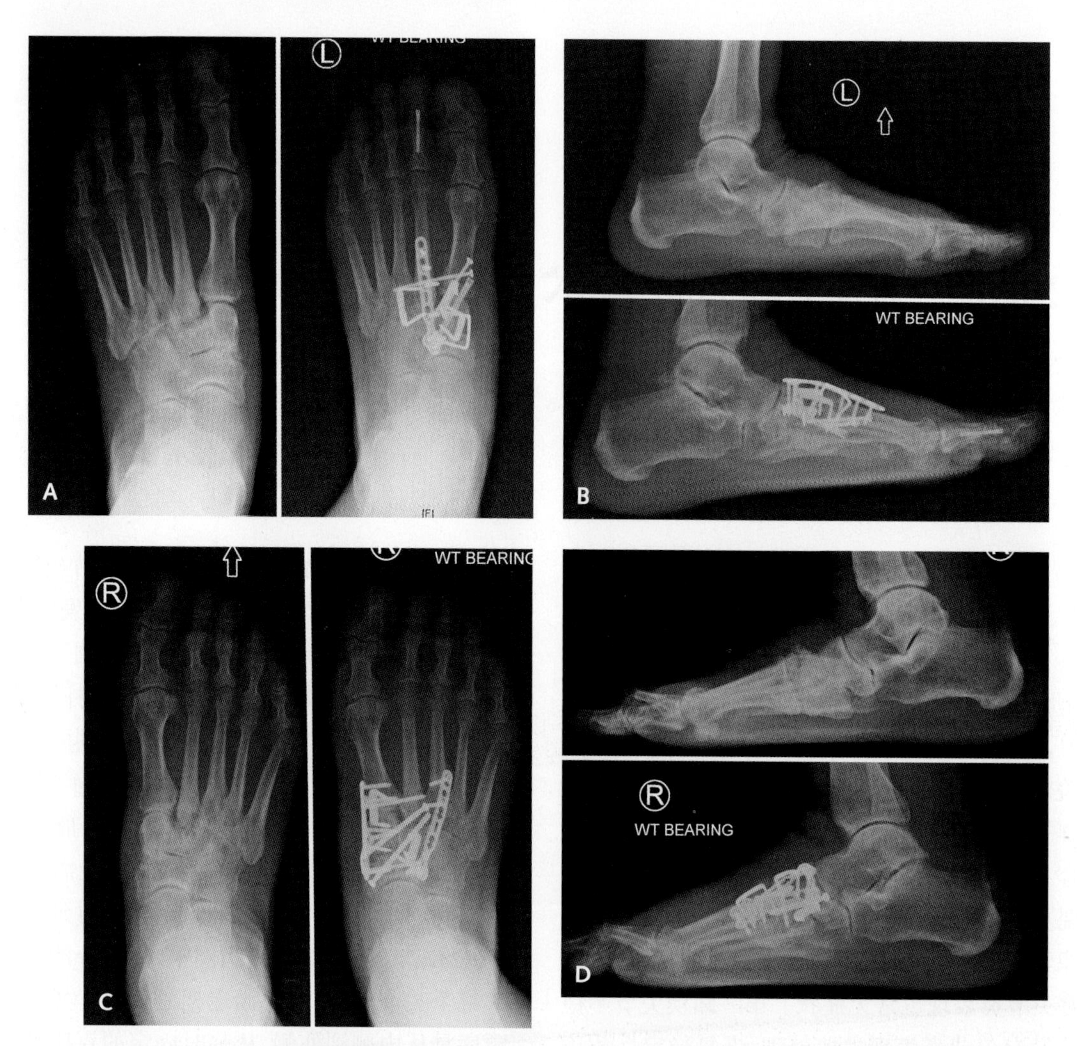

图 28.1　未诊断的类风湿关患者的舟楔关节和跖跗关节炎。需要使用多种固定方法同时融合多个关节。A–D. 因为要融合多个关节坚强固定是较难的，医生需要采用不同的固定方式来获得稳定性。在这些病例中通过使用螺钉、接骨板、镍钛加压骑缝钉等来进行固定。我们观察到在中足使用镍钛加压骑缝钉可获得极佳的稳定性和骨愈合效果

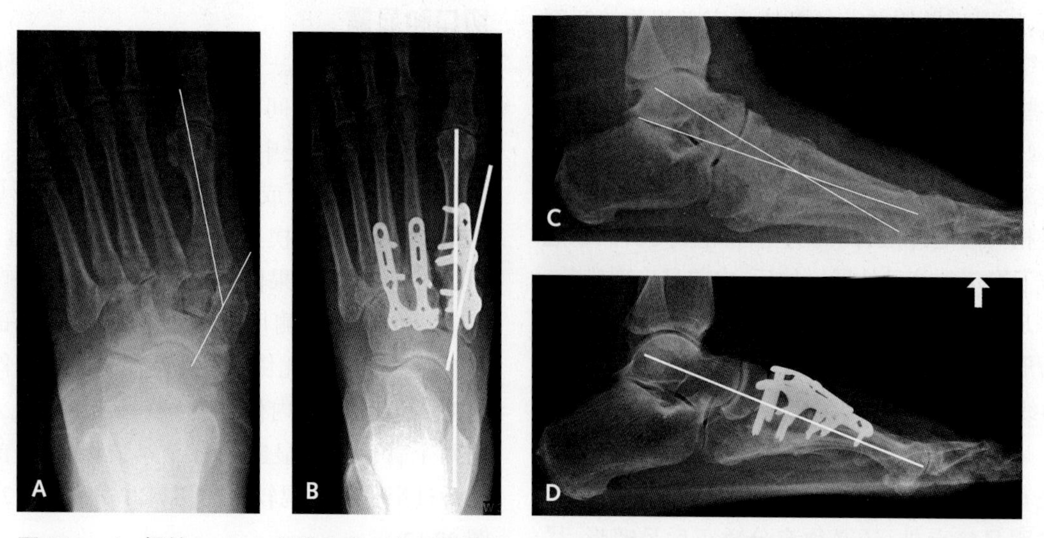

图 28.2　A. 慢性 Lisfranc 损伤患者足部显著外展。C. 中足塌陷。B. 使用预弯解剖接骨板和非锁定钉帮助矫正外展和跖屈内侧柱。D. 尽管接骨板不能替代适当的手法复位，但它能够辅助矫正过程。术后可见重建正常足纵弓，外展畸形改善

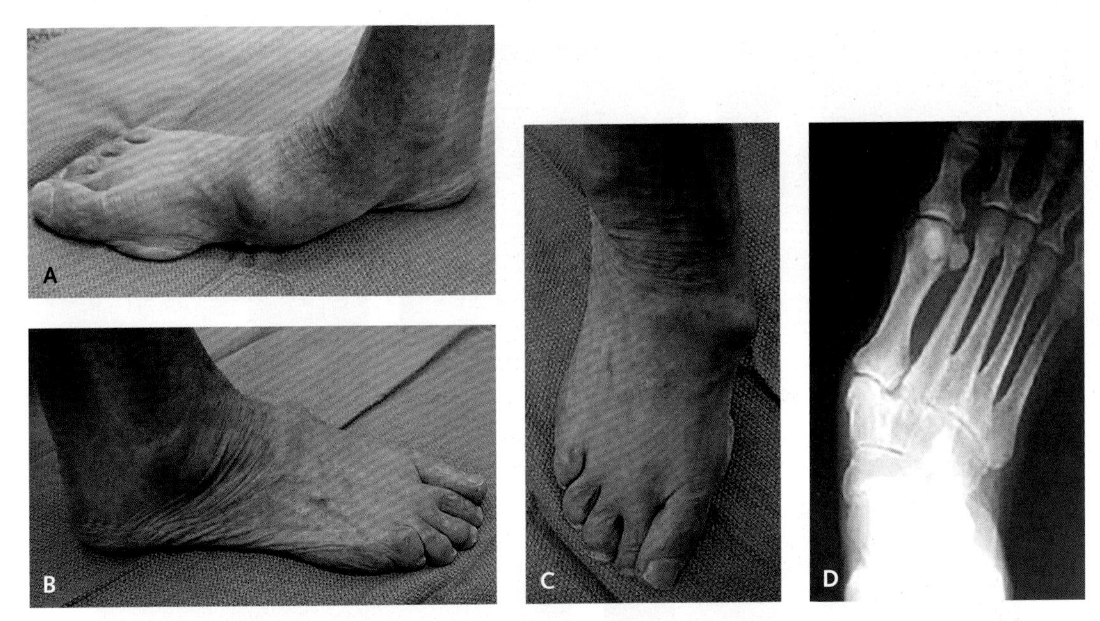

图 28.3　有时并不能确定哪个是起始问题，到底是后足本身就存在固定外翻畸形还是中足外展旋前导致的后足外翻？此病例更可能是后者。A–C. 临床图片显示患者存在中足关节炎，中足塌陷导致后足的继发性外翻，之后又导致持续性内侧后足塌陷。D. X 线片中显示中足严重外展，必须在矫正后足外翻畸形时同时将其矫正，可通过跟骨截骨延长或内移截骨矫正

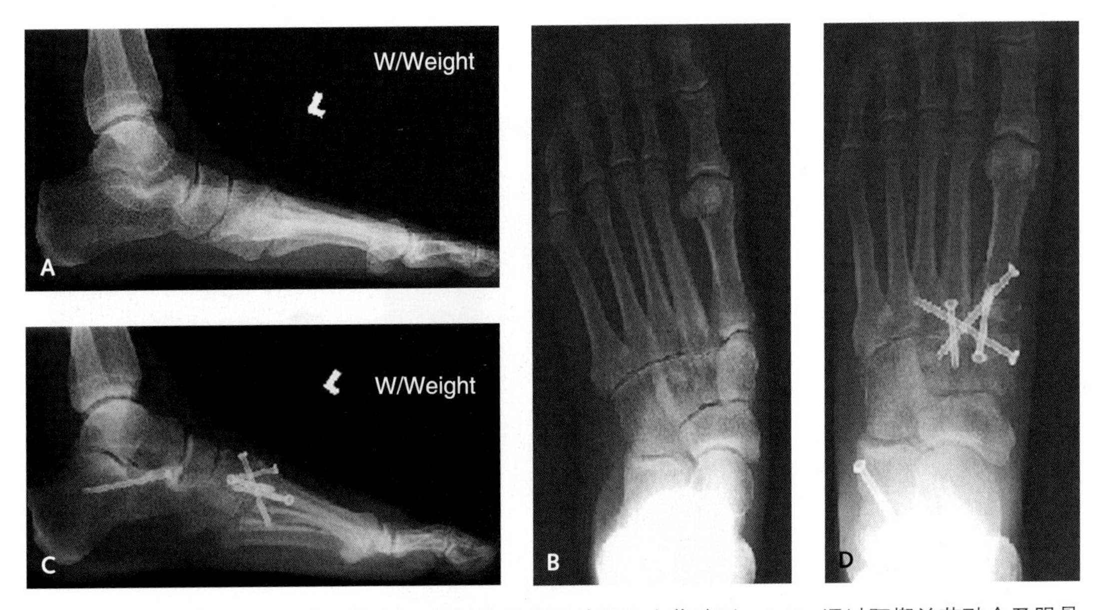

图 28.4　A–B. 患者存在跖楔关节炎，可能继发于后足外翻和内收畸形。C–D. 通过跖楔关节融合及跟骨截骨和外侧柱延长矫正畸形

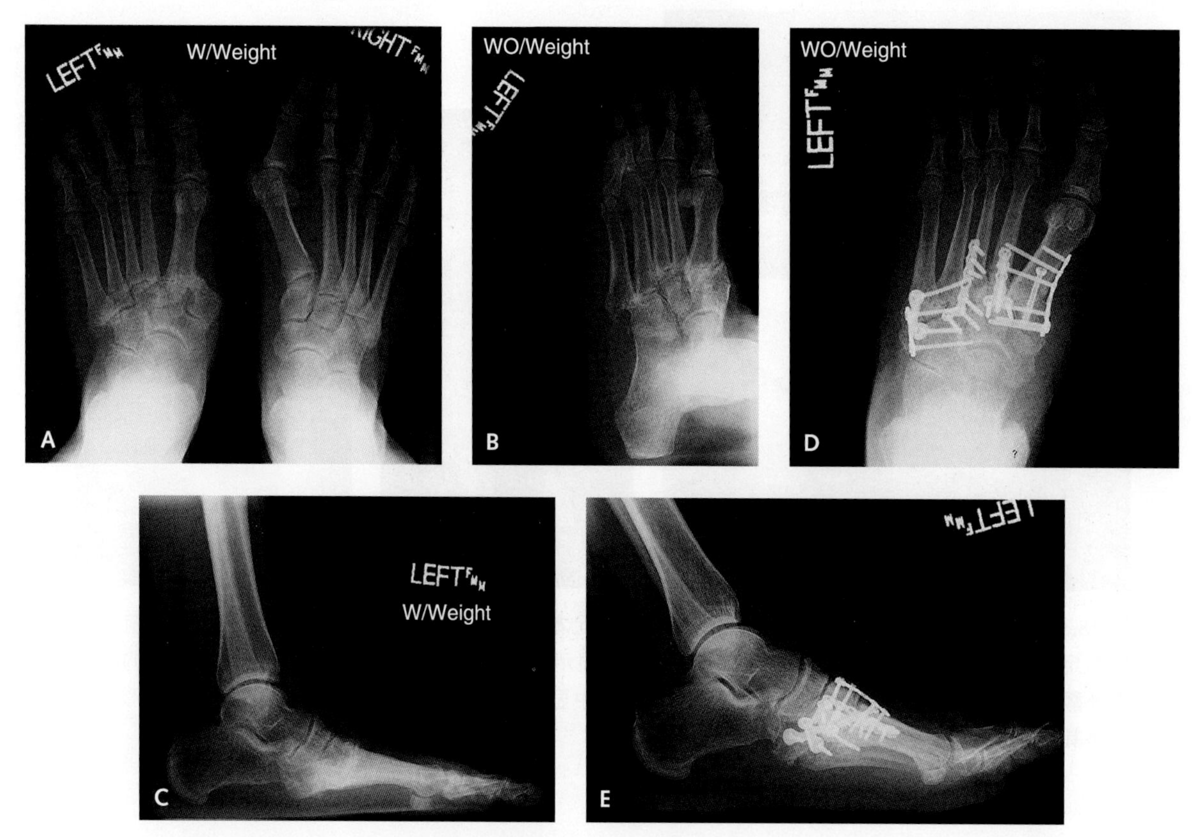

图 28.5 A-C. 该病例为严重的创伤后畸形病例，其中足三柱都有症状。注意整个跖楔关节严重外展。D-E. 通过所有三柱融合矫正，同时矫正对位力线，并行接骨板固定

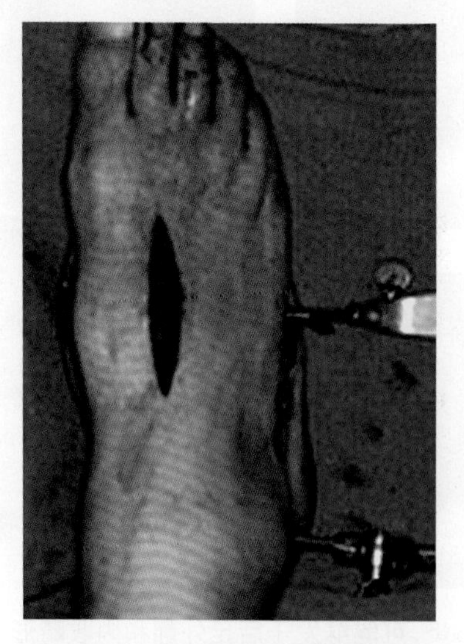

图 28.6 为了矫正严重的中足外展，可使用定位导针打入跟骨和第五跖骨的方法，临时延长外侧柱。在复位完成内固定牢靠后，可去除此外固定架

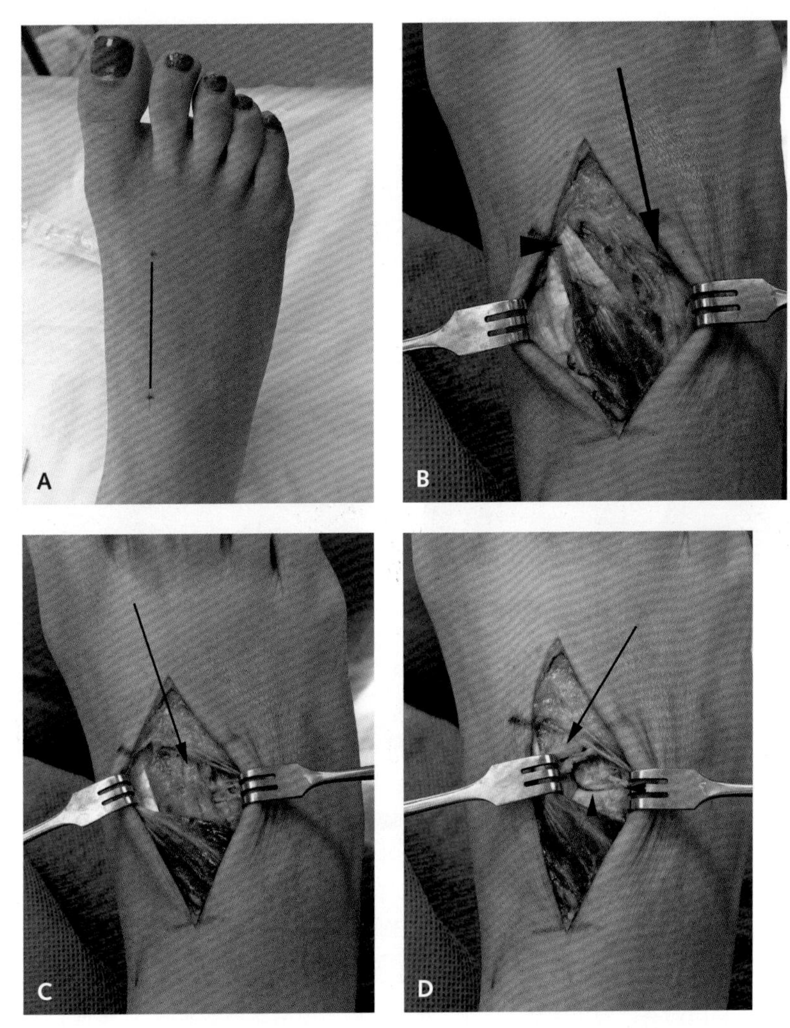

图 28.7 A. 图中所示为第一跖间隙(第一、二跖骨间)切口的大致位置(黑线所示)。B. 钝性分离避免损伤腓浅神经(长箭头所示)。找到蹋短伸肌腱(三角箭头所示)并松解腱鞘,血管神经束就在其下方。C. 将蹋短伸肌向内侧牵开找到神经血管束(长箭头所示)。D. 将蹋短伸肌和神经血管束向内侧牵开显露第二跖楔关节。注意过度牵拉可能会损伤撕裂第一近侧交通动脉

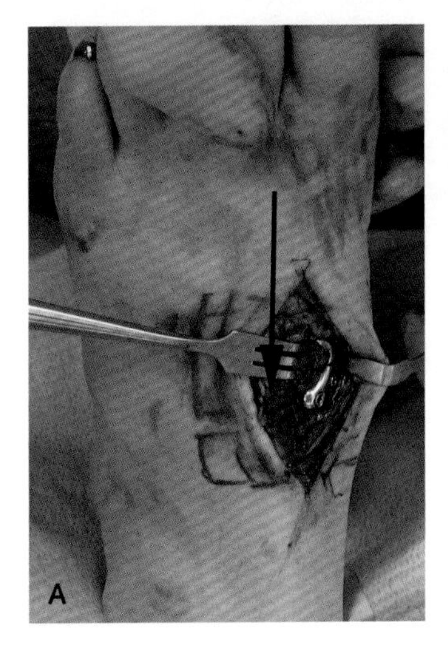

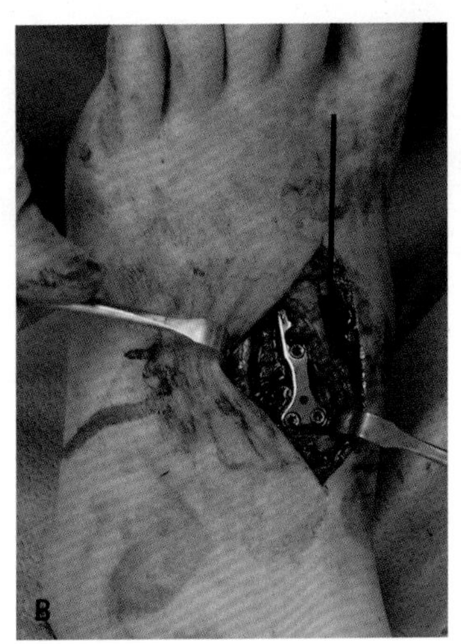

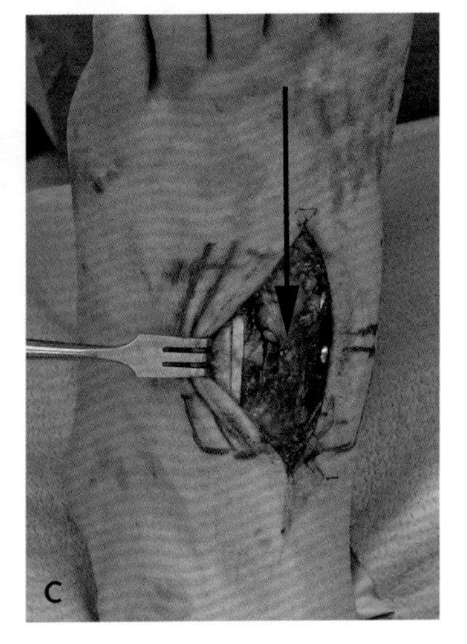

图 28.8 显露第一、二跖楔关节最好的方法是将每个关节看成一个边界是神经血管束(长箭头所示)的窗口。A. 将神经血管束轻轻向外牵拉,显露第一跖楔关节。B. 将神经血管束轻轻向内牵拉显露第二跖楔关节。C. 内固定后的神经血管束外观显示其未损伤

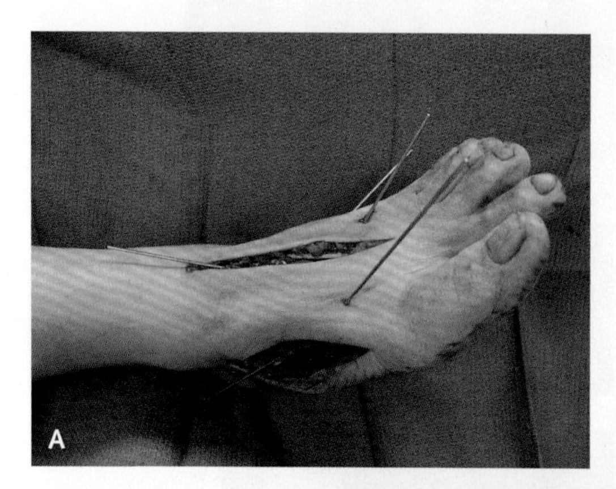

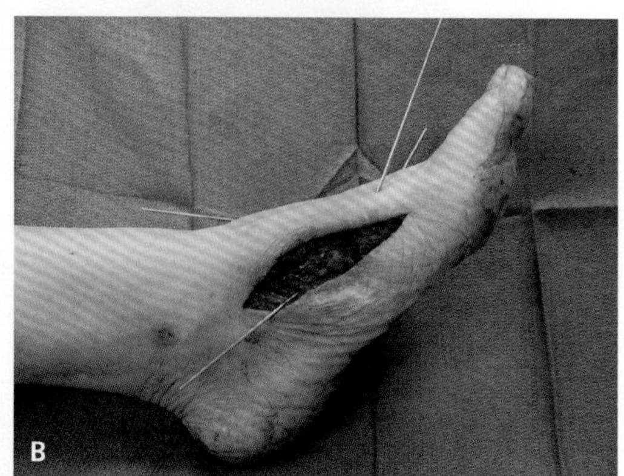

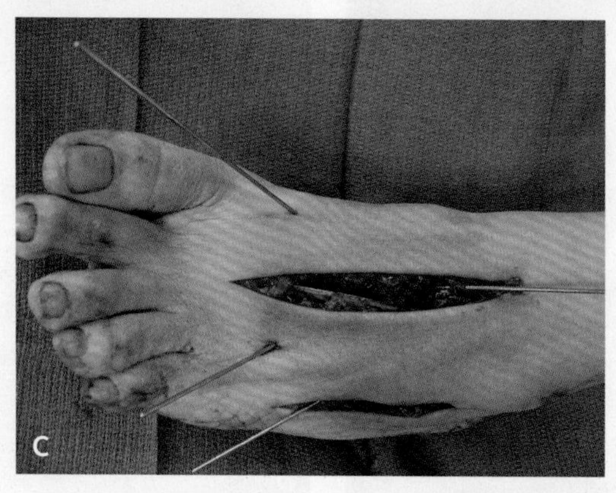

图 28.9 切口大小是由融合范围决定的。A–C. 在此病例中因为三柱都要融合，需要行三个切口，每个切口间要保留宽大的皮桥

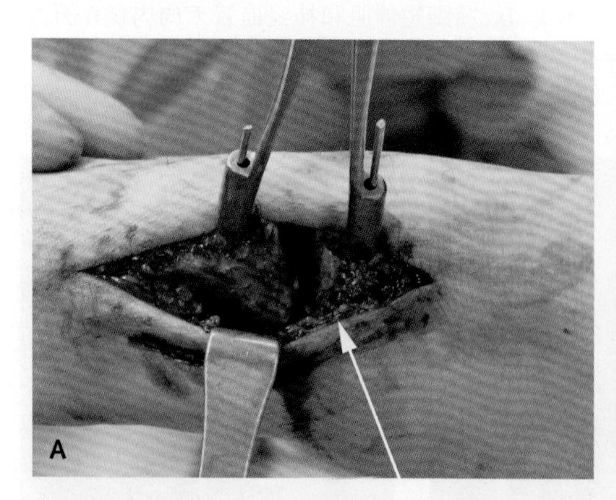

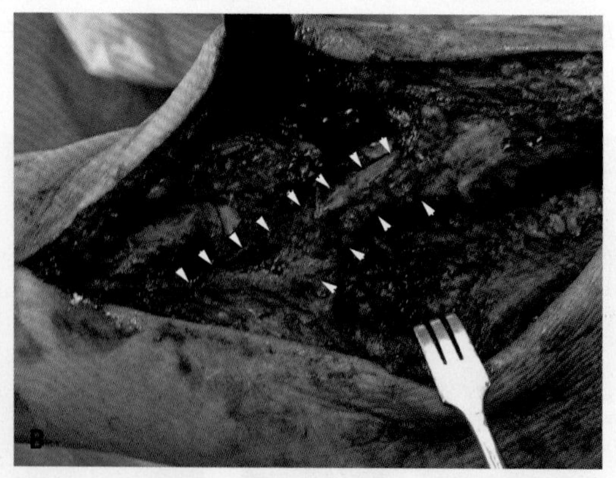

图 28.10 通过内侧入路标准切口进行第一跖楔关节融合。A. 胫前肌在切口近端下方（长箭头所示），一般不要完全显露。从上往下进行分离，注意保护肌腱。B. 第一跖楔关节背伸或进行舟楔关节融合时，需要完全显露胫前肌（三角箭头所示）。需要对肌腱解剖有充分了解，以保证在有限切口内避免损伤肌腱。注意肌腱远端在第一跖楔关节背侧容易受损伤

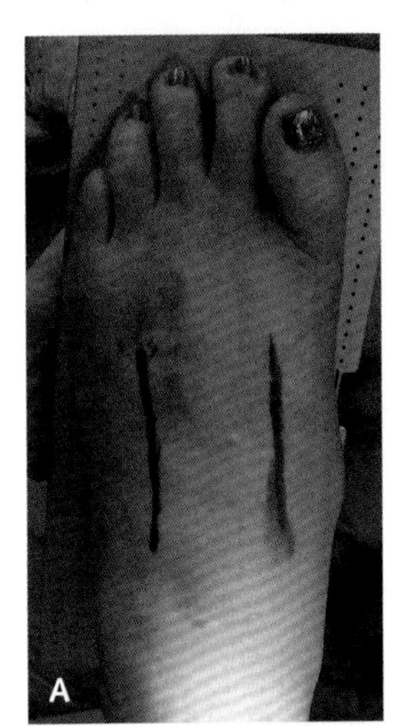

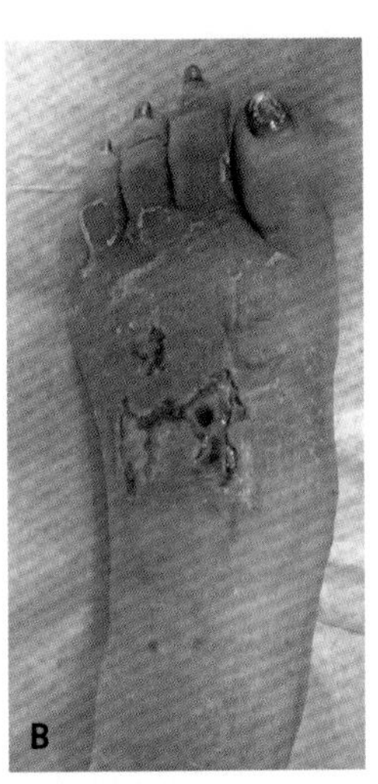

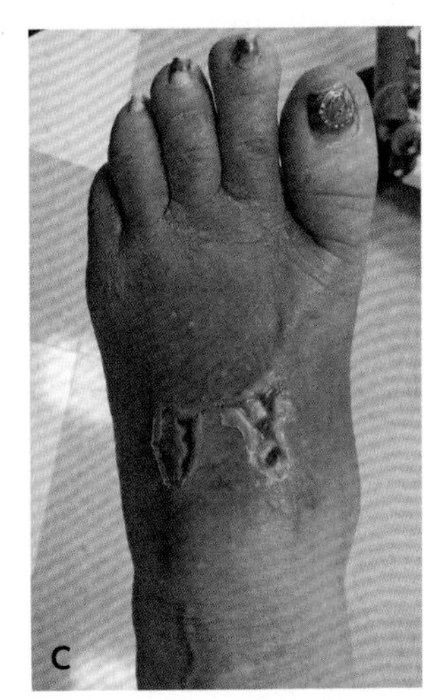

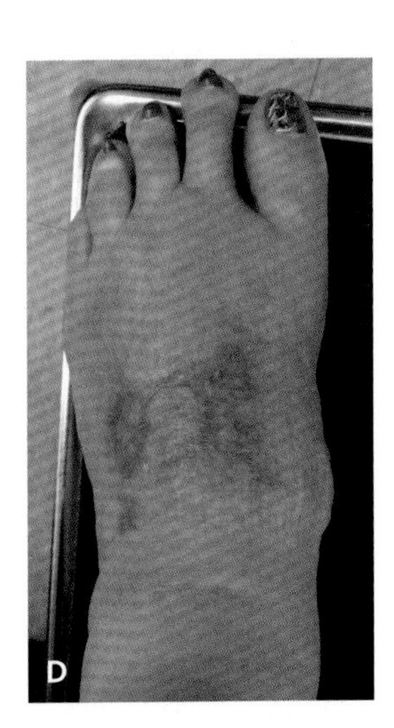

图 28.11 A–D. 切口并发症在大范围的中足融合患者中并不少见，细小的皮桥经常受到损伤。在这个特定病例中，局部切口护理足以帮助伤口愈合，但是在有些病例中可能需要进行游离组织瓣移植

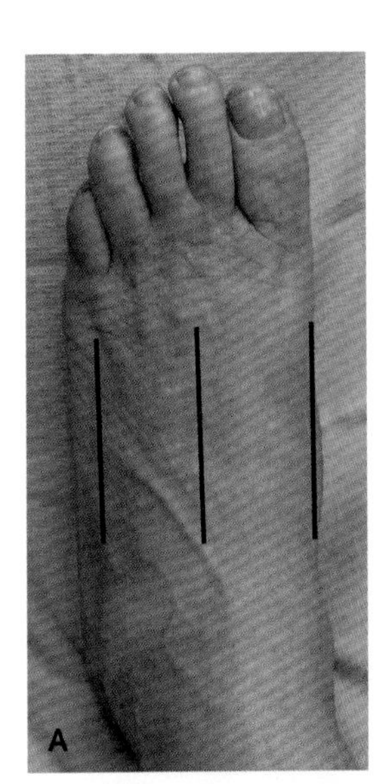

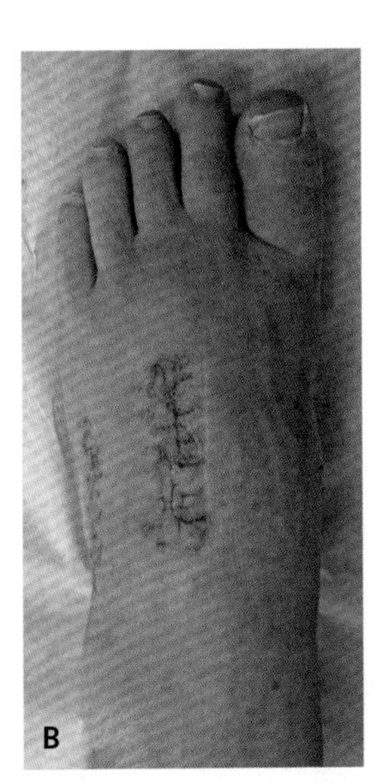

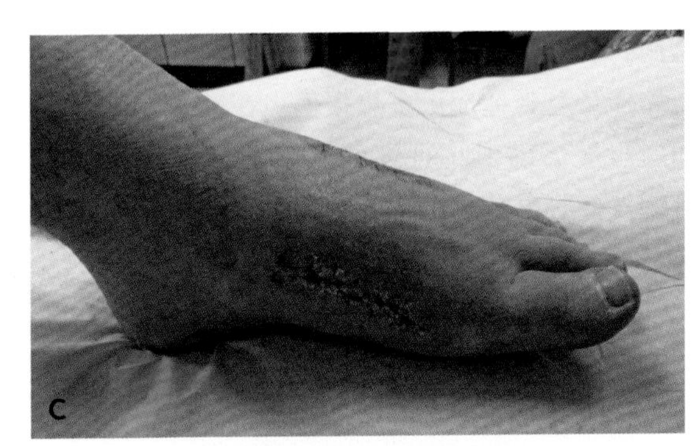

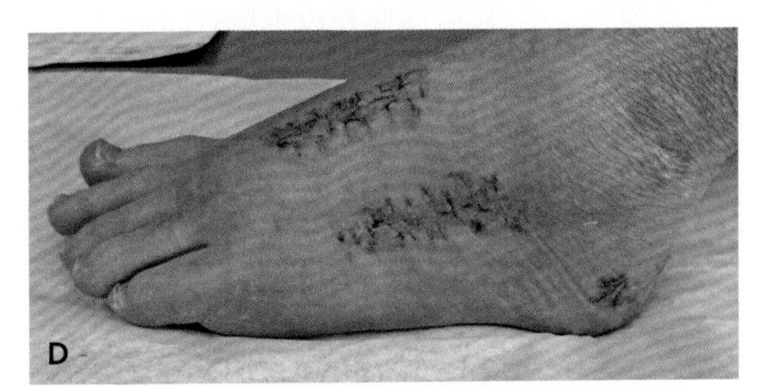

图 28.12 三切口技术能够更好显露并减少神经血管束损伤和切口并发症，但切口数量较多。A. 图示为中足融合患者的切口位置。B. 术后 2 周的三切口技术的背侧外观。C. 术后 2 周的三切口技术的内侧外观。D. 术后 2 周的三切口技术的外侧外观

切开背侧切口到皮下组织时，必须要找到腓浅神经分支并牵开保护。足部背侧表面的神经瘤是很不舒服且难以忍受的，这种损伤形成可以避免。可用踇短伸肌腱作为导引来定位深部的神经血管束。找到此肌腱后，可看到其下方的血管神经束，将它们向内侧牵开。最简单的牵开方法就是使用大的骨剥在第二跖骨骨膜下剥离，然后掀起组织瓣，里面就包括神经血管束。

显露跖跗关节是困难的，需要使用板层撑开器或克氏针撑开器（图 28.13）。我们倾向于使用克氏针撑开器，因为这样可以尽量减少对松质骨无意压缩的风险。关节清理准备可使用摆锯、骨凿或磨头。我们倾向于使用骨凿，因为这样可以减少医源性短缩。如果操作仔细使用得当，也可用摆锯高效去除软骨下骨。如果使用摆锯，则不要使用止血带，以减少骨的热损伤（视频 28.2）。即使在严重畸形的病例中，也不要为了关节对位而去除楔形骨块（图 28.5），可通过关节清理准备及相关跖骨移位而不去除楔形骨块来复位。也许最重要的关节准备步骤就是使用 1.5mm 或 2mm 钻头间隔 1~2mm 在整个关节面打孔。我们不喜欢使用克氏针进行此操作，因为那样会对骨造成更多热损伤。在准备硬化骨关节面时可能会出现此问题，此问题可能出现在创伤后或特发性骨关节炎的患者中。第二跖骨特别容易缺血，骨面清理短缩后会出现较大的关节间隙。因此关节面钻孔只用于制作骨浆，而不是清理关节软骨。第三跖骨一般与第二跖骨连接紧密，会随着第二跖骨回到正确位置。如果要融合内侧和中间柱，我们要清理第一、二跖骨基底及内中楔骨间隙，然后植入骨块进一步稳定融合处。融合时跖骨会有背伸，因为关节清理多是在背侧进行。这些是很深的关节，整个跖楔关节底部都要彻底清理，以防止融合处背侧畸形愈合。在融合前使用光滑的板层撑开器，从关节背侧置入撑开显示关节跖侧面，是有帮助的。经常会有小骨片遗留在跖侧，需要彻底清理（图 28.14）。畸形矫正不止用于创伤后遗症或前次融合后的畸形愈合。比如说跟骨内翻畸形合并严重的跖内收跖楔关节炎。这个年轻女性病例存在严重跖内收中足骨关节炎。当出现二、三跖楔关节炎时，需要融合此关节，并同时恢复中足力线，之后矫正踇外翻和前足畸形（图 28.15）。

固定和关节稳定

融合时需要进行力线的矫正。当存在畸形时，不能只进行原位融合，如果足还是存在内收旋前畸形，那么症状很可能会复发（图 28.16）。关节面准备后，先进行内侧柱矫正，将第一跖骨内收锁定在位。为了将第一跖骨放正位置，抓住踇趾，将第一跖骨基底部向内侧楔骨推挤的同时，将第一跖骨远端向内收方向推挤。同时，将踇趾背伸，此背伸力量使得第一跖骨跖屈。使用导针或克氏针将第一跖骨锁定在正确位置，作为足部其他骨复位的标准。当第一跖骨正确定位后，可用复位钳固定于内侧楔骨和第二跖骨基底部，复位第二跖骨（图 28.17）。使用一枚导针从内侧楔骨打入第二跖骨基底部，将跖楔关节固定于复位后的位置。当没有畸形时，可行第二跖楔关节轴向螺钉固定。使用螺钉、骑缝钉还是接骨板固定取决于解剖位置、是否存在骨缺损及需融合的关节。

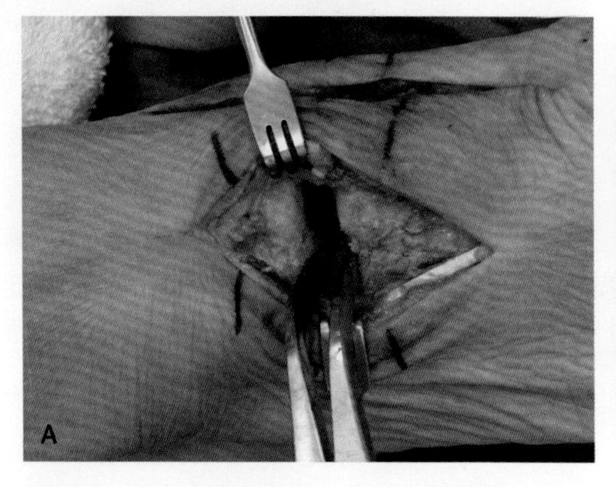

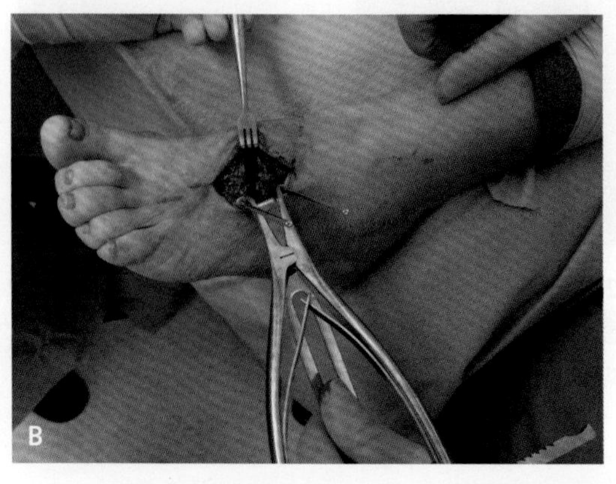

图 28.13 A. 无齿板层撑开器是保持跖楔关节打开，进行关节制备时的有效工具。光滑表面可以使得其容易进入紧张的关节。B. 克氏针撑开器是很安全的工具，可以撑开显露关节而不损伤松质骨，但是也可能导致背侧骨皮质穿透。理论上克氏针撑开器会影响接骨板固定，但我们使用 2.0mm 克氏针未发现相应临床影响

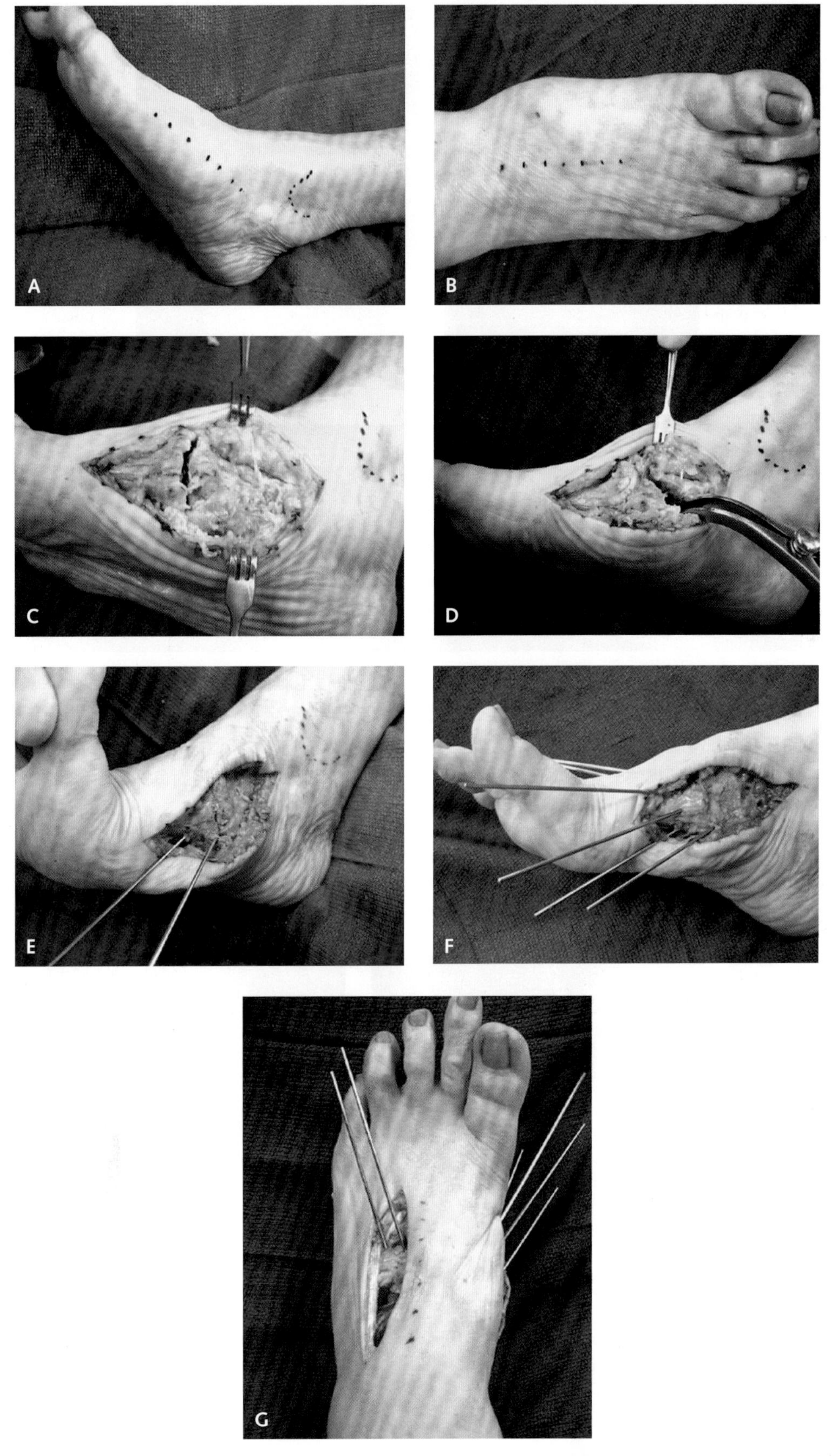

图 28.14 A–B. 扩大的跖跗关节融合手术入路，背侧和内侧切口标记。C–D. 第一跖楔关节打开。E–G. 在去除跖侧骨赘并进行中足排列不良的复位后，将蹈趾背伸形成第一跖骨跖屈，置入导针，维持复位

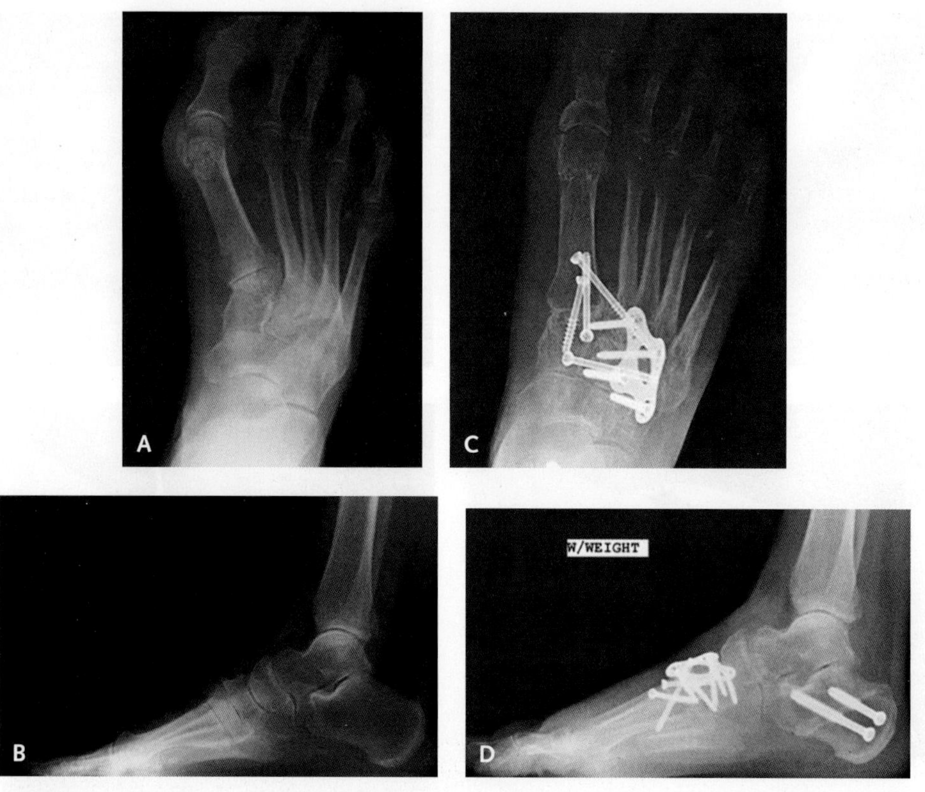

图 28.15 踇外翻合并跖骨内收和跖楔关节炎的矫正是很困难的，只能从中足重建入手，即融合重排列所有受累的关节。从外侧二、三跖楔关节开始，完全松解关节并进行清理，往往要在基底部切除楔形骨块。A–B. 注意除第一跖骨严重内收外，其他跖骨也有内收畸形。C–D. 从二、三跖楔关节开始矫正，然后进行第一跖楔关节的矫正，最后得到良好的融合效果

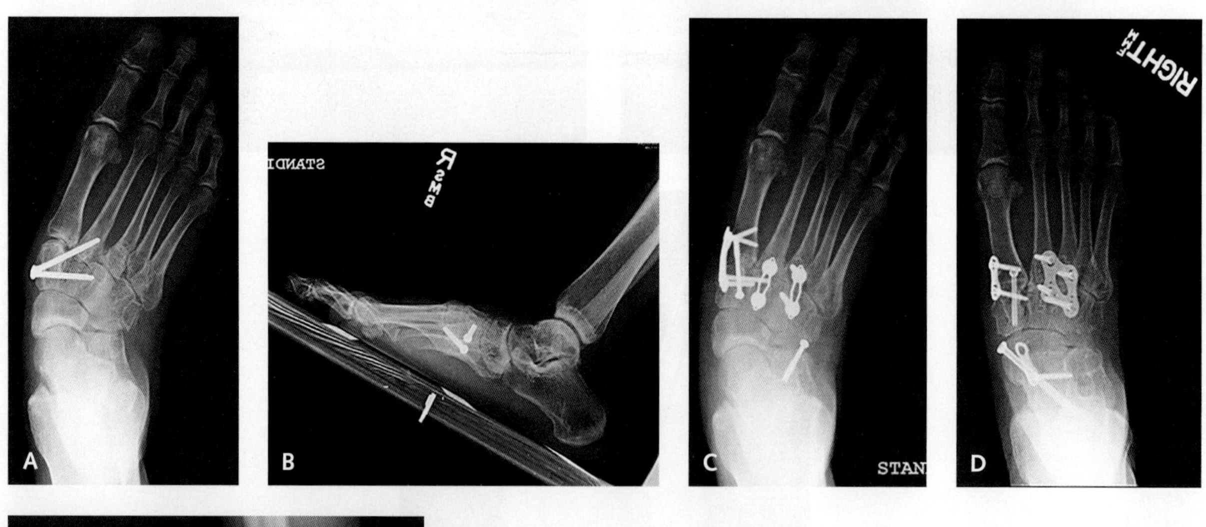

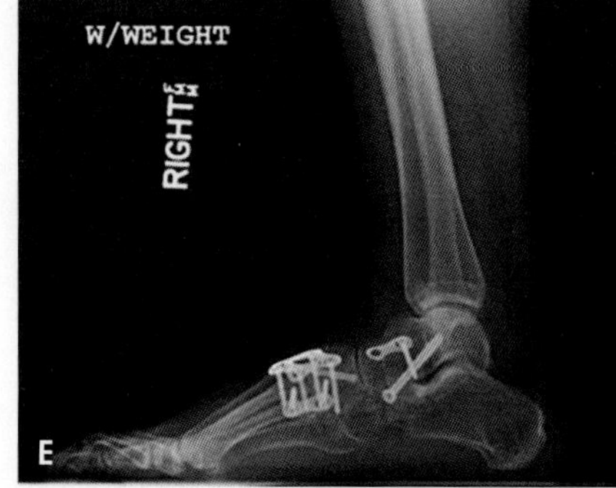

图 28.16 A–B. Lisfranc 损伤切开复位内固定后，中足遗留外展畸形。除了此中足畸形外，距舟关节也有创伤性外展，提示弹簧韧带损伤。C–D. 第一次手术行跖跗关节融合，距舟和跖跗关节仍处于外展位置，而且第一至第三跖跗关节未融合。E. 翻修手术行跖跗关节融合及距舟关节融合，因为后足非常僵硬，所以通过跟骨截骨延长外侧柱是不会成功的

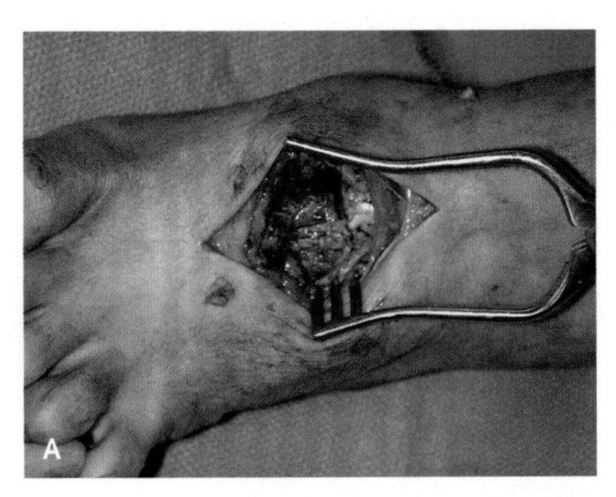

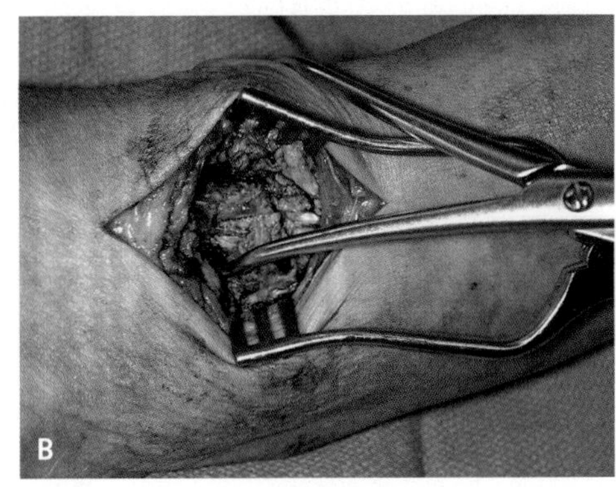

图 28.17　A. 慢性第二跖楔关节半脱位中足畸形。B. 通过复位钳斜行钳夹复位后固定

尽管螺钉是最经济的选择，但有时因为跖骨较平或剩余骨质较少，螺钉不能提供足够稳定性。从内侧楔骨向远处第一跖骨内置入螺钉，可较容易地固定内侧序列。尽管也可以从第二跖骨直接向近端打入螺钉，但螺钉可能会使得跖骨基底部裂开。所以钻孔后要小心使用埋头钻，以防止拧入螺钉时跖骨基底部裂开。第二跖骨基底部骨赘增生常出现一个嵴，可帮助螺钉置入定位，然而如果整个背侧骨赘都保留不动的话，骨嵴会导致患者不适。要在保留少量骨嵴以便螺钉置入和完整切除骨赘之间找到平衡。固定模式取决于局部解剖情况（图 28.18 和图 28.19）。如果内侧柱严重不稳定，导致融合范围要延伸到舟楔关节，则需要考虑使用背侧或内侧接骨板。有时我们将接骨板置于第一跖楔关节下方骨的张力侧，特别是在那些不稳定或潜在不融合的患者中（比如那些神经病变骨病的患者）。这个跖侧接骨板比其他固定跖楔关节的螺钉要更稳定。内固定可使关节面获得加压效果。现有的内固定选择，比如说定制解剖型中足接骨板，可以提供关节稳定性及锁定和加压效果（图 28.20~ 图 28.22）。使用加压镍钛骑缝钉可提供坚强加压和稳定性，对于二、三跖楔关节是理想的固定方式。有些病例中通过接骨板难以取得加压效果，使用镍钛骑缝钉可以获得加压效果。如果需要的话，可用接骨板补充获得更坚强的固定（图 28.23~ 图 28.25）。

我们不常规使用骨移植物来进行跖楔关节的矫正融合，除非有明显的骨缺损。然而如果要行多个跖骨和楔骨融合，在跖骨间隙和楔骨间隙植入少量松质骨是有用的。在这些病例中，为了将内侧柱稳定于中间柱，需要处理楔骨间隙。这时，使用骨移植物是有帮助的。有时候关节面清理后，要合拢关节是困难的，特别是第二跖楔关节。可通过在关节间隙中植入少量松质骨并压实来解决这个问题。

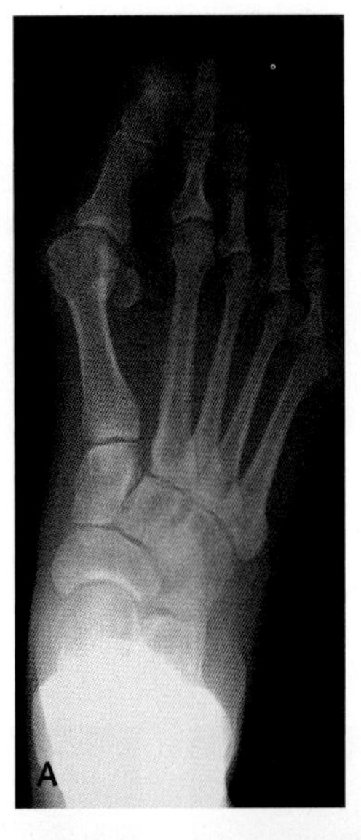

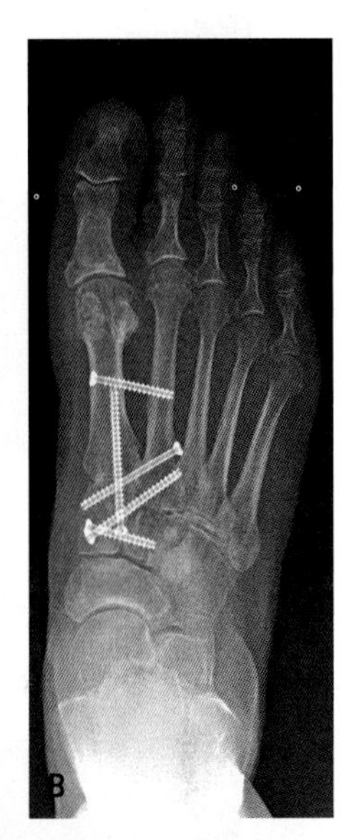

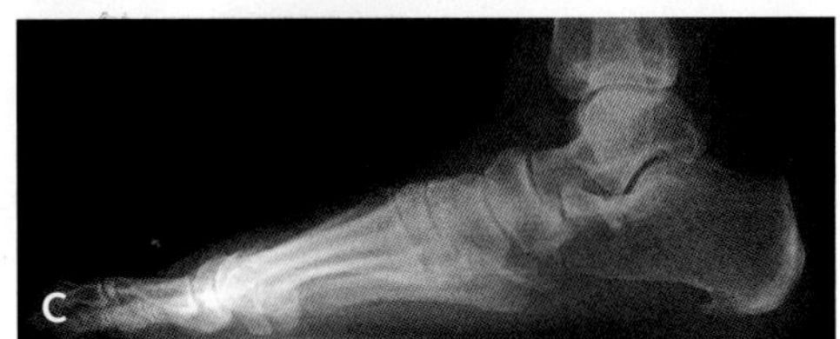

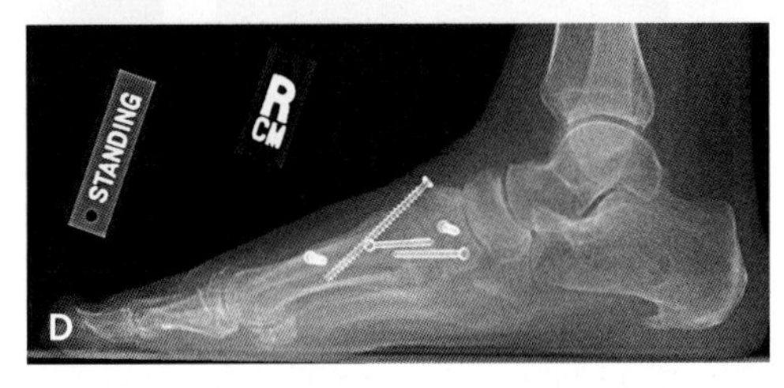

图 28.18　A–C. 图示为慢性 Lisfranc 损伤病例。患者需要行第一、二跖楔关节融合。注意 B 图中，没有完美的螺钉组合来进行融合，推荐使用第一跖骨进行两个点的固定。D. 存在蹈外翻时，在一、二跖骨间打入螺钉可以帮助畸形复位，在第一跖楔关节内的螺钉尽量与地面平行，以增加其牢固性

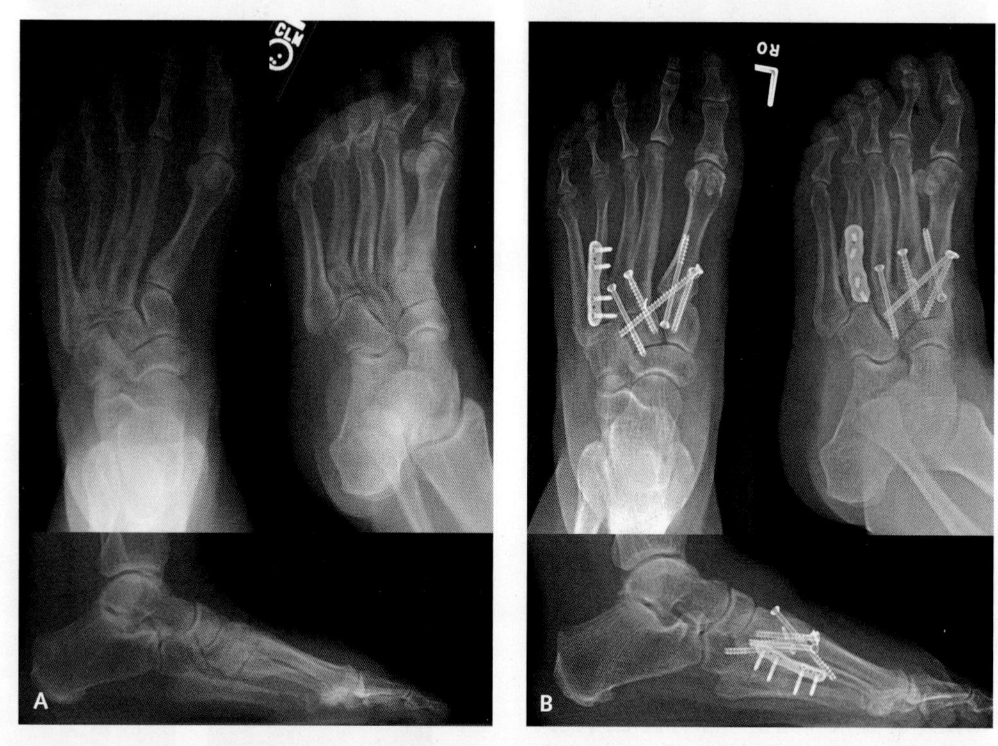

图 28.19 A. 患者跖骨内收，中足关节炎，第四跖骨应力骨折。B. 手术需要进行第四跖骨的切开复位内固定及第一至第三跖楔关节融合。空心钉固定有效，推荐使用至少两个点固定第一跖骨，其余跖骨可用一枚螺钉固定

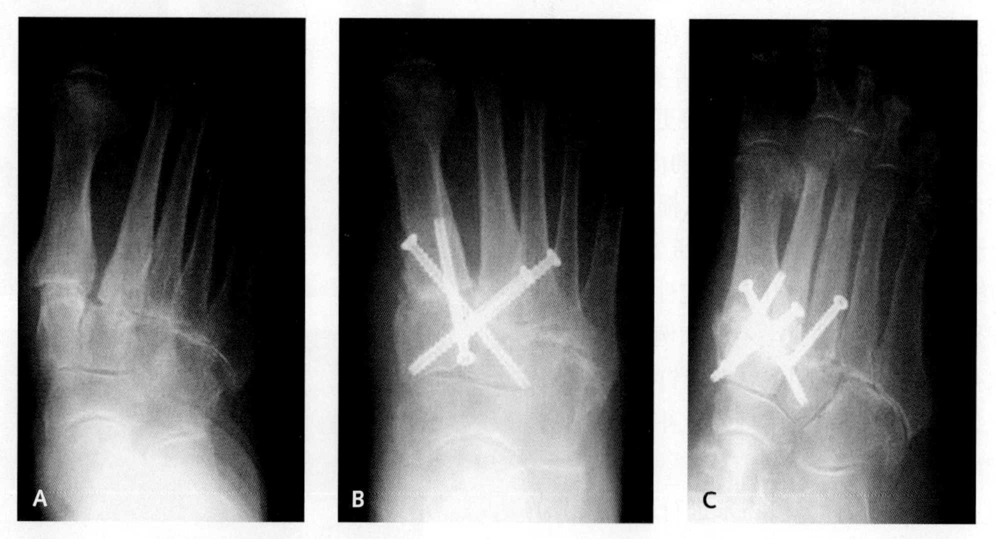

图 28.20 A. 这个创伤后畸形涉及整个中足，足的三柱都受到影响。尽管畸形严重，但只有内侧和中间柱有临床症状。B–C. 排列力线矫正后，用螺钉固定融合

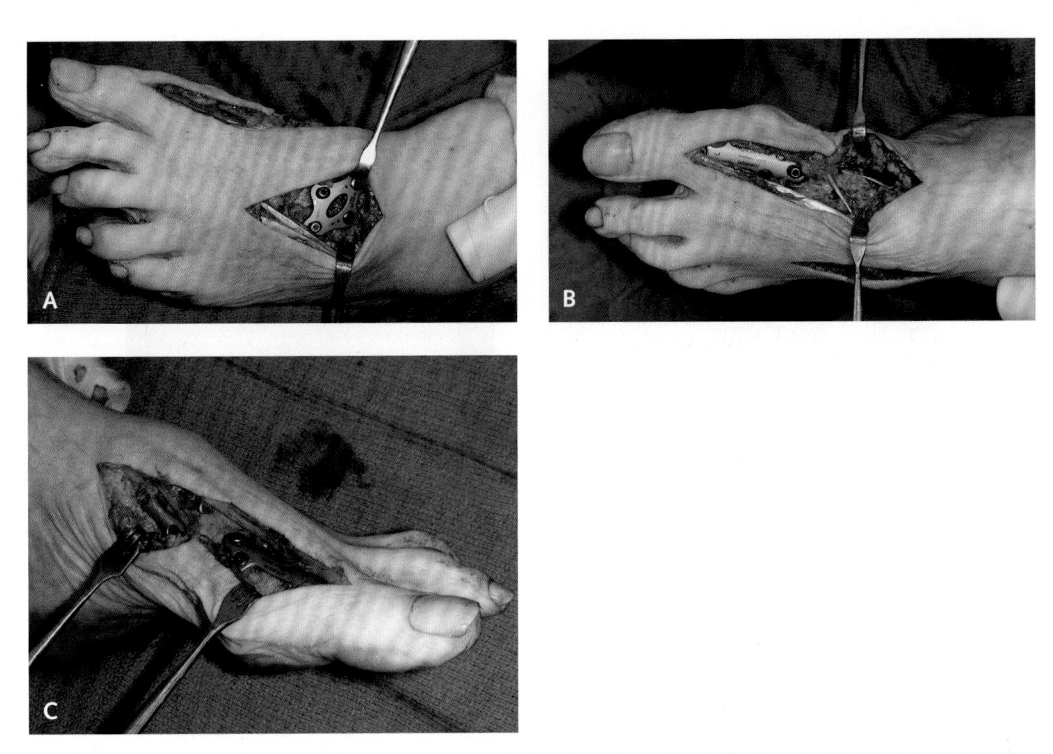

图 28.21　A–C. 除了使用螺钉固定外，还可使用有锁定加压作用的订制的中足接骨板来固定融合部位

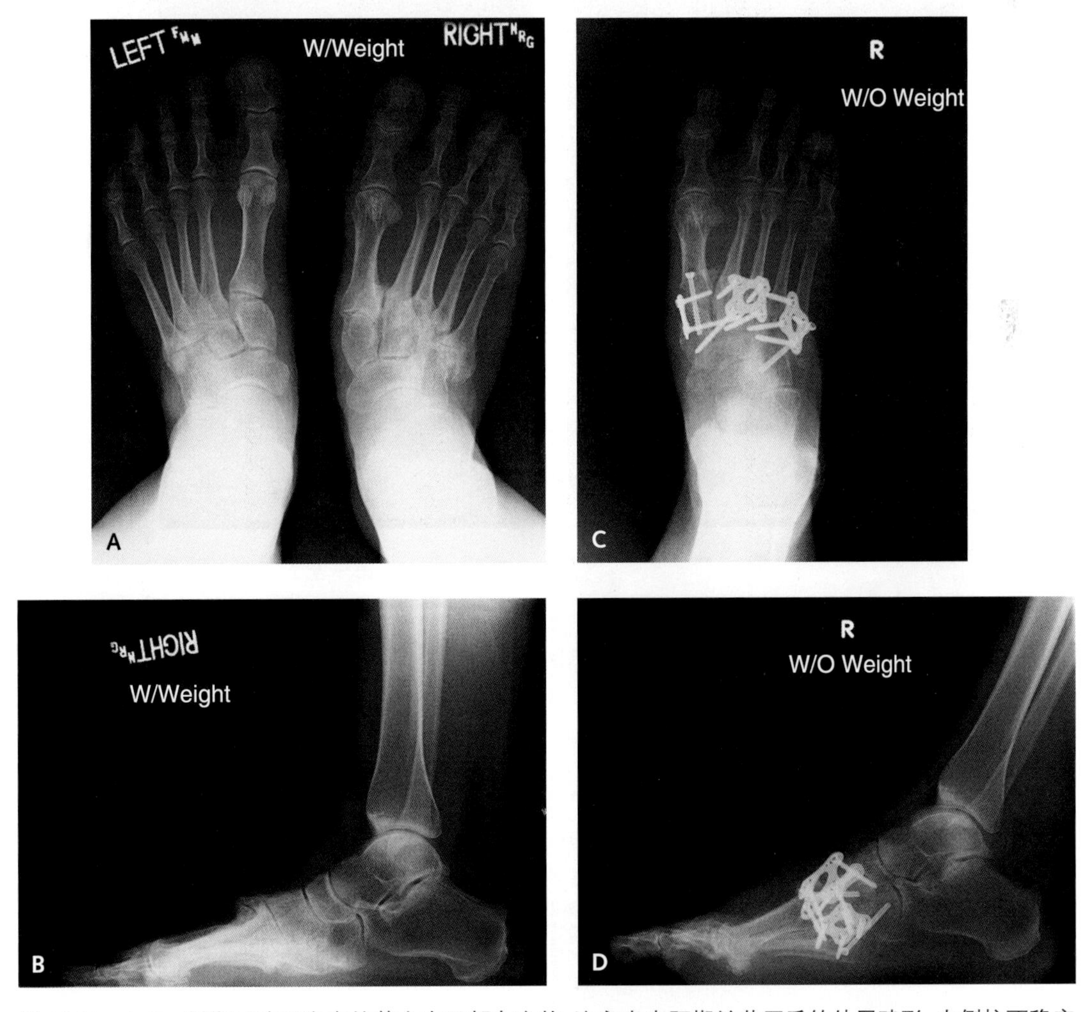

图 28.22　A–B. 创伤后畸形患者的整个中足都有症状，注意患者跖楔关节严重的外展畸形、内侧柱不稳定及第一跖骨背伸。C–D. 通过中足三柱的复位及接骨板固定来矫正畸形

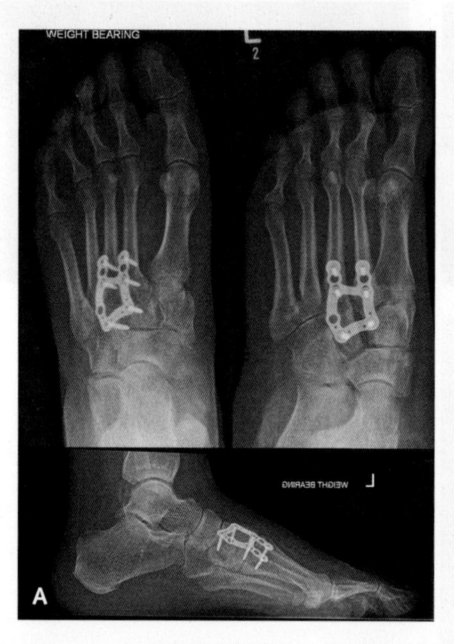

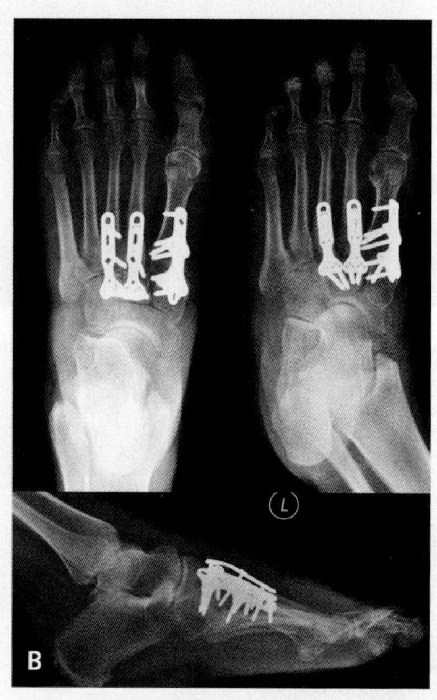

图 28.23 A. 此患者在尝试第二、三跖楔关节融合术失败后出现骨不连，同时有第一跖楔关节的不稳定和关节炎。B. 通过翻修融合及接骨板固定相应的三个关节，成功进行手术

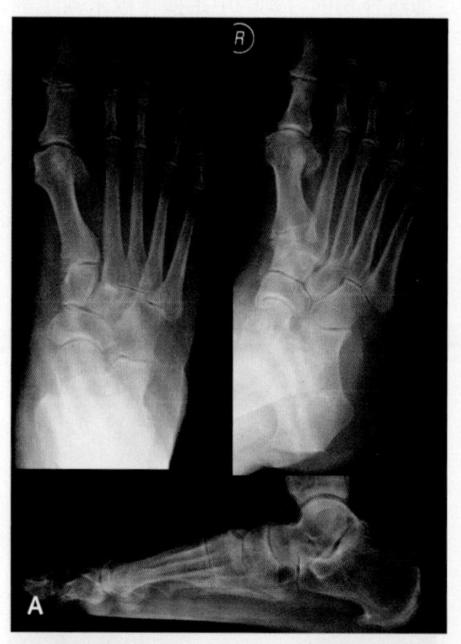

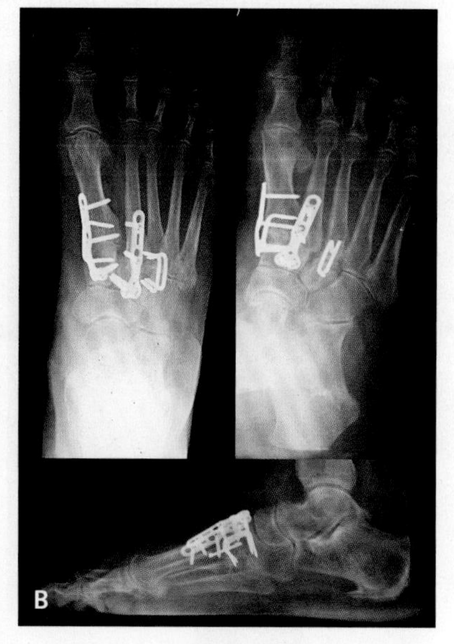

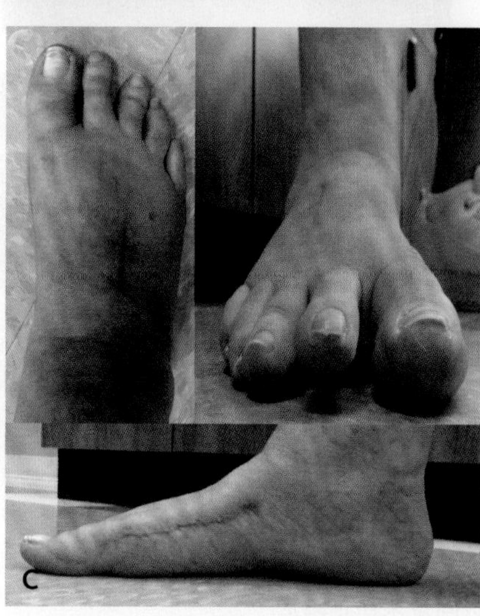

图 28.24 A. 第一至三跖跗关节炎患者的术前影像学表现。B. 术后 6 个月的影像学检查结果显示第一至三跖跗关节均已融合，而且距骨 - 跖骨夹角在前后位和侧位上都有改善。术中使用接骨板固定一、二跖跗关节，使用加压骑缝钉固定第三跖跗关节。C. 术后 3 个月的外观照显示切口外形及足部略肿胀。注意第二趾上抬，这是第二跖跗关节背侧轻度畸形愈合的并发症。尽管第二趾畸形可能在术前就存在，但第二跖骨抬高更可能是其原因，这是跖骨融合时位置不够理想所致

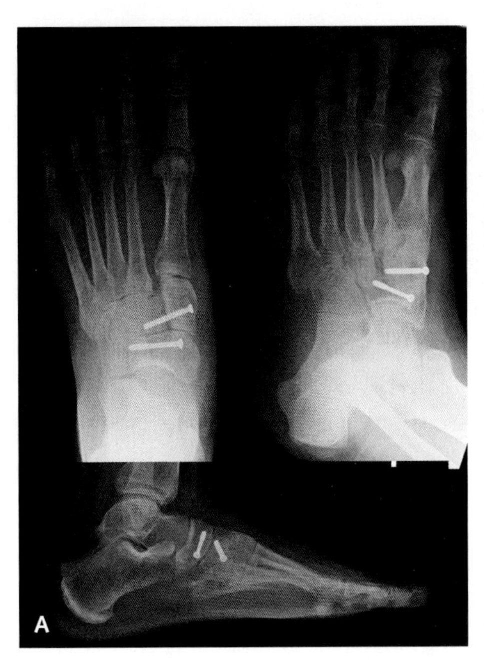

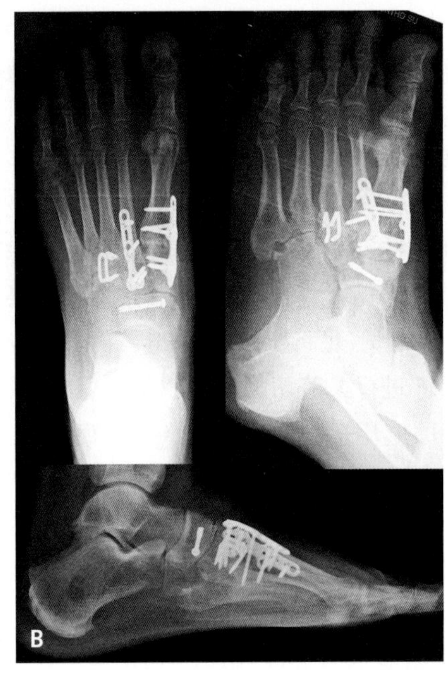

图 28.25　A. 该图为患者遭受高能量暴力引起 Lisfranc 损伤，第一至第五跖跗关节骨折脱位切开复位内固定术后的影像。尽管有过复位，但患者仍发展成为创伤后关节炎合并畸形的病例。B. 术后 6 个月的影像学检查结果显示，患者中足融合成功，并且对位力线改善。在四、五跖跗关节行间隔关节成形术。对于此类高能量的 Lisfranc 损伤患者，可考虑一期行融合术

骨缺损和骨不连的处理

如果骨缺损是创伤后或骨关节炎或其他炎症性疾病引起的侵蚀性改变所致，那么中足的这种骨缺损治疗是困难的。总的来说，需要使用结构骨植骨来重建正确的解剖位置。这些结构骨植骨可用来恢复内侧柱长度，就如图 28.26 和图 28.27 所示。有些病例是创伤后或侵蚀性骨关节炎造成的破坏性骨缺损，特别是第一跖楔关节的。这些病例的处理方式显而易见，因为对他们来说，不进行融合或不用结构植骨恢复跖骨长度的话，就不能恢复内侧柱支撑。

与跖楔关节特发性骨关节炎相关的一个问题是慢性关节炎侵蚀性骨缺损，特别是足内侧柱的。第一跖骨除了外翻外展畸形外，还常有抬高，在关节面清理准备后会造成进一步骨缺损。为获得跖行足，必须将第一跖骨显著跖屈来排列前足。这样的摆位会导致短缩的第一跖骨和长的二、三跖骨，患者会有明显症状。除了原位融合外，还可以通过结构骨植骨延长内侧序列，如图 28.28 所示。

跖楔关节骨不连的处理非常困难。除了骨缺失外还有骨硬化，而且在关节面清理和准备过程中，可能导致进一步骨丢失。对于轻度骨不连的患者，使用松质骨植骨就足够了，如果患者有再次骨不连的高危因素，可加用骨活性物质（图 28.29）。这个严重骨不连畸形和糖尿病神经病变的病例进一步说明了这一点。这样的畸形可能需要用摆锯去除骨质得到光整的跖侧骨面，之后使用合适内固定和骨活性物质来加强固定（图 28.30）。

外侧柱关节炎的处理

图 28.31 展示的病例是整个中足严重的内收畸形。这是因为第一跖楔关节侵蚀性改变形成骨缺损及其他跖骨反复应力骨折导致的（图 28.31A~C）。此畸形的矫正从第五跖骨双截骨开始，去除一小块外侧楔形骨块，然后置入一根髓内导针（图 28.31D~E）。矫正到位的第五跖骨成为矫正剩余畸形的标志物。第三、四跖骨截骨在原先应力骨折骨不连的位置进行，向矫正后作为参照物的第五跖骨外展矫正（图 28.31F）。使用一枚 5.5mm 空心钉跨越固定第五跖骨的两处截骨处。使用松质骨块植入二、三跖骨应力骨折骨不连和关节融合的位置，稳定跖骨（图 28.31G）。最后，在第一跖楔关节置入一大块双皮质结构异体骨，然后用接骨板固定。融合术 2 年后，足的外形见图 28.31H~J。

骨缺损重建一般需要通过结构植骨来获得良好的力线排列及恢复前足正确的负重面。这些原则已

经在图 28.32 中详细描述。在不同病因的病例中都强调了在创伤后重建及中后足畸形重建中，结构植骨的重要性（图 28.32）。

我们一般倾向于不融合足外侧柱，除非有神经病变、退变或创伤后外侧柱塌陷相关的外侧摇椅足畸形。如果外侧柱有关节炎而且疼痛，那么可考虑应用关节成形术而不是关节融合术进行矫治。如果足的三柱都融合的话，足将变得十分僵硬，而关节成形术就很适合。进行关节切除成形软组织填充，或陶瓷球植入轻度撑开关节，都能减少关节炎症进程。我们过去两种方法都用过，在四、五跖骰关节间行软组织成形或陶瓷球置入，但从我们的经验来看，后者不能长久可靠地缓解症状（图 28.33）。在过去几年里我们在有症状的外侧柱关节行骨切除术，作为关节融合或间隔成形术的替代方式（图 28.34），效果尚可。此手术方式风险较小因为还可以再次翻修做间隔成形术或融合术。

骨切除术的入路与软组织间隔关节成形术相仿（图 28.35）。在第四、五跖骨间隙行单一切口，需要在透视下定位，因为切口很可能偏外到第五跖骨。切开到皮下组织时，在腓肠神经和腓浅神经背外侧皮支间进行。将神经牵开，横行切开到骰骨，穿过软组织包膜，包括第三腓骨肌腱。

将肌腱、关节囊和骨膜掀起成为一个蒂，在远端的大瓣用来进行关节成形术。将组织瓣从四、五跖骨基底部掀起当作间隔物。然后打开关节撑开清理。从骰骨或四、五跖骨基底部去除骨质，我们倾向于从骰骨截骨，使跖骨的软组织瓣不被损伤。腓骨短肌止点未损伤，因为它在切口和皮下分离位置的更近端和外侧。在跖骰关节面去除约 5mm 骨质，以获得完整活动度而不导致不稳定。将软组织瓣置入创立好的关节间隙，并使用克氏针或缝线横行穿过关节固定。术后 10 天可穿行走支具开始负重，尽快进行被动活动度锻炼。

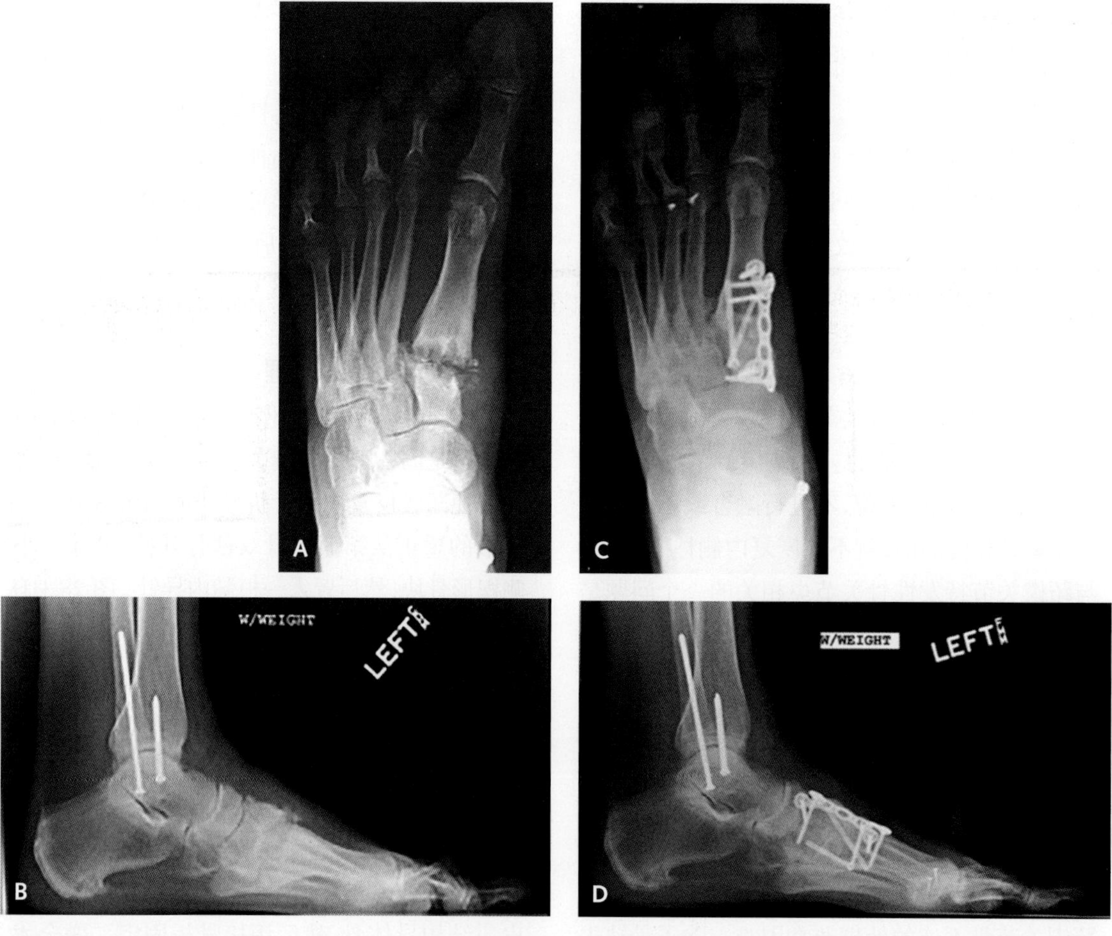

图 28.26 A–B. 中年男性无手术或外伤史，图片显示其存在第一跖楔关节侵蚀性关节炎。在跖楔关节清理到出血骨质后，会出现进一步的骨丢失，需要行大块结构骨移植手术。C–D. 患者的第一跖楔关节骨缺损显而易见，且存在第二跖楔关节关节炎，在侧位上还可见内侧柱塌陷。选用大块移植物进行切割成形，填充缺损。在计划固定方式时要注意重建内侧纵弓和第一跖骨长度

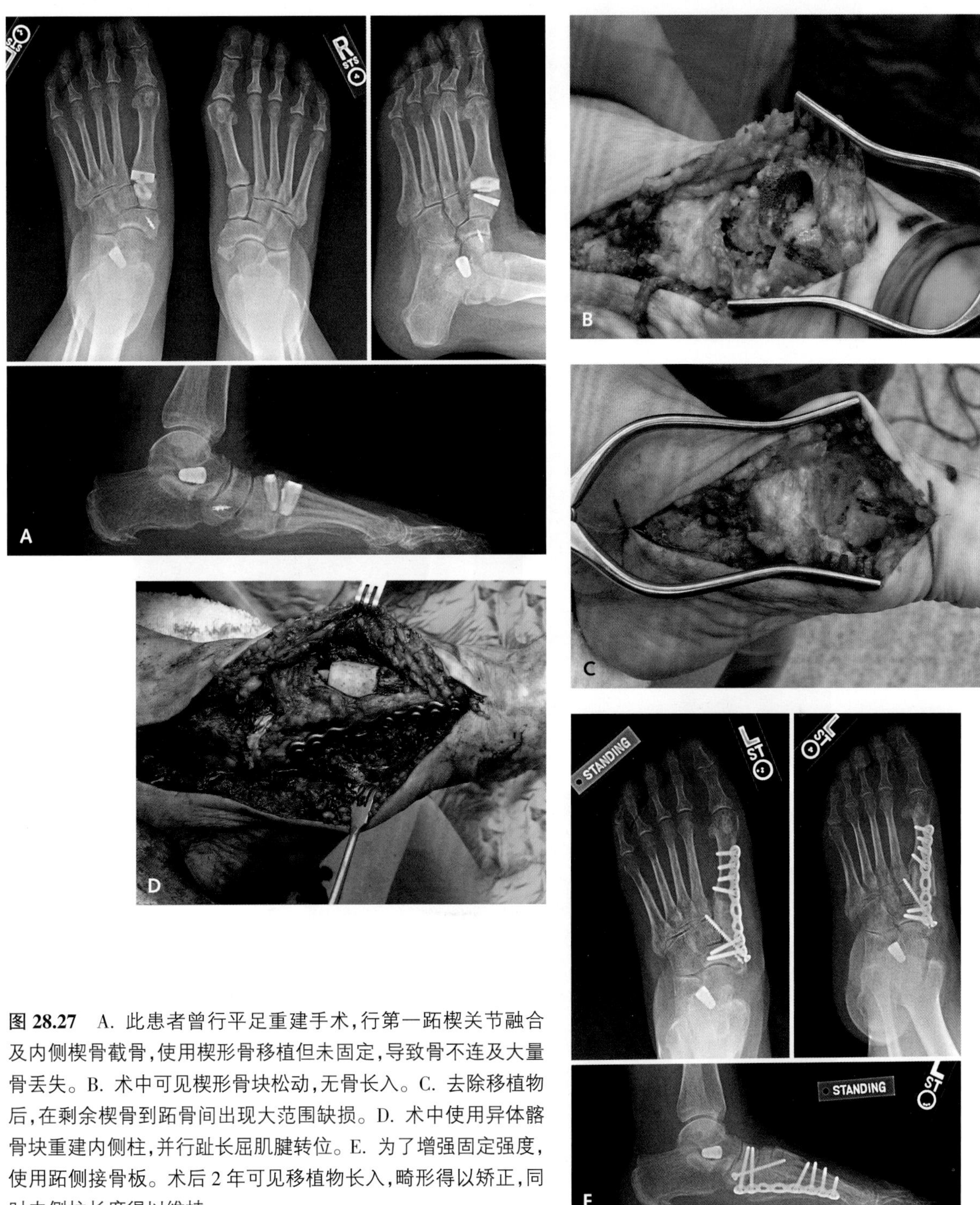

图 28.27　A. 此患者曾行平足重建手术，行第一跖楔关节融合及内侧楔骨截骨，使用楔形骨移植但未固定，导致骨不连及大量骨丢失。B. 术中可见楔形骨块松动，无骨长入。C. 去除移植物后，在剩余楔骨到跖骨间出现大范围缺损。D. 术中使用异体髂骨块重建内侧柱，并行趾长屈肌腱转位。E. 为了增强固定强度，使用跖侧接骨板。术后 2 年可见移植物长入，畸形得以矫正，同时内侧柱长度得以维持

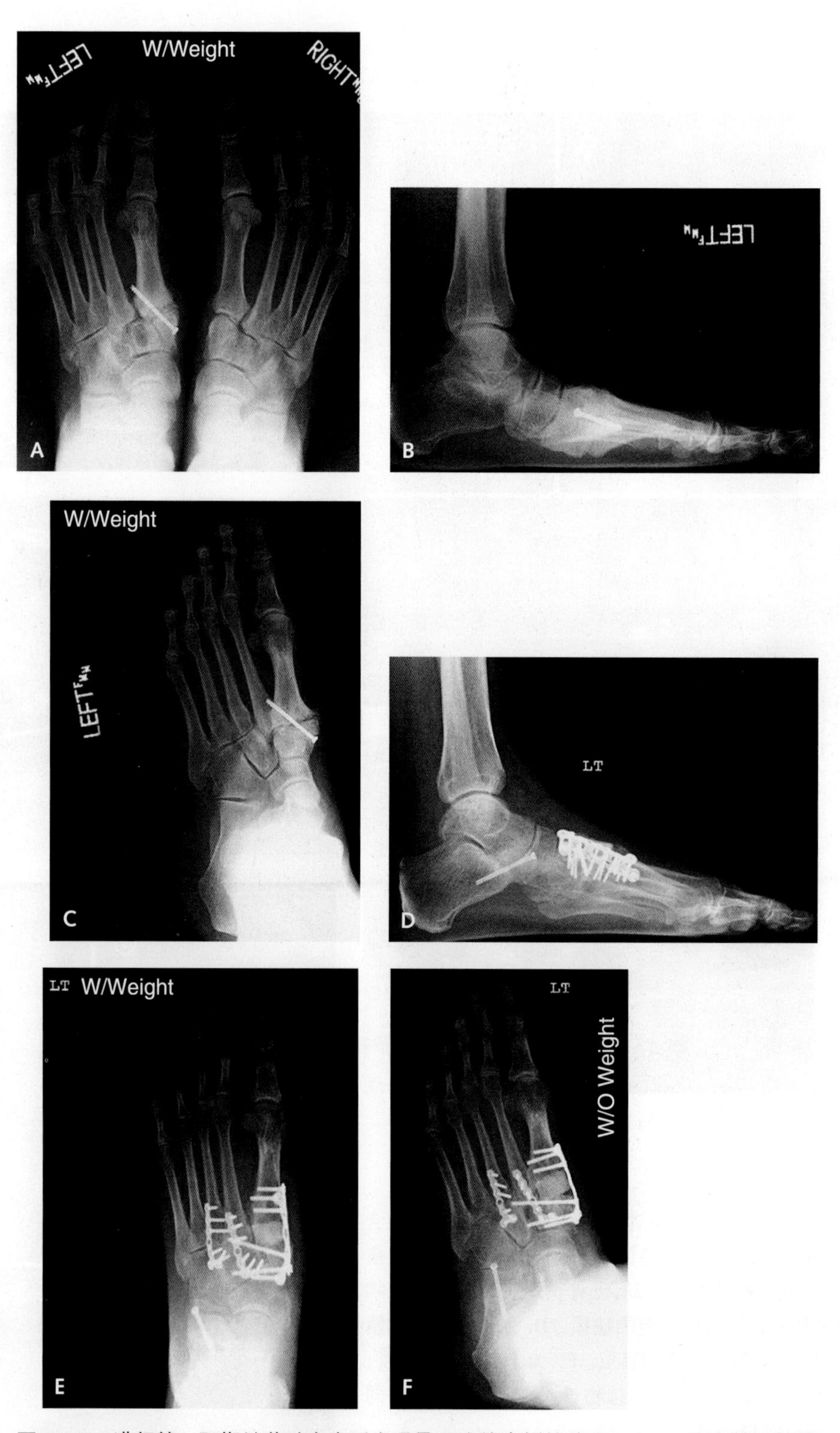

图 28.28 进行第一跖楔关节融合术后出现骨不连的病例的处理。A–C. 注意第一跖骨明显短缩，前足外展及内侧柱抬高。D–F. 后足畸形通过外侧柱延长截骨矫正，除了内侧和中间柱融合外，还将三皮质结构骨移植到第一跖楔关节，以恢复内侧柱长度

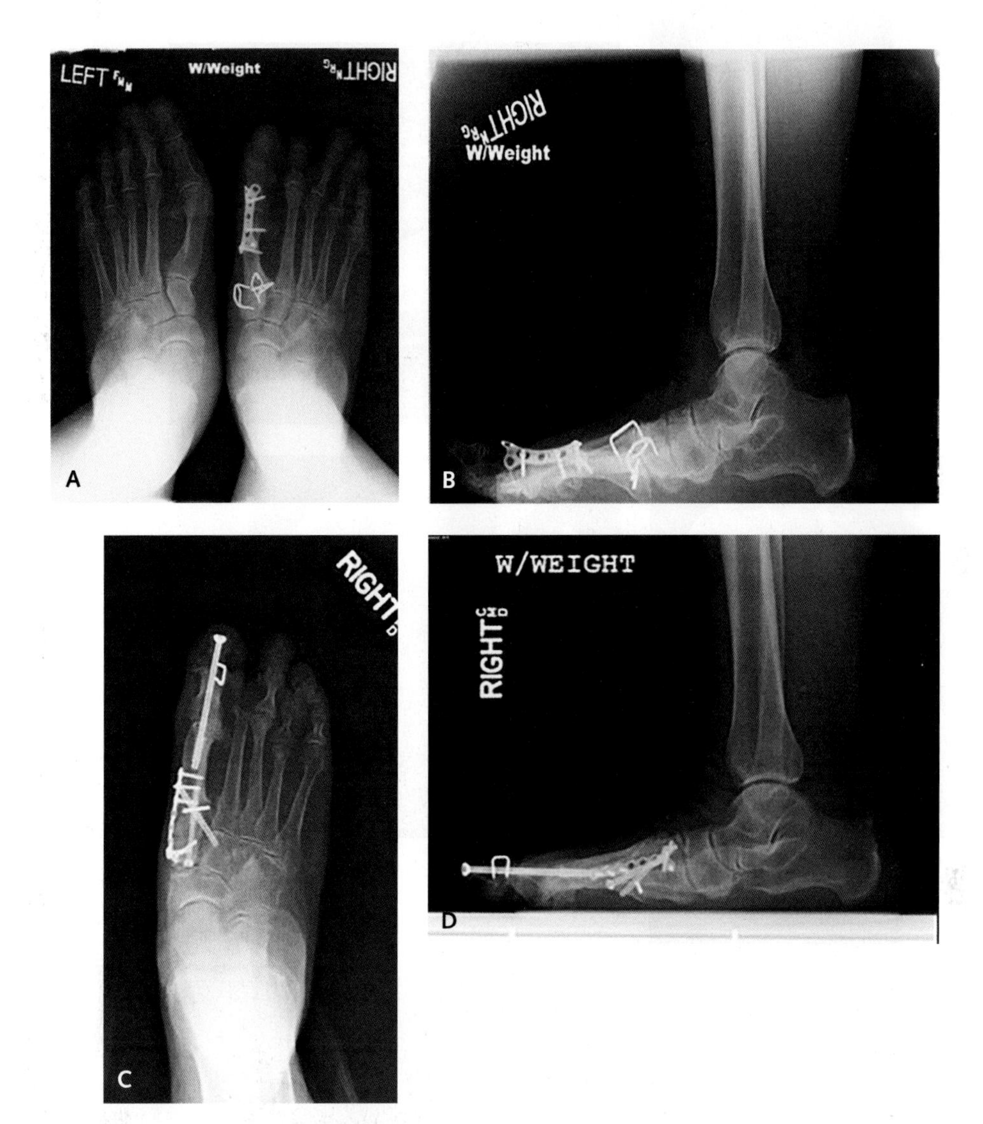

图 28.29 A–B. 此患者第一跖楔关节及蹈趾跖趾关节都存在骨不连。而且在第一跖楔关节下方有摇椅足畸形，蹈趾下方慢性应力集中，导致蹈趾趾间关节过度背伸，出现疼痛及不稳定。在计划融合术时需要改善跖趾关节及跖楔关节的固定，并将趾间关节也融合到这个整体中。C–D. 虽然跖趾关节和跖楔关节的骨不连在足的前后位 X 线片上都能明显看到，但侧位片才是确定治疗方式的主要依据，因为它能反映畸形的严重程度。同时行跖趾关节和趾间关节融合并不容易，但可通过在跖趾关节使用接骨板螺钉在趾间关节使用骑缝钉联合固定，或者使用一根长的髓内固定螺钉同时固定两个关节。尽管跖趾关节获得了融合，但其位置并不理想，因为第一跖骨倾斜角未恢复

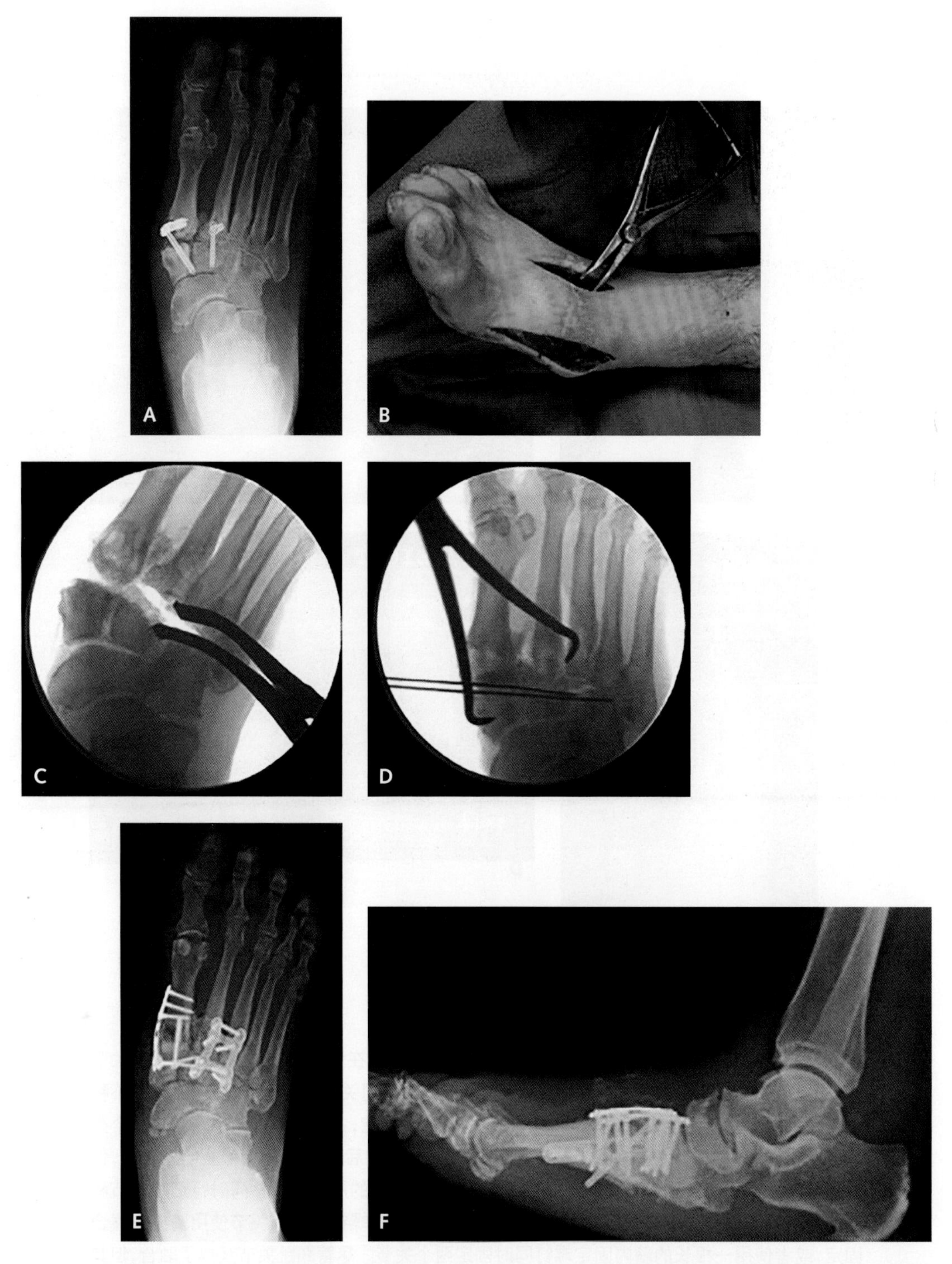

图 28.30 当合并有其他危险因素比如糖尿病时，对中足融合术后骨不连的翻修是很困难的。A. 骨不连合并显著骨丢失及外展畸形。B-C. 使用板层撑开器帮助撑开关节得到良好视野，然后用摆锯截骨。D. 使用大的骨复位钳尽可能矫正中足外展畸形。E-F. 这是术后 10 周非负重位影像片，该片显示患足的对位排列改善，且已经存在早期融合

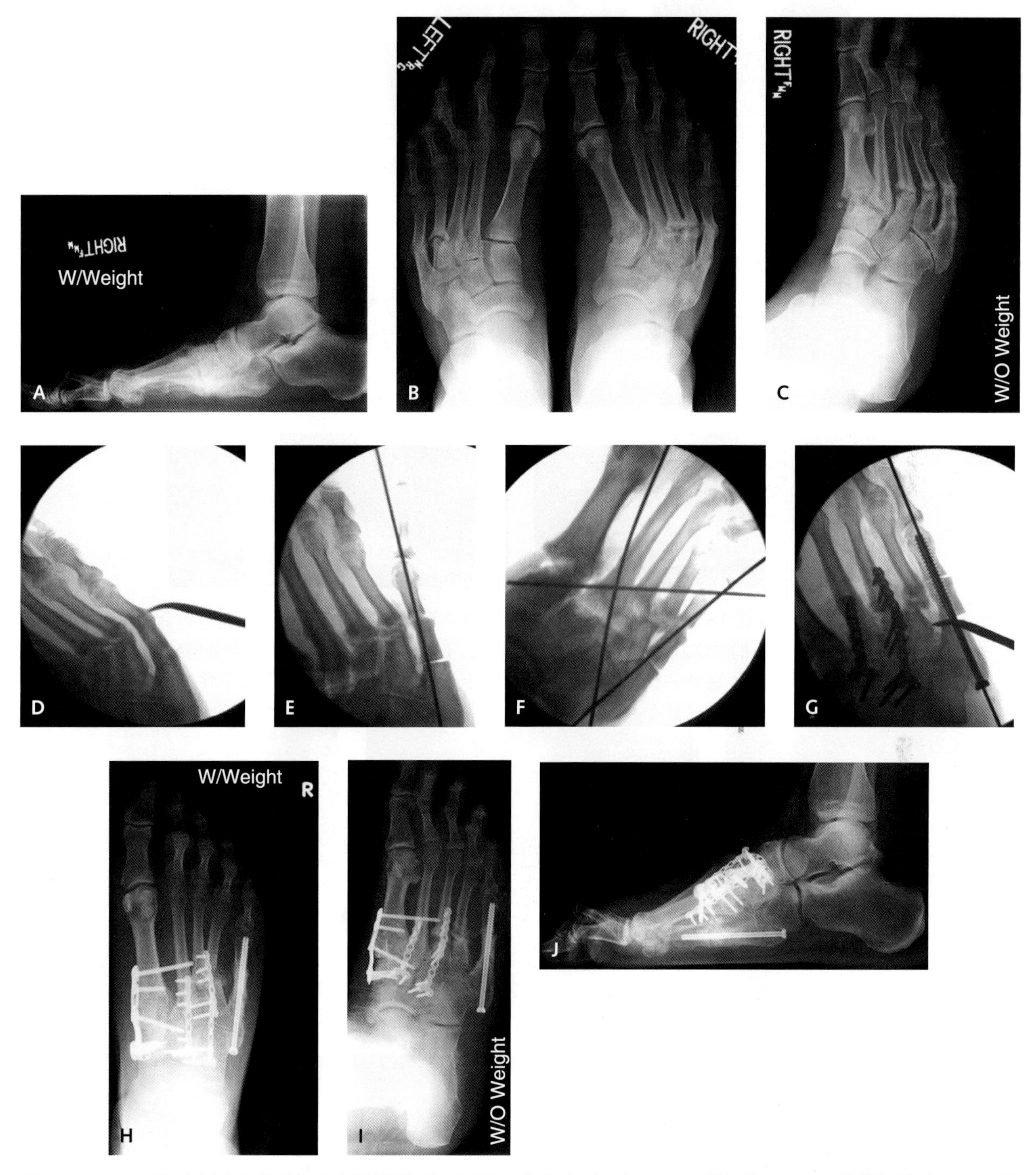

图 28.31　A–C. 该病例为跖骨反复应力骨折后，中足严重内收的畸形患者。D–G. 进行第二至五跖骨截骨矫形。H–J. 其他手术步骤包括二、三跖楔关节融合及第一跖楔关节植骨延长融合

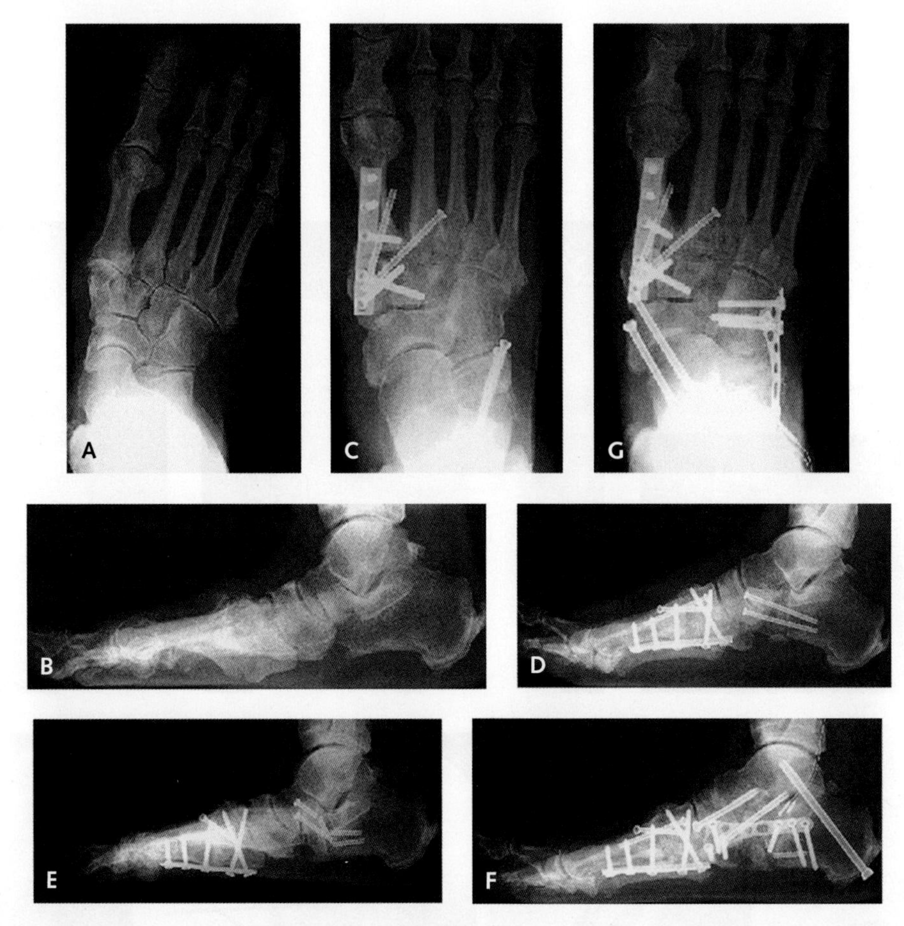

图 28.32 A–B. 患者有症状性的跖跗关节炎，后足塌陷，跗横关节外展。C–D. 除了跖跗关节融合外，同时还行外侧柱延长，恢复了良好的对位力线，跖跗关节也得以融合。E. 跖跗关节得到融合，但是外侧柱延长却未融合，导致更严重的畸形。F–G. 翻修手术行外侧柱结构骨植骨及三关节融合，以增加牢固稳定性，并获得成功

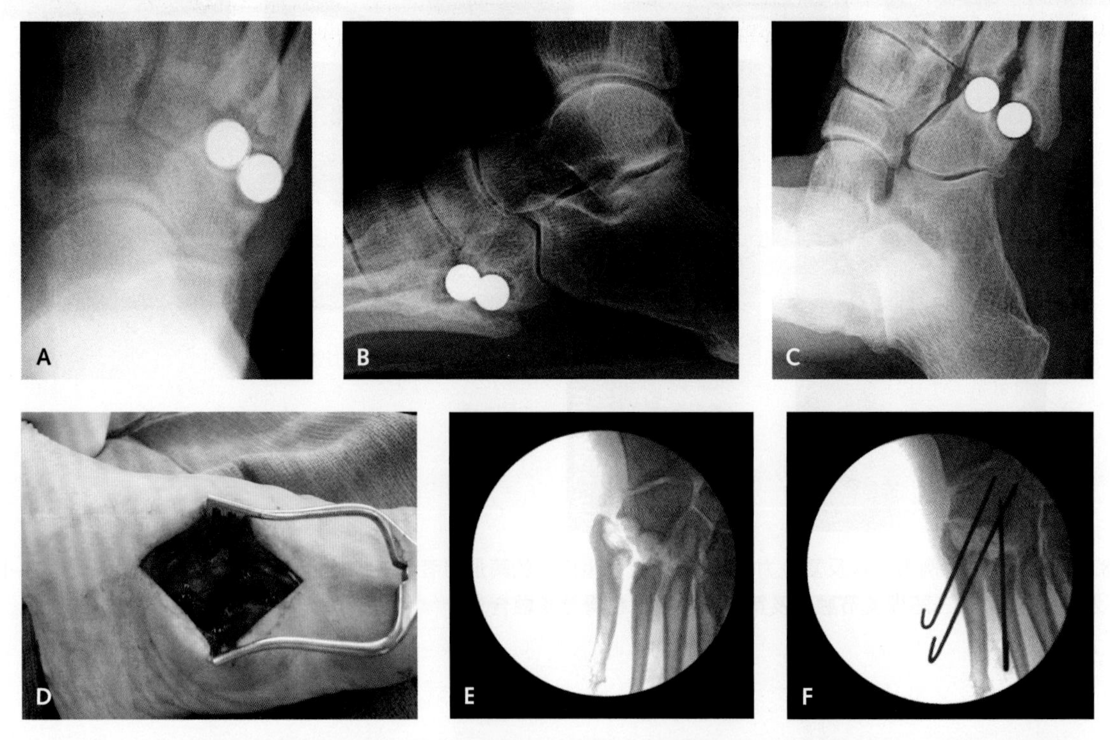

图 28.33 A–C. 陶瓷球间置关节成形术失败后的影像学检查结果显示，四、五跖跗关节存在显著的骨侵蚀性改变。D–E. 重建手术中见到关节侵蚀性改变明显。F. 采用间隔关节成形术进行修复，克氏针临时固定

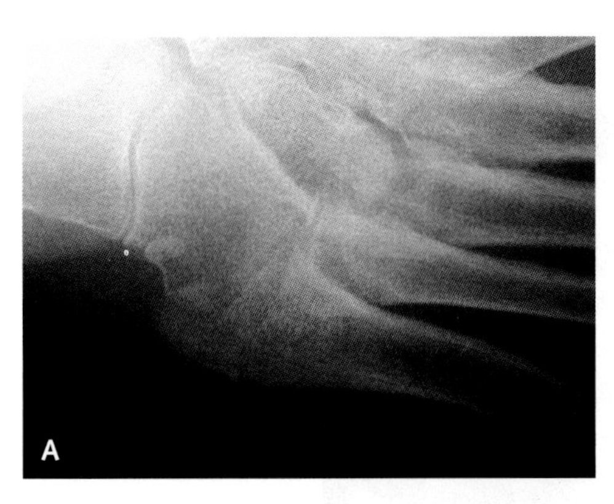

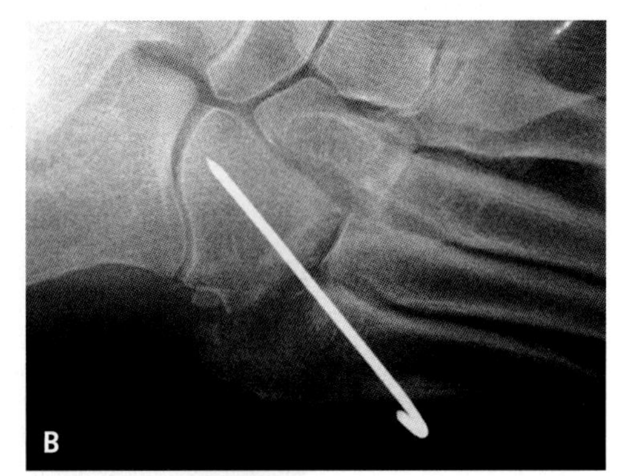

图 28.34　A–B. 第五跖骰关节单独创伤后关节炎，通过间隔关节成形术治疗，使用克氏针临时固定

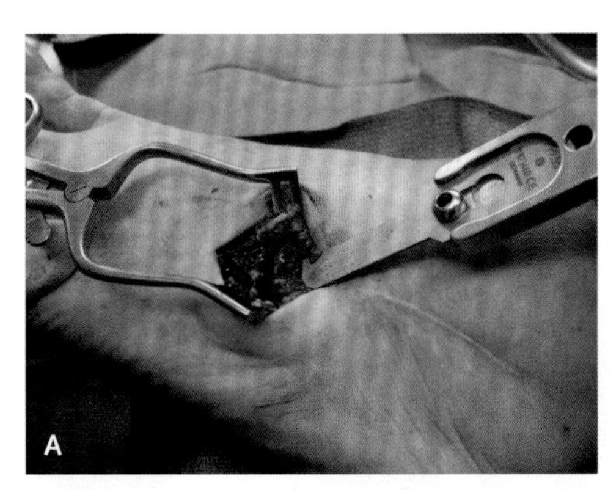

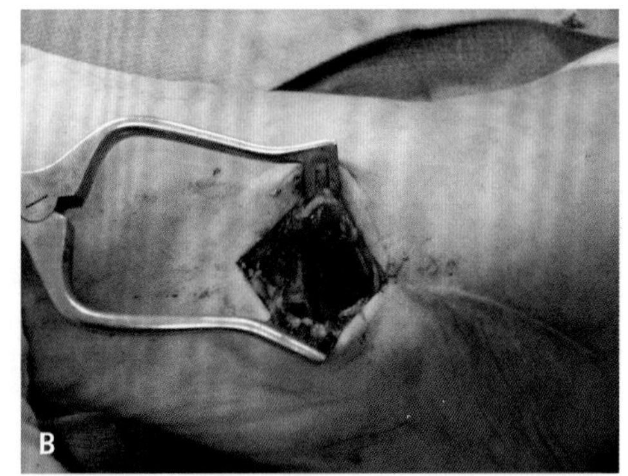

图 28.35　A–B. 第四、五跖骰关节截骨治疗关节炎

技术、技巧和注意事项

- 中足融合时进行力线重排是必须的。有畸形时行原位融合会导致进一步的问题，包括中足内侧痛和踇外翻前足旋前。
- 复位动作必须从第一跖骨开始，矫正其与距骨舟骨和内侧楔骨的对位力线，手法与 Lapidus 踇外翻矫形类似。
- 注意防止矫正后的趾畸形。因为侵蚀性骨关节炎会导致内侧柱短缩不稳。为矫正畸形，应将第一跖骨轻度跖屈建立跖行前足。踇长伸肌腱本来就已经紧张，之后进一步弓弦紧张，导致踇趾翘起。可通过踇长伸肌腱延长来防止此畸形。
- 对于特发性骨关节炎及跖内侧胼胝患者，需要行内侧切口，去除胼胝下方骨质（图 28.36）。
- 腓浅神经及分支需要牵开，如果发展成神经瘤，会出现疼痛并需要进行相应治疗。
- 如果没有不稳定，楔骨间隙和跖骨间隙就不需要融合。
- 只有存在大范围缺损时需要进行植骨，跖骨及楔骨间小的缺损可用骨替代物有效填充。
- 维持半脱位关节复位的一个简单方法是在用复位钳复位后，用一根导针从足背穿入，用一把血管钳夹住导针，防止在骨钻孔时复位丢失（图 28.37）。
- 特发性骨关节炎手术矫正后，可能出现踇趾翘起的情况，如图 28.38 和图 28.39 所示。维持踇趾排列的一个难题就是经常出现的跖楔关节骨缺损，所以矫正时需要跖屈第一跖骨，恢复其倾斜角。然而当跖屈第一跖骨时，踇趾在跖趾关节会相应背伸，加重背侧挛缩。医生必须要预料到这一点，通过延长踇长伸肌腱和背侧关节囊松解来防止此挛缩。当出现此畸形后会非常难以矫正，踇长伸肌腱延长和背侧关节囊松解不足以矫正畸形，因为跖骨头下方的籽骨和跖板存在瘢痕化。

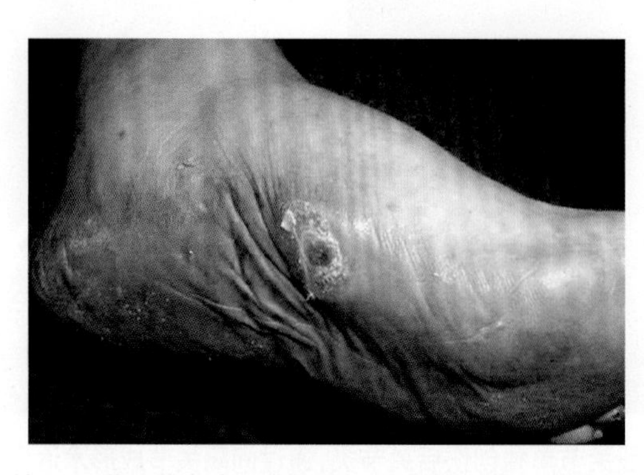

图 28.36 第一跖跗关节存在跖侧胼胝，行内侧入路更容易去除这些骨赘

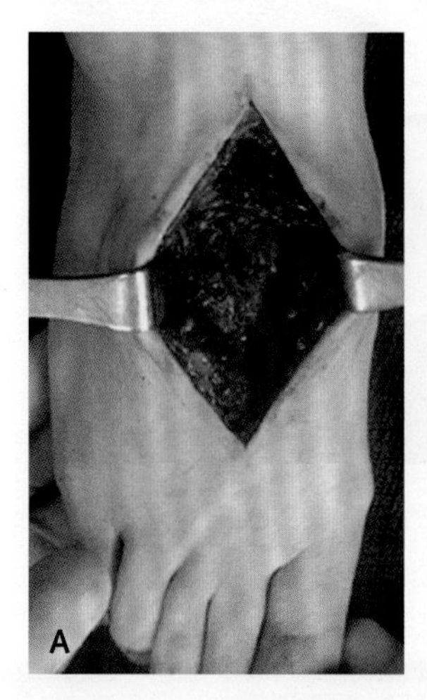
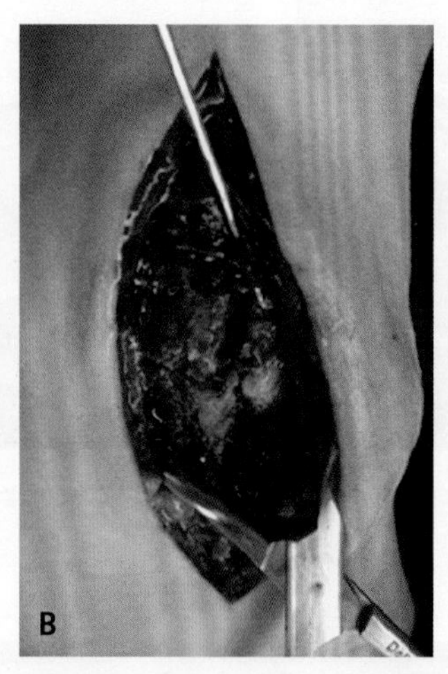
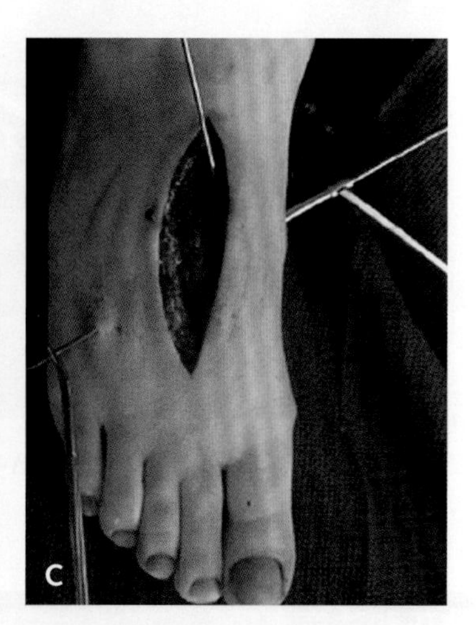

图 28.37 A. 从图中可以看到跖跗关节脱位。B–C. 为维持半脱位关节的复位，使用复位钳复位后，在足背置入一根导针并用血管钳夹住，以防止钻孔时复位丢失

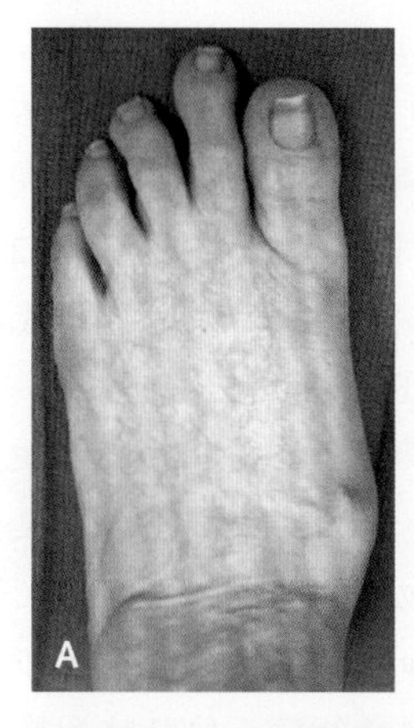
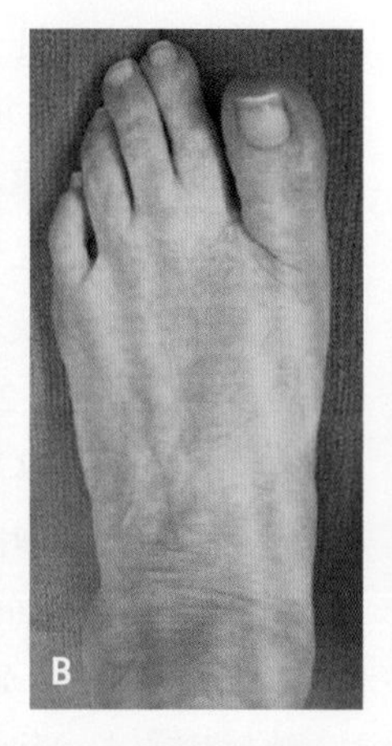
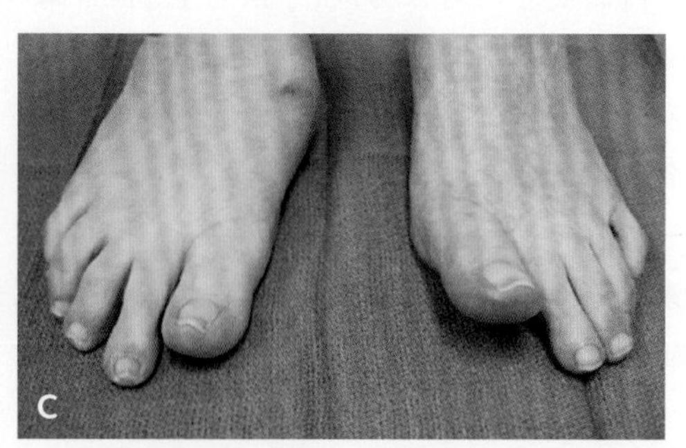

图 28.38 A. 特发性骨关节炎术前的外观照。B–C. 注意术后踇趾长度和位置的变化。尽管水平面畸形得到了良好的矫正，但术前就较短的踇趾术后更短，并有轻度翘起。这样的不良位置会导致第一跖骨下方经常疼痛

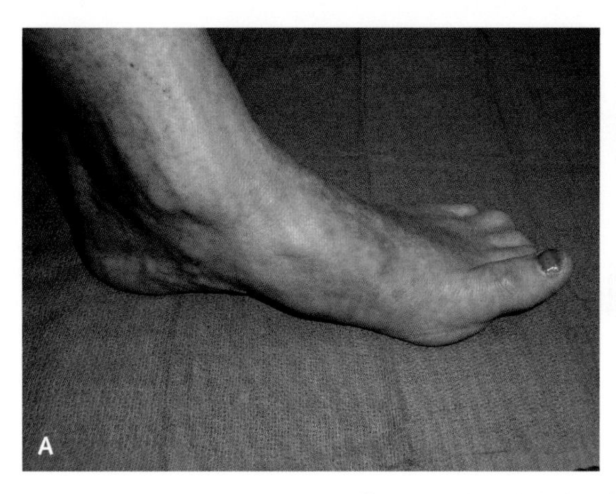

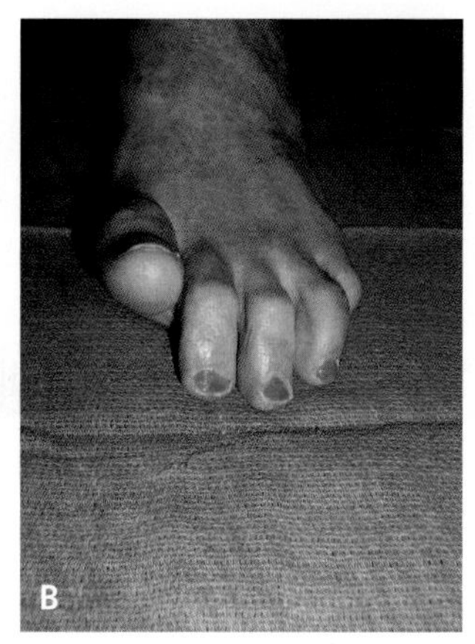

图 28.39 A–B. 第一跖骨跖屈后，背侧踇长伸肌腱会快速挛缩，导致严重踇长伸肌腱挛缩畸形

（王碧菠 译 张明珠 校 张建中 审）

推荐阅读

Aronow MS. Treatment of the missed Lisfranc injury. *Foot Ankle Clin.* 2006;11:127–142.

Chiodo CP, Myerson MS. Developments and advances in the diagnosis and treatment of injuries to the tarsometatarsal joint. *Orthop Clin North Am.* 2001;32:11–20.

Jung HJ, Myerson MS, Schon LS. The spectrum of operative treatments and clinical outcomes for atraumatic osteoarthritis of the tarsometatarsal arthritis. *Foot Ankle Int.* 2007;28:482–489.

Komenda GA, Myerson MS, Biddinger KR. Results of arthrodesis of the tarsometatarsal joints after traumatic injury. *J Bone Joint Surg Am.* 1996;78:1665–1676.

Mann RA, Prieskorn D, Sobel M. Mid-tarsal and tarsometatarsal arthrodesis for primary degenerative osteoarthrosis or osteoarthrosis after trauma. *J Bone Joint Surg Am.* 1996;78:1376–1385.

Myerson MS. Tarsometatarsal arthrodesis. Technique and results of treatment after injury. *Foot Ankle Clin.* 1996;1:73–83.

Nemec SA, Habbu RA, Anderson JG, Bohay DR. Outcomes following midfoot arthrodesis for primary arthritis. *Foot Ankle Int.* 2011; 32(4):355–361.

Sangeorzan BJ, Veith RG, Hansen ST Jr. Salvage of Lisfranc's tarsometatarsal joint by arthrodesis. *Foot Ankle.* 1990;10:193–200.

Zonno AJ, Myerson MS. Surgical correction of midfoot arthritis with and without deformity. *Foot Ankle Clin.* 2011;16(1):35–47.

第 29 章　距下关节融合术

概述：入路和切口

距下关节融合术的指征比较宽泛，包括距下关节炎和畸形。需要通过该术式来解决的疾病包括跟骨骨折、单纯的创伤性距下关节炎、中关节面的跗骨联合和跟骨外翻畸形等。

距下关节融合术的手术入路主要由其潜在的病理决定。很多距下关节融合术是用来处理跟骨骨折后继发的创伤性关节炎的，对此，一般来说，我们可采用标准的跗骨窦切口。但是对于先前经历了多次手术的病例来说，如果不仔细保护好切口，那么切口就容易开裂（图 29.1）。如果有既往局部手术史，则倾向于采用原来做切开复位内固定的切口进行显露。尽管采用原切口是一个选择，但术中显露时会在跟骨外侧壁和腓骨肌腱处遇到大量的瘢痕，所以在显露跗骨窦和距下关节内侧部分时没那么容易（图 29.2）。但是，采用原手术的扩大切口有个优点在于，可以很好地显露跟骨外侧壁，方便取出内固定及植骨。笔者发现尽管分离皮瓣并不容易，但如果不是在原切口有感染而必须选择跗骨窦小切口的情况下，大切口一般愈合比较良好（图 29.3）。跗骨窦切口做得越小愈合越好，同时对介于跗骨窦和原先大切口之间的皮瓣影响也越小（图 29.4）。

距下关节融合术分为两种基本类型：①不改变原先后足力线的原位融合；②采用结构性的植骨块来恢复后足高度的融合。除了这两个基本的术式之外，也可能加用跟骨截骨来解决额外的畸形。除矫正跟骨和距下关节的问题之外，还需要着重考虑到脱位或撕裂的腓骨肌腱、踇长屈肌腱和踝关节内侧的软组织，如胫神经以及其分支。

对于跟骨骨折后进行距下关节融合术的病例，彻底暴露腓骨肌腱和行腓骨下方充分减压是非常必要的。腓骨下撞击很常见，不管采用何种术式做距下关节融合，都必须清除外踝下方的骨性撞击（图 29.5）。判断是否获得充分减压的最简单办法就是看减压后的跟骨外侧壁相对于距骨外侧壁是否稍偏内。完成减压后，经皮触摸腓骨下凹来判断腓骨尖下方是否已经清理干净。

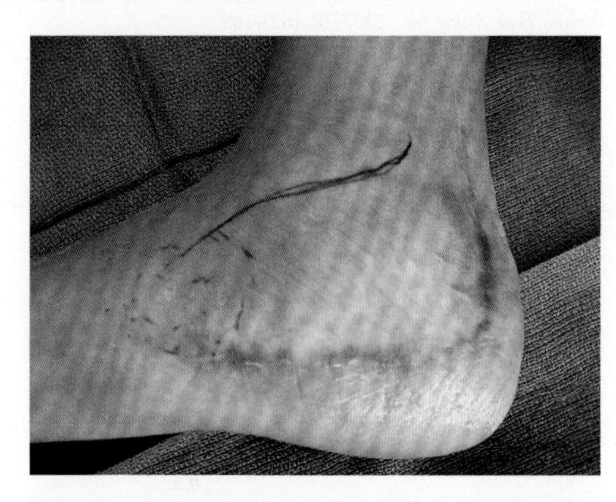

图 29.1　摈弃原来做跟骨切开复位内固定的切口，采用短的跗骨窦切口进行距下融合

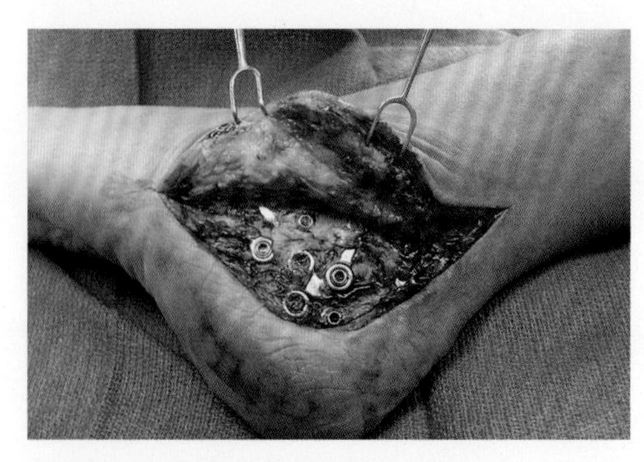

图 29.2　取原骨折切开复位内固定切口，掀开原始皮瓣，将原手术翻修为距下关节融合术。此处由于表面骨长入包埋，使得距下关节无法清晰可见

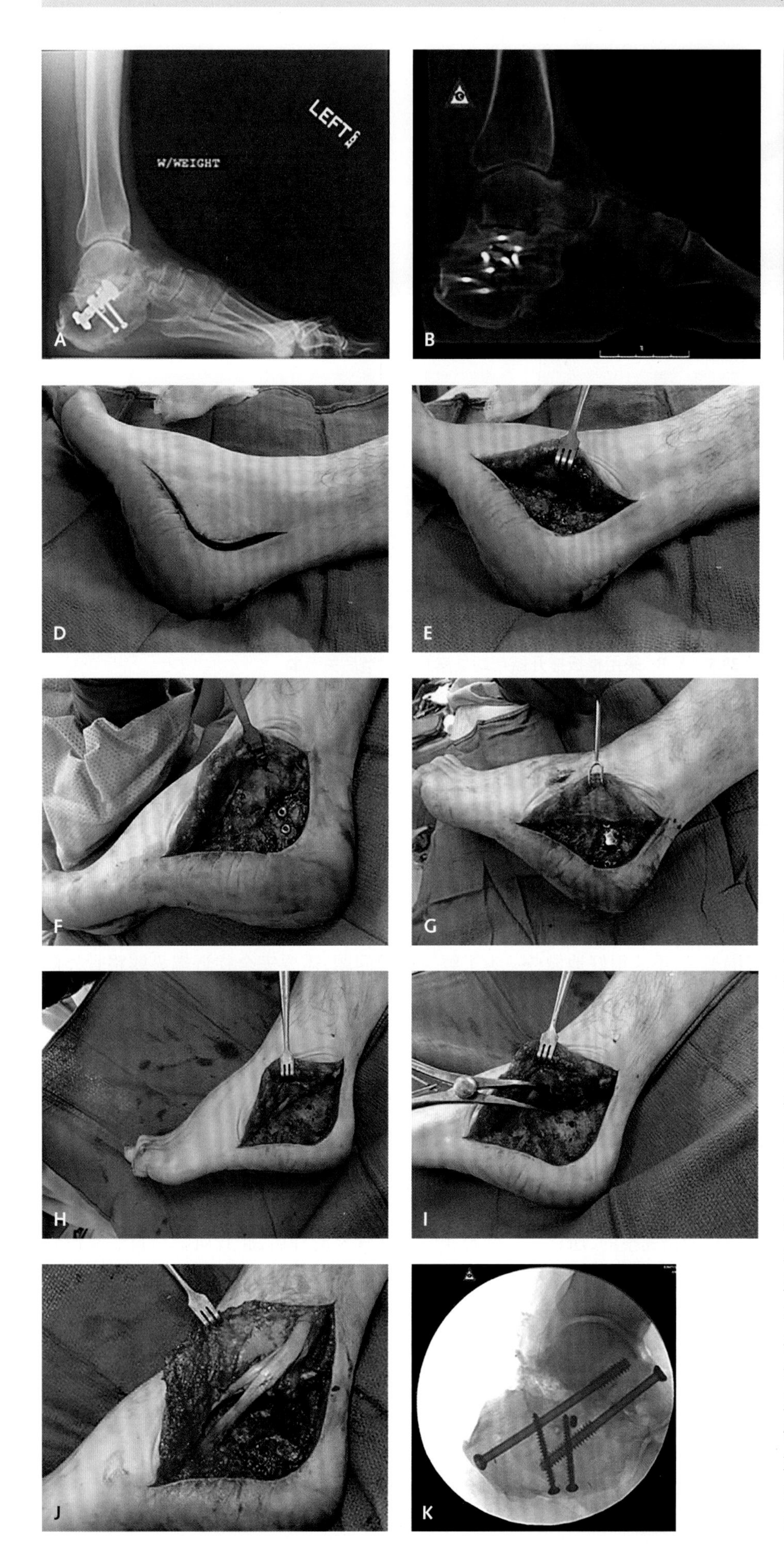

图 29.3　在内固定已经被完全埋入跟骨外侧壁的病例中，有必要使用原来扩大切口。A–C. 术前侧位 X 线片和负重位 CT 检查结果显示患足存在复杂畸形和被埋入的内植物。D–G. 取原切口，削除外侧壁膨出骨块，作为植骨材料备用，一直清理直到清晰显露并取出内固定。H–J. 皮瓣被掀起后，经常会看到腓骨肌腱脱位并粘连于掀起的皮瓣内。融合关节之后，需要在皮瓣内侧向近端彻底松解腓骨肌腱支持带，以游离肌腱，这样肌腱往往会自动恢复到腓骨后方的腱沟内。K. 术中透视图像显示松质骨植骨及加压空心螺钉内固定情况（视频 29.3）

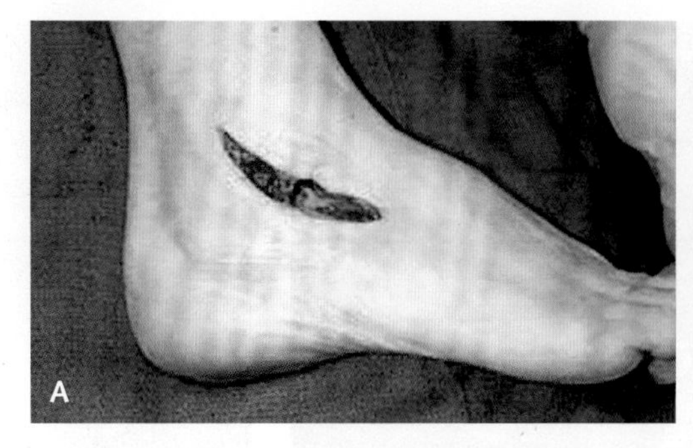

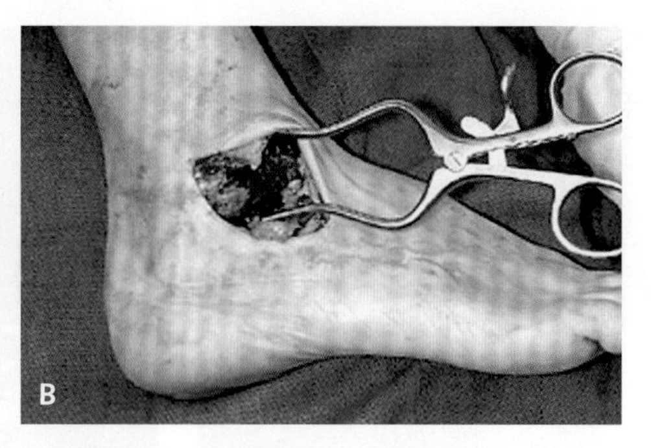

图 29.4 A–B. 骨折切开复位内固定后，翻修融合手术可以取跗骨窦小切口来显露关节

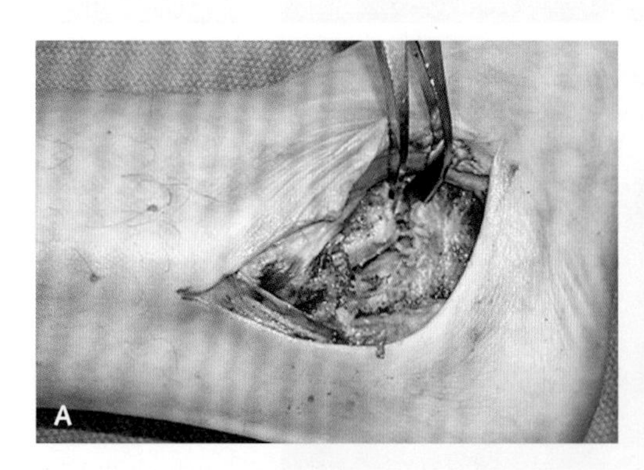

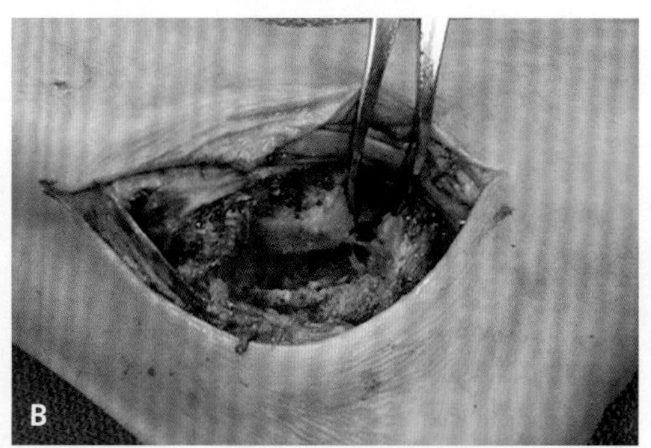

图 29.5 A–B. 采用椎板撑开器帮助显露距下关节后关节面

切口从腓骨尖开始沿着跗骨窦向远端走向跟骰关节。在切口下方，首先要辨认腓骨肌腱腱鞘，同时在切口更远端处要找到并保护腓肠神经的终末支。神经往往位于腓骨肌腱的下方，但是如果在切口更远端做分离，往往有损伤神经的风险（视频 29.1）。

对于跟骨骨折手术失败的病例，到底该选用什么切口？再次使用原来的扩大切口去做距下关节融合有其自身的问题，因为瘢痕的关系，不能很好地显露整个距下关节。如果离初次切开复位内固定术已经过去 6 个月，那标准的跗骨窦切口会简单得多。如果原先做切开复位内固定的内植物还在，则分两种情况：①切开复位内固定失败导致跟骨增宽或距下塌陷；②单纯距下关节炎，但后足解剖力线正常。第一种情况，后足增宽并且距下塌陷，在做外侧壁切除和距下融合前必须先取出内固定。第二种情况，尽管有关节炎，但是后足的总体框架是完整的，所以可以不取出内固定。在保留原内固定的基础上，行距下关节融合时，内固定置入就会稍微难一些。可以采用尺寸更大一些的螺钉在原来的接骨板和螺钉周围打入进行融合的固定，方法同处理跟骨骨折一期进行切开复位内固定合并距下关节融合一样。

当笔者打算行融合同时取出内固定时，最好是在 C 臂透视下经皮取内固定，或者采用如图 29.3 所示的扩大切口进行。可以在透视下用克氏针来定位标识每个螺钉，然后在螺钉表面皮肤做 2mm 的微小切口，用血管钳分离皮下组织，注意避免损伤腓肠神经。用尖嘴钳抓取接骨板并且扭转后，从前方切口取出。

剥离腓骨肌腱鞘下方的支持带，将其从跟骨表面掀起。根据潜在疾病的性质，腓骨肌腱可能处在原位或者被增宽的跟骨外侧壁挤压到一侧。跟骨骨折后，骨质向外膨出并将腓骨肌腱往腓骨侧挤压。为了解决这个问题，需要完全往近端显露跟骨外侧壁直至在腓骨后方能看到和跟骨外侧壁的撞击。用软组织牵开器将腓骨肌腱鞘往下方牵拉来显露完整的跟骨外侧壁。这时会发现腓骨肌腱往往是脱位的，这可能是由原发损伤造成，或是由于显露跟骨时松解支持带引起的，也可能是外侧壁上未经处理的骨质引起撞击导致的腓骨肌腱半脱位。视频 29.2 展示了一个很典型的病例。一般来说，行跟骨外侧壁及腓骨下方骨赘清理后，腓骨肌腱会自然复位到外侧和腓骨尖下的空隙（视频 29.3）。另外一种办法是采用磨钻来加深腓骨肌腱腱沟，以帮助复位腓骨肌腱。如果有明显的原损伤引起的踝关节不稳或后来继发的踝关节不稳，则可将腓骨短肌腱劈开后做改良的 Chrisman–Snook 手术，从而既能稳定踝关节又能维持剩余的腓骨肌腱所在位置。

做跟骨外侧壁截骨时，笔者采用 2cm 宽的弧形骨刀去除大量的骨质来获得对后关节面的良好显露，同时也去除了腓骨尖下方的撞击。截骨后经常会在跟骨外侧壁产生轻微不规则的骨面，术中需要通过经皮触诊来确认有无骨赘残留，这些残留的骨赘可能是造成疼痛的原因。截骨完毕后，跟骨后方的外侧壁边缘需要比距骨外侧壁边缘稍偏内。笔者喜欢保留截下的骨质，将其修剪成 5mm 的骨片作为植骨材料（图 29.6）。

需要从底部清理跗骨窦的内容物，直至能清晰显露后关节面的前部。将咬骨钳直接插入到距下关节的后关节面之间，旋转以松解关节。之后将咬骨钳进一步插入内侧深部，用来进一步打开关节。然后清理骨间韧带，打开中关节面。经过咬骨钳清理后，将带齿的椎板撑开器插入到跗骨窦。撑开椎板撑开器后，就能看到残留的骨间韧带。将其清理后，就打开了通向距下关节后关节面和中关节面的通道。笔者喜欢使用轻巧的骨凿去除后关节面的关节软骨，注意尽量保留骨质。后关节面需要被清理到出现有渗血的健康软骨下骨为止。用咬骨钳取出所有刮下来的软骨，最后还是需要通过骨凿清理位于更内侧深部的距下中关节面软骨，这包括中关节面跟骨背侧及距骨腹侧的软骨。彻底清理包括中关节面在内的距下关节的内侧非常重要，否则，中间会留有一条间隙而无法闭合，在距下关节面后方和外侧加压时导致足跟外翻畸形。清理干净软骨和碎屑后，采用 2~2.5mm 的钻头在关节上下骨面的软骨下骨上钻孔，同时使用 8mm 宽的弧形骨刀对骨面进行“鱼鳞样”凿骨处理。

用从跟骨外侧壁凿下的松质骨做植骨，来加强促进融合（图 29.7）。从跗骨窦处将植骨填入，并用导棒将植骨块逐渐填入到距下关节的深处并夯实。确保植骨不进入软组织很重要，尤其不要突出关节外侧进入腓骨肌腱沟，也不要于后方进入跟骨后间隙。近几年，笔者经常混合髂骨穿刺离心后得到的浓缩骨髓细胞到植骨中，以促进骨愈合。对于有不愈合高危风险的患者，我们在植骨时还使用 BMP 和植入的骨刺激仪。

对于术前预计到植骨用量比较大的病例，手术计划中应该包括自体骨移植或异体骨移植混合穿刺得来的髂骨间质干细胞。如果存在骨缺损，需要用植骨来恢复后足高度的话，则需要采用跟腱旁垂直

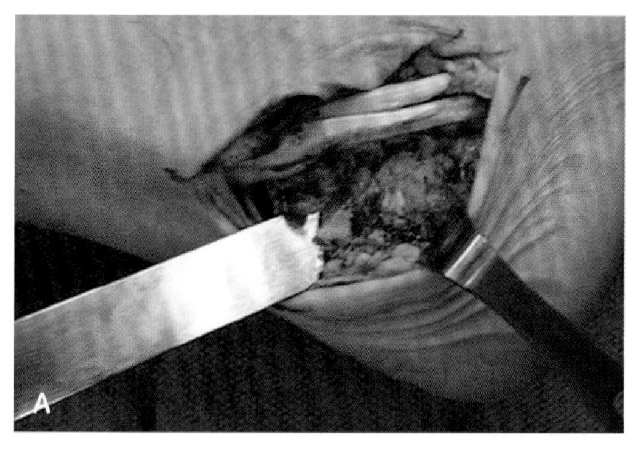

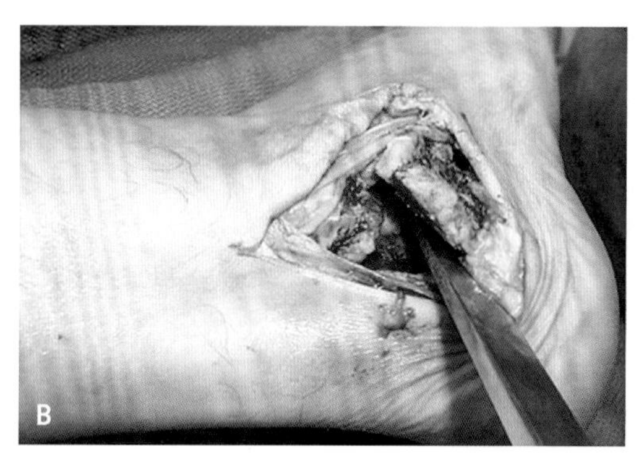

图 29.6 处理跟骨骨折后的腓骨肌腱脱位合并腓骨下撞击时，融合术式中包括外侧壁截骨。A. 切口需要往近端延长，显露脱位的腓骨肌腱，打开关节，暴露撞击位置。B. 从后方用骨刀插入来进行截骨

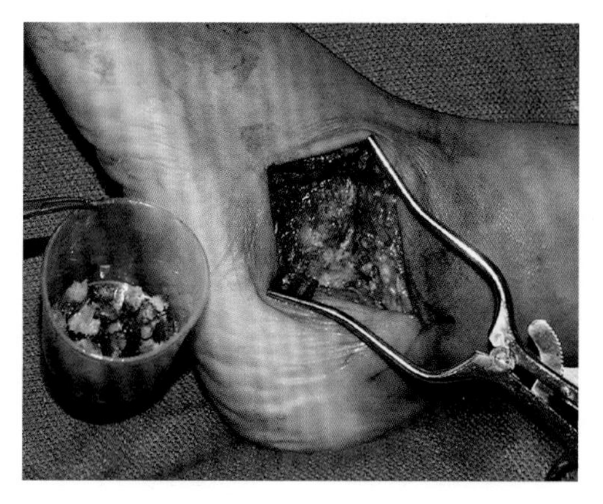

图 29.7 松质骨的植骨是通过外侧壁截骨得来

切口。但如果术中已经采用了标准跗骨窦切口,则在手术结束之前必须确认是否能够无张力地关闭切口。如有困难,去除几块植骨块可以使切口关闭后无张力。在发生后关节面缺血性坏死的病例中,清理后必然导致骨缺损,这样的缺损可以用结构性植骨块或松质骨植骨来填充。植入骨块之前,需要使用椎板撑开器插入跗骨窦,以预估所需植骨块高度,从而评价皮肤张力及合适的切口选择。

固定方法

笔者发现,在透视下采用6.5~7.5mm的空心螺钉进行融合很有效。过去,为了避开跟骨脂肪垫,第一枚螺钉是从跟骨直接往背侧打向距骨的。跟骨脂肪垫往往在骨折当时已经受损。在螺钉打入时,如果打入位置过于靠近脚后跟,跟骨脂肪垫也会被损伤到。相对来说,采用踝关节正前方距骨中心进针的空心加压螺钉操作更为简便(图29.8)。保持踝关节跖屈位打入导针,可以确保导针从距下关节后关节面穿过,并从跟骨后方穿出,从而避开了脂肪垫,这比从跟骨进针去瞄准距骨中心打螺钉要简单得多。同时也要注意到,对于脂肪垫未损伤的病例,从后方打一枚无头螺钉到前方也是毫无难度的。

是否有必要使用两枚螺钉呢?答案是肯定的。第二枚螺钉不仅增加了抗旋转稳定性,也进一步提供了加压效果。已经有多项生物力学研究证实,增加的第二枚螺钉明确有效,笔者也继续使用从距骨颈打向跟骨体的置钉方式。尽管可以从跟骨打向距骨颈打第二枚螺钉,但操作起来比较难把控方向,但如果用这种方法打入无头加压钉固定,螺钉尾部激惹的风险会降到最低。当从背侧向跖侧打螺钉时,要求确认在足极度背伸的情况下,距骨颈处绝对不允许有任何撞击。因而采用无头加压钉会降低这个风险(图29.9)。关闭切口前必须要透视确认后足力线、螺钉的位置及前后足的位置关系。踝关节在正位下进行透视,对于确认螺钉位于距骨体内非常重要。

距下关节融合后不愈合的处理

距下关节融合后不愈合的发生率大约是16%,原因还是和潜在的病因有关,其处理非常困难。吸烟、同侧既往已行踝关节融合术、跟骨骨折后距下关节区域留有血供不佳的骨块以及距下关节有节段性缺血区域均为不愈合的高风险因素(图29.10)。如果存在任何一个可能造成融合不愈合的高危因素,都推荐用植骨以及骨替代物或者骨刺激技术来加强促进愈合。对于距下关节融合术后出现疼痛的情况,检查需要包括X线检查和CT检查。笔者发现X线片对判断引起不适的原因和部位并无太多帮助,除非该病例存在明显的畸形和不愈合(图29.11)。有时候患足已经融合,这时的疼痛可能是由于腓骨下方骨赘撞击或者腓骨肌腱受激惹引起的。对于这种情况,CT检查比X线片更有帮助,因为CT检查可以清晰地显示骨赘的情况。

处理距下关节融合后不愈合时主要面临的问题是,需要采用更多的植骨去填充因清理关节软骨引起的进一步骨缺损(图29.12)。自体骨和异体骨均可被用作植骨材料,笔者通常使用混有髂骨骨髓

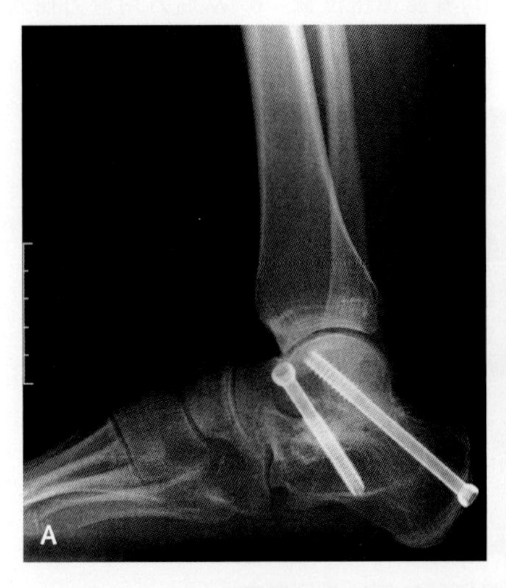

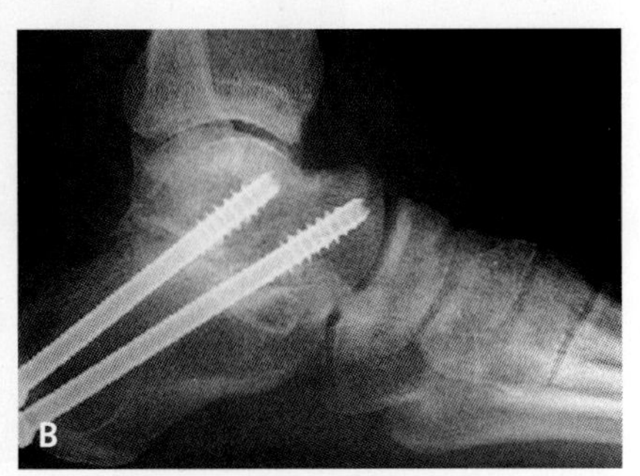

图29.8 A-B. 图示为两种不同的融合固定方式

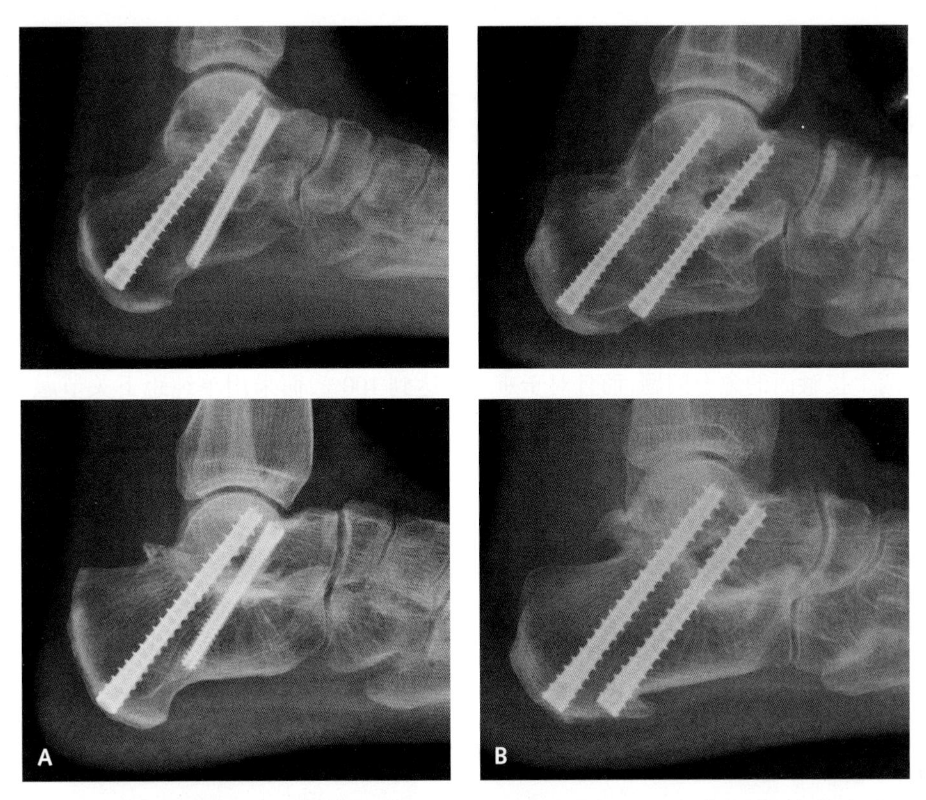

图 29.9　A. 从距骨颈打向跟骨体的螺钉采用无头加压螺钉，可以将螺钉头引起撞击的风险减少到最低程度。B. 从跟骨向距骨置入两枚无头加压螺钉，偏远端的螺钉埋入骨质可以避免对负重区产生影响

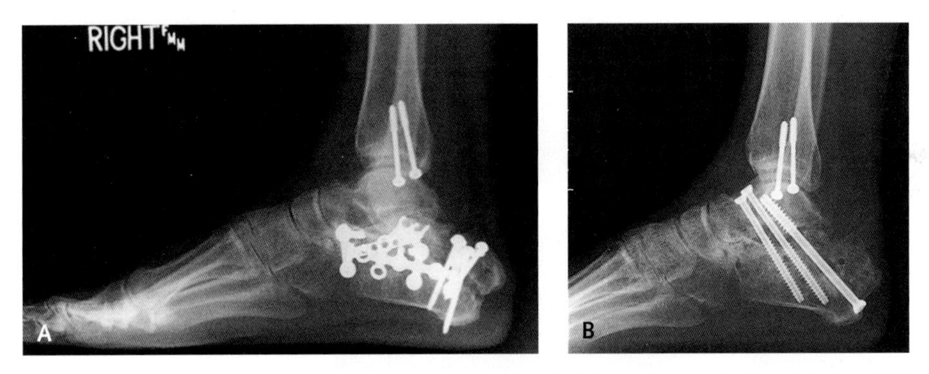

图 29.10　A. 图中所示为跟骨结节不愈合合并距下关节炎病例。B. 在矫正过程中，处理跟骨不愈合的同时取出内固定，并行距下关节融合术

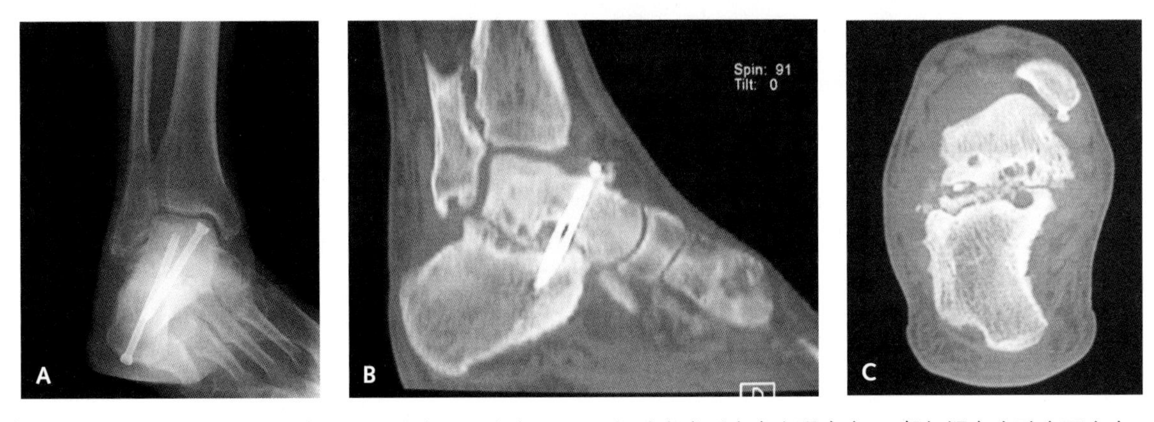

图 29.11　A. X 线片上不一定能显示融合后不愈合。B–C. 如融合术后患者出现疼痛，一般怀疑存在融合不愈合，应进行 CT 检查，因为 CT 检查可以清晰地显示不愈合情况

血细胞浓缩液的同种异体松质骨（图 29.13）。如果通过 X 线片诊断距下关节不愈合，而且经过仔细清理关节后出现较大骨缺损和距下关节塌陷，造成距骨倾斜角减小以及跟骨扁平，那么术者要对这种情况予以高度重视，因为这可能会再次产生不愈合以及距下关节塌陷导致前踝撞击。对此，笔者推荐使用结构性植骨块来恢复距骨倾斜角。的确，有人反对将结构性植骨块用在骨愈合高风险的患者身上，因为需要面临两个接触面的愈合问题，而且对于难治性的不愈合病例，再次发生不愈合会让人非常沮丧，所以建议最好采用三关节融合术来处理这种情况，这样可以增加愈合的概率（图 29.14）。此外，距下翻修术中很难获得坚强的内固定效果，可以考虑额外融合距舟关节，以提高融合的稳定性和愈合率。尽管多融合一个关节会导致后足更加僵硬，但另一方面这种额外的僵硬度可以保证融合后局部结构更为坚强，从而促进骨愈合。在翻修病例中，患者的主要期望是术后行走时无痛，因此应该行两关节或三关节融合。如果为保留关节活动度而仅做距下关节融合，将冒很大的融合不愈合风险，这不值得（图 29.15）。尽管文献参考有限，但距下关节融合术后不愈合使用三关节融合翻修的愈合率基本上可以达到 100%，而采用单纯距下关节融合进行翻修的愈合率是 77%。术后，患者需要保持不负重至少 3 个月以上，一直到影像学提示骨愈合为止。重要的是，这些患者在负重前，后足肿胀不明显而且触诊时无皮温增高表现，因此很难在早期发现不愈合的征象。

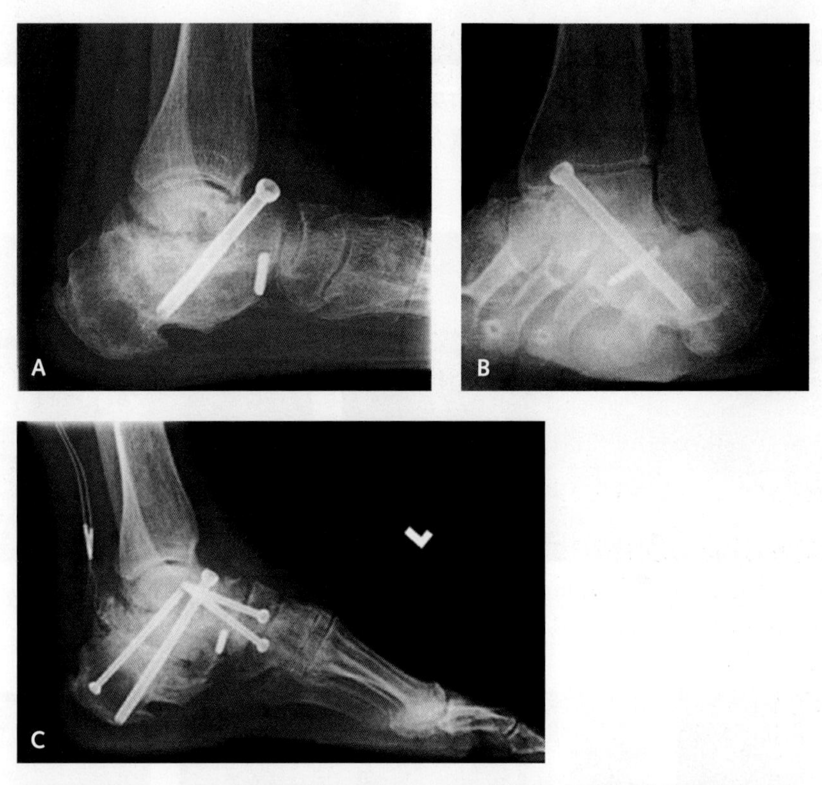

图 29.12 A–B. 图示为顽固性的严重后足畸形病例，已经进行过两次融合手术。注意患足明显的跟骨外翻和距下关节塌陷及不愈合。C. 通过后方垂直切口行撑开植骨融合术，并辅以骨髓刺激术。但对于此病例，上述操作尚不够，需另行距舟关节融合术以解决后足力线矫正后中足残留的畸形问题

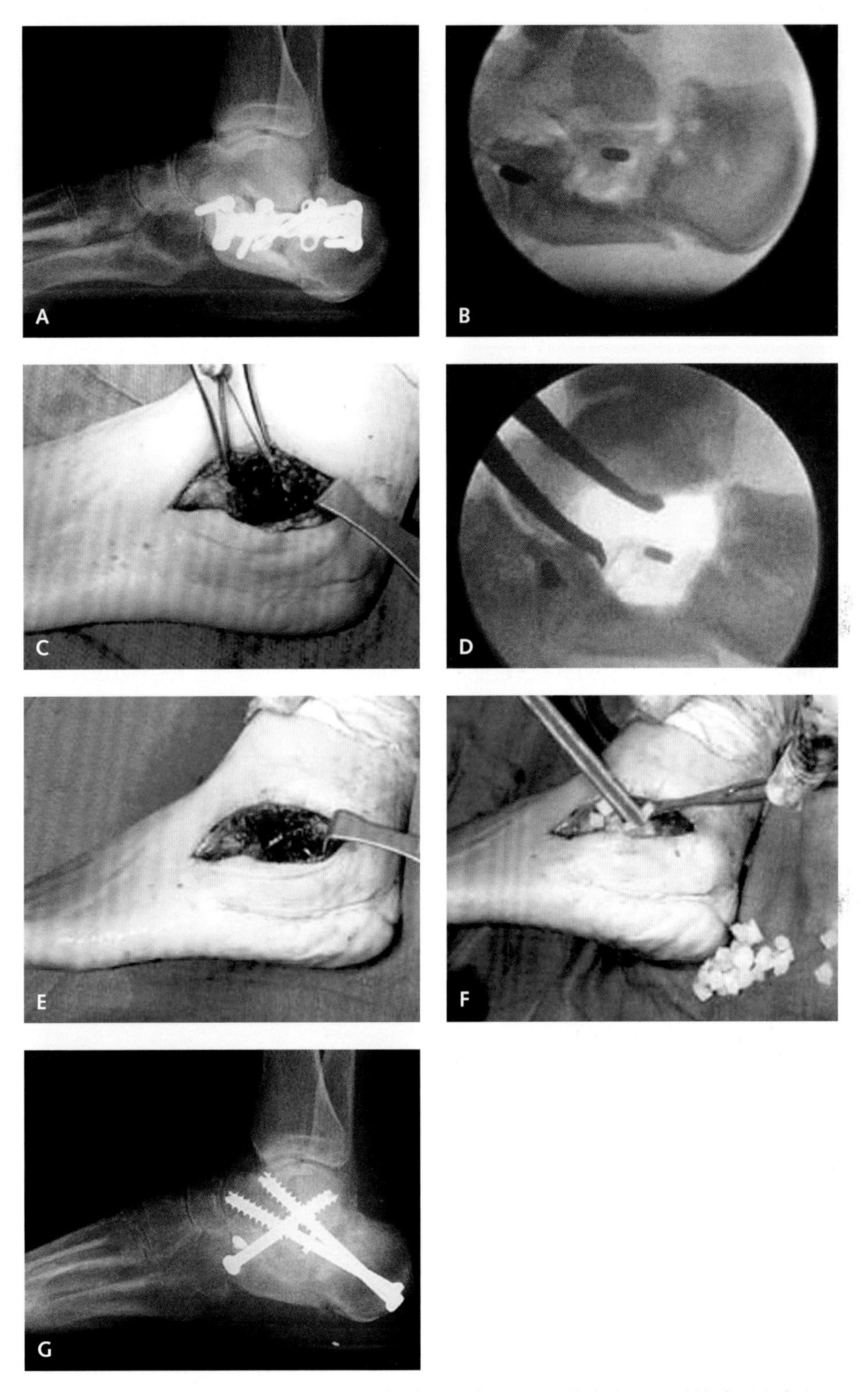

图 29.13　A. 此病例跟骨骨折。行切开复位内固定后，跟骨体发生了严重的畸形愈合和不愈合。B. 尽管距骨倾斜角有明显的减小，但是踝前并无疼痛，所以此次翻修没有进行后方撑开植骨。术中经皮取出内固定。C. 经过跗骨窦短切口处理不愈合。D–E. 用椎板撑开器牵引关节来重获力线。F–G. 用松质骨植骨来填塞骨缺损。如果需要经跗骨窦切口植骨来增加后足高度，在关闭切口前一定要检查切口周围的皮肤张力

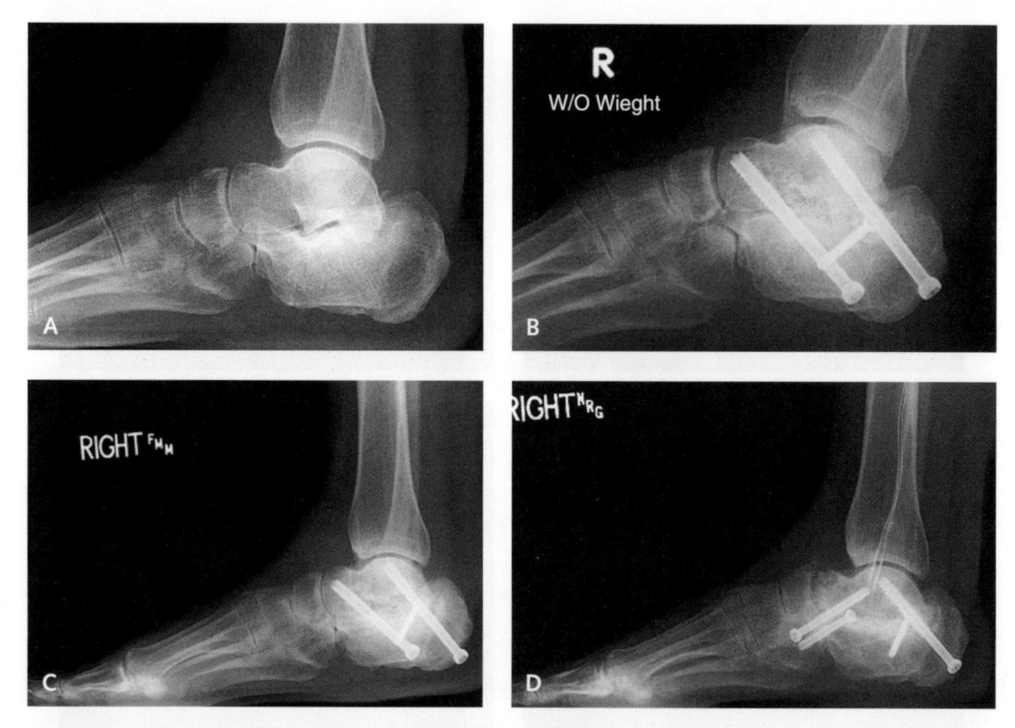

图 29.14 A–B. 糖尿病患者行距下关节融合后发生不愈合。C. 行翻修融合术后再次发生不愈合。D. 本次通过行距下关节融合外加跟骰融合术，最终骨愈合

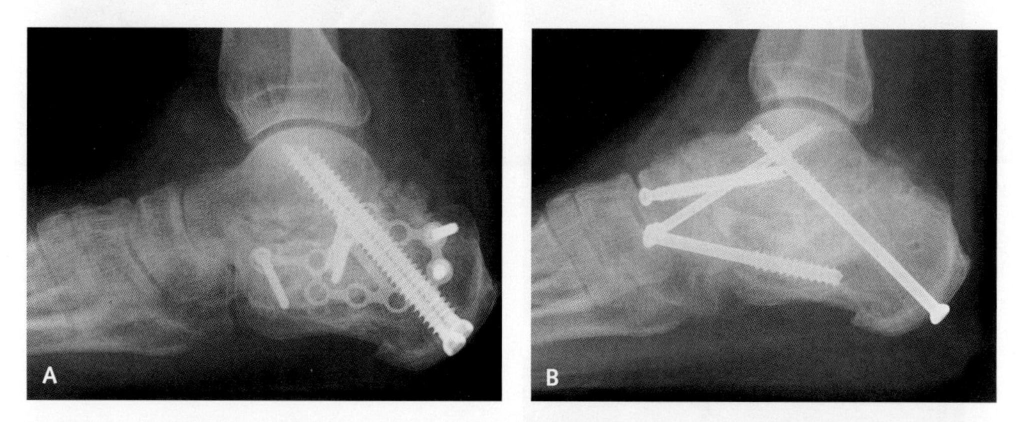

图 29.15 A. 跟骨骨折术后进行两次距下关节融合术均出现不愈合。B. 最终翻修为三关节融合，成功愈合，疼痛消失

技术、技巧和注意事项

- 必须避免腓肠神经炎的发生。神经就在腓骨肌腱的下方，在分离的时候必须要避免损伤。腓浅神经的背外侧皮支在切口的远端也容易受损。
- 跟骨骨折后腓骨下撞击必须要处理。在行距下关节融合术的病例中，截骨清理和去除外侧壁骨赘是不可缺少的部分。手术结束前在跗骨窦进行植骨时，一定要确认植骨没有脱落到腓骨和腓骨肌腱之间（图 29.16）。
- 椎板撑开器对于撑开距下关节非常有用（图 29.17）。
- 对于长期存在腓骨下撞击的病例，腓骨肌腱很有可能已经被撕裂或者从腱鞘中脱出（图 29.18）。一定要打开腓骨下方的腱鞘来检查肌腱是否撕裂。如果肌腱有脱位，则表现会很明显，需要在腓骨后面往后方延长切口来加深腓骨肌腱腱沟。

技术、技巧和注意事项（续）

- 如果腓骨肌腱撕裂和脱位同时存在，并伴有慢性的撞击，可以行改良的 Chrisman-Snook 踝关节重建手术。这个术式可以同时修复撕裂的肌腱，稳定肌腱脱位，并纠正并存的踝关节不稳。
- 为了减少距下关节融合后不愈合的发生，笔者现在对所有的病例都采用植骨或者骨替代物植骨。对于骨不愈合高危患者和翻修的病例，可以考虑使用骨髓穿刺浓缩液和 BMP 或骨刺激术。
- 原位的距下关节融合发生畸形愈合很少见。一旦发生，是因为距下关节固定时过度内旋造成的。这种过度内旋可以引起前足内收和轻度的旋后以及后足内翻。这可以通过仔细体格检查发现。当后足处于正确力线位置时，足跟看上去应该是轻度外翻，相对后足来说，前足应该跖屈。如果患者是处于侧卧位，判断后跟力线时一定要小心，因为侧卧位时很难分清后足、前足和膝关节的关系。除非融合手术是为了纠正平足畸形，否则将后足置于轻度外翻位比较适合，这样不会引起太多问题。在用距下关节融合处理平足病例时，应该有意地去内旋距下关节。但再次强调，需要注意不要造成前足固定的畸形愈合。
- 在用距下关节融合来纠正中关节面的跗骨联合时，如果后关节面被遮挡不能看见，会给手术带来困难。因为尽管跗骨联合累及的是中关节面，但需要慢慢打开后关节面。需要用椎板撑开器打开包括中关节面在内的整个关节，来纠正伴随跗骨联合的严重外翻畸形（图 29.19）。如果无法看清后关节面，在尝试打开关节前，可以采用小骨刀在透视下插入后关节面。在行内固定之前，将跟骨在距骨下方做轻度的内旋，以矫正后足外翻畸形。尽管在跗骨联合病例中，显露和处理距下关节比较难，但其距下关节融合率还是很高的。笔者近期的研究结果表明，在跗骨联合组的病例中，距下关节融合率达 100%，而另外一组行距下关节融合治疗创伤后距下关节炎的病例中，融合率是 84%。
- 即便采用正确的入路进入跗骨窦，显露距下关节也并不总是一帆顺风的。比如在中关节面跗骨联合的病例中，距下关节紧闭，看似已经融合，在跗骨窦操作时还是要用一把小的拉钩将腓骨肌腱牵拉到腓骨肌腱滑车后方，这样可以清楚显露后关节面以利于清理（图 29.20）。如果因为跗骨联合的存在导致关节无法打开，需要在内侧做一个单独切口，直视下将跗骨联合切除。切除跗骨联合后方时必须要注意保护血管神经束。在伴有畸形的病例中，切除跗骨联合后可以增加距下关节的部分活动度，故可以帮助矫正畸形。
- 在治疗平足畸形时，距下关节融合可以被当成后足重建的一种治疗选择。融合时通过轻度内旋距下关节来恢复足弓（图 29.21）。

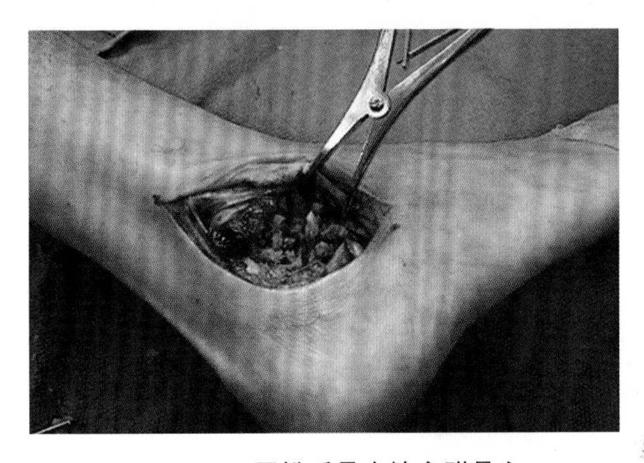

图 29.16　用松质骨来填塞跗骨窦

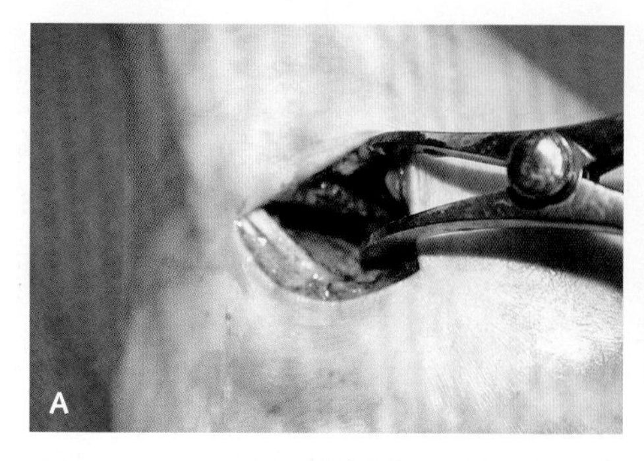

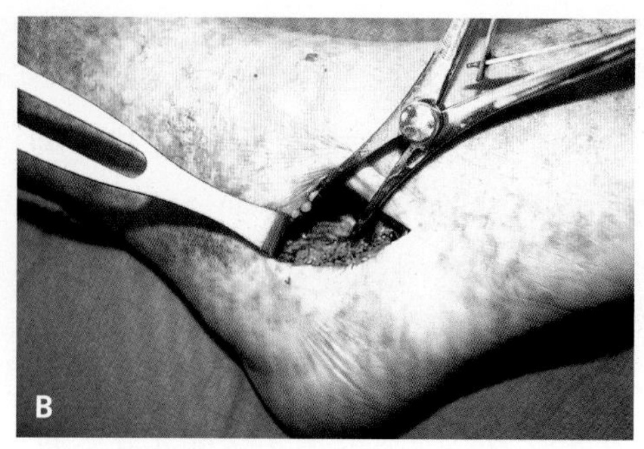

图 29.17 A–B. 采用椎板撑开器撑开显露距下关节时，从腓骨肌腱后方操作较前方更为容易

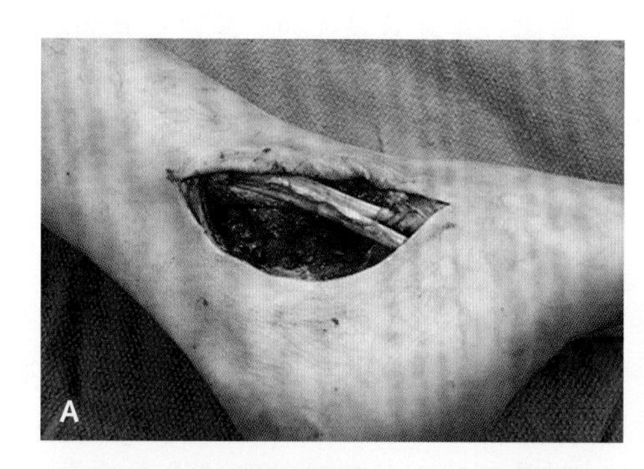

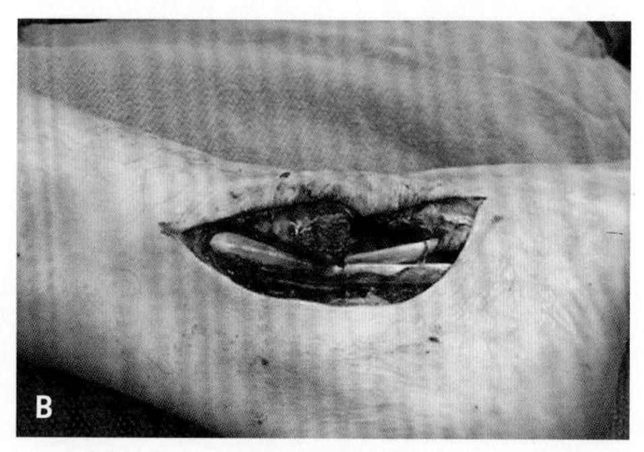

图 29.18 A. 腓骨肌腱脱位。B. 行距下关节融合后，通过加深腓骨肌腱腱沟来复位腓骨肌腱

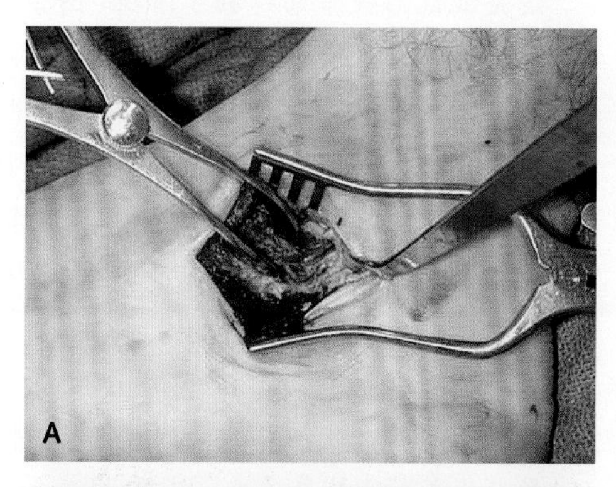

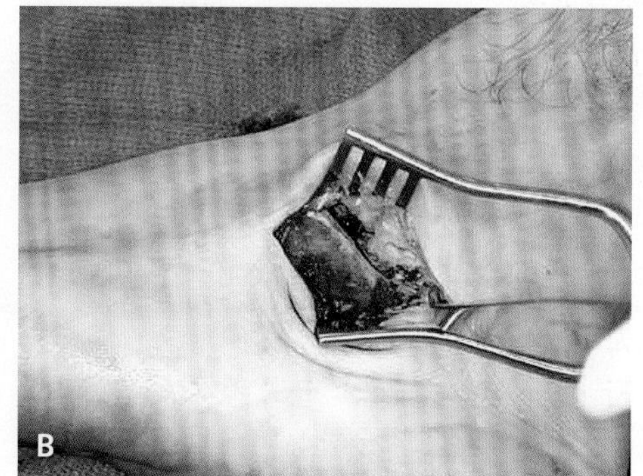

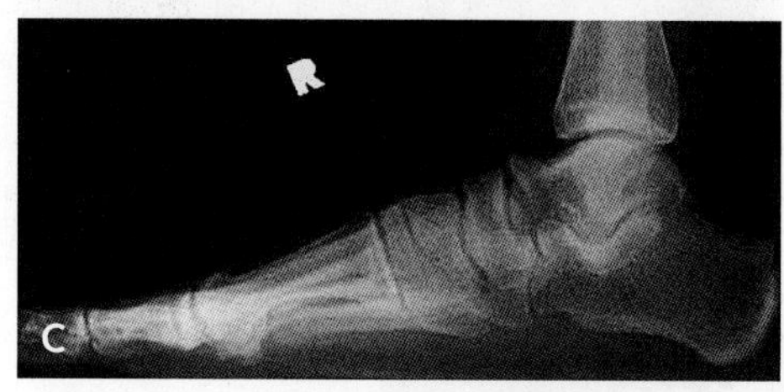

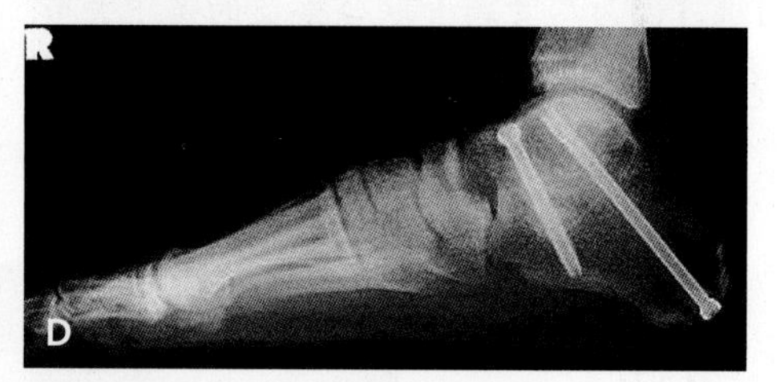

图 29.19 A–D. 通过距下关节融合术来处理中关节面的跗骨联合

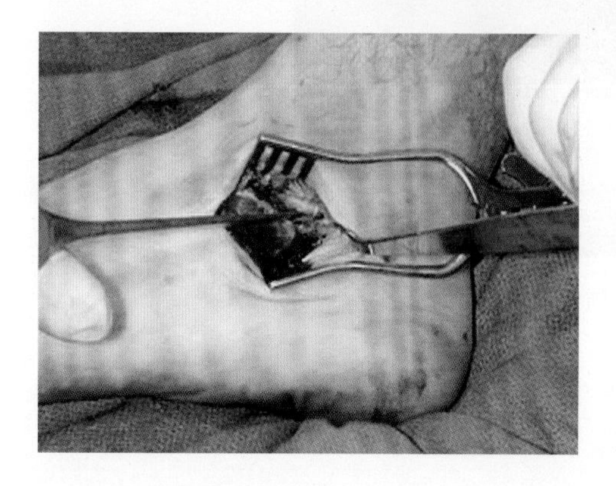

图 29.20 牵开腓骨肌腱，将骨刀插入跗骨窦后关节，显露关节面

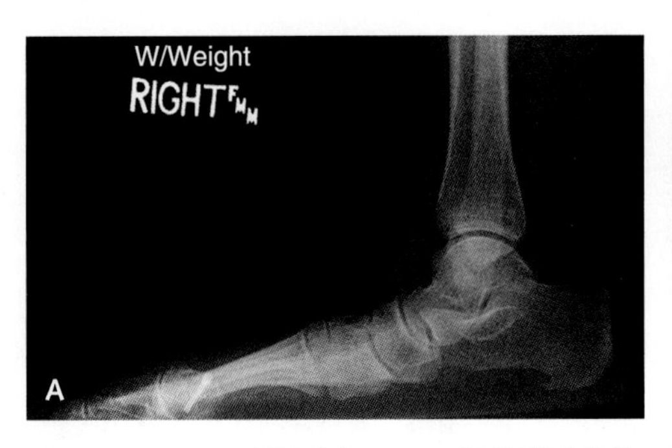

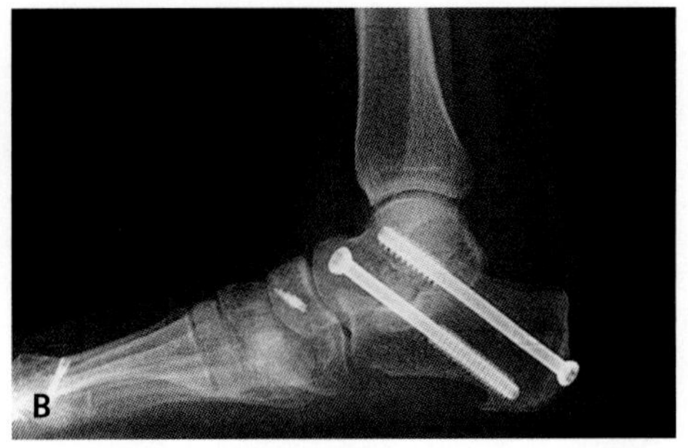

图 29.21 A–B. 采用改良 Young 胫前肌腱转位 – 悬吊联合距下关节融合术来纠正成人平足畸形

撑开植骨融合术

距下关节撑开植骨的手术指征很特别也很有限，主要针对后足存在明显的垂直方向塌陷同时需要行距下关节融合术的病例（图 29.22）。传统手术指征是陈旧性跟骨骨折后，跟骨高度丢失导致前踝撞击出现疼痛，同时行走时推进力量减弱。但很有意思的是，并不是所有存在后足塌陷及水平距骨（负的距骨倾斜角）的患者都有前踝疼痛的症状。实际上，尽管这些病例理论上被认为会出现明显的踝关节活动受限，但其实也并不一定。如果体格检查见踝关节活动度正常，且前踝疼痛不存在，那么仅仅行原位距下关节融合就足够了。但因为原位融合并未改变后足的力线，所以术后推进力差的情况并不能得到改善（图 29.23）。

计划行撑开植骨融合时，必须要预计到需要延长跟腱。后方垂直高度的增加会使跟腱产生更大张力，如果不延长跟腱就会明显限制踝关节的背伸。可采用植骨融合的同一个垂直切口做开放性跟腱延长，力争融合术后，患足在没有太大辅助推力下获得至少 10° 的被动背伸（图 29.24）。

切口选在踝关节后方，在腓肠神经走行的稍偏后方从足跟部往近端延伸（图 29.25）。辨认出腓肠神经，同时找到其前方的腓骨肌腱腱鞘，将腱鞘和神经往前方牵拉，这样可以保证在整个手术过程中腓肠神经得到很好的保护。术中探查神经，如果神经周围有严重瘢痕或者术前患者就有神经炎的症状，那么可以切断神经，同时将近端残端埋入到腓骨的钻孔中。一般来说，术中尽量用牵开的办法来保护神经。手术结束前很重要的一步就是再次检查神经完整性，如果不小心损伤了神经，最好将其横切并包埋（视频 29.1）。

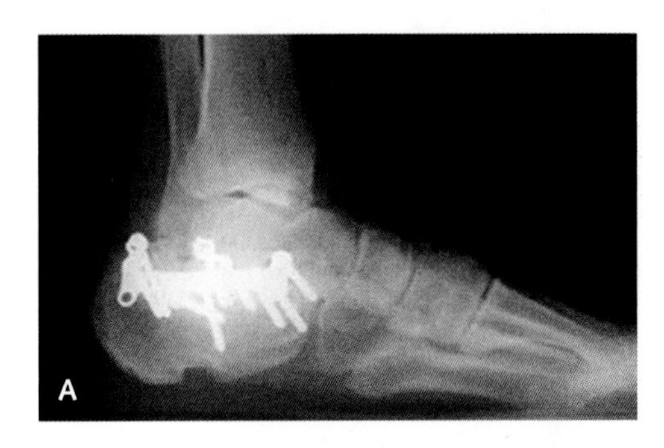

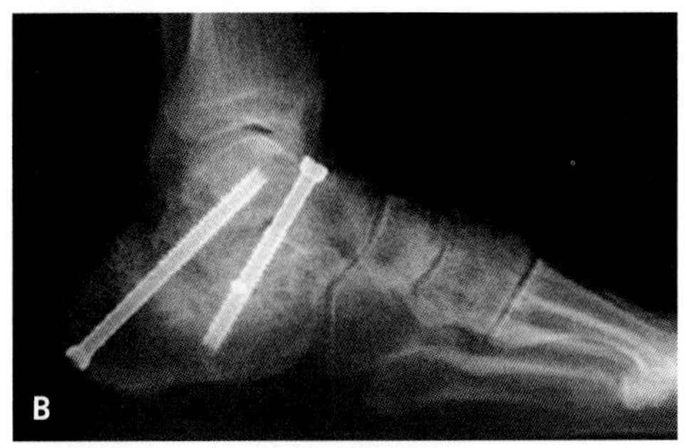

图 29.22 A. 注意跟骨骨折切开复位内固定术后出现的跟骨塌陷距骨低平。B. 采用撑开结构性植骨来恢复后足高度

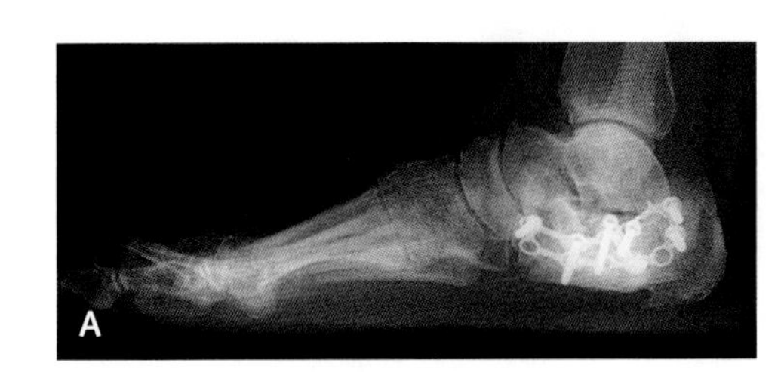

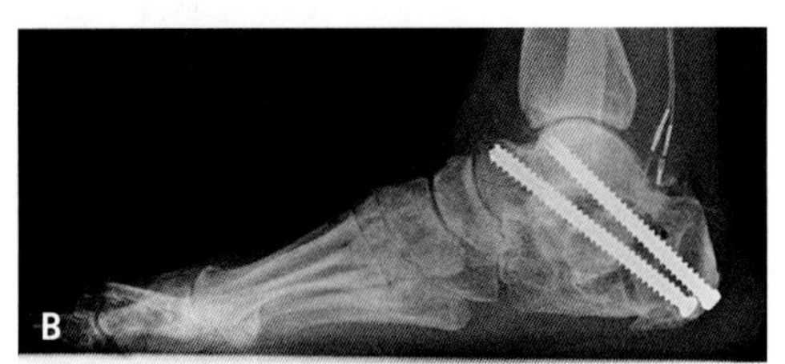

图 29.23 A–B. 尽管距骨倾斜角是负的，但患者并没有前踝疼痛，所以还是进行了原位距下关节融合术

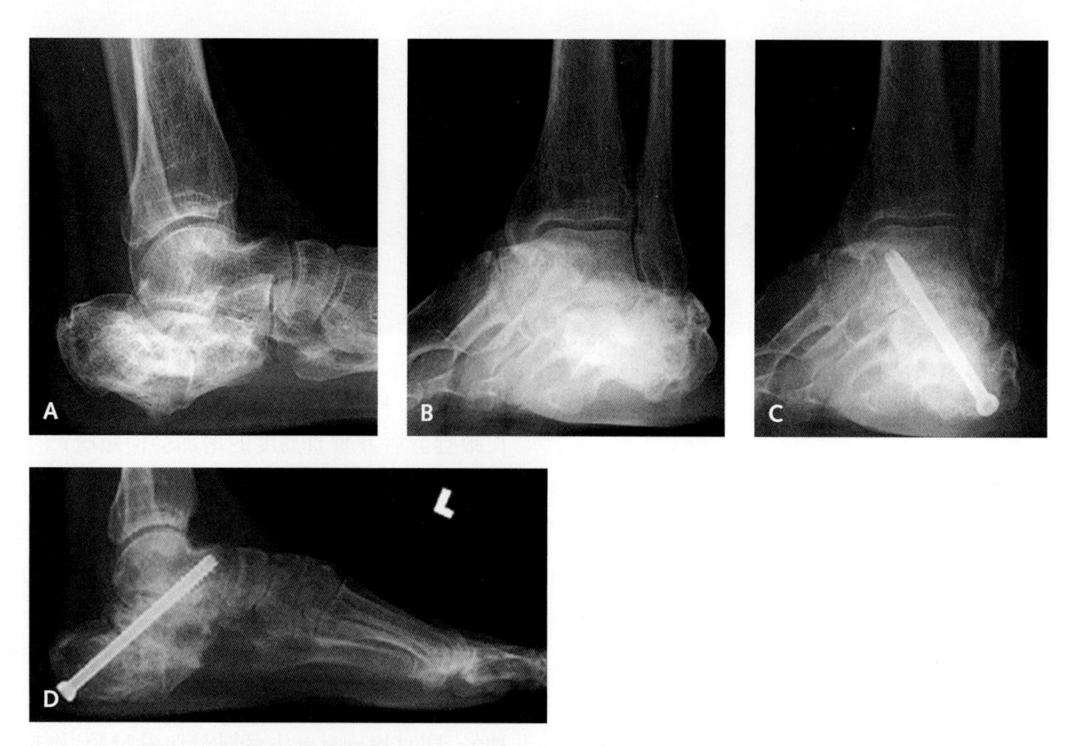

图 29.24 A–B. 本病例除前踝疼痛以外，足的外侧疼痛也很明显，这是腓骨下撞击造成的结果。C–D. 使用撑开结构性骨块植骨融合解决了这个问题

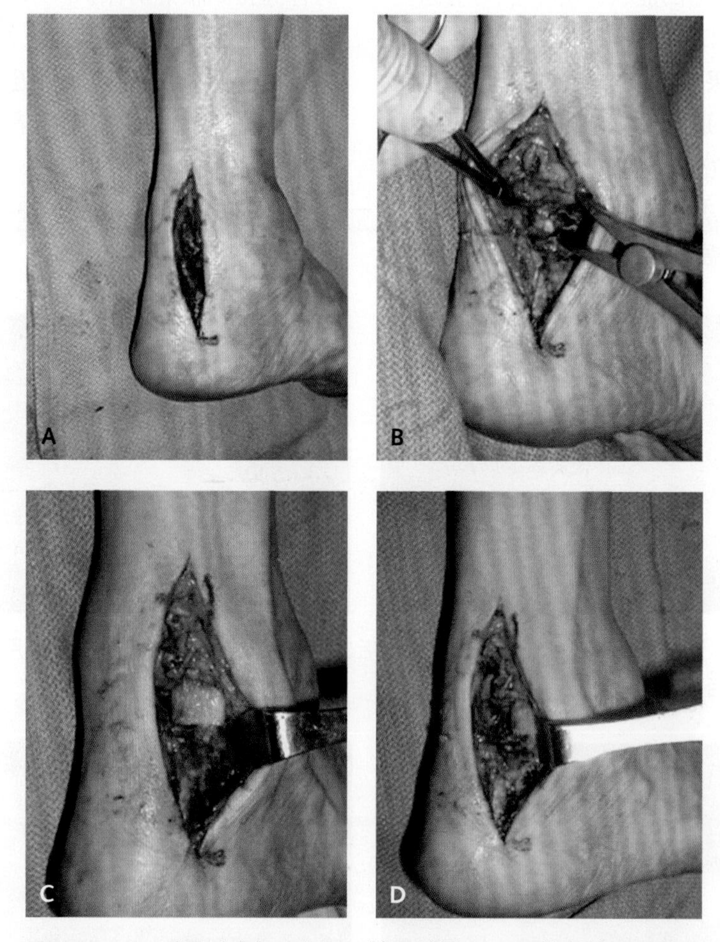

图 29.25 A. 采用垂直切口行距下撑开植骨。B. 用椎板撑开器撑开关节。注意血管钳位置显示踇长屈肌腱位于踝关节内侧。C–D. 将植骨块置入到正确位置然后进行固定

为了获得距下关节后方良好的视野，切透皮下组织直接到跟骨后方。在关节的后方可以以跟骨后表面为导向，据此一直往前显露，直至辨认出关节的后部分。在透视下进行此操作应该更容易些。需要切开跟骨后方软组织来更好地显露跟骨。然后在跟骨外侧壁做骨膜下剥离，将腓骨肌腱腱鞘从跟骨外侧壁上剥下来。几乎所有病例中均存在腓骨下方撞击，所以行跟骨外侧壁截骨是必须的。此操作看上去很难，但一旦把腓骨肌腱掀起，便可以看到膨隆的跟骨外侧壁及外踝下方的骨性撞击，这样直视下操作就方便得多。可以采用 1.5cm 宽的弧形骨刀进行截骨，从跟骨结节的后缘下方开始，往距下后关节面的下方做外侧壁截骨，去除整块膨起骨块，确保清理后在腓骨尖和跟骨外侧壁之间有一个清晰的空间。可以经皮触摸截骨面来感受腓骨尖下方跟骨外侧壁表面有无残留的骨质，以便确认截骨是否彻底。

在跟骨后间隙操作时，自跟骨结节后方将弧形骨刀插入到原始的距下关节。插入骨刀这一步或许并不会太顺利，所以最好是在透视下进行。如果关节显示不清楚，可以先以 1cm 宽的弧形骨刀插入距骨下方关节，将其往下方及远端推进，使骨刀逐步进入原始的距下关节并且撑开关节。如果骨刀在跟骨插入的方向不对，则截骨的平面也会出错。所以如果能在透视下进行操作，那么就很容易发现问题，随时调整骨刀方向。一旦关节被打开，就可以使用椎板撑开器插入到关节深处来撑开关节。笔者习惯采用轻巧的骨凿和骨刀去皮质化清理整个关节。在关节的内后方操作时，注意不要损伤䟎长屈肌腱。使用咬骨钳非常有效，它能探及距下关节前方的关节面，从而更彻底地进行清理。

做距下撑开植骨融合时，不管使用结构性的自体骨还是异体骨，都需要使用摆锯来将骨块截成撑开融合时需要的形状。最理想的形状是轻度内高外低，后高前低的梯形。现在也有定制的各种形状尺寸的植骨块，它们的优点是未经漂白和辐射，因为这些处理都会降低骨的强度。而且这些植骨块取材自髌骨、股骨髁之类坚硬的骨骼，使得在骨块上打螺钉更为容易，不至于造成骨块劈开或碎裂（视频 29.4）。植骨块系统有专门的试模，这样就不需要使用椎板撑开器来测量估算植骨的高度（图 29.26）。或者，也可以通过在透视下测量椎板撑开器撑开后的空间来估算植骨块的尺寸。植骨块的形状根据距下关节骨缺损形状设计，可有效防止撑开植骨术中常出现的内翻畸形。置入植骨块之前，需要用弧形刮匙对跗骨窦前方进行清理，然后植入松质骨到跗骨窦以及更前方的部位。一旦确定植骨块大小，立即将椎板撑开器换成无齿的，这样植入骨块，更容易退出椎板撑开器。椎板撑开器需要撑到最大极限，这样可以使植骨块更安全轻松地植入。一般来说，骨块植入后自身即很稳定，但是如果发现存在摇晃不稳，可以在跟骨后结节上用骨刀做切迹或者凹陷，从而使植骨块插入后获得更强的稳定性。植入骨块后随着椎板撑开器逐渐回撤，还需要检查后足的位置。因为在椎板撑开器维持下常常会出现跟骨内翻倾斜的情况，而植骨并取出椎板撑开器后，跟骨需要维持在轻度外翻位。如果存在内翻的情况，可以使用摆锯来削除跟骨的部分外侧以调整后足力线。植骨块仅仅能填充距下后关节面的空间，无法达到跗骨窦，因此需要取额外的松质骨植入到跗骨窦内以促进融合。考虑到同种异体骨块的骨诱导能力有限，笔者在所有病例中均使用浓缩的骨髓穿刺液促进骨愈合。尽管笔者更喜欢用浓缩的 BMA，但在植骨时使用骨诱导的制剂还是很有争议的，不过在这类的融合术中骨诱导制剂还是可以考虑使用的。

以加压空心螺钉固定植骨比较简单。笔者不认为在此处应用全螺纹和半螺纹螺钉有什么区别，但是行距下加压时需要注意植骨块的高度，应避免加压造成高度丢失。螺钉置入的原则和之前谈到的原位融合的原则一致。

术后处理

需要等切口完全愈合才能拆除缝线，对于有张力的切口更需要特别注意。术后足应该被固定在最大背伸的位置。如果发现切口皮肤已经存在愈合问题，可以把足放置在轻度跖屈的位置以缓解踝关节后方过大的张力。这个位置会影响后期的康复效果，所以一旦软组织愈合，就应该开始进行踝关节的活动练习，但是只能做被动的跖屈和背伸活动。康复训练只能在术后靴保护下进行，为了防止发生跖屈畸形和足下垂，晚上睡觉的时候也必须穿戴足靴。术后负重至少要在 8 周后进行。无论是原位融合还是撑开植骨融合，都很难在片子上确定是否已经融合。笔者采用检查软组织的肿胀情况、疼痛情况和

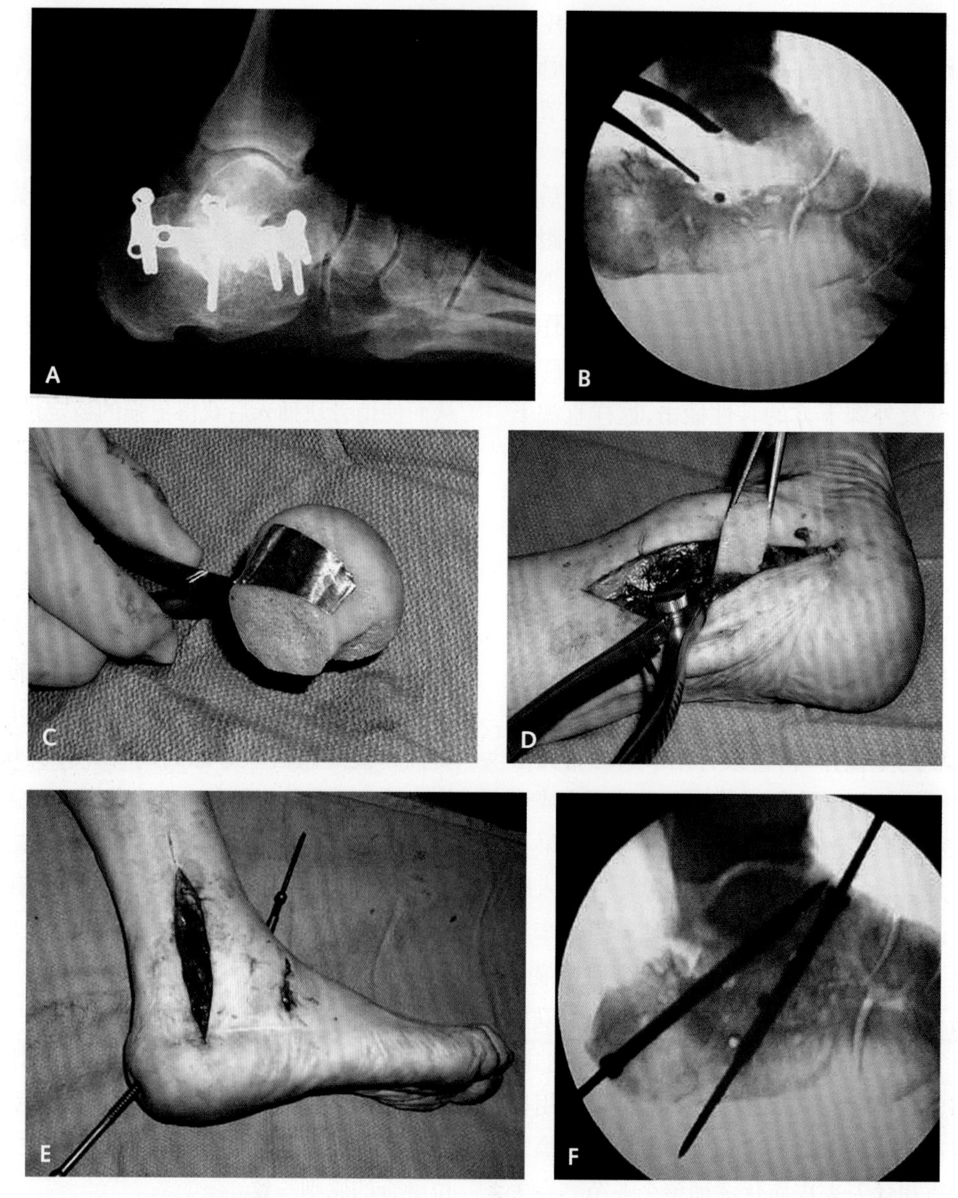

图 29.26 A. 用撑开植骨融合翻修失败的切开复位内固定。B. 在透视下用椎板撑开器撑开关节，测量所需植骨块的尺寸。C. 然后在同种异体股骨头上测量，获取植骨。D. 将植骨块置入距下关节。E–F. 以空心螺钉固定

皮温等方法来帮助确定是否愈合，这些手段往往比影像学更为有效，采用临床检查和影像学检查的方法来联合判断骨质是否愈合及可否进行负重行走。接受手术的肢体需要用管型石膏或者充气靴固定，直到临床和影像学检查两方面都达到骨愈合标准。因为大块异体骨愈合比较慢，相应病例应在术后使用足踝固定支具（AFO 支具）6~9 个月。需要在术后半年和 1 年时进行 CT 检查来确定异体骨的愈合程度。康复和加强力量的物理治疗方法，尤其是最大限度地加强背伸和跖屈的力量训练，对患者很有好处，但这必须在术后 6 个月 CT 提示骨愈合的情况下进行。肿胀一般要持续到术后 6~12 个月。

治疗复杂的跟骨骨折后畸形愈合

对于跟骨骨折后处理失败的病例，挽救性手术主要的关注点在于手术时机、正确的手术入路、选择骨突切除术还是融合、融合的方式以及融合和截骨相结合来纠正严重的后足畸形的操作方法。对于复杂的后足畸形的纠正，挽救性手术可以分为几个类别，手术要考虑的事项为：①后足的增宽；②跟骨的内外翻畸形；③距骨倾斜角；④内固定的存留；⑤任何继发的畸形，如跗横关节的外展畸形，这往往伴随跟骰关节的压缩损伤；⑥腓骨肌腱的脱位。

对于所有复杂的畸形，进行 CT 扫描很有必要（图 29.27）。尽管可能已经预料到了畸形的程度，但是扫描对于设计矫形手术计划还是很有帮助的，尤其是在需要通过跟骨截骨联合距下关节融合来矫正畸形重塑力线时。当跟骨结节已经向近端移位与腓骨产生撞击但足跟还处于内翻畸形这种情况时，CT 检查尤为重要。对于这些病例，需要通过原始的骨折线进行撑开结构性骨块植骨。这类手术普遍用于跟骨骨折未做手术而产生严重跟骨结节畸形愈合的病例中。

如果还存在既往手术的内固定留滞，则有可能需要进行分期手术（图 29.28）。如果可以通过经皮的方式取出内固定，那么一期做撑开骨块植骨还是可行的。因为需要延长后足高度，那么常规取内固定用的横行切口就不适合。正因为这个原因，如果接骨板还在，那就要采用后方切口联合在各螺钉上方经皮做微小切口来取出内固定。与分期手术相比较，笔者更喜欢这种一期后方纵切口联合经皮小切口的术式。跟骨截骨同时进行距下关节融合术时，既可以采用后方垂直切口（这个切口适合距下撑开植骨融合术），也可以通过标准的沿着腓骨肌腱走形的切口进行。

沿着腓骨肌腱走形的切口方式更简单易行，因为可以完全显露跟骨截骨平面。如果像图 29.29~图 29.31 中病例所示，除截骨之外还需要进行撑开植骨，还是可以通过大骨刀插入原始骨折线平面进行截骨。不管采用哪种切口，必须在透视下插入骨刀。去除跟骨外侧壁突出于腓骨下方的骨块后，将一枚导针插入畸形平面，往往都是从背外侧到跖内侧，方向呈 30° 角进行。置入导针后在轴位上透视确认导针位置。

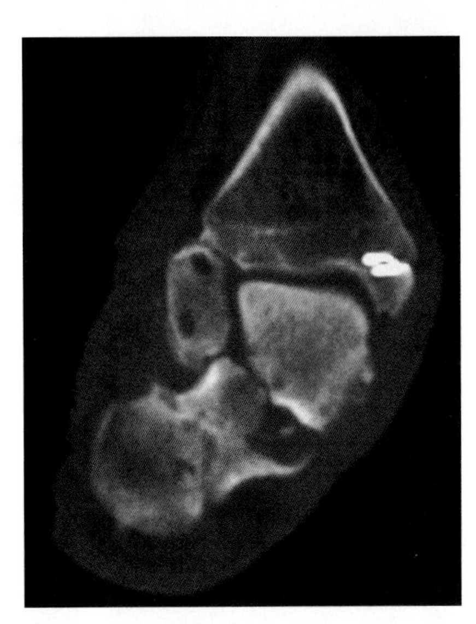

图 29.27　CT 检查显示严重的畸形，单纯距下关节融合可能不能解决问题，胫距跟融合为理想的术式

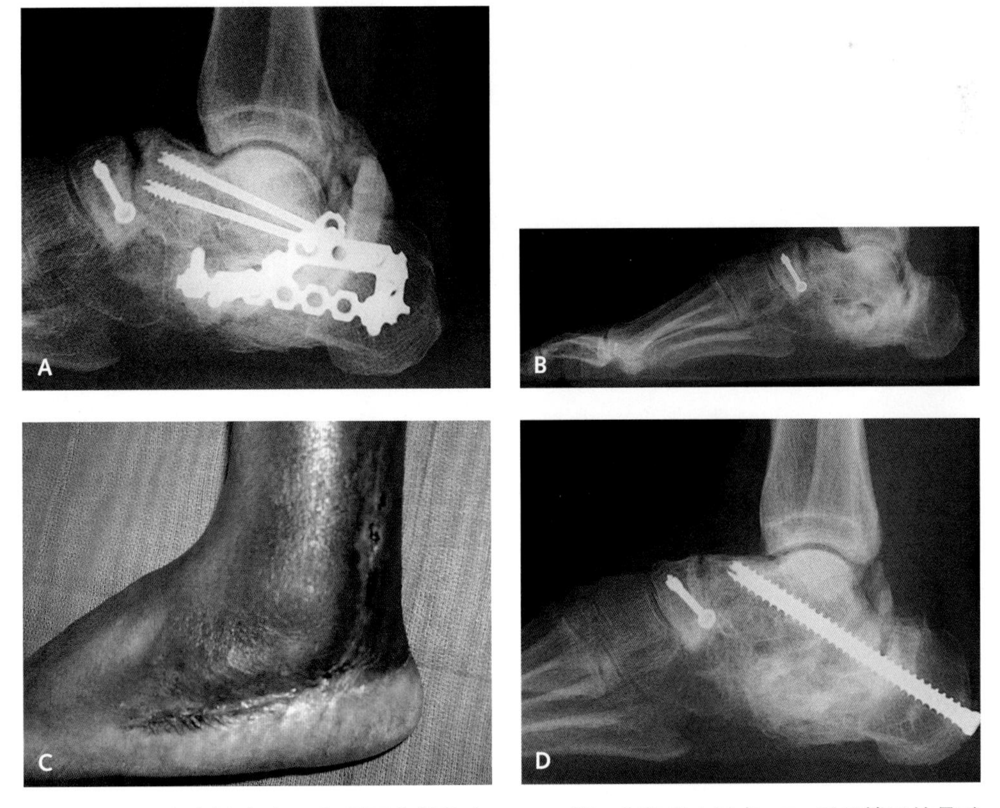

图 29.28　A. 此病例畸形严重，需要分期治疗。B–C. 第一步取出内固定。D. 采用撑开植骨融合术作为最终的治疗方式

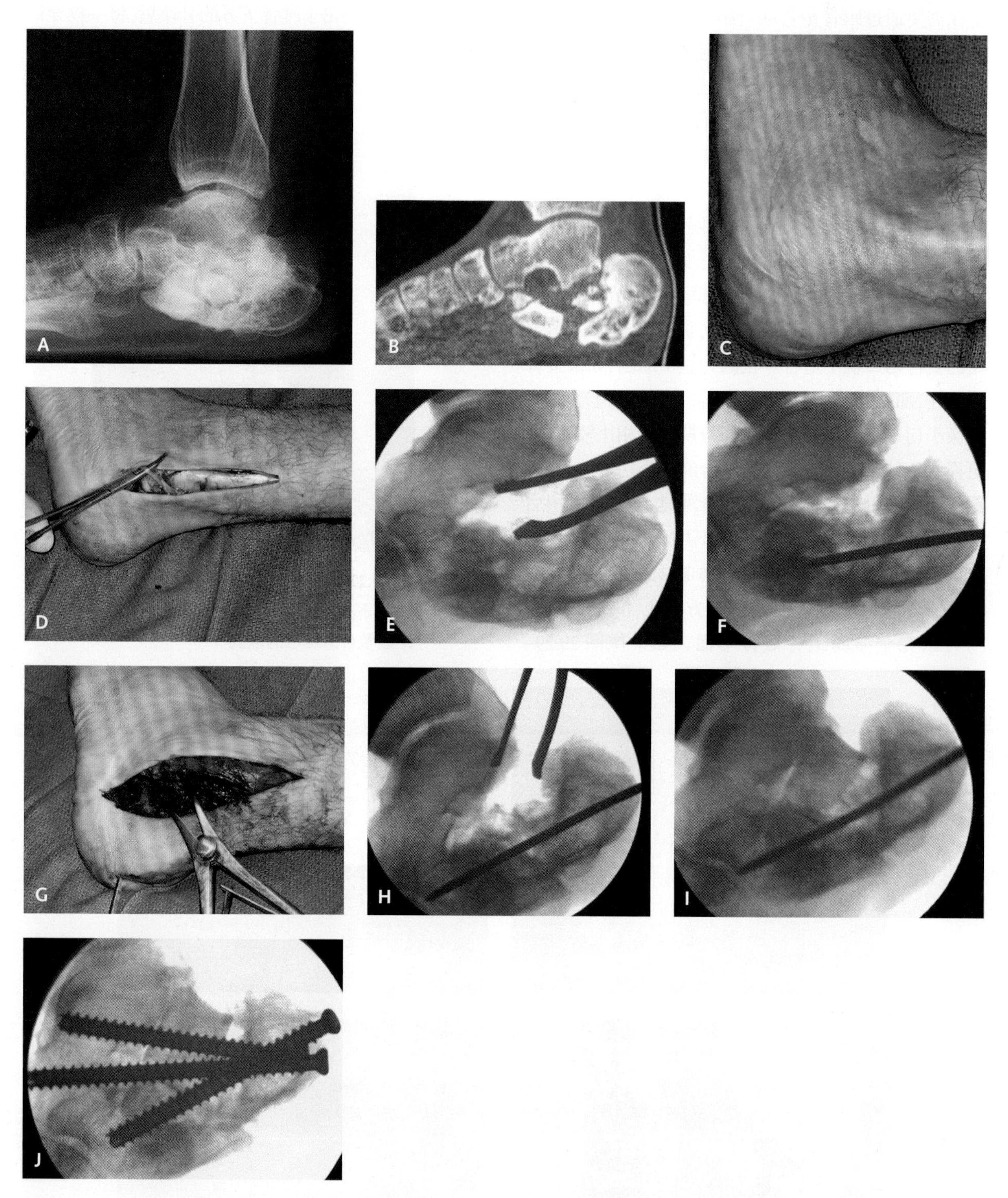

图 29.29 A–C. 本病例存在距下关节炎合并跟骨骨折不愈合以及腓骨肌腱脱位。D. 采用垂直切口。E. 以椎板撑开器撑开距下关节。F. 在骨折不愈合部位进行截骨矫形。G–H. 再次插入椎板撑开器。I–J. 将植骨块置入距下关节，以全螺纹空心螺钉进行固定

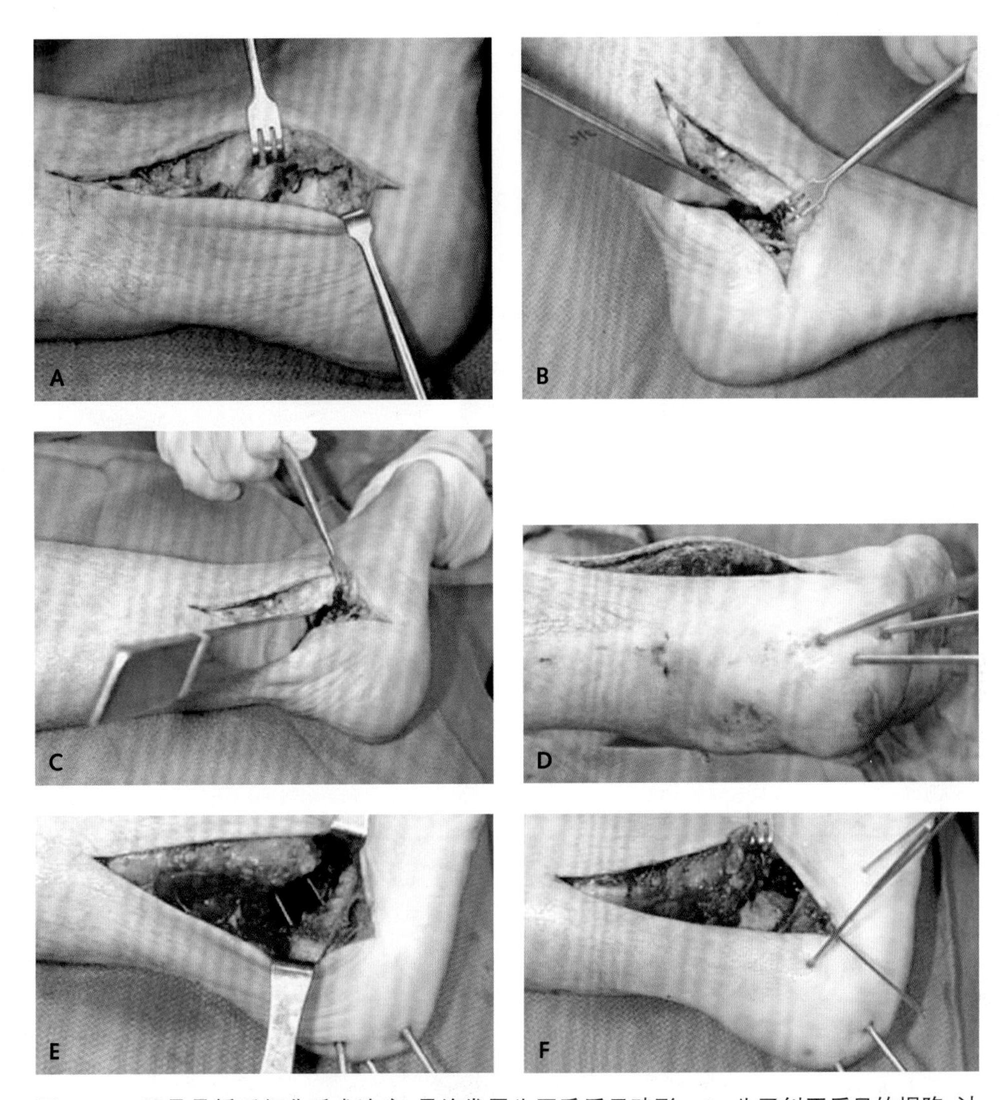

图 29.30　跟骨骨折后行非手术治疗，最终发展为严重后足畸形。A. 为了纠正后足的塌陷，计划采用撑开植骨融合的方法进行治疗，但首先需要通过原始骨折线截骨纠正后跟的塌陷和外翻畸形。B–C. 在透视下将骨刀插入原始骨折线的平面。D–E. 采用多枚克氏针和导针把持跟骨结节，在骨刀和椎板撑开器帮助下将跟骨结节往下方及内侧复位。F. 确认复位良好后，将结构性植骨块置入距下关节

导针置入后可以进行微调整，以确保导针沿着原始骨折线平面置入，之后便可以进行截骨。我们采用大而宽的骨刀进行截骨，之后便可以退出导针。随着截骨的深入，需要通过跟骨的轴位相透视来确认截骨方向。在跟骨内下方接近截骨末端即将完成截骨时，通过手法折断跟骨内侧皮质比通过骨刀打通跟骨更加容易，而且打通跟骨这个方法比较容易损伤内侧软组织。一旦截骨完成，需要将跟骨结节往远端移动至正确的位置。通常将跟骨结节往远端牵拉并纠正到外翻位置。操作时，用骨刀来撬开截骨面，然后插入椎板撑开器做彻底打开，通过骨刀在外侧做杠杆撬动使跟骨结节往远端移动。这种办法往往有造成跟骨结节更加内翻的倾向，所以在往远端牵拉跟骨结节恢复其高度时，需要通过导针来控制跟骨结节保持外翻位置，这非常有必要。笔者采用多枚预置在跟骨结节内的导针来维持位置（视频 29.1）。

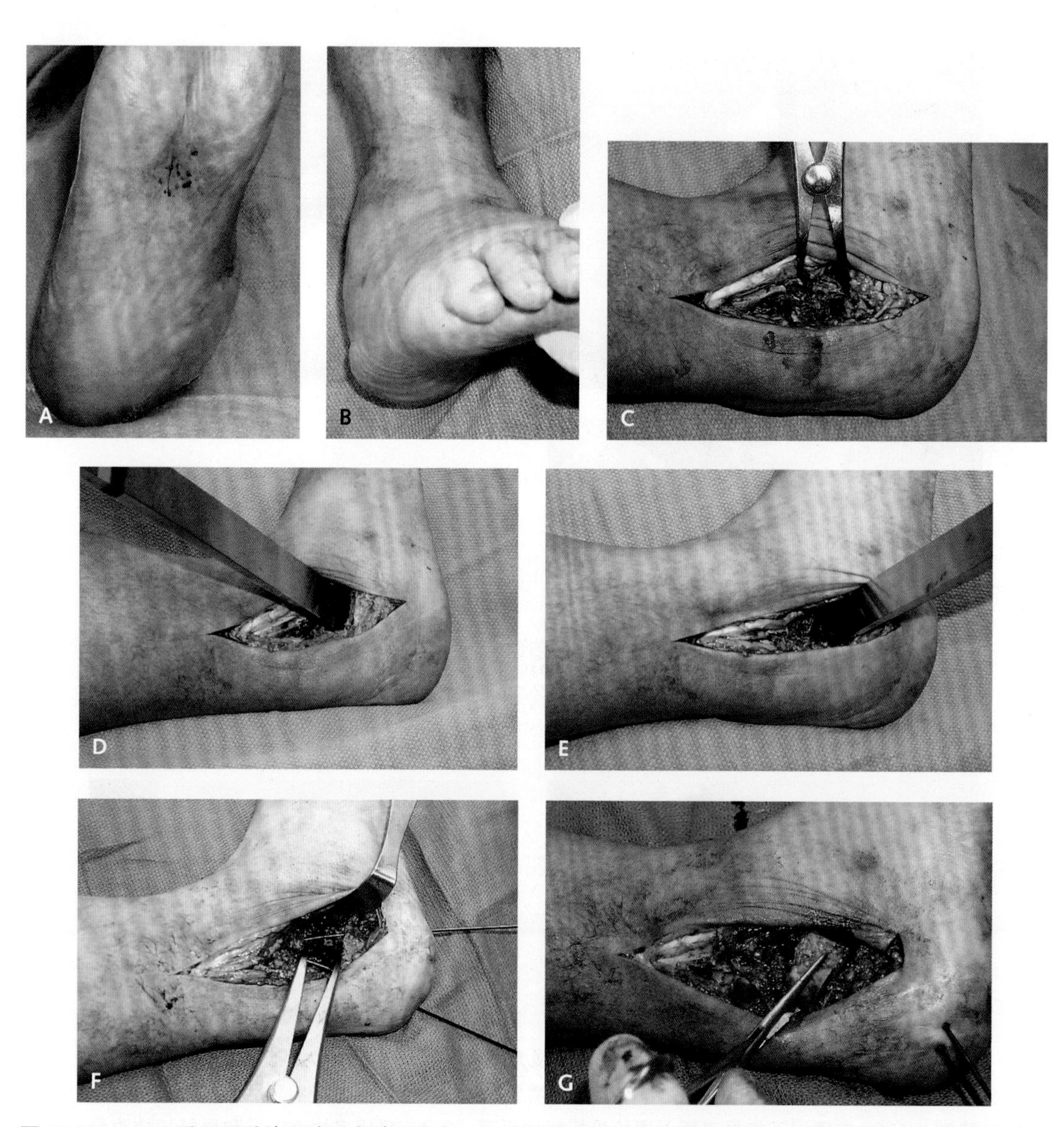

图 29.31 A–B. 后足严重外翻畸形合并不愈合。C. 取垂直切口，将椎板撑开器置入到外踝尖和向外脱位的跟骨之间，撑开外侧腓骨下间隙。D. 以骨刀沿畸形平面插入。E. 将跟骨纠正到正确位置。F. 再次置入椎板撑开器撑开距下关节。G. 置入植骨块

有时因为截骨平面的方向调整，当跟骨往远端滑移时，可以同时矫正至外翻状态，这时就没必要附加植骨。跟骨结节截骨术经常与距下关节融合联合使用，需要根据距下关节的实际塌陷程度来决定是做原位融合还是撑开植骨融合。如果联合做撑开植骨术，技巧是在插入植骨块时不要丢失跟骨截骨后恢复的力线。为达到这个目的，笔者习惯用多枚导针将跟骨结节与跟骨其他部位相固定，固定位置或是在距骨颈，或是在距骨头更前方，然后在克氏针维持位置的情况下，将椎板撑开器插入到距下关节。植骨块的置入方式可以和之前我们描述的距下撑开植骨术一样，应用预先置入固定截骨的导针同时穿过截骨端和距下关节帮助完成固定。

有时候畸形很严重，除了行标准的距下撑开植骨术外，还需要进行第二个撑开植骨延长外侧柱的手术来纠正压缩的跟骰关节。如图 29.32 所示，该病例进行了两次撑开植骨。这类手术最大的难点在于手术的切口设计。图中是一个使用扩大切口的实例，但是术中必须时刻监测皮肤弹性和张力，以免术末关闭切口时出现张力过大无法闭合切口的问题。

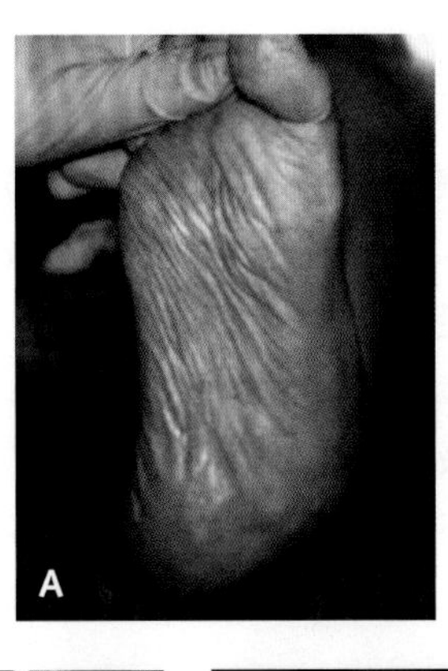

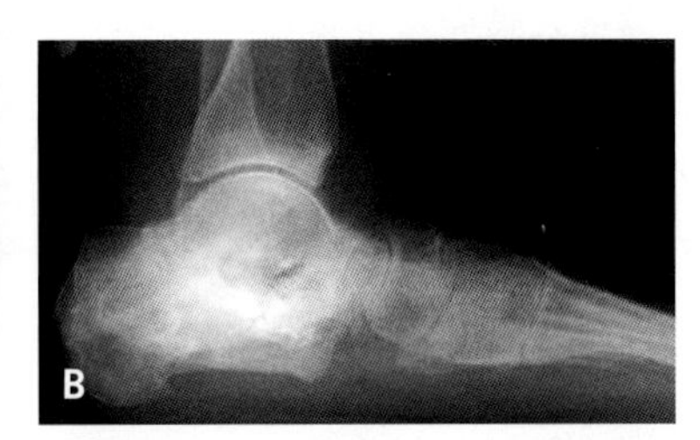

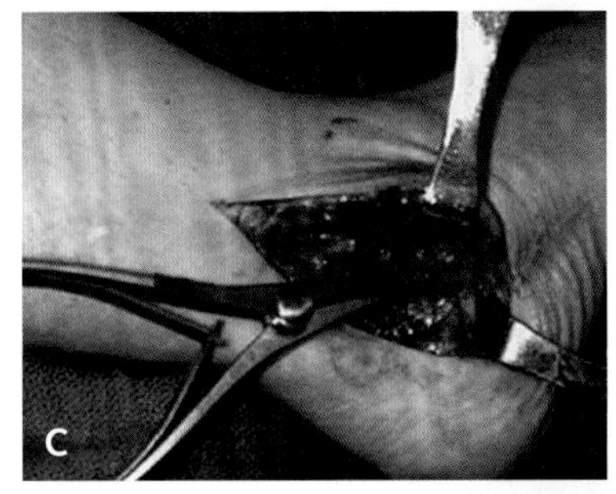

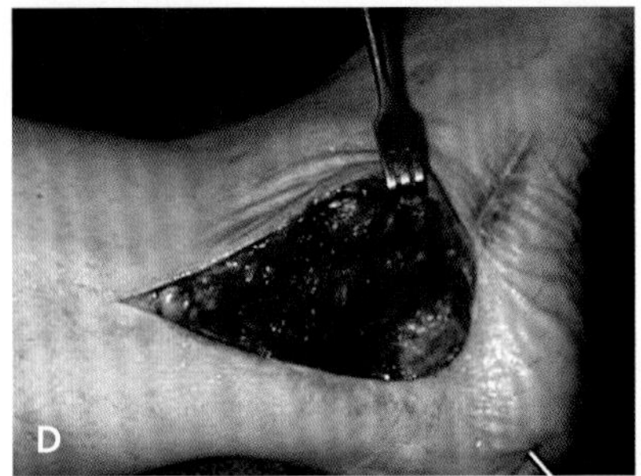

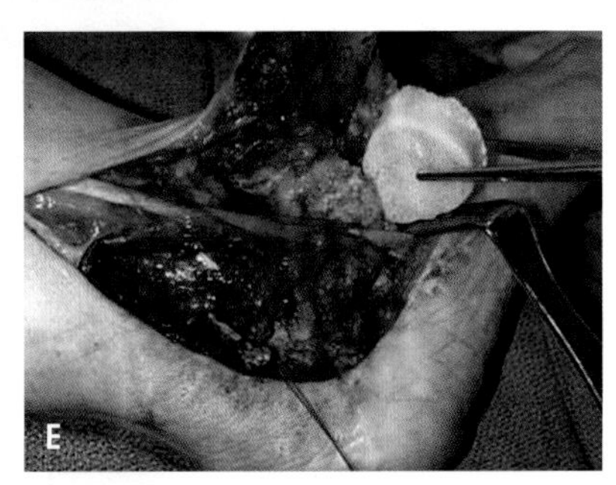

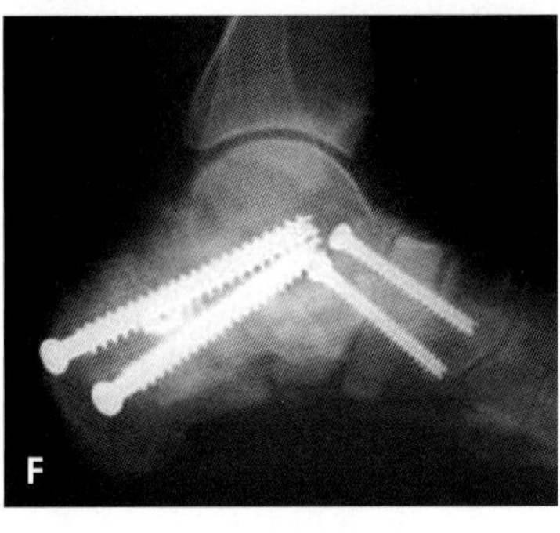

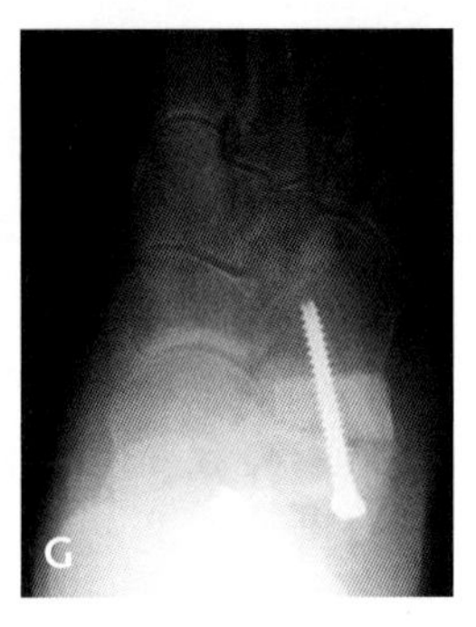

图 29.32　A-B. 采用双截骨融合来纠正严重的后足外翻畸形合并跗横关节外展畸形。C. 采用弧形切口显露跟骨、脱位的腓骨肌腱和后足外翻畸形。D. 通过原跟骨骨折线所在的平面做截骨，并撑开距下关节。E. 劈开腓骨短肌腱，取其中一束用缝线固定，将改束肌腱通过螺钉和垫片固定在跟骨外侧壁上，即通过改良的 Chrisman-Snook 手术来处理脱位的腓骨肌腱和外侧韧带缺失。另在跟骰关节做撑开结构性植骨融合。F-G. 手术最终的影像学表现如图所示

技术、技巧和注意事项

- 当撑开植骨融合同时需要矫正畸形时，一定要注意足的最终位置。比如，手术最初是为了纠正轻度的距下外翻畸形，但当距下后关节面被清理后，后足更加倾向于外翻。为了纠正此畸形，关节的内侧包括中关节面必须要清理得多一些。
- 如果足跟在矫正过程中有外翻趋势，可以轻度内旋距下关节使足跟内翻。前足绝不能被矫枉过正至旋后的位置。
- 做撑开植骨时需要选择后方垂直切口。如果在重建后足高度的手术中选择了横切口，则很有可能面临切口裂开、感染等问题。采用垂直切口，在增加后足高度时不会增加出现皮肤软组织问题的风险。
- 需要在腓骨肌腱和腓肠神经的后方做垂直切口。将腓肠神经往前方牵开，除非在先前的手术或创伤中形成了神经瘤，一般情况下不用切断神经，因为将神经和腓骨肌腱牵往前方显露术区并不困难。
- 起初，并不容易辨认距下关节的后方关节面，可通过透视用导针来定位距下关节后方，之后用 6mm 宽的骨刀逐步打开并确定关节入口。在有些情况下，这一操作比较难，而且也需要在透视下沿着原始关节面插入骨刀。透视下距骨的下

技术、技巧和注意事项(续)

关节面比跟骨上关节面更加容易辨别,因为跟骨后关节面通常被压缩进入跟骨结节体部。

- 进入关节后,先用骨刀接着用椎板撑开器逐步打开关节面。在跟骨外侧壁膨出的病例中,由于腓骨下骨的阻挡,可能不能撬开距下关节。所以这种情况应首先进行外侧壁截骨清理。
- 需要注意的问题是随着用椎板撑开器逐步撑开距下关节,后足会自动发生内翻。为避免这一问题,需要将植骨块修整成为内高外低的梯形,这样置入植骨块后,足跟能被纠正为外翻状态。
- 置入植骨块后,尽管距骨倾斜角得到了改善,但跟骨高度恢复导致跟腱紧张,进一步增加踝关节后方张力,使得踝关节背伸受限,所以通常需要延长跟腱。撑开植骨后,需要将足放置在背伸 10° 的位置。
- 有时候跟骨结节会往近端严重移位,甚至达到距骨水平。需要采用开放跟腱延长的方法来矫正畸形,且要先将跟骨结节往远端下拉复位后再置入植骨块。
- 距骨倾斜角减小的病例并不都需要进行撑开植骨。如果没有前踝撞击征且疼痛局限在距下关节,可考虑进行原位距下关节融合术。这种术式最适合垂直塌陷合并不愈合的病例。对于这些病例,处理不愈合比重新恢复高度要重要。
- 相对原先进行骨折切开复位内固定的大切口,笔者更喜欢采用短的跗骨窦切口,因为通过原切口掀起增厚和瘢痕化的皮瓣很难,暴露关节也会更困难。
- 融合前并不一定要取出既往手术的内固定,如果需要行外侧壁截骨,则可以经皮取出内固定。做撑开植骨时,需要取纵行垂直切口,这种情况下不能沿着跟骨长轴做横切口来取出内固定。
- 存在融合不愈合高风险的患者想要获得一个坚强的固定并不可预期。骨硬化、无血运的骨段及其他原因,如不完整的皮肤等,均不利于融合。吸烟者需要在融合手术前戒烟。
- 如果踝关节出现症状,则应尽早行距下关节融合手术以降低对踝关节功能的进一步影响。很多后足复杂畸形和创伤后关节炎的患者都是建筑工人,从受伤到恢复工作时间间隔越长,其恢复到以前正常生活的可能性越小。根据笔者的经验,这类跟骨骨折的患者在术后 9 个月以后,患足都不会有实质性的改善。
- 如果患者同时合并有跗管综合征,需要先行距下关节融合,再分期做跗管松解,因为神经松解后需要立即开始康复训练,因此不宜与需要长期固定的距下关节融合术同时进行,否则,因为固定而产生粘连和瘢痕会失去松解手术的价值。

(姚陆丰 译 周朝 校 李淑媛 审)

推荐阅读

Buch BD, Myerson MS, Miller SD. Primary subtalar arthrodesis for the treatment of comminuted calcaneal fractures. *Foot Ankle Int.* 1996;17:61–70.

Coughlin MJ, Grimes JS, Traughber PD, Jones CP. Comparison of radiographs and CT scans in the prospective evaluation of the fusion of hindfoot arthrodesis. *Foot Ankle Int.* 2006;27(10):780–787.

Easley ME, Trnka HJ, Schon LC, Myerson MS. Isolated subtalar arthrodesis. *J Bone Joint Surg Am.* 2000;82:613–624.

Garras DN, Santangelo JR, Wang DW, Easley ME. Subtalar distraction arthrodesis using interpositional frozen structural allograft. *Foot Ankle Int.* 2008;29(6):561–567.

Myerson MS. Primary subtalar arthrodesis for the treatment of comminuted fractures of the calcaneus. *Orthop Clin North Am.* 1995;26:215–227.

Myerson M, Quill GE Jr. Late complications of fractures of the calcaneus. *J Bone Joint Surg.* 1993;75A:331–341.

Radnay CS, Clare MP, Sanders RW. Subtalar fusion after displaced intra-articular calcaneal fractures: does initial operative treatment matter? *J Bone Joint Surg Am.* 2009;91:541–546.

Stamatis E, Myerson MS. Percutaneous removal of hardware following open reduction and internal fixation of calcaneus fractures. *Orthopedics.* 2002;25:1025–1028.

Trnka HJ, Easley ME, Lam PW, et al. Subtalar distraction bone block arthrodesis. *J Bone Joint Surg Br.* 2001;83:849–854.

Trnka HJ, Myerson MS, Easley ME. Preliminary results of isolated subtalar arthrodesis: factors leading to failure. *Foot Ankle Int.* 1999;20:678.

Vulcano E, Ellington JK, Myerson MS. The spectrum of indications for subtalar joint arthrodesis. *Foot Ankle Clin.* 2015;20(2):293–310.

第30章　三关节融合术

概述和切口设计

三关节融合术包括距下关节、距舟关节和跟骰关节融合。在过去的几年中，有一种观点趋向于尽可能保留后足残留关节的活动度来获得功能性的跖行足。尽管可以进行有限融合，如距下合并距舟关节融合或距下合并跟骰关节融合，但有时候这些术式还不够可靠。尽管如此，在后文中读者会看到如果手术适应证选择恰当，并结合娴熟的手术操作，有限融合也可以获得满意的疗效。

三关节融合术对于纠正及治疗后足畸形或合并关节炎的病例，疗效是极其可靠的。尽管手术入路一直在改进和演变，但这几十年来，对于任何病因引起的严重畸形，三关节融合还是一个标准的术式。如果单纯的后足融合不能解决问题，可以考虑进行三关节融合，其手术指征包括：严重的可复性平足畸形、僵硬性平足畸形、创伤后关节炎、严重的跗骨联合伴关节炎、难以纠正的距下及跗横关节畸形、先天的神经肌肉性疾病引起的畸形和炎症性关节炎。笔者尽量避免过度使用三关节融合来处理可复性平足畸形，因为通过截骨和肌腱转位即可纠正可复性畸形且可以保留关节活动度。另一方面，因为三关节融合术是一个非常可靠的术式，所以对于半僵硬的平足畸形来说，选择做重建而避免行融合的治疗方法并不推荐，因为重建手术并不一定能保留这些关节的活动度。当跖跗关节或舟楔关节也存在关节炎的患者需要进行三关节融合时，需要考虑这些介于中间的关节的应力。相应的跖跗关节或舟楔关节最终往往也需要进行融合手术。尽管如此，笔者所指的“后足扩大融合”有时候还是很有必要的。

跟骨或距骨骨折后往往伴随创伤后关节炎，对绝大多数跟骨骨折后继发的关节炎和畸形，行距下融合术比三关节融合术更合适。三关节融合往往适用于在距骨颈骨折后导致的畸形愈合病例，尤其畸形内翻愈合合并关节炎的病例（图30.1）。对于中关节面的跗骨联合，行距下融合术便可解决问题。对于难以切除的舟楔跗骨联合伴有关节炎或畸形，则更倾向于通过三关节融合术进行矫治。对于炎症性关节炎，如果选择单纯的距舟融合就得特别小心，即便距舟关节是唯一受累的后足关节，单纯进行距舟关节融合有很高的不愈合率，而且一旦发生不愈合，即便采用三关节融合术来翻修也显得非常困难，因为这类情况往往有较大骨量丢失。

手术入路

多年以来，笔者采用单纯的内侧入路进行后足融合。起初，笔者将矫正固定的外翻畸形作为应用该入路的一个特殊指征，目的是可以降低矫正严重外翻畸形对外侧切口造成并发症的风险。这个理论是正确的。然而，笔者很高兴地发现单纯内侧切口还可以用来有效地矫正其他畸形，而且能够处理关节炎。使用单一切口纠正后足畸形这个概念非常重要，后文会详细介绍使用内侧切口进行三关节融合的细节。读者可能质疑通过内侧切口处理跟骰关节的难度。笔者的经验是，无论解剖研究还是临床结果，都证实内侧切口可以进行跟骰关节的显露和处理。尽管如此，笔者有大量使用内侧切口纠正畸形的成功经验，过去的经验表明并不是每个病例都需要融合跟骰关节（图30.2）。然而，在处理有限的融合时，即距下和距舟双关节融合时，辨认

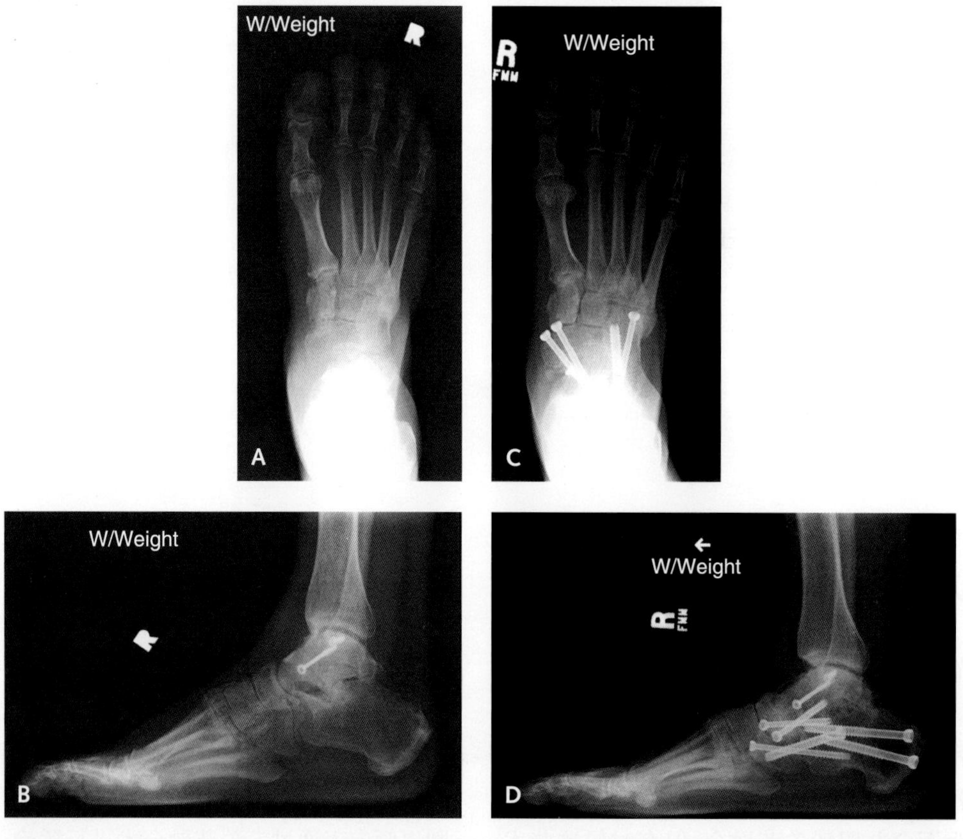

图 30.1 A-B. 距骨颈骨折进行切开复位内固定之后，发生畸形愈合。内侧柱短缩后造成后足固定内翻畸形。C-D. 通过在外侧跟骰关节处去除一块小的楔形骨块后进行三关节融合术的方法来纠正畸形

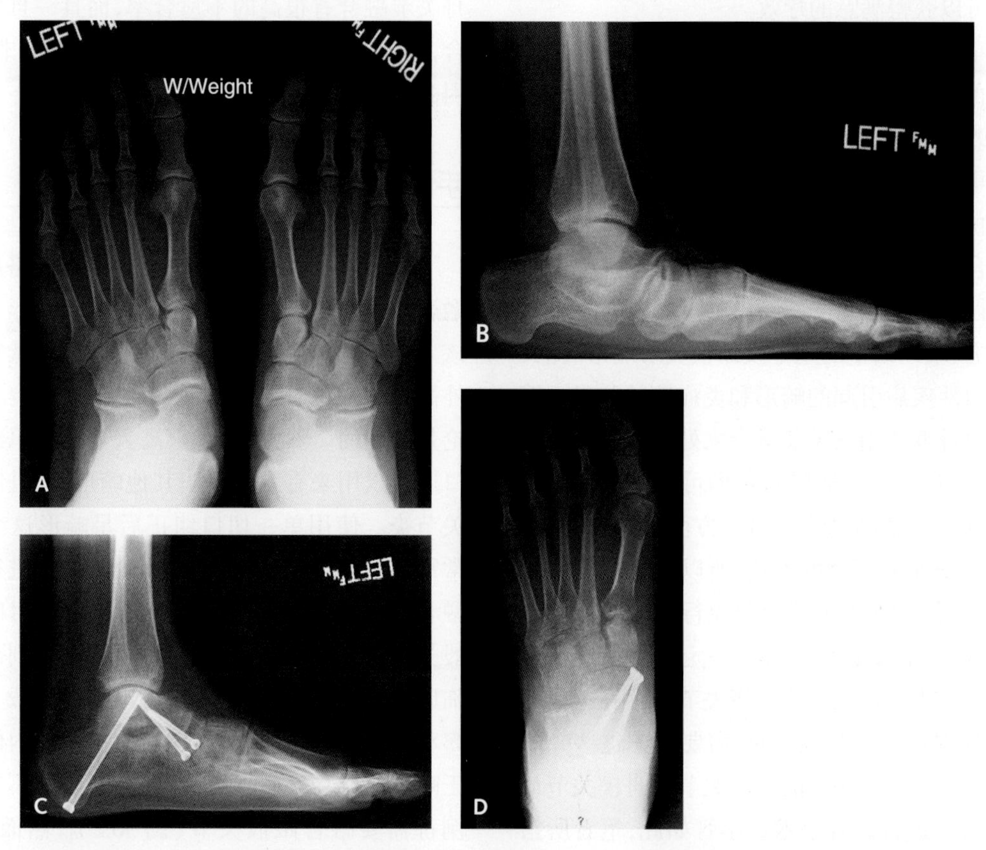

图 30.2 A-B. 僵硬性平足的负重位 X 线片表现。C-D. 采用内侧切口行双关节融合术

潜在的骰骨相对跟骨向下方半脱位的情况非常重要，因为这种半脱位会引起固定的跗横关节旋转，从而导致骰骨和第五跖骨之间产生疼痛。图中是存在这种潜在问题的典型病例（图 30.3）：用内侧切口进行有限融合以后，术中透视中可见骰骨出现了向下半脱位，可在透视下通过将骰骨往上推纠正半脱位来证实，对于这种情况最终只能通过行跟骰关节融合术来纠正。外侧进行的有限融合，即距下合并跟骰关节双融合，其适应证范围更窄，但融合两关节后如果能矫正畸形，则可以不融合距舟关节。

外侧切口

外侧切口从腓骨尖开始，跨过跗骨窦往远端跟骰关节及第四跖骨基底远端延伸（图 30.4；视频 30.1）。切开皮肤后，辨认腓骨肌腱腱鞘，在切口远端找到腓肠神经终末支和腓浅神经的外侧皮支，避免损伤。需要将腓骨肌腱腱鞘下方的支持带从跟骨外侧壁上剥离下来。将腓骨肌腱和腓肠神经往下牵拉进行保护，然后切至跟骨骨面，行骨膜下剥离。笔者更希望能保留跗骨窦的内容物，这样如果切口发生裂开，就会有足够软组织保护腓骨肌腱。从跗骨窦底部锐性分离跗骨窦内软组织直到能看见后关节面的前侧部分。

跟骰关节的切口都是直接切到骨膜，用一个大的骨膜剥离器先后对跟骨外侧壁和骰骨进行剥离。往下牵拉腓骨肌腱支持带后，用一把刀片插入到跟骰关节，刀尖朝向背侧，切断颈韧带。刀片在跟骰关节进行垂直操作后到背侧进行旋转，一刀切断分歧韧带直到后关节面。此时骰骨应该已经被游离开，用 2cm 的骨凿配合使用咬骨钳和刮匙处理两侧关节面的关节软骨，去除软骨和软骨下骨厚度最好在 2mm 以内。值得一提的是，不管何种畸形，都不能在外侧柱去除楔形骨块。后足畸形是通过平移和旋转来矫正的，而不是通过去除楔形骨块来纠正的。用椎板撑开器撑开跟骰关节来检查软骨是否清理干净。必须注意要切除最少的骨质以保障对外侧柱造成的短缩最少。也可以使用摆锯去除软骨下骨和残留的软骨，尽管这个方法效率很高，但是要考虑到锯片发热引起的组织坏死和由于摆锯去除过多的骨质而引起短缩的情况。笔者使用这个方法时，都会在不打止血带的情况下进行，这样可以最大限度地降

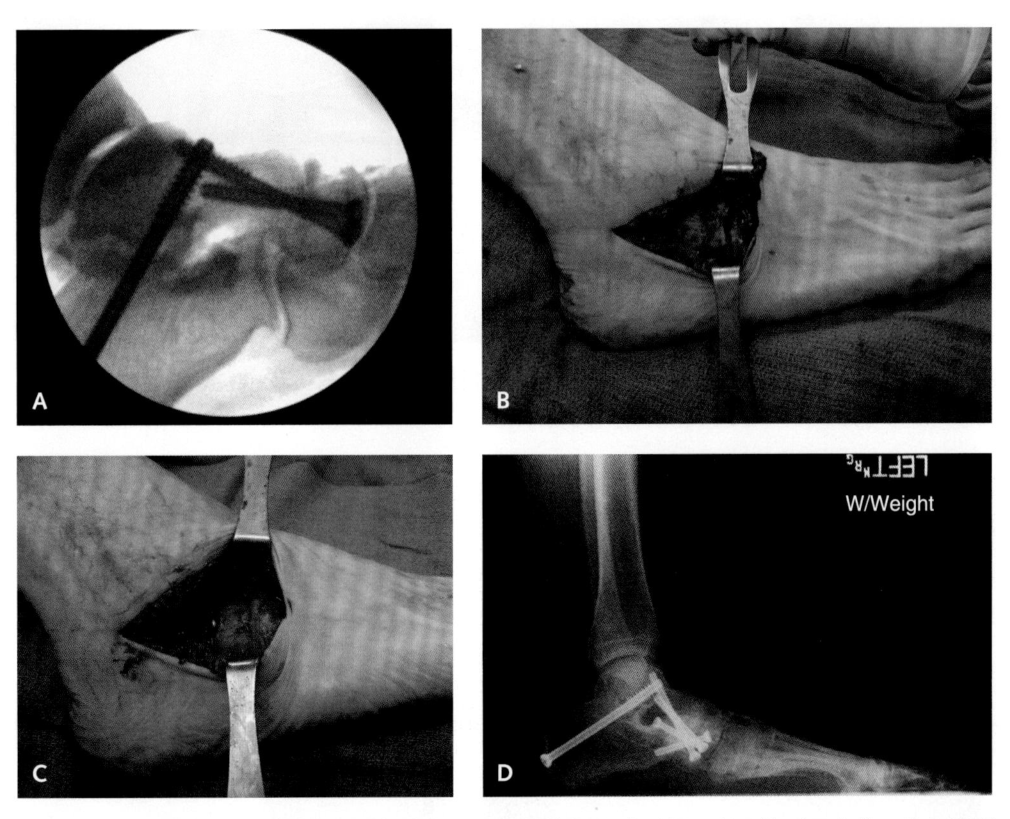

图 30.3 A. 翻修行双关节融合（距舟关节和距下关节）后，在透视下所见的后足力线。注意跟骰关节往下的半脱位。B. 显露足外侧后确认半脱位的存在。C-D. 清理关节面后用一个钝的器械将骰骨撬起复位，行跟骰关节融合术

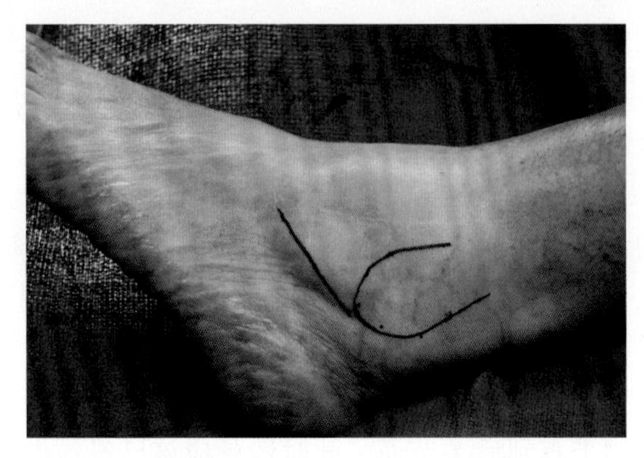

图 30.4 经外侧切口做后足融合，切口标记线从外踝尖跨过跗骨窦

低锯片热量引起的骨不愈合概率。由于摆锯截骨可能造成外侧柱短缩，所以对于平足患者的后足融合手术来说，不推荐使用摆锯处理关节面。

用椎板撑开器撑开跗骨窦后，很容易看到骨间韧带。将其切除后，更容易进入到距下关节的后部和中关节面。使用1cm的骨凿或骨刀来去除距下后关节面软骨。正如跟骰关节一样，尽量少得去除骨质。使用刮匙从后到前处理比较松散和残留的软骨非常有效。冲洗清除清理后的骨软骨碎屑，以便获得良好的视野来检查残留软骨，确认整个关节是否已经做好融合前的准备。后关节面要求清理至有新鲜渗血的健康软骨下骨（图 30.5）。注意清理关节后内侧角时，骨凿容易损伤踇长屈肌腱。必需彻底清理距下关节内侧和中关节面软骨，包括与距骨下关节面和中关节面相关的软骨。作内侧切口之前，需要使用咬骨钳清理舟骨和骰骨之间的间隙。这个清理步骤增加了另外一个节段融合，使得三关节融合变成了“四”关节融合（注意，并非传统意义上的距骨周围四关节融合）（图 30.6）。距舟关节显然是三关节中最难显露和最难清理干净的关节。不管是在内翻还是外翻畸形中，都只能看清部分距舟关节，必须要牵开关节才能完全将其显露。可能有人会从外侧切口去显露距舟关节，但是往往只能显露其1/3，如果后足处于固定内翻畸形的话会显露的更多一些。显然，距舟关节如果清理不干净，往往都会以不愈合收场。内侧切口选在胫前肌腱内侧，从踝关节往内侧楔骨延伸（图 30.7）。切开伸肌支持带，将胫前肌腱往外侧牵拉，显露其深部组织。有时需要切断部分伸肌腱支持带并切开胫前肌腱的远端内侧边缘，因为肌腱和支持带部分融合在一起。

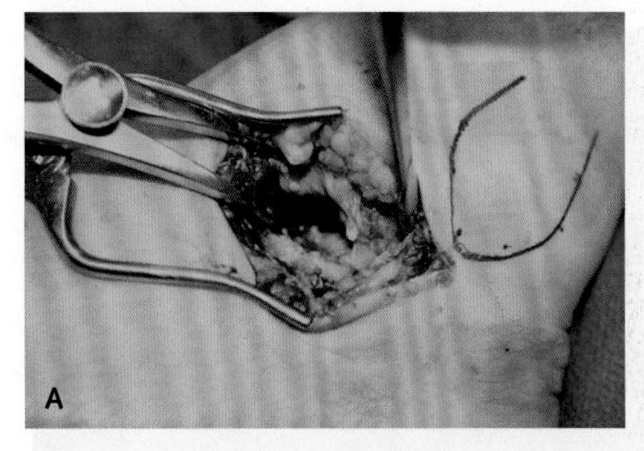

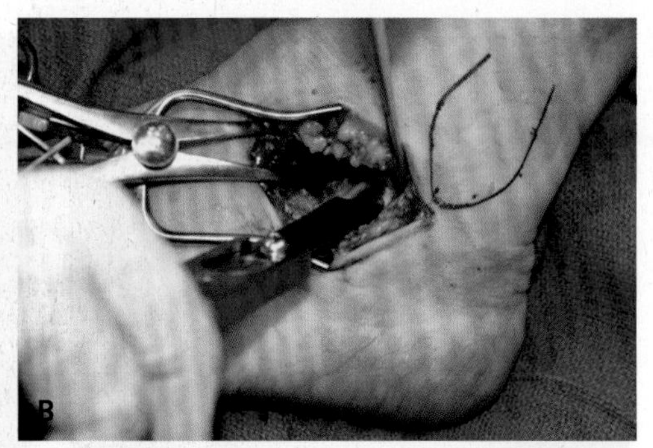

图 30.5 A. 将椎板撑开器插入距下关节后，将关节推向前方来显露关节。B. 采用骨凿清理关节。注意用弧形牵开器置入距下关节后方来保护腓骨肌腱

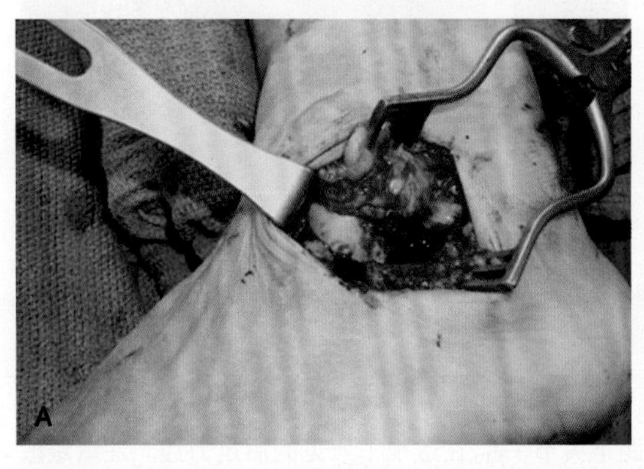

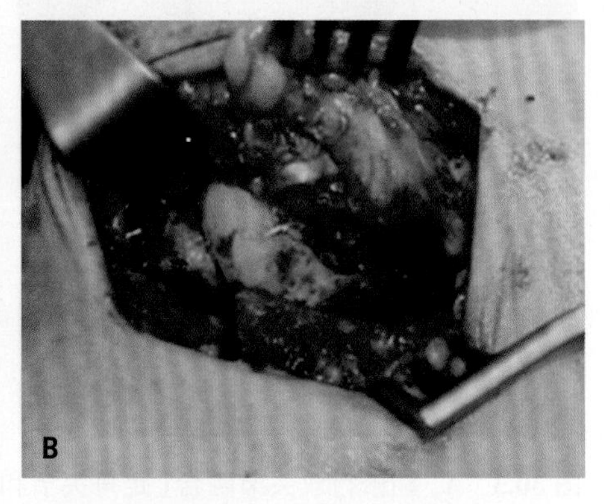

图 30.6 A–B. 距骨、舟骨、骰骨和跟骨之间的局部解剖结构。这四块骨的连接融合被称作“四”关节融合术

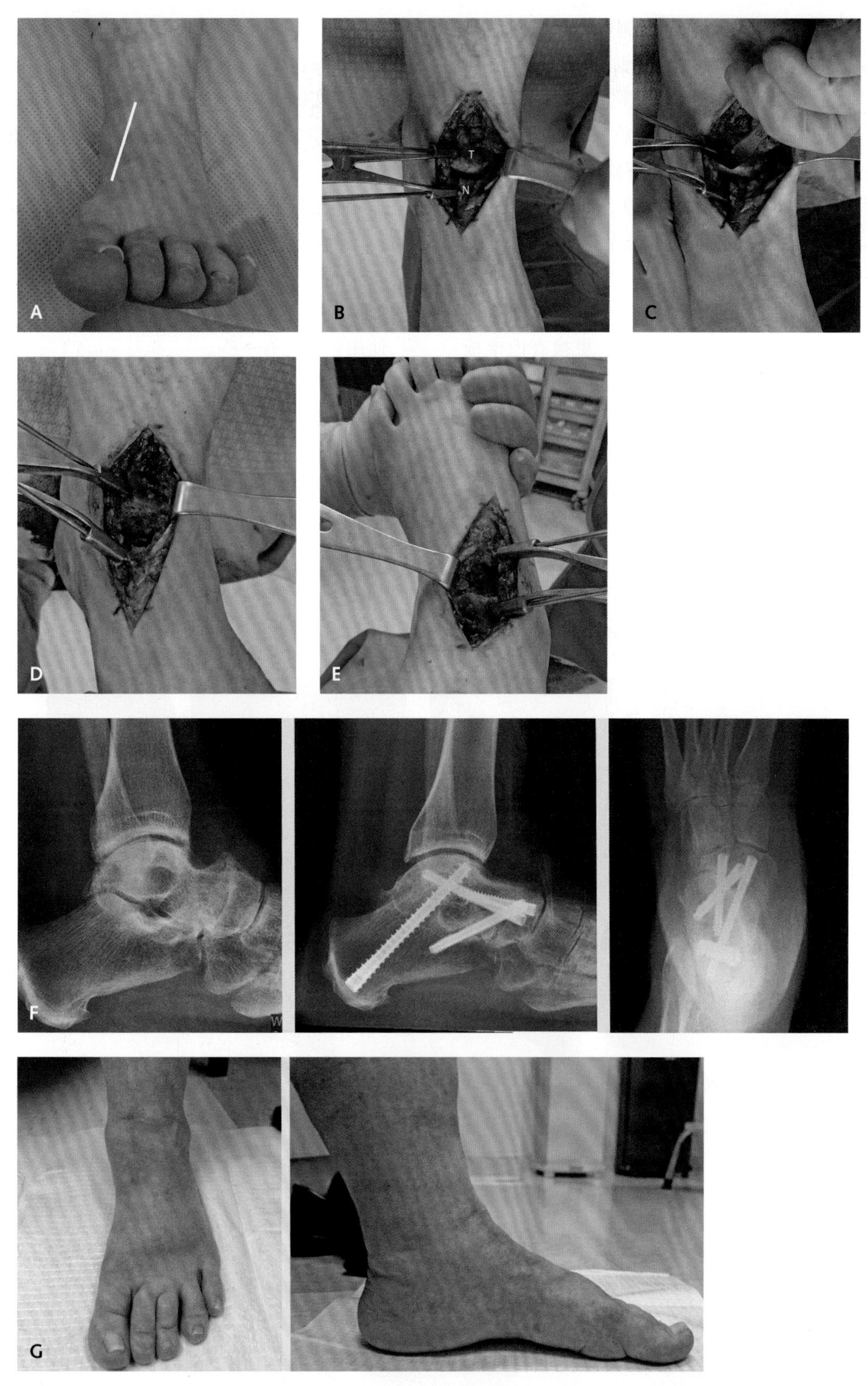

图 30.7 A. 术中展示切口位于胫前肌腱内侧。B. 用克氏针撑开关节，可获得对距骨（T）和舟骨（N）的良好视野。C. 用骨刀处理关节面。D–E. 在良好显露下用 2.5mm 的电钻完成对关节面的最后准备。F. 术前侧位和融合后的术后正侧位片。如图所示，可置入两枚从舟骨到距骨的平行螺钉以提供最大加压，另加一枚从舟骨到跟骨的螺钉抗扭转。G. 手术 1 年后患者切口愈合的外观照片

分离组织后，将撑开器插入到胫前肌腱和内侧软组织之间。剥离舟骨的骨膜，使用弧形骨膜剥离器可以完全显露距舟关节。将骨膜剥离器插入距舟关节后，完全显露距骨头，接下来将软组织往背外侧剥离帮助显露。矫正严重的外翻畸形后，将中足推向内翻状态，这对放松内侧距舟关节的张力很有帮助。接着做内侧关节周围的清理，从外到内，从残留的胫后肌腱、跟舟足底韧带一直到距舟关节内，这一步使得打开距舟关节更加容易。将无齿椎板撑开器（图 30.8A）或者咬骨钳插入关节，再更换有齿椎板撑开器来帮助撑开关节。但这种方法有可能会压缩关节面，故不是笔者喜欢的距舟关节显露方式，笔者更偏好使用克氏针撑开器或者通过椎板撑开器打多枚克氏针来撑开（图 30.8B）。可以采用 1cm 的弹性骨凿来处理整个关节面。需要着重指出的是，舟骨的骨质很硬，如果不轻柔地进行清理，很有可能会导致骨质碎裂。距骨头侧的处理也是一样，要用弹性骨凿来处理关节面。对于有骨量减少的患者，如果使用椎板撑开器，会增加损伤骨质的风险，很有可能造成距骨头压缩。清理关节后，双侧关节表面应该匹配良好，以维持整个关节的形状。在关节的任何一面去除了过多骨质，都可能造成内侧柱短缩，导致内翻位畸形愈合。

一旦充分显露关节，清理完关节面，最后一步准备步骤就是用 2.0~2.5mm 的钻头在骨表面进行钻孔。这个操作对于存在硬化骨的病例尤其重要，硬化出现在舟骨上。克氏针钻孔会产生热量，相对而言，使用钻头更好一些。

复位和固定

恢复后足和前足的解剖关系很重要（视频 30.1）。大部分畸形病例铰链的支点在于距舟关节，所以需要先复位和固定该关节。足沿着距舟关节轴旋转，伴随着复位中前足内收，第一跖骨需要跖屈来恢复前足相对于后足的位置（图 30.9）。只有当距下处于固定性僵硬状态且跟骨外翻畸形时，这个手法复

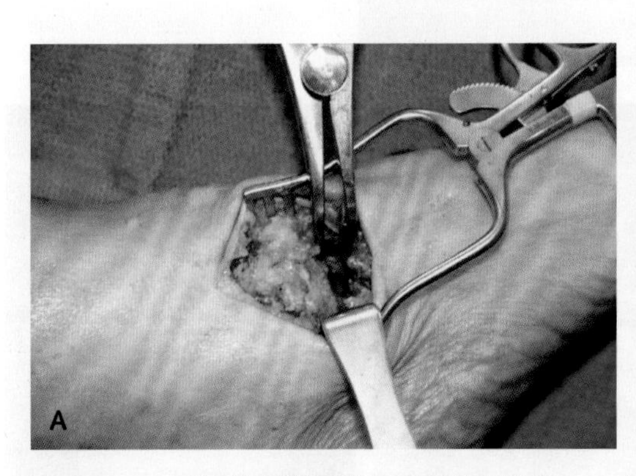
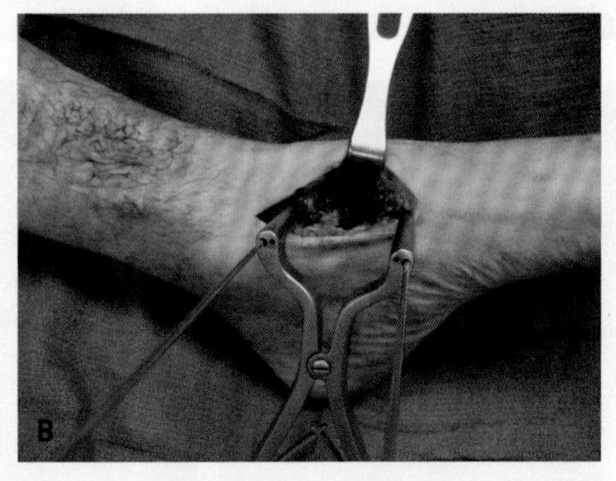

图 30.8 A. 可用椎板撑开器来显露距舟关节。B. 换个方法，也可以使用克氏针撑开器来牵开关节

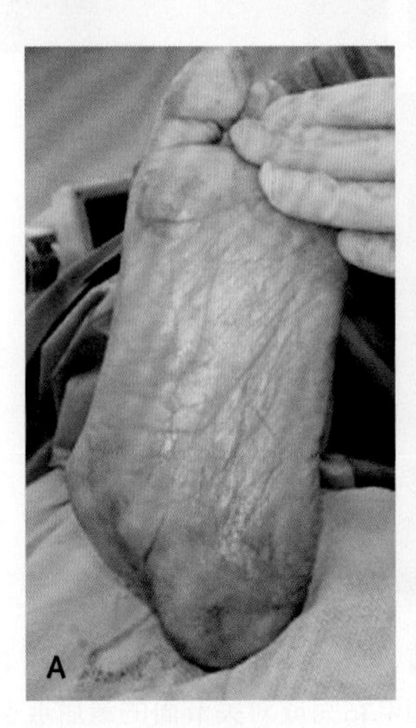
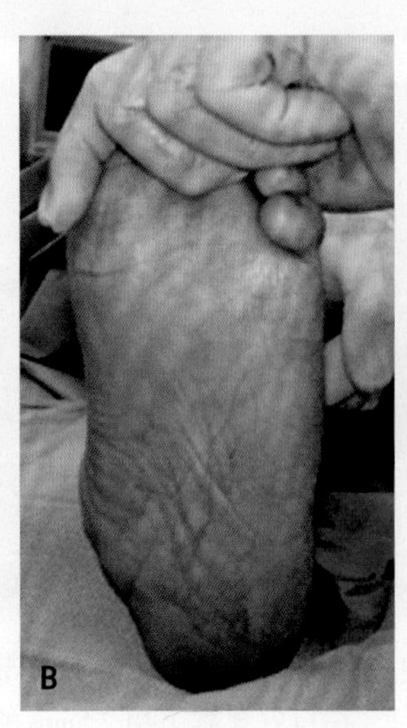
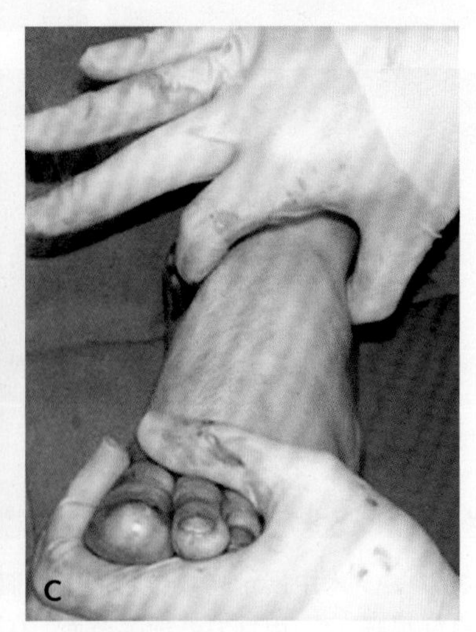

图 30.9 融合固定距骨前，先手法复位后足力线。A. 图中所示本病例后足外翻。B. 沿着距舟关节轴线将后足恢复到中立位置。C. 术者将拇指和示指放在距舟关节两侧把住关节，同时对前足做内收和旋前

位会失败。这时，需要先固定距下关节。在这种情况下，尽管最终复位后，在临床上前足力线已经被纠正，但距舟关节的影像学排列不一定完美。对于距下关节后关节面明显半脱位的严重畸形病例，用椎板撑开器撑开跟骨前突和距骨外侧突来处理这个问题很有帮助（图 30.10）。此手法可以迫使跟骨往前方移动，从而将距下关节半脱位复位。

过去，笔者常规使用加压空心螺钉固定每一个融合的关节，现在对于大多数的关节，仍然倾向于使用螺钉进行固定。采用 6.5~7.0mm 的加压空心螺钉固定距下关节，1~2 枚 4.5~5.5mm 螺钉固定跟骰和距舟关节。具体螺钉尺寸依照不同生产公司而有一定出入。需要注意的是，距舟关节螺钉的精准置入是很困难的，其中第一枚螺钉可以很容易从舟骨跖内侧打入，但对于第二枚螺钉，空间显得没那么充足，甚至从内侧打入两枚螺钉都不能起到对背侧足够稳定的加压固定作用（图 30.11）。由于主要的加压都在内侧，距舟关节的固定显得不是很充分，很有可能导致延迟愈合甚至不愈合（图 30.12）。如果对一枚或更多螺钉固定效果不满意，可以再加用加压骑缝钉或背侧的两孔锁定加压接骨板固定（图 30.13）。如果三关节融合同时还要加用跗横关节融合，骑缝钉可以作为螺钉之外的另一种选择（图 30.14）。如果单纯使用骑缝钉固定，那需要用两枚骑缝钉来固定每个关节，确保坚强固定。

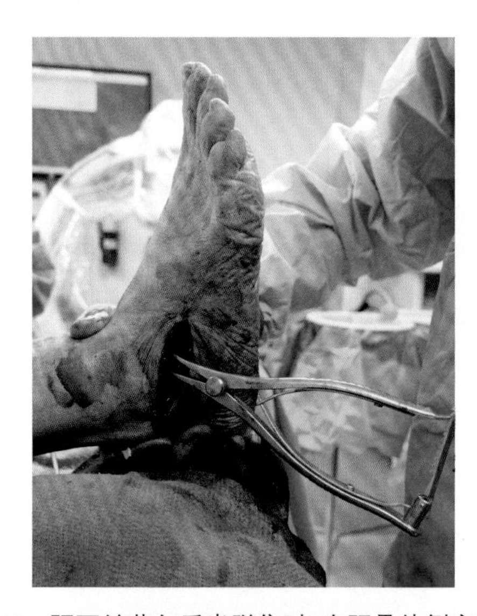

图 30.10　距下关节向后半脱位时，在距骨外侧突和前突之间置入椎板撑开器有助于复位。避免因为过度牵引造成距舟关节分离，透视确定复位情况和距舟关节的关系后再行固定

对于以外展为主的畸形，通常从距舟关节开始固定。将 1~2 枚导针打入距舟关节，第一枚从舟骨结节内下方打入，第二枚从较第一枚轻度偏背侧，毗邻胫前肌腱的位置打入。第二枚，也就是偏背侧的螺钉的头位于舟楔关节旁。所有螺钉头都必须被埋起来，不能突出于舟楔关节内。注意，如上文所述这种螺钉的固定结构只能提供距舟关节内侧部分的加压和固定。为了增加背侧的加压，建议使用一枚平行于内侧的背外侧螺钉，或在背外侧加用骑缝钉或接骨板。使用舟骨到跟骨的螺钉可以增加抗扭转力量，然而，这枚螺钉在临床上的优势并没有凸显。仅在解剖上没有其他更好的地方置入内固定时才使用这枚舟骨到跟骨的螺钉。

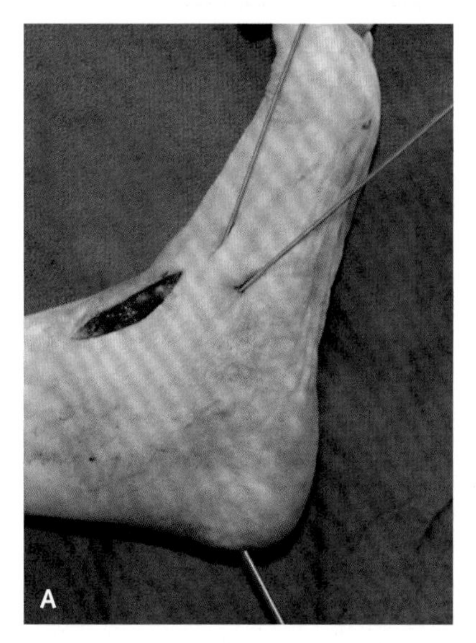

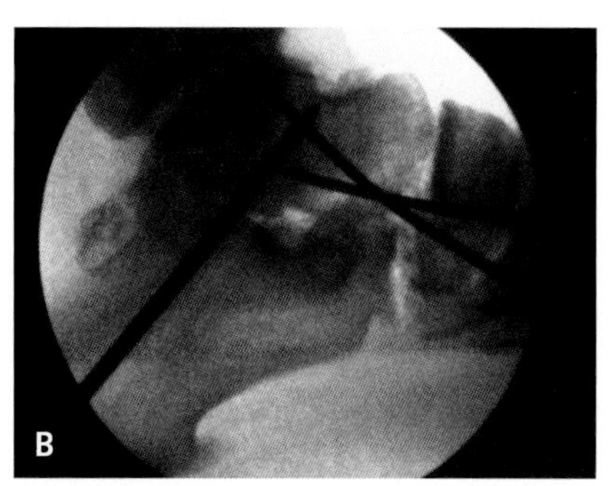

图 30.11　A–B. 将两枚空心加压螺钉的导针穿过距舟关节，一枚穿过距下关节。尽管有两枚螺钉在，距舟关节的外侧背侧一大块还是没有得到固定的

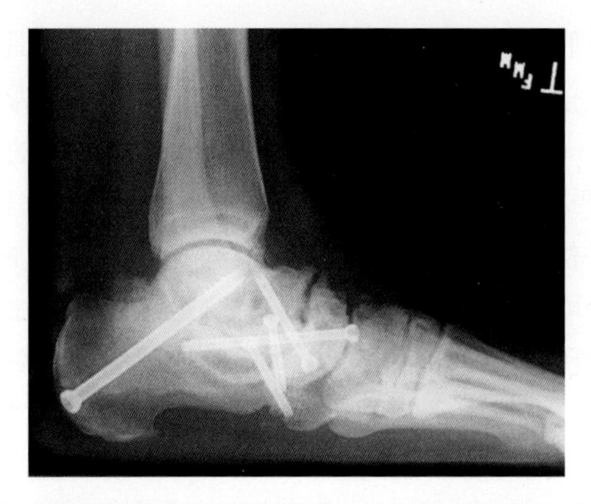

图 30.12 后足螺钉固定尽管很满意，但还是出现不愈合。距舟关节是最容易出现不愈合的关节

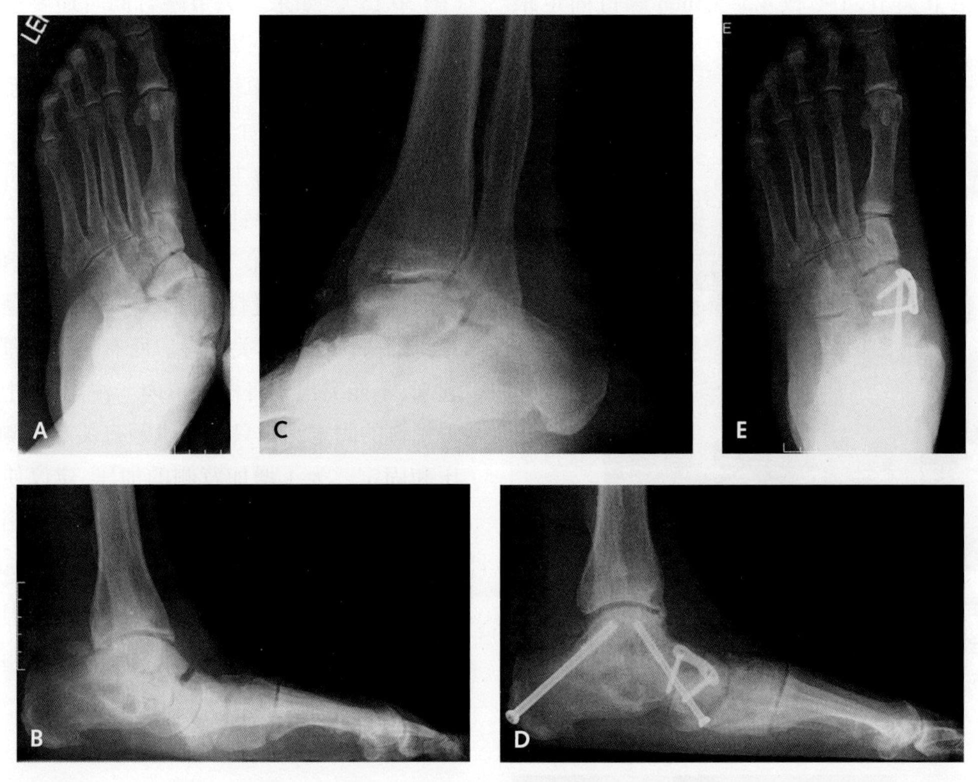

图 30.13 A–C. 采用改良三关节融合术（双关节融合术）来治疗僵硬性平足畸形。D–E. 距舟关节采用一枚螺钉不够，所以在背侧加用了一块两孔的锁定接骨板。注意此时距骨倾斜角仍然不太理想，可以采用 Cotton 截骨或第一跖跗关节融合术来解决

关于距下关节螺钉的置入有几种可选择的方法。传统的办法是通过从跟骨结节下表面打入导针，但避开跟骨负重区。这个方法的问题在于导针的置入不一定很精准，螺钉往往不能很精确地进入距骨体内。另外一种方法将导针从距骨上方，也就是踝关节前方往跟骨方向置入导针。这种置钉方式可以保证导针的起点在距骨的中心，测量导针留在距骨体内的长度，然后导针从足底侧穿出，将螺钉从后跟置入到距骨。如果想要避免后期激惹和内固定取出，可以使用无头加压钉。使用低切迹（埋于跟骨结节）的无头加压钉时，可以将螺钉从跟骨负重侧打入，这样可以使螺钉的轨迹角度更加垂直，使置钉更能精确地位于距骨体内。一般来说，行三关节融合时，由于融合了距舟关节，距下关节仅需要一枚螺钉就可以获得足够的稳定性。

最后固定跟骰关节，采用从后往前打螺钉的方法固定。跟骰关节的外侧壁是平的，并不方便螺钉置入，所以需要用骨凿在跟骨外侧壁上关节面近端 1cm 处作一个骨槽用以打螺钉（图 30.15）。融合跟骰关节对于保证坚强的三关节融合很重要，需要复位向下方半脱位的跟骰关节以抬高足外侧部分。尽管距舟关节及距下关节已经被固定，但足外侧仍有

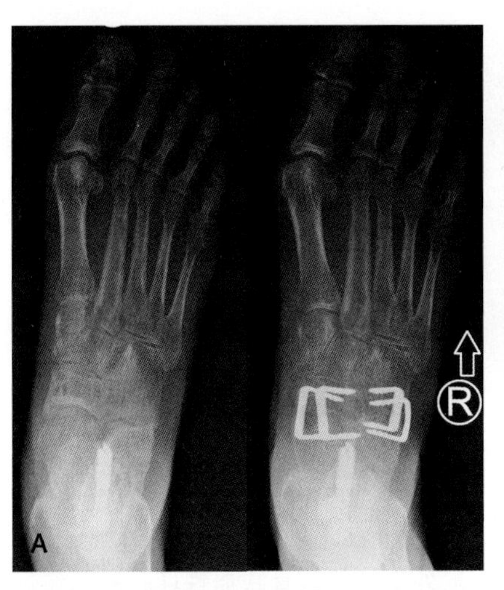
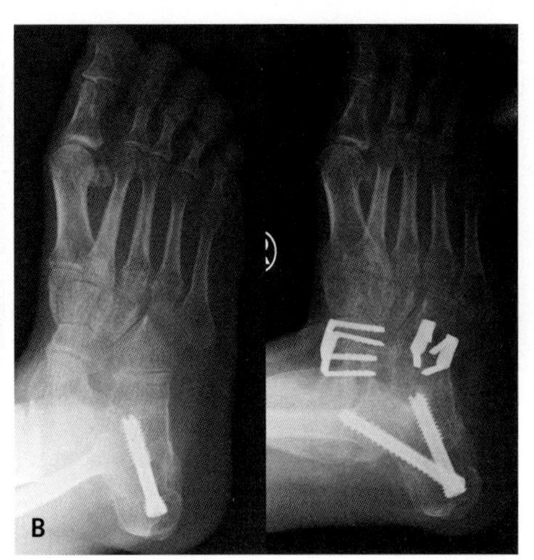
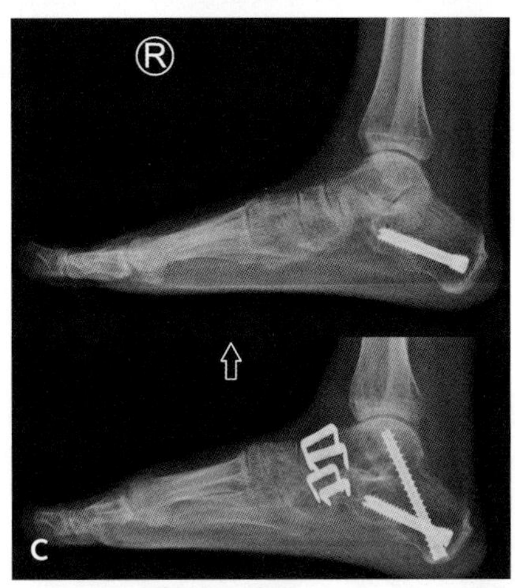

图 30.14 平足畸形矫形术后出现后足僵硬及疼痛，现行翻修手术。A–C. 术前和术后的 X 线片显示术中采用大号加压骑缝钉来固定跗横关节

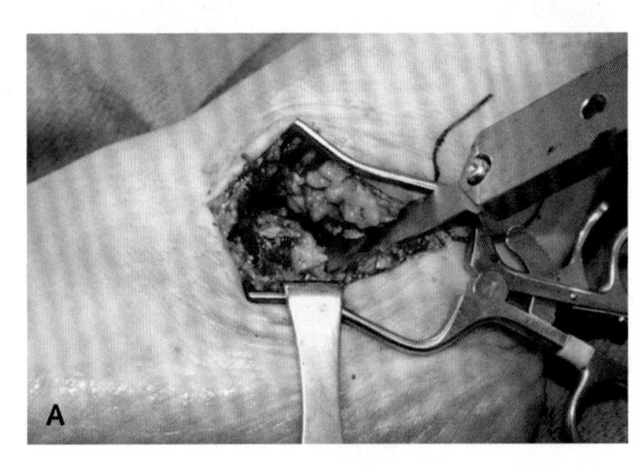
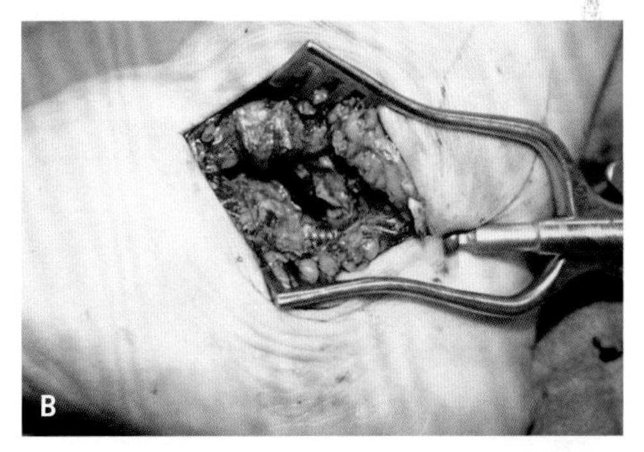

图 30.15 A. 为了防止置入跟骰关节螺钉时出现骨折，在距离跟骰关节近端 1cm 处的跟骨外侧壁做一个骨切迹。B. 将螺钉经皮从切迹置入

部分活动度，如果骰骨下垂，畸形愈合的结果就是负重后疼痛。所以自下方抬高骰骨来建立跖行的外侧负重面非常必要。在骨凿处理过的骨槽处从后往前向跟骰关节打入 5.5mm 螺钉导针，之后用 35mm 长度的半螺纹螺钉固定。如果关节面非常平，导致螺钉很难置入，那么采用一块小的接骨板进行固定会比较理想（图 30.16）。也可以用加压骑缝钉来固定跟骰关节。

固定完成后需要检查踝关节的稳定性，尤其对于那些严重外翻畸形矫形的病例。在慢性外翻畸形造成跟骨与腓骨之间撞击的情况下，跟腓韧带往往被磨损而导致踝关节慢性不稳。这个病例展示三关节融合后踝关节严重不稳，通过改良的 Chrisman-Snook 手术重建踝关节外侧稳定性（图 30.17）。

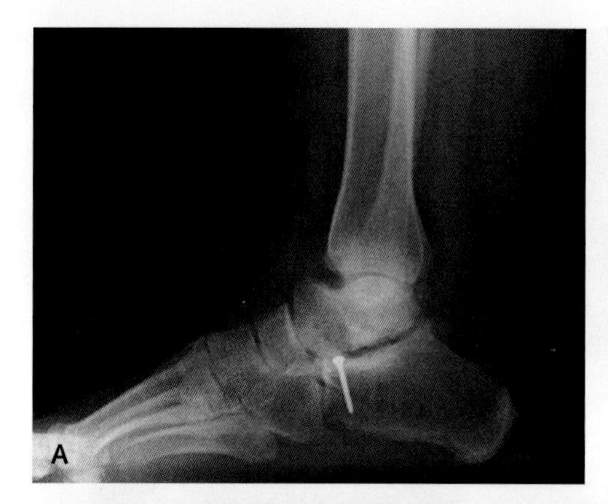

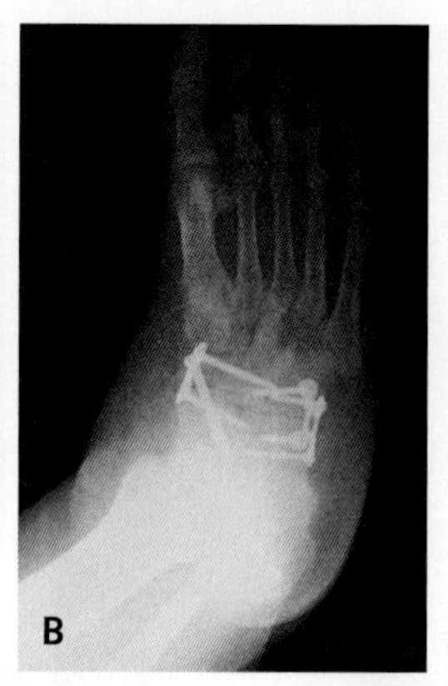

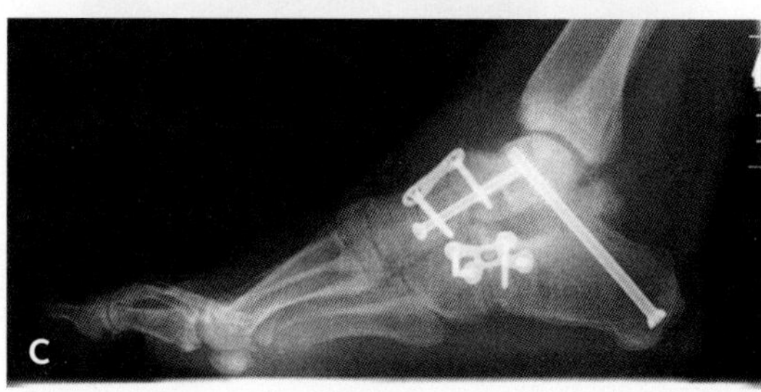

图 30.16 A. 采用三关节融合术来处理外伤后的距骨缺血性坏死和创伤性关节炎。B–C. 根据足部的解剖特点，在距舟关节和跟骰关节采用接骨板结合螺钉来固定更加简单。注意在距下关节使用结构性植骨块来恢复跟骨高度，改善术前明显不正常的距骨倾斜角

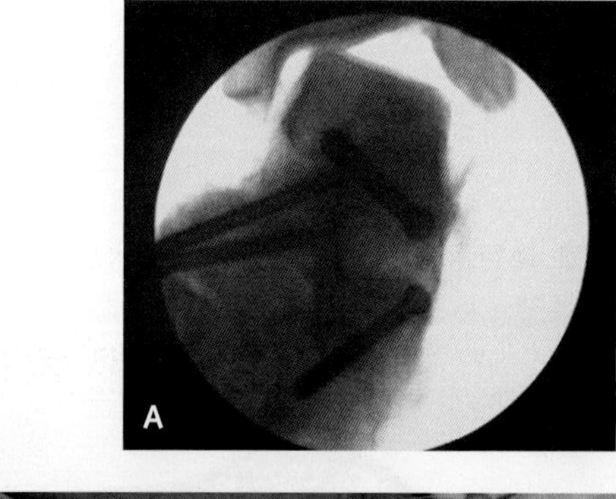

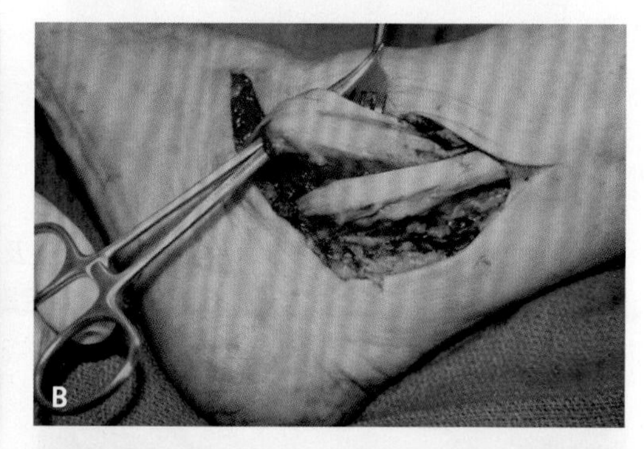

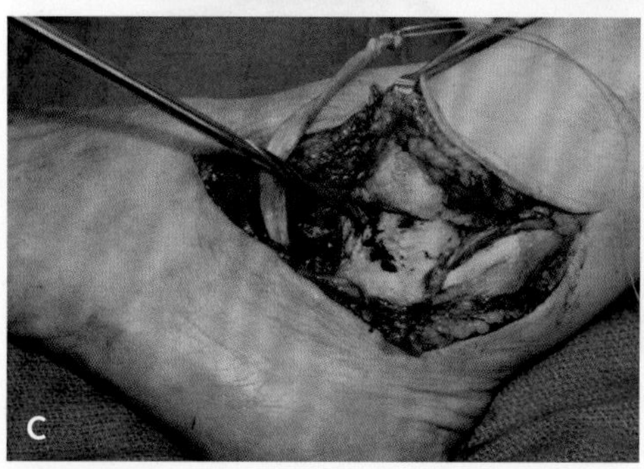

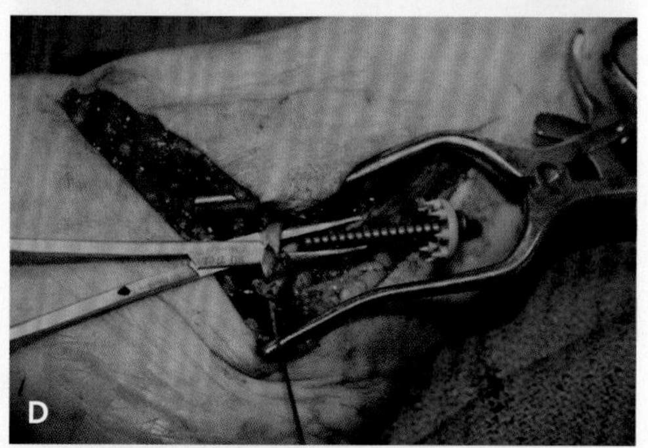

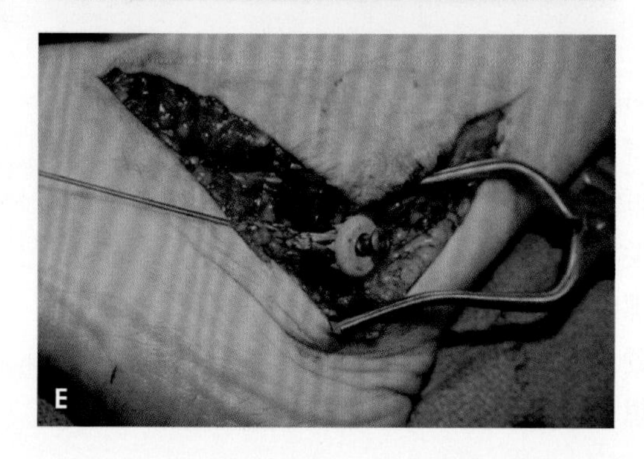

图 30.17 A. 螺钉固定三关节后，内翻时踝关节存在严重不稳。B. 将三关节融合切口往近端延伸，显露腓骨短肌腱。C. 劈开肌腱，用 4.5mm 钻头在腓骨上钻孔。D. 把一束肌腱穿过腓骨上骨孔，往跟后下方牵拉，将一枚加垫片的螺钉从肌腱间穿过。E. 调整至合适张力后，把肌腱固定在跟骨上

之前笔者描述过有些畸形通过三关节融合矫形时需要改变手术入路。特殊情况下，比如高弓或马蹄足畸形的顶点位于舟骨，需要进行改良的三关节融合术。可以将这种手术形象地描述为“鸟嘴样”融合，即将舟骨滑移到部分切除后的距骨头槽内。用小型摆锯将近端背侧的舟骨关节面截除做成锐利的骨面，用往复锯在距骨头下方截出一个相应的能和舟骨匹配的骨槽。这样高弓畸形在矢状面可以被矫正到更加中立跖行的位置（图 30.18）。

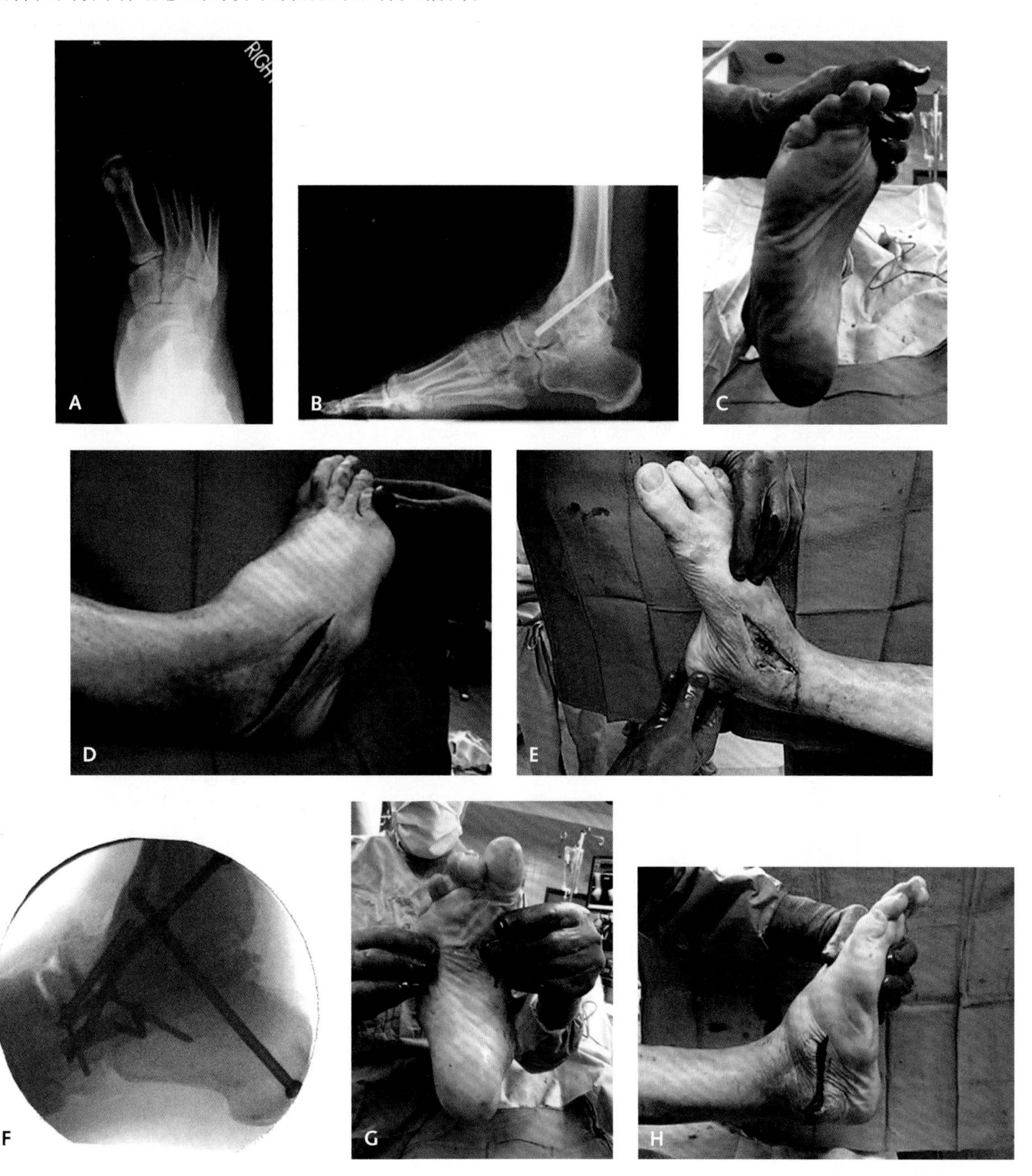

图 30.18 这个患者之前做过踝关节融合手术，但是畸形愈合，残留马蹄内翻畸形。A–B. X 线片显示畸形的顶点在舟骨，内翻畸形明显，马蹄畸形虽然隐匿但的确存在。C–E. 临床上的畸形比 X 线片显示的更加明显。从沿着第五跖骨头下方走形的胼胝可以推断，患者除了存在内翻畸形之外还有马蹄畸形，即马蹄内翻足畸形。F. 术中侧位片提示将舟骨嵌入到距骨头。可以利用这个来复位恢复前后足的关系，纠正马蹄畸形。G–H. 术中最终的照片显示良好的足外侧柱矫正和中足去旋转。如果这个病例中内侧柱的下垂没得到充分矫正，可以加用第一跖跗关节的背伸融合手术进行矫正

技术、技巧和注意事项

- 想使三个关节完全清晰地显露，采用双切口更合适。
- 在治疗固定的后足外翻畸形时，单纯的内侧切口对于三关节融合或者仅涉及距舟、距下关节的改良三关节融合（即双关节融合）很有用。
- 三关节融合的“第四个关节”位于舟骨和骰骨之间的凹陷，将这个间隙融合对于三关节融合的愈合很有帮助，这也被称作另一种意义的“四”关节融合。
- 做距舟关节融合时尽量保留骨质，不要去除楔形骨块，因为骨质的缺损会使足短缩并可能引起畸形愈合。矫正畸形是通过平移或旋转实现的，而非切除楔形骨块。
- 融合时必须要坚强固定，笔者发现空心加压螺钉对于稳定和维持复位很有帮助。除了螺钉，小的锁定接骨板或者加压骑缝钉对于维持距舟和跟骰关节的力线也非常有效，它们也可与螺钉合用。后足的畸形都可以通过三关节融合来治疗。即使后足有严重的脱位和距下关节畸形，也能矫正。对于这些严重的畸形，笔者建议先通过 CT 检查来辨别距下关节的位置，尤其要判断是否存在距骨周围的脱位。当然术前和术后的踝关节 X 线片也必不可少（图 30.19）。对于这些病例，必须要注意到踝关节的问题，三关节融合后可能会导致胫距关节的应力增加，踝关节可能出现比预期进展的快得多的畸形和关节炎（图 30.20）。
- 虽然最近发表的文献建议对踝关节和后足融合术进行植骨，然而笔者认为在很多病例中，因为处理骨面时已经在松质骨创造了一个新鲜出血的骨面，所以如果没有大的骨缺损没必要进行植骨。对于严重畸形已经行三关节融合而不愈合的病例，在进行清理和重新复位力线后出现缺损时，植骨非常必要，常规使用自体骨或异体骨移植。
- 距舟关节的铰链作用对于纠正力线最为重要，在置入加压螺钉导针前手法复位此关节很重要。如果存在严重的距下关节固定外翻畸形，可考虑先固定距下关节，再固定距舟关节，这时需要借助更大的外力使距舟关节内收和跖屈，这会导致侧位 X 线片上出现舟骨相对距骨往跖侧移位的现象。尽管 X 线片显示不正常，但对于这些先固定距下关节的病例，获得跖行足是必需的。
- 严重前足外展畸形合并距舟半脱位的病例需要采用结构性的植骨来延长跟骰关节以获得矫正（图 30.21）。很难预料哪些患者在三关节融合术中可以通过进行外侧柱延长来获益，即通过植骨块延长跟骰关节。在存在严重外展畸形的患者中，可能通过在内侧距骨头切除少部分骨质便可以实现将中足摆正，这种处理方式在存在严重外展畸形的病例中效果更有可预期性（图 30.21）。然而，在没有外展畸形的病例中（图 30.22），仅在侧位片上可以看到距骨向下脱位和严重的后足外翻畸形。这种病例，做完距舟关节和距下关节固定后，跟骰关节上就会出现空隙，此时可以用骨块进行植骨，这就是三关节融合复合外侧柱延长手术。
- 单纯的距舟关节融合术可矫正距舟畸形或关节炎，但是要彻底纠正严重的后足畸形往往不太可能。改良的三关节融合术，即仅仅融合两个关节（距舟关节和距下关节或距下关节和跟骰关节）倒是可以考虑。

用螺钉固定后，分别在膝关节屈曲和伸直的情况下检查踝关节背伸情况，看是否有必要进行腓肠肌腱膜松解或跟腱延长（图 30.23）。

如果距骨严重跖屈并固定，类似于斜形距骨，那么除非将胫前肌腱外移转位，不然，重塑内侧力线不太可能。将肌腱转到哪个位置并不重要，只要其附着点不在内侧楔骨，就能纠正矢状面上的力线（图 30.24）。

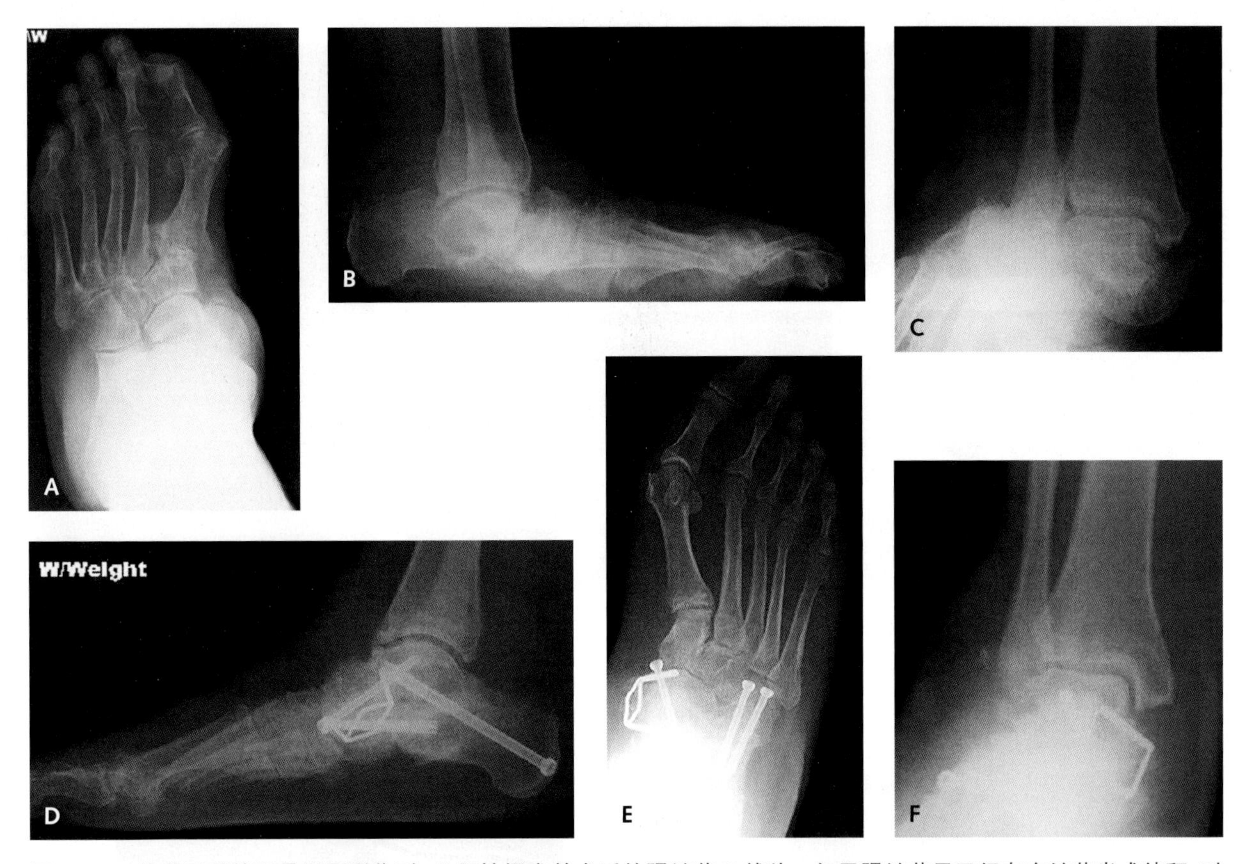

图 30.19　处理严重的距骨周围脱位时，必须拍摄术前术后的踝关节 X 线片。如果踝关节早已经存在关节炎或外翻，对足进行三关节融合是不合适的。A–C. 这个病例进行标准三关节融合术后，获得良好的预后。D–F. 尽管前踝有撞击征，该撞击在术后 6 个月做了关节前唇骨赘切除手术（cheilectomy 手术）

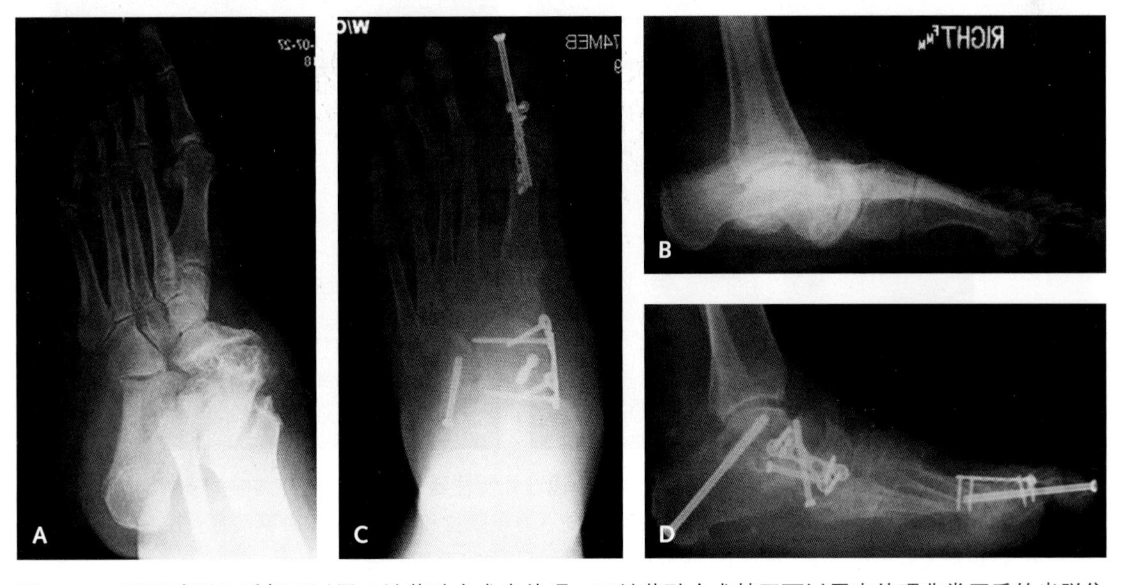

图 30.20　后足畸形几乎都可以用三关节融合术来处理。三关节融合术甚至可以用来处理非常严重的半脱位和脱位。A–B. 此处是距下关节和距舟关节脱位（距骨周围脱位）的病例。C–D. 尽管这里采用标准的三关节融合术，但是如果从内侧切口来复位距舟关节和距下关节会容易得多。尽管距下关节是脱位的，但在外侧做切口会增加切口裂开的风险

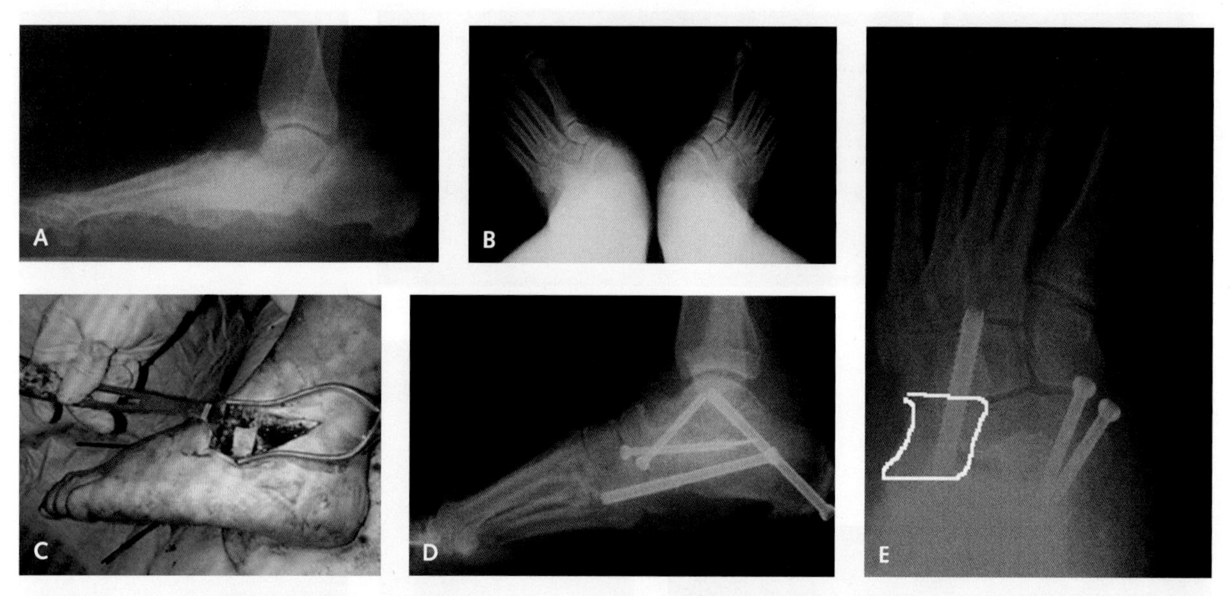

图 30.21 A-B. 结构性植骨可以纠正严重畸形，如图所示。C. 将同种异体骨股骨头修剪后插入跟骰关节来延长外侧柱。D-E. 术后 X 线片中的表现。正位片上的画线部分就是植骨块的位置

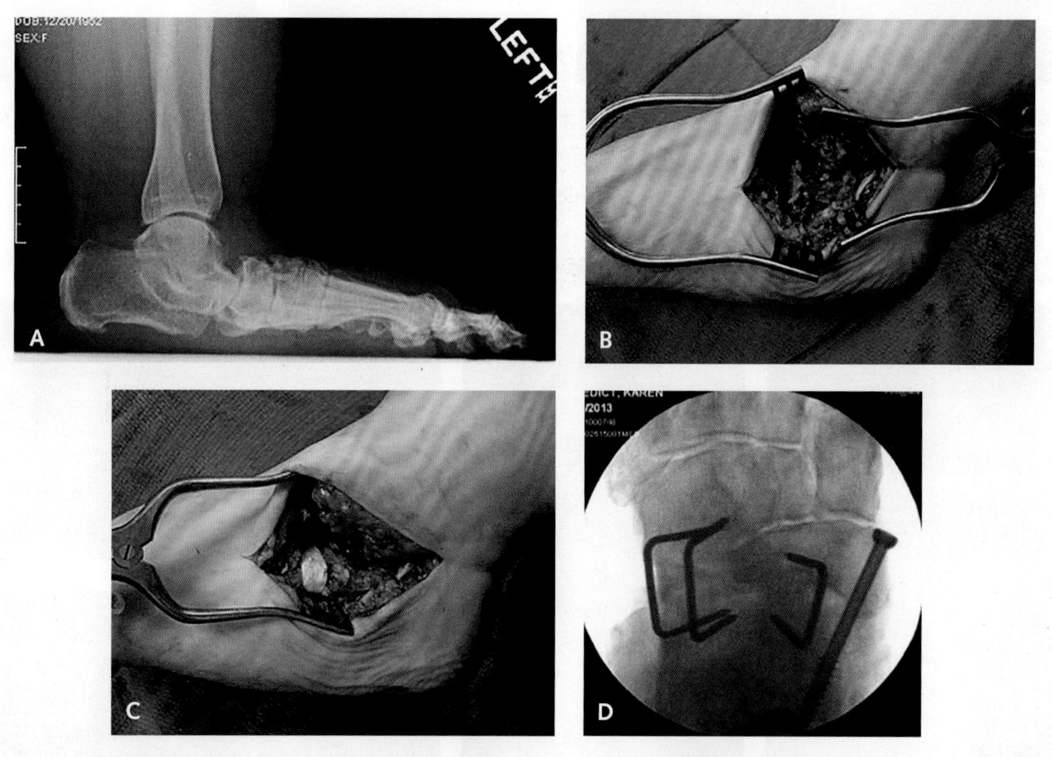

图 30.22 很难预测哪类患者会在三关节融合术中通过外侧柱延长来获益，即在跟骰关节置入植骨块。A. 这个病例轻度外展畸形，侧位片上只显示距骨向下方半脱位和严重的后足外翻畸形。B-D. 这个病例中，行距舟关节和距下关节固定后，跟骰关节就出现了很大空隙，需要采用植骨块来填充

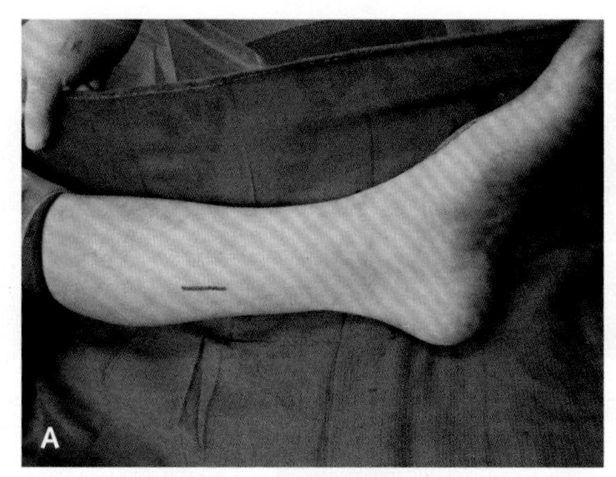

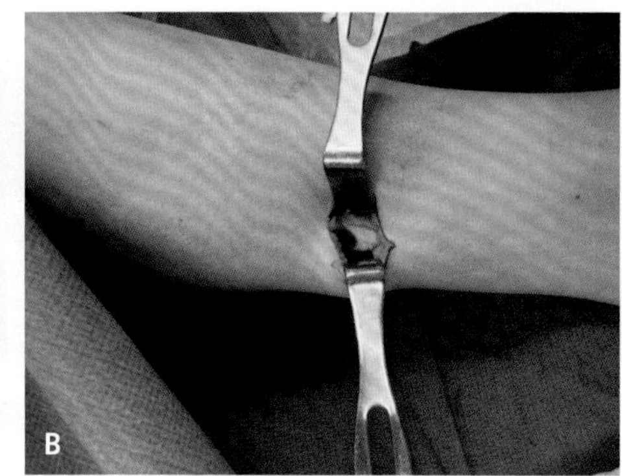

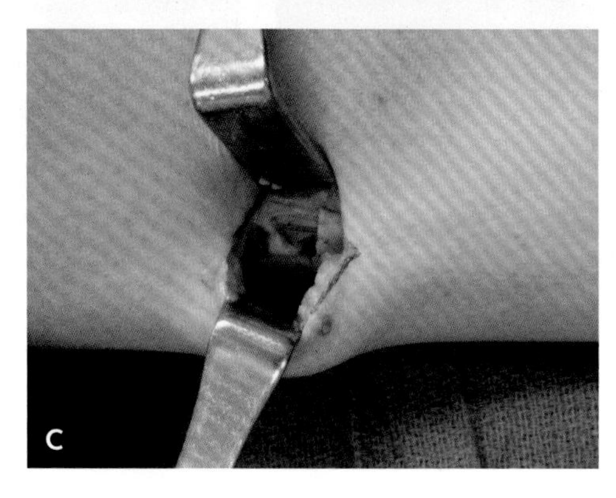

图 30.23　腓肠肌腱膜松解步骤。A. 在这个病例中，三关节融合术后进行腓肠肌腱膜松解。B. 在内侧做切口，辨认及牵开腓肠神经。C. 用刀横行切断筋膜显露出下方肌腹

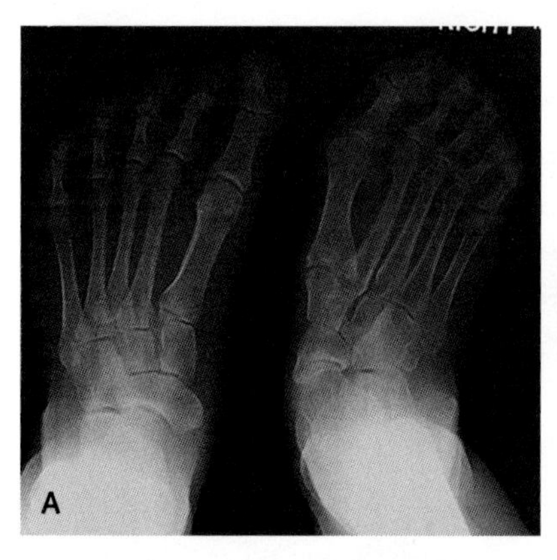

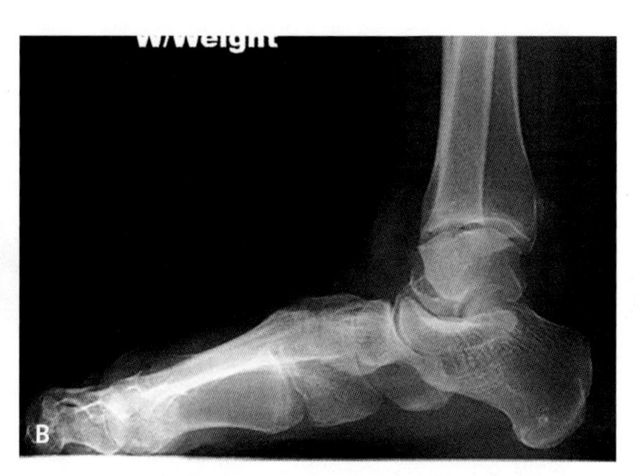

图 30.24　有些畸形病例在进行骨性矫正（如三关节融合术）之前必须先处理软组织的挛缩。A–B. 图示病例是个极为僵硬的后足畸形病例，伴随着距骨倾斜。这种畸形的病例，胫前肌腱是致畸力量，所以必须把胫前肌腱转到外侧，使足内侧柱跖屈

内侧切口

在矫正严重的固定外翻畸形时，尤其在患有类风湿关节炎的病例中，可采用单一的内侧切口进行三关节融合（视频 30.2）。对于严重僵硬性外翻畸形，行外侧切口无疑需要冒切口裂开的风险。通过内侧扩大切口行三关节融合，切口从舟楔关节开始往近端延伸到内踝后方，任何时候这个切口都必须走在血管神经束的背侧。做这个切口的一个较为精准的方法是，先试图做一个用以显露中关节面跗骨联合的内侧切口，然后再将切口向近端和远端延伸，这样分离显露平面即在胫后肌腱正下方。

在分离时将跗长屈肌腱往下牵拉，同时保护好血管神经束。从距舟关节开始显露三关节最为简单。由于严重外展畸形刚好位于距舟关节，所以距骨头很容易辨认。进一步向距骨头解剖，将骨刀插在距骨头下撬起距骨头，可见中关节面。一旦在距骨头和跟骨前部显露了中关节面，就可以采用弧形骨刀打开关节。将弧形骨刀插入中关节面后，即可在其辅助下用椎板撑开器打开距下关节前部。然后用一把骨凿去除距下后关节面关节软骨，背内侧的关节清理很重要（图 30.25~ 图 30.27）。

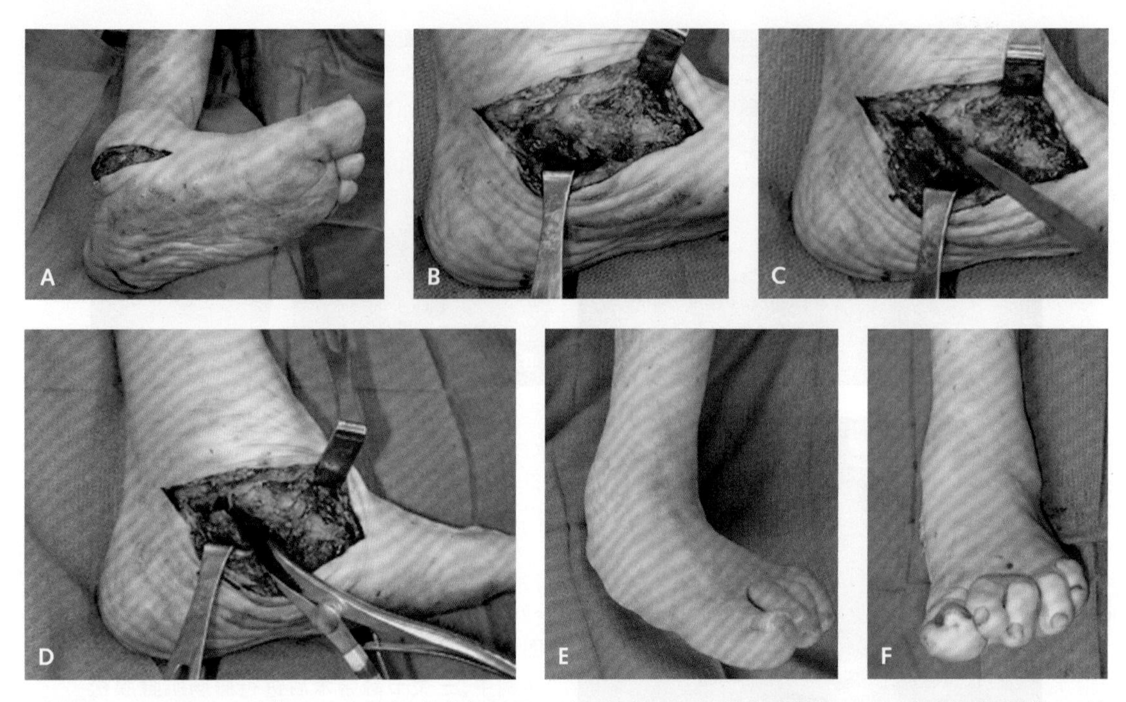

图 30.25 图中所示为伴有后足关节炎、极其僵硬平足畸形的类风湿关节炎病例。A–B. 采用扩大内侧切口的方式进行三关节融合。C. 用骨刀打开距下关节。D. 插入椎板撑开器显露整个距下关节。E–F. 患足术前和术后的外观照

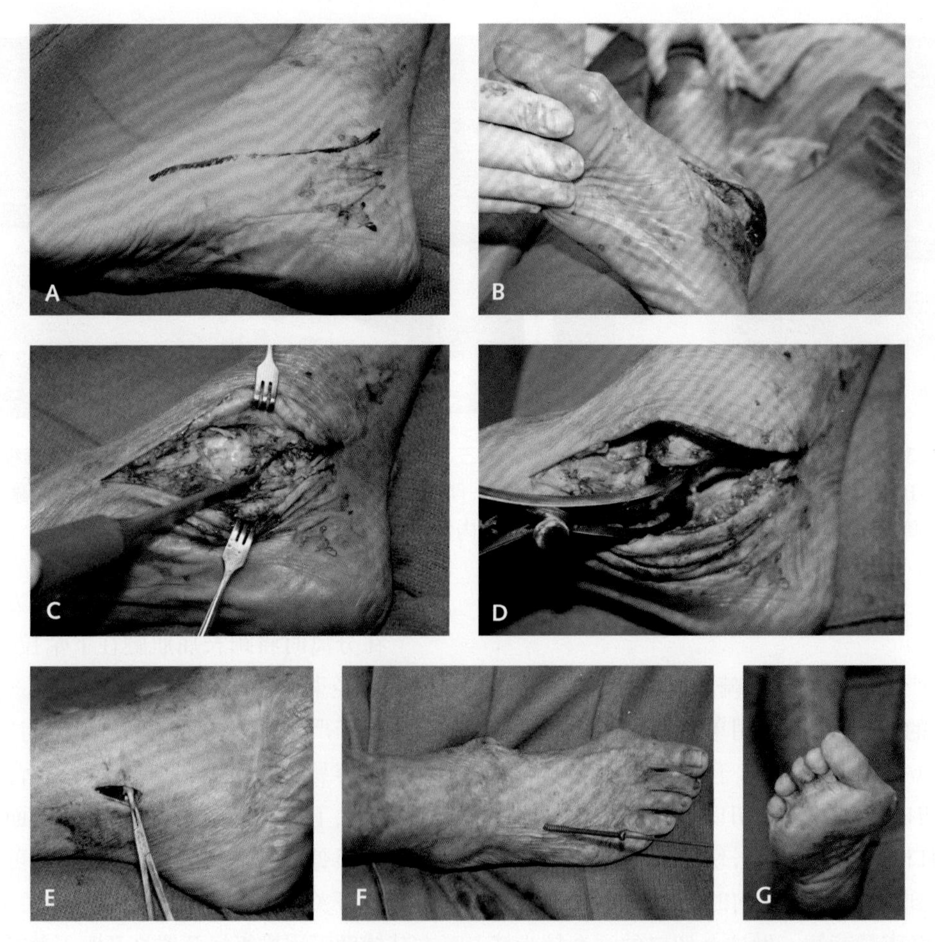

图 30.26 通过内侧切口进行三关节融合术的步骤。A–B. 这是一个后足固定僵硬性畸形伴有距舟关节脱位的病例。C. 用骨刀显露距骨头。D. 在距下关节前方插入椎板撑开器。E. 为了更好地进行复位，经皮延长腓骨肌腱。F. 跟骰关节经皮固定。G. 完成矫正后的足外观

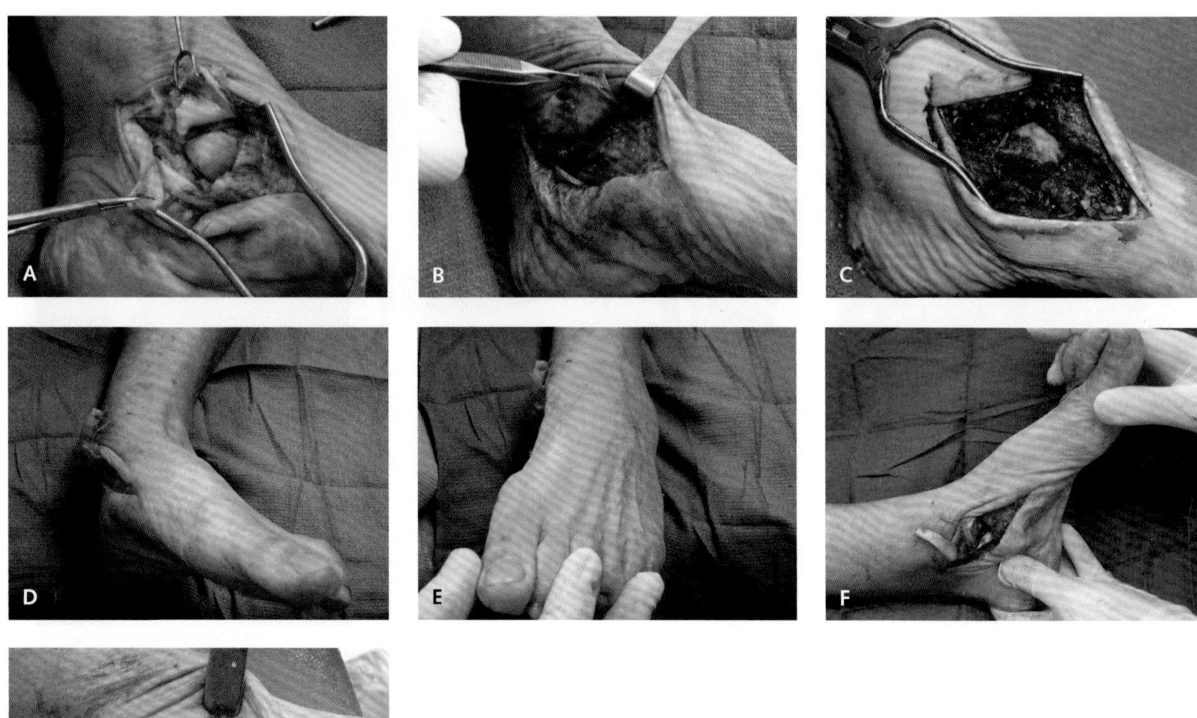

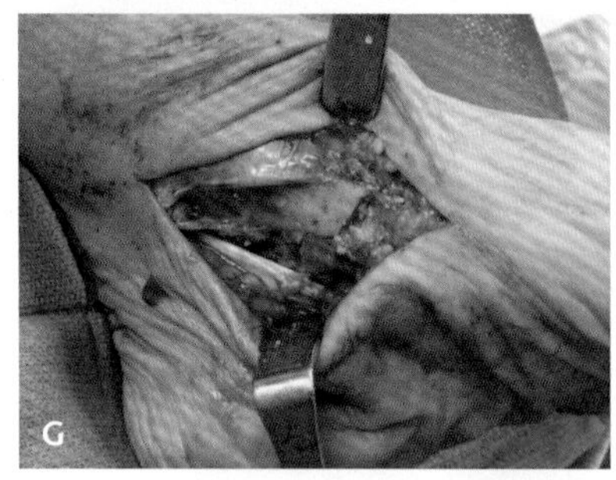

图 30.27　A–B. 采用内侧入路行三关节融合处理伴有三角韧带完全撕裂的后足畸形病例。C. 使用椎板撑开器显露距下关节。D–F. 清理关节后矫正畸形。G. 用缝线加强修复三角韧带

清理距舟关节时如果有必要可以使用椎板撑开器。有时为了在跗横关节周围进行内收矫形，可以在距骨头处进行楔形截骨。在透视下可以用骨刀一直往跟骰关节方向清理，在用骨刀清理跟骰关节前可沿距骨头往跟骰关节打一枚导针来确认关节的位置。重塑距下关节力线比较简单，只要将距下关节内侧多去掉一部分骨质就可实现，因为畸形矫正一般是通过旋转和平移来实现的，极少数情况需要在内侧去掉一个楔形骨块。如果后足还残余固定的外翻畸形，在腓骨近端边缘经皮松解腓骨肌腱可以有一定的帮助。先将后足放置于中立位，用螺钉导针进行临时固定，然后被动旋前内收中足，最终通过跗横关节跖屈锁定距舟关节。有时将融合和固定延伸到楔骨做进一步舟楔关节融合也是有必要的，因为舟骨本身骨量并不大，不易固定（图 30.28）。

三关节融合术和踝关节内侧不稳

对存在踝关节内侧不稳的病例行三关节融合要特别小心。这种内侧不稳定的平足畸形往往伴有三角韧带的撕裂。对于这类畸形可以有多种处理方法，包括三关节融合结合三角韧带重建术、三关节融合结合踝关节置换或距骨周围四关节融合术。针对这些术式，在严重外翻畸形病例中附加踝关节下方跟骨的内移对于平衡多方面的负重力显得非常重要。跟骨内移后，增加了踝关节内侧的接触，从而减少了三角韧带重建后的应力。临床证据证实单纯的三角韧带修复是不够的，必须行三角韧带重建术，这些术式已经在成人平足畸形的矫正一章讨论过。更加重要的是，不能单纯行三关节融合而不做三角韧带重建。这些技术已经在成人平足畸形的矫正章节介绍，其中包括腘绳肌腱自体移植重建三角韧带等相关内容。

如果要在外侧同时做跟骨内移截骨，需要将三关节融合的切口稍做改良。笔者更偏向于使用两个切口（图 30.29）。第一个切口用作跟骨截骨，第二个用一稍短的比常规切口稍偏背侧的跗骨窦切口做三关节融合。先做跟骨截骨，将跟骨往内侧平移 10mm 左右。将螺钉导针从跟骨结节打入跟骨体，先固定跟骨截骨，然后在复位距下关节力线的前提下，用同一根导针，继续穿透已经清理完的距下关节。这样，一枚螺钉在固定跟骨截骨的同时，也固定了距下关节。

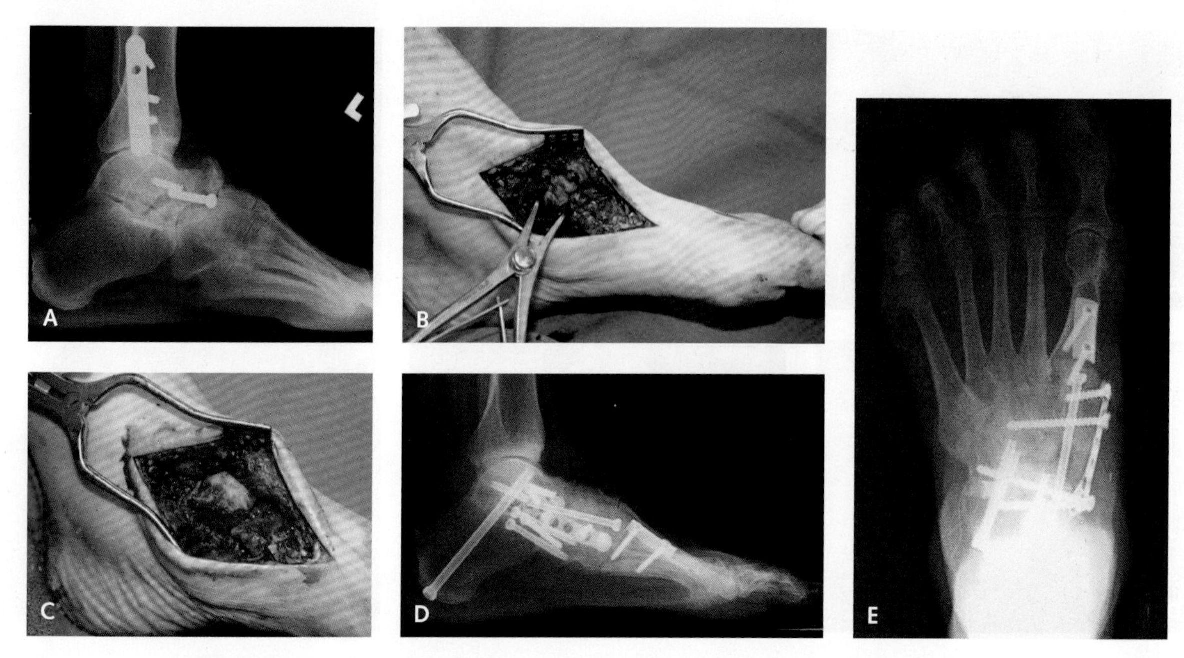

图 30.28 A. 此病例经过两次失败的距舟关节融合术后，整个舟骨出现坏死。B. 翻修手术时发现巨大骨缺损。C. 缺损处填入结构性同种异体骨块。D–E. 使用螺钉和接骨板固定距骨至楔骨

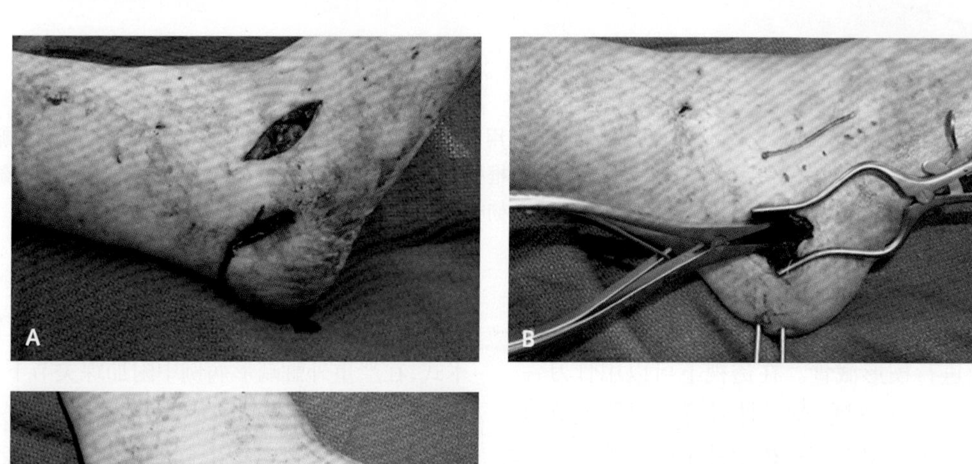

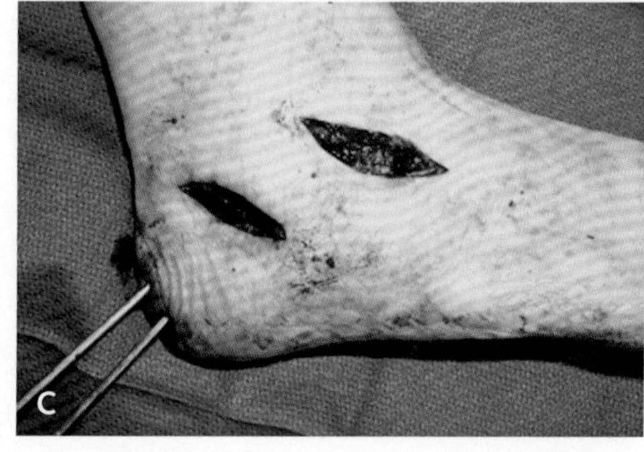

图 30.29 A. 三关节融合和跟骨内移截骨的切口设计。B. 使用椎板撑开器辅助检查导针位置以及确认平移是否足够。C. 继续推进导针，使其最终跨过截骨面和距下关节来实现融合和截骨的固定

因为跟骨截骨后发生了内移，螺钉入钉点需要轻度偏外侧，这样螺钉才能正确地进入到距骨体中。笔者在外侧行双切口还未遇到过切口愈合相关问题。如果有其他原因不能使用双切口的，那就采用一个扩大的位于腓骨肌腱后下方的单切口。笔者关心的是，随着跟骨内移，皮肤的张力变化。采用两个切口时，用来做跟骨截骨的后方切口需要稍偏后并垂直一些，这样跟骨内移后对切口张力几乎没有影响（图 30.30）。三关节融合后，手法测定踝关节的稳定性非常重要。长期后足畸形可能造成踝关节内翻或外翻或两平面的不稳定。多平面的不稳源自三角韧带被牵拉引起的撕裂，后足形成固定外翻，而跟骨外翻撞击腓骨会引起跟腓韧带的磨损。了解不稳的临床表现非常重要，在踝关节内翻或外翻到活动度终末时，出现“咯噔”即表示存在不稳。最好在术前就明确诊断内侧或外侧不稳，这样可以将韧带重建列入手术计划，而术前预判对三关节融合时设计切口很有帮助（图 30.31）。

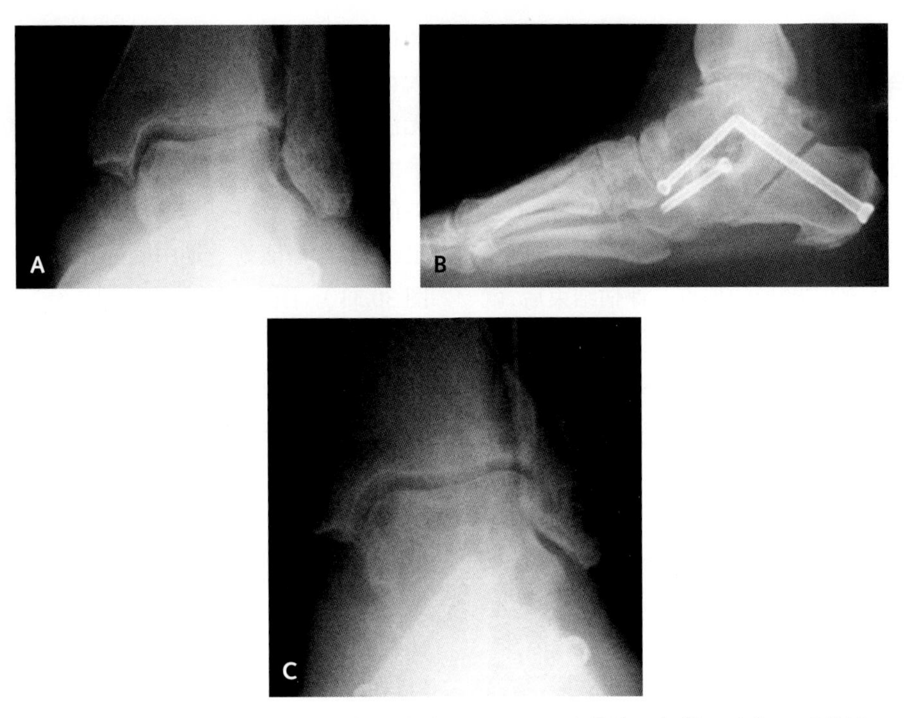

图 30.30　A. 踝关节前后位影像学检查结果显示胫距关节外翻倾斜。这与严重的平足畸形和三角韧带损伤有关。B. 手术方式包括三关节融合术、跟骨内移截骨术和三角韧带重建术。C. 踝关节的前后位影像学检查结果显示术后胫距关节力线良好

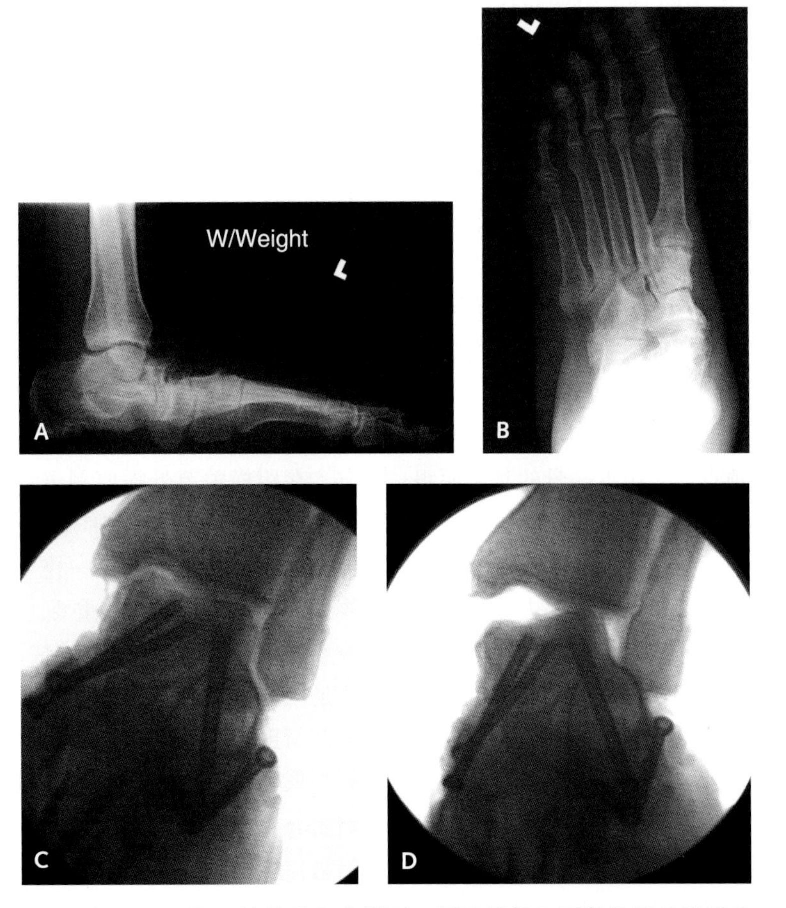

图 30.31　A–B. 行三关节融合术矫正一例严重但又可复的后足畸形病例。C–D. 融合三关节后行踝应力试验，发现踝关节严重不稳定，遂采用同种异体腘绳肌腱重建三角韧带

三关节融合的翻修(视频 30.3)

在做三关节融合翻修手术前,首先要做仔细的体格检查,包括站立位检查,来明确哪里是畸形的顶点。需要评估跟骨的位置(内翻、外翻或中立)以及跖底外侧的压力,确定畸形的顶点。评估结束后,就可以做术前手术计划。一般来说,纠正内翻畸形时切口做在外侧,翻修外翻畸形时选择切口在内侧。

没有必要使用原手术切口,因为这往往并没有优势,判断在何处做切口才能获得最大的显露并使患足得到最好的矫正才是重点。在一般情况下,都需要采用扩大切口,而且往往都要跨过原始切口。将切口放在畸形顶点一侧的一个重要考虑是当切除楔形骨块进行矫形后,切口不愈合的风险会减少。切口需要一刀切下去形成一块大而厚的皮瓣,从后足往背侧及外侧直接掀起皮瓣。

术中把足固定在不佳的位置上会导致畸形愈合。畸形愈合并非术后石膏固定位置不佳造成的,内外翻畸形愈合往往因为距舟关节的对线不良造成。畸形愈合也可能发生在进行楔形截骨后跗横关节的内侧或外侧。

在三关节翻修中,纠正畸形愈合远比纠正不愈合简单。不愈合发生后,常常会丢失有血运的骨质,伴随内固定的松动,进行二次固定融合时关节的强度会大打折扣。而在内翻或外翻畸形愈合的病例中并不存在这些问题,因为关节已经愈合了,只不过是愈合在不良的位置。在任何发生畸形愈合的病例中,手术处理后势必会导致足的轻度短缩。

需要去除的楔形骨块的大小取决于整个畸形顶点的位置。如畸形顶点位于第五跖骨的基底而跟骨是轻度外翻的,就没必要切除楔形骨块。这样的畸形可以直接通过跗横关节截骨来处理,整个中足可以通过截骨端的旋转来矫正而没必要去除楔形骨块。如果畸形顶点位于骰骨或跟骰关节,这时通常就需要切除楔形骨块。内翻畸形愈合和马蹄足内翻畸形愈合的处理方式是不一样的,对于马蹄足内翻畸形愈合的病例进行楔形截骨时,背侧去除骨量较外侧稍微多一些;而内翻畸形愈合病例,除了位于跗横关节的畸形外,可能在跟骨上有继发的畸形,如果存在双畸形而跟骨也确实是内翻的,那么除了进行中足截骨外还需进行跟骨截骨。

纠正外翻畸形愈合时有两种选择,即短缩内侧柱和延长外侧柱。手术选择往往是根据双足的大小、形状和患者的要求而进行的,因为有些患者无法接受足的短缩。在足内侧不管单平面还是双平面去除楔形骨块,远比用植骨块来延长外侧柱来得简单,且不存在切口愈合问题。只要能恢复跖行足,患者往往能耐受足内侧的轻度短缩(图 30.32 和图 30.33)。图 30.33 中展示的是行三关节融合后出现严重外翻畸形的病例,患者经历过多次手术,足外侧的皮肤尤其脆弱。在这种情况下适合采用内侧入路在跗横关节及距下关节做楔形截骨来翻修三关节融合,进行距下关节楔形截骨时需要充分牵开和显露内侧软组织(图 30.34)。尽管有时不存在外翻畸形愈合,但极其严重的成人僵硬性平足畸形行单纯三关节融合是远远不够的。纠正内翻畸形愈合时,在畸形顶点需要进行双平面截骨。这时取外侧切口,如果需要做跟骨截骨,可以将切口往后方延伸直到跟骨。因为在矫正内翻畸形时,矫正方向是从内翻变成外翻,所以外侧切口并无风险,切口可以从第四跖骨基底一直延伸到跟骨后方。在任何三关节翻修的病例中,开始做切口之前,都必须决定好是否需要同时行跟骨截骨,所以术前必须仔细检查跟骨是否存在内外翻,并确定跗横关节是否存在严重的畸形。

如果畸形不严重,可以行标准的双切口进行手术(图 30.35)。图 30.35 显示的是存在 Müller-Weiss 病的患者,其舟骨缺血性坏死合并内翻畸形。术中为了充分显露,切口需要直接深达皮下组织,在跗横关节处掀起全厚皮瓣。将腓骨肌腱和腓肠神经牵向切口下方,在跟骰关节水平将一个大牵开器插入到跟骨下方,这样就可以将术野延伸到足弓下方。在跗横关节处需要剥离背侧和跖侧软组织,用牵开器保护两边的软组织,彻底显露视野,为楔形截骨做准备。在透视下将一枚导针穿过跗横关节,这枚导针对于定位截骨很重要。尽管在足外侧畸形和畸形顶点显而易见,但较难估计在楔形截骨需要到达足内侧的范围。如果做楔形截骨,可以采用两枚导针帮助定位,如果行跗横关节的旋转截骨而不去除楔形,那用一枚导针定位截骨面就足够了。做外侧闭合楔形截骨时,两枚导针应该在足的内侧部分相遇,然后沿导针进行截骨。为避免足的过度短缩,要去除一个三角形的楔形骨块,而不是梯形,因为去除梯形截骨块会使足短缩更多。截骨可以沿着导针的内侧或外侧进行,主要看导针的位置。需要着重

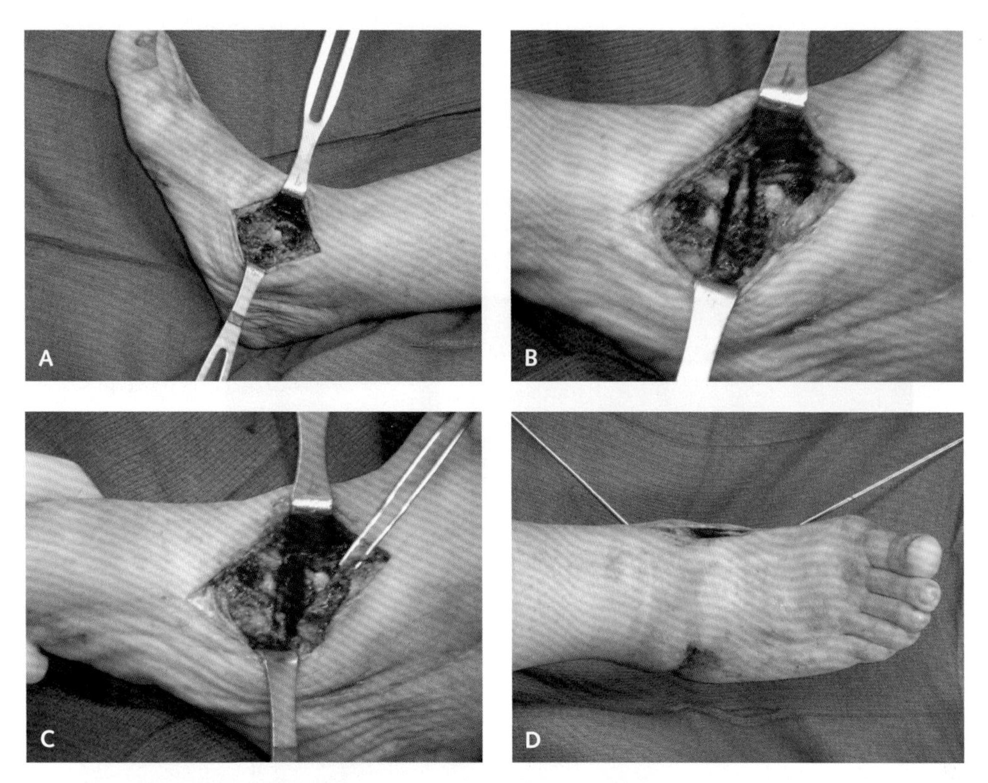

图 30.32　A–D. 采用跗横关节融合翻修外翻畸形愈合。注意在内侧去除一块双平面的楔形骨块，以导针临时固定

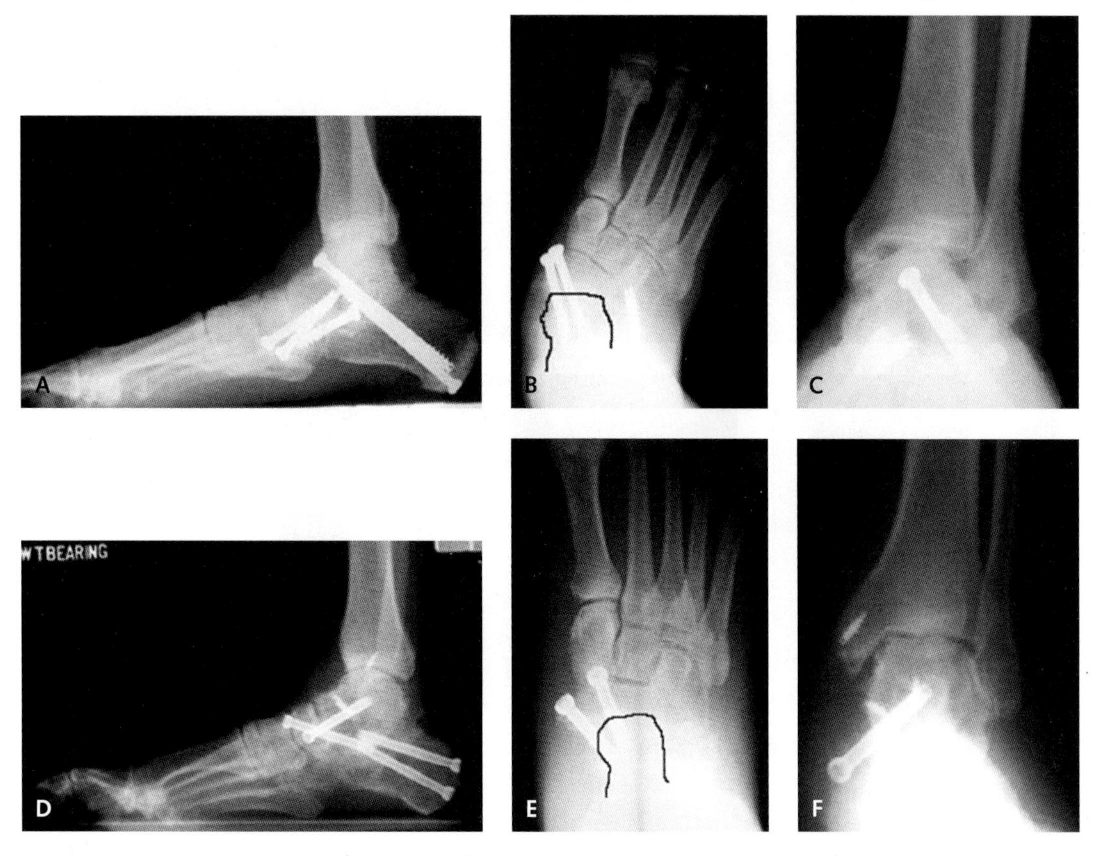

图 30.33　A–B. 三关节融合后，存在严重的外展畸形，注意踝关节还存在严重的外翻畸形，因此这个病例不仅要接受中足的翻修手术，还要接受踝关节重建手术。C. 一旦将踝关节从固定外翻畸形矫正到中立，前足就会发生旋后，所以需要跖屈前足进行矫正。D–F. 通过内侧切口进行内侧跗横关节楔形旋转截骨，同时用异体腘绳肌腱重建三角韧带，重建的三角韧带分别用锚钉固定于距骨、内踝和跟骨上

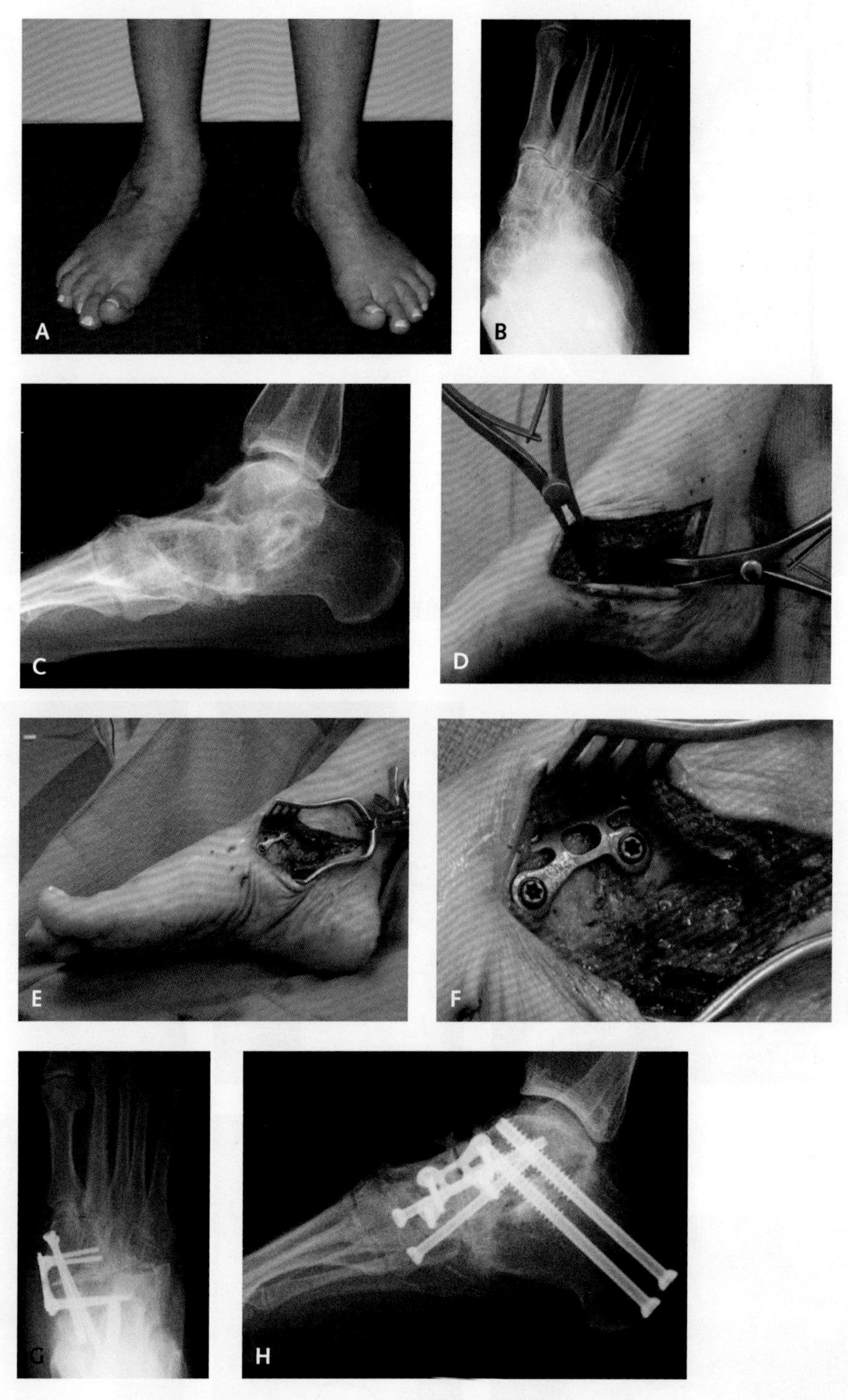

图 30.34 A–C. 固定的外翻畸形。D–E. 取后足内侧切口进行手术。F–H. 分别从跗横关节和距下关节切除一块双平面的楔形骨块，采用空心加压螺钉合并锁定接骨板进行固定

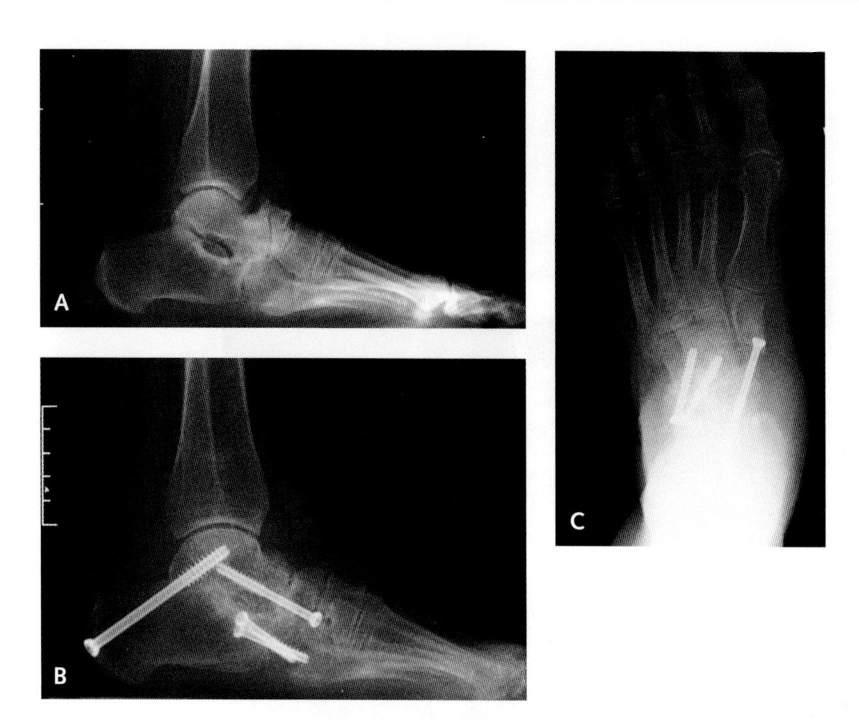

图 30.35　A–C. 矫正伴有 Müller–Weiss 病且舟骨缺血性坏死的固定内翻畸形，采用标准的入路处理关节及进行固定

考虑的是，摆锯的自身厚度一般会在每次截骨时造成 2mm 的骨丢失。尽管用骨刀去除楔形骨块很有优势，但是使用骨刀在操作上无法保证精确度，因为在足内侧有时无法把控而存在打穿内侧损伤软组织的风险。截骨结束后，将前足进行旋转同时平移，即可矫正畸形。值得注意的是，在将跗横关节从内翻旋转到外翻位的过程中，第一跖骨会相应发生跖屈，且跖屈的角度还很大。对于这样的病例，需要进行第一跖骨或内侧楔骨的背侧楔形截骨。值得注意的是，矫正后足畸形时必须要将重点放在足外侧畸形上，并且需要处理继发的畸形。

当后足畸形得到矫正后，在透视下置入导针来维持足的位置，之后进行螺钉固定。一般来说，从远端到近端跨过截骨面置入螺钉。比如，当截骨后对中前足进行旋前且轻度向外侧移位处理时，会造成背外侧部分抬高，可以在这个抬高的部分置入导针和螺钉。然而常常会遇到导针和螺钉打入别的关节的情况，这样最终需要取出螺钉。另外一个固定的办法是采用骑缝钉固定。因为这样截骨后经常会产生偏移，除非采用一个偏移的骑缝钉，不然这种内固定并不合适。

切口切至深达皮下，将整个背外侧的骨膜从跟骨和骰骨上剥离下来。将腓骨肌腱牵向下方，这时，行骨膜下分离，显露整个跟骰关节的背侧面和距舟关节。通过足外侧切口，可以清晰显露距骨和舟骨。将大的软组织牵开器插入到跟骰关节下方和原始距舟关节背侧来保护软组织。

用 1~2 枚导针横向穿过跗横关节的原始融合线来定位截骨部位。截骨之前，还可以用电刀先沿跟骨和骰骨轴线在骨表面烙出纵行截骨线。截骨矫正后足力线后，可以清晰地看到平移和旋转的程度。在做中足截骨时，摆锯往往比骨刀更常用（图 30.36）。第一刀的截骨平行于导针，大概贯穿足的 3/4，之后取出导针，进行第二刀截骨。截取的楔形骨块大小可根据畸形情况而调整，但是高度一般都在 8~10mm，位于背外侧的畸形顶点。这时便可以通过旋转来矫正畸形，除了旋转，将足外侧向背侧移位可以有效地减轻第五跖骨和骰骨的应力。三关节融合后的内翻畸形愈合从前后位 X 线片上可以很明显地看到，但是，在负重的侧位 X 线片上只有些隐匿性的改变，表现为外侧柱的过度负重，尤其在第五跖骨下方的位置。有时候在 X 线片上很难看到相应改变，但是患者自述足外侧缘疼痛，提示在骰骨和第五跖骨存在过度负重。有人尝试采用矫形足弓垫来解决这个问题，但很难奏效，通常必须通过三关节翻修手术来进行矫正（图 30.37）。纠正内翻畸形时，也可以单独采用外侧切口取出内固定，在位于跟骰关节的畸形顶点去除两平面的楔形截骨块来矫正畸形。注意有时候在这些翻修手术中非常有必要使用克氏针固定，因为截骨平面太靠近舟骨（图 30.38）。

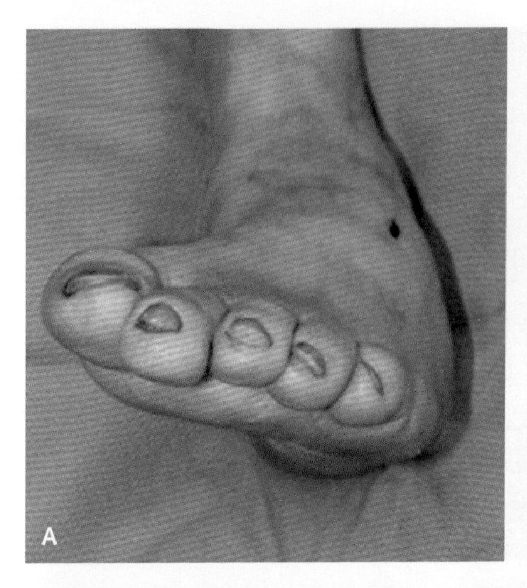

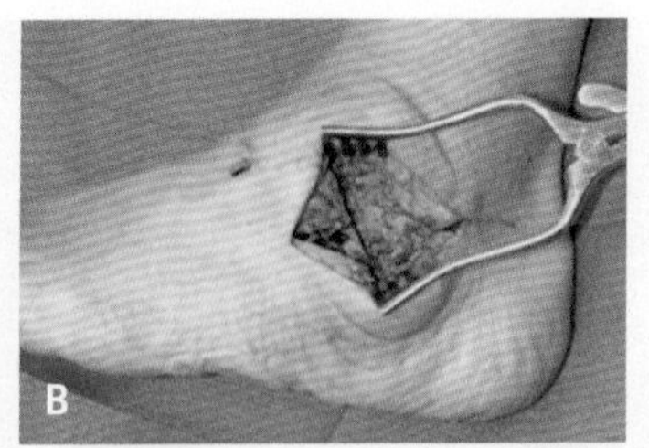

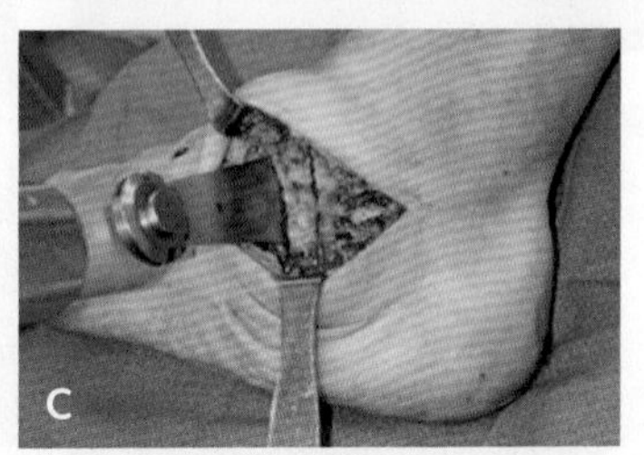

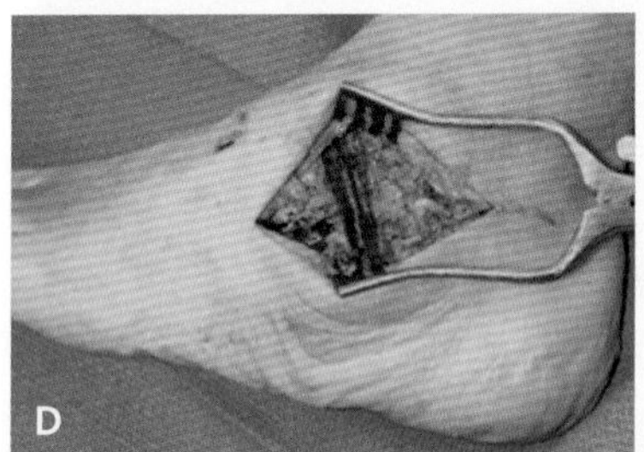

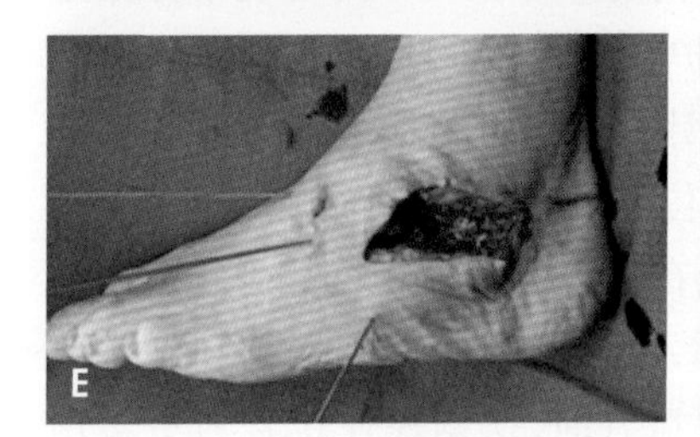

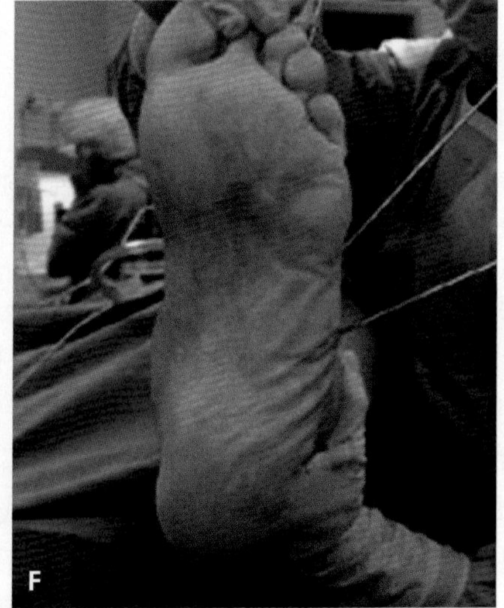

图 30.36 A. 图中为严重的内收内翻畸形，伴有趾外侧疼痛的病例，最终需要行三关节融合术。因为患者足跟并没有内翻，所以没有必要做跟骨截骨。B–D. 由于畸形顶点正好位于跟骰关节的背外侧，所以刚好在外侧畸形顶点处截除楔形骨块。E–F. 后足畸形得到矫正后，置入导针固定

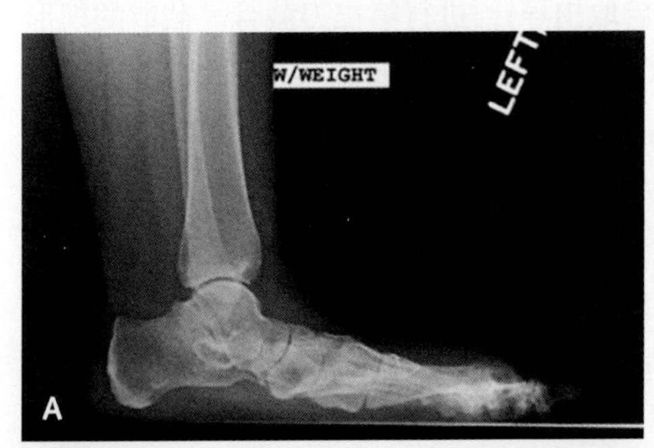

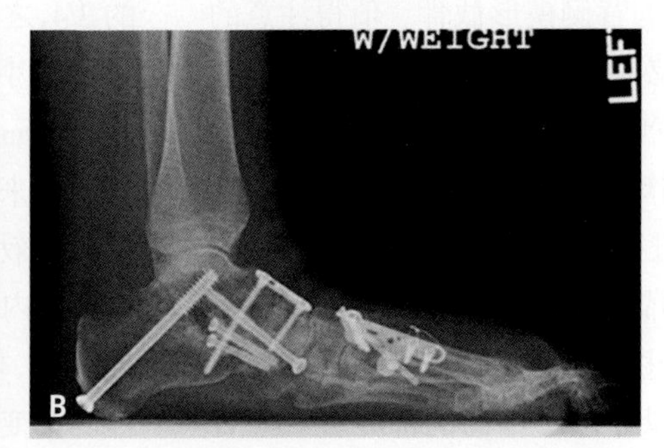

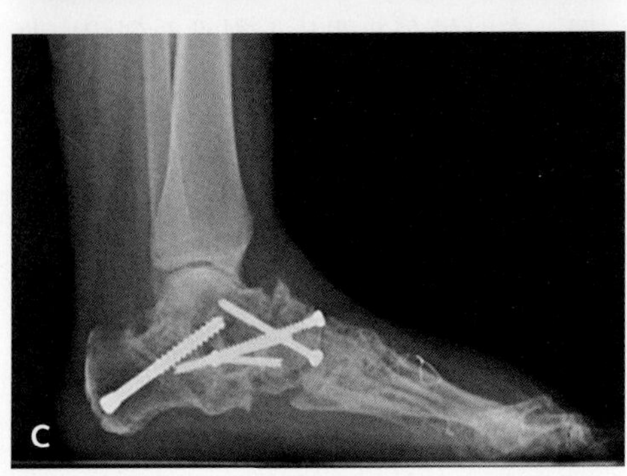

图 30.37 三关节融合术后发生畸形愈合，如果仅仅存在很轻微的内翻，临床上可能会很难察觉，唯一的办法是对比测量术前和术后第五跖骨基底到地面的距离。A–B. 图中是一位年轻女性，因为僵硬的后足畸形，做了三关节融合手术。这是术前和术后的 X 线片，片中可见内侧足弓已经得到了很好的纠正，相比术前第一跖跗关节的极度不稳来说，术后内侧楔骨下方已经没有下垂。C. 然而，患者反映外侧柱存在持续疼痛，后来患者进行了翻修手术，也取出了部分内固定。注意到手术包括了以下几点：取出内固定、行跟骨 Dwyer 截骨后将跟骨在三个平面进行移动（向头侧、外侧移动，同时在外侧去除小的楔形骨块）。通过跗横关节截骨将中足往头侧平移，没必要做楔形截骨

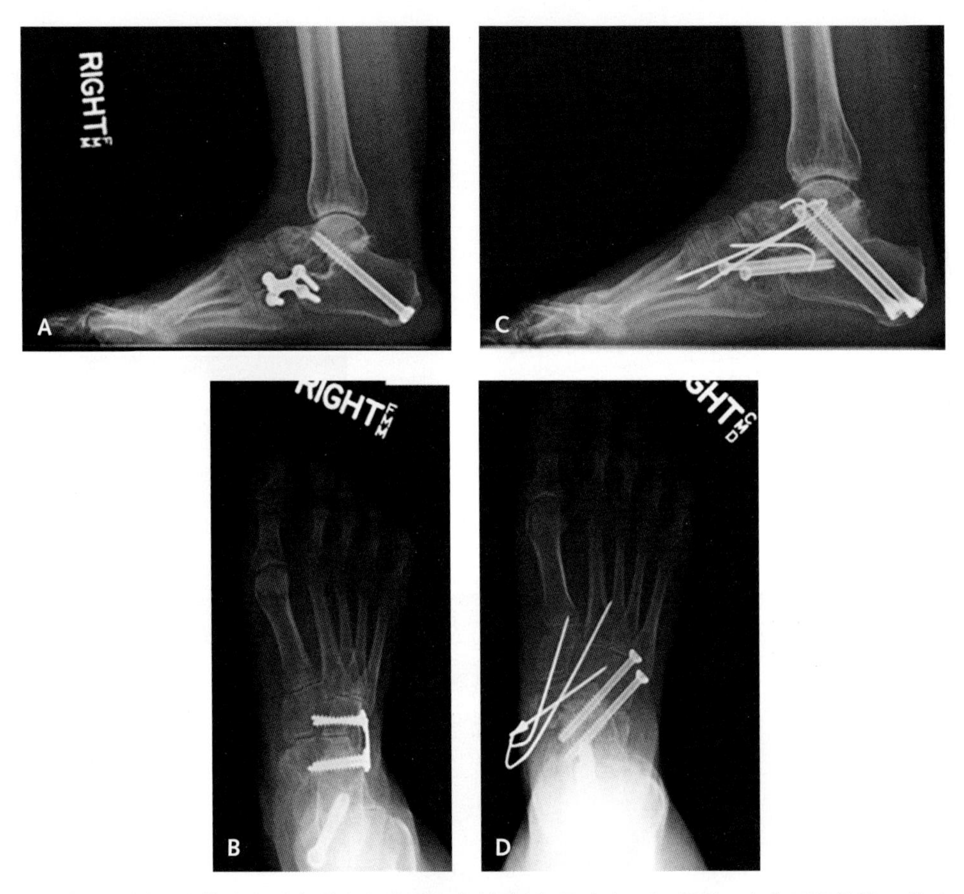

图 30.38 A–B. 这是一例三关节融合后出现内翻畸形愈合的病例，因为患足还有另一个位于距骨平面的畸形，所以非常难处理。需要注意图中距骨倾斜角明显减小并伴有前踝撞击综合征。这种情况是由于清理距下关节时去除了过多的骨质从而造成距骨塌陷导致的。翻修这个病例时需要纠正：负的距骨倾斜角、内翻内收畸形以及第五跖骨基底的过度负重。C–D. 可以采用在纵切口下撑开植骨融合距下关节的方法来纠正后足塌陷和负的距骨倾斜角。通过在跟骰关节去除双平面的楔形骨块来旋转跗横关节。固定跟骰关节简单，但因为旋转了跗横关节，就无法在距舟关节处使用螺钉接骨板或骑缝钉，所以只能使用克氏针。术后 4 个月待肿胀消退后拔除克氏针

治疗伴有摇椅畸形的畸形愈合非常困难，畸形顶点往往位于跟骰关节，很难矫正。跟骨倾斜角丢失造成跟骨变平，同时还伴有软组织的挛缩，需要进行跟腱延长或腓肠肌腱膜的切断，合并腓骨肌腱转位来矫正畸形。腓骨肌腱转位一般是将腓骨短肌腱转位至腓骨长肌腱（图 30.39）。

成人马蹄内翻足过度矫正后的翻修

马蹄内翻足过度矫正后产生的畸形各种各样。前足疼痛的主诉可能是由后足畸形引起的。有些患者虽然已经进行了翻修手术，但还存在症状，原因可能是主要的畸形没有得到彻底矫正，或是被忽略了。背侧的踇囊炎是很常见的畸形，是由于胫前肌腱相对腓骨长肌腱的过度牵拉，造成跖骨抬高继发踇短屈肌腱挛缩，导致第一跖趾关节活动明显受限引起的。在有些病例中，症状是由后足的外翻合并前足的固定旋后畸形引起的，由于婴幼儿时期腓骨长肌腱被切断后，造成胫前肌腱和腓骨长肌腱之间的不平衡，腓骨长肌腱削弱而胫前肌腱力量相对过强从而引起跖骨抬高，第一跖列抬高反作用于近节趾骨的跖屈，导致踇短屈肌腱功能性挛缩。随着踇短屈肌腱的挛缩，踇趾变得更加跖屈，导致近节趾骨在第一跖骨头背侧产生一个大的推力，这样恶性循环使跖骨更加抬高，导致前足的固定旋后，继而发生背侧踇囊炎。笔者对于这种过度矫正的马蹄内翻足，处理是将胫前肌腱转位到中间或者外侧楔骨，并做第一跖楔关节融合术。可以使用螺钉、接骨板甚至钢针固定第一跖楔关节。如果这两个手术同期进行，笔者认为没有必要再对第一跖趾关节进行处理。恢复第一跖列力线，将其放到跖屈位，同时轻度短缩第一跖骨，融合第一跖楔关节后，可以降低踇短屈肌腱张力，从而使踇趾达到正常的背伸，同时恢复第一跖趾关节正常的活动度。仅仅行截骨来跖屈第一跖

列远远不够，也无法稳定因肌肉失衡导致的畸形和关节不稳定。在第一跖跗关节处做跖侧闭合的楔形截骨，同时用力背伸踇趾压低跖骨头，使第一跖列跖屈。同时固定第一跖跗关节和距舟关节不容易，常常采用钢针进行固定。如果患者有舟骨半脱位和跗骨窦压痛，且 X 线片上提示距下关节的退变，或者有跟腓撞击征，那么其需要进行三关节融合术。过度矫正的后足可能存在严重的外翻畸形，此时后足的位置很难放置，且矫正后足后，距下关节处会出现一个大的缺损，这种情况建议进行大量的植骨。手术中最难的步骤是矫正位于垂直位的距骨，可以采用弧形骨膜剥离器，将其插入到距舟关节下方，逐渐将距骨头复位到正确位置，原则是将中前足相对于后足复位。最好在复位距舟关节之前先将舟骨的软骨面处理好（图 30.40~ 图 30.42）。

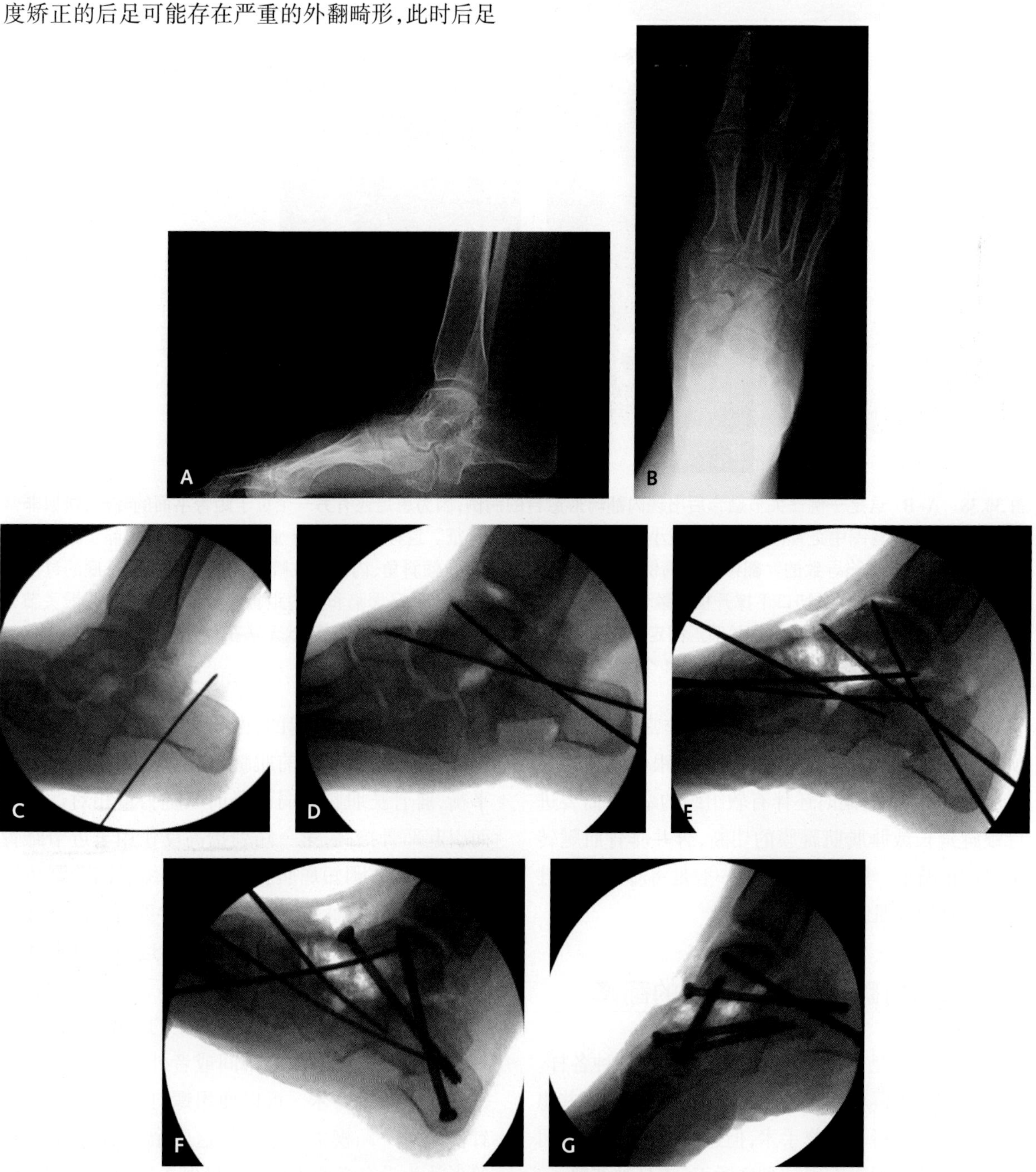

图 30.39　这是一个 16 岁的女孩，之前做过后足手术，现在需要矫正足部摇椅畸形。A–B. 图中畸形为位于跟骰关节的摇椅畸形，表现为跟骨扁平，跟骨倾斜角丢失。手术必须包括跟骨截骨来增加跟骨倾斜角，还需要开放延长跟腱。C–D. 清理距下关节，延长跟腱，行跟骨截骨后将固定截骨的导针直接往前推进，一并固定距下关节。E. 接下来处理距舟关节，最后处理跟骰关节，因为跟骰关节最不确定。为了纠正摇椅畸形，需要去除骰骨下很多的骨量来纠正。F–G. 矫正畸形获得稳定后，逐个打入固定螺钉

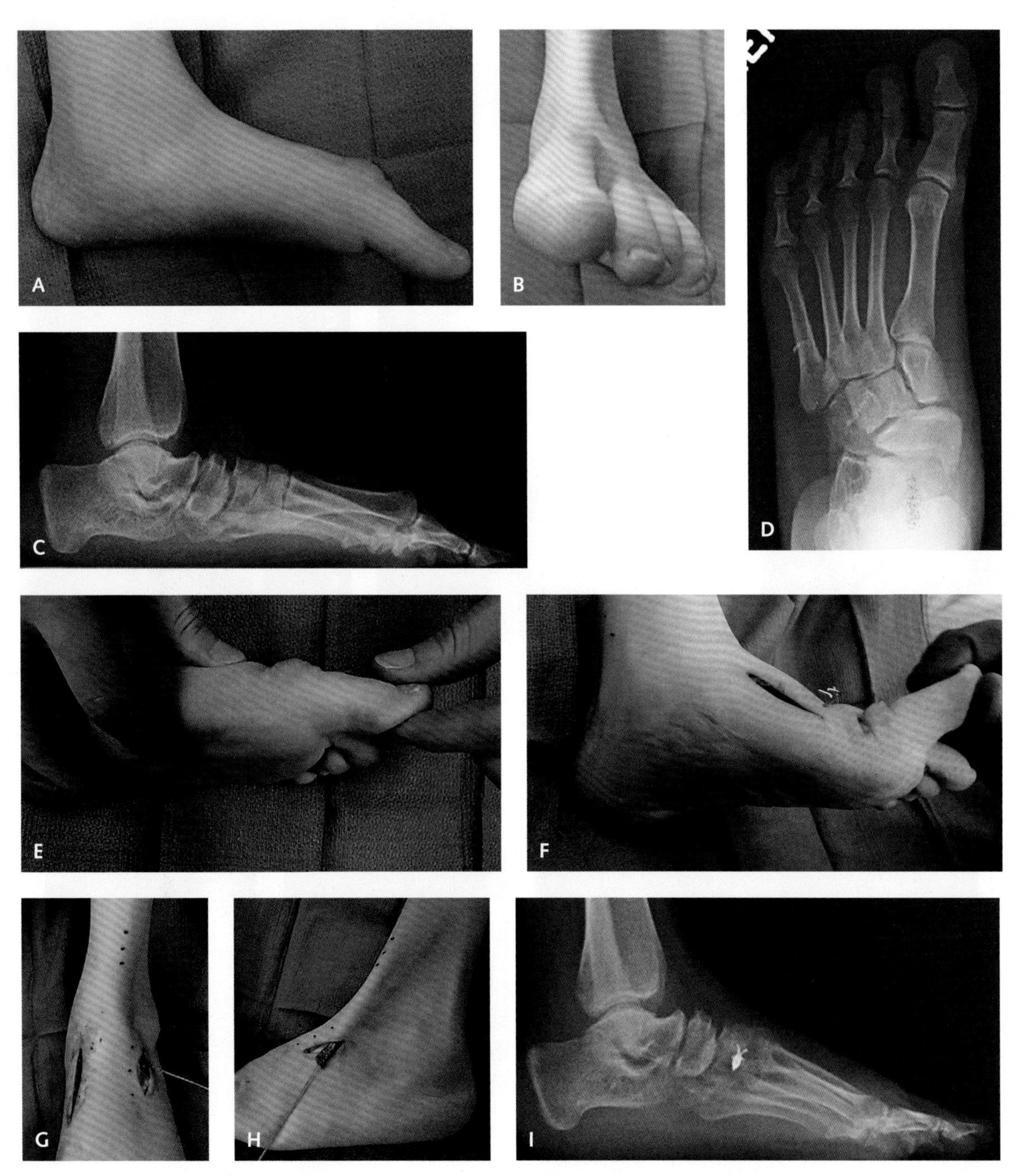

图 30.40　中足和前足畸形必须在矫正后足之前进行。需要先处理跖骨抬高和肌腱的不平衡。A–D. 图中病例是一个马蹄内翻足过度矫正以后出现跖骨抬高和胫前肌腱与腓骨长肌之间的不平衡，从而造成畸形的患者足部外观和 X 线片表现。E–F. 图中所示为第一跖跗关节融合术前和术后的活动度。术中通过内侧切口显露跖跗关节，通过这个切口，可以从关节的基底部去除楔形骨块。如果需要将第一跖骨置于更加背伸的位置，则也可以从关节跖侧面做撑开截骨来纠正第一跖骨倾斜角。G–H. 将胫前肌腱转移到外侧中足背侧来平衡足内外翻。I. 术后最终的 X 线片结果提示，第一跖骨被压低到良好位置

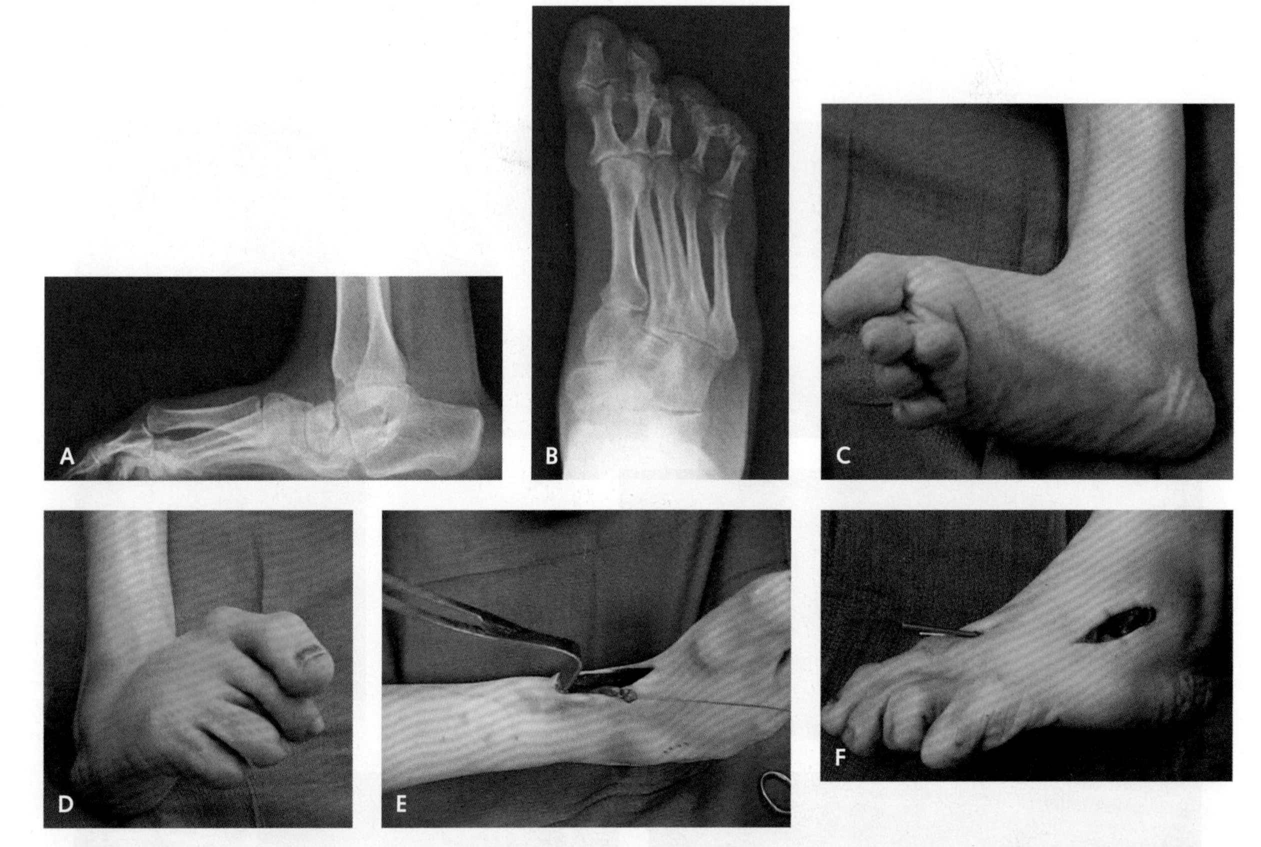

图 30.41 如图 30.40 中所示原则进行后足的矫正。A–D. 成人伴随距舟关节脱位的僵硬性距骨畸形，其力线矫正并不容易。E. 胫前肌腱向外侧转位的手术和融合术的操作方法已经在之前描述过。F. 最终的矫正很完美，后足力线和肌力平衡应归功于关节融合和肌腱转位。注意固定采用施氏针固定，在这些病例中施氏针比起螺钉、接骨板和骑缝钉的固定效果更好

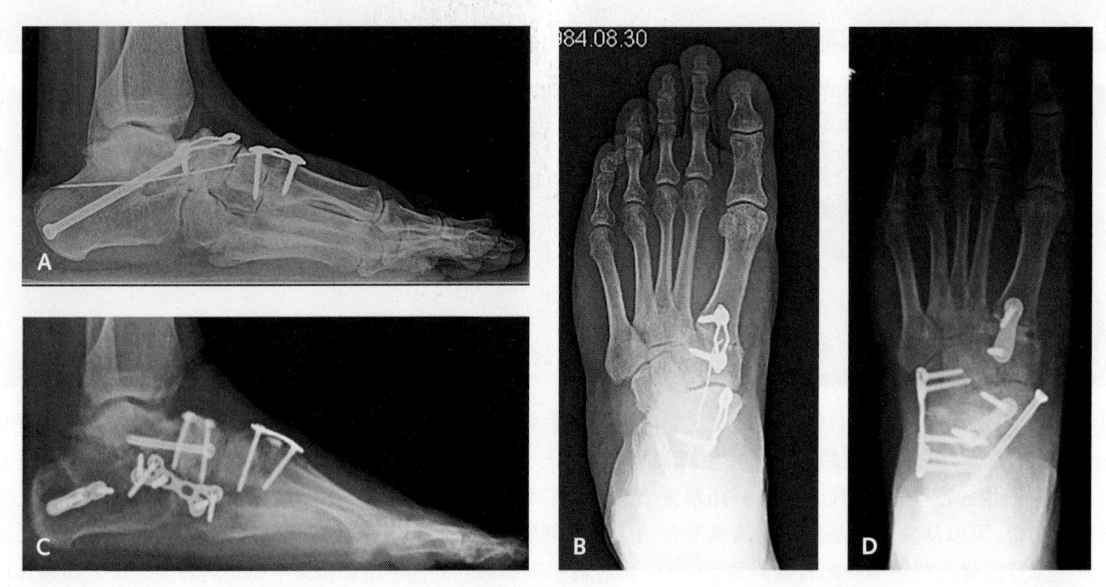

图 30.42 A–B. 这一例畸形按原则来说并没有得到矫正：肌力失衡持续存在，内侧柱抬高，距舟关节和第一跖跗关节不愈合。C–D. 除行标准三关节融合以外，需要进行跟骨外移截骨、距舟关节第一跖跗关节翻修和胫前肌腱外移

技术、技巧和注意事项

- 一般先从距舟关节开始固定，因为距舟关节是后足畸形矫正的关键。足，尤其扁平足，旋转中心位于距舟关节。一旦距舟关节被锁定，其他关节也就复位了。这只是在一般情况下的操作。笔者认为有些特殊情况从距下关节开始固定也没错。确实，有时候距舟关节固定后并不能完全纠正足跟的外翻畸形。这种情况，可以先固定距下关节。如果这一步做完了，在距骨头处把中足做旋前，这个手法用来纠正严重的后足外翻畸形，尽管足的位置已经被矫正，但是X线片的前后位片上往往会显示距舟关节轻度过度矫正，舟骨相对距骨头向内侧轻度突出。这个位置不是异常的，因为先固定了距下关节，然后将中足围绕距骨头用力旋前、内收和跖屈引起的。
- 通常情况下，先矫正距舟关节。术者可以通过拇指和示指在关节周围感受到足从外翻位旋转到中立位。这是一个很重要的手法，依靠"感觉"做到精确复位，在做三关节融合时必须掌握这个技术，从而判断是否存在矫形不足或者过度矫正。
- 三关节融合后如果发现舟楔关节和第一跖跗关节有关节炎存在，那么必须决定是否将这些关节也进行融合。如果这些关节也做了融合，那整个足会变得很僵硬，不可避免地导致内侧有活动度的关节应力过于集中。除关节炎以外，如果这些关节中的其中一个关节存在不稳定，也需要融合。这种情况下足的侧位片上可能没有显示半脱位，但会看到跖侧面有一个间隙。对于这种病例，除进行关节融合外，还可尝试在内侧楔骨上进行撑开楔形截骨来重塑舟楔或跖楔关节的力线，从而避免进行关节融合。关节不稳可以用很多办法来解决，尽管在患者存在关节炎（轻度）的情况下，看似更应该牺牲活动度来行关节融合。笔者更愿意观察关节的变化，如果之后有需要，还是可以进行关节融合的。
- 尽管对跗骨窦空隙进行植骨并不是很必要，但偶尔也会使用结构性植骨来纠正严重畸形。因为跗横关节的外展会挤压跟骨或骰骨，所以在跟骰关节采用结构性植骨延长还是非常有效的。
- 跟骨骨折后极少使用三关节融合来翻修，因为距下关节融合已经足够了。当后足发生严重的塌陷，同时伴有跗横关节的外展畸形，这时采用三关节融合比较适合。在这种情况下，纠正跟骨的力线很重要，有时除了融合外还需要附加跟骨截骨才能完全恢复力线。如果进行截骨，特别要小心切口问题，因为任何跟骨高度或者长度的增加必须和切口走形一致才能避免切口关闭不良的问题。
- 距骨周围关节炎的患者的三关节融合手术比较复杂。这种情况往往需要将三关节融合术作为在进行踝关节置换或者融合术之前进行的分期手术。如果将三关节融合作为踝关节置换术前的分期手术，那么获得良好的后足位置非常重要。
- 三关节融合后，包括内外翻在内的后足活动会丢失。无论是用三关节融合来纠正平足还是高弓畸形，这个结果都无法避免。不管三关节融合手术做的是否正确，术后势必会对踝关节造成很大的应力。一般来说，术前平足的三角韧带被拉长松弛后，也会对踝关节产生外翻应力。
- 随着外翻畸形加重，跟腱会随之导致跟骨外移，腓肠肌和比目鱼肌也会随之发生挛缩。一旦矫形后将跟骨放回到原来中立的位置，这个挛缩就会显露出来。这时尽量做腓肠肌腱膜松解而不是跟腱延长，因为跟腱延长会产生不可避免的肌力减弱。

即使术前踝关节无畸形，在行三关节融合后踝关节也可能会出现外翻畸形，这在三关节融合术后的发生率约为27%。为了避免这个并发症的发生，需要在融合时把后足放在中立位。然而，对于严重扁平足畸形的患者，尽管获得了后足完美的力线，但由于三角韧带等内侧软组织结构在长期平足畸形中被拉长造成内侧结构不稳定，因此无法避免术后踝关节出现外翻畸形的问题。在严重的平足畸形病例中，行三关节融合时需要加做内侧柱稳定、三角韧带重建，甚至外踝的内翻截骨来重塑踝关节的稳定性。

技术、技巧和注意事项（续）

- 后足存在大的骨缺损需要行结构性植骨时，通过三关节融合进行结构性植骨远比单纯距下关节结构性植骨融合要简单。这个原则在图 30.28 的病例中充分显示，此病例经过两次失败的距舟关节融合术后，存在明显的骨缺损。
- 记住尽量简单化。尽管已经有很多种三关节融合的内固定方法，依然要记住，螺钉可以提供良好的稳定性和对畸形的足够的把持力（图 30.43）。
- 对于肥胖患者的平足矫正要小心。因为患者的大腿较粗，行走时双下肢内侧软组织推挤会造成小腿和足的外翻，这时需要将足融合到比正常情况下更大的外翻角度的位置，以防止术后患者双腿无法并拢造成足外侧过度负重，从而导致疼痛。如果在这种病例中将后足融合于中立位，后跟因外翻角度不足在行走时足底不能完全接触地面蹬踏，会造成患者的不适。

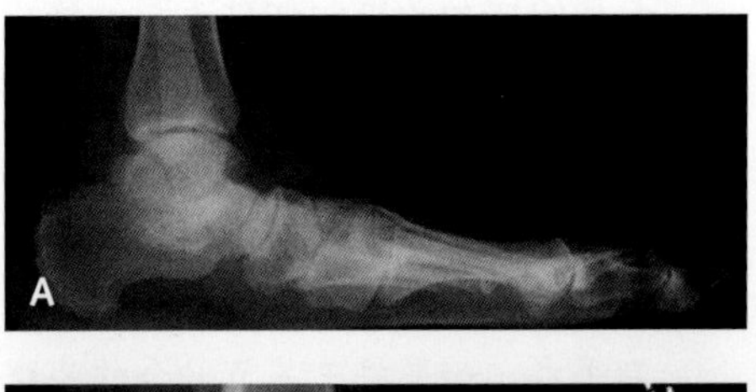

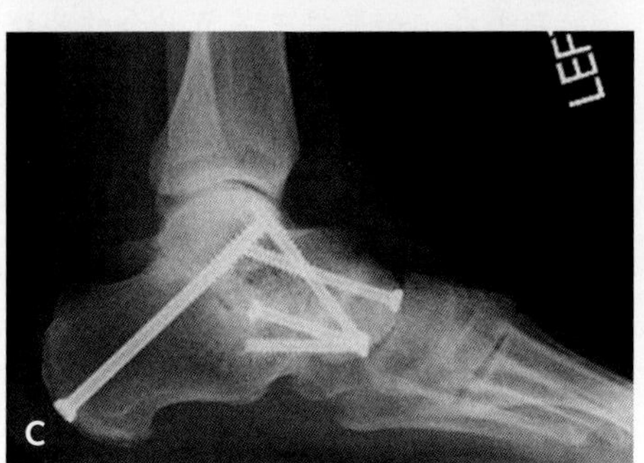

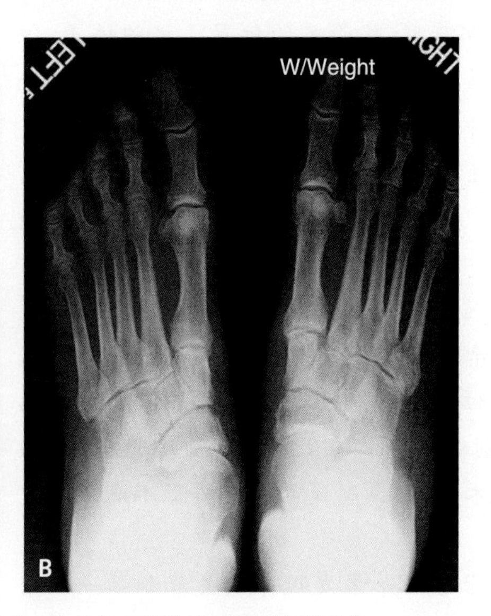

图 30.43 A–C. 在标准三关节融合术中，空心加压螺钉固定法简单可靠

（姚陆丰 译 周朝 校 李淑媛 审）

推荐阅读

de Heus JA, Marti RK, Besselaar PP, Albers GH. The influence of subtalar and triple arthrodesis on the tibiotalar joint. A long-term follow-up study. *J Bone Joint Surg Br.* 1997;79:644–647.

Fortin PT, Walling AK. Triple arthrodesis. *Clin Orthop Relat Res.* 1999;365:91–99.

Haddad SL, Myerson MS, Pell RF 4th, Schon LC. Clinical and radiographic outcome of revision surgery for failed triple arthrodesis. *Foot Ankle Int.* 1997;18:489–499.

Jeng CL, Vora AM, Myerson MS. The medial approach to triple arthrodesis. Indications and technique for management of rigid valgus deformities in high-risk patients. *Foot Ankle Clin.* 2005;10:515–521.

Miniaci-Coxhead SL, Weisenthal B, Ketz JP, Flemister AS. Incidence and radiographic predictors of valgus tibiotalar tilt after hindfoot fusion. *Foot Ankle Int.* 2017;38(5):519–525.

Pell RF 4th, Myerson MS, Schon LC. Clinical outcome after primary triple arthrodesis. *J Bone Joint Surg Am.* 2000;82:47–57.

Raikin SM. Failure of triple arthrodesis. *Foot Ankle Clin.* 2002;7:121–133.

Röhm J, Zwicky L, Horn Lang T, et al. Mid- to long-term outcome of 96 corrective hindfoot fusions in 84 patients with rigid flatfoot deformity. *Bone Joint J.* 2015;97-B(5):668–674.

Saltzman CL, Fehrle MJ, Cooper RR, et al. Triple arthrodesis: twenty-five and forty-four-year average follow-up of the same patients. *J Bone Joint Surg Am.* 1999;81:1391–1402.

Sullivan RJ, Aronow MS. Different faces of the triple arthrodesis. *Foot Ankle Clin.* 2002;7:95–106.

第 31 章　踝关节融合术

正确的踝关节融合技术可以获得可靠的预后和较高的融合率，可应用于绝大部分病例。可靠的内固定能确保临床和生物学的稳定性。融合的方式很多，可以经关节镜、小切口或采用预塑形的解剖接骨板进行前入路切开融合。这些技术的共同点在于保留了腓骨和踝穴。尽管笔者认为外侧入路同样可行，但它有两个缺点：其一，外侧入路肯定会损伤腓动脉，进而会影响胫骨穹窿外侧血供；其二，尤其在年轻病例中，保留腓骨解剖结构对他们来说，未来还有机会选择踝关节置换。而如果选择外侧入路，不对腓骨解剖结构进行保留，他们以后就没有类似的机会了。

既往多应用微创小切口的踝关节融合术治疗没有明显畸形、没有骨缺损、胫骨远端和距骨没有节段性缺血的病例，但笔者发现，在关节镜下融合对于这些病例更有优势，因为它能最大限度地减少软组织损伤和术后软组织肿胀，且融合速度快。而且笔者发现微创小切口对于处理存在明显畸形的病例也是可行的，这个术式的特点在于骨膜下剥离较少，保护了关节周围的血供，所以可能获得快速的骨愈合和坚强的融合。笔者发现在踝关节进行平的截骨并无好处，事实上，这些截骨需要更多的骨膜下剥离和显露。在踝关节进行融合时，进行腓骨截骨增加了不必要的并发症，不但加大了骨膜的剥离面，融合面也会扩大，从而增加潜在的不愈合风险。所以临床上不建议去除内外踝中任意一个，因为这会明显减少融合面的血供。

对于距骨体发育不良或胫骨远端骨丢失的病例，采用前方入路并使用预塑形的解剖接骨板是最明智的选择。通过这个切口，可以进行畸形矫正，对于任何骨缺损也都可以做骨填充或者骨块植骨，同时可以从完整的胫骨骨干远端往距骨头或距骨颈做内固定。对于骨质差或存在骨缺损、严重扁平距骨的情况，笔者更偏向于前方入路。

理想的踝关节融合位置是把足维持在相对于小腿的中立位。融合于马蹄位是绝对不允许的，这会明显增加并发症的发生率，包括随后的距骨周围的关节炎及足和膝的疼痛。文献描述了更为重要的一点，就是要在胫骨下方将足往后平移，这是小切口和关节镜下融合所无法做到的。踝关节融合后，足的活动度主要取决于先前的畸形程度，尤其是剩余关节的活动度。真正胫距关节矢状面的活动度占了整个矢状面活动度的 70%，踝关节融合后的矢状面活动是通过跗横关节的跖屈获得的（图 31.1）。而这种活动对于距舟关节和距下关节都是有害的，在有些病例中已经证实，踝关节融合后这两个关节的关节炎发生率明显增加（图 31.2 和图 31.3）。

踝关节镜和小切口踝关节融合术的切口设计和关节显露（视频 31.1）

采用双切口做踝关节融合。第一个是内侧切口，在内踝切迹和胫前肌腱之间，切口长度约 2.5cm。第二个为外侧切口，位于踝的外侧，将神经和第三腓骨肌一起拉向内侧，辨认出第三腓骨肌腱和腓骨之间的间隙，其位于腓浅神经外侧皮支的外侧。这两个切口同样可用于关节镜下融和术，最大的不同是关节镜切口更小，一般在 1cm 以内。在踝关节内侧，切开皮下及关节囊，直达骨膜，插入牵开器。将胫骨前方远端的骨膜掀起，清理关节碎片、骨赘和游离体，要将踝关节内外侧沟都清理干净，尤其是腓骨和距骨之间的外侧沟。需要特别注意的是，

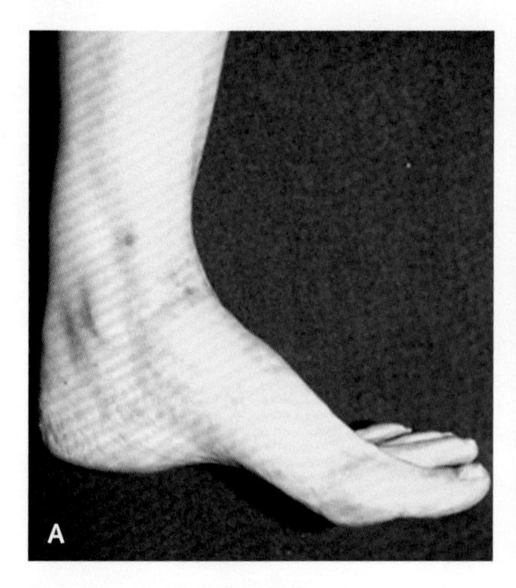

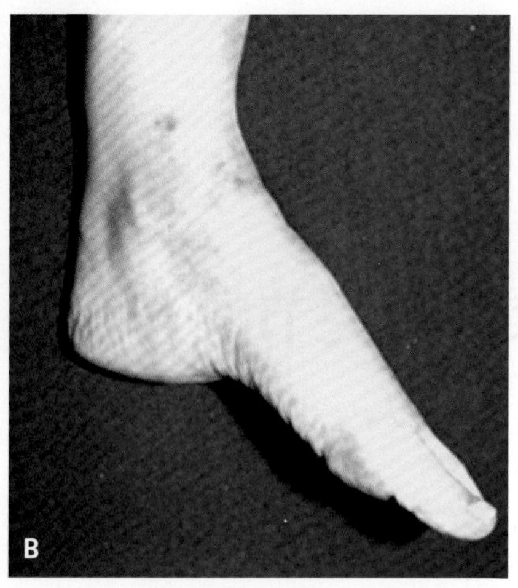

图 31.1 A–B. 图示为微创小切口踝关节融合术后踝关节背伸和跖屈活动范围，活动实际发生在跗横关节

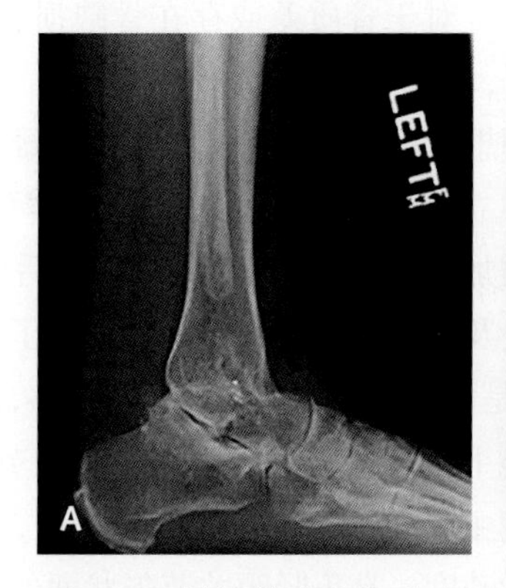

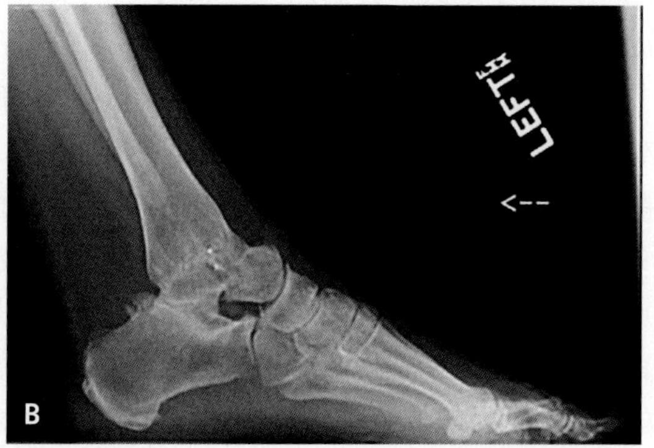

图 31.2 踝关节融合术后，并不经常出现距舟关节和距下关节的异常活动，尽管这些异常在影像学检查中（跖屈和背伸）无法看到。A–B. 笔者对于这两个关节的过度活动引起的关节炎问题已经发表过文章，踝关节融合术后站立侧位和足跖屈位时可显示距舟关节、距下关节的明显不稳和距下后关节面的关节炎

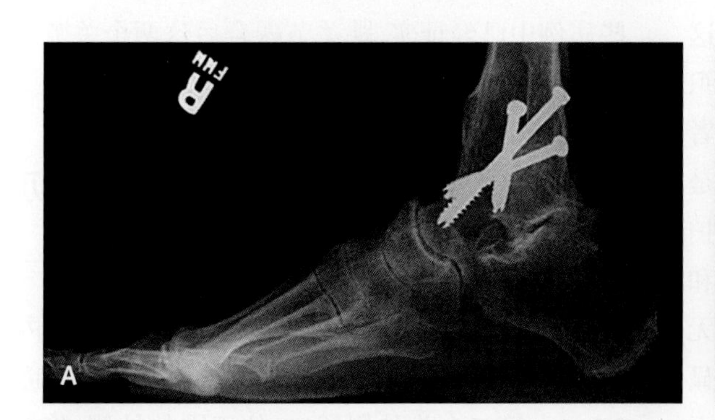

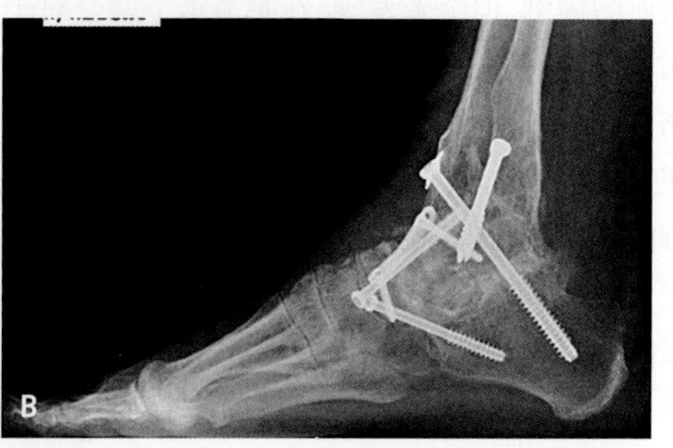

图 31.3 踝关节融合术最大的问题是会造成距骨周围关节炎。A–B. 这个患者 12 年前行踝关节融合术，此后距舟关节开始形成骨赘，曾进行过骨赘切除术，但并不成功，2 年后做了距骨周围四关节融合术

处理内外踝和距骨内外侧面的融合很重要，先在内侧切口插入无齿的椎板撑开器或咬骨钳，接下来在外侧切口插入有齿的椎板撑开器（图 31.4）。

关节清理的最终目标是去除关节表面软骨直至出现渗血的骨质。随着用椎板撑开器在内外侧交替撑开，逐步彻底清理胫骨和距骨的关节软骨，充分的冲洗可获得良好视野，以确认关节清理干净和松质骨有渗血。近些年来笔者在做关节面准备时的重大改变是用 5mm 骨刀在骨面上制造新鲜渗血创面，就和用 2mm 钻头打孔一样的原理。在透视下检查踝关节力线以确认骨与骨的对合，需要避免融合面之间存在大的骨间隙。理想情况下，接触面要看起来

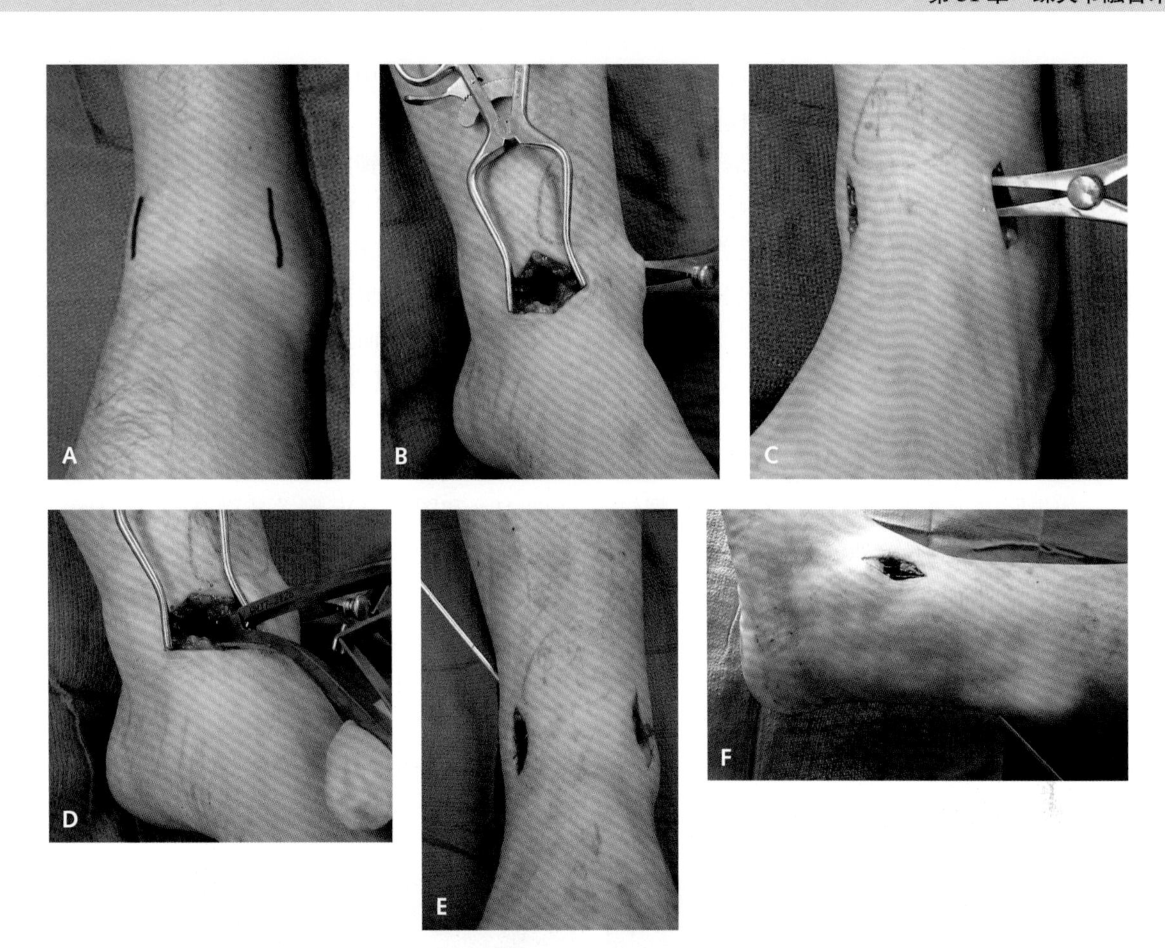

图 31.4 图中所示为踝关节微创小切口融合技术。A. 切口设计。B. 牵开器显露关节。C. 在内外切口侧交替使用椎板撑开器撑开关节。D. 在内外侧间沟用咬骨钳进行清创。E. 通过内踝打入第一枚导针。F. 第二枚导针从跟腱旁朝向跗骨窦打入到距骨头，避开后关节面

像是已经融合了一样。近期文献报道，行踝关节和后足融合时常使用植骨，笔者常规使用同种异体骨合并浓缩骨髓穿刺液（bone marrow aspirate，BMA），不过踝关节镜下融合除外。镜下融合尽管不需要浓缩的 BMA 和同种异体骨，但提倡植入骨诱导材料。在关节镜下融合的愈合率较高，所以没有必要植骨，因为植骨材料在关节镜下很难置入，况且清理关节时产生的骨浆本身就是很好的植骨材料。

关节镜下融合入路的选择要点是，能够良好显露前踝的骨赘和滑膜以便清理（视频 31.2）。在无创牵引下，采用 4mm 磨钻从前方到后方、从内侧到外侧逐步清理残留的关节软骨面，这样能帮助显露关节及确认整个关节的软骨面被清理干净。彻底清理软骨后，用磨钻处理软骨下骨，注意不要在距骨或胫骨上磨出大的凹凸不平面，不然会影响复位及骨面之间的接触。处理完软骨下骨后，就得到两个渗血的松质骨面。为了增加渗血的松质骨面的面积，笔者偏好在胫骨和距骨上制造些如同高尔夫球场上的损伤造成的草皮断片的结构。最后就是制造骨浆，通过关闭吸引器采用磨钻，在骨上创造一些很细小的层面，同时产生的骨浆被用来当成植骨用材料。之后取出器械，采用和微创小切口融合踝关节一样的方法融合固定踝关节。

螺钉固定

螺钉穿过融合面很重要。要避免螺钉平行固定，所以不可能将所有螺钉都垂直穿过关节轴，因为该固定模式不能提供抗扭转和抗旋转的稳定性。在 2~3 枚导针引导下使用空心加压螺钉进行固定，第一枚导针从内踝斜向下走向跗骨窦的前部。为什么先从内踝开始？因为笔者发现这种置入方法可提供更有预见性的关节加压。这枚螺钉从内踝内侧往外下方打入，到距骨体的外侧，最后刚好止于距骨外侧突的上方。螺钉绝不能进入距下关节，长度一般很少超过 40mm。这时可将足置于想要的位置，从后方跟腱和腓肠神经之间置入第二枚导针。接着置入后侧轴向螺钉，从胫骨的后面往距骨颈的前内方

向置入，使用6.5~7.5mm的半螺纹螺钉或不同斜度的全螺纹螺钉，长度通常在65mm。这枚从后往前的螺钉的唯一缺点就是当日后出现不愈合时或者改为踝关节置换时，它的取出非常困难。尽管这个螺钉可提供最大限度的加压，但实际情况还没被证实。正因为这个原因，只要有可能，笔者都会将第一枚螺钉像之前描述的那样置入，第二枚螺钉平行于第一枚，从内踝后方向远端到距骨头置入，或从跗骨窦向踝关节的后内方置入。

第三枚螺钉的进入方法很多，主要看前外侧骨的形态。如果胫骨远端外侧有骨嵴，那第三枚螺钉可以刚好从腓骨旁边胫骨前外侧往远端内侧方向进入距骨。如果胫骨远端没有肩部，可以从腓骨往距骨打入1~2枚比较细的螺钉，但笔者并不喜欢这样的置钉方法（图31.5）。

另一种选择是，从胫骨前方往距骨头方向打入两枚螺钉，把跟腱当成“张力带”。这个概念是：当踝关节背伸时，会在跟腱侧产生张力，通过张力带作用确保踝关节在中立位状态下自然进行加压。空心螺钉的导针从前内侧和前外侧向距骨头打入，用两枚螺钉固定达到锁定加压效果。尽管这个技术只采用了两枚螺钉，但笔者更喜欢加入先前谈过的第三枚螺钉来加强抗扭转力（图31.6）。没有证据说明哪种内固定方法更好，原则就是要达到坚强固定，避免螺钉在不同平面交叉（图31.7）。

对于一些复杂的病例，比如骨质量不佳的病例，可以将踝关节融合扩展至包括下胫腓的融合，可在下胫腓联合处从腓骨向胫骨置入螺钉进行固定（图31.8和图31.9）。踝关节融合时，有时候第二枚从后往前的螺钉可能会碰到第一枚螺钉，导致置入不顺利。在这种情况下，建议进入点在胫骨后外侧更偏外侧些。这三枚螺钉最好都是从胫骨打向距骨，而不是腓骨向距骨。如果必须要从腓骨打入螺钉，就需要从腓骨向胫骨钻孔，使螺钉通过腓骨向胫骨加压，尽可能使用加压螺钉。很显然，第一枚内侧置入的螺钉可以提供最大的加压，后面的螺钉尽管

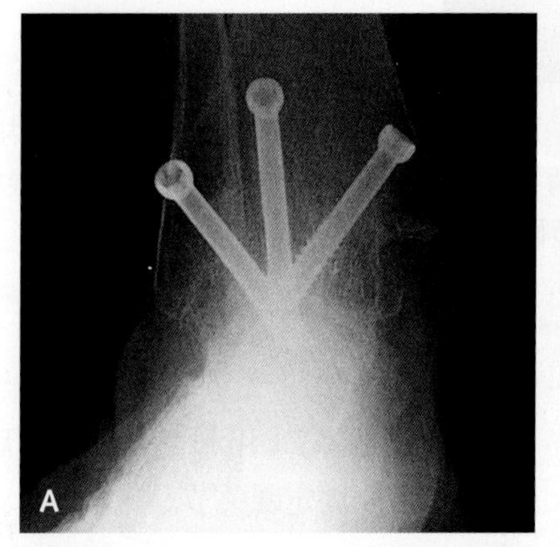

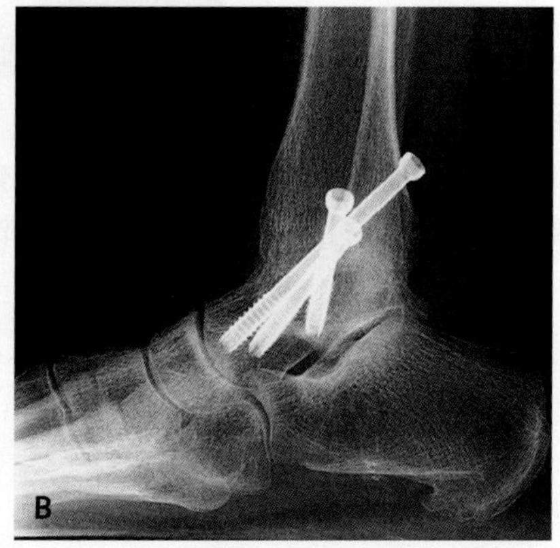

图31.5 A–B. 通过标准的正位片和侧位片显示螺钉位置。注意腓骨上没有螺钉，外侧的螺钉是从胫骨的前外侧打入的

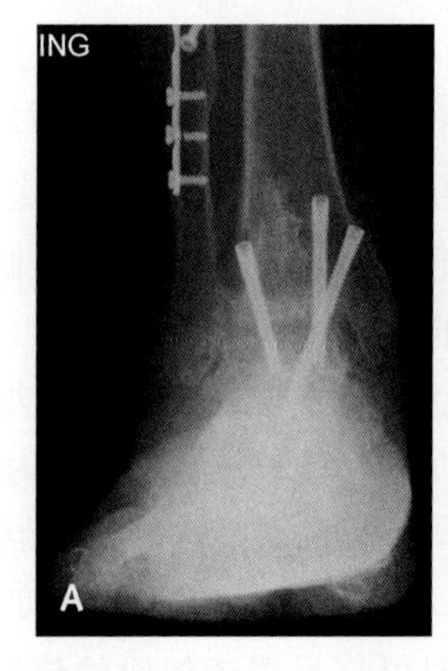

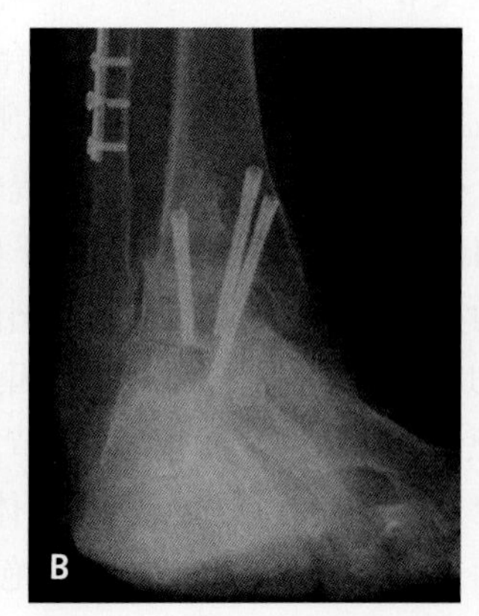

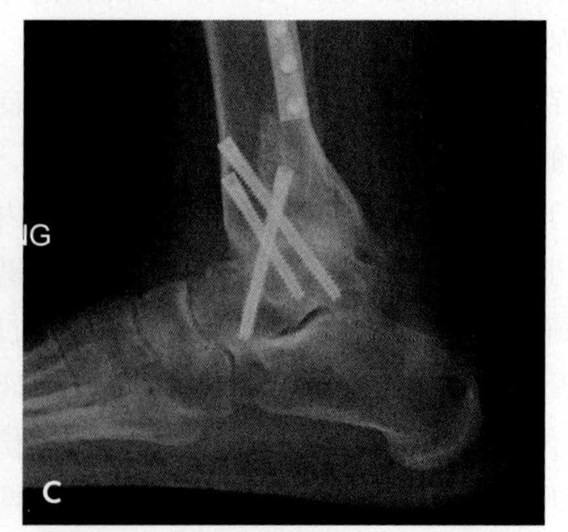

图31.6 A–B. 进行关节镜下融合置入两枚前后方向的螺钉，在背伸时跟腱可以起到张力带的作用，这里采用5.5mm全螺纹的无头螺钉。C. 为了加强抗扭转力，第三枚螺钉从内踝避开前两枚螺钉直接往前打入到距骨颈。术后3个月可以看到牢固的融合，这是在关节镜下融合的优势。

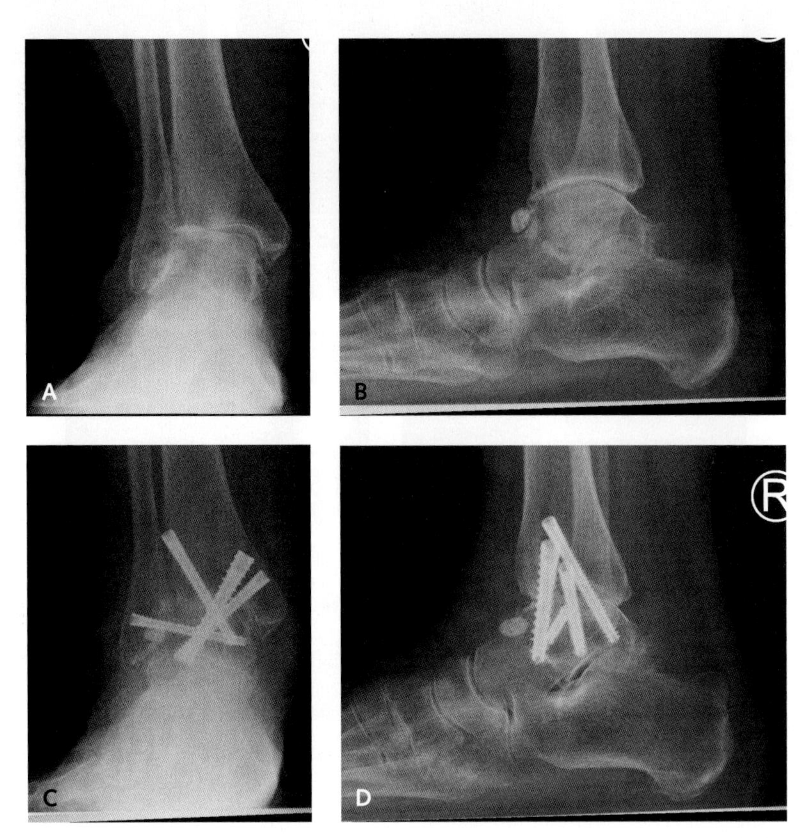

图 31.7　A–B. 患者术前存在踝关节炎合并轻度的外翻畸形。C–D. 在踝关节镜下采用多枚无头螺钉进行踝关节融合。该患者的畸形很容易被纠正，关节也在 3 个月内获得坚强融合。在这个病例中，除了看到多枚不同平面的螺钉朝不同方向固定外，没有置入特殊位置的螺钉。这种固定方式对于踝关节融合来说也可以提供绝对稳定的固定

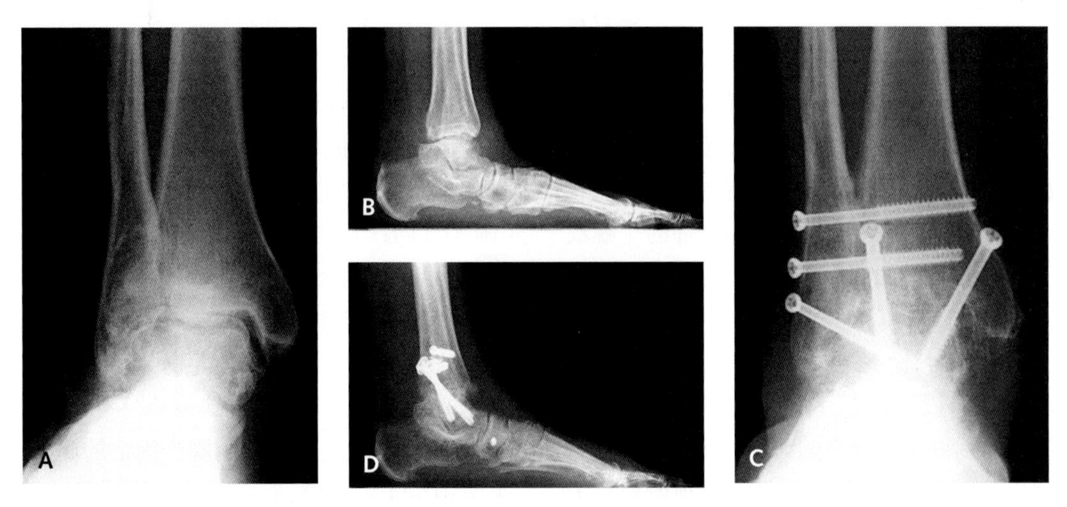

图 31.8　A–B. 采用踝关节融合术治疗踝关节的关节炎合并平足畸形。C–D. 患者的骨质骨量不佳，所以融合涵盖了下胫腓关节

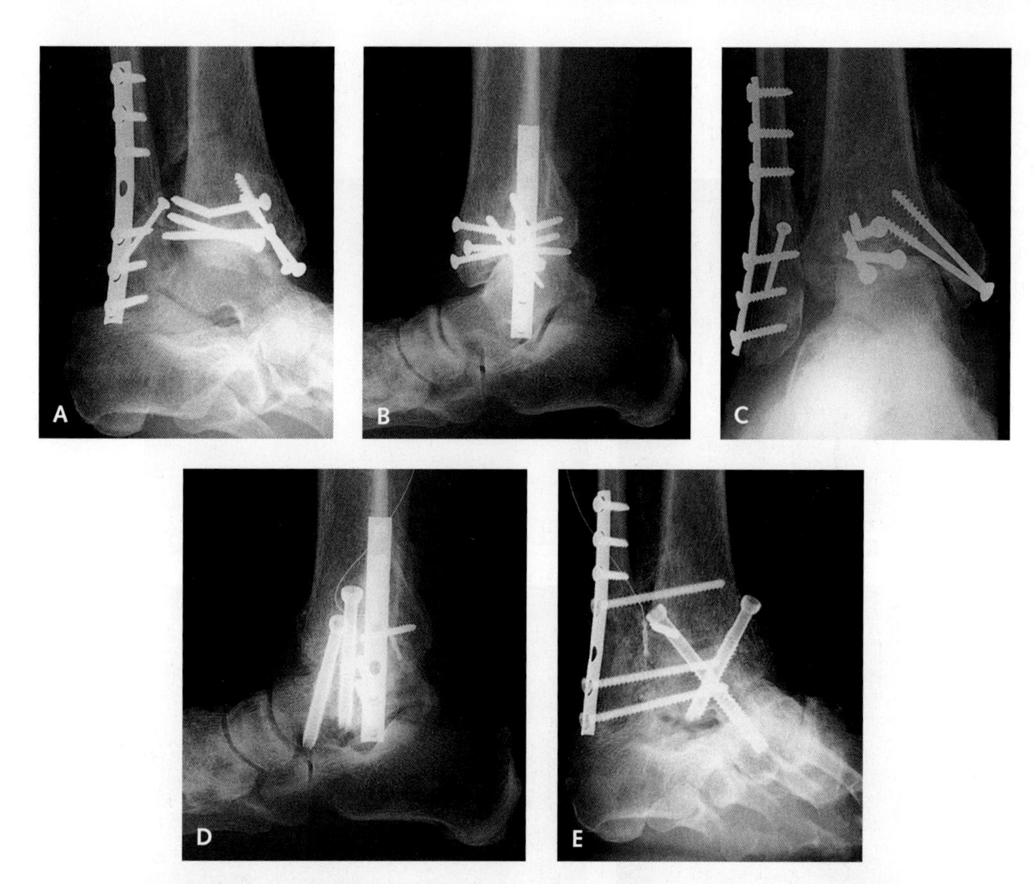

图 31.9 A–C. 图中所示为踝关节骨折及下胫腓分离固定后失败的病例。D–E. 使用了胫距螺钉外加腓距螺钉来进行下胫腓融合

是半螺纹，但也只能提供较少的加压。如果骨质量很差，则不用加压螺钉，在彻底清理关节后，采用全螺纹螺钉固定（图 31.10）。对于畸形且皮肤条件差的，踝关节之前做过多次手术有内固定残留的病例，行踝关节融合前必须要详细计划手术入路，只要合适，在任何部位都可采用不同尺寸的全螺纹螺钉进行处理。当软骨完全去除且关节彻底清理后，并不一定非加压不可。尤其是当第一或第二枚半螺纹螺钉未获得好的支撑，几乎没有作用，且关节还能活动时，接下来再通过螺钉加压就变得毫无意义。在很多此类的情况下，笔者采用 4 枚 4.5mm 的全螺纹螺钉替代 2~3 枚 6.5mm 的加压螺钉，可以获得良好效果。

在螺钉置入后，检查踝关节的活动度很重要，这一系列的手法可以“感受”每个螺钉的固定质量以及每一枚螺钉对踝关节融合的作用。将第一枚后方螺钉朝第一跖骨打入很重要，需要在透视侧位片上确认导针的位置，但更重要的是在足正位片上确认导针位于距骨中央。因为导针往往偏外，所以侧位片提示螺钉在位，而正位片上螺钉已经穿出距骨颈位于其外侧的情况很常见。行微创踝关节融合时，原来的内固定可以不拆除，除非其阻挡了新螺钉的置入。

矫正畸形

将足位于中立位时可以发现潜在的骨缺损，如果存在缺损就需要进行植骨。缺损不大时可以不必使用结构性植骨块，用松质骨条就够了。笔者常规使用髂骨骨髓提取液混入到松质植骨条进行植骨，这种操作尤其对治疗缺血性坏死性疾病非常重要（图 31.11）。

如果关节清理后在关节的一侧出现大的骨缺损，可以先将正常侧的关节临时固定，以锁定距骨位置。这种一侧骨缺损造成距骨不稳定的问题很常见，如当胫骨远端外侧有缺血或坏死需要清理时。在这种情况下，笔者使用内踝当固定的起始点，将踝关节锁定于中立位，然后对前外侧的骨缺损进行植骨（图 31.12 和图 31.13），植骨后背伸患足就可获得对植骨的加压。对于骨不愈合的高危人群如存在神经源性疾病或缺血性疾病的患者，可以加用骨刺激术或 BMP 来促进骨愈合。

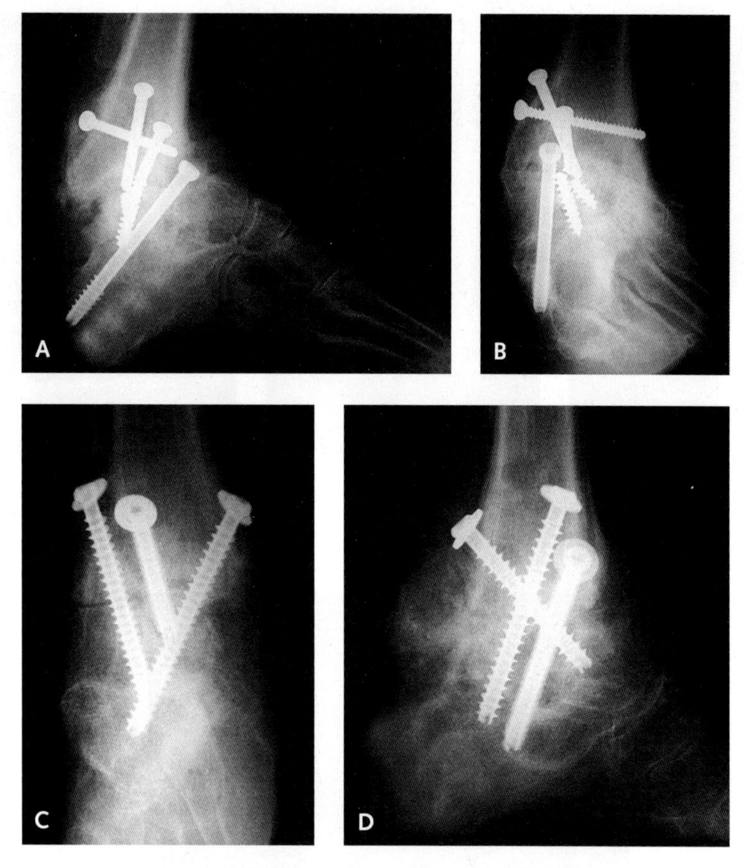

图 31.10 A–B. 失败的踝关节融合后继发的严重畸形。C–D. 用全螺纹螺钉进行固定获得更好的骨支撑

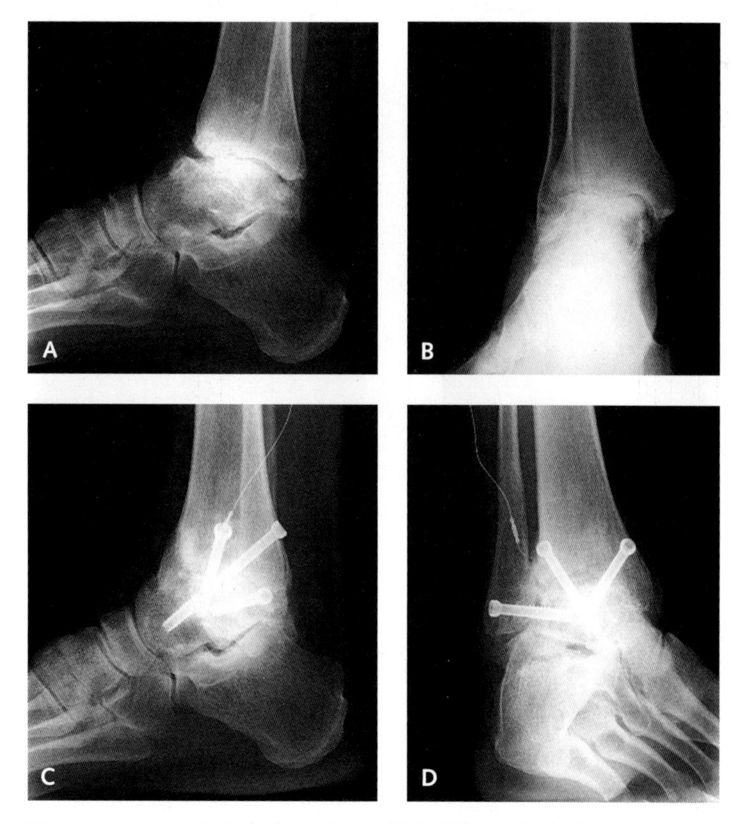

图 31.11 A–D. 患者存在严重距骨缺血性坏死，但未涉及距下关节。运用微创小切口植骨融合加骨刺激术进行治疗

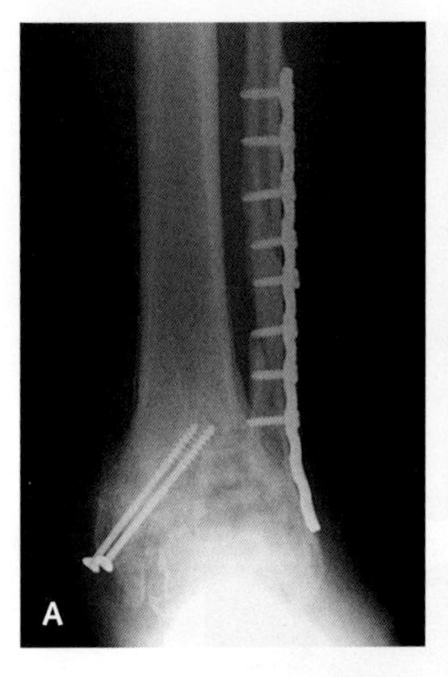

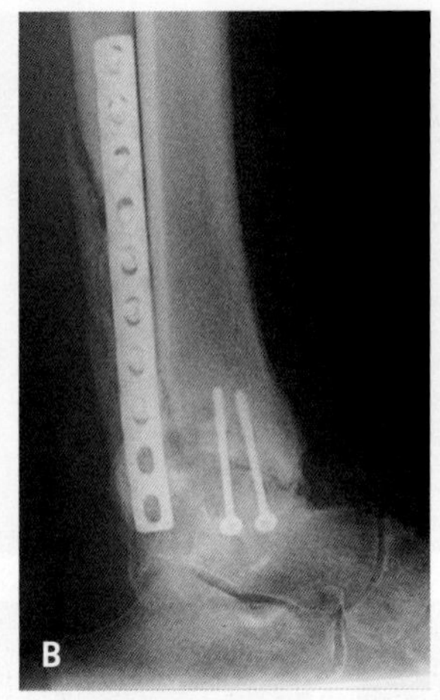

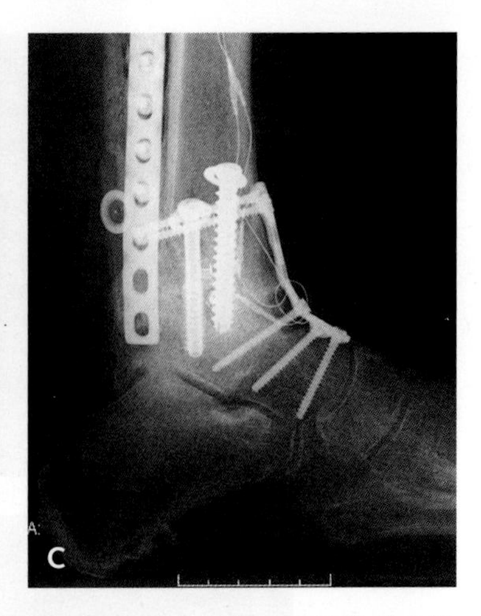

图 31.12 A–C. 为了纠正胫骨远端缺血性坏死后产生的严重畸形，采用前方入路。在关节前方进行大量植骨，用全螺纹螺钉和前方接骨板固定

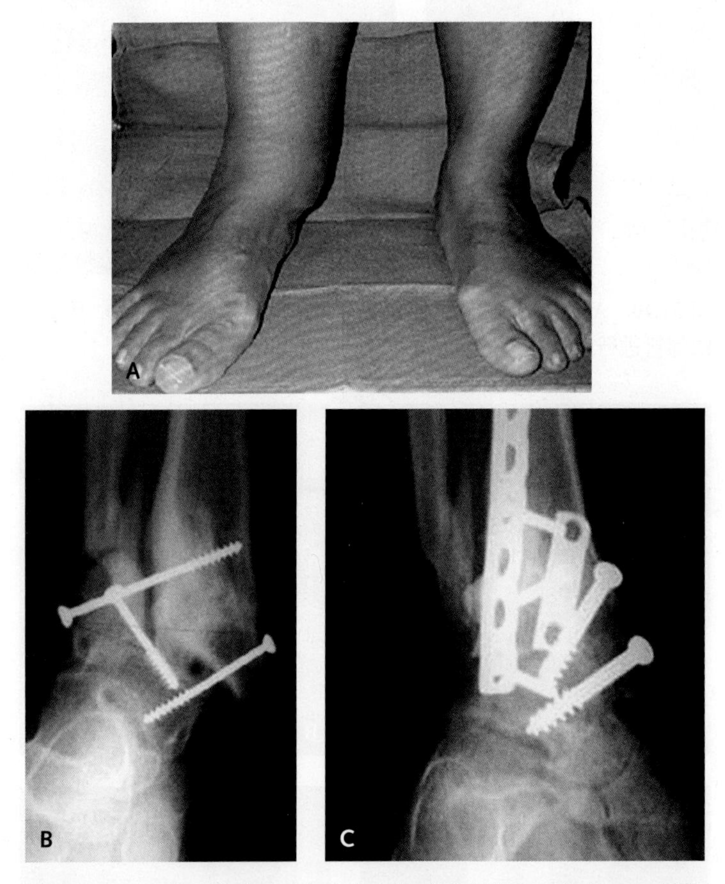

图 31.13 A. 踝关节畸形手术后产生的畸形愈合和不愈合。B. 用椎板撑开器来帮助恢复力线。C. 用松质骨螺钉和两块接骨板固定，以维持力线

参考前足位置而不是根据距骨的外侧面来确定踝关节融合的位置。马蹄畸形需要通过在踝关节内的骨重新塑形才能纠正。对于严重的马蹄畸形，笔者经常使用前方入路和类似的交叉螺钉固定。可以在踝关节前方加用一块接骨板，这块前方的接骨板可以将踝关节维持在关节的加压侧，尤其在足背伸时，后方软组织紧张会起到张力带的作用（图 31.14；视频 31.3）。

矫正高弓足畸形时，特别要注意足相对于小腿的位置，原则上足绝对不能下垂。踝的位置取决于前足的位置，尽管可能随着距骨倾斜角的矫正而调整踝关节的位置，但在前足下垂和高弓畸形的情况

下不能只看后足和踝的相对力线。对于高弓足的患者，试图通过过度背伸踝关节的方式来将前足矫正至中立位是不可取的，因其结果会导致跟行足而引起跟部的撞击疼痛。对于这些病例，矫正踝关节畸形后，还需要另外加做跟骨的截骨以矫正内翻和过大的跟骨倾斜角（图 31.15）。

在骨缺损病例中，使用同种异体骨的股骨头做松质骨植骨比较合适。这个时候要尽量保全距下关节，尤其当距下关节没有症状时。甚至还可以使用整个股骨头，采用摆锯或髋臼锉将其塑造成一个与踝关节匹配的形状。此技术同样也可以用于踝关节置换失败翻修为踝融合的病例（图 31.16~ 图 31.18；视频 19.5 和视频 19.6）。

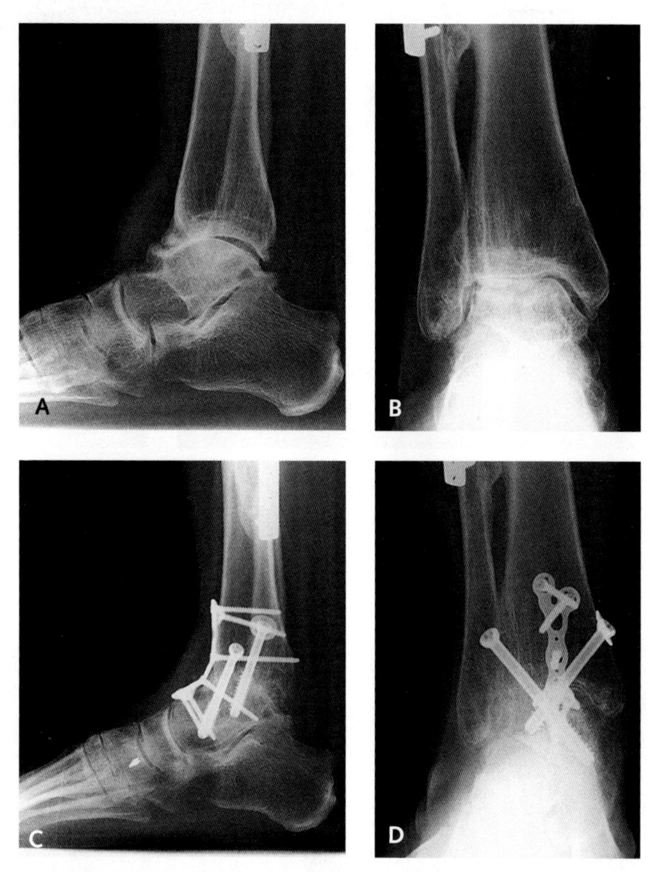

图 31.14　A–B. 采用前方接骨板来处理严重距骨缺血性坏死和踝关节前方不稳。C–D. 采用前方入路，使用空心螺钉和前方接骨板固定

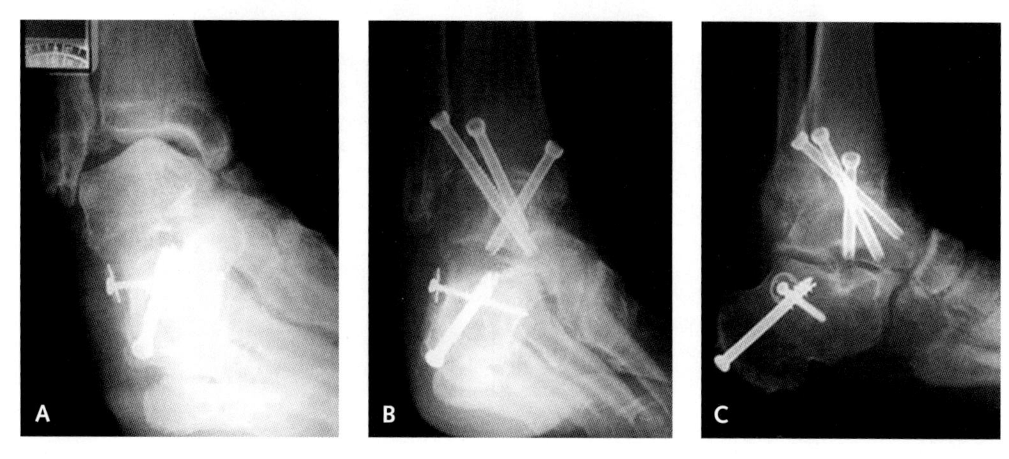

图 31.15　A–C. 高弓足合并严重踝关节不稳的病例，采用微创小切口踝关节融合技术来纠正畸形。注意要加做额外的跟骨截骨来纠正跟骨内翻和较大的跟骨倾斜角

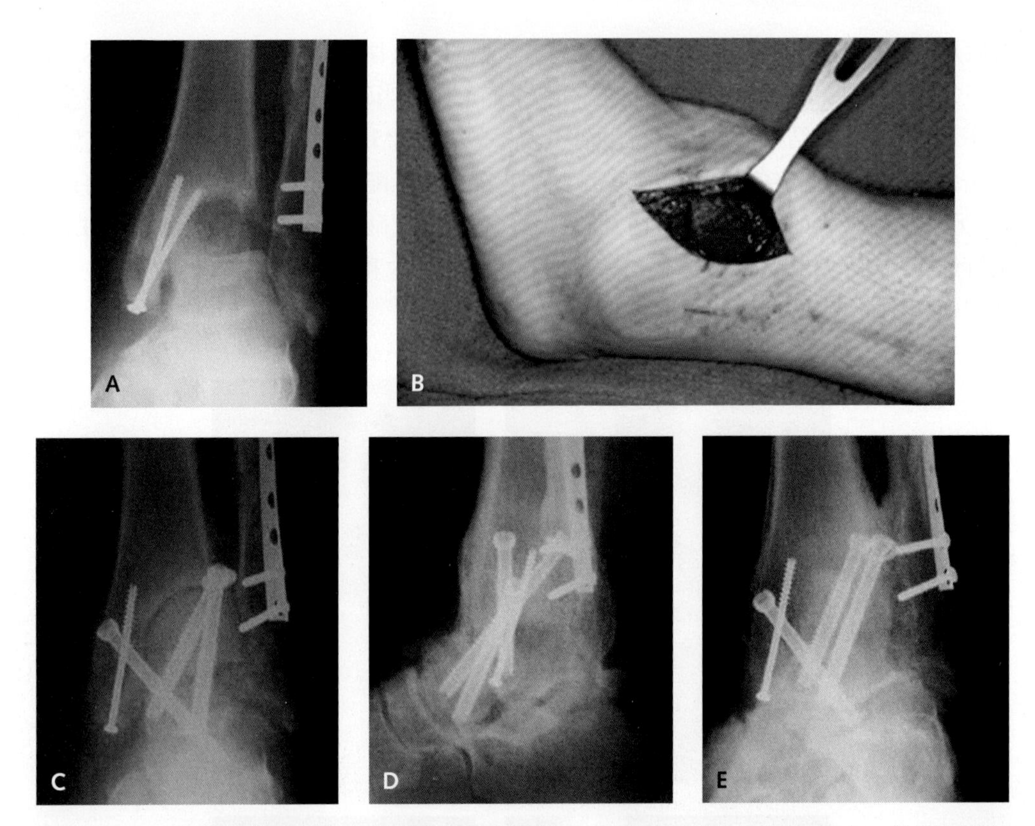

图 31.16 A. 用踝关节融合治疗创伤后大量骨缺损。B. 采用外侧扩大入路，植入一块取自股骨头的三皮质结构性骨块，同时使用髂前上棘穿刺浓缩液浸润植骨。C. 术后早期的影像学表现。D–E. 术后 16 周后骨愈合

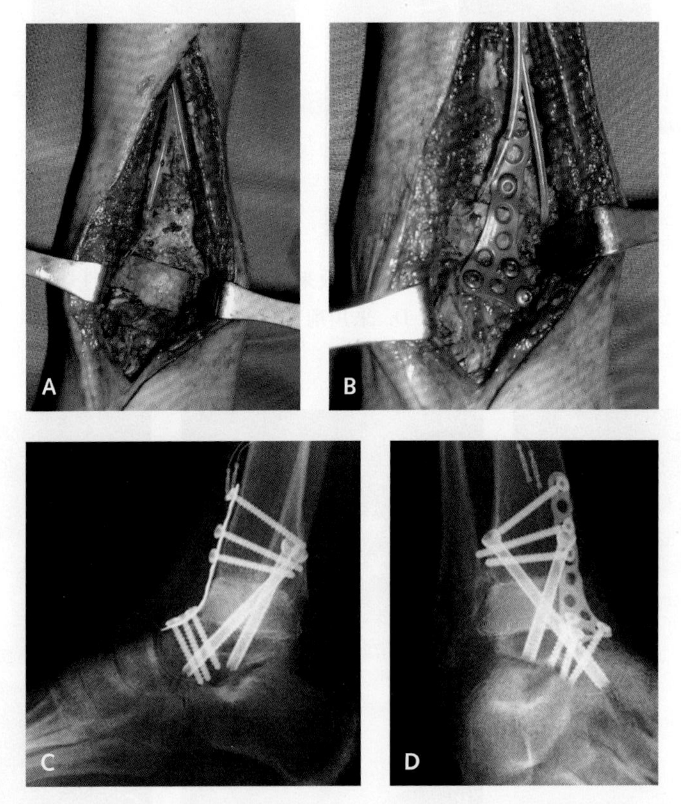

图 31.17 A. 运用结构性植骨块进行踝关节融合治疗因白血病应用激素治疗而出现的严重距骨坏死。B–D. 首先置入空心螺钉，之后经接骨板在胫骨上打入螺钉。这时使足背伸，加压踝关节，最后将螺钉置入到距骨

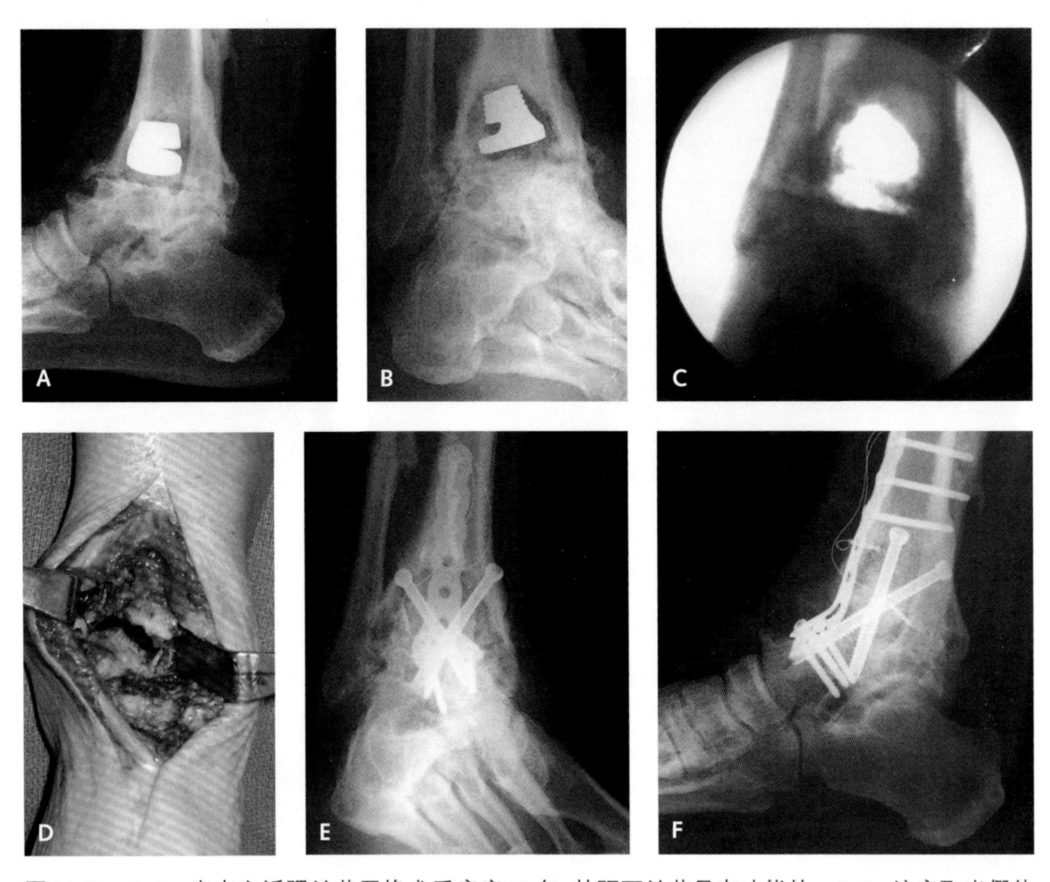

图 31.18　A–B. 患者主诉踝关节置换术后疼痛 20 年，其距下关节是有功能的。C–D. 注意取出假体后出现巨大的骨缺损，植入用混有髂前上棘抽取液浸润过的同种异体骨结构性植骨块填充缺损处。E–F. 最终采用接骨板和螺钉进行联合固定

有时候，即使有骨缺损，但是踝关节融合的接触表面是匹配的，此时并不需要进行结构性植骨。尽量只做踝关节融合而保留距下关节和跗横关节。把植骨块切割、塑形成合适的形状后，置入到踝关节，之后采用后方和内侧的螺钉固定。因为这些螺钉不一定能够提供足够稳定的加压，因此需要加用一块前方接骨板。术前必须要预期到术中要使用这块额外的接骨板，要在前方做切口，以备行接骨板固定。首先将接骨板固定在胫骨上，然后用力背伸足背，在踝关节植骨处进行加压，当把足放置在合适位置后，经接骨板将螺钉固定到距骨上（图 31.17）。一块坚强预塑形的解剖接骨板可以维持踝关节冠状位和矢状位的力线稳定（图 31.19~ 图 31.21）。尽管这些接骨板看上去可能很厚，而且在软组织上可能会有一定的突出，但通常不会造成临床症状。使用锁定接骨板时，通过在距骨侧不同的角度打入螺钉可以在最大限度地增加固定的牢靠性，同时可以将先前描述过的张力带效应发挥到最大限度。理想状态下，笔者先置入一枚非锁定螺钉到距骨上把接骨板压向距骨，由于接骨板是解剖性的，根据接骨板的设计，从适合的角度打入螺钉，可以在矢状位上获得理想的矫正角度。然而，距骨前移是接骨板固定后遇到的一个常见问题，接骨板在距骨上的位置可以决定踝关节还可以后移多少。如果接骨板在距骨侧的位置偏向后方，则可能对解剖复位前移的距骨产生阻碍。所以在安放接骨板时，需要注意接骨板尽量靠近距骨头，以减少因距骨前移而导致的畸形愈合的风险。距骨固定完成后，背伸踝关节同时维持冠状面的平衡，在锁定套筒下用锁钉固定踝关节位置并加压。在透视下确认踝关节和接骨板的正确位置，如果位置满意，使用一枚非锁定螺钉在近端的加压孔进行加压，取掉锁定套筒后使接骨板往近端滑移，最后紧固螺钉，这样标准的胫骨端固定结束。因为希望能在负重下起加压作用，故笔者不喜欢在近端使用锁定螺钉。可以穿过或不穿过接骨板加用一枚交叉螺钉来提高固定的稳定性（视频 31.3）。

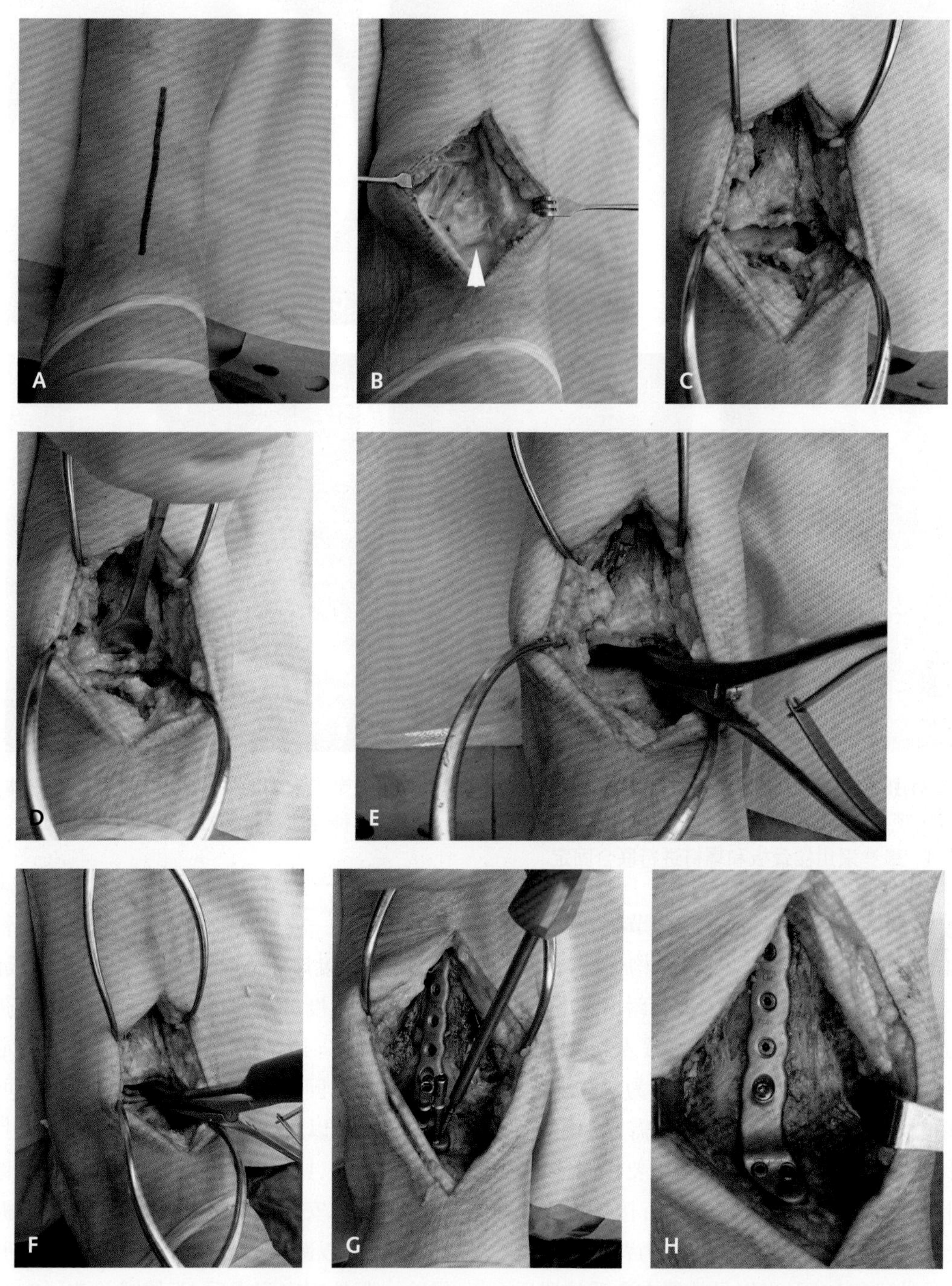

图 31.19 A. 踝关节前方切口位于胫前肌腱的外侧。B. 切开伸肌支持带，可见血管神经束刚好位于跗长伸肌腱的下方。在跗长伸肌腱和血管神经束之间显露关节，这样可以保护胫前肌腱。另外一个办法是通过胫前肌腱腱鞘进入，这样可以避开血管神经束。然而，由于损伤了胫前肌腱鞘，一旦出现伤口并发症，则可能需要采用游离皮瓣来进行覆盖。注意横跨关节平面的静脉（箭头所示），需要将其用电凝烧灼闭合。C. 骨膜下分离后采用深部自动撑开器来显露关节，以尽量减少对皮肤的牵拉。D. 用宽大的骨刀尽可能地去除胫骨前方的骨赘以显露关节。E. 将咬骨钳插入关节，旋转咬骨钳以松解关节周围的软组织挛缩，这样才可以顺利插入椎板撑开器并牵开关节。F. 用 2.0mm 钻头采用微骨折技术做骨面的准备。G. 将接骨板固定在距骨远端，然后把接骨板拉向骨面。H. 背伸踝关节后会实现对关节的加压，然后完成固定

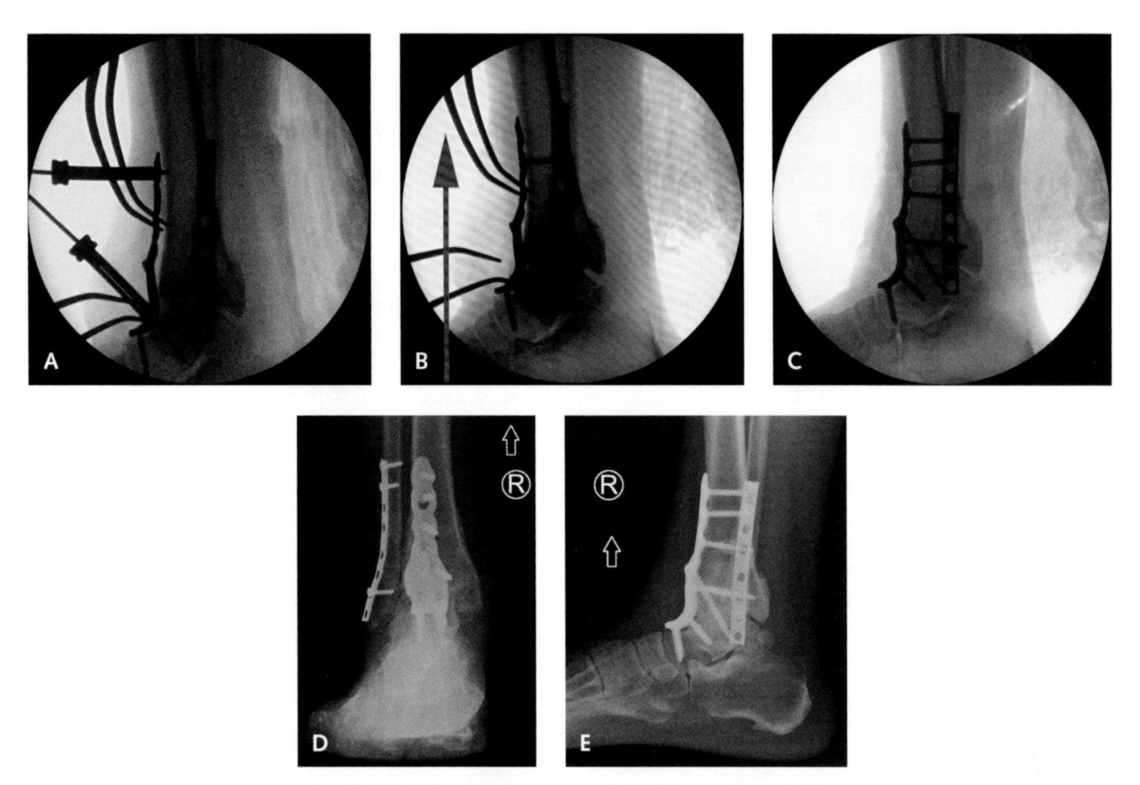

图 31.20　术中侧位片显示锁定套筒位置，钻孔后加压踝关节同时锁定融合位置。A. 如果位置满意，则钻透双皮质进行固定。B. 以一枚非锁定螺钉在近端加压孔通过接骨板加压（红色长箭头所示）。C. 最终的侧位片可见经接骨板的穿过关节的螺钉。D–E. 术后 6 个月显示融合成功愈合

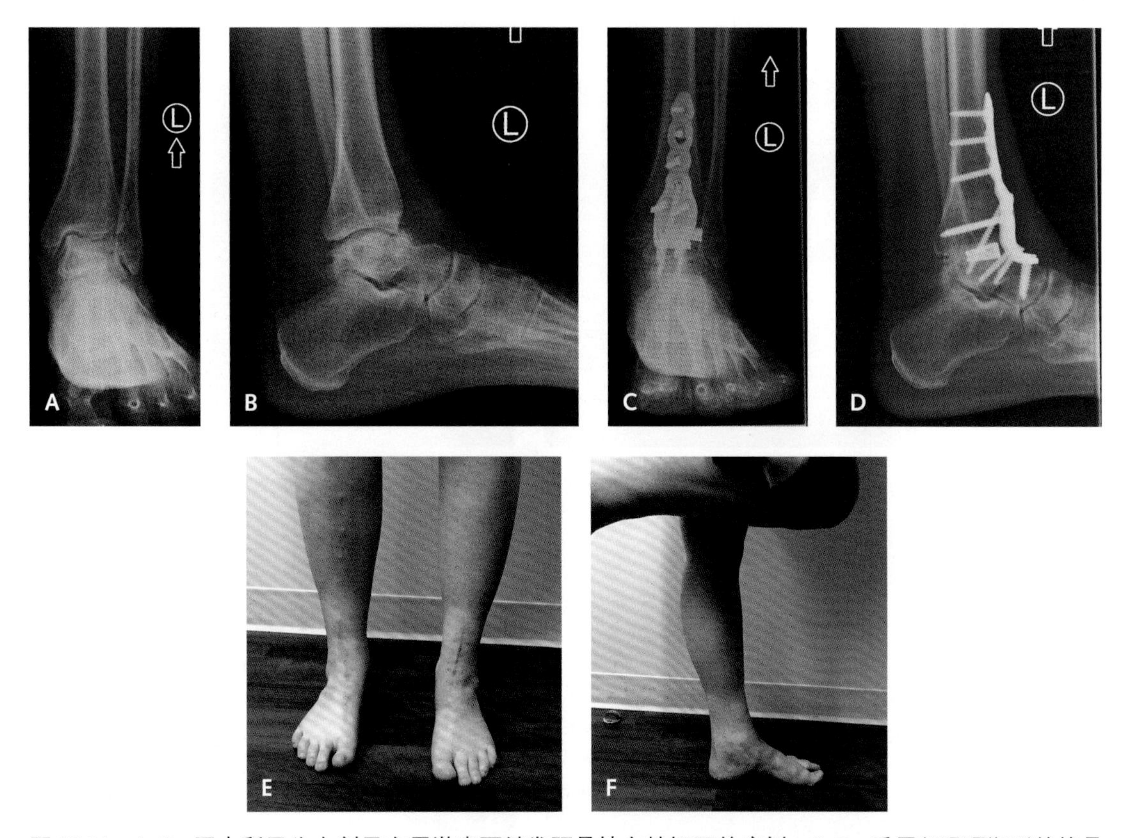

图 31.21　A–B. 图中所示为大剂量应用激素而继发距骨缺血性坏死的病例。C–D. 采用坚强预塑形的接骨板通过前方入路比较理想，螺钉固定效果不会太好，固定重点应该放在骨质较好的胫骨远端和距骨头颈上。运用模块在胫骨和距骨间解决了骨缺损、恢复了踝关节的高度，术后 1 年获得愈合。E–F. 术后 6 个月时的临床外观显示足部几乎没有肿胀，而且可以获得患肢的单独站立

严重畸形和不愈合的矫形

确诊不愈合需要合适的影像学支持。不愈合在有些病例中显而易见，在X线片上显示透亮区伴随着临床检查中的肿胀和皮温升高提示存在不愈合。在有些病例中，骨愈合不良从踝关节的过伸过屈侧位片中更容易发现（图31.22）。还有一些病例，必须要通过CT检查才能发现不愈合。

对于骨不愈合的病例，需要个性化治疗。首先，彻底显露关节，接着剥离骨膜，至于是否做骨清理，主要取决于发病原因。如果因为内固定失效而发病，那就需要重新清理关节，然后重新内固定。之前已经使用过内固定时，处理不愈合的难点在于，再次清理后会导致更大的显露和更多骨丢失，没有骨质来进行坚强内固定会导致二次固定后反而还没有先前稳定。如果合适，建议使用骨刺激术，尤其对于代谢性的骨不愈合的病例。在这种情况下，做几个小的切口，使用2mm的钻头对关节进行钻孔刺激。如果需要，可改用带垫圈的螺钉，同时结合一些骨刺激术来进行处理（图31.23）。

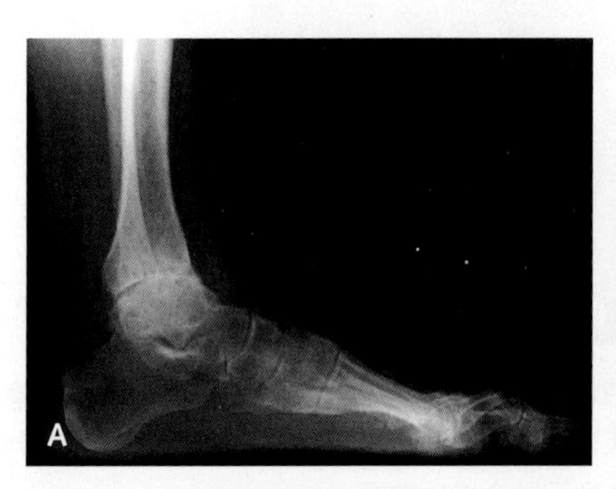

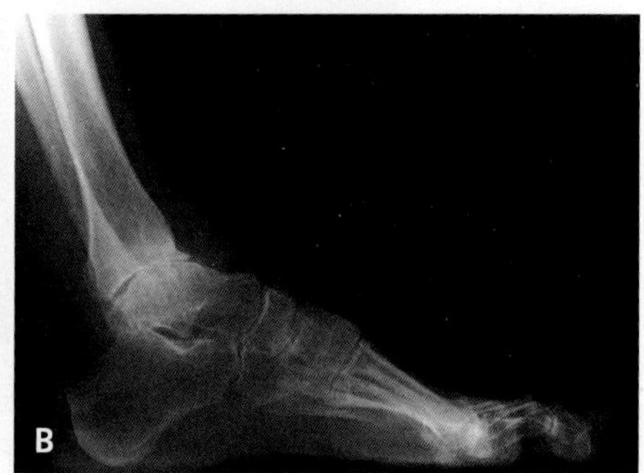

图31.22 A–B. 通过拍摄被动的伸屈踝关节X线片来确诊踝关节融合术后不愈合，要注意图中关节存在很大的活动度

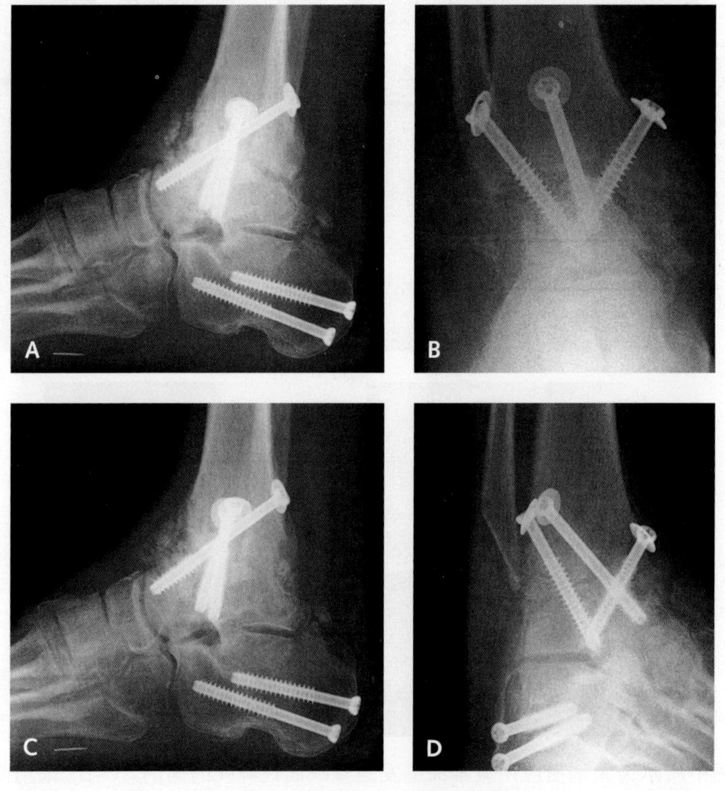

图31.23 A–B. 本病例因为肺部问题用甾体类药物治疗，后出现踝关节融合术后不愈合。C–D. 翻修手术通过两个小切口进行。用2mm钻头在关节面钻孔，在前踝植入松质骨和BMP，最终获得愈合

仅仅获得愈合还不够，还需在冠状位和矢状位上矫正足的力线（图 31.24~ 图 31.26）。对于骨不愈合合并骨缺损伴畸形的病例，需要采用外侧扩大入路，尽管将在微创小切口踝关节融合中使用的内侧切口延伸后也能处理。处理踝关节马蹄位畸形愈合的病例时，必须重点考虑的是，如果从胫骨远端前方去除一块楔形骨块而将足矫正到背伸状态，足就会相对胫骨往前移动，其推进力就会减弱（图 31.27）。所以去除骨块固定前，必须将足有意识地往后平移到中立位。这个原则不仅在马蹄畸形愈合翻修中适用，在初次融合中也适用。踝关节融合后出现马蹄畸形愈合，手术医生常期望仅在胫骨前方进行楔形截骨将足背伸来进行校正。这样做足或许能够被矫正到中立位，但会出现继发的足向前方平移畸形，影响步态。

对于严重的畸形愈合或不愈合的病例，另一个重要问题是做单纯的踝关节融合还是胫距跟融合。这不仅取决于不愈合或畸形愈合自身，还有一些其他决定因素，如：是否合并骨缺损、骨硬化和可能的距下关节炎。如果距下关节活动良好，那就尽量避免进行胫距跟融合。尽管存在骨缺损，但如果能做到合适的内固定，单纯翻修踝关节还是完全可行的。手术计划应该包括使用额外的植骨、植骨材料、骨髓刺激术和各种类型稳定的内固定。因为螺钉固定失

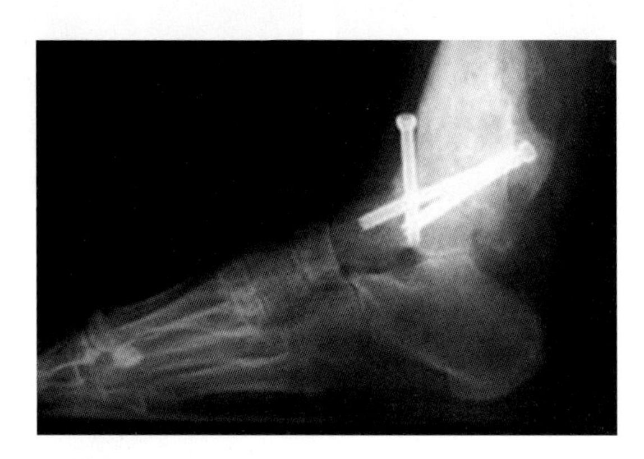

图 31.24 这一例踝关节融合病例尽管在 X 线片上显示骨性愈合，但存在明显关节症状。注意畸形除了足下垂以外，还有严重的足前移

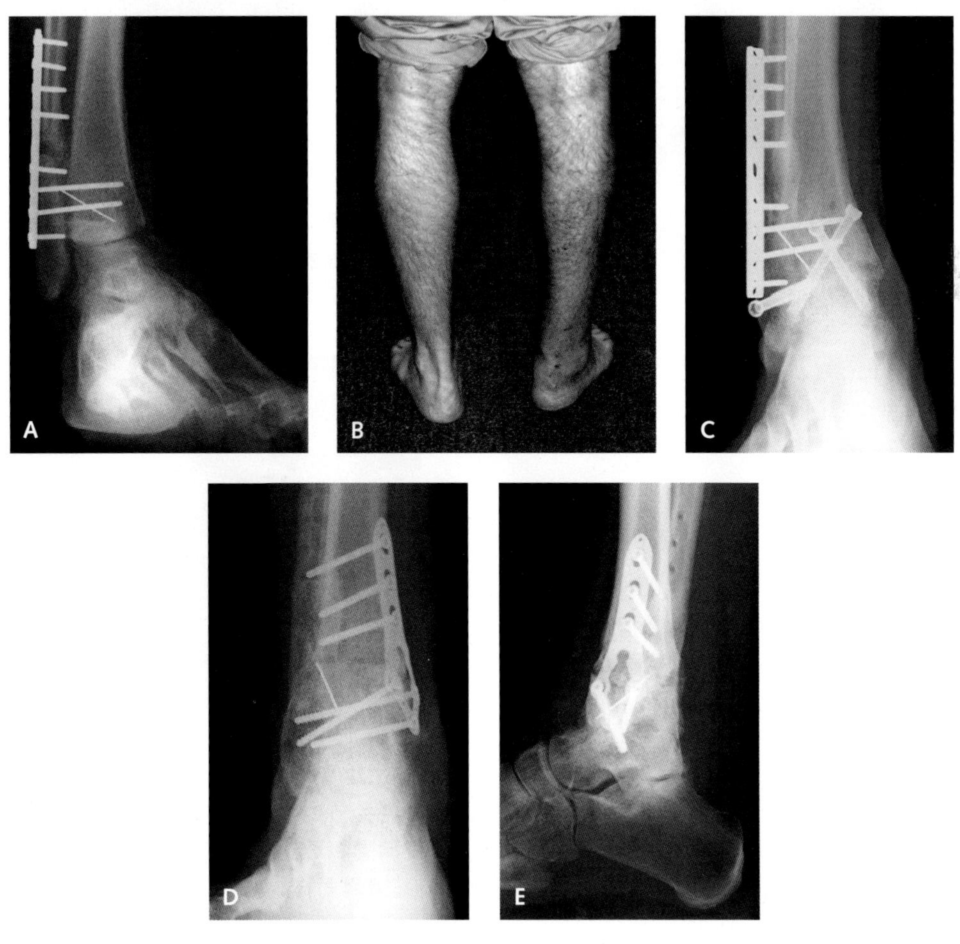

图 31.25 A-B. 图中所示为一例严重内翻畸形伴有内踝缺损的病例。C. 尽管进行了踝关节融合，但还是因为后足内翻而有临床症状。D-E. 通过在胫骨进行撑开楔形截骨，植入结构性骨块，用接骨板固定来矫正畸形

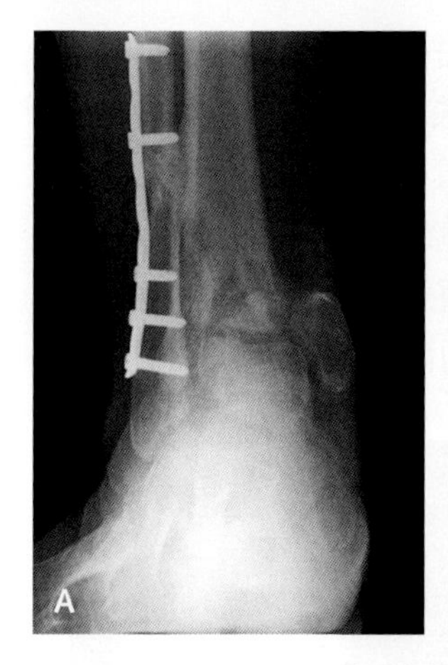

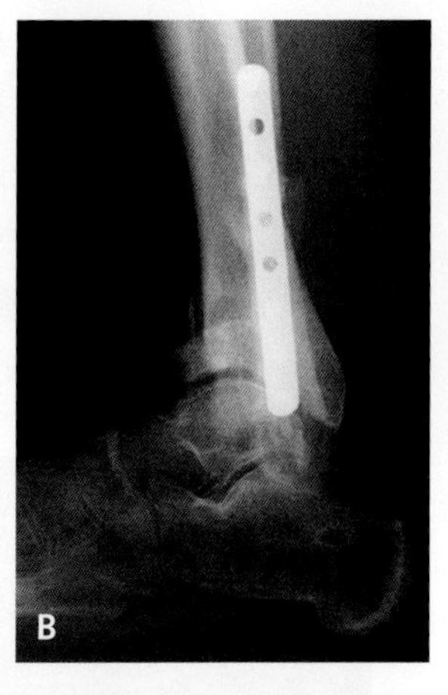

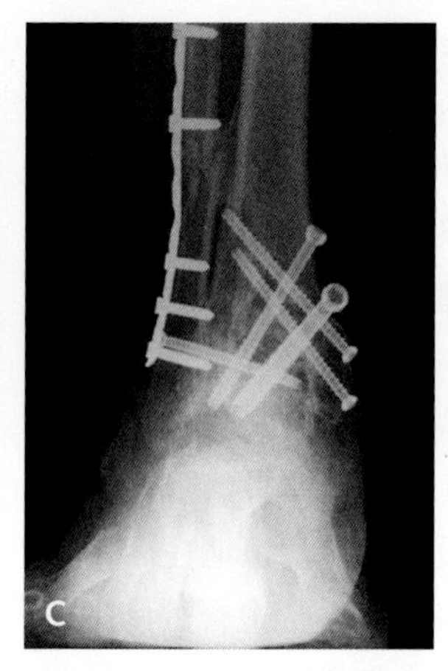

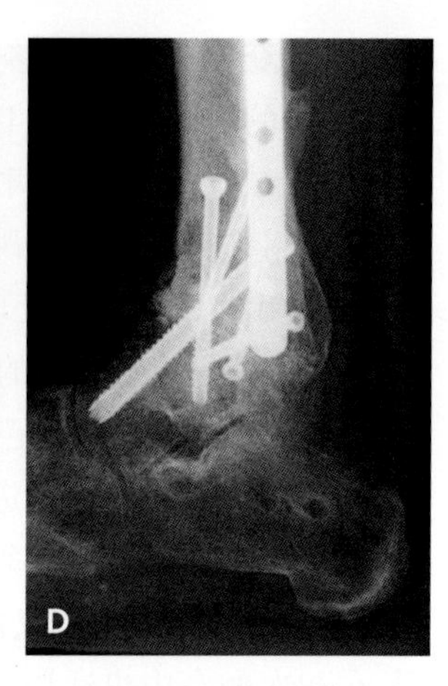

图 31.26 A–B. 踝关节骨折术后距骨向前向内移位伴有内踝不愈合，出现关节炎和畸形。C–D. 通过融合纠正力线，矫正畸形。注意患足还存在轻度的向前移位

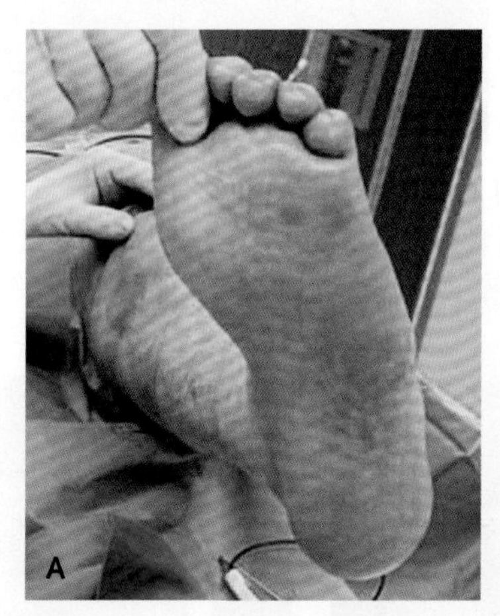

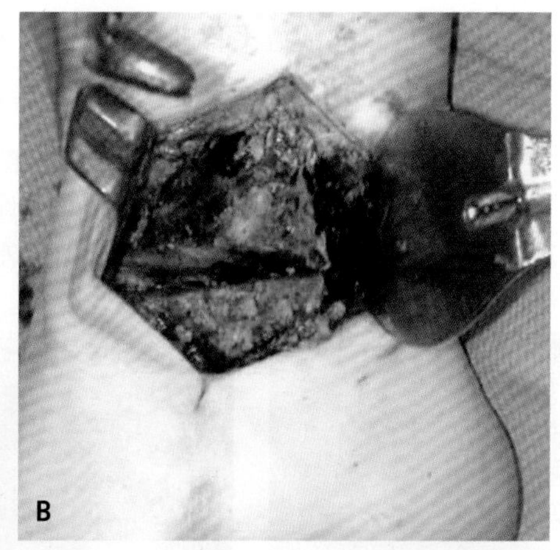

图 31.27 A. 该病例为严重马蹄内翻畸形愈合，通过外侧切口行胫骨截骨，腓骨已经在之前的手术中做了截除。B. 自胫骨去除一块双平面的楔形骨块，纠正马蹄内翻畸形和足的前移

败后胫距关节存在空洞，所以往往做不到对关节加压，采用大的全螺纹螺钉和预塑形的前方接骨板更加适合。

如果可能，对于骨不愈合或畸形愈合的病例，尽量保留腓骨。如果先前手术已经将腓骨切除，那就可以再采用外侧入路。如果腓骨存留，就用前方入路。将腓骨合并到融合中非常有用，尤其对于胫骨外侧穹窿存在骨缺损的病例。在这类病例中，在整个下胫腓联合处及腓骨沟处植骨，在腓骨侧加接骨板同时用下胫腓联合拉力螺钉，可以增加踝关节融合的稳定性。当前方有骨缺损时，固定后足趋向于背伸，后跟就会更偏垂直形成跟形足，导致行走不便与步态无力。踝关节融合手术时需要视情况附加额外的手术，如截骨、前足矫形或者肌腱转位（图 31.28）。

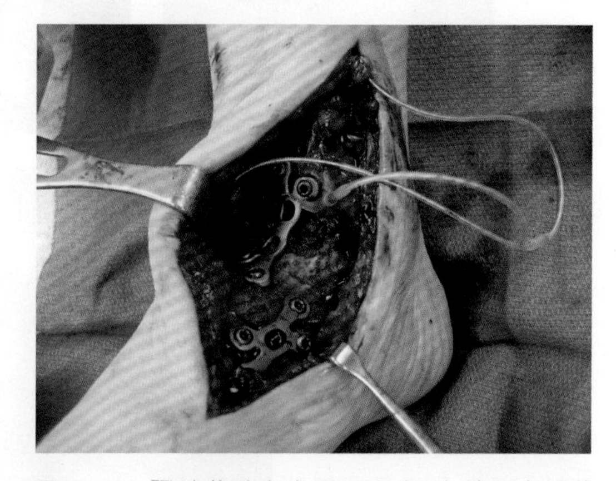

图 31.28 踝关节融合术后不愈合，合并距舟关节骨性关节炎，采用内侧扩大切口同时处理上述两个问题。通过空心螺钉联合接骨板固定矫正畸形，采用同样的方式以锁定加压接骨板固定距舟关节

技术、技巧和注意事项

- 进行踝关节融合没有必要取出原来的内固定，取出内固定会增加组织分离损伤及骨膜剥离的风险。可以将新的螺钉从原来内固定周围打入。采用空心螺钉更加简单些，因为导针可以帮助纠正螺钉通道。
- 踝关节融合术中运用三点固定比较合理，螺钉之间应该互相交叉。相互平行的螺钉不能有效地控制旋转，其抗扭转效果不佳，生物力学也证实了这一点。
- 微创小切口踝关节融合技术可用于踝关节融合术后不愈合的治疗，甚至可以处理距骨缺血性坏死。在这些病例中，是否能获得愈合主要看胫骨前部和距骨颈的血供。
- 笔者发现在踝关节彻底清理内外侧沟及处理软骨非常重要。这个步骤尤其适合于陈旧性下胫腓损伤后导致下胫腓分离，而使腓骨和距骨外侧间隙增宽的病例。
- 如果术前踝关节就已经存在畸形，还是可以在微创小切口下进行踝关节融合，当胫骨远端外侧骨缺损引起外翻畸形时，可将植骨块置于胫骨下方，使距骨到达中立位。
- 高弓畸形病例中采用微创小切口融合踝关节并不难。矫正时注意如果通过背伸踝关节而矫正前足下垂，会造成后跟倾斜角过大导致跟行足。对于严重的内翻畸形，可能需要松解三角韧带来辅助骨性矫正。
- 矫正外翻畸形要从关节清理后重塑踝关节力线开始，从内踝内侧置入导针到距骨，可将内踝锁定在踝穴。
  - ◆ 如果骨质量不佳，与半螺纹螺钉相比，使用全螺纹螺钉更加合适。如果螺钉固定后，关节还是有活动，就在前方加用一块接骨板以稳定关节（视频31.3）。
  - ◆ 预塑形的解剖接骨板需要做更大的显露，但其非常适合用于处理严重畸形、胫骨远端和距骨骨质较差的病例。一定注意将接骨板尽量放置在距骨的远端以避免融合时发生距骨前移。
- 融合后在未出现影像学上的愈合征象之前，禁止负重。因为在还没发生愈合前关节在早期匹配就很好，所以很难确认是否存在足够的骨性愈合。因此笔者现主要根据肿胀消失程度、患者耐受程度和皮温来判断关节是否已经融合。这个时期不推荐在行走靴保护下负重，相反这时仍需要石膏固定直到愈合。一般来说，术后6周才允许用限制关节活动的行走靴行走。
- 术前需要测试维生素D水平来评估患者是否有足够的骨愈合能力。

（姚陆丰 译 周朝 校 李淑媛 审）

推荐阅读

Elmlund AO, Winson IG. Arthroscopic ankle arthrodesis. *Foot Ankle Clin.* 2015;20(1):71–80.

Gentchos CE, Bohay DR, Anderson JG. Technique tip: a simple method for ankle arthrodesis using solid screws. *Foot Ankle Int.* 2009;30:380–383.

Glick JM, Morgan CD, Myerson MS, et al. Ankle arthrodesis using an arthroscopic method: long-term follow-up of 34 cases. *Arthroscopy.* 1996;12:428–434.

Levine SE, Myerson MS, Lucas P, Schon LC. Salvage of pseudoarthrosis after tibiotalar arthrodesis. *Foot Ankle Int.* 1997;18:580–585.

Mitchell PM, Douleh DG, Thomson AB. Comparison of ankle fusion rates with and without anterior plate augmentation. *Foot Ankle Int.* 2017;38(4):419–423.

Muir DC, Amendola A, Saltzman CL. Long-term outcome of ankle arthrodesis. *Foot Ankle Clin.* 2002;7:703–708.

Myerson MS, Quill G. Ankle arthrodesis: a comparison of an arthroscopic and an open method of treatment. *Clin Orthop Relat Res.* 1991;268:84–95.

Neufeld SK, Uribe J, Myerson MS. Use of structural allograft to compensate for bone loss in arthrodesis of the foot and ankle. *Foot Ankle Clin.* 2002;7:1–17.

Paremain GD, Miller SD, Myerson MS. Ankle arthrodesis: results after the miniarthrotomy technique. *Foot Ankle Int.* 1996;17:247–252.

Paremain GD, Myerson MS. Vascularity of the ankle joint after arthrodesis: a cadaveric study. *Foot.* 1995;5:127–131.

Sealey RJ, Myerson MS, Molloy A, et al. Sagittal plane motion of the hindfoot following ankle arthrodesis: a prospective analysis. *Foot Ankle Int.* 2009;30:187–196.

Tarkin IS, Mormino MA, Clare MP, et al. Anterior plate supplementation increases ankle arthrodesis construct rigidity. *Foot Ankle Int.* 2007;28(2):219–223.

第 32 章　胫距跟融合术和距骨周围四关节融合术

概述

如果可能，尽量选择胫距跟（tibiotalocalcaneal，TTC）融合术而非距骨周围四关节融合术。因为后者同时融合跗横关节，会使足变得非常僵硬，临床上很少有这个必要。当切除距骨，行胫跟（tibiocalcaneal，TC）融合术时，笔者习惯将舟骨和剩余距骨前方部分任其游离不做处理。有些畸形需要完全切除距骨，术后胫骨前方会毗邻舟骨。对于患有神经肌肉性疾病和 Charcot 关节病变的患者，将舟骨纳入融合范围可能更有诱惑性，因为这可以增加融合面积。在这种情况下，需要做胫骨前唇切除术同时清理舟骨，从而在进行胫跟融合的同时加做胫舟融合。然而一般来说，不建议进行这种额外的胫舟融合，因为它会导致患足更加僵硬，从而大大削弱足的功能。尤其在神经肌肉性疾病的患者中，这样做会导致这类患者发生足部溃疡的风险大大增加。因此距骨周围四关节融合术的唯一指征是用于处理距骨周围关节的严重关节炎和纠正胫距跟融合不能纠正的严重畸形。

距骨周围四关节融合术的手术入路几乎和踝关节融合合并三关节融合一样。一种方法是使用踝关节微创融合的前方内外侧小切口，完成踝关节清理后往远端延伸。内侧切口往远端延伸来显露距舟关节，如果需要将踝关节融合的外侧切口往远端延伸，常将常规外侧切口做得稍稍偏前或背侧以显露跟骰关节。另外一种方法是，采用行踝关节融合的前方入路，从胫前肌腱和跗长伸肌腱之间进入，将切口远端稍往内侧延伸，以显露距舟关节。标准的跗骨窦切口可以显露距下关节，如果需要还可以往远端延伸显露跟骰关节。如果可能，尽量不要切除腓骨。但对于严重的内翻畸形，可以在踝关节平面切除腓骨远端以帮助矫正畸形。此基本原理同样适用于距骨周围四关节的关节融合和踝关节融合，即尽量保留腓骨，以不破坏踝关节的血供。同样，内踝也要尽量保留，当然也有特例，有些畸形必须行内踝截骨或者内踝切除才能完成，此时可以酌情处理。另一值得强调的问题是，采用髓内钉进行胫距跟融合时，将足相对于胫骨轻度内移对于保证髓内钉的轴向固定很有帮助，但患足内移必须在切除内踝的前提下才能实现。

固定距骨周围四关节融合的技术和胫距跟融合的螺钉固定技术类似。唯一不同在于可以将距舟关节的固定往近端延伸到胫骨，通过从舟骨下极打入的螺钉，可以穿过距舟关节和胫距关节打向胫骨后方。

胫跟融合和胫距跟融合

可供选择的内固定方式

胫跟融合的内固定方式包括螺钉、预塑形的接骨板、角钢板和髓内钉。某种程度上，医生可根据自己的偏好选择内植物，但对于有严重骨缺损和畸形的病例，建议选择角钢板或髓内钉，因其可以提供更好的稳定性。笔者的经验是，如果踝关节存在骨侵蚀或缺血坏死，尤其对于有神经源性畸形的病例，螺钉往往不足以提供坚强的固定。既往生物力学证明角钢板在抗扭转和抗弯曲方面较髓内钉更有优势，但这些研究都基于早期的髓内钉。相对而言，现代的髓内钉设计上包括了内部和外部的加压系统和远端螺钉锁定系统，可提供类似角钢板的固定装置。

在跟骨骨量充足的情况下，相对角钢板来说，新一代的髓内钉更受欢迎些。如果跟骨质量不好,可以从后往前穿过跟骰关节打一枚螺钉进行固定。术后的负重问题是选择内固定的另一个依据。对于依从性不好无法保证术后免负重的患者,笔者更倾向于采用可动力化的髓内钉。尽管锁钉可能会断裂,但对于神经源性疾病的患者我们并不太担心术后发生骨不愈合,只要保证足相对于胫骨的力线良好、没有改变即可。使用髓内钉同时可以最大限度地降低行腓骨截骨的必要以及对软组织的损伤。对于畸形不严重的病例,可以使用关节镜联合小的跗骨窦切口进行关节清理,从而最大限度地降低对软组织的剥离。这种术式中可以采用髓内钉或单纯的螺钉进行固定,相对于此,采用角钢板或预塑形的锁定接骨板固定则需要做更大的切口和软组织显露。

笔者也会单纯使用螺钉进行胫距跟融合,但仅限于骨质质量良好,力线不是很差,没有骨缺损或缺血性坏死的关节炎的患者(图 32.1~ 图 32.4)。笔者对距骨缺失而且整体力线不佳的病例极少单纯采用螺钉固定。因此目前对于胫距跟融合的经验是,对于骨质质量好、畸形很轻的病例使用螺钉,而大多数的剩余病例使用髓内钉,对于胫骨存在畸形无法植入髓内钉的病例,或者无法同时采用胫骨截骨重塑力线的病例,角钢板和用于胫距跟融合的解剖接骨板还是很有用的。

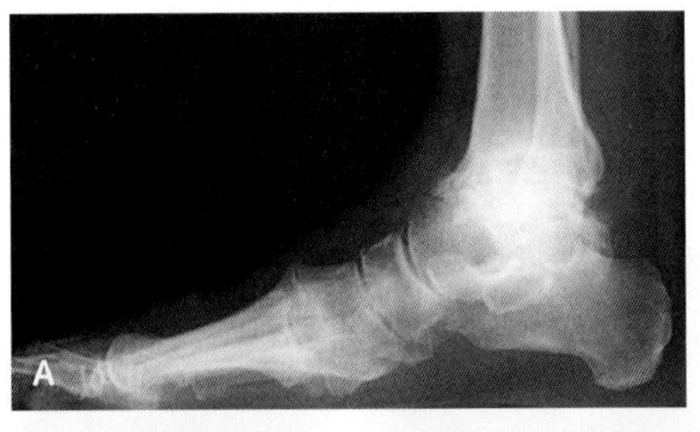

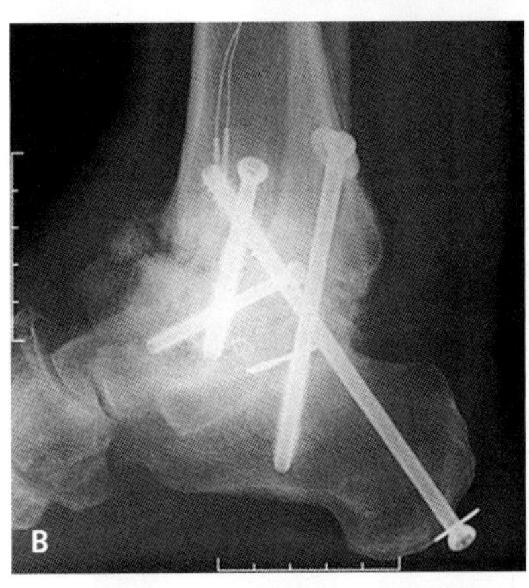

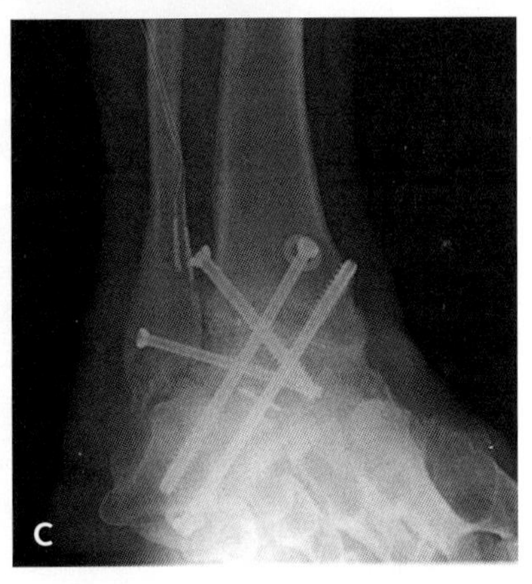

图 32.1 A. 采用胫距跟融合治疗距骨缺血性坏死。B–C. 患者出现不愈合

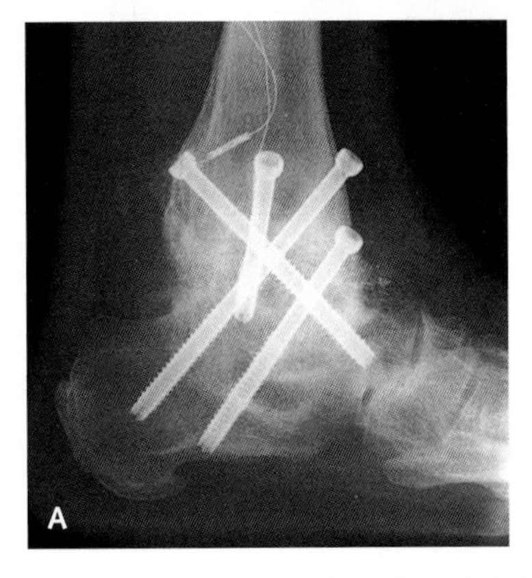

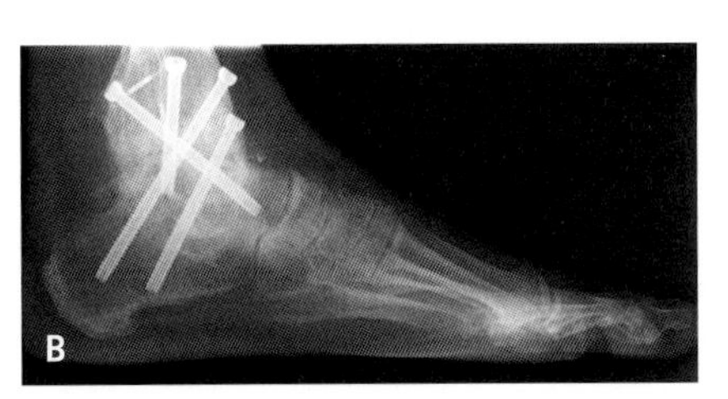

图 32.2 图中所示为胫距跟融合的螺钉置入模式。A. 两枚螺钉置入方法同踝关节融合螺钉固定模式(自胫骨后方向前置入距骨颈,自胫骨内侧往外置入距骨体)。B. 另外两枚从胫骨前方往跟骨方向置入

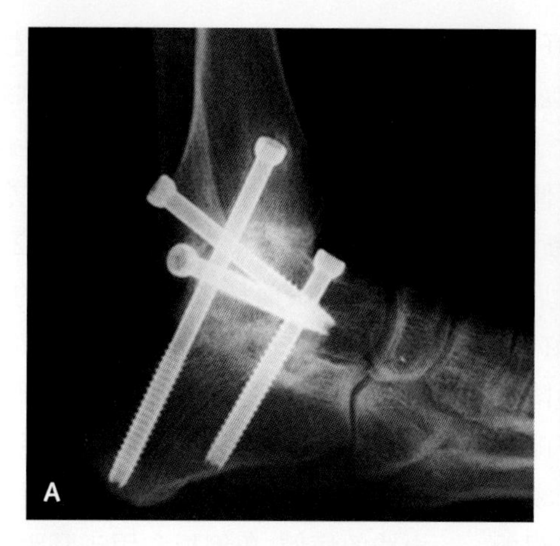

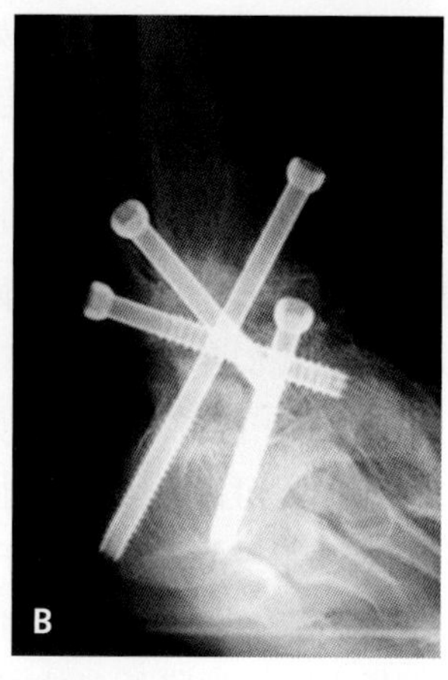

图 32.3 A–B. 采用空心螺钉固定胫距跟融合。患者骨质量好，无力线不良和缺血性坏死等情况

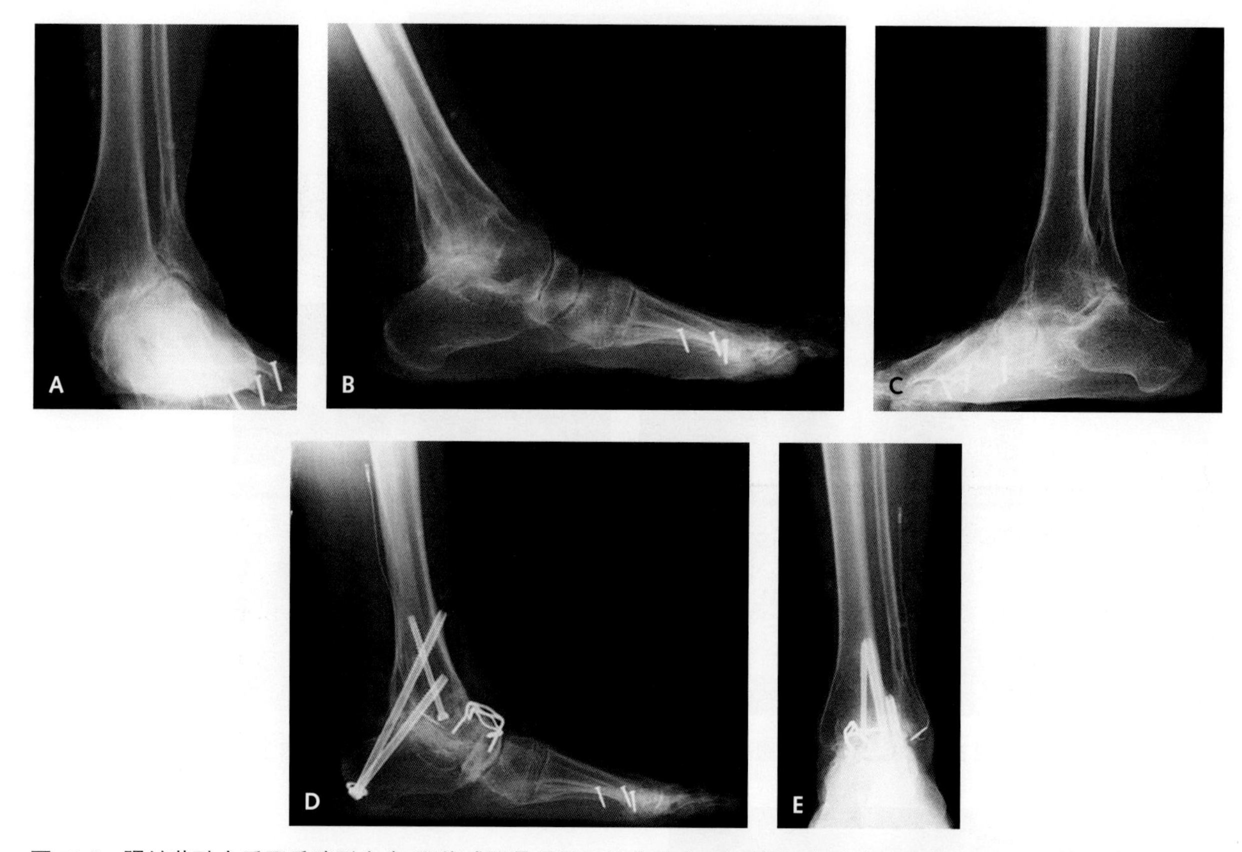

图 32.4 踝关节融合后严重畸形愈合，翻修成距骨周围四关节融合，采用螺钉和骑缝钉固定。A–C. 尽管术前后足存在严重外翻畸形，但通过在距骨下方平移和旋转跟骨还是可以纠正畸形的。后足矫正后带来严重的跗横关节旋后畸形，行去旋转矫正后以骑缝钉固定。D–E. 尽管本病例中使用骑缝钉固定得很成功，但这并不是首选的固定方式，笔者建议使用一枚螺钉穿过距舟关节并附加微型锁定接骨板固定

手术入路

通常在外侧经腓骨入路来纠正严重畸形。尽管腓骨截骨会影响踝关节外侧的血供，但在有些情况下尤其当腓骨突出踝关节内翻成角时，如果不截除腓骨很难纠正严重的畸形。垂直于腓骨表面做切口，将切口向远端延伸跨过跗骨窦指向跟骨下方。切开皮肤及皮下后，需要先找到腓肠神经，然后将其和腓骨肌腱一起向下方牵拉进行保护。用髋臼锉逐步去除腓骨远端骨质，保留生成的骨泥，将其用作后期植骨的材料（图 32.5）。另外一个减少缺血风险的办法是，将腓骨截骨的平面定在踝关节水平，从而保留下胫腓关节，这样在不损伤腓动脉的同时可以显露和处理踝关节和距下关节，并可以处理并存的内翻畸形。如果

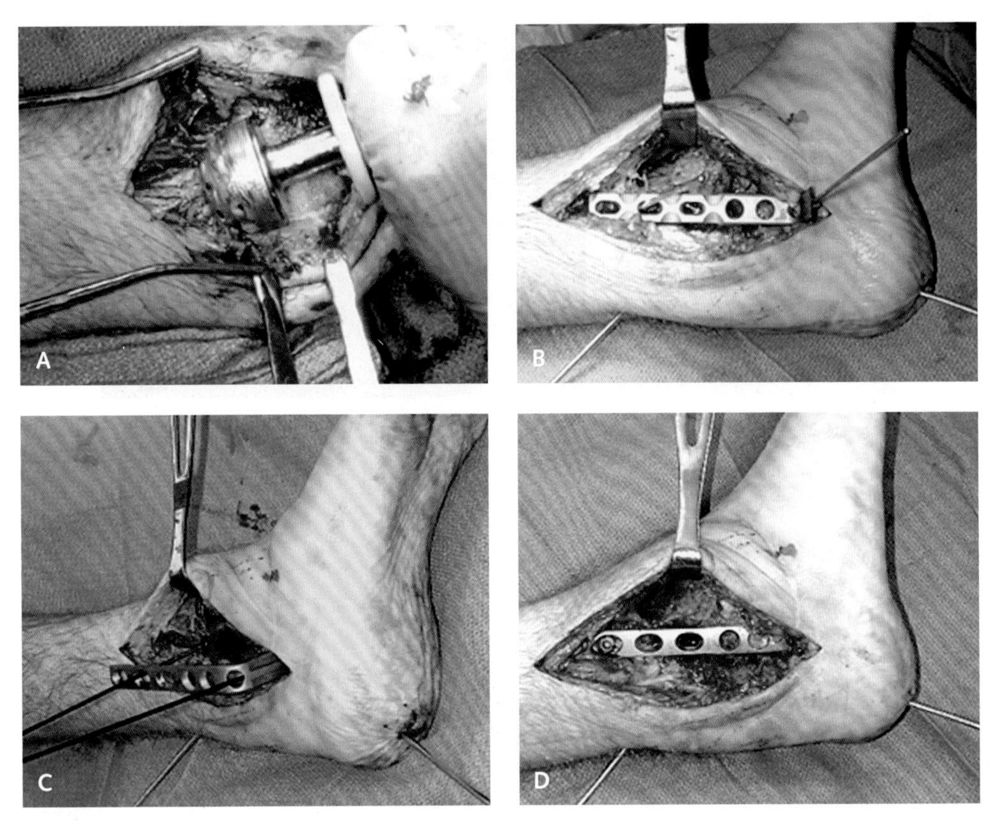

图 32.5 A. 可以用髋臼锉从腓骨上获得非常丰富的骨泥，将其用于植骨。B. 用导针做临时固定，以维持肢体复位后的力线，将滑槽锁定角钢板的里面，光滑面贴附在踝关节外侧。C. 分别穿过钢板远端的滑槽和一个螺钉孔道，打入导针。D. 保留导针，取下钢板，将其翻转后通过原孔套到导针上，根据导针引导方向把刃板牢固打入骨质，并用螺钉固定钢板

使用第二种方法，则应采用髓内钉而不是接骨板进行固定，因为腓骨远端残留阻挡了接骨板的放置。

如果采用角钢板或胫距跟融合解剖锁定接骨板，则需要截除腓骨远端约 8cm 的骨质。可以先使用髋臼锉取骨泥，再用摆锯截断去除剩余远端腓骨。笔者偏好用骨凿而不是摆锯清理踝关节和距下关节。但是如果畸形严重，也可能需要采用摆锯对胫骨远端进行截骨。有些情况下由于内踝阻挡，距骨无法向内平移，导致足不能被完全复位回到踝关节的中心。这种情况可通过做内侧额外切口采用斜形截骨去除内踝。跗骨窦和距下关节的清理请参见距下关节融合术章节。

失败的踝关节置换是行胫距跟融合的另一个指征。尽管近几代假体的成功率越来越高，但失败还是时有发生。即便翻修再次置换是可行的，但有时还是有必要改行踝关节融合。在有些病例中可进行单纯的大块结构性骨块植骨融合，然而，在有些情况下由于距骨骨量不足，可能需要直接行胫距跟融合。一般在翻修融合时采用原来置换的切口。由于踝前方的置换切口往往是向内偏向距舟关节的，因此为显露跗骨窦，在保证有充分皮桥的前提下可加做小的跗骨窦切口。

在处理距骨缺血性坏死病例需要切除距骨进行胫跟融合时，彻底切除残留的坏死距骨会造成相当大的骨缺损，这种情况既可以通过植骨后行胫距跟融合来解决，也可以将胫骨直接固定到跟骨上行胫跟融合来解决（图 32.6）。在胫跟融合术中，常常很难将跟骨后方和胫骨下方的骨结构进行完好匹配。如果使跟骨上表面完全贴合到胫骨，则需要将后足做背伸位倾斜，从而造成跟行足。清理缺血坏死的距骨后，常造成胫骨下方和跟骨后关节面背侧之间的骨缺损，其大小主要取决于距骨受侵蚀的程度，其形状常介于梯形和大的三角形之间。在有些情况下，如果跟骨和胫骨之间的契合匹配非常好，则可以使用松质骨将骨缺损填充起来。有些病例需要在融合前方进行适当的植骨，以更好地填充骨缺损。根据缺损的大小和是否需要骨支撑，植骨材料可选择使用松质骨或带三皮质的结构性同种异体骨块。比较容易的操作方法是先将胫骨后方固定到跟骨背侧，然后用松质骨填充前方骨缺损。最近几年以来，随着骨生物制剂的使用，笔者偏好使用这一方

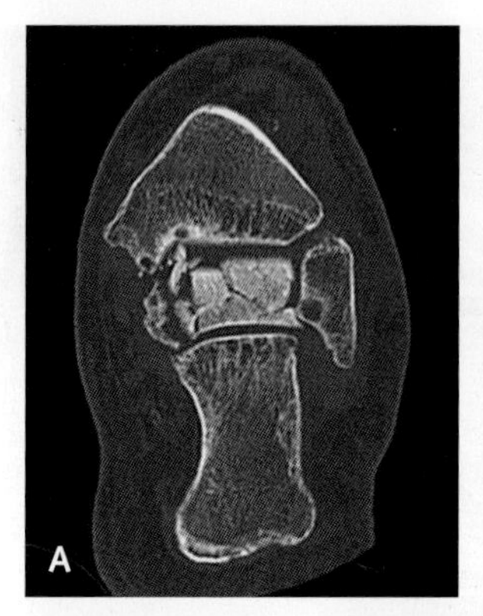

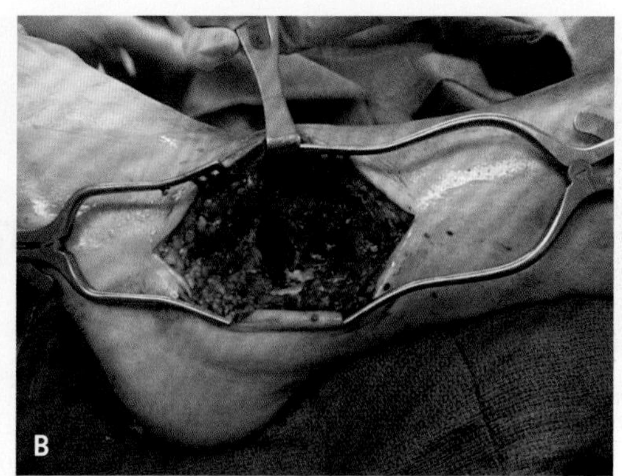

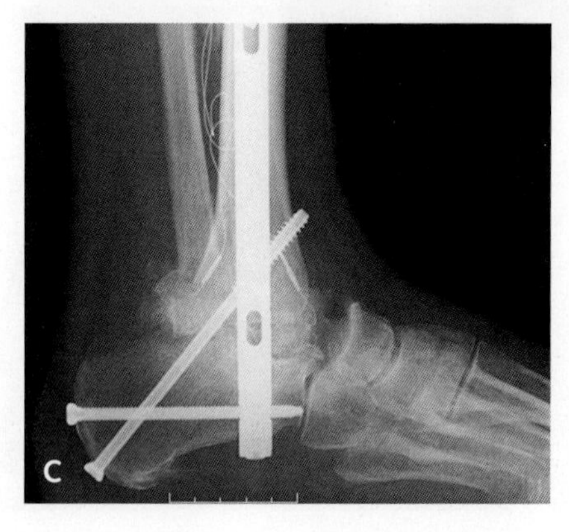

图 32.6 A. 距骨缺血性坏死累及整个距骨体。B. 在术中必须决定是进行结构性植骨，还是直接进行胫跟融合并以松质骨植骨。C. 因为患者并不太介意肢体短缩，所以选择了胫跟融合并以松质骨植骨的术式

法。做结构性植骨时，必须纠正肢体高度，换句话来说，对于需要恢复肢体长度的病例，必须使用结构性植骨。需要指出的是，切除距骨后进行胫跟融合时，后跟被推向近端靠近胫骨，造成踝关节两侧的皮肤打褶呈风琴样改变，在这种毫无张力的情况下关闭切口很难。使用同种异体骨结构性植骨进行胫跟融合时，取前方入路更为适合，尤其是在踝关节置换失败的病例中，采用原切口可以尽量减少切口并发症。取出内植物后，即可清晰地显露关节，可以使用髋臼锉帮助制备跟骨骨表面（图 32.7）。

在跟骨和胫骨之间植入骨块并获得加压和维持其稳定并不容易。一个很有效的办法是将跟骨和胫骨力线摆正后用多枚导针临时固定，以维持力线并稳定患足。然后在导针保护稳定性的前提下被动跖屈患足，打开胫跟之间的间隙，将植骨块稳定地置入该间隙。之后需要最大限度地背伸患足，从而对位于跟骨和胫骨之间的骨块进行加压，随后置入最终的内固定（视频 32.1）。

如果距骨有明显的骨缺损或部分缺血性坏死，最好是采用能最大限度保护踝关节血运的入路。在处理距骨缺血坏死的病例时选择外侧经腓骨入路非常不可取，因为该入路截除腓骨后会彻底损伤腓动脉及其分支。对于此类病例，可考虑选择后方入路。后方入路有很多优点，包括可直接显露胫距和距下两个关节，最大限度地保护血供，很好地控制肢体旋转。侧卧位入路几乎无法有这些优点。行后方入路时，从后方直接劈开跟腱，并将跟腱在近端和远端分别切断，将断端缝在皮肤上向两边拉开，以显露术区。有关胫距跟融合后腓肠肌和比目鱼肌的作用有多大的问题，目前尚不明确，但笔者还是常规在融合关节后将跟腱重新缝合。一般来说，术中清理完胫骨后方的软组织后即可完全显露踝关节和距下关节。如果看不到关节，建议在透视下用弧形骨刀撬拨，帮助确认关节位置，然后牵开关节并做清理。可采用椎板撑开器或克氏针撑开器（笔者更喜欢用后者）逐步撑开关节，彻底撑开清理踝关节和距下关节。不用担心采用后方入路无法清理距下关节面前方，实践证明距下关节面前方是可达的，甚至踝关节的前方关节面也能用合适的刮匙清理干净（图 32.8）。在显露和持续的清理过程中一般都能看到踇长屈肌腱，只要保证始终在肌腱前方做各种操作，就不存在损伤血管神经束的风险。

在进行任何固定之前都需要决定是否需要复位肢体长度（即是否需要采用结构性的植骨块）。如果不考虑恢复肢体长度，也可以直接植入松质骨进行胫跟关节融合。植骨类型的选择必须很慎重，因为采用同种异体骨的股骨头进行结构性植骨融合的疗效并不好。笔者的一项研究纳入了 32 个病例，其

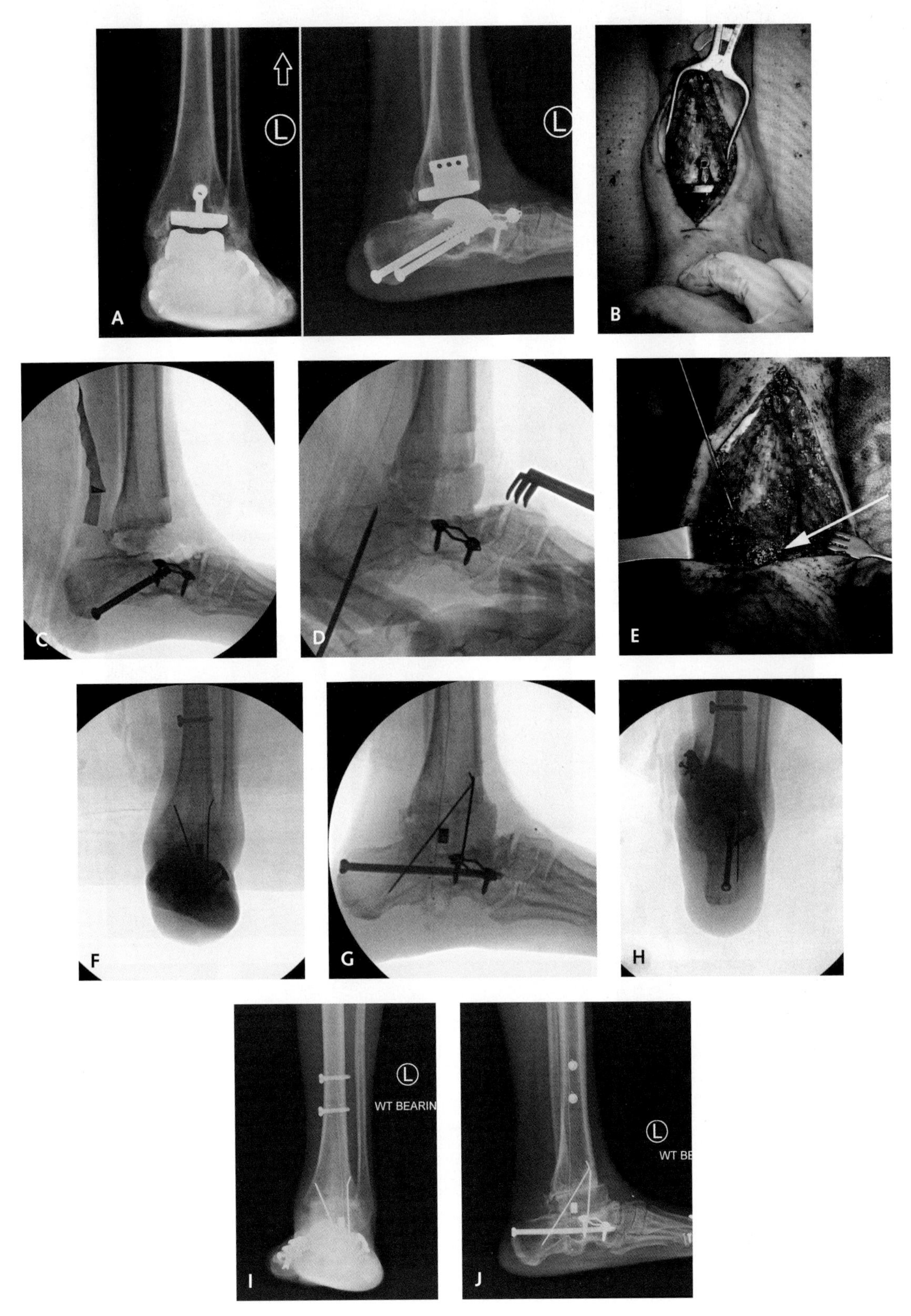

图 32.7　A. 这是一个踝关节置换失败的病例，术前的正侧位片显示整个距骨体几乎缺失。B. 采用了原手术的前方切口，既可获得充分显露，又不需要进行腓骨截骨，同时保护了胫骨的血运。C. 取出假体后在透视下可见骨缺损。D. 用髋臼锉的阳锉来准备跟骨受区的骨面，同时使用与之匹配的阴锉来处理股骨头骨块下方植入跟骨的骨面。E. 从前方切口可以将植骨很容易地放置到胫骨和跟骨之间。F–H. 术中透视显示肢体力线恢复良好，以髓内钉做最终固定，同时打入额外的克氏针帮助控制旋转。I–J. 术后 1 年的影像学检查结果显示术后骨性愈合，力线良好

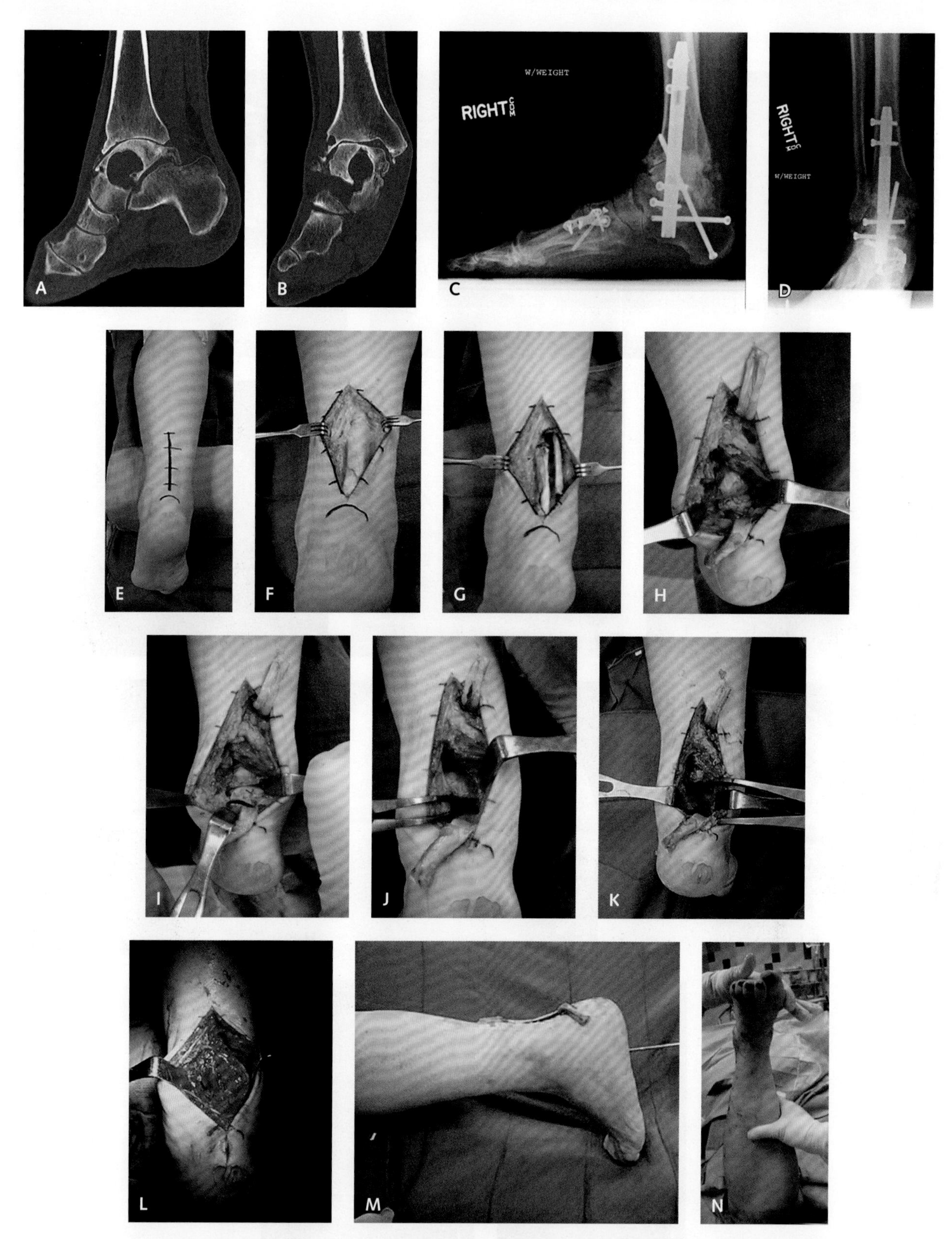

图 32.8 距骨巨大的囊性病变已经侵犯到胫骨及距下关节，采用踝关节后方入路进行处理。因为骨缺损范围大，所以采取后方切口，以尽量保护血运显得比较合适。A–B. CT 结果显示囊性病变情况。C–D. 术后 3 个月虽然尚未坚强愈合，但患者已无症状并恢复活动。E–G. 采用跟腱劈开入路。H–I. 将劈开的跟腱缝在皮肤上，这样做对软组织损伤很小且可获得很好的显露。J–K. 逐个打开踝及距下关节，以骨刀撬开关节面，然后插入椎板撑开器，帮助进一步撑开各个关节。L. 准备好关节面后，将大量的植骨于关节后方从胫骨表面铺到跟骨表面，从而做到关节外融合，这一技术对于促进关节内融合非常有帮助。M–N. 打入髓内钉导针后，在矢状面上很容易辨认肢体的旋转和正确位置，必要时可以在置入主钉前做相应调整

不愈合率为 50%，其中 9 例糖尿病患者无一例愈合。如果患者能够接受下肢的短缩，且术者对原位融合更有把握，则将胫骨直接融合到跟骨上的方法可能更为可取（图 32.9）。

内固定技术

角钢板固定

首先使用经皮导针来稳定后足的力线。第一枚导针从跟骨的跖侧打向胫骨远端前方，第二枚导针从胫骨后下方打向中足前方。

角钢板置入对术者技术要求虽然很高，但该固定方式效果非常可靠。因手术需要将钢板贴着胫骨和跟骨外侧放置，先将钢板里面朝外转，紧贴骨面，通过加压孔或螺钉孔打入导针，必须检查保证钢板紧贴跟骨和胫骨远端外侧面，必要时可通过使用摆锯清理骨面来达到钢板贴服的目的，也可以通过扭转和折弯钢板来使其最大限度地匹配跟骨。确认钢板贴服并打好导针后，保留导针移除钢板，将钢板翻转，即使钢板的里面朝里，以正常位置穿过留置的导针贴服于跟骨骨面。然后用大的锤子将刃击入到跟骨内，必须保证刃顺滑地进入骨质。如果将角钢板的刃垂直于跟骨轴线插入，那刃必须位于距下后关节面软骨下骨下方。另外一个办法是，可以从跟骨更后外侧的位置往前内侧将刃打向载距突。在钢板下垫上一块小器械，可以防止在敲击时钢板成角。钢板离骨面 1cm 时，改用锤子击打远端的螺钉孔。确保钢板和胫骨及跟骨间完全贴服。除了穿过钢板的螺钉以外，还需要在钢板外额外使用加压螺钉，对融合进行支持固定。螺钉从跟骨下方打到胫骨前方，或者从胫骨远端后方往前内侧打向舟骨（图 32.10；视频 32.1）。

锁定接骨板固定

目前相对于各种传统内固定器材来说，比较好的一种内固定是跟骨下方带垫片的弧形接骨板，可为跟骨和胫骨提供良好的加压，以及进一步的跟骨后方和胫骨之间的加压。或者可采用接骨板本身的加压孔做加压。这块接骨板有多种用途，除了用于足、踝和胫骨力线正常的病例之外，还可以用于矫正畸形，及使用大块植骨块的情况（图 32.11 和图 32.12）。

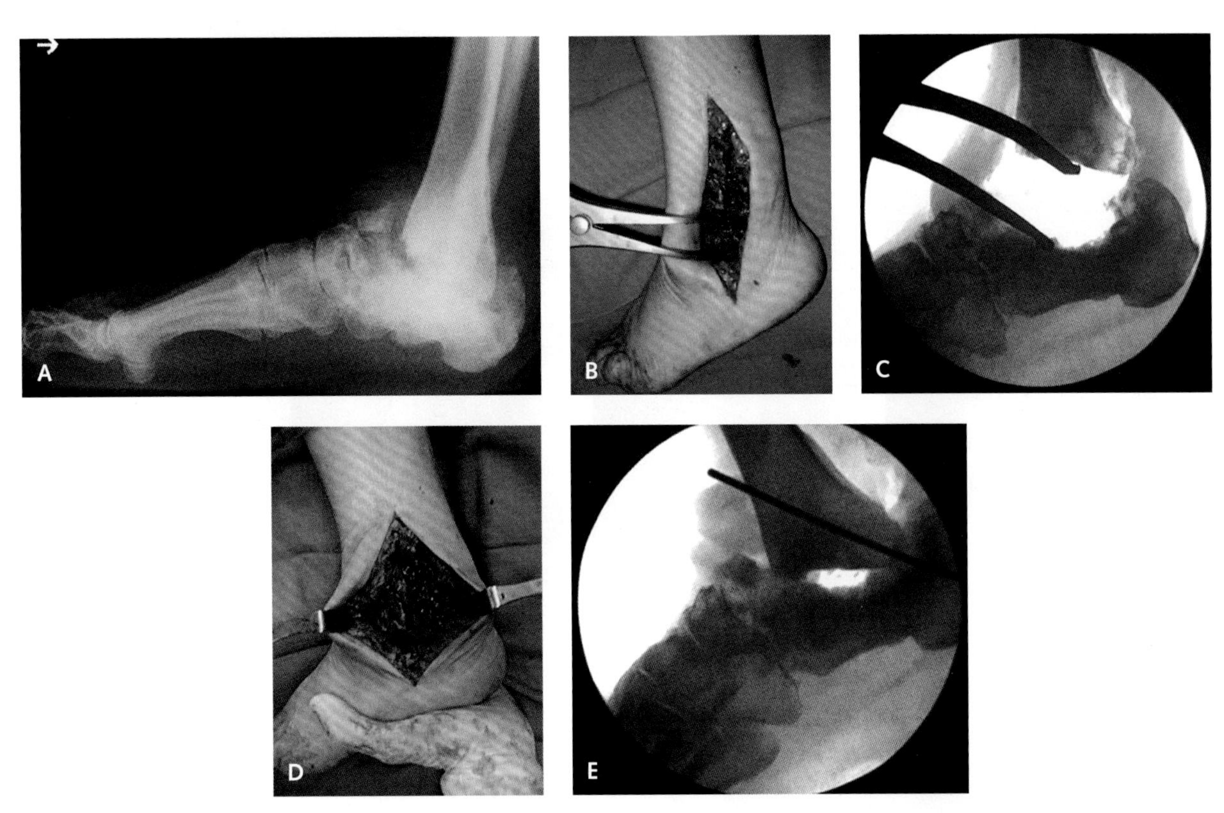

图 32.9 当距骨完全缺损时，术者需要决定是采用结构性植骨块恢复肢体长度进行胫距跟融合，还是使用有限量的松质骨植骨进行胫跟融合。A. 图中为神经源性疾病造成距骨缺损的病例，由于胫骨完全负重于跟骨上，导致跟骨骨量丢失。B. 采用扩大外侧入路，用椎板撑开器撑开关节后，测量骨缺损的大致尺寸，由此可以大致决定需要植入结构性骨块的尺寸。C. 清理完关节后，需要在透视下再次确认缺损尺寸，这也可以帮助预估内固定的选择。D–E. 直接做胫跟融合时，一个很实用的办法是将跟骨和胫骨直接进行手法加压，通过外观和透视判断胫跟之间的骨缺损以及匹配情况。用这一方法可比较容易地判断胫骨相对于跟骨的匹配程度，然后行松质骨植骨，以钢板固定

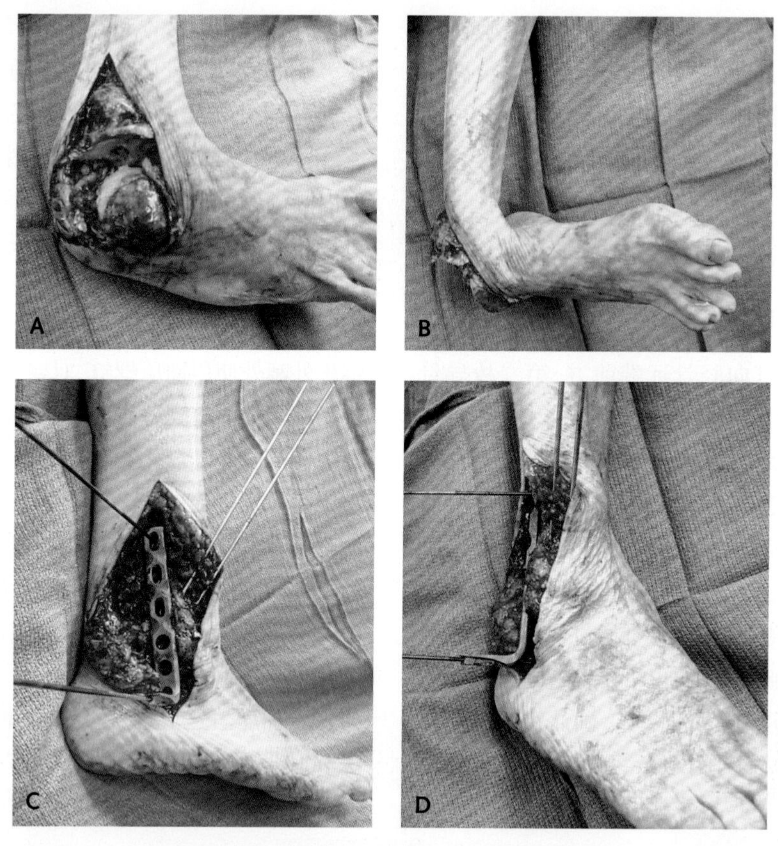

图 32.10 A–B. 神经肌肉源性马蹄内翻足。C–D. 通过角钢板获得稳定固定，注意钢板放置轻度偏后偏外，以便向前方对跟骨获得最大的把持。起初钢板与跟骨不贴服，需要将跟骨表面修理做出切迹来匹配钢板

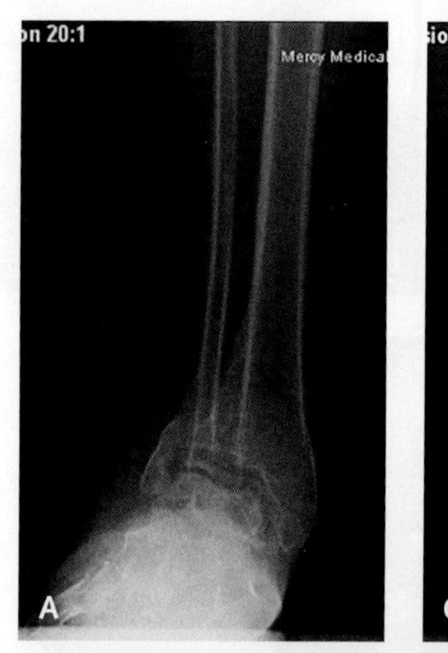

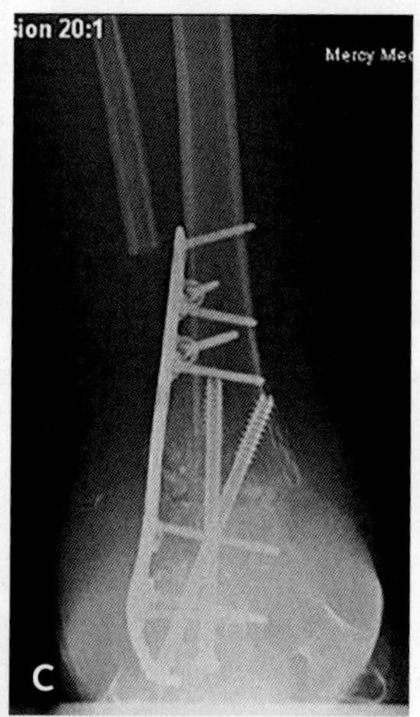

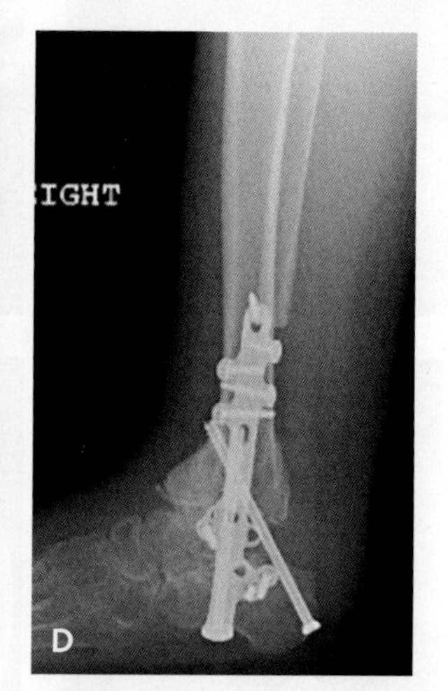

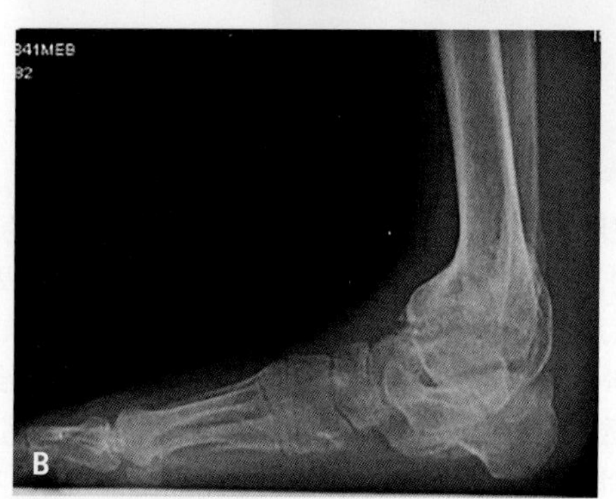

图 32.11 角钢板的一个优点是可以通过加压和控制旋转来提供良好的稳定性。A–B. 图中所示为糖尿病神经源病变的病例，踝关节骨折伴有很严重的畸形，包括踝关节外翻、距下关节脱位以及踝关节和距下关节碎裂。C–D. 术后 2 个月非负重正侧位片上可看到力线恢复良好，注意将钢板远端弧形块置于跟骨下方，用 7mm 的半螺纹螺钉对踝关节和距下关节加压。下一个加压螺钉既可以通过钢板最近端的加压孔打入，也可以采用后方螺钉从跟骨向胫骨进行加压。所有螺钉固定采用导向装置，以防螺钉互相干扰

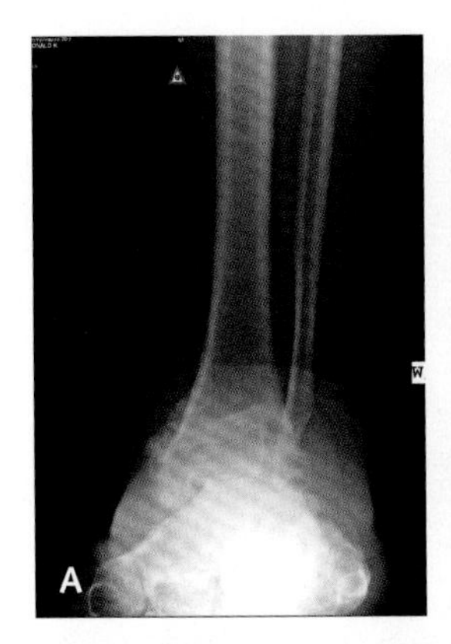
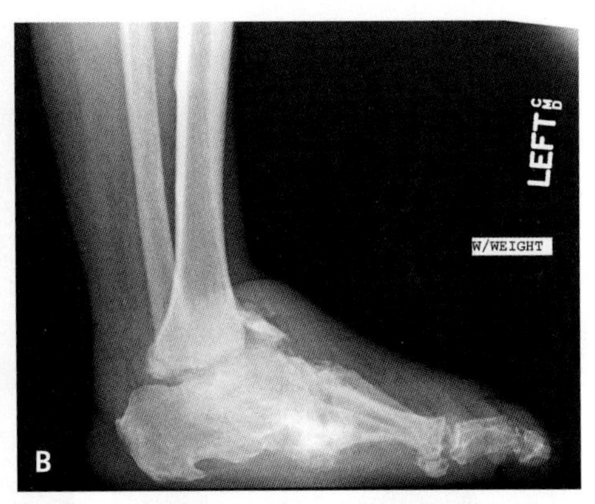

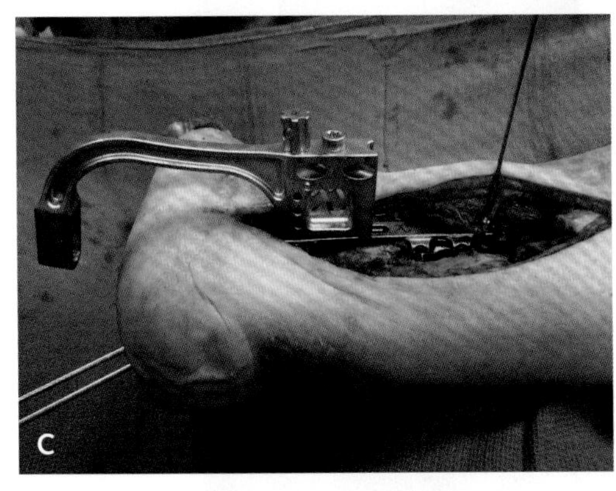
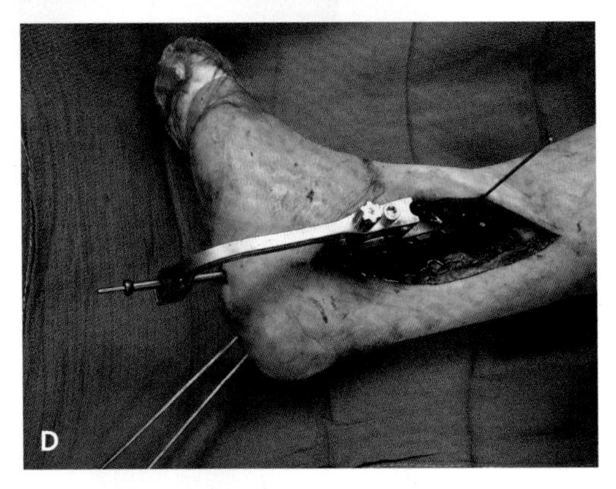

图 32.12　胫距跟融合外侧接骨板在有骨缺损、畸形、缺血性坏死的病例中应用很有优势。图中所示为 54 岁糖尿病神经病变病例，既往行三关节融合术，后行踝关节融合，但因后足外翻畸形造成踝关节外侧骨丢失。A–B. 三关节融合术后后足是稳定的，但因踝关节外侧骨缺损造成外翻畸形及足的内跖侧过度负重并继发溃疡，需要进行翻修再固定。C–D. 在胫骨远端行平的截骨矫形后，以导针临时固定胫骨和跟骨，用于维持位置。将带力线导向装置的接骨板贴在跟骨、距骨和胫骨外侧，第一枚螺钉从绕过跟骨下方的接骨板的导向孔穿过固定，剩余螺钉固定方法如上文所述

力线需要通过上文所述的方法进行评估和稳定。对于跟骨骨质不良的病例，应将接骨板在远端通过固定角度的锁定孔来获得坚强的支撑，近端可采用非锁定孔实现融合部位的进一步加压。尽管剩下的近端螺钉孔能够使用锁定螺钉，但笔者在这个部位更喜欢使用非锁定螺钉，以免在患者开始负重后，过度坚强的固定导致融合处无法获得加压效果。笔者发现很多接骨板固定失败的病例的问题就在于采用了绝对牢固的锁定固定。非锁定螺钉固定允许在开始负重时产生微动，故可补偿融合处的骨丢失，实现进一步加压。当然也建议联合使用接骨板外的螺钉固定。

髓内钉固定

髓内钉固定的关键在于可纠正胫骨下方足的力线。由于跟骨相对于胫骨长轴的轴线是稍偏外的，所以从物理学上讲，在跟骨中心插入髓内钉后保证其同时位于胫骨中心是不太可能的。因而必须将距骨和跟骨向内侧移位以适应直的髓内钉。这可以通过内踝截骨来实现。截骨后可不固定，大部分病例其内踝在移位后都能最终愈合在胫骨上。一般情况下内踝移位不会超过 10mm，但这么小的移位就可以将髓内钉从跟骨内侧打入的并发症风险降到最低（图 32.13），且采用这个办法可使髓内钉更垂直地进入胫骨。

Biomet 公司生产的髓内钉系统有特殊的功能，其可以进行外部和内部的加压，可以通过从后向前的锁钉和距骨、跟骨上的从外向内的锁钉控制旋转，可以通过内部锁定机制将传统髓内钉改变成固定角装置，可以通过各种外部导向系统将螺钉以切线位从跟骨打入胫骨，以确认锁钉与髓内钉通道不相互阻挡。在近端固定胫骨时，除了使用静态螺钉孔之外，还可以选择采用 10mm 的动力加压槽。所有髓内钉系统都存在的另一个潜在的问题是无法预计跟骨上经髓内钉从后往前打的螺钉轨道。比如，如果髓内钉在插入过程中外旋了，虽然在透视下螺钉显示在跟骨内，但实际上钉子已经进入了内侧的软组织。因此，仔细的术前影像学检查很必要，因为侧位片往往不能显示从后往前螺钉的真实位置。Biomet

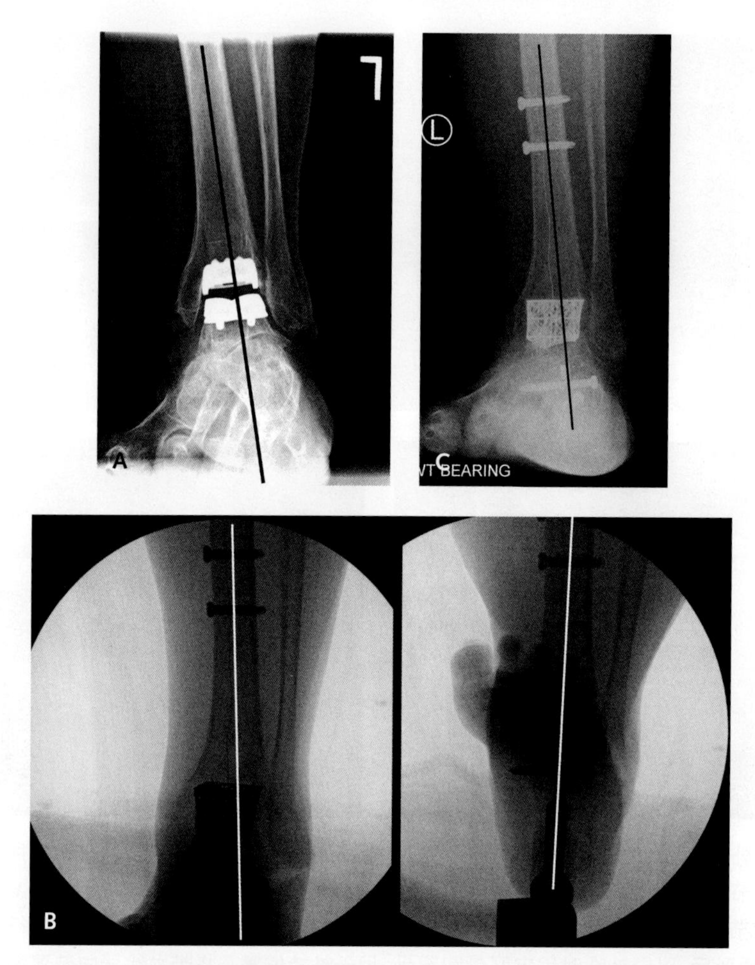

图 32.13 本踝关节置换病例看似力线良好，但患者却表示有疼痛症状。术中探查见假体松动。A. 注意胫骨中心轴线向远端走行与跟骨内侧交叉。B. 术中通过内踝截骨内移距骨和跟骨，注意通过将患足内移后碳纤维的髓内钉主钉可以穿过跟骨体正中。术后一年的 X 线片显示模块辅助的胫距跟融合已经愈合，注意如果没有将距骨及跟骨向内侧平移这一步，主钉的位置将走向跟骨内侧，而不可能如现在所示位于跟骨体内

髓内钉系统有力线导向装置，可装配导向器来定位从后往前螺钉的置入。在打入近端胫骨上各枚螺钉之前需要采用这个可透射线的导向器，确保跟骨螺钉的正确位置和轨迹，因为固定胫骨后就无法再掌控旋转，也无法确保跟骨内从后向前螺钉的正确位置。术中（图 32.14）采用 Biomet Phoenix 髓内钉，可精确旋转髓内钉以获得良好的力线（图 32.15）。图中为腓骨肌萎缩症（Charcot-Marie-Tooth disorder, CMT）造成的足部畸形病例，患者经过多次失败的手术目前仍残留严重畸形。尽管既往进行了三关节融合术，但仍存在严重的踝关节不稳合并复发的足及踝关节内翻畸形。术者在准备行胫距跟融合术时（这个病例是将三关节融合翻修做成距骨周围四关节融合），不仅要考虑矫正不良的踝关节位置和力线，还需预计到后足矫正后，中足残留的固定畸形。如图所示，术后胫骨和跟骨轴线获得理想矫正（图 32.15D），但是在术后侧位 X 线片中会看到，融合后患足还存在顽固的摇椅畸形，这造成第五跖骨和骰骨下方的持续压力。在高弓足的矫正一章（第 11 章）中提到过，失败的三关节融合之所以无法充分将足纠正到跖行足的位置，主要是因为第五跖骨于骰骨下方呈固定畸形，因此即便是再行跗横关节的翻修也无法进行纠正。图 32.15E 显示患足整体力线良好，但第五跖骨下压力过高，最终只能通过切除第五跖骨才能解决（视频 32.1）。

要结合解剖和畸形的因素评估每步手术。在置入从后向前的螺钉时，必须要确保跟骨螺钉从跟骨结节进入且不穿出到内侧软组织中。主钉在跖底进入跟骨结节的位置会影响跟骨从后往前螺钉的走行。如果主钉从跟骨内侧置入，则试图将从后往前螺钉打向外侧跟骨颈方向就不太可能，除非螺钉从后内往前外侧打。所以不管锁定钉是从外侧还是从

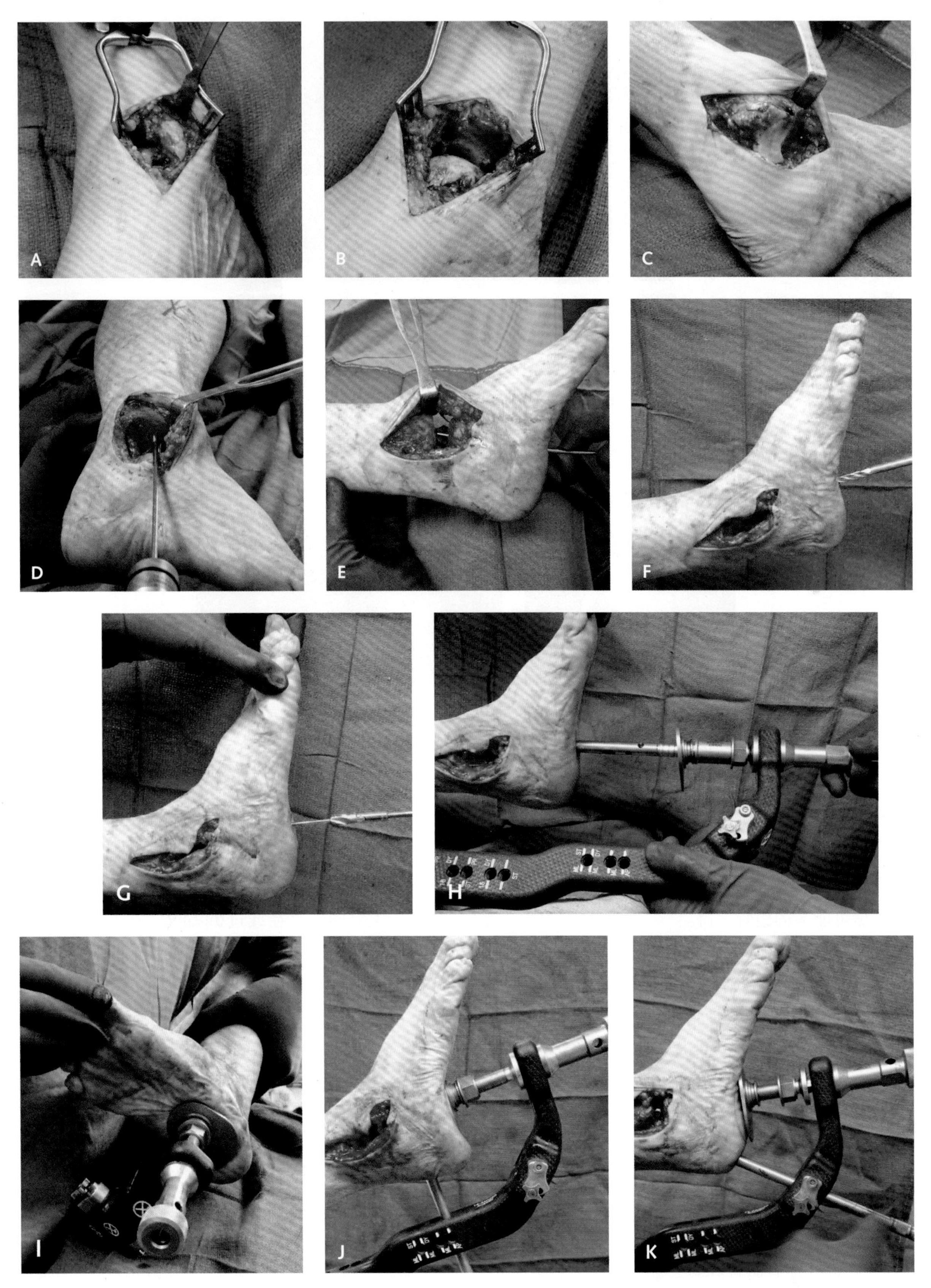

图 32.14　胫距跟融合术中用髓内钉进行固定的手术步骤。A–B. 采用经腓骨的外侧切口显露，同时显露内踝后将其截除。C. 将踝关节向内侧脱位，使用摆锯垂直于胫骨进行截骨。D. 将钻头的导针直接置入胫骨。E–F. 导针通过距骨打入跟骨从足底穿出，然后采用 8mm 松质骨钻在距骨反复扩髓，使导针更容易从足底反向插入距骨。G–H. 将外部导向装置与主钉连接完后，开始扩髓。I. 控制好旋转后，置入胫骨锁钉，使用外部加压装置通过足跟垫加压。J. 置入跟骨的后前方位螺钉。K. 接下来置入斜的旁正中螺钉，结束固定

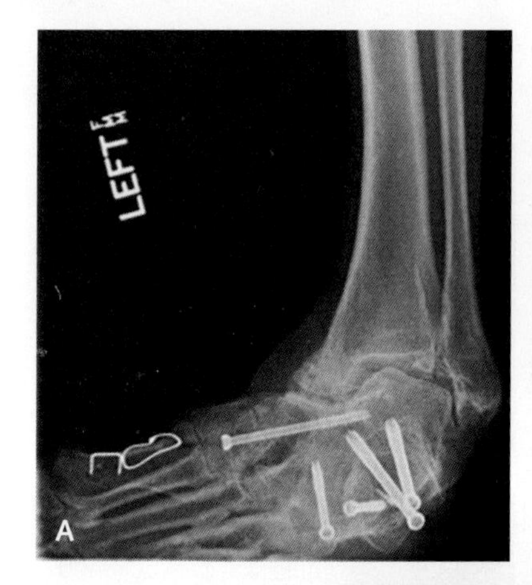

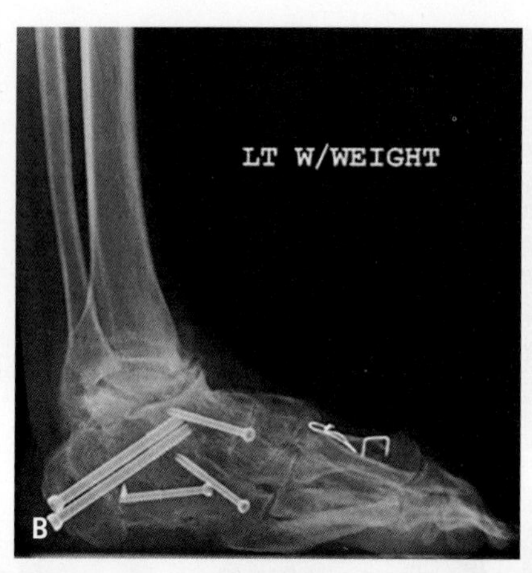

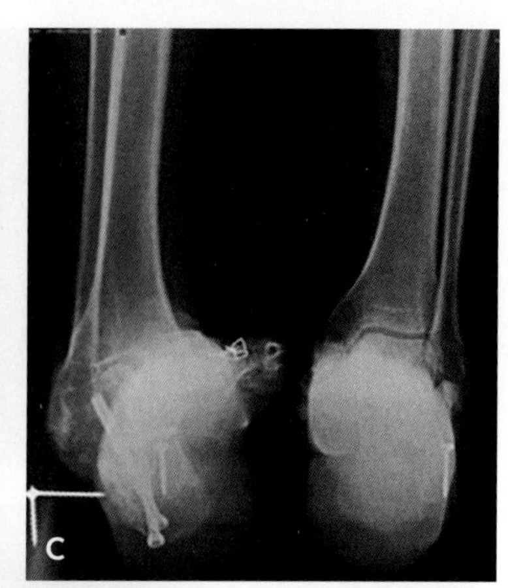

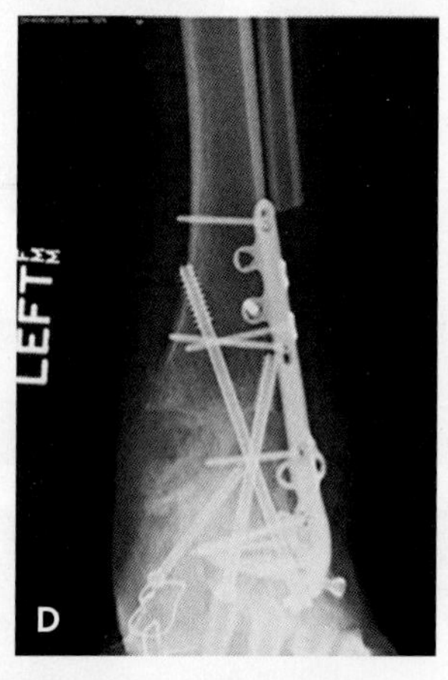

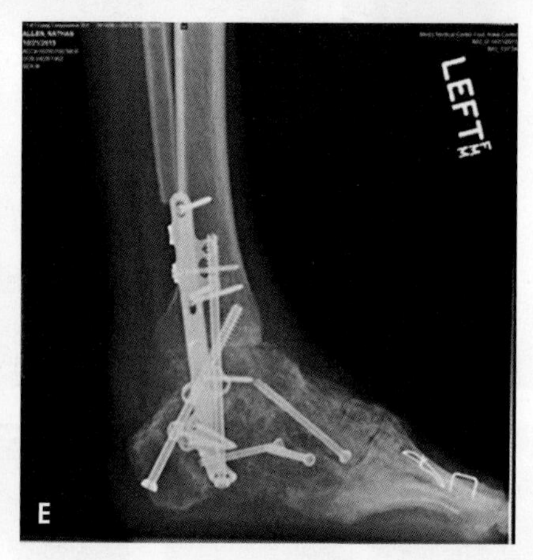

图 32.15 患者三关节融合术后失败，后足和踝出现严重内翻畸形。现在只能将手术方案改为距骨周围四关节融合（即，在原三关节融合的基础上增加一个胫距跟融合，原三关节融合视情况做或不做翻修术）。A–C. 注意术前畸形，尤其是严重的踝和后足的内翻畸形。D. 正位片显示矫形尚完好。E. 从侧位片上可看到中足的摇椅畸形，这是由中足的顽固旋后和第五跖骨下沉突出引起的。通常，如遇这种第五跖骨严重下沉突出的情况，应该在做胫距跟融合的同时切除第五跖骨基底，但是这个病例是术后 6 个月再进行第五跖骨切除的

后向前打入跟骨，都最好确保主钉通过跟骨结节中心，有尽可能多的跟骨把持。

本术式切口和显露同角钢板技术原则一致。一旦获得充分的骨关节清理和力线恢复，便可置入髓内钉的导针。在足底跟骨脂肪垫前方稍偏内侧作一个 2cm 的切口。由于导针进入部位非常靠近跖外侧神经，建议用血管钳分离直到跟骨表面，以避开该神经。对于术前存在严重外翻畸形的病例，跖侧的切口设计在脂肪垫的前方中线稍偏外的位置。

持续钝性分离皮下软组织至跖筋膜，然后沿长轴劈开跖筋膜。无法直接看到足内固有肌，但可以用大血管钳将其推向内侧或外侧。主钉在跟骨跖侧的理想进针位置是跟骨结节负重区的前方距跟骰关节面后约 2cm 处。

在透视下将导针从跟骨内下方置入，通过距骨（如果存在距骨的话）到胫骨。此时拍摄跟骨轴位片对于判断导针是否位于跟骨体内而未偏内侧很重要。扩髓之前，使用大的钻头扩开开口处，扩髓大小一般和主钉同一直径或过扩 1mm。一般来说，笔者会选择直径 11mm 和长度为 18mm 的主钉。插入主钉并轻轻敲击连接导向器外的手柄，将主钉送入正确位置。每一步都必须行透视，以确认主钉尾部最终位于跟骨跖侧面的正确位置。主钉在近端的位置须超出各种因素（比如胫骨不愈合、骨折、既往的截骨线或既往手术内固定取出后残留的皮质螺钉孔等）造成的潜在皮质应力环上方 4cm。笔者主张尽量将主钉尾部沉入跟骨跖侧皮质 10mm，为之后的加压预留空间。如果预计有更大程度加压的需要，当然可以将主钉沉入跟骨更深。

Biomet 胫距跟融合髓内钉可提供 7mm 的内部胫距融合加压。这个特点不仅仅限于 Biomet 髓内钉的使用。但该设计要求从距骨外侧到内侧打入一枚横行螺钉，这枚横行螺钉的可行性主要依照残余距骨量相对于主钉上固定距骨的螺钉孔位置的

占比。临床上常见的情况是，患者没有充分的距骨骨量，在这种情况下则需要采用外部加压装置。一旦将 5mm 的横行螺钉穿过距骨，即可通过螺丝刀对主钉内的螺钉加压来启动内部加压系统。外部加压系统装置是一套连接在主钉上的护垫装置，和跟骨脂肪垫很匹配，可以实现对踝关节和距下关节的安全加压。主钉远端必须明显沉入跟骨跖侧面以提供加压空间，使用外部加压系统时一定注意加压的程度，以免最终将主钉尾端突出于跟骨跖侧面。最终锁定跟骨螺钉后，根据要求需要从跟骨往胫骨再斜形打入一枚螺钉。本系统独特设计的瞄准臂允许在主钉旁斜形打入螺钉，但却不与主钉互相阻挡。

髓内钉可以被用于成功固定那些胫骨远端和距骨存在大量骨缺损的病例。比如，踝关节置换失败后的病例，需要大块的结构性同种异体植骨块，常常自整个异体股骨头取材。为了提高愈合率，在股骨头上使用 2mm 钻头进行钻孔，然后再将髂骨穿刺所得骨髓血的浓缩液注入股骨头。使用髋臼锉清理胫骨远端和跟骨，将骨缺损塑形成球形，可以有助于更好和更方便地匹配植入的股骨头（图 32.16）。

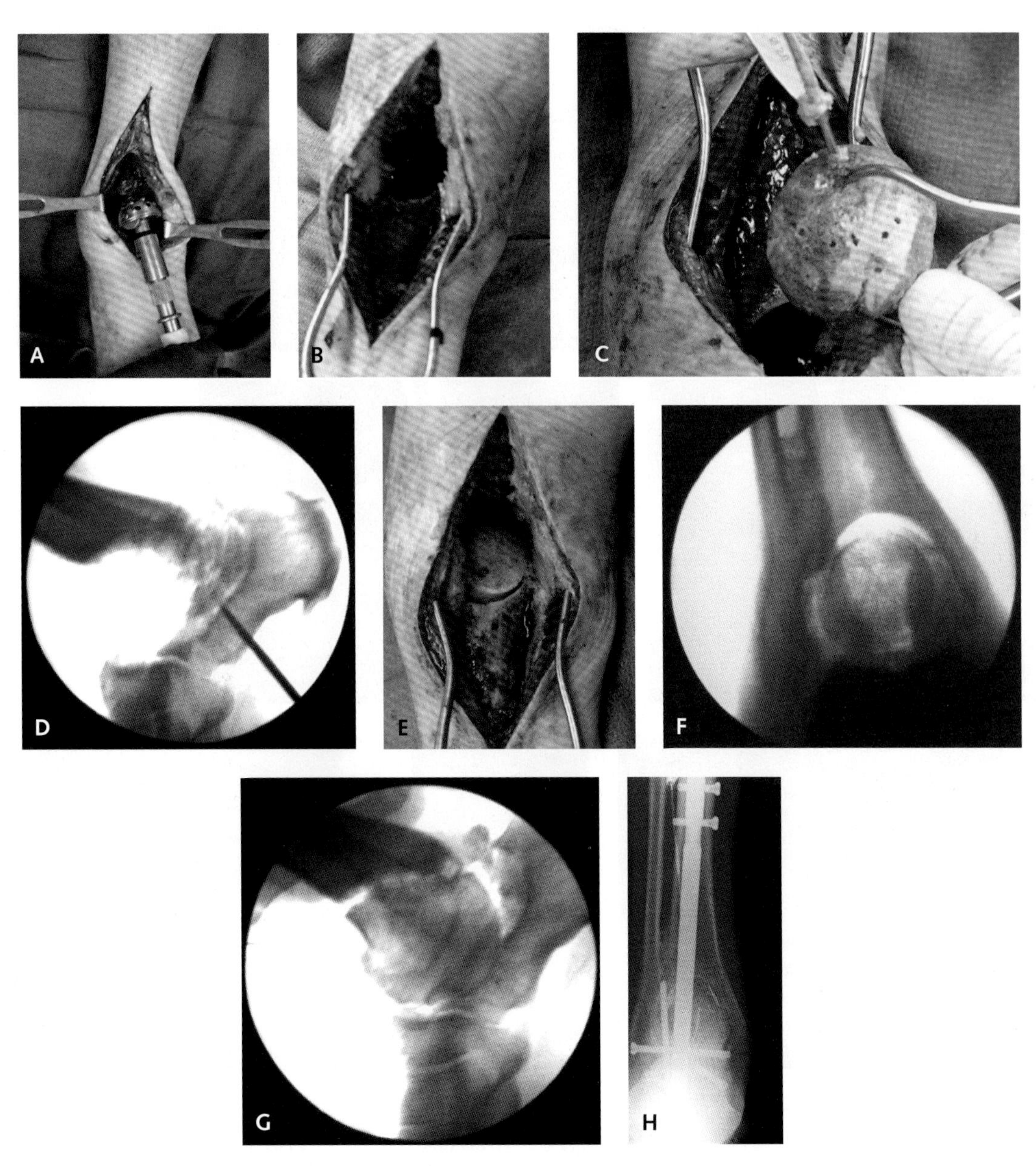

图 32.16　应用大块同种异体骨移植的关节制备技术。A–B. 先用髋臼锉的阳锉处理关节。C. 用另外一个匹配的阴锉将异体股骨头挫成与骨缺损相匹配的形状。在将植骨块置入前，需要使用 2mm 的钻头将股骨头连续钻孔，并且注入浓缩的髂骨骨髓血穿刺液。D. 置入股骨头之前，在透视下将主钉的导针预置入跟骨。E–H. 置入股骨头移植物，注意术后 4 个月股骨头移植物和髓内钉位置良好，且存在良好的骨愈合

畸形矫正

胫距跟融合可矫正各种类型的胫骨远端、踝和后足的畸形。图 32.15 很好地展示了一例三关节融合失败后残留严重内翻畸形的患者，通过翻修成胫距跟融合，畸形获得矫正的病例。胫距跟融合适用于矫正任何足部相对于胫骨力线不良的病例，这与采用何种内固定方式进行固定无关（图 32.17）。图 32.17 中，术者需要在不牺牲患肢长度的前提下将患足相对胫骨后移，以匹配力线。这可以通过在胫骨和距骨上行恰当的斜行截骨后，将患足向后滑移来实现（视频 32.2）。有的时候胫骨远端及踝关节存在大量骨缺损，融合时需要采用大块的结构性植骨并用髓内钉固定（图 32.18）。

笔者习惯采用踝关节外侧入路行腓骨截骨，以显露踝关节和距下关节，并在必要时将截除的腓骨用于胫距跟融合的植骨。但对于严重的外翻畸形，采用外侧切口会导致术后切口牵张，造成愈合问题。因此需要遵循在畸形顶点矫正畸形的原则，此类外翻病例需要在内侧做切口。采用内侧入路进行胫距跟融合或其他融合术并不难，只要术者对于踝内侧

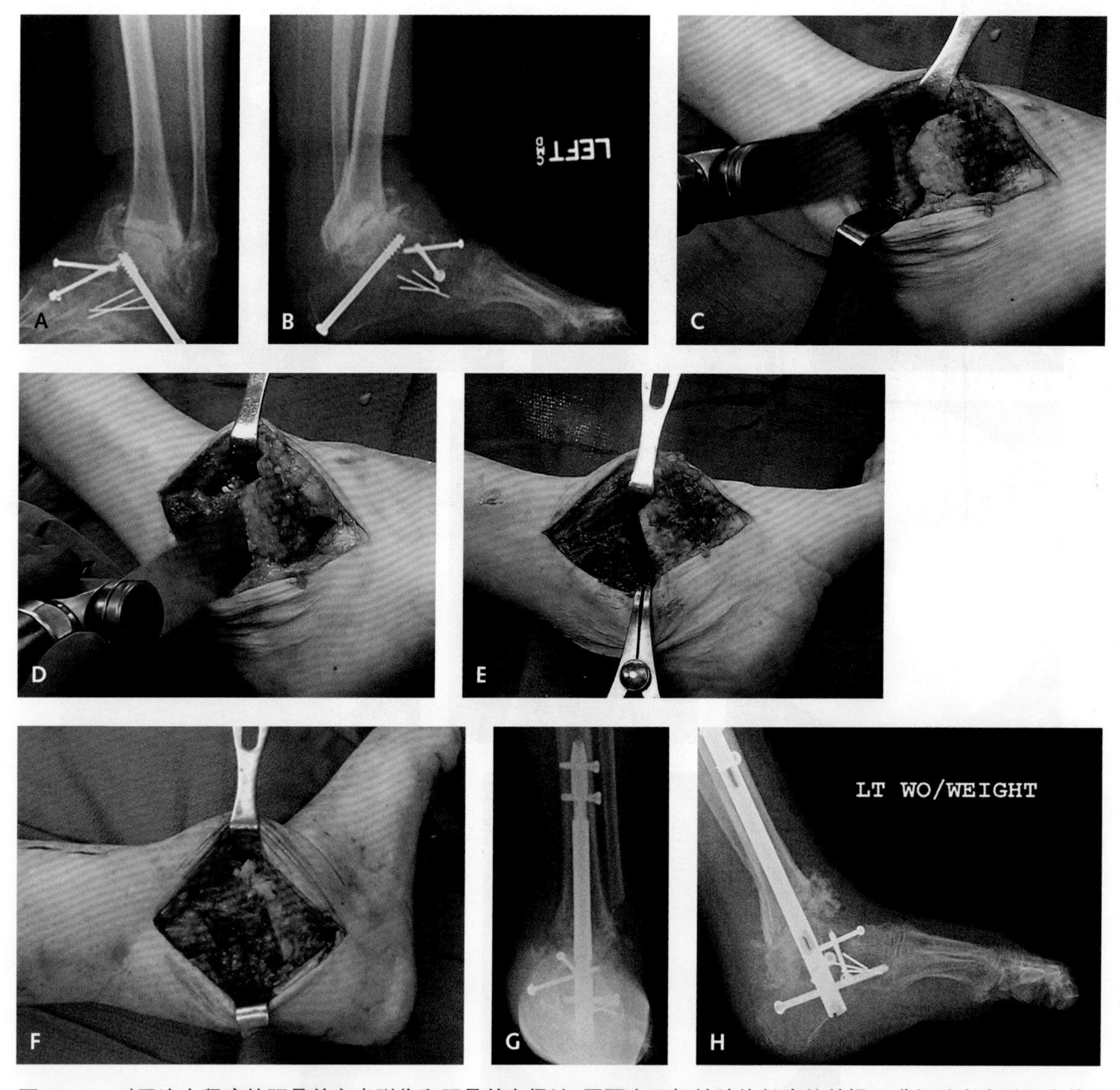

图 32.17 对于这个程度的距骨前方半脱位和胫骨前方侵蚀，需要在不牺牲肢体长度的前提下进行融合来重塑力线。为了能实现这个目的，需要在胫骨和距骨上分别做斜行截骨，从而将足往后方和下方滑移，以延长肢体长度。A–B. 术前显示很严重的力线不良和畸形。C–D. 胫骨的截骨是和距骨的截骨平面平行的。E–F. 用椎板撑开器撑开截骨面检查截骨面光滑无阻挡，以确保足可以往后下方平移。G–H. 术后早期的足与踝的非负重位 X 线片（视频 32.2）

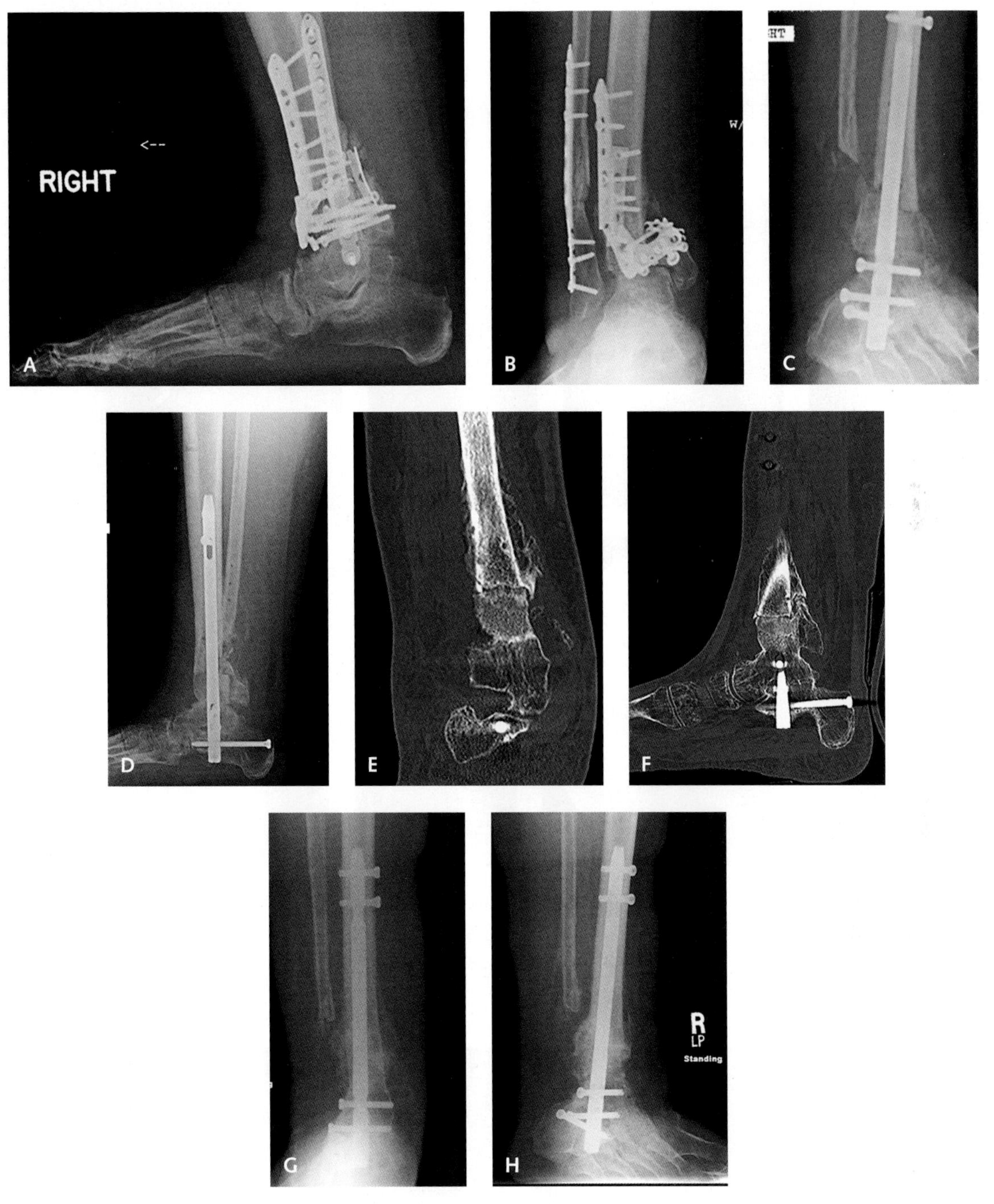

图 32.18　对于胫骨远端存在磨损的病例，手术方式较多，其中一种是采用环形外固定支架固定，清除远端缺血坏死骨段，然后行胫骨近段截骨并进行延长，或者进行大块异体骨或模块支撑辅助融合治疗。A–B. 术前可见残余的内固定和看似坏死的骨或临时用的骨水泥填充物等。C–D. 早期 X 线片。E–F. 早期 CT 检查结果。与 X 线片共同提示植骨远端已愈合但近端尚未愈合。G–H. 先钻头打孔，再注入去矿物基质承载的干细胞，2 个月后植骨块获得了坚强的融合

踇长屈肌腱下方紧邻血管神经束的解剖位置有充分的认识即可。在显露和准备关节时，需要将肌腱和血管神经束牵开进行保护（图 32.19）。有时候需要在踝关节近端腓骨后方经皮切断腓骨肌腱。图中此病例重塑力线的关键在于从胫骨远端切除楔形骨块做闭合截骨。术者可以在胫骨打入两枚导针引导截骨，进针原则为近端导针垂直于胫骨，远端导针平行于距骨。但这个病例中没使用上述垂直胫骨和平行距骨的打入导针方法，而是依照术前计算好的角度，在透视监控下打入导针（视频 32.3）。

畸形矫正后必须要有好的内固定维持。虽然髓内钉具有固定胫距跟融合的各种优势，但是在大多数情况下不管采用哪种类型的髓内钉，总是不能实现对跟骨的良好把持（如，不管直型还是曲型髓内钉，都存对跟骨的把持力不足从而造成远端固定不足的问题）（图 32.20）。

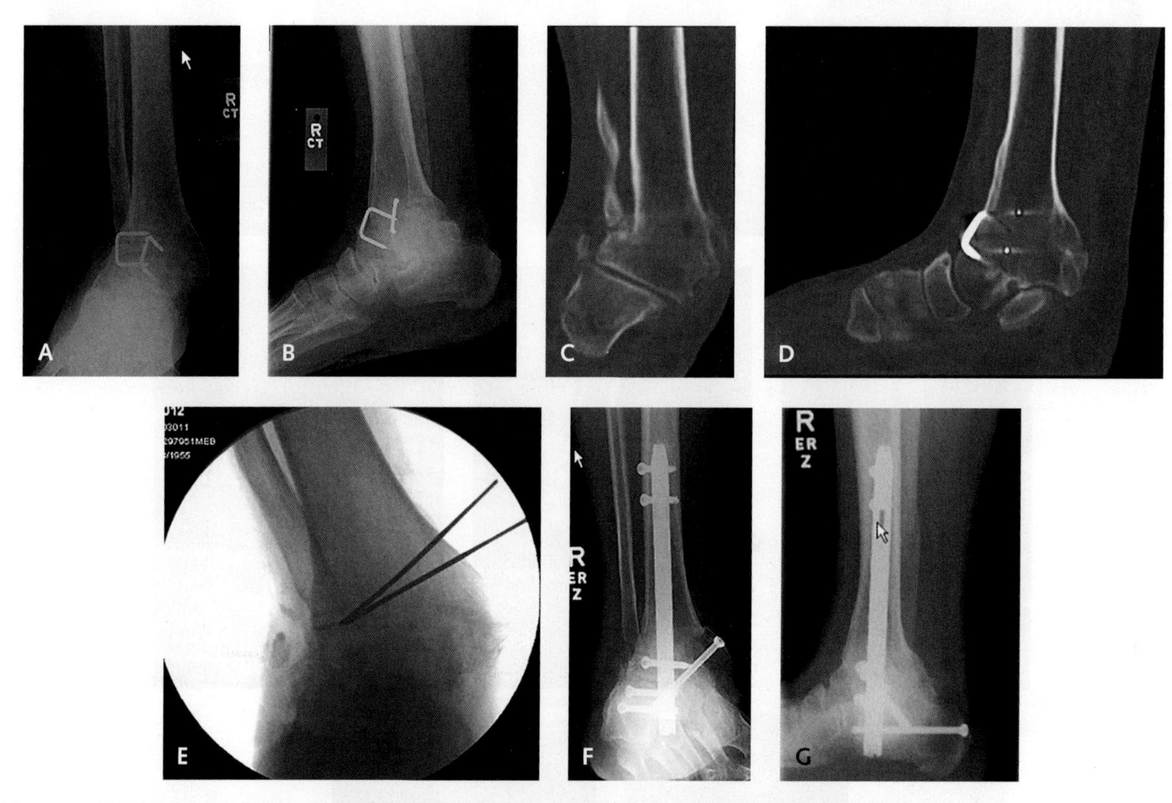

图 32.19 严重外翻畸形病例。不管导致畸形的原因如何，为避免切口关闭及愈合不良，不应行外侧切口进行手术，而应行内侧切口。A–D. X 线片和 CT 检查结果都显示踝关节已经融合，但距下关节存在严重的畸形愈合。E. 按术前计划在胫骨内侧切除楔形骨块，关闭截骨面后插入摆锯。F–G. 仔细磨削逐渐调整以使跟骨与胫骨垂直。术后 3 个月的检查结果显示足部良好的力线和坚强的双关节融合（视频 32.3）

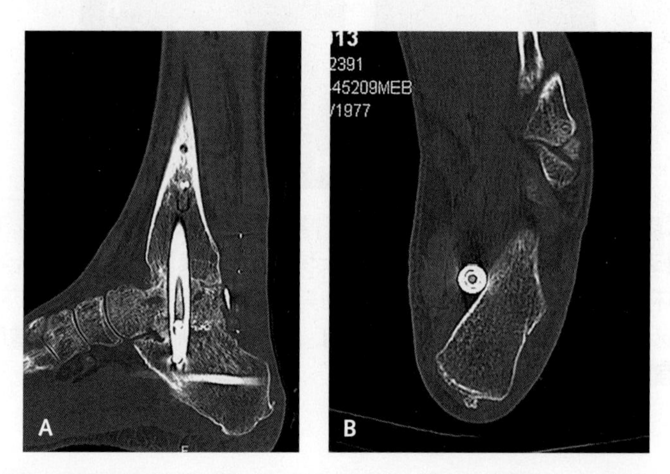

图 32.20 这些 CT 检查结果展示了胫距跟融合行髓内钉固定后，大多数病例跟骨内主钉的位置和情况。A–B. 矢状位上可见融合位置良好，但冠状位上大多数病例的主钉实际不在跟骨之内，而是偏向内侧，这无疑造成远端内固定效果打折扣

技术、技巧和注意事项

- 在存在骨缺损的病例中进行植骨还是非常有必要的，尤其对于缺血性坏死的病例来说更是如此，但得考虑好是选用松质骨还是结构性的植骨块（图 32.21 和图 32.22）。
- 以螺钉技术固定胫距跟融合时，从后跟置入导针前，在关节面内行胫骨上的预钻孔是一项很实用的技术，预钻孔可以使沿理想走行方向置入导针变得更加轻松，但这只有在踝关节可脱位充分暴露胫骨远端的前提下才能实现（图 32.23）。
- 锁定接骨板是进行胫距跟融合内固定的选择之一。在矫正多多平面畸形后采用锁定接骨板固定是一个很好的选择（图 32.24）。
- 既往手术使用角钢板、髓内钉或螺钉固定，取出内固定翻修成胫距跟融合以髓内钉进行固定时，原内固定部位近端的胫骨均有产生应力骨折的风险。应力环位于这些既往内固定的近端。使用一根更长的髓内钉跨过应力环可将这种骨折的风险降到最低。
- 解剖证明行髓内钉固定时，可存在损伤跖外侧神经的风险。但在临床上，尽管髓内钉离神经非常近，笔者还是极少见到损伤的情况。
- 使用髓内钉固定时可能会产生足相对小腿的内旋或外旋。这纯粹是视觉判断问题，在术中可通过正确摆放患者体位降低其发生率，俯卧位较侧卧位在解决这个问题上更有优势。
- 在关闭切口时，如果有张力存在，需要将皮瓣进行改良。当踝关节加压后皮肤张力会出现改变，冗余皮瓣会产生“手风琴效应”或者“折叠效应”。除了改良切口皮瓣外，也可通过切短腓骨长短肌腱来帮助关闭切口。

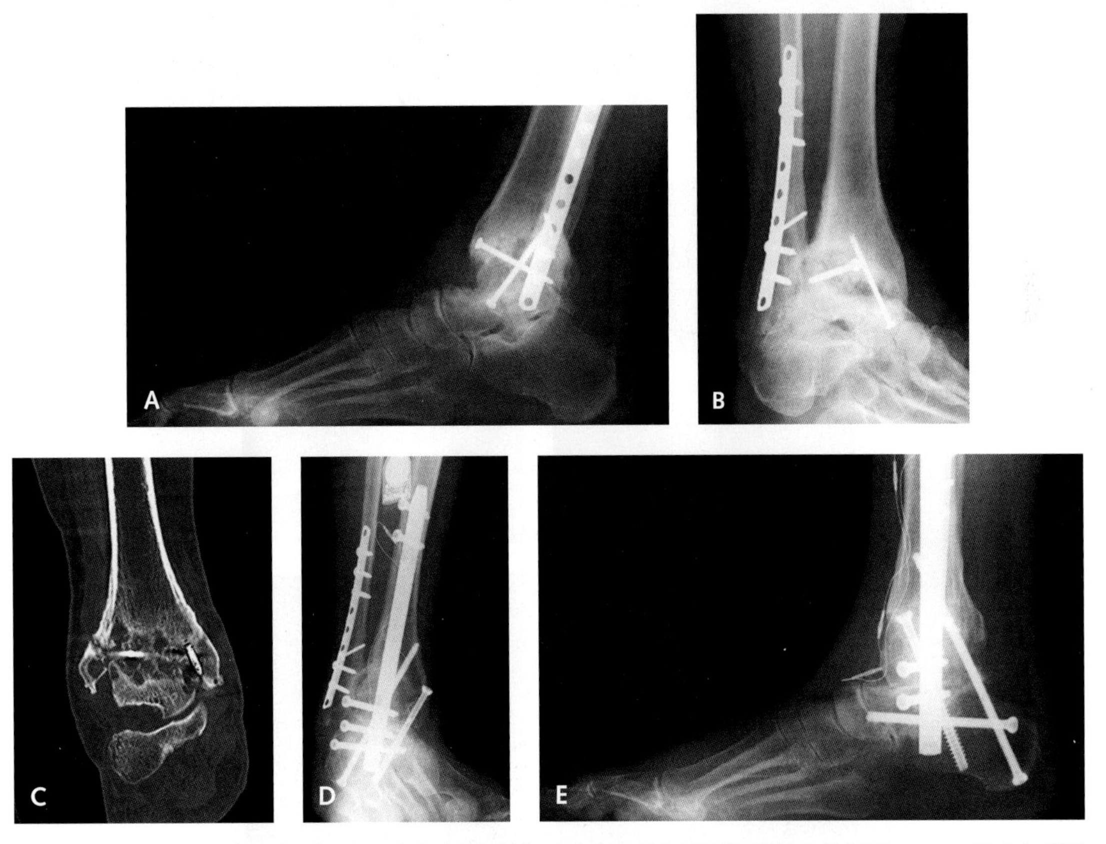

图 32.21　A–C. 严重糖尿病周围神经病变病例，创伤后发生距骨和胫骨远端缺血性坏死。D–E. 治疗包括采用含有髂骨骨髓血穿刺液的同种异体股骨头行结构性植骨及胫距跟融合，同时置入骨刺激仪

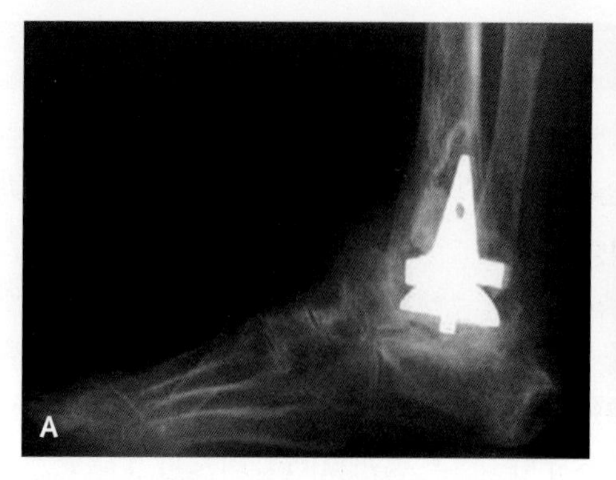

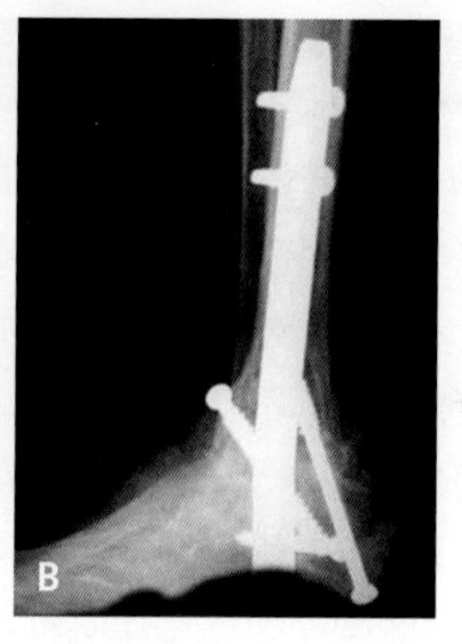

图 32.22 患者 25 年前行踝关节置换术，如今整个距骨出现了明显的塌陷。A–B. 取出假体，植入松质骨，用髓内钉固定胫距跟融合

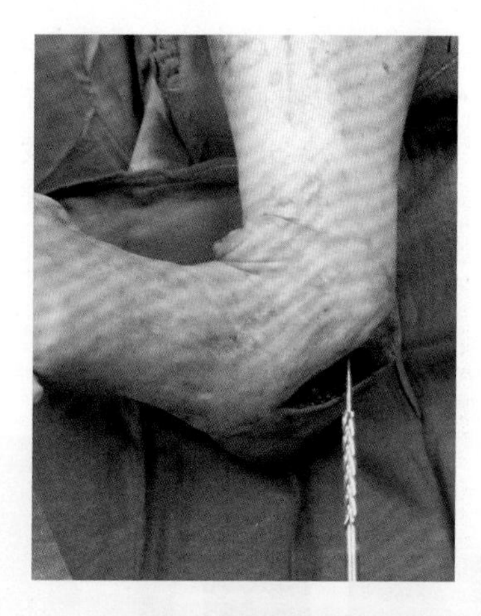

图 32.23 从后跟置入导针前，行胫骨上的预钻孔是一项很实用的技术。预钻孔可以使导针的置入变得更加轻松，但只有在可脱位踝关节显露胫骨远端的前提下才能进行

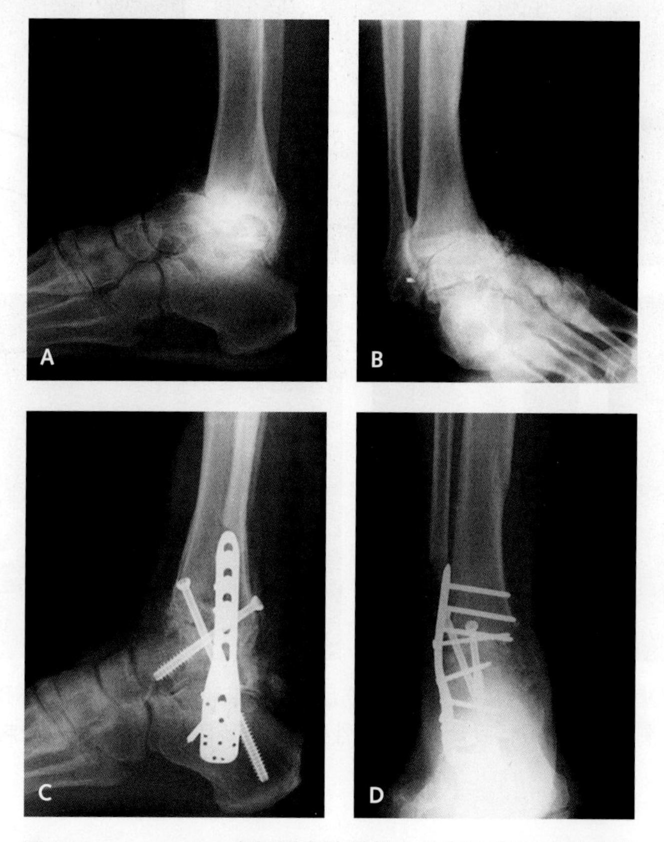

图 32.24 A–B. CMT 病例伴有距骨缺血性坏死和严重的内翻畸形。C–D. 行胫距跟融合，采用交叉螺钉合并锁定接骨板固定

距骨周围四关节融合

在大多数情况下,距骨周围四关节融合术是对胫距跟融合以及踝关节联合三关节融合术技术的延伸。换句话说,这种手术是进行胫距跟融合的同时再进行跗横关节的矫形。理想状态下,笔者喜欢采取踝关节融合的原切口,将内侧切口延长可到距舟关节,将外侧切口延长可到距下关节和跟骰关节。当然可能会结合具体畸形情况对切口有所改良,但大多数情况下,笔者还是偏好使用上述切口。偶尔,当畸形严重时,也需要采用外侧扩大入路进行腓骨截骨。在极少数情况下,如,在后足存在严重内翻畸形的病例中,距骨头严重外旋导致关节面无法和舟骨接触。这类情况可采用单纯的外侧切口进行融合。有时候,为了矫正畸形,需要在舟骨上胫后肌腱止点处经皮切断肌腱。但从实际操作角度来讲,采用双切口行距骨周围四关节融合时,无论是显露关节还是准备关节面,都会比通过单一切口更加方便(图 32.25 和图 32.26;视频 32.1)。

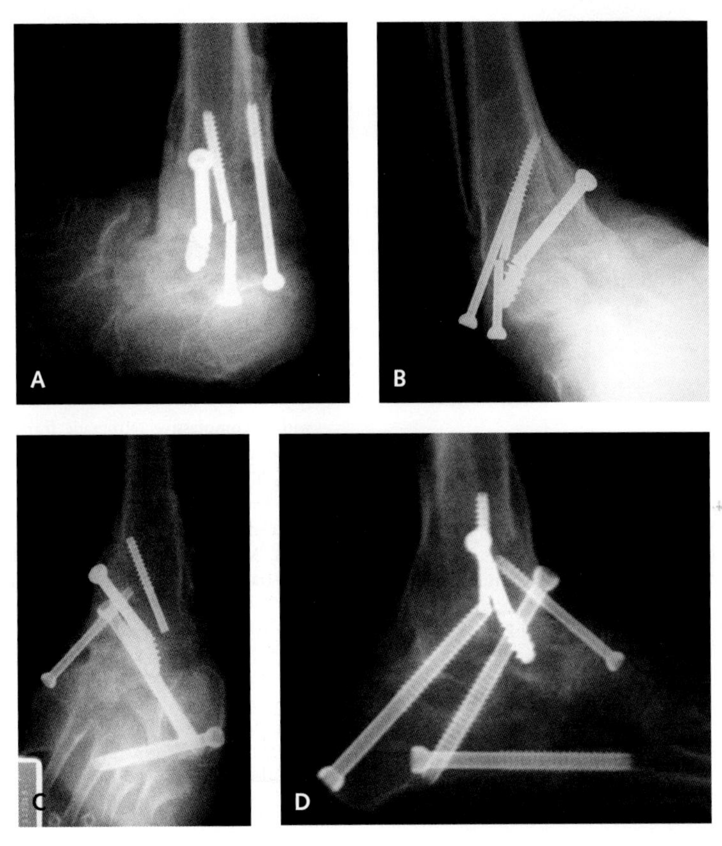

图 32.25 A–B. CMT 病例踝关节融合失败后,出现严重的马蹄内翻畸形。尽管患者的踝关节已经被融合,但是足还没有被矫正,尚存在跗横关节半脱位。C–D. 即便行距骨周围四关节融合,对于矫正尚且不够,还需要进行肌腱转位以平衡肌力来获得跖行足

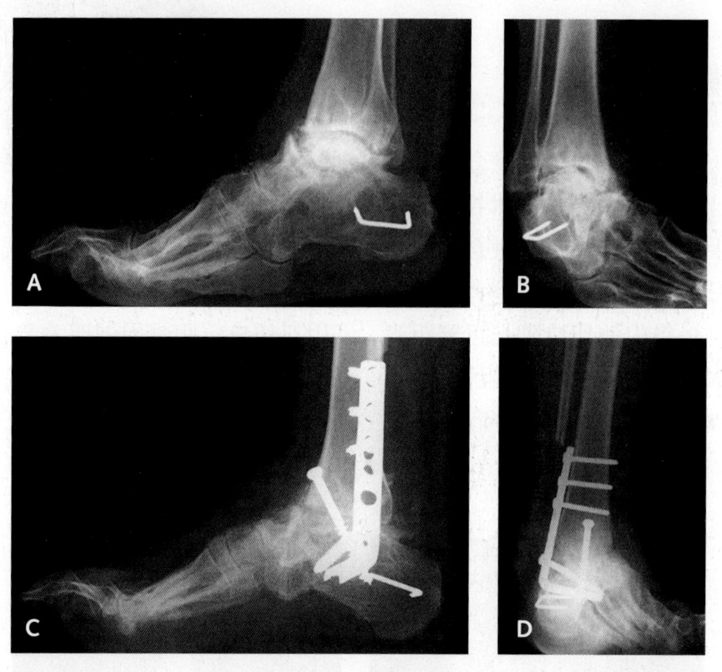

图 32.26 A–B. CMT 患者行三关节融合后失败，导致顽固马蹄内翻畸形，同时合并距骨缺血性坏死和神经肌肉病变。C–D. 行距骨周围四关节融合，采用角钢板固定，注意同时切除第五跖骨头来获得跖行足是非常有必要的

（姚陆丰 译　李淑媛 校　俞光荣 审）

推荐阅读

Kreulen C, Lian E, Giza E. Technique for use of trabecular metal spacers in tibiotalocalcaneal arthrodesis with large bony defects. *Foot Ankle Int*. 2017;38(1):96–106.

Levine SE, Myerson MS, Lucas P, Schon LC. Salvage of pseudoarthrosis after tibiotalar arthrodesis. *Foot Ankle Int*. 1997;18:580–585.

Mencière ML, Ferraz L, Mertl P, et al. Arthroscopic tibiotalocalcaneal arthrodesis in neurological pathologies: outcomes after at least one year of follow up. *Acta Orthop Belg*. 2016;82(1):106–111.

Myerson MS, Alvarez RG, Lam PW. Tibiocalcaneal arthrodesis for the management of severe ankle and hindfoot deformities. *Foot Ankle Int*. 2000;21:643–650.

Niinimäki TT, Klemola TM, Leppilahti JI. Tibiotalocalcaneal arthrodesis with a compressive retrograde intramedullary nail: a report of 34 consecutive patients. *Foot Ankle Int*. 2007;28:431–434.

Noonan T, Pinzur M, Paxinos O, et al. Tibiotalocalcaneal arthrodesis with a retrograde intramedullary nail: a biomechanical analysis of the effect of nail length. *Foot Ankle Int*. 2005;26:304–308.

Papa JA, Myerson MS. Pantalar and tibiotalocalcaneal arthrodesis for post-traumatic osteoarthrosis of the ankle and hindfoot. *J Bone Joint Surg Am*. 1992;74:1042–1049.

Papa J, Myerson M, Girard P. Salvage, with arthrodesis, in intractable diabetic neuropathic arthropathy of the foot and ankle. *J Bone Joint Surg Am*. 1993;75:1056–1066.

Pellegrini MJ, Schiff AP, Adams SB Jr, et al. Outcomes of tibiotalocalcaneal arthrodesis through a posterior achilles tendon-splitting approach. *Foot Ankle Int*. 2016;37(3):312–319.

Taylor J, Lucas DE, Riley A, et al. Tibiotalocalcaneal arthrodesis nails: a comparison of nails with and without internal compression. *Foot Ankle Int*. 2016;37(3):294–299.